U0914743

国家出版基金项目
NATIONAL PUBLICATION FOUNDATION

"十三五"國家重點出版物出版規劃項目

本草綱目研究集成

總主編 張志斌 鄭金生

全標原版本草綱目

上册

張志斌 鄭金生 校點

科学出版社
龍門書局
北京

内 容 簡 介

本書是“本草綱目研究集成”叢書的子書之一，屬《本草綱目》校點本。該本採用全式標點（即除新式標點諸種符號外，再在書篇名下加波紋的書名綫，在人名、地名、朝代及年號名等專用名詞下加直綫的專名綫），并使用《本草綱目》初刻金陵版的同版多底本予以核校，保存原版式的某些特點（如繁體豎排、書目特殊版式等），故在《本草綱目》書名前冠以“全標原版”以明此本特點。此外，該本校勘尤注意存李時珍精簡改補之真。校勘疑誤，多加注指誤，不輕易改動原文，改則必注。故本書能更接近李時珍《本草綱目》的原貌。

本書適合中醫藥研究教學與臨床人員、文獻研究者，以及《本草綱目》愛好者參閱使用。

圖書在版編目（CIP）數據

全標原版本草綱目：全2册 / 張志斌，鄭金生校點. — 北京：龍門書局，2019.3

（本草綱目研究集成）

國家出版基金項目 “十三五”國家重點出版物出版規劃項目

ISBN 978-7-5088-5571-4

Ⅰ.①全… Ⅱ.①張… ②鄭… Ⅲ.①《本草綱目》

Ⅳ.①R281.3

中國版本圖書館CIP數據核字（2019）第090524號

責任編輯：鮑 燕 曹麗英／責任校對：張鳳琴

責任印制：肖 興／封面設計：黄華斌

科學出版社
龍門書局 出版

北京東黄城根北街16號

郵政編碼：100717

http://www.sciencep.com

北京匯瑞嘉合文化發展有限公司 印刷

科學出版社發行 各地新華書店經銷

*

2019年3月第 一 版 開本：787×1092 1/16

2019年3月第一次印刷 印張：143

字數：3 517 000

定價：696.00圓（全2册）

（如有印裝質量問題，我社負責調換）

本草綱目研究集成

學術指導委員會

主　任　王永炎

委　員　曹洪欣　黄璐琦　吕愛平
謝雁鳴　王燕平

本草綱目研究集成

編輯委員會

總主編　張志斌　鄭金生

常　委　王家葵　鄔家林　王咪咪　華林甫
汪惟剛

編　委　趙中振　郝近大　曹　暉　李鍾文
梅全喜　于大猛　侯酉娟

學術秘書　于大猛

總序

進入二十一世紀，面向高概念時代，科學、人文互補互動，整體論、還原論朝向融通共進。中醫學人更應重視傳承，并在傳承基礎上創新。對享譽全球的重大古醫籍做認真系統的梳理、完善、發掘、升華，而正本清源，以提高學術影響力。晚近，雖有運用多基因網絡開展證候、方劑組學研究，其成果用現代科技語言表述，對醫療保健具有一定意義。然而積學以啟真，述學以爲道，系統化、規範化，多方位、高層次的文獻研究，當是一切中醫藥研究項目的本底，確是基礎的基礎，必須有清醒的認識，至關重要。

中醫千年古籍，貴爲今用。然古籍之所以能爲今用，端賴世代傳承，多方詮釋，始能溝通古今，勵行繼承創新。深思中醫學的發展史，實乃歷代醫家與時俱進，結合實踐，對前輩賢哲大家之醫籍、理論、概念、學説進行詮釋的歷史。而詮釋的任務在於傳達、翻譯、解釋、闡明與創新。詮釋就是要在客體（即被詮釋的文本）框架上，賦予時代的精神，增添時代的價值。無疑，詮釋也是創新。

明代李時珍好學敏思，勤于實踐，治學沉潛敦厚。博求百家而不倦，確系聞名古今之偉大醫藥科學家，備受中外各界人士景仰。明代著名學者王世貞稱其爲「真北斗以南一人」，莫斯科大學將其敬列爲世界史上最偉大的六十名科學家之一（其中僅有兩位中國科學家）。其巨著本草綱目博而不繁，詳而知要，求性理之精微，乃格物之通典。英國著名生物學家達爾文稱之爲「中國古代百科全書」。二〇一一年本草綱目被聯合國教科文組織列入「世界記憶名録」（同時被列入僅兩部中醫藥古籍），實爲中國傳統文化之優秀代表。欲使這樣一部不朽的寶典惠澤醫林，流傳後世，廣播世界，更當努力詮釋，整理發揚。此乃本草綱目研究集成叢書之所由作也。

中國中醫科學院成立六十年以來，前輩學者名醫于坎坷中篳路藍縷，負重前行，啟迪後學，篤志薪火傳承。志斌張教授、金生鄭教授，出自前輩經緯李教授、繼興馬教授之門下，致力醫史文獻研究數十年，勤勉精進，研究成果累累。二〇〇八年歲末，志斌、金生二位學長，联袂應邀赴德國洪堡大學，參與本草綱目研究國際合作課題。歷時三年餘，所獲甚豐。二〇一二年兩位教授歸國後，向我提出開展本草綱目系列研究的建議，令我敬佩。這是具有現實意義的大事，旋即與二位共議籌謀，欲編纂成就一部大型叢書，命其名曰本草綱目研究集成。課題開始之初，得到中醫臨床基礎醫學研究所領導的支持，立項開展前期準備工作。二〇一五年本草綱目研究集成項目獲得國家出版基金資助。此爲課題順利開展的良好機遇與條件。

中醫藥學是將科學技術與人文精神融合得最好的學科，而本草綱目則是最能體現科學百科精神的古代本草學著作，除了豐富的醫藥學知識之外，也飽含語言文字學、儒釋道學、地理學、歷史學等社會科學內容與生物學、礦物學、博物學等自然科學內容，真可謂是「博大精深」。要做好、做深、做精本草綱目的詮釋研究，實非易事。在志斌、金生二教授具體組織下，聯合國內中醫、中藥、植物、歷史地理、語言文字、出版規範等方面專家，組成研究團隊。該團隊成員曾完成中華大典下屬之藥學分典、衛生學分典、醫學分典 婦科總部，以及海外中醫珍善本古籍叢刊、温病大成、中醫養生大成等多項大型課題與巨著編纂。如此多學科整合之團隊，不惟多領域知識兼備，且組織及編纂經驗豐富，已然積累衆多海内外珍稀古醫籍資料。是爲本草綱目研究集成編纂之堅實基礎。

李時珍生於明正德十三年（一五一八）。他窮畢生之智慧財力，殫精竭慮，嘔心瀝血，經三次大修，終於明萬曆六年（一五七八）編成本草綱目。至公元二〇一八年，乃時珍誕辰五百周年，亦恰逢本草綱目成書四百四十周年。志斌、金生二教授及其團隊各位學者能團結一心，與科學出版社精誠合作，潛心數年，將我國古代名著本草綱目研究推向一個高峰！此志當勉，此誠可嘉，此舉堪贊！我國中醫事業有這樣一批不受浮躁世風之影響，矢志不渝於「自由之思想，獨立之精神」的學者，令我備受鼓舞。冀望書成之時培育一輩新知，壯大團隊。感慨之餘，聊撰數語，樂觀厥成。

中央文史研究館館員
中國工程院院士　王永炎

丙申年元月初六

總前言

本草綱目研究集成是本着重視傳承，并在傳承基礎上創新之目的，圍繞明代李時珍本草綱目（此下簡稱綱目）進行系統化、規範化，多方位、高層次整理研究而撰著的一套學術叢書。

綱目不僅是中華民族傳統文化的寶典，也是進入「世界記憶名録」，符合世界意義的文獻遺產。欲使這樣一部寶典惠澤當代，流芳後世，廣播世界，更當努力詮注闡釋，整理發揚。本叢書針對綱目之形制與内涵，以「存真、便用、完善、提高、發揚」爲宗旨，多方位進行系統深入研究，撰成多種專著，總稱爲本草綱目研究集成。

我國偉大的醫藥學家李時珍，深明天地品物生滅無窮，古今用藥隱顯有異；亦熟諳本草不可輕言，名不核則誤取，性不核則誤施，動關人命。故其奮編摩之志，窮畢生精力，編成綱目巨著。至公元二〇一八年，乃李時珍誕辰五百周年，亦恰逢綱目成書四百四十周年。當此之際，我們選擇綱目系列研究作爲一項重點研究課題，希望能通過這樣一項純學術性的研究，來紀念偉大的醫藥學家李時珍。

爲集思廣益，本課題成員曾反復討論應從何處着手進行具有創新意義的研究。綱目問世四百餘年間，以其爲資料淵藪，經節編、類纂、增删、續補、闡釋之後續本草多至數百。中、外基於綱目而形成的研究專著、簡體標點、注釋語譯、外文譯注等書，亦不下數百。至於相關研究文章則數以千計。儘管如此，至今綱目研究仍存在巨大的空間。諸如綱目文本之失真，嚴格意義現代標點本之缺如，系統追溯綱目所引原始文獻之空白，綱目藥物及藥圖全面研究之未備，書中涉及各種術語源流含義研究之貧乏，乃至綱目未收及後出本草資料尚未得到拾遺彙編等等，都有待完善與彌補。

在明確了綱目研究尚存在的差距與空間之後，我們决定以「存真、便用、完善、提高、發揚」爲宗旨，編撰下列十種學術研究著作。

一、本草綱目導讀：此爲整個叢書之「序曲」。該書重點任務是引導讀者進入綱目這座宏偉的「金谷園」。

二、本草綱目影校对照：將珍貴的綱目金陵本原刻影印，并結合校點文字及校記脚注，采用單雙頁對照形式，以繁體字豎排的版式配以現代標點，并首次標注書名綫、專名綫。這樣的影印與校點相結合方式，在綱目研究中尚屬首創。此舉旨在最大程度地保存綱目原刻及文本之真，且又便於現代讀者閱讀。

三、本草綱目詳注：全面注釋書中疑難詞彙術語，尤注重藥、病、書、人、地等名稱。此書名爲「詳注」，力求選詞全面，切忌避難就易。注釋簡明有據，體現中外現代相關研究成果與中醫特色，以求便於現代運用，兼補綱目某些語焉不詳之憾。

四、本草綱目引文溯源：綱目「引文溯源」方式亦爲該叢書首創。綱目引文宏富，且經李時珍删繁汰蕪，萃取精華，故文多精簡，更切實用。然明人好改前人書，李時珍亦未能免俗，其删改之引文利弊兼存。此外，綱目雖能標注引文出處，却多有引而不確、注而不明之弊。本書追溯時珍引文之原文，旨在既顯現李時珍錘煉引文之功力，又保存綱目引文之真、落實文獻出處，提高該書的可信度，以便讀者更爲準確地理解綱目文義。

五、本草綱目圖考：此書研究角度乃前所未有。該書將金陵本、錢（蔚起）本、張（紹棠）本三大系統藥圖（各千餘幅）逐一進行比較，考釋綱目藥圖異同之原委，及其與前後本草藥圖之承繼關係，有助於考證藥物品種之本真，彌補綱目原藥圖簡陋之不足。

六、本草綱目藥物古今圖鑒：以綱目所載藥物爲單元，彙聚古代傳統本草遺存之二萬餘幅藥圖（含刻本墨綫圖及手繪彩圖），配以現代藥物基原精良攝影，并結合現代研究成果，逐一考察諸圖所示藥物基原。該書藥物雖基於綱目，然所鑒之圖涉及古今，其便用、提高之益，又非局促於綱目一書。

七、本草綱目辭典：此書之名雖非首創，然編纂三原則却係獨有：不避難藏拙、不抄襲敷衍、立足時珍本意。堅持此三原則，旨在體現專書辭典特色，以别於此前之同名書。所收詞目涉及藥、病、書、人、地、方劑、炮製術語等，以及冷僻字詞典故。每一詞條將遵循史源學原則，追溯詞源，展示詞證，保證釋義之原創性。此書不惟有益於閱讀綱目，亦可有裨於閱讀其他中醫古籍。

八、本草綱目續編：該書雖非詮釋綱目，却屬繼承時珍遺志，發揚綱目傳統之新書。該書從時珍未見之本草古籍及時珍身後涌現之傳統醫藥書（截止於一九一一年）中遴選資料，擷粹删重，釋疑辨誤，仿綱目體例，編纂成書。該書是繼綱目之後，對傳統本草知識又一次彙編總結。

九、本草綱目研究札記：這是一部體裁靈活，文風多樣，內容廣泛的著作。目的在於展示上述諸書在校勘、注釋、溯源、考釋圖文等研究中之思路與依據。綱目被譽爲「中國古代的百科全書」，凡屬上述諸書尚未能窮盡之綱目相關研究，例如綱目相關的文化思考與文字研究等，都可以「研究札記」形式進入本書。因此，該書既可爲本叢書上述子書研究之總「後臺」，亦可爲綱目其他研究之新「舞臺」，庶幾可免遺珠之憾。

十、全標原版本草綱目：屬本草綱目校點本，此分冊是應讀者需求、經編委會討論增加的，目的是為適應讀者購閱需求。將本草綱目影校對照的影印頁予以刪除，再次重訂全部校勘內容，保留「全標」（即全式標點，在現代標點符號之外，標注書名線、專名線）、「原版」（以多種金陵本原刻為校勘底本、繁體豎排）的特色，而成此書。故在本草綱目書名前冠以「全標原版」以明此本特點。

最後需要說明的是，由於項目設計的高度、難度及廣度，需要更多的研究時間。而且，在研究過程中，我們為了適應廣大讀者的強烈要求，在原計劃八種書的基礎上又增加了兩種。為了保證按時結項，我們對研究計畫進行再次調整，決定還是按完成八種書來結項，而將《本草綱目辭典》《本草綱目詳注》兩書移到稍後期再行完成。

本叢書學術指導委員會主任王永炎院士對詮釋學有一個引人入勝的理解，他認爲，詮釋學的任務在於傳達、解釋、闡明和創新，需要獨立之精神，自由之思想。本書的設計，正是基於這樣的一種精神。我們希望通過這樣可以單獨存在的各種子書，相互緊密關聯形成一個有機的整體，以期更好地存綱目之真，使詮釋更爲合理，闡明更爲清晰，寓創新於其中。通過這樣的研究，使綱目這一不朽之作在我們這一代的手中，注入時代的血肉，體現學術的靈魂，插上創新的翅膀。

當然，我們也深知，綱目研究的諸多空白與短板，并非本叢書能一次全部解決。在綱目整理研究方面，我們不敢説能做到完美，但希望我們的努力，能使綱目研究朝着更爲完美的方向邁進一大步。

張志斌　鄭金生

二〇一八年十二月十二日

前言

全標原版本草綱目是本草綱目研究集成所含子書之一，主要任務是存本草綱目（下簡稱綱目）古籍原貌之真、彰顯李時珍原意之真，且方便現代讀者閱讀理解及使用。

在綱目校點方面，此前已取得了若干進展，并有多種簡體校點本。其中影響最大的是人民衛生出版社首次校點本（劉衡如校）、華夏出版社校訂本（劉衡如、劉山永父子校）。此外，前輩學者尚志鈞、錢超塵所校綱目亦都具有很高的學術水準。

在充分學習汲取上述工作已取得之成果的基礎上，經反覆討論，廣泛諮詢，本書在以下幾個方面予以拓展。

一、繁體豎排

國内迄今已出版的綱目校點本大多是簡體本，且以横排本爲主。某些繁體轉化簡體字會導致丟失古籍原始信息。例如：本草書中的「鬱金」與「郁李」、「射干」與「乾薑」、「生薑」與「姜公魚」三組中藥名，其中不同的「鬱」與「郁」、「干」與「乾」、「薑」與「姜」，在簡體本中就成了相同的「郁」、「干」、「姜」。這類轉换很難尋回原字的形狀與意義，最終或導致永久丟失原字所含信息。

現代簡體字的制定着眼點於一般民衆的閱讀理解，尚未充分顧及某些專業術語的特殊性。例如，中醫書中的「南面」與「南麪」，前者是指朝南的方位，後者則指南方的麪食。如果采用簡體字表達，兩個風牛馬不相及的概念就混爲一談了。因此，在重要中醫古籍整理中，采用繁體字可以提升存真的程度，避免原始信息丟失。有了繁體字本的基礎，再進行簡體字的整理工作，就可避免簡體本難以還原的弊病。鑒於綱目至今缺乏繁體校點本，我們選用繁體字來校點綱目全書的意義就不言而喻了。

采用繁體字整理綱目，雖然避免了簡體字易丟失信息之弊，但其校點的難度却增加了。因爲古籍中繁體存在着複雜的異體字取捨问題。二〇一三年版的通用規範漢字表適用于現代簡體字規範，却不盡適用於專業古籍的繁體字整理。因此，必須事先進行深入的相關文字研究。關於本書處理綱目繁體用字的各種問題，本書校後記將詳細羅列。至於本書采用豎排，主要想體現綱目金陵本的原版式特殊含義。

二、全式標點

全式標點除了使用新式標點諸種符號外，還特別使用了書名綫（波紋綫）與專名綫（直綫）。其中用書名綫代替書名號，用於標注書名及篇名。

1. 關於書名綫

從劉衡如先生肇始，現代各種綱目校點本均略去了書名號。按説這不符合現代校點的規範要求。李時珍對引文出處的標示确實不很規範，故認定其書名頗多困難。如食療本草，或簡稱「食療」「食療方」「孟詵本草」，或以作者姓或名（「孟詵」「孟氏」「詵」及「張鼎」「鼎」）來代替出處。更有甚者，如綱目獼猴之别名「王孫」注出「柳文」，「柳文」究竟是書名？人名？文章名？或某人之書簡稱？不加考察確實難以分辨。劉衡如先生以個人之力首次校點綱目，暫時避開這一難題尚情有可原。在綱目校點本出現三十多年後，我們嘗試解决這一問題。

標示綱目引用書名的確不易。例如「本經」，一般人會以爲是神農本草經的簡稱，實際上并非如此。綱目玄石云「【弘景曰】本經慈石，一名玄石」，此「本經」確指神農本草經。但綱目大黄引「【震亨曰】大黄苦寒善泄，仲景用之瀉心湯者，正因少陰經不足，本經之陽亢甚無輔……」，此「本經」指的是少陰經脈。而綱目芍藥云：「【别録曰】芍藥生中嶽川谷及丘陵……【承曰】本經芍藥生丘陵。今世多用人家種植者，乃欲其花葉肥大，必加糞壤。」據上下文，此「本經」實指别録。最後這一類的「本經」是指作者「所本之經」，即其所依據的前人著作。因此遇到此類「本經」，必須將其引文逐條與神農本草經核對，才能判定是本經，還是「所本之經」，方能決定是否標示書名綫。因此準確標示書名綫，關係到考鏡本草學術之源流，絶非小事。

2. 關於專名綫

現代青年讀者可能對專名綫接觸甚少，不明其用。專名綫用于標注專有名詞，包括地名、人名、朝代名、年號名等。以地名爲例：綱目紫石英：「烏程縣北壟山所出。」此「北壟山」是縣北的「壟山」？抑或山名「北壟山」？只有由專門的歷史地理學者在考證該地名的歷史沿革基礎上，才能確定專名綫的標注法。此句加上正確的專名綫則爲：「烏程縣北壟山」。即位於烏程縣北的壟山。可見没有專業知識，要想標好專名綫是很困難的。

人名、朝代、年號也常出現疑似易混的問題。熟諳歷史的人知道「梁貞白先生」並非姓梁名貞白，而是梁代的貞白先生（即陶弘景）。但對一般的讀者，則必須將此名詞標注專名綫「梁貞白先生」，才能一目了然。又如「唐永徽故事」，不是關於「唐永徽」此人的故事，而是唐代永徽年間的舊事。

更冷僻一些的名詞，則需要深入考察。例如「宋齊丘化書」，據四庫全書提要考證，該書乃南唐譚峭所撰化書，被宋齊丘剽竊更名。李時珍或直引其名「宋齊丘」。然此「宋齊丘」非指宋代的齊丘，而是五代南唐人，姓宋名嵩，號齊丘子，人稱宋齊丘。所以，其專名號應該標作：「宋齊丘化書」。

當地名與人名並稱時，也會增加專名號標示的難度。如綱目中提到「菑川王美人」，此指菑川（地名）的王姓美人？抑或指菑川王的妃嬪？經深入考證原文所指之後，才知道正確的專名綫當爲「菑川王美人」，亦即「菑川王的妃嬪」之義。

專名綫標注涉及名詞多，難度更有甚於書名綫。因爲書名古今變化不大，又有書志或現存書籍可考。但地名與人名的查找更困難，這些名詞混雜起來就更是難上加難。所以，我們選擇全式標點，實際上是自出難題、向自己發起挑戰。要解決這一難題，就必須采用史源學方法，全面考察綱目所出人名、書名、地名，并對綱目引文進行溯源，才有可能最大限度地解決書名綫、專名綫的問題。經過數年的努力，我們已經基本完成了綱目專用名、書名的考察，并另撰了本草綱目引文溯源一書，以保證綱目全式標點有扎實穩固的研究基礎。

三、保留原版式用意

綱目金陵版爲豎排版式，但該版某些横向排列内容也有深意。例如金陵本引據古今經史百家書目中，某些同類書名末字相同的書籍排在同一横列。如圖一，第一、第三横列大多是「譜」，第二横列則大多是「志」。遺憾的是，僅十年之隔的江西本就忽略了金陵本排列原意，將原本的三行改爲兩行（見圖二）。此後現代横排點校本更難看到金陵本原版式用意。因此，保持繁體字豎排，就有可能保留金陵本原版式用意，達到更大的存真效果（見圖三）。

金陵本版式最能反映李時珍的原意，即將具有某一特征的書名平行排列。除上述書名末字相同的書籍之外，有時還將同一作者的書置於同一横排，例如「張仲景金匱玉函方」、「張仲景傷寒論」在同一横排中並列，還有「孫真人千金備急方」「孫真人千金髓方」等，都是横向排在一起。若變更版式，就不能一目了然看到其中的聯繫。

此外，在綱目金陵版卷一還有多處使用了特殊版式，對理解原文含義均有裨益，茲不贅述。

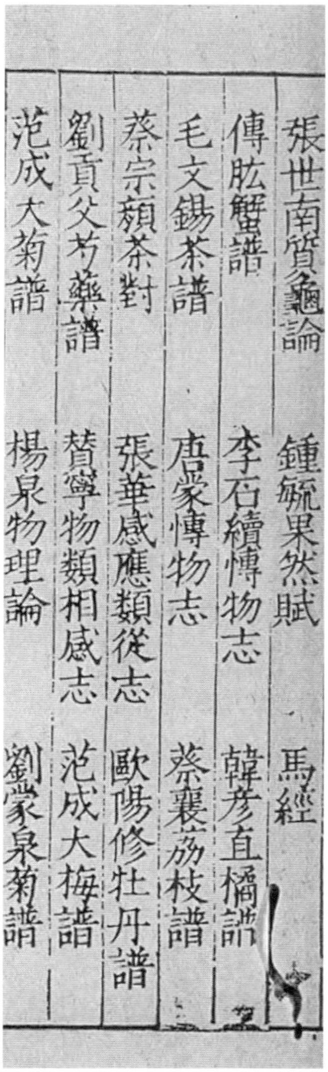

圖一　金陵本百家書目葉書影

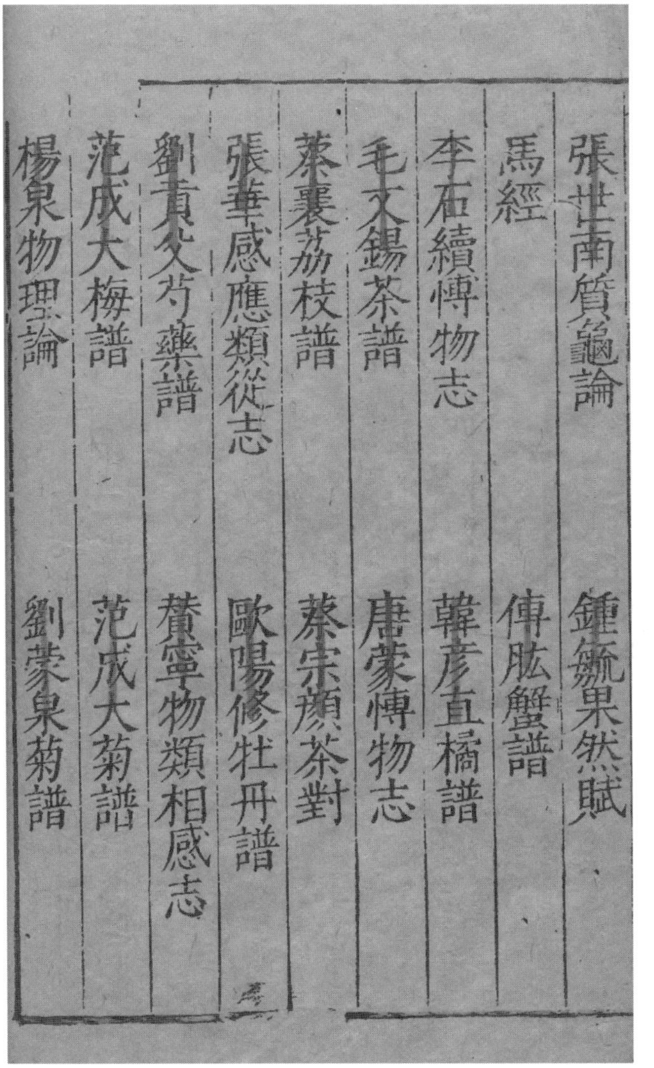
張世南質龜論　鍾毓果然賦
馬經　傅肱蟹譜
李石續博物志　韓彥直橘譜
毛文錫茶譜　唐蒙博物志
蔡襄荔枝譜　蔡宗顏茶對
張華感應類從志　歐陽修牡丹譜
劉貢父芍藥譜　贊寧物類相感志
范成大梅譜　范成大菊譜
楊泉物理論　劉蒙泉菊譜

圖二　江西本百家書目葉書影

傅肱蟹譜　李石續博物志　韓彥直橘録
毛文錫茶譜　唐蒙博物志　蔡襄荔枝譜
蔡宗顏茶對　張華感應類從志　歐陽修牡丹譜
劉貢父芍藥譜　贊寧物類相感志　范成大梅譜
范成大菊譜　楊泉物理論　劉蒙菊譜

圖三　今本排印後的同葉模拟書影

四、同版多底本核校

綱目各種現代點校本都注意到找一個最爲可靠的底本，故金陵本是大家廣爲運用的底本。但今存各種金陵本在流傳過程中，會有不同的收藏者。這些藏書人的收藏目的可能各不相同。出於實用目的，某些藏書人可能對書中闕、損、訛、脱等問題進行一些修改。而爲了保持書籍的美觀，這種修改可能采用高精度描改方式，使之不易被察覺。對此現象，錢超塵先生早在二〇〇三年就已在北京中醫大學學報上撰文予以批評。若使用經過補訂修改過的某一底本，就難免出現問題。當今綱目金陵本全世界僅存九部全帙，分藏三個國家的圖書館及私人藏書室。其中我國存有三部全帙及兩種殘本，均爲稀世之寶。因此即便學風嚴謹的學者，也很難做到同時采用多種金陵本爲底本。下面舉兩個因單一底本致誤之例。

其一，卷十七「蔄茹」條「根」之「氣味」：「【普曰】神農：辛。岐伯：酸、鹹，有毒。李當之：大寒。【之才曰】甘草爲之使，惡麥門冬。」其中「有毒」與「惡麥」四個字，因此葉原書版刻缺損左下角而字殘闕。核對日本國會本、日本内閣本、美國國會本、中研院圖本均如此（見圖四～七），惟上圖本經描補（見圖八）。其描補之前三個字，可謂是天衣無縫，惟有最後一個「麥」低於正常行格，可被看出。因此，此前的校點本可能用的都是上圖本作爲底本，均只校出了一個「麥」字。因此，校語反映的並非金陵本原貌。

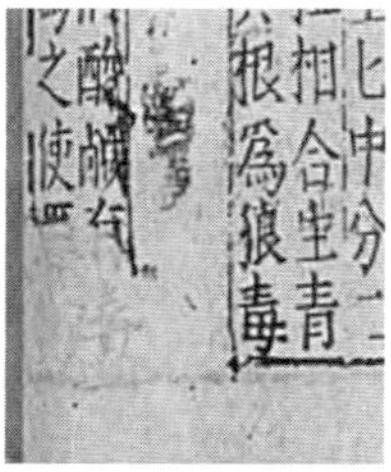

圖四　美國國會本蔄茹

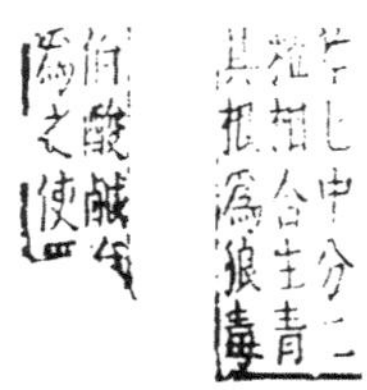

圖五　日本内閣本蔄茹

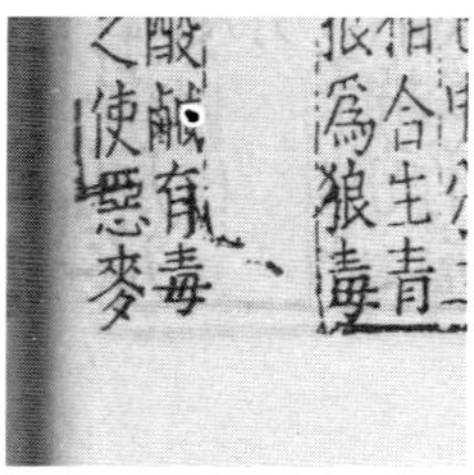

圖六　中研院圖本蔄茹

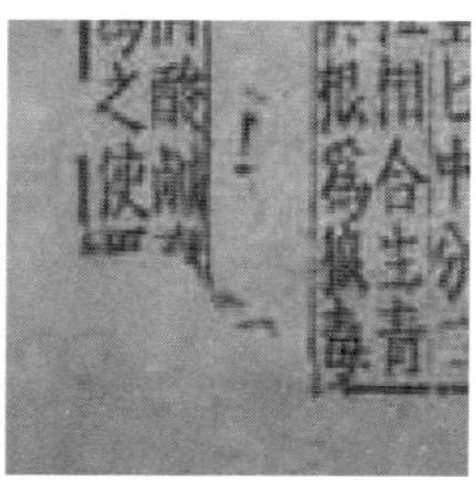

圖七　日本國會本蔄茹

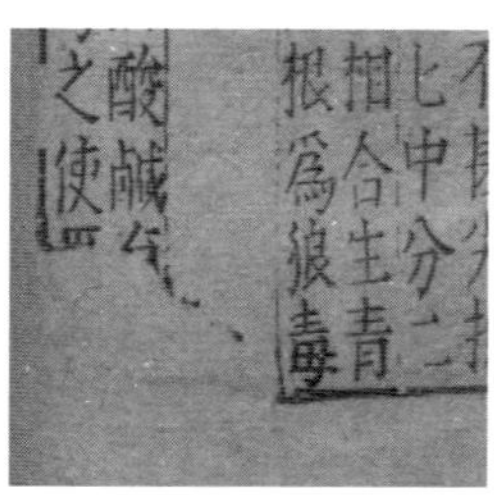

圖八　上圖本蔄茹

其二，卷十八旋花條「釋名」：「【炳曰】旋葍當作葍旋，音福鏇，用根入藥。別有旋覆，音璿伏，用花入藥。今云旋葍，誤矣。【頌曰】別録言其根主續筋，故南人呼爲續筋根。一名㹠腸草，象形也。【宗奭曰】世俗謂之鼓子花，言其花形肖也。【時珍曰】其花不作瓣狀，如軍中所吹鼓子，故有旋花、鼓子之名。」這一葉中，第一至四行的第十二字「用、呼、言、有」（凡四字），均缺損。還是一樣的問題，上圖本與中研院圖本經相對精細的描補（見圖九、十），不易分辨。其他，除日本内閣本尚保留原貌外（見圖十一），日本圖會本與美國國會本也經過某些描補，但描補的方式比較粗略，甚至用的是紅筆（圖十二、十三）。但是通過五本對照，描補的問題則昭然顯示。同理，單一使用上圖本作爲底本的學者，就注意不到此處金陵本的原貌。

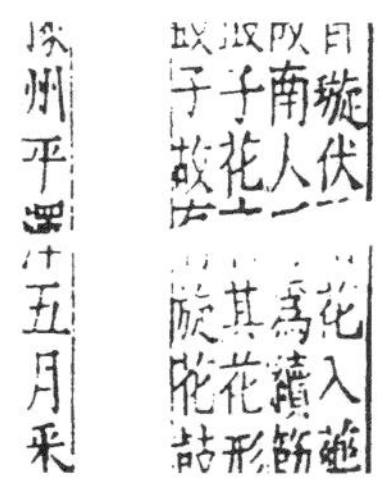

圖九　上圖本旋花

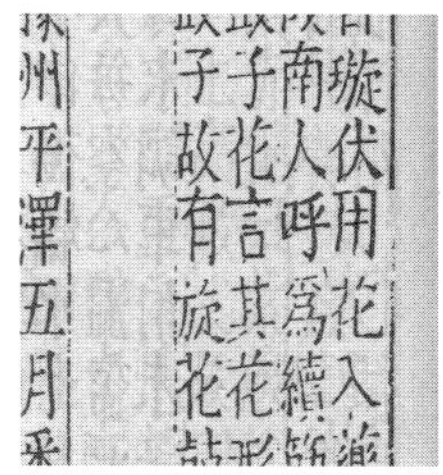

圖十　中研院圖本旋花

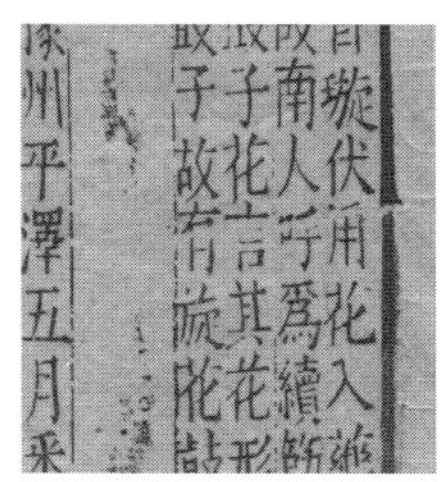

圖十一　日本内閣本旋花

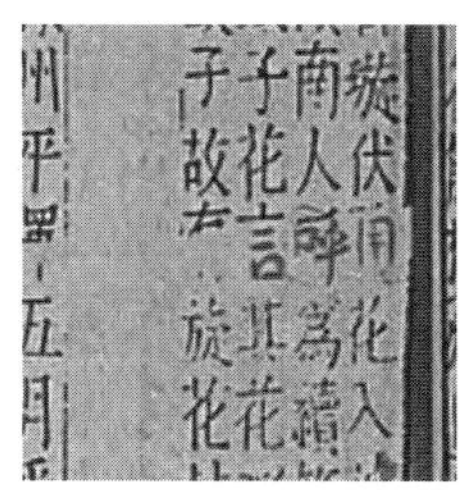

圖十二　日本國會本旋花

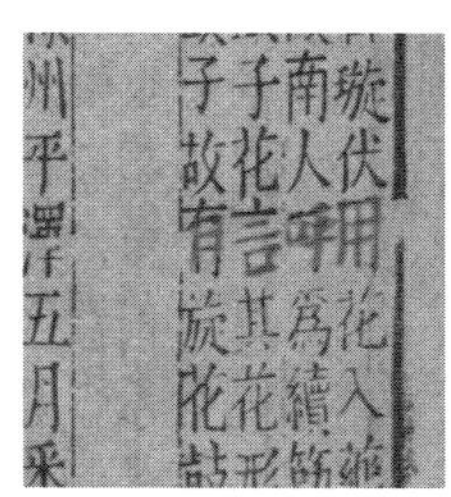

圖十三　美國國會本旋花

針對綱目這樣一部前人已經做多次校點的偉大著作，如果想要在前人的基礎上有所超越，再次整理必須采取同版多底本進行校點。我們爲了應對現存本草綱目若干金陵本被收藏者描補修改的問題，收集了現存九個全帙本中的五個。即：上海圖書館藏、中國中醫科學院圖書館藏、日本内閣文庫藏、日本國會圖書館藏、美國國會圖書館藏本，以求得覽綱目金陵本最真實的原本面貌。

根據本書以上的幾個特點，我們將此書命名爲全標原版本草綱目。「全標」指採用了全式標點，原版指本校對本底本爲本草綱目的原始金陵本，且保留了豎排繁體，照顧到原版的某些特點，因此命名爲全標原版本草綱目。

在本書之前，我們曾在以上幾個特點之外，增加影校對照，形成了本草綱目影校對照一書。然該書因影印件與校本書不收綱目影印書頁，將點校文字接排，再次校勘文字，并將校記重新按本書要求修改一過，進行必要的增删，分爲上下兩册。原書附圖兩卷，今將原圖縮印，分别置於上下册之書首，以便觀覽。歡迎廣大讀者對本書校點中存在的問題予以批評指正，以利不斷修正，更臻完善。

勘後的原文逐頁對照，卷帙浩大（十二册），一般讀者難以購置。爲使廣大讀者能用上最接近綱目原貌的讀本，

張志斌　鄭金生

二〇一九年三月十日

校點凡例

一、本書校勘整理本草綱目（以下簡稱綱目）時，采用了全式標點，即使用新式標點諸種符號外，還特別使用了書名綫（波紋綫）與專名綫（直綫）。其中書名綫代替書名號，用於標註書名與篇名。此外，本書校勘底本爲五部金陵本原版，且采用了金陵本原版的豎排繁體及某些特殊版式，故名書爲全標原版本草綱目。

二、本書校勘以日本國會圖書館所藏金陵本爲底本（簡稱日本國會本），必要時核校另外四部金陵本：美國國會圖書館（美國國會本）、日本公文書館內閣文庫（內閣本）、中國中醫科學院圖書館（中研院本）、上海圖書館（上圖本）藏本。

三、綱目版本除金陵本爲祖本外，明清時存在三個版本系統：江西本、錢蔚起本、張紹棠本。今取江西本爲主校本，必要時參校錢蔚起本與張紹棠本，並充分汲取現代校勘研究成果，如人民衛生出版社劉衡如點校本（人衛本）、華夏出版社劉衡如、劉山永點校本（華夏本）、上海科學技術出版社錢超塵等校點本（上科本）、安徽科學技術出版社尚志鈞、任何校點本（安科本）等。參校本中還有李時珍曾大量引用的證類本草普濟方等多種書籍。上述校勘用書及其版本等相關信息詳見本書校後記之末所附參考文獻。

四、本書專注於校正綱目編印過程所致文詞（或重要出處）謬誤，但注意保存李時珍原意之真。綱目引文或有化裁、增減，只要不悖原意、文理通順者，一般不改不注。若可能屬李時珍原意之誤（如誤出周憲王救荒本草等），則出注指誤，不改原文。鑒於綱目祖本爲明後期坊刻本，明清翻刻本又罕有碩學通儒爲之校勘，故本書校勘綱目時，首重追溯引文相關原始文獻，不追求與金陵本以後諸翻刻本相合。若時珍所引原書已佚，或時珍自撰之文，無法溯源求本，則先據主校本，次爲參校本，擇善而從。疑難字詞、術語含義及學術爭議等，一般不加評注，可參本草綱目研究集成所含本草綱目引文溯源等子書。

五、本書版式多遵原書，惟將原雙行小字改作單行。另原書卷首及正文之前言「某類若干種」时，時或大字，時或小字，現統一用大字表示，如「草之一　山草類三十一種」。凡卷末「某卷終」、「某部某卷終」等字樣，原書或有或無，并無定規，今均予删除。

六、原目録一仍其舊，藥物附方統計數字多按時珍所出。目録與正文不符時，出注説明。全書及每部書之前，另按正文實際内容新編目録。綱目附圖兩卷，其每頁圖名亦另編目録與圖號。目録中大字爲原藥圖上方横排藥名，小字爲圖内所注文字。

七、本書采用全式標點（即現代標點，兼專名綫、書名綫）。其中「某某方」，經溯源核實確有其書，或代指其書者，則標以書名號。否則視作方劑出處「某人之方」，僅將姓氏標注專名號。又「某氏方」，若作者之名不確，或雖有名而非特指某書者，一般不標書名號，僅標「某氏方」。如「胡氏方」（胡氏婦人方、胡濙衛生易簡方）、「崔氏方」（「崔玄亮方」、「崔知悌方」、「崔行功方」）、「張仲景方」（今本傷寒論、金匱要略）等。

八、校勘文字采用「改誤加注」與「指誤加注」結合。同一疑問、誤字（據改相同者）多處出現，僅在同一藥條首出之處加注，後文徑改不注。

九、本書屬古籍整理，力求保存古籍原貌。書中内容、藥物劑量以及所用藥物若有與現代不相適應者，不做任何删改。李時珍对原方劑量有意改動者，除過於出格者外，均不予修改、注釋。

十、本書原本用字情况比較複雜，涉及通假字、古今字、異體字、俗體字、訛誤等多種用字情况。經逐字研究并參考其他古籍整理經驗，確立如下處理原則：

①通假字、古今字、避諱字等，一般不改不注。

②異體字，凡無歧義者采用正字。字有多義，以各從底本爲基本原則，參照通用規範漢字字典等語詞頁書，以及中華書局新字形及異體字統改字表及中華大典異體字規範字表兩個相对權威的古籍整理内部文件斟酌處理。

③俗訛字，一般按俗訛從正的原則改正。

④本草綱目專用、行業專用字，李時珍個人用字觀點，特别是藥名、地名、書名、中醫術語等專業術語的用字，本着名從主人、釋從主人原則，凡不悖字理者，均不加改動。

⑤凡藥名用字，在不違背保留藥物别名原則的基礎上，以誤名、異體從正（按以上俗訛字改正之例）、别名從本、譯名從音、習用從俗爲原則處理。

⑥若屬古籍常用字時，或處於兩可之間，或難以用以上各條歸類處理者，本着尊重底本的原則，從底本。

⑦若屬古刻本常見混用字，如「已、己、巳」、「七、匕」、「水、氷」等，參上下文義逕改不注。

十一、凡校記涉及内証，即依據綱目本書者，省略「本書」二字，直接給出卷次及藥條名。

十二、凡校记涉及其他古籍若屬常見通用名著（如爾雅、説文等），按古籍整理慣例標示出處；其他書籍一般按書名、卷次、篇名（方名）三級標示出處。

全標原版本草綱目總目録

全標原版本草綱目上册

全標原版本草綱目下册

掃碼見參考文獻

全標原版本草綱目上册目録

〔一〕陶氏別録：本卷正文作「陶隱居名醫別録」。

本草綱目第四卷目録……二三一

本草綱目金石部目録第八卷……三六七

本草綱目金石部第八卷……三六七

本草綱目草部目録第十二卷 …… 五四〇

本草綱目草部目録第十四卷……六四三

本草綱目草部第十四卷……六四三

草之三　芳草類……六四五

本草綱目草部目録第二十卷……一〇三五

本草綱目草部第二十卷……一〇三五

師系　并苦　索干　良達　弋共
船虹　姑活　白女腸　白扇根　黄白支
父陛根　疥拍腹　五母麻　五色符　救赦人者
常吏之生載　慶　腂　芥
鴆鳥漿　吉祥草　雞脚草　兔肝草　斷罐草
千金鑩　土落草　倚待草　藥王草　筋子根
廅藥　無風獨摇草　宜南草　陀得花
建水草　百藥祖　催風使　刺虎　石逍遥
黄寮郎　黄花了　百兩金　地茄子　田母草
田麻　芥心草　苦芥子　布里草　茆質汗

胡堇草　小兒群　獨脚仙　撮石合草
露筋草　九龍草　荔枝草　水銀草　透骨草
蛇眼草　鵝項草　蛇魚草　九里香草
白筵草　環腸草　劉耳草　銅鼓草　蠶繭草
野芗草　纖霞草　牛脂芀　鴨脚青　天仙蓮
雙頭蓮　豬藍子　天芥菜　佛掌花　郭公刺
籩箕柴　碎米柴　羊屎柴　山枇杷柴
三角風　葉下紅　滿江紅　隔山消　石見穿
醒醉草　墓頭回　羊茅　阿只兒　阿息兒
奴哥撒兒

上册

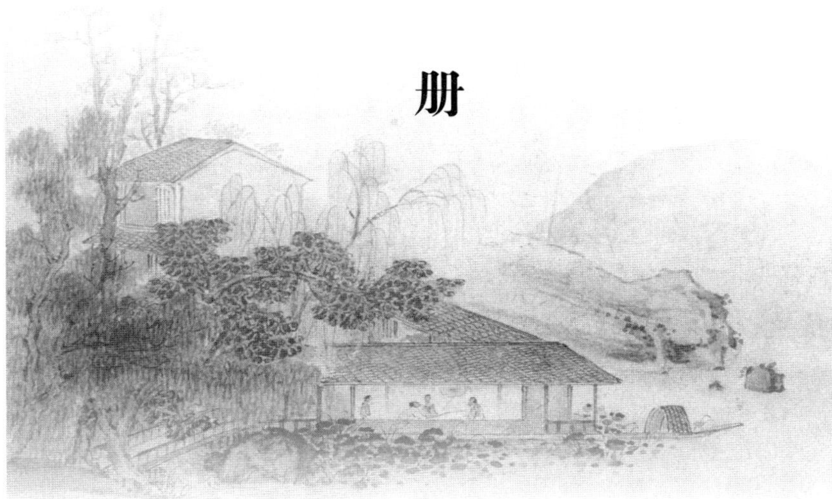

全標原版本草綱目上册附圖〔一〕目録

金石部金類附圖

石類附圖〔二〕

金石部石類上附圖

金石部石類下附圖

石部鹵石類附圖

〔一〕本草綱目附圖：本目録根據金陵本附圖卷編製。每藥圖中的文字，以小字排於藥名之下。

〔二〕石類目録：原無。本圖卷分類名或有或無。以下凡無分類名者，均據本草綱目正文之分類補，不另注。

草部山草類上附圖

草部山草類下附圖

草部芳草類附圖

草部隰草類上附圖

草部隰草類下附圖

草部毒草類附圖

草部蔓草類附圖

草部水草類附圖

草部石草類附圖

草部苔類附圖

草部有名未用附圖

全標原版本草綱目上冊附圖

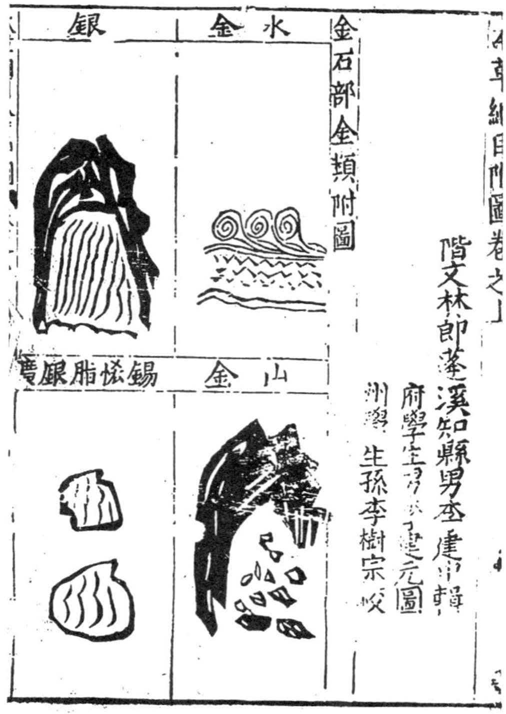

圖 1

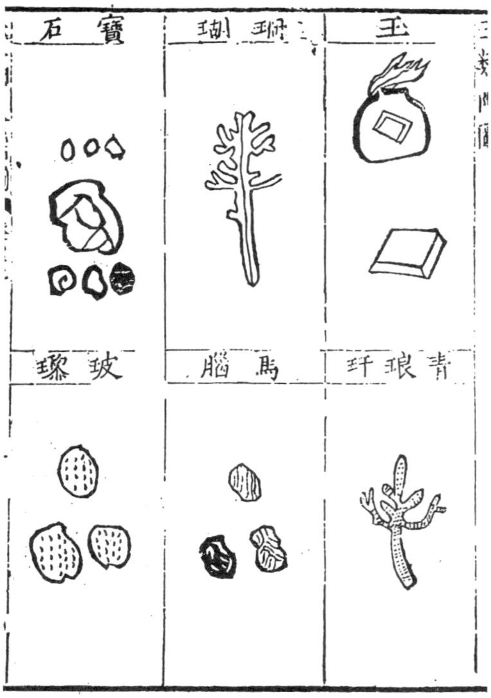

圖 3

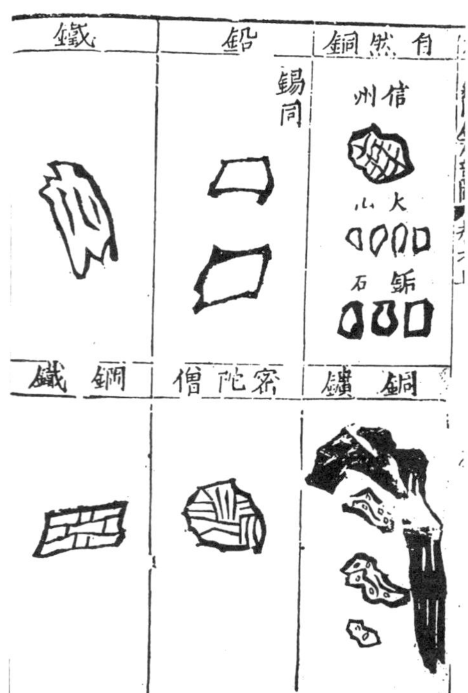

圖 2

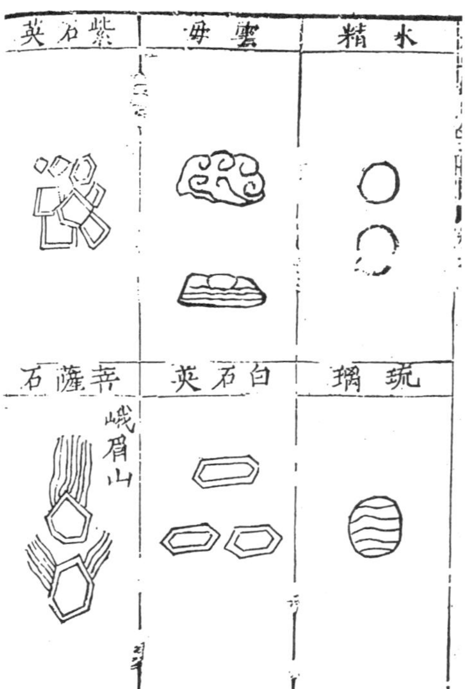

圖 4

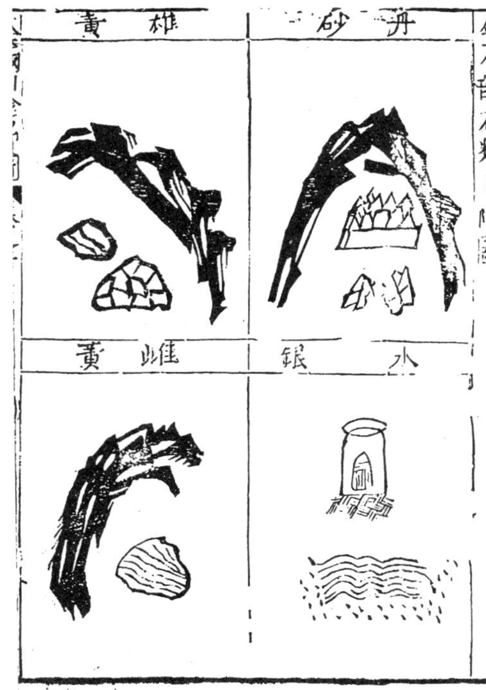

圖 5

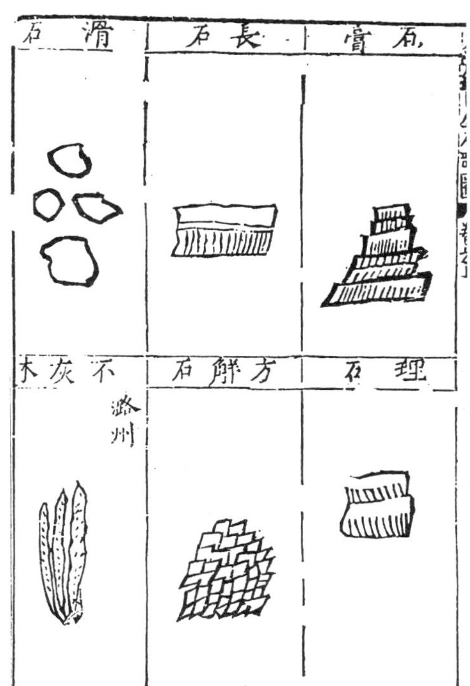

圖 6

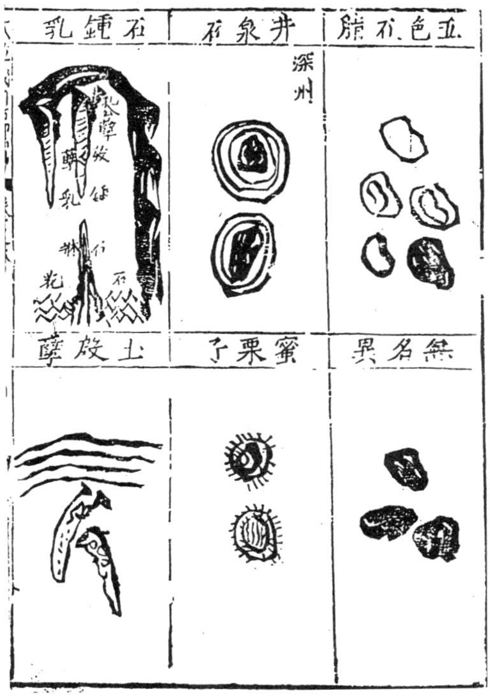

圖 7

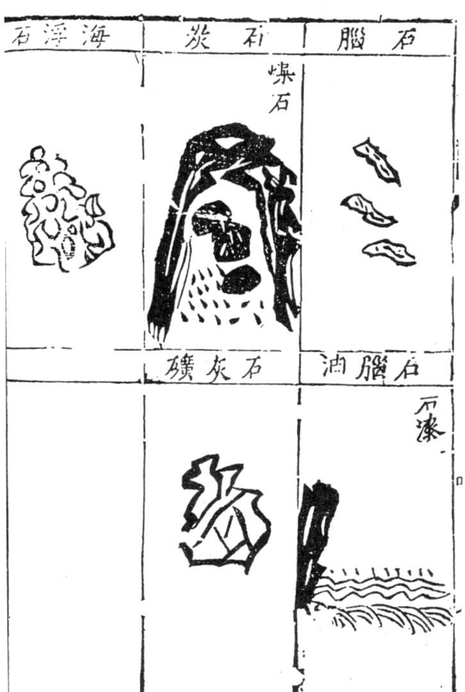

圖 8

全標原版本草綱目上冊附圖

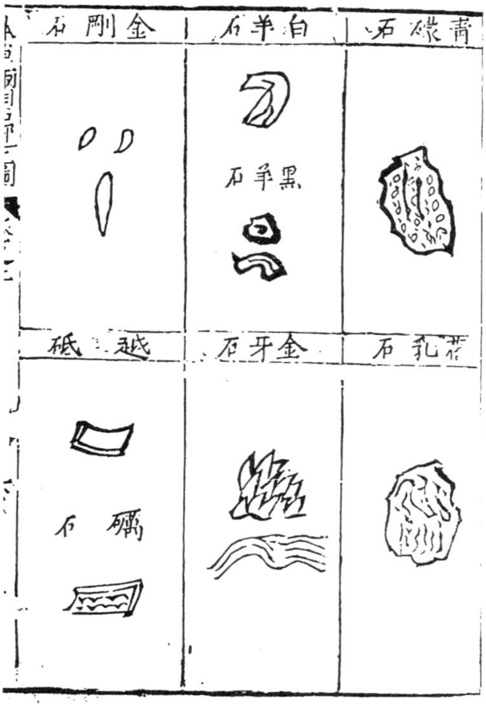

圖 11

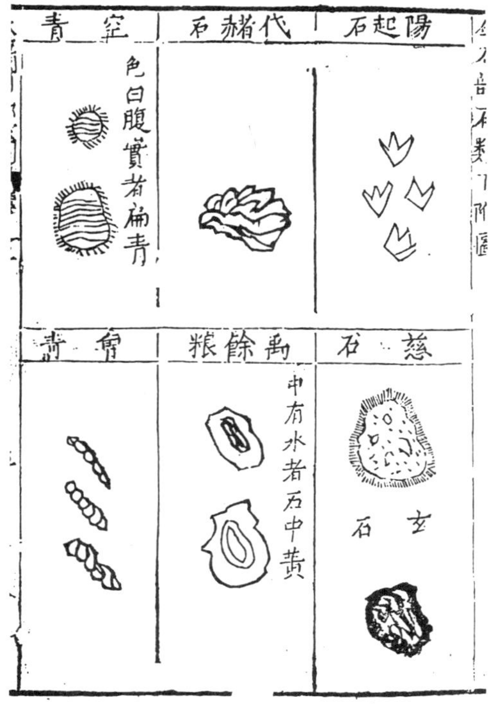

圖 9

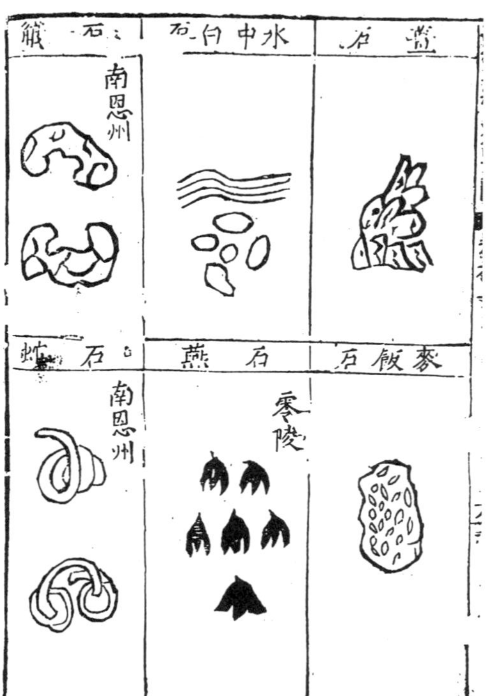

圖 12

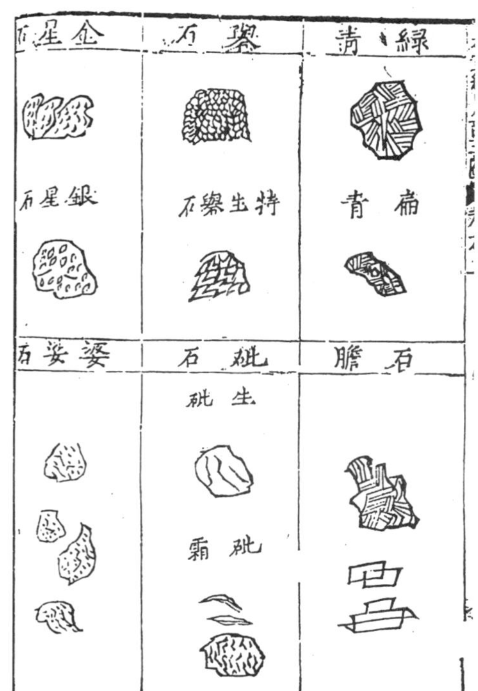

圖 10

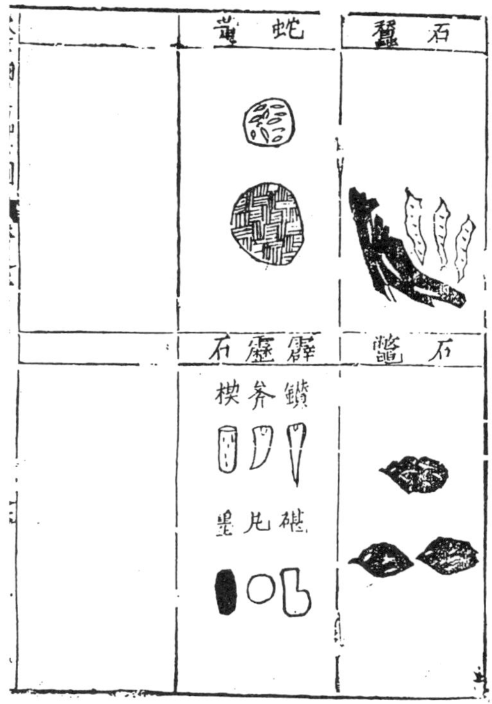

圖 13

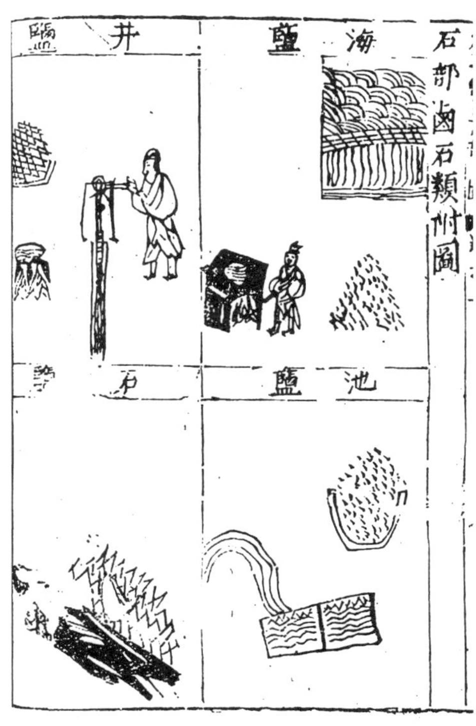

圖 14

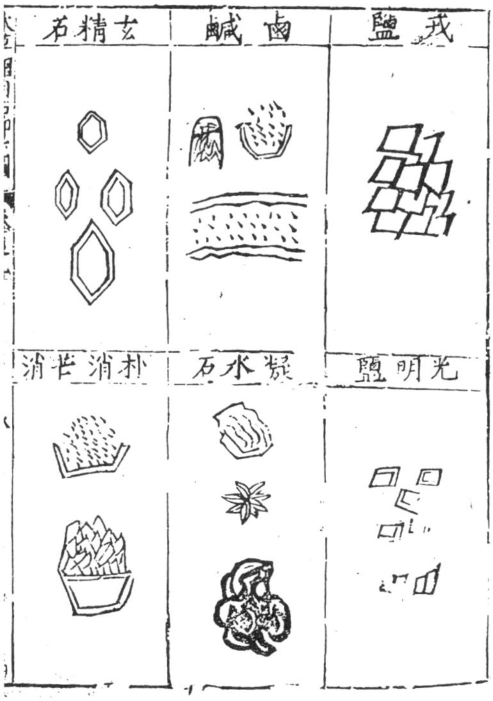

圖 15

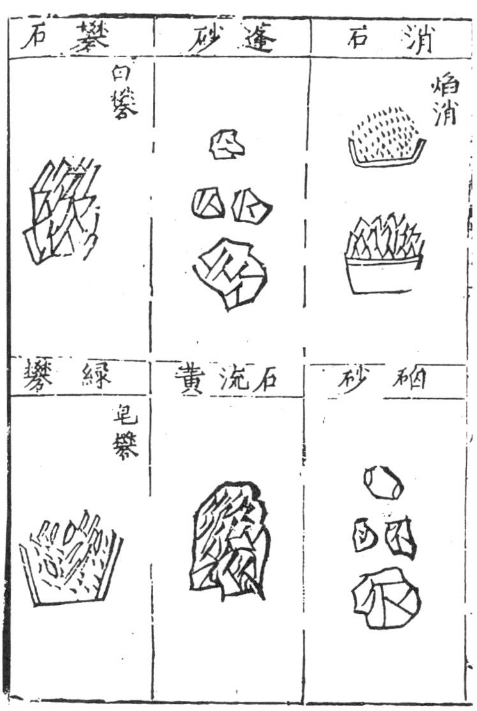

圖 16

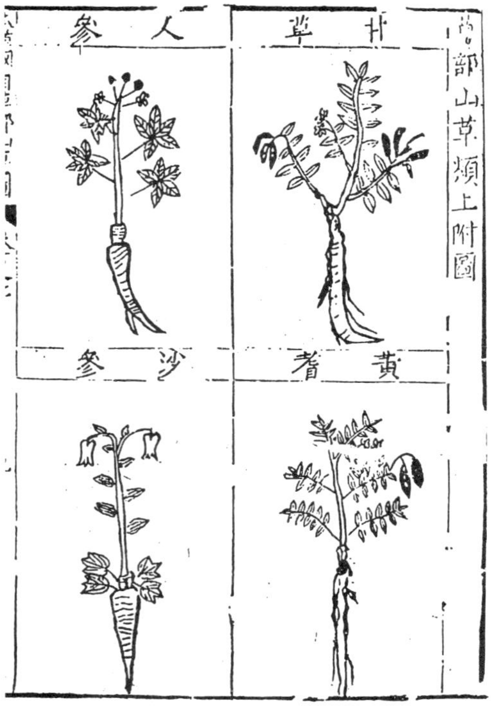

圖 17

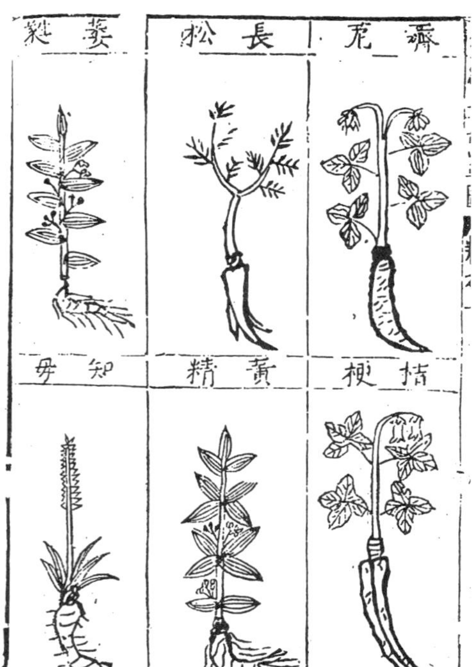

圖 18

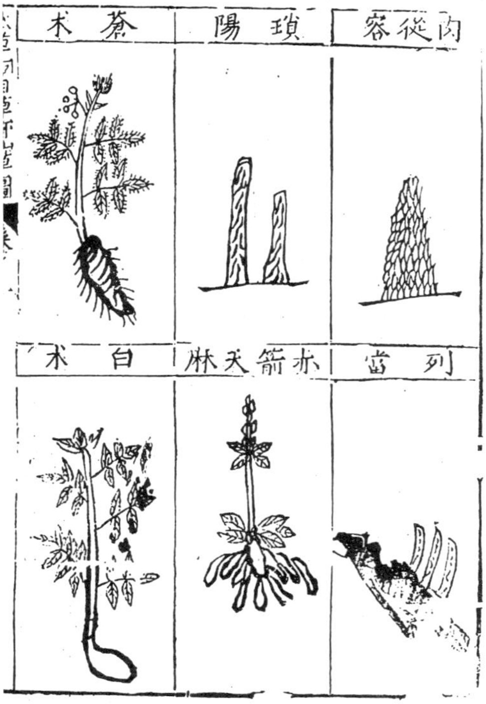

圖 19

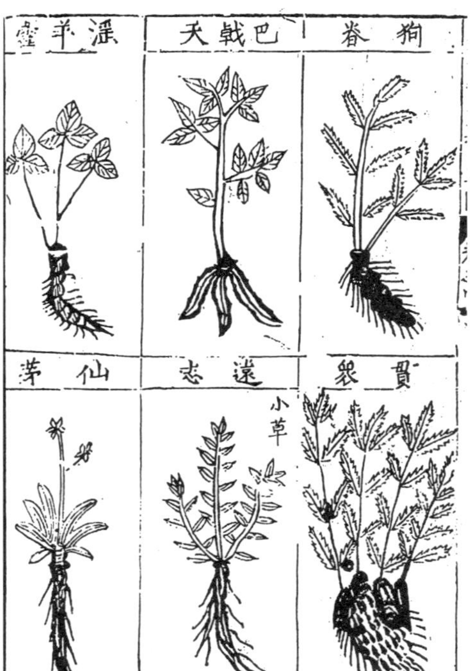

圖 20

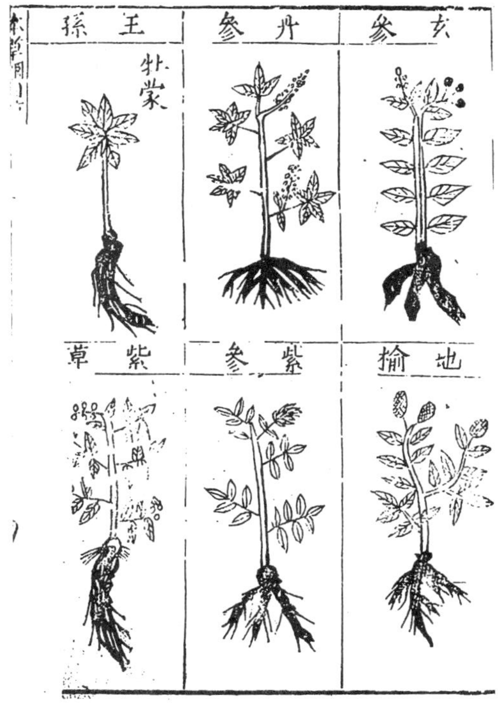

圖 21

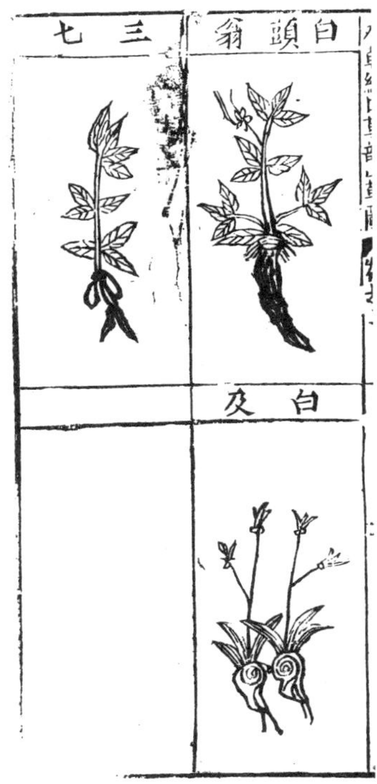

圖 22

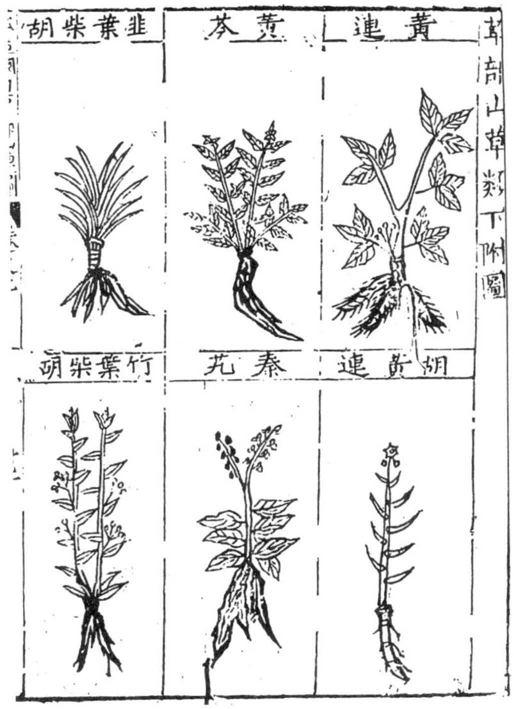

圖 23

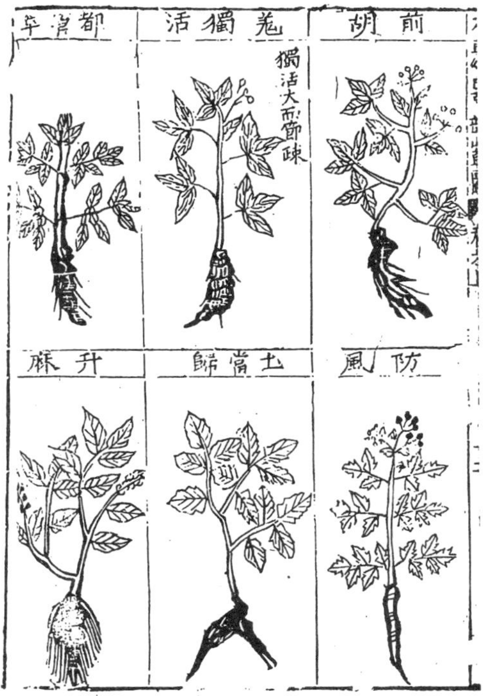

圖 24

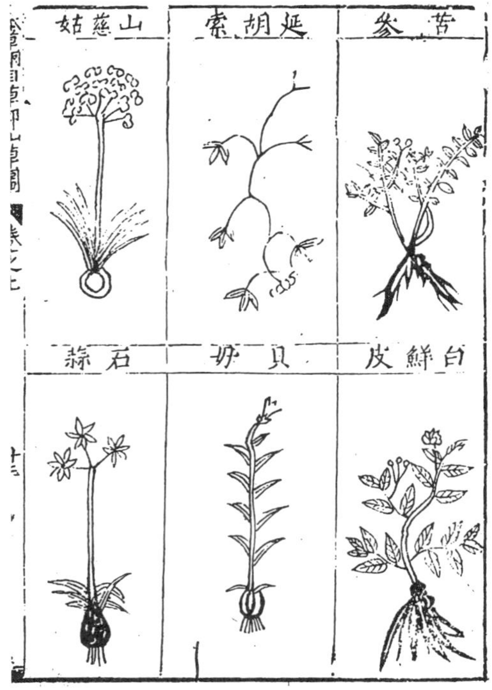

圖 25

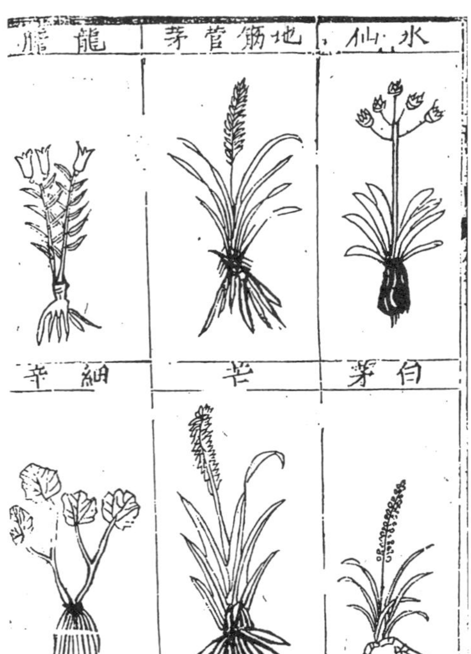

圖 26

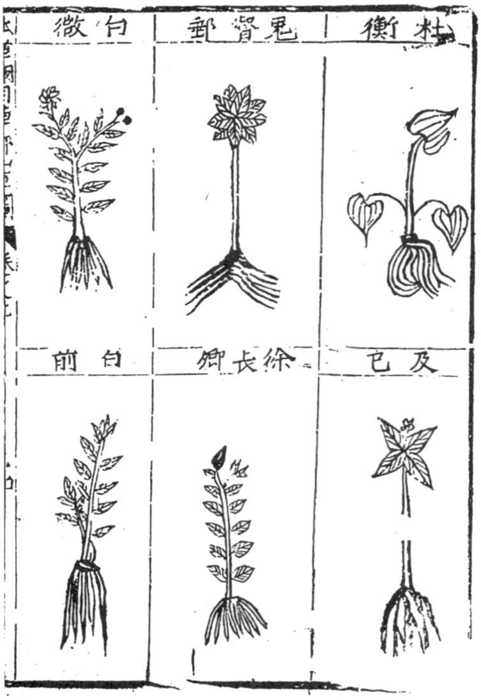

圖 27

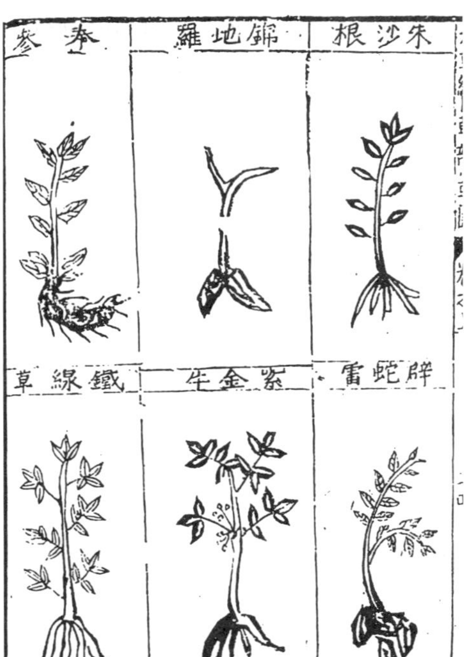

圖 28

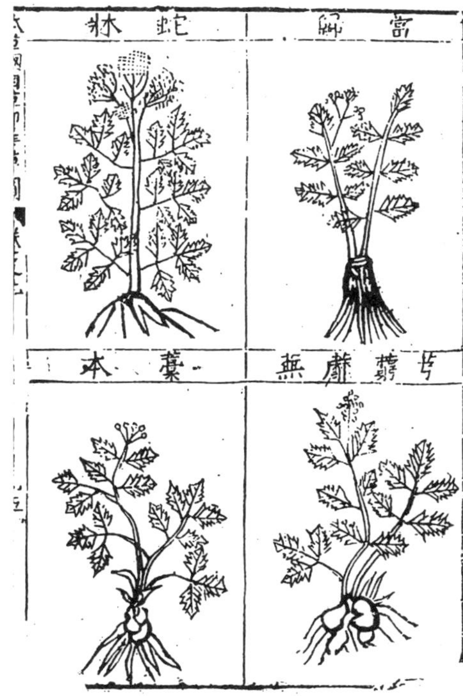

圖 29

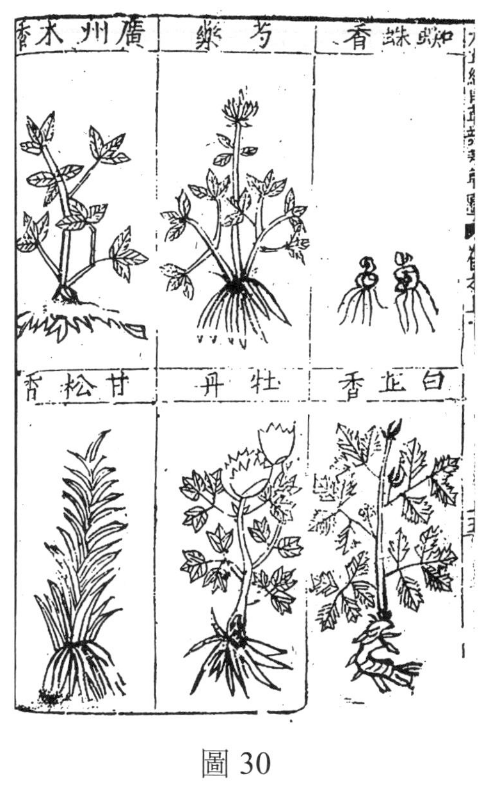

圖 30

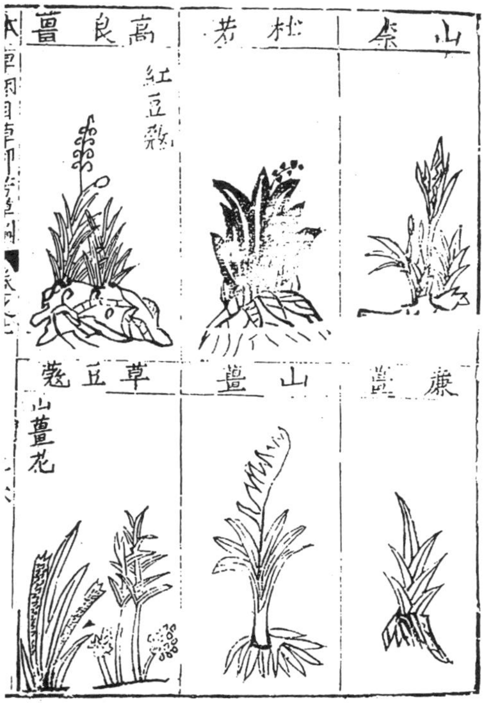

圖 31

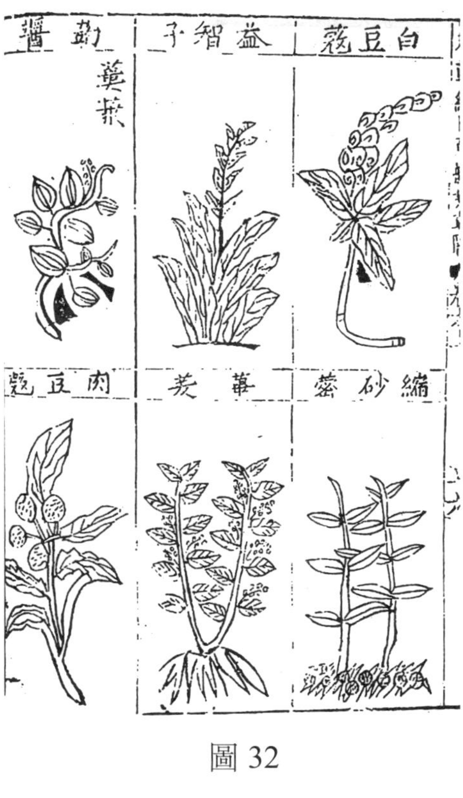

圖 32

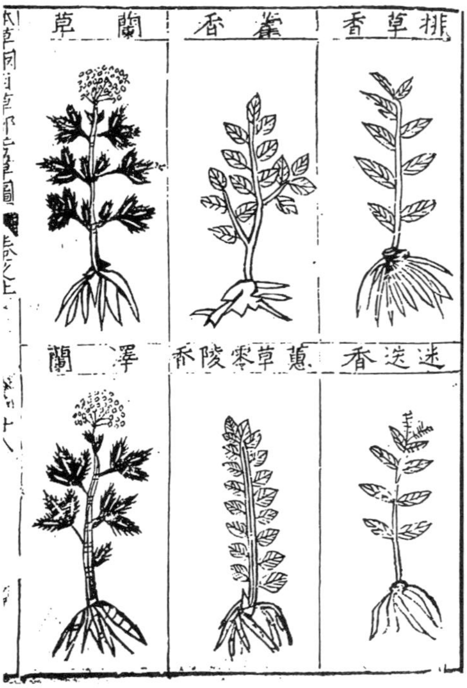

圖 35

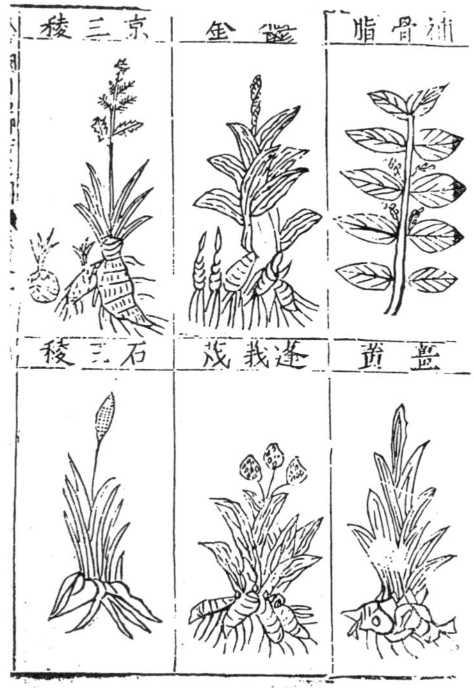

圖 33

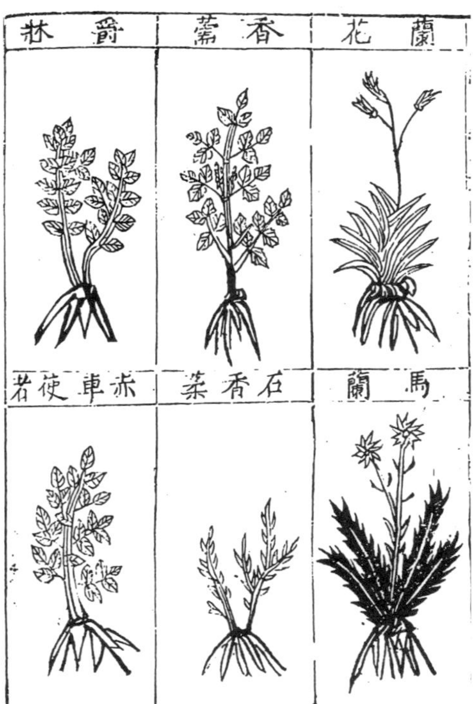

圖 36

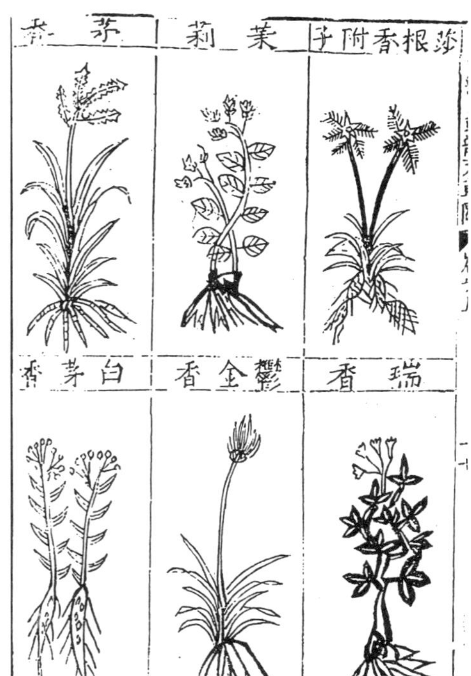

圖 34

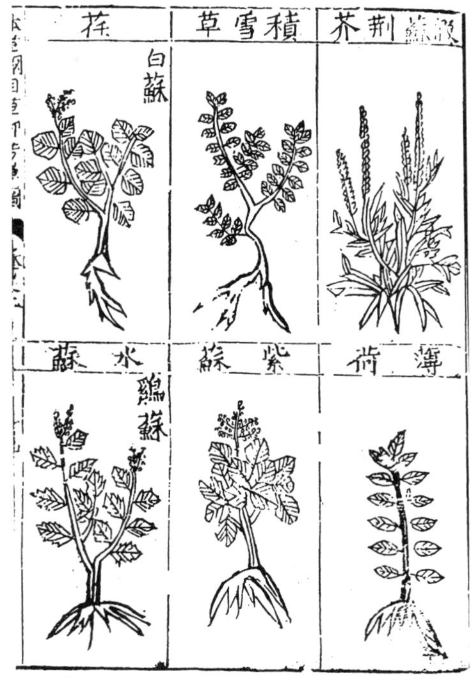

圖 37

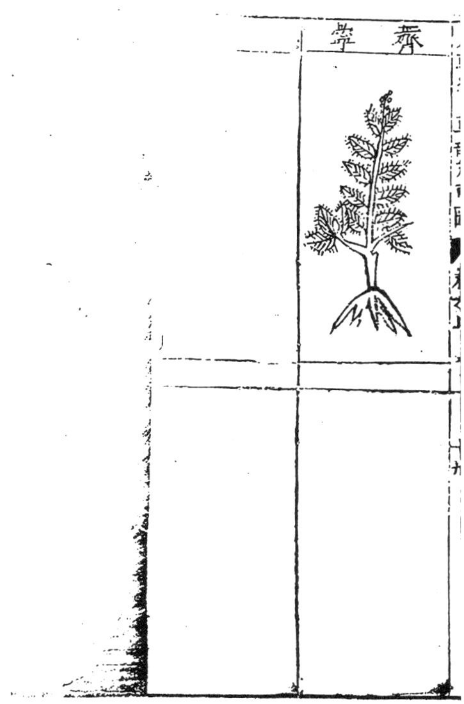

圖 38

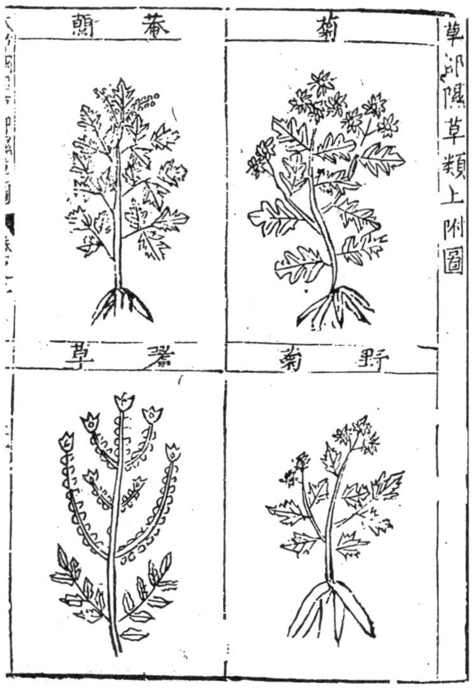

圖 39

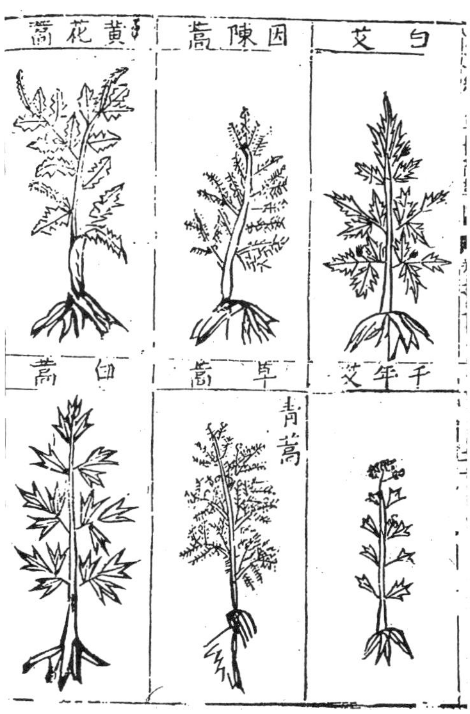

圖 40

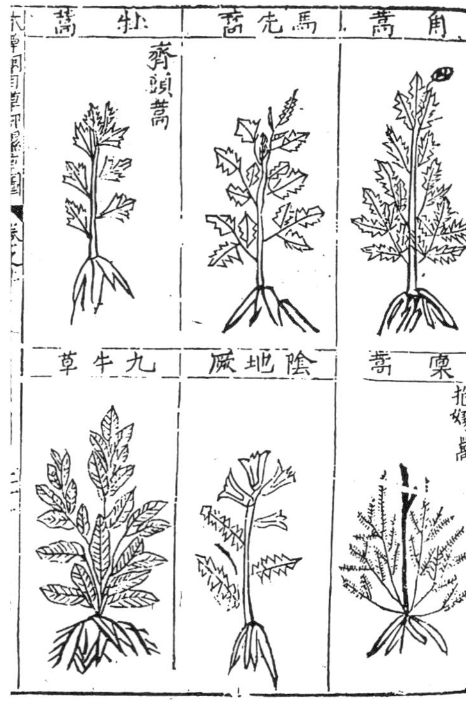

圖 41

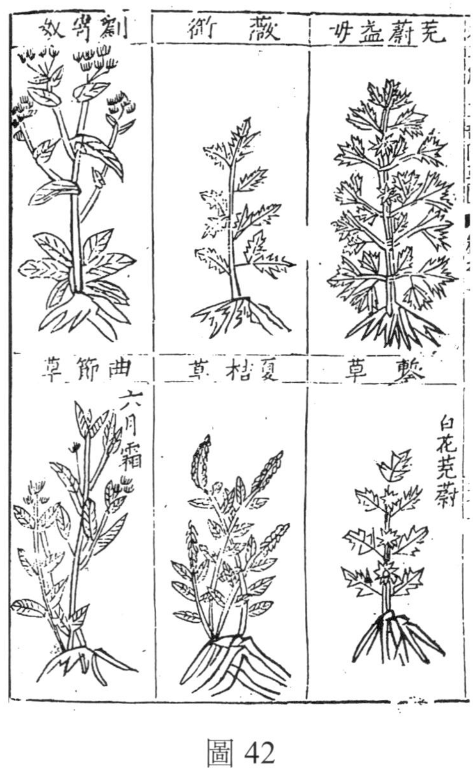

圖 42

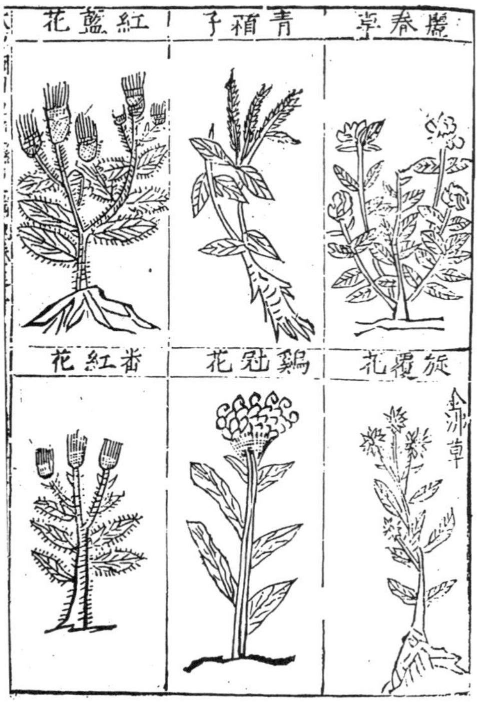

圖 43

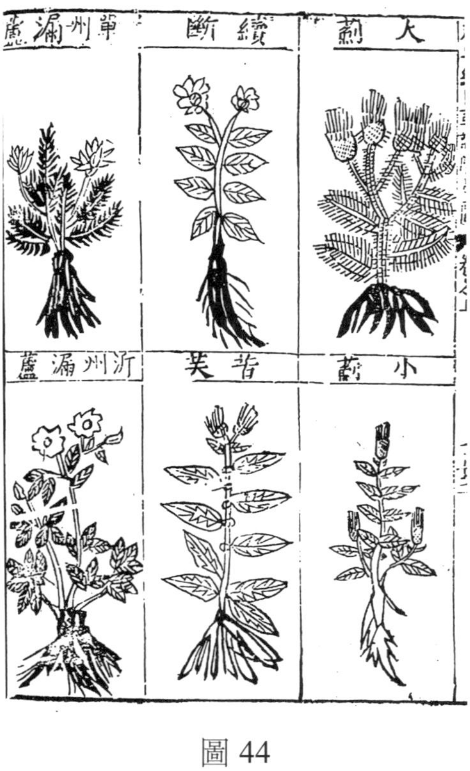

圖 44

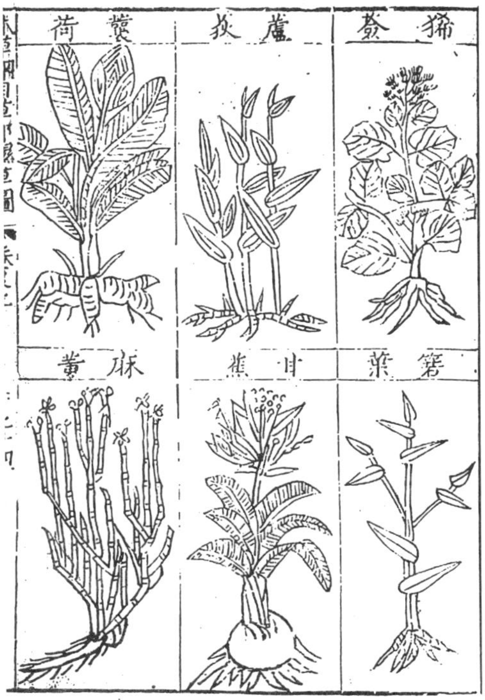

圖 47

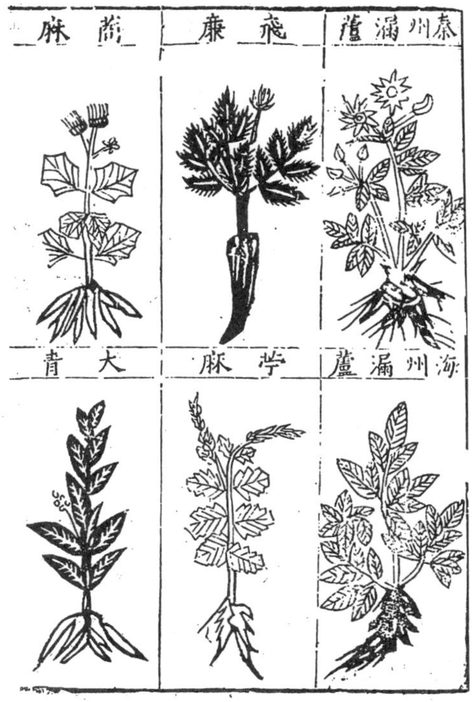

圖 45

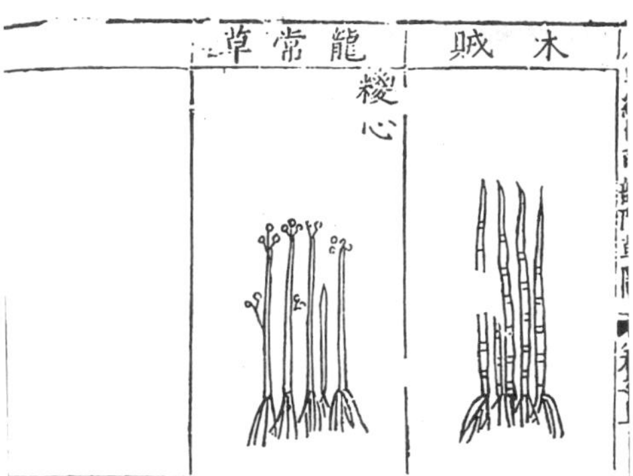

圖 48

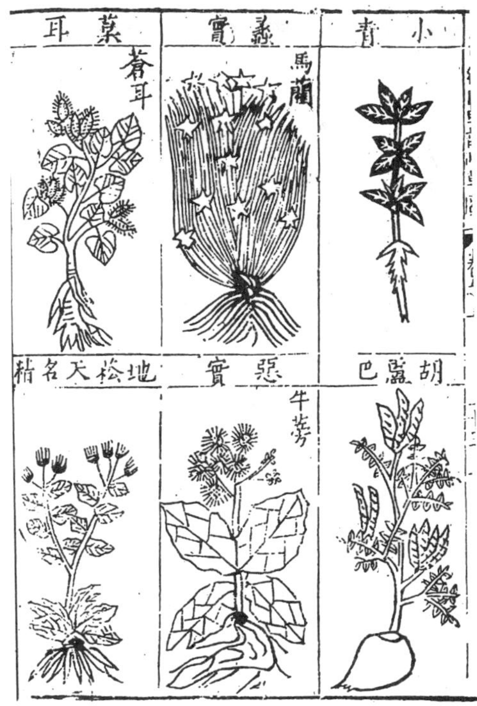

圖 46

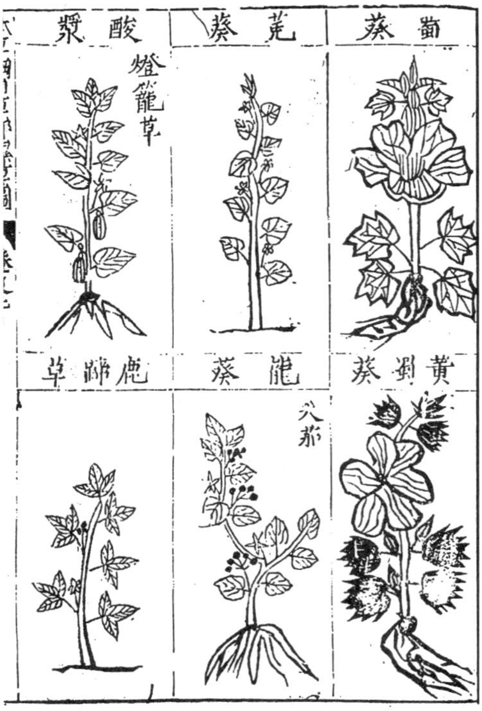

圖 51

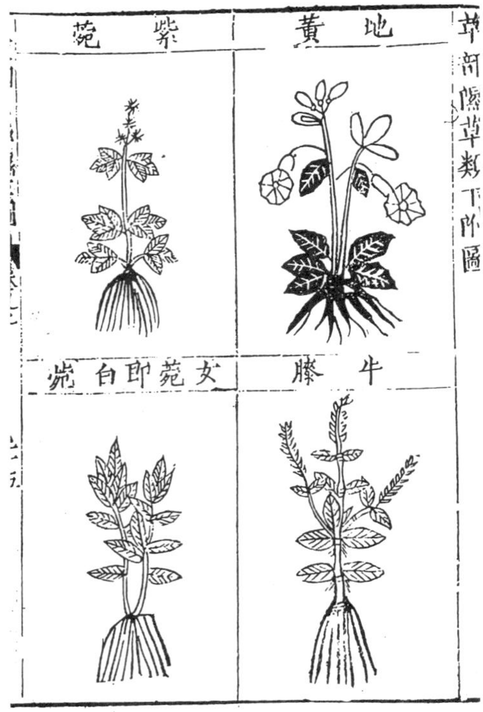

圖 49

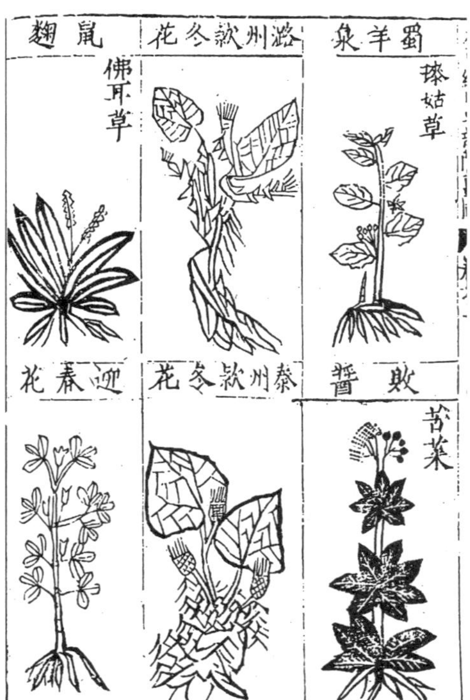

圖 52

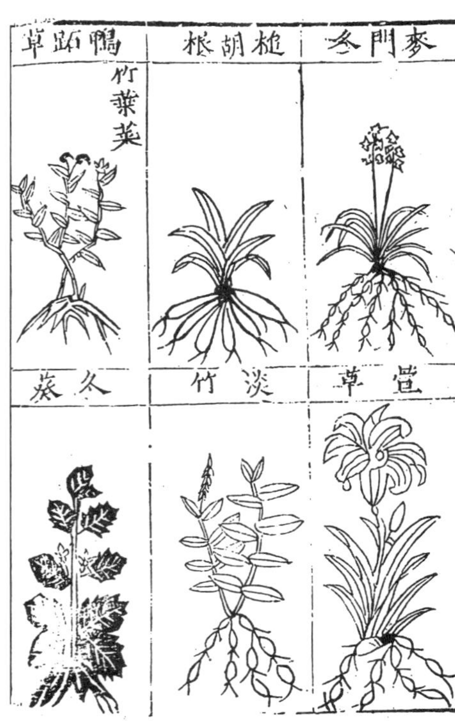

圖 50

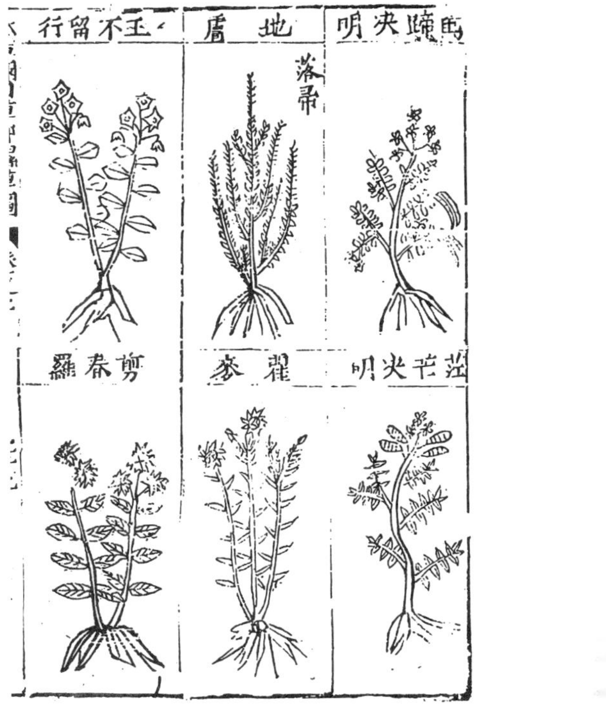

圖 53

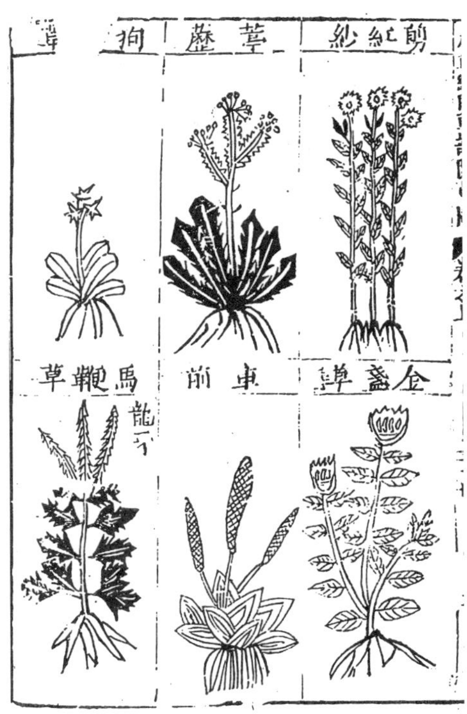

圖 54

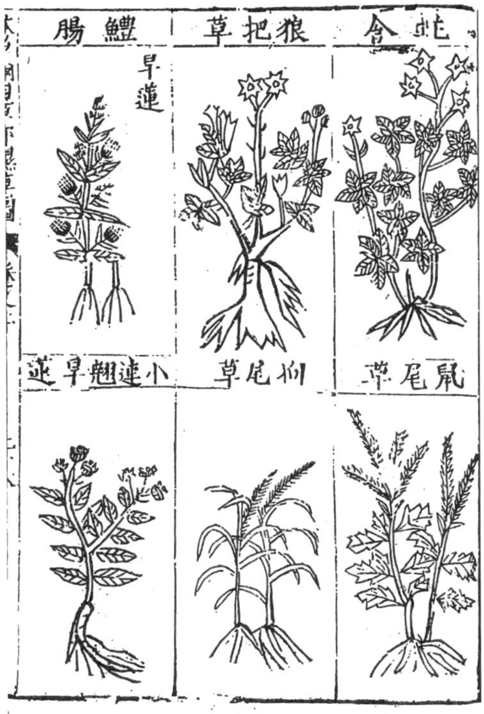

圖 55

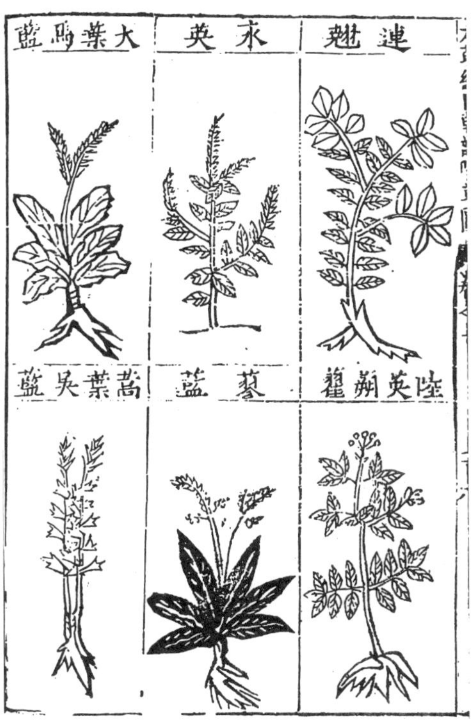

圖 56

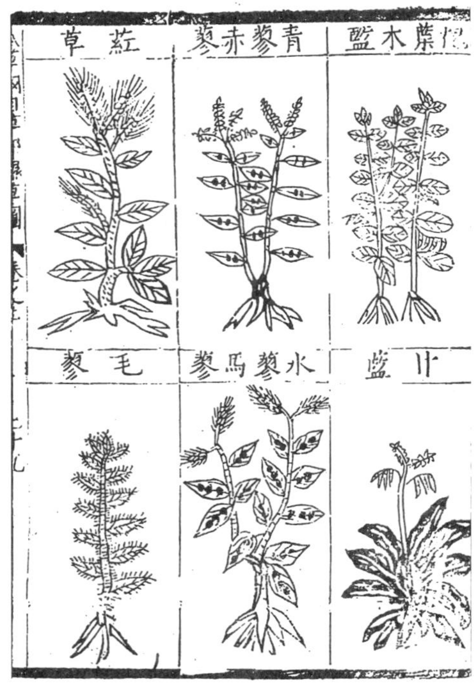

圖 57

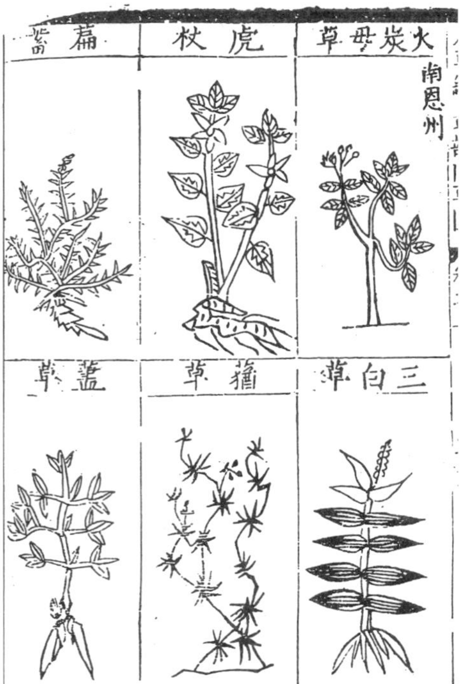

圖 58

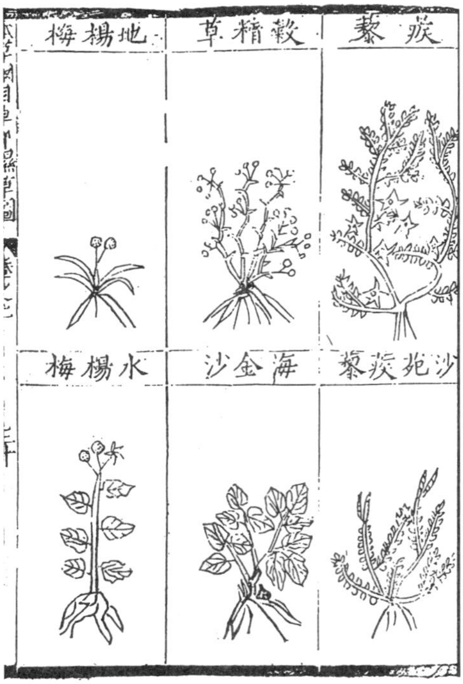

圖 59

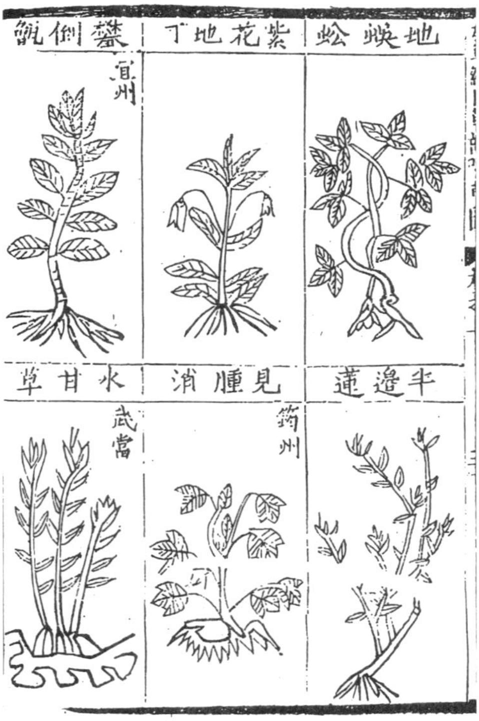

圖 60

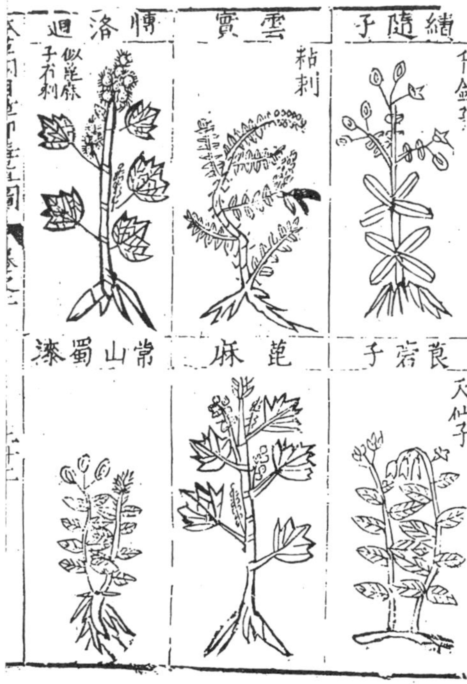

圖 63

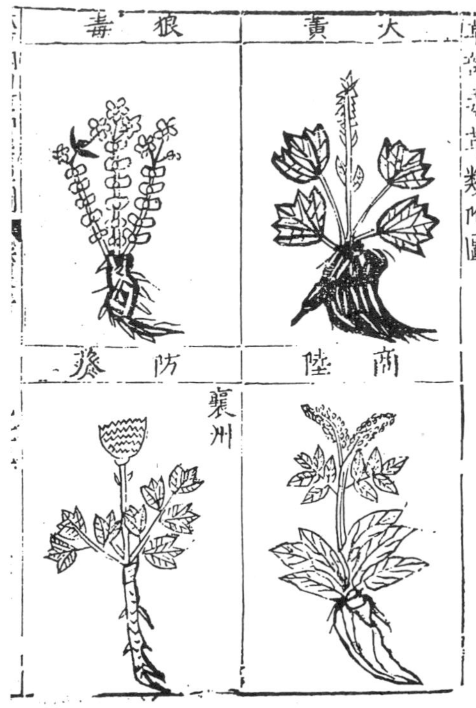

圖 61

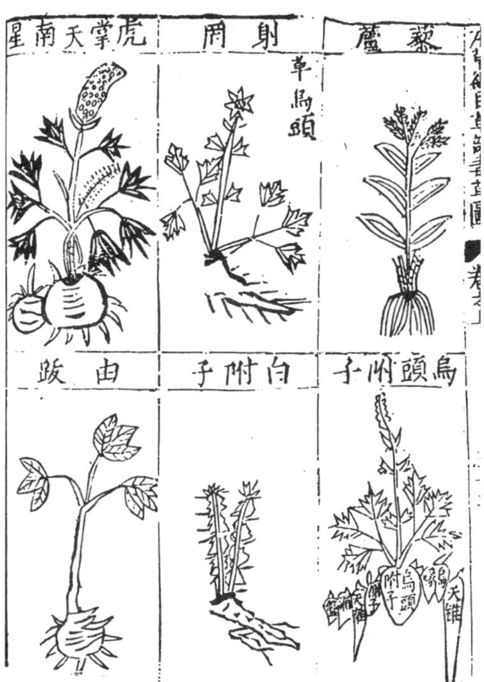

圖 64

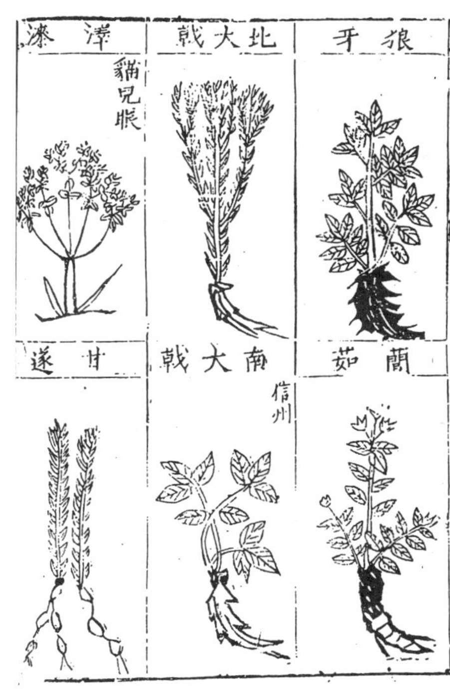

圖 62

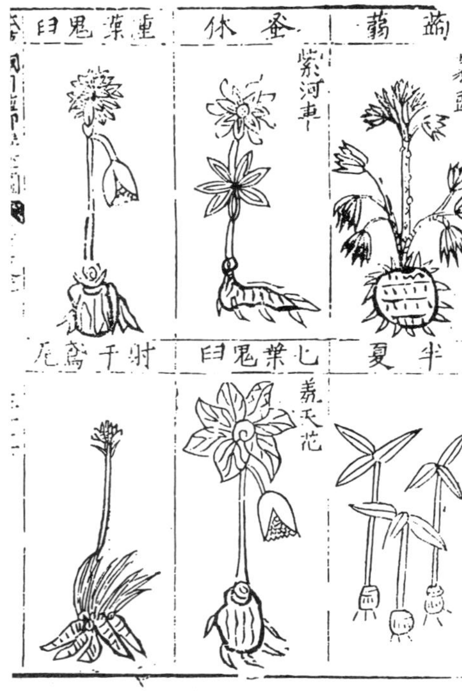

圖 65

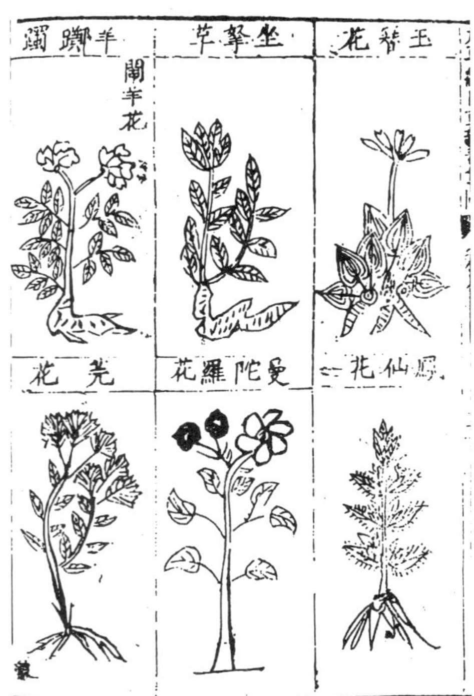

圖 66

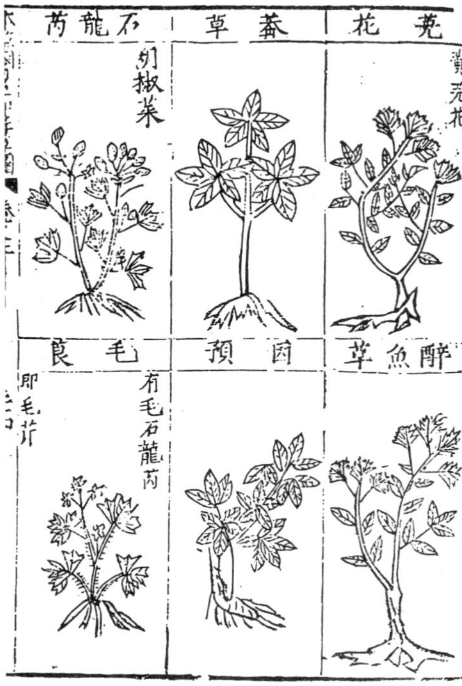

圖 67

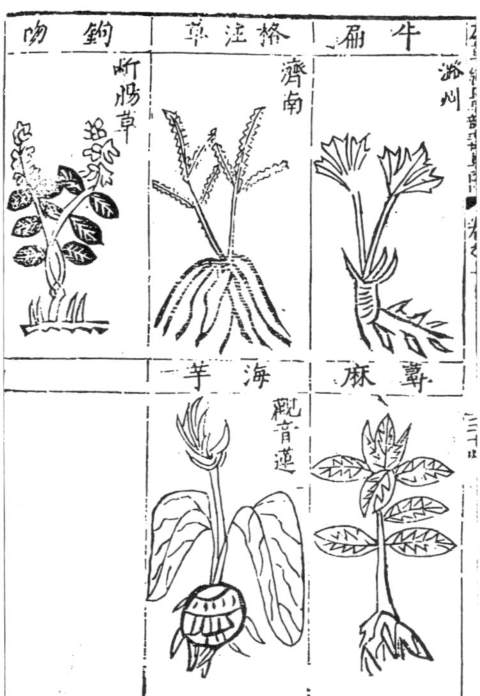

圖 68

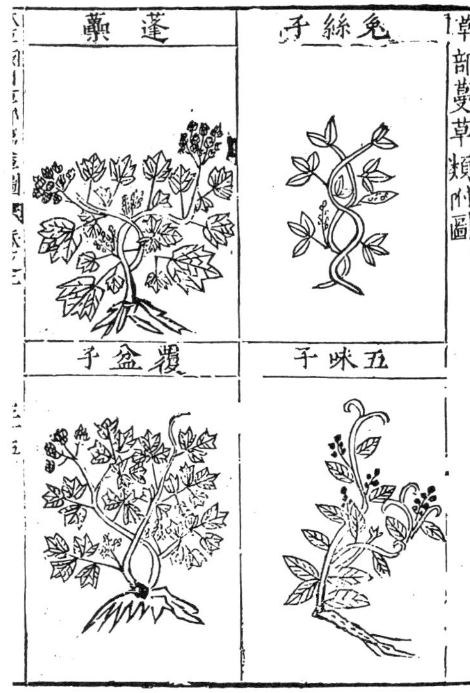

圖 69

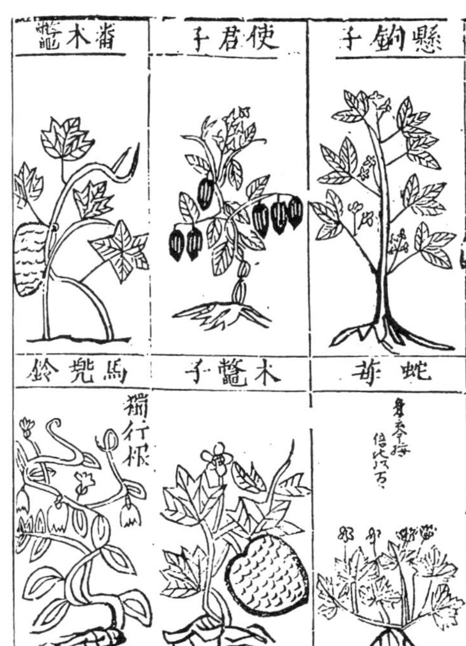

圖 70

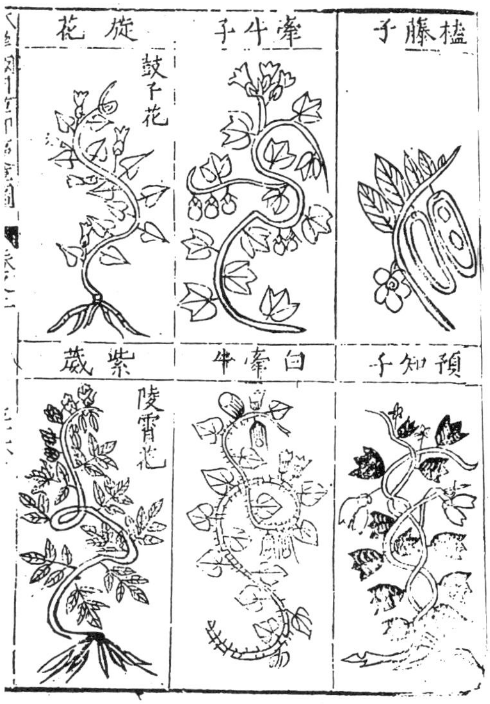

圖 71

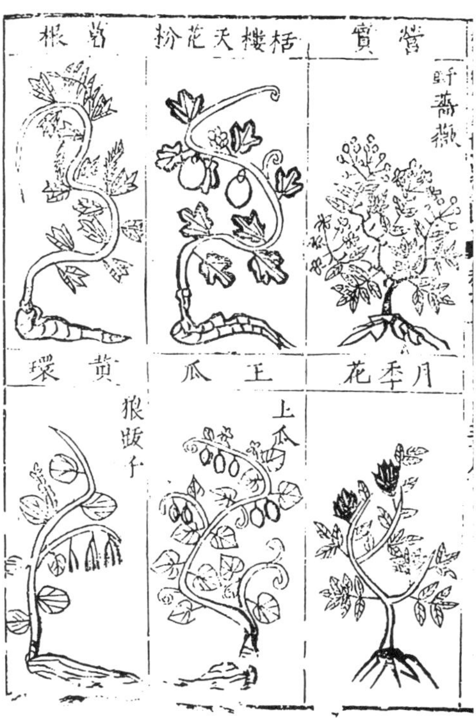

圖 72

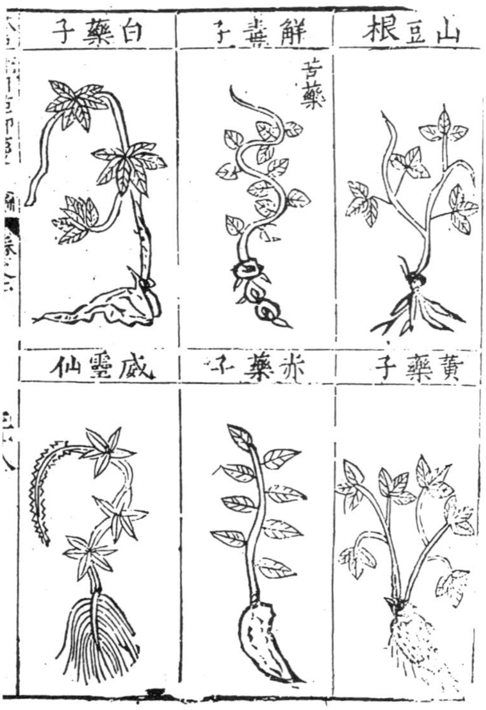

圖 75

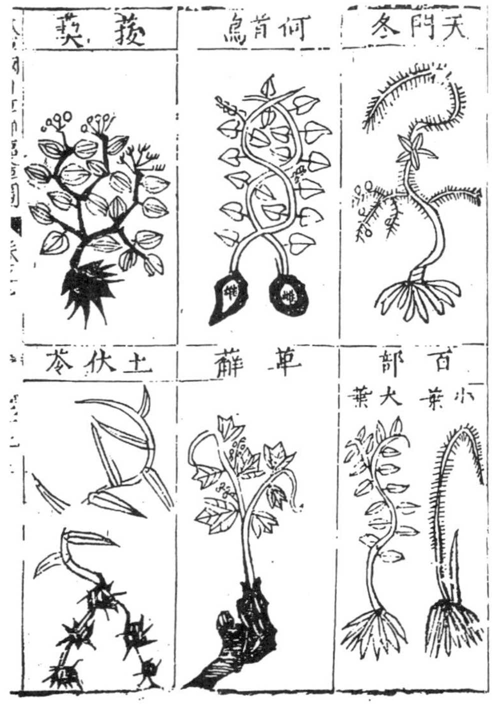

圖 73

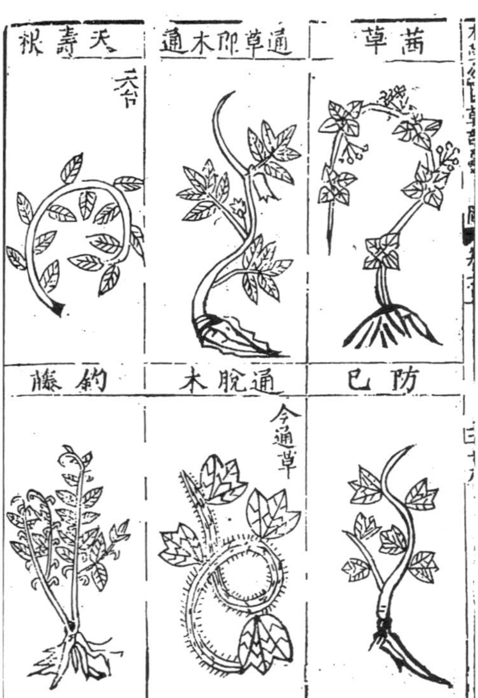

圖 76

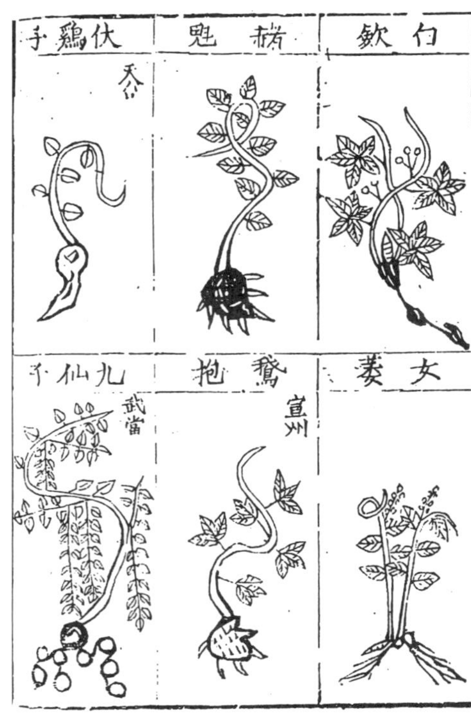

圖 74

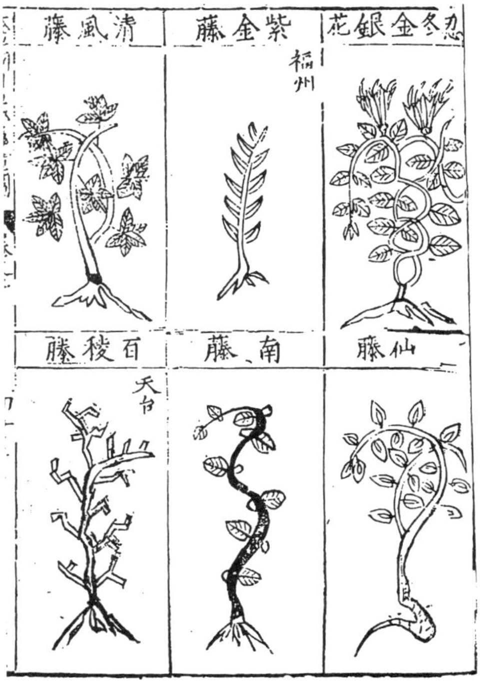

圖 79

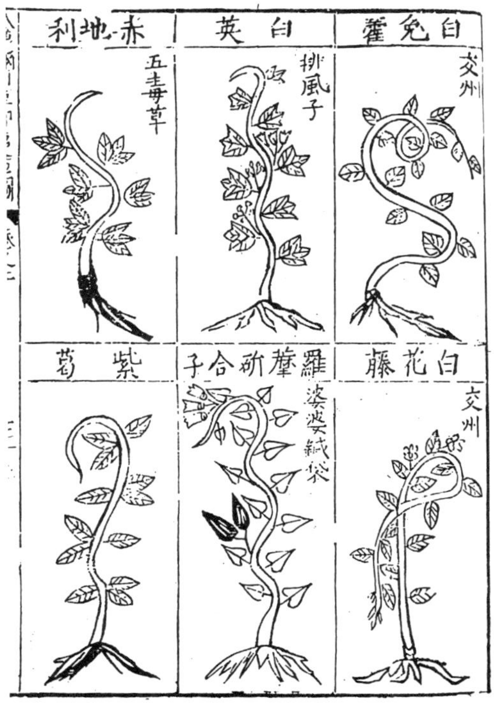

圖 77

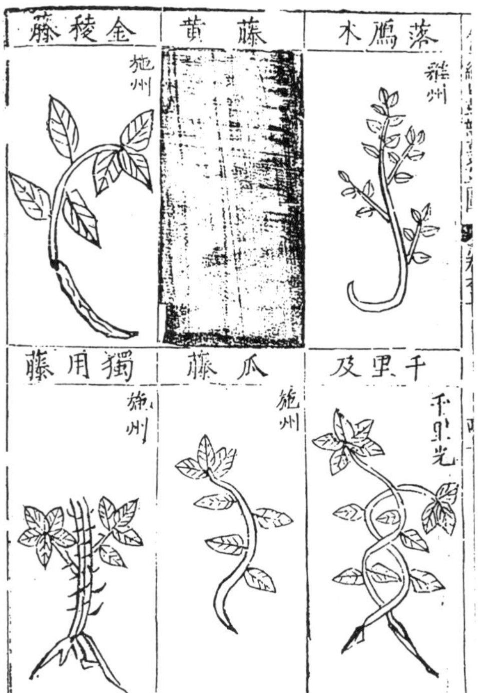

圖 80

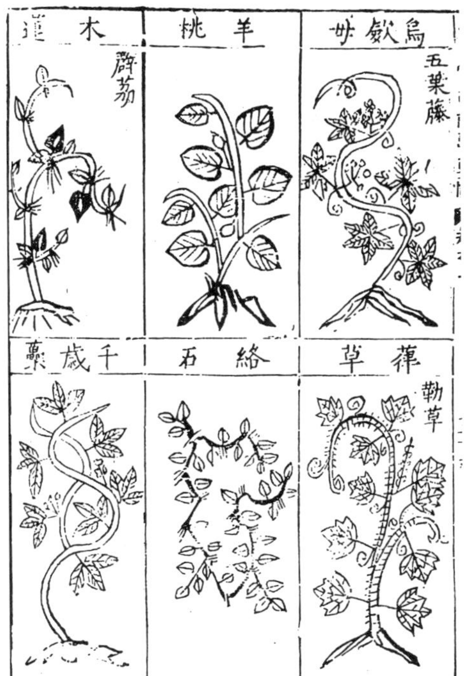

圖 78

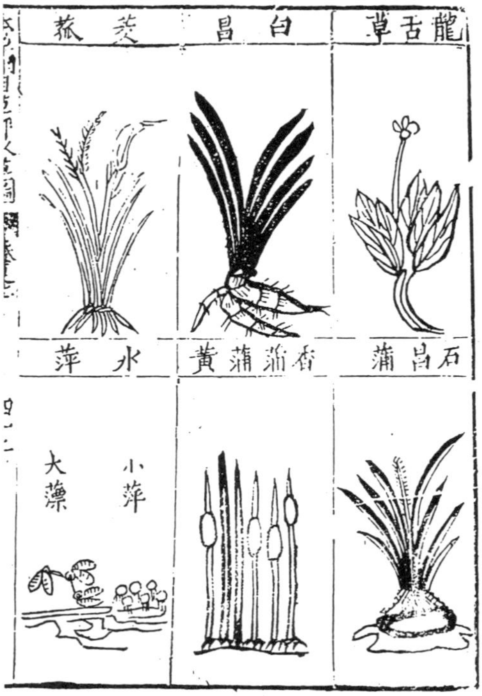

圖 83

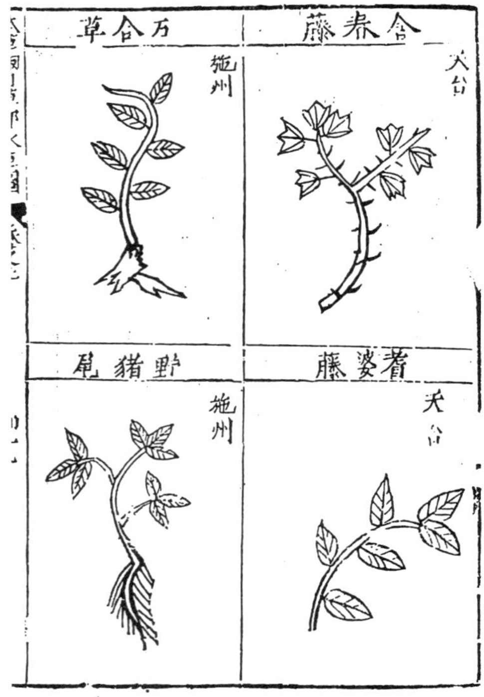

圖 81

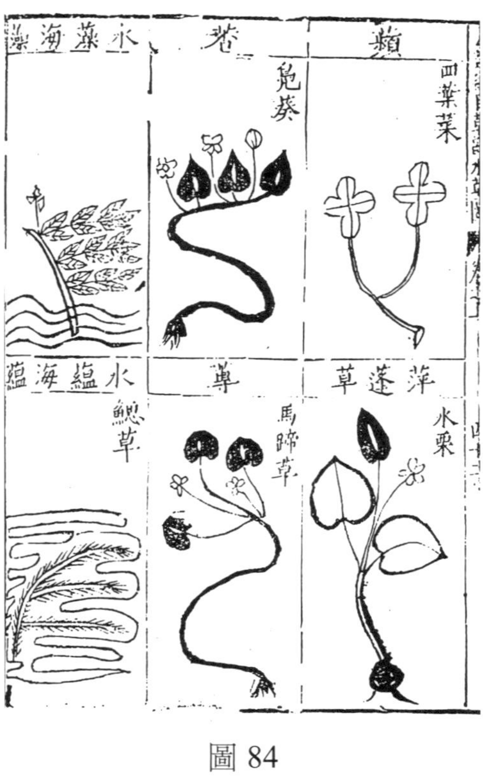

圖 84

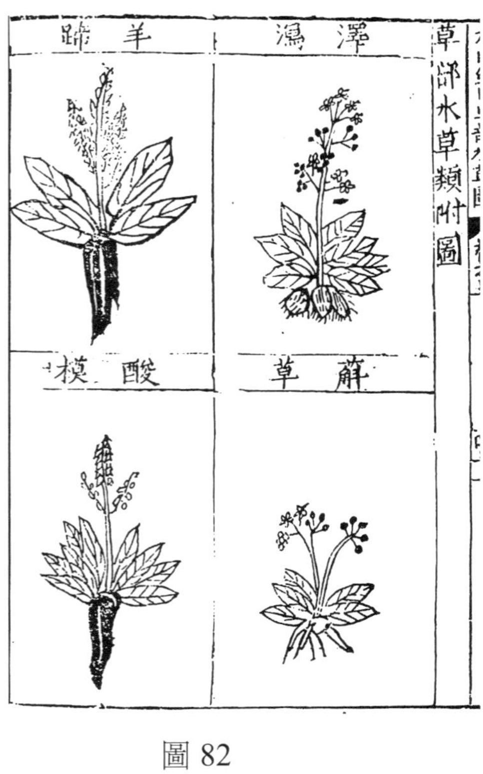

圖 82

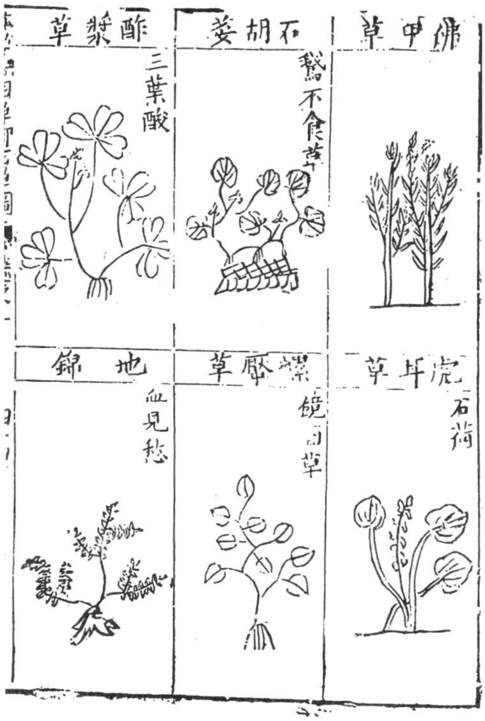

圖 87

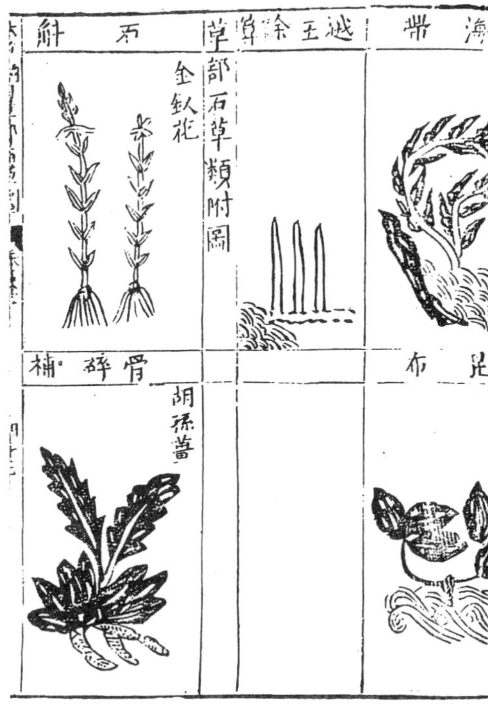

圖 85

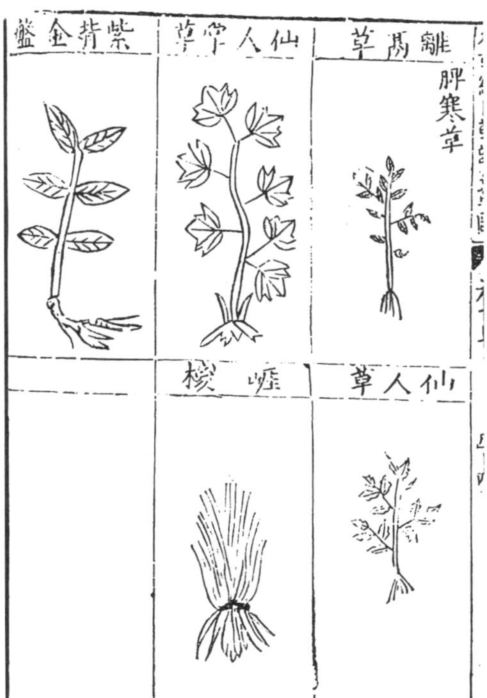

圖 88

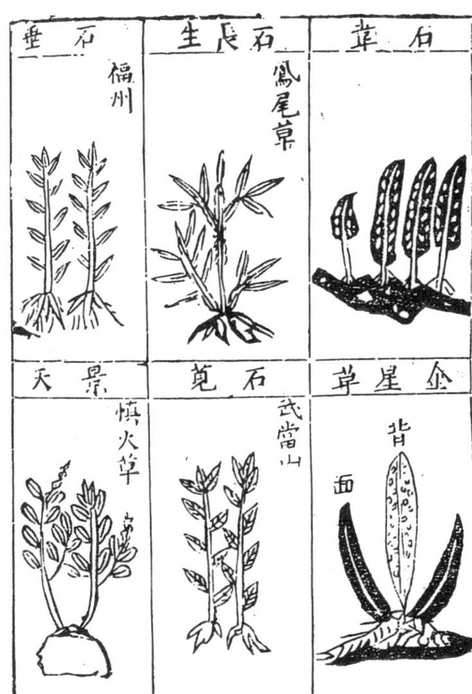

圖 86

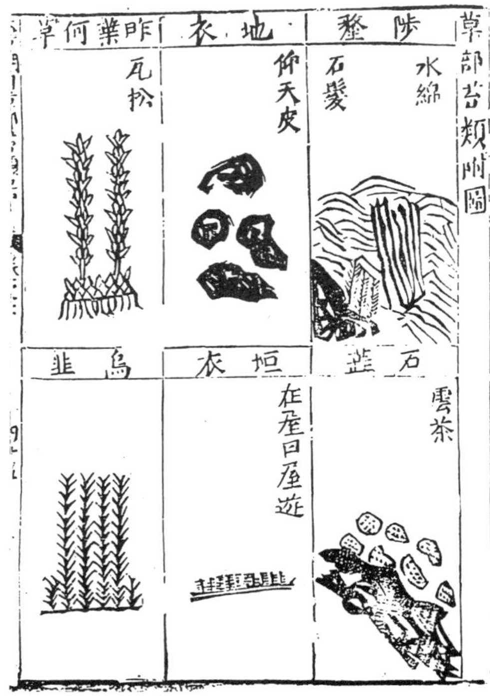

圖 89

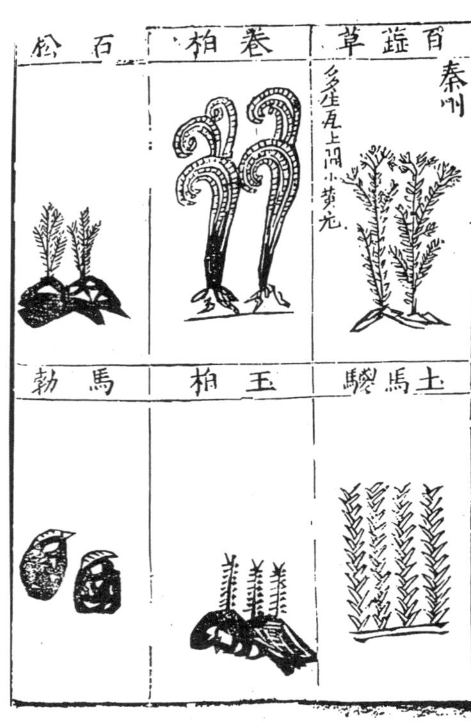

圖 90

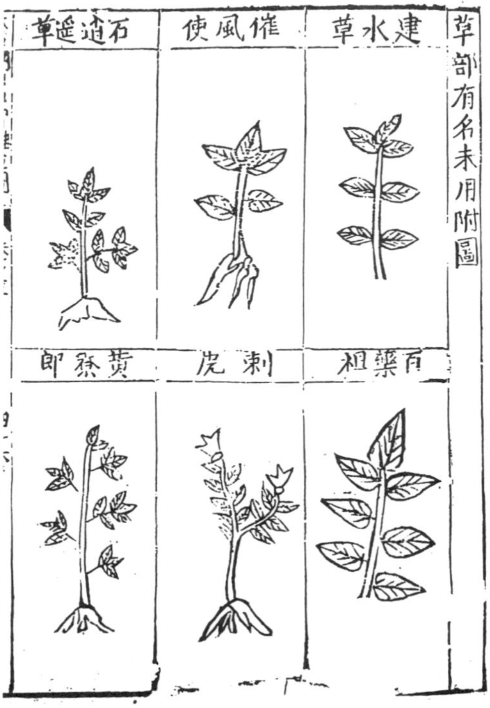

圖 91

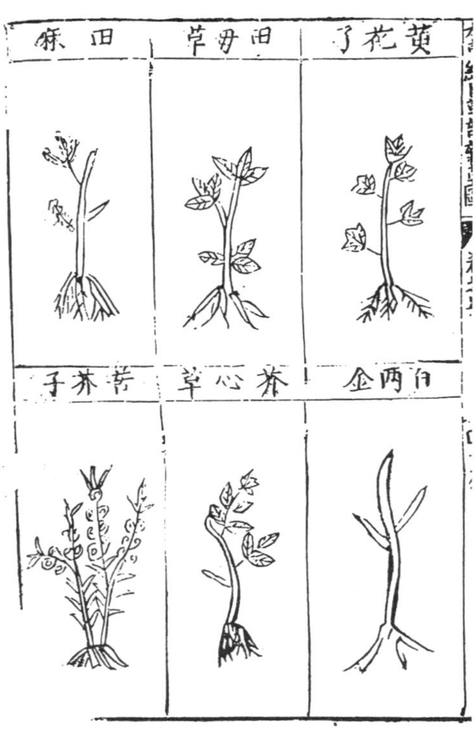

圖 92

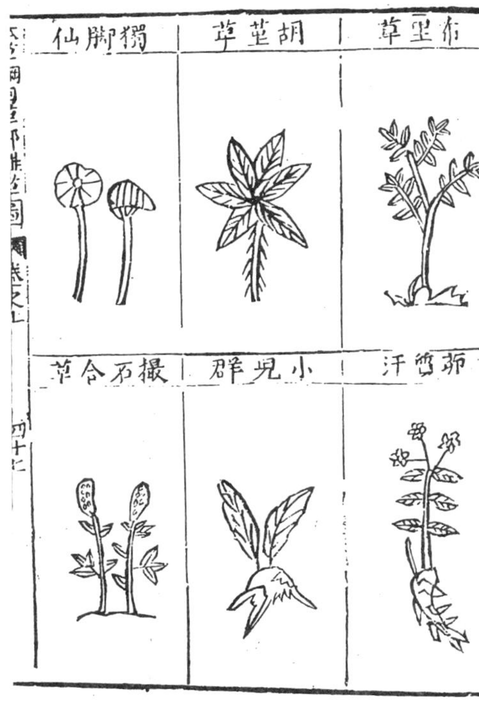

圖 93

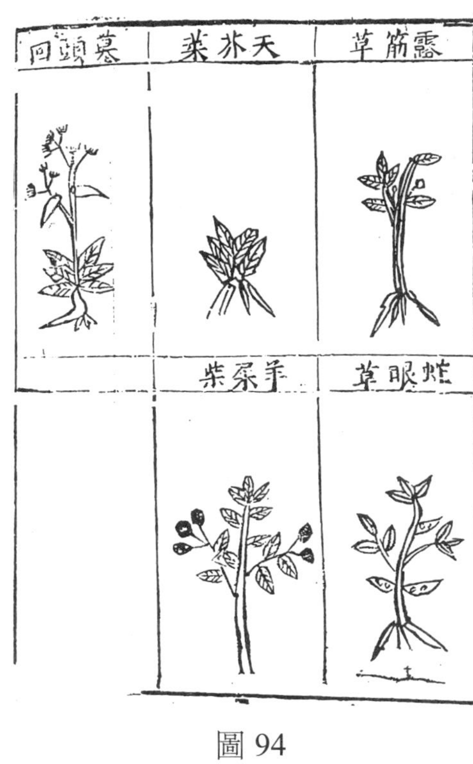

圖 94

本草綱目序

紀稱望龍光知古劍，覘寶氣辨明珠。故萍實、商羊，非天明莫洞。厥後博物稱華，辯字稱康，析寶玉稱倚頓，亦僅僅晨星耳。楚蘄陽李君東璧，一日過予弇山園謁予，留飲數日。予窺其人，睟然貌也，癯然身也，津津然譚議也，真北斗以南一人。解其裝，無長物，有本草綱目數十卷。謂予曰：時珍，荆楚鄙人也。幼多羸疾，質成鈍椎。長耽典籍，若啖蔗飴。遂漁獵羣書，搜羅百氏。凡子史經傳，聲韻農圃，醫卜星相，樂府諸家，稍有得處，輒著數言。古有本草一書，自炎皇及漢、梁、唐、宋，下迨國朝，註解群氏舊矣。第其中舛繆差譌遺漏，不可枚數，廼敢奮編摩之志，僭纂述之權。歲歷三十稔，書考八百餘家，稿凡三易。複者芟之，闕者緝之，譌者繩之。舊本一千五百一十八種，今增藥三百七十四種，分爲一十六部，著成五十二卷。雖非集成，亦粗大備，僭名曰本草綱目，願乞一言，以託不朽。予開卷細玩，每藥標正名爲綱，附釋名爲目，正始也。次以集解、辯疑、正誤，詳其土産形狀也。次以氣味、主治、附方，著其體用也。上自墳典，下及傳奇，凡有相關，靡不備采。如入金谷之園，種色奪目；如登龍君之宫，寶藏悉陳。如對冰壺玉鑑，毛髮可指數也。博而不繁，詳而有要，綜核究竟，直窺淵海。兹豈禁以醫書覯哉，寔性理之精微，格物之通典，帝王之秘籙，臣民之重寶也。李君用心加惠何勤哉。噫！碔玉莫剖，朱紫相傾，弊也久矣。故辯專車之骨，必竢魯儒；博支機之石，必訪賣卜。予方著弇州巵言，恚博古如丹鉛、巵言後乏人也，何幸睹兹集哉。兹集也，藏之深山石室無當，盍鍥之，以共天下後世味太玄如子雲者。

時萬曆歲庚寅春上元日，弇州山人鳳洲王世貞拜撰

輯書姓氏

勑封文林郎四川蓬溪縣知縣蘄州李時珍編輯

雲南永昌府通判男李建中
黃州府儒學生員男李建元 校正

應天府儒學生員 黃申
高第 同閲

太醫院醫士男李建方
蘄州儒學生員男李建木重訂

生員孫李樹宗
生員孫李樹聲 次卷
生員孫李樹勳
荆府引禮生孫李樹本 楷書

金陵後學胡承龍梓行

本草綱目總目

〔一〕六十種：第七卷正文作「六十一種」，實載六十一種。

[一] 三十二種：第三十一卷正文作「三十一種」，實載三十一種。

[二] 二十二種：第三十九卷正文作「二十三種」，實載二十三種。
[三] 二十三種：第四十二卷正文此後有「附録七種」四字。

鱗之三　魚類二十八種〔一〕

鱗之四　無鱗魚類三十一種〔二〕附録九種

第四十五卷　介部二類

介之一　龜鼈類一十七種

第四十六卷　介部二

介之二　蚌蛤類二十九種

第四十七卷　禽部四類

禽之一　水禽類一十三種〔三〕

第四十八卷　禽部二

禽之二　原禽類二十二種〔四〕

第四十九卷　禽部三

禽之三　林禽類一十七種

禽之四　山禽類一十三種　附録一種

第五十卷　獸部五類

獸之一　畜類二十八種

第五十一卷　獸部二

獸之二　獸類三十八種

獸之三　鼠類一十二種

獸之四　寓類怪類共八種

第五十二卷　人部一類

人之一　凡三十五種〔五〕

右通計一十六部，六十類，一千八百九十二種。〔六〕

〔一〕　二十八種：第四十四卷正文作「三十一種」，實載三十一種。

〔二〕　三十一種：第四十四卷正文作「二十八種」，實載二十八種。

〔三〕　一十三種：第四十七卷正文作「二十三種」，實載二十三種。

〔四〕　二十二種：第四十八卷正文作「二十三種」，實載二十三種。

〔五〕　三十五種：第五十二卷正文另有「附二條」，共計三十七種。

〔六〕　一千八百九十二種：正文實載一千八百九十五種。

凡例

一神農本草三卷，三百六十種〔一〕，分上、中、下三品。梁陶弘景增藥一倍，隨品附入。唐、宋重修，各有增附，或併或退，品目雖存，舊額淆混，義意俱失。今通列一十六部爲綱，六十類爲目，各以類從。三品、書名，俱註各藥之下，一覽可知，免尋索也。

一舊本玉、石、水、土混同，諸蟲、鱗、介不别，或蟲入木部，或木入草部。今各列爲部，首以水、火，次之以土。水、火爲萬物之先，土爲萬物母也。次之以金、石，從土也。次之以草、穀、菜、果、木，從微至巨也。次之以服器，從草木也。次之以蟲、鱗、介、禽、獸，終之以人，從賤至貴也。

一藥有數名，今古不同，但標正名爲綱，餘皆附于釋名之下，正始也。仍註各本草名目，紀原也。

一唐、宋增入藥品，或一物再出、三出，或二物、三物混註。今俱攷正，分别歸併，但標其綱，而附列其目。如標龍爲綱，而齒、角、骨、腦、胎、涎，皆列爲目；標粱爲綱，而赤、黄粱米，皆列爲目之類。

一諸因〔二〕首以釋名，正名也。次以集解，解其出産、形狀、采取也。次以辨疑、正誤，辨其可疑，正其謬誤也。次以修制，謹炮炙也。次以氣味，明性也。次以主治，録功也。次以發明，疏義也。次以附方，著用也。或欲去方，是有體無用矣。舊本附方二千九百三十五，今增八千一百六十一。

一唐、宋以朱墨圈蓋分别古今，經久訛謬。今既板刻，但直書諸家本草名目于藥名、主治之下，便覽也。

一諸家本草，重複者删去，疑誤者辨正。采其精粹，各以人名書于諸款之下，不没其實，且是非有歸也。

一諸物有相類而無功用宜參攷者，或有功用而人卒未識者，俱附録之。無可附者，附于各部之末。蓋有隱于古而顯于今者，如莎根即香附子，陶氏不識而今則盛行；辟虺雷昔人罕言而今充方物之類，雖冷僻不可遺也。

〔一〕三百六十種：卷一歷代諸家本草：「神農本草藥分三品，計三百六十五種。」

〔二〕因：張本作「品」，義長。

一唐、宋本所無，金元我明諸醫所用者，增入三十九種。時珍續補三百七十四種。雖曰醫家藥品，其攷釋性理，實吾儒格物之學，可裨爾雅、詩疏之缺。

一舊本序例重繁，今止取神農爲正，而旁采别録諸家附于下，益以張、李諸家用藥之例。

一古本百病主治藥略而不切，王氏集要、陸[一]氏證治亦約而不純。今分病原列之，以便施用，雖繁不紊也。

一神農舊目及宋本總目，附于例後，存古也。

〔一〕陸：原作「祝」。今據證治本草卷首題「桐城一航老人陸之柷輯」改。

本草綱目第一卷目録

〔一〕陶氏別録：本卷正文作「陶隱居名醫別録」。
〔二〕六臟六腑：正文標題作「六腑六臟」。

本草綱目第一卷

序例上

歷代諸家本草

神農本草經【掌禹錫曰】舊説本草經三卷，神農所作，而不經見，漢書藝文志亦無録焉。漢平帝紀云：元始五年，舉天下通知方術、本草者，所在軺轉〔一〕，遣詣京師。樓護傳稱：護少誦醫經、本草、方術數十萬言。本草之名蓋見于此。唐李世勣等以梁七録載「神農本草三卷」，推以爲始。又疑所載郡縣有後漢地名，似張機、華佗輩所爲。皆不然也。按淮南子云：神農嘗百草之滋味，一日而七十毒，由是醫方興焉。蓋上世未著文字，師學相傳，謂之本草。兩漢以來，名醫益衆，張、華輩始因古學附以新説，通爲編述，本草繇是見于經録也。【寇宗奭曰】漢書雖言本草，不能斷自何代而作。世本、淮南子雖言神農嘗百草以和藥，亦無本草之名。惟帝王世紀云：黄帝使岐伯嘗味草木，定本草經，造醫方以療衆疾。乃知本草之名，自黄帝始。蓋上古聖賢，具生知之智，故能辨天下品物之性味，合世人疾病之所宜。後世賢智之士，從而和之，又增其品焉。【韓保昇曰】藥有玉石、草、木、蟲、獸而云「本草」者，爲諸藥中草類最多也。

名醫別録【李時珍曰】神農本草藥分三品，計三百六十五種，以應周天之數。梁陶弘景復增漢、魏以下名醫所用藥三百六十五種，謂之名醫別録，凡七卷。首敘藥性之源，論病名之診，次分玉石一品，草一品，木一品，果菜一品，米食一品，有名未用三品。以朱書神農，墨書別録，進上梁武帝。弘景字通明，宋末爲諸王侍讀，歸隱勾曲山，號華陽隱居，武帝每咨訪之，年八十五卒，謚貞白先生。其書頗有裨補，亦多謬誤。【弘景自序曰】隱居先生在乎茅山之上，以吐納餘暇，遊意方技，覽本草藥性，以爲盡聖人之心，故譔而論之。舊稱神農本經，予以爲信然。昔神農氏之王天下也，畫八卦以通鬼神之情，造耕種以省殺生之弊，宣藥療疾，以拯夭傷之命。此三道者，歷衆聖而滋彰。文王、孔子，象〔二〕象繇辭，幽贊人天。后稷、伊尹，播厥百穀，惠被群生。岐、黄、彭、扁，振揚輔導，恩流含氣。歲踰三千，民到于今賴之。但軒轅已前，文字未傳，藥性所主，當以識識相因，不爾，何由得聞。至于桐、雷，乃著在編簡。此書應與素問同類，但後人多更修飾之爾。秦皇所焚，醫方、卜術不預，故猶得全録。而遭漢獻遷徙，晉懷奔迸，文籍焚糜，十不遺一。今之所存，有此三卷。其所出郡縣

〔一〕轉：據漢書平帝紀：元始五年「在所爲駕一封軺傳」，「轉」原當作「傳」。然「轉」亦通。

〔二〕象：原作「彖」。今從錢本改。

乃飾後漢時制，疑仲景、元化等所記。又有桐君采藥録，説其花葉形色。藥對四卷，論其佐使相須。魏、晉以來，吴普、李當之等更復損益。或五百九十五，或四百四十一，或三百一十九，或三品混糅，冷熱舛錯，草石不分，蟲獸無辨，且所主治，互有得失。醫家不能備見，則智識有淺深。今輒苞綜諸經，研括煩省，以神農本經三品合三百六十五爲主，又進名醫别品亦三百六十五，合七百三十種。精粗皆取，無復遺落，分别科條，區畛物類，兼注詺時用、土地所出，及仙經道術所須，并此序録，合爲七卷。雖未足追踵前良，蓋亦一家撰製。吾去世之後，可貽諸知音爾。

桐君采藥録 【時珍曰】桐君，黄帝時臣也。書凡二卷，紀其花葉形色，今已不傳。後人又有四時采藥、太常采藥時月等書。

雷公藥對 【禹錫曰】北齊徐之才撰。以衆藥名品、君臣、性毒、相反及所主疾病，分類記之。凡二卷。【時珍曰】陶氏前已有此書，吴氏本草所引雷公是也。蓋黄帝時雷公所著，之才增飭之爾。之才，丹陽人，博識善醫，歷事北齊諸帝得寵，仕終尚書左僕射，年八十卒，贈司徒，封西陽郡王，謚文明。北史有傳。

李氏藥録 【保昇曰】魏李當之，華佗弟子。修神農本草三卷，而世少行。【時珍曰】其書散見吴氏、陶氏本草中，頗有發明。

吴氏本草 【保昇曰】魏吴普，廣陵人，華佗弟子。凡一卷。【時珍曰】其書分記神農、黄帝、岐伯、桐君、雷公、扁鵲、華佗、李氏所説，性味甚詳，今亦失傳。

雷公炮炙論 【時珍曰】劉宋時雷斆所著，非黄帝時雷公也。自稱内究守國安正公，或是官名也。胡洽居士重加定述。藥凡三百種，爲上中下三卷。其性味、炮炙、熬煮、修事之法多古奥，文亦古質，别是一家，多本于乾寧晏先生。其首序論述物理，亦甚幽玄，録載于後。乾寧先生名晏封，著制伏草石論六卷，蓋丹石家書也。

唐本草 【時珍曰】唐高宗命司空英國公李勣等修陶隱居所註神農本草經，增爲七卷。世謂之英公唐本草，頗有增益。顯慶中，右監門長史蘇恭重加訂註，表請修定。帝復命太尉趙國公長孫無忌等二十二人與恭詳定。增藥一百一十四種，分爲玉石、草、木、人、獸、禽、蟲魚、果、米穀、菜，有名未用十一部，凡二十卷，目録一卷，别爲藥圖二十五卷，圖經七卷，共五十三卷，世謂之唐新本草。蘇恭所釋雖明，亦多駁誤。禮部郎中孔志約序曰：天地之大德曰生，運陰陽以播物；含靈之所保曰命，資亭育以盡年。蟄穴棲巢，感物之情蓋寡；範金揉木，逐欲之道方滋。而五味或爽，時昧甘辛之節；六氣斯沴，易愆寒燠之宜。中外交侵，形神分戰。飲食伺釁，成腸胃之眚；風濕候隙，構手足之灾。機〔一〕纏膚腠，莫之救止，漸固膏肓，期於夭折。暨炎暉紀物，識藥石之功；雲瑞名官，窮診候之術。草木咸得其性，鬼神無所遁情。刳麝剸犀，驅洩邪惡；飛丹煉石，引納清和。大庇蒼生，普濟黔首，功侔造凡，恩邁裁成。日用不知，于今是賴。岐、和、彭、緩，騰絶軌於前；李、華、張、吴，振英聲於後。昔秦政煨燔，兹經不預；永嘉喪亂，斯道尚存。梁陶弘景雅好攝生，研精藥術，以爲本草經者，神農之所作，不刊之書也。惜其年代浸遠，簡編殘蠹，與桐、雷衆記頗或踳駁。興言撰緝，勒成一家，亦以琱琢經方，潤色醫業。然而時鍾鼎峙，聞見闕於殊方；

〔一〕機：證類卷一唐本序原夾注：「當作幾。」

事非僉議，詮釋拘於獨學。至如重建平之防己，弃槐里之半夏。秋採榆仁，冬收雲實。謬粱米之黄白，混荆子之牡蔓。異繁縷於雞腸，合由跋於鳶尾。防葵狼毒，妄曰同根；鉤吻黄精，引爲連類。鈆錫莫辨，橙柚不分。凡此比例，蓋亦多矣。自時厥後，以迄于今，雖方技分鑣，名醫繼軌，更相祖述，罕能釐正。乃復採杜衡于及己，求忍冬于絡石。捨陟釐而取莂藤，退飛廉而用馬薊。承疑行妄，曾無有覺。疾瘵多殆，良深慨嘆。既而朝議郎行右監門府長史騎都尉臣蘇恭，摭陶氏之乖違，辨俗用之紕紊。遂表請修定，深副聖懷。乃詔太尉揚州都督監修國史上柱國趙國公臣無忌、大中大夫行尚藥奉御臣許孝崇等二十二人，與蘇恭詳撰。竊以動植形生，因方舛性；春秋節變，感氣殊功。離其本土，則質同而效異；乖于采摘，乃物是而時非。名實既爽，寒温多謬。用之凡庶，其欺已甚；施之君父，逆莫大焉。於是上稟神規，下詢衆議，普頒天下，營求藥物。羽毛鱗介，無遠不臻；根莖花實，有名咸萃。遂乃詳探秘要，博綜方術。本經雖缺，有驗必書；別録雖存，無稽必正。考其同異，擇其去取。鉛翰昭章，定群言之得失；丹青綺焕，備庶物之形容。撰本草并圖經、目録等，凡成五十四卷。庶以網羅今古，開滌耳目。盡醫方之妙極，拯生靈之性命。傳萬祀而無昧，懸百工而不朽。

藥總訣 【禹錫曰】梁陶隱居撰，凡二卷，論藥品五味寒熱之性、主療疾病及采蓄時月之法。一本題曰藥象口訣，不著撰人名。

藥性本草 【禹錫曰】藥性論凡四卷，不著撰人名氏。分藥品之性味，君臣佐使、主病之效。一本云陶隱居撰。然其藥性之功，有與本草相戾者，疑非隱居書也。【時珍曰】藥性論即藥性本草，乃唐甄權所著也。權，扶溝人，仕隋爲秘省正字。唐太宗時，年百二十歲，帝幸其第，訪以藥性，因上此書，授朝散大夫，其書論主治亦詳。又著脉經、明堂人形圖各一卷。詳見唐史。

千金食治 【時珍曰】唐孫思邈撰千金備急方三十卷，采摭素問、扁鵲、華佗、徐之才等所論補養諸説，及本草關于食用者，分米穀、果、菜、鳥獸、蟲魚爲食治附之，亦頗明悉。思邈隱于太白山，隋、唐徵拜皆不就，年百餘歲卒。所著有千金翼方、枕中素書、攝生真録、福禄論、三教論、老子、莊子注諸書。

食療本草 【禹錫曰】唐同州刺史孟詵撰。張鼎又補其不足者八十九種，并舊爲二百二十七條，凡三卷。【時珍曰】詵，梁人也。武后時舉進士，累遷鳳閣舍人，出爲台州司馬，轉同州刺史。睿宗召用，固辭。卒年九十。因周禮食醫之義，著此書，多有增益。又撰必效方十卷，補養方三卷。唐史有傳。

本草拾遺 【禹錫曰】唐開元中三原縣尉陳藏器撰。以神農本經雖有陶、蘇補集之説，然遺沉尚多，故別爲序例一卷，拾遺六卷，解紛三卷，總曰本草拾遺。【時珍曰】藏器，四明人。其所著述，博極群書，精覈物類，訂繩謬誤，搜羅幽隱，自本草以來，一人而已。膚謭之士，不察其該詳，惟誚其僻怪。宋人亦多刪削。豈知天地品物無窮，古今隱顯亦異，用舍有時，名稱或變，豈可以一隅之見而遽譏多聞哉。如辟虺雷、海馬、胡豆之類，皆隱于昔而用于今；仰天皮、燈花、敗扇之類，皆方〔一〕家所用者。若非此書收載，何從稽考？此本草之書，所以不厭詳悉也。

〔一〕方：原作「万」，江西本作「萬」。「仰天皮」乃地衣類植物，非萬家當用。又金陵本字頂有一點者常脱去（見毛茛、撒法即等名），故此「万」當爲「方」字脱首點。今正。

海藥本草【禹錫曰】南海藥譜二卷，不著譔人名氏，雜記南方藥物所産郡縣及療疾之功，頗無倫次。【時珍曰】此即海藥本草也，凡六卷，唐人李珣所譔。珣，蓋肅代時人，收采海藥亦頗詳明。又鄭虔有胡本草七卷，皆胡中藥物。今不傳。

四聲本草【禹錫曰】唐蘭陵處士蕭炳譔。取本草藥名上一字，以平、上、去、入四聲相從，以便討閲，無所發明，凡五卷。進士王收序之。

删繁本草【禹錫曰】唐潤州醫博士兼節度隨軍楊損之譔。删去本草不急及有名未用之類，爲五卷。開元以後人也。無所發明。

本草音義【時珍曰】凡二卷，唐李含光譔。又甄立言、殷子嚴皆有音義。

本草性事類【禹錫曰】京兆醫工杜善方譔。不詳何代人。凡一卷。以本草藥名隨類解釋，附以諸藥制使、畏惡、相反、相宜、解毒者。

食性本草【禹錫曰】南唐陪戎副尉劍州醫學助教陳士良譔。取神農、陶隱居、蘇恭、孟詵、陳藏器諸家藥關于飲食者類之，附以食醫諸方，及五時調養臟腑之法。【時珍曰】書凡十卷，總集舊説，無甚新義。古有淮南王食經一百二十卷，崔浩食經九卷，竺暄食經十卷，膳饈養療二十卷，昝殷食醫心鑑三卷，婁居中食治通説一卷，陳直奉親養老書二卷，並有食治諸方，皆祖食醫之意也。

蜀本草【時珍曰】蜀主孟昶命翰林學士韓保昇等與諸醫士，取唐本草參校增補註釋，别爲圖經，凡二十卷，昶自爲序，世謂之蜀本草。其圖説藥物形狀頗詳于陶、蘇也。

開寶本草【時珍曰】宋太祖開寶六年，命尚藥奉御劉翰、道士馬志等九人，取唐、蜀本草詳校，仍取陳藏器拾遺諸書相參，刊正别名，增藥一百三十三種，馬志爲之註解，翰林學士盧多遜等刊正。七年，復詔志等重定，學士李昉等看詳。凡神農者白字，名醫所傳者墨字别之，并目録共二十一卷。序曰：三墳之書，神農預其一。百藥既辨，本草存其録。舊經三卷，世所流傳。名醫别録，互爲編纂。至梁，正[一]白先生陶弘景，乃以别録參其本經，朱墨雜書，時謂明白，而又攷彼功用，爲之註釋，列爲七卷，南國行焉。逮乎有唐，别加參校，增藥餘八百味，添註爲二十一卷，本經漏功則補之，陶氏誤説則證之。然而載歷年祀，又踰四百。朱字墨字，無本得同；舊註新註，其文互缺。非聖主撫大同之運，永無疆之休，其何以改而正之哉。乃命盡攷傳誤，刊爲定本。類例非允，從而革焉。至于筆頭灰，兔毫也，而在草部，今移附兔頭骨之下；半天河、地漿，皆水也，亦在草部，今移附玉石類之間。敗鼓皮移附于獸皮，胡桐淚改從于木類。紫鑛，亦木也，自玉石品而取焉；伏翼，實禽也，由蟲魚部而移焉。橘柚附于果實，食鹽附于光鹽。生薑、乾薑，同歸一説。至于雞腸、蘩蔞，陸英、蒴藋，以類相似，從而附之。仍采陳藏器拾遺、李含光音義，或討源于别本，或傳效于醫家，參而較之，辨其臧否。至于突厥白，舊説灰類也，今是木根；天麻根，解以赤箭，今又全異。去非取是，特立新條。自餘刊正，不可悉數。下采衆議，定爲印板。乃以白字爲神農所説，墨字爲名醫所傳。「唐附」、「今附」，各加顯註。

[一] 正：據上文名醫别録條當作「貞」。證類卷一開寶重定序避宋仁宗趙禎諱改作「正」。

詳其解釋，審其形性。證謬誤而辨之者，署爲「今註」；攷文記而述之者，又爲「今〔一〕按」。義既刊定，理亦詳明。又以新舊藥合九百八十三種，并目録二十一卷，廣頒天下，傳而行焉。

嘉祐補註本草

【時珍曰】宋仁宗嘉祐二年，詔光禄卿直秘閣掌禹錫、尚書祠部郎中秘閣校理林億等，同諸醫官重修本草。新補八十二種，新定一十七種，通計一千八十二條，謂之嘉祐補註本草，共二十卷。其書雖有校修，無大發明。其序略云：神農本草經三卷，藥止三百六十五種。至陶隱居又進名醫別録，亦三百六十五種，因而註釋，分爲七卷。唐蘇恭等又增一百一十四種，廣爲二十卷，謂之唐本草。國朝開寶中，兩詔醫工劉翰、道士馬志等修，增一百三十三種，爲開寶本草。僞蜀孟昶，亦嘗〔二〕命其學士韓保昇等稍〔三〕有增廣，謂之蜀本草。嘉祐二年八月，詔臣禹錫、臣億等再加校正。臣等被命，遂更研覈。竊謂前世醫工，原診用藥，隨效輒記，遂至增多。概見諸書，浩博難究。雖屢加刪定，而去取非一。或本經已載而所述粗略；或俚俗常用而太醫未聞。嚮非因事詳著，則遺散多矣。乃請因其疏捂〔四〕，更爲補註。因諸家醫書、藥譜所載物品功用，並從採掇。惟名近迂僻，類乎怪誕，則所不取。自餘經史百家，雖非方餌之急，其間或有參説藥驗較然可據者，亦兼收載，務從該洽，以副詔意。凡名「本草」者非一家，今以開寶重定本爲正。其分布卷類，經註雜糅，間以朱墨，並從舊例，不復釐改。凡補註並據諸書所説，其意義與舊文相參者，則從刪削，以避重複。其舊已著見而意有未完，後書復言，亦具存之，欲詳而易曉。仍每條並以朱書其端，云「臣等謹按」某書云某事。其別立條者，則解于其末，云見某書。凡所引書，唐、蜀二本草爲先，他書則以所著先後爲次第。凡書舊名「本草」者，今所引用，但著其所作人名曰某，惟唐、蜀本則曰「唐本云」、「蜀本云」。凡字朱墨之別，所謂神農本經者，以朱字；名醫因神農舊條而有增補者，以墨字間于朱字；餘所增者，皆別立條，並以墨字。凡陶隱居所進者，謂之名醫別録，並以其註附於末。凡顯慶所增者，亦註其末曰「唐本先附」。凡開寶所增者，亦註其末曰「今附」。凡今所增補，舊經未有，于逐條後開列云「新補」。凡藥舊分上中下三品，今之「新補」難于詳辨，但以類附見。如緑礬次于礬石，山薑花次于豆蔻，扶栘次于水楊之類是也。凡藥有功用，本經未見，而舊註已曾引註，今之所增，但涉相類，更不立條，並附本註之末，曰「續註」。如地衣附于垣衣，燕覆附于通草，馬藻附于海藻之類是也。凡舊註出于陶氏者，曰「陶隱居云」。出于顯慶者，曰「唐本註」。出于開寶者，曰「今註」。其開寶考據傳記者，別曰「今按」、「今詳」、「又按」，皆以朱字別書于其端。凡藥名本經已見，而功用未備，今有所益者，亦附于本註之末。凡藥有今世已嘗用而諸書未見，無所辨證者，如胡盧巴、海帶之類，則請從太醫衆論參議，別立爲條，曰「新定」。舊藥九百八十三種，新補八十二種，附于註者不預焉。新定一十七種，總新舊一千八十二條，皆隨類附著之。

〔一〕今：原作「令」。今據證類卷一開寶重定序改。
〔二〕嘗：原作「常」。今據證類卷一嘉祐補注總敘改。
〔三〕稍：原作「梢」。今據改同上。
〔四〕捂：原作「語」。今據證類卷一嘉祐補注總敘改。

英公、陶氏、開寶三序，皆有義例，所不可去，仍載于首卷云。

圖經本草【時珍曰】宋仁宗既命掌禹錫等編繹本草，累年成書；又詔天下郡縣，圖上所產藥物，用唐永徽故事，專命太常博士蘇頌撰述成此書，凡二十一卷。考證詳明，頗有發揮。但圖與説異，兩不相應。或有圖無説，或有物失圖，或説是圖非。如江州菝葜乃仙遺粮，滁州青木香乃兜鈴根，俱混列圖；棠毬子即赤爪木，天花粉即栝樓根，乃重出條之類，亦其小小疏漏耳。頌，字子容，同安人。舉進士，哲宗朝位至丞相，封魏國公。

證類本草【時珍曰】宋徽宗大觀二年，蜀醫唐慎微取嘉祐補註本草及圖經本草合爲一書，復拾唐本草、陳藏器本草、孟詵食療本草舊本所遺者五百餘種，附入各部，并增五種。仍采雷公炮炙及唐本、食療、陳藏器諸説收未盡者，附于各條之後。又采古今單方，并經史百家之書有關藥物者，亦附之。共三十一卷，名證類本草。上之朝廷，改名大觀本草。慎微貌寢陋而學該博，使諸家本草及各藥單方垂之千古，不致淪没者，皆其功也。政和中，復命醫官曹孝忠校正刊行，故又謂之政和本草。

本草別説【時珍曰】宋哲宗元祐中，閬中醫士陳承，合本草及圖經二書爲一，間綴數語，謂之「別説」。高宗紹興末，命醫官王繼先等校正本草，亦有所附，皆淺俚，無高論。

日華諸家本草【禹錫曰】國初開寶中，四〔一〕明人撰。不著姓氏，但云日華子大明序。集諸家本草近世所用藥，各以寒、温、性、味、華、實、蟲、獸爲類，其言功用甚悉，凡二十卷。【時珍曰】按千〔二〕家姓，大姓出東萊，日華子蓋姓大名明也。或云其姓田，未審然否。

本草衍義【時珍曰】宋政和中，醫官通直郎寇宗奭撰。以補註及圖經二書，參攷事實，覈其情理，援引辨證，發明良多，東垣、丹溪諸公亦尊信之。但以蘭花爲蘭草，卷丹爲百合，是其誤也。書及序例凡三卷。平陽張魏卿以其説分附各藥之下，合爲一書。

潔古〔三〕珍珠囊【時珍曰】書凡一卷，金易州明醫張元素所著。元素，字潔古，舉進士不第，去，學醫，深闡軒、岐秘奧，參悟天人幽微。言古方新病不相能，自成家法。辨藥性之氣味、陰陽、厚薄、升降、浮沉、補瀉、六氣、十二經及隨症用藥之法，立爲主治秘訣、心法要旨，謂之珍珠囊。大揚醫理，靈、素之下，一人而已。後人翻爲韻語，以便記誦，謂之東垣珍珠囊，謬矣。惜乎止論百品，未及徧評。又著病機氣宜保命集四卷，一名活法機要。後人誤作河間劉完〔四〕素所著，僞撰序文詞調于卷首以附會之。其他潔古諸書，多是後人依托，故駁雜不倫。

〔一〕四：原脱。今據證類卷一補注所引書傳補。
〔二〕千：原作「十」。今據翰林記卷十三修書改。
〔三〕古：原作「苦」。今從江西本改。
〔四〕完：原作「元」。今據金史卷一百三十一劉完素傳改。

用藥法象【時珍曰】書凡一卷，元真定明醫李杲所著。杲，字明之，號東垣。通春秋、書、易，忠信有守，富而好施，援例爲濟源監稅官。受業于潔古老人，盡得其學，益加闡發，人稱神醫。祖潔古珍珠囊，增以用藥凡例、諸經嚮導、綱要活法，著爲此書。謂世人惑于內傷外感，混同施治，乃辨其脉證、元氣陰火、飲食勞倦、有餘不足，著辨惑論三卷、脾胃論三卷。推明素問、難經、本草、脉訣及雜病方論，著醫學發明九卷、蘭室秘藏五卷。辨析經絡脉法，分比傷寒六經之則，著此事難知二卷。別有癰疽、眼目諸書及試效方，皆其門人所集述者也。

湯液本草【時珍曰】書凡二卷，元醫學教授古趙王好古撰。好古，字進之，號海藏，東垣高弟，醫之儒者也。取本草及張仲景、成無己、張潔古、李東垣之書，間附己意，集而爲此。別著湯液大法四卷、醫壘元戎十卷、陰證略例、癍論萃英、錢氏補遺各一卷。

日用本草【時珍曰】書凡八卷，元海寧醫士吴瑞，取本草之切于飲食者，分爲八門，間增數品而已。瑞，字瑞卿，元文宗時人。

本草歌括【時珍曰】元瑞州路醫學教授胡仕可，取本草藥性圖形作歌，以便童蒙者。我明劉純、熊宗立、傅滋輩，皆有歌括及藥性賦，以授初學記誦。

本草衍義補遺【時珍曰】元末朱震亨所著。震亨，義烏人，字彦修，從許白雲講道，世稱丹溪先生。嘗從羅太無學醫，遂得劉、張、李三家之旨而推廣之，爲醫家宗主。此書蓋因寇氏衍義之義而推衍之，近二百種，多所發明。但蘭草之爲蘭花，胡粉之爲錫粉，未免泥于舊説。而以諸藥分配五行，失之牽强耳。所著有格致餘論、局方發揮、傷寒辨疑、外科精要新論、風木問答諸書。

本草發揮【時珍曰】書凡三卷，洪武時丹溪弟子山陰徐彦純用誠所集。取張潔古、李東垣、王海藏、朱丹溪、成無己數家之説，合成一書爾，別無增益。

救荒本草【時珍曰】洪武初，周憲[一]王因念旱澇民飢，咨訪野老田夫，得草木之根、苗、花、實可備荒者四百四十種，圖其形狀，著其出產、苗葉、花子、性味、食法，凡四卷，亦頗詳明可據。近人翻刻，削其大半。雖其見淺，亦書之一厄也。王號誠齋[二]，性質聰敏，集普濟方一百六十八卷、袖珍方四卷、詩文樂府等書。嘉靖中，高郵王磐著野菜譜一卷，繪形綴語，以告救荒，略而不詳。

庚辛玉册【時珍曰】宣德中，寧獻王取崔昉外丹本草、土宿真君造化指南、獨孤滔丹房鑑源、軒轅述寶藏論、青霞子丹臺録諸書所載金、石、草、木可備丹爐者，以成此書。分爲金石部、靈苗部、靈植部、羽毛部、鱗甲部、飲饌部、鼎器部，通計二卷，凡五百四十一品。所説出產形狀，分別陰陽，亦可考據焉。王號臞[三]仙，該通百家，所著醫卜、農圃、琴棋、仙學、詩家諸書，凡數百卷。造化指南三十三篇，載靈草五十三種，云是土宿昆元真君所説，抱朴子注解，蓋亦宋、元時方士假託者爾。古有太清草木方、太清服食經、太清丹藥録、黄白秘法、三十六水法、伏制草石論諸書，皆此類也。

〔一〕憲：據明史卷一百十六周定王橚傳當作「定」，時珍誤作「憲」。

〔二〕王號誠齋：誠齋爲周定王橚長子周憲王朱有燉之號，然朱有燉並非救荒本草作者，時珍誤記。

〔三〕臞：原作「臛」。今據朱權現存著作神隱題「臞仙製」改。

本草集要【時珍曰】弘治中，禮部郎中慈溪王綸，取本草常用藥品，及潔古、東垣、丹溪所論序例，略節爲八卷。别無增益，斤斤泥古者也。綸，字汝言，號節齋，舉進士，仕至都御史。

食物本草【時珍曰】正德時，九江知府江陵汪穎撰。東陽盧和，字廉夫，嘗取本草之繫于食品者編次此書。穎得其稿，釐爲二卷，分爲水、穀、菜、果、禽、獸、魚、味八類云。

食鑑本草【時珍曰】嘉靖時，京口寧原所編。取可食之物，略載數語，無所發明。

本草會編【時珍曰】嘉靖中，祁門醫士汪機所編。機，字省之。懲王氏本草集要不收草木形狀，乃削去本草上、中、下三品，以類相從，菜穀通爲草部，果品通爲木部，并諸家序例共二十卷。其書撮約，似乎簡便，而混同反難檢閲。冠之以蕎，識陋可知。掩去諸家，更覺零碎。臆度疑似，殊無實見，僅有數條自得可取爾。

本草蒙筌【時珍曰】書凡十二卷，祁門醫士陳嘉謨撰。謨，字廷采。嘉靖末，依王氏集要部次集成。每品具氣味産采、治療方法，創成對語〔一〕，以便記誦。間附己意于後，頗有發明。便于初學，名曰蒙筌，誠稱其實。

本草綱目　明楚府奉祠敕封文林郎蓬溪知縣蘄州李時珍東璧撰。蒐羅百氏，訪采四方。始于嘉靖壬子，終于萬曆戊寅，稿凡三易。分爲五十二卷，列爲一十六部，部各分類，類凡六十。標名爲綱，列事爲目。增藥三百七十四種，方八千一百六十。

引據古今醫家書目

【時珍曰】自陶弘景以下，唐、宋諸本草引用醫書凡八十四家，而唐慎微居多。時珍今所引，除舊本外，凡二百七十六家。

黃帝素問王冰註　唐玄宗開元廣濟方

天寶單方圖　唐德宗貞元廣利方

太倉公方　宋太宗太平聖惠方

扁鵲方三卷　張仲景金匱玉函方

〔一〕語：原作「俉」。錢本作「語」，義長，今據改。

華佗方十卷
文太醫方
徐文伯方
秦承祖方
華佗中藏經
范汪東陽方
孫真人食忌
席延賞方
篋中秘寶方
劉禹錫傳信方
柳州救三死方
崔行功纂要方
陳延之小品方
謝士泰删繁方
梅師集驗方
深師脚氣論即梅師
孟詵必效方
韋宙獨行方

張仲景傷寒論成無己註
張文仲隨身備急方
初虞世[一]古今録驗方
王燾外臺秘要方
姚和衆延齡至寶方
孫真人千金備急方
孫真人千金翼方
孫真人千金髓方
許孝宗篋中方
王紹顔[二]續[三]傳信方
李絳兵部手集方
劉涓子鬼遺方
葛洪肘後百一方
胡洽居士百病方
崔元亮海上集驗方
姚僧坦[四]集驗方
平堯卿傷寒類要
王珉傷寒身驗方

孫真人枕中記
葉天師枕中記
錢氏篋中方
延年秘録
御藥院方
乘閒集效方
服氣精義方
孫兆口訣
孫氏集驗方
斗門方
勝金方

〔一〕初虞世：誤名。舊唐書經籍志載古今録驗方爲甄權撰。新唐書藝文志載爲甄立言撰。

〔二〕王紹顔：此僅見宋本草圖經引。然宋本草圖經、通志藝文略、直齋書録解題等均引其名爲王顔。

〔三〕續：原作「縛」。今據宋本草圖經所引改。

〔四〕坦：據周書卷四十七姚僧垣傳，「坦」或爲「垣」之誤。然史志此二名常互見，故附註以備考。

文潞公藥準
周應簡要濟衆方
塞上方
王衮博濟方
沈存中靈苑方
救急方
張潞[一]大效方[二]
崔知悌勞瘵方
近效方
陳抃經驗方
陳氏經驗後方
蘇沈良方東坡、存中
十全博救方
昝殷食醫心鏡
必用方
張傑子母秘録
楊氏産乳集驗方
昝殷産寶
譚氏小兒方
小兒宫氣方
萬全方
太清草木方
李翱何首烏傳
普救方
神仙服食方
嵩陽子威靈仙傳
寒食散方
賈相公牛經
賈誠馬經已上八十四家，係舊本所引
靈樞經
王冰玄珠密語
張杲醫説
黄帝書
褚氏遺書
李濂醫史
秦越人難經
聖濟總録
劉氏病機賦
皇甫謐甲乙經
宋徽宗聖濟經
劉克用藥性賦
王叔和脉經
張仲景金匱要略
彭祖服食經
巢元方病原論
神農食忌
神仙服食經
宋俠經心録
魏武帝食制
李氏食經
王執中資生經
婁居中食治通説
飲膳正要
劉河間原病式
太清靈寶方
玄明粉方

〔一〕潞：原作「路」。今據證類卷三丹砂改。

〔二〕大效方：同上引「烏髭鬢大效方」一方。故「大效方」乃方名，而非書名。

劉河間宣明方　戴起宗脉訣刊誤　吴猛服椒訣
許洪本草指南　黄氏本草權度　陸[一]氏證治本草
土宿真君造化指南　醫餘録　月池人參傳李言聞
胡演升鍊丹藥秘訣　名醫録　月池艾葉傳
張子和儒門事親　張潔古醫學[二]啓源　菖蒲傳　醫鑑龔氏
活法機要　楊天惠附子傳　潔古家珍
李東垣醫學發明　東垣辨惑論　東垣脾胃論
東垣蘭室秘藏　東垣試效方　王海藏醫家大法
海藏醫壘元戎　海藏此事難知　海藏陰證發明
羅天益衛生寶鑑　丹溪格致餘論　丹溪局方發揮
盧和丹溪纂要　丹溪醫案　楊珣丹溪心法
方廣丹溪心法附餘　丹溪活套
程充丹溪心法　滑伯仁攖[三]寧心要　惠民和劑局方
陳言三因方　孫真人千金月令方
嚴用和濟生方　王氏易簡方王碩
楊子建萬全護命方　繼洪澹寮方
是齋指迷方[四]王貺　楊士瀛仁齋直指方

〔一〕陸：原作「祝」。今據證治本草卷首題「桐城一航老人陸之柷輯」改。
〔二〕學：原脱。今據明萬卷堂書目補。
〔三〕攖：原作「櫻」。今據攖寧生五臟補瀉心要原書改。
〔四〕是齋指迷方：「是齋」乃王璆之號，非關王貺。宋史藝文志作「全生指迷方」。

余居士選奇方　黎居士簡易〔一〕方　楊氏家藏方楊倓
濟生拔萃方杜思敬　胡濙衛生易簡方
朱端章衛生家寶方
許學士本事方許叔微　雞峰備急方張鋭
孫用和傳家秘寶方　王隱君養生主論
真西山衛生歌　趙士紆〔二〕九籥衛生方
王方慶嶺南方　嶺南衛生方
初虞世養生必用方
周憲〔三〕王普濟方一百七十卷　虞摶醫學正傳
李仲南永類鈐方　周憲〔四〕王袖珍方　傅滋醫學集成
薩謙齋瑞竹堂經驗方　王履溯洄集
葉氏醫學統旨　萬表積善堂經驗方
戴原禮證治要訣　醫學綱目
孫氏仁存堂經驗方　戴原禮金匱鉤玄
醫學指南　楊氏頤真堂經驗方
劉純玉機微義　醫學切問
陸氏積德堂經驗方　劉純醫經小學

〔一〕簡易：原作「易簡」。今據現存元刊本黎居士簡易方論乙正。
〔二〕紆：原作「衍」。今據直齋書録解題卷十三九籥衛生方改。
〔三〕憲：據明史卷一百十六周定王橚傳當作「定」，李時珍誤作「憲」。
〔四〕憲：明史藝文志載李恒袖珍方四卷。是書乃周定王朱橚於洪武二十三年寓居滇陽時，知彼方瘴癘甚多，里無良醫，乃命府中良醫李恒等編類。故云周定王編尚可成理，當作「定」，李時珍誤作「憲」。

王璽醫林集要
饒氏醫林正宗
周文〔一〕采醫方選要
窺玄子法天生意
梁氏總要
吳球活人心統
吳球諸證辨疑
趙氏儒醫精〔二〕要
瀕湖醫案
瀕湖集簡方
楊起簡便方
坦僊皆效方
危氏得效方危亦林
居家必用方
鄧筆峰衛生雜興
王〔四〕英杏林摘要
白飛霞韓氏醫通

德生堂經驗方
法生堂經驗方
劉松篁保壽堂經驗方
楊拱醫方摘要
醫方大成
方賢奇效良方
閻孝忠集效方
孫天仁集效方
試效録驗方
經驗濟世方
孫一松試效方
董炳集驗方
朱佐〔三〕集驗方
經驗良方
救急易方
急救良方
白飛霞方外奇方

臞僊乾坤秘韞
臞僊乾坤生意
陳日華經驗方
王仲勉經驗方
劉長春經驗方
禹講師經驗方
戴古渝經驗方
龔氏經驗方
藺氏經驗方
阮氏經驗方
趙氏經驗方
楊氏經驗方
唐瑶經驗方
張氏經驗方
龔氏經驗方〔五〕
徐氏家傳方

〔一〕文：原作「良」。今據澹生堂藏書目改。
〔二〕精：原作「集」。今據卷十六麥門冬及趙繼宗儒醫精要原書改。
〔三〕佐：原作「端章」。今據現存類編朱氏集驗醫方所署作者名改。
〔四〕王：原作「工」。今據百川書志改。
〔五〕龔氏經驗方：此方書名重出。

張三丰仙傳方　温隱居海上方　鄭氏家傳方
王氏奇方　海上仙方　談野翁試驗方
丘玉峰群書日抄　海上名方　包會應驗方
何子元群書續抄　十便良方　孟氏詵詵方〔一〕
張氏灊江切要　李樓怪證奇方　生生編
邵真人青囊雜纂　夏子益奇疾方　摘玄方
趙宜真濟急仙方　纂要奇方　端效方
王永輔惠濟方　奚囊備急方　史堪指南方
王璆百一選方　臞仙壽域神方　陳直奉親養老書
世醫通變要法　吴旻扶壽精方
李廷〔二〕飛三元延壽書　何大英發明證治
王氏醫方捷徑　保慶集　保生餘録
神醫普救方　楊炎南行方　彭用光體仁彙編
傳信適用方　王氏〔三〕究原方　王節齋明醫雜著
攝生妙用方　艾元英如宜方　濟生秘覽
王氏手集　蕭静觀方　錦囊秘覽
唐仲舉方　楊堯輔方　金匱名方
嚴月軒方　鄭師甫方　芝隱方
通妙真人方　三十六黄方　葛可久十藥神書

〔一〕孟氏詵詵方：江西本作「孟氏詵方」。然黎居士簡易方引詵詵方。故不可妄删原書名。
〔二〕廷：元史卷一百九十七李鵬飛傳作「鵬」，李時珍誤作「廷」。
〔三〕王氏：據寶慶本草折衷卷二十，究原方作者爲張松。

蘇游[一]玄感傳尸論　上清紫庭追勞方　朱肱南陽活人書
韓祇和傷寒書　龐安時傷寒總病論
吴綬傷寒蘊要　趙嗣真傷寒論　劉河間傷寒直格
成無己傷寒明理論　陳自明婦人良方
陶華傷寒十書　李知先活人書括
郭稽中婦人方　熊氏婦人良方補遺　婦人千金家藏方
胡氏濟陰方　婦人明理論　婦人經驗方
便産須知　二難寶鑑　幼科類萃
錢乙小兒直訣　劉昉幼幼新書
陳文中小兒方　曾世榮活幼心書
徐用宣袖珍小兒方　張渙[二]小兒方
寇衡美[三]全幼心鑑　演山活幼口議　阮氏小兒方
魯伯嗣嬰童百問　活幼全書　鄭氏小兒方
湯衡嬰孩寶書[四]　衛生總微論即保幼大全　鮑氏小兒方
湯衡嬰孩妙訣　姚和衆童子秘訣　全嬰方
王日新小兒方　小兒宫氣集　魏直博愛心鑒
高武痘疹管見又名正宗　李言聞痘疹證治　痘疹要訣
李實痘疹淵源　聞人規痘疹八十一論　張清川痘疹便覽

〔一〕游：原作「遒」。今據舊唐書經籍志載玄感傳尸方作者改。
〔二〕渙：原作「焕」。今據宋史藝文志改。
〔三〕美：原脱。今據八千卷樓書目補。醫藏書目載作者爲寇平，或即其名。
〔四〕書：原作「鑑」。今據宋史藝文志載湯氏所著爲嬰孩寶書改。

陳自明外科精要　薛己外科心法　外科通玄論
齊德之外科精義　薛己外科發揮　薛己外科經驗方
楊清叟外科秘傳　李迅癰疽方論
周文〔一〕采外科集驗方　眼科龍木論
飛鴻集〔二〕　倪維〔三〕德原機啓微集
明目經驗方　宣明眼科　眼科針鉤方
咽喉口齒方已上二百七十六家，時珍所引者。

引據古今經史百家書目

【時珍曰】自陶弘景、唐、宋已下所引用者，凡一百五十一家。時珍所引用者，除舊本外，凡四百四十家。

易經注疏（王弼）　詩經注疏（孔穎達、毛萇）
爾雅注疏（李巡、邢昺、郭璞）　尚書注疏（孔安國）　春秋左傳注疏（杜預）
孔子家語　禮記注疏（鄭玄）　周禮注疏
張湛注列子　郭象注莊子　楊倞注荀子
淮南子鴻烈解　呂氏春秋　葛洪抱朴子

〔一〕文：原作「良」。今據觀海堂書目改。

〔二〕飛鴻集：正文引此名二處（其中一處云作者爲田日華），引鴻飛集六處。古代書目著録田日華鴻飛集論、胡大成鴻飛集論。今存明胡大成編鴻飛集論，其中有田日華序，然無綱目所引飛鴻集、鴻飛集諸方。

〔三〕維：原作「惟」。今據天一閣藏書總目改。

戰國策　司馬遷史記　班〔一〕固漢書
范曄後漢書　陳壽三國志　王隱晉書
沈約宋書　蕭顯明梁史　李延壽北史
魏徵隋書　歐陽修唐書　王瓘軒轅本紀〔二〕
穆天子傳　秦穆公傳　蜀王本紀
魯定公傳　漢武故事　漢武内傳
壺居士傳　崔魏公傳　李寶臣傳
何君謨傳　李孝伯傳　李司封傳
柳宗元傳　梁四公〔三〕記　唐武后别傳
南岳魏夫人傳　三茅真君傳　葛洪神仙傳
干〔四〕寶搜神記　紫靈元君傳　劉向列仙傳
徐鉉稽神録　玄中記　洞微志
郭憲洞冥記　樂史廣異記〔五〕　劉敬叔異苑
王子年拾遺記　太平廣記　吴均續齊諧記
段成式酉陽雜俎　異術　建平王〔六〕典術
杜祐通典　異類　何承天纂文

〔一〕班：原作「斑」。今據漢書藝文志改。

〔二〕軒轅本紀：新唐書藝文志作廣軒轅本紀。

〔三〕公：下衍「子」字。今據直齋書録解題等書目删。

〔四〕干：原作「千」。今據隋書經籍志改。

〔五〕樂史廣異記：樂史所撰爲廣卓異記。證類所引廣異記文見太平廣記，乃唐戴君孚撰，非樂史之書。

〔六〕建平王：原作「王建平」。今據典術載「南朝劉宋劉宏撰」乙正。劉宏封爲建平王，故其書冠以王號。

張華博物志　魏略　東方朔神異經
盛弘之荊州記　郭璞注山海經　何晏九州記
宗懍荊楚歲時記　華山記　顧微廣州記
徐表南州記　嵩山記　裴淵廣州記
萬震南州異物志　南蠻記〔一〕　楊孚異物志
房千里南方異物志　太原地志
劉恂嶺表録〔二〕　孟琯嶺南異物志　永嘉記
朱應扶南記　張氏燕吴行役記〔三〕　南越〔四〕志
五溪記　王氏番禺記　白澤圖
軒轅述寶藏論　青霞子丹臺録　斗門經
獨孤滔丹房鑑源　東華真人煮石法　房室經〔五〕
太清草木記〔六〕　神仙芝草經　異魚圖
太清石壁記　靈芝瑞草經　狐剛子〔七〕粉圖
魏王花木志　夏禹神仙經　四時纂要
賈思勰音叶齊民要術　三洞要録
郭義恭廣志　氾勝之種植書　八帝聖化經

〔一〕南蠻記：證類所引該名之文，出通典卷一百八十八南蠻，非别有書。
〔二〕嶺表録：新唐書藝文志作「嶺表録異」。本書正文此二書名均有，以嶺表録異爲全名。
〔三〕役記：「役」字原脱。「記」原作「紀」。今據新唐書藝文志等書志補改。
〔四〕越：原作「城」。今溯其引文，乃出證類所載南越志，因據改。
〔五〕經：原作「圖」。今據證類卷三十八弓弩弦改。
〔六〕太清草木記：前有太清草木方，此名當屬重出。
〔七〕狐剛子：此後原有一墨丁。今據證類卷五十一麝香删。

崔豹古今注　丁謂天香傳　八帝玄變經

陸機〔一〕詩義疏　陸羽茶經　神仙感應篇〔二〕

李畋該聞録　張鷟朝野僉載　神仙秘旨

楊億談苑　開元天寶遺事　修真秘旨

宣政雜〔三〕録　鄭氏明皇雜録　潁〔四〕陽子修真秘訣

五行書〔五〕　孫光憲北夢瑣言　左慈秘訣

廣五行記　歐陽公歸田録　陶隱居登真隱訣

遁甲書　沈括夢溪筆談　耳珠先生訣

龍魚河圖　景焕野人閑話　韓終采藥詩

王充論衡　黄休復茆亭客話　金〔六〕光明經

顔氏家訓　范子計然　宋齊丘化書

楚辭　李善注文選　張協賦

本事詩　江淹集　宋王微讃

庾肩吾集　陳子昂〔七〕集　陸龜蒙詩

梁簡文帝勸醫文已上一百五十家，舊本所引者

〔一〕陸機：此下詩疏與本條後鳥獸草木蟲魚疏爲同書異名。唐、宋諸書或謂其作者爲「陸璣」，清四庫全書總目亦考作「陸璣」。然綱目均作「陸機」，今仍其舊。

〔二〕感應篇：見記纂淵海等書。宋史藝文志等書作「感遇傳」。

〔三〕雜：原脱。此書惟見卷五十二「人傀」引一次，其文出宋江萬里宣政雜録。今據補。

〔四〕潁：原作「潁」。今據玉海卷六十三改。

〔五〕五行書：齊民要術卷二原作雜五行書。

〔六〕金：原作「全」。今據證類卷三十五訶梨勒改。

〔七〕昂：原作「昻」。今據四庫總目集部陳拾遺集改。

許慎説文解字　呂忱字林　周弼〔一〕六書正譌
周弼説文字原　王安石字説　趙古則六書本義
顧野王玉篇　孫愐唐韻　魏子才六書精藴
倉頡解詁　丁度集韻　黄公紹〔二〕古今韻會
洪武正韻　陰氏韻府群玉　包氏續韻府群玉
急就章　張揖廣雅　孫炎爾雅正義
孔鮒小爾雅　曹憲博雅　羅願爾雅翼
楊〔三〕雄方言　陸佃埤雅　埤雅廣義〔四〕
劉熙釋名　司馬光名苑
陸機鳥獸草木蟲魚疏〔五〕　師曠禽經
袁達禽蟲述　淮南八公相鶴經〔六〕　黄省曾獸經
王元之蜂記　朱仲相貝經　龜經
張世南質龜論〔七〕　鍾毓果然賦　馬經〔八〕
傅肱蟹譜　李石續博物志　韓彦直橘録〔九〕

〔一〕周弼：四庫總目著録説文字原、六書正譌作者爲周伯琦。故此下説文字原作者亦當爲周伯琦。
〔二〕紹：原作「武」。今據四庫總目、千頃堂書目及本書卷十二萎蕤改。
〔三〕楊：漢書作「揚」。清人段玉裁考「揚」應作「楊」。本書「揚」、「楊」皆用。
〔四〕埤雅廣義：疑爲明牛衷埤雅廣要之誤。
〔五〕陸機鳥獸草木蟲魚疏：此即前陸機詩義疏。同書重出。
〔六〕淮南八公相鶴經：舊唐書經籍志作：「相鶴經一卷浮丘公撰」。御覽卷九百十六鶴引作「淮南八公相鶴經」。
〔七〕張世南質龜論：宋史藝文志載此書乃李淳風得之石室，今存該書亦不言張世南撰，故作者之名當誤。
〔八〕馬經：本卷引據古今醫家書目載賈誠馬經。然本書僅卷五十一獮猴引馬經一次，疑此名重出。
〔九〕録：原作「譜」。今據直齋書録解題及今存韓彦直橘録原書改。

毛文錫茶譜　唐蒙博物志　蔡襄荔枝譜
蔡宗顏茶對[一]　張華感應類從志　歐陽修牡丹譜
劉貢父芍藥譜　贊寧物類相感志　范成大梅譜
范成大菊譜　楊泉物理論　劉蒙[二]菊譜
史正志菊譜　王佐格古論　陳翥桐譜
沈立海棠記[三]　天玄主物簿　陳仁玉菌譜
王西樓野菜譜　穆修靖靈芝記　戴凱之竹譜
葉庭珪香譜　李德裕平泉草木記
僧贊寧竹譜　洪駒父香譜　周敘[四]洛陽花木記
蘇易簡紙譜　蘇氏筆譜　洛陽名園記
蘇氏硯譜　蘇氏墨譜　張果[五]丹砂秘[六]訣
杜季陽雲林石譜　九鼎神丹秘訣　張果玉洞要訣
李德裕黃治論　昇玄子伏汞圖　桓寬[七]鹽鐵論
大明一統志　韋述兩京記　寶貨辨疑
太平寰宇記　祝穆方輿勝[八]覽　嵇含南方草木狀

〔一〕茶對：本草衍義、直齋書録解題等均作茶山節對。

〔二〕蒙：下衍「泉」字。今據直齋書録解題卷十菊譜删。

〔三〕記：原作「譜」。今據直齋書録解題改。

〔四〕周敘：宋史藝文志作「周序」，通志藝文略作「周師厚」。説郛卷一百四洛陽花木記作「周氏」。疑「敘」乃「序」之誤。

〔五〕果：原作「杲」。今據道藏洞神部玉洞大神丹砂眞要訣及本書丹砂、北庭砂、石膽諸條所引改。下文玉洞要訣作者張果同此，徑改。

〔六〕秘：卷九丹砂作「要」。溯其引文，原出道藏洞神部玉洞大神丹砂眞要訣，故「要」字義長。

〔七〕寬：原作「譚」。今據隋書經籍志改。

〔八〕勝：原作「要」。今據天禄琳琅書目改。

逸周書	酈道元注水經	沈瑩臨海水土記
汲塚竹書	陸禋續水經	臨海異物志〔一〕
左氏國語	三輔黄圖	陳祈暢異物志
謝承續漢書	三輔故事	曹叔雅異物志
法盛晉中興書	張勃吴録	薛氏荆揚異物志
後魏書	環氏吴紀	萬震凉州異物志
南齊書	東觀秘記〔二〕	劉欣期交州記
唐會要	劉義慶世説	
范成大桂海虞衡志		五代史
世本	東方朔林邑記	南唐書
類編	東方朔十洲記	宋史
逸史	任豫益州記	遼史
野史	宋祁劍南方物贊	元史
費信星槎勝覽	周達觀真臘記	吾學編
顧玠〔三〕海槎録	劉郁出使西域記〔四〕	大明會典
朱輔〔五〕溪蠻叢笑	袁滋雲南記	太平御覽

〔一〕臨海異物志：卷三十三楊摇子引作者爲沈瑩。與前沈瑩臨海水土記爲同書（臨海水土異物志）重出。

〔二〕東觀秘記：卷八金引此名之文，源出御覽卷八百一十漢東園秘記。

〔三〕玠：明史藝文志及海槎餘録原書序均作「岕」。

〔四〕出使西域記：千頃堂書目卷八及劉郁原書均作西使記。本書正文亦引作西使記。

〔五〕輔：下衍「山」字。今據千頃堂書目卷八及溪蠻叢笑原書删。

陳彭年江南別録　永昌志〔一〕　册府元龜
江南異聞録〔二〕　蜀地志　集事淵海
李肇國史補　華陽國志　馬端臨文獻通考
楚國先賢傳　茅山記　白孔六帖
葛洪西京雜記　太和山志　古今事類合璧
周密齊東野語　西凉記〔三〕　祝穆事文類聚
周密癸辛雜識〔四〕　荊南志〔五〕　歐陽詢藝文類聚
周密浩然齋日鈔〔六〕　永州記　鄭樵通志
周密志雅堂雜鈔　南裔志〔七〕　陶九成説郛
羅大經鶴林玉露　竺法真羅浮山疏〔八〕　虞世南北堂書鈔
陶九成輟耕録　田汝〔九〕成西湖志　賈似道悦生隨鈔
葉盛水東日記　南郡記〔一〇〕　徐堅初學記
徐氏總龜對類　伏琛〔一一〕齊地記　文苑英華

〔一〕永昌志：卷五十二人傀此書名下之文，乃出御覽所引永昌郡傳。

〔二〕江南異聞録：卷三十四龍腦香引此名之文，出白孔六帖卷十五江淮異人録。

〔三〕西凉記：卷十一戎鹽此書名下之文，乃出説郛卷六十一凉州記。

〔四〕識：原作「志」。今據千頃堂書目卷十二及癸辛雜識原書改。

〔五〕志：原作「記」。今據御覽卷四十九引荊南志改，與本書卷八雲母所引合。

〔六〕浩然齋日鈔：今説郛存浩然齋視聽鈔、浩然齋意抄，不見浩然齋日鈔一名。

〔七〕志：原作「記」。今據北户録卷一引南裔異物志、鉛丹總録卷十一韻語記異物引南裔志改。

〔八〕羅浮山疏：北户録、御覽引作登羅山疏，齊民要術引作登羅浮山疏。

〔九〕汝：原作「九」。今據千頃堂書目等書目及西湖遊覽志原書改。

〔一〇〕南郡記：無此書名。卷四十四鱸魚此書名下之文，可見隋唐嘉話。

〔一一〕琛：原作「深」。今據御覽經史圖書綱目及齊地記原書改。

邵桂子甕天語[一]　郡國志　錦繡萬花谷
毛直方詩學大成　鄴中記　洪邁夷堅志
蘇子仇池筆記　廉州記[二]　淮南萬畢術
鮮于樞鉤玄　辛氏三秦記　高氏事物紀原
松窗雜録[三]　金門記[四]　伏侯[五]中華古今注
杜寶大業拾遺録　周處風土記　應劭風俗通
蘇鶚杜陽編　嵩高記　班[六]固白虎通
方勺泊宅編　襄沔記　服虔通俗文
方鎮編年録　鄧德[七]明南康記　顔師古刊謬正俗
楊慎丹鉛録　方國志　杜臺卿玉燭寶典
劉績霏雪録　荀伯子臨川記　河圖玉版
葉夢得水雲録　洪皓[八]松漠紀聞　河圖括地象
孫柔之瑞應圖記　江湖紀聞　春秋題辭
許善心符瑞記　王安貧[九]武陵記　春秋運斗樞

〔一〕甕天語：説郛（涵芬樓本）卷五十七引邵桂子雪舟脞語題下注云「先名甕天脞語」。
〔二〕記：卷四十六真珠引作「志」。
〔三〕録：原作「記」。今據松窗雜録原書改。卷二十二胡麻引作「松窗録」。
〔四〕金門記：無此書名。卷五神水此書名下之文，可見於説郛卷一百十九下雲仙雜記引金門歲節。
〔五〕伏侯：「侯」原誤作「候」。今據後漢書伏湛傳改。隋書經籍志載伏侯古今注，非中華古今注。
〔六〕班：原作「斑」。今據後漢書班固傳改。
〔七〕德：原作「顯」。今據御覽經史圖書本書改。
〔八〕皓：原作「邁」。今據宋史藝文志改，與本書卷三十三西瓜引「洪忠宣」合。
〔九〕王安貧：此據酉陽雜俎。南宋輿地紀勝卷六十八、方輿勝覽卷三十均載其姓名爲伍安貧。

夏小正

崔寔四民〔二〕月令

月令通纂

王禎〔四〕農書

王旻山居録〔五〕

山居四要

居家必用

便民圖纂

劉伯温多能鄙事

臞〔八〕仙神隱書

務本新書

俞宗本種樹書

起居雜記

洞天保生録

林洪山家清供

趙葵行營雜録〔一〕

張匡鄴〔三〕行程記

金幼孜北征録

張師正倦游録

段公路北戶録

胡嶠陷虜〔六〕記

隋〔七〕煬帝開河記

玉策記

述征記

任昉述異記

祖冲之述異記

薛用弱集異記

陳翱卓異記

神異記

李元獨異志

春秋元命包

春秋考異郵

禮斗威儀

孝經援神契

周易通卦驗

京房易占

劉向洪範五行傳

遁甲開山圖

南宮從岣嶁神書

皇極經世書

性理大全

五經大全

通鑑綱目

程氏遺書

朱子大全

〔一〕趙葵行營雜録：「葵」原作「蔡」，「録」原作「記」。今據説郛卷四十七、千頃堂書目卷十二改，與本書卷二十二胡麻所引合。

〔二〕民：原作「時」。今據齊民要術、藝文類聚等書所引改，與本書卷三十五柳及卷四十二蟾蜍所引合。

〔三〕張匡鄴：「鄴」原作「業」。今據文獻通考卷二百三十七改。又通志藝文略、宋史藝文志，及證類卷一本草圖經序均以平居誨爲行程記作者。

〔四〕禎：原作「楨」。今據農書原序改。

〔五〕山居録：直齋書録解題卷十作山居要術。

〔六〕虜：原作「盧」。今據宋史藝文志改。

〔七〕隋：原作「惰」。今據改同上。

〔八〕臞：原作「臛」。今據神隱原書署名改。

閨閣事宜
陳元靚事林廣記
事海文山
萬寶事山
奚囊雜纂
三洞珠囊
陶隱居雜録
西樵野記
琅琊漫鈔
姚福〔一〕庚己編
王明清〔二〕揮麈〔三〕餘話
景煥牧豎閑談
陳霆兩山墨談
葦航紀談〔四〕
孫升談圃
龐元英談藪
愛竹談藪

録異記
戴祚甄異傳
異聞記
祖台之志怪
陶氏續搜神記
楊氏洛陽伽藍記
太上玄科
太清外術
魯至剛俊靈機要
地鏡圖
五雷經
雷書
乾象占
列星圖
演禽書
吐納經
謝道人天竺〔五〕經

老子
鶡冠子
管子
墨子
晏子春秋
董子
賈誼新書
韓詩外傳
劉向説苑
杜恕篤論
盧諶祭法
王叡炙轂子
葉世傑草木子
梁元帝金樓子
蔡邕獨斷
王浚川雅述
章俊卿山堂考索

〔一〕姚福：明史藝文志及庚己編原書均作「陸粲」。
〔二〕明清：原作「清明」。今據郡齋讀書志卷五及揮麈餘話原書乙正。
〔三〕麈：原作「塵」。今據改同上。
〔四〕葦航紀談：原作「韋航細談」，今據説郛（涵芬樓本）卷二十及千頃堂書目卷十五改。
〔五〕竺：原作「空」。今據外臺卷二十一引天竺經改。

彭乘墨客揮犀　魏伯陽參同契　洪邁容齋隨筆
蔡絛鐵圍山叢談〔一〕　蕭了真金丹大成　百川學海
侯延慶〔二〕退齋閑覽〔三〕許真君書　翰墨全書
遯齋閑覽　陶弘景真誥　史〔四〕系
顧文薦負暄録〔五〕　朱真人靈驗篇　朱子離騷辨證
陸文量菽園雜記　太上玄變經　何孟春餘冬録〔六〕
王性之〔七〕揮麈〔八〕録　李筌太白經注〔九〕　黄震慈溪日鈔
趙與時賓退録　八草靈變篇　類説
葉石林避暑録　鶴頂新書　吴淑事類賦
劉禹錫嘉話録　造化指南〔一〇〕　左思三都賦
姚寬〔一一〕西溪叢話　修真指南　葛洪遐觀賦
俞琰席上腐談　周顛仙碑　魯褒錢神論
胡仔漁隱叢話　劉根別傳　綦毋錢神論

〔一〕談：原作「話」。今據鐵圍山叢談原書改。
〔二〕慶：原作「賞」。今據郡齋讀書志卷五退齋居士文集改。
〔三〕退齋閑覽：「齋」原作「齊」。今據郡齋讀書志卷五載侯延慶號退齋改。另説郛存此書，名退齋雅聞録。
〔四〕史：原作「文」。今據御覽卷四百十四引史系改，與通志藝文略、宋史藝文志等書目所載合。
〔五〕負暄録：説郛（宛委山堂本）作負暄雜録。
〔六〕餘冬録：弇山堂別集卷二十三引作餘冬敘録。鉛丹總録卷八灰釘引作餘冬緒録。四庫總目子部雜家類存目作餘冬序録。
〔七〕王性之：郡齋讀書志卷五作「王明清」。「性之」當誤。
〔八〕麈：原作「塵」。今據郡齋讀書志卷五改。
〔九〕太白經注：新唐書藝文志及太白陰經原書均作「太白陰經」。
〔一〇〕造化指南：前有土宿真君造化指南，此當重出。
〔一一〕寬：原作「亮」。今據直齋書録解題卷十一改。

熊太古冀越集
王濟日詢手記[二]
李氏仕學類鈔
周必大陰德録
翰苑叢記
解頤新語
趙溍養疴漫筆
江鄰幾雜志
張耒明道雜志
唐小説
林氏小説
晁以道客語[五]
劉跂暇日記
康譽之昨夢録
坦[七]齋筆衡

法華經
涅槃經
圓覺經
楞嚴經
變化論
自然論
劉義慶幽明録
百感録
海録碎事
瑣碎録
治聞説[四]
龍江録
靈仙録[六]
白獺髓
異説

嵇[一]康養生論
王之綱通微集
儲泳[三]祛疑説
文字指歸
造化權輿
潘塤楮記室
仇遠稗史
魏武帝集
魏文帝集
曹子建集
韓文公集
柳子厚文集
歐陽公文集
三蘇文集
宛委録[八]

[一] 嵇：原作「稽」。今據晉書嵇康傳改。
[二] 記：千頃堂書目卷七及今存君子堂日詢手鏡原書均作「鏡」。
[三] 泳：原作「詠」。今據千頃堂書目卷十二及祛疑説原書改。
[四] 治聞説：無此書名。據證類卷二十二「蝦蟆」圖經引洽聞記，此當爲新唐書藝文志著録鄭遂洽聞記之誤。
[五] 語：原作「話」。今據直齋書録解題卷十改。
[六] 靈仙録：無此書名。卷八古鏡引雲仙録，或指此書。或考雲仙録即宋王性之僞作雲仙散録。
[七] 坦：此前原衍「邢」字。今據千頃堂書目卷十二刪。
[八] 宛委録：卷四十六海月引王氏宛委録之文，可見於明王世貞宛委餘編。

蘇黄手簡
山谷刀筆
李太白集
杜子美集
王維詩集
岑參詩集
錢起詩集
白樂天長慶集
元稹長慶集
劉禹錫集
張籍詩集
李紳文集〔五〕
李義山集
左貴嬪集
王梅溪集
葛氏韻語陽秋

張世南游宦紀聞
何薳〔一〕春渚紀聞
東坡詩集
黄山谷集
宋徽宗詩
王元之集〔三〕
梅堯臣集〔四〕
王荆公臨川集
邵堯夫集
周必大集
楊萬里誠齋集
范成大石湖集
陸放翁集〔六〕
陳止齋集
張宛丘集
蔡氏詩話

高氏蓼花洲閑録
畢氏幕府燕閑録
吴澄草廬集
吴萊淵潁集
楊維楨〔二〕鐵厓集
宋景濂潛溪集
方孝孺遜志齋集
吴玉崑山小稿
陳白沙集
何仲默集
張東海集
楊升菴集
唐荆川集
焦希程集
方虛谷集
古今詩話

〔一〕薳：原作「遠」。今據直齋書録解題卷十一改。
〔二〕楨：原作「禎」。今據明史楊維楨傳改。
〔三〕王元之集：卷四十九啄木鳥引王元之詩，可見於王氏小畜集。
〔四〕集：原作「詩」。今據宋史藝文志改。
〔五〕李紳文集：無此集名。本書卷十七羊躑躅引此名，其文出李紳追昔遊集。
〔六〕陸放翁集：無此集名。本書卷二十一翘摇引此名，其文出陸遊劍南詩藁。

錦囊詩對已上四百四十家，時珍所引者。

采集諸家本草藥品總數

神農本草經三百四十七種。除併入一十八種外，草部一百六十四種，穀部七種，菜部一十三種，果部一十一種，木部四十四種，土部二種，金石部四十一種，蟲部二十九種，介部八種，鱗部七種，禽部五種，獸部一十五種，人部一種。

陶弘景名醫别録三百六種。除併入五十九種外，草部一百三十種，穀部一十九種，菜部一十七種，果部一十七種，木部二十三種，服器部三種，水部二種，土部三種，金石部三十二種，蟲部一十七種，介部五種，鱗部十種，禽部一十一種，獸一十二種，人部五種。

李當之藥録一種。草部。

吴普本草一種。草部。

雷斅炮炙論一種。獸部。

蘇恭唐本草一百一十一種。草部三十四種，穀部二種，菜部七種，果部一十一種，木部二十二種，服器部三種，土部三種，金石部一十四種，蟲部一種，介部二種，鱗部一種，禽部二種，獸部八種，人部一種。

甄權藥性本草四種。草部一種，穀部一種，服器部一種，金石部一種。

孫思邈千金食治二種。菜部。

孟詵食療本草一十七種。草部二種，穀部三種，菜部三種，果部一種，鱗部六種，禽部二種。

陳藏器本草拾遺三百六十九種。草部六十八種，穀部一十一種，菜部一十三種，果部二十種，木部三十九種，服器部三十五種，火部一種，水部二十六種，土部二十八種，金石部一十七種，蟲部二十四種，介部一十種，鱗部二十八種，禽部二十六種，獸部一十五種，人部八種。

李珣海藥本草一十四種。草部四種，穀部一種，果部一種，木部五種，蟲部一種，介部二種。

蕭炳四聲本草二種。草部一種，服器部一種。

陳士良食性本草二種。菜部一種，果部一種。

韓保昇蜀本草五種。菜部二種，木部一種，介部一種，獸部一種。

馬志開寶本草一百一十一種。草部三十七種，穀部二種，菜部六種，果部一十九種，木部一十五種，服器部一種，土部一種，金石部九種，蟲部二種，介部二種，鱗部一十一種，禽部一種，獸部四種，人部一種。

掌禹錫嘉祐本草七十八種。草部一十七種，穀部三種，菜部十種，果部二種，木部六種，服器部一種，水部四種，金石部八種，介部八種，禽部一十三種，獸部一種，人部四種。

蘇頌圖經本草七十四種。草部五十四種，穀部二種，菜部四種，果部五種，木部一種，金石部三種，蟲部二種，介部一種，禽部一種，獸部一種。

大明日華本草二十五種。草部七種，菜部二種，果部二種，木部一種，金石部八種，蟲部一種，鱗部一種，禽部一種，人部一種。

唐慎微證類本草八種。菜部一種，木部一種，土部一種，金石部一種，蟲部二種，獸部一種，人部一種。

寇宗奭本草衍義一種。獸部。

李杲用藥法象一種。草部。

朱震亨本草補遺三種。草部一種，穀部一種，木部一種。

吴瑞日用本草七種。穀部一種，菜部三種，果部二種，獸部一種。

周憲〔一〕王救荒本草二種。穀部一種，菜部一種。

汪穎食物本草一十七種。穀部三種，菜部二種，果部一種，禽部十種，獸部一種。

寧原食鑑本草四種。穀部一種，菜部一種，鱗部一種，獸部一種。

汪機本草會編三種。草部一種，果部一種，蟲部一種。

陳嘉謨本草蒙筌二種。介部一種，人部一種。

李時珍本草綱目三百七十四種。草部八十六種，穀部一十五種，菜部一十七種，果部三十四種，木部二十一種，服器部三十五種，火部十種，水部十一種，土部二十一種，金石部二〔二〕十六種，蟲部二十六種，介部五種，鱗部二十八種，禽部五種，獸部二十三種，人部一十一種。

神農本經名例

上藥一百二十種爲君，主養命以應天，無毒，多服久服不傷人。欲輕身益氣，不老延年者，本上經。

〔一〕憲：據明史周定王橚傳當作「定」。

〔二〕二：原作「三」。今據卷八目録所載「本草綱目二十六種」改。

中藥一百二十種爲臣，主養性以應人，無毒有毒，斟酌其宜。欲遏病補虚羸者，本中經。

下藥一百二十五種爲佐使，主治病以應地，多毒，不可久服。欲除寒熱邪氣，破積聚愈疾者，本下經。

三品合三百六十五種，法三百六十五度，一度應一日，以成一歲。倍其數，合七百三十名也。【陶弘景曰】今按上品藥性，亦能遺疾，但勢力和厚，不爲速效。歲月常服，必獲大益。病既愈矣，命亦兼申。天道仁育，故曰「應天」。一百二十種者，當謂寅、卯、辰、巳之月，法萬物生榮時也。中品藥性，療病之辭漸深，輕身之説稍薄。祛患爲速，延齡爲緩。人懷性情，故曰「應人」。一百二十種，當謂午、未、申、酉之月，法萬物成熟時也。下品藥性，專主攻擊，毒烈之氣，傾損中和，不可常服，疾愈即止。地體收殺，故曰「應地」。一百二十五種者，當謂戌、亥、子、丑之月，法萬物枯藏時也，兼以閏之盈數焉〔一〕。若單服或配隸，自隨人患，參而行之，不必偏執也。【掌禹錫曰】陶氏本草例，神農以朱書，别録以墨書。本經藥止三百六十五種。今此言倍其數，合七百三十名，是併别録副品而言，此〔二〕一節乃别録之文。傳寫既久，錯亂所致，遂令後世捃摭此類，以爲非神農之書，率以此故也。【時珍曰】神農本草藥分三品。陶氏别録倍增藥品，始分部類。唐、宋諸家大加增補，兼或退出。雖有朱、墨之别，三品之名，而實已紊矣。或一藥而分數條，或二物而同一處；或木居草部，或蟲入木部。水土共居，蟲魚雜處；淄澠罔辨，玉珷不分。名已難尋，實何由覓。今則通合古今諸家之藥，析爲十六部。當分者分，當併者併，當移者移，當增者增。不分三品，惟逐各部。物以類從，目隨綱舉。每藥標一總名，正大綱也。大書氣味、主治，正小綱也。分註釋名、集解、發明，詳其目也。而辨疑、正誤、附録附之，備其體也。單方又附于其末，詳其用也。大綱之下，明注本草及三品，所以原始也。小綱之下，明注各家之名，所以著實也。分注則各書人名，一則古今之出處不没，一則各家之是非有歸。雖舊章似乎剖析，而支脉更覺分明。非敢僭越，實便討尋爾。

藥有君臣佐使，以相宣攝。合和宜一君、二臣、三佐、五使，又可一君、三臣、九佐使也。【弘景曰】用藥猶如立人之制，若多君少臣，多臣少佐，則氣力不周也。然檢仙經世俗諸方，亦不必皆爾。大抵養命之藥多君，養性之藥多臣，療病之藥多佐，猶依本性所主，而復斟酌之。上品君中，復有貴賤；臣佐之中，亦復如之。所以門冬、遠志，别有君臣。甘草國老，大黄將軍，明其優劣。皆不同秩也。【岐伯曰】方制君臣者，主病之謂君，佐君之謂臣，應臣之謂使，非上、中、下三品之謂也，所以明善惡之殊貫也。【張元素曰】爲君者最多，爲臣者次之，佐者又次之。藥之于證，所主同者，則各等分。或云力大者爲君。【李杲曰】凡藥之所用，皆以氣味爲主。補瀉在味，隨時換氣，主病爲君。假令治風，防風爲君；治寒，附子爲君；治濕，防己爲君。治上焦熱，黄芩爲君；中焦熱，黄連爲君。兼見何證，以佐使藥分治之，此制方之要也。本草上品爲君之説，各從其宜爾。

〔一〕焉：證類序例上作「加之」。

〔二〕此：同上此前有一「則」字。

藥有陰陽配合，子母兄弟。【韓保昇曰】凡天地萬物，皆有陰陽、大小，各有色類，並有法象。故羽毛之類，皆生于陽而屬于陰；鱗介之類，皆生于陰而屬于陽。所以空青法木，故色青而主肝；丹砂法火，故色赤而主心；雲母法金，故色白而主肺；雌黄法土，故色黄而主脾；磁石法水，故色黑而主腎。餘皆以此例推之。子母兄弟，若榆皮爲母，厚朴爲子之類是也。

根莖花實，苗皮骨肉。【元素曰】凡藥根之在土中者，中半已上，氣脉之上行也，以生苗者爲根；中半已下，氣脉之下行也，以入土者爲稍。病在中焦與上焦者用根，在下焦者用稍，根升稍降。人之身半已上，天之陽也，用頭；中焦用身；身半已下，地之陰也，用稍。乃述類象形者也。【時珍曰】草木有單使一件者，如羌活之根、木通之莖、款冬之花、葶藶之實、敗醬之苗、大青之葉、大腹之皮、郁李之核、蘗木之皮、沉香之節、蘇木之肌、胡桐之淚、龍腦之膏是也。有兼用者，遠志、小草，蜀漆、常山之類是也。有全用者，枸杞、甘菊之類是也。有一物兩用者，當歸頭、尾，麻黄根、節，赤、白伏苓，牛膝春夏用苗、秋冬用根之類是也。羽毛、鱗介、玉石、水火之屬，往往皆然，不可一律論也。

有單行者，有相須者，有相使者，有相畏者，有相惡者，有相反者，有相殺者。凡此七情，合和視之，當用相須、相使者良，勿用相惡、相反者。若有毒宜制，可用相畏、相殺者。不爾，勿合用也。【保昇曰】本經三百六十五種中，單行者七十一種，相須者十二種，相使者九十種，相畏者七十八種，相惡者六十種，相反者十八種，相殺者三十六種。凡此七情，合和視之。【弘景曰】今檢舊方用藥，亦有相惡、相反者。如仙方甘草丸有防己、細辛，俗方玉石散用栝樓、乾薑之類，服之乃不爲害。或有制持之者，譬如寇、賈輔漢，程、周佐吴，大體既正，不得以私情爲害。雖爾，不如不用尤良。半夏有毒，須用生薑，取其相畏相制也。【宗奭曰】相反爲害深于相惡者，謂彼雖惡我，我無忿心。猶如牛黄惡龍骨，而龍骨得牛黄更良，此有以制伏故也。相反者，則彼我交讎，必不和合。今畫家用雌黄、胡粉相近，便自黯妬，可證矣。【時珍曰】藥有七情：獨行者，單方不用輔也。相須者，同類不可離也，如人參、甘草，黄蘗、知母之類。相使者，我之佐使也。相惡者，奪我之能也。相畏者，受彼之制也。相反者，兩不相合也。相殺者，制彼之毒也。古方多有用相惡、相反者。蓋相須、相使同用者，帝道也；相畏、相殺同用者，王道也；相惡、相反同用者，霸道也。有經有權，在用者識悟爾。

藥有酸、鹹、甘、苦、辛五味，又有寒、熱、温、凉四氣。【宗奭曰】凡稱氣者，是香臭之氣。其寒、熱、温、凉，是藥之性。且如鵝白脂，性冷，不可言氣冷也。四氣則是香、臭、腥、臊。如蒜、阿魏、鮑魚、汗韈，則其氣臭；雞、魚、鴨、蛇，則其氣腥；狐狸、白馬莖、人中白，則其氣臊；沉、檀、龍、麝，則其氣香是也。則「氣」字當改爲「性」字，于義方允。【時珍曰】寇氏言寒、熱、温、凉是性，香、臭、腥、臊是氣，其説與禮記文合。但自素問以來，只以氣味言，卒難改易，姑從舊爾。【好古曰】味有五，氣有四。五味之中，各有四氣。如辛則有石膏之寒，桂、附之熱，半夏之温，薄荷之凉是也。氣者，天也；味者，地也。温熱者，天之陽；寒凉者，天之陰。辛甘者，地之陽；鹹苦者，地之陰。本草五味不言淡，四氣不言凉，只言温、大温、熱、大熱、寒、大寒、微寒、平、小毒、大毒、有毒、無毒，何也？淡附于甘，微寒即凉也。

及有毒無毒。【岐伯曰】病有久新，方有大小，有毒無毒，固宜常制。大毒治病，十去其六；常毒治病，十去其七；小毒治病，十去其八；無毒治病，十去其九。穀、肉、果、菜，食養盡之，無使過之，傷其正也。【又曰】耐毒者以厚藥，不勝毒者以薄藥。【王冰云】藥氣有偏勝，則臟氣有偏絶，故十分去其六、七、八、九而止也。

陰乾暴乾，採造時月生熟。【弘景曰】凡採藥時月，皆是建寅歲首，則從漢太初後所記也。其根物多以二月八月採者，謂春初津潤始萌，未充枝葉，勢力淳濃也。至秋枝葉乾枯，津潤歸流于下也。大抵春寧宜早，秋寧宜晚。花、實、莖、葉，各隨其成熟爾。歲月亦有早晏，不必都依本文也。所謂陰乾者，就六甲陰中乾之也。又依遁甲法，甲子旬陰中在癸酉，以藥著西地也。實不必然，但露暴于陰影處乾之爾。若可兩用，益當爲善。【孫思邈曰】古之醫者，自解採取，陰乾、暴乾皆如法，用藥必依土地，所以治病十愈八九。今之醫者，不知採取時節，至于出産土地，新陳虚實，所以治病十不得五也。【馬志曰】今按法陰乾者多惡，如鹿茸陰乾悉爛，火乾且良。草木根苗，九月以前採者，悉宜日乾；十月以後採者，陰乾乃好。【時珍曰】生産有南北，節氣有早遲，根苗異收采，制造異法度。故市之地黄以鍋煮熟，大黄用火焙乾，松黄和蒲黄，樟腦雜龍腦，皆失制作僞者也。孔志約云：動植形生，因地舛性；春秋節變，感氣殊功。離其本土，則質同而效異；乖于採取，則物是而時非。名實既虚，寒温多謬。施于君父，逆莫大焉。【嘉謨曰】醫藥貿易多在市家。諺云：賣藥者兩眼，用藥者一眼，服藥者無眼。非虚語也。古壙灰云死龍骨，苜蓿根爲土黄耆。麝香搗荔核攙，藿香采茄葉雜。煮半夏爲玄胡索，鹽松稍爲肉蓯蓉。草仁充草豆蔻，西呆代南木香。熬廣膠入蕎麵作阿膠，煮雞子及魚枕爲琥珀。枇杷蕊代款冬，驢脚脛作虎骨。松脂混麒麟竭，番硝和龍腦香。巧詐百般，甘受其侮。甚致殺人，歸咎用藥。乃大關係，非比尋常，不可不慎也。

土地所出，真僞陳新，並各有法。【弘景曰】諸藥所生，皆的有境界。秦、漢已前，當言列國。今郡縣之名，後人所增爾。江東以來，小小雜藥，多出近道，氣力性理，不及本邦。假令荆、益不通，則全用歷陽當歸、錢唐三建，豈得相似？所以療病不及往人，亦當緣此。又且醫不識藥，惟聽市人。市人又不辨究，皆委採送之家。傳習造作，真僞好惡，並皆莫測。所以鍾乳醋煮令白，細辛水漬使直。黄耆蜜蒸爲甜，當歸酒洒取潤。蜈蚣朱足令赤，螵蛸膠于桑枝。以虺牀當蘼蕪，以薺苨亂人參。此等既非事實，合藥不量剥除。只如遠志、牡丹，纔不收半；地黄、門冬，三分耗一。凡去皮、除心之屬，分兩不應，不知取足。王公貴勝合藥之日，群下竊换好藥，終不能覺。以此療病，固難責效。【宗奭曰】凡用藥，必須擇土地所宜者則真，用之有據。如上黨人參、川西當歸、齊州半夏、華州細辛。東壁土〔一〕、冬月灰、半天河水、熱湯、漿水之類，其物至微，其用至廣，蓋亦有理。若不推究厥理，治病徒費其功。【杲曰】陶隱居本草言狼毒、枳

〔一〕東壁土：證類卷一引本草衍義序例，此前有「又如」二字，義長。

實、橘皮、半夏、麻黄、吴茱萸皆須陳久者良，其餘須精新也。然大黄、木賊、荆芥、芫花、槐花之類，亦宜陳久，不獨六陳也。凡藥味須要專精。至元庚辰六月，許伯威年五十四，中氣本弱，病傷寒八九日，熱甚，醫以凉藥下之。又食梨，冷傷脾胃，四肢逆冷，時發昏憒，心下悸動，吃噫不止，面色青黄，目不欲開。其脉動中有止，時自還，乃結脉也。用仲景復脉湯。加人參、肉桂，急扶正氣；生地黄減半，恐傷陽氣。服二劑，病不退。再爲診之，脉證相對。因念莫非藥欠專精，陳腐耶？再市新藥與服，其證減半，又服而安。凡諸草、木、昆蟲，産之有地；根、葉、花、實，採之有時。失其地則性味少異，失其時則氣味不全。又況新陳之不同，精粗之不等。倘不擇而用之，其不效者，醫之過也。唐耿湋詩云「老醫迷舊疾，朽藥誤新方」是矣。〇歲物專精見後。

藥性有宜丸者，宜散者，宜水煮者，宜酒漬者，宜膏煎者，亦有一物兼宜者，亦有不可入湯酒者，並隨藥性，不得違越。

【弘景曰】又按病有宜服丸、服散、服湯、服酒、服膏煎者，亦兼參用，以爲其制。【華佗曰】病有宜湯、宜丸者，宜散者，宜下者，宜吐者，宜汗者。湯可以蕩滌臟腑，開通經絡，調品陰陽。丸可以逐風冷，破堅積，進飲食。散可以去風寒暑濕之邪，散五藏之結伏，開腸利胃。可下而不下，使人心腹脹滿煩亂。可汗而不汗，使人毛孔閉塞，悶絶而終。可吐而不吐，使人結胸上喘，水食不入而死。【杲曰】湯者，蕩也，去大病用之。散者，散也，去急病用之。丸者，緩也，舒緩而治之也。㕮咀者，古制也。古無鐵刃，以口咬細，煎汁飲之，則易升易散而行經絡也。凡治至高之病加酒煎，去濕以生薑，補元氣以大棗，發散風寒以葱白，去膈上痰以蜜。細末者，不循經絡，止去胃中及藏府之積。氣味厚者，白湯調；氣味薄者，煎之和滓服。去下部之痰〔一〕，其丸極大而光且圓。治中焦者次之，治上焦者極小。稠麵糊取其遲化，直至中下。或酒或醋，取其散之意也。犯半夏、南星，欲去濕者，丸以薑汁稀糊，取其易化也。水浸宿炊餅，又易化；滴水丸，又易化。煉蜜丸者，取其遲化而氣循經絡也。蠟丸，取其難化而旋旋取效，或毒藥不傷脾胃也。【元素曰】病在頭面及皮膚者，藥須酒炒；在咽下臍上者，酒洗之；在下者，生用。寒藥須酒浸曝乾，恐傷胃也。當歸酒浸，助發散之用也。【嘉謨曰】製藥貴在適中，不及則功效難求，太過則氣味反失。火製四：煅、炮、炙、炒也。水製三：漬、泡、洗也。水火共製，蒸、煮二者焉。法造雖多，不離于此。酒製升提，薑製發散。入鹽走腎而軟堅，用醋注肝而住痛。童便製，除劣性而降下；米泔製，去燥性而和中。乳製潤枯生血，蜜製甘緩益元。陳壁土製，竊真氣驟補中焦；麥麸皮製，抑酷性勿傷上膈。烏豆湯、甘草湯漬曝，並解毒致令平和；羊酥油、猪脂油塗燒，咸滲骨容易脆斷。去穰者免脹，抽心者除煩。大概具陳，初學熟玩。

欲療病先察其源，先候病機。五藏未虚，六府未竭，血脉未亂，精神未散，服藥必活。若病已成，可得半愈。病勢已過，愈將難全。【弘景曰】自非明醫聽聲、察色、診脉，孰能知未病之病乎？且未病之人，亦無肯自療。故齊侯怠于皮膚之微，以致骨髓之痼。非但識悟之爲難，亦乃信受之弗易。倉公有言：信巫不信醫，死不治也。【時珍曰】素問云：上古作湯液，故爲而弗服。中古道德稍衰，邪氣時至，服之萬全。當今之世，必齊毒

〔一〕痰：湯液本草用丸散药例作「疾」，義長。

藥攻其中，鑱石針艾治其外。又曰：中古治病，至而治之湯液。十日不已，治以草蘇荄枝，本末爲助，標本已得，邪〔一〕氣乃服。暮世之病，不本四時，不知日月，不審逆從，病形已成，以爲可救，故病未已，新病復起。淳于意曰：病有六不治：驕恣不論于理，一不治；輕身重財，二不治；衣食不適，三不治；陰陽臟氣不定，四不治；形羸不能服藥，五不治；信巫不信醫，六不治。六者有一，則難治也。【宗奭曰】病有六失：失于不審，失于不信，失于過時，失于不擇醫，失于不識病，失于不知藥〔二〕。六失有一，即爲難治。又有八要：一曰虚，二曰實，三曰冷，四曰熱，五曰邪，六曰正，七曰内，八曰外也。素問言：凡治病，察其形氣色澤，觀人勇怯、骨肉、皮膚，能知其情，以爲診法。若患人脉病不相應，既不得見其形，醫止據脉供藥，其可得乎？今豪富之家，婦人居帷幔之内，復以帛幪手臂，既無望色之神，聽聲之聖，又不能盡切脉之巧，未免詳問。病家厭繁，以爲術疏，往往得藥不服。是四診之術，不得其一矣，可謂難也。嗚呼！

若用毒藥療病，先起如黍粟，病去即止，不去倍之，不去十之，取去爲度。【弘景曰】今藥中單行一兩種有毒，只如巴豆、甘遂、將軍，不可便令盡劑。如經所云：一物一毒，服一丸如細麻；二物一毒，服二丸如大麻；三物一毒，服三丸如胡豆；四物一毒，服四丸如小豆；五物一毒，服五丸如大豆；六物一毒，服六丸如梧子。從此至十，皆以梧子爲數。其中又有輕重，且如狼毒、鉤吻，豈如附子、芫花輩耶？此類皆須量宜。【宗奭曰】雖有此例，更合論人老少虚實，病之新久，藥之多毒少毒，斟量之，不可執爲定法。

療寒以熱藥，療熱以寒藥，飲食不消以吐下藥，鬼疰蠱毒以毒藥，癰腫瘡瘤以瘡藥，風濕以風濕藥，各隨其所宜。【弘景曰】藥性一物兼主十餘病者，取其偏長爲本。復觀人之虚實補瀉，男女老少，苦樂榮悴，鄉壤風俗，並各不同。褚澄療寡婦尼僧，異乎妻妾，此是達其性懷之所致也。【時珍曰】氣味有厚薄，性用有躁静，治體有多少，力化有淺深。正者正治，反者反治。用熱遠熱，用寒遠寒，用涼遠涼，用温遠温。發表不遠熱，攻裏不遠寒。不遠熱則熱病至，不遠寒則寒病至。治熱以寒，温而行之；治寒以熱，涼而行之；治温以清，冷而行之；治清以温，熱而行之。木鬱達之，火鬱發之，土鬱奪之，金鬱泄之，水鬱折之。氣之勝也，微者隨之，甚者制之；氣之復也，和者平之，暴者奪之。高者抑之，下者舉之，有餘折之，不足補之，堅者削之，客者除之，勞者温之，結者散之，留者行之，燥者濡之，急者緩之，散者收之，損者益之，逸者行之，驚者平之。吐之、汗之、下之、補之、瀉之，久新同法。又曰：逆者正治，從者反治。反治者，熱因寒用，寒因熱用，塞因塞用，通因通用。必伏其所主，而先其所因。其始則同，其終則異。可使破積，可使潰堅，可使氣和，可使必已。又曰：諸寒之而熱者取之陰，熱之而寒者取之陽，所謂求其屬以衰之也。此皆約取素問之粹言。

病在胸膈已上者，先食後服藥；病在心腹已下者，先服藥而後食。病在四肢血脉者，宜空腹而在旦；病在骨髓者，

〔一〕邪：原作「神」。今據素問移精變氣論改。

〔二〕失于不知藥：原脱。今據本草衍義卷一序例上補。

宜飽滿而在夜。【弘景曰】今方家先食後食，蓋此義也。又有須酒服者、飲服者、冷服者、熱服者。服湯則有疏有數，煮湯則有生有熟。各有法用，並宜詳審。【杲曰】古人服藥活法：病在上者，不厭頻而少；病在下者，不厭頓而多。少服則滋榮于上，多服則峻補于下。凡云分再服、三服者，要令勢力相及，并視人之强弱，病之輕重，以爲進退增減，不必泥法。

夫大病之主，有中風傷寒，寒熱温瘧，中惡霍亂，大腹水腫，腸澼下痢，大小便不通，奔豚上氣，欬逆嘔吐，黄疸消渴，留飲癖食，堅積癥瘕，癲邪驚癇鬼疰，喉痺齒痛，耳聾目盲，金瘡踒折，癰腫惡瘡，痔瘻癭瘤。男子五勞七傷，虚乏羸瘦；女子帶下崩中，血閉陰蝕。蟲蛇蠱毒所傷。此大略宗兆，其間變動枝葉，各宜依端緒以取〔一〕之。【弘景曰】藥之所主，止説病之一名。假令中風，乃有數十種。傷寒證候亦有二十餘條。更復就中求其類例，大體歸其始終，以本性爲根宗，然後配證以合藥爾。病之變狀，不可一概言之。所以醫方千卷，猶未盡其理。春秋已前及和、緩之書蔑聞，而道經略載扁鵲數法，其用藥猶是本草家意。至漢淳于意及華佗等方，今時有存者，亦皆條理藥性。惟張仲景一部，最爲衆方之祖，又悉依本草。但其善診脉，明氣候，以意消息之爾。至于刳腸剖臆，刮骨續筋之法，乃别術所得，非神農家事。自晉代以來，有張苗、宫泰、劉德、史脱、靳邵、趙泉、李子豫等，一代良醫。其貴勝阮德如、張茂先、裴〔二〕逸民、皇甫士安及江左葛洪、蔡謨、殷仲堪諸名人等，並研精藥術。宋有羊欣、元徽〔三〕、胡洽、秦承祖，齊有尚書褚澄、徐文伯、嗣伯群從兄弟，療病亦十愈八九。凡此諸人，各有所撰用方。觀其指趣，莫非本草者。或時用别藥，亦循其性度，非相踰越。范汪方百餘卷及葛洪肘後，其中有細碎單行經用者，或田舍試驗之法，或殊域異識之術。如藕皮散血，起自庖人；牽牛逐水，近出野老。麵店蒜虀，乃是下蛇之藥；路邊地菘，而爲金瘡所秘。此蓋天地間物，莫不爲天地間用。觸遇則會，非其主對矣。顔光禄亦云：道經仙方，服食斷穀，延年却老。乃至飛丹鍊石之奇，雲騰羽化之妙，莫不以藥道爲先。用藥之理，一同本草，但制御之途，小異世法。所用不多，遠至二十餘物，或單行數種。歲月深積，便致大益，即本草所云久服之效，不如俗人微覺便止。今庸醫處療，皆耻看本草。或倚約舊方，或聞人傳説，便攬筆疏之，以此表奇。其畏惡相反，故自寡昧，而藥類違〔四〕僻，分兩參差，不以爲疑。偶爾值瘥，則自信方驗。旬月未瘳，則言病源深結。了不反求諸己，虚搆聲稱，自應貽譴矣。其五經四部，軍國禮服，少有乖越，止于事迹非宜爾。至于湯藥，一物有謬，便性命及之。千乘之君，百金之長，可不深思戒慎耶。【宗奭曰】人有貴賤少長，病當别論；病有新久虚實，理當别藥。蓋人心如面，各各不同。惟其心不同，藏府亦異。欲以一藥通治衆人之病，其可得乎？張仲景曰：有土地高下不同，物性剛柔，食居亦異。是故黄帝興四方之

〔一〕取：原作「收」。今據證類卷一引神農本草經改。
〔二〕裴：原作「輩」。今據敦煌本本草經集注改。
〔三〕元徽：此據證類所引。敦煌本本草經集注作「王微」。當以後者爲正。
〔四〕違：原作「遠」。今據證類卷一引本草經集注改。

問，岐伯舉四治之能。且如貴豪之家，形樂志苦者也。衣食足則形樂而外實，思慮多則志苦而內虛，故病生於脉，與貧下異，當因人而治。後世醫者，委此不行，所失甚矣。又凡人少、長、老，其氣血有盛、壯、衰三等。故岐伯曰：少火之氣壯，壯火之氣衰。蓋少火生氣，壯火散氣，况衰火乎。故治法亦當分三等。其少日服餌之藥，于壯老之時，皆須別處，决不可忽。○又云：人以氣血爲本。世有童男室女，積想在心，思慮過當，多致勞損。男則神色先散，女則月水先閉。蓋憂愁思慮則傷心，心傷則血逆竭，故神色先散而月水先閉也。火既受病，不能營養其子，故不嗜食。脾既虛則金氣虧，故發嗽。嗽既作，水氣絶，故四肢乾。木氣不充，故多怒，鬢髮焦，筋痿。俟五藏傳遍，故卒不能死，然終死矣。此于諸勞最爲難治。或能改易心志，用藥扶接，間得九死一生耳。○有人病久嗽，肺虛生寒熱。以款冬花焚三兩芽，俟烟出，以筆管吸其烟，滿口則嚥之，至倦乃已。日作五七次，遂瘥。○有人病瘧月餘，又以藥吐下之，氣遂弱。觀其脉病，乃夏傷暑，秋又傷風。因與柴胡湯一劑安。後又飲食不節，寒熱復作，吐逆不食，脇下急痛，此名痰瘧。以十棗湯一服，下痰水數升，服理中散二錢，遂愈。○有婦人病吐逆，大小便不通，煩亂，四肢冷，漸無脉，凡一日半。與大承氣湯二劑，至夜半大便漸通，脉漸生，翌〔一〕日乃安。此關格之病，極難治。經曰：關則吐逆，格則不得小便。亦有不得大便者。○有人苦風痰頭痛，顫掉吐逆，飲食減。醫以爲傷冷物，温之不愈，又以丸下之，遂厥。復與金液丹後，譫言吐逆，顫掉，不省人，狂若見鬼，循衣摸床，手足冷，脉伏。此胃中有結熱，故昏瞀不省人。以陽氣不能布于外，陰氣不持于內，即顫掉而厥。遂與大承氣湯，至一劑，乃愈。○有婦人病温，已十二日。診其脉，六七至而濇，寸稍大，尺稍小，發寒熱，頰赤口乾，不了了，耳聾。問之，病後數日，經水乃行。此屬少陽熱入血室，治不對病，必死。乃與小柴胡湯二日，又加桂枝乾薑湯一日，寒熱止。但云：我臍下急痛。與抵當〔二〕丸，微利，痛止身凉，尚不了了，復與小柴胡湯。次日云：我胸中熱燥，口鼻乾。又少與調胃承氣湯，不利。與大陷胸丸半服，利三行。次日虛煩不寧，妄有所見，狂言。知有燥屎，以其極虛，不敢攻之，與竹葉湯，去其煩熱，其大便自通，中有燥屎數枚。狂煩盡解，惟欬嗽唾沫，此肺虛也，不治，恐乘虛作肺痿。以小柴胡去人參、薑、棗，加乾薑五味子湯，一日欬減，二日悉痊。○有人年六十，脚腫生瘡，忽食猪肉，不安。醫以藥下之，稍愈。時出外，中風汗出，頭面暴腫，起紫黑色，多睡，耳輪上有浮泡小瘡，黄汁出，乃與小續命湯倍加羌活，服之遂愈。○有人年五十四，素羸，多中寒，小年常服生硫黄數斤，近服兔絲有效。脉左上二部、右下二部弦緊有力。五七年來，病右手足筋急拘攣，言語稍遲。遂與仲景小續命湯，加薏苡仁一兩，以治筋急；減黄芩、人參、芍藥各半，以避中寒。杏仁只用一百五枚。後云尚覺大冷，因盡去人參、芩、芍，加當歸一兩半，遂安。小續命湯今人多用，不能逐證加減，遂至危殆，故舉以爲例。

〔一〕翌：原作「翼」。今據本草衍義卷三改。

〔二〕當：原作「党」。今據傷寒論卷三「抵當丸」改。

陶隱居名醫别録合藥分劑法則

古秤惟有銖兩而無分名。今則以十黍爲一銖，六銖爲一分，四分成一兩，十六兩爲一斤。雖有子穀秬黍之制，從來均之已久，依此用之。【蘇恭[一]曰】古秤皆複，今南秤是也。後漢以來，分一斤爲二斤，一兩爲二兩。古方惟張仲景，而已涉今秤。若用古秤，則水爲殊少矣。【杲曰】六銖爲一分，即二錢半也。二十四銖爲一兩。古云三兩，即今之一兩；云二兩，即今之六錢半也。【時珍曰】蠶初吐絲曰忽，十忽曰絲，十絲曰氂，四氂曰絫，音壘。十氂曰分，四絫曰字，二分半也。十絫曰銖，四分也。四字曰錢，十分也。六銖曰一分，去聲，二錢半也。四分曰兩，二十四銖也。八兩曰錙，二錙曰斤。二十四兩曰鎰，一斤半也，准官秤十二兩。三十斤曰鈞。四鈞曰石，一百二十斤也。方中有曰少許者，些子也。今古異制，古之一兩，今用一錢可也。

今方家云等分者，非分兩之分，謂諸藥斤兩多少皆同爾，多是丸散用之。

凡[二]散云刀圭者，十分方寸匕之一，准如梧桐子大也。方寸匕者，作匕正方一寸，抄散取不落爲度。錢[三]五匕者，即今五銖錢邊五字者，抄之不落爲度。一撮者，四刀圭也。匕即匙也。

藥以升合分者，謂藥有虛實輕重，不得用斤兩，則以升平之。十撮爲一勺，十勺爲一合，十合爲一升。升方作[四]，上徑一寸，下徑六分，深八分。内散藥，勿[五]按抑之，正爾微動，令平爾。【時珍曰】古之一升，即今之二合半也。量之所起爲圭，四圭爲撮，十撮爲勺，十勺爲合，十合爲升，十升爲斗，五斗曰斛，二斛曰石。

凡湯酒膏藥云㕮咀者，謂秤畢擣之如大豆，又吹去細末。藥有易碎難碎，多末少末，今皆細切如㕮咀也。【恭曰】㕮咀，商量斟酌之也。【宗奭曰】㕮咀有含味之意，如人以口齒咀齧，雖破而不塵。古方多言㕮咀，此義也。【杲曰】㕮咀，古制也。古無鐵刃，以口咬細，令如麻豆，煎之。今人以刀剉細爾。

凡丸藥云如細麻者，即胡麻也，不必扁扁，略相稱爾。黍粟亦然。云如大麻子者，准三細麻也。如胡豆者，即今青斑豆也，以二大麻准之。如小豆者，今赤小豆也，以三大麻准之。如大豆者，以二小豆准之。如梧子者，以二大豆准之。

〔一〕蘇恭：此依嘉祐所引之誤。據敦煌本本草經集注，此當爲陶隱居之言。

〔二〕凡：原作「丸」。今據本草經集注卷一改。

〔三〕錢：原脱。今據補同上。

〔四〕升方作：敦煌本本草經集注原作「藥升合方寸作」，謂藥升製作成方形。

〔五〕勿：原作「物」。今據敦煌本本草經集注改。

如彈丸及雞子黄者，以四十梧子准之。【宗奭曰】今人用古方多不效者，何也？不知古人之意爾。如仲景治胸痹，心中痞堅，逆氣搶心，用治中湯。人參、术、乾薑、甘草四物，共一十二兩，水八升，煑取三升，每服一升，日三服，以知爲度。或作丸，須雞子黄大，皆奇效。今人以一丸如楊梅許服之，病既不去，乃曰藥不神。非藥之罪，用藥者之罪也。

凡方云巴豆若干枚者，粒有大小，當去心皮秤之，以一分准十六枚。附子、烏頭若干枚者，去皮畢，以半兩准一枚。枳實若干枚者，去穰畢，以一分准二枚。橘皮一分准三枚。棗大小三枚准一兩。乾薑一累者，以一兩爲正。

凡方云半夏一升者，洗畢秤，五兩爲正。蜀椒一升，三兩爲正。吴茱萸一升，五兩爲正。兔絲子一升，九兩爲正。菴蕳子一升，四兩爲正。蛇牀子一升，三兩半爲正。地膚子一升，四兩爲正。其子各有虚實輕重，不可秤准者，取平升爲正。

凡方云用桂一尺者，削去皮，重半兩爲正。甘草一尺者，二兩爲正。云某草一束者，三兩爲正。云一把者，二兩爲正。

凡方云蜜一斤者，有七合。猪膏一斤者，有一升二合也。

凡丸散藥，亦先切細暴燥乃擣之。有各擣者，有合擣者，並隨方。其潤濕藥，如天門冬、地黄輩，皆先增分兩切暴。獨擣碎，更暴。若逢陰雨，微火烘之，既燥，停冷擣之。【時珍曰】凡諸草木藥及滋補藥，並忌鐵器，金性剋木之生發之氣，肝腎受傷也。惟宜銅刀、竹刀修治乃佳。亦有忌銅器者，並宜如法。丸散須用青石碾、石磨、石臼，其砂石者不良。

凡篩丸散，用重密絹，各篩畢，更合于臼中，擣數百遍，色理和同，乃佳也。巴豆、杏仁、胡麻諸膏膩藥，皆先熬黄，擣合如膏。指攠莫結切。視泯泯，乃稍稍入散中。合研擣散〔一〕，以輕疎絹篩度之，再合擣匀。

凡煑湯，欲微火令小沸。其水依方，大略二十兩藥，用水一斗，煑取四升，以此爲准。然利湯欲生，少水而多取汁；補湯欲熟，多水而少取汁。不得令水多少。用新布，兩人以尺木絞之，澄去垽濁，紙覆令密。温湯勿用鐵器。服湯家小〔二〕熱則易下，冷則嘔涌。【之才〔三〕曰】湯中用酒，須臨熟乃下之。【時珍曰】陶氏所説，乃古法也。今之小小湯劑，每一兩用水二甌爲准，多則加，少則減之。如劑多水少，則藥味不出；劑少水多，又煎耗藥力也。凡煎藥並忌銅鐵器，宜用銀器、瓦罐，洗淨封固，令小心者看守。須識火候，不可太過不及。火用木炭、蘆葦爲佳。其水須新汲味甘者，流水、井水、沸湯等，各依方。詳見水部。若發汗藥，必用緊火，熱服。攻下藥，亦用緊火煎熟，下消、黄再煎，温服。

〔一〕擣散：本草經集注卷一作「擣，令消散」。
〔二〕家小：原作「寧小沸」。敦煌本本草經集注卷一作「家小」，義長，今據改。
〔三〕之才：今據證類卷一及千金方卷一合和，當作「思邈」。

補中藥，宜慢火，温服。陰寒急病，亦宜緊火急煎服之。又有陰寒煩躁及暑月伏陰在内者，宜水中沉冷服。

凡漬藥酒，皆須細切，生絹袋盛，入酒密封，隨寒暑日數，漉出。滓可暴燥，微擣更漬，亦可爲散服。【時珍曰】別有釀酒者，或以藥煮汁和飯，或以藥袋安置酒中，或煮物和飯同釀，皆隨方法。又有煮酒者，以生絹袋藥入壜密封，置大鍋中，水煮一日，埋土中七日，出火毒乃飲。

凡建中、腎瀝諸補湯，滓合兩劑，加水煮，竭飲之，亦敵一劑，皆先暴燥。【陳藏器[一]曰】凡湯中用麝香、牛黄、犀角、羚羊角、蒲黄、丹砂、芒消、阿膠輩，須細末如粉，臨時納湯中，攪和服之。

凡合膏，初以苦酒漬，令淹浹，不用多汁，密覆勿洩。云晬時者，周時也，從今旦至明旦。亦有止一宿者。煮膏，當三上三下，以洩其熱勢，令藥味得出。上之使匝匝沸乃下之，使沸静良久乃止。中有薤白者，以兩頭微焦黄爲候。有白芷、附子者，以小黄色爲度。以新布絞去滓，滓亦可酒煮飲之。摩膏滓可傅病上。膏中有雄黄、朱砂、麝香輩，皆別擣如麵，絞膏畢乃投中疾攪，勿使沉聚在下。有水銀、胡粉者，於凝膏中研令消散。【時珍曰】凡熬貼癰疽、風濕諸病膏者，先以藥浸油中三日乃煎之。煎至藥枯，以絹濾淨，煎熱下黄丹，或胡粉，或密陀僧，三上三下，煎至滴水成珠不散，傾入器中，以水浸三日，去火毒用。若用松脂者，煎至成絲，傾入水中，拔扯數百遍乃止。俱宜謹守火候，勿令太過不及也。其有朱砂、雄黄、龍腦、麝香、血竭、乳香、没藥等料者，並待膏成時投之。黄丹、胡粉、密陀僧並須水飛瓦炒過。松脂須煉數遍乃良。

凡丸中用蠟，皆烊，投少蜜中攪調以和藥。【杲曰】丸藥用蠟，取其固護藥之氣味勢力，以過關膈而作效也。若投以蜜，下咽亦易散化，如何得到臟中？若有毒藥，反又害之，非用蠟之本意也。

凡用蜜，皆先火[二]煎，掠去其沫，令色微黄，則丸藥經久不壞。【雷斅曰】凡鍊蜜，每一斤止得十二兩半是數，火少、火過並不得用也。修合丸藥，用蜜只用蜜，用餳只用餳，用糖只用糖，勿交雜用，必瀉人也。

采藥分六氣歲物

岐伯曰：厥陰司天爲風化，在泉爲酸化，清毒不生。少陰司天爲熱化，在泉爲苦化，寒毒不生。太陰司天爲濕化，在泉爲甘化，燥毒不生。少陽司天爲火化，在泉爲苦化，寒毒不生。陽明司天爲燥化，在泉爲辛化，濕毒不生。太陽司

〔一〕陳藏器：據證類卷一及千金卷一合和，當作「孫思邈」。

〔二〕火：原作「大」。證類卷一引本草經集注作「火」，敦煌本本草經集注同。今據改。

天爲寒化，在泉爲鹹化，熱毒不生。治病者，必明六化分治、五味所生、五臟所宜，乃可言盈虛病生之緒。本乎天者，天之氣；本乎地者，地之氣。謹候氣宜，無失病機。司歲備物，則無遺主矣。歲物者，天地之專精也。非司歲物則氣散，質同而異等也。氣味有厚薄，性用有躁静，治保有多少，力化有淺深。上淫于下，所勝平之；外淫于内，所勝治之。【王冰曰】化于天者爲天氣，化于地者爲地氣。五毒皆五行之氣所爲，故所勝者不生，惟司天在泉之所生者其味正。故藥工專司歲氣，所收藥物，則所主無遺略矣。五運有餘，則專精之氣，藥物肥濃，使用當其正氣味也。不足則藥不專精而氣散，物不純，形質雖同，力用則異矣。故天氣淫于下，地氣淫于内者，皆以所勝平治之。如風勝濕，酸勝甘之類是也。

七方

岐伯曰：氣有多少，形有盛衰，治有緩急，方有大小。又曰：病有遠近，證有中外，治有輕重。近者奇之，遠者偶之。汗不以奇，下不以偶。補上治上制[一]以緩，補下治下制以急。近而奇偶，制小其服；遠而奇偶，制大其服。大則數少，小則數多。多則九之，少則二[二]之。奇之不去則偶之，偶之不去則反佐以取之，所謂寒熱温涼，反從其病也。【王冰曰】臟位有高下，腑氣有遠近，病證有表裏，藥用有輕重。單方爲奇，複方爲偶。心肺爲近，肝腎爲遠，脾胃居中。三[三]腸膻胞膽，亦有遠近。識見高遠，權以合宜。方奇而分兩偶，方偶而分兩奇。近而偶制，多數服之；遠而奇制，少數服之。則肺服九，心服七，脾服五，肝服三，腎服一，爲常制也。方與其重也寧輕，與其毒也寧善，與其大也寧小。是以奇方不去，偶方主之；偶方不去，則反佐以同病之氣而取之。夫微小之熱，折之以寒；微小之冷，消之以熱。甚大寒熱，則必能與異氣相格。聲不同不相應，氣不同不相合。是以反其佐以同其氣，復令寒熱參合，使其始同終異也。【時珍曰】逆者正治，從者反治。反佐即從治也。謂熱在下而上有寒邪拒格，則寒藥中入熱藥爲佐，下膈之後，熱氣既散，寒性隨發也。寒在下而上有浮火拒格，則熱藥中入寒藥爲佐，下膈之後，寒氣既消，熱性隨發也。此寒因熱用，熱因寒用之妙也。温涼倣此。【完素曰】流變在乎病，主病在乎方，制方在乎人。方有七：大、小、緩、急、奇、偶、複也。制方之體，本于氣味。寒、熱、温、涼，四氣生于天；酸、苦、辛、鹹、甘、淡，六味成于地。是以有形爲味，無形爲氣。氣爲陽，味爲陰。辛甘

〔一〕制：原作「治」。今據素問至真要大論改。
〔二〕二：原作「一」。今據改同上。
〔三〕三：原脱。今據素問至真要大論王冰注補。新校正云：「三陽膻胞膽，一本作三腸膻胞膽。再詳三陽无義，三腸亦未爲得」。

發散爲陽，酸苦涌泄爲陰，鹹味涌泄爲陰，淡味滲泄爲陽。或收或散，或緩或急，或燥或潤，或耎或堅，各隨臟腑之證，而施藥之品味，乃分七方之制也。故奇、偶、複者，三方也。大、小、緩、急者，四制之法也。故曰：治有緩急，方有大小。

大方。【岐伯曰】君一臣二佐九，制之大也。君一臣三佐五，制之中也。君一臣二，制之小也。又曰：遠而奇偶，制大其服；近而奇偶，制小其服。大則數少，小則數多。多則九之，少則二之。【完素曰】身表爲遠，裏爲近。大小者，制奇偶之法也。假如小承氣湯、調胃承氣湯，奇之小方也；大承氣湯、抵當湯，奇之大方也。所謂因其攻裏而用之也。桂枝、麻黄，偶之小方也；葛根、青龍，偶之大方也，所謂因其發表而用之也。故曰：汗不以奇，下不以偶。【張從正曰】大方有二：有君一臣三佐九之大方，病有兼證而邪不一，不可以一二味治者宜之；有分兩大而頓服之大方，肝腎及下部之病道遠者宜之。王太僕以心肺爲近，腎肝爲遠，脾胃爲中。劉河間以身表爲遠，身裏爲近。以予觀之，身半以上其氣三，天之分也。身半以下其氣三，地之分也。中脘，人之分也。

小方。【從正曰】小方有二：有君一臣二之小方，病無兼證，邪氣專一，可一二味治者宜之；有分兩少而頻服之小方，心肺及在上之病者宜之，徐徐細呷是也。【完素曰】肝腎位遠，數多則其氣緩，不能速達于下，必大劑而數少，取其迅急下走也。心肺位近，數少〔一〕則其氣急，下走不能升發于上，必小劑而數多，取其易散而上行也。王氏所謂肺服九、心服七、脾服五、肝服三、腎服一，乃五臟生成之數也。

緩方。【岐伯曰】補上治上制以緩，補下治下制以急。急則氣味厚，緩則氣味薄，適其所至〔二〕。病所遠而中道氣味之者，食而過之，無越其制度也。【王冰曰】假如病在腎而心氣不足，服藥宜急過之，不以氣味飼心。腎藥凌心，心復益衰矣。餘上下遠近例同。【完素曰】聖人治上不犯下，治下不犯上。治中，上下俱無犯。故曰：誅伐無過，命曰大惑。【好古曰】治上必妨下，治表必連裏。用黄芩以治肺必妨脾，用蓯蓉以治腎必妨心，服乾薑以治中必僭上，服附子以補火必涸水。【從正曰】緩方有五：有甘以緩之之方，甘草、糖、蜜之屬是也。病在胸膈，取其留戀也。有丸以緩之之方，比之湯散，其行遲慢也。有品件衆多之緩方，藥衆則遞相拘制，不得各騁其性也。有無毒治病之緩方，無毒則性純功緩也。有氣味俱薄之緩方，氣味薄則長于補上治上。比至其下，藥力已衰矣。

急方。【完素曰】味厚者爲陰，味薄者爲陰中之陽。故味厚則下泄，味薄則通氣。氣厚者爲陽，氣薄爲陽中之陰。故氣厚則發熱，氣薄則發汗是也。【好古曰】治主宜緩，緩則治其本也；治客宜急，急則治其標也。表裏汗下，皆有所當緩、所當急。【從正曰】急方有四：有急病急攻之急方，中風關格之病是也。有湯散蕩滌之急方，下咽易散而行速也。有毒藥之急方，毒性能上涌下泄以奪病勢也。有氣味俱厚之急方，氣味俱厚，直趨于下而力不衰也。

奇方。【王冰曰】單方也。【從正曰】奇方有二：有獨用一物之奇方，病在上而近者宜之；有藥合陽數一、三、五、七、九之奇方，宜下不宜汗。【完素曰】

〔一〕少：原作「多」。今據保命集卷上本草論改。
〔二〕所至：原脱。今據素問至真要大論補。

假如小承氣，奇之小方也；大承氣、抵當湯，奇之大方也。所謂因其攻下而爲之也。桂枝、麻黄，偶之小方也；葛根、青龍，偶之大方也。所謂因其發散而用之也。

偶方。【從正曰】偶方有三：有兩味相配之偶方；有古之二方相合之偶方，古謂之複方，皆病在下而遠者宜之；有藥合陰〔一〕數二、四、六、八、十之偶方，宜汗不宜下。王太僕言：「汗藥不以偶，則氣不足以外發；下藥不以奇，則藥毒攻而致過。」意者下本易行，故單行則力孤而微；汗或難出，故併行則力齊而大乎。而仲景制方，桂枝汗藥，反以五味爲奇；大承氣下藥，反以四味爲偶。何也？豈臨事制宜，復有增損乎？

複方。【岐伯曰】奇之不去則偶之〔二〕，是謂重方。【好古曰】奇之不去複以偶，偶之不去複以奇，故曰複。複者，再也，重也。所謂十補一泄，數泄一補也。又傷寒見風脉，傷風得寒脉，爲脉證不相應，宜以複方主之。【從正曰】複方有三：有二方、三方及數方相合之複方，如桂枝二越婢一湯、五積散之屬是也。有本方之外別加餘藥，如調胃承氣加連翹、薄荷、黄芩、巵子爲凉膈散之屬是也。有分兩均齊之複方，如胃風湯各等分之屬是也。王太僕以偶爲複方，今七方有偶又有複，豈非偶乃二方相合，複乃數方相合之謂乎？

十劑

徐之才〔三〕曰：藥有宣、通、補、泄、輕、重、澀、滑、燥、濕十種，是藥之大體，而本經不言，後人未述。凡用藥者，審而詳之，則靡所遺失矣。

宣劑。【之才曰】宣可去壅，生薑、橘皮之屬是也。【杲曰】外感六淫之邪，欲傳入裏，三陰實而不受，逆于胸中，天分、氣分窒塞不通，而或噦、或嘔，所謂壅也。三陰者，脾也。故必破氣藥，如薑、橘、藿香、半夏之類，瀉其壅塞。【從正曰】俚人以宣爲瀉，又以宣爲通，不知十劑之中已有瀉與通矣。仲景曰「春病在頭，大法宜吐」，是宣劑即涌劑也。經曰：高者因而越之，木鬱則達之。宣者，升而上也，以君召臣曰宣是矣。凡風癇中風，胸中諸實，痰飲寒結，胸中熱鬱，上而不下，久則嗽喘滿脹，水腫之病生焉，非宣劑莫能愈也。吐中有汗，如引涎、追淚、嚏鼻，凡上行者，皆吐法也。【完素曰】鬱而不散爲壅，必宣以散之，如痞滿不通之類是矣。攻其裏，則宣者上也，泄者下也。涌劑則瓜蒂、巵子之屬是矣。發汗通表亦同。【好古曰】經有五鬱：木鬱達之，火鬱發之，土鬱奪之，金鬱泄之，水鬱折之，皆宣也。教曰宣，揚制曰宣朗，君召臣曰宣唤，臣奉君命宣布上意，皆宣之意也。【時珍曰】壅者，塞也；宣者，布也，散也。鬱塞之病，不升不降，傳化失常。或鬱久生病，或病久生鬱。必藥以宣布敷散之，如承流宣化之意，不獨涌越爲宣也。是以氣鬱有餘，則香附、撫芎之屬以開之，不足則補

〔一〕陰：原作「陽」。今據儒門事親卷一七方十劑繩墨訂改。
〔二〕之：原作「方」。今據素問至真要大論改。
〔三〕徐之才：按證類卷一載徐之才藥對、孫思邈千金方、陳藏器本草拾遺序例之先後，此十劑之文當出陳藏器，下不另注。

中益氣以運之。火鬱微則山卮、青黛以散之，甚則升陽解肌以發之。濕鬱則蒼术、白芷之屬以燥之，甚則風藥以勝之。痰鬱微則南星、橘皮之屬以化之，甚則瓜蒂、藜蘆之屬以涌之。血鬱微則桃仁、紅花以行之，甚則或吐或利以逐之。食鬱微則山查、神麯以消之，甚則上涌下利以去之。皆宣劑也。

通劑。【之才曰】通可去滯，通草、防己之屬是也。【完素曰】留而不行，必通以行之，如水病爲痰澼之類，以木通、防己之屬。攻其内則留者行也，滑石、伏苓、芫花、甘遂、大戟、牽牛之類是也。【從正曰】通者，流通也。前後不得溲便，宜木通、海金沙、琥珀、大黄之屬通之。痺痛鬱滯，經隧不利，亦宜通之。【時珍曰】滯，留滯也。濕熱之邪留于氣分而爲痛痺癃閉者，宜淡味之藥上助肺氣下降，通其小便，而洩氣中之滯，木通、猪苓之類是也。濕熱之邪留于血分而爲痺痛腫注、二便不通者，宜苦寒之藥下引，通其前後，而洩血中之滯，防己之類是也。經曰「味薄者通」，故淡味之藥謂之通劑。

補劑。【之才曰】補可去弱，人參、羊肉之屬是也。【杲曰】人參甘温，能補氣虚；羊肉甘熱，能補血虚。羊肉補形，人參補氣，凡氣味與二藥同者皆是也。【從正曰】五臟各有補瀉，五味各補其臟，有表虚、裏虚、上虚、下虚、陰虚、陽虚，氣虚、血虚。經曰：精不足者補之以味，形不足者補之以氣。五穀、五菜、五果、五肉，皆補養之物也。【時珍曰】經云：不足者補之。又云：虚則補其母。生薑之辛補肝，炒鹽之鹹補心，甘草之甘補脾，五味子之酸補肺，黄蘗之苦補腎。又如，伏神之補心氣，生地黄之補心血；人參之補脾氣，白芍藥之補脾血；黄芪之補肺氣，阿膠之補肺血；杜仲之補腎氣，熟地黄之補腎血；芎藭之補肝氣，當歸之補肝血之類，皆補劑。不特人參、羊肉爲補也。

洩劑。【之才曰】洩可去閉，葶藶、大黄之屬是也。【杲曰】葶藶苦寒，氣味俱厚，不減大黄，能洩肺中之閉，又泄大腸。大黄走而不守，能洩血閉、腸胃渣穢之物。一洩氣閉，利小便；一洩血閉，利大便。凡與二藥同者皆然。【從正曰】實則瀉之。諸痛爲實，痛隨利減。芒硝、大黄、牽牛、甘遂、巴豆之屬，皆瀉劑也。其催生下乳，磨積逐水，破經洩氣，凡下行者，皆下法也。【時珍曰】「去閉」當作「去實」。經云「實者瀉之」、「實則瀉其子」是矣。五臟五味皆有瀉，不獨葶藶、大黄也。肝實瀉以芍藥之酸，心實瀉以甘草之甘，脾實瀉以黄連之苦，肺實瀉以石膏之辛，腎實瀉以澤瀉之鹹，是矣。

輕劑。【之才曰】輕可去實，麻黄、葛根之屬是也。【從正曰】風寒之邪，始客皮膚，頭痛身熱，宜解其表，内經所謂「輕而揚之」也。癰瘡疥痤，俱宜解表，汗以泄之，毒以薰之，皆輕劑也。凡薰洗蒸炙，熨烙刺砭，導引按摩，皆汗法也。【時珍曰】當作「輕可去閉」。有表閉，裏閉，上閉，下閉。表閉者，風寒傷營，腠理閉密，陽氣怫鬱，不能外出，而爲發熱惡寒，頭痛脊强諸病，宜輕揚之劑發其汗，而表自解也。裏閉者，火熱鬱抑，津液不行，皮膚乾閉，而爲肌熱煩熱，頭痛目腫，昏瞀瘡瘍諸病，宜輕揚之劑以解其肌，而火自散也。上閉有二。一則外寒内熱，上焦氣閉，發爲咽喉閉痛之證，宜辛凉之劑以揚散之，則閉自開。一則飲食寒冷，抑遏陽氣在下，發爲胸膈痞滿閉塞之證，宜揚其清而抑其濁，則痞自泰也。下閉亦有二。有陽氣陷下，發爲裏急後重，數至圊而不行之證，但升其陽而大便自順，所謂下者舉之也。有燥熱傷肺，金氣膹鬱，竅閉于上，而膀胱閉于下，爲小便不利之證，以升麻之類探而吐之，上竅通而小便自利矣，所謂病在下取之上也。

重劑。【之才曰】重可去怯，磁石、鐵粉之屬是也。【從正曰】重者，鎮縋之謂也。怯則氣浮，如喪神守而驚悸氣上，朱砂、水銀、沉香、黃丹、寒水石之倫，皆體重也。久病咳嗽，涎潮于上，形羸不可攻者，以此縋之。經云：重者因而減之。貴其漸也。【時珍曰】重劑凡四。有驚則氣亂而魂氣飛揚，如喪神守者。有怒則氣逆而肝火激烈，病狂善怒者，並鐵粉、雄黃之類以平其肝。有神不守舍而多驚健忘、迷惑不寧者，宜朱砂、紫石英之類以鎮其心。有恐則氣下，精志失守而畏如人將捕者，宜磁石、沉香之類以安其腎。大抵重劑壓浮火而墜痰涎，不獨治怯也。故諸風掉眩及驚癇痰喘之病，吐逆不止及反胃之病，皆浮火痰涎爲害，俱宜重劑以墜之。

滑劑。【之才曰】滑可去著，冬葵子、榆白皮之屬是也。【完素曰】澀則氣著，必滑劑以利之。滑能養竅，故潤利也。【從正曰】大便燥結，宜麻仁、郁李之類；小便淋瀝，宜葵子、滑石之類。前後不通，兩陰俱閉也，名曰三焦約。約者，束也。宜先以滑劑潤養其燥，然後攻之。【時珍曰】著者，有形之邪，留著于經絡臟腑之間也，便尿、濁帶、痰涎、胞胎、癰腫之類是矣，皆宜滑藥以引去其留著之物。此與木通、猪苓通以去滯相類而不同。木通、猪苓，淡洩之物，去濕熱無形之邪；葵子、榆皮，甘滑之類，去濕熱有形之邪。故彼曰滯，此曰著也。大便澀者，菠薐、牽牛之屬；小便澀者，車前、榆皮之屬；精竅澀者，黃蘗、葵花之屬；胞胎澀者，黃葵子、王不留行之屬；引痰涎自小便去者，則半夏、伏苓之屬；引瘡毒自小便去者，則五葉藤、萱草根之屬，皆滑劑也。半夏、南星皆辛而涎滑，能洩濕氣、通大便。蓋辛能潤，能走氣，能化液也。或以爲燥物，謬矣。濕去則土燥，非二物性燥也。

澀劑。【之才曰】澀可去脱，牡蠣、龍骨之屬是也。【完素曰】滑則氣脱，如開腸洞泄，便溺遺失之類，必澀劑以收斂之。【從正曰】寢汗不禁，澀以麻黃根、防風。滑泄不已，澀以豆蔻、枯礬、木賊、罌粟殼。喘嗽上奔，澀以烏梅、訶子。凡酸味同乎澀者，收斂之義也。然此種皆宜先攻其本，而後收之可也。【時珍曰】脱者，氣脱也，血脱也，精脱也，神脱也。脱則散而不收，故用酸澀温平之藥，以斂其耗散。汗出亡陽，精滑不禁，泄痢不止，大便不固，小便自遺，久嗽亡津，皆氣脱也。下血不已，崩中暴下，諸大亡血，皆血脱也。牡蠣、龍骨、海螵蛸、五倍子、五味子、烏梅、榴皮、訶黎勒、罌粟殼、蓮房、椶灰、赤石脂、麻黃根之類，皆澀藥也。氣脱兼以氣藥，血脱兼以血藥及兼氣藥，氣者血之帥也。脱陽者見鬼，脱陰者目盲，此神脱也，非澀藥所能收也。

燥劑。【之才曰】燥可去濕，桑白皮、赤小豆之屬是也。【完素曰】濕氣淫勝，腫滿脾濕，必燥劑以除之，桑皮之屬。濕勝于上，以苦吐〔一〕之，以淡滲之是也。【從正曰】積寒久冷，吐利腥穢，上下所出水液澄澈清冷，此大寒之病，宜薑、附、胡椒輩以燥之。若病濕氣，則白术、陳皮、木香、蒼术之屬除之，亦燥劑也。而黃連、黃蘗、巵子、大黃，其味皆苦，苦屬火，皆能燥濕，此内經之本旨也，豈獨薑、附之儔爲燥劑乎。【好古曰】濕有在上、在中、在下、在經、在皮、在裏。【時珍曰】濕有外感，有内傷。外感之濕，雨露嵐霧，地氣水濕，襲于皮肉筋骨經絡之間；内傷之濕，生于水飲酒食及脾弱腎强，固不可一例言也。故風

〔一〕吐：保命集卷上本草论原作「燥」。

藥可以勝濕，燥藥可以除濕，淡藥可以滲濕，洩小便可以引濕，利大便可以逐濕，吐痰涎可以祛濕。濕而有熱，苦寒之劑燥之；濕而有寒，辛熱之劑燥之，不獨桑皮、小豆爲燥劑也。濕去則燥，故謂之燥。

潤劑。【之才曰】濕可去枯，白石英、紫石英之屬是也。【從正曰】濕者，潤濕也。雖與滑類，少有不同。經云「辛以潤之」，辛主走氣、主化液故也。鹽、消味雖鹹，屬真陰之水，誠濡枯之上藥也。人有枯涸皴揭之病，非獨金化，蓋有火以乘之，故非濕劑不能愈。【完素曰】津耗爲枯。五臟痿弱，榮衛涸流，必濕劑以潤之。【好古曰】有減氣而枯，有減血而枯。【時珍曰】濕劑當作潤劑。枯者燥也。陽明燥金之化，秋令也，風熱怫甚，則血液枯涸而爲燥病。上燥則渴，下燥則結，筋燥則強，皮燥則揭，肉燥則裂，骨燥則枯，肺燥則痿，腎燥則消。凡麻仁、阿膠膏潤之屬，皆潤劑也。養血則當歸、地黄之屬，生津則麥門冬、栝樓根之屬，益精則蓯蓉、枸杞之屬。若但以石英爲潤藥則偏矣，古人以服石爲滋補故爾。

劉完素曰：制方之體，欲成七方十劑之用者，必本于氣味也。寒、熱、温、凉，四氣生于天；酸、苦、辛、鹹、甘、淡，六味成乎地。是以有形爲味，無形爲氣。氣爲陽，味爲陰。陽氣出上竅，陰味出下竅。氣化則精生，味化則形長。故地産養形，形不足者温之以氣；天産養精，精不足者補之以味。辛甘發散爲陽，酸苦涌泄爲陰；鹹味涌泄爲陰，淡味滲洩爲陽。辛散、酸收、甘緩、苦堅、鹹耎，各隨五臟之病，而制藥性之品味。故方有七，劑有十。方不七，不足以盡方之變；劑不十，不足以盡劑之用。方不對證，非方也；劑不蠲疾，非劑也。此乃太古先師，設繩墨而取曲直；叔世方士，乃出規矩以爲方圓。夫物各有性，制而用之，變而通之，施于品劑，其功用豈有窮哉。如是有因其性爲用者，有因其所勝而爲制者，有氣同則相求者，有氣相剋則相制者，有氣有餘而補不足者，有氣相感則以意使者，有質同而性異者，有名異而實同者。故蛇之性上竄而引藥，蟬之性外脱而退翳，虻飲血而用以治血，鼠善穿而用以治漏，所謂因其性而爲用者如此。弩牙速産，以機發而不括也；杵糠下噎，以杵築下也。所謂因其用而爲使者如此。浮萍不沉水，可以勝酒；獨活不摇風，可以治風。所謂因其所勝而爲制也如此。麻，木穀而治風；豆，水穀而治水。所謂氣相同則相求者如此。牛，土畜，乳可以止渴疾；豕，水畜，心可以鎮恍惚。所謂因其氣相剋則相制也如此。熊肉振羸，兔肝明視，所謂其氣有餘補不足也如此。鯉之治水，鶩之利水，所謂因其氣相感則以意使者如此。蜜成於蜂，蜜温而蜂寒；油生於麻，麻温而油寒。兹同質而異性也。蘼蕪生於芎藭，蓬虆生於覆盆，兹名異而實同者也。所以如此之類，不可勝舉。故天地賦形，不離陰陽；形色自然，皆有法象。毛羽之類，生於陽而屬於陰；鱗甲之類，生於陰而屬於陽。空青法木，色青而主肝；丹砂法火，色赤而主心；雲母法金，色白而主肺；磁石法水，色黑而主腎；黄石脂法土，色黄而主脾。故觸類而長之，莫不有自然之理也。欲爲醫者，上知天文，下知地理，中知人事，三者俱明，然後可以語人之疾病。不然，則如無目夜遊，無足登涉，動致顛殞，而欲愈疾者，未之有也。

雷斅炮炙論序曰：若夫世人使藥，豈知自有君臣。既辨君臣，寧分相制。秖如柀毛今鹽草也。霑溺，立銷班腫之毒；象膽揮黏，乃知藥有情異。鮭魚插樹，立便乾枯。用狗塗之，以犬膽灌之，插魚處立如故也。却當榮盛。無名無名異形似玉柳石〔一〕，又如石炭〔二〕，味别。止楚，截指而似去甲毛；聖石開盲，明目而如雲離日。當歸止血破血，頭尾效各不同。頭止血，尾破血。蕤子熟、生，足睡、不眠立據。弊箅〔三〕淡鹵，常使者甑中箅，能淡鹽味。如酒霑交。今蜜枳〔四〕繳枝，又云交加枝。鐵遇神砂，如泥似粉。石經鶴糞，化作塵飛。柀見橘，花似髓。斷絃折劍，遇鸞血而如初；以鸞血煉〔五〕作膠，粘折處，鐵物永不斷。海竭江枯，投游波燕子是也。而立泛。令鉛拒火，須仗修天；今呼爲補天石。如要形堅，豈忘紫背。有紫背天葵，如常食葵菜，秖是背紫面青，能堅鉛形。留砒住鼎，全賴宗心。别有宗心草，今呼石竹，不是食者糉心，恐誤。其草出欸州，生處多蟲獸。雌得芹花，其草名爲立起，其形如芍藥，花色青，可長三尺已來，葉上黄班色，味苦澀，堪用煮雌黄，立住火。立便成庚〔六〕；硇遇赤鬚，其草名赤鬚，今呼爲虎鬚草是，用煮硇砂即生火。水留金鼎。水中生火，非猾〔七〕髓而莫能；海中有獸名曰猾，以髓入在油中，其油〔八〕粘水，水中火生，不可救之，用酒噴之即止。勿於屋下收。長齒生牙，賴雄鼠之骨末。其齒若折〔九〕，年多不生者，取雄鼠脊骨作末，揩折處，齒立生如故。髮眉墮落，塗半夏而立生；眉髮墮落者，以生半夏莖杵〔一〇〕之取涎，塗髮落處立生。

〔一〕石：原作「面」。今據證類卷一雷公炮炙論序改。

〔二〕炭：原作「灰」。證類卷三無名異云「狀如黑石炭」。「炭」字義長，今據改。

〔三〕箅：原作「箄」。説文竹部：「箄，簁箄。」即小篩子。又：「箅，蔽也，所以蔽甑底。」故甑中箅當取後者。今據改。下同徑改。

〔四〕枳：原作「祝」。今據證類卷一引雷公炮炙論序改。

〔五〕煉：原作「燒」。今據改同上。

〔六〕庚：原作「庾」。今據改同上。

〔七〕猾：本書依政和（成化系統）本。大觀、政和（晦明軒本）作「⿰犭胥」。下同。

〔八〕其油：原脱。今據證類卷一引雷公炮炙論序補。

〔九〕折：原脱。今據補同上。

〔一〇〕杵：證類卷一引雷公炮炙論序作「煉」。「杵」亦通。

目辟眼瞴，有五花而自正。五加皮，其葉有雄雌，三葉爲雄，五葉爲雌，須使五葉者。作末酒浸飲之，其目瞴者正。脚生肉枕，裩繫菪根；脚有肉枕者，取莨菪根於裩帶上繫之，感應永不痛。囊皺漩多，夜煎竹木。多小便者，夜煎萆薢一件〔一〕服之，永不夜起也。體寒腹大，全賴鸕鷀；若患腹大如鼓，米飲調鸕鷀末服，立枯如故也。血泛經過，飲調瓜子。甜瓜子内仁擣作末，去油，飲調服之，立絶。咳逆數數，酒服熟雄；天雄炮過，以酒調一錢服，立定也。遍體癮風，冷調生側。附子旁生者爲側子，作末冷酒服，立差也。腸虛瀉痢，須假草零；擣五倍子作末，以熟水下之，立止也。久渴心煩，宜投竹瀝。除癥去塊，全仗硝、硇；硝、硇即硇砂、硝石二味，於乳鉢中研作粉，同鍛了，酒服，神效也。益食加觴，須煎蘆〔二〕、朴。不食者，并飲酒少者，煎逆水蘆根并厚朴二味湯服。强筋健骨，須是蓯、鱓。蓯蓉并鱓魚二味，作末，以黄精汁丸服之，可力倍常十〔三〕也。出乾寧記中。駐色延年，精蒸神錦。黄精自然汁拌細研神錦，於柳木甑中蒸七日了，以木蜜丸服，顔貌可如幼女之容色也。知瘡所在，口點陰膠。陰膠即甑中氣垢，少許於口中，可知臟腑所起，直至住處。知痛，乃可醫也。産後肌浮，甘皮酒服。産後肌浮，酒服甘皮立愈。口瘡舌拆，立愈黄蘇。口瘡舌拆，以根黄塗蘇炙作末，含之立差。腦痛欲亡，鼻投硝末。頭痛者，以硝石作末内鼻中，立止。心痛欲死，速覓延胡。以延胡索作散，酒服之立愈。如斯百種，是藥之功。某忝遇明時，謬看醫理，雖尋聖〔四〕法，難可窮微。略陳藥餌之功能，豈溺仙人之要術。其制藥炮、熬、煮、炙，不能記年月哉。欲審元由，須看海集。某不量短見，直録炮、熬、煮、炙，列藥制方，分爲上、中、下三卷，有三百件名，具陳于後。

氣味陰陽

陰陽應象論曰：積陽爲天，積陰爲地。陰静陽躁，陽生陰長，陽殺陰藏。陽化氣，陰成形。陽爲氣，陰爲味。味歸形，形歸氣，氣歸精，精歸化。精食氣，形食味，化生精，氣生形。味傷形，氣傷精，精化爲氣，氣傷於味。陰味出下竅，陽氣出上竅。清陽發腠理，濁陰走五臟；清陽實四肢，濁陰歸六腑。味厚者爲陰，薄者爲陰中之陽。氣厚者爲陽，薄者爲陽中之陰。味厚則泄，薄則通；氣薄則發泄，厚則發熱。辛甘發散爲陽，酸苦涌泄爲陰；鹹味涌泄爲陰，淡味滲洩爲陽。

〔一〕件：原作「片」。今據證類卷一引雷公炮炙論序改。
〔二〕蘆：原作「盧」。今據改同上。下同徑改。
〔三〕十：原脱。今據補同上。
〔四〕聖：原脱。今據證類卷一引雷公炮炙論序補。

六者或收，或散，或緩，或急，或潤，或燥，或耎，或堅，以所利而行之，調其氣，使之平也。【元素曰】清之清者發腠理，清之濁者實四肢；濁之濁者歸六腑，濁之清者走五臟。附子氣厚，爲陽中之陽；大黄味厚，爲陰中之陰。茯苓氣薄，爲陽中之陰，所以利小便，入手太陽，不離陽之體也；麻黄味薄，爲陰中之陽，所以發汗，入手太陰，不離陰之體也。凡同氣之物必有諸味，同味之物必有諸氣。氣味各有厚薄，故性用不等。【杲曰】味之薄者則通，酸苦鹹平是也。味之厚者則泄，鹹苦酸寒是也。氣之厚者發熱，辛甘温熱是也。氣之薄者滲泄，甘淡平凉是也。滲謂小汗，泄謂利小便也。【宗奭曰】天地既判，生萬物者，五氣耳。五氣定位，則五味生。故曰生物者氣也，成之者味也。以奇生則成而耦，以耦生則成而奇。寒氣堅，故其味可用以耎；熱氣耎，故其味可用以堅；風氣散，故其味可用以收；燥氣收，故其味可用以散。土[一]者，冲氣之所生，冲氣則無所不和，故其味可用以緩。氣堅則壯，故苦可以養氣。脉耎則和，故鹹可以養脉。骨收則强，故酸可以養骨。筋散則不攣，故辛可以養筋。肉緩則不壅，故甘可以養肉。堅之而後可以耎，收之而後可以散。欲緩則用甘，不欲則弗用。用之不可太過，太過亦病矣。古之養生治疾者，必先通乎此，否則能已人之疾者蓋寡矣。

李杲曰：夫藥有温、凉、寒、熱之氣，辛、甘、淡、酸、苦、鹹之味也。升、降、浮、沉之相互，厚、薄、陰、陽之不同。一物之内，氣味兼有；一藥之中，理性具焉。或氣一而味殊，或味同而氣異。氣象天，温熱者天之陽，凉寒者天之陰。天有陰陽，風、寒、暑、濕、燥、火，三陰、三陽上奉之也。味象地，辛、甘、淡者地之陽，酸、苦、鹹者地之陰；地有陰陽，金、木、水、火、土，生、長、化、收、藏下應之。氣味薄者，輕清成象，本乎天者親上也；氣味厚者，重濁成形，本乎地者親下也。【好古曰】本草之味有五，氣有四。然一味之中有四氣，如辛味則石膏寒，桂、附熱，半夏温，薄荷凉之類是也。夫氣者天也，温熱天之陽，寒凉天之陰。陽則升，陰則降。味者地也，辛、甘、淡地之陽，酸、苦、鹹地之陰。陽則浮，陰則沉。有使氣者，使味者，氣味俱使者，先使氣而後使味者，先使味而後使氣者。有一物一味者，一物三味者；一物一氣者，一物二氣者。或生熟異氣味，或根苗異氣味。或温多而成熱，或凉多而成寒，或寒熱各半而成温。或熱者多，寒者少，寒不爲之寒；或寒者多，熱者少，熱不爲之熱，不可一途而取也。或寒熱各半，晝服則從熱之屬而升，夜服則從寒之屬而降。或晴則從熱，陰則從寒。變化不一如此，况四時六位不同，五運六氣各異，可以輕用爲哉。

六節臟象論云：天食人以五氣，地食人以五味。五氣入鼻，藏於心肺，上使五色修明，音聲能彰。五味入口，藏于腸胃。味有所藏，以養五氣。氣和而生，津液相成，神乃自生。又曰：形不足者，温之以氣；精不足者，補之以味。【王冰曰】五氣者，

〔一〕土：原作「上」。今據證類卷一引衍義序例改。

臊氣湊肝，焦氣湊心，香氣湊脾，腥氣湊肺，腐氣湊腎也。心榮色，肺主音，故氣藏于心〔一〕肺而明色彰聲也。氣爲水之母，故味藏于腸胃而養五氣。【孫思邈曰】精以食氣，氣養精以榮色；形以食味，味養形以生力。精順五氣以靈，形受五味以成。若食氣相反則傷精，食味不調則損形。是以聖人先用食禁以存生，後制藥物以防命。氣味温補，以存精形。

五味宜忌

岐伯曰：木生酸，火生苦，土生甘，金生辛，水生鹹。辛散，酸收，甘緩，苦堅，鹹耎。毒藥攻邪，五穀爲養，五果爲助，五畜爲益，五菜爲充，氣味〔二〕合而服之，以補精益氣。此五味各有所利，四時五臟，病隨所宜也。又曰：陰之所生，本在五味；陰之五宮，傷在五味。骨正筋柔，氣血以流，腠理以密，骨氣以清，長有天命。又曰：聖人春夏養陽，秋冬養陰，以從其根，二氣常存。春食凉，夏食寒，以養陽；秋食温，冬食熱，以養陰。

五欲。肝欲酸，心欲苦，脾欲甘，肺欲辛，腎欲鹹，此五味合五臟之氣也。

五宜。青色宜酸，肝病宜食麻、犬、李、韭。赤色宜苦，心病宜食麥、羊、杏、薤。黄色宜甘，脾病宜食粳、牛、棗、葵。白色宜辛，肺病宜食黄黍、雞、桃、葱。黑色宜鹹，腎病宜食大豆黄卷、猪、栗、藿。

五禁。肝病禁辛，宜食甘，粳、牛、棗、葵。心病禁鹹，宜食酸，麻、犬、李、韭。脾病禁酸，宜食鹹，大豆、豕、栗、藿。肺病禁苦，宜食麥、羊、杏、薤。腎病禁甘，宜食辛，黄黍、雞、桃、葱。【思邈曰】春宜省酸增甘以養脾，夏宜省苦增辛以養肺，秋宜省辛增酸以養肝，冬宜省鹹增苦以養心，四季宜省甘增鹹以養腎。【時珍曰】五欲者，五味入胃，喜歸本臟，有餘之病，宜本味以通之。五禁者，五臟不足之病，畏其所勝，而宜其所不勝也。

五走。酸走筋，筋病毋多食酸，多食令人癃。酸氣濇收，胞得酸而縮卷，故水道不通也。苦走骨，骨病毋多食苦，多食令人變嘔。苦入下脘，三焦皆閉，故變嘔也。甘走肉，肉病毋多食甘，多食令人悗心。甘氣柔潤，胃柔則緩，緩則蟲動，故悗心也。辛走氣，氣病毋多食辛，多食令人洞心。辛走上焦，與氣俱行，久留心下，故洞〔三〕心也。鹹走血，血病毋多食鹹，多食令人渴。血與鹹相得則凝，凝〔四〕則胃汁注之，故咽路焦而舌本乾。○九鍼論作：鹹走骨，骨病毋多食鹹。

〔一〕心：原脱。今據素問六節藏象論王冰注補。

〔二〕味：原脱。今據素問藏氣法時論補。

〔三〕洞：原作「同」。今據靈樞五味論改。

〔四〕凝：原脱。今據補同上。

苦走血，血病毋多食苦。

五傷。酸傷筋，辛勝酸。苦傷氣，鹹勝苦。甘傷肉，酸勝甘。辛傷皮毛，苦勝辛。鹹傷血，甘勝鹹。

五過。味過于酸，肝氣以津，脾氣乃絶，肉胝傷〔一〕䐢而脣揭。味過于苦，脾氣不濡，胃氣乃厚，皮稿而毛拔。味過于甘，心氣喘滿，色黑，腎氣不平，骨痛而髮落。味過于辛，筋脉沮絶，精神乃失，筋急而爪枯。味過于鹹，大骨氣勞，短肌〔二〕，心氣抑，脉凝澀而變色。【時珍曰】五走五傷者，本臟之味自傷也，即陰之五宫，傷在五味也。五過者，本臟之味伐其所勝也，即臟氣偏勝也。

五味偏勝

岐伯曰：五味入胃，各歸所喜。酸先入肝，苦先入心，甘先入脾，辛先入肺，鹹先入腎。久而增氣，物化之常。氣增而久，夭之由也。【王冰曰】入肝爲温，入心爲熱，入肺爲清，入腎爲寒，入脾爲至陰而四氣兼之，皆爲增其味而益其氣。故各從本臟之氣，久則從化。故久服黄連、苦參反熱，從苦化也。餘味倣此。氣增不已，則臟氣偏勝，必有偏絶。臟有偏絶，必有暴夭。是以藥不具五味，不備四氣，而久服之，雖暫獲勝，久必致夭。故絶粒服餌者不暴亡，無五味資助也。【杲曰】一陰一陽之謂道，偏陰偏陽之謂疾。陽劑剛勝，積若燎原，爲消狂癰疽之屬，則天癸竭而榮涸。陰劑柔勝，積若凝冰〔三〕，爲洞泄寒中之病，則真火微而衛散。故大寒大熱之藥，當從權用之，氣平而止。有所偏助，令人臟氣不平，夭之由也。

標本陰陽

李杲曰：夫治病者，當知標本。以身論之，外爲標，内爲本，陽爲標，陰爲本。故六腑屬陽爲標，五臟屬陰爲本。臟腑在内爲本，十二經絡在外爲標。而臟腑、陰陽、氣血、經絡又各有標本焉。以病論之，先受爲本，後傳爲標。故百病必先治其本，後治其標。否則邪氣滋甚，其病益蓄。縱先生輕病，後生重病，亦先治其輕，後治其重，則邪氣乃伏。有中滿及病大小便不利，則無問先後標本，必先治滿及大小便，爲其急也。故曰，緩則治其本，急則治其標。又從前來者爲實邪，後來者爲虚邪。實則瀉其子，虚則補其母。假如肝受心火，爲前來實邪，當於肝經刺榮穴以瀉心火，爲先治

〔一〕傷：素問五藏生成篇無此字，疑衍。
〔二〕肌：原脱。今據素問生氣通天論補。
〔三〕冰：原作「水」。今據圣濟經卷二精神内守章改。

其本。於心經刺滎穴以瀉心火，爲後治其標。用藥則入肝之藥爲引，用瀉心之藥爲君。經云「本而標之，先治其本，後治其標」是也。又如肝受腎水爲虛邪，當於腎經刺井穴以補肝木，爲先治其標。後于肝經刺合穴以瀉腎水，爲後治其本。用藥則入腎之藥爲引，補肝之藥爲君。經云「標而本之，先治其標，後治其本」是也。

升降浮沉

李杲曰：藥有升降浮沉化，生長收藏成，以配四時。春升夏浮，秋收冬藏，土居中化。是以味薄者升而生，氣薄者降而收，氣厚者浮而長，味厚者沉而藏，氣味平者化而成。但言補之以辛、甘、温、熱及氣味之薄者，即助春夏之升浮，便是瀉秋冬收藏之藥也。在人之身，肝心是矣。但言補之以酸、苦、鹹、寒及氣味之厚者，即助秋冬之降沉，便是瀉春夏生長之藥也。在人之身，肺腎是矣。淡味之藥，滲即爲升，泄即爲降，佐使諸藥者也。用藥者，循此則生，逆此則死，縱令不死，亦危困矣。○王好古曰：升而使之降，須知抑也；沉而使之浮，須知載也。辛，散也，而行之也横；甘，發也，而行之也上；苦，泄也，而行之也下。酸，收也，其性縮；鹹，耎也，其性舒。其不同如此。鼓掌成聲，沃火成沸，二物相合，象在其間矣。五味相制，四氣相和，其變可輕用哉。本草不言淡味、凉氣，亦缺文也。

味薄者升：甘平、辛平、辛微温、微苦平之藥是也。

氣薄者降：甘寒、甘凉、甘淡寒凉、酸温、酸平、鹹平之藥是也。

氣厚者浮：甘熱、辛熱之藥是也。

味厚者沉：苦寒、鹹寒之藥是也。

氣味平者，兼四氣四味：甘平、甘温、甘凉、甘辛平、甘微苦平之藥是也。

李時珍曰：酸鹹無升，甘辛無降。寒無浮，熱無沉，其性然也。而升者引之以鹹寒，則沉而直達下焦。沉者引之以酒，則浮而上至顛頂。此非窺天地之奥而達造化之權者，不能至此。一物之中，有根升稍降，生升熟降，是升降在物亦在人也。

四時用藥例

李時珍曰：經云：必先歲氣，毋伐天和。又曰：升降浮沉則順之，寒熱温凉則逆之。故春月宜加辛温之藥，薄荷、荆芥之類，以順春升之氣。夏月宜加辛熱之藥，香薷、生薑之類，以順夏浮之氣。長夏宜加甘苦辛温之藥，人參、白术、蒼术、黄蘗之類，以順化成之氣。秋月宜加酸温之藥，芍藥、烏梅之類，以順秋降之氣。冬月宜加苦寒之藥，黄芩、知母之類，以順冬沉之氣。所謂順時氣而養天和也。經又云：春省酸增甘以養脾氣，夏省苦增辛以養肺氣，長夏省甘增鹹以養腎氣，秋省辛增酸以養肝[一]氣，冬省鹹增苦以養心[二]氣。此則既不伐天和，而又防其太過，所以體天地之大德也。昧者捨本從標，春用辛凉以伐木，夏用鹹寒以抑火，秋用苦温以泄金，冬用辛熱以涸水，謂之時藥，殊背素問逆順之理。以夏月伏陰，冬月伏陽，推之可知矣。雖然月有四時，日有四時，或春得秋病，夏得冬病，神而明之，機而行之，變通權宜，又不可泥一也。○王好古曰：四時總以芍藥爲脾劑，蒼术爲胃劑，柴胡爲時劑。十一臟皆取决于少陽，爲發生之始故也。凡用純寒純熱之藥，及寒熱相雜，並宜用甘草以調和之，惟中滿者禁用甘爾。

五運六淫用藥式

厥陰司天，巳亥年。風淫所勝，平以辛凉，佐以苦甘，以甘緩之，以酸瀉之。王注云：厥陰氣未爲盛熱，故以凉藥平之。○清反勝之，治以酸温，佐以甘苦。

少陰司天，子午年。熱淫所勝，平以鹹寒，佐以苦甘，以酸收之。○寒反勝之，治以甘温，佐以苦酸辛。

太陰司天，丑未年。濕淫所勝，平以苦熱，佐以酸辛，以苦燥之，以淡泄之。○濕上甚而熱，治以苦温，佐以甘辛，以汗爲故。身半以上，濕氣有餘，火氣復鬱，則宜解表流汗而祛之也。○熱反勝之，治以苦寒，佐以苦酸。

少陽司天，寅申[三]年。火淫所勝，平以酸冷，佐以苦甘，以酸收之，以苦發之，以酸復之。熱氣已退時發動者，是爲心虚。氣散不斂，以酸收之，仍兼寒助，乃能除根。熱見太甚，則以苦發之。汗已便凉，是邪氣盡。汗已猶熱，是邪未盡，則以酸收之。已汗又熱，又汗復熱，是臟虚也，則補其心可也。○寒反勝之，治以甘熱，佐以苦辛。

陽明司天，卯酉年。燥淫所勝，平以苦温，佐以酸辛，以苦下之。制燥之法以苦温。宜下必以苦，宜補必以酸，宜瀉必以辛。○熱反勝之，

〔一〕肝：原作「肺」。今據千金方卷二十六食治方改。
〔二〕心：原作「腎」。今據改同上。
〔三〕寅申：原作「子午」。今據素問至真要大論改。

治以辛寒，佐以苦甘。

太陽司天，辰戌年。寒淫所勝，平以辛熱，佐以甘苦，以鹹寫之。○熱反勝之，治以鹹冷，佐以苦辛。

厥陰在泉，寅申年。風淫于内，治以辛凉，佐以苦，以甘緩之，以辛散之。風喜温而惡清，故以辛凉勝之，佐〔一〕以苦，隨所利也。木苦急，以甘緩之。木苦抑，以辛散之。○清反勝之，治以酸温，佐以苦甘，以辛平之。

少陰在泉，卯酉年。熱淫于内，治以鹹寒，佐以甘苦，以酸收之，以苦發之。熱性惡寒，故以鹹寒。熱甚于表，以苦發之。不盡，復寒制之。寒制不盡，復苦發之，以酸收之。甚者再方，微者一方，可使必已。時發時止，亦以酸收之。○寒反勝之，治以甘熱，佐以苦辛，以鹹平之。

太陰在泉，辰戌年。濕淫于内，治以苦熱，佐以酸淡，以苦燥之，以淡泄之。濕與燥反，故以苦熱，佐以酸淡，利竅也。○熱反勝之，治以苦冷，佐以鹹甘，以苦平之。

少陽在泉，巳亥年。火淫于内，治以鹹冷，佐以苦辛，以酸收之，以苦發之。火氣大行于心腹，鹹性柔耎以制之，以酸收其散氣。大法須汗者，以辛佐之。○寒反勝之，治以甘熱，佐以辛苦，以鹹平之。

陽明在泉，子午年。燥淫于内，治以苦温，佐以〔二〕甘辛，以苦下之。温利凉性，故以苦下之。○熱反勝之，治以辛寒，佐以苦甘，以酸平之，以和爲利。

太陽在泉，丑未年。寒淫于内，治以甘熱，佐以苦辛，以鹹瀉之，以辛潤之，以苦堅之。以熱治寒，是爲摧勝，折其氣也。○熱反勝之，治以鹹冷，佐以甘辛，以苦平之。

李時珍曰：司天主上半年，天氣司之，故六淫謂之所勝，上淫于下也，故曰平之。在泉主下半年，地氣司之，故六淫謂之于内，外淫于内也，故曰治之。當其時而反得勝己之氣者，謂之反勝。六氣之勝，何以徵之？燥甚則地乾，暑勝則地熱，風勝則地動，濕勝則地泥，寒勝則地裂，火勝則地涸是也。其六氣勝復主客、證治、病機甚詳，見素問至真要大論，文多不載。

〔一〕佐：原脱。今據素問至真要大論王冰注補。

〔二〕苦温佐以：原脱。今據素問至真要大論補。

六腑六臟用藥氣味補瀉

肝膽　温補涼瀉，辛補酸瀉。　心小腸　熱補寒瀉，鹹補甘瀉。

肺大腸　涼補温瀉，酸補辛瀉。　腎膀胱　寒補熱瀉，苦補鹹瀉。

脾胃　温熱補，寒涼瀉，各從其宜。甘補苦瀉。　三焦命門　同心。

張元素曰：五臟更相平也。一臟不平，所勝平之。故云：安穀則昌，絶穀則亡。水去則營散，穀消則衛亡。神無所居。故血不可不養，衛不可不温。血温氣和，營衛乃行，常有天命。

五臟五味補瀉

肝：苦急，急食甘以緩之，甘草。以酸瀉之，赤芍藥。實則瀉子。甘草。

欲散，急食辛以散之，川芎。以辛補之，細辛。虚則補母。地黄、黄檗。

心：苦緩，急食酸以收之，五味子。以甘瀉之，甘草、參、芪。實則瀉子。甘草。

欲耎，急食鹹以耎之，芒消。以鹹補之，澤瀉。虚則補母。生薑。

脾：苦濕，急食苦以燥之，白术。以苦瀉之，黄連。實則瀉子。桑白皮。

欲緩，急食甘以緩之，炙甘草。以甘補之，人參。虚則補母。炒鹽。

肺：苦氣逆，急食苦以泄之，訶子。以辛瀉之，桑白皮。實則瀉子。澤瀉。

欲收，急食酸以收之，白芍藥。以酸補之，五味子。虚則補母。五味子。

腎：苦燥，急食辛以潤之，黄檗、知母。以鹹瀉之，澤瀉。實則瀉子。芍藥。

欲堅，急食苦以堅之，知母。以苦補之，黄檗。虚則補母。五味子。

張元素曰：凡藥之五味，隨五臟所入而爲補瀉，亦不過因其性而調之。酸入肝，苦入心，甘入脾，辛入肺〔一〕，鹹入腎。辛主散，酸主收，甘主緩，苦主堅，鹹主耎。辛能散結潤燥，致津液，通氣。酸能收緩斂散。甘能緩急調中。苦能燥濕堅耎。

〔一〕肺：原作「腑」。今據素問宣明五氣篇改。

鹹能耎堅。淡能利竅。○李時珍曰：甘緩、酸收、苦燥、辛散、鹹耎、淡滲，五味之本性，一定而不變者也。其或補或瀉，則因五臟四時而迭相施用者也。溫、凉、寒、熱，四氣之本性也，其于五臟補瀉亦迭相施用也。此特潔古張氏因素問飲食補瀉之義，舉數藥以爲例耳，學者宜因意而充之。

臟腑虛實標本用藥式

肝：藏血[一]，屬木，膽火寄于中。主血，主目，主筋，主呼，主怒。

本病：諸風眩運，僵仆强直，驚癇，兩脇腫痛，胸肋滿痛，嘔血，小腹疝痛痃瘕，女人經病。

標病：寒熱瘧，頭痛吐涎，目赤面青，多怒，耳閉頰腫，筋攣卵縮，丈夫㿗疝，女人少腹腫痛陰病。

【有餘瀉之】

瀉子。甘草。

行氣。香附、芎藭、瞿麥、牽牛、青橘皮。

行血。紅花、鼈甲、桃仁、莪蒁、京三棱、穿山甲、大黄、水蛭、虻蟲、蘇木、牡丹皮。

鎮驚。雄黄、金薄、鐵落、真珠、代赭石、夜明砂、胡粉、銀薄、鉛丹、龍骨、石决明。

搜風。羌活、荆芥、薄荷、槐子、蔓荆子、白花蛇、獨活、防風、皁莢、烏頭、白附子、僵蠶、蟬蜕。

【不足補之】

補母。枸杞、杜仲、狗脊、熟地黄、苦參、萆薢、阿膠、兔絲子。

補血。當歸、牛膝、續斷、白芍藥、血竭、没藥、芎藭。

補氣。天麻、柏子仁、白术、菊花、細辛、密蒙花、决明、穀精草、生薑。

【本熱寒之】

瀉木。芍藥、烏梅、澤瀉。

〔一〕血：此下四臟所藏多與素問宣明五氣篇「五臟所藏」合，據此肝之所藏當爲「魂」。然肝藏血亦通。

瀉火。黄連、龍膽草、黄芩、苦茶、猪膽。

攻裏。大黄。

【標熱發之】

和解。柴胡、半夏。

解肌。桂枝、麻黄。

心：藏神，爲君火，包絡爲相火，代君行令。主血，主言，主汗，主笑。

本病：諸熱瞀瘛，驚惑譫妄煩亂，啼笑駡詈，怔忡健忘，自汗，諸痛痒瘡瘍。

標病：肌熱，畏寒戰慄，舌不能言，面赤目黄，手心煩熱，胸脇滿痛，引腰背肩胛肘臂。

【火實瀉之】

瀉子。黄連、大黄。

氣。甘草、人參、赤伏苓、木通、黄蘗。

血。丹參、牡丹、生地黄、玄參。

鎮驚。朱砂、牛黄、紫[一]石英。

【神虚補之】

補母。細辛、烏梅、酸棗仁、生薑、陳皮。

氣。桂心、澤瀉、白伏苓、伏神、遠志、石菖蒲。

血。當歸、乳香、熟地黄、没藥。

【本熱寒之】

瀉火。黄芩、竹葉、麥門冬、芒消、炒鹽。

涼血。地黄、巵子、天竺黄。

〔一〕紫：原作「柴」。無「柴石英」之藥名。今據卷八紫石英改。

【標熱發之】

散火。甘草、獨活、麻黄、柴胡、龍腦。

脾：藏智[一]，屬土，爲萬物之母。主營衛，主味，主肌肉，主四肢。

本病：諸濕腫脹，痞滿噫氣，大小便閉，黄疸痰飲，吐瀉霍亂，心腹痛，飲食不化。

標病：身體胕腫，重困嗜卧，四肢不舉，舌本强痛，足大趾不用，九竅不通。諸痓項强。

【土實瀉之】

瀉子。訶子、防風、桑白皮、葶藶。

吐。豆豉、巵子、蘿蔔子、常山、瓜蒂、鬱金、虀汁、藜蘆、苦參、赤小豆、鹽湯、苦茶。

下。大黄、芒消、青礞石、大戟、甘遂、續隨子、芫花。

【土虚補之】

補母。桂心、伏苓。

氣。人參、黄芪、升麻、葛根、甘草、陳橘皮、藿香、葳蕤、縮砂仁、木香、扁豆。

血。白术、蒼术、白芍藥、膠飴、大棗、乾薑、木瓜、烏梅、蜂蜜。

【本濕除之】

燥中宫。白术、蒼术、橘皮、半夏、吴茱萸、南星、草豆蔻、白芥子。

潔淨府。木通、赤伏苓、猪苓、藿香[二]。

【標濕滲之】

開鬼門。葛根、蒼术、麻黄、獨活。

肺：藏魄，屬金，總攝一身元氣。主聞，主哭，主皮毛。

〔一〕智：素問宣明五氣篇作「意」。

〔二〕藿香：原作「香藿」。今據江西本乙正。

本病：諸氣膹鬱，諸痿喘嘔，氣短，欬嗽上逆，欬唾膿血，不得卧，小便數而欠，遺失不禁。

標病：洒淅寒熱，傷風自汗，肩背痛冷，臑臂前廉痛。

【氣實瀉之】

瀉子。澤瀉、葶藶、桑白皮、地骨皮。

除濕。半夏、白礬、白伏苓、薏苡仁、木瓜、橘皮。

瀉火。粳米、石膏、寒水石、知母、訶子。

通滯。枳殼、薄荷、乾生薑、木香、厚朴、杏仁、皂莢、桔梗、紫蘇梗。

【氣虚補之】

補母。甘草、人參、升麻、黄芪、山藥。

潤燥。蛤蚧、阿膠、麥門冬、貝母、百合、天花粉、天〔一〕門冬。

斂肺。烏梅、粟殼、五味子、芍藥、五倍子。

【本熱清之】

清金。黄芩、知母、麥門冬、巵子、沙參、紫苑、天門冬。

【本寒温之】

温肺。丁香、藿香、款冬花、檀香、白豆蔻、益智、縮砂、糯米、百部。

【標寒散之】

解表。麻黄、葱白、紫蘇。

腎：藏志，屬水，爲天一之源。主聽，主骨，主二陰。

本病：諸寒厥逆，骨痿腰痛，腰冷如冰，足胻腫寒，少腹滿急，疝瘕，大便閉泄，吐利腥穢，水液澄徹清冷不禁，消渴引飲。

〔一〕天：原作「人」。今從江西本改。

標病：發熱不惡熱，頭眩頭痛，咽痛舌燥，脊股後廉痛。

【水强瀉之】

瀉子。大戟、牽牛。

瀉腑。澤瀉、猪苓、車前子、防己、伏苓。

【水弱補之】

補母。人參、山藥。

氣。知母、玄參、補骨脂、砂仁、苦參。

血。黄蘗、枸杞、熟地黄、瑣陽、肉蓯蓉、山茱萸、阿膠、五味子。

【本熱攻之】

下。傷寒少陰證，口燥咽乾，大承氣湯。

【本寒温之】

温裏。附子、乾薑、官桂、蜀椒、白术。

【標寒解之】

解表。麻黄、細辛、獨活、桂枝。

【標熱凉之】

清熱。玄參、連翹、甘草、猪膚。

命門：爲相火之原，天地之始，藏精生血。降則爲漏，升則爲鈆。主三焦元氣。

本病：前後癃閉，氣逆裏急，疝痛奔豚，消渴膏淋，精漏精寒，赤白濁，溺血，崩中帶漏。

【火强瀉之】

瀉相火。黄蘗、知母、牡丹皮、地骨皮、生地黄、伏苓、玄參、寒水石。

【火弱補之】

益陽。附子、肉桂、益智子、破故紙、沉香、川烏頭、硫黄、天雄、烏藥、陽起石、舶茴香、胡桃、巴戟天、丹砂、當歸、蛤蚧、覆盆。

【精脱固之】

澀滑。牡蠣、芡實、金櫻子、五味子、遠志、山茱萸、蛤粉、五味。

三焦：爲相火之用，分布命門元氣，主升降出入，遊行天地之間，總領五臟六腑、營衛經絡、内外上下左右之氣，號中清之府。上主納，中主化，下主出。

本病：諸熱瞀瘛，暴病、暴死、暴瘖，躁擾狂越，譫妄驚駭，諸血溢血泄，諸氣逆衝上，諸瘡瘍痘疹瘤核。

上熱則喘滿，諸嘔吐酸，胸痞脇痛，食飲不消，頭上出汗。

中熱則善飢而瘦，解㑊中滿，諸脹腹大，諸病有聲，鼓之如鼓，上下關格不通，霍亂吐利。

下熱則暴注下迫，水液渾濁，下部腫滿，小便淋瀝或不通，大便閉結下痢。

上寒則吐飲食痰水，胸痹，前後引痛，食已還出。

中寒則飲食不化，寒脹，反胃吐水，濕瀉不渴。

下寒則二便不禁，臍腹冷，疝痛。

標病：惡寒戰慄，如喪神守，耳鳴耳聾，嗌腫喉痺，諸病胕腫，疼酸驚駭，手小指、次指不用。

【實火瀉之】

汗。麻黄、柴胡、葛根、荆芥、升麻、薄荷、羌活、石膏。

吐。瓜蒂、滄鹽、虀汁。

下。大黄、芒消。

【虚火補之】

上。人參、天雄、桂心。

中。人參、黄芪、丁香、木香、草果。

下。附子、桂心、硫黄、人參、沉香、烏藥、破故紙。

【本熱寒之】

上。黄芩、連翹、巵子、知母、玄參、石膏、生地黄。

中。黄連、連翹、生芐、石膏。

下。黄蘗、知母、生芐、石膏、牡丹、地骨皮。

【標熱散之】

解表。柴胡、細辛、荆芥、羌活、葛根、石膏。

膽：屬木，爲少陽相火，發生萬物，爲決斷之官，十一臟之主。主同肝。

本病：口苦，嘔苦汁，善太息，澹澹如人將捕狀，目昏不眠。

標病：寒熱往來，痁瘧，胸脇痛，頭額痛，耳痛鳴聾，瘰癧結核馬刀，足小指、次指不用。

【實火瀉之】

瀉膽。龍膽、牛膽、猪膽、生蕤仁、生酸棗仁、黄連、苦茶。

【虚火補之】

温膽。人參、細辛、半夏、炒蕤仁、炒酸棗仁、當歸、地黄。

【本熱平之】

降火。黄芩、黄連、芍藥、連翹、甘草。

鎮驚。黑鉛、水銀。

【標熱和之】

和解。柴胡、芍藥、黄芩、半夏、甘草。

胃：屬土，主容受，爲水穀之海。主同脾。

本病：噎膈反胃，中滿腫脹，嘔吐瀉痢，霍亂腹痛，消中善飢，不消食，傷飲食，胃管當心痛，支兩脇。

標病：發熱蒸蒸，身前熱，身前寒，發狂譫語，咽痺，上齒痛，口眼喎斜，鼻痛鼽衄，赤齄。

【胃實瀉之】

濕熱。大黄、芒消。

飲食。巴豆、神麴、山查、阿魏、硇砂、鬱金、三稜、輕粉。

【胃虚補之】

濕熱。蒼术、白术、半夏、伏苓、橘皮、生薑。

寒濕。乾薑、附子、草果、官桂、丁香、肉豆蔻、人參、黄芪。

【本熱寒之】

降火。石膏、地黄、犀角、黄連。

【標熱解之】

解肌。升麻、葛根、豆豉。

大腸：屬金，主變化，爲傳送之官。

本病：大便閉結，泄痢下血，裹急後重，疽痔脱肛，腸鳴而痛。

標病：齒痛喉痺，頸腫口乾，咽中如核，鼽衄目黄，手大指、次指痛，宿食，發熱寒慄。

【腸實瀉之】

熱。大黄、芒消、桃花、牽牛、巴豆、郁李仁、石膏。

氣。枳殼、木香、橘皮、檳榔。

【腸虚補之】

氣。皂莢。

燥。桃仁、麻仁、杏仁、地黄、乳香、松子、當歸、肉蓯蓉。

濕。白术、蒼术、半夏、硫黄。

陷。升麻、葛根。

脱。龍骨、白堊、訶子、粟殼、烏梅、白礬、赤石脂、禹餘粮、石榴皮。

【本熱寒之】

清熱。秦艽、槐角、地黄、黄芩。

【本寒温之】

温裏。乾薑、附子、肉豆蔻。

【標熱散之】

解肌。石膏、白芷、升麻、葛根。

小腸：主分泌水穀，爲受盛之官。

本病：大便水穀利，小便短，小便閉，小便血，小便自利，大便後血，小腸氣痛，宿食，夜熱旦止。

標病：身熱惡寒，嗌痛頷腫，口糜耳聾。

【實熱瀉之】

氣。木通、猪苓、滑石、瞿麥、澤瀉、燈草。

血。地黄、蒲黄、赤伏苓、巵子、牡丹皮。

【虚寒補之】

氣。白朮、楝實、茴香、砂仁、神麴、扁豆。

血。桂心、玄胡索。

【本熱寒之】

降火。黄蘗、黄芩、黄連、連翹、巵子。

【標熱散之】

解肌。藁本、羌活、防風、蔓荆。

膀胱：主津液，爲胞之府，氣化乃能出，號州都之官，諸病皆干之。

本病：小便淋瀝，或短數，或黄赤，或白，或遺失，或氣痛。

標病：發熱惡寒，頭痛，腰脊强，鼻窒，足小指不用。

【實熱瀉之】

泄火。滑石、猪苓、澤瀉、伏苓。

【下虚補之】

熱。黄蘗、知母。

寒。桔梗、升麻、益智、烏藥、山茱萸。

【本熱利之】

降火。地黄、巵子、因蔯、黄蘗、牡丹皮、地骨皮。

【標寒發之】

發表。麻黄、桂枝、羌活、蒼术、防己、黄芪、木賊。

引經報使潔古珍珠囊

手少陰心。黄連、細辛。

足少陰腎。獨活、桂、知母、細辛。

手太陰肺。桔梗、升麻、葱白、白芷。

足太陰脾。升麻、蒼术、葛根、白芍藥。

手厥陰心主。柴胡、牡丹皮。

足厥陰肝。青皮、吴茱萸、川芎、柴胡。

手太陽小腸。藁本、黄蘗。

足太陽膀胱。羌活。

手陽明大腸。白芷、升麻、石膏。

足陽明胃。白芷、升麻、石膏、葛根。

足〔一〕少陽膽。柴胡、青皮

手〔二〕少陽三焦。連翹、柴胡。上地骨皮、中青皮、下附子。

〔一〕足：原作「手」。今據潔古老人珍珠囊通經以爲使改。

〔二〕手：原作「足」。今據改同上，與下文分上、中、下合。

本草綱目第二卷目録

序例下

本草綱目第二卷

序例下

藥名同異

【五物同名】獨摇草羌活、鬼臼、鬼督郵、天麻、薇蘅。

【四物同名】堇堇菜、蒴藋、烏頭、石龍芮。

鬼目白英、羊蹄、紫葳、鹿目。

白藥桔梗、白藥子、栝樓、會州白藥。

【三物同名】美草甘草、旋花、山薑。

蜜香木香、多香木、沉香。

王[一]孫黃芪、猢猻、牡蒙。

虎鬚款冬花、沙參、燈心草。

羊乳羜羊乳、沙參、枸杞。

狗骨犬骨、鬼箭、猫兒刺木。

木蓮木饅頭、木蘭、木芙蓉。

守田半夏、菵草、狼尾草。

黃牙金、流黃、金牙石。

牛舌牛之舌、車前、羊蹄。

苦菜貝母、龍葵、苦苣、敗醬。

紅豆赤小豆、紅豆蔻、相思子、海紅豆。

豚耳猪耳、菘菜、馬齒莧、車前。

山薑美草、蒼朮、杜若。

女萎萎蕤、蔓楚、紫葳。

百枝萆薢、防風、狗脊。

鹿腸敗醬、玄參、斑龍腸。

豕首猪頭、蠡實、天門冬。

苦蘵敗醬、苦參、酸漿草。

白幕天雄、白英、白薇。

水玉半夏、玻瓈、水精石。

石花璚枝菜、烏韭、鍾乳石汁。

虎膏虎脂、稀薟、天南星。

鬼督郵徐長卿、赤箭、獨摇草。

接骨草山蒴藋、續斷、攣倒甑。

解毒子苦藥子、鬼臼、山豆根。

山石榴金罌子、小蘗、杜鵑花。

仙人杖枸杞、仙人草、立死竹。

立制石理石、礜石、石膽。

芑地黃、薏苡、白黍。

淡竹葉水竹葉、碎骨子、鴨跖草。

酸漿米漿水、燈籠草、三葉酸草。

〔一〕王：原作「土」。今據卷十二王孫「釋名」改。

石龍蜥蜴、葒草、絡石。

【二物同名】

知母蝭母、沙參。

薺苨桔梗、杏葉沙參。

仙茅長松、婆羅門參。

墻蘼蛇牀、營實。

牡蒙紫參、王〔一〕孫。

杜蘅杜若、馬蹄香。

漏蘆飛廉、鬼油麻。

白及連及、黃精。

黃昏合歡、王孫。

雷丸竹苓、菟葵。

苦薏野菊、蓮子心。

伏兔飛廉、伏苓。

火杴茺蔚、豨薟。

忍冬金銀藤、麥門冬。

旱蓮鱧腸、連翹。

大蓼葒草、馬蓼。

淫羊藿仙靈脾、天門冬。

地精人參、何首烏。

神草人參、赤箭。

水香蘭草、澤蘭。

香草蘭草、零陵草。

香菜香薷、羅勒。

香蘇爵牀、水蘇。

蘭根蘭草、白茅。

蕑根蘭草、防風。

夜合合歡、何首烏。

馬薊术、大薊。

烏韭石髮、麥門冬。

草蒿青蒿、青葙子。

露葵葵菜、蓴。

香茅鼠麴草、茅香〔二〕。

石髮烏韭、陟釐。

石衣烏韭、陟釐。

木蜜大棗、蜜香、枳椇。

黃芝芝草、黃精。

龍銜蛇含、黃精。

芰草黃芪、菱。

兒草知母、芫花。

逐馬玄參、丹參。

地筋白茅根、菅茅根。

鼠姑牡丹、鼠婦蟲。

地血紫草、茜草。

藥實貝母、黃藥子。

戴椹黃芪、旋覆花。

龍珠赤珠、石龍芻。

地葵蒼耳、地膚子。

黃蒿鼠麴、黃花蒿。

益明茺蔚、地膚。

麗春罌粟、仙女蒿。

蘭華蘭草、連翹。

鬼鍼鬼釵草、鬼齒爛竹。

石蜜乳糖、櫻桃、蜂蜜。

黑三稜京三稜、烏芋。

金釵股釵子股、忍冬藤。

長生草羌活、紅茂草。

千兩金淫羊藿、續隨子。

百兩金牡丹、百兩金草。

都梁香蘭草、澤蘭。

孩兒菊蘭草、澤蘭。

木芍藥牡丹、赤芍藥。

夏枯草乃東草、茺蔚。

甘露子地蠶、甘蕉子。

不死草卷柏、麥門冬。

紫河車蚤休、人胞衣。

馬肝石何首烏、烏鬚石。

千金藤解毒之草、陳思岌。

仙人掌草〔三〕、射干。

羊婆奶沙參、蘿藦子。

血見愁茜草、地〔四〕錦。

〔一〕王：原作「土」。今據卷十二紫參「釋名」改。

〔二〕茅香：原脫。卷十三白茅「集解」下：「香茅一名菁茅一名瓊茅」。又卷十四茅香，時珍曰：「此即香茅也」。今據後者補「茅香」。

〔三〕草：此即「仙人掌草」省略前名也。

〔四〕地：原作「也」。今據卷二十地錦「釋名」改。

山葱茖葱、藜蘆。
鹿葱萱草、藜蘆。
扁竹扁蓄、射干。
通草木通、通脱木。
羊腸羊之腸、羊桃。
白昌商陸、水菖蒲。
龍鬚席草、海菜。
象膽象之膽、蘆薈。
馬尾馬之尾、商陸。
鴉臼烏柏木、鵁鳩鳥。
鹿藿野緑豆、葛苗。
景天慎火草、螢火蟲。
王瓜土瓜、菝葜。
黄瓜胡瓜、栝樓。
金罌金櫻子、安石榴。
木綿古貝、杜仲。
獐頭獐首、土菌。

地椒野小椒、水楊梅。
地節葳蕤、枸杞。
莞草白芷、茵芋。
天豆雲實、石龍芮。
白草白斂、白英。
臭草雲實、茺蔚。
水萍浮萍、慈姑。
水葵水莕、蓴。
水芝芡實、冬瓜。
天葵兔葵、落葵。
水花浮萍、浮石。
山芋山藥、旱芋。
石南風藥、南藤。
胡菜胡荽、芸薹。
胡豆蠶豆、豌豆。
水栗芰實、萍蓬草根。
獨摇白楊、扶移。

斑杖虎杖、攀倒甑。
芒草芭茅、莽草。
妓女萱草、地膚苗。
重臺蚤休、玄參。
更生菊、雀翹〔一〕。
蛇〔二〕菵草、赤地利。
林蘭石斛、木蘭。
杜蘭石斛、木蘭。
屏風防風、水莕。
赤葛何首烏、烏斂苺〔三〕。
酸母酸模、酢漿草。
鬼蓋人參、地菌。
蘿摩雀瓢、百合〔四〕。
甜藤甘藤、忍冬。
杭子山查、楊梅。
陽桃獼猴桃、五斂子。
菥蓂大薺、白棘。

鷄腸草蘩縷之類、鵝不食草。
鳳尾草金星草、貫衆。
紫金牛草，根似巴戟。射干。
臙脂菜藜、落葵。
燕尾草蘭草、慈姑。
紅内消紫荆皮、何首烏。
承露仙人肝藤、伏雞子根。
冬葵子葵菜、姑活。
三白草候農之草、牽牛。
猢猻頭鱧腸、地錦。
菩提子薏苡、無患子。
相思子木紅豆、郎君子蟲。
雞骨香沉香、降真香。
白馬骨獸之骨，又木名。
金盞銀臺水仙花、王不留行。
胡王使者羌活、白頭翁。
桑上寄生桑耳。

〔一〕雀翹：原脱。今據卷十六青黛後附雀翹補。

〔二〕蛇：原作「地」。今據卷十八赤地利改。

〔三〕苺：原作「母」。今據卷十八烏蘞苺改。

〔四〕蘿摩雀瓢百合：卷二十七百合釋名「一名摩羅」，非蘿摩。寳慶本草折衷卷二敘名實異同之分載「蘿摩子女青皆名雀瓢」，核之無誤。故本條當爲：「雀瓢蘿摩子女青」。

鼠矢鼠糞、山茱萸。苦心知母、沙參。日及木槿、扶桑。芨堇、烏頭。

烏犀犀角、皂莢。梫木桂，又木名。大青大青草、扁青石。茆蕈、女菀〔一〕。

文蛤海蛤、五倍子。樺木樺皮、木芙蓉。終石草、石〔二〕。榛榛子、厚朴。

果贏蠮螉、栝樓。風藥石南、澤蘭。將軍大黃、流黃。椑鼠李、漆柹。

石鯪絡石藤、穿山甲。冬青凍青、女貞。石芝芝草、石腦。櫬梧桐、木槿。

鉛華胡粉、黃丹。處石慈石、玄石。石腦石芝、太一餘粮。寒水石石膏、凝水石。

石緑緑青、緑鹽。石英紫石英、水晶。石鹽礜石、光明鹽。蜃車螯、蜃蛟。

石蠶沙虱、甘露子。占斯樟寄生、雀甕蟲。鷸田間小鳥、魚狗鳥。地蠶蠐螬、甘露子。

地雞土菌、鼠婦〔三〕。沙虱水蟲、石蠶。鳩伯勞、杜鵑。青蚨蚨蟬、銅錢。

蟪蛄蟬、螻蛄。鼯鼠螻蛄、鼺鼠。飛生飛生蟲、鼯鼠。蝸贏蝸牛、螺螄。

負蠜鼠負、蛗螽。負盤蜚蠊、行夜。黃頰魚鱤魚、黃顙魚。土龍蚯蚓、鼉龍。

白魚鱎魚、衣魚。魚師有毒之魚、魚狗鳥。魚虎土奴魚、魚狗鳥。人魚鯑〔四〕魚、鯢魚。

鯊魚吹沙魚、鮫魚。天狗獾、魚狗鳥。水狗獺、魚狗鳥。山鷄翟雉、鷩雉。

扶老禿鶖、靈壽木。鬼鳥姑獲鳥、鬼車鳥。醴泉瑞水名、人口中津。無心薇銜、鼠麴草。

朝開暮落花木槿、狗溺臺。

【比類隱名】

土青木香馬兜鈴　野天麻茺蔚　鬼油麻漏蘆

甜桔梗薺苨　山牛蒡大薊　草續斷石龍芻　杜牛膝天名精

〔一〕女菀：原脱。今據卷十六女菀「釋名」補。

〔二〕終石草石：終石見卷十一附録諸石，無同名者。「終」字類「絡」。考嘉祐（見證類卷十一地錦草）云：「絡石注有地錦，是藤蔓之類。雖與此同名，而其類全别」。此條或爲「地錦（草、石）」。

〔三〕鼠婦：原脱。今據卷四十一鼠婦「釋名」補。

〔四〕鯑：原字右邊殘損，今據卷四十四鯑魚確定該字。

野脂麻玄參　甜葶藶菥蓂　木羊乳丹參　天蔓菁天名精
草甘遂蚤休　黄芫花蕘花　杏葉沙參薺苨　野雞冠青[一]葙子
山莧菜牛膝　黄大戟芫花　胡薄荷積雪草　龍腦薄荷水蘇
青蛤粉青黛　野紅花大戟　竹園荽海金沙　野園荽鵝不食草
野胡蘿蔔[二]　草鵐頭貫衆　野茴香馬芹　野甜瓜土瓜
野萱花射干　野天門冬百部　黑狗脊貫衆　草血竭地錦
水巴戟香附　土細辛杜衡　獐耳細辛及己　草鳶頭鳶尾
草天雄草如蘭狀　草附子香附　土附子草烏頭　木藜蘆鹿驪
山蕎麥赤地利　金蕎麥羊蹄　鬼蒟蒻天南星　山大黄酸模
牛舌大黄羊蹄　土萆薢土伏苓　刺猪苓土伏苓　白菝葜萆薢
赤薜荔赤地利　龍鱗薜荔常春藤　夜牽牛紫菀　便牽牛牛蒡
山甘草紫金藤　水甘草　木甘草　草雲母雲實
草流黄芡實　草鍾乳韭菜　草鼈甲乾茄　山地栗土伏苓
羞天草海芋　羞天花鬼臼　土質汗茺蔚　茅質汗
野蘭漏蘆　木天蓼　木芙蓉拒霜　木蓮蓬木饅頭
胡韭子補骨脂　野槐苦參　草麝香鬱金香　石菴蕳骨碎補
硬石膏長石　白靈砂粉霜　野茄蒼耳　木半夏
野生薑黄精

[一] 青：原作「清」。今從江西本改。

[二] 野胡蘿蔔：原缺正名。本書亦未見有此隱名之藥，僅屬比類爲名。下文水甘草、木甘草、茅質汗、木天蓼、木半夏均同此。

相須相使相畏相惡諸藥 出徐之才藥對，今益以諸家本草續增者。

甘草朮、苦參、乾漆爲之使。惡遠志。忌猪肉。

黄耆伏苓爲之使。惡白鮮、龜甲。

人參伏苓、馬藺爲之使。惡鹵鹹、溲疏。畏五靈脂。

沙參惡防己。

桔梗節皮爲之使。畏白及、龍膽、龍眼。忌猪肉。伏砒。

黄精忌梅實。

葳蕤畏鹵鹹。

知母得黄蘗及酒良。伏蓬砂、鹽。

朮防風、地榆爲之使。忌桃、李、雀肉、菘菜、青魚。

狗脊萆薢爲之使。惡莎草、敗醬。

貫衆雚菌、赤小豆[一]爲之使。伏石鍾乳。

巴戟天覆盆子爲之使。惡雷丸、丹參、朝生。

遠志得伏苓、龍骨、冬葵子良。畏真珠、飛廉、藜蘆、齊蛤。

淫羊藿薯蕷、紫芝爲之使。得酒良。

玄參惡黄耆、乾薑、大棗、山茱萸。

地榆得髮良。惡麥門冬。伏丹砂、雄黄、流黄。

丹參畏鹹水。

紫參畏辛夷。

白頭翁蠡實爲之使。得酒良。

白及紫石英爲之使。惡理石。畏杏仁、李核仁。

【右草之一】

黄連黄芩、龍骨、理石爲之使。忌猪肉。畏牛膝、款冬。惡冷水、菊花、玄參、白殭蠶、白鮮、芫花。

胡黄連忌猪肉。惡菊花、玄參、白鮮。

黄芩龍骨、山茱萸爲之使。惡葱實。畏丹砂、牡丹、藜蘆。

秦艽菖蒲爲之使。畏牛乳。

柴胡半夏爲之使。惡皂莢。畏女菀、藜蘆。

前胡半夏爲之使。惡皂莢。畏藜蘆。

防風畏萆薢。惡乾薑、藜蘆、白斂、芫花。

羌獨活蠡實爲之使。

苦參玄參爲之使。惡貝母、漏蘆、兔絲子。伏汞、雌黄、焰消。

白鮮惡桔梗、茯苓、萆薢、螵蛸。

貝母厚朴、白微爲之使。惡桃花。畏秦艽、莽草、礜石。

龍膽貫衆、赤小豆爲之使。惡地黄、防葵。

細辛曾青、棗根爲之使。忌生菜、狸肉。惡黄芪、狼毒、山茱萸。畏滑石、消石。

[一] 豆：原脱。今據證類卷二草藥下部「貫眾」補。

白微惡黄耆、乾薑、大棗、山茱萸、大黄、大戟、乾漆。

【右草之二】

當歸惡藺茹、濕麪。制雄黄。畏昌蒲、生薑、海藻、牡蒙。

芎藭白芷爲之使。畏黄連。伏雌黄。

蛇牀惡牡丹、貝母、巴豆。

藁本惡藺茹。畏青葙子。

白芷當歸爲之使。惡旋復花。制雄黄、流黄。

牡丹忌蒜、胡荽。伏砒。畏兔絲子、貝母、大黄。

芍藥須丸、烏藥、没藥爲之使。惡石斛、芒消。畏消石、鼈甲、小薊。

杜若得辛夷、細辛良。惡柴胡、前胡。

補骨脂得胡桃、胡麻良。惡甘草。忌諸血、芸薹。

縮砂蜜白檀香、豆蔻、人參、益智、黄蘗、伏苓、赤白石脂爲之使。得訶子、鼈甲、白蕪荑良。

蓬莪茂得酒、醋良。

香附子得芎藭、蒼朮、醋、童子小便良。

零陵香伏三黄、朱砂。

澤蘭防己爲之使。

積雪草伏流黄。

香薷忌白山〔一〕桃。

【右草之三】

菊花朮、枸杞根、桑根白皮、青蘘葉爲之使。

菴藺荆子、薏苡爲之使。

艾葉苦酒、香附爲之使。

茺蔚制三黄、砒石。

薇銜得秦皮良。

夏枯草土瓜爲之使。伏汞、砂。

紅藍花得酒良。

續斷地黄爲之使。惡雷丸。

漏蘆連翹爲之使。

飛廉得烏頭良。忌麻黄。

葈耳忌猪肉、馬肉、米泔。

天名精垣衣、地黄爲之使。

蘆笋忌巴豆。

麻黄厚朴、白微爲之使。惡辛夷、石韋。

【右草之四】

〔一〕白山：原作「山白」。今據卷十四香薷乙正。

地黄得酒、麥門冬、薑汁、縮砂良。惡貝母。畏蕪荑。忌葱、蒜、蘿蔔〔一〕、諸血。

牛膝惡螢火、龜甲、陸英。畏白前。忌牛肉。

紫菀款冬爲之使。惡天雄、藁本、雷丸、遠志、瞿麥。畏茵蔯。

女菀畏鹵鹹。

冬葵子黄芩爲之使。

麥門冬地黄、車前爲之使。惡款冬、苦芙、苦瓠。畏苦參、青蘘、木耳。伏石鍾乳。

款冬花杏仁爲之使。得紫菀良。惡玄參、皂莢、消石。畏貝母、麻黄、辛夷、黄芩、黄芪、連翹、青葙。

佛耳草款冬爲之使。

決明子蓍實爲之使。惡大麻子。

瞿麥牡丹、蘘草爲之使。惡螵蛸。伏丹砂。

葶藶榆皮爲之使。得酒、大棗良。惡白殭蠶、石龍芮。

車前子常山爲之使。

女青蛇銜爲之使。

藎草畏鼠負。

蒺藜烏頭爲之使。

【右草之五】

大黄黄芩爲之使。惡乾漆。忌冷水。

商陸得大蒜良。忌犬肉。伏硇砂、砒石、雌黄。

狼毒大豆爲之使。惡麥句薑。畏醋、占斯、密陀僧。

狼牙蕪荑爲之使。惡地榆、棗肌。

䕡茹甘草爲之使。惡麥門冬。

大戟小豆爲之使。得棗良。惡薯蕷。畏昌蒲、蘆葦、鼠屎。

澤漆小豆爲之使。惡薯蕷。

甘遂瓜蒂爲之使。惡遠志。

莨菪畏蟹、犀角、甘草、升麻、緑豆。

蓖麻忌炒豆。伏丹砂、粉霜。

常山畏玉札。忌葱、菘菜。伏砒石。

藜蘆黄連爲之使。惡大黄。畏葱白。

附子地膽爲之使。得蜀椒、食鹽，下達命門。惡蜈蚣、豉汁。畏防風、甘草、人參、黄耆、緑豆、烏韭、童溲、犀角。

天雄遠志爲之使。惡腐婢、豉汁。

白附子得火良。

烏頭遠志、莽草爲之使。惡藜蘆、豉汁。畏飴糖、黑豆、冷水。伏丹砂、砒石。

天南星蜀漆爲之使。得火、牛膽良。惡莽草。畏附子、乾薑、防風、生薑。伏雄黄、丹砂、焰消。

〔一〕蔔：原脱。今據卷十六地黄補。

半夏射干、柴胡爲之使。惡皂莢。忌[一]海藻、飴糖、羊血。畏生薑、乾薑、秦皮、龜甲、雄黃。

鬼臼畏垣衣。

芫花决明爲之使。得醋良。

莽草畏黑豆、紫河車。

蕁麻畏人溺。

羊躑躅畏巵子。惡諸石及麪。伏丹砂、硇砂、雌黃。

石龍芮巴戟爲之使。畏蛇蜕皮、吴茱萸。

鉤吻半夏爲之使。惡黃芩。

【右草之六】

菟絲子薯蕷、松脂爲之使，得酒良，惡藋菌。

牽牛子得乾薑、青木香良。

栝樓根枸杞爲之使，惡乾薑，畏牛膝、乾漆。

天門冬地黃、貝母、垣衣爲之使，忌鯉魚，畏曾青、浮萍，制雄黃、硇砂。

何首烏伏苓爲之使，忌葱、蒜、蘿蔔、諸血、無鱗魚。

土茯苓忌茶。

威靈仙忌茶、麪湯。

防己殷孽爲之使。惡細辛。畏萆薢、女菀、鹵鹹。殺雄黃、硝石毒。

絡石杜仲、牡丹爲之使。惡鐵落。畏貝母、昌蒲。殺殷[二]孽毒。

五味子蓯蓉爲之使，惡葳蕤，勝烏頭。

紫葳畏鹵鹹。

黃環鳶尾爲之使，惡伏苓、防己、乾薑。

萆薢薏苡爲之使，畏前胡、柴胡、牡蠣、大黃、葵根。

白斂代赭爲之使。

茜根畏鼠姑。制雄黃。

【右草之七】

澤瀉畏海蛤、文蛤。

石韋滑石、杏仁、射干爲之使。得昌蒲良。制丹砂、礬石。

石菖蒲秦皮、秦艽爲之使。惡麻黃、地膽。忌飴糖、羊肉、鐵器。

石斛陸英爲之使。惡凝水石、巴豆。畏雷丸、僵蠶。

烏韭垣衣爲之使。

〔一〕忌：原脱。今據卷十七半夏「忌羊血海藻飴糖」補。

〔二〕殷：原脱。今據卷十八絡石補。

【右草之八】

柏葉、柏實瓜子、桂心、牡蠣爲之使。畏菊花、羊蹄、諸石及麪麴。

桂得人參、甘草、麥門冬、大黄、黄芩，調中益氣。得柴胡、紫石英、乾地黄，療吐逆。畏生葱、石脂。

辛夷芎藭爲之使。惡五石脂。畏昌蒲、黄連、蒲黄、石膏、黄環。

沈香、檀香忌見火。

騏驎竭得密陀僧良。

丁香畏鬱金。忌火。

【右木之一】

黄蘗木惡乾漆。伏硫黄。

厚朴乾薑爲之使。惡澤瀉、消石、寒水石。忌豆。

杜仲惡玄參、蛇蜕皮。

乾漆半夏爲之使。畏雞子、紫蘇、杉木、漆姑草、蟹。忌猪脂。

桐油畏酒。忌烟。

楝實茴香爲之使。

槐實景天爲之使。

秦皮苦瓠、防葵、大戟爲之使。惡吴茱萸。

皂莢柏實爲之使。惡麥門冬。畏人參、苦參、空青。伏丹砂、粉霜、硫黄、硇砂。

巴豆芫花爲之使。得火良。惡蘘草、牽牛。畏大黄、藜蘆、黄連、蘆笋、醬、豉、豆汁、冷水。

欒華決明爲之使。

【右木之二】

桑根白皮桂心、續斷、麻子爲之使。

酸棗惡防己。

山茱萸蓼實爲之使。惡桔梗、防風、防己。

五加皮遠志爲之使。畏玄參，蛇皮。

溲疏漏蘆爲之使。

牡荆實防己爲之使。惡石膏。

蔓荆子惡烏頭、石膏。

欒荆子決明爲之使。惡石膏。

石南五加皮爲之使。惡小薊。

【右木之三】

伏苓、伏神馬間[一]爲之使。得甘草、防風、芍藥、麥門冬、紫石英，療五臟。惡白斂、米醋、酸物。畏地榆、秦艽、牡蒙、龜甲、雄黃。

雷丸厚朴、芫花、蓄根、荔實爲之使。惡葛根。

桑寄生忌火。

竹瀝薑汁爲之使。

占斯茱萸爲之使。

【右木之四】

杏仁得火良。惡黃芩、黃耆、葛根。畏蘘草。

桃仁香附爲之使

榧實殼反綠豆，殺人。

秦椒惡栝樓、防葵。畏雌黃。

蜀椒杏仁爲之使。得鹽良。畏款冬花、防風、附子、雄黃、槖吾、冷水、麻仁、漿。

吴茱萸蓼實爲之使。惡丹參、消石、白堊。畏紫石英。

食茱萸畏紫石英。

石蓮子得伏苓、山藥、白朮、枸杞子良。

蓮蕊鬚忌地黃、葱、蒜。

荷葉畏桐油。

【右果部】

麻花蘆蟲爲之使。

麻仁畏伏苓、牡蠣、白微。

小麥麪畏漢椒、蘿蔔。

大麥石蜜爲之使。

罌粟殼得醋、烏梅、橘皮良。

大豆得前胡、杏仁、牡蠣、烏喙、諸膽汁良。惡五參、龍膽、猪肉。

大豆黃卷得前胡、杏子、牡蠣、天雄、烏喙、鼠屎、石蜜良。惡海藻、龍膽。

諸豆粉畏杏仁。

【右穀部】

生薑秦椒爲之使。惡黃芩、黃連、天鼠糞。殺半夏、南星、莨菪毒。

乾薑同。

蘹香得酒良。

菥蓂子得荊實、細辛良。惡乾薑、苦參。

薯蕷紫芝爲之使。惡甘遂。

雚菌得酒良。畏雞子。

[一] 間：原作「問」。今據卷三十七茯苓改。

六芝並薯蕷爲之使。得髮良。得麻子仁、牡桂、白瓜子，益人。畏扁青、茵蔯蒿。

【右菜部】

金惡錫。畏水銀、翡翠石、餘甘子、驢馬脂。

朱砂銀畏石亭脂、慈石、鐵。忌諸血。

生銀惡錫。畏石亭脂、慈石、荷葉[一]、蕈灰、羚羊角、烏賊骨、黄連、甘草、飛廉、鼠尾、龜甲、生薑、地黄、羊脂、蘇子油。惡羊血、馬目毒公。

赤銅畏蒼术、巴豆、乳香、胡桃、慈姑、牛脂。

黑鉛畏紫背天葵。

胡粉惡雌黄。

錫畏五靈脂、伏龍肝、羖羊角、馬鞭草、地黄、巴豆、蓖麻、薑汁、砒石、硇砂。

諸鐵制石亭脂。畏慈石、皂莢、乳香、灰炭、朴消、硇砂、鹽滷、猪犬脂、荔枝。

【右金石之一】

玉屑惡鹿角。畏蟾肪。

玉泉畏款冬花、青竹。

青琅玕得水銀良。殺錫毒。畏雞骨。

白石英惡馬目毒公。

紫石英長石爲之使。得伏苓、人參、芍藥，主心中結氣。得天雄、昌蒲，主霍亂。惡鮀甲、黄連、麥句薑。畏扁青、附子及酒。

雲母澤瀉爲之使。惡徐長卿。忌[二]羊血。畏鮀甲、礬石、東流水、百草上露、茅屋漏水。制汞。伏丹砂。

丹砂惡慈石。畏鹹水、車前、石韋、皂莢、决明、瞿麥、南星、烏頭、地榆、桑椹、紫河車、地丁、馬鞭草、地骨皮、陰地厥、白附子。忌諸血。

水銀畏慈石、砒石、黑鉛、硫黄、大棗、蜀椒、紫河車、松脂、松葉、荷葉、穀精草、金星草、萱草、夏枯草、莨菪子、雁來紅、馬蹄香、獨脚蓮、水慈姑、瓦松、忍冬。

汞粉畏慈石、石黄、黑鉛、鐵漿、陳醬、黄連、土伏苓。忌一切血。

粉霜畏硫黄、蕎麥稈灰。

【右石之二】

雄黄畏南星、地黄、萵苣、地榆、黄芩、白芷、當歸、地錦、苦參、五加皮、紫河車、五葉藤、鵝腸草、雞腸草、鵝不食草、圓桑葉、猬脂。

[一] 葉：原作「菓」。今據卷八銀改。

[二] 忌：原脱。今據卷八雲母補。

雌黃畏黑鈆、胡粉、芎藭、地黃、獨帚、益母、羊不食草、地榆、瓦松、五加皮、冬瓜汁。

石膏雞子爲之使。畏鐵。惡莽草、巴豆、馬目毒公。

理石滑石爲之使。惡麻黃。

方解石惡巴豆。

滑石石韋爲之使。惡曾青。制雄黃。

不灰木制三黃、水銀。

五色石脂畏黃芩、大黃、官桂。

赤石脂惡大黃、松脂。畏芫花、豉汁。

白石脂燕屎爲之使。惡松脂。畏黃芩、黃連、甘草、飛廉、毒公。

黃石脂曾青爲之使。惡細辛。畏蜚蠊、黃連、甘草。忌卵味[一]。

孔公孽木蘭爲之使。惡朮、細辛。忌羊血。

石鍾乳蛇牀爲之使。惡牡丹、玄石、牡蒙、人參、朮。忌羊血。畏紫石英、蘘草、韭實、獨蒜、胡葱、胡荽、麥門冬、猫兒眼草。

殷孽惡防己。畏朮。

【右石之三】

陽起石桑螵蛸爲之使。惡澤瀉、雷丸、菌桂、石葵、蛇蜕皮。畏兔絲子。忌羊血。

慈石柴胡爲之使。惡牡丹、莽草。畏黃石脂。殺鐵毒。消金。伏丹砂。養水銀。

玄石畏松脂、柏實、菌桂。

代赭石乾薑爲之使。畏天雄、附子。

禹餘粮牡丹爲之使。制五金、三黃。

太一餘粮杜仲爲之使。畏貝母、昌蒲、鐵落。

空青、曾青畏兔絲子。

石膽水英爲之使。畏牡桂、菌桂、辛夷、白微、芫花。

礜石得火良。鈆丹、棘鍼爲之使。畏水。惡馬目毒公、虎掌、細辛、鶩屎。忌羊血。

砒石畏冷水、緑豆、醋、青鹽、蒜、消石、水蓼、常山、益母、獨帚、菖蒲、木律、波稜、萵苣、鶴頂草、三角酸、鵝不食草。

礞石得焰消良。

【右石之四】

大鹽漏蘆爲之使。

朴消石韋爲之使。畏麥句薑、京三稜。

凝水石畏地榆。

消石火爲之使。惡曾青、苦參、苦菜。畏女菀、杏仁、竹葉、粥。

[一] 味：原作「末」。今據卷九五色石脂改。

硇砂制五金、八石。忌羊血。畏一切酸漿水、醋、烏梅、牡蠣、卷柏、蘿蔔、獨帚、羊蹄、商陸、冬瓜、蒼耳、蠶沙、海螵蛸、羊䯗骨、羊躑躅、魚腥草、河豚、魚膠。

蓬砂畏知母、蕓薹、紫蘇、甑帶、何首烏、鵝不食草。

石流黄曾青、石亭脂爲之使。畏細辛、朴消、鐵、醋、黑錫、猪肉、鴨汁、餘甘子、桑灰、益母、天鹽、車前、黄蘗、石韋、蕎麥、獨帚、地骨皮、地榆、蛇牀、蓖麻、兔絲、蠶沙、紫荷、波稜、桑白皮、馬鞭草。

礬石甘草爲之使。惡牡蠣。畏麻黄、紅心灰藋。

緑礬畏醋。

【右石之五】

蜜蠟惡芫花、齊蛤。

蜂子畏黄芩、芍藥、白前、牡蠣、紫蘇、生薑、冬瓜、苦蕒。

露蜂房惡乾薑、丹參、黄芩、芍藥、牡蠣。

桑螵蛸得龍骨，止精。畏旋覆花、戴椹。

白殭蠶惡桔梗、伏苓、伏神、萆薢、桑螵蛸。

晚蠶沙制硇砂、焰消、粉霜。

斑蝥馬刀爲之使。得糯米、小麻子良。惡膚青、豆花、甘草。畏巴豆、丹參、空青、黄連、黑豆、靛汁、葱、茶、醋。

芫青、地膽、葛上亭長並同斑蝥。

蜘蛛畏蔓菁、雄黄。

水蛭畏石灰、食鹽。

蠐螬蜚蠊爲之使。惡附子。

蟯蜋畏石膏、羊角、羊肉。

衣魚畏芸草、莽草、莔苣。

䗪蟲畏皂莢、昌蒲、屋遊。

蜚宝惡麻黄。

蜈蚣畏蛞蝓、蜘蛛、白鹽、雞屎、桑白皮。

蚯蚓畏葱、鹽。

蝸牛、蛞蝓畏鹽。

【右蟲部】

龍骨、龍齒得人參、牛黄、黑豆良。畏石膏、鐵器。忌魚。

龍角畏蜀椒、理石、乾漆。

鼉甲蜀漆爲之使。畏芫花、甘遂、狗膽。

蜥蜴惡硫黄、斑蝥、蕪荑。

蛇蜕得火良。畏慈石及酒。

白花蛇、烏蛇得酒良。

鯉魚膽蜀漆爲之使。

烏賊魚骨惡白及、白斂、附子。

河豚魚畏橄欖、甘蔗、蘆根、糞汁、魚茗木、烏藍草根。

【右鱗部】

黿甲惡沙參、蜚蠊。畏狗膽。

鼈甲惡礬石、理石。

牡蠣貝母爲之使。得甘草、牛膝、遠志、蛇牀子良。惡麻黃、吳茱萸、辛夷。伏硇砂。

蚌粉制石亭脂、流黃。

馬刀得火良。

海蛤蜀漆爲之使。畏狗膽、甘遂、芫花。

【右介部】

伏翼莧實、雲實爲之使。

夜明沙惡白斂、白微。

五靈脂惡人參。

【右禽部】

羖羊角兔絲子爲之使。

羊脛骨伏硇砂。

羖羊屎制粉霜。

牛乳制秦艽、不灰木。

馬脂、駝脂柔五金。

阿膠得火良。薯蕷爲之使。畏大黃。

牛黃人參爲之使。得牡丹、昌蒲，利耳目。惡龍骨、龍膽、地黃、常山、蜚蠊。畏牛膝、乾漆。

犀角松脂、升麻爲之使。惡雷丸、藋菌、烏頭、烏喙。

熊膽惡防己、地黃。

鹿茸麻勃爲之使。

鹿角杜仲爲之使。

鹿角膠得火良。畏大黃。

麋脂忌桃、李。畏大黃。

麝香忌大蒜。

猬皮得酒良。畏桔梗、麥門冬。

猬脂制五金、八石。伏雄黃。

【右獸部】

相反諸藥凡三十六種

甘草反大戟、芫花、甘遂、海藻。

烏頭反貝母、栝樓、半夏、白斂、白及。

河豚反煤炲、荊芥、防風、菊花、桔梗、甘草、烏頭、附子。

柿反蟹。

服藥食忌

甘草忌猪肉、菘菜、海菜。

蒼耳忌猪肉、馬肉、米泔。

仙茅忌牛肉、牛乳。

牛膝忌牛肉。

丹砂、空青、輕粉並忌一切血。

地黃、何首烏忌一切血、葱、蒜、蘿蔔。

細辛、藜蘆忌狸肉、生菜。

紫蘇、天門冬、丹砂、龍骨忌鯉魚。

蒼朮、白朮忌雀肉、青魚、菘菜、桃、李。

麥門冬忌鯽魚。

附子、烏頭、天雄忌豉汁、稷米。

厚朴、蓖麻忌炒豆。

威靈仙、土伏苓忌麪湯、茶。

丹參、伏苓、伏神忌醋及一切酸。

大戟反芫花、海藻。

藜蘆反人參、沙參、丹參、玄參、苦參、細辛、芍藥、狸肉。

蜜反生葱。

黃連、胡黃連忌猪肉、冷水。

桔梗、烏梅忌猪肉。

半夏、昌蒲忌羊肉、羊血、飴糖。

陽起石、雲母、鍾乳、硇砂、礜石並忌羊血。

商陸忌犬肉。

吳茱萸忌猪心、猪肉。

補骨脂忌諸血、芸薹。

荊芥忌驢肉。反河豚、一切無鱗魚、蟹。

巴豆忌野猪肉、菰笋、蘆笋、醬、豉、冷水。

薄荷忌鼈肉。

常山忌生葱、生菜。

牡丹忌蒜、胡荽。

鼈甲忌莧菜。

當歸忌濕麪。

凡服藥，不可雜食肥猪犬肉、油膩羹鱠、腥臊陳臭諸物。

凡服藥，不可多食生蒜、胡荽、生葱、諸果、諸滑滯之物。

凡服藥，不可見死尸、産婦、淹穢等事。

妊娠禁忌

烏頭　附子　天雄　烏喙　側子　野葛　羊躑躅　桂

南星　半夏　巴豆　大戟　芫花　藜蘆　薏苡仁　薇蘅

牛膝　皂莢　牽牛　厚朴　槐子　桃仁　牡丹皮　欓根

茜根　茅根　乾漆　瞿麥　藺茹　赤箭　草三稜　菵草

鬼箭　通草　紅花　蘇木　麥蘗[一]　葵子　代赭石　常山

水銀　錫粉　硇砂　砒石　芒消　硫黄　石蠶　雄黄

水蛭　虻蟲　芫青　斑蝥　地膽　蜘蛛　螻蛄　葛上亭長

蜈蚣　衣魚　蛇蜕　蜥蜴　飛生　䗪蟲　樗雞　蚱蟬

蠐螬　猬皮　牛黄　麝香　雌黄　兔肉　蟹爪甲　犬肉

馬肉　驢肉　羊肝　鯉魚　蝦蟆　鰍鱓　龜鼈　蟹

生薑　小蒜　雀肉　馬刀

飲食禁忌

猪肉忌生薑、蕎麥、葵菜、胡荽、梅子、炒豆、牛肉、馬肉、羊肝、麋鹿、龜、鼈、鵪鶉、驢肉。

猪肝忌魚鱠、鵪鶉、鯉魚腸子。　猪心肺忌飴、白花菜、吴茱萸。

羊肉忌梅子、小豆、豆醬、蕎麥、魚鱠、猪肉、醋、酪、鮓。

[一] 蘗：原作「孽」。今據卷二十五蘗米改。

羊心肝忌梅、小豆、生椒、苦笋。
犬肉忌菱角、蒜、牛腸、鯉魚、鱓魚。
牛肉忌黍米、韭、薤、生薑、猪肉、犬肉、栗子。
牛乳忌生魚、酸物。
兔肉忌生薑、橘皮、芥末、雞肉、鹿肉、獺肉。
麋鹿忌生菜、菰蒲、雞、鮠魚、雉、蝦。

雉肉忌蕎麥、木耳、蘑菰、胡桃、鯽魚、猪肝、鮎魚、鹿肉。
野鴨忌胡桃、木耳。
鵪鶉忌菌子、木耳。
鯉魚忌猪肝、葵菜、犬肉、雞肉。
青魚忌豆藿。
黄魚忌蕎麥。
鱘魚忌乾笋。
鮎魚忌牛肝、鹿肉、野猪。
鼈肉忌莧菜、薄荷、芥末、桃子、雞子、鴨肉、猪肉、兔肉。
螃蟹忌荆芥、柿子、橘子、軟棗。
李子忌蜜、漿水、鴨、雀肉、雞、獐。
桃子忌鼈肉。
枇杷忌熱麪。

白狗血忌羊、雞。
驢肉忌鳧茈、荆芥茶、猪肉。
牛肝忌鮎魚。
馬肉忌倉米、生薑、蒼耳、粳米、猪肉、鹿肉。
麞肉忌梅、李、生菜、鵠〔一〕、蝦。
雞肉忌胡蒜、芥末、生葱、糯米、李子、魚汁、犬肉、鯉魚、兔肉、獺肉、鼈肉、野雞。
雞子忌同雞。

鴨子忌李子、鼈肉。
雀肉忌李子、醬、生肝。
鯽魚忌芥末、蒜、糖、猪肝、雞、雉、鹿肉、猴肉。
魚鮓忌豆藿、麥醬、蒜、葵、緑豆。
鱸魚忌乳酪。
鮰魚忌野猪、野雞。
鰍、鱓忌犬肉。桑柴煮。

蝦子忌猪肉、雞肉。
橙、橘忌檳榔、獺肉。
棗子忌葱、魚。
楊梅忌生葱。

〔一〕鵠：原作「鴿」。今據卷五十一麞改。

銀杏忌鰻鱺。

諸瓜忌油餅。

蕎麥忌猪肉、羊肉、雉肉、黄魚。

緑豆忌榧子，殺人。鯉魚鮓。

生葱忌蜜、雞、棗、犬肉、楊梅。

胡荽忌猪肉。

莧菜忌蕨、鼈。

梅子忌猪肉、羊肉、獐肉。

生薑忌猪肉、牛肉、馬肉、兔肉。

乾笋忌沙糖、鱘魚、羊心肝。

胡桃忌野鴨、酒、雉。

慈姑忌茱萸。

沙糖忌鯽魚、笋、葵菜。

黍米忌葵菜、蜜、牛肉。

炒豆忌猪肉。

韭、薤忌蜜、牛肉。

胡蒜忌魚鱠、魚鮓、鯽魚、犬肉、雞。

白花菜忌猪心肺。

凫茈忌驢肉。

芥末忌鯽魚、兔肉、雞肉、鼈。

木耳忌雉肉、野鴨、鵪鶉。

栗子忌牛肉。

李東垣隨證用藥凡例

風中六府。手足不遂，先發其表，羌活、防風爲君，隨證加藥。然後行經養血，當歸、秦艽、獨活之類，隨經用之。

風中五臟。耳聾目瞀，先疏其裏，三化湯。然後行經，獨活、防風、柴胡、白芷、川芎，隨經用之。

破傷中風。脉浮在表，汗之；脉沉在裏，下之。背搐，羌活、防風；前搐，升麻、白芷；兩傍搐，柴胡、防風；右搐，加白芷。

傷風惡風。防風爲君，麻黄、甘草佐之。

六經頭痛。須用川芎，加引經藥。太陽，蔓荆；陽明，白芷；太陰，半夏；少陰，細辛；厥陰，吴茱萸；巔頂，藁本。

眉稜骨痛。羌活、白芷、黄芩。

嗌痛頷腫。黄芩、鼠粘子、甘草、桔梗。

眼暴赤腫。防風、芩、連，瀉火，當歸佐之，酒煎服。

風熱牙疼。喜冷惡熱，生苄、當歸、升麻、黄連、牡丹皮、防風。

傷寒惡寒。麻黄爲君，防風、甘草佐之。

風濕身痛。羌活。

肢節腫痛。羌活。

眼久昏暗。熟苄、當歸爲君，羌、防爲臣，甘草、甘菊之類佐之。

腎虚牙疼。桔梗、升麻、細辛、吴茱萸。

風冷諸病。須用川烏。

風熱諸病。須用荆芥、薄荷。

諸嗽有痰。半夏、白术、五味、防風、枳殼、甘草。

欬嗽無痰。五味、杏仁、貝母、生薑、防風。

寒喘痰急。麻黄、杏仁。

水飲濕喘。白礬、皂莢、葶藶。

氣短虚喘。人參、黄芪、五味。

脾胃困倦。參、芪、蒼术。

脾胃有濕。嗜卧有痰，白术、蒼术、伏苓、猪苓、半夏、防風。

中焦濕熱。黄連瀉心火。

下焦濕腫。酒洗漢防己、龍膽草爲君，甘草、黄蘗爲佐。

腹中窄狹。須用蒼术。

過傷飲食熱物。大黄爲君。冷物，巴豆爲丸散。

胸中煩熱。須用巵子仁、伏苓。

六鬱痞滿。香附、撫芎。濕加蒼术，痰加陳皮，熱加巵子，食加神麯，血加桃仁。

諸氣刺痛。枳殼、香附，加引經藥。

諸血刺痛。須加當歸，詳上下用根稍。

胃脘寒痛。須加草豆蔻、吴茱萸。

風濕諸病。須用羌活、白术。

一切痰飲。須用半夏。風加南星，熱加黄芩，濕加白术、陳皮，寒加乾薑。

諸欬嗽病。五味爲君，痰用半夏，喘加阿膠佐之。不拘有熱無熱，少加黄芩。春加川芎、芍藥，夏加巵子、知母，秋加防風，冬加麻黄、桂枝之類。

有聲有痰。半夏、白术、五味、防風。

熱喘欬嗽。桑白皮、黄芩、訶子。

熱喘燥喘。阿膠、五味、麥門冬。

諸瘧寒熱。柴胡爲君。

不思飲食。木香、藿香。

上焦濕熱。黄芩瀉肺火。

下焦濕熱。酒洗黄蘗、知母、防己。

腹中脹滿。須用薑制厚朴、木香。

腹中實熱。大黄、芒硝。

宿食不消。須用黄連、枳實。

胸中痞塞。實用厚朴、枳實，虚用芍藥、陳皮，痰熱用黄連、半夏，寒用附子、乾薑。

脇痛寒熱。須用柴胡。

少腹疝痛。須加青皮、川楝子。

臍腹疼痛。加熟苄、烏藥。

諸痢腹痛。下後，白芍[一]、甘草爲君，當歸、白术佐之。○先痢後便，黄蘗爲君，地榆佐之。○先便後痢，黄芩爲君，當歸佐之。○裏急，消、黄下之。後重，加木香、藿香、檳榔和之。○腹痛用芍藥，惡寒加桂，惡熱加黄芩，不痛芍藥減半。

水瀉不止。須用白术、伏苓爲君，芍藥、甘草佐之。穀不化，加防風。

小便黄澀。黄蘗、澤瀉。

小便不利。黄蘗、知母爲君，伏苓、澤瀉爲使。

心煩口渴。乾薑、茯苓、天花粉、烏梅。禁半夏、葛根。

小便餘瀝。黄蘗、杜仲。

莖中刺痛。生甘草稍。

肌熱有痰。須用黄芩。

虚熱有汗。須用黄芪、地骨皮、知母。

虚熱無汗。用牡丹皮、地骨皮。

潮熱有時。黄芩。午加黄連，未加石膏，申加柴胡，酉加升麻，辰、戌加羌活，夜加當歸。

自汗盗汗。須用黄芪、麻黄根。

驚悸恍惚。須用伏神。

一切氣痛。調胃，香附、木香。破滯氣，青皮、枳殼。泄氣，牽牛、蘿蔔子。助氣，木香、藿香。補氣，人參、黄芪。冷氣，草蔻、丁香。

一切血痛。活血補血，當歸、阿膠、川藭、甘草。凉血，生地黄。破血，桃仁、紅花、蘇木、茜根、玄胡索、郁李仁。止血，髪灰、棕灰。

上部見血。須用防風、牡丹皮、剪草、天麥門冬爲使。

中部見血。須用黄連、芍藥爲使。

下部見血。須用地榆使。

新血紅色。生地黄、炒巵子。

陳血瘀色。熟地黄。

諸瘡痛甚。苦寒爲君，黄芩、黄連。佐以甘草，詳上下用根稍及引經藥。○十二經皆用連翹。○知母、生地黄酒洗爲用。○參、芪、甘草、當歸，瀉心火，助元氣，止痛。○解結，用連翹、當歸、藁本。○活血去血，用蘇木、紅花、牡丹皮。○脉沉病在裏，宜加大黄利之。○脉浮爲表，宜行經，芩、連、當歸、人參、木香、檳榔、黄蘗、澤瀉。○自腰已上至頭者，加枳殼引至瘡所。○加鼠粘子，出[二]毒消腫。○加肉桂，入心引血化膿。○堅不潰者，加王瓜根、黄藥子、三稜、莪茂、昆布。

[一] 白芍：此前原有「當歸」二字，與後之佐藥重。今據湯液本草東垣先生用藥心法删。

[二] 出：原作「虫」。今從江西本改。

上身有瘡。須用黃芩、防風、羌活、桔梗。上截，黃連。下身，黃蘗、知母、防風，用酒水〔一〕各半煎。○引藥入瘡，用皂角針。

下部痔漏。蒼朮、防風爲君，甘草、芍藥佐之。詳證加減。

婦人胎前。有病，以黃芩、白朮安胎，然後用治病藥。發熱及肌熱者，芩、連、參、芪。腹痛者，白芍、甘草。

產後諸病。忌柴胡、黃連、芍藥。渴去半夏加白茯苓，喘嗽去人參，腹脹去甘草，血痛加當歸、桃仁。

小兒驚搐。與破傷風同。

心熱。搖頭、咬牙、額黃，黃連、甘草、導赤散。

肝熱。目眩，柴胡、防風、甘草、瀉青丸。

脾熱。鼻上紅，瀉黃散。

肺熱。右腮紅，瀉白散。

腎熱。額上紅，知母、黃蘗、甘草。

陳藏器〔二〕諸虛用藥凡例

夫衆病積聚，皆起於虛也，虛生百病。積者，五臟之所積；聚者，六腑之所聚。如斯等疾，多從舊方，不假增損。虛而勞者，其弊萬端，宜應隨病增減。古之善爲醫者，皆自採藥，審其體性所主，取其時節早晚。早則藥勢未成，晚則盛勢已歇〔三〕。今之爲醫，不自採藥，且不委節氣早晚，又不知冷熱消息、分兩多少，徒有療病之名，永無必愈之效，此實浮惑。聊復審其冷熱，記增損之主爾。

虛勞頭痛復熱，加枸杞、萎蕤。

虛而欲吐，加人參。

虛而不安，亦加人參。

虛而多夢紛紜，加龍骨。

虛而多熱，加地黃、牡蠣、地膚子、甘草。

虛而冷，加當歸、芎藭、乾薑。

虛而損，加鍾乳、棘刺、蓯蓉、巴戟天。

虛而大熱，加黃芩、天門冬。

虛而多忘，加茯神、遠志。

虛而口乾，加麥門冬、知母。

〔一〕水：原脫。今從補同上。

〔二〕陳藏器：據證類卷一載徐之才藥對、孫思邈千金方、陳藏器本草拾遺序例之先後，此諸虛用藥凡例之文當出徐之才藥對。然本節「髓竭不足」及其以下八條，乃時珍所增。

〔三〕歇：原作「欺」。今據證類卷一改。

虛而吸吸，加胡麻、覆盆子、柏子仁。

虛而驚悸不安，加龍齒、沙參、紫石英、小草。若冷，則用紫石英、小草；若客熱，即用沙參、龍齒；不冷不熱，皆用之。

虛而身强，腰中不利，加磁石、杜仲。

虛而勞，小便赤，加黄芩。

虛而冷，加隴西黄耆。

虛而小腸利，加桑螵蛸、龍骨、雞肶胵。

虛而損，溺白，加厚朴。

髓竭不足，加生地黄、當歸。

心氣不足，加上黨參、茯神、菖蒲。

脾氣不足，加白术、白芍藥、益智。

膽氣不足，加細辛、酸棗仁、地榆。

虛而多氣兼微欬，加五味子、大棗。

虛而多冷，加桂心、吴茱萸、附子、烏頭。

虛而客熱，加地骨皮、白水黄耆。白水，地名。

虛而痰，復有氣，加生薑、半夏、枳實。

虛而小腸不利，加茯苓、澤瀉。

肺氣不足，加天門冬、麥門冬、五味子。

肝氣不足，加天麻、川芎藭。

腎氣不足，加熟地黄、遠志、牡丹皮。

神昏不足，加朱砂、預知子、茯神。

張子和汗吐下三法

人身不過表裏，氣血不過虛實。良工先治其實，後治其虛。粗工或治實，或治虛。謬工則實實虛虛。惟庸工能補其虛，不敢治其實。舉世不省其誤，此余所以著三法也。夫病，非人身素有之物，或自外入，或自内生，皆邪氣也。邪氣中人，去之可也，攬而留之，可乎？留之輕則久而自盡，甚則久而不已，更甚則暴死矣。若不去邪而先以補劑，是盜未出門而先修室宇，真氣未勝而邪已横騖矣。惟脉脱下虛，無邪無積之人，始可議補爾。他病惟先用三法，攻去邪氣，而元氣自復也。素問一書，言辛甘發散、淡滲泄爲陽，酸苦鹹涌泄爲陰。發散歸于汗，涌歸于吐，泄歸于下。滲爲解表同于汗，洩爲利小便同于下，殊不言補。所謂補者，辛補肝，鹹補心，甘補腎，酸補脾，苦補肺。更相君臣佐使，皆以發腠理、致津液、通氣血而已，非今人所用温燥邪僻之補也。蓋草木皆以治病，病去則五穀、果、菜、肉皆補物也。猶當辨其五藏所宜，毋使偏傾可也。若以藥爲補，雖甘草、苦參，久服必有偏勝增氣而夭之慮，况大毒有毒乎。是故三法猶刑罰也，粱肉猶德教也。治亂用刑，治治用德，理也。余用三法，常兼衆法。有按有蹻，有揃有導，有減增，有續止。醫者不得余法而反誣之，哀哉！如引涎、漉涎、取嚏、追淚，凡上行者，皆吐法也。薰蒸、渫洗、熨烙、針刺、砭射、導引、按摩，凡解表者，皆汗法也。催生、下乳、磨積、逐水、破經、泄氣，凡下行者，皆下法也。天之六氣，風、寒、暑、濕、燥、火，發病多在上；地之六氣，霧、露、雨、雪、水、泥，發病多在乎下；人之六味，酸、苦、甘、辛、鹹、淡，發病多在乎中。發病者三，出病者亦三。風寒之邪，結搏于皮膚之間，滯于經絡之内，留而不去，或發痛注麻痺，腫痒拘攣，皆可汗而出之。痰飲宿食在胸膈爲諸病，皆可涌而出之。寒濕、固冷、火熱，客下焦發爲諸病，皆可泄而出之。吐中有汗，下中有補。經云「知其要者，一言而終」，是之謂也。

吐法。凡病在胸膈中脘已上者，皆宜吐之。考之本草：吐藥之苦寒者，瓜蒂、巵子、茶末、豆豉、黄連、苦參、大黄、黄芩。辛苦而寒者，常山、藜蘆、鬱金。甘而寒者，桐油。甘而温者，牛肉。甘苦而寒者，地黄、人參蘆。苦而温者，青木香、桔梗蘆、遠志、厚朴。辛苦而温者，薄荷、芫花、松蘿。辛而温者，蘿蔔子、穀精草、葱根鬚、杜衡、皂莢。辛而寒者，膽礬、石緑、石青。辛而温者，蝎稍、烏梅、烏頭、附子尖、輕粉。酸而寒者，晉礬、緑礬、虀汁。酸而平者，銅緑。甘酸而平者，赤小豆。酸而温者，飯漿。鹹而寒者，青鹽、滄鹽、白米飲。甘而寒者，牙硝。辛而熱者，砒石。諸藥惟常山、膽礬、瓜蒂有小毒，藜蘆、芫花、烏、附、砒石有大毒，他皆吐藥之無毒者。凡用法，先宜少服，不涌漸加之，仍以雞羽撩之。不出，以虀投之，不吐再投，且投且探，無不吐者。吐至瞑眩，慎勿驚疑，但飲冰水、新水立解。强者可一吐而安，弱者作三次吐之。吐之次日，有頓快者，有轉甚者，引之未盡也，俟數日再吐之。吐後不禁物，惟忌飽食酸鹹、硬物乾物、油肥之物。吐後心火既降，陰道必强，大禁房室、悲憂。病人既不自責，必歸罪于吐法也。不可吐者有八：性剛暴好怒喜淫者，病勢已危老弱氣衰者，自吐不止者，陽敗血虚者，吐血、咯血、衄血、嗽血、崩血、溺血者，病人粗知醫書不辨邪正者，病人無正性反復不定者，左右多嘈雜之言者，皆不可吐。吐則轉生他病，反起謗端。雖懇切求之，不可强從也。

汗法。風寒暑濕之邪入于皮膚之間而未深，欲速去之，莫如發汗，所以開玄府而逐邪氣也。然有數法：有温熱發汗，寒凉發汗，薰漬發汗，導引發汗，皆所以開玄府而逐邪氣也。以本草校之：荆芥、薄荷、白芷、陳皮、半夏、細辛、蒼术、天麻、生薑、葱白，皆辛而温者也。蜀椒、胡椒、茱萸、大蒜，皆辛而熱者也。青皮、防己、秦艽，其辛而平者乎。麻黄、人參、大棗，其甘而温者乎。葛根、赤伏苓，其甘而平者乎。桑白皮，其甘而寒者乎。防風、當歸，其甘辛而温者乎。官桂、桂枝，其甘辛而大熱者乎。厚朴、桔梗，其苦而温者乎。黄芩、知母、枳實、苦參、地骨皮、柴胡、前胡，其苦而寒者乎。羌活、獨活，其苦辛而微温者乎。升麻，其苦甘且平者乎。芍藥，其酸而微寒者乎。浮萍，其辛酸而寒者乎。凡此皆發散之屬也。善擇者，當熱而熱，當寒而寒。不善擇者反此，則病有變也。發汗中病則止，不必盡劑。凡破傷風、小兒驚風、飧泄不止、酒病火病，皆宜汗之，所謂火鬱則發之也。

下法。積聚陳莝于中，留結寒熱于内，必用下之。陳莝〔一〕去而腸胃潔，癥瘕盡而營衛通。下之者，所以補之也。庸工妄投，當寒反熱，當熱反寒，故謂下爲害也。考以本草：下之寒者，戎鹽之鹹，犀角之酸鹹，滄鹽、澤瀉之甘鹹，枳實之苦酸，膩粉之辛，澤漆之苦辛，杏人之苦甘。下之微寒者，豬膽之苦。下之大寒者，牙硝之甘，大黄、牽牛、瓜蒂、苦瓠、牛膽、藍汁、羊蹄根苗之苦，大戟、甘遂之苦甘，朴硝、芒硝之苦鹹。下之温者，檳榔之辛，芫花之苦辛，石蜜之甘，皂角之辛鹹。下之熱者，巴豆之辛。下之凉者，豬、羊血之鹹。下之平者，郁李仁之酸，桃花之苦。皆下藥也。惟巴豆性熱，非寒積不可輕用，妄下則使人津液涸竭，留毒不去，胸熱口燥，轉生他病也。其不可下者凡四：洞泄寒中者，表裏俱虚者，厥而唇青手足冷者，小兒病後慢驚者，誤下必致殺人。其餘大積大聚、大痞大秘、大燥大堅，非下不可。但須寒熱積氣用之，中病則止，不必盡劑也。

病有八要六失六不治 註見神農名例

藥對歲物藥品

立冬之日，菊、卷柏先生，爲陽起石、桑螵蛸〔二〕凡十物使，主二百草爲之長。〇立春之日，木蘭、射干先生〔三〕，爲柴胡、半夏使，主頭痛四十五節。〇立夏之日，蜚蠊先生，爲人參、伏苓使，主腹中七節，保神守中。〇夏至之日，豕首、茱萸先生，爲牡蠣、烏喙使，主四肢三十二節。〇立秋之日，白芷、防風先生，爲細辛、蜀漆使，主胸背二十四節。【禹錫〔四〕曰】五條出藥對中，義旨淵深，非俗所究，而是主統之本，故載之。【時珍曰】此亦素問歲物之意，出上古雷公藥對中，而義不傳爾。按楊慎卮言云：白字本草，相傳出自神農。今觀其中，如腸鳴幽幽，勞極洒洒，髮髲仍自還神化，及此五條，文近素問，決非後世醫所能爲也。此文以立冬日爲始，則上古以建子爲正也。

神農本草經目録

【時珍曰】神農古本草凡三卷，三品共三百六十五種，首有名例數條。至陶氏作别録，乃拆分各部，而三品亦移改，又拆出青蘘、赤小豆二條，故有三百六十七種。逮乎唐、宋，屢經變易，舊制莫考。今又併入已多，故存此目，以備考

〔一〕莝：原作「莖」。今據儒門事親卷二凡在下者皆可下改。
〔二〕桑螵蛸：下衍「使」字。今據本草經集注卷一删。
〔三〕先生：原脱。今據補同上。
〔四〕禹錫：據本草經集注卷一，此當爲陶弘景之言。

古云耳。

上品藥一百二十種

丹砂　雲母　玉泉　石鍾乳　礬石　消石　朴消　滑石
空青　曾青　禹餘粮　太一餘粮　白石英　紫石英　五色石脂　菖蒲
菊花　人參　天門冬　甘草　乾地黄　术　兔絲子　牛膝
茺蔚子　女萎　防葵　麥門冬　獨活　車前子　木香　薯蕷
薏苡仁　澤瀉　遠志　龍膽　細辛　石斛　巴戟天　白英
白蒿　赤箭　菴蕳子　菥蓂子　蓍實　赤芝　黑芝　青芝
白芝　黄芝　紫芝　卷柏　藍實　蘼蕪　黄連　絡石
蒺藜子　黄耆　肉蓯蓉　防風　蒲黄　香蒲　續斷　漏蘆
天名精　决明子　丹參　飛廉　五味子　旋花　蘭草　蛇牀子
地膚子　景天　茵蔯蒿　杜若　沙參　徐長卿　石龍芻　雲實
王不留行　牡桂　菌桂　松脂　槐實　枸杞　橘柚　柏實
伏苓　榆皮　酸棗　乾漆　蔓荆實　辛夷　杜仲　桑上寄生
女貞實　蕤核　藕實莖　大棗　葡萄　蓬虆　鷄頭實　胡麻
麻蕡　冬葵子　莧實　白瓜〔一〕子　苦菜　龍骨　麝香　熊脂
白膠　阿膠　石蜜　蜂子　蜜蠟　牡蠣　龜甲　桑螵蛸

中品藥一百二十種

雄黄　雌黄　石硫黄　水銀　石膏　磁石　凝水石　陽起石

〔一〕瓜：原作「冬」。今據證類卷二十七白瓜子改。

理石 長石 石膽 白青 扁青 膚青 乾薑 葈耳實

葛根 栝樓 苦參 茈胡 芎藭 當歸 麻黄 通草

芍藥 蠡實 瞿麥 玄參 秦艽 百合 知母 貝母

白芷 淫羊藿 黄芩 石龍芮 茅根 紫菀 紫草 茜根

敗醬 白鮮皮 酸漿 紫參 藁本 狗脊 萆薢 白兔藿

營實 白薇 薇銜 翹根 水萍 王瓜 地榆 海藻

澤蘭 防己 牡丹 款冬花 石韋 馬先蒿 積雪草 女菀

王孫 蜀羊泉 爵牀 巵子 竹葉 蘗木 吴茱萸 桑根白皮

蕪荑 枳實 厚朴 秦皮 秦椒 山茱萸 紫葳 猪苓

白棘 龍眼 木蘭 五加皮 衛矛 合歡 彼〔一〕子 梅實

桃核仁 杏核仁 蓼實 葱實 薤 假蘇 水蘇 水靳

髪髲 白馬莖 鹿茸 牛角鰓 羖羊角 牡狗陰莖 羚羊角 犀角

牛黄 豚卵 麋脂 丹雄雞 雁肪 鼈甲 鮀魚甲 蠡魚

鯉魚膽 烏賊魚骨 海蛤 文蛤 石龍子 露蜂房 蚱蟬 白殭蠶

下品藥一百二十五種

孔公孽 殷孽 鐵精〔二〕 鐵落 鐵 鉛丹 粉錫 錫鏡鼻

代赭 戎鹽 大鹽 鹵鹹 青琅玕 礜石 石灰 白堊

冬灰 附子 烏頭 天雄 半夏 虎掌 鳶尾 大黄

葶藶 桔梗 莨菪子 草蒿 旋覆花 藜蘆 鉤吻 射干

〔一〕彼：原作「披」。今據證類卷三十彼子改。

〔二〕精：原作「粉」。今據證類卷四鐵精改。「鐵粉」乃开寶新增藥。

蛇含　常山　蜀漆　甘遂　白斂　青葙子　藋菌　白及
大戟　澤漆　茵芋　貫衆　蕘花　牙子　羊躑躅　芫花
姑活　別羈　商陸　羊蹄　萹蓄　狼毒　鬼臼　白頭翁
羊桃　女青　連翹　石下長卿　藺茹　烏韭　鹿藿　蚤休
石長生　陸英　藎草　牛扁　夏枯草　屈草　巴豆　蜀椒
皂莢　柳華　楝實　郁李仁　莽草　雷丸　梓白皮　桐葉
石南　黃環　溲疏　鼠李　松蘿　藥實根　蔓椒　欒華
淮木　大豆黃卷　腐婢　瓜蒂　苦瓠　六畜毛蹄甲　燕屎　天鼠屎
鼺鼠　伏翼　蝦蟆　馬刀　蟹　蛇蛻　猬皮　蠮螉
蜣螂　蛞蝓　白頸蚯蚓　蠐螬　石蠶　雀甕　樗雞　斑猫
螻蛄　蜈蚣　馬陸　地膽　螢火　衣魚　鼠婦　水蛭
木虻　蜚虻　蜚蠊　䗪蟲　貝子

宋本草舊目録

【李時珍曰】舊目不録可也。録之所以存古迹也，又以見三品之混亂，不必泥古也。

新舊藥合一千八十二種

三百六十種神農本經。白字。
一百八十二種名醫別録。墨字。
一百一十四種唐本先附。
一百三十三種今附。開寶所附。
一百九十四種有名未用。

八十二種新補。

一十七種新定。已上皆宋嘉祐本草所定者。

四百八十八種陳藏器餘。

二種唐本餘。

一十三種海藥餘。

八種食療餘。

一百種圖經外類。已上皆唐慎微續收補入者。

玉石部上品七十三種，中品八十七種，下品九十三種。

草部上品之上八十七種，上品之下五十三種，中品之上六十二種，中品之下七十八種，下品之上六十二種，下品之下一百五種。

木部上品七十二種，中品九十二種，下品九十九種。

人部三品二十五種。

獸部上品二十種，中品一十七種，下品二十一種。

禽部三品五十六種。

蟲魚部上品五十種，中品五十六種，下品八十一種。

果部三品五十三種。

米穀部上品七種，中品二十三種，下品一十八種。

菜部上品三十種，中品一十三種，下品二十二種。

有名未用一百九十四種。

圖經外類一百種。

本草綱目第三卷目録

百病主治藥上

〔一〕煩惑：本卷正文作「狂惑」。

〔二〕狂躁：本卷正文作「煩躁」。

〔三〕痔瘻：本卷正文作「痔漏」。

本草綱目第三卷

百病主治藥上

諸風有中臟、中腑、中經、中氣、痰厥、痛風、破傷風、麻痺。

【吹鼻】皂莢末、細辛末、半夏末、梁上塵。葱莖插鼻、耳。

【熏鼻】巴豆烟、蓖麻烟、黄芪湯。

【擦牙】白梅肉、南星末、蜈蚣末、蘇合丸、白礬鹽、龍腦。南星。

【吐痰】藜蘆、或煎，或散。皂莢末、酒服。食鹽、煎湯。人參蘆、或煎，或散。瓜蒂、赤小豆、虀汁調服。萊菔子、擂汁。桐油、掃入。桔梗蘆、爲末，湯服二錢。牙皂、萊菔子、爲末，煎灌。附子尖、研末，茶服。牛蒡子末、羌活酒服。常山末、水煎。醋、蜜、和服。膽礬末、醋調，灌。牙皂、晉礬末、水服。大蝦、煮熟，食蝦飲汁，探吐。苦茗茶、探吐。石緑、醋糊爲丸，每化一丸。砒霜、研末，湯服少許。地松、擣汁。豨薟、擣汁。離鬲草、汁。芭蕉油、汁。石胡荽、汁。三白草、汁。蘇方木、煎酒，調乳香末二錢服，治男女中風口噤，立吐惡物出。橘紅。一斤，熬逆流水一盌服，乃吐痰聖藥也。

【貼喎】南星末、薑汁調貼。蓖麻仁、擣貼。炒石灰、醋調貼。烏頭末、龜血調貼。雞冠血、蝸牛、擣貼。生鹿肉、切貼。鮎魚尾、切貼。皂莢末、醋調貼。伏龍肝、鼈血調貼。鱓魚血、蛞蝓、擣貼。寒食麵、醋貼。桂末、水調貼。馬膏、桂酒、大麥麵、栝〔一〕樓汁調。蟹膏、貼。衣魚、摩之。蜘蛛、向火摩之。牛角䚡、炙熨。水牛鼻、火炙熨之。大蒜膏、貼合谷穴。巴豆。貼手掌心。

【各經主治】藁本、手太陽。羌活、足太陽。白芷、手陽明。葛根、足陽明。黄芪、手少陽。柴胡、足少陽。防風、手太陰。升麻、足太陰。細辛、手少陰。獨活、足少陰。芎藭。手足厥陰。

【發散】麻黄、發散賊風，風寒，風熱，風濕，身熱，麻痺不仁。熬膏服之，治風病取汗。荆芥、散風熱，祛表邪，清頭目，行瘀血。主賊風，頑痺，喎斜。

〔一〕栝：原作「括」。今據卷十八栝樓改。

同薄荷熬膏服，治偏風。研末，童尿、酒服，治産後中風，神效。**薄荷**、治賊風，散風熱風寒，利關節，發毒汗，爲小兒風涎要藥。**葛根**、發散肌表風寒風熱，止渴。**白芷**、解利陽明及肺經風寒風熱，皮膚風痺瘙痒，利九竅，表汗不可缺之。**升麻**、發散陽明風邪。**葱白**、散風寒，風熱，風濕，身痛。**生薑**、散風寒風濕。**桂枝**、治一切風冷風濕，骨節攣痛，解肌，開腠理，抑肝氣，扶脾土，熨陰痺。**黄荆根**、治肢體諸風，心風頭風，解肌發汗。**鐵綫草**、治男女諸風，産後風，發出粘汗。**水萍**。治熱毒風濕麻痺，左癱右瘓，三十六風，蜜丸，酒服，取汗。治風熱瘙痒，煎水，浴，取汗。

【風寒風濕】【草部】**羌活**、一切風寒風濕，不問久新，透關利節，爲太陽厥陰少陰要藥。**防風**、三十六般風，去上焦風邪，頭目滯氣，經絡留濕，一身骨節痛。除風去濕仙藥。**藁本**、一百六十惡風，頭面身體風濕，手足嚲曳。**石菖蒲**、浸酒服，治三十六風，一十二痺，主骨痿。丸服，治中風濕痺，不能屈申。**豨薟**、治肝腎風氣，麻痺癱緩諸病，九蒸九晒，丸服。**葈耳**、大風濕痺，毒在骨髓，爲末水服，或丸服，百日病出，如丹[一]如疥，如駁起皮。亦可釀酒。**牛蒡根**、風毒緩弱，浸酒服。○老人中風，口目瞤動，風濕久痺，筋攣骨痛，一二十年風疾病。**茵蔯蒿**、風濕攣縮，釀酒服。○浴風痺。**白朮**、逐風濕，舌木强，消痰益胃。**蒼朮**、大風頑[二]痺，筋骨軟弱，散風除濕解鬱。○汁釀酒，治一切風濕筋骨痛。**車前子**、**水蓼**、**陸英**、**飛廉**、**忍冬**、**坐拏草**、**蒴藋**、**伏牛花**、**石南藤**、**百靈藤**、酒。**青藤**、酒。**鉤吻**、並主風邪濕痺，骨痛拘攣。**防己**、中風濕，不語拘攣，口目喎斜，瀉血中濕熱。**茵芋**、年久風濕痺痛，拘急軟弱。**艾葉**、灸諸風口噤。○浴風濕麻痺。**白附子**、諸風冷氣失音，頭面遊風，足弱無力。○風喎，同僵蠶、全蝎研末，酒服。**附子**、**烏頭**、**天雄**並主風濕痰氣麻痺，拘攣不遂。通經絡，開氣道，燥濕痰。**草烏頭**、惡風冷痰癱緩，年久麻痺。**芫花**、毒風冷痰，四肢拘攣。**羊躑躅**、賊風走皮中淫淫痛。○風濕痺痛，不遂言蹇，酒蒸爲末，牛乳酒服，亦效。**蓖麻子油**、酒煮日服，治偏風不遂。○作膏，通關，拔風邪出外。【穀菜】**大豆**、炒焦投酒中，飲，主風痺癱緩，口噤口喎，破傷中風，産後風痓，頭風。○煮食，治濕痺膝痛。○醋蒸，卧，治四肢攣縮。**豆豉**、浸酒，治膝攣不遂，骨痛。**大豆黄卷**、**巨勝**、釀酒，治風痺痛。**麻仁**、骨髓風毒，痛不能動，炒香浸酒飲。**麻勃**、一百二十種惡風，黑色遍身，苦痺攣。**麥麩**、醋蒸，熨風濕痺痛。**薏苡**、久風濕痺，筋急拘攣，亦煮酒服。**茄子**、腰脚風血積冷，筋攣痛。煎汁熬膏，入粟粉、麝香、朱砂，丸服。【果木】**秦椒**、治風濕痺。**蜀椒**、大風，肉枯生蟲，遊走痺痛，死肌寒熱，腰脚不遂，散寒除濕，爲丸。**吴茱萸**、煎酒，治頑風痺痒。○同薑、豉煎酒，冷服取汗，治賊風口喎不語。**柏葉**、釀酒。**松節**、酒。**秦皮**、風寒濕痺。**五加皮**、名追風使，治一切風濕，痿痺攣急，宜釀酒。**皂莢**、通關節，搜肝風，瀉肝氣。**蔓荆實**、除賊風，搜肝氣，筋骨間寒濕痺，頭旋腦鳴。**欒荆子**、大風，諸風不遂。【蟲部】**蠶沙**、風緩頑痺不隨，炒浸酒服，亦蒸熨。**蝎**、半身不遂，抽掣，口目喎斜，研，入麝香，酒服。

[一] 丹：卷十八葈耳「主治」作「癘」。
[二] 頑：卷十二蒼朮「主治」作「痛」。

竹蝨、半身不遂，同麝香浸酒服，出汗。【鱗介】守宮、中風癱緩，同諸藥煎服。鮫鯉甲、中風癱緩，寒熱風痺及風濕强直，痛不可忍。烏蛇、酒。白花蛇、酒。蚺蛇、酒。○並主賊風，頑痺痛痒，大風，瘡癬有蟲。鱓魚、逐十二風邪濕氣，作臛取汗。水龜、釀酒，主大風，緩急拘攣。煮食，除風痺痛。【禽部】雞屎白、炒研，豆淋酒服，主風寒濕痺，口噤，不省人事。五靈脂、散血活血，引經有功。○癱緩，熱酒服二錢。○風冷痺痛，同乳、没、川烏，丸服。雁肪、鵜鶘油、主風痺，透經絡，引藥氣入内。【獸部】羊脂、賊風痿痺腫痛，徹毒氣，引藥入内。熊脂、風痺。青羖羊角、炒研，酒服，治風痰恍惚，悶絶復甦。驢毛、骨中一切風，炒黄，浸酒服，取汗。狸骨、一切遊風。羊脛骨、酒。虎脛骨、酒。並主諸風注痛。【金石】雄黄、除百節中大風，搜肝氣。金牙石、一切腰脚不遂，火煅，酒淬飲。河砂、風濕頑痺，冷風癱緩，晒熱坐之，冷即易，取汗。鼠壤土。蒸熨中風冷痺，偏枯死肌。

【風熱濕熱】【草部】甘草、瀉火，利九竅百脉。黄芩、黄連、菊花、秦艽、並治風熱濕熱。玄參、大青、苦參、白鮮皮、白頭翁、白英、青葙子、敗醬、桔梗、並治風熱。大黄、蕩滌濕熱，下一切風熱。柴胡、治濕痺拘攣，平肝膽、三焦、包絡相火，少陽寒熱必用之藥。升麻、去皮膚肌肉風熱。白微、暴中風，身熱腹滿，忽忽不知人。龍葵、治風消熱，令人少睡。麥門冬、清肺火，止煩熱。天門冬、風濕偏痺及熱中風。牡丹皮、寒熱，中風瘛瘲，驚癇煩熱，手足少陰、厥陰四經伏火。釣藤、肝風心熱，大人頭眩，小兒十二驚癇。紫葳及莖葉、熱風，遊風，風刺。蒺藜、諸風瘙痒，大便結。【穀果】胡麻、久食不生風熱，風病人宜食之。緑豆、浮風風疹。白扁豆、行風氣，除濕熱。茶茗、中風，昏憒多睡。梨汁、除風熱不語。○葉亦作煎。【木部】槐實、氣熱煩悶。枝、釀酒，治大風痿痺。白皮、治中風，皮膚不仁，身直不得屈申，煎酒及水服。膠、一切風熱，口噤筋攣，四肢不收，頑痺，周身如蟲行。側柏葉、凡中風不省，口噤，手足嚲曳，便取一握，同葱白擣酒，煎服，能退風和氣，不成廢人。花桑枝、炒香煎飲，治風氣拘攣，身體風疹。久服，終身不患偏風。葉、煎酒，治一切風。○蒸罨風痛，出汗。白楊皮、毒風緩弱，氣〔一〕在皮膚中，浸酒服。皂莢子、疏導五臟風熱。丸服，治腰脚風痛不能行。巵子、去熱毒風。除煩悶。黄蘗皮、腎經風熱。地骨皮、腎家風濕痺。樫葉、遠近一切風，煎汁，和竹瀝服。荆瀝、除風熱，開經絡，導痰涎，日飲之。竹瀝、暴中風痺，大熱煩悶，失音不語，子冒風痓，破傷風噤，養血清痰，並宜同薑汁飲之。竹葉、痰熱，中風不語，煩熱。天竹黄、諸風熱痰涎，失音不語。【蟲獸】蟬花、一切風熱瘙痒。犀角、大熱風毒，毷氉煩悶，中風失音。羚羊角、一切熱、毒、風、濕注伏在骨間，及毒風卒死，子癇痓疾。【金石】石膏、風熱煩躁。鐵華粉、平肝，除風熱。鐵落、勞鐵、赤銅。並除賊風反折，燒赤，浸酒飲。

【痰氣】【草部】天南星、中風、中氣、痰厥，不省人事，同木香煎服。○諸風口噤，同蘇葉、生薑煎服。半夏、消痰除濕。○痰厥中風，同甘草、防風煎服。前胡、化痰熱，下氣散風。旋覆花、風氣濕痺，胸上痰結留飲。○中風壅滯，蜜丸服。香附子、心肺虚氣客熱，行肝氣，升降諸氣。○煎湯，浴風疹。木香、

〔一〕氣：卷三十五白楊「主治」此前有「毒」字。

中氣不省人事，研末服之，行肝氣，調諸氣。**藿香**、升降諸氣。**蘇葉**、散風寒，行氣利肺。**蘇子**、治腰脚中濕氣風結，治風順氣化痰，利膈寬腸。煮粥食，治風寒濕痹，四肢攣急，不能踐地。**玄胡索**、除風治氣，活血通經絡。**蘭葉**、浴風痛，俗名風藥。**大戟**、**甘遂**、並治經絡痰飲留滯，麻痹隱痛，牽引走注。**威靈仙**、治諸風，宣通五藏，去冷滯痰水，利腰膝。**牽牛子**、除風毒，下一切壅滯。【果木】**杏仁**、頭面風氣，往來煩熱，散風降氣化痰。○逐日生吞，治偏風不遂，失音不語，肺中風熱。**陳橘皮**、理氣除濕痰。**枳實**、**枳殼**、大風在皮膚中如麻豆，苦痒麻木，破氣勝濕化痰。**枳茹**、漬酒服，治中風身直及口僻目斜。**檳榔**、除一切風、一切氣，宣利臟腑。**烏藥**、治中風中氣，氣順則風散，氣降則痰下。**龍腦香**、入骨，治骨痛，散經絡壅滯。**蘇合香**、**安息香**、通諸竅臟腑，辟〔一〕一切不正之氣。【蟲獸】**麝香**、入肉〔二〕，治風在骨髓〔三〕。○中風不省，香油灌二錢。**白殭蠶**、散風痰。酒服七枚，治口噤，發汗，並一切風疰、風疹。【金石】**鉛霜**、墜中風痰濕。**礬石**。除風消痰。

【血滯】【草部】**當歸**、**芎藭**、並主一切風，一切氣，一切虛。破惡血，養新血。○蜜丸服，治風痰，行氣解鬱。**丹參**、除風邪留熱，骨節痛，四肢不遂。破宿血，生新血。○漬酒飲，治風毒足軟，名奔馬草。**芍藥**、治風，除血痺，瀉肝，安脾肺。○風毒在骨髓，痛，同虎骨浸酒飲。**地黄**、逐血痺，填骨髓。**茺蔚子**、治風解熱。○莖葉，治血風痛。**地榆**、汁釀酒，治風痺，補腦。**虎杖**、煮酒，治風在骨節間。**薑黄**、止暴風痛，除風熱，理血中之氣。**紅藍花**、治六十二種風及血氣痛。○子煎服，治女子中風煩渴。【穀菜】**麻仁**、中風出汗，下氣，逐一切風，利血脉。**韭汁**、肥白人中風失音。【果木】**桃仁**、血滯風痺，大便結。○酒浸作丸，治偏風。**蘇方木**、男女中風口噤，同乳香服。**乳香**、中風口噤，燒烟熏口目喎斜，活血止痛。【蟲獸】**蜜蠟**、暴風身冷如癱，化貼，并裹手足。**阿膠**、男女一切風病，骨節痛不隨。**醍醐**、酒服，治中風煩熱。**野駝脂**。一切風疾，皮膚急痺，酒服，并摩之。

【風虛】【草部】**天麻**、主肝氣不足，風虛内作，頭運目旋，麻痺不仁，語言不遂，爲定風神藥。**黄芪**、風虛自汗。逐五藏惡血，瀉陰火，去虛熱。無汗則發，有汗則止。**人參**、補元氣，定魂魄，止煩躁，生津液，消痰。**沙參**、去皮肌浮風，宣五臟風氣，養肝氣。**長松**、煮酒，治一切風虛。**黄精**、補中，除風濕。**葳蕤**、治中風暴熱，不能動摇，虛風濕毒，風温，自汗灼熱，一切虛乏。**牛膝**、寒濕痿痺，拘攣膝痛，强筋，補肝臟風虛。**石龍芮**、**骨碎補**、**巴戟天**、**狗脊**、**萆解**、**菝葜**、**土伏苓**、**何首烏**、並主風虛風濕，痺痛軟弱，補肝腎，利關節。**列當**、煮酒，去風血，補腰腎。**白及**、腎〔四〕中邪氣，風痱不收，補肺氣。**仙茅**、一切風氣，腰脚風冷，攣痺不能行，九蒸九晒，浸酒服。**淫羊藿**、一切冷風，攣急不仁，老人昏耄。○浸酒服，治偏風。**蛇牀子**、男女風虛，

〔一〕辟：原脱。今據卷三十四蘇合香「發明」補。
〔二〕肉：卷五十一麝麝臍香「發明」作「脾」。
〔三〕髓：原作「随」。今據改同上。
〔四〕腎：卷十二白及「主治」作「胃」。

濕痺毒風，腰胯酸痛。○浴大風身痒。補骨脂、風虚冷痺，骨髓傷敗，一切風氣痛，作丸服。兔絲子、補肝風虚，利腰脚。覆盆子、勞損風虚，補肝明目。石斛、脚膝軟弱，久冷風痺。○酥浸蒸，服至一鎰，永不骨痛。絡石、木蓮葉、扶芳藤、並主風血，暖腰脚，一切冷氣，浸酒飲。【菜果】薯蕷、去冷風，頭面遊風，强筋骨，壯脾胃。栗、腎虚腰脚無力，日食十顆。○栗楔，治筋骨風痛。松子、諸風，骨節風。【木部】松葉、風痛脚痺，浸酒服，出汗。松節、風虚久痺，骨節痛，能燥血中之濕。杜仲、海桐皮、山茱萸、枸杞子、並主風虚，腰脚痛。冬青子、浸酒，去風虚。神木、治周痺，偏風，毒風不語。石南、逐諸風脚弱。南燭、熬膏，治一切風，强筋益氣。不彫木、浸酒，去風氣補虚，放杖木、爲風痺腎弱要藥。木天蓼、釀酒，治風勞虚冷有奇效。【石部】磁石、周痺風濕，肢節中痛，男女風虚，同白石英浸水，煮粥食。白石英、風虚冷痺，諸陽不足，燒淬酒飲。孔公孽、風冷膝痺，同石斛浸酒飲。石腦、石鍾乳、陽起石、代赭石、禹餘粮、石硫黄、並主風冷濕痺。雲母粉、中風寒熱，如在舟車。海蠶〔一〕、諸風冷氣虚勞。烏雞、中風舌强，煩熱麻痺，酒煮食。練鵲、浸酒飲，治風。麋角。風虚冷痺，暖腰膝，壯陽。

瘂風即痓病，屬〔二〕太陽、督脉二經。其證發熱，口噤如癇，身體强直，角弓反張，甚則搐搦〔三〕。傷風有汗者，爲柔痓。傷寒濕無汗者，爲剛痓。○金瘡，折傷，癰疽，産後，俱有破傷風濕發痓之證。

【風寒風濕】【草部】麻黄、桂枝、术、並主風寒風濕痓。羌活、風寒風濕傷金瘡，癇痓。○産後中風，口噤不知人，酒水煎服。葛根、金瘡中風寒，發痓欲死，煮汁服。乾者爲末。荆芥、散風濕風熱。○産後中風口噤，四肢强直，角弓反張，或搐搦欲死，爲末，豆淋酒服，入童尿尤妙。防風、主金瘡中風濕，内痓。天南星、打撲傷損，金瘡破傷風及傷濕，牙關緊急，角弓反張，同防風，末，熱酒、小便調服，名玉真散，三服即甦。○南星、半夏等分，爲末，薑汁、竹瀝灌服一錢。仍灸印堂。○口噤，生研，同薑汁或龍腦，揩牙，名開關散。薇蘅、小兒破傷風，口噤，同白附子，末，薄荷酒服一字。細辛、督脉爲病，脊强而厥。防己、除風濕，手足攣急。芍藥、芎藭、一切風氣。當歸、客血内塞〔四〕，中風痓，汗不出。○産後中風不省，吐涎瘈瘲，同荆芥，末，童尿、酒服，下咽即有生意。附子、陰痓自汗。草烏、破傷風病，同白芷、葱白，煎酒，取汗。威靈仙、破傷風病，同獨蒜、香油擣服，取汗〔五〕。【菜穀】大

〔一〕海蠶：此藥及其後凡四藥並非「石部」。然卷三、卷四中此類疏忽不一而足，維持原貌，不予補改。後同。

〔二〕屬：原作「厲」。今從錢本改。

〔三〕搦：原作「弱」。今從錢本改。

〔四〕塞：原作「寒」。今據卷十四當歸「主治」改。

〔五〕汗：原作「汁」。今據卷十八威靈仙「附方」改。

蒜、產後中風，角弓反張，不語，煎酒服，取汗。或煎水服。黑大豆、破傷風濕，炒半熟，研蒸，以酒淋汁服。取汗，仍傅瘡上。○亦同朱砂，末，酒服。【石部】雄黃、破傷中風，同白芷煎酒服，取汗。【鱗介】白花蛇、破傷中風，項强身直，同烏蛇、蜈蚣，末服。土虺蛇、破傷中風，口噤目斜，同地龍、南星，丸服，取汗。守宫、破傷風病，同南星、膩粉，丸服，取汗。龍齒、主諸痓。鰾膠、破傷風搐强直，燒研，同射香，蘇木，酒[一]服，仍封瘡口。○有表症，同蜈蚣，末，煎羌活、防風、川芎湯服。○産後搐搦，乃風入子臟，與破傷風同，炒研，蟬蜕湯服三錢。牡蠣、破傷濕病，口禁强直，酒服二錢，并傅之。【蟲】蜜蠟、破傷風濕如瘧，以熱酒化一塊服，與玉真散對用立效。蠍、破傷中風，同天麻、蟾酥，爲丸，豆淋酒服，取汗。仍同射香貼之。蟾蜍、破傷風病，剥爛入花椒，同酒炒熟，再入酒熱服，取汗。蜈蚣、破傷中風，同蝎梢、附子、烏頭，末，熱酒服一字，仍貼瘡上，取汗。○研末摻牙，立甦。殭蠶、口噤，發汗。【禽獸】雞子、痼痓。雞屎白、破傷中風，産後中風，小兒臍風，口噤反張，强直瘈瘲，以黑豆同炒黄，用酒沃之，少頃温服，取汗。或入竹瀝。野鴿屎、破傷風病傳入裏，炒研同江鰾、白僵蠶、雄黄，末，蒸餅丸服。雀屎、破傷風，瘡作白痂無血者，殺人最急，研末，酒服五分。鴨涎、小兒痓風反張，滴之。黄明膠、破傷風，燒研酒服，取汗。狐目、同上，神效無比。狐肝、狼屎中骨、破傷風，同蟬蜕、桑花，末，米飲服。六畜毛蹄甲、癇痓。【人】手足爪甲。破傷中風，油炒，熱酒服，取汗便愈。○手足顫掉，加南星。

【風熱濕熱】【石部】鐵落、炒熱，淬酒飲，主賊風痓。【草】黄連、破傷風，煎酒，入黄蠟化服。地黄、産後風痓，取汁，同薑汁交浸焙研，酒服。【果木】杏仁、金瘡及破傷中風，角弓反張，杵蒸，絞汁服。并塗瘡上，仍以燭火灸之取效。槐膠、桑瀝、破傷中風，和酒飲至醉。篁葉、痓風。竹瀝、去痰熱，子冒風痓。○金瘡中風，破傷中風，産後中風，小兒中風，發痓口禁，反張欲死，飲一二升，或入薑汁。欒荆、狂痓。蘇方木、破傷中風，産後中風，爲末，酒服三錢，立效。【蟲獸】蟬蜕、破傷風病，發熱，炒研，酒服一錢。仍以葱涎調塗，去惡汁。○小兒臍風口禁，入全蝎、輕粉。羚羊角、子癇痓疾。牛黄、熱痓。烏牛尿、刺傷中水，熱飲一升。【人】人尿、痓風及産後風痓，入酒飲。髮髲灰。大人痓，小兒驚。

【外傅】貝母、茅花、並金瘡傷風。劉寄奴、麥麪、同燒鹽。白芋、炒鹽、鷺頭灰、鼠灰、亂髮灰、並傅風入瘡中，腫痛。胡粉、主瘡入水濕，腫痛，同炭灰傅。煨葱、傅金瘡傷水。同乾薑、黄檗煎水，洗諸瘡傷風水。薤白、韭葉、並主諸瘡中風寒及水濕，腫痛，擣烘封之，冷即易，或加灸，至水出。箭笴漆、刮塗。鯉魚目、灰。鮎魚目、灰。並主刺瘡傷風及水。傅取汁出。猪肉、乘熱貼之，連易三次，立消。人耳塞。破傷中風或水，痛不可忍，封之一夕，水盡即安。【洗浸】雞腸草、手足瘡傷水。桑灰汁、瘡傷風水，入腹殺人。自己尿。金瘡中風，日洗數次。【熨灸】商陸、瘡傷水濕，擣炙，熨之，冷即易。蜀椒、諸瘡中風，腫痛，和麪煨熨。槐白皮、安瘡上，灸百壯。桑枝、刺傷瘡，犯露水，腫痛，多殺人，炮熱烙之，

[一] 酒：原作「晒」。今據卷四十四鱁鮧「附方」改。

冷即易。黍穰、青布、牛屎、白馬通、騾屎。並主諸瘡傷風及水，腫痛欲死者，單燒熏，令〔一〕水出盡愈。

項强

【風濕】防風、凡腰痛項强，不可回頭，乃手足太陽症，必須用此。荊芥、秋後作枕及鋪床下，立春去之。羌活、白芷、藁本、薄荷、菊花、貝母。

癲癇

癲癇有風熱、驚邪，皆兼虛與痰。

【吐痰】瓜蒂、藜蘆、烏頭尖、附子尖、石膽、石緑、並吐癲癇暗風痰涎。芭蕉油、暗風癇疾，眩運仆倒，飲之取吐。白梅、擦牙追涎，或加白礬。皂莢。水浸，挼汁熬膏，入射攤晒，每以一片化漿水，灌鼻取涎。

【風熱驚痰】【草木】羌活、防風、荊芥、薄荷、細辛、龍膽、防己、藁本、升麻、青黛、白鮮皮、並主風熱驚癇。百合、鴨跖草、並主癲邪，狂叫身熱。釣藤、卒癇，同甘草，煎服。防葵、癲癇狂走者，研末，酒服。莨菪子、癲狂風癇，浸酒煎，丸服。蛇含、紫苑、半夏、並主寒熱驚癇瘈瘲。天南星、風癇痰迷，九蒸九晒，薑汁丸服。鬱金、失心風顛，痰血絡聚心竅，同明礬丸。甘遂、心風顛癇，痰迷心竅，猪心煮食。黄連、泄心肝火，去心竅惡血。苦參、童尿煎汁，釀酒飲，主三十年癇。天門冬、風顛發則作吐，耳鳴引脅痛，爲末酒服。紫河車、驚癇顛疾，搖頭弄舌，熱在腹中。薇銜、驚癇吐舌。附子、暗風癇疾，同五靈脂，末，猪心血丸服。蒼耳、大風癇疾。艾葉、癲癇諸風，灸穀道正門當中，隨年壯。伏神、琥珀、雷丸、莽草、蔓荊子、木蘭皮、並主風癲，驚邪狂走。苦竹笋、竹葉、竹瀝、天竹黄、並主風熱痰涎發顛狂癇疾。蘆薈、小兒癲癇。蘇合香、癇痓邪氣。皂莢、搜肝通肺，風癇五種，燒研，同蒼耳、密陀僧，丸服。蓖麻仁、五種風癇，用黄連、石膏，煮食。桑白皮、驚癇客忤，瀉肺氣。桂心、伐肝扶脾。莁荑、小兒蟲癇，發則惡症昏搐，同漆灰水服。紫葳〔二〕花根葉、久近風癇，酒服三錢，後梳髮，漱水四十九口，愈。震燒木、大驚失心，煮汁服。【金石】丹砂、猪心煮過，同伏神丸服。黄丹、同白礬，末服。黑鉛、同水銀、南星，丸服。密陀僧、金屑、銀屑、生銀、生鐵、鐵粉、鐵落、鐵精、鐵華粉、鐵漿、古鏡、珊瑚、紫石英、菩薩石、雄黄、同丹砂研末，丸服。雌黄、同黄丹、射香丸服。礬石、同細茶丸服。慈石、玄石、石青、消石、青蒙石、代赭石、已上二十五味，並主風熱痰涎顛癇。水銀、失心風，同藕節炒，丸服。蛇黄、暗風癇疾，火煅醋淬，

〔一〕令：底本漫漶，餘各金陵本原作「冷」。今據卷五十牛屎「附方」改。
〔二〕葳：原字漫漶。今從江西本補正。

末服。伏龍肝、狂顛風邪不識人，爲末，水服。天子藉田三推犁下土、驚悸顛邪，安神定魄。【蟲部】蜂房、雀甕、蚯蚓、全蝎、蜈蚣、蜣蜋、白殭蠶、並主癲癇發搐。蠶退紙、顛狂亂走，悲泣妄言及風癇病，燒灰酒服。蚱蟬、顛病寒熱，小兒癇絶不能言。衣魚、小兒癇，同竹瀝，煎酒服。【鱗介】龍角、龍骨、龍齒、顛疾狂走，五驚十二癇。白花蛇、烏蛇、定癇搐。蛇蜕、蛇癇，顛疾瘈瘲，摇頭弄舌。玳瑁、熱癇。【禽部】鴨涎、癲癇發搐。雁毛、小兒佩之辟癇。啄木鳥、久年風癇，同荆芥煅服。烏鴉、暗風癇疾，煅研，入朱砂服，不過十日愈。○又煅研，同蒼耳子、胡桃服。鴟頭、顛癇眩冒瘈瘲，同黄丹爲丸服。○肉亦可食。鴞肉、食之主風癇。鳳凰臺、雞癇，顛癇發狂，水磨服。【獸部】狗齒及糞中骨、白狗血、並狗癇。豚卵、猪屎、並猪癇。羊齒、羊頭骨、羊癇。羖羊角、風癇，燒灰，酒服。牛齒、牛屎中豆、牛拳木、並牛癇。馬齒、馬目、馬懸蹄、馬繩索、野馬肉、並馬癇。驢乳、心熱氣癇。驢脂、酒服，主狂顛不能語，不識人。六畜毛蹄甲、驚癇顛痓。牡鼠、煎油，主驚癇。羚羊角、犀角、犛牛角、象牙、牛黄、鮓荅、野猪黄及膽、熊膽、並主風熱癲癇。麝香、虎睛鼻、狐肝、狐肉、並主顛癇，恍惚歌笑。猴頭骨、顛癇口噤。人髮、癇痓。人胞、煮食，治久癲失志，亦和藥作丸服。人魄。磨水服，定顛狂。

【風虚】【草部】人參、消胸中痰，治驚癇。○小兒風癇，同辰砂、蛤粉，末，猪心血丸服。石菖蒲、開心孔，通九竅，出音聲。爲末，猪心湯日服，治癲癇風疾。遠志、安心志。天麻、小兒風癇，善驚失志，補肝定風。蛇牀子、芍藥、牡丹、女萎、並主驚癇，寒熱瘈瘲。當歸、芎藭、地黄、並養血。縮砂、桔梗、香附、並驚癇邪氣。萆薢、關[一]節老血，頭旋風癇。【果木】酸石榴、小兒癇，釀蝎五枚，泥煅，研，乳服五分。柏實、定癇養血。【蟲禽】蜂蜜、雞子、並癇痓。白雄雞及腦。顛邪狂妄。

卒厥有尸厥、氣厥、火厥、痰厥、血厥、中惡、魘死、驚死。

【外治】半夏、菖蒲、皂角、雄黄、梁上塵、並主卒死，尸厥魘死，客忤中惡，爲末，吹鼻。葱黄、插入鼻中七八寸及納下部。薤汁、韭汁、並灌鼻。醋、鬼擊卒死，灌少許入鼻。酒、驚怖卒死，灌之，并吹兩鼻。乳香、安息香、樟木、並燒烟熏之。雞冠血、寢死，中惡卒死，塗面及心，并納口鼻。東門上雞頭、爲末，酒服。犬肉、搨心上。青牛蹄、魘死，安頭上即甦。牛黄、麝香、水服。熱湯、忤惡卒死，隔衣熨腹，冷即易。井底泥、卧忽不寤，勿以火照，但痛齧足母趾甲際，多唾其面，以泥塗目，令人垂頭于井中呼之，即甦。瓦甑、魘死不寤，覆面打破[二]之。鞋履、卧時一仰一覆，則不魘。人尿、中惡不醒，尿其面上即甦。燒人灰。置枕中，辟魘寐。

[一] 關：此前原衍「緩」字。今據卷十八萆薢「主治」删。

[二] 破：原字漫漶。今據江西本補正。

【内治】女青、諸卒死，擣末酒灌，立活。昌蒲汁、蠡實根汁、並灌之。南星、木香、附子、同木香煎服。陳粟米、卒得鬼打，擂水服。白微、婦人無故汗多，卒厥不省人事，名血厥。同當歸、人參、甘草煎服。巴豆、鬼擊，同杏仁汁服，取利。常山、小兒驚忤，中惡卒死，同牡蠣煎服，吐痰。鹽膽水、吐痰厥。燒尸場上土、尸厥，泡湯灌。食鹽、卒鬼擊，水灌并噀之。鍋底土、魘寐死，末，灌二錢，并吹鼻。白鴨血、白犬血、猪心血、尾血、并灌之。犀角、中惡鬼氣，卒死厥逆，口鼻出清血，須臾不救，似乎尸厥，但腹不鳴，心下暖，同麝香、朱砂，末，服二錢，即甦。羚羊角、熱毒風攻注，中惡毒氣，卒不識人。狐膽、人卒暴亡，即取温水化灌，入喉即活，移時者無及。馬屎、卒中惡死，絞汁灌之。白馬夜眼、卒死尸厥，同尾燒，丸服。褌襠、汗衫、並中鬼昏厥，口鼻出血，燒灰，湯服。鐵錐柄、鬼打鬼排中惡，和桃奴、鬼箭，丸服。刀鞘。鬼打，燒灰，水服。

傷寒熱病

寒乃標，熱乃本。春爲温，夏爲熱，秋爲癉，冬爲寒，四時天行爲疫癘。

【發表】【草部】麻黄、羌活、太陽，少陰。葛根、升麻、白芷、陽明，太陰。細辛、少陰。蒼术、太陰。荆芥、薄荷、紫蘇、並發四時傷寒不正之汗。香薷、四時傷寒不正之氣，爲末，熱酒服，取汗。香附、散時氣寒疫。艾葉、時氣温疫，煎服取汗。蒼耳葉、發風寒頭痛汗。浮萍、夾驚傷寒，同犀角、鈎藤，末服，取汗。天仙藤、治傷寒，同麻黄，發汗。牛蒡根、擣汁服，發天行時疾汗。【穀菜】豆豉、治數種傷寒，同葱白，發汗通關節。○汗後不解，同鹽，吐之。胡麻、煎酒，發汗。生薑、小蒜、葱白、【果木】茗茶、並發汗。杏仁、同酢煎，發時行温病汗。桃葉、蒸卧，發傷寒汗。胡桃、同葱、薑擂茶服，發汗。桂枝、太陽解肌。皂莢、傷寒初起，燒赤，水服取汗。○研汁，和薑、蜜服，取汗。【水石】百沸湯、多飲取汗。丹砂、傷寒時氣，始得一二日，煮服取汗。○塗身向火亦出汗。石膏、陽明發熱，解肌出汗。代赭石。傷寒無汗，同乾薑，末，熱醋調塗掌心，合定，暖卧取汗。

【攻裏】【草部】大黄、陽明、太陰、少陰、厥陰，燥熱滿痢諸證。栝樓實、利熱實結胸。甘遂、寒實結胸。葶藶、結胸狂躁。大戟、芫花、脇下水飲。蕘花、行水。蜀漆、行水。千里及、主天下疫氣，煮汁吐利。【果木】桃仁、下瘀血。巴豆、寒熱結胸。【蟲石】水蛭、虻蟲、下瘀血。芒消。下痞滿躁結。

【和解】【草部】柴胡、少陽寒熱諸證。○傷寒餘熱，同甘草煎服。半夏、黄芩、芍藥、牡丹、貝母、甘草、並主寒熱。白术、葳蕤、白微、白鮮皮、防風、防己、並主風温，風濕。澤瀉、秦艽、海金沙、木通、海藻、並主濕熱。黄連、大青、黄藥、白藥、薺苨、船底苔、陟釐、並主天行熱毒狂煩。知母、玄參、連軺、天門冬、麥門冬、栝樓根、並主熱病煩渴。前胡、惡實、射干、桔梗、並主痰熱咽痛。蕙草、白頭翁、熱痢。五味子、欬嗽。苦參、熱病狂邪，不避水火，蜜丸服。龍膽草、傷寒發狂，末服二錢。青黛、陽毒發斑及天行頭痛寒熱，水研服。地黄、温毒發斑，熬黑膏服。○同薄荷汁服，主熱瘴昏迷。青葙苗、擣汁服，大治温癘。蘘荷、温病初得，頭痛壯熱，擣汁服。蘆根、傷寒内熱，時疾煩悶，煮汁服。

葎草、汗後虚熱，杵汁服。蛇莓、傷寒大熱，杵汁服。番木鼈、熱病，磨汁服。虎杖、時疫流毒攻手足，腫痛欲斷，煮汁漬之。含水藤、天行時氣煩渴。【穀部】黑大豆、疫癘發腫，炒熟，同甘草，煎服。豆豉、傷寒頭痛，寒熱瘴氣及汗後不解，身熱懊憹，同巵子煎服。○餘毒攻手足，煎酒服。○暴痢，同薤白煎服。赤小豆、除濕熱。薏苡仁、風濕痛。粳米、煩熱。餳、建中。麻子、脾約秘結。【菜部】百合、百合病。葱白、少陰下利。乾薑、痞濕及下利。茄子、温疾。萘菜汁、解時行壯熱。生瓜菜汁、解陽毒壯熱頭痛。【果部】大棗、和營衛。杏仁、利肺氣。桃仁、行血。烏梅、煩渴及蚘厥。橘皮、嘔噦痰氣。檳榔、傷寒痞滿結胸，末服。馬檳榔、傷寒熱病，每嚼數枚，水吞。梨汁、熱毒煩渴。○木皮，傷寒温病，同甘草、秫米、鍋煤服。芰實、傷寒積熱。吴茱萸、厥陰頭痛，多涎。蜀椒、陰毒時氣及蚘厥。鹽麩子、天行寒熱。【木部】巵子、煩熱懊憹。黄蘗、熱毒下利及吐血。厚朴、滿痞頭痛。枳殼、痞滿。枳實、滿實。竹葉、煩熱。竹茹、温氣寒熱。秦皮、熱痢。梓白皮、時行温病，壯熱發黄，煎服。桐木皮、傷寒發狂，煎服，取吐下。櫸木皮、時行頭痛，熱結在腸胃。柳葉、天行熱病。楝實、温疾傷寒，大熱煩狂。李根白皮、奔豚。伏苓、行濕利小便。猪苓、熱渴水逆，小便不利。【水土】臘雪、解傷寒、時氣、温疾大熱。冬霜、解傷寒内熱。夏冰、陽毒熱盛，置于膻中。凉水、陽毒，浸青布貼胸中。蚯蚓糞、譫語狂亂，凉水服。蜣螂轉丸、時氣煩熱，絞汁服。梁上塵、釜底墨、並主陽毒發狂斑。【金石】黑鉛、傷寒毒氣。鉛丹、火劫驚邪。古文錢、時氣欲死，煮汁，入麝香服，取吐或下。鐵粉、陽毒發狂，同龍膽草、磨刀水服。鐵鏵、小兒百日傷寒壯熱，燒赤，淬水服。石膏、傷寒頭痛如裂，壯熱如火，解肌發汗，陽明潮熱大渴。○同黄連煎服，治傷寒發狂。滑石、解利四時一切傷寒，同甘草，末服。凝水石、時氣熱盛。雄黄、傷寒欬逆，煎酒服。○燒烟熏狐惑。食鹽、傷寒寒熱。赤石脂、禹餘粮、少陰下利。石蟹、天時熱疾。【鱗介】龍骨、火劫驚邪。○下利不止。鼈甲、陰毒。玳瑁、熱結狂言，磨水服。牡蠣、傷寒寒熱及自汗水結。海蛤、傷寒血結，同芒硝、滑石、甘草服。文蛤、傷寒大汗，煩熱口渴，末服。貝子、傷寒狂熱。【禽部】雞子、傷寒發斑下痢。○生吞一枚，治傷寒發狂煩躁。○打破煮渾，入漿啜之，治天行不解。○井中浸冷，吞七枚，治妊娠時疾，安胎。雞屎白、傷寒寒熱。【獸部】猪膽、少陽證熱渴，又導大便不通。猪膏、傷寒時氣，温水服一彈丸，日三。猪膚、少陰咽痛。犀角、傷寒熱毒，發狂發斑，吐血下血。牛黄、天行熱病。羚羊角、傷寒熱在肌膚。牛角、時氣寒熱頭痛。馬屎、羊屎、羊尿、傷寒手足疼欲脱，並洗之。阿膠、熱毒下痢。人尿、少陰下利，入白通湯。人屎、大熱狂走，水漬服。人中黄、研水。胞衣水。並主熱病發狂，飲之。

【温經】【草部】人參、傷寒厥逆發躁，脉沉，以半兩煎湯，調牛膽南星末服。○壞證不省人事，一兩煎服，脉復即甦。○夾陰傷寒，小腹痛，嘔吐厥逆，脉伏，同薑、附煎服，即回陽。附子、治三陰經證及陰毒傷寒、陰陽易病。蓼子、女勞復，卵〔一〕縮入腹絞痛，煮汁服。草烏頭、陰毒，插入穀道中。【穀

〔一〕卵：原作「卯」。今據卷十六蓼「附方」改。

菜】黑大豆、陰毒，炒焦投酒，熱服取汗。乾薑、陰毒，同附子用，補中有發。韭根、陰陽易病。葱白、陰毒，炒熱熨臍。芥子、陰毒，貼臍，發汗。【果部】蜀椒、陰毒，入湯液用。胡椒、陰毒，同葱白、麝香，和蠟作梃，插入莖内，出汗愈。吴茱萸、陰毒，酒拌蒸熨足心。【木部】松節、炒焦投酒服，治陰毒。烏藥子、陰毒，炒黑，水煎服，取汗。青竹皮、女勞復，外腎腫，腹中絞痛，水煎服。皂莢仁、陰毒。【石禽】雄黄、陰毒，入湯藥。消石、石硫黄、陰毒，二味爲末，服三錢，取汗。○硫黄同巴豆丸服，治陰陽二毒。太陰玄精石、陰毒，正陽丹用之。雞屎白、陰毒，同黑豆、亂髮、地膚子，炒焦入酒服，取汗。鴿屎、陰毒，炒焦酒服，取汗。【獸人】鼠屎、陰易腹痛，同韭根，煮汁服，取汗。豚卵、陰陽易病，小腹急痛，熱酒吞二枚。麝香、陰毒。手足[一]爪甲、陰陽易病，同中衣褌燒灰，酒服。婦人陰毛、陰陽易病，卵縮欲死，燒灰，以洗陰水服。【服器】褌襠、女勞復及陰陽易，燒灰水服。○下裳帶燒服，病免勞復。月經衣。燒末，水服。

【食復勞復】【草部】麥門冬、傷寒後小勞，復作發熱，同甘草、竹葉、粳米，煎服。胡黄連、勞復，同巵子丸服。蘆根、勞復、食復，煮汁服。【穀果】飯、傷寒多食，復作發熱，燒末，飲服。麴、食復，煮服。橘皮、食復，水煎服。【木石】枳殼、勞復發熱，同巵子、豉、漿水，煎服。巵子、食復發熱，上方加大黄。○勞復發熱，同枳殼、豭[二]鼠屎、葱白，煎服。胡粉、食復、勞復，水服少許。凝水石、解傷寒勞復。鼈甲、食復、勞復，燒研，水服。抱出雞子殼、勞復，炒研，湯服一合，取汗。馬屎、勞復，燒末，冷酒服。豭鼠屎、人屎、勞復，燒灰，酒服。頭垢、勞復，含棗許，水下。洗手足水、食復、勞復，飲一合。頭巾、勞復口渴，浸汁服。緻脚布、勞復，洗汁服。砧上垢、食復、勞復，同病人足下土、鼠屎，煎服。飯籮。食復，燒灰，水服。

瘟疫

【辟禳】【草部】蒼朮、山嵐瘴氣，温疾惡氣，弭灾沴。○燒烟熏，去鬼邪。升麻、吐温疫、時氣、毒癘。蒼耳、爲末，水服，辟惡邪，不染疫疾。虎耳、擂酒服，治瘟疫。木香、辟虺雷、徐長卿、鬼督郵、藁本、女青、山柰、菝葜、葎草、並辟毒疫、温鬼邪氣。白茅香、茅香、蘭草、並煎湯浴，辟疫氣。艾納香、兜納香、蜘蛛香、【木部】沉香、蜜香、檀香、降真香、蘇合香、安息香、詹糖香、樟腦、返魂香、兜木香、皂莢、古厠木、並燒之辟疫。釣樟葉、置門上。烏藥、預知子、阿魏、乳香、臘月二十四日五更，取初汲水，浸至元旦五更，人嚼[三]一塊，飲水三呷，一年無疫。松葉、細切，酒服，日三，能辟五年瘟。柏葉、時氣瘴疫，社中東南枝，爲末，日服。桃枝、桃橛、桃符、並辟疫。桃仁、茱萸、青

〔一〕手足：原作「父母」。今據卷五十二爪甲「附方」改。

〔二〕豭：原作「假」。今從江西本改。

〔三〕嚼：原作「爵」。今從江西本改。

鹽炒過，每嚼一二十枚，預辟瘴癘。三歲陳棗核中仁，常服，百邪不干。【穀菜】椒柏酒、屠蘇酒，元旦飲之，辟瘟癘。黑豆，布袋一斗，納井中一夜，取出，每服七粒，辟禳時氣。赤小豆，除夕正月朔望投井中，辟瘟病。○正月七日，囊盛置井中，三日取出，男吞七粒，女吞二七，一年無病。○元旦向東吞三七粒，一年無疫。○立秋日面西吞七粒，不病痢。豉，和白术，浸酒常飲，除瘟疫病。麻子仁，除夜同小豆投井中，辟疫。穄米，爲末，水服，不染瘟疫。蒜，時氣温病，擣汁服。○立春、元旦，作五辛盤食，辟温疫。蔓菁，立春後庚子日，飲汁，一年免時疾。馬齒莧，元旦食之，解疫氣。生薑，辟邪。淡竹葉，解疫。【服器】初病人衣，蒸過，則一家不染。草繩，度所住户中壁，屈結之，則不染。【水土】半天河水，飲之辟疫。東壁土、塚上土石、五月五日取，埋户外，一家不患時氣。【石部】丹砂，蜜丸，太歲日平旦，各吞三七丸，永無疫疾。陽起石，解温疫冷氣。婆娑石，瘴疫，熱悶頭痛。【鱗介】蚺蛇肉、鱅魚、鯇魚、牛魚、鮑魚頭灰、賁龜、珠鼈、蜆肉，並食辟疫。【禽獸】雄雞，冬至作腊，立春食之，辟疫。東門上雞頭，辟疫禳惡。雄鵲，冬至埋圊[一]前，辟時疾温氣。石燕肉，炒，浸酒飲，辟温疫嵐瘴。五靈脂，辟疫。獺肉，煮服，主疫氣温病及牛馬疫。貍肉，温鬼毒氣，皮中如針刺。麝香、靈猫陰、雄狐屎，燒之辟疫。馬骨及蹄，佩之辟疫。貘皮，寢之避癘。

【瘴癘】【草部】升麻，吐。釵子股，吐。葛根、草犀、大黄，温瘴。附子，冷瘴。恒山，吐。芫花，下。金絲草、錦地羅、千金藤、伏雞子根、解毒子、含水藤、千里及、肉豆蔻、蒼术、【菜穀】葱、茖葱、蒜、白菘、苦茄、豉、紅麴、燒酒、【果木】茶、鹽麩子、檳榔、烏梅、大腹皮、安息香、蘇合香、阿魏、相思子，吐。【石部】丹砂、雄黄、砒石、婆娑石、【鱗部】蚺蛇肉、鯪鯉甲、海豚魚、作脯。海鷂魚，燒服。【獸部】猪血、猪屎、羖羊角、山羊肉、羚羊角、犀角、麝香、果然肉、猴頭骨及肉、【人部】天靈蓋。

暑有受暑中暍，受凉中暑。

【中暍】【草穀】水蓼，煮汁灌。胡麻，炒黑，井水擂，灌。寒食麵，井水灌。【菜果】大蒜，同道中熱土擣，水澄服。瓜蒂，吐之即省。【水土】熱湯，布蘸熨心即甦，仍徐灌之。地漿，灌。道中熱土，壅臍上，令人溺于中，即甦。車輦土，澄水服。仰天皮，新水調灌。熱瓦，互熨心上。

【清暑】【草部】香薷，解暑利小便，有徹上徹下之功。夏月解表之藥，能發越陽氣，消散畜水。黄連，酒煮，丸服，主伏暑在心脾，發熱，吐瀉痢渴諸病。石香薷、紫蘇葉、蒼术、白术、木通、車前、澤瀉、半夏、藿香、縮砂、【穀菜】白扁豆、薏苡仁、稷米、大蒜、【果木】木瓜、枇杷葉、赤伏苓、厚朴、猪苓，並主傷暑有濕熱諸病。桂心，大解暑毒，同伏苓，丸服。○同蜜，作渴水飲。黄蘗，去濕熱，瀉陰火，滋腎水，去痿弱。【水

[一] 圊：原作「圎」。今從張本改。

石】雪水、夏冰、滑石、石膏、朱砂、解渴。雄黄、暑毒在脾，濕氣連脚，或吐或痛，或痢或瘧，鍊過，丸服。消石、硫黄、二味結砂，主外傷暑熱，内傷生冷，發爲頭痛寒熱，吐瀉霍亂，心腹痛諸病。○三伏吞硫黄百粒，去積滯，甚妙。玄精石。解暑消積。

【瀉火益元】【草部】黄芪、傷暑自汗，喘促肌熱。人參、暑傷元氣，大汗痿躄，同麥門冬、五味子，煎服，大瀉陰火，補元氣，助金水。甘草、生瀉火，熟補火，與參、芪同爲瀉火益氣之藥。麥門冬、清肺金，降心火，止煩渴欬嗽。黄芩、知母、瀉肺火，滋腎水。虎杖、同甘草煎飲，壓一切暑毒煩渴，利小便。【果木】苦茗、同薑煎飲，或醋同飲，主傷暑瀉痢。石南葉、煎服，解暑。烏梅、生津止渴。西瓜、甜瓜、椰子漿。解暑毒。

濕有風濕、寒濕、濕熱。

【風濕】【草部】羌獨活、防風、細辛、麻黄、木賊、浮萍、藁本、芎藭、蛇牀子、黄芪、黄精、葳蕤、秦艽、昌蒲、漏蘆、菊花、馬先蒿、白蒿、菴䕡、旋覆、豨薟、蒼耳、薇蓹、蒴藋、石龍芮、茵蕷、防己、茜根、忍冬、蘇子、南星、萆薢、土伏苓、龍常、葱白、薏苡、胡麻、大豆、秦椒、蔓椒、蜀椒紅、柏實、松葉、沈香、龍腦、蔓荆、皂莢、枸杞、五加皮、桂枝、伏牛花、厚朴、與蒼朮、橘皮，同除濕病。【石部】慈石、白石英、【蟲鱗】蝎、風淫濕痺，炒研，入麝香，酒服。鱓魚。濕風惡氣，作臛食。

【寒濕】【草部】蒼朮、除上、中、下三焦濕，發汗，利小便，逐水功最大。濕氣身重作痛，熬膏服。○諸方詳見本條。草烏頭、除風濕，燥脾胃，同蒼朮制煮，作丸服。附子、烏頭、芫花、王孫、狗脊、牛膝、山柰、紅豆蔻、草果、蠡實、艾葉、木香、杜若、山薑、廉薑、【穀菜】葡萄酒、燒酒、豆黄、生薑、乾薑、芥子、蒜葫、蘹香、【果木】吴茱萸、胡椒、欓子、蓮實、桂心、丁香、樟腦、烏藥、山茱萸、【獸部】貘皮、木狗皮、諸獸毛皮氈、火鹹。

【濕熱】【草部】山茵蔯、黄芩、黄連、防己、連翹、白朮、柴胡、苦參、龍膽草、車前、木通、澤瀉、通草、白鮮、蕕草、半夏、海金沙、地黄、甘遂、大戟、萱草、牽牛、氣分。大黄、血分。營實根、夏枯草、【穀菜】赤小豆、大豆黄卷、薏苡仁、旱芹、丸服。乾薑、生薑、【木部】椿白皮、伏苓、猪苓、酸棗、柳葉、木槿、榆皮、【介石】蜆子、下濕熱氣。滑石、石膏、礬石、緑礬。

火熱有鬱火、實火、虚火、氣分熱、血分熱、五臟熱、十二經熱。

【升散】【草部】柴胡、平肝膽、三焦、包絡相火，除肌熱潮熱，寒熱往來，小兒骨熱，疳熱，婦人産前産後熱。○虚勞發熱，同人參，煎服。升麻、解肌肉熱，散鬱火。葛根、解陽明煩熱，止渴散鬱火。羌活、散火鬱發熱。白芷、散風寒身熱，浴小兒熱。薄荷汁、骨蒸勞熱。水萍、暴熱身痒，能發汗。香附。

散心腹客熱氣鬱。

【瀉火】【草部】黄連、瀉肝膽心脾火，退客熱。黄芩、瀉肺及大腸火，肌肉骨蒸諸熱。○肺熱如火燎，煩躁欬嗽引飲，一味煎服。胡黄連、骨蒸勞熱，小兒疳熱，婦人胎[一]蒸。秦艽、陽明濕熱，勞熱，潮熱骨蒸。沙參、清肺熱。桔梗、肺熱。龍膽、肝膽火，胃中伏熱。青黛、五臟鬱火。蛇苺、白鮮皮、大青、並主時行，腹中大熱。連翹、少陽、陽明、三焦氣分之火。青蒿、熱在骨間。惡實、食前挼吞三枚，散諸結節筋骨煩熱毒。燈籠草、骨熱、肺熱。積雪草、暴熱，小兒熱。虎杖、壓一切熱毒。因蔯、去濕熱。景天、身熱，小兒驚熱。鈎藤、平心肝火[二]，利小便。○同甘草、滑石服，治小兒驚熱。酸漿、防己、木通、通草、燈心、澤瀉、車前、地膚、石韋、瞿麥、並利小便，泄火熱。烏韭、熱在腸胃。屋遊、熱在皮膚。土馬騣、骨熱煩敗。大黄、瀉諸實熱不通，足太陰、手足陽明、厥陰五經血分藥。【菜果】莙薘子、李葉、桃葉、棗葉、【木部】楮葉、楝實、羊桃、秦皮、梓白皮、並浴小兒身熱。巵子、心肺胃小腸火，解鬱，利小便。鼠李根皮、身皮熱毒。木蘭皮、身熱面皰。桑白皮、虚勞肺火。地骨皮、瀉肺火、腎火、胞中火，補正氣，去骨間有汗之蒸，同防風、甘草，煎服。溲疏、皮膚熱，胃中熱。竹葉、竹茹、竹瀝、並主煩熱有痰。荆瀝、熱痰。【水石】雪水、冰水、井水、並除大熱。石膏、除三焦、肺胃、大腸火，解肌發汗退熱，潮熱骨蒸發熱，爲丸、散服。○食積痰火，爲丸服。○小兒壯熱，同青黛，丸服。長石、胃中熱，四肢寒。理石、營衛中大熱煩毒。方解石、胸中留熱。玄精石、風熱。凝水石、身熱，皮中如火燒，煩滿，水飲之，凉血降火。食鹽、鹵鹼、除大熱。消石、五臟積熱。朴消、胃中結熱。○紫雪、碧雪、紅雪、金石凌，皆解熱結藥也。玄明粉、胃中實熱，腸中宿[三]垢。【蟲介】白頸蚯蚓、解熱毒狂煩。雪蛆、玳瑁、凉心解毒。【獸部】犀角、瀉肝凉心清胃，解大熱諸毒氣。牛黄、凉心肝。羚羊角、風熱寒熱。象牙、骨蒸熱。牛膽、猪膽、熊膽、並除肝火。白馬脛骨、煅過，降火，可代芩、連。【人部】人中白、降三焦、膀胱、肝經相火。人溺、滋降火甚速。人屎。大解五臟實熱，骨蒸勞熱。

【緩火】【草部】甘草、生用，瀉三焦五臟六腑火。黄芪、瀉陰火，補元氣，去虚熱。無汗則發，有汗則止。人參、與黄芪、甘草三味，爲益氣瀉火、除肌熱躁熱之聖藥，甘温除大熱也。麥門冬、降心火，清肺熱、虚勞客熱，止渴。五味子、與人參、麥門冬三味，爲清金滋水、瀉火止渴、止汗生脉之劑。天門冬、肺勞風熱，丸服。○陰虚火動，有痰熱，同五味子，丸服。○婦人骨蒸，同生地黄，丸服。葳蕤、五勞七傷虚熱。○煎服，治發熱口乾，小便少。白朮、除胃中熱、肌熱，止汗。○婦人血虚發熱，小兒脾虚骨蒸，同伏苓、甘草、芍藥，煎服。茅根、地筋、客熱在腸胃。甘焦根、菰根、蘆根、天花粉、並主大熱煩渴。栝樓根、潤肺降火化痰。○飲酒發熱，同青黛、薑汁，丸服。○婦人月經不調，夜熱痰嗽，同青黛、香附，末服。【菜穀】山藥、除煩熱，凉

〔一〕胎：原字缺損似「抬」。今從江西本改。

〔二〕火：原作「大」。今據卷十八鈎藤「发明」改。

〔三〕宿：原作「縮」。今據卷十一玄明粉「發明」改。

而補。小麥、客熱煩渴，凉心。粱米、脾胃客熱。麻仁、虚勞客熱，水煎服。【果部】梨、消痰降火，凉心肺。柹、凉肺，壓胃熱。李、曝食，去骨間勞熱。烏梅、下氣除熱。馬檳榔、熱病，嚼食。蕉子、凉心。甘蔗、解熱。【介禽】鼈肉、同柴胡諸藥，丸服，治骨蒸。鴨肉、鴿肉、並解熱。【獸人】兔肉、凉補。豪猪肉、猪肉、肥熱人宜食之。猪乳、酥酪、醍醐、人乳。

【滋陰】【草部】生地黄、諸經血熱，滋陰退陽。○蜜丸服，治女人發熱成勞。○蜜煎服，治小兒壯熱，煩渴昏沉。熟地黄、血虚勞熱，産後虚熱，老人虚燥。同生地黄，爲末，薑汁糊丸，治婦人勞熱。玄參、煩躁骨蒸，滋陰降火，與地黄同功。治胸中氤氲之氣，無根之火，爲聖劑。同大黄、黄連，丸服，治三焦積熱。當歸、血虚發〔一〕熱，困渴引飲，目赤面紅，日夜不退，脉洪如白虎證者，同黄芪，煎服。丹參、冷熱勞，風邪留熱。同鼠屎，末服，主小兒中風，身熱拘急。牡丹、治少陰厥陰血分伏火，退無汗之骨蒸。知母、心煩，骨熱勞往來，産後蓐勞，熱勞。瀉肺命火，滋腎水。【木部】黄蘗。下焦濕熱，滋陰降火。

【各經火藥】肝，氣，柴胡；血，黄芩。心，氣，麥門冬；血，黄連。脾，氣，白芍藥；血，生地黄。肺，氣，石膏；血，巵子。腎，氣，知母；血，黄蘗。膽，氣，連翹；血，柴胡。小腸，氣，赤伏苓；血，木通。大腸，氣，黄芩；血，大黄。膀胱，氣，滑石；血，黄蘗。胃，氣，葛根；血，大黄。三焦，氣，連翹；血，地骨。包絡。氣，麥門冬；血，牡丹皮。

【各經發熱藥】肝，氣，柴胡；血，當歸。心，氣，黄連；血，生地黄。脾，氣，芍藥；血，木瓜。肺，氣，石膏；血，桑白皮。腎，氣，知母；血，地黄。膽，氣，柴胡；血，栝樓。小腸，氣，赤伏苓；血，木通。大腸，氣，芒硝。血，大黄。膀胱，氣，滑石；血，澤瀉。胃，氣，石膏；血，芒硝。三焦，氣，石膏；血，竹葉。包絡。氣，麥門冬；血，牡丹皮。

諸氣

諸氣怒則氣逆，喜則氣散，悲則氣消，恐則氣下，驚則氣亂，勞則氣耗，思則氣結，寒則氣收，炅則氣泄。

【鬱氣】【草部】香附、心腹膀胱連脇下氣妨，常日憂愁，總解一切氣鬱，行十二經氣分，有補有瀉，有升有降。蒼术、消氣塊，解氣鬱。撫芎、與香附、蒼术，總解諸鬱。木香、心腹一切滯氣。和胃氣，泄肺氣，行肝氣，凡氣鬱而不舒者，宜用之。衝脉爲病，逆氣裏急。同補藥則補，同瀉藥則瀉。○中氣，竹瀝、薑汁調灌。○氣脹，同訶子，丸服。○一切走注，酒磨服。藿香、快氣。雞蘇、紫蘇、順氣。薄荷、去憒氣。【穀菜】赤小豆、縮氣，散氣。萊菔子、練五臟惡氣，化積滯。葱白、除肝中邪氣，通上下陽氣。胡荽、熱氣結滯，經年數發，煎飲。萵苣、白苣、開胸膈擁氣。馬齒莧、諸氣不調，煮粥食。黄瓜菜、通結氣。【果木】杏仁、下結氣，同桂枝、橘皮、訶黎勒，丸服。青橘皮、疏肝散滯，同茴香、甘草，末服。檳榔、宜利五臟六腑壅滯，

〔一〕發：原脱。今據卷十四當歸根「附方」補。

破胸中一切氣，性如鐵石。大腹皮、下一切氣。巵子、五藏結氣，炒黑，煎服。梨木灰、氣積鬱冒。橄欖、毗黎勒、開胃下氣。榆莢仁、消心腹惡氣，令人能食。【石獸】鐵落、胸膈熱氣，食不下。長石、脇肋肺間邪氣。麝香、靈貓陰、【人部】人尿。一切氣塊，煎苦參，釀酒飲。

【痰氣】【草部】半夏、消心腹胸脇痰熱結氣。貝母、散心胸鬱結之氣，消痰。桔梗、前胡、白前、蘇子、並主消痰，一切逆氣。射干、散胸中痰結熱氣。芫花、諸般氣痛，醋炒，同玄胡索服。威靈仙、宣通五臟，去心腹冷滯，推陳致新。○男婦氣痛，同韭根、烏藥、雞子，煮酒服。牽牛、利一切氣壅滯。○三焦壅滯，涕唾痰涎，昏眩不爽，皂角汁丸服。○氣築奔衝，同檳榔，末服。【穀菜】蕎麥、消氣寬腸。黑大豆、調中下氣。生薑、心胸冷熱氣。○暴逆氣上，嚼[一]數片[二]即止。萊菔子、白芥子、消痰下氣。【果部】山楂、行結氣。橘皮、痰隔氣脹[三]，水煎服。○下焦冷氣，蜜丸服。橙皮、消痰下氣，同生薑、檀香、甘草，作餅服。柚皮、消痰下氣及憤懣之痰，酒煮，蜜拌服。枸櫞皮、除痰，止心下氣痛。金橘、下氣快腸。枇杷葉、下氣止嘔。楊梅、除憤懣惡氣。【木部】枳實、枳殼、伏苓、破結氣，逐痰水。桑白皮、下氣消痰。皂莢、一切痰氣，燒研，同蘿蔔子、薑汁，蜜丸服。【介部】龜甲、抑結氣不散，酒炙，同柏葉、香附，丸服。牡蠣、驚恚怒氣，結氣老血。擔羅。同昆布作羹，消結氣。

【血氣】【草部】當歸、氣中之血。芎藭、血中之氣。蓬莪茂、氣中之血。薑黃、血中之氣。三稜、血中之氣。鬱金、血氣。玄胡索、【木部】乳香、没藥、騏驎竭、安息香。並活血散氣。

【冷氣】【草部】艾葉、心腹一切冷氣惡氣，擣汁服。附子、升降諸氣，煎汁，入沉香服。烏頭、一切冷氣，童尿浸，作丸服。肉豆蔻、草豆蔻、紅豆蔻、高涼薑、益智子、蓽茇、畢勃没、縮砂、補骨脂、胡盧巴、蒟醬、並破冷氣。五味子、奔豚冷氣，心腹氣脹。【菜】蒜葫、芸薹、蔓菁、芥、乾薑、蓴菜、秦狄梨、馬芹、並破冷氣。茴香、腎邪冷氣，同附子制，爲末服。白芥子、腹中[四]冷氣，微炒，爲丸服。【果木[五]】蜀椒、解鬱結，其性下行，通三焦。凡人食飽氣上，生吞一二十枚即散。秦椒、胡椒、畢澄茄、吴茱萸、食茱萸、桂、沉香、丁香、丁皮、檀香、烏藥、樟腦、蘇合香、阿魏、龍腦樹子、並破冷氣，下惡氣。厚朴、男女氣脹，飲[六]食不下，冷熱相攻，薑汁炙，研末，飲服。訶黎勒、一切氣

〔一〕嚼：原作「爵」。今從江西本改。
〔二〕片：原作「升」。今據卷二十六生薑「附方」改。
〔三〕脹：原作「長」。今從江西本改。
〔四〕中：原作「申」。今從江西本改。
〔五〕果木：原作「杲本」。今從錢本改。
〔六〕飲：原作「軟」。今從江西本改。

疾，宿食不消，每夜嚼咽。【金石】金屑、破冷氣。黑鉛、腎臟氣發，同石亭脂、木香、射香，丸服。銅器、炙熨冷氣痛。車轄、冷氣走痛，燒，淬水服。白石英、心胃中冷氣。紫石英、寒熱邪氣，補心氣，養肺氣。靈砂、治冷氣，升降陰陽，既濟水火。玄精石、砒石、硇砂、元臟虛冷氣痛，同桃仁，丸服。○又同川烏頭，丸服。硫黄、一切冷氣積痛，同青鹽，丸服。○同消石、青皮、陳皮，丸服。【魚禽】鱧魚、下一切氣，同胡椒、大蒜、小豆、葱，水煮食。黄雌雞、烏雌雞。並治冷氣著床。

痰飲

痰有六：濕、熱、風、寒、食、氣也。飲有[一]五：有支、留、伏、溢、懸也。皆生于濕。

【風寒濕鬱】【草】半夏、行濕下氣，濕去則涎燥，氣下則痰降，乃痰飲主藥。法制半夏可咀嚼。○胸膈痰壅，薑汁作餅，煎服。○停痰冷飲，同橘皮，煎服。○中焦痰涎，同枯礬，丸服。○結痰不出，同桂心、草烏頭，丸服。○支飲作嘔，同生薑、伏苓，煎服。○風痰濕痰，清壺丸。○風痰，辰砂化痰丸。○氣痰，三仙丸。○驚痰，辰砂半夏丸。○老人風痰，半夏硝石丸。○小兒痰熱，同南星，入牛膽陰乾，丸服。天南星、除痰燥濕。○壯人風痰，同木香、生薑，煎服。○痰迷心竅，壽星丸。○小兒風痰，抱龍丸。蒼朮、消痰水，解濕鬱，治痰夾淤血成囊。白朮、消痰水，燥脾胃。○心下有水，同澤瀉，煎服。○五飲酒癖，同薑、桂，丸服。旋覆花、胸上痰結，唾如膠漆及膀胱留飲，焙研，蜜丸服。威靈仙、心膈痰水，宿膿久積。○停痰宿飲，喘欬嘔逆，同半夏、皂角，水丸。麻黄、散肺經火鬱，止好唾痰喘。細辛、破痰利水，開胸中滯結。薄荷、小兒風涎要藥。蘇子、治風順氣消痰。佛耳草、除痰，壓時氣。附子、胃冷濕痰嘔吐，同半夏、生薑，丸服。烏頭、天雄、白附子、並主風痰濕痰。草烏頭、胸上冷痰，食不下，心腹冷痰作痛。紫金牛、風痰。百兩金、風涎。艾葉、口吐清水，煎服。防己、膈間支飲喘滿，木防己湯。葶藶、胸中痰飲結氣。人參、胸中痰，變酸水，逆黄。肉豆蔻、冷氣嘔沫，同半夏、木香，丸。益智子、上膈客寒，吐沫。草豆蔻、高凉薑、廉薑、蓽茇、紅豆蔻、蒟醬、狼毒、【菜穀】乾薑、並主冷痰，燥濕温中。生薑、除濕去痰下氣。○痰厥卒風，同附子，煎服。芥及子、白芥子、痰在脇下及皮裏膜外，非此莫除。○同白朮，丸服。○同蘇子、萊菔子，丸，下痰氣。米醋、燒酒、【果木】木瓜、樝子、榅桲、橙皮、柚皮、並去濕痰水唾。橘皮、除濕痰留飲，嘔噦反胃。○二陳湯。○潤下丸。○寬中丸。○痰隔胸中熱脹，水煎服。○嘈雜吐清水，爲末舐之。○下

[一] 有：此後原衍一「有」字。今從張本删。

焦冷痰，丸服。檳榔、消穀下氣，逐水除痰濕〔一〕，爲末湯服。○嘔吐痰水，同橘皮煎或末服。大腹皮、都念子、都咸子、蜀椒、温中除濕，心腹留飲。○椒目，同巴豆，丸服，治留飲腹痛。吴茱萸、厥陰痰涎。胡椒、畢澄茄、厚朴、消痰温中。○痰壅嘔逆，薑汁制，末服。沈香、冷痰虚熱，同附子，煎服。杉材、肺壅痰滯。皂莢、胸中痰結，挼汁熬膏，丸服。○一切痰氣，燒研，同萊菔子，丸服。○釣痰丸，同半夏、白礬，丸含。○子及木皮，並治風痰。白楊皮、浸酒，化痰癖〔二〕。槐膠、一切風涎。【石蟲】礬石、痰涎飲澼。赤石脂、飲水成澼，吐水不止，末服一斤，良。白殭蠶、散風痰結核。○一切風痰，研末，薑汁服。桂蠹。寒澼。

【濕熱火鬱】【草】栝樓、降火清金，滌痰結。○清痰利膈，同半夏，熬膏服。○胸痺痰嗽，取子，同薤白煎服。○飲酒痰澼，脇脹，嘔吐腹鳴，同神麴，末服。貝母、化痰降氣，解鬱潤肺。○痰脹，同厚朴，丸服。前胡、柴胡、黄芩、桔梗、知母、白前、紫菀、麥門冬、燈籠草、鴨跖草、懸鉤子、解毒子、辟虺雷、草犀、澤瀉、舵菜、山藥、竹筍、【果木】烏梅、林檎、白柹、鹽麩子、甘蔗汁、梨汁、藕汁、茗、皋蘆葉、蕤核、枳實、枳殼、胸脇痰澼，停水痞脹，爲末服。桑白皮、上焦痰氣。荆瀝、煩熱痰唾，瀁瀁欲吐。竹瀝、去煩熱，清痰養血。痰在經絡四肢及皮裏膜外，非此不達不行。竹茹、竹葉、痰熱嘔逆。木槿花、風痰壅逆，研末，湯服。伏苓、膈中痰水，淡滲濕熱。訶黎勒、降火消痰。○葉亦下氣消痰。天竹黄、【金石】鉛、鉛霜、鉛丹、胡粉、鐵華粉、並墜風熱驚痰。密陀僧、痰結胸中不散，醋水煮過，爲末，每〔三〕酒水煎二錢飲。靈砂、上盛下虚，痰涎壅逆。水銀、小兒驚熱風涎。蓬砂、浮石、【蟲鱗】五倍子、並化頑痰，解熱毒。百藥煎、清金化痰，同細茶、海螵蛸，丸服。海螵蛸、【介獸】海蛤、文蛤、蛤粉、牡蠣、並化濕痰、熱痰、老痰。爛蜆殼、心胸痰水吞酸，燒服。牛黄、化熱痰。阿膠。潤肺化痰，利小便。

【氣滯食積】【草部】香附子、散氣鬱，消飲食痰飲，利胸膈。○停痰宿飲〔四〕，同半夏、白礬、皂角，水丸服。雞蘇、消穀，除酸水。蘇葉、【穀菜】麴、神麴、麥蘖、並消食積痰飲，下氣。醋、萊菔及子、消食下痰，有推墻倒壁之功。仙人杖菜、去冷痰澼。蔊菜消食，豁冷痰。桑耳、癖飲積聚。○留飲宿食，同巴豆，蒸過丸服。蘑菰、茼蒿、【果石】山楂、並消食積痰。鹽楊梅、消食去痰，作屑服。銀杏、生食降痰。杏仁、雄黄、粉霜、輕粉、金星石、青礞石、硇砂、緑礬、並消痰涎積癖。銀朱、痰氣結胸，同礬石，丸服，有聲自散。石膏、食積痰火，煅研，醋糊丸服。【介禽】馬刀、牡蠣、魁蛤、痰積。蚌粉、痰涎結于胸膈，心腹痛日夜不止，或乾嘔，以巴豆炒赤，去豆，醋糊丸服。鬼眼睛、痰飲積及濕痰心腹痛，燒研，

〔一〕濕：卷三十一檳榔「主治」作「澼」。
〔二〕癖：原作「辟」。今據卷三十五白楊「主治」改。
〔三〕每：原为白丁。今據卷八密陀僧「附方」補。
〔四〕飲：原作「食」。今據卷十四莎草香附子「附方」改。

酒服。五靈脂。痰血凝結，同半夏，薑汁丸服。

【宣吐】人參蘆、桔梗蘆、藜蘆、三白草、汁。恒山、蜀漆、鬱金、同藜蘆末。杜衡、石莧、石胡荽、汁。離鬲草、汁。附子尖、土瓜根、及己、苦參、地松、狶薟、羊躑躅、紫河車、虎耳草、芭蕉油、蘿蔔子、苦瓠、瓜蒂、苦茗、烏梅、酸榴皮、梨汁、桐油、皂莢、巵子、相思子、松蘿、熱湯、虀水、鹽鹵水、石緑、石青、石膽、白青、砒石、密陀僧、礬石、大鹽、蝦汁。

【蕩滌】甘遂、直達水氣所結之處。芫花、胸中痰水，脅下飲澼。蕘花、腸胃留澼。大戟、濕熱水澼。續隨子、痰飲宿滯。牽牛、痰飲宿膿。大黄、射干、桃花、宿水痰飲積滯，爲末，水服，或作餅食，取利。接骨木、下水飲。巴豆、寒澼宿食，大便閉，酒煮三日夜，煎丸，水下。○風痰濕病，安掌心取汗。芒消、朴消。

脾胃有勞倦内傷。○有飲食内傷。○有濕熱。○有虚寒。

【勞倦】【草部】甘草、補脾胃，除邪熱，益三焦元氣，養陰血。人參、勞倦内傷，補中氣，瀉邪火。○煎膏，合薑、蜜服。黄芪、益脾胃，實皮毛，去肌熱，止自汗。黄精、葳蕤、補中益氣。白术、熬膏服良。蒼术、安脾除濕，熬膏，作丸散，有四制、八制、坎離、交感諸丸。柴胡、平肝，引清氣自左而上。升麻、入胃，引清氣自右而上。芍藥、瀉肝，安脾肺，收胃氣。石斛、厚脾胃，長肌肉。使君子、健脾胃，除虚熱。連翹、脾胃濕熱。木香、甘松香、藿香、縮砂蜜、白豆蔻、紫蘇、【菜穀】羅勒、蒔蘿、馬芹、並理元氣。蘹香、同生薑炒黄，丸服，開胃進食。同蒿、薺菜、苜蓿、蔊菜、仙人杖草、草豉、胡蘿蔔、芋、山藥、石耳、蘑菰、雞㙅、五芝、胡麻、小麥、大麥、雀麥、糯、粳、秈、稷、黍、蜀秫、粱、粟、秫䅟子、稗子、稂、東廧、彫胡、蓬子、水粟、菵草米、䓍草米、薏苡、罌子粟、黑大豆、赤小豆、緑豆、白豆、豌豆、蠶豆、豇豆、藊豆、刀豆、豆豉、豆腐、豆黄、壯氣潤肌。以猪脂和丸，每服百丸，即易肥健，甚驗。○脾弱不食，同麻子熬香，研，日服。陳廪米、青精飯、諸米粥、飴糖、酒、糟、【果木】大棗、同薑末點服。仲思棗、木瓜、柰、白柹、橘皮、鉤栗、橡子、榛子、龍眼、橄欖、榧子、檳榔、大腹皮、桄榔麪、莎木麪、波羅蜜、無花果、摩厨子、芡實、蓮實、藕、甘蔗、沙糖、梟芘、清明柳枝、脾弱，食不化似翻胃，煎湯煮小米，滚麪晒收，每用烹食。沉香、檀香、訶黎勒、厚朴、伏苓、【水石】潦水、甘爛水、立春清明水、太一餘粮、白石脂、石麪、代赭石、【蟲部】蜂蜜、蠶蛹、乳蟲、【鱗介】龍齒、鱒、鯔、鯮、鱤、鮊、鯽、魴、鯉、鱸、鱖、鯧、鯗、白鰲、鱠殘魚、比目魚、鰕、鼈、淡菜、海蛇、【禽獸】雞、雉、鸐雉、英雞、鳬、鸊鷉〔一〕、鷺、鷸、雀、突厥雀、鳩、青鵪、桑扈、鶯、鶻嘲、猪脾舌、狗肉、羊肉、牛肉、牛腮、虎肉、兔肉。

【虚寒】【草部】附子、草豆蔻、高凉薑、山薑、廉薑、益智子、蓽茇、蒟醬、肉豆蔻、【菜穀】乾薑、生薑、蒜、韭、薤、芥、蕪菁、糯米、秫、燒酒、【果木】胡椒、畢澄茄、秦椒、蜀椒、吴茱萸、食茱萸、丁香、桂。

【食滯】【草部】大黄、蕩滌宿食，推陳致新。地黄、去胃中宿食。香附、三稜、蓬茂、木香、柴胡、消穀。荆芥、薄荷、蘇、荏、水蘇、並消魚鱠。青黛、越王餘筭、海藻、肉豆蔻、草果、縮砂、蒟醬、紅豆蔻、仙茅、【穀菜】大麥、蕎麥、豆黄、蒸餅、女麴、黄蒸、麴、神麴、同蒼术，丸服。紅麴、蘖米、麥蘖、飴糖、醬、醋、酒、糟、蒜、葱、胡葱、胡荽、白菘、萊菔、蕪菁、薑、【果木】杏仁、停食，用巴豆炒過，末服。橘皮、爲末，煎飲代茶。青皮、鹽、醋、酒、湯四制，爲末，煎服。柑皮、橙皮、柚皮、木瓜、榅桲、山樝、消肉。柰子、楊梅、銀杏、生食。檳榔、大腹子、榧子、無漏子、茶、鳬茈、蜀椒、胡椒、畢澄茄、茱萸、巴豆、一切生冷硬物。阿魏、消肉。皂莢、楸白皮、厚朴、烏藥、樟材、檀香、桂、食果腹脹，飯丸，吞七枚。訶黎勒、枳實、郁李仁、【水土】齏水、吐。漿水、消。生熟湯、消〔二〕。百草霜、梁上塵、【金石】朴消、食飲熱結。青礞石、食積宿滯，同巴豆等，丸服。水中白石、食鱠成瘕，燒，淬水服七次，利下。食鹽、酒肉過多脹悶，擦牙漱下，如湯沃雪。硇砂、消肉。蓬砂、孔公孽、【介禽】鼈甲、淡菜、海月、白鰲、並消宿食。鱓頭、燒服，去痞癥、食不消。鳬、雞屎白、鷹屎白、雀屎白、鴿屎、五靈脂。

【酒毒】【草部】葛花、葛根汁、白茅根汁、水萍、菰笋、秦艽、苦參、地榆、菊花、酒醉不語，爲末酒服。懸鉤子、木鼈子、醋磨。天南星、同朱砂，丸服，解酒毒積毒。五味子、山薑花、高凉薑、紅豆蔻、縮砂、白豆蔻、蒟醬、肉豆蔻、蠡實、蕉子、【穀菜】麥苗汁、丹黍米、飲酒不醉。黑大豆、赤小豆、腐婢、緑豆、蠶豆苗、煮食。扁豆、豆腐、燒酒醉死，切片貼身。豉、同葱白煎。麴、蘿蔔、蔓菁、大醉不堪，煮粥，飲汁。○根蒸三次，研末，酒後水服二錢，不作酒氣。白菘、解酒醉不醒，研子一合，井水服。水芹、苦苣、白苣、苦竹笋、酸笋、越瓜、甜瓜、【果木】橘皮、柑皮、橙皮、柚皮、金橘、楊梅、乾屑服之，止嘔吐酒。烏梅、榔梅、梨、樝子、榅桲、柿、椑柿、銀杏、橄欖、檳榔、波羅蜜、都桷子、枳椇子、鹽麩子、醋林子、甘蔗、沙糖、石蜜、藕、芰、西瓜、丁香、長壽仙人柳、酒

〔一〕鷉：原作「鵜」。今從張本改。
〔二〕消：原作「硝」。今從錢本改。

病，爲末，酒服。**河邊木**、端午投酒中飲之，令人不醉。**桑椹汁**、**苦竹葉**、【水石】**新汲水**、燒酒醉死，浸髮及手足，仍少灌之。**食鹽**、擦牙漱嚥，解酒毒。先食一匙，飲酒不醉。**蓬砂**、服之，飲酒不醉。**雄黄**、飲酒成癖，遇酒即吐，同巴豆、蝎梢，白麪丸服。**石灰**、酒毒下痢，泥煅，醋糊丸服。**鉛霜**、【蟲魚】**五倍子**、**鰌魚**、**黄顙魚**、【介部】**蚌**、**蠣黄**、**蛤蜊**、**車螯**、**田蠃**、**蝸蠃**、**海月**、【禽獸】**雞内金**、消酒積，同豆粉，丸服。**五靈脂**、酒積黄腫，入麝，丸服。**猳猪項肉**、酒積黄脹，同甘遂服，取下酒布袋。**猪腎**、酒積，摻葛粉炙食。**牛膍**、**狐膽**、**麝香**、並解酒毒。**鹿茸**、飲酒成泄。衝任虚寒〔一〕，同狗脊、白斂〔二〕丸服。**驢蹄底**。飲酒過度，欲至穿腸，水煮濃汁，冷飲。

吞酸嘈雜

有痰食熱證。○有陽氣下陷虚證。

【痰食】【草部】**蒼术**、**香附**、**黄連**、**蓬莪茂**、**縮砂仁**、**半夏**、**雞蘇**、生食。**薺薴**、生食，去腸間酸水。**旋覆花**、【菜穀】**蘿蔔**、食物作酸，生食即止。**米醋**、破結氣，心中酸水痰飲。**神麴**、**麥蘖**、【果木】**橘皮**、**木瓜**、**樝子**、**榠樝**、**榲桲**、**山樝**、並除心間酸水，止惡心。**胡桃**、食物醋心，以乾薑同嚼下，立止。**檳榔**、醋心吐水，同橘皮，末服。**大腹皮**、痰隔醋心，同踈氣藥，鹽、薑煎服。**厚朴**、吐酸水，温胃氣。**樟材**、宿食不消，常吐酸臭水，煎湯服。**皂莢子心**、嚼食，治膈痰吞酸。**巵子**、【蟲獸】**蜆殼**、吞酸心痛，燒服。**羊屎**、煎酒服。**頭垢**。噫吐酸漿，以漿水煎服一盃。

【陽陷】【草部】**人參**、消胸中痰變酸水。○妊娠吐水，心酸痛，不能飲食，同乾薑，丸服。**柴胡**、除痰熱。**升麻**、**葛根**、凡胃弱傷冷，鬱遏陽氣者，宜三味升發之。**蓽茇**、胃冷口酸流清水，心連臍痛，同厚朴，末，鯽魚肉丸服。**廉薑**、胃口冷，吐清水。**草豆蔻**、**益智子**、**紅豆蔻**、**高良薑**、【木鱗】**吴茱萸**、醋心甚者，煎服。有人服之，二十年不發也。**魚鱠**。心下酸水。

噎膈

噎病在咽嗌，主于氣，有痰有積。膈病在膈膜，主于氣〔三〕，有挾積、挾飲澼〔四〕、挾瘀血及蟲者。

【利氣化痰】【草部】**半夏**、噎膈反胃，大便結者，同白麪、輕粉作丸，煮食取利。**山豆根**、研末，橘皮湯下。**昆布**、氣噎，咽中如有物，吞吐不出，以小麥煮過，含嚥。**栝樓**、胸痺咽塞，同薤白、白酒，煮服。**蘆根**、五噎吐逆，煎服。**天南星**、**前胡**、**桔梗**、**貝母**、**香附子**、**紫蘇子**、**木香**、**藿香**、**澤瀉**、**縮砂**、**茴香**、**高凉薑**、**紅豆蔻**、**草果**、**白豆蔻**、**生薑**、咽中有物，吞吐不出，含之一月，愈。○噎氣，薑入厠内浸過，漂晒研末，入甘草

〔一〕衝任虚寒：卷五十一鹿鹿茸「附方」，此前有「室女白帶」。

〔二〕斂：原作「飲」。今據改同上。

〔三〕氣：張本作「血」，義長。

〔四〕澼：原作「辟」。今據錢本改。

末服。橘皮、卒氣噎，去白焙研，水煎服。○胸痺咽塞，習習如痒，唾沫，同枳實、生薑，煎服。檳榔、五膈五噎，同杏仁，以童尿煎服。青橘皮、厚朴、伏苓、沉香、膈氣，同木香、烏藥、枳殼，爲末，鹽湯下。檀香、蘇合香、丁香、枳殼、枳實。

【開結消積】【草部】三棱、治氣脹，破積氣。○反胃，同丁香，末服。蓬莪茂、破積氣，治吐酸水。鬱金、破惡血，止痛。阿魏、五噎膈氣，同五靈脂，丸服。威靈仙、噎膈氣。同蜜煎服，吐痰。鳳仙子、噎食不下，酒浸晒研，酒丸服。馬蹄香、噎食膈氣，爲末，酒熬膏服。紫金牛、治噎膈氣。板藍汁、治噎膈氣，殺蟲，頻飲。紅藍花、噎膈拒食，同血竭，浸酒服。蕘花、甘遂、梅核氣〔一〕，同木香，末服。大黄、食已即吐，大便結，同甘草，煎服。【穀菜】杵頭糠、膈氣噎塞，蜜丸噙嚥。○卒噎，噙之嚥汁，或煎飲。蕎麥稭灰、淋取鹼，入蓬砂服，治噎食。韭汁、去胃脘血。入鹽，治噎膈，入薑汁、牛乳，治反胃。【果木】烏芋、主五噎膈氣。烏梅、杏仁、山楂、桃仁、桑霜、消噎食積塊。巴豆霜、【水石】糧罌中水、飲之，主噎疾，殺蟲。浸藍水、主噎疾，温飲一盃，殺蟲。梁上塵、主噎膈食積。硇砂、噎膈吐食，有積癥，用之神效。○蕎麪包煅，同檳榔、丁香，末，燒酒服。○同人言、黄丹，各升打過，同桑霜，末，燒酒服。○同平胃散，末，點服三〔二〕錢，當吐黑物如石。黑鉛、膈氣，同水銀、人言，結砂，入阿魏，丸服。○灰，同醋熬膏，蒸餅和丸服。緑礬、麪包泥固煅研，棗肉丸服。○鯽魚留膽去腸，釀煅，末服。白礬、治噎膈，化痰澼，蒸餅丸服。○或同硫黄炒過，入朱砂，丸服。雄黄、輕粉、石鹼、蓬砂、砒石、並化積垢，通噎膈。【服器】寡婦木梳、燒灰，鑰匙湯下。【蟲鱗】蛇含、蝦蟆、煅研，酒服。蜣螂、同地牛兒用，治噎膈。壁虎、噎膈反胃，炒焦，入藥用。鯽魚、膈氣，釀大蒜，泥包煨焦，和平胃散，丸服。【禽獸】鳩、食之不噎。巧婦窠、噎膈，燒研，酒服，神驗。鸕雛、煅研，酒服。五靈脂、噎膈，痰涎夾血。鸕鷀頭、燒研，酒服。鷹糞、食哽，燒灰，水服。白鵝尾毛、噎食，燒灰，飲服。雞嗉、噎氣不通，燒研，入木香，沈香、丁香、紅棗，丸服。狼喉結、噎疾，晒研，以五分入飯食。白水牛喉、噎膈，結腸不通，醋炙五次，爲末，每服一錢，飲下，立效。狗寶、噎食病，每用一分，以威靈仙、食鹽浸水服，日三服，三日愈。黄狗膽、和五靈脂末，丸服。狗屎中粟，噎膈吐食，淘淨煮粥，入薤白、沈香，末食。狸骨、噎病，不通飲食，炒研，白湯服。羚羊角、噎塞不通，研末，飲服二錢，日三。野人糞、治噎膈，同阿魏，末，以薑片蘸食。人溺、秋石、噎病，每服一錢。人淋石、治噎食，俗名溼飯病，磨汁服。人癖石、消堅，治噎膈。天靈蓋、噎膈，用七個，同黑豆，煅研，酒服一錢。人膽、噎膈病，盛糯米陰乾，取黑色者，每服十五粒，通草湯下。胞衣水、膈氣反胃，飲一鍾，當有蟲出。頭垢、主噎疾，以酸漿煎膏用之，立愈。人屎。燒服。

〔一〕梅核氣：卷十七甘遂「附方」作「膈氣哽噎」。
〔二〕三：原字缺損似「二」。今從錢本改。

反胃 主于虚，有兼氣、兼血、兼火、兼寒、兼痰、兼積者，病在中、下二焦。食不能入，是有火；食入反出，是無火。

【温中開結】【草部】附子、温中破積。○反胃不下食，以石灰泡熱，薑汁淬三次，同丁香、粟米煎服，或爲末舐〔一〕，或爲丸噙。○或包丁香，以薑汁煮，焙，丸服。白豆蔻、脾虚反胃，同丁香、縮砂、陳廩米，薑汁丸服。白芷、血風反胃，猪血蘸食。木香、同丁香煎服，治反胃關格。王瓜、反胃，燒研，酒服。或入平胃散末。木鼈子、三十個，去皮油，牛涎、蜂蜜各半斤，石器慢熬乾，研，日取一匙，入粥食。火杴草、焙末，蜜丸。蓽茇、草豆蔻、紅豆蔻、高凉薑、肉豆蔻、藿香、撫芎、蘇子、前胡、香附、半夏、並温中消食止吐。三稜、同丁香，末服。益智子、客寒犯胃，多唾沫。【穀菜】乾餳糟、同薑擣餅，焙研，入甘草、食鹽服。韭菜、煠熟，鹽〔二〕喫十頓〔三〕，治噎膈反胃。生薑、汁煮粥食。○麻油煎，研，軟柿蘸食。白芥子、酒服二錢。紫芥子、大蒜、乾薑、蘭香、作餅。蒔蘿、茴香、杵頭糠、蘿蔔、蜜煎細嚼。薤白、【果木】檳榔、青皮、橘皮、西壁土炒，薑、棗煎服。胡椒、醋浸七次，酒糊丸服，或加半夏，或同煨薑，煎服。蓽澄茄、吐出黑汁者，米糊丸服。枇杷葉、同人參、丁香，煎服。栗子殼、煮汁。松節、煎酒。千槌花、煮汁。丁香、鹽梅丸噙。○薑、蔗汁丸服。○木香同煎服。桂心、沈香、檀香、伏苓、厚朴、枳實、【金石】雄黄、雌黄、同甘草，丸服。鈆灰、醋熬，蒸餅丸服。鈆丹、墜痰消積，同白礬、石亭脂，煅研，丸服。水銀、同鈆結砂，入硫黄〔四〕、官桂，爲末，薑汁服，清鎮反胃。靈砂、鎮墜反胃，神丹也。赤石脂、蜜丸服。砒石、同巴豆、附子，黄蠟丸服。白礬、丹砂、釜煤、朴消、蓬砂、輕粉、硇砂、【鱗介】爛蛤、燒服。蚌粉、薑汁服。○同田螺殻灰、烏梅燒研，人參湯服。鲫魚、釀緑礬，煅，研服。鯉魚、童尿浸煨，研末，入粥食。【禽獸】抱出雞子殻、酒服。雞膍胵皮、燒研，酒服。鵜鶘皮毛、燒研，酒服。五靈脂、狗膽汁丸，熱薑酒磨服。○或加沈香、木香、阿魏。猫胞〔五〕衣、煅研，入朱砂，噙。虎肚、煅研，入平胃散末服。虎脂、切塊，麻油浸收，每以酒一鍾，和油一盃服。不問久近皆效。猬皮、煮汁服，或炙食，或燒灰酒服。白馬尿、

〔一〕舐：原作「紙」。今據卷十八附子「附方」改。

〔二〕鹽：卷二十六韭「主治」此後有「醋」字。

〔三〕頓：原作「蝢」。今據改同上。

〔四〕黄：原作「王」。今據卷九水銀「發明」改。

〔五〕胞：原脱。今據卷五十一貓胞衣「主治」補。

熱飲。驢尿、已上並能殺蟲。驢屎、羊屎、五錢，童尿煎服。牛齝草、同杵頭糠、糯米粉，牛乳和丸，煮食。羊胲子。煅研，入棗肉、平胃散末，沸湯點服。

【和胃潤燥】【草部】人參、止反胃吐食，煎飲，或煮粥食，或同半夏、生薑，蜜煎服。白朮、芍藥、蘆根、止反胃五噎吐逆，去膈間客熱，煮汁服。茅根、反胃上氣，除客熱在胃，同蘆根〔一〕煎汁飲。【穀菜】山藥、粟米、作丸，醋煮吞。罌粟、同人參、山藥，煮食。陳倉米、水煎服。或炊焙爲末，入沉香末服。馬齒莧、飲汁。柳蕈、煎服。蓴心、麻仁、胡麻油、【果木】杏仁、桃仁、梨、插丁香十五粒，煨食，止反胃。棠梨葉、炒研〔二〕酒服，止反胃。甘蔗汁、同薑〔三〕汁飲，治反胃。乾柿、連蒂搗，酒服，止反胃，開胃化痰。乾棗葉、同丁香、藿香煎服，止反胃。石蓮、入少肉豆蔻末，蜜湯服，止反胃。烏芋、主五噎膈氣。梓白皮、主反胃。淡竹茹、竹瀝、醴泉、井華水、並主反胃。螺螄泥、每火酒服一錢，止反胃。地龍屎、同木香、大黄，末，水服，止反胃。白善土、醋煅。西壁土、竈中土、米飲服三錢。蠶繭、反胃吐食，煎汁，煮雞子食之。繰絲湯、煮粟米粥食，止反胃。牛羊乳、反胃燥結，時時嚥之，或入湯劑。牛涎、噎膈反胃，以水服二匙，或入蜜，或入麝香，或和糯米粉作丸，煮食。羊肉、蒜、薤作生食。羊胃、作羹食。烏雄雞、虚冷反胃，入胡荽子煮，食二隻愈。烏雌雞、炒香，投酒中一夜，飲。反毛雞。同人參、當歸煮食。

嘔吐有痰熱，有虚寒，有積滯。

【痰熱】【草穀】葛根、大熱嘔吐，小兒嘔吐，盪粉食。澤瀉、行水止吐。香附、妊娠惡阻，同藿香、甘草煎服。黄連、苦耽、勞乏嘔逆。麥門冬、止嘔吐燥渴。前胡、化痰止吐。蘆根、主嘔逆不食，除膈間客熱，水煮服，或入童尿。乾苔、煮汁。赤小豆、豌豆、止嘔逆。緑豆粉、蒒草子、【果木】茯苓、猪苓、巵子、楸白皮、梓白皮、止嘔逆，下氣。蘇方木、人常嘔吐，用水煎服。楊梅、止嘔吐，除煩憒。枇杷、止吐下氣。木白皮、止嘔逆，煮服大佳。葉、止嘔吐不止。【水石】黄丹、止吐逆。胡粉、水銀、鉛、滑石、暴得吐逆，湯服二錢。石膏、胃火吐逆。陰陽水、飲數口即定。【蟲獸】蟬蜕、胃熱吐食，同滑石，末，水服。蘆蠹蟲、小兒乳後吐逆，二枚，煮汁服。羊屎、嘔吐酸水，以十枚煎酒服。牛乳、小兒吐乳，入葱、薑煎服。兔頭骨、天行吐不止，燒研，飲服。人乳。小兒初生吐乳，同蘧篨篾、鹽少許，煎汁，入牛黄服。

【虚寒】【草部】細辛、虚寒嘔吐，同丁香，末服。蒼朮、暖胃消穀，止嘔吐。白朮、胃虚嘔逆及産後嘔吐。人參、止嘔吐，胃虚有痰，煎汁，入薑汁、

〔一〕根：原作「艮」。今據卷十三白茅茅根「附方」改。
〔二〕研：原作「硏」。今從江西本改。
〔三〕薑：原作「畺」。今據卷三十三甘蔗「附方」改。

竹瀝服。○胃寒，同丁香、藿香、橘皮，煎服。○妊娠吐水，同乾薑，丸服。艾葉、口吐清水，煎服。半夏、嘔逆厥冷，内有寒痰，同麪作彈丸，煮吞之。○妊娠嘔吐，同人參、乾薑，丸服。○小兒痰吐，同麪包丁香煨熟，丸服。南星、除痰下氣止嘔。旋覆花、止嘔逆不下食，消痰下氣。蘇子、止吐。香薷、傷暑嘔吐。藿香、脾胃吐逆爲要藥。木香、當歸、温中，止嘔逆。茅香、温胃止吐。白豆蔻、止吐逆，散冷氣，胃冷忽惡心，嚼數枚，酒下。○小兒胃寒吐乳，同縮砂、甘草，末，飲服。生附子、胃寒有痰，同半夏、生薑，煎服。縮砂仁、廉薑、白芷、紅豆蔻、高凉薑、温中下氣消食。○忽嘔清水，含嚥即平。肉豆蔻、温中下氣〔一〕止吐，及小兒乳霍。益智子、胃冷。【穀菜】糯米、虚寒吐逆。燒酒、白扁豆、豇豆、乾薑、生薑、煎醋食。○又同半夏煎服，去痰下氣，殺蟲，止嘔吐。芥子、胃寒吐食。白芥子、【果木】橘皮、止吐消痰温中。○嘈雜吐清水，去白研末，時舐之。蜀椒、止吐殺蟲。胡椒、去胃中寒痰，食已即吐水，甚驗。畢澄茄、吴茱萸、食茱萸、並止冷吐。檳榔、止吐水，同橘皮煎服。沈香、檀香、丁香、治吐，同陳皮煎服，小兒丸服，或同半夏，丸服。厚朴、痰壅嘔逆不食，薑汁炙，研，米飲服。○主胃冷，吐不止。訶黎勒、止嘔吐不食，消痰下氣，炒研，糊丸服。【石獸】赤石脂、飲食冷過多，成澼吐水，每酒服方寸匕，盡一斤，終身不吐痰水。流黄、諸般吐逆，同水銀研，薑汁糊丸服。鹿髓、主嘔吐。熊脂。飲食嘔吐。

【積滯】【草穀】香附子、止嘔吐，下氣消食。縮砂蔤、温中消食止吐。大黄、口中常嘔淡泔，煎服。續隨子、痰飲不下食，嘔吐。牽牛、神麴、麥蘖、【木禽】巴豆、五靈脂。治嘔吐湯藥不能下者，狗膽丸服。

噦啘有痰熱，有虚寒。

【痰熱】蘆根、客熱嘔噦，煮汁服。茅根、温病熱噦，同葛根煎服。○温病冷噦，同枇杷葉煎服。蘇葉、卒啘不止，濃煎呷。葛根汁、乾嘔不止，呷之。前胡、胡麻、嘔啘不止，合清油煎服。大麻仁、止嘔逆，炒研，水絞汁服。小麥、小麥麪、嘔噦不止，醋作彈丸，煮熟，熱茶吞之。未定再作。赤小豆、止嘔逆。生薑、乾嘔厥逆，時嚼之，亦同半夏煎服，乃嘔家聖藥。蘿蔔、蔓菁子、【果木】枇杷、止吐逆。○葉，下氣消痰。啘噦不止，煮汁或嚼汁嚥。楊梅、止嘔噦，去痰。枳椇、止嘔噦，解酒毒。甘蔗、止嘔噦不息，入薑汁服。茯苓、猪苓、淡竹茹、仙人杖、噦氣嘔逆，煮汁服。【水石】陰陽水、古磚、煮汁。滑石、蠮螉、黄蜂子、乾嘔。【蟲鱗〔二〕】蟬蜕、胃熱嘔逆。蘆蠹蟲、海蛤、蛤粉、白蜆殻、並止嘔啘。蛇蜕、止嘔。【禽獸】雞子、天行嘔逆，水煮，浸冷吞之。雞卵黄、鍊汁服。雁肪、治結熱嘔逆。水牛肉。主啘。

〔一〕下氣：原爲二字闕。今據卷十四肉豆蔻「發明」補。

〔二〕蟲鱗：當位于「蠮螉」之前。

【虛寒】【草部】細辛、虛寒嘔噦，同丁香、柿蒂湯服。半夏、傷寒乾啘，爲末，薑湯服。○胃寒噦逆，停痰留飲，同藿香、丁皮，煎服。○支飲作嘔，噦逆欲死，同生薑煎服。燕蓐草、燒服，止嘔噦。白朮、産後嘔噦，同生薑煎服。草豆蔻、胃弱嘔逆，同高凉薑煎汁，和麪煮食。高凉薑、止胃寒嘔噦。蓽茇、冷痰惡心，末服。○胃冷，流清水，心腹痛，同厚朴，鯽魚和丸服。白豆蔻、胃冷，忽惡心，嚼〔一〕之酒下。益智子、麻黄、並止客寒犯胃多唾。桔梗、止寒嘔。木香、藿香、旋覆花、紅豆蔻、肉豆蔻、附子、烏頭、蒟醬、蒼朮、【穀菜】糯米、糟筍中酒、止噦氣嘔逆，或加人參及牛乳。燒酒、白扁豆、乾薑、止乾嘔。薤、止乾嘔，煮服。芥、蘭香、啘嘔，取汁服。【果部】橘皮、除濕消痰止嘔。凡嘔清水者，去白研末，時舐之。橙皮、止惡心，下氣消痰。木瓜、止嘔逆，心膈痰嘔。榠樝、止惡心，去胸中酸水。樝子、同。山樝、葡萄藤葉、蘡薁藤、並主嘔啘厥逆，煮汁飲。五子實、柿蒂、煮汁飲，止欬逆噦氣。○同丁香、生薑煎服。寒加良薑、甘草，痰加半夏，虛加人參，氣加陳皮、青皮。檳榔、蓽澄茄、止寒嘔。吴茱萸、【木石】梓白皮、温病感寒，變爲胃啘，煮汁服。丁香、胃寒欬逆噦氣，煮汁服。訶黎勒、嘔逆不食，炒研，糊丸服。厚朴、痰壅嘔噦。黄丹、代赭石、流黄、【鱗獸】鱤魚、食之已嘔。鯽魚、石首魚、鼈肉、羊乳、大人乾嘔，小兒噦啘，時時呷之。青羊肝、病後嘔逆，作生淡食，不過三次。牛膍、鹿角、食後喜嘔，燒研，同人參末，薑湯服。○小兒噦痰，同大豆末，塗乳飲之。獺骨。嘔噦不止，煮汁飲。

呃逆呃，音噫，不平也。有寒有熱，有虛有實。其氣自臍下衝上，作呃呃聲，乃衝脉之病。世亦呼爲欬逆，與古之欬嗽氣急之欬逆不同。朱肱以噦爲欬逆，王履以欬嗽爲欬逆，皆非也。

【虛寒】【草穀菜部】半夏、傷寒呃逆，危證也，以一兩，同生薑煎服。紫蘇、欬逆短氣，同人參煎服。烏頭、陰毒欬逆，同乾薑等分，研炒色變，煎服。縮砂、同薑皮衝酒服。麻黄、燒烟嗅之立止。細辛、卒客忤逆，口不能言，同桂安口中。旋覆花、心痞噫不息，同代赭石服。高凉薑、蒟醬、蘇子、荏子、紫菀、女菀、肉豆蔻、刀豆、病後呃逆，連殼燒服。薑汁、久患欬噫，連至四五十聲，以汁和蜜，煎服，三次立效。○亦擦背。蘭香葉、欬噫，以二兩同生薑四兩，擣，入麪四兩，椒鹽作燒餅，煨熟食。【果木】橘皮、呃逆，二兩去白，煎服，或加丁香。荔枝、呃噫，七個燒末，湯下立止。胡椒、傷寒欬逆，日夜不止，寒氣攻胃也，入麝，煎酒服。蓽澄茄、治上證，同高凉薑，末，煎，入少醋服。吴茱萸、止欬逆。○腎氣上築于咽喉，逆氣連屬不能出，或至數十聲，上下不得喘息，乃寒傷胃脘，腎虛氣逆，上乘于胃，與氣相併也，同橘皮、附子，丸服。蜀椒、呃噫，炒研，糊丸，醋湯下。梨木灰、三十年結氣欬逆，氣從臍旁起，上衝，胸滿，氣促鬱冒，同麻黄諸藥，丸服。石蓮子、胃虛呃逆，炒，末，水服。○一加丁香、伏苓。欓子、丁香、傷寒呃逆及噦逆，

〔一〕嚼：原作「爵」。今據卷十四白豆蔻改。

同柿蒂，末，人參湯下。沉香、胃冷久呃，同紫蘇，白豆蔻，末，湯服。乳香、陰證呃逆，同硫黄燒烟熏之，或煎酒嗅。桂心、【土石】伏龍肝、産後欬逆，同丁香、白豆蔻，末，桃仁、茱萸煎湯下。代赭石、心痞噫逆。流黄、【蟲】黄蠟。陰病打呃，燒烟熏之。

【濕熱】【草果】大黄、傷寒陽證呃逆便閉者，下之，或蜜兑導之。人參蘆、因氣昏瞀呃噫者，吐之。人參、吐利後胃虚膈熱而欬逆者，同甘草、陳皮、竹茹煎服。乾柿、産後欬逆心煩，水煮呷。柿蒂、煮服，止欬逆噦氣。青橘皮、傷寒呃逆，末服。【木石】枳殼、傷寒呃噫，同木香，末，白湯服。淡竹葉、竹茹、牡荆子、滑石。病後呃噫，參、术煎服益元散。

霍亂有濕熱、寒濕，並七情内傷，六氣外感。

【濕熱】【草部】香薷、霍亂轉筋腹痛，水煮汁服。石香薷、术、建胃安脾，除濕熱，止霍亂吐下。蓼子、霍亂煩渴，同香薷煎服。前胡、桔梗、並下氣，止霍亂轉筋。蘇子、紫蘇、水煮服，止霍亂脹滿。薄荷、雞蘇、扁竹、霍亂吐利，入豉，煮羹食。蘆根莖葉、霍亂煩悶，水煮汁服。脹痛加薑、橘。蓬蘽、煮汁服。蘡薁藤汁、通草、防己、同白芷，末服。木通、澤瀉、芍藥、霍亂轉筋。乾苔、霍亂不止，煮汁服。麕舌、女菀、水堇、海根、【穀菜】黄倉米、粟米、丹黍米、蜀黍、黄白粱米、並主霍亂，大渴殺人，煮汁，或水研絞汁飲。粟米泔、粳米、霍亂煩渴，水研汁，入竹瀝、薑汁飲。白扁豆、霍亂吐利不止，研末，醋服。○花、葉皆可絞汁，入醋服。○同香薷、厚朴煎服。豌豆、同香薷煎服。豇豆、大豆、霍亂腹脹痛，生研水服。緑豆葉、絞汁，入醋服。緑豆粉、新水調服。水芹、止小兒吐瀉。【果木】木瓜、霍亂大吐下，轉筋不止，水煎，或酒煎服。○核及枝、葉、皮、根皆可用。榠櫨、樝子、並同。梨葉、煮汁服。棠梨枝葉、同木瓜煎服。梅葉、煮汁服。烏梅、止吐逆霍亂，下氣消痰止渴。鹽梅、煎汁呷。藕汁、入薑汁同飲。蓮薏、止霍亂。卮子、霍亂轉筋，燒研，湯服。桑葉、煎飲。桑白皮、止霍亂吐瀉。荆葉、煎飲。柏木、洗轉筋。槐葉、同桑葉，甘草煎飲。蘇枋木、煎飲。楓皮、【服器】厠籌、中惡霍亂轉筋，燒烟牀下熏之。厠户簾、燒灰酒服，主小兒霍亂。尿桶板、煎服。敗木梳、霍亂轉筋，一枚，燒灰，酒服。寡婦薦、三七莖，煮汁，止小兒霍亂疾。頭繒、霍亂吐利，本人者，泡汁呷之。故麻鞋底、霍亂轉筋，燒，投酒中飲。路旁草鞋、洗净煎飲。綿絮、霍亂轉筋，酒煮裹之。青布、浸汁，和薑汁服，止霍亂。【水土】東流水、井泉水、飲之，仍浸兩足。山岩泉水、多飲令飽，名洗腸。醴水、熱湯、轉筋，器盛熨之。生熟湯、飲之即定。酸漿水、煎乾薑屑，呷。地漿、乾霍亂欲死，飲之即愈。東壁土、煮汁飲。釜臍墨、泡湯，飲一二口即止。倒掛塵、泡湯飲。土蜂窠、小兒吐瀉，炙研服。蜣螂轉丸、燒研，酒服。【金石】鉛丹、主霍亂。黑鉛、同水銀結砂，作丸服。水銀、不拘冷熱吐瀉霍亂，同流黄，研末服，亦丸服。古文錢、霍亂轉筋，以七枚，同木瓜、烏梅煎服。朱砂、霍亂轉筋已死，心下微温者，以二兩，和蠟三兩，燒烟熏，令汗出而甦。石膏、小兒傷熱，吐瀉黄色，同寒水石、甘草，末服。滑石、伏暑吐瀉，同藿〔一〕香、丁香，末服。玄精石、冷熱霍亂，同流黄、半夏，丸服。消石、同流黄、滑石、礬石，白麪丸服，治暑月吐瀉諸病。白礬、沸湯服二錢。【蟲獸】蜜蠟、霍亂吐利，酒化一彈丸服。牛涎、小兒霍亂，入鹽少許服。牛齝草、霍亂，同人參、生薑，漿水煎服。烏牛尿、黄牛屎、絞汁服。白狗屎、絞汁服。人尿。小兒霍亂，抹乳上乳之。

【寒濕】【草部】藿香、霍亂，腹痛垂死，同橘皮煎服。○暑月同丁香、滑石，末服。木香、霍亂轉筋，爲末酒服。香附子、附子、霍亂吐下，爲末四錢，鹽半錢，水煎服。○小兒吐瀉，小便白，熟附子、白石脂、龍骨，丸服。南星、吐瀉厥逆，不省人事，爲末，薑、棗同煎服，仍以醋調貼足心。半夏、霍亂腹滿，同桂，末服。人參、止霍亂吐利，煎汁，入雞子白服，或加丁香，或加桂心。縮砂蔤、蓽茇、蒟醬、山薑、杜若、山柰、劉寄奴、蘹車香、並温中下氣消食，止霍亂。肉豆蔻、温中消食，霍亂脹痛，爲末，薑湯服。白豆蔻、散冷滯，理脾胃。草豆蔻、温中消食下氣，霍亂煩渴，同黄連、烏豆，煎飲。高良薑、温中消食下氣。霍亂腹痛，炙香煮酒，或水煎冷服。蓬莪茂、霍亂冷氣。艾葉、霍亂轉筋，煎服。水蓼、霍亂轉筋，煎飲，并捋脚。

【穀菜】糯米、止霍亂後吐逆不止，水研汁服。糯米泔、止霍亂煩渴。燒酒、和新汲水飲。醋、霍亂吐利，或不得吐利，煎服。○轉筋，綿蘸搨之。葱白、霍亂轉筋，同棗煎服。薤、霍亂乾嘔，煮食數次。小蒜、煮汁飲，并貼臍，灸七壯。胡蒜、轉筋，擣貼足心。芥子、擣末傅臍。白芥子、蔓菁子、煮汁服。乾薑、霍亂轉筋，茶服一錢。生薑、煎酒服。蒔蘿、茴香、【果木】橘皮、除濕痰霍亂，但有一點胃氣者，服之回生，同藿香煎服，不省者灌之。檳榔、大腹皮、椰子皮、煮汁飲。桃葉、止霍亂腹痛，煮汁服。胡椒、二七粒吞之，或同緑豆研服。畢澄茄、吴茱萸、煮服，或入乾薑。○葉亦可。食茱萸、丁香、末服。丁皮、桂心、沈香、白檀香、磨汁。乳香、安息香、蘇合香、樟腦、樟材、楠材、釣樟、磨汁。烏藥、並主中惡霍亂，心腹痛。烏木屑、酒服。訶黎勒、風痰霍亂，爲末，酒服，小兒湯服。皂莢、霍亂轉筋，吹鼻。厚朴、霍亂脹滿腹痛，爲末服。○或加桂心、枳實、生薑，煎服。海桐皮、中惡霍亂，煎服。【金石】流黄、伏暑傷冷吐瀉，同消石炒成砂，糯糊丸服。○或同水銀研，黑薑汁服。○暑月吐瀉，同滑石末，米飲服。陽起石、不灰木、霍亂厥逆，同陽起石、阿魏、巴豆，丸服。炒鹽、霍亂腹痛，熨之。○轉筋欲死者，填臍灸之。銅器。霍亂轉筋腹痛，炙熱熨之。

【積滯】【草穀】大黄、同巴豆、鬱金，丸服，治乾霍亂。陳倉米、吐泄，同麥芽、黄連煎服。穬麥蘖、神麴、【木部】巴豆、伏暑傷冷，同黄丹，蠟丸服。樟木、乾霍亂不吐不利，煎服取吐。【石部】食鹽、吐乾霍亂。【器部】屠砧上垢、乾霍亂，酒服一團，取吐。【禽部】雄雀糞、乾霍亂，脹悶欲死，取三七枚研，酒服。【人部】百齒霜。小兒霍亂，水服少許。

〔一〕藿：原作「霍」。今據卷十四藿香改。

泄瀉有濕熱、寒濕、風暑、積滯、驚痰、虛陷。

【濕熱】【草部】白术、除濕熱，健脾胃。○濕泄，同車前子，末服。○虛泄，同肉豆蔻、白芍藥，丸服。○久泄，同伏苓、糯米，丸服。○小兒久泄，同半夏、丁香，丸服。○老人脾泄，同蒼术、伏苓，丸服。○老小滑泄，同山藥，丸服。蒼术、濕泄如注，同芍藥、黄芩、桂心，煎服。○暑月暴泄，同神麯，丸服。車前子、暑月暴泄，炒研服。苧葉、驟然水泄，陰乾研服。秦艽、暴泄引飲，同甘草煎。黄連、濕熱脾泄，同生薑，末服。○食積脾泄，同大蒜，丸服。胡黄連、疳瀉。澤瀉、木通、地膚子、燈心、【穀菜】粟米、並除濕熱，利小便，止煩渴，燥脾胃。青粱米、丹黍米、山藥、濕泄，同蒼术，丸服。薏苡仁、【木石】巵子、食物直出，十個微炒，煎服。黄蘗、小兒熱瀉，焙研，米湯服，去下焦濕熱。伏苓、猪苓、石膏、水泄，腹鳴如雷，煅研，飯丸，服二十丸，二[一]服愈。雄黄、暑毒泄痢，丸服。滑石、【獸部】猪膽。入白通湯，止少陰下利。

【虛寒】【草部】甘草、人參、黄芪、白芍藥、平肝補脾，同白术，丸服。防風、藁本、治風泄，風勝濕。火杴草、風氣行于腸胃，泄瀉，醋糊丸服。蘼蕪、濕泄，作飲服。升麻、葛根、柴胡、並主虛泄風泄，陽氣下陷作泄。半夏、濕痰泄，同棗煎服。五味子、五更腎泄，同茱萸，丸服。補骨脂、水泄日久，同粟殻，丸服。○脾胃虛泄，同豆蔻，丸服。肉豆蔻、温中消食，固腸止泄。○熱泄，同滑石，丸服。○冷泄，同附子，丸服。○滑泄，同粟殻，丸服。○久泄，同木香，丸服。○老人虛泄，同乳香，丸服。木香、煨熱，實大腸，和胃氣。縮砂、虛勞冷泄，宿食。草豆蔻、暑月傷冷泄。益智子、腹脹忽泄，日夜不止，諸藥不效，元氣脱也，濃煎二兩服。蓽茇、暴泄身冷，自汗脉微，同乾薑、肉桂、高凉薑，丸服，名已寒丸。附子、少陰下利厥逆，同乾薑、甘草，煎服。○臟寒脾泄，同肉豆蔻，丸服。○大棗煮丸服。○暴泄脱陽，久泄亡陽，同人參、木香、伏苓，煎服。○老人虛泄，同赤石脂，丸服。草烏頭、水泄寒利，半生半炒，丸服。艾葉、泄瀉，同吴茱萸煎服。○同薑煎服。莨菪子、久泄，同大棗，燒服。菝葜、【穀菜】陳廩米、澀腸胃，暖脾。糯米粉、同山藥、沙糖食，止久痢泄。燒酒、寒濕泄。黄米粉、乾麨、乾糕、並止老人久泄。罌粟殻、水泄不止，宜澀之，同烏梅、大棗，煎服。神麯、白扁豆、薏苡仁、乾薑、中寒水泄，炮研，飲服。葫蒜、薤白、韭白、【果木】栗子、煨食，止冷泄如注。烏梅、澀腸止渴。酸榴皮、一二十年久泄，焙研，米飲服，便止。石蓮、除寒濕，脾泄腸滑，炒研，米飲服。胡椒、夏月冷泄，丸服。蜀椒、老人濕泄，小兒水泄，醋煮丸服。○久泄餐[二]泄不化穀，同蒼术，丸服。吴茱萸、老人脾冷泄，水煎，入鹽服。橡斗子、大棗、木瓜、榅桲、都桷、櫧子、訶黎勒、止泄實腸。○久泄，煨研，入粥食。○同肉豆蔻，

〔一〕 二：卷九石膏「附方」此前有「不」字。

〔二〕 餐：各本均同。且各本之卷三十二蜀椒「附方」均作「餐瀉不化」。據素問卷七藏氣法時論云「飧泄食不化」，疑爲「飧」之誤。

末服。○長服方，同厚朴、橘皮，丸服。厚朴、止泄厚腸温胃，治腹中鳴吼。丁香、冷泄虚滑，水穀不消。乳香、洩澼腹痛。桂心、没石子、毗[一]黎勒、

【石蟲鱗介】白堊土、水泄，同乾薑、楮葉，丸服。石灰、水泄，同伏苓，丸服。赤石脂、滑泄疳泄，煅研，米飲服。○大腸寒泄遺精，同乾薑、胡椒，丸服。

白石脂、滑泄，同乾薑，丸服。○同龍骨，丸服。白礬、止滑泄水泄，醋糊丸服，老人加訶子。消石、伏暑泄瀉，同硫黄，炒，丸服。○同硫黄、白礬、滑石、飛麪，水丸服。硫黄、元臟冷泄，黄蠟丸服。久泄加青鹽。○脾虚下白涕，同炒麪，丸服。○氣虚暴泄，同枯礬，丸服。○伏暑傷冷，同滑石，末服。或同胡椒，丸服。禹餘粮、冷勞腸泄不止，同烏頭，丸服。陽起石、虚寒滑泄，厥逆精滑，同鍾乳、附子，丸服。鍾乳粉、大腸冷滑，同肉豆蔻，丸服。霹靂碪、止驚泄。五倍子、久泄，丸服。○水泄，加枯礬。龍骨、滑泄，同赤石脂，丸服。龜甲、久泄。【禽獸】烏雞骨、脾虚久泄，同肉豆蔻、草果，煮食。

黄雌雞、羖羊角灰、久泄，同礬，丸服。鹿茸、飲酒即泄，同蓯蓉，丸服。猪腎、冷利久泄，摻骨碎補末，煨食。猪腸、臟寒久泄，同吴茱萸，蒸丸服。

猪肝、冷勞虚泄。牛髓。洩利。

【積滯】神麴、麥蘖、蕎麥粉、脾積泄，沙糖水服三錢。蕪荑、氣泄久不止，小兒疳泄，同豆蔻、訶子，丸服。楮葉、止一切泄利，同巴豆皮炒，研，蠟丸服。巴豆、積滯泄瀉，可以通腸，可以止泄。○夏月水泄，及小兒吐瀉下痢，燈上燒，蠟丸水服。黄丹、百草霜。並治積泄。

【外治】田螺、傅臍。木鼈子、同丁香、麝香，貼臍上，虚泄。蛇牀子、同熟艾各一兩，木鼈子四個，研勻，綿包安臍上，熨斗熨之。蓖麻仁、七箇，同熟艾半兩，硫黄二錢，如上法用。猪苓、同地龍、針砂末，葱汁和，貼臍。椒紅、小兒泄，酥和貼顖。蓖麻九個貼顖亦可。巴豆紙、小兒泄，剪作花，貼眉心。

大蒜、貼兩足心，亦可貼臍。赤小豆。酒調，貼足心。

痢有積滯、濕熱、暑毒、虚滑、冷積、蠱毒。

【積滯】大黄、諸痢初起，浸酒服，或同當歸煎服。巴豆、治積痢，同杏仁，丸服。小兒用百草霜同化蠟丸服。巴豆皮、同楮葉燒，丸服，治一切瀉痢。

藜蘆、主洩痢。紫莧、馬莧、和蜜食，主産後痢。萊菔、汁和蜜服，乾者嚼之，止噤口痢。萊菔子、下痢後重。青木香、下痢腹痛，氣滯裏急，實大腸。山楂、煮服，止痢。麴、消穀止痢。一日百起，同馬藺子，爲散服。蒸餅、捻頭、湯調地榆末服，止血痢。檳榔、消食下氣，治下痢後重，如神。枳實、枳殼、止痢順氣。蕎麥粉、消積垢。雞子白丸服，主噤口痢。百草霜、消食積。同黄連末服，止熱痢。膩粉、消積滯。同定粉，丸服，止血痢。定粉、止久積痢，雞子白和炙，研服。黄丹、消積痢，同蒜服。又同黄連，丸服。蜜陀僧、煅研，醋湯服。硇砂、一切積痢，同巴豆、朱砂，蠟丸服。砒霜、積

[一] 毗：原作「昆」。今據卷三十一毗梨勒改。

痢休息，同黄丹，末，蠟丸服。紅礬、止積痢。雞内金。焙服，主小兒痢。

【濕熱】【草部】黄連、熱毒赤痢，水煎，露一夜，熱服。小兒入蜜，或炒焦，同當歸，末，麝香，米湯服。○下痢腹痛，酒煎服。○傷寒痢，同艾，水煎服。○暴痢，同黄芩，煎服。○氣痢後重，同乾薑，末服。○赤白日久，同鹽梅，燒末服。○雞子白，丸服。○諸痢脾泄，入猪腸煮，丸。○濕痢，同吳茱萸炒，丸服。○香連丸加減，通治諸痢。○四治黄連丸，治五痔八痢。胡黄連、熱痢，飯丸服。○血痢，同烏梅、竈下土，末，茶服。白頭翁、一切毒痢，水煎服。○赤痢咽腫，同黄連、木香，煎服。○赤痢下重，同黄連、黄蘗、秦皮，煎服。柴胡、積熱痢，同黄芩，半水半酒煎服。大青、熱病下痢困篤者，同甘草、膠、豉、赤石脂，煎服。龍牙草、熱痢，同陳茶煎服。○根爲末，米飲服。青蒿、冷熱久痢，同艾葉、豆豉作餅，煎服。白蒿、夏月暴水痢，爲末服。地榆、冷熱痢，煮汁熬服，止久痢疳痢。青黛、疳痢，末服。益母草、同米煮粥，止疳痢。同鹽梅燒服，止雜痢。葈耳、熬膏。荆芥、燒末。蛇含、水煎，並主産後痢。山蘇、末服，止休息痢。黄芩、下痢腹痛日久，同芍藥、甘草用。地黄、止下痢腹痛。○汁，主蠱痢。蘘荷汁、蠱痢。葛穀、十年赤白痢。馬藺子、水痢，同麪服。鷄腸草、汁，和蜜服。車前汁、和蜜服。蒲根、同粟米煎服。鴨跖草、煎。牛膝、龍膽、赤地利、煎。女葳、王瓜子、炒服。風延母、甘藤、陟釐、水藻、十三味，並主熱痢。菰手、小兒水痢。冬葵子、同末茶服。劉寄奴、同烏梅、白薑煎。地膚子、同地榆、黄芩，末服。苗、葉用汁。千里及、同小青煎。山漆、米泔服。旱蓮、末服。苦參、炒焦，水服。榼藤子、燒灰。狼牙、水煎。貫衆、酒煎。地錦、末服。山豆根、丸。忍冬、煎。藍汁、紫參、同甘草煎服。桔梗、白及、蒲黄、昨葉何草、【穀菜】緑豆、火麻汁煮。○皮蒸食，二三年赤痢。赤小豆、合蠟煎服。黑豆、二十一味，並主血痢。胡麻、和蜜食。麻子仁、炒研。豆豉、炒焦酒服，入口即定。小豆花、熱痢，入豉汁作羹食。○痢後氣滿不能食，煮食，一頓即愈。豇豆、豌豆、薺根莖、燒灰，水服。白扁豆、並主〔一〕赤白痢。豆腐、休息痢，醋煎服。葱白、下痢腹痛，煮粥食，又煮鯽魚鮓食。菾菜、夏月毒痢，煮粥食。黄瓜、小兒熱痢，同蜜食。冬瓜葉、積熱痢，拖麪食。絲瓜、酒痢便血，燒灰酒服。茄根莖葉、同榴皮，末，沙糖水服。胡荽、炒，末服。木耳、血痢，薑醋煮食，或燒灰，水服。○久痢，炒研，酒服。○久者加鹿角膠。芸薹汁、和蜜服。苦買菜、【果木】烏芋、火酒浸收用。胡桃、同枳殼、皂莢，燒服。○並治血痢。柿、止小兒秋痢血痢。柿根、荷蒂、楊梅、燒服。刺蜜、無花果、甜瓜、烏藥、燒灰，丸服。槐花、炒，研服。欅皮、同犀角，煎服。鹽麩子及樹皮、煮服。○並止血痢。樗白皮、除濕熱殺蟲。○血痢，醋糊丸服。○臟毒下痢，爲末服。○水穀痢、小兒疳痢，並水和，作餺飩煮食。○休息痢，同木香爲丸，或加訶子、丁香。柏葉、血痢，同芍藥炒，水煎服。○血痢、蠱痢、疳痢，同黄連煎。○小兒洞痢，煎代茶。巵子、主熱痢下重。○血痢連年，同鼠尾草、薔薇汁熬丸服。黄蘗、除下焦濕熱及血痢。○同黄連，醋煎服。○孕痢，同大蒜，丸服，神驗。天蓼、末服，

〔一〕主：底本此字缺損，美國國會本作「主」。日本國會本、上圖本均字殘似「主」。中研院本描改作「煮」。「主」字義長。

止氣痢。桑寄生、治毒痢，同川芎、防風、甘草，煎服。木槿花、噤口痢，煎麪食。○皮煮汁，止血痢渴。伏苓、滲濕熱。椶灰、敗船茹、並止血痢。【水土石部】新汲水、滑石、俱治熱痢。黄土、熱毒痢，水煮澄清服。雄黄、暑毒泄〔一〕痢，蒸〔二〕過丸服。古文錢、煮酒，止痢。白鹽、血痢，燒服，或入粥食。石緑、【鱗介蟲禽】蝸蠃、熱痢。水蛇、毒痢。貝子、五靈脂、俱血痢。白鴨血、小兒白痢如魚凍，酒泡服。白鴨通、【獸人】犀角、俱熱毒痢。猪膽、盛黑豆吞之。○犬膽、牛膽俱同。熊膽、痔痢。野猪黄、血痢，水服。童子尿。休息痢，煮杏仁、猪肝食。

【虛寒】【草部】甘草、瀉火止痛。○久痢，煎服。○又漿水炙，同生薑煎服。○同肉豆蔻，煎服。芍藥、補脾散血，止腹痛後重。人參、冷痢厥逆，同訶子、生薑，煎服。○禁口痢，同蓮肉煎呷。○老人虛痢，同鹿角，末服。當歸、止腹痛裏急後重，生血養血。○久痢，吴茱萸炒過，蜜丸服。白术、胃虛及冷痢多年。蒼术、久痢，同川椒，丸服。熟艾葉、止腹痛及痢後寒熱，醋煎服，或入生薑。○久痢，同橘皮，酒糊丸服。烏頭、久痢，燒研，蠟丸服。附子、休息痢，鷄子白丸服。草烏頭、寒痢，半生半燒，醋糊丸服。肉豆蔻、冷痢，醋麪包煨，研服。○氣痢，煨熟，同欓子、倉米，末服。蕙草、傷寒下痢，同當歸、黄連，煮酒服。○五色諸痢，同木香，末服。漏蘆、冷勞泄痢，同艾葉，丸服。獨用將軍、酒服，治禁口痢。玄胡索、下痢腹痛，酒服二錢。縮砂仁、赤白痢，休息痢，腹中虛痛。○同乾薑，丸服，治冷痢。草豆蔻、洩痢寒痛。蓽茇、虛痢嘔逆。○氣，用牛羊乳汁煎服。破故紙、久痢胃虛。黄芪、洩痢腹痛。漏籃子、休息惡痢。雲實、肉蓯蓉、艾納香、【穀菜】秫米、丹黍米、粳米、並主洩痢腸澼。火麻葉、冷痢白凍，爲末，冷水服。小豆花、痢後氣滿不能食，煮食，一頓即愈。白扁豆花、同胡椒作餛飩，煮食。糯穀、爆米花，以薑汁服，治禁口痢，虛寒痢。山藥、半生半炒，末服，治禁口痢。大蒜、禁口痢及小兒痢，同冷水服，或丸黄丹服。薤白、痔痢、久痢，煮粥、作餅、炒黄皆宜。韭白、醋炒食。生薑、久痢，同乾薑作餛飩食。浮麥、和麪作餅食。麥麪、炒焦服。小麥粉、【果木】蜀椒、欓子、並止冷痢。胡椒、赤白痢，同緑豆，丸服。吴茱萸、燥濕熱，止瀉痢，同黄連，丸服。○同黑豆，搓熱吞之。石蓮、禁口痢，末服。沙糖、禁口痢，同烏梅，煎呷。桃膠、産痢疞痛後重，同沈香、蒲黄，末服。桂心、久痢，薑汁炙紫，同黄連等分，爲末服。肥皂莢、風濕下痢，同鹽燒，入粥食。皂莢刺、風入大腸，久痢膿血，同枳實、槐花，丸服。○子治久痢，焙研，米糊丸服。○裹急後重，子同枳殼，丸服。厚朴、止洩痢，厚腸胃。○水穀痢，同黄連煎服。乳香、虛冷腹痛。沈香、氣痢。丁香、禁口痢，同蓮肉末，米飲服。【土石】白堊、赤壁土、代赭、並止洩痢。蚯蚓泥、久痢，一升，炒烟盡，沃水半升飲。墨、赤白痢，同乾薑，醋糊丸服。鍾乳粉、冷滑不止，同肉豆蔻，棗肉丸服。石硫黄、虛冷久痢，蛤粉丸服。【蟲鱗介部】蜂蜜、赤白痢，和薑汁服。黄蠟、厚腸胃，同阿膠、當歸、黄連、黄蘗、廩米，煮服。蝮蛇骨、燒服。

〔一〕泄：底本此字缺損，其他金陵本作「泄」。

〔二〕蒸：原作「徑」。今據卷九雄黄「發明」改。

鱓頭、燒。鰻鱺頭、燒服，並止痔痢。鯉魚、暴痢，燒灰，飲服。鯽魚、久痢，釀五倍子，燒服。○血痢，釀白礬，燒服。○頭灰，止痢。白鮝、金魚、鼈臛、黿臛、黿甲、【禽獸】烏骨雞、並止虛痢。黄雌雞、煮汁，止噤口痢。雞卵、久痢、産痢，醋煮食。○小兒痢，和蠟煎食。○痔痢，同定粉，炒食。雞卵黄、白痢，同胡粉煆，酒服。○胎痢，同黄丹燒服。雉、虛痢、産痢，作餛飩食。阿膠、赤白虛痢。○同黄連、伏苓，丸服。乳腐、赤白痢，漿水煮食。牛乳、冷氣痢，同蓽茇，煎服。牛肝、牛膍、虛冷痢，並醋煮食。羊脂、痢痛，同阿膠煮粥食。○孕痢，煮酒服。羊腎、勞痢，作羹食。羊肝、冷滑久痢，縮砂末逐片摻上，焙研，入乾薑末等分，飯丸服。○下痢垂死，摻白礬，炙食。羊脊骨、通督脉，止痢。羊骨灰、洞泄下痢，水服。牛骨灰、水穀痢。狗骨灰、休息痢，飲服。狗頭骨灰、久痢、勞痢，同乾薑、莨菪灰，丸服。羚羊角、熱毒痢，末服。小兒痢，燒服。鹿角、小兒痢，燒，同髮灰服。鹿茸、狗肝、煮粥。猪腎、作餛飩食。山羊肉、作脯，並主虛冷久痢。猯肉、丹石毒痢。猪肉、禁口痢，作脯炙食。猪腸、熱毒酒痢，同黄連蒸，丸服。猪肝、休息痢，同杏仁，童尿煮食。猬皮灰、五色痢，酒服。虎骨、休息痢，炙，研服。○小兒洞注下痢，燒服。諸朽骨。水痢，同麪服。

【止澀】【草部】赤白花鼠尾草、赤白諸痢，濃煮作丸，或末，或煎服。狼把草、久痢、血痢、痔痢，或煎，或末服。赤白雞冠花、酒煎。木賊、煎水。菝葜、同蠟茶、白梅，丸服。營實根、痔痢，煎服。五味子、【穀果】罌粟、同殼炙，蜜丸服。粟殼、醋炙，蜜丸服。○同陳皮，末服。○同檳榔，末服。○同厚朴，末服。阿芙蓉、苦茶、熱毒痢，末服。或同醋，或同薑，煎服。○同白梅，丸服。烏梅、止渴，除冷熱痢，水煎服。○血痢，同茶、醋服。○同黄連，丸服。○休息痢，同建茶、乾薑，丸服。梅葉、煮汁，止休息痢〔一〕。林檎、止痢，煮食。○小兒痢，同楮實，杵汁服。荔枝殼、同橡斗、榴皮、甘草，煎服。酸榴、擣汁，或燒服。酸榴皮及根、或煎，或散，或丸，或燒服。大棗、痔痢，和光粉，燒食。蛀棗、止小兒痢。橡實、同楮葉，末服。槲白皮、煮汁，熬膏服。橡斗、阿月渾子、木瓜、海紅、棠梨、煨食。鹿梨、煨食。榠樝、煨食。胡頹子、毗〔二〕黎勒、韶子、棎子、生食。醋林子、李根白皮、煮。荷葉灰、【木部】楮葉、炒研，和麪作餅食，斷痢。○小兒痢，浸水，煮木瓜服。没石子、虛滑久痢、血痢，飯丸服。○産後痢，燒研，酒服。枸橘葉、同萆薢炒，研服。白楊皮、孕痢，煎服。赤松皮、三十年痢，研麪一斗，和粥食。松楊木皮、冷熱水穀痢，煮服。水楊枝葉、久痢，煮服。金櫻子、久痢，同粟殼，丸服。花、葉、子、根並可用。海桐皮、痔痢、久痢。訶子、止久痢，實大腸。楓皮、煎飲。山礬葉、城東腐木、桃花石、禹餘粮、【石服蟲部〔三〕】五石脂、並止洩痢。赤石脂、末服。○冷痢，加乾薑作丸。○傷寒下痢，同乾薑、粳米，煎服。白石脂、小腸澼，便血，米飲服。○久痢，加乾薑，丸服。礬石、醋糊丸服。○冷勞痢，加羊肝。石灰、十年血痢，熬黄，澄水，日三服。○酒積下痢，水和泥裹煆研，醋糊丸

〔一〕痢：原脱。今據卷二十九梅葉「主治」補。

〔二〕毗：原作「昆」。今據卷三十一毗梨勒改。

〔三〕石服蟲部：當位于「桃花石」之前。

服。雲母粉、米飲服。故衣帛、主胎前痢、小兒痢。五倍子、久痢，半生半燒，丸服，或加枯礬。赤痢，加烏梅。百藥煎、酒痢，同五倍子、槐花，丸服。露蜂房、蝦蟆灰、並止小兒痢。柳蠹糞、桑蠹糞、並主産後痢。蟬蜕、燒服。蜣螂、燒。蠶連、【鱗介】龍骨、澀虚痢。○傷寒痢、休息痢，煮汁服，或丸服。鯪鯉甲、久痢裏急，同蛤粉炒，研服。蚺蛇膽、止疳痢、血痢，䘌蟲爲使。鱟殼、産後痢。蚌粉、海蛤、魁蛤、爛蜆殼、牡蠣、甲香、【禽獸】猪蹄甲、馬糞灰、水服一丸。獺屎灰、並止久痢。鵜鶘觜、牛屎汁、羊屎汁、兔頭灰、狸頭灰、豺皮灰、並主疳痢。牛角䚡。冷痢、小兒痢，飲服。

【外治】木鱉子、六箇研，以熱麪餅挖孔，安一半，熱貼臍上，少頃再换，即止。芥子、同生薑擣膏，封臍。黄丹、同蒜擣，封臍，仍貼足心。水黽、入麝擣，貼臍。田螺、入麝搗，貼臍。蓖麻、同硫黄擣，填〔一〕臍。鹹砂。同官桂、枯礬，水調貼臍。

瘧有風、寒、暑、熱、濕、食、瘴、邪八種。○五臟瘧。○六腑瘧。○勞瘧。○瘧母。

【暑熱】【草部】柴胡、少陽本經藥，通治諸瘧爲君，隨寒熱虚實，入引經佐使。黄芩、去寒熱往來，入手少陰、陽明、手足少陽〔二〕、太陰六經。甘草、五臟六腑寒熱。黄芪、太陰瘧，寒熱自汗，虚勞。牛膝、久瘧、勞瘧，水煎日服。○莖葉，浸酒服。蒼耳子、久瘧不止，酒糊丸服。○葉擣汁。馬鞭草、久瘧，搗汁酒服。馬蘭、諸瘧寒熱，擣汁，發日早服。香薷、同青蒿，末，酒服。○暑瘧，加桂枝、麥芽。青蒿、虚瘧寒熱，擣汁服，或同桂心，煎酒服。○温瘧，但熱不寒，同黄丹，末服。○截瘧，同常山、人參，末，酒服。人參、虚瘧食少，必同白术用。○孕瘧、産後瘧、瘴瘧，未分陰陽，一兩煎，冷服。白术、同蒼术、柴胡，爲瘧家必用之藥。升麻、邪入陰分者，同紅花，入柴胡四物，提之。葛根、無汗者加之。○久瘧，同柴胡、二术用，一補一發。芎藭、知母、葳蕤、牛蒡根、並主勞瘧。當歸、水煎，日服。地黄、昌蒲、玄參、紫參、白及、胡黄連、女青、防己、青木香、【穀菜】麥苗、汁。胡麻、並主温瘧。粳米、熱瘧、肺瘧，白虎湯用。秫米、肺瘧有痰，同恒山、甘草，煎服。豆豉、心瘧、腎瘧。寒食麵、熱瘧，青蒿汁丸服二錢。翻白草、煎酒。冬瓜葉、斷瘧，同青蒿、馬鞭草、官桂，糊丸服。翹摇、【果木】蜀椒、並温瘧。甘蔗、勞瘧。竹葉、温瘧、心瘧。地骨皮、虚瘧、熱瘧。猪苓、伏苓、【水石蟲部】冬霜、熱瘧，酒服一錢。石膏、熱甚口渴頭痛者加之。鼠負、七枚，飴糖包吞，即斷。○同豆豉，丸服。蚯蚓、熱瘧狂亂，同薄荷、薑、蜜服。○泥，同白麪丸服。蟬花、【鱗介】烏賊骨、並温瘧。鼉殼、斷瘧，燒研，酒服。鼈甲、久瘧，病在血分。○勞瘧、老瘧，醋炙，末服。牡蠣。虚瘧，寒熱自汗。○牡瘧，同麻黄、蜀漆、甘草，煎服。

〔一〕填：原脱。今據卷十一石硫黄「附方」補。

〔二〕陽：原作「陰」。今據卷十三黄芩「發明」改。

【寒濕】【草部】附子、五臟氣虛，痰飲結聚發瘧，同紅棗、葱、薑，水煎冷服。○眩仆厥逆，加陳皮、甘草、訶子。○瘴瘧，同生薑，煎服。○斷瘧，同人參、丹砂，丸服，取吐。草烏頭、秋深久瘧，病氣入腹，腹高食少，同蒼朮、杏仁，煎服。草豆蔻、虛瘧自汗，煨，入平胃散。○瘴瘧，同熟附子，煎服。○山嵐發瘧，同常山，浸酒飲。○一切瘧，同恒山炒焦，糊丸，冷酒服，名瞻仰丸。蒼朮、麻黄、羌活、高凉薑、【穀菜】火麻葉、炒，研服。生薑汁、露一夜服。○孕瘧尤效。乾薑、炒黑，發時酒服。○脾虛，同乾薑炮研，猪膽丸服。〔一〕獨蒜、燒研，酒服。薤白、韭白、【果木石部】烏梅、勞瘧，同薑、豉、甘草、柳枝，童便服。橘皮、痎瘧，以薑汁浸煮，焙研，同棗煎服。青橘皮、治瘧疏肝，當汗而不透者，須再汗之，以此佐紫蘇。○止瘧，燒研，發日早，酒服一錢，臨發再服。桂心、寒多者加之。○同青蒿，看寒熱多少，三七分爲末，薑酒服。丁香、久瘧，同常山、檳榔、烏梅，浸酒服。硫黄、朱砂等分，糊丸服。○同茶末，冷水服。雲母石、牝瘧，但寒不熱，同龍骨、蜀漆，爲散服。代赭石、【鱗禽獸部】龍骨、老瘧，煮服取汗。雞子白、久瘧。鷓鴣、煮酒飲。猪脾、虛寒瘧，同胡椒、高凉薑、吴茱萸，末，作餛飩食。牛肝、醋煮食。羊肉、黄狗肉、並作臛食，取汗。山羊肉、久瘧，作脯食。果然肉、食，去瘴瘧。○皮，亦辟瘧。驢脂、多年瘧，和烏梅丸服。鹿角。小兒瘧，生研服。

【痰食】【草部】常山、瘧多痰水飲食，非此不能破癖利水。○醋煮乾，水煎服，不吐不瀉。○雞子清丸，煮熟服。○同伏苓、甘草，浸酒服。○同草果、知母、貝母〔二〕，煎酒服。○同大黄、甘草，煎水服。○同小麥、竹葉，煎水服。○同黄丹，丸服。○瘴瘧，同知母、青蒿、桃仁，煎服。○孕瘧，同烏梅、甘草、石膏，酒、水浸服。芫花、久瘧結癖在脇，同朱砂，丸服。醉魚花、鯽魚釀煨服，治久瘧成癖，并擣花貼之。大黄、瘧多敗血痰水，當下不盡者，須再下之，必此佐常山。阿魏、痰癖寒熱，同雄黄、朱砂，丸服。半夏、痰藥必用，痰多者倍加。○同白豆蔻、生薑、大棗、甘草各二十五塊如皂子大，同葱根煎一椀，露一夜，分三服，熱瘧重者極效。三稜、莪蒁、【穀果】神麴、麥蘖、並治食瘧，消瘧母。檳榔、消食辟瘴。○同酒蒸常山，丸服，名勝金丸，或加穿山甲。桃仁、同黄丹，丸服，或加蒜。桃花、末服，取利。杏仁、【木石】巴豆、砒霜、爲劫痰截瘧神劑。○同硫黄，绿豆丸。○同雄黄、朱砂，白麪丸。○同绿豆、黑豆、朱砂，丸。○同恒山、丹砂作餅，麻油煠熟，研末，並冷水服。黄丹、墜痰消積。○諸瘧，蜜水調服一錢。○同青蒿，丸。○同百草霜，丸。○同獨蒜，丸。○同桃仁，丸。○同建茶，丸。○同恒山，丸。並止瘧。礬紅、食瘧，同蒜，丸服。绿礬、陰瘧，同乾薑、半夏，醋湯服。礬石、醋糊丸服。古石灰、同五靈脂、頭垢，丸服。蜜陀僧、【蟲禽】白僵蠶、痰瘧，丸服。鮻鯉甲、痎瘧、牡瘧、寒熱瘧，同乾棗，燒，研服。○同酒蒸當歸、柴胡、知母，丸服。夜明砂、五瘧不止及胎前瘧，冷茶服二錢。或加朱砂、麝香，丸服。雞膍胵黄皮、小兒瘧，燒服。雄雞屎。

〔一〕脾虛……丸服：凡十一字，據卷十四高良薑，當放在此前之「高凉薑」後。

〔二〕母：原作「毎」。今據卷十七常山改。

【邪氣】【穀果服器】端午糉[一]尖、丸瘧藥。桃梟、水丸服。○五種瘧，同巴豆、黑豆、朱砂，丸服。鍾馗、燒服。曆日、燒灰，丸服。故鞋底、灰。甑帶、【蟲介禽獸】蜈蚣、勒魚骨、入斷瘧藥。瘧龜、瘖瘧，燒服，或浴，或佩。鴟鴞、煤食。犬毛、燒服。白狗屎、燒服。白驢蹄、同砒霜，丸服，治鬼瘧。猴頭骨、燒，水服。黑牛尾、燒，酒服。烏猫屎、小兒病，桃仁湯下。狸屎灰、鬼瘧，發無期度。靈猫陰、【人部】頭垢、天靈蓋、小兒臍帶、燒灰，飲服。人膽。裝糯米，入麝香熏乾，青者治久瘧連年，陳皮湯下十五粒。

【吐痰】常山、蜀漆、藜蘆、煎。地菘、汁。豨薟、汁。葎草、汁。石胡荽、汁。離鬲草、汁。三白草、汁。澤漆、蕘花、豉湯、瓜蒂、相思子、擂水。逆流水、人尿。和蜜，取吐。

【外治】旱蓮、毛茛草、石龍芮、馬齒莧、小蒜、同胡椒、百草霜，杵。○同阿魏、臙脂。○同桃仁罨。蜘蛛、蝦蟆、燒人場上黑土、並繫臂。吴葵華、挼手。魚腥草、擦身，取汗。烏頭末、發時，酒調塗背上。鬼箭羽、同鯪鯉甲，末，發時㗜鼻。燕屎、泡酒，熏鼻。野狐糞、同夜明砂，醋糊丸，把嗅。野狐肝、糊丸，緋帛裹，繫中指。虎睛、虎骨、虎爪皮、麝香、狸肝、野猪頭骨、驢皮骨、牛骨、天牛、馬陸、兩頭蛇、佩。蛇蜕、塞耳。人牙、人膽。

心下痞滿 痛者爲結胸、胸痹。○不痛者爲痞滿。有因下而結者，從虚及陽氣下陷；有不因下而痞結者，從土虚及痰飲、食鬱、濕熱治之。

【濕熱氣鬱】【草部】桔梗、胸脇痛刺，同枳殻，煎。黄連、濕熱痞滿。黄芩、利胸中氣，脾經濕熱。柴胡、傷寒心下諸痰熱結實，胸中邪氣，心下痞，胸脇痛。前胡、痰滿，胸脇中痞，心腹結氣。貝母、主胸脇逆氣，散心胸鬱結之氣，薑汁炒，丸。芎藭、治一切氣、一切血，燥濕開鬱，搜肝氣。木香、能升降諸氣，專泄胸腹滯塞。○陽衰，氣脹懶食，同訶子，糖和丸服。甘松、理元氣，去鬱病。香附子、利三焦，解六鬱，消飲食痰飲。○一切氣疾，同砂仁、甘草，末服。○同烏藥末，點服。○同伏神，丸服。○一味，浸酒服之。澤瀉、主痞滿，滲濕熱，同白术、生薑，煎服。芍藥、脾虚中滿，心下痞。白豆蔻、散肺中滯氣。射干、胸膈熱滿，腹脹。大黄、泄濕熱，心下痞滿。○傷寒下早，心下滿而不痛，同黄連，煎服。草豆蔻、吴茱萸、濕熱痞滿，同黄連，煎服。枳實、除胸膈痰澼，逐停水，破結實，消脹滿，心下急，痞痛逆氣，解傷寒結胸，胃中濕熱。○卒胸痺痛，爲末，日服。○胸痺，結胸，同厚朴、栝樓、薤白，煎服。○同白术，丸服。枳殻、厚朴、並泄肺消痰，除胸痞脇脹。皂莢、破痰囊，腹脹滿欲令瘦者，煨丸取利。巵子、解火鬱，行結氣。蕤核、破心下結痰痞

〔一〕糉：原作「椶」。今據卷二十五糉改。

氣。**伏苓**。胸脇氣逆脹滿，同人參，煎服。

【痰食】【草部】**半夏**、消痰熱滿結。○小結胸，痛止在心下，同黄連、栝樓，煎服。**旋覆花**、汗下後，心下痞滿，噫氣不止。**縮砂**、痰氣膈脹，以蘿蔔汁浸，焙研，湯服。**澤漆**、心下伏瘕如杯，同大黄、葶藶，丸服。**栝樓**、胸痺痰結，痛徹心背，痞滿喘欬，取子，丸服。或同薤白，煎酒服。**三稜**、胸滿，破積。**牽牛**、胸膈〔一〕食積，以末一兩，同巴豆霜，水丸服。【穀菜】**神麴**、同蒼术，丸服，除痞滿食氣。**麥蘖**、同神麴、白术、橘皮，丸服，利膈消食。**生薑**、心下堅痞，同半夏，煮服。**薑皮**、消痞。**白芥子**、冷痰痞滿，同白术，丸服。【果木】**橘皮**、痰熱痞滿，同白术，丸服，或煎服。**青橘皮**、胸膈氣滯，同茴香、甘草、白鹽，制末，點服。○四制爲末，煎服，名快膈湯。**瓜蒂**、吐痰痞。**檳榔**、消水穀，下痰氣。○傷寒痞滿不痛者，同枳實，研末，黄連湯下。○結胸痛者，酒煎二兩服。**大腹皮**、痞滿醋心。**訶黎勒**、胸膈結氣。**巴豆**、陰證寒實結胸，大便不通，貼臍灸之。【金石】**密陀僧**、胸中痰結，醋水煎乾爲末，酒水煎服，取吐。**銀朱**、痰氣結胸，同明礬，丸服。**芒消**。

【脾虛】【草部】**人參**、主胸脇逆滿，消胸中痰，消食變酸水，瀉心肺脾胃火邪。○心下結硬，按之無，常覺痞滿，多食則吐，氣引前後，噫呃不除，由思慮鬱結，同橘皮去白，丸服。**术**、除熱消食，消痰水。○胸膈煩，則白术末，湯服。○消痞强胃，同枳實，爲丸服。○心下堅大如盤，水飲所作，腹滿脇鳴，實則失氣，虛則遺尿，名氣分，同枳實，水煎服。**蒼术**、除心下急滿，解鬱燥濕。**遠志**、去心下膈氣。**升麻**、**柴胡**、升清氣，降濁氣。**附子**、【獸部】**羊肉**。老人膈痞不下食，同橘皮、薑、麪，作臛食。

脹滿

脹滿有濕熱、寒濕、氣積、食積、血積。

【濕熱】**术**、除濕熱，益氣和中。○脾胃不和，冷氣客之爲脹滿，同陳皮，丸服。**黄連**、去心火及中焦濕熱。**黄芩**、脾經諸濕，利胸中熱。**柴胡**、宣暢氣血，引清氣上行。**桔梗**、腹滿腸鳴，傷寒腹脹，同半夏、橘皮，煎服。**射干**、主胸脇滿，腹脹氣喘。**薄荷**、**防風**、**車前**、**澤瀉**、**木通**、**白芍藥**、去臟腑壅氣，利小便，於土中瀉木而補脾。**大黄**、主腸結熱，心腹脹滿。**半夏**、消心腹痰熱滿結，除腹脹。○小兒腹脹，以酒和丸，薑湯下。仍薑汁調，貼臍中。**牽牛**、除氣分濕熱，三焦壅結。○濕氣中滿，足脛微腫，小便不利，氣急欬嗽，同厚朴，末服。○水蠱脹滿，白黑牽牛末各二錢，大麥麪四兩，作餅食。○小兒腹脹，水氣流腫，小便赤少，生研一錢，青皮湯下。**忍冬**、治腹脹滿。**澤瀉**、滲濕熱。**赤小豆**、治熱，利小便，下腹脹滿，散氣。**豌豆**、利小便，腹脹滿。**薺菜**、子治腹脹。○根主脹滿腹大，四肢枯瘦，尿澀，以根同甜葶藶，丸服。**木瓜**、治腹脹，善噫。**厚朴**、消痰下氣，除脹滿，破宿血，化水穀，治積年冷氣雷鳴。

〔一〕膈：原作「脹」。今據十八牽牛子「附方」改。

○腹脹脉數，同枳實，大黄，煎服。○腹痛脹滿，加甘草、桂、薑、棗。○男女氣脹，冷熱相攻，久不愈，薑汁炙研，米飲日服。**皂莢**、主腹脹滿。○胸腹脹滿，煨研，丸服，取利甚妙。**枳實**、消食破積，去胃中濕熱。**枳殼**、逐水，消脹滿，下氣破結。○老幼氣脹，氣血凝滯，四制，丸服。**伏苓**、主心腹脹滿，滲濕熱。**猪苓**、**鸊鷉**、大腹鼓脹，體寒，燒研，米飲服。**雞屎白**、下氣，利大小便，治心腹鼓脹，消積。○雞屎醴：治鼓脹，旦食不能暮食，以袋盛半升，漬酒，日飲三次。或爲末，酒服。○欲下，則煮酒頓服。**野雞**、心腹脹滿，同茴香、馬芹諸料，入蒸餅，作餛飩食。**豪猪肚及屎**、主熱風鼓脹，燒研，酒服。**猪血**、中滿腹脹，旦食不能暮食，晒研，酒服，取利。**牛溺**、主腹脹，利小便。氣脹，空心温服一升。○癥癖鼓脹，煎如飴，服棗許，取利。**蝦蟆**。鼓氣，煅研，酒服。○青蛙，入猪肚内煮食。

【寒濕】**草豆蔻**、除寒燥濕，開鬱破氣。**縮砂蔤**、治脾胃結滯不散，補肺醒脾。**益智子**、主客寒犯胃。○腹脹忽瀉，日夜不止，二兩煎湯服，即止。**胡盧巴**、治腎冷，腹脇脹滿，面色青黑。**胡椒**、虚脹腹大，同全蝎，丸服。**附子**、胃寒氣滿，不能傳化，飢不能食，同人參、生薑，末，煎服。**丁香**、小兒腹脹，同雞屎白，丸服。**訶黎勒**、主冷氣，心腹脹滿，下氣。**禹餘粮**。

【氣虚】**甘草**、除腹脹滿，下氣。**人參**、治心腹鼓痛，瀉心肺脾中火邪。**萎蕤**、主心腹結氣。**青木香**、主心腹一切氣，散滯氣，調諸氣。**香附子**、治諸氣脹滿，同縮砂、甘草，爲末服。**紫蘇**、治一切冷氣，心腹脹滿。**萊菔子**、氣脹氣蠱，取汁浸縮砂，炒七次，爲末服。**生薑**、下氣，消痰喘脹滿，亦納下部導之。**薑皮**、消脹痞，性凉。**馬芹子**、主心腹脹滿，開胃下氣。**山藥**、心腹虚脹，手足厥逆，或過服苦寒者，半生半炒，爲末，米飲服。**百合**、除浮腫，臚脹痞滿。**敗瓢**、酒炙三五次〔一〕，燒，研末〔二〕服，治中滿鼓脹。**檳榔**、治腹脹，生擣末服。**沉香**、升降諸氣。**全蝎**。病轉下後，腹脹如鼓，燒灰，入麝，米飲服。

【積滯】**蓬莪茂**、治積聚諸氣脹。**京三棱**、治氣脹，破積。**劉寄奴穗**、血氣脹滿，爲末，酒服三錢，乃破血下脹仙藥也。**馬鞭草**、行血活血。○鼓脹煩渴，身乾黑瘦，剉曝，水煮服。**神麴**、補虚消食。○三焦滯氣，同萊菔子，煎服。○少腹堅大如盤，胸滿食不消化，湯服方寸匕。**蘗米**、消食下氣，去心腹脹滿。○産後腹脹，不得轉氣，坐卧不得，酒服一合，氣轉即愈。**葫蒜**、下氣，消穀化肉。**山查**、化積消食，行結氣。**橘皮**、下氣破癖，除痰水滯氣。**胡椒**、腹中虚脹，同蝎尾、萊菔子，丸服。**車脂**、少小腹脹，和輪下土服。**胡粉**、化積消脹。○小兒腹脹，鹽炒摩腹。**古文錢**、心腹煩滿，及胸脇痛欲死，水煮汁服。**鋼鐵**、主胸膈氣塞，不化食。**水銀**、治積滯鼓脹。**黑鹽**、腹脹氣滿，酒服六銖。○酒肉過多，脹滿不快，用鹽擦牙，温水漱下，二三次即消。**芒消**、

〔一〕次：此前原有「百」字。今據卷二十八敗瓢「附方」删。

〔二〕研末：原脱。今據補同上。

治腹脹，大小便不通。**緑礬**、消積滯，燥脾濕，除脹滿，平肝。同蒼术，丸服，名伐木丸。**猪項肉**。酒積，面黄腹脹，同甘遂，搗丸服，取下酒布袋也。

諸腫

諸腫有風腫。○熱腫。○水腫。○濕腫。○氣腫。○虚腫。○積腫。○血腫。

【開鬼門】【草部】**麻黄**、主風腫、水腫，一身面目浮腫，脉浮，小便不利，同甘草煮湯服，取汗。○水腫脉沉，浮者爲風，虚腫者爲氣，皆非水也，麻黄、甘草、附子，煮湯服。**羌活**、療風用獨活，療水用羌活。○風水浮腫及妊娠浮腫，以蘿蔔子炒過，研末，酒服二錢，日二。**防風**、治風行周身及經絡中留濕，治風去濕之仙藥也。**柴胡**、主大腸停積水脹。**浮萍**、去風濕，下水氣，治腫，利小便，爲末，酒服方寸匕。**鼠粘子**、除膚風，利小便。○風水身腫欲裂，炒，末，每服二錢，日三。○風熱浮腫，半炒，研末酒服。○水蠱腹大，麪糊丸服。○根、莖亦主風腫，逐水效。**天仙藤**、妊娠浮腫，謂之子氣，乃素有風氣，勿作水治，同香附、陳皮、甘草、烏藥、紫蘇，煎服。**忍冬**、去寒熱身腫，風濕氣。**蒺藜**、洗浮腫。**陸英**、洗水氣虚腫。**狗脊**、【穀菜】**黍穰**、**葱白根**、【果木】**杏葉**、並洗足腫。**楠材**、腫自足起，同桐木，煎洗，并少飲之。**桐葉**、手足浮腫，同小豆，煮汁漬洗，并少飲之。**柳枝及根皮**。洗風腫。

【潔淨府】澤瀉、逐三焦停水，去舊水，養新水，消腫脹，滲濕熱。○水濕腫脹，同白术，末服。**鴨跖草**、和小豆煮食，下水。**蒼耳子**、大腹水腫，燒灰，同葶藶，末服。**蘇子**、消渴變水，同萊菔子服，水從小便出。**木通**、利大小便，水腫，除諸經濕熱。**通脱木**、利小便，除水腫。**香薷**、散水腫，利小便。大葉者濃煎汁熬，丸服，治水甚捷，肺金清而熱自降也。○暴水、風水、氣水，加白术，末丸，至小便利爲效。**燈心草**、除水腫癃閉。**冬葵子**、利小便，消水氣。○妊娠水腫，同伏苓，末服，小便利則愈。**蜀葵子**、利小便，消水腫。**葶藶**、利水道，下膀胱水，皮間邪水上出，面目浮腫，大降氣，與辛酸同用，以導腫氣。○通身腫滿，爲末，棗肉丸服，神驗。○或用雄雞頭擣丸。○陽水暴腫，喘渴尿澀，同防己，末，以緑頭鴨血和丸，服之效。**馬鞭草**、大腹水腫，同鼠尾草煮汁熬稠，丸服，神效。**馬蘭**、水腫尿澀，同黑豆、小麥，酒、水煎服。**益母草**、服汁，主浮腫，下水。**旋覆花**、除水腫大腹，下氣。**萱草根葉**、通身水腫，晒研，二錢，入席下塵，米飲服。**蓼子**、下水氣面浮腫。**海金沙**、脾胃腫滿，腹脹如鼓，喘不得卧，同白术、甘草、牽牛，爲末服。**漢防己**、利大小便，主水腫，通行十二經。去下焦濕腫，泄膀胱火，必用之藥。○皮水，胕腫在皮膚中，不惡風，按之不没指，同黄芪、桂枝、伏苓、甘草，煎服。**水蘋**、主暴熱，下氣，利小便。**海藻**、下十二水腫，利小便。**海帶**、**昆布**、利水道，去面腫。**越王餘算**、去水腫浮氣。**天蓼**、主水氣。**茅根**、虚病後，飲水多，小便不利作腫，同赤小豆煮食，水隨小便下。**蒲公英**、煮服，消水腫。**薇**、利大小便，下浮腫。【穀部】**薏苡仁**、水腫喘急，以郁李仁絞汁，煮粥食。**黑大豆**、逐水去腫。○桑柴灰煮食，下水鼓。○範汪方：煮汁，入酒再煮，服，水從小便出。○肘後方：煮乾，爲末服。**赤小豆**、下水腫，利小便。○桑灰汁煮食代飯，冬灰亦可。○同薑、蒜煮食。○水蠱，腹大有聲皮〔一〕黑者，同白茅根煮食。○足腫，煮汁漬洗。**腐婢**、下水氣。**緑豆**、煮食，消腫下氣。○十種水氣，同附子，逐日煮食。【菜部】**胡蒜**、同蛤粉，丸服，消水腫。○同田螺、車前，貼臍，通小便。**胡葱**、浮腫，同小豆、消石，煮食。**羅勒**、消水氣。**百合**、除浮腫臚脹。**冬瓜**、小腹水脹，利小便。○釀赤小豆，煨熟，丸服。○瓜瓤淡煮汁飲，止水腫煩渴。**胡瓜**、水病，肚脹肢浮，以醋煮食，須臾水下。【果部】**李核仁**、下水氣，除浮腫。**杏核仁**、浮腫喘急，小便少，炒研，入粥食。○頭面風腫，同雞子黄，塗帛上貼之，七八次愈。**烏梅**、水氣滿急，同大棗煮汁，入蜜嚥之。**桃白皮**、水腫，同秫米，釀酒飲。**椒目**、治十二種水氣脹滿，行水滲濕。○炒研，酒服方寸匕。**敗荷葉**、陽水浮腫，燒研，水服。足腫，同藁本煎洗。【木部】**木蘭皮**、主水腫。**柳葉**、下水氣。**櫸皮**、通身水腫，煮汁日飲。**榆皮葉**、消水腫，利小便。○皮末，同米煮粥食之。**柯樹皮**、大腹水病，煮汁，熬丸服，病從小便出也。**桑白皮**、去肺中水氣，水腫腹滿臚脹，利水道也。**桑椹**、利水氣，消腫。○水腫脹滿，以桑白皮煎水煮椹，同糯米釀酒飲。**桑葉**、煎飲代茶，除水腫，利大小腸。**桑枝**、同上。**桑柴灰**、淋汁，煮小豆食，下水脹。**楮實**、水氣蠱脹，用潔淨府。熬膏，和伏苓、白丁香，丸服，效。**楮葉**、通身水腫，煎汁如飴，日服。○積年水氣，面腫如水，煎汁，煮粥食。**楮白皮**、逐水腫氣滿，利小便。○煮汁釀酒，治水腫入腹，短氣欬嗽及婦人新産，風入臟内，腫脹短氣。○風水腫浮，同木通、猪苓、桑白皮、陳皮，煎服。○膀胱石水，肢削，小腹脹，取根皮，同桑白皮、白朮，同黑豆煎汁，入酒服之，效。**楮汁**、天行病後，臍下如水腫，日服一盃，小便利即消。**巵子**、熱水腫疾，炒研，飲服。○婦人胎腫，屬濕，丸服有驗。**伏苓及皮**、主水腫，利水道。○皮同椒目，煎水日飲。**猪苓**、利水發汗，主腫脹滿急，消胎腫。**皂莢**、身面卒腫，炙漬酒飲。○或加黑錫。**五加皮**、風濕腫。**枳茹**、水脹暴風。【石部】**滑石**、利水，燥濕，除熱。**白石英**、石水，腹堅脹滿，煮酒服。**凝水石**、除胃中熱，水腫，小腹痺，瀉腎。**礬石**、却水。○水腫，同青礬，白麪丸服。**青礬**、水腫黄病，作丸服。【蟲部】**螻蛄**、利大小便，治腫甚效。○十種水病，腹滿喘促，五枚焙研，湯服。○肘後方：每日炙食十枚。○普濟方：左右用，同大戟、芫花、甘遂服。○同輕粉，嗃鼻，消水病。**青蛙**、消水腫，同胡黄連末，入猪肚内煮食。○水蠱，腹大有聲，皮黑，酥炙，同螻蛄、苦瓠，末服。【介鱗】**海蛤**、治十二種水氣浮腫，利大小腸。○水癥腫病，同杏仁、防己、葶藶，棗肉丸服。○水腫發熱，同木通、猪苓、澤瀉、滑石、葵子、桑皮，煎服。○石水肢瘦腹獨大者，同防己、葶藶、伏苓、桑皮、橘皮、郁李，丸服。○氣腫，同昆布、鳧茈、海螵蛸、荔枝殻，煎飲服。**蛤粉**、清熱利濕，消浮腫，利小便。○氣虚浮腫，同大蒜，丸服。**貝子**、下水氣浮腫。**田蠃**、利大小便，消手足浮腫，下水氣。○同大蒜、車前，貼臍，水從小便出。**鯉魚**、煮食，下水氣，利小便。○用醋煮食。○赤小豆煮食。○釀白礬，泥包煨，研，食粥〔二〕，隨上下用。**白魚**、開胃下氣，去水氣。**鯽魚**、合小豆、商陸，煮食，消水腫。**鱸魚**、治水氣。**鱧魚**、

〔一〕皮：原作「支」。今據卷二十四赤小豆「附方」改。

〔二〕食粥：卷四十四鯉魚肉「附方」作「送粥」。

合小豆煮食，下大水面目浮腫及妊娠水氣。入冬瓜、葱白，主十種水垂死。鯇魚、療水腫，利小便。黄顙魚、合大蒜、商陸，煮食，消水，利小便。○緑豆同煮亦可。拌食代鹽。

【禽獸】青頭鴨、大腹水腫垂死，煮汁服，取汗，亦作粥食。雄鴨頭、治水腫，利小便。○擣，和漢防己末，丸服。鳧肉、治熱毒水腫。鸊鷉、利水道。雞子、身面腫滿，塗之頻易。猪脂、主水腫。猪腎、包甘遂煨食，下水。羊肺、水腫尿短，喘嗽，同葶藶子、醋，蜜丸服。豪猪肚及屎、水病，熱風鼓脹，燒研，酒服。牛溺、水腫腹脹，利小便，空腹飲之。○喘促者，入訶子皮末，熬，丸服，當下水。水牛角䚡、人中白、水氣腫滿，煎令可丸，每服一豆。秋石。

【逐陳莝】【草】三白草、水腫，服汁取吐。蒴藋根、渾身水腫，酒和汁服，取吐利。萆麻子仁、水癥腫滿，研水服，取吐利。商陸、主水腫脹滿，疏五臟水氣，瀉十種水病，利大小腸。○切根，同赤小豆、粳米煮飯，日食甚效。○或同粟米煮粥食。○或取汁和酒飲，利水爲妙。○或同羊肉煮食。大戟、主十二水，腹滿痛，發汗，利大小便。○水腫喘急及水蠱，同乾薑，末服。○或同當歸、橘皮，煎服。○或同木香，末，酒服。○或同木香、牽牛，末，猪腎煨食。○或煮棗食。並取利水，爲神效。澤漆、去大腹水氣，四肢面目浮腫。○十種[一]水氣，取汁熬膏，酒服。甘遂、主面目浮腫，下五水，泄十二水疾，瀉腎經及隧道水濕痰飲，直達水氣所結之處，乃泄水之聖藥。○水腫腹滿，同牽牛，煎呷。○膜外水氣，同蕎麥麪作餅食，取利。○身面浮腫，以末二錢，入猪腎煨食，取利。○正水脹急，大小便不利欲死，半生半炒，爲末，和麪作棋子煮食，取利。○小兒疳水，同青橘皮，末服。○水蠱喘脹，同大戟，煎呷，不過十服。○妊娠腫滿，白蜜丸服。續隨子、治肺中水氣，日服十粒，下水最速，不可多服。○一兩去油，分作七服，治七人，用酒下。○陽水腫脹，同大黄，丸服。芫花、主五水在五臟、皮膚及飲澼。○水蠱脹滿，同枳殼，醋煮丸服。蕘花、主十二水，腸中留澼。葶藶子、狼毒、破水癖。防葵、腫滿洪大，爲末酒服。牽牛、利大小便，除虚腫水病，氣分濕熱。○陰水陽水，俱同大黄，末，鍋焦飯丸服。○諸水飲病，同茴香，末服。○水腫氣促，坐卧不得，用二兩炒，取末，烏牛尿浸一夜，入葱白一握，平旦煎，分二服，水從小便出。○小兒腫病，二便不利，白、黑牽牛等分，水丸服。○水蠱脹滿，同大麥麪作餅燒食，降氣。馬兜鈴、去肺中濕氣，水腫腹大喘急，煎湯服。羊桃根、去五臟五水，大腹，利小便，可作浴湯。○水氣鼓，大小便澀，同桑白皮、木通、大戟，煎汁熬稠服，取利。紫藤、煎汁熬服，下水癊病。大豆黄卷、除胃中熱，消水病脹滿。○同大黄醋炒，爲末服。蕎麥、水腫喘急，同大戟，末，作餅食，取利。米醋、散水氣。葱白、水癊病，煮汁服，當下水。○病已困者，爛擣坐之，取氣水自下。老絲瓜、巴豆炒過，入陳倉米同炒，取米去豆，丸服。巴豆、十種水病。○水蠱，大腹有聲，同杏仁，丸服。○煮汁，拭身腫。郁李仁、大腹水腫，面目皆浮，酒服七七粒，能瀉結氣，利小便。○腫滿氣急，和麪作餅食，大便通即愈。烏桕木、暴水癥結，利大小便。○水氣虚腫，小便少，同木通、檳榔，末服。鼠李、下水腫腹脹。接骨木根、下水腫。楤木、煮服，下水。針砂、消

[一] 種：原作「腫」。今據證類卷十澤漆改。

積平肝。○水腫尿短，同猪苓、地龍、葱涎，貼臍。輕粉、粉霜、消積，下水。銀朱。正水病大便利者，同硫黄，丸服。

【調脾胃】【草部】白术、逐皮間風水結腫，脾胃濕熱。○四肢腫滿，每用半兩，同棗煎服。蒼术、除濕發汗，消痰飲，治水腫脹滿。黄連、濕熱水病，蜜丸，每服四五丸，日三服。黄芪、風腫自汗。香附子、利三焦，解六鬱，消胕腫。○酒腫、虚腫，醋煮，丸服。○氣虚浮腫，童尿浸焙，丸服。藿香、風水毒腫。砂仁、遍身腫滿，陰腫，同土狗一個，等分研，和老酒服。葳蕤、小兒癇後，氣血尚虚，熱在皮膚，身面俱腫，同葵子、龍膽、伏苓、前胡煎服。使君子、小兒虚腫，上下皆浮，蜜炙，末服。附子、脾虚濕腫，同小豆煮焙，丸服。○男女腫因積得，積去腫再作，喘滿，小便不利，醫者到此多束手，蓋中下二焦氣不升降，用生附子一個，入生薑十片，煎〔一〕水，入沈香汁，冷服，須數十枚乃效。烏頭、陰水腫滿，同桑白皮煮汁，熬膏服。【菜果】薑皮、消浮腫腹脹。蘿蔔、酒腫及脾虚足腫，同皂莢煮熟，去皂莢，入蒸餅，搗丸服。柑皮、産後虚浮，四肢腫，爲末，酒服。檳榔、逐水消脹。椰子漿、消水。沙棠果、食之却水病。吴茱萸、燥脾行水。蘇合香、下水腫，同水銀、白粉服。【禽獸】白雄雞、黄雌雞、並同小豆煮食，消腫。猪肝、肝虚浮腫，同葱、豉、蒜、醋，炙食。○脊肉亦可。狗肉、氣水鼓脹，尿少，蒸食。羊肉、身面浮腫，同商〔二〕陸，煮臛食。水牛肉、消水除濕，頭尾皆宜。牛䏶、熱氣、水氣。猯肉、水脹垂死，作羹，下水大效。獺肉、水脹熱毒，煮汁服。鼠肉。水鼓、石水〔三〕，身腫腹脹，煮粥食。

【血腫】【草部】紅藍花、搗汁服，不過三服。劉寄奴、下氣，治水脹。澤蘭、産後血虚浮腫，同防己，末，醋湯服。紫草。脹滿，通水道。

黄疸有五，皆屬熱濕。有瘀熱、脾虚、食積、瘀血、陰黄。

【濕熱】【草部】因蔯、治通身黄疸，小便不利。○陽黄，同大黄用。陰黄，同附子用。○濕熱黄疸，五苓散加之。酒疸，同巵子、田螺擂爛，酒服。○癎黄如金，同白鮮皮，煎服。○同生薑，擦諸黄病。白鮮皮、主黄疸，熱黄、急黄、穀黄、勞黄、酒黄。秦艽、牛乳煎服，利大小便，療酒黄黄疸，解酒毒，治胃熱。○以一兩酒浸飲汁，治五疸。大黄、治濕熱黄疸。○傷寒瘀熱發黄者，浸水煎服，取利。栝樓根、除腸胃痼熱，八疸，身面黄。○黑疸危疾，擣汁服，小兒加蜜。○酒疸黄疸，青栝樓焙研，煎服取利。○時疾發黄，黄栝樓絞汁，入芒消服。胡黄連、小兒黄疸，同黄連，末，入黄瓜内，麪裹煨熟，擣丸服。黄連、諸熱黄疸。柴胡、濕熱黄疸，同甘草、茅根，水煎服。苦參、主黄疸，除濕熱。貝母、主時行黄疸。山慈姑、同蒼耳，擂酒服，治黄疸。茅根、利小便，解酒毒，治黄疸。○五種疸疾，用汁合猪肉作羹食。葛根、酒疸，煎湯服。紫草、火黄，身有赤點，午前即熱，同吴藍、黄連、木香煎服。惡實、治急黄，

〔一〕煎：原作「用」。今據卷十七附子「附方」改。
〔二〕商：原作「當」。今據卷五十羊羊肉「附方」改。
〔三〕水：原作「鼓」。今據卷五十一鼠鼠肉「附方」改。

身熱發狂，同黄芩，煎服。蒼耳葉、挼，安舌下，出涎，去目黄。麥門冬、身重目黄。龍膽、除胃中伏熱，時疾熱黄，去目中黄，退肝經邪熱。○穀疸因食得，勞疸因勞得，用一兩，同苦參末二兩，牛膽汁丸服，亦效。馬蘭、解酒疸。荆芥、除濕疸。麗春草、療時患變成癊黄疸，采花末服，根杵汁服，取利。大青、主熱病發黄。麻黄、傷寒發黄表熱，煎酒服，取汗。燈心根、四兩，酒水各半，煎服。萱草根、治酒疸，擣汁服。苦耽、治熱結發黄，目黄，大小便濇，擣汁服，多效，除濕熱。漆草、主黄疸，杵汁，和酒服。鬼臼、黑疸不妨食者，擣汁服。翹根、治傷寒瘀熱發黄。萹蓄、治黄疸，利小便，擣汁頓服一斤。多年者，日再服。紫花地丁、黄疸内熱，酒服末三錢。大戟、泄天行黄病。藜蘆、黄疸腫疾，爲末，水服取吐。芫花、酒疸尿黄，同椒目，燒末，水服。木鼈子、酒疸脾黄，磨醋服一二盞，取利。土瓜根、利大小便，治酒黄病。○黄疸變黑及小兒發黄，取汁服，病從小便出。百條根、同糯米飯搗，罨臍上，黄腫自小便出。雞子根、主諸熱急黄，天行黄疸。山豆根、治五般急黄，水服末二錢。茜根、主黄疸。木通、主脾疸，常欲眠，心煩，利小便。白英、主寒熱八疸，煮汁飲。澤瀉、利小便。菰筍、除目黄，利大小便，解酒毒。蓴、治熱疸。地錦、主脾勞黄疸，同皂礬諸藥，丸服。烏韭、垣衣、主疸。【穀部】胡麻、殺五黄，下三焦熱毒氣。○傷寒發黄，烏麻油和水，攪雞子白服之。麥苗、消酒毒，酒疸目黄，擣汁日飲。穀穎、主黄病，爲末酒服。薏苡根、主黄疸如金，擣汁和酒服。麗春花、治黄病，麻油服三錢。蔓菁子、利小便，煮汁服。○黄疸如金，生研，水服。○急黄[一]便結，生搗，水絞汁服，當鼻中出水及下諸物則愈。萵苣子、腎黄如金，水煎服。翹摇、杵汁服，主五種黄疾。芹菜、煮飲。苦瓠、搐鼻，去黄水。【果部】桃根、黄疸如金，煎水日服。瓜蒂、搐鼻取黄水，或揩牙追涎。烏芋、消疸。鹽麩子、解酒毒黄疸。○根白皮搗，米[二]泔浸一夜，温服一二升，治酒疸。【木部】巵子、解五種黄病。黄蘗、胃中結熱黄疸。黄櫨、解酒疸目黄，水煮服。柳華、黄疸面[三]黑。柳根皮、黄疸初起，水煎服。樺皮、諸疸煮服。柞木皮、黄疸，燒末水服。木蘭皮、酒疸，利小便，同黄芪，末服。【石部】滑石、化食毒，除熱黄疸。方解石、熱結黄疸。朴消、積熱黄疸。【介部】蟹、濕熱黄疸，燒研，丸服。田嬴、利大小便，去目黄。○生擂，酒服，治酒疸。【獸部】猪脂、五疸，日服取利。牛脂、走精黄，面目俱黄，舌紫面裂，同豉煎熱，綿裹烙舌上。牛乳、老人黄疸，煮粥食。牛膽、穀疸食黄，和苦參、龍膽，丸服。牛屎、黄疸，絞汁服。○或爲末，丸服。豪猪屎、燒服，治疸。【人部】髮髲、傷寒發黄，燒研，水服。○女勞黄疸，發熱惡寒，小腹滿，用一團，猪膏煎化服，病從小便出。女人月經衣。女勞黄疸，燒灰酒服。

【脾胃】【草部】黄芪、酒疸，心下懊痛，脛腫發斑，由大醉當風入水所致，同木蘭皮，末，酒服。白术、主疸，除濕熱，消食，利小便。○瀉血萎黄積年者，土炒，和熟地黄，丸服。蒼术亦可。遠志、面目黄。當歸、白黄色枯，舌縮，同白术，煎服。【菜果】老茄、婦人血黄，竹刀切，陰乾爲末，每服二錢，酒下。椒紅、治疸。【服、石】婦人内衣、房勞黄病，塊起若瘕，十死一生，燒灰酒服。白石英、五色石脂、【禽部】黄雌雞、時行黄疾，煮食飲汁。雞子。

〔一〕黄：原作「急」。今據卷二十六蕪菁子「附方」改。

〔二〕米：原作「水」。今據卷三十二鹽麩子根白皮「主治」改。

〔三〕面：原作「而」。今據卷三十五柳柳华「主治」改。

三十六黄，用一箇連殼燒研，醋一合，温服。鼻中蟲出爲效，甚者不過三次，神效。○時行發黄，以酒、醋浸雞子一夜，吞白數枚。

【食積】【穀部】神麴、麥蘖、黄蒸、食黄、黄汗，每夜水浸，平旦絞汁，温服。米醋、黄疸、黄汗。【菜木】絲瓜、食黄，連子燒研，隨所傷物煎湯，服二錢。皂莢、食氣黄腫，醋炙，同巴豆，丸服。【金石】鍼砂、消積，平肝，治黄。○脾勞黄病，醋炒七次，同乾漆、香附、平胃散，丸服。○濕熱黄疸，同百草霜、粳米，丸服。礬石、黄疸水腫，同青礬、白麪丸服。○女勞黄疸，變成黑疸，腹脹如水，同消石，丸服。○婦人黄疸，因經水時房勞所致，同橘皮，化蠟丸服。緑礬、消積燥濕，化痰除脹。○脾病黄腫，同百草霜、當歸，丸服。○同百草霜、五倍子、木香，丸服。○同平胃散，丸服。○酒黄，同平胃散、順氣散，丸服。○食勞黄，棗肉丸服。○血證黄腫，同百草霜，炒麪丸服。或同小麥、棗肉，丸服。百草霜、消積滯，治黄疸。【禽部】白丁香、急黄欲死，湯服立甦。五靈脂。酒積黄腫[一]，入麝香，丸服。

脚氣

有風濕。○寒濕。○濕熱。○食積。

【風寒濕氣】【草部】牛蒡、脚氣風毒，浸酒飲。忍冬、脚氣，筋骨引痛，熱酒服末。木鱉子、麩炒去油，同桂，末，熱酒服，取汗。高凉薑、脚氣人晚食不消，欲作吐者，煎服即消。蘇子、風濕脚氣，同高凉薑、橘皮，丸服。丹參、風痺足軟，漬酒飲。胡盧巴、寒濕脚氣，酒浸，同破故紙，末，入木瓜蒸熟，丸服。麻黄、羌活、細辛、蒼术、白术、天麻、牡蒙、夏枯草、附子、側子、艾葉、秦艽、白蒿、菴蕳、薇銜、馬先蒿、水蘇、紫蘇、漏蘆、飛廉、青葙、蒼耳、茵蕷、馬藺子、茜根、菊花、旋覆、昌蒲、水萍、萆薢、青藤、酒。石南藤、酒。菝葜、酒浸服。土伏苓、【穀菜】蕓薹、並主風寒濕痺脚氣。豉、患脚人常漬酒飲，以滓傅之。薏苡仁、乾濕脚氣，煮粥食，大驗。蘹香、乾濕脚氣，爲末，酒服。葱白、【果木】杏仁、秦椒、蜀椒、蔓椒、大腹皮、並主風寒濕脚氣。檳榔、風濕脚氣衝心，不識人，爲末，童尿服。○沙牛尿亦可。○老人弱人脚氣脹滿，以豉汁服。吴茱萸、寒濕脚氣，利大腸壅氣。○衝心，同生薑，擂汁服。烏藥、脚氣掣痛，浸酒服。五加皮、風濕脚痛五緩，煮酒飲，或酒制，作丸服。枎栘、白楊皮、毒風脚氣緩弱，浸酒飲。松節、風虚脚痺痛，釀酒飲。松葉、十二風痺脚氣，釀酒，盡一劑，便能行遠。檰芽、作蔬，去風毒脚氣。乳香、同血竭、木瓜，丸服，主久新脚氣。蘇合香、厚朴、皂莢子、官桂、欒荆、乾漆、石南葉、海桐皮、【金石】石亭脂、同川烏、無名異，葱汁丸服。礜石、浸酒。硫黄、牛乳煎。慈石、玄精石、白石英、【蟲鱗】晚蠶沙、浸酒。青魚、鱧魚、鰻鱺、秦龜甲、【禽獸】烏雄雞、牛酥、羊脂、麋脂、熊肉、並主風濕脚氣。猪肚、燒研，酒服。羊乳、牛乳、調硫黄末服，取汗。牛皮膠。炒研，酒服，寒濕脚氣痛立止。

[一] 腫：原作「腥」。今據卷四十八寒號蟲「附方」改。

【濕熱流注】【草部】木通、防己、澤瀉、香薷、荆芥、稀薟、龍常草、車前子、海金沙、海藻、大黄、商陸、合小豆、緑豆，煮飯食。甘遂、瀉腎臟風濕下注〔一〕，脚氣腫痛生瘡，同木鱉子，入猪腎煨食，取利。牽牛、風毒脚氣腸秘，蜜丸日服，亦生吞之。威靈仙、脚氣入腹，脹悶喘急，爲末，酒服二錢，或爲丸服，痛減藥亦減。蕕草、濕痺脚氣尿少，同小豆煮食。三白草、脚氣風毒，擂酒服。巴戟天、飲酒人脚氣，炒過，同大黄炒研，蜜丸服。香附子、【穀菜】胡麻、腰脚痛痺，炒末，日服。至一年，永瘥。大麻仁、脚氣腹痺，浸酒服。○腫渴，研汁，煮小豆食。赤小豆、同鯉魚煮食，除濕熱脚氣。黑大豆、煮汁飲，主風毒脚氣衝〔二〕心，煩悶不識人。馬齒莧、脚氣浮腫，尿澀，煮食。百合、竹笋、風熱脚氣。紫菜、【果木】木瓜、濕痺，脚氣衝〔三〕心，煎服。枝、葉皆良。橘皮、脚氣衝〔四〕心，同杏仁，丸服。桃仁、脚氣腰痛，爲末，酒服，一夜即消。枇杷葉、脚氣惡心。楊梅核仁、濕熱脚氣。枳殼、同甘草，末服，疏導脚氣。桑葉及枝、脚氣、水氣，濃煎汁服，利大小腸。郁李仁、脚氣腫喘，大小便不利，同薏苡，煮粥食。紫荆皮、煎酒服。伏神木、脚氣痺痛，爲末酒服。赤伏苓、猪苓、【石部】滑石、【介部】淡菜、蜆肉、【獸部】猪肝、腎、肚、作生食，治老人脚氣。烏特牛尿。熱飲，利小便，主風毒脚氣腫滿，甚妙。

【洗渫】水蓼、水葒、毛蓼、甘松、水英、陸英、曼陀羅花、螺靨草、大戟、猫兒眼睛草、苦參、落雁木、枲穰、同椒目。生葱、萊菔根、荷心、同藁本。蘇木、同忍冬。杉材、楠材、樟材、釣樟、扶移、並煎水熏洗。白礬湯、鱉肉。同蒼术、蒼耳、尋風藤，煮汁洗。

【敷貼】附子、薑汁調。天雄、草烏頭、薑汁調，或加大黄、木鱉子末。白芥子、同白芷，末。皂莢、同小豆，末。蓖麻仁、同蘇合香丸貼足心，痛即止。烏桕皮、脚氣生瘡有蟲，末傅，追涎。人中白、脚氣成漏孔，煅，水滴之。羊角、燒研，酒調傅之，取汗，永不發。田螺、脚氣攻注，同鹽杵，傅股上即定。木瓜、袋盛踏之。蜀椒、袋盛踏之。樟腦、柳華、治鳥巢、蘿蔔花、並藉鞋靴。木狗皮、豺皮、麂皮。並裹足。

【熨熏】麥麩、醋蒸熱熨。蠶沙、蒸熱熨。蒴藋根、酒、醋蒸熱熨。蓖麻葉、蒸裹頻易。荆葉、蒸熱卧之，取汗。○燒烟熏涌泉穴。鹹砂、同川烏末炒，包熨。食鹽、蒸熱踏之，或擦腿膝，後洗之，並良。火鍼。

〔一〕注：原作「淫」。今據卷一七甘遂「附方」改。
〔二〕衝：原作「衝」。今據卷二十四大豆黑大豆「附方」改。
〔三〕衝：原作「衝」。今據卷三十木瓜實「主治」改。
〔四〕衝：原作「衝」。今據卷三十橘黄橘皮「附方」改。

痿有濕熱。○濕痰。○瘀血。○血虛屬肝腎。○氣虛屬脾肺。

【濕熱】【草部】黄芩、去脾肺濕熱，養陰退陽。秦艽、陽明濕熱，養血榮筋。知母、瀉陰火，滋腎水。生地黄、黄連、連翹、澤瀉、威靈仙、防己、木通、並除濕熱。薇銜、治痿躄，去風濕。卷柏、治痿躄，强陰。陸英、足膝寒痛，陰痿短氣。升麻、柴胡、引經。【木部】黄蘗、除濕熱，滋腎水。益氣藥中加之，使膝中氣力涌出，痿軟即去，爲痿病要藥。伏苓、猪苓、並洩濕熱。五加皮。主痿躄，賊風傷人，軟脚。

【痰濕】【草部】蒼术、除濕，消痰，健脾，治筋骨軟弱，爲治痿要藥。白术、神麴、香附子、半夏、並除濕消痰。天南星、筋痿拘緩。白附子、諸風冷氣，足弱無力。附子、天雄、風痰冷痺，軟脚毒風，爲引經藥。豨薟、類鼻、並風濕痿痺。【果木】橘皮、利氣，除濕痰。松節、釀酒，主脚弱，能燥血中之濕。桂。引經。○酒調，塗足躄筋急。

【虛燥】【草部】黄芪、益元氣，瀉陰火，逐惡血，止自汗，壯筋骨，利陰氣，補脾肺。人參、益元氣，瀉陰火，益肺胃，生津液，除痿痺，消痰生血。麥門冬、降心火，定肺氣，主痿躄，强陰益精。知母、瀉陰火，滋腎水，潤心肺。甘草、瀉火調元。山藥、補虛羸，强筋骨，助肺胃。石斛、脚膝冷疼痺弱，逐皮肌風，壯筋骨，益氣力。牛膝、痿痺，腰膝軟怯冷弱，不可屈申。或釀酒服。菟絲子、益精髓，堅筋骨，腰疼膝冷，同牛膝，丸服。何首烏、骨軟，行步不得，腰膝痛，遍身瘙痒，同牛膝，丸服。萆薢、腰脚痺軟，同杜仲，丸服。蒺藜、風毒脚弱，煮汁，釀酒服。土伏苓、除風濕，利關節，治拘攣，令人健行。狗脊、男女脚弱腰痛，補腎。骨碎補、治痢後遠行，或房勞，或外感，致足痿軟，或痛，或痺，汁和酒服。昌蒲、釀酒飲，主骨痿。芎藭、芍藥、當歸、地黄、天門冬、紫菀、紫葳、並主痿躄，養血潤燥。肉蓯蓉、瑣陽、列當、五味子、覆盆子、巴戟天、淫羊藿、【木部】山茱萸、枸杞子、杜仲、【獸部】白膠、鹿茸、鹿角、麋角、膃肭臍。並强陰氣，益精血，補肝腎，潤燥養筋，治痿弱。

轉筋有風寒外束。○血熱。○濕熱吐瀉。

【内治】【草部】木香、木瓜汁入酒調服。桔梗、前胡、艾葉、紫蘇、香薷、半夏、附子、五味子、昌蒲、縮砂、高凉薑、【菜部】葱白、薤白、生薑、乾薑、【果木】木瓜、利筋脉，主轉筋筋攣諸病。○枝、葉、皮、根並同。棠梨枝葉、樝子、榠樝、吴茱萸、炒，煎酒服，得利安。○葉同艾，醋罨之。松節、轉筋攣急，同乳香炒焦，研末，木瓜酒服。桂、霍亂轉筋。○足躄筋急，同酒塗之。沈香、止轉筋。厚朴、卮子、【器水土禽】厠籌、並霍亂轉筋。故麻鞋底、燒赤，投酒中飲。梳篦、燒灰，酒服。敗蒲席、燒服。屠机垢、酒服取吐。山岩泉水、多服令飽，名洗腸。釜底墨、酒服。古文錢、同木瓜，烏梅，煎服。雞矢白、轉筋入腹，爲末，水服。羊毛。醋煮裹脚。

【外治】蓼、洗。蒜、鹽擣敷臍，灸七壯。○擦足心，并食一瓣。柏葉、擣裹，并煎汁淋。○枝、葉亦可。楠木、洗。竹葉、熨。皂莢末、嗃鼻。

熱湯、熨之。車轂中脂、塗足心。青布、綿絮、並酢煮搨之。銅器、炙，熨腎堂。朱砂、霍亂轉筋，身冷心下温者，蠟丸，燒籠中熏之，取汗。蜜蠟。脚上轉筋，銷化貼之。

喘逆古名欬逆上氣。○有風寒。○火鬱。○痰氣。○水濕。○氣虚。○陰虚。○脚氣。○齁䶎。

【風寒】【草部】麻黄、風寒，欬逆上氣。羌活、諸風濕冷，奔喘逆氣[一]。蘇葉、散風寒，行氣，消痰，利肺。○感寒上氣，同橘皮，煎服。款冬花、欬逆上氣，喘息呼吸，除煩消痰。南藤、上氣欬嗽，煮汁服。細辛、藎草、破故紙、【果木】蜀椒、並主虚寒喘嗽。松子仁、小兒寒嗽壅喘，同麻黄、百部、杏仁，丸服。桂、欬逆上氣，同乾薑、皂莢，丸服。皂莢、欬逆上氣不得卧，炙研，蜜丸，服一丸。○風痰，同半夏，煎服。○痰喘欬嗽，以三挺，分夾巴豆、杏仁、半夏，以薑汁、香油、蜜分炙，爲末，舐之。巴豆、寒痰氣喘，青皮一片，夾一粒燒研，薑汁酒服，到口便止。【鱗部】鯉魚。燒末，發汗定喘。欬嗽，入粥中食。

【痰氣】【草部】半夏、痰喘，同皂莢，煎服。○失血喘急，薑汁和麪煨研，丸服。桔梗、痰喘，爲末，童尿煎服。白前、下胸脇逆氣，呼吸欲絶。○久欬上氣不得卧，同紫菀、半夏、大戟，漬水飲。○喉呷作聲不得眠，焙末，酒服。蓬莪茂、上氣喘急，五錢，煎酒服。○氣短不接，同金鈴子，末，入蓬砂，酒服。蘇子、消痰利氣定喘，與橘皮相宜。○上氣欬逆，研汁，煮粥食。縮砂仁、上氣欬逆，同生薑，擂酒飲。莨菪子、積年上氣欬嗽，羊肺蘸末服。葶藶、肺壅上氣喘促。○肺濕痰喘，棗肉丸服，亦可浸酒。甘遂、水氣喘促，同大戟，末，服十棗丸。○控涎丹。澤漆、肺欬上氣，煮汁，煎半夏諸藥服。大戟、水喘，同蕎麪作餅食，取利。栝樓、痰喘氣急，同白礬，末，蘿蔔蘸食。○小兒痰喘膈熱，去子，以寒食麪和餅，炙研，水服。貝母、荏子、射干、芫花、蕘花、黄環、前胡、蒟醬、蕎麥粉、欬逆上氣，同茶末、生蜜水服，下氣不止即[二]愈。芥子、並消痰下氣，定喘欬。白芥子、欬嗽支滿，上氣多唾，每酒吞七粒。○老人痰喘，同萊菔子、蘇子，煎服。萊菔子、老人氣喘，蜜丸服。○痰氣喘，同皂莢炭，蜜丸服。○久嗽痰喘，同杏仁，丸服。生薑、暴逆上氣，嚼之屢效。蘹香、腎氣上衝，脇痛，喘息不得卧，擂汁，和酒服。【果木】橘皮、杏仁、欬逆，上氣喘促，炒研，蜜和，含之。○上氣喘息，同桃仁，丸服，取利。○久患喘急，童尿浸換半月，焙研，每以棗許，同薄荷、蜜，煎服，甚效。○浮腫喘急，煮粥食。桃仁、上氣欬嗽喘滿，研汁，煮粥食。檳榔、痰喘，爲末服。○四磨湯。椒目、諸喘不止，炒研，湯服二錢，劫之，乃用他藥。崖椒、肺氣喘欬，同野薑，末，酒服一錢。茗茶、風痰喘嗽不能卧，同白殭蠶，末，湯服。○子，同百合，丸服。銀杏、降痰，定喘，温肺，煨食。瓜蒂、吐痰。柿蒂、都咸子、馬兜鈴、肺氣喘急，酥炒，同甘草，末，煎服。楸葉、上氣欬嗽，

〔一〕氣：原闕一字。今據卷十三羌活根「主治」補。

〔二〕即：底本此字下半缺損，美國國會本作「門」。今據卷二十二蕎麥「附方」改。

腹滿瘦弱，煎水熬膏，納入下部。訶黎勒、桑白皮、厚朴、枳實、伏苓、牡荊、【金石】青礞石、並瀉肺氣，消痰定喘。雌黄、停痰在胃，喘息欲絶，同雄黄作大丸，半夜投糯粥中食。硫黄、冷澼在脅，欬逆上氣。輕粉、小兒涎喘，雞子蒸食，取吐利。金屑、玉屑、白石英、紫石英、石鹼、【介蟲】海蛤、文蛤、蛤粉、白殭蠶、【禽獸】蝙蝠、久欬上氣，燒末，飲服。猪蹄甲、久欬痰喘，入半夏、白礬，煆研，入麝香服。或同南星，煆，丸服。阿膠、肺風喘促，涎潮目竄，同紫蘇、烏梅，煎服。驢尿。卒喘，和酒服。

【火鬱】【草部】知母、久嗽氣急，同杏仁，煎服。次以[一]杏仁、蘿蔔子，丸服。茅根、肺熱喘急，煎水服，名如神湯。藍葉、上氣欬嗽，呀呷有聲，擣汁服，後食杏仁粥。大黄、人忽喘急悶絶，涎出吐逆，齒動，名傷寒併熱[二]，同人參煎服。天門冬、麥門冬、黄芩、沙參、前胡、藎草、蔛草、【穀菜果服】丹黍根、煮服，並主肺熱喘息。生山藥、痰喘氣急，擣爛，入蔗汁，熱服。沙糖、上氣喘嗽，同薑汁，煎噙。桃皮、肺熱喘急欲死，客熱往來，同芫花煎湯薄胸口，數刻即止。故錦、上氣喘急，燒灰，茶服，神效。【石鱗】石膏、痰熱喘急，同寒水石，末，人參湯下。或同甘草[三]，末服。龍骨、恚怒氣伏在心下，不得喘息，欬逆上氣。【人部】人溺。久嗽，上氣失聲。

【虛促】【草部】人參、陽虛喘息，自汗，頭運欲絶，爲末，湯服。甚者，加熟附子同煎。○産後發喘，血入肺竅，危證也。蘇木湯調服五錢。五味子、欬逆上氣，以阿膠爲佐，收耗散之氣。○痰嗽氣喘，同白礬，末，猪肺蘸食。馬兜鈴、肺熱喘促，連連不止，清肺補肺。○酥炒，同甘草末煎服。黄芪、紫菀、女菀、款冬花、【菜果木部】韭汁、喘息欲絶，飲一升。大棗、上氣欬嗽，酥煎含嚥。胡桃、虛寒喘嗽，潤燥化痰，同生薑嚼嚥。○老人喘嗽，同杏仁、生薑，蜜丸服。○産後氣喘，同人參，煎服。沉香、上熱下寒喘急，四磨湯。蒲頹葉、肺虛喘欬甚者，焙研，米飲服，三十年者亦愈。烏藥、【金石】石鍾乳、肺虛喘急，蠟丸服。太乙餘粮、【鱗禽】蛤蚧、虛喘面浮，同人參，蠟丸，入糯粥呷之。魚鱠、風人、脚氣人，上氣喘欬。鸐雉、五臟氣喘不得息，作臛食。雞卵白、【獸部】阿膠、虛勞喘急，久嗽經年，同人參，末，日服。猪肉、上氣欬嗽煩滿，切作餡子，猪脂煎食。猪肪、煮熟切食。猪脏、肺乾脹喘急，浸酒服。羊肺、青羊角、吐血喘急，同桂，末服。貒骨、炙研，酒服，日三。獺肝。虛勞上氣。

【𪖙齁】【草部】石胡荽、寒齁，擂酒服。醉魚草花、寒齁，同米粉作果炙食。半邊蓮、寒齁，同雄黄煆，丸服。石莧、同甘草，煎服，取吐。苧根、痰齁，煆研，豆腐蘸食。蓖麻仁、炒，取甜者食。葉，同白礬，猪肉裹，煨食。年久者，同桑葉、御米殼，丸服。馬蹄香、末。藜蘆、並吐。木鼈子、小兒鹹齁，磨水飲，即吐出痰，重者三服即效。【穀菜】脂麻稭灰、小兒鹽齁，淡豆腐蘸食。淡豉、齁喘痰積，同砒霜、枯礬，丸，水服即止。萊菔子、

〔一〕次以：原作「欠服」。今據卷十二知母「附方」改。

〔二〕熱：卷十七大黄「附方」此後有「霍亂」二字。

〔三〕草：原爲墨丁。今據卷九石膏「附方」補。

遇厚味即發者，蒸研，蒸餅丸服。【果木】銀杏、同麻黄、甘草，煎服。○定喘湯：加半夏、蘇子、杏仁、黄芩、桑白皮、款冬花。茶子、磨米泔汁，滴鼻取涎。○喘急欬嗽，同百合，蜜丸服。苦丁香、皂莢、酥炙，蜜丸服，取利。榆白皮、陰乾，爲末煎，日二服。柏樹皮汁、小兒鹽齁，和麪作餅，烙食，取吐下。白瓷器、爲末，蘸食。【鱗介禽獸】鯽魚、人尿浸死，煨食，主小兒齁。海螵蛸、小兒痰齁，米〔一〕飲服一錢。爛螺殼、小兒齁，爲末，日落時服。雞子、尿内浸三日，煮食，主年深齁。蝙蝠一二十年上氣，燒研服。貓屎灰、痰齁，沙糖水服。

欬嗽有風寒，痰濕，火熱，燥鬱。

【風寒】【草菜】麻黄、發散風寒，解肺經火鬱。細辛、去風濕，泄肺破痰。白前、風寒上氣，能保定肺氣，多以温藥佐使。○久咳唾血，同桔梗、桑白皮、甘草，煎服。百部、止暴嗽，浸酒服。○三十年嗽，煎膏服。○小兒寒嗽，同麻黄、杏仁，丸服。款冬花、爲温肺治嗽要藥。牛蒡根、風寒傷肺壅欬。飛廉、風邪欬嗽。佛耳草、除寒嗽。○同款冬花、地黄，燒烟吸，治〔二〕久近欬嗽。縮砂、紫蘇、芥子、並主寒嗽。生薑、寒濕嗽，燒含之。○久嗽，以白餳或蜜煮食。○小兒寒嗽，煎湯浴之。乾薑、【果木】蜀椒、桂心、並主寒嗽。【土石】釜月下土、卒欬嗽，同豉，丸服。車釭、妊娠欬嗽，燒投酒中，冷飲。石灰、老小暴嗽，同蛤粉，丸服。鍾乳石、肺虚寒嗽。【蟲魚】蜂房、小兒欬嗽，燒灰服。鯽魚、燒服，止欬嗽。【禽獸】白雞、卒嗽，煮苦酒服。雞子白皮、久欬，同麻黄，末服。羊胵。遠年欬嗽，同大棗浸酒服。

【痰濕】【草部】半夏、濕痰欬嗽，同南星、白术，丸服。○氣痰欬嗽，同南星、官桂，丸服。○熱痰欬嗽，同南星、黄芩，丸服。○肺熱痰嗽，同栝樓仁，丸服。天南星、氣痰欬嗽，同半夏、橘皮，丸服。○風痰欬嗽，炮研，煎服。莨菪子、久嗽不止，煮炒，研末，同酥煮棗食。○三十年呷嗽，同木香、熏黄，燒烟吸。葶藶、肺壅痰嗽，同知母、貝母，棗肉丸服。芫花、卒得痰嗽，煎水，煮棗食。○有痰，入白糖，少少服。玄胡索、老小痰嗽，同枯礬，和餳食。旋覆花、白藥子、千金藤、黄環、蕘花、大戟、甘遂、草犀、蘇子、荏子、【菜穀】白芥子、蔓菁子、並主痰氣欬嗽。萊菔子、痰氣欬嗽，炒研，和糖含。○上氣痰嗽，唾膿血，煎湯服。萊菔、癆瘦欬嗽，煮食之。絲瓜、化痰止嗽，燒研，棗肉丸服。燒酒、寒痰欬嗽，同猪脂、茶末、香油、蜜，浸服。【果木】白果、榧子、海棗、棎子、都念子、鹽麩子、並主痰嗽。香橼、煮酒，止痰嗽。橘皮、痰嗽，同甘草，丸服。○經年氣嗽，同神麴、生薑，蒸餅丸服。枳殼、欬嗽痰滯。皂莢、欬嗽囊結。○卒寒嗽，燒研，豉湯服。○欬嗽上氣，蜜炙，丸服。○又同桂心、乾薑，丸服。淮木、久嗽上氣。楮白皮、水氣欬嗽。桑白皮、去肺中水氣。○欬血，同糯米，末服。厚朴、【金石】礬石、化痰止嗽，醋糊丸服。或加人參，或加建茶。○或同炒卮子，丸服。浮石、清金

〔一〕米：原脱。今據卷四十四烏賊魚「附方」補。
〔二〕治：原脱。今據卷十六鼠麴草「發明」補。

化老痰，欬嗽不止，末服或丸。雌黄、久嗽，煅過，丸服。雄黄、冷痰勞嗽。蜜陀僧、礞石、硇砂、【介蟲】馬刀、蛤蜊粉、並主痰嗽。鱟魚殼、積年欬嗽，同貝母、桔梗、牙皂，丸服。蚌[一]粉、痰嗽面浮，炒紅，韲水入油服。鬼眼睛、白蜆殼、卒嗽不止，爲末，酒服。海蛤、白殭蠶。酒後痰嗽，焙研，茶服。

【痰火】【草部】黄芩、桔梗、薺苨、前胡、百合、天門冬、山豆根、白鮮皮、馬兜鈴、並清肺熱，除痰欬。甘草、除火傷肺欬。○小兒熱嗽，猪膽汁浸炙，蜜丸服。沙參、益肺氣，清肺火，水煎服。麥門冬、心肺虚熱，火嗽，嚼食甚妙，寒多人禁服。百部、熱欬上氣，火炙，酒浸服。○暴欬嗽，同薑汁煎服。○三十年嗽，汁和蜜煉服。○小兒寒嗽，同麻黄、杏仁，丸服。天花粉、虚熱欬嗽，同人參，末服。栝樓、潤肺，降火，滌痰，爲欬嗽要藥。○乾欬，汁和蜜煉含。○痰嗽，和明礬，丸服。○痰欬不止，同五倍子，丸噙。○熱欬不止，同薑、蜜，蒸含。○肺熱痰嗽，同半夏，丸服。○酒痰欬嗽，同青黛，丸服。○婦人夜欬，同香附、青黛，末服。燈籠草、肺熱欬嗽喉痛，爲末，湯服。仍傅喉外。貝母、清肺消痰止欬，沙糖丸食。又治孕嗽。○小兒晬嗽，同甘草，丸服。知母、消痰潤肺，滋陰降火。久近痰嗽，同貝母，末，薑片蘸食。石韋、氣熱嗽，同檳榔，薑湯服。射干、老血在心脾間，欬唾氣臭，散胸中熱氣。馬勃、肺熱久嗽，蜜丸服。桑花、【穀菜】丹黍米、並止熱欬。百合、肺熱欬嗽，蜜蒸含之。土芋、【果木】枇杷葉、並止熱欬。杏仁、除肺中風熱欬嗽，童尿浸，研汁熬丸，酒[二]服。巴旦杏、梨汁、消痰降火，食之良。○卒欬，以一盌，入椒四十粒，煎沸，入黑餳一塊，細服。○又以一枚刺孔，納椒煨食。又切片，酥煎冷食。○又汁和酥、蜜、地黄汁，熬稠含。乾柿、潤心肺，止熱欬。○嗽血，蒸熟，摻青黛食。柿霜、餘甘子、丹石傷肺欬嗽。甘蔗汁、虚熱欬嗽涕唾，入青粱米，煮粥食。大棗、石蜜、刺蜜、桑葉、並主熱欬。【金石】金屑、風熱欬嗽。石膏、熱盛喘欬，同甘草，末服。○熱嗽痰涌如泉，煅過，醋糊丸服。浮石、熱欬，丸服。不[三]灰木、肺熱，同玄精石諸藥，末服。玄精石、朋沙、消痰止欬。五倍子、斂肺降火，止嗽[四]。百藥煎。清肺化痰，斂肺劫嗽，同訶子、荆芥丸含。○化痰，同黄芩、橘皮、甘草，丸含。

【虚勞】【草】黄芪、補肺瀉火，止痰嗽自汗及欬膿血。人參、補肺氣。○肺虚久嗽，同鹿角膠，末，煎服。○化痰止嗽，同明礬，丸服。○喘嗽有血，雞子清五更調服。○小兒喘嗽，發熱自汗，有血，同天花粉服。五味子、收肺氣，止欬嗽，乃火熱必用之藥。○久欬肺脹，同粟殼，丸服。○久嗽不止，同甘草、五倍子、風化硝，末噙。○又同甘草、細茶，末噙。紫菀、止欬膿血，消痰益肺。○肺傷欬嗽，水煎服。○吐血欬嗽，同五味子，丸服。○久嗽，同款冬花、百部，

〔一〕蚌：原作「蚌」。今據卷四十六蚌改。

〔二〕丸酒：原作「酒丸」。今據卷二十九杏核仁「附方」乙正。

〔三〕不：原作「石」。今據卷九不灰木「附方」改。

〔四〕嗽：原作「欶」。今據卷三十九五倍子改。後一「嗽」字同，不另注。

末服。○小兒欬嗽，同杏仁，丸服。款冬花、肺熱勞欬，連連不絶，涕唾稠粘，爲温肺治嗽之最。○痰嗽帶血，同百合，丸服。○以三兩燒烟，筒吸之。仙靈脾、欬勞氣，三焦欬嗽，腹滿不食，同五味子、覆盆子，丸服。地黄、欬嗽吐血，爲末，酒服。柴胡、除勞熱胸脅痛，消痰止嗽。牛蒡子、欬嗽傷肺。鬼臼、欬勞。【穀果】罌粟殻、久欬多汗，醋炒，同烏梅，末服。阿芙蓉、久勞欬，同牛黄、烏梅諸藥，丸服。○同粟殻，末服。寒具〔一〕、消痰潤肺止欬。桃仁、急勞欬嗽，同猪肝、童尿煮，丸服。胡桃、潤燥化痰。久欬不止，同人參、杏仁，丸服。金果、補虚，除痰嗽。仲思棗、烏梅、【木石】乾漆、並主勞嗽。訶梨勒、斂肺降火，下氣消痰。○久欬，含之嚥汁。鍾乳粉、虚勞欬嗽。赤石脂、欬則遺屎，同禹餘粮煎服。【諸蟲鱗介】蜜蠟、虚欬，發熱聲嘶，漿水煮，丸服。蛇含蛙、久勞欬嗽，吐臭痰，連蛇煅，末，酒服。鯽魚頭、燒研服。鼈、骨蒸欬嗽，同柴胡諸藥，煮食。生龜、一二十年欬嗽，煮汁，釀酒服。龜甲、蛤蚧、【禽獸】鸛鴿、鸚鵡、並主勞欬。慈烏、骨蒸勞欬，酒煮食。烏鴉、骨蒸勞欬嗽，煅末，酒服。○心，炙食。五靈脂、欬嗽肺脹，同胡桃仁，丸服，名斂肺丸。猪腎、同椒煮食。○卒嗽，同乾薑煮食，取汗。猪脏、二十年嗽，浸酒飲。○同膩粉，煅，研服。猪肺、肺虚欬嗽，麻油炒食。猪膽、瘦病欬嗽，同人尿、薑汁、橘皮、訶子，煮汁服。羊脏、久嗽，温肺潤燥，同大棗，浸酒服。羊肺、羊肉、貒骨、獺肝、阿膠、並主勞欬。黄明膠、久嗽，同人參，末，豉湯日服。人尿。虚勞欬嗽。

【外治】木鼈子、肺虚久嗽，同款冬花，燒烟，筒吸之。榆皮、久嗽欲死，以尺許出入喉中，吐膿血愈。熏黄、三十年呷嗽，同木通、莨菪子，燒烟，筒熏之。鍾乳粉、一切勞嗽，同雄黄、款冬花、佛耳草，燒烟吸之。故茅屋上塵。老嗽不止，同石黄諸藥，燒烟吸。

肺痿肺癰有火鬱，分氣虚、血虚。

【排逐】【草穀】雞蘇、肺痿，吐血欬嗽，研末，米飲服。防己、肺痿咯血，同葶藶，末，糯米湯服。○肺痿喘欬，漿水煎呷。桔梗、肺癰，排膿養血，補内漏。○仲景治胸滿振寒，咽乾，吐濁唾，久久吐膿血，同甘草，煎服，吐盡膿血愈。葦莖、肺癰，欬嗽煩滿，心胸甲錯，同桃仁、瓜瓣、薏苡，煎服，吐膿血愈。蘆根、骨蒸肺痿，不能食，同麥門冬、地骨皮、伏苓、橘皮、生薑，煎服。甘草、去肺痿之膿血。○久欬肺痿，寒熱煩悶，多唾，每以童尿調服一錢。○肺痿吐涎沫，頭眩，小便數而不欬，肺中冷也，同乾薑，煎服。王瓜子、肺痿吐血，炒研服。升麻、紫菀、貝母、敗醬、並主肺癰，排膿破血。知母、黄芩、並主肺痿，欬嗽喉腥。薏苡仁、肺癰，欬膿血，水煎，入酒服。○煮醋服，當吐血出。【果木】橘葉、肺癰，擣汁一盞，服，吐出膿血愈。柘黄、肺癰，不問已成未成，以一兩，同百草霜二錢，糊丸，米飲服三十丸，甚捷。夜合皮、肺癰唾濁，水煎服。竹瀝、老小肺痿，欬臭膿，日服三五次。淡竹茹、伏

〔一〕寒具：疑爲「飴糖」之誤。此下功效非屬「寒具」，見於卷二十五飴糖下。

苓、【人部】人尿、肺痿寒熱，氣急面赤，調甘草服。人中白、天靈蓋。熱勞肺痿。

【補益】【草部】人參、消痰，治肺痿，雞子清調服。天門冬、肺痿，欬涎不渴，擣汁，入飴、酒、紫菀末，丸含。栝樓、肺痿欬血，同烏梅、杏仁，末，猪肺蘸食。款冬花、勞欬肺痿，同百合，末服。麥門冬、肺痿、肺癰，欬唾膿血。蒺藜子、肺痿唾膿。五味子、女菀、沙參、【果石】白柿、並潤肺止欬。白石英、肺痿唾膿。【鱗獸】鯽魚、肺痿欬血，同羊肉、萊菔，煮服。蛤蚧、久欬肺痿，肺癰咯血。羊肺、久欬肺痿，同杏仁、柿霜、豆粉、真酥、白蜜，炙食。羊脂髓、肺痿骨蒸，同生苄汁、薑汁、白蜜，煉服。猪肺、肺痿嗽血，蘸薏苡食。猪胰、和棗，浸酒服。鹿血、酒服。阿膠、醍醐、鹿角膠、黄明膠。肺痿唾血，同花桑葉，末服。

虚損

有氣虚、血虚、精虚、五臟虚、虚熱、虚寒。

【氣虚】【草部】甘草、五勞七傷，一切虚損，補益五臟。○大人羸瘦，童尿煮服。○小兒羸瘦，炙焦，蜜丸服。人參、五勞七傷，虚而多夢者加之，補中養營。○虚勞發熱，同柴胡，煎服。○房勞吐血，獨參湯煎服。黄芪、五勞羸瘦，寒熱自汗，補氣實表。黄精、五勞七傷，益脾胃，潤心肺，九蒸九晒食。青蒿、勞熱在骨節間作寒熱，童尿熬膏。或爲末服。或入人參、麥門冬，丸服。石斛、五臟虚勞羸瘦，長肌肉，壯筋骨，鎖涎，澀丈夫元氣。酒浸酥蒸，服滿鎰，永不骨痛。骨碎補、五勞六極，手足不收，上熱下寒，腎虚。五味子、壯水鎖陽，收耗散之氣。忍冬藤、久服輕身，長年益壽，煮汁，釀酒飲。補骨脂、五勞七傷，通命門，暖丹田，脂麻炒過，丸服。○同伏苓、没藥，丸服，補腎，養心，養血。附子、補下焦陽虚。天雄、補上焦陽虚。蛇牀子、暖男子陽氣、女子陰氣。仙茅、丸服。淫羊藿、狗脊、並主冷風虚勞。柴胡、秦艽、薄荷、並解五勞七傷虚熱。羌活、五勞七傷酸痛。蘇子、補虚勞，肥健人。青木香、氣劣不足，同補藥則補，同瀉藥則瀉。天門冬、沙參、葳蕤、白茅根、白英、地膚子、黄連、朮、薰草、石蕊、玉柏、千歲虆、【菜穀】五芝、石耳、韭白、薤白、山藥、甘藷、並補中益氣。大麻子、虚勞內熱，大小便不利，水煎服。胡麻、【果木】柿霜、藕、並補中，益元氣，厚腸。蓮實、補虚損，交心腎，固精氣，利耳目，厚腸胃，酒浸，入猪肚煮，丸服。或蒸熟，蜜丸服。仙方也。柏子仁、恍惚虚損吸吸。枸杞葉、五勞七傷，煮粥食。地骨皮、去下焦肝腎虚熱。○虚勞客熱，末服。○熱勞如燎，同柴胡，煎服。○虚勞寒熱苦渴，同麥門冬，煎服。五加皮、五勞七傷，采莖葉，末服。冬青、風熱，浸酒服。女貞實、虚損百病，同旱蓮、桑椹，丸服。柘白皮、釀酒，補虚損。厚朴、虚而尿白者加之。沈香、補脾胃命門。桂、補命門營衛。松根白皮、伏苓、白棘、桑白皮、【石蟲】雲母粉、並主五勞七傷虚損。五色石脂、補五臟。白石英、紫石英、補心氣下焦。枸杞蟲、起陽益精，同地黄，丸服。蠶蛹、炒食，治勞瘦，殺蟲。海蠶、虚勞冷氣，久服延年。【鱗介禽獸】鯽魚、鱘魚、嘉魚、石首魚、鱖魚、鼈肉、淡菜、海蛇、雞肉、白鷺，炙食。桑鳸、鳩、雀，並補虛羸。犬肉、牛肉、牛肚、狐肉，作生〔一〕。狢肉、猯肉，並主虛勞。狗腎，産後腎勞，如瘧體冷。猪肚，同人參、粳米、薑、椒，煮食，補虛。猴肉，風勞，釀酒。山獺、紫河車。一切男女虛勞。

【血虛】【草木】地黄，男子五勞七傷，女子傷中失血。○同人參、茯苓，熬，瓊玉膏。○釀酒、煮粥皆良。○麪炒研末，酒服，治男女諸虛積冷。○同兔絲子，丸服。麥門冬，五勞七傷客熱。○男女血虛，同地黄，熬膏服。澤蘭，婦人頻産勞瘦，丈夫面黄，丸服。黄蘗，下焦陰虛，同知母，丸服，或同糯米，丸服。當歸、芎藭、白芍藥、丹參、玄參、續斷、牛膝、杜仲、牡丹皮。【介獸】龜版、緑毛龜、鼈甲、阿膠、醍醐、酥酪、駝脂、牛骨髓、牛乳、羊乳，並補一切虛、一切血。羊肉，益産婦。羊脂，産後虛羸，地黄汁、薑汁、白蜜，煎服。羊肝，同枸杞根汁作羹食。羊胃。久病虛羸，同白术煮飲。

【精虛】【草木】肉蓯蓉，五勞七傷，莖中寒熱痛，强陰益精髓。○同羊肉煮食。列當、瑣陽，同上。兔絲子，五勞七傷，益精補陽，同杜仲，丸服。覆盆子，益精强陰，補肝明目。○每旦水服三錢，益男子精，女人有子。何首烏，益精血氣，久服有子，服食有方。蘿摩子，益精氣，同枸杞、五味、地黄諸藥，末服，極益房室。巴戟天、車前子、遠志、蓬蘽、百脉根、决明子、蒺藜子、五味子、旋花根、萆薢、菝葜、土伏苓、杜仲皮。【石蟲】石鍾乳、陽起石、石腦、石髓，並補益精氣，五勞七傷。慈石，養胃益精，補五臟，同白石英浸水，煮粥，日食。石硫黄〔二〕、桑螵蛸、青蚨、九香蟲、牡蠣、羊脊髓、猪脊髓，並補虛勞，益精氣。羊腎，虛勞精竭，作羹食。○五勞七傷，同肉蓯蓉，煮羹食。○虛損勞傷，同白术，煮粥飲。鹿茸，虛勞，洒洒如瘧，四肢酸痛，腰脊痛，小便數，同當歸，丸服。○同牛膝，丸服。白膠，同伏苓，丸服。麋茸，研末，同酒熬膏服。麋角、鹿髓、鹿血腎、麞肉骨，釀酒。膃肭臍。並補精血。

瘵疰有蟲積，尸氣。

【除邪】【草部】青蒿，骨蒸鬼氣，熬膏，入猪膽，甘草末，丸服。○子，功同。王瓜子，傳尸勞瘵，焙研，酒服一錢。玄參，傳尸邪氣，作香燒。甘松，同玄參，熏勞瘵。茅香花〔三〕，冷勞久病，同艾葉，燒，丸服。苦耽，傳尸伏連鬼氣。鬼臼，尸疰殗殜，傳尸勞瘵。天麻、鳶尾、海根，並主飛尸〔四〕。

〔一〕作生：卷五十一狐肉「主治」作「作膾生食」。

〔二〕黄：原作「石」。今據卷十一石硫黄改。

〔三〕花：原脱。今據卷十四茅香「附方」補。

〔四〕尸：原脱。今據卷十七鳶尾「附方」及卷十六海根「主治」補。

鬼氣殗殜，傳尸勞瘵。知母、秦艽、胡黄連、蘆根、酸漿子、百部、紫菀、甘草、桔梗、人參、黄芪、【穀菜】浮麥、並主傳尸，骨蒸勞熱，自汗。阿芙蓉、鹿角菜、小兒骨蒸熱勞。茄子、傳尸勞氣。【果木】李、去骨節間勞熱。杏核仁、男女五勞七傷，童尿煮七次，蜜蒸食。烏梅、虚勞骨蒸。冬桃、解勞熱。桃核仁、主骨蒸作熱，一百二十顆杵，爲丸，平旦井水下，飲酒令醉，任意喫水，隔日一作。○急勞欬嗽，同猪肝、童尿煮，丸服。○冷勞減食，茱萸炒收，日食二十粒，酒下。重者服五百粒愈。○傳尸鬼氣，欬嗽痃癖，煮汁，作粥食。○五尸鬼疰，九十九種，傳及傍人，急以桃仁五十枚研泥，水四升煮服，取吐，不盡再吐。蜀椒、丸服。檳榔、安息香、蘇合香、並殺傳尸勞瘵蟲。樟木節、風勞有蟲，同天靈蓋諸藥服。乾漆、傳尸勞瘵，五勞七傷，同柏子仁、酸棗、山茱萸，丸服。皂莢、卒熱勞疾，酥炙，丸服。○急勞煩熱，同刺及木皮燒灰淋煎。凝〔一〕，入麝香，以童尿浸，蒸餅丸服。桑柴灰、尸注鬼疰三十六種，變動九十九種，死復傳人，淋汁煮赤小豆，同羊肉，作羹食。樗白皮、鬼疰傳尸，童尿、豆豉煎服。地骨皮、骨蒸煩熱，同防風、甘草，煎服。酸棗仁、骨蒸勞熱，擂汁，煮粥食。阿魏、傳尸冷氣。無患子皮、飛尸。柳葉、阿勒勃、黄蘗、【金石】金薄、並主骨蒸勞熱。石膏、骨蒸勞熱，研粉服。雄黄、五尸勞病，同大蒜，丸服。○骨蒸發熱，小便研，燒石熏之。鵝管石、熏勞嗽。白礬、冷勞洩痢，同羊肝，丸服。禹餘粮、冷勞腸洩，同烏頭，丸服。陽起石、慈石、並主五勞七傷虚乏。霹靂碪、【諸蟲鱗介】蟲白蠟、並殺餘蟲。石决明、骨蒸勞極。納鱉、傳尸勞。鱉甲、冷痛勞瘦，除骨節間勞熱結實，補陰補氣。鱉肉、益氣補不足，去血熱。○骨蒸潮熱，欬嗽，同前胡、貝母等藥煮食，丸服。蛤蚧、治肺勞傳尸，欬嗽咯血。蛇吞鼃、勞嗽，吐臭痰，煅研，酒服。鰻鱺魚、傳尸疰氣，勞損骨蒸，勞瘦，酒煮服。【禽獸】啄木鳥、取蟲，煅研，酒服。慈烏、補勞治瘦，止欬嗽骨蒸，五味淹食。烏鴉、瘦病欬嗽，骨蒸勞疾，煅研，酒服。○五勞七傷，吐血欬嗽，釀栝樓根，日煮食。鷹矢白、殺勞蟲。猪脊髓、骨蒸勞傷，同猪膽、童尿、柴胡等，煎服。猪肝、急勞，瘦悴寒熱，同甘草，丸服。猪腎、傳尸勞瘵，童尿、酒煮服。猪肚、骨蒸熱勞，四季〔二〕宜食。猪膽、骨蒸勞極。羊肉、骨蒸久冷，同山藥，作粥食。○骨蒸傳尸，同皂莢，酒煮食，當吐蟲出。白羊頭蹄、五勞七傷，同胡椒、蓽茇、乾薑，煮食。諸朽骨、骨蒸勞熱，煮汁淋之，取汗。猫肝、殺勞瘵蟲，生晒研，每朔望五更酒服。獺肝、傳尸伏連，殗殜勞瘵，虚汗，欬嗽，發熱，殺蟲，陰乾爲末，水服，日三。鹿茸、膃肭臍、虚勞。熊脂、酒服，殺勞蟲，補虚損。象牙、骨蒸。獺肉、狸骨、虎牙、鼠肉、並殺勞蟲。【人部】人屎、骨蒸勞極，名伏連傳尸，同小便各一升，入新粟米飯五升，麴半餅，密封二七日，每旦服一合，午再服，並去惡氣。○人屎浸水，早服之，晚服童尿。人尿、滋陰降火。○男女勞證，日服二次。○骨蒸發熱，以五升煎一升，入蜜三匙，每服一碗〔三〕，日二服。人中白、傳尸熱勞，肺痿消瘦，降火，消瘀血。秋石、虚勞冷疾，有服法。人乳、補五藏，治瘦悴。○虚損勞瘵，同麝

〔一〕凝：原作「嗽」。今據卷三十五皂莢「附方」改。

〔二〕季：原作「侍」。今據卷五十豕肚「主治」改。

〔三〕碗：原作「宛」。今據卷五十二人尿「附方」改。

香、木香服。或同胞衣，末服。人牙、燒用，治勞。天靈蓋、傳尸尸疰，鬼疰伏連〔一〕。○肺痿，骨蒸盜汗，退邪氣，追勞蟲，炙黄，水煎服。○同麝香，丸服。○小兒骨蒸，加黄連，末服。○追蟲，有天靈蓋散。人胞、男女一切虚損勞極，洗煮，入伏神，丸服。○河車大造丸。人膽、尸疰伏連〔二〕。人肉。瘵疾。

邪祟邪氣乘虚，有痰、血、火、鬱。

【除辟】【草部】升麻、殺百精老物，殃鬼邪氣，中惡腹痛，鬼附啼泣。徐長卿、鬼疰精物邪惡氣，百精老魅注易，亡走啼哭恍惚。鬼督郵、馬目毒公、鬼臼、殺鬼疰精物，辟惡氣不祥，尸疰傳尸。忍冬、飛尸遁尸，風尸沉尸，尸疰，鬼擊〔三〕。○並煮汁服，或煎膏，化酒服。丹參、中惡，百邪鬼魅，腹痛氣作，聲音嗚吼〔四〕，定精。防葵、狂邪，鬼魅精怪。白鮮皮、大熱飲水，狂走大呼。白蒺藜、卒中五尸，丸服。女青、赤箭、天麻、野葛、海根、雷丸、藍實、敗芒箔、卷柏、桔梗、知母、小草、遠志、甘松、藁本、迷迭香、白微、人參、苦參、沙參、紫菀、狼毒、草犀、白茅香、茅香、白及、商陸、木香、縮砂、藿香、瓶香、藒車香、蘭草、山柰、山薑、蒟醬、蕙草、薑黄、莪蒁、鬱金香、雞蘇、菖蒲、艾葉、苦耽、雲實、蓖麻、蜀漆、艾納香、射罔、射干、鳶尾、芫花、蕘花、水堇、鉤吻、羊躑躅、海藻、蘼蕪、青蒿、石長生、獨行根、白兔藿、續隨子、蜘蛛香、屋四角茅、赤車使者、【穀菜】豌豆、煮汁。白豆、大豆、並主鬼毒邪氣疰忤。酒、醋、陳粟米、並主鬼擊。粳米、五種尸病，日煮汁服。芥子、邪惡鬼疰氣，浸酒服。白芥子、禦〔五〕惡氣，飛尸遁尸，邪魅。大蒜、殺鬼去痛，同香墨、醬汁服。○鬼毒風氣，同杏仁、雄黄服。百合、百邪鬼魅，啼泣不止。胡荽、羅勒、旱芹、【果木服器】桃梟、桃花、桃白皮、桃膠、桃毛、並主邪惡鬼疰精氣。桃仁、鬼疰，寒熱疼痛，研服。陳棗核中仁、疰忤惡氣。常服，百邪不干。榧子、蜀椒、畢澄茄、吴茱萸、柏實、鬼箭、沉香、蜜香、丁香、檀香、烏藥、必栗香、竹葉、鬼齒、並主中惡邪鬼疰氣。降真香、帶之闢邪惡氣，宅舍怪異。安息香、心腹惡氣，鬼疰魍魎，鬼胎，中惡魘寐。常燒之，去鬼來神。○婦人夜夢鬼交，燒熏永斷。蘇合香、辟惡，殺鬼精物。詹糖香、樟腦、乳香、阿魏、樺皮脂、樗白皮、乾漆、皂莢、桑柴灰、無患子、巴豆、琥珀、並殺鬼精尸疰。巵子、五尸注病，燒研，水服。烏臼根皮、尸疰中惡，煎，入朱砂服。古厠木、鬼魅傳

〔一〕連：原脱。今據卷五十二天靈蓋「主治」補。
〔二〕連：原脱。今據卷五十二人膽「主治」補。
〔三〕擊：原脱。今據卷十八忍冬「主治」補。
〔四〕吼：原作「孔」。今據卷十二丹參「主治」改。
〔五〕禦：原作「尉」。今據卷二十六白芥「主治」改。

尸，魍魎神祟，燒之。古櫬板、鬼氣疰忤，中惡心腹痛，夢悸，常爲鬼神祟〔一〕撓，和桃枝，煎酒服，取吐下。死人枕、桃橛、甑帶、煮汁。銃楔、敗芒箔、【水土金石】粮罌水、並主尸疰鬼氣。半天河水、鬼疰，狂邪氣，恍惚妄言。鑄鍾黄土、鼢鼠壤土、伏龍肝、釜臍墨、京墨、黑鉛、鉛丹、並主疰忤邪氣。古鏡、銅鏡鼻、鐵落、朱砂、水銀、硫黄、石膏、生銀、雄黄、代赭、金牙石、金剛石、礪石、蛇黄、食鹽、霹靂碪、【諸蟲鱗介】露蜂房、芫菁、龍骨、龍齒、鼉甲、並主疰病鬼邪。鮫鯉、五邪驚啼悲傷，婦人鬼魅哭泣。蛤蚧、鰻鱺、鮫魚皮、海蝦、蟹爪、貝子、牡蠣、【禽獸】丹雄雞、黑雌雞、烏骨雞、雞冠血、東門雞頭、並主邪氣鬼物疰忤。雞卵白、五遁尸氣衝心，或牽腰脊，頓吞七枚。胡燕卵黄、烏鴉、鵲巢、燒服。白鴨血、並主鬼魅邪氣。鷹肉、食之，去野狐邪魅。○觜、爪燒灰，水服。○屎白燒灰，酒服。牛黄、野猪黄、羊脂、猪脂、白犬血、猪心血尾血、猪乳、豚卵、羖羊角、燒。羚羊角及鼻、犀角、鹿角及茸、鹿頭、麂頭骨、猴頭骨、狐頭尾、及屎燒灰，辟邪惡。○五臟，主狐魅及人見鬼，作羹食。兔頭及皮、猫頭骨、猫肉、狸肉及骨、豹肉及鼻、虎肉及骨、取二十六種魅。○爪、牙、皮、屎同。象牙、狼牙、熊膽、麝香、靈猫陰、獺肝、鬼疰邪魅，燒末服。膃肭臍、鬼氣尸疰狐魅。六畜毛蹄甲、馬懸蹄、馬屎、獅屎、底野迦、鼠屎、彭侯、【人部】亂髮、尸疰，燒灰服。頭垢、人尿、鬼氣疰病，日日服之。天靈蓋、尸疰鬼氣。人膽。

寒熱有外感，内傷，火鬱，虚勞，瘧，瘡，瘰癧。

【和解】【草部】甘草、五臟六腑寒熱邪氣，凡虚而多熱者加之。知母、腎勞，憎寒煩熱。丹參、虚勞寒熱。白頭翁、狂易寒熱。胡黄連、小兒寒熱。黄芩、寒熱往來及骨蒸熱毒。柴胡、寒熱邪氣，推陳致新，去早辰潮熱，寒熱往來，婦人熱入血室。前胡、傷寒寒熱，推陳致新。白鮮皮、主壯熱惡寒。茅根、大黄、並主血閉寒熱。旋覆花、五臟間寒熱。茵蕷、寒熱如瘧。屋遊、浮熱在皮膚，往來寒熱。烏韭、龍膽、骨間寒熱。白微、寒熱酸疼。秦艽、當歸、芎藭、芍藥、並主虚勞寒熱。荆芥、積雪草、紫草、夏枯草、蠡實、蘆根、雲實、木通、蒲黄、吳藍、連翹、蛇含、鴨跖草、凌霄花、土瓜根、【菜果】冬瓜、泡汁飲。茄子、馬齒莧、莧實、薤白、杏花、女子傷中寒熱痺。桃毛、血瘕寒熱。【木石】厚朴、解利風寒寒熱。牡荆、蔓荆、並除骨間寒熱。冷水、服丹石，病發惡寒，冬月淋至百斛，取汗乃愈。松蘿、枳實、竹茹、雄黄、肝病寒熱。石膏、中風寒熱。滑石、胃熱寒熱。曾青、養肝膽，除寒熱。石青、石膽、食鹽、朴硝、礬石、【蟲介獸人】雀甕、龜甲、骨中寒熱，或肌體寒熱欲死，作湯良。海蛤、胸痛寒熱。蛤蜊、老癖爲寒熱。貝子、温疰寒熱，解肌，散結熱。龍齒、大人骨間寒熱。鼉甲、伏堅寒熱。猪懸蹄甲、小兒寒熱，燒末，

〔一〕祟：原作「崇」。今據卷三十七古櫬板「主治」改。

乳服。牛黄、人尿。

【補中清肺】【草穀】黄芪、虚疾寒熱。沙參、黄精、葳蕤、术、並除寒熱，益氣和中。桔梗、除寒熱，利肺。燈籠草、麥門冬、紫菀、旋花根、黄環、天門冬、白英、忍冬、豌豆、緑豆、赤小豆、秫、百合、山藥、【果木】吴茱萸、椒紅、桂、利肝肺氣，心腹寒熱。辛夷、五臟身體寒熱。沈香、諸虚寒熱冷痰，同附子，煎服。烏藥、解冷熱。桑葉、除寒熱，出汗。伏苓、酸棗、山茱萸、【石部】殷孽、瘀血寒熱。陽起石、禹餘粮。【禽獸】鷰肪、風虚寒熱。猳猪頭肉、寒熱。熊脂、鹿角、麋脂。

吐血衄血有陽乘陰者，血熱妄行；陰乘陽者，血不歸經。○血行清道出于鼻，血行濁道出于口。○嘔血出于肝。○吐血出于胃。○衄血出于肺。○耳血曰衈。○眼血曰衈，○膚血曰血汗。○口鼻併出曰腦衄。○九竅俱出曰大衄。

【逐瘀散滯】【草部】大黄、下瘀血血閉。心氣不足，吐血衄血，胸脅刺脹，同芩、連煎服。亦單爲散，水煎服。甘遂、芫花、大戟、吐血痰涎血不止者，服此下行即止。杜衡、吐血有瘀，用此吐之。紅藍花、鬱金、破血。爲末，井水服，止吐血。茜根、活血行血。爲末，水煎服，止吐衄諸血。或加黑豆、甘草，丸服。○同艾葉、烏梅，丸服。剪草、一切失血，爲末，和蜜，九蒸九晒服。三七、吐衄諸血，米泔服三錢。蓖麻葉、塗油炙，熨顖上，止衄。三棱、末，醋調，塗五椎〔一〕上，止衄。【穀菜】麻油、衄血，注鼻，能散血。醋、衄血，和胡粉服。仍和土，敷陰囊上。韭汁、止吐血。和童尿服，消胃脘瘀血。葱汁、散血。塞鼻，止衄。蔓菁汁、止吐血。萊菔汁、止吐血大衄，仍注鼻中。桑耳、塞鼻，止衄。【果木】栗楔、破血。燒服，止吐衄。殼亦可。荷葉、破惡血，留好血。口鼻諸血，生者擂汁服，乾者末服，或燒服，或加蒲黄。藕汁、散瘀血，止口鼻諸血。亦注鼻止衄。桃仁、破瘀血血閉。桃梟、破血，止吐血，諸藥不效，燒服。榴花、散血。爲末服，止吐衄。○同黄葵花，煎服。或爲末服。亦塞鼻止衄。乾柿、脾之果，消宿血，治吐血咯血。椶灰、消瘀血。止吐衄諸血，水服。血竭、吹鼻，止衄。山茶、吐衄，爲末，酒入童尿服。胡頽子根、吐血，煎水服。蕤核、衄血。楓香、吐衄，爲末，水服。或加蛤粉，或加綿灰。椰子皮、止衄。蘇木、【服器】紅綿灰、水服。黄絲絹灰、水服。白紙灰、水服，止吐衄，效不可言。麻紙灰、藤紙灰、入麝香，酒服，止衄血。屏風故紙灰、酒服，止衄。敗船茹、止吐血。【土石】白堊土、衄血，水服二錢，除根。伏龍肝、水淘汁，入蜜服，止吐血。金墨、吐衄，磨汁服。鐺墨、炒過，水服二錢，止吐衄諸血。百草霜、水服，并吹鼻，止衄。白瓷器末、吐血，皂角仁湯服二錢。○衄血，吹鼻。地龍糞、吐血，水服二錢。花乳石、能化血爲水，主諸血。凡噴血出升斗者，煅研，童尿入酒服三五錢。金星石、主肺損吐血嗽〔二〕血。石灰、散瘀血。凡卒吐血

〔一〕椎：原作「推」。今據普濟方卷一百八十九鼻衄「貼背膏」改。

〔二〕嗽：原作「欶」。今據卷十金星石「附方」改。

者，刀頭上燒研，水服三錢。白礬、吹鼻，止衄。硇砂、衄血不止，水服二錢。食鹽、散血。戎鹽、主吐血。芒消、下瘀血。珊瑚、吹鼻，止衄。【蟲鱗】蠶退紙灰、吐血不止，蜜丸，含嚥。蠐螬、主吐血在胸腹不出。蜘蛛網、卒吐血者，米飲吞一團。露蜂房、主吐衄血。蝸牛、焙研，同烏賊骨吹鼻，止衄。虻蟲、水蛭、五倍子末、水服，并吹鼻，止衄。壁錢窠、塞鼻，止衄。龍骨、服，止吐血。吹鼻，止衄。吹耳，止衈。鯉魚鱗灰、散血。衄不止，水服二錢。烏賊骨、末服，治卒吐血。吹鼻，止衄。鰾膠、散瘀血，止嘔血。鱓血、滴鼻，止衄。膽、滴耳，止衈。【禽獸】五靈脂、吐血，同蘆薈，丸服。○同黄芪，末，水服。雞屎白、老鴟骨、駝屎灰、驢屎灰、馬懸蹄灰、牛骨灰、猬皮灰、並吹鼻，止衄。白馬通、服汁，塞鼻，並止吐衄。牛耳垢、塞鼻，止衄。黄明膠、貼山根，止衄。○炙研，同新綿灰，飲服，止吐血。【人部】髮灰、散瘀血，止上下諸血，並水服方寸匕，日三。○吹鼻，止衄。人尿、止吐衄，薑汁和服，降火散瘀血。服此者十無一死。吐出血、炒黑研末，麥門冬湯服三分，以導血歸源。衄血、接取點目角，并燒灰，水服一錢。人爪甲。刮末吹鼻，止衄妙。

【滋陰抑陽】【草部】生地黄、凉血生血，治心肺損，吐血衄血，取汁，和童尿煎，入白膠服。○心熱吐衄，取汁，和大黄末，丸服。同地龍〔一〕、薄荷，末，服之。紫參、唾血鼽衄。○同人參、阿膠，末服，止吐血。丹參、破宿血，生新血。地榆、止吐衄，米醋煎服。牡丹皮、和血，生血，凉血。當歸、頭止血，身和血，尾破血。○衄血不止，末服一錢。芎藭、破宿血，養新血，治吐衄諸血。芍藥、散惡血，逐賊血，平肝助脾。○太陽鼽衄不止，赤芍藥爲末，服二錢。咯血，入犀角汁。黄芩、諸失血，積熱吐衄，爲末，水煎服。黄連、吐衄不止，水煎服。胡黄連、吐衄，同生地黄，猪膽汁丸服。黄藥子、凉血降火。○吐血，水煎服。○衄血，磨汁服，或末服。白藥子、燒服。蒲黄、青黛、水服。藍汁、車前汁、大小薊、汁。馬蘭、澤蘭、水蘇、煎或末。紫蘇、熬膏。薄荷、青蒿、汁。青葙、汁。馬藺子、陰地厥、鱧腸、汁。蘘荷根、汁。生葛、汁。浮萍、末。桑花、末。船底苔、煎。土馬鬃、並止吐血衄血。荆芥、吐血，末服。○口鼻出血，燒服。○九竅出血，酒服。茅根、汁或末。茅針、茅花、金絲草、白雞冠花、並主吐血衄血。屋上敗茅、浸酒。地菘、末。龍葵、同人參，末。螺靨草、擂酒。並止吐血。蒼耳、汁。貫衆、末。黄葵子、末。王不留行、煎。萱根、汁。决明、末。龍鱗薜荔、末。垣衣、汁。屋遊、末服。並止衄血。地膚、九竅出血，同卮子、甘草、生薑、大棗、燈草，水煎服。麥門冬、吐衄不止，杵汁，和蜜服。或同地黄，煎服，即止。馬勃、積熱吐血，沙餹丸服。妊娠吐血，米飲和服。【穀菜】小麥、止唾血。淅泔、飲，止吐血。麥麪、水服，止吐衄。粟米粉、絞汁，止衄。翻白草、吐血，煎服。【果木】蓮花、酒服末，止損血。柏葉、煎、丸、散、汁，止吐衄諸血。卮子、清胃脘血，止衄。桑葉、末。地骨皮、煎服。並主吐血。柳絮、末服，止吐咯血。槐花、末服，主吐唾咯血。同烏賊骨，吹衄血。楮葉、汁。黄檗、末。槲若、末。

〔一〕龍：原作「黄」。今據卷十六地黄「附方」改。

竹葉、竹茹、並主吐血衄血。荆葉、九竅出血，杵汁，入酒服。【金石】朱砂、同蛤粉，酒服，主諸般吐血。滑石、水服。鉛霜、水服。胡粉、炒醋。黄丹、水服。玄明粉、水服。水銀、並主熱衄。【介獸】螺螄、服汁，主黄疸吐血。蛤粉、同槐花末，水服。犬膽、並止衄血。犀角、汁，止積熱吐衄。【人部】人中白、入麝，酒服，止衄。人中黄。末服，主嘔血。燒灰，吹鼻衄。

【理氣導血】【草木】香附、童尿調末服。或同烏藥、甘草，煎服。桔梗、末。箬葉、灰。烏藥、沉香、並止吐血衄血。防風、上部見血須用。白芷、破宿血，補新血。塗山根，止衄。半夏、散瘀血。天南星、散血，末服。貝母、末。蘆荻皮、灰。栝樓、灰。榧子、末服。並主吐血。石菖蒲、肺損吐血，同麪，水服。芎藭、同香附，末服，主頭風即衄。燈心草、末。香薷、末。穀精草、末。枇杷葉、末。玄胡索、塞耳。並止衄。折弓弦。口鼻大衄，燒灰，同白礬吹之。

【調中補虚】【草穀】人參、補氣生血，吐血後，煎服一兩。〇内傷，血出如涌泉，同荆芥灰、蒸柏葉、白麪，水服。黄芪、逐五臟惡血。同紫萍，末服，止吐血。甘草、養血補血，主唾膿血。白及、羊肺蘸食，主肺損吐血。水服，止衄。百合、汁，和蜜蒸食，主肺病吐血。稻米、末服，止吐衄。萆薢葉、香油炒食。飴餹、白扁豆、白朮。【石、蟲】鍾乳粉、五色石脂、代赭石、並主虚勞吐血。靈砂、暴驚，九竅出血，人參湯服卅粒。鱉甲、蛤蚧、淡菜、阿膠、白狗血、熱飲。鹿角膠、並主虚損吐血。水牛腦、勞傷吐血，同杏仁、胡桃，白蜜、麻油熬乾，末服。羊血、熱飲，主衄血經月。酥酪、醍醐。灌鼻，止涕血。

【從治】附子、陽虚吐血，同地黄、山藥，丸服。益智子、熱傷心系吐血，同丹砂、青皮、射香，末服。桂心、水服。乾薑、童尿服。並主陰乘陽，吐血衄血。艾葉、服汁，止吐衄。薑汁、服汁，仍滴鼻。芥子、塗顖。葫蒜。貼足心。並主衄血。又服蒜汁，止吐血。

【外迎】冷水。耳目鼻血不止，以水浸足、貼顖、貼頂、噀面、薄胸皆宜。

齒衄有陽明風熱，濕熱，腎虚。

【除熱】防風、羌活、生苄、黄連。

【清補】人參。齒縫出血成條，同伏苓、麥門冬，煎服，奇效。〇上盛下虚，服涼藥益甚者，六味地黄丸、黑錫丹。

【外治】香附、薑汁炒研，或同青鹽、百草霜。蒲黄、炒焦。苦參、同枯礬。骨碎補、炒焦。絲瓜藤、灰。寒水石、同朱砂、甘草、片腦。五倍子、燒。地龍、同礬、射。紫鉚、枯礬、百草霜、並揩摻。麥門冬、屋遊、地骨皮、苦竹葉、鹽、並煎水漱。童尿、熱漱。蜀椒、苦竹茹、並煎醋漱。蟾酥、按。鐵釘。燒烙。

血汗即肌衄，又名脉溢〔一〕，血自毛孔出。心主血，又主汗，極虛有火也。

【内治】人參、氣散血虛，紅汗污衣，同歸、芪諸藥，煎服。又建中湯、辰砂妙香散皆宜。〇抓傷血絡，血出不止，以一兩煎服。葎草、產婦大喜，汗出赤色污衣，喜則氣出也。擣汁一升，入醋一合，時服一盃。黄芩、灸瘡血出不止，酒炒，末下。生薑汁、毛竅節次血出，不出則皮脹如鼓，須臾口目皆脹合，名脉溢，以水和汁各半服。郁李仁、鵝梨汁調末服，止血汗。朱砂、血汗，入麝，水服。人中白、血從膚腠出，入麝，酒服二錢。水銀、毛孔出血，同朱砂、麝香服。黄犢臍中屎。九竅四肢指歧間血出，乃暴怒所致，燒末，水服方寸匕，日五次。

【外治】旱蓮、傅灸瘡血出不止。蜣螂灰、同上。糞桶箍、燒，傅搔痒血出不止。五靈脂、摻抓痣血出不止。男子胎髮、醫毛孔血出。煮酒瓶上紙。同上。

欬嗽血欬血出于肺，嗽血出于脾，咯血出于心，唾血出于腎。有火鬱，有虛勞。

【火鬱】麥門冬、片黄芩、桔梗、生地黄、金絲草、茅根、貝母、薑黄、牡丹皮、芎藭、白芍藥、大青、香附子、茜根、丹參、知母、荷葉、末。藕汁、桃仁、柿霜、乾柹、入脾肺，消宿血、咯血、痰涎血。杏仁、肺熱欬血，同青黛、黄蠟作餅，乾柹夾煨，日食。水蘇、研末，飲服。紫苑、同五味子，蜜丸服，並治吐血後欬。白前、久欬唾血，同桔梗、甘草、桑白皮，煎服。荊芥穗、喉脘痰血，同甘、桔，煎服。蒲黄、桑白皮、伏神、柳絮、末。韭、汁，和童尿。生薑、蘸百草霜。黄檗、槐花、末服。檞若、水煎。髮灰、童尿、並主欬咯唾血。巵子、炒焦，清胃脘血。訶子、火鬱嗽血。烏鴉。勞嗽吐血。

【虛勞】人參、地黄、百合、紫苑、白及、黄芪、五味子、阿膠、白膠、酥酪、黄明膠、肺損嗽血，炙研，湯服。豬脏、一切肺病，欬唾膿血。豬肺、肺虛欬血，蘸薏苡仁末食。豬心、心虛咯血，包沈香、半夏末，煨食。烏賊骨。女子血枯，傷肝唾血。

諸汗有氣虛，血虛，風熱，濕熱。

【氣虛】黄芪、泄邪火，益元氣，實皮毛。人參、一切虛汗。〇同當歸、豬腎煮食，止怔忡自汗。白术、末服，或同小麥，煎服，止自汗。同黄芪、石斛、牡蠣，末服，主脾虛自汗。麻黄根、止諸汗必用，或末，或煎，或外撲。葳蕤、知母、地榆、並止自汗。附子、亡陽自汗。艾葉、盜汗，同伏神、烏梅，

〔一〕溢：原作「益」。今據卷二十六生薑「附方」改。下一「溢」字同，不另注。

煎服。何首烏、貼臍。鬱金、塗乳。粳米粉、外撲。麻勃、中風汗出。糯米、同麥麩炒，末服。韭根、四十九根煎服，止盜汗。【果木】酸棗仁、睡中汗出，同參、苓，末服。伏神、虛汗盜汗，烏梅湯服。○血虛心頭出汗，艾湯調服。柏實、養心止汗。桂、主表虛自汗。杜仲、産後虛汗，同牡蠣服。吴茱萸、産後盜汗惡寒。雷丸、同胡粉撲。【蟲獸】五倍〔一〕子、同蕎麥粉作餅，煨食。仍以唾和，填臍中。牡蠣粉、氣虛盜汗，同杜仲，酒服。○虛勞盜汗，同黄芪、麻黄根，煎服。○産後盜汗，麩炒研，猪肉汁服。○陰汗，同蛇牀子、乾薑、麻黄根，撲之。龍骨、止夜卧驚汗。黄雌雞、傷寒後虛汗，同麻黄根煮汁，入肉蓯蓉、牡蠣粉，煎服。猪肝、脾虛，食即汗出，爲丸服。羊胃、作羹食。牛羊脂。酒服，止卒汗。

【血虛】【草獸】當歸、地黄、白芍藥、猪膏、産後虛汗，同薑汁、蜜、酒，煎服。猪心、心虛自汗，同參、歸，煮食。腎。産後汗，蓐勞，煮粥臛食。

【風熱】【草部】防風、止盜汗，同人參、芎藭，末服。○自汗，爲末，麥湯服。白芷、盜汗，同朱砂服。荆芥、冷風出汗，煮汁服。龍膽、男女小兒及傷寒一切盜汗，爲末，酒服。或加防風。黄連、降心火，止汗。胡黄連、小兒自汗。麥門冬、【穀菜】小麥、浮麥、麥麪、盜汗，作丸煮食。豉、盜汗，熬，末，酒服。蒸餅、每夜食一枚，止自汗盜汗。黄蒸、米醋、並止黄汗。胡瓜、小兒出汗，同黄連、胡黄連、黄蘗、大黄諸藥，丸服。【果木】桃梟、止盜汗，同霜梅、葱白、燈心等，煎服。椒目、盜汗，炒研，猪唇湯服。鹽麩子、收汗。經霜桑葉、除寒熱盜汗，末服。竹瀝、産後虛汗，熱服。【服器】敗蒲扇灰、水服，并撲。甑蔽灰、水服。死人席灰、煮浴。五色帛。拭盜汗，乃棄之。

怔忡血虛，有火，有痰。

【養血清神】【草木】人參、同當歸末，猪腎煮食。當歸、地黄、黄芪、遠志、黄芩、黄連、瀉心火，去心竅惡血。巴戟天、益氣，去心痰。香附、憂愁心忪，少氣疲瘦。牡丹皮、主神不足，瀉包絡火。麥門冬、伏神、伏苓、酸棗、柏實。安魂定魄，益智寧神。

健忘心虛，兼痰，兼火。

【補虛】【草木】甘草、安魂魄，瀉火養血，主健忘。人參、開心益智，令人不忘，同猪肪煉過，酒服。遠志、定心腎氣，益智慧不忘，爲末，酒服。石菖蒲、開心孔，通九竅，久服不忘不惑，爲末，酒下。仙茅、久服通神，强記聰明。淫羊藿、益氣强志，老人昏耄，中年健忘。丹參、當歸、地黄、並養血安神定志。預知子、心氣不足，恍惚錯忘，忪悸煩鬱，同人參、菖蒲、山藥、黄精等，爲丸服。【穀菜果木】麻勃、主健忘。七夕日收一升，同人參二兩，爲末，蒸熟，每卧服一刀圭，能盡知四方事。山藥、鎮心神，安魂魄，主健忘，開達心孔，多記事。龍眼、安志强魂，主思慮傷脾，健忘怔忡，自汗驚悸，

〔一〕倍：原作「涪」。今據卷三十九五倍子改。

歸脾湯用之。蓮實、清心寧神，末服。乳香、心神不足，水火不濟，健忘驚悸，同沉香、伏神，丸服。伏神、伏苓、柏實、酸棗、【鱗獸】白龍骨、健忘，同〔一〕遠志，末，湯服。虎〔二〕骨、同龍骨、遠志，末服。六畜心。心昏多忘，研末，酒服。

【痰熱】【草果】黃連、降心火，令人不忘。玄參、補腎止忘。麥門冬、牡丹皮、柴胡、木通、通利諸經脉壅寒熱之氣，令人不忘。商陸花、人心昏塞，多忘喜誤，爲末，夜服。夢中亦醒悟也。桃枝、作枕及刻人佩之，主健忘。【金石獸】舊鐵鏵、心虛恍惚健忘，火燒淬醋〔三〕，浸水，日服。鐵華粉、金薄、銀薄、銀膏、朱砂、空青、白石英、心臟風熱，驚悸善忘，化痰安神，同朱砂，爲末服。牛黃。除痰熱健忘。

驚悸有火，有痰，兼虛。

【清鎮】【草穀】黃連、瀉心肝火，去心竅惡血，止驚悸。麥門冬、遠志、丹參、牡丹皮、玄參、知母、並定心，安魂魄，止驚悸。甘草、驚悸煩悶，安魂魄。○傷寒，心悸脉代，煎服。半夏、心下悸忪，同麻黃，丸服。天南星、心膽被驚，神不守舍，恍惚健忘，妄言妄見。同朱砂、虎珀，丸服。柴胡、除煩止驚，平肝膽包絡相火。龍膽、退肝膽邪熱，止驚悸。芍藥、瀉肝，除煩熱驚狂。人參、黃芪、白及、胡麻、山藥、淡竹瀝、黃蘗、柏實、伏神、伏苓、乳香、没藥、血竭、酸棗仁、厚朴、震燒木、火驚失志，煮汁服。【金石】霹靂碪、大驚失心，恍惚，安神定志。天子籍田犁下土、驚悸顛邪，水服。金屑、銀屑、生銀、朱砂銀、朱砂、銀膏、自然銅、鉛霜、黃丹、鐵精、鐵粉、紫石英、煮汁。雄黃、玻瓈、白石英、五色石脂、【鱗介禽獸】龍骨、龍齒、夜明沙、鼉甲、牛黃、羚羊角、虎睛骨膽、羖羊角、象牙、麝臍香、犀角、醍醐、並鎮心平肝，除驚悸。猪心、除驚補血，産後驚悸，煮食。猪心血、同青黛、朱砂，丸服，治心病邪熱。猪腎、心腎虛損，同參、歸，煮食。六畜心、心虛作痛，驚悸恐惑。震肉、因驚失心，作脯食。人魄。磨水服，定驚悸狂走。

狂惑有火，有痰，及畜血。

【清鎮】【草部】黃連、藍汁、麥門冬、薺苨、茵蔯、海金沙、並主傷寒發狂。葳蕤、紫參、白頭翁、並主狂瘧。白微、暴中風熱，

〔一〕同：原作「問」。今據卷四十三龍「附方」改。
〔二〕虎：原作「琥」。今從江西本改。
〔三〕醋：原作「酒」。今據卷八諸鐵器鐵鏵「主治」改。

忽忽不知人，狂惑邪氣。**白鮮皮**、腹中大熱飲水，欲走發狂。**龍膽**、傷寒發狂，爲末，入雞子清、生蜜，凉水服。**撒法即**〔一〕、即番紅花，水浸服，主傷寒發狂。**葛根**、**栝樓根**、**大黄**、熱病譫狂，爲散服。**攀倒甑汁**、主風熱狂躁，服。**苦參**、熱病狂邪，不避水火，蜜丸服。**麥門冬**、**芍藥**、**景天**、**鴨跖草**、並主熱狂。**葶藶**、卒發狂，白犬血，丸服。**鬱金**、失血顛狂，同明礬，丸服。**莨菪子**、**防葵**、並主顛狂。多服令人狂走。【穀菜】**麥苗**、汁，主時疾狂熱。**麥奴**、陽毒熱狂大渴。**葱白**、天行熱狂。**百合**、顛邪狂叫涕泣。**淡竹笋**、熱狂有痰。【果木】**瓜蒂**、熱水服，取吐。**甘蔗**、天行熱狂，臘月瓶封糞坑中，絞汁服。**苦棗**、**桃花**、**楝實**、**淡竹葉**、並主熱狂。**竹瀝**、痰在胸膈，使人顛狂。○小兒狂語，夜後便發，每服二合。**卮子**、畜熱狂躁，同豉煎服，取吐。**桐木皮**、吐下。**雷丸**、顛癇狂走。**欒花**、諸風狂痓。**經死繩灰**、卒發狂，水服。【水土金石】**半天河**、鬼狂。**臘雪**、熱狂。**伏龍肝**、狂顛風邪，水服。**釜墨**、**百草霜**、並陽毒發狂。**車脂**、中風發狂，醋服一團。**朱砂**、顛癇狂亂，猪心煮過，同伏神，丸服。○産後敗血入心，狂顛見祟，爲末，地龍滚過，酒服。**寒水石**、傷寒發狂，踰垣上屋，同黄連，末服。**玄明粉**、傷寒發狂，同朱砂服。**粉霜**、傷寒積熱及風熱生驚如狂，同鉛霜、輕粉，白麪作丸服。**玄精石**、**菩薩石**、**雄黄**、並熱狂。**鐵落**、平肝去怯，善怒發狂，爲飲服，下痰氣。**鐵甲**、憂結善怒，狂易。**鐵漿**、發熱狂走。**銀屑**、**銀膏**、**金屑**、【鱗介】**龍齒**、並鎮神，定狂熱。**文鰩**、食之已狂。**貝子**、**玳瑁**、並主傷寒熱狂。【蟲禽】**蠶退紙灰**、顛狂邪祟，狂走悲泣，自高，酒服一匕。**白雄雞**、顛邪狂妄，自賢自聖，作羹粥食。○驚憤邪僻，志氣錯越，入真珠、薤白，煮食。**雞子**、天行熱疾狂走，生吞一枚。**鴟**、躁渴狂邪，五味醃食。**鵲巢灰**、服，主顛狂。**鳳凰臺**、磨水服，主熱狂。【獸人】**羚羊角**、驚夢狂越僻謬，平肝安魂。**犀角**、時疾熱毒入心，狂言妄語，鎮肝退熱，消痰解毒。**牛黄**、**犛牛黄**、並驚。**驢脂**、狂顛，和烏梅，丸服。**驢肉**、風狂憂愁不樂，安心止煩，煮食，或作粥食之。**六畜毛蹄甲**、顛狂妄走。**猳猪肉**、狂病久不愈。**白犬血**、熱病發狂，見鬼垂死，熱貼胸上。**狗肝**、心風發狂，擦消石、黄丹，煮嚼〔二〕。**靈猫陰**、狂邪鬼神，鎮心安神。**人中黄**、熱病發狂如見鬼，久不得汗及不知人，煅研，水服。**人屎**、時行大熱狂走，水服。**人尿**、血悶熱狂。**人魄**、磨水服，定驚悸顛狂。**胞衣水**、諸熱毒狂言。**紫河車**、煮食，主失心風。**耳塞**。顛狂鬼神。

煩躁肺主煩，腎主燥。有痰，有火，有蟲厥。

【清鎮】【草】**黄連**、**黄芩**、**麥門冬**、**知母**、**貝母**、**車前子**、**丹參**、**玄參**、**甘草**、**柴胡**、**甘蕉根**、**白前**、**葳蕤**、**龍膽草**、**防風**、

〔一〕即：卷十五番紅花亦作「即」。此藥名爲外來藥譯音。阿拉伯語音 zefran、jafrana，英語爲 saffran。故飲膳正要譯作「咱夫蘭」，回回藥方譯作「咱法蘭」，品彙譯作「撒馥蘭」，據其譯音，「即」當爲「郎」之誤。

〔二〕嚼：原作「爵」。今據卷五十狗肝「附方」改。

蘽實、芍藥、地黄、五味子、酸漿、青黛、栝〔一〕樓子、葛根、菖蒲、菰筍、萱根、土瓜根、王不留行、並主熱煩。海苔、研飲，止煩悶。胡黄連、五心煩熱，米飲，末服。牛蒡根、服汁，止熱攻心煩。款冬花、潤心肺，除煩。白朮、煩悶，煎服。苧麻、蒲黄、並主産後心煩。【穀菜】小麥、糯米泔、淅二泔、赤小豆、豉、麨、蘖〔二〕米、醬汁、米醋、芋、堇、水芹菜、白菘菜、淡竹筍、壺蘆、冬瓜、越瓜、【果木】西瓜、甜瓜、烏梅及核仁、李根白皮、杏仁、大棗、榅桲、椑柹、荔枝、巴旦杏、橄欖、波羅蜜、梨汁、枳椇、葡萄、甘蔗、刺蜜、都咸子、都桷子、藕、荷葉、芡莖、猴桃、竹瀝、竹葉、淡竹葉、楝實、厚朴、黄櫨、盧會、巵子、荆瀝、猪苓、酸棗仁、胡桐淚、伏神、伏苓、槐子、大熱心煩，燒研酒服。黄蘗、【金石】鉛霜、不灰木、真玉、禹餘粮、滑石、煎汁煮粥。五色石脂、朱砂、理石、凝水石、石膏、玄明粉、石鹼、甜消、【鱗介】龍骨、文蛤、真珠、合知母服。蟶肉、【禽獸】抱出雞子殼、小兒煩滿欲死，燒末，酒服。雞子白、諸畜血、驢肉、羚羊角、並主熱煩。犀角、磨汁服，鎮心，解大熱，風毒攻心，毷氉熱悶。水羊角灰、氣逆煩滿，水服。白犬骨灰、産後煩懣，水服。

不眠有心虚，膽虚，兼火。

【清熱】【草部】燈心草、夜不合眼，煎湯代茶。半夏、陽盛陰虚，目不得瞑，同秫米，煎以千里流水，炊以葦火，飲之即得卧。地黄、助心膽氣。麥門冬、除心肺熱，安魂魄。【穀菜】秫米、大豆、日夜不眠，以新布火炙熨目，并蒸豆枕之。乾薑、虚勞不眠，研末二錢，湯服取汗。苦竹笋、睡菜、蕨菜、馬蘄子、【果木】烏梅、榔榆、並令人得睡。榆莢仁、作糜羹食，令人多睡。蕤核、熟用。酸棗、膽虚煩心不得眠，炒熟，爲末，竹葉湯下。或加人參、伏苓、白朮、甘草，煎服。○或加人參、辰砂、乳香，丸服。大棗、煩悶不眠，同葱白，煎服。木槿葉、炒，煎飲服，令人得眠。郁李仁、因悸不得眠，爲末，酒服。松蘿、去痰熱，令人得睡。乳香、治不眠，入心活血。伏神、知母、牡丹皮、【金石】生銀、紫石英、朱砂、【蟲獸】蜂蜜、白鴨、煮汁。馬頭骨灰。膽虚不眠，同乳香、酸棗，末服。

多眠脾虚，兼濕熱，風熱。

【脾濕】【草木】木通、脾病，常欲眠。朮、葳蕤、黄芪、人參、沙參、土伏苓、伏苓、荆瀝、南燭、並主好睡。蕤核、生用治足睡。

〔一〕栝：原字缺損。今從江西本補。

〔二〕蘖：原作「蘗」。今據卷二十五蘖米改。

花構葉、人耽睡，晒研，湯服，日二。【鱗禽】龍骨、主多寐洩精。鳲〔一〕鳩。安神定志，令人少睡。

【風熱】【草】苦參、營實、並除有熱好眠。甘藍及子、久食益心力，治人多睡。龍葵、酸漿、並令人少睡。當歸、地黄、並主脾氣痿躄嗜卧。蒼耳、白微、風温灼熱多眠。白苣、苦苣、【果木】茶、治風熱昏憒，多睡不醒。皋盧、除煩消痰，令人不睡。酸棗、膽熱好眠，生研，湯服。棗葉、生煎飲。【獸部】馬頭骨灰。膽熱多眠，燒灰，水服，日三夜一。亦作枕。○又同朱砂、鐵粉、龍膽，丸服。

消渴上消少食，中消多食，下消小便如膏油。

【生津潤燥】【草部】栝樓根、爲消渴要藥，煎湯、作粉、熬膏，皆良。黄栝樓、酒洗熬膏，白礬，丸服。王瓜子、食後嚼二三兩。王瓜根、生葛根、煮服。白芍藥、同甘草煎服，日三，渴十年者亦愈。蘭葉、生津止渴，除陳氣。芭蕉根汁、日飲。牛蒡子、葵根、消渴，小便不利，煎服。消中，尿多，亦煎服。甘藤汁、大瓠藤汁、【穀菜】菰米、煮汁。青粱米、粟米、麻子仁、煮汁。漚麻汁、波棱根、同雞内金，末，米飲日服，治日飲水一石者。出了子蘿蔔、杵汁飲，或爲末，日服，止渴潤燥。蔓菁根、竹筍、生薑、鯽魚膽和丸服。【果木】烏梅、止渴生津，微研，水煎，入豉，再煎服。椑柿、止煩渴。君遷子、李根白皮、山礬、【石蟲】礬石、五倍子、生津止渴，爲末，水服，日三。百藥煎、海蛤、魁蛤、蛤蜊、真珠、牡蠣、煅研，鯽魚湯服，二三服即止。【禽獸】燖雞湯、澄清飲，不過三隻。燖猪湯、澄清日飲。酥酪、牛羊乳、驢馬乳。

【降火清金】【草部】麥門冬、心肺有熱，同黄連，丸服。天門冬、黄連、三消，或酒煮，或猪肚蒸，或冬瓜汁浸，爲丸服。小便如油者，同栝樓根，丸服。浮萍、擣汁服。○同栝樓根，丸服。葎草、虚熱渴，杵汁服。紫葛、産後煩渴，煎水服。凌霄花、水煎。澤瀉、白藥、貝母、白英、沙參、薺苨、茅根、煎水。茅針、蘆根、菰根、鳧葵、水蘋、水蓴、水藻、陟釐、蘠草、燈心草、苧根、苦杖、紫菀、葒草、白芷、風邪久渴。款冬花、消渴喘息。蘇子、消渴變水，同蘿蔔子，末，桑白皮湯，日三服，水從小便出。燕蓐草、燒灰，同牡蠣、羊肺，爲末服。【穀菜】小麥、作粥飯食。麥麨、止煩渴。薏苡仁、煮汁。烏豆、置牛膽百日，吞之。大豆苗、酥炙，末服。赤小豆、煮汁。腐婢、緑豆、煮汁。豌豆、淡煮。冬瓜、利小便，止消渴，杵汁飲。○乾瓤煎汁。○苗、葉、子俱良。【果木】梨汁、菴羅果、煎飲。林檎、芰實、西瓜、甘蔗、烏芋、黄檗、止消渴，尿多能食，煮汁服。桑白皮、煮汁。地骨皮、荆瀝、竹瀝、日飲。竹葉、伏苓、上盛下虚，火炎水涸，消渴，同黄連等分，天花粉糊丸服。猪苓、【服器〔二〕】故麻鞋底、煮汁服。井索頭灰、水服。黄絹、煮汁。【水石】新汲水、臘雪水、夏冰、甘露、醴泉、烏古瓦、煮汁。黑鉛、同水

〔一〕鳲：原作「尸」。今據卷四十九鳲鳩肉「主治」改。

〔二〕服器：原作「衣服」，今從張本改。

銀結如泥，含豆許，嚥汁。鉛白霜、同枯礬，丸噙。黄丹、新水服一錢。蜜陀僧、同黄連，丸服。錫悋脂、主三焦消渴。滑石、石膏、長石、無名異、同黄連，丸服。朱砂、主煩渴。凝水石、鹵鹼、湯瓶鹼、粟米和丸，人參湯，每服二十丸。○同葛根、水萍，煎服。○同菝葜、烏梅，末，煎服。浮石、煮汁服。○同青黛、麝香服。○同蛤粉、蟬蜕，末，鯽魚膽調服。【蟲獸】石燕、煮汁服，治久患消渴。蠶繭、煮汁飲。蠶蛹、煎酒服。晚蠶沙、焙研，冷水服二錢，不過數服。繰絲湯、雪蠶、蝸牛、浸水飲，亦生研汁。田螺、浸水飲。蝸蠃、蜆、浸水飲。海月、猪脬、燒研，酒服。雄猪膽、同定粉，丸服。牛膽。除心腹熱渴。

【補虚滋陰】【草部】地黄、知母、葳蕤、止煩渴，煎汁飲。人參、生津液，止消渴，爲末，雞子清調服。○同栝樓根，丸服。○同粉草、猪膽汁，丸服。○同葛粉、蜜，熬膏服。黄芪、諸虚發渴，生癰或癰後作渴，同粉草半生半炙，末服。香附、消渴累年，同伏苓，末，日服。牛膝、下虚消渴，地黄汁浸曝，爲丸服。五味子、生津補腎。兔絲子、煎飲。薔薇根、水煎。菝葜、同烏梅煎服。覆盆子、懸鉤子、【穀菜果木】糯米粉、作糜一斗食。或絞汁，和蜜服。糯穀、炒取花，同桑白皮，煎飲，治三消。稻穰心灰、浸汁服。白扁豆、栝樓根汁和丸服。韭菜、淡煮喫，至十斤效。藕汁、椰子漿、栗殼、煮汁服。枸杞、桑椹、單食。松脂、【石鱗禽獸】礜石、石鍾乳、蛤蚧、鯉魚、嘉魚、鯽魚、釀茶煨食，不過數枚。鵝、煮汁。白雄雞、黄雌雞、煮汁。野鷄、煮汁。白鴿、切片，同土蘇煎汁，嚥之。雄鵲肉、白鷗肉、主躁渴狂邪。雄猪肚、煮汁飲。○仲景方：黄連、知母、麥門冬、栝樓根、粱米，同蒸，丸服。猪脊骨、同甘草、木香、石蓮、大棗，煎服。猪腎、羊腎、下虚消渴。羊肚、胃虚消渴。羊肺、羊肉、同瓠子、薑汁、白麪，煮食。牛胃、牛髓、牛脂、同栝樓汁，熬膏服。牛腦、水牛肉、牛鼻、同石燕，煮汁服。兔及頭骨、煮汁服。鹿頭。煮汁服。

【殺蟲】【木石】苦楝根皮、消渴有蟲，煎水，入麝香服，人所不知。○研末，同茴香末服。烟膠、同生薑浸水，日飲。水銀、主消渴煩熱，同鉛結砂，入酥炙皂角、麝香，末服。雌黄、腎消尿數，同鹽炒乾薑，丸服。【鱗禽】鱓頭、鰌魚、燒研，同薄荷葉，新水服二錢。鯽魚膽、雞腸、雞内金、膈消飲水，同栝樓根炒，爲末，糊丸服。五靈脂、同黑豆末，每服三錢，冬瓜皮湯下。【獸人】犬膽、止渴殺蟲。牛糞、絞汁服。麝香、飲酒食果物成渴者，研末，酒丸，以枳椇子湯下。牛鼻拳、煮汁飲。或燒灰，酒服。衆人溺坑水。服之。

遺精夢洩

有心虚，腎虚，濕熱，脱精。

【心虚】【草木果石】遠志、小草、益智、石菖蒲、柏子仁、人參、兔絲子、思慮傷心，遺瀝夢遺，同伏苓、石蓮，丸服。又主莖寒精自出，溺有餘瀝。伏苓、陽虚有餘瀝，夢遺，黄蠟丸服。心腎不交，同赤伏苓，熬膏，丸服。蓮鬚、清心，通腎，固精。蓮子心、止遺精，入辰砂，末服。石蓮肉、同龍骨、益智等分，末服。酒浸，猪肚丸，名水芝丹。厚朴、心脾不調，遺瀝，同伏苓，酒、水煎服。朱砂、心虚遺精，入猪心煮食。紫石英。

【腎虚】【草菜】巴戟天、夜夢鬼交精洩。肉蓯蓉、莖中寒熱痛，洩精遺瀝。山藥、益腎氣，止洩精，爲末，酒服。補骨脂、主骨髓傷敗，腎冷精流，同青鹽，末服。五味子、腎虚遺精，熬膏，日服。石龍芮、補陰氣不足，失精莖冷。葳蕤、蒺藜、狗脊、固精强骨，益男子，同遠志、伏神、當歸，丸服。益智仁、夢洩，同烏藥、山藥，丸服。木蓮、驚悸遺精，同白牽牛，末服。覆盆子、韭子、宜腎壯陽，止泄精。爲末酒服，止虚勞夢洩，亦醋煮丸服。茖葱子、葱實。【果木】胡桃、房勞傷腎，口渴，精溢〔一〕自出，大便燥，小便或赤或利，同附子、伏苓，丸服。芡實、益腎固精，同伏苓、石蓮、秋石，丸服。櫻桃、金櫻子、固精，熬膏服。或加芡實，丸。或加縮砂，丸服。柘白皮、勞損，夢交，洩精，同桑白皮，煮酒服。乳香、臥時含棗許，嚼嚥，止夢遺。棘刺、陰痿，精自出，補腎益精。沉香、男子精冷遺失，補命門。安息香、男女夜夢鬼交，遺失。杜仲、枸杞子、山茱萸、【金石】石流黄、五石脂、赤石脂、小便精出，大便寒滑，乾薑、胡椒，丸服。石鍾乳、止精壯陽，浸酒日飲。陽起石、精滑不禁，大便溏泄，同鍾乳、附子，丸服。【蟲鱗】桑螵蛸、男子虚損，晝寐洩精，同龍骨，末服。晚蠶蛾、止遺精白濁，焙研，丸服。九肋鼈甲、陰虚夢泄，燒末，酒服。龍骨、多寐洩精，小便洩精，同遠志，丸服。亦同韭子，末服。紫稍花、【禽獸】雞䏶胵、黄雌雞、烏骨雞、遺精白濁，同白果、蓮肉、胡椒，煮食。鹿茸、男子腰腎虚冷，夜夢鬼交，精溢自出，空心酒服方寸匕。亦煮酒飲。鹿角、水磨服，止脱精夢遺。酒服，主婦人夢與鬼交，鬼精自出。白膠、虚遺，酒服。阿膠、腎虚失精，酒服。猪腎、腎〔二〕虚遺精，入附子末，煨食。狗頭骨灰、夢遺，酒服。獐肉、秋石。

【濕熱】【草木】半夏、腎氣閉，精無管攝妄遺，與下虚不同，用猪苓炒過，同牡蠣，丸服。薰草、夢遺，同參、术等藥，煮服。車前草、服汁。續斷、漏蘆、澤瀉、蘇子、夢中失精，炒，研服。黄蘗、積熱，心忪夢遺，入片腦，丸服。龍腦、五加皮、【金介】鐵鏽、内熱遺精，冷水服一錢。牡蠣粉、夢遺便溏，醋糊丸服。蛤蜊粉、爛蜆殼、田螺殼、真珠。並止遺精。

赤白濁

赤屬血，白屬氣。有濕熱，有虚損。

【濕熱】【草穀菜】猪苓、行濕熱，同半夏，末，酒煮羊卵丸服。半夏、猪苓炒過，同牡蠣，丸服。黄連、思想無窮，發爲白淫，同伏苓，丸服。知母、赤白濁及夢遺，同黄柏、蛤粉、山藥、牡蠣，丸服。茶茗葉、尿白如注，小腹氣痛，燒，入麝香服。生地黄、心虚熱赤濁，同木通、甘草，煎服。大黄、赤白濁，以末入雞子内蒸食。蒼术、脾濕下流，濁瀝。蕎麥粉、炒焦，雞子白丸服。稻草、煎濃汁，露一夜服。神麴、蘿蔔、釀茱萸，蒸過，丸服。冬瓜仁、末，米飲服。松蕈、【果木】銀杏、十枚，擂水，日服，止白濁。榧子、椿白皮、同滑石等分，飯丸服。一加黄蘗、乾薑、白芍、蛤粉。榆白皮、水煎。

〔一〕溢：原作「益」。今據卷三十胡桃「附方」改。
〔二〕腎：原作「冒」。今據卷五十豕腎「附方」改。

楮葉、蒸餅丸服。柳葉、清明日采，煎飲代茶。牡荆子、酒飲二錢。厚朴。心脾不調，腎氣渾濁〔一〕，薑汁炒，同伏苓服。

【虛損】【草果木獸】黄芪、氣虛白濁，鹽炒，同伏苓，丸服。五味子、腎虛白濁，脊痛，醋糊丸服。肉蓯蓉、同鹿茸、山藥、伏苓，丸服。兔絲子、思慮傷心腎，白濁遺精，同伏苓、石蓮，丸服。又同麥門冬，丸服。絡石、養胃氣，土邪干水，小便白濁，同人參、伏苓、龍骨，末服。木香、小便渾如精狀，同當歸、没藥，丸服。萆薢、下焦虛寒，白濁莖痛，同菖蒲、益智、烏藥，煎服。附子、白濁便數，下寒，炮，末，水煎服。益智、白濁，同厚朴，煎服。赤濁，同伏神、遠志、甘草，丸服。遠志、心虛赤濁，同益智、伏神，丸服。石蓮、心虛赤濁，研末，六錢，甘草一錢，煎服。白濁，同伏苓，煎服。芡實、白濁，同伏苓，黄蠟丸服。土瓜根、腎虛，小便如淋。石菖蒲、心虛白濁。茱萸、巴戟天、山藥、伏苓、心腎氣虛，夢遺白濁，赤、白各半，地黄汁及酒熬膏，丸服。陽虛甚，黄蠟丸服。羊骨、虛勞白濁，爲末，酒服。小便膏淋，橘皮湯服。羊脛骨、脾虛白濁，同厚朴、伏苓，丸服。鹿茸。

癃淋 有熱在上焦者，口渴。熱在下焦者，不渴。濕在中焦，不能生肺者。前後關格者，下焦氣閉也。轉胞者，系了戾也。五淋者，熱淋、氣淋、虛淋、膏淋、沙石淋也。

【通滯利竅】【草部】瞿麥、五淋，小便不通，下沙石。龍葵根、同木通、胡荽，煎服，利小便。蜀葵花、大小便關格，脹悶欲死，不治則殺人。以一兩，擣，入麝香五分，煎服。根亦可。子、末服，通小便。赤藤、五淋，同伏苓、苧根，末，每服一錢。車前汁、和蜜服。子、煎服。或末。杜衡、吐痰，利水道。澤瀉、燈心草、木通、扁竹、煎服。石韋、末服。通草、防己、羊桃、汁。蒲黄、敗蒲席、煮汁。蘆根、石龍芻、葵根、煎。葵子、地膚、旋花、黄藤、煮汁。黄環根、汁。酸漿、烏斂莓、黄葵子、末服。王不留行、含水藤、【菜穀】苦瓠、小便不通脹急者，同螻蛄，末，冷水服。亦煮汁，漬陰。蘩縷、水芹、莧、馬齒莧、萵苣、菠稜、蕨萁、麥苗、蜀黍根、煮汁。黍莖、汁。粟奴、粟米、粱米、倉米、米泔、米粥、【果木】葡萄根、猪苓、伏苓、榆葉、煮汁。榆皮、煮汁。木槿、桑枝、桑葉、桑白皮、楮皮、【水石】井水、漿水、東流水、長石、滑石。燥濕，分水道，降心火，下石淋，爲要藥，湯服之。

【清上洩火】【草部】桔梗、小便不通，焙，研，熱酒頻服。葎草、膏淋，取汁，和醋服，尿下如豆汁。黄芩、煮汁。卷柏、船底苔、煎服。麥門冬、天門冬、苦杖、並清肺，利小水。雞腸草、氣淋脹痛，同石韋，煎服。土馬騣、水荇菜、水蘋、海藻、石蓴、【菜穀】菰笋、越瓜、壺盧、冬瓜、小麥、五淋，同通草，煎服。大麥、卒淋，煎汁，和薑汁飲。烏〔二〕麻、熱淋，同蔓菁子，浸水服。赤小豆、黑豆、緑豆、麻仁、捻頭、【果木】

〔一〕濁：原脱。今據卷三十五厚朴「附方」補。
〔二〕烏：原作「鳥」。今據卷二十二胡麻「附方」改。

甘蔗、沙糖、乾柹熱淋，同燈心，煎服。苦茗、皋盧、枳椇、淡竹葉煎飲。琥珀、清肺，利小腸，主五淋，同麝香服。轉脬，用葱白湯下。巵子、利五淋，通小便，降火，從小便出。枸杞葉、溲疏、柳葉、【石土】戎鹽、通小便，同伏苓、白朮，煎服。白鹽、和醋服。仍燒，吹入孔中。蚯蚓泥、小便不通，同朴消服。【蟲禽介獸】蚯蚓、擂水服，通小便。老人加茴香，小兒入蜜，傅莖卵上。田螺、煮食，利大小便。同鹽，傅臍。甲香、下淋。鴨肉、豚卵、猳猪頭、寒熱五癃。猪脂、水煎服，通小便。猪膽、酒服。猪乳。小兒五淋。

【解結】【草木】大黄、大戟、郁李仁、烏桕根、桃花、並利大小腸宿垢。古文錢、氣淋，煮汁服。黑鉛、通小便，同生薑、燈心，煎服。寒水石、男女轉脬，同葵子、滑石，煮服。芒硝、小便不通，茴香酒服二錢。亦破石淋。硝石、小便不通，及熱、氣、勞、血、石五淋，生研服，隨證換引。石燕、傷寒尿澀，葱湯服之。白石英、煮汁。雲母粉、水服。白瓷器、淋痛，煅研，同地黄服。石糟[一]灰下土、井水服，通小便。【諸[二]蟲禽獸】白魚、小便淋閟，同滑石、髮灰服。仍納莖中。小兒以摩臍腹。蜣蜋、利大小便及轉脬，燒二枚，水服。鼠負、氣癃不便，爲末，酒服。亦治産婦尿閉。蠶蜕、燒灰，主熱淋如血。蛇蜕、通小便，燒末，酒服。伏翼、利水，通五淋。雞屎白、利大小便。孔雀屎、胡燕屎、敗筆頭、牛屎、象牙、煎服，通小便。燒服，止小便。人爪甲灰、水服，利小便及轉脬。頭垢。通淋閉。

【濕熱】【草穀】葳蕤、卒淋，以一兩，同芭蕉四兩煎，調滑石末服。苧根、煮汁服，利小便。又同蛤粉，水服。外傅臍。蕕草、合小豆煮食。海金沙、小[三]便不通，同蠟茶末，日服。○熱淋急痛，甘草湯調服。○膏淋如油，甘草、滑石同服。三白草、葶藶、馬先蒿、章柳、茵蔯蒿、白朮、秦艽、水萍、葛根、薏苡子根葉、並主熱淋。黄麻皮、熱淋，同甘草，煎服。燒酒、【果木】椒目、樗根白皮、並除濕熱，利小便。【土部】梁上塵、水服。松墨。水服。

【沙石】【草部】人參、沙淋石淋，同黄芪等分，爲末，以蜜炙蘿蔔片蘸，食鹽湯下。馬藺花、同敗筆灰、粟米，末，酒服，下沙石。菝葜、飲服二錢，後以地榆湯浴腰腹，即通。地錢、同酸漿[四]汁、地龍同飲。瞿麥、末服。車前子、煮服。黄葵花、末服。兔葵、汁。葵根、煎。萱根、煎。牛膝、煎。虎杖、煎。石帆、煎。瓦松、煎水薰洗。【穀菜】薏苡根、煎。黑豆、同粉草、滑石服。玉蜀黍、苜蓿根、煎。黄麻根汁、壺盧、蘿蔔、蜜炙嚼食。【果部】胡桃、煮粥。桃膠、桃花、烏芋、煮食。胡椒、同朴硝服，日二。獼猴桃、【器石】故甑蔽、燒服。越砥、燒，淬酒服。滑石、

〔一〕糟：張本作「槽」。義長。
〔二〕諸：張本作「鱗」。義長。
〔三〕小：原作「水」。今據卷十六海金沙「附方」改。
〔四〕漿：原作「早」。卷三十六酸棗未載治沙石淋之功。今據卷二十酢漿草「主治」改。

下石淋要藥。河沙、炒熱，沃酒服。霹靂碪、磨汁。石膽、浮石、煮酢服。硝石、硇砂。【蟲鱗介部】螻蛄、焙，末，酒服。葛上亭長腹中子、水吞。地膽、斑蝥、鯉魚齒、古方多用燒服。石首魚頭中石、研，水服。鼈甲、末，酒服。蜥蜴、蛤蚧、馬刀、【禽獸】雞屎白、炒，末服。雄雞膽、同屎白，酒服。伏翼、雄鵲肉、胡燕屎、冷水服。牛角、燒服。牛耳毛、陰毛、燒服。淋石。磨水服。

【調氣】【草部】甘草梢、莖中痛，加酒煮玄胡索、苦楝子，尤妙。玄胡索、小兒小便不通，同苦練子，末服。木香、黄芪、小便不通，二錢，煎服。芍藥、利膀胱大小腸。同檳榔，末，煎服，治五淋。馬藺花、同茴香、葶藶，末，酒服，通小便。白芷、氣淋，醋浸，焙，末服。附子、轉脬虚閉，兩脉沉伏，鹽水浸，炮，同澤瀉，煎服。箬葉、燒，同滑石服。亦治轉脬。徐長卿、小便關格，同冬葵根諸藥，煎服。酸草、汁合酒服。或同車前汁服。桔梗、半夏、【菜器】胡荽、通心氣。小便不通，同葵根煎水，入滑石服。葱白、初生小兒尿閉，用煎乳汁服。大人炒熱熨臍。或加艾灸。或加蜜擣，合陰囊。大蒜、煨熟，露一夜，嚼，以新水下，治淋瀝。○小兒氣淋，同豆豉，蒸餅丸服。蘿蔔、末服，治五淋。多年木梳、燒灰，水服。甑帶、洗〔一〕汁，煮葵根服。連枷關、轉脬，燒灰，水服。好綿、燒，入麝，酒服，治氣結淋病。【果木】陳橘皮、利小便五淋。○產後尿閉，去白，二錢，酒服即通。杏仁、卒不小便，二七箇炒，研服。檳榔、利大小便氣閉，蜜湯服，或童尿煎服。亦治淋病。茱萸、寒濕患淋。槲若、冷淋莖痛，同葱白，煎服。孩子淋疾，三片，煮飲即下。苦楝子、利水道，通小腸，主膏淋，同茴香，末服。椶毛、燒末，水酒服二錢，即通。沉香、强忍房事，小便不通，同木香，末服。紫檀、皂莢刺、燒研，同破故紙，末，酒服，通淋。大腹皮、枳殼、【禽獸】雞子殼。小便不通，同海蛤、滑石，末服。

【滋陰】【草】知母、熱在下焦血分，小便不通而不渴，乃無陰則陽無以化，同黄蘗酒洗，各一兩，入桂一錢，丸服。牛膝、破惡血，小便不利，莖中痛欲死，以根及葉煮酒服。或云：熱淋、沙石淋，以一兩，水煎日飲。牛蒡葉、汁同地黄汁、蜜煎，調滑石末服，治小便不通，急痛。薊根、熱淋，服汁。續斷、服汁。兔絲子、煎服。惡實、炒，研，煎服。紫菀、婦人小便卒不得出，井水服末三撮即通。有血，服五撮。益母草、生地黄、【果木】生藕汁、同地黄、蒲桃汁，主熱淋。紫荆皮、破宿血，下五淋，水煮服。○產後諸淋，水、酒煎服。【石蟲】白石英、煮汁。雲母粉、水服。桑螵蛸、小便不通及婦人轉脬，同黄芩，煎服。【鱗介】牡蠣、小便淋閉，服血藥不效，同黄蘗等分，末服。貝子、五癃。利小便不通，燒，研，酒服。石决明、水服，通五淋。蜆、石蜐、鯉魚、鮧魚、黄顙魚、【禽獸】白雄雞、並利小便。雞子黄、小便不通，生吞數枚。阿膠、小便及轉脬，水煮服。牛耳毛、尾毛、陰毛、並主諸淋，燒服。髮灰。五癃，關格不通，利水道，下石淋。

【外治】蓖麻仁、研，入紙撚，插孔中。瓦松、熏洗沙石淋。苦瓠汁、漬陰。萵苣、貼臍。茴香、同白蚯蚓貼臍。大蒜、同鹽貼臍。○蒜、鹽、

〔一〕洗：原作「燒」。今據卷三十八甑「附方」改。

巵子，貼臍。○同甘遂貼臍，以艾灸二七壯。百藥無效，用此極效。葱管、插入三寸，吹之即通。葱白、同鹽炒，熨臍。○葱、鹽、薑、豉，貼臍。○葱、鹽、巴豆、黄連，貼臍上，灸七壯取利。高凉薑、同蘇葉、葱白，煎湯洗，後服藥。苧根、貼臍。炒鹽、吹入孔内。滑石、車前汁和，塗臍，闊四寸，熱即易。白礬、同麝香貼臍。螻蛄、焙，末，吹入孔中。白魚、納數枚入孔中。田螺、同麝貼臍。猪膽、連汁籠陰頭，少頃汁入即消，極效。猪脬。吹炁法。

溲數遺尿有虚熱，虚寒。○肺盛則小便數而欠，虚則欠欬小便遺。○心虚則少氣遺尿。○肝實則癃閉，虚則遺尿。○脬〔一〕遺熱于膀胱則遺尿。○膀胱不約則遺，不藏則水泉不禁。○脬損，則小便滴瀝不禁。

【虚熱】【草菜】香附、小便數，爲末，酒服。白微、婦人遺尿，同白芍，末，酒服。敗船茹、婦人遺尿，爲末，酒服。菰根汁、麥門冬、土瓜根、並止小便不禁。牡丹皮、除厥陰熱，止小便。生地黄、除濕熱。續斷、漏蘆、並縮小便。桑耳、遺尿，水煮，或爲末，酒服。松蕈、食之治溲濁不禁。【木石】伏苓、小便數，同礬煮山藥，爲散服。○不禁，同地黄汁〔二〕熬膏，丸服。○小兒尿床，同伏神、益智，末服。黄蘗、小便頻數，遺精白濁，諸虚不足，用糯米、童尿，九浸九晒，酒糊丸服。溲疏、止遺尿。椿白皮、石膏、小便卒數，非淋，人瘦，煮汁服。雌黄、腎消，尿數不禁，同鹽炒乾薑，丸服。烏古瓦、煮汁服，止小便。胡粉、黄丹、象牙、象肉。水煮服，通小便。燒服，止小便多。

【虚寒】【草部】仙茅、丈夫虚勞，老人失尿，丸服。補骨脂、腎氣虚寒，小便無度，同茴香，丸服。○小兒遺尿，爲末，夜服。益智子、夜多小便，取二十四枚，入鹽煎服。○心虚者，同伏苓、白术，末服。或同烏梅，丸服。覆盆子、益腎臟，縮小便，酒焙，末服。草烏頭、老人遺尿，童尿浸七日，炒鹽，酒糊丸〔三〕，服二三〔四〕丸。萆薢、尿數遺尿，爲末，鹽湯服，或爲丸服。菝葜、小便滑數，爲末，酒服。狗脊、主失尿不節，利老人，益男子。葳蕤、莖中寒，小便數。人參、黄芪、氣虚遺精。牛膝、陰消，老人失尿。薔薇根、止小便失禁及尿床，擣汁，爲散，煎服，並良。甘草頭、夜煎服，止小兒遺尿。雞腸草、止小便數遺，煮羹食。菟絲子、五味子、肉蓯蓉、蒺藜、菖蒲、並暖水臟，止小便多。附子、暖丹田，縮小便。【菜穀】山藥、礬水煮過，同伏苓，末服。茴香、止便數，同鹽，蘸糯糕食。韭子、入命門，治小便頻數，遺尿，同稻米煮粥食。山韭、宜腎，主大小便數。乾薑、止夜多小便。小豆葉、煮食，止小便數。○杵汁，止遺尿。豇豆、止小便。糯米、暖肺，縮小便。粢糕、【果木】芡實、小便不禁，同伏苓、蓮肉、秋石，丸服。蓮

〔一〕脬：據素問氣厥論「胞移熱于膀胱」句，疑「脬」當作「胞」。
〔二〕地黄汁：原作「伏苓」。今據卷三十七茯苓「附方」改。
〔三〕炒鹽酒糊丸：卷十七烏頭「附方」作「同鹽炒爲末，酒糊丸緑豆大」。
〔四〕三：同上作「十」。

實、小便數，入猪肚煮過，醋糊丸服。銀杏、小便數，七生七煨，食之温肺益氣。胡桃、小便夜多，卧時煨食，酒下。蜀椒、通腎，縮小便。桂、小兒遺尿，同龍骨、雄雞肝，丸服。烏藥、縮小便。葉煎，代茶飲。山茱萸、【石蟲】硇砂、冷病，夜多小便。桑螵蛸、益精，止遺尿，炮熟〔一〕，爲末，酒服。紫稍花、青蚨、露蜂房、海月、【禽獸】雀肉、卵、並縮小便。雞子、作酒，暖水臟，縮小便。黄雌雞、雄雞肝、腸、嗉、膍胵、翎羽、並止小便遺失不禁。雞屎白、産後遺尿，燒灰，酒服。鹿茸、小便數，爲末服。鹿角、炙，末，酒服。鹿角霜、上熱下寒，小便不禁，爲丸服。頻數，加伏苓。麝香、止小便，利水，服一錢。羊肺、羊肚、作羹食，止小便。羊脬、下虚遺尿，炙熟食。猪脬、夢中遺尿，炙食。同猪肚，盛糯米，煮食。猪腸、秋石。並主夢中遺尿數。

【止塞】【果木】酸石榴、小便不禁，燒，研，以榴白皮煎湯服二錢，枝亦可，日二。荷葉、金櫻子、訶黎勒、【服器】麻鞋帶鼻、水煮服，治尿床。又尖頭燒，水服。本人薦草、燒水服。白紙、安牀下，待遺上，晒乾燒，末，酒服。【禽介】鵲巢中草、小便不禁，燒研，薔薇根湯服。燕蓐草、遺尿，燒研，水服。雞窠草、燒研，酒服。牡蠣、不渴而小便大利欲死，童尿煎二兩服。【鱗石】龍骨、同桑螵蛸，爲末服。白礬、男女遺尿，同牡蠣服。赤石脂。同牡蠣，鹽，末，丸服。

小便血

不痛者爲尿血，主虚；痛者爲血淋，主熱。

【尿血】【草部】生地黄、汁，和薑汁、蜜服。蒲黄、地黄汁調服，或加髮灰。益母草、汁。車前草、汁。旱蓮、同車前，取汁服。芭蕉根、旱蓮等分，煎服。白芷、同當歸，末服。鏡面草、汁。五葉藤、汁。茅根、煎飲。勞加乾薑。玄胡索、同朴硝，煎服。升麻、小兒尿血，煎服。劉寄奴、末服。龍膽草、煎服。荆芥、同縮砂，末服。甘草、小兒尿血，煎服。人參、陰虚者，同黄耆〔二〕，蜜炙蘿蔔蘸食。鬱金、破惡血，血淋，尿血，葱白煎。當歸、煎酒。香附、煎酒服，後服地榆湯。狼牙草、同蚌粉，槐花，百藥煎，末服。葵莖、燒灰，酒服。敗醬、化膿血。苧根、煎服。牛膝、煎服。地榆、兔絲子、肉蓯蓉、蒺藜、續斷、漏蘆、澤瀉、【菜穀】苦買、酒、水各半，煎服。水芹汁、日服〔三〕。韭汁、和童尿服。韭子、葱汁、葱白、水煎。萵苣、貼臍。淡豉、小便血條，煎飲。黍根灰、酒服。胡麻、水浸，絞汁。火麻、水煎。麥麩、炒香，猪脂蘸食。胡燕窠中草灰、婦人尿血，酒服。【果木】荷葉、水煎。烏梅、燒末，醋糊丸服。棕櫚、半燒半炒，水服。地骨皮、新者，濃煎，入酒服。柏葉、同黄連，末，酒服。竹茹、

〔一〕益精止遺尿炮熟：原作「益情上遺尿炮食」。其中「情」、「上」、「食」三字據卷三十九螳螂桑螵蛸改。
〔二〕耆：原作「芩」。今據卷十二人參「附方」改。
〔三〕服：原作「汁」。今據卷二十六水蘄「附方」改。

煎水。**琥珀**、燈心湯調服。**槐花**、同鬱金，末，淡豉湯服。**巵子**、水煎。**棘刺**、水煎。**荆葉**、汁，和酒服。**乳香**、末，飲服。【器用】**墨**、大小便血，阿膠湯化服二錢。**敗船茹**、婦人尿血，水煎。【蟲鱗禽獸】**白魚**、婦人尿血，納入二十枚。**五倍子**、鹽梅丸服。**蠶繭**、大小便血，同蠶連、蠶沙、殭蠶，爲末，入麝香服。**龍骨**、酒服。**雞膍胵**、**鹿角**、末服。**白膠**、水煮服。**鹿茸**、**丈夫爪甲**、燒灰，酒服。**髮灰**。酒服。

【血淋】【草部】**牛膝**、煎。**車前子**、末服。**海金沙**、沙糖水服一錢。**生地黄**、同車前汁温服。又同生薑汁服。**地錦**、服汁。**小薊**、**葵根**、同車前子，煎服。**茅根**、同乾薑，煎服。**黑牽牛**、半生半炒，薑湯服。**香附**、同陳皮、赤伏苓，煎服。**酢漿草**、汁，入五苓散服。**山箬葉**、燒，入麝香服。**山慈姑花**、同地蘖花，煎服。**白薇**、同芍藥，酒服。**地榆**、**雞蘇**、**葵子**、【菜穀】**水芹根**、汁。**茄葉**、末，鹽、酒服二錢。**赤小豆**、炒，末，葱湯服。**大豆葉**、煎服。**青粱米**、同車前子煮粥，治老人血淋。**大麻根**、水煎。【果木】**桃膠**、同木通、石膏，水煎服。**蓮房**、燒，入麝香，水服。**檳榔**、磨，麥門冬湯服。**乾柿**、三枚，燒服。**槲白皮**、同桑黄，煎服。**琥珀**、末服。**山巵子**、同滑石，末，葱湯服。**藕節**、汁。**竹茹**、水煎。【石蟲】**浮石**、甘草湯服。**石燕**、同赤小豆、商陸、紅花，末服。**百藥煎**、同黄連、車前、滑石、木香，末服。**晚蠶蛾**、末，熱酒服二錢。**蜣蜋**、研，水服。**海螵蛸**、生地黄汁調服。又同地黄、赤伏苓，末服。**鱘魚**、煮汁。**鯉魚齒**、【禽獸】**雞屎白**、小兒血淋，糊丸服。**阿膠**、**黄明膠**、**髮灰**。米湯入醋服，大小便血。血淋，入麝香。

陰痿有濕熱者，屬肝脾；有虛者，屬肺腎。

【濕熱】【草菜】**天門冬**、**麥門冬**、**知母**、**石斛**、並强陰益精。**車前子**、男子傷中。養肺强陰，益精生子。**葛根**、起陰。**牡丹皮**、**地膚子**、**升麻**、**柴胡**、**澤瀉**、**龍膽**、**菴蕳**、並益精補氣，治陰痿。**絲瓜汁**、陰莖挺長，肝經濕熱也，調五倍子末，傅之，内服小柴胡加黄連。【果木】**枳實**、陰痿有氣者加之。**伏苓**、**五加皮**、**黄蘗**、【水石】**菊花上水**、益色壯陽。**丹砂**。同伏苓，丸服。

【虛弱】【草部】**人參**、益肺腎元氣，熬膏。**黄芪**、益氣利陰。**甘草**、益腎氣内傷，令人陰不痿。**熟地黄**、滋腎水，益真陰。**肉蓯蓉**、莖中寒熱疼痒，强陰，益精氣，多子。男子[一]絶陽不生，女子絶陰不産。壯陽，日御過倍，同羊肉，煮粥食之。**鎖陽**、益精血，大補陰氣，潤燥治痿，功同蓯蓉。**列當**、興陽，浸酒服。**何首烏**、長筋骨，益精髓，堅陽道，令人有子。**牛膝**、治陰痿，補腎，强筋填髓。**遠志**、益精强志，堅陽道，利丈夫。**巴戟天**、同上。**百脉根**、除勞，補不足，浸酒服。**狗脊**、堅腰脊，利俛仰，宜老人。**仙茅**、丈夫虛勞，老人無子，益陽道，房事不倦。**附子**、**天麻**、益氣長陰，助陽强筋。**牡蒙**、**淫羊藿**、陰痿，莖中痛，丈夫絶陽無子，女人絶陰無子，老人昏耄，煮酒飲。**蓬蘽**、益精長陰，令人堅强有子。**覆盆子**、强陰健陽，男子精虛陰痿，酒浸，

〔一〕子：原脱。今據卷十二肉蓯蓉「主治」補。

爲末，日服三錢，能令堅長。兔絲子、强陰，堅筋骨，莖寒精出。蛇牀子、主陰痿，久服令人有子。益女人陰氣，同五味、兔絲，丸服。五味子、强陰，益男子精，壯水鎖陽，爲末，酒服。盡一斤，可御十女。補骨脂、主骨髓傷敗，腎冷，通命門，暖丹田，興陽事，同胡桃諸藥，丸服。艾子、壯陽，助水藏，暖子宫。蘿摩子、益精氣，强陰道。葉同。木蓮、壯陽。木香、【菜果】山藥、益氣强陰。韭、薤、歸腎壯陽。葫、温補。胡桃、陽痿，同補骨脂，蜜丸服。阿月渾子、腎虚痿弱，得山茱萸良。吴茱萸、女〔一〕子陰冷，嚼細納入，良久如火。【木石】山茱萸、補腎氣，添精髓，興陽道，堅陰莖。枸杞、補腎强陰。石南、腎氣内傷，陰衰脚弱，利筋骨皮毛。白棘、丈夫虚損，陰痿精出。女貞實、强陰。没石子、燒灰，治陰毒痿。石鍾乳、下焦傷竭，强陰益陽，煮牛乳，或酒服。陽起石、男子陰痿，莖頭寒，腰酸膝冷，命門不足，爲末，酒服。又同地膚子服。慈石、浸酒服。硇砂、除冷病，暖水臟，大益陽事，止小便。白石英、陰痿，肺痿。石流黄、陽虚寒，壯陰道。【蟲魚】雄蠶蛾、益精氣，强陰道，交精不倦，炒，蜜丸服。枸杞蟲、和地黄，丸服，大起陰益精。蜂窠、陰痿，燒研，酒服，并傅之。紫稍花、益陽秘精，治陰痿，同龍骨、麝香，丸服。鯉魚膽、同雄雞肝，丸服。鰕米、補腎興陰，以蛤蚧、茴香、鹽，治之良。九香蟲、補脾胃，壯元陽。蜻蛉、青蚨〔二〕、樗雞、桑螵蛸、海馬、泥鰌、食之。海蛤、魁蛤、【禽獸】雀卵、陰痿不起，强之令熱，多精有子，和天雄、兔絲，丸服。雀肉、冬月食之，起陽道，秘精髓。雀肝、英雞、蒿雀、石燕、雄雞肝、起陰，同兔絲子、雀卵，丸服。鹿茸、鹿角、鹿髓及精、鹿腎、白膠、麋角、麝香、豮猪腎、同枸杞葉、豆豉汁，煮羹食。牡狗陰莖、傷中陰痿，令强熱生子。狗肉、羊肉、羊腎、靈猫陰、膃肭臍、白馬陰莖、和蓯蓉，丸服，百日見效。山獺陰莖、陰虚陰痿，精寒而清，酒磨服。敗筆頭、男子交婚之夕莖痿，燒灰，酒服二錢。【人部】秋石、紫河車。

强中有肝火盛强，有金石性發。其證莖盛不衰，精出不止。多發消渴癰疽。

【伏火解毒】知母、地黄、麥門冬、黄芩、玄參、薺苨、黄連、栝樓根、大豆、黄蘗、地骨皮、冷石、石膏、猪腎、白鴨通。

【補虚】補骨脂、玉莖長硬不痿，精出，捏之則脆痒如刺針，名腎漏。韭子各一兩，爲末，每服三錢，水煎服，日三。山藥、肉蓯蓉、人參、伏神、慈石、鹿茸。

〔一〕女：原作「男」。卷三十二吴茱萸「附方」作「婦人」，今據改。

〔二〕蚨：原作「蚗」。今據卷四十青蚨改。

囊痒陰汗、陰臊、陰疼，皆屬濕熱。○亦有肝腎風虛。○厥陰實則挺長，○虛則暴痒。

【内服】白芷、羌活、防風、柴胡、白朮、麻黄根、車前子、白蒺藜、白附子、黄芩、木通、遠志、藁本香、黑牽牛、石菖蒲、生地黄、當歸、細辛、山藥、荆芥穗、補骨脂男子陰囊濕痒。黄芪陰汗，酒炒，爲末，猪心蘸食。畢勃没、止陰汗。蒼朮、龍膽草、川大黄、天雄、大蒜、陰汗作痒，同淡豉，丸服。巵子仁、伏苓、黄蘗、五加皮、男女陰痒。杜仲、滑石、白僵蠶、男子陰痒痛。猪脬。腎氣陰痒，多食，鹽酒下。

【熏洗】蛇牀子、甘草、水蘇、車前子、狼牙草、莨菪子、墻頭爛草、婦人陰痒，同荆芥、牙皂，煎洗。荷葉、陰腫痛及陰痿囊痒，同浮萍、蛇牀，煎洗。阿月渾子木皮、茱萸、槐花、松毛、牡荆葉、木蘭皮、白礬、紫稍花。

【傅撲】五味子、陰冷。蒲黄、蛇牀子、生大黄、嚼傅。麻黄根、同牡蠣、乾薑，撲。○又同流黄，末，撲之。没石子、菖蒲、同蛇牀子傅。乾薑、陰冷。胡麻、嚼塗。大豆黄、嚼塗。吴茱萸、蜀椒、同杏仁傅，又主女人陰冷。杏仁、炒，塞婦人陰痒。銀杏、陰上生虱作痒，嚼塗。桃仁、粉塗。茶末、松香、同花椒，浸香油，燒〔一〕，滴搽。皂角、糯禾燒烟，日熏。肥皂、燒，搽。麸炭、同紫蘇葉、香油，調塗。鑄鏵鋤孔中黄土、爐甘石、同蚌粉撲。密陀僧、滑石、同石膏，入少礬，傅。陽起石、塗濕痒臭汗。雄黄、陰痒有蟲，同枯礬、羊蹄汁，搽。五倍子、同茶，末塗。龍骨、牡蠣、烏賊骨、雞肝、羊肝、猪肝、並塞婦人陰痒。牛屎。燒傅。

大便燥結有熱，有風，有氣，有血，有濕，有虛，有陰，有脾約、三焦約、前後關格。

【通利】【草部】大黄、牽牛、利大小便，除三焦壅結，氣秘〔二〕氣滯，半生半炒服。或同大黄，末服。或同皂莢，丸服。芫花、澤瀉、蕘花、並利大小便。射干、汁服，利大小便。獨行根、利〔三〕大腸。甘遂、下水飲，治二便關格，蜜水服之，亦傅臍。續隨子、利大小腸，下惡滯物。【果木】桃花、水服，通大便。桃葉、汁服，通大小便。郁李仁、利大小腸，破結氣血燥，或末，或丸，作麵食。烏桕皮、煎服，利大小便。末服，治三焦約，前後

〔一〕燒：此後原有「灰」字。今據卷三十四松删。

〔二〕秘：原闕一字。今據卷十八牽牛子「主治」補。

〔三〕利：原作「同」。今據卷十八馬兜鈴獨行根「主治」改。

大小便關格不通。巴豆、樗根白皮、雄楝根皮、【石蟲】膩粉、通大腸壅結，同黄丹服。白礬、利大小便〔一〕，二便關格，圍〔二〕臍中，滴冷水。蜣蜋、二便不通，焙末，水服。螻蛄。二便不通欲死，同蜣蜋，末服。

【養血潤燥】【草部】當歸、同白芷，末服。地黄、冬葵子、吴葵花、羊蹄根、紫草、利大腸。○癰疽痘疹閉結，煎服。土瓜根汁、灌腸。【穀菜】胡麻、胡麻油、麻子仁、老人、虚人、産後閉結，煮粥食之。粟米、秫、蕎麥、大小麥、麥醬汁、馬齒莧、莧菜、芋、百合、葫、苦耽、波稜菜、苦蕒菜、白苣、菘、苜蓿、薇、落葵、笋、【果木】甘蔗、桃仁、血燥，同陳皮服。○産後閉，同藕節，煎服。杏仁、氣閉，同陳皮服。苦棗、梨、菱、柿子、柏子仁、老人虚閟，同松子仁、麻仁，丸服。【石蟲】食鹽、潤燥，通大小便，傅臍及灌肛内，并飲之。鍊鹽黑丸、通治諸病。蜂蜜、蜂子、螺螄、海蛤、並利大小便。田螺、傅臍。【禽獸】雞屎白、牛乳、驢乳、乳腐、酥酪、猪脂、諸血、羊膽、下導。猪膽、下導。猪肉、冷利。兔、水獺、阿膠、利大小腸，調大腸聖藥也。老人虚閉，葱白湯服。○産後虚閉，同枳殼、滑石，丸服。黄明膠、【人部】髮灰、二便不通，水服。人溺。利大腸。

【導氣】【草部】白芷、風閉，末服。蒺藜、風閉，同皂莢，末服。爛茅節、大便不通，服藥不利者，同滄鹽，吹入肛内一寸。生葛、威靈仙、旋覆花、地蜈蚣汁、並冷利。草烏頭、二便不通，葱蘸插入肛内，名霹靂箭。羌活、利大腸。【菜穀】石蓴、風閉，煮飲。蘿蔔子、利大小腸，風閉，氣閉，炒，擂水服。○和皂莢，末服。蔓菁子油、二便閉，服一合。葱白、大腸虚閉，同鹽擣，貼臍。○二便閉，和酢，傅小腹，仍灸七壯。○小兒虚閉，煎湯，調阿膠末服。仍蘸蜜，插肛内。生薑、蘸鹽，插肛内。茴香、大小便閉，同麻仁、葱白，煎湯，調五苓散服。大麥蘖〔三〕、産後閉塞，爲末服。【果木】枳殼、利大小腸。同甘草煎服，治小兒閉塞。枳實、下氣破結。同皂莢，丸服，治風氣閉。陳橘皮、大便氣閉，連白酒煮，焙研，酒服二錢。老人加杏仁，丸服。檳榔、大小便氣閉，爲末，童尿、葱白，煎服。烏梅、大便不通，氣奔欲死，十枚，納入肛内。瓜蒂、末，塞肛内。厚朴、大腸乾結，猪臟煮汁，丸服。茶末、産後閉結，葱涎和丸，茶服百丸。皂莢〔四〕、風人、虚人、脚氣人，大腸或閉或利。酥炒，蜜丸服。○便閉，同蒜擣，傅臍内。白膠香、同鼠屎，納下部。【器獸】甑帶、大小便閉，煮汁，和蒲黄服。雄鼠屎。二便不通，水調傅臍。

【虚寒】【草部】黄芪、老人虚閉，同陳皮，末，以麻仁漿，蜜煎，匀和服。人參、産後閉，同枳殼、麻仁，丸服。甘草、小兒初生，大便不通，同枳

〔一〕便：原作「服」。今據卷十一礬石「主治」改。

〔二〕圍：卷十一礬石「附方」作「填滿」。

〔三〕蘖：原作「糵」。今據卷二十五糵米改。

〔四〕皂莢：據卷三十五皂莢，此後方爲「子」下「附方」。

殼一錢，煎服。肉蓯蓉、老人虛閉，同沉香、麻仁，丸服。瑣陽、虛閉，煮食。半夏、辛能潤燥，主冷閉，同流黄，丸服。附子、冷閉，爲末，蜜水服。【果石】胡椒、大小便關格，脹悶殺人，二十一粒，煎，調芒硝半兩服。吴茱萸枝、二便卒關格，含一寸，自通。硫黄。性熱而利，老人冷閉。

脱肛有瀉痢、痔漏、大腸氣虚也。附肛門腫痛。

【内服】【草部】防風、同雞冠花，丸服。茜根、榴皮煎酒服。蛇牀子、同甘草，末服。黄栝樓、服汁，或入礬煅，爲丸。防己實、焙，煎代茶。榼藤子、燒服。卷柏、末服。雞冠花、同棕灰、羌活，末服。益奶草、浸酒服。紫堇花、同慈石毛服，并傅。阿芙蓉、【果木】荷錢、酒服，并傅。蜀椒、每旦嚼一錢，凉水下，數日效。槐角、同槐花，炒，末，猪腎蘸食。花構葉，末服，并塗。訶黎勒、桑黄、並治下痢，肛門急疼。甑帶、煮汁。【石蟲】慈石、火煅醋淬，末服。仍塗顖上。百藥煎、同烏梅、木瓜，煎服。【介獸】鼈頭、燒服，并塗。虎脛骨、蜜炙，丸服。猬皮灰。同慈石、桂心服。

【外治】【草部】木賊、紫萍、莨菪子、蒲黄、蕙草根中涕、並塗。苧根、煎洗。苦參、同五倍子、陳壁土，煎洗，木賊末傅之。香附子、同荆芥，煎洗。女萎、燒熏。曼陀羅子、同橡斗、朴消，煎洗。酢漿草、煎洗。【菜穀】生蘿蔔、擣，貼臍中，束之。胡荽、燒熏。胡荽子、痔漏脱肛，同粟糠、乳香，燒烟熏。蕺菜、擣塗。粟糠、燒熏。榴皮、洗。枳實、蜜炙[一]熨。橡斗、可洗，可傅。巴豆殼、同芭蕉汁洗後，以麻油、龍骨、白礬，傅。皂莢、燒熏，亦炙熨。黄皮桑樹葉、洗。龍腦、傅。槿皮、洗。故麻鞋底、同鼈頭，燒灰，傅之。【土金石部】東壁土、傅。孩兒茶、同熊膽片腦，傅。梁上塵、同鼠屎，燒熏。石灰、炒熱坐。食鹽、炒坐。赤石脂、鐵精、鐵華粉、並傅。生鐵汁、熱洗。朴硝、同地龍，塗。白礬、【蟲介鱗獸】蛞蝓、緣桑螺、燒灰。蝸牛、燒灰。蜣蜋、燒灰。蜘蛛、燒灰。並塗。蛺蝶、研末，塗手心。蝦蟆皮、燒熏。五倍子、可傅，可洗。田螺、擣坐，化水洗。爛螺殼、鼉血、鼈血、鯽魚頭灰、白龍骨、狗涎、羊脂、敗筆頭灰、並塗。熊膽。貼肛邊腫痛極效。

痔漏初起爲痔，久則成漏。痔屬酒色鬱氣血熱或有蟲，○漏屬虚與濕熱。

【内治】【草部】黄連、煮酒，丸服。大便結者，加枳殼。黄芩、秦艽、白芷、牡丹、當歸、木香、苦參、益母草、飲汁。茜根、海苔、木賊、下血，同枳殼、乾薑、大黄，炒焦服之。蘘荷根、下血，擣汁服。蒼耳莖葉、下血，爲末服。萹蓄、汁服。苦杖、焙研，蜜丸服。酢漿草、煮服。連翹、旱蓮、擣，酒服。蒲黄、酒服。羊蹄、煮炙。忍[二]冬、酒煮丸服。萆薢、同貫衆，末，酒服。何首烏、榼藤子、燒研，飲服。牽牛、痔漏有蟲，爲末，

〔一〕蜜炙：原作「炙蜜」。今據卷三十六枳枳實「附方」乙正。

〔二〕忍：原作「心」。今據卷十八忍冬「附方」改。

猪肉蘸食。【穀菜】神麴、主食痔。赤小豆、腸痔有血，苦酒煮，晒，爲末服。腐婢、積熱痔漏下血。粟糠、粟漿、五痔飲之。糯米、以駱駝脂〔一〕作餅食。胡麻、同伏苓，入蜜作麨〔二〕，日食。胡荽子、炒研，酒服。芸薹子、主血痔。莙蓬子、治漏，同諸藥、鯽魚，燒，研服。萵苣子、痔瘻下血。桑耳、作羹食。雞㙡、槐耳、燒服。【果木】胡桃、主五痔。橡子、痔血，同糯米粉炒黄，和糜，頻食。杏仁汁、煮粥，治五痔下血。蓮花蕊、同牽牛、當歸，末，治遠年痔漏。黄蘗、腸痔臟毒，下血不止，四制，作丸服。槲芽、腸痔下血，作蔬及煎汁服。梧桐白皮、主腸痔。苦楝子、主蟲痔。槐實、五痔瘡瘻，同苦參，丸服。或煎膏，納竅中。槐花、外痔長寸許，日服，並洗之。槐葉、腸風痔疾，蒸晒，代茗飲。枳實、蜜丸服，治五痔。冬青子、主痔，九蒸九晒，吞之。紫荆皮、煎服，主痔腫。伏牛花、五痔下血。赤白伏苓、同没藥、破故紙，酒浸，蒸餅，研，丸服，治痔漏效。槲若、血痔，同槐花，末服。椒目、痔漏腫痛，水服。都桷子、枳椇木皮、醋林子、痔漏下血。蔓椒根、主痔，燒，末服。并煮汁浸之。檳榔、蟲痔，研末服。【服石】針線袋、燒灰水服。新綿灰、酒服二錢。石灰、蟲痔，同川烏頭，丸服。赤石脂、白石脂、白礬、痔漏，同生鹽，末，白湯服五錢。石燕、治腸風痔瘻年久者。禹餘粮、主痔漏。【蟲鱗】蠶紙灰、酒服止血。蟾蜍、燒研，煮猪臟，蘸食。蝛蜼、食之。蚌、食之，主痔。鱟魚、殺蟲痔。鮹魚、主五痔下血，瘀血在腹。鮧魚、五痔下血，肛痛，同葱煮食。鯽魚、釀白礬，燒，研服，主血痔。鼉皮骨、燒服，殺痔蟲。鯪鯉甲、燒服，殺痔蟲。【禽獸】鷹嘴爪、燒服，主五痔蟲。鷹頭、痔瘻，燒灰，入麝香，酒服。鸜鵒、五痔止血，炙，或爲末服。竹雞、炙食，殺蟲痔。鴛鴦、炙食，主血痔。猬皮、痔漏多年，炙研，飲服，并燒灰塗之。鼹鼠、食之，主痔瘻。獺肝、燒研，水服，殺蟲痔。土撥鼠、痔瘻，煮食。狐四足、痔瘻下血，同諸藥服。野狸、腸風痔瘻，作羹臛食。野猪肉、久痔下血，炙食。猳猪頭、煮食，主五痔。犬肉、煮食，引痔蟲。牛脾、痔瘻，臘月淡煮，日食一度。牛角鰓、燒灰，酒服。虎脛骨。痔瘻，脱肛，蜜炙，丸服。

【洗漬】苦參、飛廉、苦芙、白雞冠、白芷、連翹、酢漿草、木鱉子、洗并塗。稻藁灰汁、胡麻、丁香、槐枝、柳枝、洗痔如瓜，後以艾灸。蕪荑、棘根、木槿根、煎洗。花，末傅之。仙人杖、桃根、獼猴桃、無花果、冬瓜、苦瓠、苦蕒菜、魚腥草、煎洗。並入枯礬、片腦，傅。馬齒莧、洗。并食之。葱白、韭菜、五倍子、童尿。

【塗點】胡黄連、鵝膽調。草烏頭、反内痔。白頭翁、搗爛。白及、白斂、黄連、汁。旱蓮、汁。山豆根、汁。土瓜根、通草花粉、繁縷、傅積年痔。蕎麥稭灰、點痔。盧會、耳環草、龍腦、葱汁化搽。木瓜、蟬涎調，貼反花痔。桃葉、杵坐。血竭、血痔。没藥、楮葉、杵。

〔一〕脂：原脱。今據卷二十二稻米「主治」補。
〔二〕麨：原作「炒」。今據卷二十二胡麻「發明」改。

孩兒茶、同麝香，唾調貼。無名異、火煅醋淬，研，塞漏孔。密陀僧、同銅青塗。黄丹、同滑石塗。石灰、點。硇砂、點。石膽、煅，點。孔公孽、殷孽、硫黄、黄礬、緑礬、水銀、棗研，塞漏孔。鐵華粉、白蜜、同葱擣，塗。○肛門生瘡，同猪膽熬膏，導之。烏爛死蠶、露蜂房、蛞蝓、研，入龍腦，傅之。蜈蚣、痔漏作痛，焙研，入片腦，傅之。○或香油煎過，入五倍子，末，收搽之。蜣螂、焙，末，搽之。○爲末，入冰片，紙撚蘸，入孔内，漸漸生肉退出。蠐螬、研末，傅。田螺、入片腦，取水搽。白礬亦可。甲香、五痔。魚鮓、魚鱠、海豚魚、鱓魚、鱧魚、炙貼，引蟲。鯉魚腸、鯉魚鱗、綿裹坐，引蟲。蝮蛇屎、殺痔瘻蟲。蚺蛇膽、蛇蜕、啄木痔瘻，燒研，納之。胡燕屎、殺痔蟲。雞膽、搽。鴨膽、鵝膽、牛膽、鼠膏、猬膽、熊膽、入片腦搽。麝香、同鹽塗。狨肉及皮、男子爪甲灰。塗之。

【熏灸】馬兜鈴、粟糠烟、酒、痔䘌，掘土坑，燒赤，沃之，撒茱萸入内，坐之。艾葉、灸腫核上。枳殼、炙熨痔痛，煎水熏洗。乾橙烟、茱萸、蒸腸痔，殺蟲。燈火、焠痔腫，甚妙。氈韈、烘熨之。鰻鱺、燒熏痔瘻，殺蟲。羊糞、燒熏痔瘻。猪懸蹄。燒烟。

下血　血清者，爲腸風，虚熱生風，或兼濕氣。○血濁者，爲臟毒，積熱食毒，兼有濕熱。○血大下者，爲結陰，屬虚寒。便前爲近血，便後爲遠血。○又有蠱毒蟲痔。

【風濕】【草菜】羌活、白芷、腸風下血，爲末，米飲服。秦艽、腸風瀉血。赤箭、止血。升麻、天名精、止血破瘀。木賊、腸風下血，水煎服。○腸痔下血，同枳殼、乾薑、大黄，炒，研末服。胡荽子、腸風下血，和生菜食。或爲末服。皂角蕈、瀉血，酒服一錢。葱鬚、治便血腸澼〔一〕。【木部】皂角、羊肉和丸服。○同槐實，爲散服。○裏急後重，同枳殼，丸服。皂角刺灰〔二〕、同槐花、胡桃、破故紙，爲末服。肥皂莢、燒研，丸服。槐實、去大腸風熱。槐花、炒研，酒服。或加柏葉，或加巵子，或加荆芥，或加枳殼，或煮猪臟，爲丸服。【蟲獸】乾蝎、腸風下血，同白礬，末，飲服半錢。野猪肉。炙食，不過十頓。○外腎燒研，飲服。

【濕熱】【草部】白术、瀉血萎黄，同地黄，丸服。蒼术、脾濕下血，同地榆，煎服。○腸風下血，以皂莢汁煮，焙，丸服。貫衆、腸風酒痢痔漏諸下血，焙研，米飲服。或醋糊，丸服。地榆、下部見血必用之。○結陰下血，同甘草，煎服。下血二十年者，同鼠尾草，煎服。虚寒人勿用。黄連、中部見血須用之。○積熱下血，四制，丸服。○臟毒下血，同蒜，丸服。○酒痔下血，酒煮丸服。○腸風下血，茱萸炒過，丸服。黄芩、水煎服。苦參、腸風瀉血。木香、同黄連入猪腸煮，擣丸服。鬱金、陽毒入胃，下血頻痛，同牛黄，漿水服。香附子、諸般下血，童尿浸，米醋炒，服二錢。或醋糊丸服。○或入百草霜、麝

〔一〕澼：原作「辟」。今據卷二十六葱鬚「主治」改。

〔二〕灰：原作「皮」。今據卷三十五皂莢刺「附方」改。

香，尤效。水蘇、煎服。青蒿、酒痔下血，爲末服。益母草、痔疾下血，搗汁飲。劉寄奴、大小便下血，爲末，茶服。雞冠、止腸風瀉血，白花并子炒，煎服。○結陰下血，同椿根白皮，丸服。大小薊、卒瀉鮮血，屬火熱，搗汁服之。馬藺子、同何首烏、雌雄黄，丸服。蒼耳葉、五痔下血，爲末服。箬葉、燒灰，湯服。蘆花、諸失血病，同紅花、槐花、雞冠花，煎服。桔梗、中蠱下血。蘘荷根、痔血，搗汁服。萱根、大小便血，和生薑，香油炒熱，沃酒服。地黄、凉血，破惡血，取汁，化牛皮膠服。○腸風下血，生熟地黄、五味子，丸服。○小兒初生便血，以汁和酒蜜，與服數匙。紫菀、産後下血，水服。地膚葉、瀉血，作湯煮粥食。王不留行、糞後血，末服。金盞草、腸痔下血。虎杖、腸痔下血，焙研，蜜丸服。車前草、搗汁服。馬鞭草、酒積下血，同白芷，燒灰，蒸餅丸服。旱蓮、焙，末，飲服。凌霄花、糞後血，浸酒服。薔薇根、止下血。栝樓實、燒灰，同赤小豆，末服。王瓜子、燒研，同地黄、黄連，丸服。生葛汁、熱毒下血，和藕汁服。白斂、止下血。威靈仙、腸風下血，同雞冠花，米醋煮，研服。茜根、活血，行血，止血。木蓮、風入臟，或食毒積熱，下鮮血，或酒痢，燒研，同棕灰、烏梅、甘草等分，末服。大便澀者，同枳殼，末服。羊蹄根、腸風下血，同老薑炒赤，沃酒飲。蒲黄、止瀉血，水服。金星草、熱毒下血，同乾薑，末，水服之。石韋、便前下血，爲末，茄枝湯下。金瘡小草、腸痔下血，同甘草，浸酒飲。【菜部】絲瓜、燒灰，酒服。或酒煎服。經霜老茄、燒灰，酒服。○蒂及根、莖、葉，俱治腸風下血。蕨花、腸風熱毒，焙，末，飲服。敗瓢、燒灰，同黄連，末服。翻白草、止下血。蘿蔔、下血，蜜炙任意食之。酒毒，水煮，入少醋食。或以皮，同荷〔一〕葉燒灰，入生蒲黄，末服。芸薹、同甘草，末服，治腸風臟毒。獨蒜、腸毒下血，和黄連，丸服。○暴下血，同豆豉，丸服。【果木】銀杏、生和百藥煎，丸服。亦煨食。烏芋、汁，和酒服。藕節汁、止下血。亦末服。茗葉、熱毒下血，同百藥煎，末服。黄蘗、主腸風下血，裏急後重，熱腫痛。○小兒下血，同赤芍藥，丸服。椿根白皮、腸風瀉血，醋糊丸服，或酒糊丸。或加蒼朮，或加寒食麪。經年者，加人參，酒煎服。椿莢、半生半燒，米飲服。木槿、腸風瀉血，作飲。山茶、爲末，童尿，酒服。巵子、下鮮血，燒灰，水服。枳殼、燒黑，同羊脛炭，末服。○根皮，亦末服。枳實、同黄芪，末服。橘核、腸風下血，同樗根皮，末服。楮白皮、爲散服。柏葉、燒服。或九蒸九晒，同槐花，丸服。柏子、酒煎服。松木皮、焙，末服。【土石】黄土、水煮汁服。車轄、小兒下血，燒赤淬水服。血師、腸風下血，火煅醋淬七次，爲末，每服一錢，白湯下。【蟲獸】白殭蠶、腸風瀉血，同烏梅，丸服。蠶繭、大小便血，同蠶退紙、晚蠶沙、白殭蠶，炒，研服。桑蠹屎、燒研，酒服。柳蠹屎、止腸風下血。海螵蛸、一切下血，炙研，木賊湯下。田蠃、酒毒下血，燒焦，末服。殼亦止下血。鱟魚尾、止瀉血。烏龜肉、炙食，止瀉血。猪血、卒下血不止，酒炒食。猪臟、煮黄連，丸服。○煮槐花，丸服。○煮胡荽，食之。白馬通、犀角。磨汁服。○同地榆、生地黄，丸服。

【虚寒】【草菜】人參、因酒色甚下血，同柏葉、荆芥、飛麪，末，水服。黄芪、瀉血，同黄連，丸服。艾葉、止下血及産後瀉血，同老薑，煎服。附子、

〔一〕荷：此前原衍「薄」字。今據卷二十六萊菔「附方」删。

下血日久虛寒，同枯礬，丸服。或同生黑豆，煎服。草烏頭、結陰下血，同茴香、鹽，煎，露服。天南星、下血不止，用石灰炒黄，糊丸服。莨菪子、腸風下血，薑汁、酒同熬，丸服。雲實、主腸澼。骨碎補、燒，末，酒服。乾薑、主腸澼下血。【木石】桂心、結陰下血，水服方寸匕。天竺桂、烏藥、焙研，飯丸服。雄黄、結陰便血，入棗内，同鉛[一]汁煮一日，以棗肉丸服。【鱗獸】鯽魚、釀五倍子，煅，研，酒服。鱖魚、止瀉血。鹿角膠。

【積滯】【果木】山查、下血，用寒熱脾胃藥俱不效者，爲末，艾湯服，即止。巴豆、煨雞子食。蕪荑、猪膽汁，丸服，治結陰下血。苦楝實、蜜丸服。

【蟲獸】水蛭、漏血不止，炒，末，酒服。雞膍胵黄皮、止瀉血。猬皮、炙，末，飲服。猬脂、止瀉血。獺肝。腸痔下血，煮食之。

【止澀】【草部】金絲草、三七、白酒服二錢。或入四物湯。卷柏、大腸下血，同側柏、棕櫚，燒灰，酒服。生用破血，炙用止血。○遠年下血，同地榆，煎服。昨葉何草，燒灰，水服一錢。血見愁、薑汁和，擣，米飲服。【果木】荷葉、蓮房灰、橡斗殼、同白梅，煎服。酸榴皮、末服，亦煎服。烏梅、燒研，醋糊丸服。橄欖、燒研，米飲服。乾柿、入脾，消宿血。久下血者，燒服，亦丸服。黄柿、小兒下血，和米粉，蒸食。柿木皮、末服。棕櫚皮、同栝樓，燒灰，米飲服。訶黎勒、止瀉血。鼠李、止下血。金櫻東行根、炒用，止瀉血。【服器】黄絲絹灰、水服。敗皮巾灰、皮鞋底灰、甑帶灰、塗乳上，止小兒下血。百草霜、米湯調，露一夜服。【石蟲】緑礬、釀鯽魚，燒灰服，止腸風瀉血。○煅過，入青鹽、硫黄，再煅，入熟附子，末，粟糊丸服，治積年下血，一服見效。石燕、年久腸風，磨水日服。蛇黄、醋煅七次，末服。五倍子、半生半燒，丸服。腸風加白礬。百藥煎、半生半炒，飯丸服。腸風加荆芥灰。臟毒加白芷、烏梅，燒過。酒毒加槐花。【獸人】牛骨灰、水服。牛角䚡、煅末，豉汁服。人爪甲、積年瀉血，百藥不效，同麝香、乾薑、白礬、敗皮巾灰，等分，飲服，極效。髮灰。飲服方寸匕。

瘀血有鬱怒。○有勞力，有損傷。

【破血散血】【草部】生甘草、行厥陰、陽明二經污濁之血。黄芪、逐五臟間惡血。白术、利腰臍間血。黄芩、熱入血室。黄連、赤目瘀血，上部見血。敗醬、破多年凝血。射干、消瘀血、老血在心脾間。萆薢、關節老血。桔梗、打擊瘀血久在腸内時發動者，爲末，米飲服。大黄、煎酒服，去婦人血癖，男女傷損瘀血。○醋丸，治乾血氣，産後血塊。蓬莪蒁、消撲損内傷瘀血，通肝經聚血，女人月經血氣。三稜、通肝經積血，女人月水，産後惡血。牡丹皮、瘀血留舍腸胃，女人一切血氣。芍藥、逐賊血，女人血閉，胎前産後一切血病。紅藍花、多用破血，少用養血。酒煮，下産後血。常春藤、腹内諸冷血、風血，煮酒服。當歸、丹參、芎藭、白芷、澤蘭、馬蘭、大小薊、芒硝、芒莖、並破宿血，養新血。玄參、治血瘕，下寒血。

[一] 鉛：原脱。今據卷九雄黄「附方」補。

貫衆、紫參、玄胡索、茅根、杜衡、紫金牛、土當歸、巴蕉根、天名精、牛蒡根、苧麻葉、飛廉、續斷、鏨菜、茺蔚、藨蒿、紫蘇、荆芥、爵牀、野菊、番紅花、劉寄奴、菴蔄、薰草、苦杖、馬鞭草、車前、牛膝、蒺藜、獨用將軍、地黄、紫金藤、葎草、茜草、剪草、通草、赤雹兒、並破瘀血血閉。半夏、天南星、天雄、續隨子、山漆、【穀菜】赤小豆、米醋、黄麻根、麻子仁、並消散瘀血。黑大豆、大豆黄卷、紅麴、飴餳、芸薹子、並破瘀血。韭汁、清胃脘惡血。葱汁、萊菔、生薑、乾薑、堇菜、蘩縷、木耳、楊櫨耳、苦竹肉、【果木】桃仁、桃膠、桃毛、李仁、杏枝、並破瘀血、老血。紅柹、桄榔子、櫧子、山查、荷葉、藕、蜀椒、秦椒、柳葉、桑葉、琥珀、並消瘀血。巵子、清胃脘血。伏苓、利腰臍血。乳香、没藥、騏驎竭、質汗、並活血散血止血。松楊、破惡血，養新血。扶移、踠跌瘀血。白楊皮、去折傷宿血在骨肉間疼。乾漆、削年深積滯老血。蘇方木、榈木、紫荆皮、衛矛、奴柘、【石蟲】朴消、並破瘀惡血。雄黄、花乳石、金星石、硇砂、菩薩石、並化腹内瘀血。自然銅、生鐵、石灰、殷孽、越砥、礪石、水蛭、虻蟲、【鱗介】鱖魚、鮹魚、鰾膠、龜甲、鼈甲、【禽獸】白雄雞翮、並破腹内瘀血。黑雌雞、破心中宿血，補心血。五靈脂、生行血，熟止血。鴉翅、牛角鰓、白馬蹄、犛牛酥、獅屎、犀角、羚羊角、鹿角、【人部】人尿、人中白。並破瘀血。

積聚癥瘕左爲血。〇右爲食。〇中爲痰氣。〇積係于臟。〇聚係于腑。〇癥係于氣與食。〇瘕係于血與蟲。〇痃係于氣鬱。〇癖係于痰飲。〇心爲伏梁。〇肺爲息賁。〇脾爲痞氣。〇肝爲肥氣。〇腎爲奔豚。

【血氣】【草部】三稜、老癖癥瘕，積聚結塊，破血中之氣。〇小兒氣癖，煮汁作羹，與乳母食。蓬莪茂、破痃癖冷氣，血氣積塊，破氣中之血，酒磨服。鬱金、破血積，專入血分。薑黄、癥瘕血塊，入脾，兼治血中之氣。香附子、醋炒，消積聚癥瘕。蒴藋根、鼈瘕堅硬腫起，搗汁服。〇卒暴癥塊如石欲死，煎酒服。大黄、破癥瘕，積聚留飲，老血留結。〇醋丸，或熬膏服，産後血塊尤宜。〇同石灰、桂心，熬醋，貼積塊。〇男子敗積，女子敗血，以蕎麪同酒服，不動真氣。牡丹、芍藥、當歸、芎藭、丹參、玄參、紫參、白頭翁、玄胡索、澤蘭、赤車使者、劉寄奴、續斷、鳳仙子、蕳茹、大戟、蒺藜、虎杖、水葒、馬鞭草、土瓜根、麻黄、薇銜、【穀菜】米醋、並除積癥瘕，惡血癖塊。〇醋煎生大黄，治痃癖。胡麻油、吐髮瘕。白米、吐米瘕。秫米、吐鴨癥。丹黍米泔、治鼈瘕。寒食餳、吐蛟龍癥。芸薹子、破癥瘕結血。山蒜、積塊，婦人血瘕，磨醋貼。陳醬茄、燒研，同麝，貼鼈瘕。生芋、浸酒服，破癖氣。桑耳、【果木】桃仁、並破血閉癥瘕。桃梟、破伏梁結氣，爲末，酒服。甜瓜子仁、腹内結聚，爲腸胃内壅要藥。橄欖、觀音柳、腹中痞積，煎湯，露一夜，服數次即消。蕪荑、嗜酒成酒鼈，多怒成氣鼈，炒，煎，日服。橉木灰、淋汁，釀酒服，消癥瘕痃癖。琥珀、瑿、木麻、没藥、【土石】土墼、鼈瘕。白堊、自然銅、銅鏡鼻、並主婦女癥瘕積聚。石灰、同大黄，桂心，熬膏，貼腹脇積塊。石炭、積聚，同自然銅、大黃、當歸，丸服。陽起石、破子臟中血結氣，冷癥寒瘕。凝水石、腹中積聚邪氣，皮中如火燒。食鹽、五臟癥結積聚。禹餘粮、太一餘粮、空青、曾青、石膽、【蟲部】水蛭、葛上亭長、【鱗介】龍骨、鼉甲、並主血積癥瘕。守宮、血塊，麪煨，食數枚，即下。鼈肉、婦人血瘕，男子痃癖積塊，桑灰、蠶沙淋汁，煮爛，搗丸服。鼈甲、癥塊痃癖，堅積寒熱，冷瘕勞瘦，醋炙，牛乳服。○血瘕，同琥珀、大黃，末，酒服即下。魁蛤、冷癥血塊，燒過，醋淬，丸服。龜甲、秦龜甲、玳瑁、牡蠣、蛤蜊、車螯殼、鯽魚、並主積瘕。海馬、遠年積聚癥塊，同大黃諸藥，丸服。鰕、鼈瘕作痛，久食自消。夜明砂、【獸部】熊脂、並主積聚寒熱。猫頭灰、鼈瘕，酒服。鼠灰、婦人狐瘕，同桂，末服。麝香、【人部】人尿、癥積滿腹，服一升，下血片，二十日即出。癖石。消堅積。

【食氣】【草部】青木香、積年冷氣痃癖，癥塊脹疼。白蒿、去伏瘕，女人癥瘕。蓍葉、同獨蒜、穿山甲，鹽、醋調，貼痞塊，化爲膿血。海苔、消茶積。木鼈子、痞積痞塊。番木鼈、預知子、蘇子、【穀菜】米粃、並破癥結，下氣消食。麥麪、米食成積，同酒麴，丸服。蕎麥麪、煉五臟滓穢，磨積滯。神麴、麥蘖、蘖米、蔓菁、並消食下氣，化癥瘕積聚。蘿蔔、化麪積痰癖，消食下氣。水蕨、腹中痞積，淡食一月，即下惡物。薑葉、食鱠成癥，搗汁服。皂角蕈、積垢作疼，泡湯飲，作泄。馬齒莧、【果木】山楂、化飲食，消肉積癥瘕。○子亦磨積。檳榔、桑灰霜、破積塊。阿魏、破癥積、肉積。枳殼、五積六聚，巴豆煮過，丸服。枳實、【土石】百草霜、梁上塵、並消食積。砂鍋、消食塊，丸服。鍜竈灰、胡粉、黄丹、密陀僧、鐵華粉、蓬砂、玄精石、並主癥瘕食積。鹹砂、食積黄腫。朱砂、心腹癥癖，以飼雞取屎，炒，末服。雄黄、脇下痃癖及傷食，酒、水同巴豆、白麪，丸服。○竹筒蒸七次，丸服，治癥瘕積聚。○同白礬，貼痞塊。青礞石、積年食癥攻刺，同巴豆、大黄、三稜，作丸服。○一切積病，消石煅過，同赤石脂，丸服。绿礬、消食積，化痰燥濕。硇砂、冷氣痃癖癥瘕，桑柴灰淋過，火煅，爲丸服。○積年氣塊，醋煮木瓜釀過，入附子，丸服。石鹼、消痰磨積，去食滯宿垢，同山查、阿魏、半夏，丸服。石髓、【鱗禽】魚鱠、去冷氣痃瘕，横關伏梁。魚脂、熨癥塊。五靈脂、化食消氣，和巴豆、木香，丸服。○酒積黄腫，同麝，丸服。雞屎白、食米成癥，合米炒，研，水服取吐。○鼈瘕及宿癥，炒研，酒服。鷹屎白、小兒奶癖，膈下硬，同密陀僧、硫黄、丁香，末服。雀糞、消癥瘕久痼，蜜丸服。○和薑、桂、艾葉，丸服，爛痃癖伏梁諸塊。鴿糞、痞塊。猪項肉、合甘遂，丸服，下酒布袋積。猪脾、朴消煮過，用水葒花子，末服，消痞塊。猪腎、同葛粉炙食，治酒積面黄。猪肪、食髮成瘕，嗜食與油，以酒煮沸，日三服。猪肚、消積聚癥瘕。牛肉、同恒山煮食，治癖疾。○同石灰蒸食，治痞積。牛腦、脾積痞氣，同朴消，蒸餅丸服。○又同木香、雞肫等，末服。鼠肉、煮汁作粥，治小兒癥瘕。狗膽、痞塊，同五靈脂、阿魏，丸服。狗屎、浸酒服，治魚肉成癥。驢屎、癥癖諸疼。驢尿、殺積蟲。白馬尿、肉癥思肉，飲之，當有蟲出。○男子伏梁，女子瘕疾，旦旦服之。○食髮成瘕，飲之。○痞塊心疼，和殭蠶末，傅之。膃肭臍。男子宿癥氣塊，積冷勞瘦。

【痰飲】【草部】威靈仙、去冷滯痰水，久積癥瘕，痃癖氣塊，宿膿惡水。○停痰宿飲，大腸冷積，爲末，皂角熬膏，丸服。或加半夏。牽牛、去痃癖氣塊。○男婦五積，爲末，蜜丸服。○食積，加巴豆霜。芎藭、酒癖，脇脹嘔吐，腹有水聲，同三稜，爲末，每葱湯服二錢。續隨子、一切痃癖。○同膩粉、青黛，丸服，下涎積。狼毒、積聚飲食，痰飲癥瘕，脇下積癖。紫菀、肺積息賁。商陸、腹中暴癥如石，刺痛。黃連、天南星、並主伏梁。柴胡、桔梗、苦參、並寒熱積聚。白朮、蒼朮、黃芪、人參、高凉薑、防葵、旋覆花、葶藶、鳶尾、獨行根、三白草、常山、蜀漆、甘遂、赭魁、昆布、海藻、並主痃瘕痰水。莨菪子、積冷痃癖，煮棗食之。附子、天雄、草烏頭、【穀菜】燒酒、並主冷毒，氣塊痃癖。蒜、爛痃癖，日吞三顆。○又吐蛇瘕。韭菜、煮食，除心腹痼冷痃癖。生芋、浸酒飲，破痃癖。白芥子、貼小兒乳癖。仙人杖、【果木】大棗、並去痰癖。栗子、日食七枚，破冷癖氣。橘皮、胸中瘕熱，濕痰痃癖。青皮、破積結堅癖。林檎、研末，傅小兒閃癖。桃花、末服，下痰飲積滯。榧子、食茶成癖，日食之。苦茗、嗜茶成癖。蜀椒、破癥癖。○食茶面黃，作丸服。胡椒、虚寒積癖在兩脇，喘急，久則爲疽，同蝎尾、木香，丸服。吴茱萸、酒煮，熨癥塊。巴豆、破癥瘕結聚，留飲痰澼。○一切積滯，同黃蘗、蛤粉，丸服。桂心、沈香、丁香、草豆蔻、蒟醬、並破冷癥痃癖。郁李仁、破癖氣，利冷膿。烏桕根皮、水癥結聚。奴柘、痃癖，煎飲。白楊皮、痰癖，浸酒飲。枳實、枳殼、婆羅得、木天蓼、【金石】浮石、並化痰癖。赤白玉、痃癖氣塊，往來痛，糊丸服。理石、破積聚。酒漬服，治癖。石硫黃、冷癖在脇，積聚。消石、破積散堅。砒石、礜石、特生礜石、並痼冷堅癖積氣。玄明粉、宿滯癥結。朴消、留澼癥結。○同大蒜、大黃，貼痞塊。黑錫灰、水銀粉、粉霜、銀朱、【介禽】海蛤、蛤蜊粉、並主積聚痰涎。蚌粉、痰涎積聚，心腹痛，或噦食，巴豆炒過，丸服。蝤蛑、小兒痞氣，煮飲食。淡菜、冷氣痃癖，燒食。鸛脛骨及觜、雀脛骨及觜、並主小兒乳癖〔一〕，煮汁，或〔二〕燒灰服。【獸部】牛乳、冷氣痃癖。駝脂。勞風冷積，燒酒服之。

諸蟲有蚘、○白、○蟯、○伏、○肉、○肺、○胃、○弱、○赤，九種。又有尸蟲勞蟲、○疳蟲瘕蟲。

【殺蟲】【草部】朮、嗜生米有蟲，蒸餅丸服。藍葉、殺蠱蚑。○應聲蟲及鼈瘕，并服汁。馬蓼、去腸中蛭蟲。鶴虱、殺蚘、蟯及五臟蟲，肉汁服末。○心痛，醋服。狼毒、狼牙、藜蘆、並殺腹臟一切蟲。葎草、殺九蟲。龍膽、去腸中小蟲及蚘痛，煎服。白芷、浴身。黃精、並去三尸。杜衡、貫衆、蘼蕪、紫河車、雲實、白昌、百部、天門冬、赭魁、石長生、並殺蚘、蟯、寸白諸〔三〕蟲。連翹、山豆根、下白蟲。黃連、苦參、蒼耳、

〔一〕乳癖：原脱。今據卷四十八雀喙及脚脛骨「主治」補。
〔二〕或：原脱。今據補同上。
〔三〕諸：原作「二」。張本作「諸」，義長，今從改。

飛廉、天名精、蜀羊泉、蒺藜、乾苔、酸草、骨碎補、羊蹄根、赤藤、牽牛、蛇含、營實根、並殺小蟲、疳蟲。艾葉、蚘痛，搗汁服，或煎水服，當吐下蟲。○蟲食肛，燒熏之。扁蓄、小兒蚘痛，煮汁、煎醋、熬膏，皆有效。使君子、殺小兒蚘，生食、煎飲，或爲丸散，皆效。石龍芻、漏蘆、肉豆蔻、蒟醬、馬鞭草、熬膏。瞿麥、燈籠草、地黄、白及、【穀菜】小麥、炒，末服。○並殺蚘蟲。薏苡根、下三蟲，止蚘痛，一升煎服，蟲盡死。大麻子、同茱萸根，浸水服，蟲盡下。○亦搗汁服。白米、米癥嗜米，同雞屎白，炒服，取吐。秫米、食鴨成癥瘕，研，水服，吐出鴨雛。丹黍米泔、服，治鱉瘕。寒食餳、吐蛟龍癥。生薑、殺長蟲。槐耳、燒末，水服，蚘立出。萑菌、去三蟲，爲末，入臛食。天花蕈、藜、灰藋、馬齒莧、苦瓠、敗瓢、【果部】柿、並殺蟲。橘皮、去寸白。棑華、去赤蟲。桃仁、桃葉、殺尸蟲。檳榔、殺三蟲伏尸，爲末，大腹皮湯下。榧子、去三蟲，食七日，蟲化爲水。阿勒勃[一]、酸榴東行根、櫻桃東行根、林檎東行根、並殺三蟲，煎水服。吴茱萸東行根、殺三蟲，酒、水煎服。○肝勞生蟲，同粳米、雞子白，丸服。○脾[二]勞，發熱有蟲，令人好嘔，同橘皮、大麻[三]子，浸酒服。醋林子、寸白、蚘痛，小兒疳蚘，皆爲末，酒服。藕、同蜜食，令人腹臟肥，不生諸蟲。杏仁、殺小蟲。蜀椒、蚘痛，炒，淋酒服。烏梅、煎服，安蚘。鹽[四]麩樹皮、【木部】烏藥、並殺蚘。柏葉、殺五臟蟲，益人，不生諸蟲。相思子、殺腹臟皮膚一切蟲。桑白皮、金櫻根、郁李根、蔓荆、並殺寸白蟲。阿魏、盧會、黄蘗、樗白皮、合歡皮、皂莢及刺木皮、大風子、苦竹葉、石南、並殺小蟲、疳蟲。乾漆、殺三蟲。○小兒蟲痛，燒，同蕪[五]荑，末服。葉亦末服。楝白皮、殺蚘蟲，煎水服。或爲末，或入麝香，或煮雞子食。○實，殺三蟲。醋浸塞穀道中，殺長蟲。○花，殺蚤虱。蕪荑、去三蟲、惡蟲，爲末，飲服。○或同檳榔，丸服。○炒，煎，日服，治氣鱉、酒鱉。大空、去三蟲。○塗髪，殺蟣虱。莢蒾、煮粥食，殺三蟲。雷丸、厚朴、梓白皮、楸白皮、桐木皮、山茱萸、丁香、檀香、蘇合香、安息香、龍腦香、樟腦香、並殺三蟲。【水石】神水、和獺肝丸，殺蟲積。浸藍水、殺蟲，下水蛭。黑錫灰、沙糖服，下寸白。黄丹、蜜陀僧、曾青、並下寸白。胡粉、葱汁丸服，治女人蟲心疼，下寸白。硫黄、殺腹臟蟲、諸瘡蟲。○氣鱉、酒鱉，以酒常服。雌黄、雄黄、蟲疼吐水，煎醋服。又殺諸瘡蟲。食鹽、殺一切蟲。霹靂碪、殺勞蟲。石灰、殺蟯蟲。砒石、理石、長石、白青、並殺三蟲。梳篦、去虱癥。死人枕席、殺尸疰、石蚘。【蟲鱗】蜂子、小兒五蟲，從口吐出。蜂窠灰、酒服，寸白、蚘蟲皆死出。蠶繭及蛹、除蚘。白蠟、白殭蠶、蚺蛇膽及肉、蝮蛇、

〔一〕勒勃：原作「勃勒」。今據證類卷十二阿勒勃乙正。

〔二〕脾：原作「肝」。今據卷三十二吴茱萸根及白皮「附方」改。

〔三〕麻：原作「黄」。今據證類卷十三吴茱萸引删繁方改。

〔四〕鹽：原闕一字。今從江西本補。

〔五〕蕪：原作「芫」。今據卷三十五漆「附方」改。

並殺三蟲。鼉甲、鱖魚、鱘魚、並殺小蟲。鰻鱺魚、淡煮食，殺諸蟲，勞蟲。鰕、鼈瘕，宜食。海鰕鮓、殺蟲。河豚、海豚、海螵蛸、【禽獸】鶻頭、竹雞、百舌、烏鴉、並殺蟲。凫、殺三蟲及腹臟一切蟲。五靈脂、心脾蟲痛，同檳榔，末服。○小兒蟲痛，同靈礬，丸服，取吐。雞子白、蚘痛，打破，合醋服。○入好漆在內，吞之，蟲即出。雞屎白、鼈癥、米瘕。鴿屎、殺蚘，燒服。蜀水花、殺蚘。啄木鳥、鷹屎白、熊脂、獺肝、猫肝、虎牙、並殺勞蟲。猪肚、殺勞蟲。○釀黄米，蒸，丸服，治疳蚘瘦病。猪血、嘈雜有蟲，油炒食之。猪肪、髮瘕，煮食。猫頭灰、酒服，治鼈瘕。貛肉、鼠肉、兔屎、並殺疳、勞、蚘蟲。羊脂、牛膽、熊膽、麝香、猬皮及脂、並殺小蟲。鼬鼠心肝、蟲痛，同乳、没，丸服。六畜心、包朱砂、雄黄，煮食，殺蟲。白馬溺、驢溺、【人部】人尿、並殺癥瘕有蟲。胞衣水、天靈蓋。殺勞蟲。

腸鳴有虛氣，水飲，蟲積。

【草穀】丹參、桔梗、海藻、並主心腹邪氣上下，雷鳴幽幽如走水。昆布、女菀、女萎、並主腸鳴遊氣，上下無常處。半夏、石香薷、蓽茇、葒豆蔻、越王餘筭、並主虛冷腸鳴。大戟、痰飲，腹内雷鳴。黄芩、主水火擊搏有聲。穬麥蘖、飴糖、【果木】橘皮、杏仁、並止腸鳴。厚朴、積年冷氣，腹内雷鳴。巵子、熱鳴。【石部】硇砂、血氣不調，腸鳴宿食。石髓、【蟲介】原蠶沙、腸鳴熱中。鱓魚、冷氣腸鳴。淡菜、【獸部】羚羊屎。並久利腸鳴。

心腹痛有寒氣。○熱氣。○火鬱。○食積。○死血。○痰澼。○蟲物。○虛勞。○中惡。○陰毒。

【温中散鬱】【草部】木香、心腹一切冷痛，氣痛，九種心痛，婦人血氣刺痛，並磨酒服。○心氣刺痛，同皂角，末，丸服。○内釣腹痛，同乳、没丸服。香附子、一切氣心腹痛，利三焦，解六鬱〔一〕，同縮砂仁、甘草，末，點服。○心脾氣痛，同高良薑，末服。○血氣痛，同荔枝，燒研，酒服。艾葉、心腹一切冷氣鬼氣，擣汁飲，或末服。○同香附，醋煮，丸服，治心腹、小腹諸痛。芎藭、開鬱行氣。諸冷痛，中惡，爲末，燒酒服。藁本、大實心痛，已用利藥，同蒼术煎服，徹其毒。蒼术、心腹脹痛，解鬱寬中。甘草、去腹中冷痛。高凉薑、腹内暴冷，久冷痛，煮飲。○心脾痛，同乾薑，丸服。○又四制，丸服。蘇子、一切冷氣痛，同高凉薑、橘皮，等分，丸服。薑黄、冷氣痛，同桂，末，醋服。○小兒胎寒，腹痛吐乳，同乳香、没藥、木香，丸服。附子、心腹冷痛，胃寒蚘動，○同炒巵子，酒糊丸服。○寒厥心痛，同鬱金、橘紅，醋糊丸服。香薷、暑月腹痛。石菖蒲、紫蘇、藿香、甘松香、山柰、廉薑、山薑、白豆蔻、草豆蔻、縮砂、蒟醬、白茅香、蕙草、益智子、蓽茇、【穀部】胡椒粥、茱萸粥、葱豉酒、薑酒、茴香、並主一切冷氣，心痛，腹痛、

〔一〕鬱：原作「爵」。今據卷十四莎草香附子「主治」改。

心腹痛。**燒酒**、冷痛，入鹽服。○陰毒腹痛尤宜。**黑大豆**、腸痛如打，炒焦，投酒飲。**神麴**、食積心腹痛，燒紅淬酒服。【菜部】**葱白**、主心腹冷氣痛，蟲痛，疝痛，大人陰毒，小兒盤腸内釣痛。○卒心痛，牙關緊急欲死，搗膏，麻油送下，蟲物皆化黄水出。○陰毒痛，炒，熨臍下，并擂酒灌之。○盤腸痛，炒，貼臍上，并浴腹，良久尿出愈。**葱花**、心脾如刀刺，同茱萸一升，煎服。**小蒜**、十年五年心痛，醋煮，飽食即愈。**葫**、冷痛，同乳香，丸服。○醋浸者，食之。○鬼注心腹痛，同墨及醬汁服。○吐血心痛，服汁。**韭**、腹中冷痛，煮食。○胸痺痛如錐刺，服汁，吐去惡血。**薤白**、胸痺刺痛徹心背，喘息欬唾，同栝樓實，白酒煮服。**生薑**、心下急痛，同半夏，煎服。或同杏仁，煎。**乾薑**、卒心痛，研末服。○心脾冷痛，同高良薑，丸服。**芥子**、酒服，止心腹冷痛。○陽毒，貼臍。**馬芹子**、卒心痛，炒，末，酒服。**蘹香**、**蔊菜**、**菥蓂子**、**秦荻藜**、**蔓菁**、**芥**、【果部】**杏仁**、並主心腹冷痛。**烏梅**、脹痛欲死，煮服。**大棗**、急心疼，同杏仁、烏梅，丸服。○陳棗核仁，止腹痛。**胡桃**、急心痛，同棗煨，嚼，薑湯下。**荔枝核**、心痛、脾痛，燒研，酒服。**椰子皮**、卒心痛，燒研，水服。**橘皮**、途路心痛，煎服甚良。**木瓜**、**枸櫞**、並心氣痛。**胡椒**、心腹冷痛，酒吞三七粒。**茱萸**、心腹冷痛及中惡心腹痛，擂酒服。○葉亦可。**欓子**、同上。【木部】**桂**、秋冬冷氣腹痛，非此不除。○九種心疼及寒疝心痛，爲末，酒服。○心腹脹痛，水煎服。○産後心痛，狗膽丸服。**烏藥**、冷痛，磨水，入橘皮、蘇葉，煎服。**松節**、陰毒腹痛，炒焦，入酒服。**乳香**、冷心痛，同胡椒、薑，酒服。○同茶，末、鹿血丸服。**丁香**、暴心痛，酒服。**安息香**、心痛頻發，沸湯泡服。**天竺桂**、**沉香**、**檀香**、**蘇合香**、**必栗香**、**龍腦香**、**樟腦香**、**樟材**、**杉材**、**楠材**、**阿魏**、**皂莢**、**白棘**、**枸杞子**、**厚朴**、【金石】**鐵華粉**、並主冷氣心腹痛。**銅器**、炙熨冷痛。**靈砂**、心腹冷痛，同五靈脂，醋糊丸服。**硫黄**、一切冷氣痛，黄蠟丸服。○同消石、青皮、陳皮，丸服。**消石**、同雄黄，末，點目眦，止諸心腹痛。**砒石**、積氣冷痛，黄蠟丸服。**硇砂**、冷氣、血氣、積氣心腹痛，諸疼。**神鍼火**、【鱗獸】**鮑魚灰**、妊娠感寒腹痛，酒服。**猪心**。急心痛經年，入胡椒十粒，煮食。○心血，蜀椒，丸服。

【**活血流氣**】【草部】**當歸**、和血行氣，止疼。○心下刺疼，酒服方寸匕。○女人血氣，同乾漆，丸服。○産後痛，同白蜜，煎服。**芍藥**、止痛散血分，上中腹痛。○腹中虚痛，以二錢，同甘草一錢，煎服。惡寒加桂，惡熱加黄芩。**玄胡索**、活血利氣。○心腹、少腹諸痛，酒服二錢，有神。○熱厥心痛，同川楝，末，二錢服。○血氣諸痛，同當歸、橘紅，丸服。**蓬莪蒁**、破氣，心腹痛，婦人血氣，丈夫奔豚。○一切冷氣及小腸氣，發即欲死，酒、醋和水煎服。一加木香，末，醋湯服。○女人血氣，同乾漆，末服。○小兒盤腸，同阿魏，研末服。**鬱金**、血氣冷氣痛欲死，燒研，醋服，即甦。**薑黄**、産後血痛，同桂，末，酒服，血下即愈。**劉寄奴**、血氣，爲末，酒服。**紅藍花**、血氣，擂酒服。**大黄**、乾血氣，醋熬膏服。○冷熱不調，高凉薑，丸服。**蒲黄**、血氣心腹諸疼，同五靈脂，煎醋或酒服。**紫背金**〔一〕**盤**、女人血氣，酒服。**丹參**、**牡丹**、**三稜**、**敗醬**、【穀菜】**米醋**、並主血氣、冷氣心腹諸痛。**青粱米**、心氣冷痛，桃仁汁

〔一〕金：原作「天」。今據卷二十紫背金盤改。

煮粥食。紅麴、女人血氣，同香附、乳香，末，酒服。絲瓜、女人乾血氣，炒研，酒服。桑耳、女人心腹痛，燒研，酒服。杉菌、【果木】桃仁、卒心痛，疰心痛，研末，水服。○桃枝，煎酒。桃梟、血氣中惡痛，酒磨服。没藥、血氣心痛，酒、水煎服。乳香、騏麟竭、降真香、紫荆皮、【金石】銅青、赤銅屑、並主血氣心痛。自然銅、血氣痛，火煅醋淬，末服。諸鐵器、女人心痛，火燒淬酒飲。石炭、同上。白石英、紫石英、並主女人心腹痛。【鱗部】烏賊魚血〔一〕、血刺心痛，磨醋服。青魚魷〔二〕、血氣心腹痛。磨水服。【禽獸】五靈脂、心腹、脇肋、少腹諸痛，疝痛，血氣，同蒲黄，煎醋服。或丸，或一味炒焦，酒服。○蟲痛加檳榔。狗膽。血氣撮痛，丸服。

【痰飲】半夏、濕痰心痛，油炒，丸服。狼毒、九種心痛，同吴茱萸、巴豆、人參、附子、乾薑，丸服。○心腹冷痰脹痛，同附子、旋覆花，丸服。草烏頭、冷痰成包，心腹㽲痛。百合、椒目、留飲腹痛，同巴豆，丸服。牡荆子、炒研服。枳實、胸痺痰水痛，末服。枳殻、心腹結氣痰水。礬石、諸心痛，以醋煎一皂子服。○同半夏，丸服。○同朱砂、金薄，丸服。五倍子、心腹痛，炒焦，酒服立止。牡蠣粉、煩滿心脾痛，煅研，酒服。蛤粉、心氣痛，炒研，同香附，末服。白螺殻。濕痰心痛及膈氣痛，燒研，酒服。

【火鬱】【草部】黄連、卒熱，心腹煩痛，水煎服。苦參、大熱，腹中痛及小腹熱痛，面色青赤，煎醋服。黄芩、小腹絞痛，小兒腹痛。得厚朴、黄連，止腹痛。山豆根、卒腹痛，水研服，入口即定。青黛、心口熱痛，薑汁服一錢。馬兜鈴、燒研，酒服。馬蘭汁、絞腸沙痛。沙參、玄參、【穀果】生麻油、卒熱心痛，飲一合。麻子仁、妊娠心痛，研，水煎服。蕎麥粉、絞腸沙痛，炒熱〔三〕，水烹服。黍米、十年心痛，淘汁温服。粳米、高粱米、並煮汁服，止心痛。緑豆、心痛，以三七粒，同胡椒二七粒，研服。茶、十年五年心痛，和醋服。【木部】川楝子、入心及小腸，主上下腹痛。熱厥心痛，非此不除。○同玄胡索，末，酒服。槐枝、九種心痛，水煎服。槐花、烏桕根、石瓜、並主熱心痛。巵子、熱厥心痛，炒焦，煎服。○冷熱腹痛，同附子，丸服。郁李仁、卒心痛，嚼七粒，温水下，即止。伏苓、琥珀、【石獸】戎鹽、食鹽、吐心腹脹痛。玄明粉、熱厥心腹痛，童尿服三錢。丹砂、男女心腹痛，同白礬，末服。蜂蜜、卒心痛。黄蠟、急心痛，燒化，丸，凉水下。晚蠶沙、男女心痛，泡湯服。驢乳、卒心痛連腰臍，熱飲二升。羚羊角、腹痛熱滿，燒末，水服。犀角、熱毒痛。阿膠、丈夫少腹痛。兔血、卒心痛，和茶末、乳香，丸服。敗筆頭、心痛不止，燒灰，無根水下。狗屎、心痛欲死，研末，酒服。山羊屎、心痛，同油髮燒灰，酒服，斷根。狐屎、肝氣心痛，蒼蒼如死灰，喘息，燒，和薑黄服。驢屎汁、馬屎汁、【人部】人屎、和蜜、水。人溺。並主絞腸沙痛欲死，服之。

〔一〕血：據卷四十四烏賊魚，當爲「腹中墨」。

〔二〕魷：原作「鮀」。今據卷四十四青魚頭中枕「主治」改。

〔三〕熱：此方出經驗奇效單方卷上諸痛，原作「焦」。

【蟲痛】見諸蟲下。

【中惡】【草部】艾葉、鬼擊中惡，卒然著人，如刀刺狀，心腹切痛，或即吐血下血，水煎服。○實亦可用。桔梗、升麻、木香、磨汁。藿香、鬱金香、茅香、蘭草、蕙香、山柰、山薑、縮砂、蘼蕪、蜘蛛香、蒟醬、丹參、苦參、煎酒。薑黄、鬱金、莪蒁、肉豆蔻、昌蒲、雞蘇、甘松、忍冬、水煎。卷柏、女青、末服。芒消、煮服。鬼督郵、草犀、狼毒、海根、藁本、射干、鳶尾、鬼臼、續隨子、【穀菜】醇酒、豌豆、白豆、大豆、胡荽、羅勒、芥子、浸酒。白芥子、大蒜、【果木】榧子、桃梟、末服。桃膠、桃符、桃花、末服。桃仁、研服。桃白皮、三歲棗中仁、常服。蜀椒、茱萸、蜜香、沉香、檀香、安息香、化酒。乳香、丁香、阿魏、樟材、鬼箭、鬼齒、水煎。琥珀、蘇合香、化酒。城東腐木、煎酒。古櫬板、煎酒。【服器】桃橛、煮汁。車脂、化酒。刀鞘灰、水服。砧垢、吐。鐵椎柄灰、丸服。履屧鼻繩灰、酒服。氈襪跟灰、酒服。網巾灰、酒服。【水土】粮罌中水、黄土、畫地作王〔一〕字，取中土，水服。陳壁土、同礬，丸服。鑄鍾土、酒服。柱下土、水服。伏龍肝、水服。仰天皮、人垢和丸服。釜墨、湯服。墨、【石介】古錢、和薏苡根，煎服。鈆丹、蜜服。食鹽、燒服取吐。雄黄、靈砂、硫黄、金牙、蛇黄、田螺殼、燒服。鼈頭灰、【禽獸】烏骨雞、搨心上。白雄雞、煮汁，入醋、麝、真珠，服。○肝同。雞子白、生吞七枚。鸛骨、犀角、鹿茸及角、麋角、麝香、靈猫陰、猫肉及頭骨、狸肉及骨、膃肭臍、熊膽。並主中惡心腹絞痛。

脇痛有肝膽火。○肺氣。○鬱。○死血。○痰澼〔二〕。○食積。○氣虚。

【木實】【草部】黄連、猪膽炒，大泄肝膽之火。○肝火脇痛，薑汁炒，丸。○左金丸：同茱萸，炒，丸服。柴胡、脇痛主藥。黄芩、龍膽、青黛、盧會、並瀉肝膽之火。芎藭、撫芎、並搜肝氣。生甘草、緩火。木香、散肝經滯氣，升降諸氣。香附子、總解諸鬱，治膀胱連脇下氣妨。地膚子、脇下痛，爲末，酒服。【果木】青橘皮、瀉肝膽積氣必用之藥。巵子、盧會、桂枝。

【痰氣】【草部】芫花、心下痞滿，痛引兩脇，乾嘔汗出，同甘遂、大戟，爲散，棗湯服。大戟、甘遂、痰飲脇痛。○控涎丸。狼毒、兩脇氣結痞滿，心下停痰鳴轉，同附子、旋覆花，丸服。香薷、心煩，脇痛連胸欲死，擣汁飲。防風、瀉肺實，煩滿脇痛。半夏、天南星、桔梗、蘇梗、細辛、杜若、白前、貝母、【穀菜】生薑、並主胸脇逆氣。白芥子、痰在胸脇，支滿，每酒吞七粒。○又同白朮，丸服。薏苡根、胸脇卒痛，煮服即定。【果木】橘皮、檳榔、枳殼、心腹結氣痰水，兩脇脹痛。○因驚傷肝，脇骨痛，同桂，末服。枳實、胸脇痰澼氣痛。伏苓、【蟲介】白僵蠶、牡蠣粉、文蛤、並主

〔一〕王：原作「五」。今據卷七黄土「附方」改。
〔二〕澼：原作「辟」。今從江西本改。

胸脇逆氣滿痛。【獸石】羚羊角、胸脇痛滿，燒末，水服。麝香、古錢。心腹煩滿，胸脇痛欲死，煮汁服。

【血積】【草部】大黄、腹脇老血痛。鳳仙花、腰脇引痛不可忍，晒研，酒服三錢，活血消積。當歸、芎藭、薑黄、玄胡索、牡丹皮、紅藍花、【穀菜】神麴、紅麴、並主死血食積作痛。韭菜、瘀血，兩脇刺痛。【果木】吴茱萸、食積。桃仁、蘇木、白棘刺、腹脇刺痛，同檳榔，煎酒服。巴豆、積滯。五靈脂。脇痛，同蒲黄，煎醋服。

【虚陷】【草穀菜部】黄芪、人參、蒼朮、柴胡、升麻、並主氣虚下陷，兩脇支痛。黑大豆、腰脇卒痛，炒焦，煎酒服。茴香、脇下刺痛，同枳殼，末，鹽、酒服。馬芹子。腹冷脇痛。

【外治】食鹽、生薑、葱白、韭菜、艾葉、並炒熨。冬灰、醋炒熨。芥子、茱萸、並醋研傅。大黄。同石灰、桂心，熬醋貼。○同大蒜、朴消，擣貼。

腰痛有腎虚。○濕熱。○痰氣。○瘀血。○閃肭。○風寒。

【虚損】【草部】補骨脂、骨髓傷敗，腰膝冷。○腎虚腰痛，爲末，酒服。或同杜仲、胡桃，丸服。○妊娠腰痛，爲末，胡桃，酒下。菊花、腰痛去來陶陶。艾葉、帶脉爲病，腰溶溶如坐水中。附子、補下焦之陽虚。蒺藜、補腎，治腰痛及奔豚腎氣，蜜丸服。萆薢、腰脊痛强，男子腎腰痛，久冷痺軟，同杜仲末，酒服。狗脊、菝葜、牛膝、肉蓯蓉、天麻、蛇牀子、石斛、【穀菜】山藥、並主男子腰膝强痛，補腎益精。韭子、同安息香，丸服。茴香、腎虚腰痛，猪腎煨食。○腰痛如刺，角茴，末，鹽湯〔一〕服。或加杜仲、木香。外以糯米炒熨。乾薑、菥蓂子、胡麻、【果木】胡桃、腎虚腰痛，同補骨脂，丸服。栗子、腎虚，腰脚不遂，風乾，日食。山查、老人腰痛，同鹿茸，丸服。阿月渾子、蓮實、芡實、沈香、乳香、並補腰膝命門。杜仲、腎虚冷腎痛，煎汁，煮羊腎作羹食。○浸酒服。○爲末，酒服。○青娥丸。枸杞根、同杜仲、萆薢，浸酒服。五加皮、賊風傷人，軟脚臂腰，去多年瘀血。柏實、腰中重痛，腎中寒，膀胱冷膿宿水。山茱萸、桂、【介獸】龜甲、並主腰腎冷痛。鼈甲、卒腰痛，不可俛仰，炙研，酒服。猪腎、腰虚痛，包杜仲末，煨食。羊腎、爲末，酒服。○老人腎硬，同杜仲，炙食。羊頭、蹄、脊骨、和蒜、薤，煮食。○同肉蓯蓉、草果，煮食。鹿茸、同兔絲子、茴香，丸服。○同山藥，煮酒服。鹿角、炒研，酒服。或浸酒。麋角及茸、酒服。虎脛骨。酥炙，浸酒飲。

【濕熱】【草部】知母、腰痛，瀉腎火。葳蕤、濕毒腰痛。威靈仙、宿膿惡水，腰膝冷疼，酒服一錢，取利。或丸服。青木香、氣滯腰痛，同乳香，酒服。

〔一〕湯：原作「酒」。今據卷二十六蘹香「附方」改。後一方用「水一鍾酒半鍾煎服」。

地膚子、積年腰痛時發，爲末，酒服，日五六次。蝦蟆草、濕氣腰痛，同葱、棗，煮酒常服。牽牛子、除濕熱氣滯，腰痛，下冷膿，半生半炒，同硫黄，末，白麪作丸，煮食。木鼈子、蕙草、【果木】桃花、濕氣腰痛，酒服一錢，一宿即消。或釀酒服。檳榔、腰重作痛，爲末，酒服。甜瓜子、腰腿痛，酒浸，末服。皂莢子、腰脚風痛，酥炒，丸服。郁李仁、宣腰胯冷膿。伏苓、利腰臍間血。海桐皮、風毒腰膝痛。桑寄生、【介獸】淡菜、腰痛脇急。海蛤、牛黄。妊娠腰痛，燒末，酒服。

【風寒】羌活、麻黄、太陽病腰脊痛。藁本。十種惡風鬼注流入腰痛。

【血滯】【草穀】玄胡索、止暴腰痛，活血利氣，同當歸、桂心，末，酒服。蘘荷根、婦人腰痛，搗汁服。甘草、細辛、當歸、白芷、芍藥、牡丹、澤蘭、鹿藿、並主女人血瀝腰痛。术、利腰臍間血，補腰膝。菴蕳子、閃挫痛，擂酒服。甘遂、閃挫痛，入猪腎煨食。續斷、折跌惡血腰痛。神麴、閃挫，煅紅淬酒服。蒔蘿、閃挫，酒服二錢。萵苣子、閃挫，同粟米、烏梅、乳、没，丸服。絲瓜根、閃挫，燒研，酒服。○子亦良。渣傅之。冬瓜皮、折傷，燒研，酒服。【果木】西瓜皮、閃挫，乾研，酒服。橙核、閃挫，炒，末，酒服。橘核、腎疰。青橘皮、氣滯。桃梟、乾漆、【蟲介】紅娘子、並行血。鼈肉、婦人血瘕腰痛。鼉甲。腰中重痛。

【外治】桂、反腰血痛，醋調塗。白檀香、腎氣腰痛，磨水塗。芥子、痰注及撲損痛，同酒塗。貓屎、燒末，和唾塗。天麻、半夏、細辛，同煮，熨之。大豆、糯米、並炒，熨寒濕痛。蒴藋、寒濕痛，炒熱眠〔一〕之。黄狗皮、裹腰痛。爵牀、葡萄〔二〕根。並浴腰脊痛。

疝㿗腹病曰疝，丸病曰㿗。○有寒氣。○濕熱。○痰積。○血滯。○虚冷。○男子奔豚。○女子育腸。○小兒木腎。

【寒氣】【草部】附子、烏頭、寒疝厥逆，脉弦緊，煎水，入蜜服。或蜜煮，爲丸。○寒疝滑泄，同玄胡索、木香，煎服。草烏頭、寒氣心疝二十年者，同茱萸，丸服。胡盧巴、同附子、硫黄，丸服，治腎虚冷痛。得茴香、桃仁，治膀胱氣。○炒末，茴香酒下，治小腸氣。○同茴香，麪丸服，治冷氣疝瘕。○同沉香、木香、茴香，丸服，治陰㿗腫痛。馬蘭子、小腹疝痛冷積，爲末，酒服。或拌麪，煮食。木香、小腸疝氣，煮酒日飲。○小兒陰腫，同枳殼、甘草，煎服。玄胡索、散氣和血，通經絡，止小腹痛。○同全蝎等分，鹽酒服。艾葉、一切冷氣少腹痛，同香附，醋煮丸服，有奇效。牡蒿、陰腫，擂酒服。紫金藤、丈夫腎氣。【菜果】蘹香、疝氣，膀胱育腸氣，煎酒，煮粥，皆良。○同杏仁、葱白，爲末，酒服。○又同蠶沙，丸服。○同荔枝，末服。○同川椒，末服。○炒，熨臍下。薤白汁、木瓜、並主奔豚。橘核、膀胱小腸氣，陰㿗腎冷，炒研，酒服，或丸服。荔枝核、小腸疝氣，燒酒服。或加茴香、青皮。○陰

〔一〕眠：底本描改爲「服」。餘金陵諸本作「眠」。

〔二〕萄：原作「菊」。今據卷三十三葡萄根及藤葉「主治」改。

癀，同硫黄，丸服。**胡桃**、心腹疝痛，燒研，酒服。**檳榔**、奔豚膀胱諸氣，半生半熟，酒服。**吴茱萸**、寒疝往來，煎酒服。○四制，丸服，治遠近疝氣，偏墜諸氣。**胡椒**、疝痛，散氣開鬱，同玄胡索，末，等分，茴香酒下。**蜀椒**、**橄欖核**、陰癀，同荔核、山查核，燒服。**栗根**、偏氣，煎酒服。**芡根**、偏墜氣塊，切，煮食。**桃仁**、男子陰腫，小兒卵癀，炒研，酒服，仍傅之。**山查核**、【木石】**楝實**、癩疝腫痛，五制，丸服。○葉，主疝入囊痛，煎酒飲。**蘇方木**、偏墜腫痛，煮酒服。**楮葉**、疝氣入囊，爲末，酒服。○木腎，同雄黄，丸服。**阿魏**、癩疝痛，敗精惡血，結在陰囊，同硇砂諸藥，丸服。**牡荆子**、小腸疝氣，炒，擂酒服。**杉子**、疝痛，一歲一粒，燒研，酒服。**鼠李子**、疝瘕積冷，九蒸，酒漬服。**鐵秤錘**、疝腫，燒淬酒服。**古鏡**、小兒疝硬，煮汁服。**硇砂**、疝氣卵腫，同乳香、黄蠟丸服。【蟲鱗】**蘹香蟲**、疝氣。**蜘蛛**、大人小兒癀。○狐疝，偏有大小，炒焦，同桂，末服。**蜥蜴**、小兒陰癀，燒灰，酒服。**杜父魚**、小兒差頽，核有小大，以魚咬之，七下即消。**淡菜**、腰痛，疝瘕。【禽獸】**烏雞**、寒疝絞痛，同生地黄，蒸，取汁服，當下出寒癖。**雞子黄**、小腸疝氣，温水攪服。**雄雞翅**、陰腫如斗，隨左右，燒灰飲服。**雀**、腎冷，偏墜疝氣，同茴香、縮砂、椒、桂，煨食，酒下。○小腸疝，同金絲礬，研，酒服。**雀卵**、**雀屎**、並疝瘕。**烏鴉**、偏墜疝氣，煅研，同胡桃、蒼耳子，末，酒服。**狐陰莖**、**狸陰莖**。男子卵癀，燒灰，水服。

【濕熱】【草部】**黄芩**、小腹絞痛，小便如淋，同木通、甘草，煎服。**柴胡**、平肝〔一〕膽三焦火，疝氣寒熱。**龍膽**、厥陰病，臍下至足腫痛。**丹參**、通心包絡。**沙參**、**玄參**、並主卒得疝氣，小腹陰中，相引痛欲死，各酒服二錢。**地膚子**、膀胱疝瘕。○疝危急者，炒研，酒服。○狐疝，陰卵癀疾，同白朮、桂心，末服。**馬鞭草**、婦人疝氣，酒煎，熱服。仍浴身取汗。**羌活**、男子奔豚，女人疝瘕。**海藻**、疝氣下墜，卵腫。**藁本**、**蛇牀子**、**白鮮皮**、並主婦人疝瘕。**澤瀉**、**屋遊**、【穀菜】**赤小豆**、並小腸膀胱奔豚氣。**萵苣子**、陰癀腫痛，爲末，煎服。**絲瓜**、小腸氣痛連心，燒研，酒服。【果木】**梨葉**、小兒疝痛，煎服。**巵子**、濕熱因寒氣鬱抑，劫藥，以巵子降濕熱，烏頭去寒鬱，引入下焦，不留胃中，有效。**杏仁**、**甘李根皮**、**桐木皮**、**訶梨勒**、【水石】**甘爛水**、並主奔豚氣。**代赭石**、小腸疝氣，火煅醋淬，末服。**禹餘粮**、育〔二〕腸氣痛，爲末，飲服。**甘鍋**。偏墜疝，熱酒服。

【痰積】【草木】**牽牛**、腎氣作痛，同川椒、茴香，入猪腎煨食，取下惡物。**射干**、利積痰瘀血疝毒。○陰疝腫刺，擣汁服，取利。亦丸服。**大黄**、小腹痛，老血留結。**甘遂**、疝瘕。○偏氣，同茴香，末，酒服。**狼毒**、陰疝欲死，同防風、附子，丸服。**荆芥**、破結聚氣，下瘀血。○陰癀腫痛，焙，末，酒服。**蒲黄**、同五靈脂，治諸疝痛。**三稜**、破積。**蓬莪蒁**、破痃癖，婦人血氣，大夫奔豚。○一切氣痛、疝痛，煨研，葱酒服。**香附子**、治食積痰氣疝痛，同海石，末，薑汁服。**商陸**、**天南星**、**貝母**、**芫花**、**防葵**、**巴豆**、**乾漆**、**五加皮**、**鼠李**、**山查**、核同。**枳實**、末服。**青橘皮**、並主疝瘕積氣。**胡盧巴**、

〔一〕肝：原字漫漶。今據卷十三茈胡「主治」補正。

〔二〕育：原字上半缺損。今據卷十禹餘粮「附方」補正。

小腸疝，同茴香，蕎麪丸服，取下白膿，去根。【蟲獸】斑蝥、小腸氣，棗包煨食。芫青、地膽、桑螵蛸、雀糞、五靈脂、並主疝瘕。猬皮、疝積，燒灰，酒服。

【挾虛】甘草、緩火止痛。蒼术〔一〕、疝多濕熱，有挾虛者，先疏滌，而後用參、术，佐以疏導。○虛損偏墮，四制蒼术丸。赤箭、當歸、芎藭、芍藥、並主疝瘕，搜肝止痛。山茱萸、巴戟、遠志、牡丹皮、並主奔豚冷氣。熟地黄、臍下急痛。猪脬。疝氣墮痛，入諸藥，煮食。

【陰癀】【外治】地膚子、野蘇、槐白皮、並煎湯洗。馬鞭草、大黄、和醋。白堊土、並塗傅〔二〕。蒺藜、粉摩。莧根、塗陰下冷痛，入腹殺人。熱灰、上症，醋調塗。釜月下土、同上。白頭翁、搗塗，一夜成瘡，二十日愈。木芙蓉、同黄蘗，末，以木鼈子磨醋，和塗。雄雞翅灰、同蛇牀子末傅。石灰、同巵子、五倍子，末，醋和傅。牡蠣粉、水癀，同乾薑末傅。鐵精粉、蓬砂、水研。地龍糞、馬齒莧、並塗小兒陰腫。茱萸、冷氣，内外腎釣痛，同鹽研罨。蜀椒。陰冷漸入囊，欲死，作袋包〔三〕。

〔一〕术：原作「米」。今據卷十二术蒼术「附方」改。

〔二〕傅：原作「専」。今從江西本改。

〔三〕包：此後卷末原有「本草綱目第三卷終」八字。各卷不一，今統删。

本草綱目第四卷目録

百病主治藥下

〔一〕瘡：原脱。今據本卷正文标題補。

〔二〕死胎生胎：本卷正文作「催生、滑胎、胎死、墮生胎」。

〔三〕下乳：本卷正文此前有「補虚活血」一節。

〔四〕産門生合：本卷正文此下有「脬損」一節。

〔五〕痘瘡：本卷正文此下有「小兒驚癇」一節。

本草綱目第四卷

百病主治藥下

痛風屬風、寒、濕、熱，挾痰及血虚、污血。

【風寒風濕】【草木】麻黄、風寒、風濕、風熱痺痛，發汗。羌活、風濕相搏，一身盡痛，非此不除。○同松節煮酒，日飲。防風、主周身骨節盡痛，乃治風去濕仙藥。蒼术、散風，除濕，燥痰，解鬱，發汗，通治上中下濕氣。○濕氣身痛，熬汁作膏，點服。桔梗、寒熱風痺，滯氣作痛在上者，宜加之。茜根、治骨節痛，燥濕行血。紫葳、除風熱血滯作痛。蒼耳子、風濕周痺，四肢拘痛，爲末，煎服。牽牛子、除氣分濕熱氣壅，腰脚痛。羊躑躅、風濕痺痛走注，同糯米、黑豆，酒、水〔一〕煎服，取吐利。○風痰注痛，同生南星擣餅，蒸四五次，收之。臨時焙，丸，温酒下三丸，静卧避風。芫花、風濕痰注作痛。草烏頭、風濕痰涎，歷節走痛不仁，入豆腐中煮過，晒研，每服五分。仍外傅痛處。烏頭、附子、並燥濕痰，爲引經藥。百靈藤、酒。石南藤、酒。青藤、酒。並主風濕骨痛頑痺。薏苡仁、久風濕痺，筋急不可屈申。○風濕身痛日晡甚者，同麻黄、杏仁、甘草，煎服。豆豉、松節、去筋骨痛，能燥血中之濕。○歷節風痛，四肢如脱，浸酒，日服。桂枝、引諸藥横行手臂。同椒、薑浸酒，絮熨陰痺。海桐皮、腰膝注痛，血脉頑痺，同諸藥浸酒服。五加皮、風濕骨節攣痛，浸酒服。枸杞根及苗、去皮膚骨節間風。○子，補腎。【蟲獸】蠶沙、浸酒。蠍梢、肝風。蚯蚓、脚風宜用。穿山甲、風痺疼痛，引經通竅。守宫、通經絡，入血分。○歷節風痛，同地龍、草烏頭諸藥，丸服。白花蛇、骨節風痛。烏蛇、同上。水龜、風濕拘攣，筋骨疼痛，同天花粉、枸杞子、雄黄、射香、槐花，煎服。○版，亦入陰虚骨痛方。五靈脂、散血活血，止諸痛，引經有效。虎骨。筋骨毒風，走注疼痛，脛骨尤良。○白虎風痛膝腫，同通草煮服取汗。○同没藥，末服。○風濕痛，同附子，末服。○頭骨，浸酒飲。

【風痰濕熱】【草部】半夏、天南星、並治風痰、濕痰、熱痰凝滯，歷節走注。○右臂濕痰作痛，南星、蒼术，煎服。大戟、甘遂、並治濕氣化爲痰飲，流注胸膈經絡，發爲上下走注，疼痛麻痺。能泄臟腑經隧之濕。大黄、泄脾胃血分之濕熱。○酥炒，煎服，治腰脚風痛，取下冷膿惡物即止。威靈仙、治風濕痰飲，爲痛風要藥，上下皆宜。○腰膝積年冷病諸痛，爲末，酒下，或丸服，以微利爲效。黄芩、三焦濕熱風熱，歷節腫痛。秦艽、除陽明風濕、

〔一〕水：原作「小」。今據卷十七羊躑躅「附方」改。

濕熱，養血榮筋。龍膽草、木通、煎服。防己、木鼈子、並主濕熱腫痛，在下加之。薑黄、治風痺臂痛，能入手臂，破血中之滯氣。紅藍花、活血滯，止痛，痺人宜之。【菜果】白芥子、暴風毒腫，痰飲流入四肢，經絡作痛。桃仁、血滯風痺攣痛。橘皮、下滯氣，化濕痰。○風痰麻木，或手木，或十指麻木，皆是濕痰死血，以一斤去白，逆流水五盌，煮爛去滓，至一盌，頓服取吐〔一〕，乃吐痰之聖藥也。檳榔、一切風氣，能下行。【木石】枳殼、風痒麻〔二〕痹，散痰流滯〔三〕。黄蘗、除下焦濕熱痛腫，下身甚者加之。伏苓、滲濕熱。竹瀝、化熱痰。蘇方木、活血止痛。滑石、滲濕熱。【獸禽】羚羊角、入肝平風舒筋，止熱毒風，歷節掣痛，效。羊脛骨。除濕熱，止腰脚筋骨痛，浸酒服。

【補虚】【草部】當歸、芎藭、芍藥、地黄、丹參、並養新血，破宿血，止痛。牛膝、補肝腎，逐惡血，治風寒濕痺，膝痛不可屈申，能引〔四〕諸藥下行，痛在下者加之。石斛、脚膝冷痛痺弱，酒浸，酥蒸，服滿一鎰，永不骨痛。天麻、諸風濕痺不仁，補肝虚，利腰膝。○腰脚痛，同半夏、細辛，袋盛，蒸熱互熨，汗出則愈。萆薢、狗脊、寒濕膝痛，腰背强，補肝腎。土伏苓、治瘡毒，筋骨痛，去風濕，利關節。鎖〔五〕陽、潤燥養筋。【穀木】罌粟殼、收斂固氣，能入腎，治骨痛尤宜。松脂、歷節風酸痛，鍊淨，和酥，煎服。乳香、補腎活血，定諸經之痛。没藥。逐經絡滯血，定痛。○歷節諸風痛不止，同虎脛骨，末，酒服。

【外治】白花菜、傅風濕痛。芥子、走注風毒痛，同醋塗。蓖麻油、入膏，拔風邪出外。鵜鶘油、入膏，引藥氣入内。羊脂、入膏，引藥氣入内，拔邪出外。野駝脂、摩風痛。牛皮膠、同薑汁化，貼骨節痛。驢骨、浴歷節風。蠶沙。蒸熨。

頭痛有外感。○氣虚。○血虚。○風熱。○濕熱。○寒濕。○痰厥。○腎厥真痛。○偏痛。○右〔六〕屬風虚。○左屬痰熱。

【引經】太陽，麻黄、藁本、羌活、蔓荆。陽明，白芷、葛根、升麻、石膏。少陽，柴胡、芎藭。太陰，蒼朮、半夏。少陰，細辛〔七〕。厥陰。吴茱萸、芎藭。

〔一〕吐：原作「工」。今據卷三十橘黄橘皮「附方」改。

〔二〕痒麻：原作「痺淋」。卷三十六枳枳殼「主治」同。今據證類卷十三枳殼改。

〔三〕散痰流滯：卷三十六枳枳殼「主治」作「散留結胸膈痰滯」。

〔四〕引：原作「行」。今據卷十六牛膝「發明」改。

〔五〕鎖：原作「瑣」。今據卷十二鎖陽改。

〔六〕右：原作「在」。今從江西本改。

〔七〕細辛：原作「辛細」。今據卷十三細辛乙正。

【濕熱痰濕】【草部】黃芩、一味酒浸，曬[一]研，茶服，治風濕、濕熱、相火、偏、正諸般頭痛。荆芥、散風熱，清頭目。○作枕，去頭項風。○同石膏，末服，去風熱頭痛。薄荷、除風熱，清頭目，蜜丸服。菊花、頭目風熱腫痛，同石膏、芎藭，末服。蔓荆實、頭痛，腦鳴，目淚。○太陽頭痛，爲末，浸酒服。水蘇、風熱痛，同皂莢、芫花，丸服。半夏、痰厥頭痛，非此不除，同蒼术用。栝樓、熱病頭痛，洗瓢[二]温服。香附子、氣鬱頭痛，同川芎，末，常服。○偏頭風，同烏頭、甘草，丸服。大黃、熱厥頭痛，酒炒三次，爲末，茶服。鈎藤、平肝風心熱。茺蔚子、血逆，大熱頭痛。木通、青黛、大青、白鮮[三]皮、茵陳、白蒿、澤蘭、沙參、丹參、知母、吴藍、景天、並主天行頭痛。前胡、旋覆花、【菜果】竹筍[四]、並主痰熱頭痛。東風菜、鹿藿、苦茗、並治[五]風熱頭痛。○清上止痛，同葱白，煎服。○以[六]巴豆烟熏過服，止氣虚頭痛。楊梅、頭痛，爲末，茶服。橘皮、【木石】枳殼、並主痰氣頭痛。欅皮、時行頭痛，熱結在腸。枸杞、寒熱頭痛。竹茹、飲酒人頭痛，煎服。竹葉、竹瀝、荆[七]瀝、並痰熱頭痛。黃蘗、巵子、伏苓、白堊土、並濕熱頭痛。○合王瓜，爲末服，止疼。石膏、陽明頭痛如裂，壯熱如火。○風熱，同竹葉，煎。○風寒，同葱、茶，煎。○風痰，同川芎、甘草，煎。鐵粉、頭痛鼻塞，同龍腦，水服。光明鹽、【獸人】犀角、傷寒頭痛寒熱，諸毒氣痛。童尿。寒熱頭痛至極者，一盞，入葱、豉，煎服，陶隱居盛稱之。

【風寒濕厥】【草穀菜果】芎[八]藭、風入腦户頭痛，行氣開鬱必用之藥。○風熱及氣虚，爲末，茶服。○偏頭風，浸酒服。○卒厥，同烏藥，末服。防風、頭面風去來。○偏正頭風，同白芷，蜜丸服。天南星、風痰頭痛，同荆芥，丸服。○痰氣，同茴香，丸服。○婦人頭風，爲末，酒服。烏頭、附子、浸酒服，煮豆食，治頭風。○同白芷，末服，治風毒痛。○同川芎，或同高凉薑服，治風寒痛。○同葱汁，丸，或同鍾乳、全蠍，丸，治氣虚痛。○同全蠍、韭根，丸，腎厥痛。○同釜墨，止痰厥痛。天雄、頭面風去來痛。草烏頭、偏正頭風，同蒼术、葱汁，丸服。白附子、偏正頭風，同牙皂，末服。○痰厥痛，同半夏、南星，丸服。地膚子、雷頭風腫，同生薑，擂酒服，取汗。杜衡、風寒頭痛初起，末服，發汗。蒴藋、煎酒取汁。蓖麻子、同川芎，燒服，取汗。萆薢、同虎骨、旋覆花，

〔一〕曬：原作「職」。今據卷十三黃芩「附方」改。

〔二〕洗瓢：證類卷十八栝樓所引爲「取瓢湯沃」。

〔三〕鮮：原作「蘚」。今據卷十三白鮮「釋名」改。下同徑改。

〔四〕筍：原作「笋」。今據卷二十七竹筍「釋名」改。下同徑改。

〔五〕治：原作「冶」。今從江西本改。

〔六〕以：原闕一字。今據卷三十二茗補。

〔七〕荆：原作「白」。今據卷三十六牡荆荆瀝改。

〔八〕芎：原作「草」。今據卷十四芎藭改。

末服，取汗〔一〕。南藤、釀酒服。並治頭風。通草、燒研，酒服，治洗頭風。菖蒲、頭風淚下。杜若、風入腦户，痛腫涕淚。胡盧巴、氣攻痛，同三稜、乾薑，末，酒服。牛膝、腦中痛。當歸、煮酒。地黄、芍藥、並血虚痛。葳蕤、天麻、人參、黄芪、並氣虚痛。蒼耳、大豆黄卷、並頭風痺。胡麻、頭面遊風。百合、頭風目眩。胡荽、葱白、生薑、並風寒頭痛。杏仁、時行頭痛，解肌。○風虚痛欲破，研汁，入粥食，得大汗即解。茱萸、厥陰頭痛，嘔涎，同薑、棗、人參，煎服。蜀椒、枳椇、【木石蟲獸】柏實、並主頭風。桂枝、傷風頭痛，自汗。烏藥、氣厥頭痛及産後頭痛，同川芎，末，茶服。皂莢、時氣頭痛，燒研，同薑、蜜，水服，取汗。山茱萸、腦骨痛。辛夷、伏牛花、空青、曾青、並風眩頭痛。石流黄、腎厥頭痛、頭風。同消石，丸服。○同胡粉，丸服。○同食鹽，丸服。○同烏藥，丸服。蜂子、全蠍、白殭蠶、葱湯服。或入高凉薑。或以蒜制爲末服。治痰厥、腎厥痛。白花蛇、腦風頭痛及偏頭風，同南星、荆芥諸藥〔二〕，末服。魚鰾、八〔三〕般頭風，同芎、芷末，葱〔四〕酒熱飲醉，醒〔五〕則愈。羊肉、頭腦大風，汗出虚勞。羊屎。雷頭風，焙研，酒服。

【吐痰】見風及痰飲。

【外治】穀精草、爲末嗃鼻，調糊貼腦，燒烟熏鼻。玄胡索、同牙皂、青黛，爲丸。瓜蒂、藜蘆、細辛、蒼耳子、大黄、遠志、蓽茇、高凉薑、牽牛、同砂仁、楊梅，末。蕓薹子、皂莢、白棘鍼、同丁香、麝香。雄黄、同細辛。玄精石、消石、人中白、同地龍，末，羊膽爲丸。旱蓮汁、蘿蔔汁、大蒜汁、苦瓠汁、並嗃鼻。艾葉、揉丸嗅之，取出黄水。蓖麻仁、同棗肉紙卷，插入鼻内。半夏烟、木槿子烟、龍腦烟、並熏鼻。燈火、焠之。蕎麥〔六〕麪、作大餅，更互合頭，出汗。○或作小餅，貼四眼角，灸之。黄蠟、和鹽，作兜鍪，合之即止。麝香、同皂莢，末，安頂上，炒鹽熨之。茱萸葉、蒸熱枕之，治大寒犯腦痛。亦浴頭。桐木皮、冬青葉、石南葉、牡荆根、楤子皮、莽草、葶藶、豉汁、驢頭汁、並治頭風〔七〕。全蠍、同地龍、土狗、五倍子，末。柚葉、同葱白。山豆根、南星、同川烏。烏頭、草烏頭、同巵子、葱汁。乳香、同蓖麻仁。决明子、並貼太陽穴。露水、八月朔旦取，磨墨，點太陽，止頭疼。桂木、陰雨即發痛，酒調，塗頂額。井底泥、同硝、黄，傅。朴消、熱痛，塗頂上。訶子、同芒硝、醋，摩之。牛

〔一〕汗：原作「汁」。今據卷十八萆薢「附方」改。
〔二〕藥：原闕一字。今據卷四十三白花蛇「附方」補。
〔三〕八：原作「入」。今據卷四十四鮠鮧鰾胶「附方」改。
〔四〕葱：原作「衡」。今據改同上。
〔五〕醒：原作「星」。今從江西本改。
〔六〕麥：原闕一字。今據卷二十二蕎麥「附方」補。
〔七〕治頭風：原作「頭匕風」，即「頭頭風」。今從江西本改。

蒡根、同酒煎膏，摩之。緑豆、作枕，去頭風。○决明、菊花皆良。麥麪、頭皮虚腫，薄如裹水，口〔一〕嚼，傅之良。巵子。蜜和傅舌上，追涎去風，甚妙。

眩運眩是目黑，運是頭旋。皆是氣虚挾痰、挾火、挾風，或挾血虚，或兼外感四氣。

【風虚】【草菜】天麻〔二〕、目黑頭旋，風虚内作，非此不能除，爲治風神藥，名定風草。○首風旋運，消痰定風，同川芎，蜜丸服。术、頭忽眩〔三〕運，瘦削食土，同麴〔四〕丸服。荆芥、頭旋目眩。○産後血運欲死，童尿調服。白芷、頭風血風眩運，蜜丸服。蒼耳子、諸風頭運，蜜丸服。○女人血風頭旋，悶絶不省，爲末，酒服，能通頂門。菊苗、男女頭風眩運，髮落〔五〕有痰，發則昏倒。四月收，陰〔六〕乾爲末，每酒服二錢。秋月收花，浸酒，或釀酒服。蒴藋〔七〕根、頭風旋運，同獨活、石膏，煎酒服。○産後血運，煎服。貝母、洗洗〔八〕惡風寒，目眩項直。杜若、風入腦户，眩倒，目䀮䀮。鈎藤、平肝風心火，頭旋目眩。排風子、目赤頭旋，同甘草、菊花，末。當歸、失血眩運，芎藭煎服。芎藭、首風旋運。紅藥子、産後血運。附子、烏頭、薄荷、細辛、木香、紫蘇、水蘇、白蒿、飛廉、卷柏、蘼蕪、羌活、藁本、地黄、人参、黄芪、升麻、柴胡、山藥、並治〔九〕風虚眩運。生薑、【木蟲鱗獸】松花、頭〔一〇〕旋腦腫，浸〔一一〕酒飲。槐實、風眩欲倒，吐涎如醉，漾漾如舟車上。辛夷、眩冒，身兀兀如在車船上。蔓荆實、腦鳴昏悶。伏牛花、丁香、伏神、伏苓、山茱萸、地骨皮、全蠍、白花蛇、烏蛇、並頭風眩運。鹿茸、眩運，或見一爲二，半兩煎酒，入麝服。驢頭、中風頭眩，身顫，心肺〔一二〕浮熱，同豉煮食。兔頭骨及肝、羚羊角、羊頭蹄及頭骨、羊肉、牛胃、猪腦、猪血、熊腦。並主風眩瘦弱。

〔一〕口：原作「水」。今據卷二十二小麥「附方」改。
〔二〕天麻：原脱。今據卷十二赤箭天麻「發明」補。
〔三〕眩：原作「暗」。今據卷十二术「附方」改。
〔四〕麴：原作「麪」。今據改同上。
〔五〕落：原作「洛」。今據卷十五菊「附方」改。
〔六〕陰：原作「阳」。今據改同上。
〔七〕蒴藋：原作「藋蒴」。今據卷十六蒴藋乙正。
〔八〕洗：原脱。今據卷十三貝母「主治」補。
〔九〕治：原作「活」。今从錢本改。
〔一〇〕頭：原闕一字。今據卷三十四松松花「附方」補。
〔一一〕浸：原闕一字。今據補同上。
〔一二〕肺：有缺筆，類「肝」。今據卷五十驢頭「附方」補正。

【痰熱】【草菜〔一〕】天南星、風痰眩運吐逆，同半夏、天麻、白麪煮丸。半夏、痰厥昏運，同甘草、防風，煎服。○風痰眩運，研末，水沉粉，入朱砂，丸服。○金花丸：同南星、寒水石、天麻、雄黄，白麪煮丸服。白附子、風痰，同石膏、朱砂、龍腦，丸服。大黄、濕熱眩運，炒末，茶服。旋覆花、天花粉、前胡、桔梗、黄芩、黄連、澤瀉、白芥子、熱痰煩運，同黑芥子、大戟、甘遂、芒硝、朱砂，丸服。【果木】橘皮、荆瀝、竹瀝、頭風旋運目眩，心頭漾漾欲吐。枳殼、黄蘗、巵子、【金石】石膽、女人頭運，天地轉動，名曰心眩，非血風也。以胡餅劑和，切小塊焙乾，每服一塊，竹茹湯下。雲母、中風寒熱，如在舟船上。○同〔二〕恒山服，吐痰飲。石膏、風熱。鈆汞、結砂。流黄、消石、並除上盛下虚，痰涎眩運。朱砂、雄黄、【蟲禽】白僵蠶、並風痰。鶻嘲、頭風目眩，炙食一枚。鷹頭、頭目虚運，同川芎，末服。鴟頭。頭風旋運。○同蔄茹、白朮，丸服。

【外治】甘蕉油、吐痰。瓜蒂、吐痰。○痰門吐法可用。茶子。頭中鳴響，爲末，嗃鼻。

眼目 有赤目傳變。○内障昏盲。○外障瞖膜。○物傷眯目。

【赤腫】【草部】黄連、消目〔三〕赤腫，瀉肝膽心火，不可久服。○赤目痛痒，出淚羞明，浸雞子白，點。○蒸人乳，點。○同冬青煎，點。○同乾薑、杏仁煎，點。○水調，貼足心。○爛弦風赤，同人乳、槐花、輕粉，蒸熨。風熱盲瞖，同羊肝丸服。胡黄連、浸人乳，點赤目。○小兒塗足心。黄芩、消腫赤瘀血。芍藥、目赤澀痛，補肝明目。桔梗、赤目腫痛。○肝風盛，黑睛痛，同牽牛，丸服。白牽牛、風熱赤目，同葱白煮丸。龍膽、赤腫瘀肉高起，痛不可忍，除肝膽邪熱，去目中黄，佐柴胡，爲眼疾必用之藥。○暑月目澀，同黄連汁，點。○漏膿，同當歸，末服。葳蕤、目痛眦爛淚出。○赤目澀痛，同芍藥、當歸、黄連，煎洗。白芷、赤目努肉，頭風侵目痒淚。○一切目疾，同雄黄，丸服。薄荷、去風熱。○爛弦，以薑汁浸，研，泡湯洗。荆芥、頭目一切風熱疾，爲末，酒服。藍葉、赤目熱痛，同車前、淡竹葉，煎洗。山因蔯、赤腫，同車前子，末服。王瓜子、赤目痛澀，同槐花、芍藥，丸服。香附子、肝虚睛痛羞明，同夏枯草，末，沙糖水服。頭風睛痛，同川芎，末，茶服。防己、目睛暴痛，酒洗三次，末服。夏枯草、補養厥陰血脉，故治目痛如神。菖蒲、諸般赤目，擣汁，熬膏點之。○同鹽傳挑鍼。地黄、血熱，睡起目赤，煮粥食。○暴赤痛，小兒蓐内目赤，並貼之。地膚子、風熱赤目，同地黄作餅，晒，研服。苦參、細辛、並明目，益肝膽，止風眼下淚。黄芪、連翹、又洗爛弦。大黄、並主熱毒赤目。赤芍藥、白及、防風、羌活、白鮮皮、柴胡、澤蘭、麻黄、並主風

〔一〕菜：原作「采」。今從江西本改。
〔二〕同：原作「司」。今從錢本改。下同此誤徑改。
〔三〕目：原作「末」。今據卷十三黄連改。

熱赤目腫痛。野狐漿草汁、積雪草汁、瞿麥汁、車前草汁、並點赤目。○葉亦貼之。千里及汁、點爛弦風眼〔一〕。覆盆草汁、滴風爛眼，去蟲。五味子、同蔓荆子，煎，洗爛弦。艾葉、同黄連，煎水，洗赤目。附子、暴赤腫痛，納粟許入目。高凉薑、吹鼻退赤。狗尾草、戛赤目，去惡血。石斛、同川芎搐鼻，起倒睫。木鼈子、塞鼻，起倒睫。【穀菜】粟泔澱、同地黄，貼熨赤目。豆腐、熱貼。黑豆、袋盛泡熱，互熨數十次。燒酒、洗火眼。生薑、目暴赤腫，取汁點之。乾薑、目睛久赤及冷泪作痒，泡湯洗之。取粉點之，尤妙。○末，貼足心。東風菜、肝熱目赤，作羹食。薺菜、枸杞菜。【果部】西瓜、日乾，末服。石蓮子、眼赤痛，同粳米作粥食。梨汁、點弩肉。赤目，入膩粉、黄連末。甘蔗汁、合黄連，煎，點暴赤腫。杏仁、同古錢埋之，化水，點目中赤脉。同膩粉，點小兒血眼。○油燒烟，點胎赤眼。酸榴皮、點目泪。鹽麩〔二〕子、【木部】海桐皮、山礬葉、同薑，浸熱水。黄櫨、並洗風赤眼。桐油、烙風眼。秦皮、洗赤目腫。○暴腫，同黄連、苦竹葉，煎服。黄蘗、目熱赤痛，瀉陰火。○時行赤目，浸水蒸，洗。○嬰兒赤目，浸人乳點。巵子、目赤熱痛，明目。枸杞根皮、洗天行赤目。楮枝灰、泡湯，洗赤目。櫸皮、洗飛血赤目。欒華、目痛眦爛腫赤，合黄連，作煎點。槐花、退目赤。○胎赤，以枝磨銅器汁，塗之。冬青葉、同黄連熬膏，點諸赤眼，子汁亦可。○同朴硝，點之。木芙蓉葉、水和，貼太陽上〔三〕，赤目痛。丁香、百病在目，同黄連，煎乳點之。蕤核仁、和胡粉、龍腦，點爛赤眼。郁李仁、和龍腦，點赤目。淡竹瀝、點赤目。荆瀝、點赤目。訶黎勒、磨蜜，點風眼。桑葉、赤目澀疼，爲末，紙卷燒烟熏鼻中。白棘鉤、點倒睫。青布、目痛磣澀及病後目赤有瞖，炙熱，卧時熨之。【水土】熱湯、沃赤目。白堊、赤爛眼，倒睫，同銅青，泡湯洗。古磚、浸厠中，取出生霜，點赤目。【金石】金環、銅匙、並烙風赤、風熱眼。瑪瑙、熨赤爛。水精、玻瓈、熨熱腫。琉璃、水浸，熨目赤。鹽藥、點風赤爛眼〔四〕。爐甘石、火煅，童尿淬，研，點風濕爛眼。○同朴硝泡，洗風眼。芒硝、洗風赤眼。白礬、同銅青，洗風赤眼。○甘草水調，貼目胞，去赤腫。青礬、洗赤爛眼，及倒睫，及暴赤眼。石膽、洗風赤眼，止疼。緑鹽、同蜜，點胎赤眼。光明鹽、牙消、消石、點赤目疼。鹵鹼、同青梅、古錢，浸湯，點風熱赤目。○紙包風處，日取，點一切目疾。○同石灰、醋，傅倒睫。古錢、磨薑汁，點赤目腫痛。磨蜜，艾烟熏過，點赤目生瘡。銅青、和水塗盌中，艾烟熏乾，貼爛眼泪出。無名異、點燈，熏倒睫毛。石燕、磨水，點倒睫。鈆丹、同烏賊骨，末，蜜調，點赤目。○貼太陽，止腫痛。土朱、同石灰，貼赤目腫閉。玄精石、目生赤脉，同甘草，末服。○目赤澀痛，同黄蘗點之。井泉石、風毒赤目，同穀精草、井中苔、豆豉，末服。○眼瞼赤腫，同大黄、巵子服。石膏、【蟲部】五倍子、主風赤爛眼，研，傅之。或燒過，入黄丹。○同白善土、銅青，泡洗。

〔一〕風眼：此下原有「五味子同蔓荆子煎」八字，与下文重複，今删。

〔二〕麩：原作「麪」。今據卷三十二鹽麩子改。

〔三〕上：卷三十六木芙蓉「赤目腫痛」方作「穴」。

〔四〕眼：原闕一字。今據卷十一鹽藥「主治」補。

○蔓荆子同煎，洗。○其中蟲，同爐甘石，點之。**泥中蛆**、洗晒，研，貼赤目。**蠅**、倒睫，嗃鼻。**人虱**、倒睫拔毛。○取血點之。【介鱗】**穿山甲**、倒睫，羊腎脂炙，嗃鼻。○火眼，燒烟熏之。**守宫糞**、塗赤爛眼。**田蠃**、入鹽化汁，點肝熱目赤。○入黄連、真珠，止目痛。○入銅緑，點爛眼。**海蠃**、同。**蚌**、赤目，目暗，入黄連，取汁點。**海螵蛸**、同銅緑泡湯，洗婦人血風眼。**鯉魚膽**、**青魚膽**〔一〕、【禽獸】**烏雞膽**、**鴨膽**、**鶏子白**、並點赤目。**雞卵白皮**、風眼腫痛，同枸杞白皮，嗃鼻。**雞冠血**、點目泪不止。**驢乳**、浸黄連，點風熱赤目。**驢尿**、同鹽，點努肉。**猪膽**、**犬膽**、**羊膽**、蜜蒸九次。**熊膽**、並點赤目。**猬膽**、【人部】**小兒臍帶血**、並點痘風眼。**人乳汁**、點赤目多泪。○和雀糞，點努肉。**人尿**、洗赤目。**耳塞**、點一切目疾。**頭垢**。點赤目。

【昏盲】【草部】**人參**、益氣明目。○酒毒目盲，蘇木湯調末服。○小兒驚後，瞳人不正，同阿膠，煎服。**黄精**、補肝明目，同蔓荆子，九蒸九晒，爲末，日服。**蒼术**、補肝明目，同熟地黄，丸服。○同伏苓，丸服。○青盲雀目，同猪肝或羊肝，粟米湯煮食。○目昏濇，同木賊，末服。○小兒目濇不開，同猪膽，煮丸服。**玄參**、補腎明目。○赤脉貫瞳，猪肝蘸末服。**當歸**、内虚目暗，同附子，丸服。**青蒿子**、目濇，爲末，日服，久則目明。**葈耳子**、爲末，入粥食，明目。**地黄**、補陰，主目䀮䀮無所見。○補腎明目，同椒紅，丸服。**麥門冬**、明目輕身，同地黄、車前，丸服。**决明子**、除肝膽風熱，爛膚赤白膜，青盲。○益腎明目，每旦吞一匙，百日後夜見物光。○補肝明目，同蔓菁，酒煮爲末，日服。○積年失明，青盲雀目，爲末，米飲服。或加地膚子，丸服。**地膚子**、補虚明目，同地黄，末服。○葉，洗雀目，去熱暗濇疼。○汁，點物傷睛陷。**車前子**、明目，去肝中風熱毒衝眼，赤痛障瞖，腦痛泪出。○風熱目暗，同黄連，末服。○目昏障瞖，補肝腎，同地黄、菟絲子，丸服。名駐景丸。**蒺藜**、三十年失明，爲末，日服。**兔絲子**、補肝明目，浸酒，丸服。**營實**、目熱暗，同枸杞子、地膚子，丸服。**千里及**、退熱明目，同甘草，煮服。**地衣草**、治雀目，末服。**葳蕤**、眼見黑花，昏暗痛赤，每日煎服。**淫羊藿**、病後青盲，同淡豉，煎服。○小兒雀目，同蠶蛾、甘草、射干，末〔二〕，入羊肝内煮食。**天麻**、**芎藭**、**萆薢**、並補肝明目。**白术**、目泪出。**菊花**、風熱，目疼欲脱，泪出，養目去瞖，作枕明目。○葉同。**五味子**、補腎明目，收瞳子散。**覆盆子**、補肝明目。**茺蔚子**、益精明目。瞳子散大者勿用。**木鼈子**、疳後目盲，同胡黄連，丸服。**龍腦薄荷**、暑月目昏，取汁點之。**箬葉灰**、淋汁，洗一切目疾。**柴胡**、目暗，同决明子，末，人乳和傅目上，久久目視五色。**薺苨**、**地榆**、**蓍實**、**艾實**、**牛蒡子**、**蓼子**、**款冬花**、**瞿麥**、**通草**、**柴胡**、**細辛**、**鱧腸**、**酸漿子**、**萱草**、**槌胡根**、**葒草實**、【穀菜】**赤小豆**、**腐婢**、**白扁豆**、並明目。**大豆**、肝虚目暗，牛膽盛之，夜吞三七粒。**苦蕎皮**、同黑豆、緑豆皮、决明子、菊花，作枕，至老目明。**葱白**、歸目益睛〔三〕，除肝中邪氣。**葱實**、

〔一〕膽：原脱。今據卷四十四青魚膽「主治」補。

〔二〕末：原缺損類「水」。今據卷十二淫羊藿「附方」改。

〔三〕睛：原作「精」。今據卷二十六葱葱莖白「主治」改。

煮粥食，明目。蔓菁子、明目益氣，使人洞視，水煮三遍去苦味，日乾，爲末，水服。○一用醋煮，或醋蒸三遍，末服，治青盲，十得九愈。○或加決明子，酒煮。或加黃精，九蒸九晒。○花，爲末服，治虛勞目暗。芥子、雀目，炒，末，羊肝煮食。○挼入目中，去瞖。白芥子、塗足心，引熱歸下，痘疹不入目。薺菜、菥蓂、莧實、苦苣、萵苣、翹搖、冬瓜仁、木耳、【果部】梅核仁、胡桃、並明目。石蜜、明目，去目中熱膜，同巨勝子，丸服。棗皮灰、同桑皮灰，煎湯洗，明目。椒目、眼生黑花年久者，同蒼朮，丸服。蜀椒、秦椒、【木部】桂、辛夷、枳實、山茱萸、並明目。沈香、腎虛目黑，同蜀椒，丸服。桐花、眼見禽蟲飛走，同酸棗、羌活、玄明粉，煎服。槐子、久服除熱，明目除淚，煮飲。或入牛膽中風乾，吞之。或同黃連，末，丸服。五加皮、明目。○浸酒，治目僻目瞷。牡荆莖、青盲，同烏雞，丸服。黃蘗、目暗，每旦含洗，終身無目疾。松脂、肝虛目淚，釀酒飲。椿莢灰、逐月洗頭，明目。梂子皮、洗頭，明目。桑葉及柴灰、柘木灰、並逐月按日，煎水洗目，明目，治青盲。蔓荆子、明目除昏，止睛痛。蕤核、同龍腦，點一切風熱昏暗黑花。梓白皮、主目中疾。石南、小兒受驚，瞳人不正，視東則見西，名通睛，同瓜丁、藜蘆，吹鼻。秦皮、逐折、欒荆、木槿皮、桑寄生、洗。苦竹葉及瀝、天竹黃、盧會、密蒙花、【金石】銀屑、銀膏、赤銅屑、玉屑、鐵精、鉛灰、揩牙洗目。爐甘石、目暗昏〔一〕花，同黃丹，鍊蜜丸。鍾乳石、赤石脂、青石脂、長石、理石、並明目。石膏、去風熱。○雀目夜昏，同猪肝煮食。○風寒入腦系，敗血凝滯作眼寒，同川芎、甘草，末服〔二〕。丹砂、目昏内障，神水散大，同慈石、神麴，丸服。芒消、逐月按日洗眼，明目。黃土、目卒無所見，浸水洗之。食鹽、洗目，明目止泪。戎鹽、慈石、石青、白青、石流青、【水部】臘雪、明水、甘露、菖蒲及柏葉上露、【蟲介鱗部】螢火、並明目。蜂蜜、目膚赤脹。○肝虛雀目，同蛤粉、猪肝，煮食。蚌粉、雀目夜盲，同猪肝，米泔煮食，與夜明砂同功。蛤粉、雀目，炒研，油蠟和丸，同猪肝煮食。玳瑁、迎風目泪，肝腎虛熱也。同羚羊角、石燕子，末服。真珠、合鯉魚膽、白蜜，點肝虛雀目。鯽魚、熱病目暗〔三〕，作臛食。○弩肉，貼之。鯉魚腦、和膽，點青盲。青魚睛汁、【禽獸】烏目汁、並注目，能夜見物。鸜鵒睛汁、鷹睛汁、並主目，能見碧霄之物。鶴腦、和天雄、葱實服，能夜書字。雀頭血、點雀目。伏翼、主目痒疼，夜視有精光。○血及膽滴目中，夜見物。雄雞膽、目爲物傷，同羊膽、鯉魚膽，點。烏雞肝、風熱目暗，作羹食。鳩、補腎，益氣，明目。猪肝、補腎明目。○雀目，同海螵蛸、黃蠟煮食。○同〔四〕石決明、蒼朮末煮食。青羊肝、補肝風虛熱，目暗赤痛，及熱病後失明，作生食。并水浸貼之。○青盲，同黃連、地黃，丸服。○小兒雀目，同白牽牛末煮食。又同穀精草煮食。○赤目失明，同決明子、蓼子，末服。○風熱昏暗生瞖，生擣末，

〔一〕暗昏：原作「昏暗」。今據卷九爐甘石「附方」乙正。
〔二〕服：原作「腦」。今據卷九石膏「附方」改。
〔三〕暗：原作「雀」。今據卷四十四鯽魚肉「附方」改。
〔四〕同：下原有一字闕。今據卷四十六石決明「附方」删。

黄連丸服。○不能遠視，同葱子末，煮粥食。○目病䀮䀮，煮熱熏之。**牛肝**、補肝明目。**兔肝**、風熱上攻，目暗不見物，煮粥食。**犬膽**、肝虚目暗，同螢火，末點。○目中膿水，上伏日酒服。**牛膽**、明目，釀槐子吞。○釀黑豆吞。○和柏葉、夜明砂，丸服。**鼠膽**、點青盲雀目。○目，和魚膏點，明目。○屎，明目。**白犬乳**、點十年青盲。**醍醐**、傅腦[一]，明目。**牛涎**、點損目，破目。**鹿茸**、補虚明目。**羖羊角**、並明目。**羚羊角**、並明目。**天靈蓋**。治青盲。

【翳膜】【草部】白菊花、病後生翳，同蟬花，末服。○癍痘生翳，同緑豆皮、穀精草，末，煮乾柿食。**淫羊藿**、目昏生翳，同王瓜，末服。**茼實**、目翳瘀肉，倒睫拳毛，同猪肝，丸服。**穀精草**、去翳，同防風，末服。○痘後翳，同猪肝，丸服。**天花粉**、痘後目障，同蛇蜕、羊肝煮食。**羊肝**、**覆盆子根**、粉，點痘後翳。**白藥子**、疳眼生翳，同甘草、猪肝煮食。**黄芩**、肝熱生翳，同淡豉，末，猪肝煮食。**水萍**、癍瘡入目，以羊肝煮汁，調末服，十服見效。**番木鼈**、癍瘡入目，同腦、麝，吹耳。**馬勃**、癍瘡入目，同蛇皮、皂角[二]子，煅，研服。**貝母**、研末，點翳。○同胡椒，末[三]，止泪。○同真丹點努肉，或同丁香。**麻黄根**、内外障翳，同當歸、麝香，嗃鼻。**鱧腸**、同藍葉浸油摩頂，生髮去翳。**牛膝葉**、汁，點目生珠管。**青箱子**、肝熱赤障，翳腫青盲。**敗醬**、赤目，翳障努肉。**白豆蔻**、白睛翳膜，利肺氣。**木賊**、退翳。**苔根**、同諸藥點翳。**鵝不食草**、嗃鼻，塞耳，貼目，爲去翳神藥。**景天花汁**、**仙人草汁**[四]、**【菜穀】苦瓠汁**、並點翳。○小壺盧吸翳。**薺根**、明目去翳，卧時納入眦内，久久自落[五]。○薺實，主目痛青盲，去翳，久服視物鮮明。**菥蓂子**、目痛泪出，益精光，去努肉，爲末，卧時點之。**莧實**、青盲目翳黑花，肝家客熱。**馬齒莧**、目中息肉淫膚，青盲白翳，取子爲末，蒸熨。**蘭香子**、安目中磨翳。亦煎服。**黑豆皮**、痘後翳。**緑豆皮**、痘後翳，同穀精、白菊花，末，柿餅、粟米泔煮食，極效。**【果木】杏仁**、去油，入銅緑，點翳。○入膩粉，點努肉。**李膠**、治翳，消腫定痛。**蘡薁藤汁**、點熱翳，去白障。**龍腦香**、明目，去膚翳，内外障，日點數次。或加蓬砂，併嗃鼻。**蜜蒙花**、青盲膚翳，赤腫眵多，目[六]中赤脉及疳氣攻眼，潤肝燥。○同黄蘗，丸服，去障翳。**楮實**、肝熱生翳，研末，日服。○同荆芥，丸服，治目昏。○葉末及白皮灰，入麝，點一切翳。**楸葉**、煨取汁熬，點小兒翳。**枸杞汁**、點風障赤膜昏疼。榨油點燈，明目。**蕤核**、心腹邪熱，目赤腫疼，泪出眦爛。○同黄連，點風眼翳膜。○同蓬砂，或同青鹽、猪

〔一〕傅腦：卷五十醍醐作「傅腦頂心」，義長。

〔二〕皂角：原作「魚」。今據卷二十一馬勃「附方」改。

〔三〕末：原闕一字。今據卷十三貝母「附方」補。

〔四〕仙人草汁：原在「菜穀」下，今據卷二十二草部仙人草移至「草部」。

〔五〕落：原作「洛」。今據卷二十七薺「附方」改。

〔六〕目：原作「脉」。今據卷三十六密蒙花「主治」改。

脰,點膜瞖。没藥、目瞖暈疼,膚[一]赤,肝血不足。乳香、琥珀、磨翳。堊、【水土[二]】井華水、洗膚翳。○浸目睛突出。白瓷器、煅研。東壁土、【金石】錫悋脂、珊瑚、馬瑙、寶石、玻瓈、菩薩石、並點翳。古文錢、磨汁,點盲去翳,及目卒不見。丹砂、擦瞖,點息肉。○同貝母,點珠管。輕粉、點翳。○同黄丹吹鼻,去痘後翳。粉霜、痘疹入目生翳,同朱砂,水調,傾耳中。爐甘石、明目去翳,退赤收濕,煅赤,童尿淬七次,入龍腦,點一切目疾。或黄連水煮過,亦良。○同蓬砂、海螵蛸、朱砂,點目翳昏暗爛赤。空青、漿,點青盲内障翳膜。瞳人破者,得再見物。○一切目疾,同黄連、槐芽、片腦,吹鼻。○膚翳,同蕤仁點。○黑翳,同礬石、貝子,點。曾青、一切風熱目病,同白薑、蔓荆子、防風,末,嗃鼻。○瘢瘡入目,同丹砂、蠐螬,點。蜜陀僧、浮瞖多淚。花乳石、多年翳障,同川芎、防風諸藥,點之。井泉石、小兒熱疳雀目,青盲生翳,同石决明服。玄精石、赤目,失明障翳,同石决明、蕤仁、黄連,羊肝丸服。越砥、磨汁點翳,去盲止痛。鉛丹、一切目疾,同蜜熬點。○同烏賊骨,點赤目生翳。○同白礬,點瞖。○同鯉魚膽,點目生珠管。○同輕粉吹耳,去痘疹生翳。石燕、磨,點障翳,拳毛倒睫。石蟹、磨,點青盲,淫膚丁翳。礬石、點翳膜努肉。硇砂、去膜翳努肉。或入杏仁。蓬砂、點目翳,努肉瘀突,同片腦用。绿鹽、點翳,去赤止痛。芒硝、點障翳赤腫澀痛。○或入黄丹、腦、麝。消石、同黄丹、片腦,點翳。浮石、【蟲鱗介部】蠶蜕、並去障瞖。蟬蜕、目昏障翳,煎水服。○産後翳,爲末,羊肝湯服。芫青、去頑翳,同樗雞、班蝥、蓬砂、蕤仁,點。樗鷄、蠐螬汁、滴青翳白膜。蛇蜕、卒生翳膜,和麪炙,研,湯服。○痘後翳,同天花粉、羊肝,煮食。蚺蛇膽、點翳。烏蛇膽、風毒氣眼生翳。鯉魚膽、青魚膽、並點翳障。○或加黄連、海螵蛸。○或加鯉魚、牛、羊、熊膽,麝香,合决明,丸服。海螵蛸、點一切浮翳及熱淚。傷寒熱毒攻目生翳,入片腦。○赤翳攀睛貫瞳人,加辰砂,黄蠟丸,納之。○小兒疳眼流淚[三],加牡蠣、猪肝,煮食。鰻鱺血、鱓血、並點痘疹入目生瞖。鮫魚皮、去翳,功同木賊。魚子、入翳障努肉藥。石决明、明目磨翳。○同甘草、菊花,煎服,治羞明。○海蚌、木賊,水煎服,治肝虚生翳。○同穀精草末,猪肝蘸食,治痘後瞖。真珠、點目去翳。○合左纏根,治麩豆入目。○地榆煮過,醋浸,研末,點頑翳。紫貝、生研,同猪肝煮食,治痘疹生翳。白貝、燒研,點目花瞖痛。珂、點翳,或入片腦、枯礬。螺螄、常食,去痘後瞖。牡蠣、【禽獸】抱出鷄卵殼、點翳障及瘢疹入目。雀、入内外障翳丸藥。雀屎、點努肉,赤脉貫瞳子者即消。又去目痛[四],赤白膜。五靈脂、治血貫瞳人。○同海螵蛸,末,猪肝蘸食,治浮瞖。夜明砂、目盲障瞖,入猪肝煮食。胡燕屎、猪脂、並點瞖。猪膽皮灰、點翳,不過三五度。猪血、

[一] 膚:下原有一字闕。今據卷三十四没藥删。

[二] 水土:原脱。據下藥所屬類别補。

[三] 淚:原作「膿」。今據卷四十四烏賊魚「附方」改。

[四] 痛:卷四十八雀雄雀屎「附方」作「熱」。

點痘入目。猪脏、同蕤仁，點瞖。猪鼻灰、目中風瞖，水服。豬懸蹄、炒，同蟬蛻、羚羊角，末服，治班豆生翳[一]。○燒灰，浸湯洗。羊膽、點青盲，赤障，白瞖，風淚[二]，病後失明。羊睛、點瞖膜目赤。○白珠，磨汁點。白羊髓、點赤瞖。熊膽、明目除瞖，清心平肝。○水化點。象膽、功同熊膽。○睛，和人乳，滴之。獺膽、目瞖黑花，飛蠅上下，視物不明，入點藥。兔屎、去浮瞖、痘後瞖，日乾，茶服一錢。或加檳榔，末。羚羊角、犀角、清肝明目。麝香、虎骨、【人部】人唾津、並退瞖。爪甲、刮末點瞖及痘後生瞖，或加朱砂。○目生珠管，燒灰，同貝子灰、龍齒末，調。胞衣。燒，點赤目生瞖。

【諸物眯目】地膚汁、豬脂、牛酥、鮑魚頭、煮汁。雞肝血、並點諸物入目。蠶沙、諸物入目，水吞十枚。甑帶、沙石入目，水服一錢。真珠、珊瑚、寶石、貂皮、並拭塵沙入目。烏雞膽、點塵沙眯目。食鹽、塵物入目，洗之。羊筋、鹿筋、新桑白皮、塵物入目，嚼納粘之。蘭香子、塵物入目，納入粘之。墨汁、點飛絲、塵物、芒硝[三]入目。蘘荷根汁、粟米、嚼汁。豉、浸水。大麥、煮汁。並洗麥稻芒屑入目。白菘汁、蔓菁汁、馬齒莧灰、藕汁、柘漿、鷄巢草灰、淋汁。人爪甲、並點飛絲入目。菖蒲、塞鼻，去飛絲入目。瞿麥。眯目生瞖，其物不出，同乾薑，末，日服。

耳

耳鳴、耳聾。有腎虛，有氣虛，有鬱火，有風熱。○耳痛是風熱。○聤耳是濕熱。

【補虛】【草穀】熟地黃、當歸、肉蓯蓉、兔絲子、枸杞子、腎虛耳聾，諸補陽藥皆可通用。黃芪、白术、人參、氣虛聾鳴，諸補中藥皆可通用。骨碎補、耳鳴，爲末，猪腎煨食。百合、爲末，日服。社日酒、【果木】乾柹、同粳米、豆豉，煮粥，日食，治聾。柘白皮、釀酒，主風虛耳聾。牡荆子、浸酒，治聾。伏苓、卒聾，黃蠟和嚼。山茱萸、黃蘗、【石禽獸】慈石、養腎氣，治聾。○老人，取汁，作猪腎羹食。雞子、作酒，止耳鳴。○和蠟炒食，治聾。猪腎、煮粥，治聾。羊腎、補腎治聾。○脊骨，同慈石、白术諸藥，煎服。鹿腎、鹿茸角。並補虛治聾。

【解鬱】【草部】柴胡、去少陽鬱火，耳鳴、耳聾。連翹、耳鳴煇煇焞焞，除少陽三焦火。香附、卒聾，炒研，萊菔子湯下。牽牛、疳氣耳聾，入猪腎，煨食。栝樓根、煮汁，釀酒服，治聾。黃芩、黃連、龍膽、盧會、撫芎、芍藥、木通、半夏、石菖蒲、薄荷、防風、風熱鬱[四]火耳鳴，諸流氣解鬱消風降火藥，皆可用也。【金石】生鐵、熱甚耳聾[五]，燒赤淬酒飲，仍以慈石塞耳。空青、白青、【蟲禽】蠮螉、並治聾。全蠍、耳聾，

〔一〕翳：原闕一字。今據卷五十豕懸蹄甲「附方」補。
〔二〕淚：原作「疾」。今據卷五十羊胆「主治」改。
〔三〕芒硝：卷七墨「主治」作「物芒」。
〔四〕鬱：原作「爵」。今從錢本改。本句下一「鬱」字同，徑改不另注。
〔五〕熱甚耳聾：原作「甚熱耳鳴」。今據卷八鐵「附方」改。

酒服一錢，以聞水聲爲效。烏雞屎。卒聾，同烏豆炒，投酒，取汗爲愈。

【外治】【草木】木香、浸麻油，煎，滴聾，日四五次。預知子、卒聾，入石榴，釀酒滴。凌霄葉、汁滴。地黄、骨碎補、並煨，塞聾。菖蒲、同巴豆塞。附子、卒聾，醋浸插耳。○燒灰，同石菖蒲，塞耳，止鳴。草烏頭、塞鳴痒聾。甘遂、插耳，口含甘草。蓖麻子、同大棗作挺，插。土瓜根、塞耳，炙聾。經霜青箬葉、入椒，燒吹。栝樓根、猪脂煎，塞耳鳴。雞蘇、生挼。巴豆、蠟和。細辛、狼毒、龍腦、槐膠、松脂、同巴豆。○並塞耳聾。椒目、腎虚耳鳴，如風水鐘磬者，同巴豆、昌蒲、松脂，塞之，一日一易，神效。胡桃、煨研，熱塞，食頃即通。芥子、人乳和，塞聾鳴。葱莖、插耳鳴。○同蜜水，滴聾鳴。杏仁、蒸油滴。石榴、入醋煨熟，入黑李子、仙棗子，滴卒聾。生麻油、日滴，取耵聹。燒酒、耳中有核，痛不可動，滴入半時，即可箝。【石蟲】慈石、入少射香，淘鵝油和塞。○同穿山甲塞耳，口含生鐵。消石、芫青、同巴豆、蓖麻。斑蝥、同巴豆。真珠、並塞。地龍水、【鱗介】龜尿、蟹膏、弔脂、荀印膏、並滴聾。蚺蛇膏、花蛇膏、蝮蛇膏、並塞聾。海螵蛸、同麝香吹。穿山甲、同蝎尾、射香，和蠟，塞鳴聾。鯉魚膽腦、鯽魚膽腦、烏賊魚血、【禽獸】白鵝膏髀、雁肪、烏雞肪、鵜鶘油、鸊鷉膏、鼠膽、猬脂、驢脂、猫尿、人尿、並滴聾。雀腦、兔腦、熊腦、鼠腦、並塞聾。蚯蚓、同青鹽、鼠脂塞。蠶蜕紙。卷射香，熏聾。

【耳痛】【草木】連翹、柴胡、黄芩、龍膽、鼠粘子、商陸、塞。楝實、牛蒡根、熬汁。蓖麻子、並塗。木鼈子、耳卒熱腫，同小豆、大黄，油調塗。木香、以葱黄染鵝脂，蘸末内入。昌蒲、作末，炒罨，甚效。鬱金、浸水滴。茱萸、同大黄、烏頭，末，貼足心，引熱下行，止耳鳴耳痛。【水石】礬石、化水。芒消、水。磨刀水、並滴。蚯蚓屎、塗。炒鹽、枕。【蟲獸】蛇蜕、耳忽大痛，如蟲在内走，或流血水，或乾痛，燒灰吹入，痛立止。桑螵蛸、灰摻。鱓血、滴。穿山甲、同土狗吹。鳩屎、末，吹。麝香。通竅。

【聤耳】【草木】白附子、同羌活、猪羊腎，煨食。附子、紅藍花、同礬末。青黛、同香附、黄蘗，末。敗醬、狼牙、蒲黄、桃仁、炒。杏仁、炒。橘皮灰、入射。青皮灰、楠材灰、檳榔、故綿、灰。麻稭、灰。苦瓠、灰。車脂、並吹耳。胡桃、同狗膽研塞。柳根、擣封。薄荷、汁。青蒿、汁。茺蔚、汁。燕脂、汁。虎耳草、汁。麻子汁、韭、汁。柑葉汁、並滴耳。【土石】伏龍肝、蚯蚓泥、黄礬、白礬、同黄丹。雄黄、同雌黄、流黄。爐甘石、同礬、射香。浮石、同没藥、射香。密陀僧、輕粉、並吹耳。硫黄、和蠟作挺塞。【蟲獸】五倍子、桑螵蛸、蟬蜕灰、蜘蛛、全蠍、龍骨、穿山甲、海螵蛸、鳩屎、並同射香吹耳。羊屎、同燕脂，末，吹。鯉魚腸腦、鰻鱺魚膏、魚鮓、鼠肝、並塞聤耳引蟲。石首魚魫、夜明砂、並摻入耳。犬膽、同礬塞。髮灰、同杏仁塞。人牙灰。吹五般聤耳。

【蟲物入耳】半夏、同麻油。百部、浸油。蒼耳汁、葱汁、韭汁、桃葉汁、薑汁、醬汁、蜀椒、石膽、水銀、古錢、煎猪脂。人乳汁、人尿、猫尿、雞冠血、並滴耳。鱓頭灰、塞。石斛、插耳，燒熏。鐵刀聲。並主百蟲入耳。○胡麻油、煎餅枕之。車脂、塗。緑礬、硇砂、同石膽。**龍腦**、並吹耳。**羊乳**、**牛乳**、**牛酪**、**驢乳**、**猫尿**。並滴蚰蜒入耳。○**雞肝**、枕。**猪肪**。枕之。並主蜈蚣蟲螘入耳。○**穿山甲灰**、吹。**杏仁油**、滴，並主螘入耳。**燈心**。浸油，釣小蟲螘入耳。○**鱓血**。同皂角子蟲，滴蠅入耳。○**昌蒲**。塞蚤虱入耳。○**稻秆灰**。煎汁，滴虱入耳。○**皂礬**。蛆入耳，吹之。○**田泥**。馬蟥入耳，枕之。○**生金**。水銀入耳，枕之引出。○**薄荷汁**。水入耳中，滴之。

面 面腫是風熱，紫赤是血熱。皰是風熱，即穀觜。皻是血熱，即酒皻。皯䵳是風邪客于皮膚，痰飲漬于腑臟，即雀卵斑，女人名粉滓斑。

【風熱】 **白芷香**、**白附子**、**薄荷葉**、**荆芥穗**、**零陵香**、**黄芩**、**藁本香**、**升麻**、**羌活**、**葛根**、**麻黄**、**海藻**、**防風**、**遠志**、**白术**、**蒼术**、並主陽明風熱。**兔絲子**、浸酒服。**葱根**、主發散。**牛蒡根**、汗出中風面腫，或連頭項，或連手足，研爛，酒煎成膏，貼之，并服三匙。**黑豆**、風濕面腫，麻黄湯中加入，取小汗。**大黄**、頭面腫大疼痛，以二兩，同僵蠶一兩，爲末，薑汁和丸彈子大，服。**辛夷**、**黄蘗**、**楮葉**、煮粥食。**石膏**、並去風熱。**蟹膏**、塗面腫。**炊帚**。甑氣熏面浮腫，燒灰，傅之即消。

【皻皰皯䵳】【草部〔一〕】**葳蕤**、久服，去面上黑皯，好顔色。**升麻**、**白芷**、**防風**、**葛根**、**黄芪**、**人參**、**蒼术**、**藁本**、並達陽明陽氣，去面黑。**女菀**〔二〕、治面黑，同鉛丹，末，酒服。男女二十日，黑從大便出。**冬葵子**、同柏仁、伏苓，末服。**桑耳**、末服。**蒼耳葉**、末服，並去面上黑斑。**天門冬**、同蜜擣丸，日用洗面，去黑。**甘松香**、同香附、牽牛，末，日服。**益母草**、煆研，日洗。**夏枯草**、燒灰，入紅豆，洗。**續隨子莖汁**、洗皯䵳，剥人皮。**蒺藜**、**苦參**、**白及**、**零陵香**、**茅香**、並洗面黑，去皯䵳。**蓖麻仁**、同流黄、蜜陀僧，羊髓和塗，去雀斑。○同白棗、大棗、瓦松、肥皂，丸，洗。**山柰**、同鷹屎、蜜陀僧、蓖麻仁，夜塗旦洗，去雀斑。**白附子**、去面上諸風百病。○疵〔三〕皯，酒和貼之，自落。**白牽牛**、酒浸，爲末，塗面，去風刺粉滓。**栝樓實**、去手面皺，悦澤人面。○同杏仁、猪胰，研塗，令人面白。**羊蹄根**、面上紫塊〔四〕，同薑汁、椒末、穿山甲灰，包〔五〕擦之。**土瓜根**、面黑面瘡，爲末，夜塗，百日光采射人。**白斂**、同杏仁研，塗，去粉滓酒皻。**半夏**、面上黑氣，焙，研醋調塗。**术**、漬酒，拭皯皰。**艾灰**、淋鹼，點皯靨。**山藥**、**山慈姑**、**白及**、

〔一〕草部：原作「内治」。其下亦多外治法，其藥除桑耳外均屬草部，今據本卷體例改。
〔二〕菀：原作「苑」。今據卷十六女菀改，下同此誤徑改。
〔三〕疵：原作「疪」。今據卷十七白附子「主治」改。
〔四〕塊：原作「泡」。今據卷十九羊蹄「附方」改。
〔五〕包：原作「泡」。今據改同上。

蜀葵花及子、馬蔺花、杵，塗皻皰，兔絲子汁、塗。旋花、水萍、卷柏、紫參、紫草、凌霄花、細辛、藿香、烏頭、白頭翁、白微、商陸、【穀菜】胡麻油、並塗面皯黵〔一〕、皻皰、粉刺、遊風，入面脂。胡豆、畢豆、緑豆、大豆、並作澡〔二〕豆，去皯黵。馬齒莧、洗面皰及瘢痕。莙蓬子、醋浸揩面，去粉滓，光澤。菰筍、酒皻面赤。灰藋灰、點面皯。胡荽、洗黑子。冬瓜仁葉瓤、並去皯黵，悅澤白皙。○仁爲丸服，面白如玉。服汁，去面熱。蔓青子、落葵子、【果木】李花、梨花、木瓜花、杏花、櫻桃花、並入面脂，去黑皯皺皮，好顏色。桃花、去雀班，同冬瓜仁研，蜜塗。○粉刺如米，同丹砂，末服，令面紅潤。○同雞血塗身面，光華鮮絜。白柹、多食，去面皯。杏仁、頭面諸風，皻皰，同雞子白塗。○兩頰赤痒，頻揩之。李仁、同雞子白夜塗，去皯好色。銀杏、同酒糟嚼塗，去皯黵皻皰。烏末〔三〕、爲末，唾調塗。櫻桃枝、同紫萍、牙皂、白梅，洗雀班。栗荴、塗面去皺。橙核、夜塗，去粉刺面皯。柑核、蜀椒、海紅豆、無患子、並入面藥，去皯。白楊皮、同桃花、白冬瓜子服，去面黑，令白。木蘭皮、面熱赤皰皯黵，酒浸百日，爲末服。亦入澡藥。菌桂、養精神，久服面生光華，常如童子。枸杞子、酒服，去皯皰。山茱萸、面皰。巵子、面赤皻皰，亦入塗藥。柳華、面熱黑。桂枝、和鹽、蜜塗。龍腦香、酥和，塗酒皻赤鼻。白檀香、磨汁塗。篤耨香、同白附〔四〕子、冬瓜子、白及、石榴皮，浸酒塗。没石子、磨汁。槲若、洗皻皰。桐油、和黄丹、雄黄，塗酒皻〔五〕赤鼻。白伏苓、和蜜塗。皂莢子、同杏仁塗。皂莢、肥皂莢、蔓荊子、楸木皮、辛夷、樟腦、並入面脂。榆葉、【水石】漿水、洗。冬霜、服，解酒後面赤。蜜陀僧、去瘢皯，乳煎塗面，即生光。○同白附子、白雞屎，末，人乳塗。鈆粉、抓傷面皮，油調塗。輕粉、入面脂。○抓傷面皮，薑汁調塗。雲母粉、同杏〔六〕仁、牛乳蒸塗。朱砂、水服二匕，色白如瑩。○入雞子，抱雛出，取塗面，去皯黵，面白如玉。白石脂、同白斂、雞子白塗。石硫黄、酒皻，同杏仁、輕粉搽。○同檳榔、片腦擦。○同黄丹、枯礬擦。禹餘粮、同半夏、雞子塗。水銀、同胡粉、猪脂，塗少年面皰。杓上砂、面上風粟，隱暗澀痛，挑去即愈。白鹽、擦赤鼻。珊瑚、同馬珂、鷹屎白、附子，漿水塗。石膏、【蟲介】白僵蠶、蜜和擦面，滅黑黯，好顏色。或加白牽牛。石蜜、常服，面如花紅。蜂子、炒食，并浸酒塗面，去雀班面皰，悅白。蜂房、酒服，治皻瘤出膿血。牡蠣、丸服，令面白。真珠、和乳傅面，去皯，潤澤。蛟髓、【禽獸】白鵝膏、並塗面悅白。雞子白、酒或醋浸，傅疵皯面皰。啄木血、服之，

〔一〕黵：此後原有「匕」字。今從錢本删。
〔二〕澡：原作「藻」。今據卷二十四豌豆（即畢豆）「主治」改。
〔三〕烏末：張本作「烏梅」。然卷二十九烏梅無此方。據其主治、用法，疑爲「桑枝」之誤。
〔四〕白附：原作「附□」。今據卷三十四篤耨香「主治」補改。
〔五〕皻：原作「查」，今據卷三十五罌子桐「附方」改。
〔六〕同杏：二字漫漶。今據卷八雲母「附方」補正。

面色如朱。鸕鷀骨、燒，同白芷，末，塗雀班。蜀水花、和猪脂，塗鼻面酒皶䵟䵳，入面脂。屎白、同胡粉塗之。白丁香、蜜塗。蝙蝠腦、夜明砂、麝香、並去䵟䵳。猪胰、面粗醜，䵟䵳，同杏仁、土瓜根、蔓青子，浸酒，夜塗旦洗。猪蹄、煎膠，塗老人面。羊膽、同牛膽、酒，塗皯〔一〕皰。羊脛骨、皯䵳粗陋，身皮粗厚，同雞子白塗。羚羊膽、煮沸，塗雀班。鹿角尖、磨汁，塗皯皰，神效。鹿角、磨汁塗面，光澤如玉。〇骨，釀酒飲，肥白。麋脂、塗少年面皰。羊胰及乳、同甘草末塗。猪鬐膏、馬鬐膏、驢鬐膏、犬胰并脂、羊脂腦、牛脂腦及髓、熊脂、鹿脂腦、麋髓腦、並入面脂，去䵟䵳，滅痕，悦色。鼠頭灰、鼻面皶。【人部】人精、和鷹屎塗面，去黑子及瘢。人胞、婦人勞損，面䵟皮黑，漸瘦〔二〕，和五味食之。人口津。不語時，塗皶〔三〕皰。

【瘢痕】蒺藜、洗。葵子、塗。馬齒莧、洗。大麥麨、和酥傅。秋冬用小麥麨。寒食飯、塗。冬青子及木皮灰、入面脂。真玉、摩面。馬藺根、洗。禹餘粮、身面瘢痕，同半夏、雞子黄塗，一月愈。白瓷器、水摩。凍凌、頻摩。熱瓦、頻摩。白僵蠶、同白魚、鷹屎塗。鷹屎白、滅痕，和人精摩。〇同僵蠶、蜜摩。〇同白附子摩。〇同白魚、蜜摩。蜀水花、入面脂摩。雞子黄、炒黑拭之。雞屎白、炒。羊髓、獺髓、牛髓、牛酥、並滅瘢痕。鼠、煎豬脂摩。豬脂、三升〔四〕，飼烏雞取屎白，入白〔五〕芷、當歸，煎，去滓，入鷹屎白，傅之。輕粉、抓傷面，薑汁調塗。鉛粉。抓傷面，油調塗。

【面瘡】【草部】薺苨、酒服。紫草、紫草〔六〕、艾葉、煎醋搽之。〇婦人面瘡，燒烟熏，定粉搽。萞麻子、肺風面瘡，同大棗、瓦松、白果、肥皂，爲丸，日洗。土瓜根、面上痦瘟，夜塗日洗。凌霄花、兩頰浸淫〔七〕，連及兩耳，煎湯日洗。何首烏、洗。牽牛、塗。甘松、面上風瘡，同香附、牽牛，末，日洗。蛇牀子、同輕粉。曼陀羅花、【穀菜果木】胡麻、嚼。白米、並塗小兒面上甜瘡。黄粱米、小兒面瘡如火，燒，研，和蜜塗。絲瓜、同牙皂燒，擦面瘡。枇杷葉、茶服，治面上風瘡。桃花、面上黄水瘡，末服。杏仁、雞子白和塗。銀杏、和糟嚼塗〔八〕。柳絮、面上膿瘡，同膩粉塗。柳葉、

〔一〕皯：原作「奸」。今據卷五十羊改。
〔二〕瘦：原脱。今據卷五十二人胞補。
〔三〕皶：原字類「查」。今據卷五十二口津唾正。
〔四〕升：原作「斤」。今據卷四十八雞屎白「附方」改。
〔五〕白：原爲一字闕。今據補同上。
〔六〕紫草：与前重複。此後諸本「草」字或有作墨钉、「苑」、「葳」、「參」者，均無旁證，故此名乃衍。
〔七〕淫：原闕一字。今據卷十八紫葳「附方」補正。
〔八〕塗：原脱。今據卷三十銀杏「附方」補。

洗面上惡瘡。木槿子、燒。【土石】胡燕窠土、入麝。○並搽黄水肥瘡。蜜陀僧、塗面瘡。黄礬、婦人頰瘡頻發，同胡粉、水銀，猪脂〔一〕塗。緑礬、小兒甜瘡，棗包燒，塗。鹽湯、搨面上惡瘡。【蟲鱗】斑蝥、塗面上痦癗。蚯蚓、燒。烏蛇、燒。並塗面瘡。鯽魚頭、燒，和醬汁，塗面上黄水瘡。【禽獸】雞内金、金顋瘡，初生如米豆，久則穿蝕，同鬱金傅。羖羊鬚、香瓣〔二〕瘡，生面頤耳下，浸淫出水，同荆芥、乾棗〔三〕，燒，入輕粉搽。熊脂、鹿角。

鼻　鼻淵，流濁涕，是腦受風熱。○鼻鼽，流清涕，是腦受風寒，包熱在内。腦崩臭穢，是下虚。○鼻窒，是陽明濕熱，生瘜肉〔四〕。○鼻皶，是陽明風熱及血熱，或臟中有蟲。○鼻痛，是陽明熱。

【淵鼽】【内治】【草菜】蒼耳〔五〕子、末，日服二錢，能通頂門。○同白芷、辛夷、薄荷，爲末，葱茶服。防風、同黄芩、川芎、麥門冬、人參、甘草，末服。川芎、同石膏、香附、龍腦，末服。草烏頭、腦洩臭穢，同蒼术、川芎，丸服。羌活、藁本、白芷、雞蘇、荆芥、甘草、甘松、黄芩、半夏、南星、菊花、昌蒲、苦參、蒺藜、細辛、升麻、芍藥、並去風熱痰濕。絲瓜根、腦崩腥臭，有蟲也，燒，研服。【果木】藕節、鼻淵，同芎藭，末服。蜀椒、辛夷、辛走氣，能助清陽上行通于天，治鼻病而利九竅。○頭風清涕，同枇杷花，末，酒服。巵子、龍腦香、百草霜、鼻出臭涕，水服三錢。【石蟲】石膏、全蠍、貝子、鼻淵膿血，燒研，酒服。爛螺殼。【外治】蓽茇、吹。白芷、流涕臭水，同流黄、黄丹，吹。烏叠泥、吹。石緑、吹鼻鼽。皂莢、大蒜、同蓽茇擣，安顖上，以熨斗熨之。艾葉、同細辛、蒼术、川芎，末，隔帕安頂門，熨之。破瓢灰、同白螺殼灰、白雞冠灰、血竭、麝香，末，酒洒〔六〕艾上作餅，安頂門，熨之。車軸脂、水調，安頂門，熨之。附子。葱涎和，貼足心。○大蒜亦可。

【窒瘜】【内治】【草菜】白微、肺實鼻塞，不知香臭，同貝母、款冬、百部，爲末服。天南星、風邪入腦，鼻塞結硬，流濁涕，每以二錢，同甘草、薑、棗，煎服。小薊、煎服。麻黄、白芷、羌活、防風、升麻、葛根、辛夷、川芎、菊花、地黄、白术、薄荷、荆芥、前胡、黄芩、甘草、桔梗、木通、水芹、乾薑、【果木】乾柹、同粳米煮粥食。畢澄茄、同薄荷、荆芥，丸服。槐葉、同葱、豉，煎服。山茱萸、釜墨、水服。石膏、【鱗獸】蛇肉、肺風鼻塞。羊肺、鼻息，同白术、肉蓯蓉、乾薑、芎藭，爲末，日服。人中白。【外治】細辛、鼻齆，不聞香臭，時時吹之。瓜蒂、吹之。

〔一〕猪脂：原作「尼」。今據卷十一黄礬「附方」改。
〔二〕瓣：原作「辨」。今據卷五十羊鬚「附方」改。
〔三〕棗：原作「薑」。今據改同上。
〔四〕肉：原作「内」。今據本節「窒瘜」下有「嚏出息肉」、「經日肉出」改。
〔五〕耳：原作「子」。今據卷十五枲耳「發明」改。
〔六〕洒：原作「醋」。今據卷二十八敗瓢「附方」改。

或加白礬，或同細辛、麝香，或同狗頭灰。皂莢、麻鞋灰、礜石、麝香，並吹。蒺藜，同黃連煎汁，灌入鼻中，嚏出息肉如蛹。苦瓠汁、馬屎汁、地膽汁、狗膽，並滴。狗頭骨灰，入硇，日嗃之，肉化爲水。青蒿灰、龍腦香、硇砂，並滴。桂心、丁香、蕤核、藜蘆、石胡荽、薰草，並塞。菖蒲，同皂莢，末塞。萞麻子，同棗塞，一月聞香臭。白礬，猪脂同塞。○同硇砂點之，尤妙。○同萞麻、鹽梅、麝香，塞。雄黃，一塊，塞，不過十日自落。鐵鏽，和猪脂塞，經日肉出。蠮螉、狗腦、雄雞腎，並塞鼻引蟲。猬皮，炙，研塞。醍醐。小兒鼻塞，同木香、零陵香，煎膏，塗頂門。并塞之。

【鼻乾】黃米粉。小兒鼻乾無涕，腦熱也。同礬末，貼顖門。

【鼻痛】石硫黃，搽。石流赤，冷水調搽，一月愈。酥羊脂。並塗之。

【鼻傷】猫頭上毛，搽破鼻，剪碎，和唾傅。髮灰。搽落耳、鼻，乘熱，急蘸灰，綴定，縛住勿動。

【鼻毛】硇砂。鼻中生毛，晝夜長一二尺，漸圓如繩，痛不可忍，同乳香，丸服十粒，自落。

【赤皶】【内治】凌霄花，鼻上酒皶。同巵子，末，日服，○同硫黃、胡桃、膩粉，揩搽。使君子，酒皶面瘡，以香油浸潤，卧時嚼三五個，久久自落。蒼耳葉，酒蒸，焙，研服。巵子，鼻皶面皰，炒，研，黃蠟丸服。○同枇杷葉，爲末，酒服。橘核，鼻赤酒皶，炒，研，二錢，同胡桃一個，擂酒服。木蘭皮，酒皶赤皰，醋浸，晒，研，日服。百草霜，日服二錢。蜂房，炙，末，酒服。大黃、紫參、桔梗、生地黃、薄荷、防風、苦參、地骨皮、樺皮、石膏、蟬蜕、烏蛇。【外治】黃連，鼻皶，同天仙藤灰，油調搽。馬藺子，杵傅。蜀葵花，夜塗旦洗。萞麻仁，同瓦松、大棗、白果、肥皂，丸洗。牽牛，雞子白調，夜塗旦洗。銀杏，同酒糟嚼傅。槲若，瘡瘤[一]膿血，燒灰，納瘡中。先以泔煮槲[二]葉汁洗。硫黃，同枯礬，末，茄汁調塗。或加黃丹，或加輕粉。輕粉，同硫黃、杏仁塗。檳榔，同硫黃、龍腦塗。仍研萞麻、酥油，搽。大楓子，同硫黃、輕粉、木鼈子塗。雄黃，同硫黃、水粉，乳汁調傅，不過三五次。○或同黃丹。鸕鷀屎，鼻赤，同猪脂塗。雄雀屎，同蜜塗。没石子，水調。蜜陀僧，乳調。鹿角，磨汁。石膽。並塗擦。

【鼻瘡】黃連，同大黃、麝香，搽鼻中。○末，傅鼻下赤䘌。玄參、大黃，同杏仁。杏仁，和乳汁。桃葉，研。盆邊零飯，燒。辛夷，同麝。黃蘗，同檳榔。盧會、紫荆花，貼。蜜陀僧，同白芷。犬骨灰、牛骨灰，並主鼻中瘡。海螵蛸，同輕粉。馬絆繩灰、牛拳灰。並傅小兒鼻下赤瘡。

〔一〕瘡瘤：卷三十槲實槲若「附方」作「皶皰」。

〔二〕槲：原作「榆」。今據改同上。

唇脾熱則唇赤或腫。○寒則唇青或噤。○燥則唇乾或裂。○風則唇動或喎。虚則唇白無色。○濕熱則唇瀋濕爛。風熱則唇生核。狐則唇上有瘡。惑則下唇有瘡。

【唇瀋】【草〔一〕菜】葵根、緊唇濕爛，乍瘥乍發，經年累月，又名唇瀋，燒灰，和脂塗。赤莧、馬齒莧、藍汁、並洗。馬芥子、傅。縮砂、燒塗。【果木】甜瓜、噙。西瓜皮、燒噙。桃仁、青橘皮、燒。橄欖、燒。黄蘗、薔薇根汁調。松脂、化。【土石】東壁土、並塗。杓上砂、挑去，則瘡愈。胡粉、【蟲鱗】蠐螬、燒。鼈甲、燒。烏蛇皮、燒。鱓魚、燒。五倍子、同訶子。【禽人】雞屎白、白鵝脂、人屎灰、頭垢、膝垢。並和脂塗。

【唇裂】【草穀】昨葉何草、唇裂生瘡，同薑、鹽，搗擦。黄連、瀉火。生地黄、涼血。麥門冬、清熱。人參、生津。當歸、生血。芍藥、潤燥。麻油、【果服】桃仁、橄欖仁、青布灰、屠几垢、【蟲禽】蜂蜜、猪脂、猪脏、酥。

【唇腫】【草木】大黄、黄連、連翹、防風、薄荷、荆芥、蓖麻仁、桑汁、【水石】石膏、芒消、並塗。井華水、下唇腫痛，或生瘡，名驢觜風，以水常潤之，乃可擦藥。上唇腫痛生瘡，名魚口風。【獸人〔二〕】猪脂。唇腫黑，痛痒不可忍，以瓷刀去血，以古錢磨脂塗之。

【唇核】猪屎汁。温服。

【唇動】薏苡仁。風濕入脾，口唇瞤動帬〔三〕揭，同防己、赤小豆、甘草，煎服。

【唇青】青箱子、决明。並主唇口青。

【唇噤】【草】天南星、擦牙，煎服。葛蔓、灰，點小兒口噤。艾葉、傅舌。荆芥、防風、秦艽、羌活、芥子、醋煎，傅舌。大豆、炒，搜酒擦〔四〕牙。【木土】蘇方木、青布、灰，酒服。仍燒，刀上取汁搽。白棘鉤、水服〔五〕。竹瀝、荆瀝、皂莢、乳香、伏龍肝、澄〔六〕水服。【蟲獸】白殭蠶、發汗。雀屎、水丸服。雞屎白、酒服。白牛屎、牛涎、牛黄、猪乳、驢乳〔七〕。並小兒口噤。

〔一〕草：原字缺損。今從此下諸藥屬性補正。

〔二〕人：此下脱人部藥。卷五十二人部治唇緊藥，有頭垢、膝頭垢、人屎灰，塗傅。

〔三〕帬：三因方卷十六唇病「羌活散」主治同。「帬」同「裙」，見古樂府·陌上桑。

〔四〕擦：原作「察」。卷二十四大豆未載此方。今從江西本改。

〔五〕服：原作「煎」。今據卷三十六白棘「附方」改。

〔六〕澄：原作「登」。今據卷七伏龍肝「附方」改。

〔七〕乳：原作「控」。今據卷五十驢「附方」改。

【吻〔一〕瘡】【草菜】藍汁、洗。葵根、燒。瓦松、燒。縮砂殼、燒。越瓜、燒。【果木〔二〕】檳榔、燒。青皮、竹瀝、和黃連、黃丹、黃蘗塗。白楊支、燒。雞舌香、梓白皮、【服器】青布、燒塗。木履尾、煨，拄兩吻，二七次。筯頭、燒。几屑、燒塗。東壁土、和胡粉。胡燕窠土、新瓦末、胡粉、同黃連搽。蜂蜜、龜甲、燒。甲煎、甲香、並塗。髮灰。小兒燕口瘡，飲服，並塗。

口舌

舌苦是膽熱，甘是脾熱，酸是濕熱，濇是風熱，辛是燥熱，鹹是脾濕，淡是胃虛，麻是血虛，生胎是脾熱閉，出血是心火鬱，腫脹是心脾火毒。○脣裂是上焦熱，木强是風痰濕熱，短縮是風熱。○舌出數寸，有傷寒、産後、中毒、大驚數種。○口糜是膀胱移熱于小腸。○口臭是胃火食鬱。○喉腥是肺火痰滯〔三〕。

【舌脹】【草穀】甘草、木强腫脹塞口，不治殺人，濃煎噙漱〔四〕。芍藥、同甘草煎。半夏、羊蹄、絡石、並漱。蓖麻油、燃熏。附子尖、同巴豆。黃葵花、同黃丹。蒲黃、同乾薑。青黛、同朴消、片腦。赤小豆、同醋。醋、和釜墨。粟米、【木器】桑根汁、並塗之。龍腦香、傷寒舌出數寸，摻之隨消。冬青葉、舌脹出口，濃煎浸之。巴豆、傷寒後舌出不收，紙卷一枚納鼻中，自收。黃蘗、浸竹瀝。木蘭皮、汁。皂莢刺灰、煎汁，並漱重舌。桂、甑帶灰、箕舌灰、【土石】伏龍肝、和醋，或加牛蒡汁。釜〔五〕墨、黃丹、並塗重舌。鐵鎖鏽、鐵落、並爲末，噙服。鐵秤錘、舌脹，咽生息肉，燒赤淬醋服。蓬砂、薑片蘸，擦木舌。玄精石、同牛黃、朱砂等摻。白礬、同朴消摻。○同桂〔六〕，安舌下。消石、同竹瀝含〔七〕。芒消、同蒲黃摻。○中仙茅毒，舌脹出口，以硝、黃下之。○小兒舌脹塞口，紫雪、竹瀝，多服之。朱砂、婦人産子，舌出不收，傅之，仍驚之，則入。石膽、皂礬、【蟲鱗禽獸】五倍子、並摻之。白僵蠶、或加黃連。蜂房、炙。鼠婦、杵。海螵蛸、同雞子黃。鯽魚頭、燒。蛇蜕灰、重舌、重齶。並醋和摻。雞冠血、中蜈蚣毒，舌脹出口，浸之嚥下。五靈脂、重舌，煎醋漱。三家屠肉、小兒重舌，切片磨之，即啼。鹿角、炙熨，亦磨塗。羊乳、牛乳、飲。髮灰。

〔一〕吻：原作「喝」。今據蜀葵、越瓜、白楊、甲煎等各條下所治病证改。
〔二〕木：原無。江西本有，與下諸藥合，今據補。
〔三〕滯：原作「帶」。今從江西本改。
〔四〕漱：原作「嗽」。今據卷十二甘草「附方」改。
〔五〕釜：原作「金」。今據卷七釜臍墨改。
〔六〕桂：原字缺損。今據卷十一礬石「附方」補正。
〔七〕含：卷十一消石「附方」作「點之」。

傅。○玄參、連翹、黃連、薄荷、升麻、防〔一〕風、桔梗、赤芍藥、大青、生地黃、黃芩、牛蒡子、牡丹皮、黃蘗、木通、半夏、伏苓、芒硝、石膏。

【舌胎】薄荷、舌胎語澀，取汁，同薑、蜜擦。生薑、諸病舌上生胎，以青布蘸井水抹後，時時以薑擦之。白礬。小兒初生，白膜裹舌，刮出血，以少許傅之，否則發驚。

【舌衄】【草穀】生地黃、同阿膠，末，米飲服。○汁和童尿、酒服。黃藥子、同青黛，水服。蒲黃、同青黛，水服。并傅之。○同烏賊骨傅。香薷、煎汁，日服三升。大小薊、汁，和酒服。蓖麻油、點燈熏鼻，自止。茜根、黃芩、大黃、升麻、玄參、麥門冬、艾葉、飛羅麵、水服。豆豉、水煎服。赤小豆、絞汁服。【木石】黃蘗、蜜炙，米飲服。槐花、炒服，并摻。龍腦、引經。巵子、百草霜、同蚌粉服。○醋調塗。石膏、【蟲人】五倍子、同牡蠣、白膠香，摻。紫金沙、蜂房頂也。同貝母、盧會，蜜丸水服。髮灰。水服一錢。或加巴豆，同燒灰。

【强痺】雄黃、中風舌强，同荆芥，末，豆淋酒服。醋、小兒舌强腫，和飴含之。烏藥、因氣舌麻。皂莢、礬石、並擦痰壅舌麻。人參、主氣虚舌短。黃連、石膏。主心熱舌短。

【舌苦】柴胡、黃芩、苦參、黃連、龍膽、瀉膽。麥門冬、清心。枳椇。解酒毒。

【舌甘】生地黃、芍藥、黃連。

【舌酸】黃連、龍膽、瀉肝。神麴、蘿蔔。消食，嚼〔二〕。

【舌辛】黃芩、巵子、瀉肺。芍藥、瀉脾。麥門冬。清心。

【舌淡】白朮、燥脾。半夏、生薑、行水。伏苓。滲濕。

【舌鹹】知母、瀉腎。烏賊骨。淡胃。

【舌澁】黃芩、瀉火。葛根、生津。防風、薄荷、去風熱。半夏、伏苓。去痰熱。

【口糜】【内治】【草部】桔梗、同甘草煎服。麥門冬、玄參、赤芍藥、連翹、秦艽、薄荷、升麻、黃連、黃芩、生地黃、知母、牡丹、木通、甘草、石斛、射干、附子、口瘡，久服涼藥不愈，理中加附子反治之，含以官桂。【果木】栗子、小兒口瘡，日煮食之。蜀椒、口瘡

〔一〕防：原作「仿」。今從江西本改。

〔二〕嚼：原字缺損。今據卷二十六萊菔「附方」補正。

久患者，水洗麪拌，煮熟，空腹吞之，以飯壓下，不過再服。龍腦、經絡火邪，夢遺口瘡，同黄蘗〔一〕，蜜丸服。地骨皮、口〔二〕舌糜爛，同柴胡煎服。黄蘗、同黄連或黄蘗，末，摻之，名赴筵散。外以醋調貼臍。黄連、煎酒呷含。○同乾薑，末，摻之，名水火散。豬膏。口瘡塞咽，同黄連煎服。【噙漱】細辛、口舌生瘡糜爛，伏苓、豬苓、【金石】朴硝、蓬砂、石膏、滑石、青錢、口内熱瘡，燒，淬酒飲。豬膏。口瘡塞咽，同黄連煎服。

口瘡連年，同麥門冬、玄參，丸噙。薔薇根、日久延及胸中，三年已上者，濃煎含漱。夏用枝葉。大青葉、浸蜜。蘘荷根、汁、蛇莓、汁、牛膝、忍冬、並漱口瘡。蒲黄、黄葵花、燒。赤葵莖、縮砂没灰、角蒿灰、並塗口瘡。貝母、小兒口生白瘡，如鵝口瘡，爲末，入蜜抹之，日五六上。白及、乳調。燕脂、乳調。黍米、嚼。赤小豆、醋調。○並塗小兒鵝口。豉、口舌瘡，炒焦，含一夜愈。米醋、浸黄蘗。蘿蔔汁、薑汁、並漱滿口爛瘡。瓠、燒，塗口鼻中肉爛痛。茄科、燒，同鹽傅口中生蕈。茄蒂灰、桃枝、煎漱。杏仁、少入膩粉，卧時細嚼吐涎。檳榔、燒，入輕粉摻。甜瓜、含。西瓜、含。細茶、同甘草。皛芘灰、梧桐子灰、没石子、同甘草。○並摻口瘡。黄蘗、口舌瘡，蜜浸含之。○同青黛摻。○同銅緑摻。○同滑石、五倍子摻。○同蓽茇煎醋漱。乳香、白口瘡，同没藥、雄黄、輕粉，塗。○赤口瘡，同没藥、銅緑、枯礬，塗。楝根、口中瘻〔三〕瘡，煎服。冬青葉汁、黄竹瀝、小蘗汁、並含漱。桂、同薑汁，塗下虚口瘡及鵝口。桑汁、柘漿、甑帶灰、並塗鵝口。甑垢、口舌生瘡，刮〔四〕塗即愈。烏疊泥、或加蓬砂。釜墨、胡粉、豬髓和。黄丹、蜜蒸。蜜陀僧、煅研。鐵鏽〔五〕、水調。黑石脂、並塗口瘡。銅緑、同白芷摻，以醋漱之。水銀、口瘡，同黄連，煮熱含之。寒水石、口瘡膈熱，煅，和朱砂、片腦，摻之。朴硝、口舌生瘡，含之。亦擦小兒鵝口。或加青黛。○或入寒水石，少入朱砂。白礬、漱鵝口。○同朱砂，傅小兒鵝口。○同黄丹摻。蓬砂、同消石含。膽礬、煅。蜂蜜、竹蜂蜜、並塗口瘡。五倍子、摻之，立可飲食。○同黄蘗、滑石。○或加蜜陀僧。○或同青黛、銅緑。治大人、小兒白口瘡似木耳狀，急者吹入咽喉。蠶繭、包蓬砂焙研，摻。白僵蠶、炒研，蜜和。晚蠶蛾、蠶紙灰、鯽魚頭、燒，並摻。蛇皮、拭。雞内金、燒，傅一切口瘡。白鵝屎、傅鵝口。羊脛髓、同胡粉塗。牛羊乳、含。酥、含。鹿角、磨汁，塗鵝口。人中白。同枯礬，塗口瘡、鵝口。【上治】天南星、同蜜陀僧，末，醋調貼眉心，二時洗去。巴豆油紙。貼眉心。○或貼顖門，起泡，以菖蒲水洗去。【下治】細辛、醋調貼臍。生南星、或加草烏，或加黄蘗。生半夏、生附子、吴茱萸、或加地龍。蜜陀僧、湯瓶鹼、並醋調，貼足心。生硫黄、

〔一〕蘗：原作「蜜」。今據卷三十四龍腦香「附方」改。
〔二〕口：原作「同」。今據卷三十六枸杞地骨皮「附方」改。
〔三〕瘻：原作「扁」。今據卷三十五楝「附方」改。
〔四〕刮：原作「利」。今據卷三十八甑甑垢「主治」改。
〔五〕鏽：原作「銷」。本書無「鐵銷」之名。今據卷八鐵鏽改。

生礬、消石、俱水入少麪調，貼足心。黄連、同黄芩、黄蘗，水調，貼足心。白礬。化湯濯〔一〕足。

【口臭】【草菜】大黄、燒研，揩牙。細辛、同白豆蔻含。香薷、雞蘇、藿香、益智、縮砂、草果、山薑、高凉薑、山柰、甘松、杜〔二〕若、香附、摻牙。黄連、白芷、薄荷、荆芥、芎藭、蒲蒻〔三〕、茴香、蒔〔四〕蘿、胡荽、邪蒿、萵苣、生薑、梅脯、橄欖、橘皮、橙皮、盧橘、蜀椒、茗、沙糖、甜瓜子、木樨花、乳香、龍腦及子、無患子仁、丁香、檀香、【水石】井華水、正旦含，吐厠中。蜜陀僧、醋調漱。○明礬、入麝香，擦〔五〕牙。蓬砂、食鹽、石膏、象膽。

【喉腥】知母、黄芩、並瀉肺熱，喉中腥氣。桔梗、桑白皮、地骨皮、知母〔六〕、麥門冬。

咽喉咽痛是君火，有寒包熱。喉痺是相火。有嗌疸，俗名走馬喉痺，殺人最急。惟火及鍼焠效速，次則拔髮咬指，吐痰嗃鼻。

【降火】【草部】甘草、緩火，去咽痛，蜜炙煎服。○肺熱，同桔梗煎。桔梗、去肺熱，利咽嗌。喉痺毒氣，煎服。知母、黄芩、並瀉肺〔七〕火。薄荷、荆芥、防風、並散風熱。玄參、去無根之火。○急喉痺，同鼠粘子，末服。○發班咽痛，同升麻、甘草，煎服。蠡實、同升麻，煎服。○根、葉同。惡實、除風熱，利咽膈。○喉腫，同馬藺子，末服。○懸癰腫痛，同甘草，煎嚥，名開關散。牛蒡根、擣汁服，亦煎。射干、喉痺咽痛，不得消息，利肺熱，擣汁服，取利。燈籠草、熱欬咽痛，末服。仍醋調外塗。白頭翁、下痢咽痛，同黄連、木香，煎服。麥門冬、虚熱上攻咽痛，同黄連，丸服。縮砂、熱欬咽痛，爲末，水服。懸鉤子莖、喉塞，燒研，水服。薔薇根、尸咽，乃尸蟲上蝕，痛痒，語聲不出。同甘草、射干，煎服。栝樓皮、咽喉腫痛，語聲不出，同僵蠶、甘草，末服。烏斂苺、同車前、馬藺〔八〕杵汁嚥。絡石、喉痺欲死，煎水呷之。馬勃、蜜水揉呷。○馬喉痺，同〔九〕火硝吹之。龍膽、大青、紅花、鴨跖草、

〔一〕濯：原作「翟」。今據卷十一礬石「附方」改。
〔二〕杜：原作「桂」。今據卷十四杜若「主治」改。
〔三〕蒻：原作「弱」。今據卷十九香蒲蒲蒻改。
〔四〕蒔：原作「時」。今據卷二十六蒔蘿改。
〔五〕擦：原作「察」。今據卷十一礬石「附方」改。
〔六〕知母：與前重複。核本書卷十四水蘇治「喉腥」，疑爲「水蘇」。
〔七〕肺：原作「狮」。今據卷十二知母「發明」、卷十三黄芩「主治」改。
〔八〕馬藺：卷十八烏蘞苺「附方」作「馬蘭菊」。
〔九〕同：原脱。今據卷二十一马勃「附方」及本卷行文體例補。

紫葳、並擣汁服。榼藤子、燒。鵝抱、忍冬、並煎酒服。通草、含嚥，散諸結喉痺。燈心草、燒灰，同鹽吹喉痺，甚捷。○同蓬砂，同箬葉灰，皆可。○同紅花灰，酒服一錢，即消。葛蔓、卒喉痺，燒服。木通、咽痛喉痺，煎水呷。商陸、熨、炙及煎酒塗頂。白芷、同雄黄，水和塗頂。都管草、百兩金、釵子股、辟虺雷、蒺藜、穀精草、蛇含、番木鼈、九仙子、山豆根、朱砂根、黄藥子、白藥子、苦藥子、並可嚥及煎服，末服，塗喉外。【穀菜】豆豉、咽生息肉，刺破出血，同鹽塗之，神效。白麪、醋和塗喉外。水苦蕒、磨服。糟醬茄、絲瓜汁、【果木】西瓜汁、橄欖、無花果、苦茗、並噙嚥。吴茱萸、醋調塗足心。李根皮、磨水塗頂，先以皂末吹鼻。黄蘗、酒煮含。○喉腫，醋傅之。龍腦香、同黄蘗、燈心、白礬，燒吹。梧桐淚、磨汁掃。槐花、槐白皮、訶黎勒、鹽麩子、皋蘆、朴消、並含嚥，煎服，末服。不灰木、同玄精石、真珠，丸服。石蟹、磨汁及塗喉外。黑石脂、口瘡咽痛。食鹽、點喉風、喉痺、咽痛，甚效。戎鹽、鹽蟹汁、【獸人】牛涎、並含嚥。牛齝、喉痺。猪膚、咽痛。沙牛角、喉痺欲死，燒研，酒服。牛鼻拳、燒灰，纏喉風。猪膽、臘月盛黄連、朴消，風乾，吹之。臘猪尾、燒灰，水服。敗筆頭、飲服二錢。鼫鼠肚、人尿。並含嚥，或入鹽。

【風痰】【草部】羌活、喉閉口噤，同牛蒡子，煎灌。升麻、風熱咽痛，煎服，或取吐。半夏、咽痛，煎醋呷。○喉痺不通，吹鼻。○同巴豆、醋，同熬膏，化服，取吐。天南星、同白僵蠶，末服。昌蒲汁、和鐵錘酒〔一〕服。貝母、細辛、遠志、並吹之。蛇牀子、冬月喉痺，燒烟熏之，其痰自出。蓖麻油、燒燃熏焠，其毒自破。○仁，同朴消，研水服，取吐。麻黄、尸咽〔二〕痛痒，燒熏。蒼耳根、纏喉風，同老薑，研酒服。木賊、燒服一錢，即血出〔三〕。高凉薑、同皂莢吹鼻。馬藺根、艾葉、地松、馬蹄香、箭頭草、益母草、蝦蟆衣、同霜梅。萱草根、瑞香花根、紫菀根、牛膝、並杵汁，入酢灌之，取吐。甚則灌鼻。藜蘆、恒山、鉤吻、莽草、蕘花、並末，吐痰。白附子、同礬塗舌。草烏頭、同石膽吹。天雄、附子、蜜炙含。蔄茹、雲實根汁、【穀菜】飴糖〔四〕、大豆汁、並含嚥。粳穀奴、走馬喉痺，研服立效。稻穰、燒煤，和醋灌鼻，追痰。麻子、尸咽〔五〕，燒服。青蘘、飛絲入咽，嚼嚥。韭根、薤根、芥子、並傅喉外。葱白、獨蒜、並塞鼻。百合、桑耳、並浸蜜含。生薑汁、和蜜服，治食諸禽中毒，咽腫痺。蘿蒲子、【果木】秦椒、瓜蒂、並吐風痰。桃皮、荔枝根、並煮含。榧子、尸咽，殺蟲。杏仁、炒，和桂，末服。白梅、同生礬含。山柑皮、桂皮、荆瀝、並含嚥。乾漆、喉痺欲死，燒烟吸之。巴豆、燒烟熏焠。○紙卷塞鼻。皂莢、急喉痺，生研點之，即破，外以醋調塗之。挼水灌。烏藥、煎醋。

〔一〕鐵錘酒：卷十九菖蒲「附方」作「燒鐵秤錘淬酒」。
〔二〕咽：原作「烟」。今據卷十五麻黄「附方」改。
〔三〕即血出：卷十五木賊「附方」作「血出即安」。
〔四〕糖：原作「糠」。今據卷二十五飴糖改。
〔五〕咽：原作「烟」。今據卷二十二胡麻改。

桐油、無患子、研。灌，並吐風痰。楮實、水服一個。棗鍼、燒服。枸橘葉、咽喉成漏，煎服。胡頹根、喉痺，煎酒。紫荊皮、箽竹葉、百草霜、並煎服。【土器】梁上塵、同枯礬、鹽、皂，吹。土蜂窠、擦舌根。漆筯、燒烟熏焠。故甑蔽、燒服。履鼻繩、尸咽〔一〕，燒服。牛鼻拳灰、【金石】緑礬、並吹喉。白礬、生含，治急喉閉。○同鹽，點一切喉病。○巴豆同枯過，治喉痺〔二〕，甚捷。○猪膽盛過，吹。○新磚浸，取霜，吹。蓬砂、含嚥，或同白梅，丸。○或同牙消含。硇砂、懸癰卒腫，綿裹含之。○喉痺口噤，同馬牙消點之。代赭石、馬銜、並煎汁服。車轄、燒，焠酒飲。鐵秤錘、燒，焠菖蒲汁飲。鉛白霜、同甘草含。或同青黛，丸噙。銀朱、同海螵蛸吹。雄黄、磨水服。同巴豆研服，取吐下。或入瓶燒烟熏鼻，追涎。石膽、吹喉痺神方。或入牙皂末。馬牙消、同僵蠶末、蓬砂，吹。消石、【蟲部】天漿子、並含嚥，塗。白僵蠶、喉痺欲死，薑汁調灌。○或加南星，○加石膽。○加白礬。○加甘草。○加蜂房。○同乳香，燒烟熏。蠶退、紙灰，蜜丸含。桑螵蛸、燒，同馬勃，丸服。壁錢、同白礬燒，吹。蜘蛛、焙，研吹。五倍子、同僵蠶、甘草、白梅，丸含，自破。土蜂子、嗌痛。蜂房灰、【鱗介】海螵蛸、並吹。黄顙魚頰骨、燒灰，茶服三錢。鯉魚膽〔三〕、同竈底土，塗喉外。鱧魚膽、水化灌之。青魚膽、含嚥。○或灌鼻，取吐。○或盛石膽，陰乾，吹。鮫魚膽、和白礬，掃喉，取吐。黿膽、薄荷汁灌，取吐。蛇蜕、燒烟吸之。○裹白梅含。○同當歸，末，酒服，取吐。牡蠣、【禽獸】雞内金、燒吹。雞屎白、含嚥。雄雀屎〔四〕、水服。○沙糖丸含。猪腦。喉痺已破，蒸熟，入薑食之〔五〕。

音聲　瘖〔六〕，有肺熱。○有肺痿。○有風毒入肺。○有蟲食肺。○瘂，有寒包熱。○有狐惑。○不語，有失音。○有舌强。○或痰迷。○有腎虚瘖俳。

【邪熱】【草部】桔梗、沙參、知母、麥門冬、並除肺熱。木通、昌蒲、並出音聲。○小兒卒瘖，麻油泡湯服。黄芩、熱病聲瘖，同麥門冬，丸服。人參、肺熱聲瘂，同訶子，末噙。○産後不語，同菖蒲服。牛蒡子、熱時聲瘂，同桔梗、甘草，煎服。青黛、同薄荷，蜜丸含。馬勃、失聲不出，

〔一〕咽：原作「烟」。今據卷三十八屐屧鼻繩改。

〔二〕痺：卷十一礬石「附方」作「喉癰」。

〔三〕膽：原脱。今據卷四十四鯉魚胆「附方」補。

〔四〕屎：原脱。今據卷四十八雀雄雀屎「附方」補。

〔五〕之：原作「匕」。今據卷五十豕脑「附方」改。

〔六〕瘖：原字訛變，似喑非喑。本節正文全用「瘖」字，故從正文改。

同馬牙消、沙糖，丸服。燕覆子、續五藏斷絶氣，使語聲氣足。燈籠草、栝樓、甘草、貝母、【穀部】赤小豆、小兒不語，末〔一〕，酒和傅舌。蘿蔔、咳嗽失音，同皂莢，煎服。○汁，和薑汁服。胡麻油、【果木】梨汁、客熱中風不語，卒暗風不語，同竹瀝、荆瀝、生地汁，熬膏服。柿、潤聲喉。槐花、炒嚼，去風熱失音。巵子、去煩悶瘖瘂。訶黎勒、小便煎汁含嚥。○感寒失音，同桔梗、甘草、童尿，并水煎服。○久欬嗽失音，加木通。杉木灰、淋水飲，治肺壅失音。乳香、中風口噤不語。荆瀝、竹瀝、竹葉、煎汁。天竹黄、並治痰熱失音，中風不語。地骨皮、桑白皮、【蟲獸】蟬蜕、瘂病，爲末，水服。蝦蟆膽、小兒失音不語，點舌尖上，立效。雞子、開喉聲。犀角、風熱失音。猪脂、肺傷失音，同生薑煮，蘸白及末食。猪油、肺熱暴瘖，一斤，煉，入白蜜，時服一匙。酥、人乳、失音，和竹瀝服。○卒不得語，和酒服。○中風不語，舌强，和醬汁服。人尿。久欬失聲。

【風痰】【草穀】羌活、賊風失音。○中風口噤不語，煎酒飲，或炒大豆投之。○小兒，同僵蠶，入麝香、薑汁服。蘘荷根、風冷失音，汁和酒服。天南星、諸風口噤不語，同蘇葉、生薑，煎服。○小兒癎後失音，煨研，猪膽汁服。荆芥、諸風口噤不語，爲末，童尿、酒服。黄芪、風瘖不語，同防風，煎湯熏之。紅花、男女中風，口噤不語，同乳香服。遠志、婦人血噤失音。白术、風濕舌木强。防已、毒風不語。附子、口卒噤瘖，吹之。白附子、中風失音。黑大豆、卒然失音，同青竹算子煮服。○卒風不語，煮汁或酒含之。豉汁、卒不得語，入美酒服。酒、咽傷聲破，同酥，調乾薑末服。乾薑、卒風不語，安舌下。生薑汁、【果木】橘皮、卒失音，煎呷。杏仁、潤聲氣。○卒瘂，同桂含之。○蜜、酥煮丸，噙。○生吞，主偏風失音不語。榧子、尸咽痛痒，語音不出，有蟲食咽，同蕪荑、杏仁、桂，丸噙。桂、風僻失音，安舌下，嚥汁。○同菖蒲，煎服。楮枝葉、卒風不語，煮酒服。東家雞棲木、失音不語，燒灰水服，盡〔二〕一升，效。【石器】蜜陀僧、驚氣入心，瘖不能言，茶服一匙，平肝去怯也。雄黄、中〔三〕風舌强，同荆芥，末，豆淋酒服。礬石、中風失音，産後不語，湯服一錢。痰盛多服，吐之。孔公孽、令喉聲圓。履鼻繩、尸咽，語聲不出，有蟲，燒灰水服。梭頭、失音不語，刺手心，痛即語。【蟲介】白僵蠶、中風失音，酒服。五倍子、百藥煎、龜尿、中風舌瘖不語，小兒驚風不語，點舌下。真珠、卒忤不語，雞冠血丸，納口中。【禽人】雞屎白、中風失音，痰迷，水煮服。亂髮灰。中風失音，百藥不效，同桂末，酒服。

牙齒牙痛，有風熱。○濕熱。○胃火。○腎虛。○蟲䘌。

【風熱濕熱】【草部】秦艽、陽明濕熱。黄芩、中焦濕熱。白芷、陽明風熱。○同細辛摻。○入朱砂摻。黄連、胃火濕熱。○牙痛惡熱，揩之立止。

〔一〕末：原脱。今據卷二十四赤小豆「附方」補。
〔二〕盡：原作「晝」。今據卷三十七東家雞棲木「主治」改。
〔三〕中：原作「同」。今據卷九雄黄「附方」改。

升麻、陽明本經藥，主牙根浮爛疳䘌。○胃火，煎漱。羌活、風熱，煮酒漱。○同地黄，末，煎服。當歸、牡丹、白頭翁、薄荷、風熱。荆芥、風熱，同葱根、烏桕根，煎服。細辛、和石灰摻。縮砂仁、嚼。蓽茇、並去口齒浮熱。○同〔一〕木鼈子嗃鼻，如神。附子尖、同天雄〔二〕尖、蝎稍，末，點之即止。大黄、胃火牙痛。○燒研揩牙，同地黄貼之。生地黄、牙痛、牙長，並含咋之。○食蟹齦腫，皂角醮汁炙，研，摻之。蒼术、鹽水浸燒，揩牙，去風熱、濕熱。香附、同青鹽、生薑，日擦固齒。○同艾葉，煎漱。牛蒡根、熱毒風腫，取汁，入鹽熬膏，塗齦上。積雪草、塞耳。紅豆蔻、酸草、鵝不食草、並嗃鼻。山柰、入麝，擦牙吹鼻。芎藭、山豆根、大戟、並咬含。木鼈子、磨醋。高良薑、同蠍。青木香、並擦牙。薰草、同升麻、細辛。屋遊、同鹽。栝樓皮、同蜂房。鶴虱、地菘、紅燈籠枝、巴焦汁、蒼耳子、惡實、青蒿、猫兒眼睛草、瓦松、同礬。薔薇根、【穀菜】薏苡根、胡麻、黑豆、並煎漱。蘿蔔子、蒔蘿、並嗃鼻。水芹、利口齒。赤小豆、老薑、同礬。乾薑、同椒。雞腸草、同旱蓮、細辛。莧根、燒。灰藋、燒。茄科、燒。絲瓜、燒。並同鹽擦。大蒜、煨擦。蕓薹子、同白芥子、角茴，嗃鼻。馬齒莧、汁。木耳、同荆芥。壺盧子、【果木】桃白皮、同柳、槐皮。李根白皮、並煎漱。胡椒、去齒根浮熱。○風、蟲、寒三痛，同緑豆咬之。○同蓽茇塞孔。荔枝、風牙痛，連殼入鹽燒揩〔三〕。瓜蒂、風熱痛，同麝香咬。蜀椒、堅齒。○風、蟲、寒三痛，同牙皂煎醋漱。吴茱萸、煎酒。荷蒂、同醋。秦椒、杉葉、風蟲，同芎藭、細辛，煎酒漱。松葉、松節、並煎水，入鹽或酒漱。松脂、揩。桂花、風蟲牙痛。辛夷、面腫引痛。乳香、風蟲，嚼嚥。地骨皮、虚熱上攻，同柴胡、薄荷，水煎漱。槐枝、柳白皮、白楊皮、枳殼、臭橘皮〔四〕、郁李根、竹瀝、竹葉、同當歸尾〔五〕煎。荆莖、同荆芥、蓽茇煎。郁李根、並煎漱。没石子、皂莢、同鹽、礬燒。肥皂莢、同鹽燒。無患子、同大黄、香附、鹽，煅。丁香、遠近牙疼，同胡椒、蓽茇、全蝎，末，點之，立止。楓香、年久齒痛。龍腦、同朱砂。【土石】蚯蚓泥、燒。並揩牙。壁上塵土、同鹽燒，嗃鼻。金釵、燒烙。白銀、風牙，燒赤，焠火酒，漱之即止。石膏、瀉胃火。○同荆芥、防風、細辛、白芷，末，日揩。白礬、煎漱，止血及齒碎。黄礬、漱風熱牙疼。食鹽、揩牙洗目，堅牙明目，止宣露。○卧時封齦，止牙痛出血。○槐枝煎過，去風熱。○皂角同燒，去風熱。青鹽、同上。○川椒煎乾，揩牙，永無齒疾。朴消、皂莢煎過，擦風熱及食蟹齦腫。雄黄、同乾薑，嗃鼻。鈆灰、【蟲禽獸部】白僵蠶、同薑炒。蠶退紙灰、並揩擦。露蜂房、同鹽燒擦。○同全蠍擦。○同細辛漱，煎酒漱。百藥煎、風熱，泡湯含。○同玄胡索末、雄黄末擦。白馬頭蛆、取牙。

〔一〕同：原脱。今據卷十四蓽茇「附方」及本卷行文體例補。

〔二〕天雄：原作「附子」。今據卷十七附子烏頭附子尖「附方」改。

〔三〕鹽燒揩：底本三字漫漶。今據其他金陵本補正。

〔四〕臭橘皮：下有「郁李根」。乃重出藥名，今删。

〔五〕尾：此後原衍一「尾」字。今從江西本删。

全蠍、五靈脂、惡血齒痛，醋煎漱。雄雞屎、燒咬。羊脛骨灰、濕熱，同當歸、白芷擦。諸朽骨。風熱，煨咬。

【腎虚】【草菜】旱蓮草、同青鹽炒焦，揩牙，烏鬚固齒。補骨脂、同青鹽日揩。○風蟲，同乳香。蒺藜、打動牙痛，擦漱。骨碎補、同乳香塞。獨蒜、熨。甘松、同硫黄煎漱。牛膝、含漱。地黄、【石獸】石燕子、揩牙，堅固，止痛及齒疏。硫黄、腎虚，入猪臟煮，丸服。羊脛骨灰。補骨。

【蟲䘌】【草部】桔梗、同薏苡根，水煎服。大黄、同地黄貼。鏡面草、蜀羊泉、紫藍、並點。雀麥、同苦瓠葉煎醋[一]，炮，納口中，引蟲。覆盆子、點目取蟲。蓽茇、同木鼈子嗃鼻。○同胡椒塞孔。細辛、莽草、苦參、惡實、並煎漱。附子、塞孔。又塞耳。羊躑躅、蠟丸。藤黄、烏頭、草烏頭、天南星、芫花、並塞孔。山柰、莨[二]菪子、艾葉、【菜穀】韭子、並燒烟熏。韭根、同泥貼，引蟲。茄根、汁塗。○燒灰貼。燒酒、浸花椒漱。【果木】銀杏、食後生嚼一二枚。地椒、同川芎揩。楊梅根皮、酸榴根皮、吴茱萸根、並煎漱。杏仁、煎漱或燒烙。桃橛、燒汁滴。桃仁、柏枝、並燒烙。皂莢子、醋煮烙之。胡桐淚、爲口齒要藥。○熱濕牙痛及風疳䘌齒、骨槽風，爲末，入麝，夜夜貼之。○宣露臭氣，同枸杞根漱。○蠹黑，同丹砂、麝香摻。巴豆、風蟲，綿裹咬。燒烟熏。同蒜塞耳。阿魏、同臭黄塞耳。丁香、齒疳䘌露黑臭，煮汁食。○同射干、麝香揩。海桐皮、煮汁並漱。槐白皮、枸橘刺、鼠李皮、地骨皮、醋。楓柳皮、白楊皮、白棘刺、並煎漱。樟腦、同朱砂揩。○同黄丹、肥皂塞孔。樬白皮、塞孔，牙自爛。乳香、同椒，或巴豆，或礬，塞孔。松脂、盧會、蕪荑、天蓼根、【金石】花鹹、石鹹、並塞孔。鐵[三]鏵頭、積年齒䘌，燒赤，入硫黄、猪脂熬沸，柳枝揾藥，烙之。砒霜、同黄丹，蠟丸塞耳。石灰、風蟲，和蜜煅擦。○沙糖和，塞孔。雄黄、和棗塞。硇砂、塞孔。輕粉、同黄連摻。土朱、同荆芥摻。緑礬、【蟲鱗】五倍子、並摻。蟾酥、同胡椒，丸咬。蜘蛛、焙研，入麝摻。地龍、化水，和麪塞孔，上傅皂莢末。○同玄胡索、蓽茇，末，塞耳。錢窠、包乳香燒，納孔中。○包胡椒，塞耳。石蜜、竹蜂、蚺蛇膽、同枯礬、杏仁摻。鱗蛇膽、海鰕鮓、【禽獸】雀屎、燕屎、並塞孔。夜明砂、同蟾酥，丸咬。啄木鳥、燒，納孔中。○舌，同巴豆，點[四]之。猪肚、咬之引蟲。熊膽、同猪膽、片腦搽。麝香、咬之，二次斷根。豺皮灰。傅。

【齒疏】瀝青、入細辛摻。寒水石。煅，同生爐甘石摻。

【齒長】白术、牙齒日長，漸至難食，名髓溢。煎水漱之。生地黄。咋之。

〔一〕同苦瓠葉煎醋：卷二十二雀麥「附方」，作「用苦瓠葉包醋漬」，義長。

〔二〕莨：原作「莨」。今據卷十七莨菪改。下同此誤徑改。

〔三〕鐵：原作「鍼」。今據卷八諸鐵器鐵鏵「附方」改。

〔四〕點：原作「咬」。今據卷四十九啄木鳥舌「附方」改。

【齒缺】銀膏。補之。

【生齒】雄鼠脊骨、研揩即生。雄鼠屎、日拭一枚，三七日止。黑豆、牛屎内燒存性，入麝，摻之，勿見風。治大人小兒牙齒不生，牛屎中豆尤妙。路旁稻粒、點牙落處一七下，自生。烏雞屎。雌雄各半，入舊麻鞋灰、麝香少許，擦之。

【齒齼】胡桃。食酸齒齼，嚼之即解。

【蚛齒】地骨皮。蚛齒已去，不能食物，煎水漱之。

鬚髮

【内服】【草部】菊花、和巨勝、伏苓，蜜丸服，去風眩，變白不老。旱蓮、内煎膏服，外燒揩牙，烏髭髮，益腎陰。○汁塗眉髮，生速。○作膏，點鼻中，添腦。常春藤、扶芳藤、絡石、木通、石松、並主風血，好顏色，變白〔一〕不老，浸酒飲。白蒿、青蒿、香附、並長毛髮。茜草、汁，同地黄，熬膏服。地黄、九蒸九晒，日噙。牛膝、麥門冬、肉蓯蓉、何首烏、龍珠、旱藕、瞿麥、【穀菜】青精飯、黑大豆、白扁豆、大麥、胡麻、九蒸九晒。馬齒莧、繁縷、韭、薑、蔓菁子、【果木】胡桃、蜀椒、並久〔二〕服，變白，生毛髮。乾柹、同枸杞子，丸服，治女人蒜髮。榴花、和鐵丹服，變白如墨。松子、槐實、秦皮、桑寄生、放杖木、女貞實、不彫木、雞桑葉、南燭、並久服，變白，烏鬚髮。桑椹、蜜丸服，變白。【介石】鼈肉、長鬚髮。自己髮灰、同椒煅，酒服，髮不白，名還精丹。石灰。髮落不止，炒赤，浸酒服。

【髮落】【草部】半夏、眉髮墮落，塗之即生。骨碎補、病後髮落，同野薔薇枝，煎刷。香薷、小兒髮遲，同猪脂塗。茉莉花、蒸油。蓬蘽子、榨汁。巴焦油、蓖麻子、金星子、蘭草、蕙草、昨葉何草、並浸油，梳頭，長髮令黑。土馬騣、灰。烏韭、灰。水萍、水蘇、蜀羊泉、含水藤、【穀菜】胡麻油及葉、大麻子及葉、並沐，日梳，長髮。公英、旱蓮、並揩牙烏鬚。生薑、擦。萵苣子、白菘子油、蕓薹子油、【果木】甜瓜葉汁、並塗髮，令長黑。榧子、同胡桃、側柏葉〔三〕，浸水，梳髮不落。棗根、蒸汁。榠樝、木瓜、並浸油。蜀椒、浸酒。柏子油、辛夷、松葉、並浸油、水，塗頭，生毛髮。側柏葉、浸油，生髮。○燒汁，黑髮。○和猪脂，沐髮長黑。○根皮，生髮。皂莢、地黄、薑汁炙，研，揩牙烏鬚。樗葉、同椿根、楸葉汁，塗禿生髮。楸葉汁、蔓荆子、同猪脂，桑椹、浸水。○並塗頭，生毛髮。桐葉、同麻子煮米泔，沐髮則長。○連子蒸取汁，沐髮則黑。桑白皮、

〔一〕白：原脱。今據卷十八扶芳藤、常春藤、絡石等補。
〔二〕久：原作「入」。今據卷三十二蜀椒椒紅「主治」改。
〔三〕柏葉：原作「葉柏」。今據卷三十一榧實「附方」乙正。

同柏葉，沐髮不落。山茶子、摻髮，解脂。合歡木皮灰、槐枝灰、石荆、【禽獸】雁骨灰、並沐頭，長髮。雞子白、猪膽、沐頭，解脂。雁肪、鴇脂、雞肪、猪鬐膏、熊脂及腦、並沐頭生髮。豹脂、朝塗暮生。犬乳、塗赤髮。羖羊角、灰，同牛角灰、猪脂，塗禿髮。羊屎灰、淋汁沐頭，生髮。○和猪脂，變髮黃赤。猪屎、灰，塗髮落。髮灰。油煎枯，塗髮黑長。

【髮白】【草菜穀部】栝樓、同青鹽、杏仁，煅，末，拔白易黑，亦揩牙。百合、薑皮、並拔白易黑。狼把草、黑豆、煎醋染髮。大麥、同鐵砂、没石子。蕎麥、同鐵砂。【果木】酸石榴、並染鬚髮。胡桃、和胡粉，拔白生黑。○燒，同貝母揩牙，烏鬚。○青皮皮肉及樹皮、根，皆染鬚髮。餘甘子、合鐵粉，塗頭生鬚髮。橡斗、毗黎勒漿、椰子漿、鹽麩子、菱殼、芰花、蓮鬚、紅白蓮花、並塗鬚髮。雞舌香、同薑汁，拔白生黑。詹糖香、同胡桃皮塗，髮黑如漆。梧桐子汁、點孔生黑。○木皮，和乳汁塗鬚。櫨皮、包側柏，燒熏香油烟，抹鬚髮即黑。烏柏子油、烏柏皮、訶黎勒、没石子、婆羅得、【金石】黑鉛、梳白髮。○燒灰染髮。胡粉、同石灰染鬚。鉛霜、梳鬚髮。鉛丹、染。銅錢鏽、磨油，塗赤髮、禿落。鐵爇、染。生鐵、浸水。鐵砂、和没石子染。石灰、染。緑礬、同薄荷、烏頭，鐵漿水染。赤銅屑、【蟲獸】五倍子、炒，同赤銅屑諸藥，爲染鬚神方。百藥煎、水蛭、同龜尿撚鬚，自黑。蝸牛、同金[一]墨埋馬屎中，化水染鬚妙。蜜、蠟、鼈脂、猪膽、狗膽、犬乳。並點白生黑。

【生眉】【草穀】白鮮皮、眉髮脆脱。香附、長鬚眉。苦參、仙茅、大風，眉髮墮落。昨葉何[二]草、生眉髮膏爲要藥。半夏、眉髮墮落，塗之即生。○莖涎同。鱧腸汁、塗眉髮，生速。烏麻花、浸油。【菜木】芥子、同半夏、薑汁。蔓菁子、醋和。並塗。生薑、擦。柳葉、同薑汁，擦眉落。白礬、眉髮脱落，蒸餅丸服。雄黄、和醋塗。雁肪、塗。狗腦、眉髮火瘢不生。和蒲黄，日三傅之。○蒜汁。眉毛動摇，目不能眨，喚之不應，和酒服，即愈。

胡臭

有體臭。○腋臭，漏臭。

【内治】花蜘蛛、二枚，擣爛酒服，治胡臭。鱓魚、作臛，空腹飽食，覆取汗，汗出如白膠，從腰脚中出，後以五木湯浴之，慎風一日，每五日一作。水烏雞。生水中，形似家雞，香油入薑汁四兩，炒熟，用酒醅三四盌同食，嚼生葱下，被蓋出汗，數次斷根，不忌口。

【外治】【草穀】蘇子、擣塗。青木香、切片，醋浸一宿，夾之，數次愈。鬱金、鴉、鶻等一切臭。木饅頭、煎洗後，以爐底末傅。甘遂、二兩爲末，摻新殺牙猪肉上，乘熱夾之。内服熱甘草湯，必大泄氣，不可近。百草灰、水和熏洗，酥和餅夾之，乾即易，瘡出愈。馬齒莧、杵團入袋盛，泥裹，

〔一〕金：卷四十三蝸牛「附方」作「京」。
〔二〕葉何：原作「荷葉」。今據卷二十一昨葉何草「主治」改。

火燒過，入蜜熱夾。生薑、頻擦。炊飯、熱拭腋下，與犬〔一〕食之，七日一次，愈乃止。三年醋、和石灰，傅腋下。【果木】小龍眼核、六個，胡椒十四粒，研，遇汗出〔二〕，擦之，三次愈。辛夷、同木香、細辛、芎藭，粉塗之。槲若、洗後，苦瓠烟熏之。桔枸樹汁、同木香、東桃西柳枝、七姓婦人乳，煎熱，五月五日洗之。將水〔三〕放在十字街，去勿顧。雞舌香、【金石】伏龍肝、摻。銅屑、熱醋和摻。或炒熱，袋盛熨之。鏡鏽、同蜜陀僧，醋調摻。銅緑、同蜜陀僧、白及灰，醋調摻之。古文錢、燒赤，焠醋，研，入麝，水調塗。銅鑛石、磨汁塗。蜜陀僧、油和塗。蒸餅切片，摻末夾〔四〕之。黄丹、入〔五〕少輕粉，唾和塗。○同東壁土、銅緑〔六〕末，以古錢磨瀉燈油調摻。胡粉、水銀，面脂研塗。○牛脂煎塗，不過三次。水銀、同胡粉摻上。粉霜、同水銀，面脂研塗。石緑、同輕粉，醋調塗。石灰、有汗乾摻，無汗醋和。膽礬、入少輕粉，薑汁調搽，熱痛乃止。白礬、常〔七〕粉之。○同蜜陀僧、輕粉擦。○同黄丹、輕粉擦。○同蛤粉、樟腦擦。【蟲介】蜣蜋、揩塗一夜。田螺、入巴豆一粒在内，待化水，擦腋下，絶根。○入麝香，埋露地七七日，點患孔，神妙。○入巴豆、麝香、膽礬，待成水，五更不住自擦腋下，待大便行，是其證，不盡再作。後以枯礬、蛤粉、樟腦粉之，斷根。蜘蛛、一箇，黄泥入赤石脂包，煅，研，入輕粉少許，卧時醋調一字傅腋下，次日瀉下黑汁，埋之。蝙蝠、煅，研，田螺水調塗腋下，隨服下藥。【禽人】雞子、煮熟去殼，熱夾之，棄路口勿顧。夜明沙、豉汁和塗。自己小便、熱洗，日數次。自己口唾。頻擦〔八〕。

丹毒火盛生風，亦有兼脾胃氣鬱者。

【外〔九〕解】【草部】連翹、防風、薄荷、荆芥、大青、黄連、升麻、甘草、知母、防己、牛蒡子、赤芍藥、金銀花、生地黄、牡丹皮、麻黄、射干、大黄、漏蘆、紅内消、萹蓄、汁服。積雪草、擣汁服。水甘草、同甘草，煎服。攀倒甑、同甘草，煎服。旋花根、

〔一〕犬：原作「太」。今從江西本改。
〔二〕遇汗出：原作「汁」。今據卷三十一龍眼核「主治」改。
〔三〕將水：原闕二字。今據卷三十一枳椇「附方」補。
〔四〕夾：原作「塗」。今據卷八密陀僧「附方」改。
〔五〕入：原作「火」。今據卷八鉛丹「附方」改。
〔六〕緑：原闕一字。本書相關各條均未載此方。今姑從石本改。
〔七〕常：此後原有一字闕。今據卷十一礬石「附方」刪。
〔八〕擦：原作「摻」。今據卷五十二人津唾「附方」改。
〔九〕外：此節均爲内服藥，故錢本作「内」。然云毒從外解亦通。

汁服。丹參、【菜木】馬齒莧、汁服。蕓薹汁、服，並傅。青布汁、巵子、黃蘗、青木香、雞舌香、桂心、枳殼、伏苓、竹瀝、【金石】生鐵、燒，焠水服。生銀、磨水服。土朱、蜜調服。〇同青黛、滑石、荆芥，末，並傅之。【介】牡蠣肉、【禽〔一〕】鶩肉、白雄雞、並食。犀角、羚羊角、猪屎汁、黃龍湯。五色丹毒，飲二合，并塗。

【外塗】【草部】黃芩、苦芙、馬蘭、白芷、葱汁調，亦煎浴。水苔、水蘋、浮萍、并塗〔二〕。景天、蒴藋、蛇銜、生芐、水藻、牛膝、同甘草、伏龍肝。蓖麻子、大黃、磨水。藍葉、澱汁、芭蕉根、汁。蓼葉灰、栝樓、醋調。老鴉眼睛草、醋同擣。仙人草、五葉藤、赤薜荔、排風藤、木鼈仁、磨〔三〕醋。蘿摩草、虎刺根葉、汁。青黛、同土朱。五味子、荏子、紅花苗、并塗傅。苧根、赤地利、白及、白斂、【穀菜】赤小豆、洗浴及傅之。綠豆、同大黃。豆葉、大麻子、大豆、煮汁。麻油、蕎麪、醋和。黃米粉、雞子和。豉、炒焦。糯米粉、鹽和。菘菜、蕓薹、大蒜、胡荽、乾薑、蜜和。雞腸草、葱白、汁。馬齒莧、【果木】李根、研油，田中流水調。桃仁、慈姑葉、塗。檳榔、醋調。棗根、洗。栗樹皮及梂、浴。荷葉、塗。巵子、擣〔四〕，水和。榆白皮、雞子白和塗，煎沐。棘根、洗。五加皮、洗。和鐵槽水塗。柳木、洗傅。柳葉、洗。乳香、羊脂調。桐樹皮、楸木皮、【服器】草鞋灰、和人乳、髮灰，調。蒲席灰、甑帶灰、【水土】磨刀水、白堊土、同寒水石塗。燕窠土、蜂窠土、蚯蚓泥、猪槽下泥、簷溜下泥、釜下土、和屋漏水。伏龍肝、白瓷末、猪脂和。屋塵、猪脂和。瓷甌中白灰、醋磨。【金石】鍛鐵精、猪脂和塗。鐵鏽、磨水。胡粉、唾和。銀朱、雞子白和。無名異、葱汁調。石灰、醋調。陽起石、煅研，水調。土朱、同青黛、滑石。寒水石、同白土傅。芒消、水和。白礬、油和。【蟲鱗】蜜、和乾薑末。蚯螻〔五〕、同生薑擣塗。露蜂房、煎汁，調芒消。白僵蠶、和慎火草傅。爛死蠶、傅。蠐螬、末傅。水蛭、咂。黃蜂子、鯽魚、合小豆擣塗。鯉魚血、海蛇、鱓魚、螺螄、鰕、【禽獸】雞血、雉尾灰、猪肉、貼。青羊脂、頻摩即消。綿羊腦、同朴消塗。酪、入鹽。羚羊角灰、雞子白調。鹿角末、猪脂調。牛屎、塗，乾即易。猪屎、燒塗。髮灰。和伏龍肝，猪膏和之。

〔一〕禽：張本此後有「獸」字，義長。

〔二〕塗：原作「服」。今據卷十九蓴菜、蘋、水萍改。

〔三〕磨：原字缺損。今從錢本補正。

〔四〕擣：原作大字「木」。今據卷三十六巵子改。

〔五〕蚯螻：原作「螻蚯」。今據卷七蚯蚓泥「釋名」乙正。

風瘙疹疿

【内治】同丹毒。蒼耳花葉子、各等分，爲末，以炒焦黑豆浸酒服二錢，治風熱癮疹，搔痒不止。苦參、肺風，皮膚瘙痒，或生癮疹疥癬，爲末，以皂角汁熬膏，丸服。枸橘核、爲末，酒服，治風瘙痒。赤土、風瘙痒甚，酒服一錢。雲母粉、水服二錢〔一〕。蜜、酒服。黄蜂子、蜂房、同蟬蜕，末服。白僵蠶、酒服。全蠍。

【外治】白芷、浮萍、槐枝、鹽湯、吴茱萸、煎酒。楮枝葉、蠶沙、並洗浴。景天汁、石南汁、枳實汁、芒硝湯、礬湯、並拭磨。枳殻、炙，熨風疹，肌中如麻豆。燕窠土、塗。鐵鏽、磨水摩。石灰、醋和塗，隨手即消。爛死蠶、塗赤白遊疹。吊脂、塗。鰕、擣塗。海鰕鮓、貼。鱓血、塗赤遊風。鯉魚皮。貼。

【疿疹】升麻、洗。菟絲汁、抹。緑豆粉、同滑石撲。棗葉、和葛粉撲。慈姑葉汁、調蚌粉摻。楝花、末撲。冬霜、加蚌粉摻。臘雪、抹。屋上舊赤白堊、摻。壁土、不灰木、滑石、井泉石、同寒水石。石灰、同蛤粉、甘草塗。蚌粉。

癧瘍癜風

癧瘍是汗班。○癜風是白班片。○赤者名赤疵。

【内治】【草穀】蒺藜、白癜風，每酒服二三錢。女萎、何首烏、白癜，同蒼朮、荆芥等分，皂角汁煎膏，丸服。胡麻油、和酒服。【木鱗】桑枝、同益母草熬膏服。枳殻、紫癜風。牙皂、白癜風，燒灰酒服。白花蛇、白癜癧瘍班點，酒浸，同蠍稍、防風，末服。烏蛇、同天麻諸藥，浸酒服。【禽獸】白鴿、炒熟，酒服。猪胰、酒浸蒸食，不過十具。猪肚。白煮食。

【外治】【草穀】附子、紫白癜風，同硫黄，以薑汁調，茄蒂蘸擦。白附子、同上。貝母、紫白癜班，同南星、薑汁擦。○同百部、薑汁擦。○同乾薑，浴後擦之，取汗。知母、醋磨塗。茵陳、洗癧瘍。防己、同浮萍煎，浴擦。羊蹄根、同獨科掃帚〔二〕頭、枯礬、輕粉、生薑擦，取汗。蒼耳草、酸草、同水萍。紫背萍、並洗擦。菰筍〔三〕、木蓮藤汁、並擦。蓖麻汁、續隨子汁、灰藋灰、並剥白癜風、癧瘍。蒺藜、小麥、燒，油塗。醬、醋。【果木】胡桃青皮、並同硫黄擦。○或入硇砂、醬汁少許。杏仁、每夜擦。薰〔四〕陸香、同白斂揩。桑柴灰、蒸汁熱洗。猫兒刺葉、燒淋熬膏，塗白癜。【服器】

〔一〕錢：原作「蜜」。今據卷八雲母「附方」改。
〔二〕科掃帚：三字原脱。今據卷十九羊蹄「附方」補。
〔三〕筍：原作「茾」，乃「笋」之形訛。今據卷十九菰「主治」改。
〔四〕薰：原作「董」。今據卷三十四薰陸香「附方」改。

故帛灰、麻鞋底灰、甑帶、蒸籠片、弊帚、炊帚、【水石】半天河水、樹孔中蚛汁、韭上露、車轍牛蹄涔中水、水銀、並拭癧瘍癜風。輕粉、同水銀、薑汁擦。雄黃、身面白駁。蜜陀僧、同雄黃，擦汗班。○或加雌黃、白礬、硫黃。膽礬、同牡蠣、醋，擦赤白癜。人言、入茄中煨，擦。或塗薑上擦。硫黃、同附子、醋，擦癧瘍風。○同蜜陀僧。○同輕粉、杏仁。○同雞子白。自然灰、淋汁塗。石灰、砒石、銀、身面赤疵，日揩令熱，久久自消。【蟲鱗】蜣蜋、擣塗白駁，一宿即瘥。鱓魚、同蒜汁、墨汁，頻塗赤疵。○小兒赤疵，刺父足心血貼之，即落。蛇皮、熱摩數百遍，棄之。鰻鱺魚膏、塗白駁風，即時轉色，五七度乃愈。臭魚鮓、拭白駁，熱擦令汗出。烏賊魚骨、磨醋塗。○同硫黃、薑汁擦。【禽獸】丹雞冠血、翅下血、塗。驢尿、和薑汁洗。諸朽骨、磨醋塗之。馬尿、洗赤疵，日四五度。白馬汗。雕青，調水蛭末，塗之。

癭瘤疣痣

【內治】【草部】杜衡、破留血痰飲，消項下癭瘤。貝母、同連翹服，主項下癭瘤。黃藥子、消癭氣，煮酒服。傳信方甚神之。海藻、消癭瘤結氣，散項下硬核痛。○初起，浸酒日飲，滓塗之。海帶、昆布、蜜丸。海苔、白頭翁、浸酒。牛蒡根、蜜丸。連翹、丹參、桔梗、夏枯草、木通、玄參、當歸、常山、吐。蘺鬲草、吐。天門冬、瞿麥、三稜、射干、土瓜根、香附、漏蘆、【菜穀】紫菜、龍鬚菜、舵〔一〕菜、並主癭瘤結氣。小麥、消癭。醋浸，同海藻，末，酒服。山藥、同蓖麻，生塗項核。敗壺盧、燒搽腋瘤。赤小豆、【果木】橙、荔枝、並消癭。瓜蒂、松蘿、並吐。柳根、煮汁釀酒，消癭氣。白楊皮、同上。問荆、結氣瘤痛。【土石】螲蟷、蝕瘤，熬燒，末，猪脂和傅。蜣蜋丸、燒酒服，治癭。土黃、枯瘤贅痔乳。鹹沙、自然銅、並浸水日飲，消癭。鉛、浮石、【介鱗】牡蠣、馬刀、海蛤、蛤蜊、淡菜、海螵蛸。【獸人】鹿靨、並消癭氣結核。羊靨、牛靨、並酒浸炙香，含嚥。猪靨、焙，末，酒服。或酒浸炙食。旄牛靨、燒服，消癭。獐肉、炙熱搨瘤，頻易，出膿血愈。猪屎、血瘤出血，塗之。人精。粉瘤，入竹筒內燒瀝，頻塗。

【疣痣】【草穀】地膚子、同礬，洗疣目。艾葉、同桑灰淋汁，點疣痣瘤靨。○灸痣，三壯即去。狗尾草、穿疣。升麻、煎水，入蜜拭。芫花、同大戟、甘遂，末，焦瘤癭有法。○根煮線，繫瘤痣。蒴藋子、塗。續隨子、塗。天南星、醋塗。剪刀草、塗。博洛迴、塗。藜蘆灰、青蒿灰、麻稭〔二〕灰、麥稈灰、蕎麥稭灰、豆稭灰、茄梗灰、藜灰、灰藋灰、冬瓜藤灰、並淋汁，點疣痣，腐癰瘤，去黠印。大豆、米醋、並厭禳去疣。白粱米、

〔一〕舵：原作「舵」。今據卷二十八舵菜改。
〔二〕稭：原作「楷」。今據卷二十二胡麻麻稭改。

炒赤〔一〕研，入唾和塗。馬齒莧灰、塗瘤。苦苣汁、【果木】白梅、並點疣痣。杏仁、李仁、並同雞子白研，塗疣。柏脂、同松脂，塗疣。死人枕席、拭疣自爛。禿帚、每月望子時掃之。櫟木灰、桑柴灰、【水石】冬灰、石灰、並蝕黑子疣贅瘤痣。屋漏水、塗疣。硫黄、紙卷焠疣。砒石、同巴豆、糯米，點疣。鹽、塗疣，頻舐〔二〕。白礬、銅緑、硇砂、並塗痣黶疣贅。【蟲鱗】斑蝥、點疣痣，同人言、糯米炒黄，去米，同大蒜擣塗。螳螂、食疣。蜘蛛網、纏瘤疣。鱅魚、食之已疣。【禽人】雞内金、擦疣。雞子白、醋浸軟，塗疣。猪脂、牛涎、人瘡膿、人唾、並塗疣。髮。纏疣。

瘰癧附結核。

【内治】【菜草】夏枯草、煎服，或熬膏服，并貼。入厥陰血分，乃瘰癧聖藥也。連翹、入少陽，乃瘰癧必用之藥。○同脂麻，末，時食。○馬刀挾癭，同瞿麥、大黄、甘草，煎服。海藻、消瘰癧，浸酒日飲，滓爲末服。○蛇盤癧，同僵蠶，丸服。昆布、爲末，浸酒，時時含嚥，或同海藻。玄參、散瘰癧結核。○久者，生擣傅之。何首烏、日日生服，并嚼葉塗之。土伏苓、久潰者，水煎服。白斂、酒調多服，并生擣塗之。苦參、牛膝汁，丸服。野菊根、擂酒服，渣塗，甚效。薄荷、取汁，同皂莢汁熬膏，丸藥服。木鼈子、雞子白蒸食。白鮮皮、煮食。水葒子、末服。大黄、乳中瘰癧起，同黄連，煎服，取利。蚤休、吐瀉瘰癧。蓖麻子、每夜吞二三枚。○同白膠香，熬膏服。○同松脂，研貼。芫花根、初起，擂水服，吐利之。月季花、同芫花，釀鯽魚，煮食。荆芥、洗。牛蒡子、防風、蒼耳子、續斷、積雪草、白芷、芎藭、當歸、白頭翁、黄芪、淫羊藿、柴胡、桔梗、黄芩、海藴、海帶、胡麻、水苦買、項上風癧，酒磨服。橙、發瘰癧。槲皮、吐瘰癧。并洗之。皂莢子、醋，硇煮過，照瘡數吞之。○連翹、玄參煮過，嚼之。胡桐淚、瘰癧，非此不除。桑椹汁、熬膏内服。巴豆、小兒瘰癧，入鯽魚内，草包煨，研，粥丸服，取利。黄蘗、【器蟲】氈屜灰、酒服，吐瘰癧。黄蠟、同白礬，丸服。全蠍、白僵蠶、水服五分，日服，一月愈。蜘蛛、五枚，日乾〔三〕，末，酥調塗。斑蝥、粟米炒，研，雞子清丸服。入雞子内蒸熟，去蝥食，入藥甚多。紅娘子、芫青、葛上亭長、地膽、【鱗介】白花蛇、同犀角、牽牛、青皮、膩粉，服。壁虎、初起，焙研，每日酒服。黿甲、酒浸，炙，研服。牡蠣粉、同玄參，丸服。○同甘草末服。蝸牛殼、小兒瘰癧，牛乳炒，研，入大黄，末服，取利。鼉甲、【禽獸】左蟠龍、飯丸服。夜明砂、炒服。貍頭、炙，研服。猫貍。鼠癧〔四〕，如常作羹食。

〔一〕赤：原作「热」。今據卷二十三粱白粱米「附方」改。
〔二〕舐：原作「砥」。今據卷十一食鹽「附方」改。
〔三〕日乾：原作「五」。今據卷四十蜘蛛改。
〔四〕癧：卷五十一貍肉「主治」作「瘻」。

【外治】【草菜】山慈姑、磨酒塗。莽草、雞子白調塗。地菘、生塗。半夏、同南星、雞子白塗。草烏頭、同木鼈子塗。猫兒眼草、熬膏塗。商陸、切片，艾灸。車前草、同烏雞屎塗。紫花地丁、同蒺藜塗。青黛、同馬齒莧塗。毛蓼、納入，引膿血。葶藶、已潰，作餅灸。白及、同貝母、輕粉傅。白斂、土瓜根、半夏、水堇、藜蘆、通草花上粉、【穀菜】大麻、同艾灸。蒜、同茱萸，塗惡核腫結。芥子、和醋塗。乾薑、作挺納入，蝕膿。山藥、少陽經分疙瘩，不問淺深，同蓖麻子擣貼。堇菜、寒熱瘰癧，結核鼠漏，爲末，煎膏，日摩之。桑菰、同百草霜塗。馬齒莧、鹿藿、【果木】胡桃、和松脂塗。桃白皮、貼。杏仁、炒，榨油塗。鼠李、寒熱瘰癧，擣傅。楓香、同蓖麻子貼。楸葉、煎膏。柏葉、櫟木皮、【器土】油鞋、鞋底灰、多年茅厠中土、同輕粉，傅年久者。【金石】黑鉛灰、和醋，塗瘰癧結核，能内消爲水。鐵爇、塗。砒霜、蝕瘰癧敗肉，作丸用。磨刀垽、塗瘰癧結核。食鹽、和麪燒。硝石、芒硝、並下。雄黄、同水銀、黄蠟、韶腦，作膏貼。輕粉、鹽藥、【蟲】蜈蚣、炙，同茶，末塗。螻蛄、同丁香燒貼。礬石、硇砂〔一〕、紅娘子、瘰癧結核。蚯蚓、同乳、没諸藥塗。蝸牛、燒，同輕粉塗。蝦蟆、燒塗。蜂房、燒，和猪脂塗瘰癧漏。蜘蛛、晒研，酥調塗。【鱗介】黄顙魚、潰爛，同蓖麻子煅塗。穿山甲、潰爛，燒傅。○一加班蝥、艾。田螺、燒塗。鬼眼精、已破，研塗。馬刀、主肌中竄瘍。【禽獸】伏翼、年久者，同猫頭、黑豆燒塗之。鴨脂、同半夏傅。雞膍胵、燒傅。雄雞屎、燒傅。羊屎、同杏仁烧傅。狼屎、燒塗。猫頭骨及皮毛、燒傅。○舌，生研塗。○涎，塗之。○屎，燒傅。狸頭骨、狐頭骨、同狸頭燒傅。羊膍胵、猬心肝、並燒傅。猪膏、淹生地黄，煎沸，塗瘰癧瘻。虎腎、羚羊角、女人精汁、頻塗。亂髮灰。鼠瘻，同鼠骨，入臘猪脂煎消，半酒服〔二〕，半塗，鼠從瘡中出。

【結核】【草菜】天南星、治痰瘤結核，大者如拳，小者如粟，生研塗之。甘遂、同大戟、白芥子爲丸，治痰核。金星草、末服。桔梗、玄參、大黄、酒蒸。白頭翁、連翹、射干、三稜、莪蒁、黄芩、海藻、昆布、海帶、蒲公英、並散頸下結核。蒜、同茱萸擣，塗惡核腫結。堇菜、結核聚氣，爲末，油煎日摩。百合、同蓖麻研塗。詹糖香、【土石】土墼、痰核紅腫，菜子油和塗，即消。浮石、枕後生腦痺痰核，燒研，入輕粉，油調塗。石灰、結核紅腫，狀如瘰癧，煅研，同白果擣貼。慈石、鼠瘻項核喉痛。白僵蠶、蜘蛛、項下結核，酒浸，研爛，去滓服。鯽魚、生擣，塗惡核。牡蠣。以茶引之，消項下結核。以柴胡引之，去脇下堅。

〔一〕礬石硇砂：二藥當前移至「金石」藥類。
〔二〕服：原脱。今據卷五十一鼠「附方」補。

九〔一〕**漏**雖有九名，皆取象耳，但分部位可也。

【雙治】【草部】苦參、浸酒服。忍冬、浸。牽牛、煨豬腎。黄芪、何首烏、土伏苓、萆薢、栝樓根、白及、牛蒡葉、地榆、虎薊根、積雪草、白斂、土瓜根、通草、黄藥子、剪草、茜根灰、漏藍子、側子、馬兜鈴、半夏、荆芥穗、薺薴、香白芷、蛇含草、麋銜、蓖麻子、狼毒、芫花根、附子、天南星、諸蒿灰、藜灰、【穀菜】麥麪、和鹽炒塗。苦瓠、蕎麥灰、【果木】桃花、大腹皮、楸葉、熬膏，神方。柳枝、燒熏。柳根鬚、煎洗。乳香、榆白皮、盧會、石南葉、柞木枝、【火土】燭燼、土蜂窠、【金石】胡粉、鐵華粉、朱砂、爐甘石、孔公孽、殷孽、古冢灰、石灰、赤石脂、水銀、水銀粉、特生礜、礜石、北亭砂、砒石、代〔二〕赭石、石膽、禹餘粮、慈石毛、黄礬、白礬石、消石、蜜陀僧、食鹽、石硫黄、石流赤、戎鹽、雄雌黄、【蟲】斑蝥、芫青、地膽、葛上亭長同。蜘蛛、胡蜣蜋、蟾蜍頭、蜈蚣、露蜂房、樗雞、鯪鯉甲、蜥蜴、白花蛇、自死蛇、并骨。蛇蜕、蝮蛇膽、并屎。烏蛇、蛇吞蛙、鼉甲、蚺蛇膽、鯉腸鱗、鯊鮓、鱧肝腸、鱗魚、并血。鰻鱺魚、鰾膠、海豚魚、海鰻鱺、鼊甲、秦龜甲、文蛤、牡蠣粉、甲香、大田螺、【禽獸】啄木鳥、鴛鴦、烏鴉頭、青鵨、子規肉、鸛腦、鷹頭、燒，塗痔漏。鵰鳥、鼠漏，炙食。豬膏、猳豬屎、羊屎、牡狗莖、狗肉、引蟲。狗骨、并頭骨。馬通汁、牛膽、并脾。烏牛耳垢、脇漏出水。野豬皮、牛屎、猫頭骨、并腦及眼睛、肉、舌、皮、毛。鹿皮、并齒。狸頭骨、并肉。狐屎、并足。兔皮毛、鼹鼠、牡鼠屎、土撥鼠、猬心肝。

癰疽深爲疽，淺爲癰。大爲癰，小爲癤。

【腫瘍】【草部】甘草、行污濁之血，消五發之疽，消腫導毒。○一切發背癰疽，用末，和大麥粉，湯和熱傅，未成者内消，已成者即潰。仍以水炙一兩，水浸一夜，服之。○或以黑鉛汁淬酒服。○或〔三〕取汁熬膏。○陰囊癰，水炙煎服，二十日即消。忍冬、癰疽，不問發背、發頤、發眉、發腦、發乳諸處，擣葉入少酒塗四圍，内以五兩，同甘草節一兩，水煎，入酒再煎，分三服。重者一二服，大腸通利即效，功勝紅内消，其滓亦可丸服。○或擣汁，同酒煎服。遠志、一切癰疽、發背、癤毒惡候，死血陰毒在中不痛者，即痛，或憂怒等氣在中作痛不可忍者，即止。熱者即凉，潰者即斂。爲末，每服三錢，温酒浸，取清服，其滓塗之。紅内消、癰疽毒瘡，水熬，入酒時飲，滓爲丸服。連翹、消腫止痛，十二經瘡藥，不可無此。○癰腫初起，煮服取汗。木蓮、一切癰疽初起，四十九箇，研細，

〔一〕九：原作「几」。今從江西本改。
〔二〕代：原作「伐」。今據卷十代赭石改。
〔三〕或：原作「成」。今從錢本改。

絞汁服，功同忍冬。○背癰，取末服，下利即愈。**常春藤**、一切腫痛，研汁，入酒服，利惡物，去其根本。**絡石**、同上。**秦艽**、發背初起，同牛乳，煎服，取利。**山慈姑**、同蒼耳擂酒服，取汗。**豨薟**、同乳香，研枯礬，酒服，取汗。熬膏，貼一切癰疽，發背惡瘡，丁腫喉痺。**地菘**、擣汁，日服。**蒼耳**、擂酒，取汗。**紫花地丁**、同蒼耳擂酒，取汗，渣同麫塗。**烏斂苺**、擂酒熱服，取汗，渣塗。**迎春花**、酒服末，取汗。**馬蘭花葉**、同松毛、牛膝，煎服。**曲節草**、同甘草，煎服。**香附子**、已潰未潰，以薑汁炒，研，日服。**草烏頭**、陰疽不起，同南星、桂心，薑汁熱服〔一〕，未破内消，久潰能去黑爛。**牽牛**、諸毒初起，氣壯者，煎醋服，利膿血妙。**決明**、同甘草煮服，并塗。**石韋**、發背，冷酒服。**石胡荽**、同穿山甲、當歸尾，擂酒服，并塗之。**地錦草**、同乳、没等，擂酒服，并塗。**積雪草**、**野菊**、**栝樓**、**天門冬**、並擂酒服，滓塗。**升麻**、除風腫，行瘀血，爲瘡家聖藥。○腫毒卒起，磨醋塗之。**羌活**、散癰腫敗血，入太陽經。**地榆**、諸瘡痛加之。**黄芩**、痒者加之。**黄連**、諸瘡痛痒，皆屬心火。**龍膽**、癰腫口乾。**紫草**、活血利腸。**當歸**、**芍藥**、**芎藭**、和血止痛。**三稜**、消堅硬。**黄葵花**、腫痛及惡瘡膿水，爲瘡家聖藥。鹽收經年用，尤妙。**胡黄連**、同穿山甲貼。**芭蕉**、同生薑貼。**生地黄**、杵塗，木香盖之。**龍葵**、擣塗。或入麝，或同蝦蟆。**大黄**、醋調貼。○同五倍、黄蘗貼。**烏頭**、同黄蘗貼。**商陸**、擦石癰。○鹽擣，傅一切毒。**莨菪子**、貼石癰堅硬。**天麻**、**都管草**、醋調。**箬葉**、**紅藍花**、**苧根**、**益母草**、**金絲草**、**大戟**、**水仙根**、**飛廉**、**馬鞭草**、**漏蘆**、**蘘荷根**、**鴨跖草**、**續斷**、**大薊根**、**薇銜**、**火炭母**、**澤蘭**、**地楊梅**、**地蜈蚣**、**薑黄**、**蒲公英**、**蓼實**、**紫河車**〔二〕、**天南星**、**王不留**、洗。**白芍**、**栝樓根**、醋調。**三七**、**蒺藜苗**、熬膏。**苦參**、**土瓜根**、**獨用將軍**〔三〕、**石蒜**、**牡丹皮**、**大青**、**草烏頭**、**小青**、**鬼臼根**、**蘿摩葉**、**射干**、醋磨。**羊蹄根**、醋磨。**蒟蒻**、**石菖蒲**、**芫花**、膠和。**金星草**、**半夏**、雞子白調。**莽草**、**螺厴草**、**水堇**、**水莕草**、**毛茛**、**水蓴葉**、**海芋根**、**蒲黄**、**海藻葉**、**海根**、**水蕕草**、**防己**、【穀菜】**黑大豆**、生研。**豌豆**、並主一應癰腫初起。**緑豆粉**、一應癰疽初起，惡心，同乳香、甘草服，以護心。**胡麻油**、大毒發背，以一斤煎沸，入醋二盌，分五次服，毒不内攻。○入葱煎黑，熱塗，自消。**翻白草**、擂酒服。**茄子**、消石收成膏，酒服，治發背惡瘡。○磨醋，塗腫毒。○生合熱毒。**豆豉**、作餅，灸。**大蒜**、灸一切腫毒陰毒。**苦瓠**、切片，灸囊癰。**葱白**、米粉炒黑，醋調塗。**赤小豆**、同雞子白，塗一切癰疽。**粢米粉**、炒黑，鷄子白塗。**麥粉**、一切癰疽發背熱痛，炒黑，醋調貼，痛即止，久則腫消。**蕎麥粉**、癰疽發背，同硫黄末傅。○疽頭凹黑，煮食即起。**山藥**、生塗，或同蓖麻、糯米。**蔓菁**、同鹽塗，或同蕓薹。**紫芥子**、同柏葉塗，無不愈者。**麥麫**、**米醋**、**冬瓜**、合〔四〕之。**苦茄**、醋磨。

〔一〕服：疑爲「塗」之誤。卷十七烏頭引楊清叟語：「薑汁熱酒調塗。」
〔二〕車：此下原有，「半夏」。乃重出藥名，今删。
〔三〕軍：原脱。今據卷十六獨用將軍補。
〔四〕合：原作「盒」。今據卷二十八冬瓜「附方」改。

蕺菜〔一〕、百合、生。乾薑、醋調。生薑、豬膽調。白芥子、醋調。萊菔子、醋研〔二〕。馬齒莧、秦狄藜、醋杵。旱堇、皂角、蕈、醋磨。桑黄、【果木】野葡桃根、晒研，水調。茱萸、醋和。並塗一切癰腫。橡子、醋磨，塗石癰。胡桃、背癰骨疽未成者，同槐花，末，熱酒服之。○油者，塗諸腫。烏藥、行氣止痛。○孕中有癰，同牛皮膠，煎服。槐花、癰疽發背初起，炒，衝酒服，取汗即愈。黄蘗、諸瘡痛不可忍者，加之，和雞子白塗。○同川烏頭，末傳之。柞木葉、同荷蒂、甘草節、萱草、地榆，煎服，癰疽即消，膿血自乾。紫荆皮、活血行氣，消腫解毒，同獨活、白芷、芍藥、木蠟，爲末，葱湯調塗。○發背癰疽初起，酒調塗之，内同白芷，酒服。皂子、六月六日，吞七枚，可免瘡癤。木芙蓉花葉、散熱解毒。○一切癰疽發背惡瘡，蜜調塗之。已成即潰，已潰排膿。○或同蒼耳葉燒用。○或同菊花葉煎洗。扶桑花葉、同芙蓉、牛蒡葉，蜜擣塗。巴豆樹根、一切癰疽發背大患，末塗之，妙不可言。松脂、一切癰疽，同銅青、蓖麻擣貼。○入膏藥用。楓木皮、癰疽已成，擂酒服，并傅。櫰香、頭瘡腫毒，麻脂〔三〕調塗，七日腐落〔四〕。黄楊、擣塗癤子。楮實、桑白皮、並塗石癰。桑葉、塗穿掌毒，即愈。紫檀、磨醋。皂莢、煎膏。榆白皮、醋調，塗癰腫。水楊柳湯、熱湯、並沃洗腫毒，即消。新汲水、射腫毒令散。桑柴火、灸腫瘍不破，潰瘍不腐不斂，拔毒止痛生肌。【器土】紙錢、燒筒中，吸腫毒。火鍼、墨、磨醋。倒掛塵、同葱。伏龍肝、同蒜。釜下土、同椒。鼠壤土、同醋。土蜂窠、同醋。蚯蚓泥、同鹽。糞坑土、井底泥、簷溜下泥、無名異、醋磨。並塗癰腫。【金石】黑鉛、消癰腫發背諸瘡，甘草煮酒，溶鉛投入九次，飲之取醉。鐵漿、發背初起，飲二升，取利。菩薩石、主金石毒作癰疽。胡粉、黄丹、蜜陀僧、并入膏用。硝石、發背初起，泡湯搨，數次即散。水中白石、背腫如盤，燒赤，焠水洗，數次即消。紫石英、煅研，醋調。慈石、石青、石蟹、磨醋。蛇黄、鹽藥。【蟲】土蜂子、醋調。赤翅蜂、獨脚蜂、並塗癰腫。露蜂房、惡疽、附骨疽，根在臟腑。○燒灰，同巴豆煎油，塗軟癤。五倍子、炒紫，同蜜塗。○或加黄蘗、大黄。水蛭、咂血。蜜蠟、【介鱗】玳瑁、牡蠣、雞子白調。蛤粉、並消癰腫。車螯殼、消腫，燒赤醋淬，同甘草，酒服，并塗。○不問大小淺深，利去病根，則免傳變。煅研，生〔五〕入輕粉少許，用栝樓、甘草節，酒煎，入蜜調服。龜板、初起，燒，研酒服。穿山甲、炮，研酒服。蛇蜕、燒，醋和塗。○石癰，貼之，一夜愈。蛇頭灰、醋調。蛇角、蚌粉、鯽魚、【禽獸】白鵝膏、雁肪、天鵝油、鶩肪、並塗。鵜鶘油、能透入病所。

〔一〕菜：原作「草」。今據卷二十七蕺改。
〔二〕研：原脱。今據卷二十六萊菔子「主治」补。
〔三〕脂：原爲一字闕。今據卷三十四櫰香「主治」補。
〔四〕落：原作「肉」。今據改同上。
〔五〕生：疑衍。卷四十六車螯「附方」「生」字置「甘草」前。

雞冠血、頻滴不已，即散。雞内金、發背初起，潤温〔一〕貼之，不過三五個即消。鰕雞子、癰疽發背，百藥不效，同狗屎熬貼。白鴨通、牛膽、豬膽、豬腦、並塗。豬腎、同飛麪擣貼。臘羊脂、一切腫毒初起，抹擦即消，神驗。猪膏、牛脂、並冷水浸貼，頻易。黄明膠、一切癰疽，活血止痛。水浸貼之，化酒飲之，不内攻〔二〕，不傳惡證。○同穿山甲燒研，酒服，極妙。○已破者，化調黄丹。犬屎、絞汁服，并塗。狗寶、癰疽諸毒，同蟾酥諸藥爲丸。狗齒、燒研，醋塗發背及馬鞍瘡。鹿角、癰腫留血在陰中。○發背初起，燒灰醋塗，日五六上。鹿脂、麋脂、鹿膽、羚羊角、磨水。貘膏、阿膠、【人部】人唾、並塗腫。人屎、一切癰腫未潰，研末，入麝，調貼頭上。○背發欲死，燒，和醋塗。人乳、癰膿不出，和麪傅之，即日即出。人牙、陰疽頭凹沉黯，不痛不熱，服内補藥不發，必用。人牙煅，穿山甲炙，各二錢半，分作二服，當歸、麻黄煎湯服。外以薑汁和麪塗之。○又方：人牙煅，川烏頭，硫黄，末，等分，酒服。人髭鬚、燒傅。月經衣。洗水調藥。

【代鍼】茅鍼、酒煮服，一鍼一孔。冬葵子、水吞百粒。蜀葵子、惡實、瞿麥、并傅之。苘實、薏苡仁、并吞一枚。苦買汁、滴之。百合、同鹽擣塗。皂角刺、燒灰，酒服三錢。○發背不潰，同甘草、黄芪，末服。白棘刺、燒灰，一錢，水服之。巴豆、點頭。箔經繩、燒傅。白瓷器、末傅。石膽、同雀屎點。硇砂、點。雀屎、點。白雞翅下第一毛、燒灰，水服。人齒垽。點。

【潰瘍】【草部】黄芪、癰疽久敗，排膿止痛，生肌内補，爲瘡家聖藥。人參、熬膏。朮、蒼朮、遠志、當歸、黄芩、藁本、芎藭、並排膿止痛生肌。白芷、蝕膿。牛膝、插瘡口，去惡血。地黄、熬膏，貼癰癧惡血。地榆、蘆葉灰、蒴藋灰、蒿灰、蔄茹、並蝕惡血死肌。木香、癰疽不斂，臭敗，同黄連、檳榔傅。芭蕉油、抹瘡口不合。附子、癰疽努肉，濃醋煎洗。○瘡口久冷不合〔三〕，作餅灸之，數日即生肉。隔蒜灸亦可。薔薇根、白歛、白及、丹參、紫參、木通、毛蓼、赤地利、石斛、何首烏、【穀菜】胡麻、炒黑。青大麥、炒。絲瓜汁、抹。並歛瘡口。爛茄、酒服。【果木】烏梅、蝕惡瘡努肉，燒點，甚良。荷蒂、洗。槲白皮、洗敗瘡。○燒服，治附骨疽。櫟木灰、淋汁熬膏，蝕癰腫。巴豆、炒焦。塗腫瘍解毒；塗瘀肉，自化；作撚，導膿。松脂、楓香、蘇方木、排膿止痛生肌。没藥、血竭、乳香、並消腫止痛生肌。○癰疽頭顫，熟水研服。番降真、同楓、乳香，熏癰疽惡氣。丁香、傅惡肉。地骨皮、洗爛癰。合歡皮、煎膏。柳枝、煎膏。實，逐膿血。槐白皮、煎膏，止痛長肉。楸葉、蝕膿血。○白皮，煎膏貼。桐葉、醋蒸，貼疽，退熱止痛秘方。梧桐葉、炙研，貼發背。桐子油、傅。燃燈，熏腫毒初起。白楊皮、傅骨疽。山白竹灰、蝕肉。故甑蔽、燒，傅骨疽。黄蘗、桑柴、蒲席灰、並歛瘡口。松木皮、燒傅。木蘭皮、【金石】礬石、蝕惡肉，生好肉。○凡癰疽發背人，以黄蠟丸服，

〔一〕潤温：卷四十八雞膍胵裏黄皮「附方」作「温水潤開」，義長。
〔二〕攻：原作「改」。今據卷五十黄明膠「附方」改。
〔三〕合：原脱。今從江西本補。

能防毒護膜，托裏化膿，止痛生肌。麥飯石、一切癰疽發背，火煅醋淬，同燒過鹿角末，生白〔一〕斂末，醋熬膏，圍貼。未成即消，已成即潰，排膿生肌。硫黃、諸瘡弩肉出數寸，塗之即消。○不合，粉之即合。慈石、同忍冬、黄丹熬膏，貼潰瘍。銀朱、疽瘡發背，同礬湯洗，以桑柴火炙之。食鹽、潰瘍作痒，摩其四圍。蜜陀僧、熬膏用。○骨疽出骨，同桐油調貼。砒石、蝕敗肉。石灰、同蕎麥稭灰煎霜，點腐肉及潰腫瘍。寒水石、同黄丹，斂瘡口。五色石脂、【蟲】蜜蠟、蟲白蠟、紫鉚、並生肌止痛斂口。桑螵蛸、燒，塗軟癤。全蠍、諸腫，同巵子煎油，入蠟貼之。原蠶蛾、玉枕生癰，破後如筯頭，同石韋，末，貼。斑猫、癰疽不破，或破而無膿，同蒜，擣豆許貼之，少頃膿出，去藥。地膽、蝕惡肉。蛞蝓、燒，傅惡肉。壁錢窠、貼。五倍子、【鱗介】龍骨、並斂瘡口。守宫、癰腫大痛，焙研，油調塗。水蛇灰、傅骨疽。鯉魚、一切腫毒，已潰未潰，燒塗。○積年骨疽，切片搨之，引蟲。鯽魚、諸毒，包柏葉燒，入輕粉，油搽。○骨疽膿出，包鹽，炙焦搽。鼈甲、蝕惡肉，斂口，燒摻。白螺殼灰、同倒掛塵，傅軟癤。蟹膏、石蟹、並塗久疽。【禽獸】黑雌雞、排膿，生新血。雞屎、同艾，熏骨疽。夜明砂、排膿，同乳香、桂心塗。猪蹄、煮汁，洗癰疽，潰熱毒，去惡肉。○癰疽發乳，同通草煮羹食。狗頭骨、癰疽癤毒，同芸薹子，末傅。兔頭、發背發腦，擣貼，熱痛即如水也。鹿角膠、鹿茸〔二〕、麝香、蝕一切癰疽膿水。豭猪屎、蝕惡肉，同雄黄、檳榔傅。黄鼠、解毒止痛，煎油，入黄丹、黄蠟熬膏。鼠、潰癰不合，燒塗。○皮，生封附骨疽，即追膿出。○燒，傅瘡口。猫頭、收瘡口，煅，和雞子白塗。○頸毛、鼠屎，燒，傅鬢癤。象皮、斂瘡口。鼹鼠、豬懸蹄、馬牙灰、猪〔三〕屎灰、髮灰。並斂瘡口。○又同蜂房、蛇蜕灰，酒服。

【乳癰】【草部】天花粉、輕則妬乳，重則乳癰，酒服末二錢。白芷、同貝母，末，酒服。半夏、煨研，酒服及吹鼻。紫蘇、栝樓、忍冬、並煎酒服。玉簪根、萱根、馬鞭、同薑。木蓮〔四〕、並擂酒服，渣塗之。何首烏、煮酒。香蒲、擣汁。鼠粘子、冬葵子、糉箬灰、莨菪子、葛蔓灰、並研末，酒服。貝母、丹參、同白芷、芍藥、豬脂，醋，熬膏塗。大黄、同甘草熬膏貼，亦末傅。射干、同萱根塗。龍舌草、同忍冬塗。燕脂、乳頭裂，同蛤粉塗。水荅、同苧根塗。蕁、水萍、黄芩、山慈姑、益母草、大薊、莽草、和醋。木鼈子、磨醋。蒲黄、【穀菜】百合、并塗吹乳妬。麥麪、水煮糊，投酒熱飲。仍炒黄，醋煮糊塗之，即散。赤小豆、酒服，并塗。米醋、燒石投之，温漬。蔓菁、同鹽塗。老茄、燒，傅乳裂。蒲公英、【果】橘葉、酒服，未成即消，已成即潰。銀杏、乳癰潰爛，研服，并塗。白梅、水楊柳〔五〕根、並擣貼。桂心、同甘草、烏頭，末，酒塗，膿化爲水。楓香、

〔一〕白：原脱。今據卷十麥飯石「發明」補。
〔二〕茸：原作「葺」。今據卷五十一鹿鹿茸改。
〔三〕猪：原作「朱」。今據卷五十豕屎「附方」改。
〔四〕蓮：原作「運」。今據卷十八木蓮改。
〔五〕楊柳：原作「柳□」。今據卷三十五水楊補改。

貼小[一]兒奶[二]疽。丁香、奶頭花裂，傅之。○妬乳乳痛，水服。牙皂莢、蜜炙，研，酒服。或燒研，同蛤粉服。皂莢刺、燒，和蚌粉酒服。柳根皮、擣，炙熨之，一夜即消。樺皮、燒研，酒下，一服即消，腐爛者亦可服。蔓荆子、炒，末，酒服，并塗。榆白皮、醋擣。木芙蓉、【器石】車脂、熱酒服。燈盞油、調炒脂麻塗。研硃石鎚、煮熱熨。石膏、煅研，酒服三錢，取汗。杓上砂、吹乳，酒服七枚。薑石、蚯蚓泥、【蟲介】露蜂房、燒灰服，并塗。百藥煎、煎酒。蜘蛛、龜版、並燒研，酒服。穿山甲、乳癰、乳嵒，炮研，酒服。○吹乳，炙，同木通、自然銅，末，酒服。自死蛇、燒塗。蛇皮灰、鱓頭灰、【禽獸】雞屎白灰、並酒服。白丁香、吹乳，酒服一錢。母猪蹄、同通草煮羹食。○已破，煎洗。水膠、臘酒煮塗。鹿角、磨塗。鼠屎、吹奶，同紅棗燒，入麝，酒服。○乳癰初起，酒服七枚，取汗。○已成，同黄連、大黄，末，黍米粥和[三]，塗四邊，即消。貓皮毛、乳癰潰爛，煅，入[四]輕粉，油塗。豬脂、冷水浸貼。白狗骨灰、牛屎、馬屎、人屎灰、人牙灰。並塗。

【便毒】【草部】貝母、初起，同白芷，煎酒服，渣傅。栝樓、同黄連，煎服。鼠粘子、炒，末，同朴消，酒服。忍冬、酒煎。木蓮、擂酒。芫花根、擂水服，渣傅。黄葵子、同皂莢、石灰，醋塗。山慈姑、塗。芭蕉葉、燒，和輕粉塗。石龍芮、挼揉。草烏頭、磨水塗。菖蒲、生塗。山藥、同沙[五]糖塗。冬葵子、貫衆、【果木】胡桃、燒。並酒服。皂莢、煨研，酒服。○醋和塗。子、研，水服。肥皂、擣塗。楓香、入麝。紡車絃、燒。千步峰、磨醋、薑。並塗。銅錢、同胡桃嚼食。鐵秤錘、初起，壓一夜。枯礬、同寒[六]食麪糊塗。蜘蛛、初起，研酒熱服，取利。斑蝥、同滑石服，毒從小便出，即消。紅娘子、入雞子内煨食，小便去膿血。五倍子、炒黄，醋塗，一日夜即消。穿山甲、同猪苓，醋炙，研，酒服。外同輕粉、麻油塗之。鯽魚、同山藥擣貼。鰾膠、煮軟，研貼。亦燒末，酒服。水膠。化塗，即消。

【解毒】【草部】敗醬、除癰腫，破多年凝血，化膿爲水。○腹癰有膿，薏苡仁、附子，爲末，水服，小便當下，即[七]愈。大薊葉、腸癰瘀血。人參、酒毒，胸生疽瘡，同酒炒大黄，末，薑湯服，得汗即愈。黄芪、除腸胃間惡血。薏苡仁、冬瓜仁、甜瓜仁、腸癰已成，小腹腫痛，小便似淋，或大便下膿，同當歸、蛇蜕，水煎服，利下惡物。大棗、腸癰，連核燒，同百藥煎，末服。烏藥、孕中有癰，同牛皮膠，煎服。皂角刺、腹内生瘡，在腸臟，不可藥治，酒煎服，

〔一〕貼小：底本兩字缺損。據其他金陵本補正。
〔二〕奶：原作「劍」。今據卷三十四楓香脂「附方」改。
〔三〕和：原作「塗」。今據卷五十一鼠糞「附方」改。
〔四〕入：原作「汁」。今據卷五十一貓皮毛「附方」改。
〔五〕沙：原作「炒」。今據卷二十七薯蕷「附方」改。
〔六〕寒：原作「塞」。今據卷十一礬石「附方」改。
〔七〕即：原作「出」。今據卷十六敗醬「附方」改。

膿悉從小便出，極效。楤擔尖、腸癰已成，燒灰，酒服少許，當作孔出膿。【土鱗】死人塚上土、外塗〔一〕。龍骨、腸癰内疽。鯽魚、豬脂煎服。雄雞頂毛、并屎，燒，空心酒服。犬膽、去腸中膿血。馬牙、腸癰未成，燒灰，和雞子白塗。馬〔二〕懸蹄、腸癰，下瘀血。豬懸蹄甲。伏熱在腹，腸癰内蝕。

諸瘡上

丁瘡，惡瘡，楊梅瘡，風癘，疥癬，熱瘡，癌瘡，手瘡，足瘡，胻瘡。

【疔瘡】【草部】蒼耳根、汁，和童尿服，或葱酒服，取汗。○灰，同醋塗，拔根。山慈姑、同蒼耳擂酒服，取汗。石蒜、煎服，取汗。豨薟、酒服，取汗，極效。大薊、同乳香、枯礬末，酒服，取汗。白芷、同薑擂酒服，取汗。王不留行、同蟾酥服，取汗。草烏頭、同葱白，丸服，取汗。○同巴豆貼，拔根。○同川烏頭、杏仁、白麪塗。菊花葉、丁腫垂死，擣汁服，入口即活，神驗方也。冬用根。蕁、擂酒服。常春藤、和蜜服。薺苨汁、服。金沸草、益母草、擣汁服，渣塗。○燒灰紉入，拔根。荊芥、煮服及醋擣塗。紫花地丁、擂水服。同葱、蜜塗。艾灰汁、和石灰點之，三遍拔根。地菘、和糟。附子、和醋。蒺藜、和醋。馬兜鈴、同蛛網擣。龍葵、地黄、旱蓮、水楊梅、木鼈子、【穀菜】麥麪、和豬脂。胡麻灰、和針砂。小豆花、寒食餳、並塗丁。白米粉、熬黑，蜜塗。米醋、以麪圍，熱淋之。翻白草、煎酒服，取汗。蒲公英、擂酒服，取汗。絲瓜葉、同葱白、韭菜，研汁，和酒服，渣傅。獨蒜、蘸門臼灰擦之，即散。○又同小薊、豨薟、五葉草，擂酒服。馬齒莧、和梳垢封。○燒，和醋封之。○和石灰封。白苣汁、滴孔中。土菌、同豨〔三〕薟塗。蕪菁、同鐵衣塗。蕺菜、灰藋灰、山丹、百合、生薑、【果木】野葡萄根、先刺丁上，塗以蟾酥，乃擂汁，入酒，調緑豆粉，飲醉而愈。銀杏、油浸研，罨水疔。荔枝、同白梅。胡桃、嚼罨。榴皮、灸丁。槐花、四兩，煎酒服。○葉、皮、莖同。柳葉、煮汁服。枸杞、治十三種丁，四時采根莖，同諸藥服。棘鉤、同陳〔四〕橘皮，煎服。○同丁香，燒傅。烏桕葉、食六畜牛馬肉，生丁欲死，擣汁一二盌，取下利。○根亦可。又主暗丁昏狂。皂莢、灸研，同麝塗。○子，傅。巴豆、點。木芙蓉、塗。緋帛、同蜂房諸藥燒服，并入膏貼。舊油紙繖灰、同古石灰服，取汗。箭笴茹、作炷〔五〕灸丁。涼水、挑破去血，噙水頻咂。燭燼、同胡麻、針砂塗。土蜂窠、同蛇皮煅，酒服一錢。鐵漿、日飲一升。鏽釘、調蘁水，冷服。○煅，同人乳傅。浮石、同没藥，醋糊丸服。銀朱、水和丸服。礬石、煨葱擣丸，酒服二錢。○同寒食麪塗。鼠壤土、童尿調塗。糞下土、同全蠍、

〔一〕塗：原脱。今據卷七塚上土「附方」補。

〔二〕馬：原作小字。今據卷五十馬懸蹄「療腸癰下瘀血」改。

〔三〕豨：原作「猪」。今據卷二十八土菌「附方」改。

〔四〕陳：原作「橙」。今據卷三十六白棘「附方」改。

〔五〕炷：原作「柱」。今據卷三十八箭笴及鏃「主治」改。

蟬蛻塗。鐵粉、同蔓菁根擣塗。鐵精、同輕粉、麝香點傅。雄黄、同蟾酥、葱、蜜，插之。石灰、同半夏傅。硇砂、同雄黄貼。薑石、雞子白和塗。慈石、醋和。銅礦石、【蟲部】斑蝥、並塗。蟾酥、同雄黄、乳香，丸，服三丸。外以白麪、雄黄和，納一粒，立效。露蜂房、洗。人虱、十枚，着瘡中，箔繩灸之。蟬蛻、丁瘡不破，毒入腸胃，和蜜水服，并塗。○同僵蠶、醋塗四圍，拔根。蜜、和葱。獨脚蜂、燒。赤翅蜂、燒。獨脚蟻、蜘蛛、和醋。草蜘蛛、螳螂、【鱗介】蝮〔一〕蛇皮灰、並傅之。蛇蛻、丁腫魚臍，水煎服。○燒，和雞子塗。鮑魚頭、同髮灰燒。穿山甲、燒研，同貝母，末，傅馬丁。海馬、同雄黄諸藥塗。田螺、入片腦，取水點。蜆汁、洗。海螵蛸、【獸人】臘豬頭灰、並摻之。狗寶、同蟾酥諸藥服，治赤丁。牡〔二〕猪屎、丁毒入腹，絞汁服。牡狗屎、絞汁服，並塗。青羊屎、煮服。馬屎、驢屎、並炒，熨丁瘡中風。獺屎、水和封，即膿出痛止。鼠屎、頭髮灰燒，納之。猪膽、和葱塗。白犬血、馬齒、燒。黑牛耳垢、人耳塞、同鹽、蒲公英貼。髮灰。

【惡瘡】【草部】牛膝、卒得惡瘡不識，擣塗。貝母、燒灰，油調，傅人畜惡瘡，斂口。藿香、冷瘡敗爛，同茶燒傅。黄芩、惡瘡疽〔三〕蝕。秦艽、摻諸瘡口不合。蒼耳、惡瘡，搗汁服，并傅。芎藭、同輕粉塗。菖蒲、濕瘡遍身，爲末，卧之。忍冬、同雄黄，熏惡瘡。無心草、傅多年惡瘡。草烏頭、地榆、沙參、黄芩花、並塗惡瘡膿水。何首烏、燕蓐草、瞿麥、扁竹、並傅浸淫惡瘡。藜蘆、鼠尾草、並傅反花惡瘡。青蒿灰、馬矢蒿、蔄茹、角蒿、骨碎補、並蝕惡瘡爛肉。莽草、萑菌、青葙子、苦參、鶴虱、鉤吻、並殺惡瘡蟲。蛇牀子、藎草、漏籃子、杜衡、牛蒡根、狼牙、洗。大薊根、野菊根、蛇銜、積雪草、商陸、狼跋子、及己、香附子、馬鞭草、狼毒、艾納香、漏蘆、藁本香、黄連、虎杖根、地膚子、洗。白〔四〕斂、石長生、紫草、芫花根、紫參、赤芍藥、山慈姑、白及、石蒜、牡丹皮、蜀羊泉、天麻、紫花地丁〔五〕、紫金藤、天蓼、薔薇根、當歸、赤薜荔、丹參、兔葵葉、紫葛藤、羊桃、洗。冬葵根、馬勃、蘄艾葉、剪草、昨葉何草〔六〕、通草及花上粉、羊蹄草、昆布、胡麻油、扁豆、大麻仁、炒。陳倉米、和酢。豆豉、寒食飯、並傅一切惡瘡。蕓薹菜、煨擣，熨異疽。○油塗風瘡。繁縷汁、塗惡瘡，有神效之功。雞腸草、灰，和鹽，主一切惡瘡、反花瘡。馬齒莧、封積年瘡。○燒，傅反花瘡。

〔一〕蝮：原作「腹」。今據卷四十三蝮蛇改。
〔二〕牡：原作「牝」。今據卷五十豕「附方」改。
〔三〕疽：原字缺損。今據卷十三黄芩「主治」補正。
〔四〕白：原脱。今據卷十二白斂「主治」補。
〔五〕丁：原作小字。今據卷十六紫花地丁改。
〔六〕昨葉何草：原作「昨荷葉」。今據卷二十一昨葉何草改補。

蒲公英、冬瓜葉、並傅多年惡瘡。苦苣、對口惡瘡，同薑擂酒服，并傅。絲瓜根、諸瘡久潰，熬水掃之，大凉。蕺菜、竹筒煨，擣，封惡瘡。醬瓣、同人尿，塗浸淫瘡癬。苦瓠汁、灰藋、邪蒿、【果木】慈姑葉、並塗惡瘡。桃白皮、紉惡瘡。杏仁、入輕粉，塗諸瘡腫痛。馬檳榔、惡瘡腫痛，內食一枚，外嚼塗之。柏瀝、塗惡瘡有蟲。巴豆、煎油，調硫黄、輕粉，搽一切惡瘡。苦竹葉、燒，和雞子白，塗一切惡瘡。柳華〔一〕及枝葉、煎膏，塗反花惡瘡。桑葉、肺風，毒瘡如癩，蒸一夜，晒研，水服二錢。楓香、松脂、騏驎竭、乳香、没藥、詹糖香、並入惡瘡膏。槐皮、楊櫨葉、胡頹子根、並洗。冬青葉、醋煮。楸葉、桐葉及木皮、櫸葉、同鹽。皂莢刺、燒。楮葉、占斯、大風子、木綿子油、桐子油、青布灰、並傅多年惡瘡。敗蒲席灰、筋溢惡瘡。三家洗盌水、入鹽。半天河水、並洗惡瘡。東壁土、諸般惡瘡，同大黄，末傅。蚯蚓泥、傅燕窩瘡及時行腮腫。白鱔泥、傅火帶瘡。鬼屎、傅人馬惡瘡。鹽車脂角土、胡燕窠土、屋內壖下蟲塵土、白蟻泥、同黄丹。糞坑泥、【金石】雲母粉、並塗一切浸淫惡瘡。胡粉、反花惡瘡，同燕脂塗。○蜂窠惡瘡，同朱砂、蜜塗。水銀、一切惡瘡，同黄連、胡粉傅。○惡肉毒瘡，狀如豆，半在裏，包擦之。或同大楓子。鐵漿、蛇皮惡瘡，頻塗。雄黄、蛇纏及一切惡瘡，醋調塗。浮石、諸般惡瘡，同没藥，丸服。蓬砂、一切惡瘡，同甘草〔二〕，浸麻油，每飲一小合。石硫黄、一切惡瘡，同蕎麪作餅貼。銀朱、頑瘡日久，同古石灰、松香，油熬貼上。石灰、多年惡瘡，同雞子白塗。硇砂、石膽、並去惡瘡敗肉。雌黄、熏黄、孔公孽、黄礬、绿礬、白礬、銅青、錫、鉛、鐵落、鐵鏽、鐵爇、【蟲部】烏爛死蠶、塗一切惡瘡。地膽、傅惡瘡。○嵓瘡如舌，令人昏迷，速用此同桑白皮、滑石、木通諸藥服，以宣其毒。青腰蟲、蝕惡瘡息肉，剥人肌皮。蜘蛛、晒研，傅一切惡瘡。○膜，貼積年諸瘡及反花瘡。蜂房、洗傅。斑蝥、【介鱗】文蛤、並傅惡瘡漏爛。鼉脂、摩。鼉甲、惡瘡，酒浸炙，研服。鼊甲、同。鼊脂、摩。穿山甲、蛇蜕、自死蛇、蝮蛇皮、並燒傅。蚺蛇、鱗蛇、白花蛇、烏蛇、並釀酒、作丸，治惡瘡。蛇婆、炙食。鯽魚、燒灰，同醬汁，塗諸瘡十年不愈者。○浸淫毒瘡，生切，和鹽擣塗。海螵蛸、止瘡多膿水不燥。黄顙魚、燒。鰻鱺膏、海豚魚肪、魚脂、【禽獸】孔雀屎、並傅惡瘡。雀屎、傅浸淫惡瘡。雞冠血、浸淫瘡，不治殺人，日塗四五次。雞肉、猫睛瘡，有光無膿血，痛痒不常，飲食減少，名曰寒瘡。但食雞、魚〔三〕、葱、韭，自愈。白鴿肉、解惡瘡毒。鴿屎、反花瘡初生，惡肉如米粒，破之血出，惡肉反出于外，炒研傅。青鵨、鸏鷥屎、豬脂、豬髓、並主惡瘡。羊屎、反花惡瘡，鯽魚釀，燒傅。豬頰骨、炙油，塗惡瘡。○懸蹄，燒，傅十年惡瘡。驢懸蹄、天柱毒瘡，生大椎〔四〕上，出水，同胡粉、麝香傅。馬屎、塗多年惡瘡疼痒，不過數次。

〔一〕華：原作「葉」，與下重複。今據卷三十五柳柳華「主治」改。
〔二〕草：原脱。今據卷十一蓬砂補。
〔三〕魚：原字缺損。今據卷四十八雞烏雄雞肉「附方」補正。
〔四〕椎：原作「推」。今據卷五十驢懸蹄「附方」改。

犬膽、傅痂瘍惡瘡。㸆豬湯、洗。驢脂、野駝脂、麋脂、狼膏、猬脂、及心肝。隱鼠膏、黄鼠、煎膏。象膽、熊脂、鹿角、羚羊角、及肉。狗頭骨、灰。虎骨、及屎。猫頭骨、灰。鼠頭灰、象皮灰、鼬鼠灰、及骨。馬鬃灰、野猪皮灰、牛屎、雙頭鹿胎中屎、【人部】人中白、燒。人唾、並主一切惡瘡。人牙、惡瘡，同雞内金等，燒傅。髮灰、瘭㾭惡瘡，米湯服二錢。外同白及、皂莢刺灰傅。小兒胎屎。蝕惡瘡瘜肉。

【楊梅瘡】【草部】土伏苓、治楊梅瘡及楊梅風，並服輕粉，成筋骨疼，癱瘓癰疽，爲必用之藥。每用四兩，入皂角子七粒，煎水代茶。○或加牽牛。○或加苦參、五加皮。或加防風、薏苡仁、木通、木瓜、白鮮皮、金銀花、皂莢子，煎服。○筋骨疼虚人，同人參，丸服。天花粉、同川芎、槐花，丸服。栝樓皮、末，酒服，先服敗毒散。薔薇根、年久筋骨痛，煮酒飲。或加木瓜、五加皮、伏苓、當歸。大黄、初起者，同皂莢刺、鬱〔一〕金、白牽牛，末，酒服。○又方：同白僵蠶、全蠍，末，蜜湯服。並取下惡物。○同皂角刺、輕粉，末服，取下惡物，并齒出毒血愈。線香、燒烟熏。浮萍、洗。野菊、同棗根煎洗。金銀花、苦參、龍膽、木通、澤瀉、柴胡、荆芥、防風、薄荷、威靈仙、蓖麻子、黄芩、黄連、白鮮皮、連翹、胡麻、【果木】胡桃、同槐花、紅棗、輕粉，丸服。椰子殼、筋骨痛，燒研〔二〕，熱酒服，取汗。烏梅、炒焦，油調搽。葡萄汁、調藥。杏仁、細茶、木瓜、槐花、四兩，炒，煎酒熱服。黄蘗、去濕熱。○同乳香末、槐花，水和塗。大風子、和輕粉塗。五加皮、槐角、皂莢子、巵子、血竭、乳香、没藥、盧會、【金石】銅青、醋煮，酒調塗，極痛，出水愈。○或入輕粉、冰片少許。緑礬、煅研，香油搽。汞粉、或服或熏，劫瘡，效最速。但用失法者，有筋骨癰疽之害。○摻猪腎，油煎食。○入雞子，蒸熱食。○同丹砂、雄黄，末，酒服。或加黄丹、孩兒茶，或加槐花、龜板，或加槐花、天花粉、孩兒茶，爲丸服。○一方：同甘草、百草霜，丸服。○楊梅癬，同大風子，末塗。○同杏仁塗。水銀、同鈆結砂，入乳、没、黄丹，作神燈照之，熏之。黑鈆、同錫結砂，入蜈蚣末，作撚照之。○煮酒服，解輕粉毒。銀朱、年久頑瘡，同朱砂、枯礬、全蠍，丸服。○同宫香作捻，被中熏鼻。或加孩兒茶、皂角子。○或同雄黄、枯礬作丸，熏之。○同鈆、汞、白花蛇作撚，照。○同輕粉，入黄蠟、麻油，作膏貼。○筋骨痛，同枯礬作撚，熏臍取汗。粉霜、塗。雄黄、猪髓調搽。○同杏仁、輕粉、豬膽，搽。○輕粉、黄丹、孩兒茶、朱砂，丸服。白砒、同雄黄、牛黄，化蠟丸服。○同石黄點之。○同輕粉、銀朱搽。丹砂、同雄黄、百草霜丸作撚，被中熏之。石膏、煅搽。○酒服，發汗，解輕粉毒。鐵漿、鹽水、並漱輕粉毒。孩兒茶、百草霜、蓬砂、胡粉、枯礬、黄丹、【蟲鱗】蟬蜕、全蠍、白僵蠶、露蜂房、蜈蚣、同全蠍、香油、水粉、柏油，熬膏貼。白花蛇、同穿山甲諸藥丸服。○亦入熏照藥。穿山甲、頑瘡成風，陳菜子油，作膏貼。龜甲、

〔一〕鬱：原作「爵」。今從江西本改。

〔二〕燒研：原作「研匕」。卷三十一椰子殼「附方」作「燒存性臨時炒熱」，因據改。

鬼眼睛、同辰砂〔一〕、片腦塗。猬皮、楊梅疳瀉，同鼈甲、象牙，丸服。麝香。

【風癩】【草部】苦參、熱毒風、大風、肺風、腎風生瘡，遍身痺痒，皂角膏丸服。○同荆芥，丸。○浸酒飲。○煮豬肚食，取蟲數萬下。何首烏、大風，同胡麻九蒸九晒服。長松、同甘草，煎服，旬日即愈。黃精、蒸食。草烏頭、油、鹽炒，爲丸服。馬矢蒿、末服。馬鞭草、末服。浮萍、煎服，末服，并洗。凌霄花、同地龍、蠶、蠍，末服。栝樓、浸酒。白蒿、釀酒。艾汁、釀酒。狼毒、同秦艽服。大黃、同皂角刺服。牛膝、骨疽癩病，酒服。白鮮皮、一切熱毒風瘡赤爛，眉髮脱脆皮急。羌活、防風、巴戟天、黃芪、牡丹、天雄、並主癩風。蓖麻子、黃連水浸吞。莨菪子、惡瘡似癩，燒傅。地黃葉、惡瘡似癩十年者，擣傅。百靈藤、浴汗，并熬膏酒服。青藤、酒。葎草、陸英、蒴藋、苦瓠藤、並浴癩。○十年不瘥者，汁塗之。【穀果】胡麻油、浸之。大麻仁、浸酒。亞麻、荷葉、同石灰汁漬。【木器】大腹子、傅。松脂、鍊服。松葉、浸酒。天蓼、釀酒。預知子、同雄黃，熬膏服。皂莢、煎膏丸服。刺，燒灰服，最驗。○根皮，主肺風惡瘡。樺皮、肺風毒瘡如癩，同枳殼、荆芥諸藥服。桑葉、肺風如癩，蒸一〔二〕夜，晒研，水服。乳香、同牛乳、甘草，蒸服。楊花、同花蛇等，丸服。大風子油、同苦參，丸服。○調輕粉搽。桑柴灰、洗。巵子、赤癩、白癩。皮巾子、皮腰袋、燒灰，入癩藥。【水石】碧海水、古塚中水、石灰、並洗。禹餘粮、癩風髮落〔三〕，同白礬、青鹽煅，丸服。金星石、大風蟲瘡，同諸石，末，丸服。石流黃、癘風有蟲，酒服少許。兼和大風子油塗。玄精石、雄黃、雌黃、握雪礜石、石油、【蟲鱗】葛上亭長、並入塗藥。蜂蜜、同薑汁鍊服。蜜蜂子、同諸蛇，丸服。五倍子、蛇蜕、惡瘡似癩，十年不瘥，燒灰，酒服，和猪脂塗。白花蛇、烏蛇、蚺蛇、蝮蛇、並釀酒服。烏蛇膽、入冬瓜，化水服。蚺蛇膽及膏、塗。自死蛇、惡瘡似癩，漬汁塗。鱧魚、頑瘡疥癩，釀蒼耳，煮食。鯽魚、惡瘡似癩，十年不瘥，燒灰和醬塗。鱟魚膽、同諸礬，末服，殺蟲。蠍虎、同蠶沙、小麥麪，末服。鯪鯉甲、蚖、【禽獸】五靈脂、油調塗。驢蹄灰、頭髮。同大豆，入竹筒内，燒汁塗。

【疥癬】【草部】苦參、菖蒲、剪草、百部、並浸酒服。艾葉、燒烟熏，煎醋塗，燒灰搽。淫羊藿、青蒿、山茵蔯、烏頭、馬鞭草、並洗。杜衡、白鮮皮、蒼耳子、黃連、大薊汁、白及、青葙葉、紫參、積雪草、蛇牀子、丹參、天南星、紫草、木藜蘆、地榆、莨菪根、狼牙草、沙參、穀精草、薄荷、三白草、線香、狼把草、狗舌草、薑黃、冬葵子、芍藥、酢漿草、芎藭、石長生、白菖蒲、鉤吻、羊蹄根、酸模、木蓮藤、莽草、山豆根、何首烏、藜蘆、天門冬、蕳茹、狼跋子、酒磨。狼毒、薔薇根、白蒺藜、藎草、地錦草、敗醬、防己、葎草、貓兒眼睛草、【穀菜】大豆瀝、黃豆油、秫米、炒黑。小麥、燒。胡麻油、蕓薹子油、已上或塗，或洗，或服。胡麻、

〔一〕砂：原作「炒」。今據卷四十六蝸螺「附方」改。
〔二〕一：原闕一字。今據卷三十六桑葉「附方」補。
〔三〕落：原作「洛」。今據卷十禹餘糧「附方」改。

生嚼，塗坐板瘡。絲瓜皮，焙，研燒酒，塗坐板瘡。粟米泔、灰藋、藜葉、冬瓜藤，並洗疥癬。韭根，炒黑。薤葉，煮。蒜、馬齒莧、絲瓜葉，擦。土菌灰、杏仁、桃葉、桃仁、鹿梨根、榅桲木皮、銀杏，嚼。并塗疥癬。胡桃，同雄黄、熟艾擣，裹陰囊。山查、楊梅樹皮、樟材、釣樟、柳華及葉，並洗疥癬。楓香，同黄蘗、輕粉塗。松脂，同輕粉擦。乳香、没藥、血竭、皂莢，煮猪肚食。樟腦、盧會、黄蘗、樗根白皮、及葉。楸樹皮葉、海桐皮、楝實及根、蕪荑、大風子，並殺疥癬蟲。榆白，擣涎，塗疥癬蟲瘡。柏油，塗小兒衣，引瘡蟲。○亦同水銀擦。槿皮、醋調搽癬，或浸汁磨雄黄。巴豆，擦癬。○同膩粉點疥。楮葉，擦癬。烏藥、椶木、槐葉、檀皮、桑瀝、荆瀝、松湽[一]、柏油、胡頹根、欒荆、鼠李子、木綿子油，並塗疥癬。【水土】秋露，調藥。半天河水、梅雨水、温泉、碧海水、鹽膽水，並洗疥癬頑瘡。燕窠土、烟膠，搽牛皮風癬。【金石】輕粉，牛皮癬，酒服半錢。○小兒癬，同猪脂塗。雌黄，同輕粉、豬脂，塗牛皮頑癬。明礬，榴皮蘸，摻牛皮癬。胡粉，摻疥癬。○黄膿瘡，同松香、黄丹、飛礬，熬膏貼。水銀，同胡粉，塗瘑[二]疥蟲癬。○同蕪荑塗。○同大風子塗。銀朱，同牛髓、桐油，殺疥癬蟲。艌船灰，同牛屎，熏下身癬。礬紅，同螺螄、槿皮，塗癬。硫黄，雞子油，搽疥癬。○煅過，摻頑瘡。鐵落、鐵鏽、青琅玕、朱砂、雄黄、熏黄、石油、黄礬、緑礬、砒霜、鹽藥、戎鹽，並入塗摻藥。石灰、鹵汁，並洗疥癬，殺蟲。斑蝥，同蜜，或浸醋塗。五倍子，一切癬瘡，同枯礬塗。青腰蟲、殺蟲。紫礦、【介鱗】蚌粉，並塗疥癬濕瘡。鱧魚，釀蒼耳，淡煮食。鱣魚肝，炙食。河豚子肝，同蜈蚣燒，摻疥癬。鼉甲，疥癬死肌，炙，浸酒服。魚鮓，塗蟲瘡。海鰕、鱓魚、鰻鱺，並塗。白花蛇，入丸、散。烏蛇，入丸、散。蚺蛇，食。自死蛇，燒。蝮蛇，燒。鯪鯉甲、黿甲、蟹膏、田螺、螺螄、【禽獸】雞冠血、抱出雞子殼灰，並塗疥癬。鴛鴦，炙貼。鴿、猪肚，皂莢同煮食。狐肉及五臟，作臛食。鼹鼠、煮食。猪脂，煎芫花，殺疥蟲。牛蹄甲，同驢屎燒，傅牛皮風癬。驢屎，燒，傅濕癬。驢脂、羊脂、牛脂、野猪脂、猬脂、狨脂，並塗。羚羊角、虎骨、兔骨、諸朽骨，並洗、塗。鼬鼠，煎膏。狒肉，炙貼。並主疥癬。舊靴鞋底灰，同輕粉、皂礬，搽癬。

【熱瘡】【草部】敗醬，暴熱火瘡赤氣。葛根，傅小兒熱瘡。葵花，小兒蓐瘡。剪春羅，傅火帶瘡。積雪草，惡瘡赤熛。仙人草、産死婦人塜上草，並治小兒酢瘡，頭小面硬者。青黛、藍葉、酸漿子、龍葵、野菊根、天花粉，同滑石。黄藥子、【菜穀】絲瓜汁，調辰沙。生百合，並塗天泡熱瘡。○花同。麥麩，塗熱瘡。芋苗灰，擦黄水瘡。赤小豆，洗。羅勒灰、【果木】桃仁，並傅黄爛瘡。茱萸，煎酒，拭火爛瘡。蓮房灰，和井泥。荷花，並貼天泡瘡。枸杞葉，塗火赫毒瘡。梓白皮，小兒熱瘡。○葉，傅手足火爛瘡。荆莖，灼瘡發熱，焱瘡有效。黄蘗、

[一] 湽：原作「渚」。今據卷三十四松條松湽「主治」改。

[二] 瘑：原作「窩」。今據卷九水銀「主治」改。

入礬。蕪荑、【金石】滑石、並塗熱瘡。鐵漿、時氣生瘡内熱者，飲之。生鐵、小兒熛瘡，燒，淬水浴。蚯蚓泥、炒。無名異、並塗天泡濕瘡。銀朱、和鹽梅塗。【鱗介】青魚膽、田螺、並塗熱瘡黄水。【禽獸】蜆肉、諸小熱瘡，年久不愈，多食之。鴨糞、同雞子白，塗熱瘡。羚羊角灰、身面卒得赤斑或熛子，不治殺人，雞子白和塗。羊膽、時行熱熛瘡，和酢服。酪、塗身面熱瘡肌瘡。牛屎、燒，傅小兒爛瘡。亂髮。孩兒熱瘡，以雞子黄同熬乾，待有液出，取塗瘡，粉以苦參。

【瘑瘡】桃花、瘑瘡生手足間，相對生，如茱萸子，疼痒浸淫，久則生蟲，有乾濕二種，狀如蝸牛，同鹽擣傅。桃葉、同醋。臘錫、鯽魚、生擣。蠶蛹、海豚魚、白犬血、猪髓、牛屎、荆瀝、雄黄、流黄、水銀、同胡粉。燕窠土。並塗瘑瘡及癬。

【手瘡】熱湯、代指，生指甲旁，結膿脱爪。初時，刺湯中浸之，或刺熱湯七度，冷湯七度，或刺熱飯中二七度，皆良。甘草、地榆、蜀椒、葱、鹽、芒消、並煎湯，漬代指。硇砂、唾、麪和成。蜜蠟、梅核仁、和醋。人尿、和醋。魚鮓、和烏梅杵。猪膏、和白堊土。羊膽、並塗代指。藍汁、服之，主瘭疽喜著十指，狀如代指，根深至肌，腫痛應心，能爛筋骨，毒散入臟，能殺人。宜灸百壯，或烙令焦。俗名天蛇毒，南人多病之。葵根、汁。升麻、汁。蕓薹、汁。竹瀝、犀角、汁。青黛、並温服，主瘭疽。鹽湯、醋湯、臘錫、並浸瘭疽。大麻仁、炒。麻油滓、黑大豆、生。蔓菁子、酸模、無心草、車脂、同梁上塵。竈突土、同梁上塵。土蜂窠、同乳香、醋。燕窠土、同胎兒屎。白狗屎、灰。虎屎、灰。馬骨、灰。猪膽、牛耳垢、蜈蚣、焙研，猪膽調。皂莢、灰。田螺、鯽魚、同亂髮、猪脂，熬膏。○並傅瘭疽。水蛇皮、裹天蛇毒，數日當有蟲出如蛇狀。海苔、麥醋糟、炒末，並傅手背腫痛。生薤、苦酒煮，塗手指赤色，隨月生死。羊脂、塗脾横爪赤。猪脏、青琅玕、真珠、並塗手足逆臚。艾葉、牛屎、並熏鵝掌風。椒根、燒酒、灰湯、並洗鵝掌風。油胡桃、擦鵝掌瘡。鼈甲。燒，傅人咬指爛。

【足瘡】绿礬、甲疽，因甲長侵肉，或割甲傷湯水，腫潰出水，甚則浸淫趾趺，經年不愈。鹽湯洗淨，煅研，厚傅之，即日汁止，十日痂落。○女人甲疽肉突，煎湯洗之，并同雄黄、流黄、乳香、没藥，摻之。石膽、煅。硇砂、同礬〔一〕。乳香、同石膽。血竭、熏黄、同蛇皮灰。牡蠣、生研服，并傅。虎骨、橘皮湯洗後，油和傅。蛇皮、燒，同雄黄傅。黄芪、同䕡茹、猪脂、苦酒，熬膏塗。知母、麋銜、烏頭、鬼針、胡桃樹皮、灰。馬齒莧、並傅甲疽。黑木耳、貼肉刺，自腐。莨菪子根、汁。血見愁、紅花、同地骨皮。没石子、同皂莢灰，醋和。皂礬、煅。白礬、同黄丹、朴消。羊腦、同新酒糟。人虱、黑白各一枚。○並塗肉刺。燖雞湯、洗雞眼。茶末、荆芥葉、擣，或燒灰。蚌粉、滑石、同石膏、礬。花乳石、同黄丹、水粉。白礬、同黄丹〔二〕。鵝掌皮灰、並傅足趾丫濕爛瘡。糞桶箍灰、傅脚縫瘡血出不止。生麪、半夏、並塗遠行足趼，一夜平。草烏頭、遠行足腫，同

〔一〕礬：原作「凡」。今據卷十一硇砂改。

〔二〕白礬同黄丹：五字疑衍，与上「白礬同黄丹朴消」方重複。

細辛、防風，摻鞋内。茄根、洗夏月趾腫不能行。草鞋、遠行足腫，尿浸濕，置燒熱磚上踏之，即消。黄牛屎、足跟腫痛，入鹽炒罯。牛皮膠、足底木硬，同薑汁、南星末，調塗，烘之。朴消、女人紮足，同杏仁、桑白皮、乳香，煎湯浸之，即耎。黄檗、猪膽浸晒，研末。白附子、末。煙膠、油調。輕粉、並傅。銀朱、同黄蠟作隔紙膏。蚯蚓糞、同芒消傅。皂莢、熔。烏桕根、末傅。○並主足上風瘡濕痒〔一〕。男子頭垢、女人足上裙風瘡，和桐油，作隔紙膏貼〔二〕。木鼈子、濕瘡足腫，同甘遂，入猪腎煮食，下之。食鹽。手足心毒，同椒末、醋塗。

【胻瘡】即臁瘡。艾葉、燒烟，熏出惡水。或同雄黄、布燒。○或同荆葉、雞屎，坑中燒熏，引蟲出。翻白草、煎洗。菝葜葉、椒、鹽水煮貼。野園荽、同輕粉、桐〔三〕油貼。金星草、刮星傅〔四〕。覆盆葉、漿水洗，傅。馬勃、葱湯洗，傅。烏頭、同黄蘗，末傅。懸鉤子葉、同地薫葉、食鹽杵貼。桑耳、同楮耳、牛屎菰、髮灰，傅。櫧葉、一日三貼。冬青葉、醋煮貼。黄檗、同輕粉、猪膽貼。柿霜、同柿蒂灰傅。桐油、日塗。○或入輕粉，或入髮熬化。○脚肚風瘡如癩，同人乳掃之。地骨皮、同甘草節、白蠟、黄丹、香油，熬膏貼。左脚草鞋、燒灰，同輕粉傅。陳棗核、燒。老杉節、燒。白棘葉、末。白膠、血竭、白堊土、煅。蚯蚓泥、同輕粉。伏龍肝、同黄檗、黄丹、輕粉、赤石脂，貼。胡粉、炒，同桐油。黄丹、同黄蠟、香油，熬膏。密陀僧、同香油。銀朱、同黄蠟攤膏。○同古石灰、松香、麻油，化膏貼。古石灰、雞子油和煅過，桐油調，作夾紙膏貼。無名異、同黄丹。鹽中黑泥、煅。銅緑、黄蠟化拖隔紙。艌船灰、煅，同輕粉末。蜜蠟、五枝湯洗後，攤貼十〔五〕層。生龜殼、燒灰，入輕粉、射香塗。雞子黄、同黄蠟煎。雞内金、貼，十日愈。羊屎、燒，同輕粉，末。牛包衣、燒。虎骨、末傅，虀汁先洗。馬頰骨、燒。鹿角、燒。人骨、燒。人頂骨、同龍骨、流黄。頭垢、作餅貼，或入輕粉。○又同枯礬、猪膽塗。亂髮、桐油炙乾，同水龍骨煅，桐油和。牛蹄甲灰、冷臁口深，同髮灰、輕粉、黄蠟、京墨，作膏貼。百草霜、熱臁口厚，同輕粉、麻油，作隔紙膏貼。豭猪屎、胻疽深敗，百方不效，蝕去惡肉，燒末，填之取效。白藺茹、同雄、硫、礬，末傅。蝕惡肉盡，乃用上方。酸榴皮、煎洗。百藥煎、脚肚細瘡，久則包脚出水，唾塗四圍。馬齒莧、臁瘡生蟲，蜜調傅，一夜蟲出。○同葱白、石灰，擣團陰乾，研傅。泥礬、同牛羊肚傅。生鯉魚、鱧魚腸、鯽魚、同皂莢、穿山甲，末。鱓魚、鰕、同糯飯。蝦蟆、同亂髮、猪脂煎化，入鹽塗。○並引蟲出。烏雞骨、同三家棓木，三家甑單，燒，導瘡中碎骨自出。牛膝。久成漏瘡，酒服。

〔一〕 痒：原作「庠」。今據卷三十五烏桕木「附方」改。
〔二〕 貼：原作「塗」。今據卷五十二頭垢「附方」改。
〔三〕 桐：原作「同」。今據卷二十石胡荽「附方」改。
〔四〕 傅：原脱。今據卷二十金星草「附方」補。
〔五〕 十：原作「千」。今據卷三十九蜜蠟「附方」改。

諸瘡下頭瘡，軟癤，秃瘡，鍊眉，月蝕，疳瘡，騳瘡，陰疳，陰瘡。

【頭瘡】菖蒲、生塗。艾灰、蓼子、同雞子白、蜜。鏡面草、同輕粉、麻油。雞腸草、燒灰，同鹽。蒺藜、苦參、木耳、蜜和。小麥、燒傅。紅麴、嚼塗。胡麻、嚼塗。糯飯、入輕粉。豆油、豆豉、薄汁，和泥包燒，研塗。烏梅、燒。杏仁、燒。桃梟、燒，入輕粉。檳榔、磨粉。黄檗、枳實、燒研，同醋。肥皂、燒，同輕粉、麻油。木芙蓉、油和。烏桕根、同雄黄。鬼齒、燒，同輕粉。百草霜、同輕粉。竈下土、同十字道上土，等分。燕窠土、同射香。輕粉、葱汁調。白礬、半生半枯，酒調。雄黄、皮鞋底、煮爛塗。或燒灰，入輕粉。草鞋鼻灰、尿桶上垢、炒。蜂房灰、脂和。蠶退紙灰、入輕粉。蛇退灰、同上。象肉、灰。牛屎、灰。五倍子、同白芷。桑蛀屑、同輕粉、麻油。地龍、同輕粉。蜜蜂、研塗。鯽魚、釀附子，炙，和蒜研。或釀髮炙。鹹魚、油煎取滓。海螵蛸、同輕粉、白膠香。鼈甲、燒。甲香、甲煎、猪腎、摻輕粉、五倍子，燒研。猪腡髓、入輕粉。熊脂、並塗肥瘡、爛瘡。古松薄皮、小兒胎風頭瘡，入豉少許，燒，同輕粉，油調[一]塗。榆白皮、晒研，醋和綿上，貼頭面瘡，引蟲。兔絲苗、何首烏、馬齒、並煎湯洗。桃花。頭上肥瘡，爲末，水服。

【軟癤】蒼耳葉、同生薑杵。胡麻、燒焦，熱嚼。蕓薹子、同狗頭骨灰，醋和。白梅、燒，同輕粉。松香、同蓖麻、銅青。白膠香、同蓖麻，入少油，煎膏。石灰、和[二]雞子白煅傅[三]。茄、半個，合之。五倍子、熬香油。蜂房、燒，同巴豆，熬香油。桑螵蛸、炙研，油和。雞子殻、燒，入輕粉。猪鬉、同猫頸毛燒，入鼠屎一粒，研。線香、益母草、末。葛蔓、灰。大芋、研。鼠粘葉、貼。天仙蓮葉、杵。赤小豆、末。糯飯、燒。桃奴、燒。肥皂、研。山黄楊子、研。枯礬、油和。木芙蓉、末。白瓷、末。水龍骨、燒。蚯蚓泥、油和。蝦蟆、灰。鱖[四]魚尾、貼。雀屎、水和。男子屎。臘猪脂和。

【秃瘡】皂莢、藍、苦瓠藤、鹽、並煎湯洗。火炭、淬水。酸泔、馬肉、煎汁。馬屎、絞汁。馬尿、並洗頭。羊屎、煎水洗，仍末塗。羊蹄根、擦。蒜、擦。桃皮汁、日服，并塗。桑椹汁、日服，治赤秃，先以桑灰汁洗。香薷、汁，和胡粉。貫衆、燒研，或入白芷。黄葵花、同黄芩、大黄，末。雞窠草、同白頭翁花、猪[五]脂和。麥麪、同豆豉、醋。豆豉、同屋塵煅，入輕粉。桃花、末，或同椹。桃奴、同黑豆，末。杏仁、七個，青錢一個，

〔一〕調：原脱。今據卷三十四松木皮「附方」補。
〔二〕和：原脱。今據卷九石灰「附方」補。
〔三〕煅傅：原作「服」。今據卷九石灰「附方」改補。
〔四〕鱖：原作「鱝」。今據卷四十四鱖魚尾「主治」改。
〔五〕猪：原作「楮」。今據卷四十八雞窠中草「主治」改。

擣爛，燈油調塗。甘蔗、燒，同柏油。茱萸、炒焦，同輕粉。楸葉、擣，或入椿、桃葉。樟腦、同花椒、脂麻塗，先以退猪湯洗。松脂、同黃蠟、麻油、石緑，熬膏貼。燕窠土、同蠮螉窠。百草霜、入輕粉。煙膠、同礬〔一〕。膽礬、同朱砂、猪脂，入硇砂少許。輕粉、同黃蠟，鵝油塗。○同煙膠，油調。○同葱汁。緑礬、同苦楝子燒傅。○同輕粉、淡豉傅。慈竹蟲、同水泉〔二〕研塗。鯽魚灰、醬汁和，或入雄黃末。雄雞屎、和醬汁、醋。羊髓、入輕粉。人髑髏、同大豆炒研。人屎、灰。赤馬皮、灰。馬蹄、灰。馬骨、灰。牛角、灰。牛屎、灰。猪屎、灰。猪懸蹄、灰。鼠屎、灰。虎骨、末。葶藶、末。藜蘆、末。莽草、芫花、末。葦灰、大豆、炒焦。大麻子、炒焦。蕪菁葉、灰。皂莢灰、慈竹籜、灰。苦竹葉、灰。苦參、末。蛇銜、末。藎草、末。蜀羊泉、銀朱、雄黃、雌黃、鵝掌皮、灰。鴿屎、並用猪脂或香油調塗。胡荽子、土細辛、梁上塵、並用香油調塗。山豆根、水調。馬齒莧、灰，或熬膏。瓜蒂、熬膏。葱、蜜、紫草、煎汁。陳油滓、雞子黃、熬油。榆白皮、醋和，引蟲。蕺菜、竹筒煨，擣。木綿子、燒油。猪膽、筒盛香油煨沸，下膽塗。猪肚、猪脬、羊脬、羊脯、熊腦、猬脂、牛脂、羊脂、白馬脂、小兒胎屎、並搨秃，引蟲。猫屎、燒灰，傅鬼舐頭。絲瓜葉。汁，塗頭瘡生蛆。

【鍊眉】即鍊銀癬。黃連、研末，油調塗。盌內艾烟熏過，入皂礬一粒，輕粉少許，塗之。兔絲子、炒研。小麥、燒黑。巵子、炒研。百藥煎、同生礬，末。穿山甲、炙焦，研，入輕粉。猪骱髓、入輕粉，白膠香。黑驢屎、灰。坩鍋末、同輕粉。○並油調塗。麥麩。炒黑，酒調。

【月蝕】生于耳、鼻、面及下部竅側，隨月盛衰，久則成疳。小兒多在兩耳。黃連、末，或加輕粉、蛇牀子。青黛、末，或加黃檗。薔薇根、同地榆、輕粉。土馬騣、同井苔。馬齒莧、同黃檗。肥皂莢、灰，同枯礬。苦竹葉、灰，同猪脂。緑豆粉、同枯礬、黃丹。東壁土、同胡粉。輕粉、棗包，煅。白礬、同黃丹。曾青、同雄黃、黃芩。流黃、同斑蝥，蔄茹。蝦蟆、灰，同猪膏。○同流黃、枯礬。兔屎、入蝦蟆腹中，煅研。虎骨、生研，同猪脂。蛇蜕、灰。鰾膠、灰。龜甲、灰。甲煎、雞屎白、炒。馬骨、灰。敗鼓皮、灰。角蒿、灰。救月杖、灰。救月鼓椎、灰。月桂子、寡婦牀頭土、蚯蚓泥、胡粉、屠几垢、寒食泔、淀。生白米、嚼。薤、醋煮。雞子黃、炒油。天鵝油、調草烏、龍腦。醍醐、羊脂、熊膽、猪膽、雞膽、並塗耳面月蝕疳瘡。醋、同油煎沸，傅之，二日一易。羚羊鬚、小兒耳面香瓣瘡，同白礬、荆芥、小棗，入輕粉傅之。茱萸根、同薔薇根、地榆，煎水洗。地骨皮、洗并摻。蠟燭。照之，使熱氣相及。

【疳瘡】黃連、同蘆會、蟾灰。○同款冬花。桔梗、同茴香燒灰。黃礬、同白礬、青黛燒。馬懸蹄、灰，入射香。藍澱、並塗口鼻急疳。甘

〔一〕礬：原作「凡」。今從江西本改。

〔二〕水泉：卷四十一竹蠹蟲「主治」作「牛溺」。

松、同輕粉、盧會，摻猪腎，貼急疳。雄黄、同銅緑。○同葶藶。○同天南星。○同棗燒。○並塗走馬急疳。銅青、同人中白，傅走馬疳。○同枯礬。○同蜘蛛、射香。並傅牙疳。砒霜、同銅緑[一]。緑礬、煅，入射香。五倍子、燒研。○同枯礬、青黛。百藥煎、同五倍、青黛煅，入銅青。人中白、煅，入射。○同銅青、枯礬。○同壁錢燒。○並塗走馬疳。鯽魚、釀砒燒，傅急疳。○釀當歸燒，摻牙疳。○膽，滴小兒鼻，治腦疳。雞内金、燒[二]。魁蛤、灰。貝子、海螵蛸、猪䯧髓、海桐皮、熊膽、牛骨、灰。牛耳垢、輕粉、白礬、石鹼、並主口鼻疳瘡。人屎、疳蝕口鼻，綿裹末貼，引蟲。羅勒、同輕粉、銅青，塗鼻䘌赤爛。○同輕粉、密陀僧，主牙疳。黄檗、同銅青。○同大棗煅研。柳華、燒，入射。橄欖、燒，入射。橡斗、入鹽燒。大麻仁、嚼。蒲公英、雞腸草、蘩蔞、薔薇根、胡桐淚、樗根皮、青黛、杏仁油、並塗口鼻疳䘌。飛廉、燒，傅口疳、下疳。角蒿、灰，塗口齒疳，絶勝。鼠李根皮、同薔薇根熬膏，日含，治口疳，萬不失一。○疳蝕口鼻及脊骨，煮汁灌之。烏叠泥、同雄黄、貝母。○同蓬砂。鉛白霜、同銅青，入少礬。蓬砂、蠶繭、同白礬。○同礬、雞内金、鍋蓋垢。蚺蛇膽、入射。鼉甲、灰。並塗口齒疳。蠶退紙、灰，同射香，傅牙疳。○同乳香、輕粉，傅一切疳瘡。紫荆皮、塗鼻疳。鹽、同麪煅。盧會、並吹鼻疳。丁香、吹鼻，殺腦疳。含汁，治齒疳。馬屎、汁。驢屎、汁。馬尿、驢尿、並漱口鼻疳蝕。銀屑、生地黄、並煎水，入鹽，洗口鼻疳蝕。胡粉、葵根、灰。蒸糯米氣水、並塗身面疳瘡。白殭蠶、炒研，和蜜。晚蠶蛾、入射。並傅風疳。地骨皮、作撚，紝年久疳瘻，自然生肉。羊羔骨、灰，同雄黄、射香，填疳瘡成漏。羖羊脂、同莨菪子燒煙，熏疳孔。馬夜眼、末，納孔中，永斷。亦燒研，塞。羊膽、小兒疳瘡，和醬汁灌入肛内。没食子、末，吹肛内，主口鼻疳。猪肝、牙疳危急，煮，蘸赤芍藥，任意食之。後服平胃藥。羯羊肝、赤石脂煮食。猫頭灰、酒服。升麻、煎汁。艾葉、煎汁。浮石、火煅醋淬，同金銀花，末服。鰻鱺。煮食。並主疳䘌。

【䘌瘡】蕙草、狐惑食肛，默卧汗出，同黄連、酸漿，煎服。赤小豆、生芽，爲末。萹蓄、煮汁。蛇莓、汁。烏梅、炒，丸。桃仁、鹽、醋煎服。升麻、雲實、末。馬鞭草、汁。蒜、並主下部䘌瘡。牡丹、下部生瘡已洞決者，研末，湯服。生漆、一合，入雞子連白吞之，吐下蟲出。猪膽、醋熬，飲三[三]口，蟲死便愈。亦灌肛内，利出蟲物。○同蜜熬稠，作挺納入。茱萸、下部痔䘌，掘坑燒赤，以酒沃之，内茱于中，坐熏，不過三次。桃葉、同梅葉蒸熏。艾葉、燒煙熏。食鹽、炒熨。槲皮、同櫸皮熬膏。桃白皮、煎膏。木鼈子、磨水。大棗、和水銀研。荇葉、杵。楝皮、苦參、豨薟、青葙葉、樗白皮、牡荆子、皂莢、灰。飛廉、灰。角蒿、灰。青蛙、同雞骨燒灰。蝮蛇、灰。馬懸蹄、灰。猪脂、犬脂、犬心、並導納下部。蟯蜋、同牛屎、羊肉，杵納，引蟲。雞内金、鯽魚骨、雄黄、雌黄、流黄。並傅。

[一] 銅緑：原作「石碌」。今據卷十砒石「附方」改。
[二] 燒：原作「澆」。今據卷四十八鷄肶胵裏黄皮改。
[三] 三：底本「三」字缺損似「一」。今據上圖本補正。

【陰疳】甘草、同槐枝、赤皮葱、大豆，煎汁，日洗三次。槐皮、煎汁。漿水、肥猪腸、溝中惡水、並洗後傅藥。黄連、同黄檗，傅陰瘡欲斷。黄檗、猪膽汁炙，研，入輕粉。苦參、同蠟茶、蛤粉、密陀僧、猪脂，塗。蒲黄、同水銀。燈草、灰，同輕粉、射香。胡黄連、同孩兒茶。緑豆粉、同蟾灰、燕脂。棗核、同髮燒。橄欖、燒。銀杏、嚼。胡麻、嚼。杏仁、油。訶子、同射。故網巾、灰，同孩兒茶。黄薔薇、葉，焙。飛廉、末。地骨皮、末。桐油繖紙、灰。蚯蚓泥、同豉，作餅。〇同繁縷灰，作餅貼。烏疊泥、同輕粉、片腦。〇或加真珠。輕粉、末。爐甘石、煅，同孩兒茶。〇同黄丹、輕粉。礬石、同麻仁，末。黄丹、同枯礬。密陀僧、同青黛、海粉、黄連。五倍子、同枯礬。〇同花椒、茶。〇同鏡鏽。田螺、燒，同輕粉、腦、射。雞内金、燒。〇或同蠶繭、白礬、鍋蓋垢，燒。抱出雞子殼、燒，或入輕粉。〇外腎癰瘡，同黄連、輕粉。蝦蟆、灰，同兔屎。駝絨、灰，同黄丹。人中白、同枯礬、銅青，煅研，入蜜炙黄檗、冰片。天靈蓋、煅。〇或入紅棗、紅褐同燒。頭垢、蠶繭内燒。鬼眼睛、燒。爛蜆殼、燒。貝子、燒。海螵蛸、龍骨、百藥煎、鯽魚膽、象皮、灰。猫骨、灰。虎牙、生。猬皮、灰。鼬鼠、灰。髮灰、流黄、赤石脂、銅青、並塗下疳陰瘡。鼠李根皮、同薔薇根煮汁，熬膏塗。母猪屎、燒，傅男女下疳。室女血衲。燒，傅男子陰瘡潰爛。

【陰瘡】甘草、煎蜜，塗陰頭粟瘡，神妙。青黛、地骨湯洗，同款冬、射，末塗。胡粉、杏仁或白果炒過，研塗。〇陰瘡浸淫，同枯礬。白礬、同麻仁、猪脂。黄礬、同射。没石子、燒。荷葉、灰，同茶。田螺、灰，同輕粉。鼈甲、灰。油髮、灰塗。亦可米湯服。爛蜆殼、燒。蚌粉、燒。鯉魚骨、燒。鰾膠、燒。海螵蛸、鯉膽、鯽膽、並塗陰頭妬精瘡。蚯蚓泥、同豉。〇外腎生瘡，同緑豆粉塗。蜂蜜、先以黄檗水洗，乃塗。猪脬、煅，入黄丹。牛蹄甲、灰。馬骨、灰。並傅玉莖瘡。木香、同黄連、密陀僧。雞腸草、燒，同蚯蚓泥。〇並塗陰瘡壞爛。黄檗、同黄連煎水洗。仍研末，同猪膽搽。松香、同椒，燒油。五倍子、同蠟茶、輕粉。紫梢花、孔公孽〔一〕、蒲黄、並塗陰囊瘡濕痒。黄連、同胡粉。大豆皮、狗骨、灰。狗屎、灰。人屎、灰。〇並傅小兒陰瘡。青紙、貼。皂莢、燒熏。麥麪、小兒歧股生瘡，連囊濕痒。蛇牀子、同浮萍、荷葉，煎汁洗。狼牙草、越瓜、蜀椒、茱萸、五加皮、槐枝。並煎水洗。

外傷諸瘡

漆瘡，凍瘡，皴裂，灸瘡，湯火傷〔二〕瘡。

【漆瘡】蜀椒、洗。〇塗鼻孔，近漆亦不生瘡。芥、莧、薄荷、山查、茱萸、荷葉、杉材、黄櫨、柳葉、鐵漿、新汲水、並洗。韭、汁。白菘、汁。雞腸草、汁。蜀羊泉、汁。井中苔、萍、藍、汁。貫衆、末。苦芙、末。秫米、末。無名異、末。白礬、化湯。石蟹、磨汁。芒消、化。

〔一〕孽：原作「孼」。今據卷九孔公孽改。
〔二〕傷：原脱。據本節正文小標題補。

蟹黄、化。猪脂、羊乳、並塗。猪肉。内食肉，外嚼穄米塗。【凍瘡】甘草、煎水洗，塗以三黄末。麥苗、煮汁。茄根莖葉、煮汁。馬屎、煮汁。酒糟、浸水。米醋、熱湯、並浸洗。薑汁、熬膏。桐油、熬髮。鼠、熬猪脂。附子、麪調。大黄、水調。黄檗、乳調，或加白斂。藕、蒸杵。柏葉、炙研。松葉、炙研。橄欖、燒。老絲瓜、灰。蟹殼、灰。鵝掌黄皮、灰。原蠶蛾、蜜蠟、化。鴨腦、雞腦、雀腦、蒿雀腦、豚腦。並塗抹。

【皴裂】臘酒糟、同猪脂、薑汁、鹽，炒熱掺之。五倍子、同牛髓塗，或同牛鼻繩灰填之。銀杏、嚼。白及、嚼。鐵爇、獺足、灰。白鵝膏、猪膏、牛腦、馬鬐膏、狼膏、鷓鴣膏、並塗。牛皮膠、塗尸脚裂。雞屎、煮汁，浸尸脚裂。蜀椒、煮洗。含水藤、汁洗。酒。化猪腦，或膏洗。

【灸瘡】黄芩、灸瘡血出不止，酒服二錢，即止。白魚、灸瘡不發，作膾食。青布、灰。鱧腸、並貼灸瘡。薤白、煎猪脂塗。菾菜、茅花、瓦松、木芙蓉、楸根皮葉、車脂、海螵蛸、牛屎、灰。兔皮及毛、並塗灸瘡不瘥。鷹屎白、灸瘡腫痛，和人精傅。竈中黄土。煮汁淋洗。

【湯火傷瘡】柳葉、湯火毒入腹，熱悶，煎服。皮，燒傅。人尿、火燒，不識人，發熱，頓飲一二升。生蘿蔔、烟熏欲死，嚼汁咽。又嚼，塗火瘡。當歸、煎麻油、黄蠟。丹參、同羊脂。地黄、同油、蠟熬膏。甘草、蜜煎。大黄、蜜調。蓖麻仁、同蛤粉。苦參、油調。白及、油調。黄葵花、浸油。赤地利、滅痕。蛇莓、止痛。大麥、炒黑。小麥、炒黑。麥麪、同巵子研。蕎麥、炒研。胡麻、生研。緑豆粉、黍米、炒。粟米、炒。蒸餅、燒。白餳、燒。胡桃、燒。楊梅樹皮、燒，和油。烏桕木皮、灰。楡白皮、嚼。黄櫨木、燒。杉皮、燒。松皮、燒。柏根白皮、煎猪脂。柏葉、止痛，滅痕。巵子、雞子白調。木芙蓉、油調。山茶花、油調。經霜桑葉、燒。木炭、磨汁。甘鍋、入輕粉。餅鑪灰、油調。鐵鏽、竹油調。銀朱、菜油調。赤石脂、同寒水石、大黄，水調。雲母石、同羊髓。金剛石、磨水。赤土、磨水。蚯蚓泥、菜油調。井底泥、烏古瓦、胡粉、青琅玕[一]、寒水石、燒。石膏、古石灰、炒。甘蕉油、劉寄奴、蜀葵花、葵菜、白斂、浮萍、景天、龍舌草、佛甲草、垣衣、灰。石苔、灰。井中苔、藍、菰根、稻草、灰。生薑、敗瓢、灰。黄瓜、化水。茄花、絲瓜葉、汁。櫸葉、槐實、荆莖、灰。桐油、雞子黄、熬油。鰣魚、蒸油，埋土中七日收。蜂蜜、同薤白杵。猪膽、調黄檗。牡鼠、煎油。虎骨、炙研。○屎中骨同。猪毛、尾，同燒灰，和膠。鹿角膠、化。黄明膠、牛屎、濕塗。烏氈、灰。蜀水花、蠶蛾、海螵蛸、鯉魚、爛螺殼、燒。蛤粉、人精、和鷹屎白，或女人精，塗。人中白、並塗。食鹽、但湯火傷，先以鹽掺護肉，乃用塗藥。海蛇、貼。梨、貼之，免爛。皂礬、化水洗，疼即止。醬汁、米醋、並洗，以滓傅。薄荷、汁。黄檗、末。並塗冬月向火，兩股生瘡濕痒。

〔一〕青琅玕：此下原有「胡粉」二字，與上重複。今從江西本删。

金鏃竹木傷

【内治】大黄、金瘡煩痛，同黄芩，丸服。甘草、三七、當歸、芎藭、藁本、白芍藥、羌活、紅藍花、牛膝、鬱金、並酒服，活血止痛。木通、煮汁釀酒。烏韭、垣衣、並漬酒服。紫葛、每始王木、桑寄生、故綿、黑大豆、並煎水服。赤小豆、醋漬炒，研。炒鹽、酒服，主血出多。童尿、熱服，止血。所出血、和水服。没藥、未透膜者，同乳香、童尿、酒，煎服。牡丹皮、末服，立尿出血。葱汁、同麻子煮服，吐敗血。薤白、生肌。蕉子、生食，合口。五子實、宜食。檳榔、金瘡惡心，同橘皮，末服。薔薇根、爲末，日服，生肌止痛。金瘡小草、擣服，破血生肌。楊白皮、水服，并塗，止痛。棘刺花、金瘡内漏。雄黄、金瘡内漏，同童尿服五錢，血化爲水也。花蕊石、童尿、酒服，并摻之，血化爲水，不作膿。杏仁、金瘡中風，蒸，絞汁服，并塗之。大蒜、金瘡中風，煮酒服，取汗。米醋、金瘡昏運。琥珀、金瘡悶絶，尿服一錢。蝙蝠、燒，末，水服，當下血水。女人中衣帶、金瘡犯内，血出不止，五寸，燒灰，水服。人勢、下蠶室人，瘡口不合，取本勢燒存性，研末，水服。玳瑁、甲，煎汁。或刺血熱飲。龜筒、煎汁。貝子、燒研，水服。白鴨通、汁。人尿、汁。月經衣、燒灰，酒服。褌襠汁、並解藥箭毒。牡鼠肉、箭鏃入肉，燒研，酒服，瘡痒即出。生地黄、毒箭入肉，丸服，百日自出。猪腰子、毒箭傷，磨酒服，并塗。半夏、金刃箭鏃入骨肉，同白斂，末服。王不留行、瞿麥、並主竹木入肉，研末，水服，并傳。酸棗仁。刺入肉中，燒末，水服，立出。

【外治】石灰、傅金瘡吐血，定痛神品。○或同大黄末，或同槐花末，或同苧麻葉擣收，或同麻葉、青蒿擣收，或同韭汁收，或同晚蠶蛾擣收，或同牡鼠擣收。松煙墨、釜底墨、百草霜、石炭、門臼灰、寒水石、同瀝青。雲母粉、香爐灰、無名異、石蠶、蜜栗子、烏疊泥、黄丹、或入白礬。銅屑、或入松脂。銅青、石青、石膽、慈石、硇砂、白礬、皂礬、蜜蠟、壁錢窠、貼。五倍子、紫鉚、白殭蠶、牡蠣、粉。蜘蛛、網。雞血、破生雞，搨之。牛血、傷重者，破牛腹納入，良〔一〕久即甦也。象皮、灰，合創口。犬膽、狗頭骨、白馬通、馬屎中粟、天鵝絨、灰。人精、人屎灰、傅金瘡腸出。三七、内服外傅。白及、同石膏。苧葉、金星草、消腫。紫參、白頭翁、地榆、白芷、白微、劉寄奴、馬藺子、馬蘭、貫衆、夏枯草、澤蘭、大小薊、苦芺、狼牙草、艾葉、續斷、天南星、地菘、馬鞭草、漏蘆、車前草、青黛、天雄、鹿蹄草、鉤吻、野葛葉、蛇銜、蜀葵花、白斂、石韋、白藥子、地錦、蘿藦子、冬葵、王不留行、金瘡小草、葱白、炒封。或同蜜擣封，或煎汁洗之。糯米、浸七七日，炒研。稗根、生麪、胡麻、乾梅、燒。檳榔、同黄連，末。獨栗〔二〕、嚼。烏柹、荷葉、藕節、乳香、没藥、

〔一〕良：原作「食」。今據卷五十牛血「發明」改。
〔二〕栗：原作「粟」。今據卷二十九栗「附方」改。

血竭、元慈勒、降真香、或入五倍子。榿乳、質汗、琥珀、紫檀香、地骨皮、云止血，神妙。刺桐花、桑白皮、灰，和馬屎塗。亦煮汁服。○縫金瘡腸出。桑葉、同苧葉、金櫻葉，軍中名一捻金。桑皮汁、桑柴、灰。杉皮、灰。椶皮、灰。柳花、楮實、釣樟、緋帛、灰。綿紙、灰。撥火杖、灰。敗船茹、灰。甑帶、灰。燈花。並止血定痛。○楓香、傅金瘡筋斷。旋花根、金瘡筋斷，杵汁滴入，并貼。日三易，半月愈。蘇方木、刀斧傷指，或斷者，末傅，繭裹，數日如故。雞子白皮、誤割舌斷，先以套之。牛蒡根葉、傅之，永不畏風。鐵蘩、塗金瘡，風水不入。朱鼈、佩之，刃劍不能傷。女人褌襠、炙熨，止血。熱湯、故帛染搨。冷水、浸之。並止血。人氣。吹之，斷血。○栝樓根、箭鏃針刺入肉，擣塗，日三易之。莨菪根、箭頭不出，爲丸貼臍。惡刺傷人，煮汁滴之。巴豆、箭鏃入肉，同蜣蜋塗之，拔出。雄黄、鹽藥、山獺屎、並傅藥箭毒。薔薇根、蓖麻子、雙杏仁、獨栗子、黑豆、並嚼塗鏃刃針刺入肉不出。桑灰汁、鱗蛇膽、羊屎、同猪脂。車脂、石油、並塗針箭竹刺入肉。松脂、針入肉中，傅裹，五日根出，不痛不痒。鼠腦、針刺竹木入肉，擣塗即出。箭鏑針刀在咽喉胸膈諸處，同肝擣塗之。象牙、諸鐵及雜骨魚刺入肉，刮末厚傅，其刺自軟，箭物自出也。人爪、針折及竹木刺入肉，並刮末，同酸棗仁塗之，次日出也。齒垢、塗竹木入肉，令不爛。或加黑虱一枚。牛膝、白茅根、白梅、並嚼。鐵華粉、晚蠶蛾、蠮螉、馬肉蛆、魚鰾、並擣。鴉、炙研，醋調。雞毛、灰。烏雄雞肉、擣。陳熏肉、切片。鹿角、鹿腦、狐唇、狐屎、並塗竹木刺入肉。人尿。刺入肉，温漬之。

趺仆折傷腸出，杖瘡。

【内治活血】大黄、同當歸，煎服。或同桃仁。玄胡索、豆淋酒服。劉寄奴、同玄胡索、骨碎補，水煎服。土當歸、煎酒服。或同葱白、荆芥，水煎服。三七、磨酒。虎杖、煎酒。蒲黄、酒服。黄葵子、酒服。五爪龍、汁，和童尿、酒服。婆婆針袋兒、擂水服，并傅。即蘿藦。何首烏、同黑豆、皂角等，丸服，治損寬筋。黑大豆、煮汁頻飲。豆豉、水煎。寒食蒸餅、酒服。紅麴、酒服。生薑、汁，同香油，入酒。補骨脂、同茴香、辣桂，末，酒服。乾藕、同茴香，末，日服。荷葉、燒研，童尿服，利血甚效。白萵苣子、同乳香、烏梅、白术，服，止痛。胡桃、擂酒。杏枝、松節、白楊皮、並煎酒服。甜瓜葉、琥珀、没藥、桂、並調酒服。枎栘木皮、浸酒。夜合樹皮、擂酒服，并封之，和血消腫。松楊、破惡血，養好血。當歸、蓬莪茂、三棱、赤芍藥、牡丹皮、蘇方木、馬蘭、澤蘭、敗蒲、灰。童尿、酒服，不拘有無瘀血，推陳致新，勝于他藥。白馬蹄、燒研，酒服，化血爲水。羊角、沙餹水炒焦，酒服，止痛。鹿角、惡血骨痛，酒服，日三。黄明膠、同冬瓜皮炒焦，酒服，取汗。亦治多年損痛。雄雞血、和酒熱飲至醉，痛立止也。鴉右翅、瘀血攻心，面青氣短。七枚，燒研，酒服，當吐血愈。鮑魚、煎服，主損傷，瘀血在四肢不散〔一〕者。水蛭、酒服，行血。或加大黃、牽牛，取利。麻油、入酒服。燒熱地卧之，覺即疼腫俱消。黃茄種、消青腫，焙，末，酒服二錢，一夜平。〇重陽收，化爲水服，散惡血。猪肉。傷損血在胸膈不食者，生剁，温水送下一錢，即思食。

【内治接骨】骨碎補、研汁和酒服，以滓傅之。或研入黃米粥裹之。地黃、折臂斷筋損骨，研汁，和酒服，一月即連續。仍炒熱貼。白及、酒服二錢，不減自然銅也。黃麻灰、同髮灰、乳香，酒服。接骨木、煎服。賣子木、去血中留飲，續絶補髓。自然銅、散血止痛，乃接骨要藥。銅屑、酒服。古文錢、同真珠、甜瓜子，末，酒服。銅鈷鉧、水飛，酒服二錢，不過再服。生鐵、煎酒，散血。鐵漿粉、閃肭脱臼，同黍米、葱白，炒焦，酒服。仍水、醋調傅。無名異、酒服，散血。入乳、没接骨。烏古瓦、煅研，酒服，接骨神方。胡粉、同當歸、莪茂，末，蘇木湯服。䗪蟲、接骨神藥，擂酒服。或焙存性，酒服三錢。或入自然銅，末。〇一用乳、没、龍骨、自然銅等分，射香少許，每服三分，入乾䗪末一個，酒服。又可代杖，秘方。〇又土鼈炒乾，巴豆霜、半夏等分，研末，每黃酒服一二分，接骨如神。龜血、酒服，擣肉封之。蟹、擂酒，連飲數盌，以滓封之。半日，骨内有聲，即接。乾者，燒研，酒服。鶻骨、燒研，同煅過古錢等分，每酒服一錢，接骨極效。鵰骨、燒末，酒服二錢，隨病上下。鷹骨、同上。人骨、同乳香、紅絹灰，酒服。少婦髮。一團，包乳香一塊，燒過，酒服一字，妙。

【外治散瘀接骨】大黃、薑汁調塗，一夜變色。鳳仙花葉、擣塗，頻上，一夜即平。半夏、水調塗，一夜即消。附子、煎猪脂、醋塗。糯米、寒食浸至小滿，酒研。如用，水調塗之。白楊皮、血瀝在骨肉間，痛不可忍，雜五木煎湯，浸之。黃土、瘀血凝痛欲死，蒸熱布裹，更互熨之，死者亦活也。白礬、泡湯熨之，止痛。〇閃出骨竅，同緑豆、蠶沙，炒傅。烏雞、一切折傷，獸觸胸腹者，連毛擣爛，醋和，隔布搨之，待振寒欲吐，徐取下。再上。牛馬血、折傷垂死，破牛或馬腹，納入，浸熱血中，即甦。苧葉、和石灰擣收。地黃、炒熱杵泥。燈心、嚼。牛膝、旋花根、紫蘇、三七、莨菪子、蛇牀、栝樓根、白斂、土瓜根、茜根、地錦、骨碎補、水萍、威靈仙、何首烏、稻穰、黍米、燒。麥麩、醋炒。麥麪、水和，並服。稗草、緑豆粉、炒紫。豆黃、豆腐、貼，頻易。酒糟、葱白、煨。蘿蔔、生薑、同葱白、麪炒。〇汁，同酒調麪。桃仁、李核仁、肥皂、醋調。鹽楊梅、和核研。桑白皮、煎膏。降真香、麒麟竭、水桐皮、乳香、没藥、落雁木、質汗、桑葉、巵子、同麪擣。蜜栗子、石青、故緋、炊單布、蛤蚧、弔脂、海螵蛸、鰾膠、水煮。鼈肉、生擣。龜肉、攝龜、並生擣。熊肉、貼。羊脂、野駝脂、犛牛酥、牛髓、猪髓、並摩。黃牛屎、炒罯。白馬屎、炒罯。諸朽骨、唾磨塗。猪肉、炙貼。牛肉、炙貼。烏氈、鹽、醋煮熱裹。並消瘀血青腫。紫荆皮、傷眼青腫，童尿浸研，

〔一〕散：原作「收」。今據卷四十四鮑魚「主治」改。

和薑、苄汁，塗之。釜底墨、塗手搔瘡腫。母猪蹄、煮，洗傷撻諸敗瘡。栗子、筋骨斷碎，瘀血腫痛，生嚼塗之，有效。蟹肉、筋骨折傷斷絶，連黄擣泥，微納罯，筋即連也。五靈脂、骨折腫痛，同白及、乳、没，油調塗。○接骨，同茴香。先傅乳香，次塗小米粥，乃上藥，帛裹木夾，三五日效〔一〕。狗頭骨、接骨，燒研，熱醋調塗。牛蹄甲、接骨，同乳、没燒研，黄米糊和傅。蕓薹子、同黄米、龍骨，接骨。鞋底灰。同麪和。

【腸出】熱雞血、金瘡腸出，乾人屎末抹之，桑白皮縫合，以血塗之。慈石、金瘡腸出，納入。同滑石，末，米飲日服二錢。人參、脇腹腸出，急抹油，内入。人參、枸杞汁淋之，喫羊腎粥，十日愈。小麥、金瘡腸出，煮汁噀面。大麥、煮汁，洗腸〔二〕推入，但飲米糜。冷水。墜損腸出，噴其身面則入。

【杖瘡】【内治】童尿、杖畢，即和酒服，免血攻心。三七、酒服三錢，血不冲心，仍嚼塗之。紅麴、擂酒服。大黄、煎酒服，下去瘀血。外以薑汁或童尿調塗，一夜黑者紫，二夜紫者白。無名異、臨時服之，杖不甚傷。䗪蟲、方見折傷。白蠟、酒服一兩。人骨。燒末，酒服。並杖不痛。【外治】半夏、未破者，水調塗，一夜血散。鳳仙花葉、已破者，頻塗，一夜血散。冬用乾。葱白、炒罯。酒糟、隔紙罯之。豆腐、熱貼，色淡爲度。蘿蔔、擣貼。羊肉、熱貼。猪肉、熱貼。芙蓉、同皂角、雞子白。緑豆粉、同雞子白。黄土、同雞子、童尿，不住上。石灰、油調，或和猪血，燒三次，研。滑石、同大黄、赤石脂。水粉、同水銀、赤石脂。雄黄、同密陀僧，或同無名異。乳香、煎油。或入没藥、米粉。牛蒡根葉、塗之，永不畏風。大豆黄、末。黍米、炒焦。馬齒莧、杵。赤龍皮、燒。五倍子、醋炒。血竭、密陀僧、香油熬膏。松香、黄蠟、並熬膏。雞子黄、熬油。猪膽、汁掃。未毛鼠、同桑椹浸油，掃之。黄瓜、六月六日瓶收，浸水掃之。猪蹄湯、洗。羊皮。卧之，消青腫。

五絶縊死，溺死，壓死，凍死，驚死。

【縊死】半夏、五絶死，但心頭温者，以末吹鼻，皆可活。皂莢末、五絶死者，吹其耳鼻。梁上塵、五絶死，吹耳鼻。葱心、五絶死，刺其耳鼻出血，即愈。藍汁、縊死，灌之。雞冠血、縊死者，徐徐抱住，解繩，不得割斷。安脚卧之，緊挽其髮，一人摩其胸脇，一人屈其臂及足脛。待其氣回，刺血滴入口中，即活。或桂湯亦可。雞屎白。縊死，心下猶温者，酒服棗許。【溺死】皂莢、吹其耳鼻及綿包納入下部，出水即活。○梁塵亦可。食鹽、溺死，放大凳上，高其後脚，鹽擦臍中，待水流出，但心頭温者皆活。石灰、裹納下部，出水。竈灰、埋之，露其七孔。白沙亦可。老薑。溺死人横安牛背上，扶定，牽牛徐行。出水後，以薑擦牙。【壓死】麻油、墻壁物卒壓死，心頭温者，將身盤坐，緊提其髮，用半夏吹鼻取嚏，以油和薑汁灌之。餘同折傷。豆豉、跌死，煎服。童尿。熱灌。【凍死】竈灰。冬月凍死，略有氣者，炒灰，包熨心上，冷即换。待氣回，少與酒、粥。不可近火，即死。【驚死】醇酒。驚怖死，俗名嚇死，灌之。

〔一〕效：原脱。今據卷四十八寒號蟲五靈脂「附方」補。
〔二〕腸：原作「貼」。今據卷二十二大麥「附方」改。

諸蟲傷蛇虺，蜈蚣，蜂蠆，蜘蛛，蠼螋，蠶載，蚯蚓蝸牛，射工沙虱，蛭螻蟻蠅，蚰蜒〔一〕，辟除〔二〕諸蟲。

【蛇虺傷】【內治】貝母、酒服至醉，毒水自出。絲瓜根、擂生酒飲醉，立愈。白芷、水服半兩，札定兩頭，水出即消。或同雄黃、射香、細辛，酒服。甘草、毒蛇傷人，目黑口噤，毒氣入腹，同白礬，末，冷水服二錢。蒜、一升，乳二升，煮食。仍煮童尿熱漬之。麻油、米醋、並急飲二盌，毒即散。兔葵、薺苨、長松、惡實、辟虺雷、草犀、白兔藿、黃藥子、蘘荷、地榆、鬼臼、決明葉、蛇莓、冬葵根葉、海根、莧菜、並主蛇蟲虺蝮傷，擣汁，或爲末服。五葉藤、茴香、半邊蓮、櫻桃葉、小青、大青、水蘋、並擣汁服，滓傅。絡石、服汁，并洗。紫荊皮、煎服，并洗。木香、青黛、同雄黃。鬼針、茱萸、並水服，外塗之。水蘇、小薊、苧根葉、金鳳花葉、蒼耳、並酒服，外塗之。重臺、酒服。外同續隨子塗。磨刀水、鐵漿、雄黃、犀角、並服之，令毒不攻內。五靈脂、同雄黃，酒，灌之〔三〕。外塗之。【外治】艾葉、隔蒜灸之。蜀椒、塗之。○蛇入人口，破尾，納椒末入內，自出。母猪尾血、蛇入人七孔，割血滴之。蛇含草、蛇芮草、馬蘭草、天名精、續隨子、蜈蚣草、鹿蹄草、益母草、菩薩草、天南星、預知子、魚腥草、扁豆葉、慈姑葉、山慈姑、山豆根、獨行根、赤薜荔、千里及、灰藋葉、烏桕皮、梫木皮、旱堇汁、水芹、馬蘭、狼牙、蕁麻、山漆、薄荷、紫蘇、葛根、通草、葎草、蚤休、地菘、豨薟、海芋、荏葉、水萻、極效。酸漿、醋草、芋葉、藜葉、甜藤、蕨根、白苣、萵苣、菰根、乾薑、薑汁、韭根、汁。獨蒜、薤白、酒糟、巴豆、榧子、桑汁、楮汁、楮葉、同麻葉。桂心、同栝樓，末。白礬、或入雄黃。丹砂、胡粉、食鹽、鹽藥、鐵精粉、蚯蚓泥、簷溜下泥、蜜、蜘蛛、甲煎、牛酥、入鹽。生蠶蛾、擣。蝦蟆、擣。五靈脂、豬齒灰、豬耳垢、牛耳垢、人耳塞、同頭垢、井泥、蚯蚓泥。人齒垢、梳垢、鼠屎、鼹鼠屎、食蛇鼠屎、雙頭鹿腹中屎、並塗一切蛇傷。秦皮、洗，並傅。人尿、洗之，抹以口津。○蛇纏人足，尿之，或沃以溫湯。男子陰毛、蛇傷，以口含之，咽汁。雞子、合蛇傷處。鴆喙、刮末，傅之。○佩之，辟蛇虺。麝香、傅。蜈蚣、燒傅。雄黃。同乾薑傅。並佩之，辟蛇虺。

【蜈蚣傷】蝸牛、蛞蝓、烏雞屎、五靈脂、獨蒜、蕓薹子、油。蛇含、香附、嚼。莧菜、馬齒莧、菩薩草、人參、蚯蚓泥、胡椒、茱萸、楝葉、汁。生薑、汁調蚌粉。桑根汁、雄黃、井底泥、食鹽、生鐵、磨醋。耳塞、頭垢、同苦參。地上土、尿坑泥、城東腐木、漬汁。○並塗之。雞冠血、塗。○中蜈蚣毒，舌脹出口者，含滿咽汁。雞子、合之。蜘蛛、咂咬處。麻鞋底、炙熨。亂髮、燒熏。燈火、照熏。牛血、

〔一〕蚰蜒：原脱。今據本篇中小標題補。
〔二〕除：原脱。今據本篇中標題補。
〔三〕之：原作「鼻」。今據卷四十八寒號蟲「發明」改。

猪血。並主誤吞蜈蚣，飲之至飽，當吐出也。

【蜂蠆傷】【内治】貝母。酒服。【外治】雄黄、磨醋。菩薩石、梳垢、麝香、牛酥、牛角、灰。牛屎、灰。蟹殻、燒。甲煎、楮汁、莧汁、茱萸、蛇含、葵花、灰藋、人參、嚼。白兔藿、五葉藤、尿坑泥、簷溜下泥、並塗蜂傷。小薊、惡實、葵葉、鬼針、並塗蠍傷。仍取汁服。芋葉、苦苣、冬瓜葉、馬齒莧、胡麻油、韭汁、乾薑、薄荷、青蒿、大麻葉、苦李仁、楝葉汁、藍汁、酒糟、藜葉、蜀椒、食茱萸、木槿葉、齒中殘飯〔一〕、半夏、附子、磨醋。黄丹、硇砂、土檳榔、地上土、白礬、同南星。丹砂、食鹽、蝸牛、蛞蝓、五靈脂、海螵蛸、驢耳垢、守宫、塗蠍傷。蜘蛛、咂蠍傷。熱酒、洗。赤龍浴水、冷水、温湯、並浸洗。葱白、隔灸。槐枝、炮熨。皂莢、炙熨。油梳、炙熨。雞子、木盌、並合之。撥火杖。蝎傷，取横井上，自安。

【蜘蛛傷】【内治】醇酒、山中草蜘蛛毒人，一身生絲，飲醉并洗之。貝母、酒服。蒼耳葉、煎酒。小薊、煎糖飲，并傅之。秦皮、煎服。鬼針、汁。藍青、汁。羊乳、牛乳、並飲及傅。【外治】芋葉、葱、胡麻油、山豆根、通草、豨薟、藜葉、灰藋、合歡皮、舊簟灰、蔓菁汁、桑汁、雄黄、鼠負、蚯蚓、土蜂窠、赤翅蜂、驢尿泥、雞冠血、麝香、猴屎、頭垢、並塗之。驢屎、汁。人屎、汁。並浸洗。白礬。傅壁鏡毒。

【蠼螋傷】【内治】醇酒、蠼螋，狀如小蜈蚣，蚰蜒，八足，背有二鬚〔二〕，能夾人成瘡，又能尿人影，成瘡纍纍蘊人，惡寒且熱，但飲酒至醉，良。【外治】米醋、豆豉、茶葉、梨葉、雞腸草、魚腥草、馬鞭草、大黄、豨薟、蒺藜、巴豆、敗醬草、故蓑衣、灰。舊簟灰、鹿角、汁。犀角、汁。羊鬚、灰。麝香、烏雞翅、灰。燕窠土、地上土、食鹽、胡粉、雄黄、丹砂、並塗。槐白皮、浸醋洗。雞子。合之。

【蠶齧傷】苦苣、萵苣、赤薜荔、苧根、預知子、椰桐皮、百部、灰藋、田父、麝香、並塗蠶咬。紫荆皮、洗蠶咬。蠶繭草、諸蟲如蠶咬，毒入腹，煮飲。草犀、服汁，解惡蛓毒。豉、茖葱、馬齒莧、食茱萸、松脂、青黛、韭汁、燕窠土、雄黄、牛耳垢、狐屎、並傅惡蛓蟲傷。丁香、傅桑蝎傷。麻油燈、熏蝎蟲傷。蛇退、洗惡蟲傷。蒜、同麴。胡瓜根、灰藋葉、馬鞭草、乾薑、葱汁、韭汁、茶葉、杏仁、巴豆、桑灰、雄黄、丹砂、蟻垤、蜜蠟、頭垢、並傅狐尿蛓瘡。烏雞、搨狐尿瘡。髮烟、熏狐尿瘡。人尿、驢尿、白馬尿。並浸狐尿刺瘡。

〔一〕飯：原作小字。據卷二十五飯改。

〔二〕八足背有二鬚：卷四十二山蛩蟲「附録」作「二鬚六足足在腹前尾有叉岐」。

【蚯蚓蝸牛傷】石灰、鹽湯、並主中蚯蚓咬毒，形如大風，泡湯浸之，良。葱、蜀羊泉、同黄丹。百舌、窠中土、同醋。鴨通、並傅蚯蚓咬。吹火筒、蚓呵小兒陰腫，吹之即消。蓼子。浸蝸牛吹。

【射工沙虱毒】【内治】山慈姑、吐之。蒼耳葉、煎酒。雄黄、磨酒。牛膝、煎水。草犀、汁。莧、汁。馬齒莧、汁。梅葉、汁。蘘荷、汁。狼毒、汁。鬼臼、汁。懸鉤子、汁。浮萍、末。知母、末。射干、末。白礬、末，同甘草。丹砂、末。斑蝥、燒。溪狗蟲、燒。鸂鶒、炙食。鵝血、鴨血、並主射工、沙虱、溪毒中人，寒熱生瘡。【外治】蒿苣、蒜、白芥子、芥子、葱、茖葱、茱萸、同蒜、葱煮汁。雞腸草、梨葉、皂莢、末，和醋。白雞屎、和餳。鸐鳿毛屎、芫青、鼠負、熊膽、麝香、白礬、並塗射工、沙虱、溪毒瘡。豉母蟲、含之，除射工毒。溪鬼蟲喙、鵝毛。並佩之，辟射工毒。

【蛭螻蟻蠅傷】黄泥水、浸藍水、牛血、羊血、同猪脂。雞血、狗涎、蒸餅染食。○並主誤吞水蛭，服之即下出。朱砂、傅水蛭傷人瘡。灰藋、槲葉、藜葉、鹽藥、石灰、並塗螻蛄咬。土檳榔、穿山甲、山豆根、簷溜下泥、地上土、並塗蟻咬。百部、殺蠅蠓咬毒。鹽、擦黄蠅毒。

【蚰蜒】白礬、胡麻。並塗蚰蜒咬。

【辟除諸蟲】【辟蚊蚋】社酒、洒壁。蝙蝠血、塗帳。臘水、浸燈心。薺枝、作燈杖。天仙藤、同木屑。木鼈、同川芎、雄黄。浮萍、燒熏，或加羌活。茅香、同木鼈、雄黄。菖蒲、同楝花、柏子。夜明砂、單燒，或同浮萍、苦楝花。鼈甲、同夜明砂。○並燒熏。【辟壁虱蚤蟲】樟腦、菖蒲、白菖、木瓜、蒴藋、龍葵、茯苓、末。辣蓼、蕎麥稭、並鋪席下。白膠香、百部、牛角、騾蹄、白馬蹄、蟹殼、並燒烟熏。蟹黄、同安息香、松鼠燒。【辟蟣虱】虱建草、大空、藜蘆、百部、白礬、水銀、銀朱、輕粉、銅青、【辟蠅蛾】綠礬水、臘雪水、【辟蚰蜒】春牛泥、【辟蠹蟲】蒿苣、端午日收。芸香、角蒿葉、並安箱中。莽草。燒熏。

諸獸傷

虎狼，熊羆豬猫，犬猘，驢馬，鼠咬，人咬。

【虎狼傷】【内治】醇酒、飲醉。芒莖、擣汁，或同葛根煎汁。葛根、汁，或研末。兔葵、汁。地榆、汁。草犀、汁。胡麻油、生薑、汁。沙糖、鐵漿、並内飲外塗，則毒不入腹。婦人月經衣〔一〕、燒服，主虎狼傷。【外治】山漆、豨薟、粟米、乾薑、薤白、獨栗、白礬、螬蠐、猬脂、菩薩石、並塗虎咬爪傷。青布。燒熏虎狼咬傷瘡。

〔一〕衣：原脱。今據卷五十二婦人月水「附方」補。

【熊羆豬貓傷】【內治】蒴藋、汁服。萘菜、汁服，並主熊羆傷。仍外塗。【外治】獨栗、燒。粟米、嚼。並塗熊獸傷。松脂、作餅。龜版、灰。鼠屎、灰。薄荷、簷溜泥、並塗貓咬。射罔。殺禽獸毒。

【犬猘傷】【內治】雄黃、同麝香，酒服。○同青黛，水服。蒼耳葉、煎酒。桃白皮、煎水。紫荊皮、汁。地黃、汁。白兔藿、汁。蔓菁根、汁。生薑、汁。韭根、汁。並內飲、外塗百度。故梳、同韭根煎。百家筯、煎汁。頭垢、同猬皮灰，水服。猬頭、燒，同髮灰，水服。驢屎、狼牙草灰、水服，芫青、米炒，酒服。○並主猘犬、惡犬傷。莨菪子、狂犬傷，日吞七粒，及擣根塗。鐵漿、狂犬傷，飲之，毒不入內。斑蝥、風狗傷，以三個，研細酒煎服，即下肉狗，四十個乃止，末盡再服。○用七個，糯米一撮，炒黃，去米，入百草霜一錢，米飲服之，取下肉狗。糯米、一勺，斑蝥三七個，分作三次炒，去蝥研末，分作三服，冷水滴油下，取惡物。蝦蟆膾、蚺蛇脯、並主狂犬傷，食之不發。【外治】艾葉、猘犬傷，灸七壯，或隔牀下土灸之。瓦松、同雄黃，貼風狗咬，永不發。巵子、燒，入流黃末。欒荊皮、同沙糖。雄黃、入麝香。山慈姑、蘇葉、嚼。蓼葉、莽草、蓖麻子、韭汁、薤白、葱[一]白、膽礬、蚯蚓泥、紅娘子、死蛇灰、犬屎、虎骨、牙、脂同。人血、並塗狂犬、惡犬傷。人參、狗咬破傷風，桑柴燒存性，摻之。屋遊、地榆、鹿蹄草、黃藥子、秫米、乾薑、烏柹、赤薜荔、杏仁、馬藺根、同杏仁。白果、白礬、菩薩石、竹籃耳、灰。冬灰、黃蠟、猪耳垢、鼠屎、灰。牛屎、人屎、並塗犬傷。人尿、冷水、屋漏水。並洗犬傷。

【驢馬傷】【內治】馬齒莧、馬咬毒入心，煎服之。人屎、馬汗、馬血入瘡，欲死，服汁。馬屎中粟、剝驢馬中毒，絞汁服，并塗之。仍以尿洗。檉柳、剝驢馬毒血入內，浸汁服。并取木片炙之。葶藶、馬汗毒氣入腹，浸湯飲，取下惡血。醇酒、馬毒氣入腹，殺人，多飲令醉。【外治】益母草、和醋。鼠屎、並塗馬咬。獨栗、燒。白馬通、雞冠血、並塗馬咬及馬汗入瘡，剝驢馬骨刺傷人欲死。月經水、塗馬血入瘡，剝馬骨傷人，神效。馬頭、灰。馬鞭、灰。雞毛、灰。烏梅、和醋。雄黃、白礬、石灰、並傅馬汗或毛入瘡腫痛，入腹殺人。水堇、汁。冷水、熱湯。並洗馬汗、馬毛入瘡。

【鼠咬】狸肉、食。狸肝、猫頭及毛、灰。猫屎、麝香。並塗。

【人咬】龜版、灰。攝龜甲、灰。並塗之。人尿。浸。

諸毒金石，草木，果菜，蟲魚，禽獸。

【金石毒】甘草、安和七十二種石，一千二百種草，解百藥毒。○凡藥毒，用麻油浸甘草節，嚼之咽汁，良。大青、麥門冬、人參湯、薺苨汁、

〔一〕葱：底本艸頭缺損，今據其他金陵本補正。

蕁心、冬葵子、瞿麥、藍汁。金星草、葳蕤汁、苧根汁、萱根、蕉根汁、緑豆、胡豆、白扁豆、黑大豆、餘甘子、冬瓜練、烏芋、水芹汁、寒水石、黑鉛溶化淬酒。魁蛤肉、牡蠣肉、蚌肉、蜆子肉、鱧腸、石蟹汁、鰻鱺魚、田螺、雁肪肉、鴨肉、白鴨通、烏肉、犀角汁、豬膏、豬肉、豬骨、豬血、羊血、兔血、諸血、牛膍、兔肉。並解一切丹石毒。【砒石毒】米醋、吐。烏桕根、下。白芷、鬱金、並井水服。胡粉、地漿服。白扁豆、水服。蚤休、磨汁。黑鉛、鯗魚魫、並磨汁。藍汁、薺苨汁、醬汁、緑豆汁、豆粉、大豆汁、楊梅樹皮汁、冬瓜藤汁、早稻稈灰汁、地漿、井泉水、白鴨通汁、豭豬屎汁、人屎汁、鴨血、羊血、雄雞血、胡麻油。

【礜石毒】黑大豆汁、白鵝膏。

【硇砂毒】緑豆汁、浮萍。硇砂損陰，同豬蹄煎汁漬洗。

【硫黄毒】金星草、胡麻油、米醋、飛廉、細辛、餘甘子、煎水。烏梅、煎。黑鉛、煎。鐵漿、朴消、豬血、羊血、冷豬肉、鴨肉、豬脂。【雄黄毒】防己。煎汁。【丹砂毒】藍青汁、鹹水。

【水銀毒】黑鉛、炭末、煎汁。金器、破口，煮汁服。○入耳，熨之、枕之引出。【輕粉毒】黄連、貫衆、醬汁、黑鉛壺、浸酒。斑蝥、豬肉。【石英毒】麻鞋、煮汁。石燕、煮汁。醇酒、服紫石英乍寒乍熱者，飲之良。雞子、豬肉。【鍾乳毒】雞子清、豬肉。【石炭毒】冷水。中石炭毒，昏瞀，飲之即解。【生金毒】白藥子、餘甘子、翡翠石、鷓鴣肉、鴨血、白鴨通、汁。雞屎、淋汁。金蛇。煮汁。【生銀毒】葱汁、雞子汁、鴨血、鴨通汁、銀蛇、煮汁。水銀。服之即出。【錫毒】杏仁。【銅毒】慈姑、胡桃、鴨通汁。【鐵毒】慈石、皂莢、豬犬脂、乳香、貘屎。【土坑毒氣】豬肉。

【草木毒】防風、諸藥毒已死，只心頭温者，擂水，冷灌之。葛根、諸藥毒吐下欲死，煮汁服。甘草、薺苨、藍汁、藍實、承露仙、榼藤子、淡竹葉、同甘草、黑豆同煎服。粟米、絞汁。土芋、取吐。緑豆、汁。黑豆、汁。白扁豆、汁。生薑、葱汁。芽茶、同白礬。地漿、黄土、煮汁。蠶故紙灰、水服。黿甲、玳瑁、車渠、龜筒、白鷳、白鴿血、鷓鴣、孔雀脯、牛膍、犀角汁、豬屎汁、人屎汁。並解百藥毒。○【鉤吻毒】薺苨汁、蕹菜汁、葛根汁、葱汁、桂汁、白鴨血、白鵝血、羊血、並熱飲。○雞子清、雞毈雛、同麻油研爛，灌之，取吐。○犀角汁、豬膏、人屎汁。【射罔毒】藍汁、葛根、大麻子汁、大小豆汁、飴糖、藕汁、芰汁、竹瀝、冷水、蚯蚓糞、貝齒、六畜血、人屎汁。【烏頭附子天雄毒】防風汁、遠志汁、甘草汁、人參汁、黄芪、烏韭、緑豆、黑豆、寒食餳、大棗肌[一]、井

[一] 肌：張本作「肉」，義長。

華水、陳壁土。泡湯服。○【蒙汗毒】冷水。【鼠莽毒】蚤休、磨水。鏡面草、豇豆汁、黑豆汁、烏桕根、明礬、入少茶，水服。○雞血、鴨血、羊血。並熱飲。【羊躑躅毒】巵子汁。【狼毒毒】藍汁、鹽汁、白斂、杏仁、木占斯。【防葵毒】葵根汁。【莨菪毒】薺苨、甘草、升麻汁、蟹汁、犀角汁。【山芋毒】地漿、人屎汁。【苦瓠毒】稷米汁、黍穰汁。【大戟毒】昌蒲汁。【甘遂毒】黑豆汁。【芫花毒】防風汁、防己、甘草、桂汁。【仙茅毒】大黄。【藜蘆毒】葱汁、雄黄、温湯。【瓜蒂毒】麝香。【半夏南星毒】生薑汁、乾薑、煮汁。防風。【桔梗毒】白粥。【巴豆毒】黄連汁、昌蒲汁、甘草汁、葛根汁、白藥子、黑豆汁、生藿汁、盧會、冷水、寒水石。【桂毒】葱汁。【漆毒】貫衆、紫蘇、蟹。【桐油毒】熱酒、甘草、乾柿。

【果菜毒】麝香、豬骨灰、水服。米醋、頭垢、童尿、並解諸果菜毒。山鵲肉、解諸果毒。甘草、醬汁、酒糟、葛汁、白兔藿、白花藤、雞屎灰、並解諸菜毒。同貝齒、胡粉，爲末。酒服。杏根。煎汁。【蜀椒毒】葵子汁、豉汁、桂汁、蒜汁、大棗、冷水、地漿、黄土、雄雞毛灰、水服。童尿。【燒酒毒】冷水、緑豆粉、蠶豆苗。【麪毒】蘿蔔、枸杞苗、貝子、燒。胡桐淚。【豆粉毒】杏仁、豆腐、蘿蔔。【萵苣毒】薑汁。【水芹毒】硬糖、杏仁。同乳餅、粳米煮粥食。【水莨菪毒】甘草汁。【野芋毒】地漿、人屎汁。【野菌毒】甘草、煎麻油服。防風、汁。忍冬、汁。蠡實、醬汁、生薑、胡椒、緑豆、汁。○梨葉、汁。○荷葉、煎。○阿魏、地漿、黄土、煮。○鷓鴣、石首魚枕、童尿、人屎汁。

【蟲魚毒】紫蘇、荏葉、水蘇、蘆根、蘆花、菩薩草、酒服。大黄汁、馬鞭草、汁。苦參、煎醋。縮砂仁、草豆蔻、醬汁、米醋、胡麻油、黑豆汁、冬瓜汁、橘皮、煎。烏梅、橄欖、蜀椒、胡椒、蒔蘿、茴香、胡葱、大蒜、朴硝、蓬砂、同甘草，浸香油。魚皮、燒。魚鱗、燒。鮫魚皮、燒。獺皮。煮汁。並解一切魚肉，鰕、蟹毒。【河豚毒】荻芽、蘆花、蔞蒿、胡麻油、白扁豆、大豆汁、橄欖、五倍子、同白礬，水服。○槐花、水服。橘皮、煮。黑豆汁、紫蘇汁、青黛汁、藍汁、蜈蚣、解蟲魚毒。羊蹄葉。擣汁或煎，解胡夷魚、檀胡魚、鮭魚毒。【黄鱨魚毒】地漿。黄鱨及無鱗諸魚，反荆芥，服此解之。【鱓魚毒】蟹。食之即解。【蟹毒】蘇汁、藕汁、冬瓜汁、乾蒜汁、蘆根汁、蟹，柿相反，令人吐血，服此解。橙皮、丁香。【鼈毒】橄欖、胡椒。【馬刀毒】新汲水。【鰕毒】鵁鶄。炙食。【斑蝥芫青地膽樗雞毒】藍汁、玉簪根、桂汁、黑豆汁、糯米、豬肉、豬脂。【䗪蟲毒】巵子。【藍蛇頭毒】藍蛇尾。食之即解。【水蟲毒】秃鶖毛。

【禽獸毒】白兔藿、諸肉菜大毒不可入口者，飲汁即解。白花藤、黄藤、黑豆汁、醬汁、米醋、山查、阿魏、草豆蔻、犀角汁。並解一切肉食、魚菜、果蕈諸毒。【諸鳥肉毒】生薑、白扁豆、狸頭骨灰。水服。【雉毒】薑汁、犀角汁。【雞子毒】米醋。【鴆毒】葛粉、水服。绿豆粉。【六畜肉毒】烏桕葉汁、食牛馬六畜肉生疔欲死，頓服三盌取利。白扁豆、小豆汁、豉汁、葱子、煮汁。豬屎灰、水服。并解六畜肉毒。甘草汁、蘭草汁、阿魏、绿豆汁、黄蘗汁、麻鞋底、煮汁。黄土、煮汁。東壁土、水服。地漿、頭垢。並解六畜牛馬諸肉毒。【牛肉毒】狼牙、燒。聖虀。【獨肝牛毒】牛肚、噉蛇牛獨肝，毛髮向後，有毒，煮汁飲。人乳汁。和豉汁服。【馬肝毒】豬骨灰、水服。鼠屎、末服。頭垢。【猪肉毒】猪屎灰。水服。【狗毒】杏仁、蘆根。【諸肝毒】豬脂、頓服五升。垢頭巾。泡湯服。【肉脯毒】韭汁、黄土、煮服。地漿、貝子、燒，水服。豬骨灰、水服。犬屎灰、酒服。人屎灰、酒服。頭垢。含咽。

蠱毒

【解毒】【草部〔一〕】薺苨、解蠱毒、百藥毒，飲其汁。蘘荷、服汁，蠱立出。卧其葉，即自呼蠱主姓名。山慈姑、同大戟、五倍子，爲紫金丹，服。○徐長卿、天麻、釵子股、甘草、吐。辟虺雷、升麻、吐。錦地羅、吉利草、蘼蕪、紫金牛、木香、龍膽草、草犀、格注草、吐。獨行根、紫菀、馬兜鈴、鬱金、下。鬱金香、鉤吻、金絲草、合子草、芫花、下。預知子、蕘花、下。牽牛子、下。鳶尾、下。土瓜根、吐、下。山豆根、桔梗、下。解毒子、鬼臼、白兔藿、連翹、千里及、吐、下。羊蹄根、澤漆、吐。慎火草、常山、吐。藜蘆、蕁、赤車使者、茜根汁、胡麻油、吐。糯穀穎、煎汁。麥苗、汁。小麥麪、水服。豆豉、胡荽根、擂酒。馬齒莧、汁。大蒜、苦瓠汁、吐。鹿藿、百合根、檳榔、大腹皮、桃白皮、下。榧子、棗木心、吐。龍眼、食茱萸、蜀椒、鹽麩子、甜瓜蒂、吐。地椒、榴根皮、梟芘、槲樹皮、巴豆、樗根皮、蘇合香、生漆、相思子、雷丸、桃寄生、猪苓、石南實、桑木心〔二〕、鬼箭羽、琥珀、半天河、車脂、猪槽水、故錦汁、釜墨、伏龍肝、古鏡、朱砂銀、鐵精、菩薩石、金牙石、雄黄、方解石、長石、代赭石、石膽、黄礬石、白礬石、石蟹、諸鹽水、石鹼、霹靂碪、斑蝥、蠶退紙、五〔三〕倍子、芫青、露蜂房、蜂子、鯪鯉甲、龍齒、蚺蛇膽及肉、自死蛇、蝮蛇、蛇蜕皮、蛇婆、鯇魚膽、魚枕、青魚枕、鯗魚枕、龜筒、鮫魚皮、玳瑁、貝齒子、鸛骨、鶴肫中砂子、磨水服。鶬雞、白雞血、鳩血、鴟雞子、雞頭、雞屎白、白鴿血、鷓鴣、白鴨血、梟血、孔雀血、白鷳、胡燕屎、鵲腦髓、豬肝、豬屎汁、豚卵、羊肝肺、羊膽、羖羊角、羖羊皮、犀角、鹿角、靈猫陰、麝香、猫頭骨、及屎。狐五臟、獺肝、敗鼓皮、猬皮、貒膏腦、六畜毛蹄甲、

〔一〕草部：此下所載諸藥不分部，疑「草部」二字衍，或其它部類之藥脱標題。

〔二〕桑木心：下原衍「猪苓」。與前重複，今刪。

〔三〕五：原作「王」。今從江西本改。

人牙、頭垢、人屎。

諸物哽咽

【諸骨哽】縮砂蔤、諸骨哽[一]，濃煎嚥。艾葉、煎酒。地菘、同白礬、馬鞭草、白梅，丸噙。鳳仙子、研水嚥。根、葉煎醋。半夏、同白芷，水服，取吐。雲實根、研汁嚥。瞿麥、水服。薔薇根、水服。白斂、同白芷，水服。白藥、煎醋。威靈仙、醋浸丸噙。同砂仁，煎服。雞蘇、同朴消，丸噙。絲瓜根、燒服。栗荴、燒吹。乳香、水研。桑椹、嚼嚥。金櫻根、煎醋。漿水脚、同慈石、橘紅，丸嚥。蚯蚓泥、擦喉外。蓬砂、含嚥。桑螵蛸、煎醋。蜂蜜、噙。鯇魚膽、酒化，取吐。鱖魚膽、取吐。鯽魚膽、點咽。鮎魚肝、同栗子皮、乳香，丸，線綿包吞，鈎出。烏賊骨、同橘紅、寒食麪，丸吞。鴨肫衣、炙研，水服。鵰糞、諸鳥獸骨哽，燒灰，酒服。豬膏、含嚥。羊脛骨[二]灰、飲服。狗涎、頻滴。虎骨、諸獸骨哽，末，水服。虎屎、燒，酒服。狼屎、獸骨哽，燒服。鹿角。末嚥。筋，吞鈎出。【雞骨哽】貫衆、同縮砂、甘草，末，包含。白芷、同半夏，末服，嘔出。縮砂、苧根、擣丸，雞湯化下。鳳仙根、煎酒。水仙根、玉簪花根、汁。蓖麻子、同百藥煎，研服。鹽麩子根、煎醋，吐。乳香、水研。金櫻根、煎醋。茯苓、同楮實，末，乳香湯下。五棓[三]子、末，摻之，即下。雞内金、燒吹。雞足距。燒水服。翮翎同。【魚骨哽】貫衆、同前。縮砂、濃煎。苧根、擂泥，魚湯下。蓖麻子、同百藥煎，研嚥。水仙根、玉簪根、並擂汁服。醉魚草、吐。白芍藥、嚼。馬勃、蜜丸噙。飴糖、含嚥。百合、塗項外。橘皮、噙。橄欖、嚼嚥。茱萸、魚骨入腹，煎水服，軟出。白膠香、木蘭皮、皂莢、吹鼻。椿子、擂酒服，吐之。楮葉汁、啜之。嫩皮擣丸，水下二三十丸。桑椹、嚼。金櫻根、煎醋。琥珀珠、推之。仙人杖、煮汁。鬼齒、煮汁，或丸含。青魚膽、吐。鯇魚膽、吐。烏賊骨、諸魚鱗灰、水服。魚笱鬚、燒服。魚網、燒服，或煮汁。鸕鷀頭及骨嗉翅屎、並燒服。魚狗、燒服。亦煮服。禿鶖喙、燒服。獺肝及骨爪、燒服。獺爪、項下爬之。海獺皮。煮汁。【金銀銅鐵哽】縮砂蔤、濃煎服。或加甘草。鳳仙子及根、擂汁，下銅鐵物哽。王不留行、誤吞鐵石，同黄蘗，丸服。艾葉、煎酒。百部、浸酒。木賊、爲末。並主誤吞銅錢。葵汁、薤白、並主誤吞錢物釵環，頻食取利。飴糖、慈姑汁、鳧茈、胡桃、並主誤吞銅錢，多食之。南燭根、水服。白炭、燒紅研末，水服。石灰、同流黄少許，酒服。胡粉、同豬脂服一兩。並主誤吞金銀銅錢在腹。水銀、誤吞金銀，服半兩即出。銅弩牙、誤吞珠錢，燒，淬水飲。慈石、誤吞鐵物，線穿拽之。古文錢、誤吞鐵物，用白梅淹爛，

〔一〕哽：原作「硬」。今據卷十四縮砂蔤「主治」改。
〔二〕脛骨：原作「骨脛」。今據卷五十羊脛骨「附方」乙正。
〔三〕棓：卷三十九五倍子作「倍」。

擣服一丸，即吐出。蜂蜜、吞銅錢，服之即出。鵝羽、誤吞金銀，燒服。猪羊脂、誤吞銅鐵諸物，多食之，利出。鴕鳥屎、貘屎。誤吞銅鐵砂石入腹，水化服之，即消。【竹木哽】半夏、服取吐。蓖麻子、同凝水石噙，自不見也。秤錘、鐵鋸、並燒，淬酒飲。鯇魚膽、酒服，取吐。鱖魚膽、一切骨哽、竹木入咽，日久不出，痛刺黄瘦，以一皂子煎酒服，取吐。鯽魚膽、點。象牙。爲末，水服。【芒刺穀賊】舂杵頭細糠、含嚥。胡麻、誤吞穀麥芒刺，名穀賊。炒研，白湯服。飴糖、含嚥。鵝涎、下穀賊。象牙、諸物刺咽，磨水服，即吐。甑帶灰。水服，主草哽。【桃李哽】狗骨、煮汁，摩頭上。麝香。酒服。【髮哽】木梳、燒灰酒服。自己髮灰。水服一錢。【食哽】鷹屎。燒，水服。

婦人經水

經閉，有血滯，血枯。○不調，有血虚者過期，血熱者先期，血氣滯者作痛。

【活血流氣】香附、血中之氣藥。生用上行，熟用下行，炒黑則止血。童尿制，入血分補虚；鹽水制，入血分潤燥。酒炒行經絡，醋炒消積聚，薑炒化痰飲。得參、术補氣，得歸、芐補血。得蒼术、芎藭解鬱，得[一]巵子、黄連降火，得厚朴、半夏消脹，得神麴、枳實化食，得紫蘇、葱白解表邪。得三棱、莪茂消積磨塊，得茴香、破故紙引氣歸元，得艾葉，治血氣，暖子宫。乃氣病之總司，爲女科之仙藥。當歸、一切氣，一切勞。破惡血，養新血，補諸不足。頭止血，身養血，尾破血。○婦女百病，同地黄，丸服。○月經逆行，同紅花，煎服。血氣脹痛，同乾漆，丸服。○室女經閉，同没藥，末，紅花酒調服。丹參、破宿血，生新血。安生胎，落死胎。止血崩帶下，調經脉或前或後，或多或少。兼治冷熱勞，腰脊痛，骨節煩疼。晒研，每服二錢，温酒調下。芎藭、一切氣，一切血。破宿血，養新血。搜肝氣，補肝血，潤肝燥。女人血閉無子，血中氣藥也。芍藥、女子寒血閉脹，小腹痛，諸老血留結，月候不調。生地黄、凉血生血，補真陰，通月水。蘭草、生血和氣，養營調經。澤蘭、養營氣，破宿血，主婦人勞瘦，女科要藥也。茺蔚子、調經，令人有子，活血行氣，有補陰之功。菴藺子、同桃仁浸酒，通月經。玄胡索、月經不調，結塊淋露，利氣止痛，破血，同當歸、橘紅，丸服。柴胡、婦人熱入血室，寒熱，經水不調。黄芩、下女子血閉淋漏。茅根、月水不勻，淋瀝，除惡血。莙蓬根、通經脉，宜婦人。醍醐菜、擂酒，通經。茶湯、入沙餹少許，露一夜，服，即通，不可輕視。鉛霜、室女經閉，煩[二]熱，生地黄汁服。木香、乳香、烏藥、白芷、桑耳、並主血氣。荔枝核、血氣痛，同香附，末服。蓽茇、血氣痛，經不調，同蒲黄，丸服。附子、通經，同當歸，煎服。芥子、酒服末，通月水。韭汁、治經脉逆行，入童尿飲。絲瓜、爲末，酒服，通月經。土瓜根、經水不利，同芍藥、桂枝、䗪蟲，爲末，酒服。薏苡根、煎服，通經。牛膝、血結，經病不調，同乾漆，地黄汁，丸服。牛蒡根、月水不通，積塊欲死，蒸三次，浸酒日飲。馬鞭草、通月經瘕塊，熬膏服。虎杖、通經，同没藥、凌霄花，末服。蒺藜、通經，同當歸，末，酒服。木麻、月閉癥瘕。久服，令人有子。硇砂、月水不通，積聚刺痛，破結血，暖子宫。

〔一〕得：原脱。今據卷十四莎草香附子「發明」補。

〔二〕煩：原脱。今據卷八鉛霜「附方」補。

同皂莢、陳橘皮，丸服。白堊土、女子寒熱癥瘕，月閉無子，子宫冷。銅鏡鼻、血閉癥瘕，伏腸絶孕。烏金石、通月水，煎湯，服巴豆三丸。蠶沙、月經久閉，炒，煮酒飲一盞，即通。葛上亭長、血閉癥塊，米炒，研服。烏鴉、經閉，炙研，同水蛭等藥服。獺膽、通經，同硇砂等藥，丸服。○爪同。白狗屎、月水乍多乍少，燒末，酒服。鼠屎、通經，酒服一錢。童男童女髮、通經，同斑蝥。麝香、末服。人乳、日飲三合，通經。水蛭、地膽、樗雞、五靈脂、鼈甲、納鼈、穿山甲、龍胎、蛤粉、菩薩石、銅弩牙、朴消、紫荆皮、木占斯、桂心、乾漆、厚朴、煎酒。栝樓根、質汗、甜瓜蔓、蓬莪茂、三稜、棗木、紫葳、菴羅果、桃仁、牡丹皮、劉寄奴、紫參、薑黄、鬱金、紅藍花、瞿麥、番紅花、續隨子、蛇莓、瓦松、石帆、赤孫施、蒲黄、並破血通經。大棗、婦人臟燥，悲哭如祟，同小麥、甘草，水煎服。葶藶。納陰中，通月水。**【益氣養血】**人參、血虚者益氣，陽生則陰長也。朮、利腰臍間血，開胃消食。熟地黄、傷中胞縮，經候不調，衝任伏熱，久而無子，同當歸、黄連，丸服。石菖蒲、女人血海冷敗。補骨脂、澤瀉、陽起石、玄石、白玉、青玉、紫石英、並主子宫虚冷，月水不調，絶孕。阿膠、女人血枯，經水不調，無子，炒研，酒服。雀卵、烏賊魚骨、鮑魚汁、並主女子血枯病，傷肝，唾血下血，通經閉。驢包衣。天癸不通，煅研，入麝，新汲水下，不過三服。

帶下是濕熱夾痰，有虚有實。

蒼朮、燥濕强脾，四制，丸服。艾葉、白帶，煮雞子食。石菖蒲、赤白帶下，同破故紙，末服。白芷、漏下赤白，能蝕膿。白帶冷痛腥穢，同蜀葵根、白芍、枯礬，丸服。○石灰淹過，研末，酒服。草果、同乳香，末服。糯米、女人白淫，同花椒燒研，醋糊丸服。蓮米、赤白帶，同江米、胡椒〔一〕，入烏骨雞煮食。白扁豆、炒研，米飲日服。○花同。蕎麥、炒焦，雞子白服。韭子、白帶白淫，醋煮丸服。芍藥、同香附，末，煎服。○同乾薑，末服。沙參、七情内作或虚冷者，爲末，米飲日服。狗脊、室女白帶，衝任虚損，關節重，同鹿茸，丸服。亦治婦人。枸杞根、帶下脉數，同地黄，煮酒飲。椿根白皮、同滑石，丸服。○同乾薑、芍藥、黄檗，丸服。木槿皮、煎酒，止帶下，隨赤白用。榆莢仁、和牛肉作羹食，止帶下。茯苓、丸服。松香、酒煮，丸服。槐花、同牡蠣，末，酒服。冬瓜仁、炒研，湯服。牡荆子、炒焦，飲服。益母草、爲末，湯服。夏枯草、爲末，飲服。雞冠花、浸酒飲，或末服。馬齒莧、絞汁，和雞子白服。大薊根、浸酒飲。酢漿草、陰乾，酒服。椒目、炒研，水服。欓子、同石菖蒲，末服。韭汁、同童尿，露一夜，温服。葵葉、葵花、治帶下，目中溜火，和血潤燥，爲末，酒服，隨赤白用。蜀葵根、散膿血惡汁，治帶下，同白芷、芍藥、枯礬〔二〕，化蠟丸服。敗醬、治帶下，破多年凝血，化膿爲水。漏盧、産後帶下，同艾葉，丸服。甑帶、五色帶下，煮汁服。澤蘭子、女人三十六疾。馬矢蒿、蠡實、紫葳、茜根、白

〔一〕椒：原作「粉」。今據卷四十八雞烏骨雞「附方」補。原方尚有「白果」一味。

〔二〕礬：原作「凡」。今從江西本改。

斂、土瓜根、赤地利、鬼箭羽、水芹、蒲黄、景天、豬苓、李根白皮、金櫻根、酸榴皮、桃毛、白果、石蓮、芡實、城東腐木、橡斗、秦皮、人參、黄芪、肉蓯蓉、何首烏、葳蕤、當歸、芎藭、升麻、升提。柴胡、升提。陽起石、白石脂、五色石脂、玉泉、石膽、代赭石、石流黄、石流赤、硇砂、並主赤白帶下，無子。石灰、白帶白淫，同伏苓，丸服。雲母粉、水服方寸匕，立見效。禹餘粮、赤白帶，同乾薑，丸服。石燕、月水湛濁，赤帶多年，煎飲，或末，日服。白礬、白沃漏下，經水不利，子腸堅僻，中有乾血，燒研，同杏仁，丸，納陰户内。白瓷器、主白崩帶。伏龍肝、炒烟盡，同㯶灰、梁上塵服。秋石、棗肉丸服。牛角䚡、燒灰，酒服。狗頭骨、同上。兔皮灰、同上。豬腎、宜多食。豬肝、同金墨、百草霜，煨食。羊胵、酢洗蒸食，數次愈。羊肉、産後帶下赤白，絶孕，豉、蒜煮熟，入酥食。山羊肉、主赤白帶。狗陰莖、女人帶下十二疾。鹿角、白濁，炒研，酒服。鹿茸、赤白帶下，炙，末，酒服。室女白帶，衝任虚寒，同狗脊、白斂〔一〕，丸服。白馬左蹄、五色帶下，燒灰，酒服。駝毛、烏驢皮、牛骨及蹄甲陰莖、麋角、鹿血、阿膠、丹雄雞、烏骨雞、雞内金、雀肉、雀卵、雀屎、伏翼、五靈脂、鰻鱺魚、鯉魚鱗、龍骨、鼉甲、龜甲、鼈肉、鰲魚骨、海螵蛸、牡蠣粉、馬刀、海蛤、蛤粉、蚌粉、蜜蜂子、土蜂子、蠶蜕紙、灰。故綿、灰。淡菜、海蛇、全蠍、丹參、三七、地榆、並主赤白帶。貫衆、醋炙，末服，止赤白帶。蛇牀子、同枯礬，内陰户。古磚。燒赤，安蒸餅坐之。

崩中漏下月水不止，五十行經。

【調營清熱】當歸、漏〔二〕下絶孕，崩中諸不足。丹參、功同當歸。芎藭、煎酒。生地黄、崩中及經不止，擂汁，酒服。芍藥、崩中痛甚，同柏葉，煎服。經水不止，同艾葉，煎服。肉蓯蓉、血崩，絶陰不産。人參、血脱益陽，陽生則陰長。升麻、升陽明清氣。柴胡、升少陽清氣。防風、炙，研，麪糊煮酒服一錢，經效。白芷、主崩漏，入陽明經。香附子、炒焦，酒服，治血如崩山，或五色漏帶，宜常服之。黄芩、主淋漏下血，養陰退陽，去脾經濕熱。○陽乘陰，崩中下血，研末，霹靂酒服一錢。四十九歲，月水不止，條芩醋浸七次，炒研爲丸，日服。青蘘、汁服半升，立愈。雞冠花及子、爲末，酒服。大小薊、汁煎服，或浸酒飲。菖蒲、産後崩中，煎酒服。蒲黄、止崩中，消瘀血，同五靈脂末炒，煎酒服。凌霄花、爲末，酒服。茜根、止血内崩及月經不止。五十後行經，作敗血論，同阿膠、柏葉、黄芩、地黄、髮灰，煎服。三七、酒服二錢。石韋、研末，酒服。水蘇、煎服。柏葉、月水不止，同芍藥，煎服。○同木賊炒，末服。槐花、漏血，燒研，酒服。○血崩不止，同黄芩，燒秤錘酒服。淡竹茹、崩中，月水不止，微炒，水煎服。黄麻根、水煎。

〔一〕斂：原字漫漶。今據卷五十一鹿鹿茸「附方」補正。

〔二〕漏：原作「酒」。今據卷十四當歸「主治」改。

甜瓜子、月經太過，研末，水服。黑大豆、月水不止，炒焦，冲酒。白扁豆花、血崩，焙研，飲服。蒸餅、燒研，飲服。玄胡索、因損血崩，煮酒服。縮砂、焙研，湯服。益智子、同上。椒目、焙研，酒服。胡椒、同諸藥，丸服。艾葉、漏血崩中不止，同乾薑、阿膠，煎服。木莓根皮、煎酒，止崩。續斷、石蓮子、蠡實、茅根、桃毛、小檗、冬瓜仁、松香、椿根白皮、鹿角、鹿茸、鹿血、豬腎、烏骨雞、丹雄雞、雞内金、雀肉、鬣尾、蚌殼、文蛤、海蛤、鮑魚、並主漏下崩中。毛蟹殼、崩中腹痛，燒研，飲服。牡蠣、崩中及月水不止，煅研，艾煎醋膏，丸服。鼈甲、漏下五色，醋炙，研，酒服。○同乾薑、訶黎勒，丸服。紫鉚、經水不止，末服。鰾膠、崩中赤白，焙研，雞子煎餅食，酒下。阿膠、月水不止，炒焦，酒服，和血滋陰。羊肉。崩中垂死，煮歸、芐乾薑服。

【止澀】椶灰、酒服。蓮房、經不止，燒研，酒服。○血崩，同荆芥燒服。○産後崩，同香附燒服。敗瓢、同蓮房燒服。絲瓜、同椶燒服。木耳、炒黑，同髮灰服，取汗。桑耳、燒黑，水服。槐耳、燒服。烏梅、燒服。梅葉、同椶灰服〔一〕。荷葉、燒服。桃核、燒服。胡桃、十五個，燒研，酒服。殼亦可。甜杏仁黄皮、燒服。梟茈、一歲一個，燒研〔二〕，酒服。漆器灰、同椶灰服。故綿、同髮，燒服。敗蒲席灰、酒服。木芙蓉花、經血不止，同蓮房灰，飲服。槐枝灰、赤白崩，酒服。幞頭灰、水服。白紙灰、酒服。蠶蜕紙灰、同槐子末服。百草霜、狗膽汁服。松烟墨、漏下五色，水服。烏龍尾、月水不止，炒，同荆芥，末服。綿花子、血崩如泉，燒存性，酒服三錢。貫衆、煎酒。丁香、煎酒。地榆、月經不止，血崩，漏下赤白，煎醋服。三七、酒服。地錦、酒服。木賊、崩中赤白，月水不斷，同當歸、芎藭服。○漏血不止，五錢，煎水服。○血崩氣痛，同香附、朴消，末服。石花、同細茶、漆器，末，酒服。桑花、煎水。翻白草、擂酒。醍醐菜、杵汁，煎酒。夏枯草、研末，飲服。桂心、煅研，飲服一錢。何首烏、同甘草，煮酒服。枎〔三〕楊皮、同牡丹、牡蠣，煎酒，止白崩。橡斗殼、金櫻根、榴皮、根同。鬼箭羽、城東腐木、石膽、代赭石、白堊土、玄精石、硇砂、五色石脂、太乙餘粮、並主赤沃崩中，漏下不止。赤石脂、月水過多，同補骨脂，末，米飲服二錢。禹餘粮、崩中漏下五色，同赤石脂、牡蠣、烏賊骨、伏龍肝、桂心，末服。伏龍肝、漏下，同阿膠、蠶沙，末，酒服。五靈脂、血崩不止及經水過多，半生半炒，酒服，能行血止血。○爲末熬膏，入神麴，丸服。○燒存性，鐵錘燒，淬酒服。鵲巢、積年漏下，燒研，酒服。牛角鰓、燒研，酒服。羊脛骨、月水不止，煅，入椶灰，酒服。狗頭骨、血崩，燒研，糊丸，酒服。烏驢屎、血崩及月水不止，燒研，糊丸，酒服。烏驢皮、羖羊角、燒。馬懸蹄、煅。馬鬐毛及尾、燒。牛骨及蹄甲、煅。孔雀屎、煅。龍骨、煅。鼉甲、煅。海螵蛸、鯉魚鱗。並主崩中下血，漏下五色。

〔一〕同椶灰服：四字漫漶。今據卷二十九梅葉「附方」補正。
〔二〕一歲一個燒研：底本六字漫漶。今據其他金陵本補正。
〔三〕枎：底本缺損似「杕」。今據卷三十五枎移補正。

胎前子煩，胎啼。

【安胎】黄芩、同白术，爲安胎清熱聖藥。白术、同枳殼，丸服，束胎易生。續斷、三月孕，防胎墮，同杜仲，丸服。益母草、子同。胎前宜熬膏服。丹參、安生胎，落死胎。青竹茹、八九月傷動作痛，煎酒服。竹瀝、因交接動胎，飲一升。白藥子、胎熱不安，同白芷，末服。黄連、因驚胎動出血，酒飲。知母、月未足，腹痛如欲産狀，丸服。枳殼、腹痛，同黄芩，煎服。○同甘草、白术，丸服，令胎瘦易生也。大棗、腹痛，燒研，小便服。縮砂仁、行氣止痛。胎氣傷動，痛不可忍，炒研，酒服。○子癇昏瞀，炒黑，酒下。香附子、安胎順氣，爲末，紫蘇湯服，名鐵罩散。○惡阻，同藿香、甘草，末，入鹽湯服。檳榔、胎動下血，葱湯服末。益智子、漏胎下血，同縮砂，末，湯服。大腹皮、欅皮〔一〕、陳橘皮、藿香、木香、紫蘇、並行氣安胎。芎藭、損動胎氣，酒服二〔二〕錢。亦可驗胎有無。當歸、妊娠傷動，或子死腹中，服此，未損即安，已損即下，同芎藭，末，水煎服。○墮胎下血，同葱白，煎服。朱砂、上疰，用末一錢，雞子白三枚，和服，未死安，已死出。葱白、下血搶心困篤，濃煎服，未死安，已死出。薤白、同當歸，煎服。艾葉、妊娠下血，半産下血，仲景膠艾湯主之。○胎動，心痛腰脹，或下血，或子死腹中，煮酒服。○胎迫心，煮醋服。阿膠、胎動下血，葱豉湯化服。○葱、艾，同煎服。○尿血，飲服。○血痢，大便血，煎服。黄明膠、酒服。秦艽、同甘草、白膠、糯米，煎服。○同阿膠、艾葉，煎服。木賊、同川芎，末，煎服。生地黄、擣汁，或末，或漬酒，或煮雞子。桑寄生、同阿膠、艾葉煎。醬豆、炒研，酒服。赤小豆芽、酒服，日三。亦治漏胎。桃梟、燒服。蓮房、燒服。百草霜、同椶灰、伏龍肝、童尿、酒服。雞子、二枚，生和白粉食。鹿角、同當歸，煎服。○腰痛，燒投酒中七次，飲。生銀、煎水，或同苧根煎酒服。代赭石、鹿茸、麋角、黑雌雞、豉汁、大薊、蒲黄、蒲蒻、賣子木、並止血安胎。菖蒲、半産下血不止，擣汁服。荷鼻、胎動見黄水，一個，燒研，糯米湯服。糯米、胎動下黄水，同黄芪、芎藭，煎服。秫米、同上。粳米、同上。蜜蠟、下血欲死，一兩，化，投酒半升服，立止。熟地黄、漏胎不止，血盡則胎死，同生地黄，末，白术湯服。○胎痛脉虚，同當歸，丸服。苧根、同銀，煎服。葵根、燒灰，酒服。五倍子、酒服。雞卵黄、酒煮，日食。雞肝、切，和酒食。龍骨、鐵秤錘、並主漏胎，下血不止。人參、黄芪。胎前諸虚。【外治】弩弦、胎動上膈，系腰立下。蛇蜕、胎動欲産，袋盛系腰下。伏龍肝、研水服。井底泥、犬尿泥、並主妊娠傷寒，塗腹護胎。嫩卷荷葉。孕婦傷寒，同蚌粉塗腹，并服之。

【子煩】竹瀝、胎氣上冲，煩躁，日頻飲之。葡萄、煎服。藤汁亦佳。黄連、酒服一錢。知母、棗肉丸服。生銀、同葱白、阿膠，煎服。蟹爪。煎服。【胎啼】黄連。腹中兒哭，煎汁常呷。

〔一〕欅皮：原字缺損不全。今從江西本補正。

〔二〕服二：底本二字缺損。今據上圖本補正。

産難

【催生】香附子、九月十月服此，永無驚恐。同縮砂、甘草，末服，名福胎飲。人參、横生倒産，同乳香、丹砂，以雞子白、薑汁調服，子母俱安。白芷、煎服。或同百草霜，童尿、醋湯服。益母草、難産及子死，擣汁服。蒺藜子、同貝母，末服，催生，墮胎，下胞衣。貝母、末服。麻子仁、倒産，吞二[一]枚。黄麻根、煮服，催生，破血，下胞衣。鹽豉、燒研，酒服。皂莢子、吞一枚。柞木皮、同甘草，煎服。乳香、丸服，末服。○同丁香、兔膽，丸服。龍腦、新汲[二]水服少許，立下。鳳仙子、水吞。山查核、吞。桃仁、吞。牛屎中大豆、吞。槐實、内熱難産，吞之。春杵糠、燒服。柑橘穰、燒服。蓮花、胡麻、赤石脂、代赭石、禹餘粮、石蟹、蛇黄、煮。鰾膠、燒。蛟髓、白雞距、燒，和酒服。白雄雞毛、同上。雞子白、生吞一枚。烏雞冠血、兔血、同乳香，末服。兔腦、同乳香，丸服。頭同。兔皮毛、血上攻心，燒末，酒服。敗筆頭灰、藕汁服。鼠灰、酒服。騾蹄灰、入麝，酒服。麝香、水服一錢，即下。羚羊角尖、刮末，酒服。狗毛灰、酒服。白狗血、血上攻心，酒服。豬心血、和乳香、丹砂，丸服。真珠、酒服一兩，即下。鼈甲、燒末，酒服。龜甲、燒末，酒服。○矮小女子，交骨不開，同髮灰、當歸，酒服。生龜、臨月佩之，臨時燒服。海馬、文鰩魚、並同。本婦爪甲、燒末，酒服。人尿、煎服。蠶蛻紙灰、同蛇蛻灰，酒服。土蜂窠、泡湯服。彈丸、酒服一錢。松煙墨、水服。芒消、童尿、酒服。雲母粉、酒服半兩，入口即産。諸鐵器、燒赤，淬酒。布針、二七個，燒，淬酒。鐵鑊鏽、同白芷、童尿，入醋服。馬銜、煮汁服，并持之。銅弩牙[三]、古文錢、並淬酒。銃楔灰、酒服。箭幹、同弓弦燒，酒服。弓弩弦、煮汁，或燒灰服。鑿柄木灰、酒服。破草鞋灰、酒服。簸箕、淋水服。車脂、吞二豆許。夫裩帶、燒五寸，酒服。鍾馗左脚、燒末，水服。○並主産難及胞衣不下。蛇蛻、横生逆産，胎衣不下，炒焦酒服，泡湯浴産門。○同蟬蛻、頭髮，燒研，酒服。鹿糞、經日不産，乾濕各三錢，爲末，薑湯下。豬膏、酒化，多飲。五靈脂、半生半炒，酒服。牛膝、酒煎。地黄、汁，和酢服。洗兒湯、飲。井底泥、水服。竈突後黑土、酒服。○並下胎衣。金薄。七片，磨湯服。

【滑胎】榆白皮、末。牽牛子、末服。○並臨月服之，滑胎易産。冬葵子、末服。○同牛膝，煎服。○根同。葵花、横生倒産，酒服。黄葵子、湯服。車前子、酒服。或同兔絲子。蜀黍根、酒服。赤小豆、吞之，或煮服。○生研水服，治産後月閉。馬檳榔、細嚼數枚，井水下。當歸、同芎，末，大豆、童尿、流水服。慈姑、汁，服一升。瞿麥、煮汁。酸漿子、吞。木通、通草、澤瀉、預知子、水松、馬齒莧、黄楊葉、海

〔一〕二：卷二十二大麻「主治」作「二七」，義長。

〔二〕汲：原脱。今據卷三十四龍腦香「主治」補。

〔三〕牙：原脱。今據卷八銅弩牙「主治」補。

帶、麥蘖、滑石、漿水、並主產難，橫生逆生，胎衣不下。蜂蜜、橫生難産，同麻油，各半盌服，立下。蒲黄。日月未足欲産及胞衣不下，並水服二錢。○同地龍、橘皮，末服，甚妙。【外治】蓖麻仁、擣貼足心。本婦鞋、炙，熨腹下。蟻垤土、炒，搨心下。牛屎、熱塗腹上。○並主産難，下生胎、死胎、胞衣。食鹽、塗兒足，并母腹。釜下墨、畫兒足。○並主逆生。磨刀水、盤腸産，摩腸上。内服慈石湯。赤馬皮、臨産坐之。馬銜、郎君子、飛生、石燕、並臨時把之。厠籌、燒煙，催生。女中衣、覆井上，下胎衣。亂髮、胎衣不下，撩母口中。市門土、八月帶之，臨産酒服一錢，易産。海馬、文鰩魚、獺皮、生鼊。並臨月佩之。

【胎死】當歸、同芎，末、童尿、流水煎〔一〕服。丹參、末。黄葵子、末。瞿麥、煎。益母草、汁。貝母、末，酒服。鬼臼、煎酒。紅花、煎酒。大麥蘖、煎水。麥麪、煎水，糜胎。紫金藤、苦瓠、灰。雀麥、煎水。大豆、煎醋。胡麻油、和蜜。肉桂、童尿、酒服末。榆白皮、末。皂莢刺灰、酒服。木莓根皮、破血。炊蔽灰、水服。松煙墨、水服。蓖麻子、四枚，同巴豆三枚，入射香，貼臍。伏龍肝、酒服，仍貼臍下。水銀、吞二兩，即下。胡粉、水服。硇砂、同當歸，酒服。丹砂、水煮過，研末，酒服。斑蝥、一個，燒末，水服。蟹爪、同甘草、阿膠，煎服。夜明砂灰、酒服。烏雞、煮汁服，仍摩臍下。雞卵黄、和薑汁服。雌雞屎、三七枚，煎水煮米粥食。鹿角屑、葱湯服。羊血、熱飲。人尿。煎服。○並下死胎及胎衣。

【墮生胎】附子、墮胎，爲百藥長。天雄、烏喙、側子、半夏、天南星、玄胡索、補骨脂、莽草、商陸、瞿麥、牛膝、羊躑躅、土瓜根、薏苡根、茜根、蒺藜、紅花、茅根、鬼箭羽、牡丹皮、大麥蘖、麥麪、藺茹、大戟、薇銜、黑牽牛、三稜、野葛、藜蘆、乾薑、桂心、皂莢、乾漆、槐實、巴豆、欓根、衣魚、螻蛄、虻蟲、水蛭、䗪蟲、蠐螬、蚱蟬、斑蝥、芫青、地膽、蜈蚣、蛇蜕、石蠶、馬刀、飛生、亭長、蜥蜴、蟹爪、同桂心、瞿麥、牛膝，爲末，煎酒服。雞卵白、三家卵，三家鹽，三家水，和服。麝香、同桂心。石蟹、硇砂、水銀、胡粉、琉璃瓶、研末，黄酒服。雄黄、雌黄、朴消、代赭、牛黄、茶湯、入沙餹少許，露一夜，胎至三月亦下也。安息香、下鬼胎。芫花根、下鬼胎癥塊，研末，一錢，桃仁湯下。内産户，下胎。土牛膝根、染〔二〕麝香，内産户，下胎。苦實把豆兒。同上。

〔一〕煎：原脱。今據卷十四當歸「附方」補。

〔二〕塗：原作「染」。今據卷十六牛膝根「附方」改。

産後

【補虛活血】人參、血運，同紫蘇、童尿，煎酒服。○不語，同石菖蒲，煎服。○發喘，蘇木湯服末二錢。○秘塞，同麻仁、枳殼，丸服。○諸虛，同當歸、猪腎，煮食。當歸、血痛，同乾薑，末服。○自汗，同黄芪、白芍藥，煎服。蒲黄、血運、血癥、血煩、血痛、胞衣不下，並水服二錢。或煎服。蘇木、血運、血脹、血噤及氣喘欲死，並煎服。黄芪、産後一切病。杜仲、諸病，棗肉丸服。澤蘭、産後百病。○根，作菜食。益母草、熬膏，主胎前産後諸病。茺蔚子、同上。地黄、釀酒，治産後百病。酒服，下惡血。桃仁、煮酒。薤白、何首烏、並主産後諸疾。麻子仁、浸酒，去瘀血，産後餘疾。玄參、蜀椒、蚺蛇膏、鱧、淡菜、阿膠、並主産乳餘疾。童尿、和酒，通治産後惡血諸疾。羊肉、利産婦字乳餘疾。○腹痛虛弱，腹痛厥逆，同歸、芍、甘草，水煎服。羊脂、上症，同地黄、薑汁，煎食。黄雌雞、産後宜食。或同百合、粳米，煮食。黑雌雞、同上。狗頭、産後血奔入四肢，煮食。繁縷、破血，産婦宜食之，或酒炒，或絞汁，或醋糊丸服。馬齒莧、破血，止産後虛汗及血痢。蕓薹子。行滯血，治産後一切心腹痛。

【血運】紅花、煮酒服，下惡血、胎衣。茜根、煎水。紅麴、擂酒。神麴、炒研，湯服。虎杖、煎水。夏枯草、汁。松煙墨、磨醋。白紙灰、酒服。鰾膠、燒末，童尿、酒服。雞子、生吞一枚。産婦血、一棗大，和醋服之。接骨木、血運煩熱，煎服。續斷、血運寒熱，心下硬，煎服。紅藥子、血運腹脹厥逆，同紅花，煎服。百合、血運狂言。香附子、血運狂言，生研，薑、棗煎服。漆器、燒烟熏。米醋。煅炭淬熏。○韭菜沃熏。

【血氣痛】丹參、破宿血，生新血。敗芒箔、止好血，去惡血，煮酒服。三七、酒服。芎藭、三棱、莪茂、甘蕉根、玄胡索、酒服。雞冠花、煎酒。大黄、醋丸。虎杖、水煎。鏨菜、蒴藋、水煎。紅藍花、酒煎。赤小豆、羊蹄實、敗醬、牛膝、紅麴、擂酒。槐耳、酒服。薑黄、同桂，酒服。鬱金、燒研，醋服。蓮薏、生研，飲服。生薑、水煎。三歲陳棗核、燒。山查、水煎。秦椒、桂心、酒服。天竺桂、梫木、水煎。質汗、芫花、同當歸，末服。櫚木、水煎。菴䕡、苗或子，童尿、酒煎。劉寄奴、煎，或末。天仙藤、炒研，童尿、酒服。没藥、同血竭、童尿、酒。慈姑、汁，服一升，主血悶攻心欲死。荷葉、炒香，童尿服。枳實、同酒炒芍藥，煎服。石刺木、煎汁。紫荆皮、醋糊丸服。鬼箭羽、同當歸、紅花，煎。○或同四物湯。琥珀、入丸、散。茱萸根白皮、升麻、煎酒。麻黄、煎酒。布、包鹽煅服。釜下墨、酒服。伏龍肝、酒服立下。户限下土、酒服。自然銅、煅，淬醋飲之。鐵斧、燒，淬酒飲。鐵秤錘、同上。石琅玕、磨水。烏金〔一〕石、燒赤淬酒，同煅過寒水石，末服。薑石、同代赭石，丸服。蟹爪、酒、醋煎服。○血不下，煮蟹食之。雞子白、醋吞一枚。羊血、血悶欲絶，熱飲一升。鹿角、燒末，豆〔二〕汁服。羚羊角、燒末，

〔一〕金：原作「淦」。今據卷九石炭「釋名」改。

〔二〕豉：原作「豆」。據卷五十一鹿角「附方」改。

酒服。海馬、白殭蠶、五靈脂、伏翼、龍胎、兔頭、炙熱，摩腹痛。乾漆。產後青腫疼痛及血氣水疾，同麥芽煅研，酒服。

【下血過多】貫衆、心腹痛，醋炙，研末服。艾葉、血不止，同老薑，煎服，立止。○感寒腹痛，焙熨臍上。紫菀、水服。石菖蒲、煎酒。槲木皮、煎水。椿白皮、桑白皮、炙，煎水。百草霜、同白芷，末服。烏氈皮、酒服。○並止血。鯽魚、宜食。凌霄花、並主產後惡漏淋瀝。旋覆花、同葱，煎服。紫背金盤、酒服。小薊、同益母草，煎服。代赭石、地黃汁和服。松煙墨。煅研酒服。○並主墮胎下血不止。

【風痓】荆芥、產後中風，痓直口噤，寒熱不識人，水煎，入童尿，酒服。或加當歸。白朮、同澤瀉煮服。羌活、研末，水煎。黑大豆、炒焦，冲酒。穭豆、同上。雞屎、炒焦，冲酒。白鮮皮、餘痛中風，水煎服。竹瀝、地榆、並主產乳痓疾。雞蘇、產後中風，惡血不止，煎服。井泉石、產後搐搦。鹿肉。產後風虛邪僻。

【寒熱】柴胡、白馬通灰、水服。羖羊角灰、酒服。○並主產後寒熱悶脹。苦參、主產後煩熱。甘竹根、煩熱，煮汁。松花、壯熱，同芎、歸、蒲黃、紅花、石膏，煎服。知母、豬腎、煮食。狗腎。煮食。○並主產後蓐勞寒熱。

【血渴】黃芩、產後血渴，同麥門冬，煎服。紫葛、煩渴，煎呷。芋根。產婦宜食之，破血。飲汁，止渴。

【欬逆】石蓮子、產後欬逆，嘔吐心忡，同黃芩，末，水煎服〔一〕。壁錢窠。產後欬逆三五日，欲死，煎汁呷之。

【下乳汁】母豬蹄、同通草煮食，飲汁。牛鼻、作羹食，不過二日，乳大下。羊肉、作臛食。鹿肉、作臛食。鼠肉、作羹臛食。死鼠、燒末，酒服。鯉魚、燒服二錢。鱗灰亦可。鮑魚汁、同麻仁、葱、豉，煮羹食。鰕汁、煮汁或羹。胡麻、炒研，入鹽食。麻子仁、煮汁。赤小豆、煮汁。豌豆、煮汁。絲瓜、燒存性，研，酒服，取汗。萵苣、煎汁服。○子，研，酒服。白苣、同上。木饅頭、同豬蹄煮食。通草、同上。貝母、同知母、牡蠣粉，以猪蹄湯日服。土瓜根、研末，酒服，日二。栝樓根、燒研，酒服。或酒、水煎服。栝樓子、炒研，酒服二錢。胡荽、煮汁，或酒。繁縷、澤瀉、細辛、殷孽、並下乳汁。石鍾乳粉、漏蘆湯調服一錢，乳下，止。石膏、煮汁服。王不留行、通血脉，下乳汁云神品也。穿山甲、炮，研，酒服二錢，名涌泉散。蜜蜂子、炒，治食。漏蘆、飛廉、京三稜。並煎水洗乳。

【回乳】神麴、產後無子飲乳，欲回轉者，炒研，酒服二錢。此李瀕湖自制神方也。大麥蘖、炒研，白湯服二錢。繳脚布。勒乳一夜，即回。

【斷產】零陵香、酒服二錢，盡一兩，絶孕。薇銜、食之令人絶孕。鳳仙子、產後吞之，即不受胎。玉簪花根、產後同鳳仙子、紫葳、丹砂，作丸服，不復孕。馬檳榔、經水後常嚼二枚，井水下，久則子宮冷，不孕也。白麪、每經行後，以一升浸酒，三日服盡。印紙灰、產後以水服二錢，令人斷產。水銀、

〔一〕同黃芩末水煎服：卷三十三蓮藕蓮實「附方」作「白茯苓一兩丁香五錢爲末每米飲服」。

黑鉛、並冷子宮。牛膝、麝香、凌霄花。

陰病

【陰寒】吴茱萸、同椒。丁香、蛇牀子、並塞。硫黄。煎洗。

【陰吹】亂髮。婦人胃氣下泄，陰吹甚喧，宜猪膏煎亂髮化服，病從小便出。

【陰腫痛】白斂、白堊土、並主女陰腫痛。肉蓯蓉、牛膝、煮酒服。蛇牀子、洗。卷柏、洗。枸杞根、洗。訶黎勒、和蠟燒熏。枳實、炒煎。炒鹽、熨。○並主女人陰痛。黄芪、主婦人子臟風邪氣。防風、得當歸、芍藥、陽起石，主婦人子臟風。黄連、菊苗、羌活、白芷、藁本、華茇、白鮮皮、地錦、乾漆、槐實、陽起石、並主女人疝瘕痛。蜀羊泉、女人陰中内傷，皮間積實。澤蘭、洗。大豆、和飯杵，納。桃仁、燒傅。○並主産後陰腫。青布灰、同髮灰服。五倍子。末傅。○並主交接後血出不止。

【陰痒陰蝕】蛇牀子、小薊、狼牙、瞿麥、荆芥、同牙皂、墻頭腐草，煎洗。五加皮、槐白皮、槐耳、桑耳、蕪荑、胡麻、枸杞根、椿白皮、同落雁木煎湯。城東腐木、豬膽、並煎湯熏洗。鯉魚骨、桃仁、並燒烟熏。桃葉、杵。杏仁、燒研。羊蹄根、末，和鯉魚腦。鰻鱺、雄雞肝、豬肝、羊肝、狗陰莖、狐陰莖、並擣，内陰中，主陰痒、陰蝕有蟲。石膽、黑石脂、孔公孽、土殷孽、白礬、流黄、龜甲、燒。鯽膽、骨灰同。鯉骨、灰。雞子、同光粉炒。烏鯽骨、並主女人陰痒、陰蝕、陰瘡。箭笴、針線袋。並主産後腸痒，密安席下。

【陰脱】土瓜根、婦人陰癩，同桂枝、芍藥、䗪蟲，爲末，酒服。慈石、子宫不收，名瘣疾。煅，酒淬。丸服。穿山甲、婦人陰癩，硬如卵狀，炙研，酒服。升麻、柴胡、並升提。羌活、煎酒服。枯礬、陰脱作痒，酒服，日三。車脂、煮酒。景天、酒服。鼈頭灰、水服。人屎、炒赤，酒服，日三。狐陰莖、並主産後子腸脱下。蓖麻子、貼頂心及臍。蠍、吹鼻。半夏、生産，子腸先下，産後不收，以末嗃鼻則上。白及、同烏頭，末，納之。鐵爐中紫塵、同羊脂熨，納之。茄根灰、納之。鐵胤〔一〕粉、同龍腦少許，研水刷之。羊脂、頻塗。鯽魚頭、燒傅。兔頭、燒傅。五倍子、礬湯洗後傅之。石灰、炒，淬水洗。皂莢根皮子、同楝皮、石蓮子，煎湯熏洗。蛇牀子、老鴉蒜、老鴉眼睛草、篁竹根、並煎水熏洗。胡麻油、煎熱熏洗，皂角末吹鼻。枳殼、煎，浴産後腸出。鐵精、和羊脂炙熨。五靈脂、白雞翎、鼠屎。並燒烟熏。

【産門不合】石灰。炒熱，淬水洗。【産門生合】鉛、作鋌日紝。石灰。銅錢割開，傅之止血。

〔一〕胤：原作「孕」。今據卷八鐵華粉「釋名」改。

【脬損】黄絹。女人交接及生産損脬，小便淋瀝不斷，以炭灰淋汁煮爛，入蜜蠟、茅根、馬勃，煎湯日服。○一同白牡丹皮、白及，末，水煎日服。

小兒初生諸病沐浴，解毒，便閉，無皮，不啼，不乳，吐乳，目閉，血眼，腎縮，解顱，顖陷，顖腫，項軟，龜背，語遲，行遲，流涎，夜啼，臍腫，臍風。

【沐浴】豬膽、黄連、梅葉、同桃、李葉。益母草、虎骨、並煎湯浴兒，不生瘡疥諸病。輕粉。浴訖，以少許摩身，不畏風，又解諸氣。

【解毒】甘草、汁。韭汁、並灌少許，吐出惡水惡血，永無諸疾。豆豉、濃煎，喂三五口，胎毒自散。胡麻、生嚼，絹包與咂，其毒自下。粟米粥、日嚼少許，助穀神。朱砂、蜜和豆許。牛黄、蜜和豆許。黄連、灌一匙。○並解胎毒及痘毒。臍帶。初生十三日，以本帶燒灰乳服，可免痘患。

【便閉】胡麻油、初生大小便不通，入芒消少許，煎沸，徐灌即通。甘草、同枳殼，煎水灌。葱白、尿不通，煎乳灌之。輕粉。先咂胸、背、手足心並臍七處，以蜜化三分，與服即通。

【無皮】白米粉、車輦土、密陀僧。初生無皮，並撲之，三日即生。

【不啼】冷水。灌少許，外以葱鞭之。

【不乳】水銀、吞米粒大，下咽即乳，咽中有物如麻子也。凌霄花。百日兒忽不乳，同藍汁、消、黄，丸服。

【吐乳】蓬莪茂、同緑豆煎，乳調牛黄服。籧篨。同牛黄、食鹽少許，煎人乳服。

【目閉】甘草、月内目閉不開，或腫澀，或出血，名慢肝風，豬膽汁炙，研末，灌之。蒼朮、上症，用二錢，入豬膽汁中，煮熟熏之，嚼汁哺之。芎藭、小兒好閉目，或赤腫，腦熱也，同朴硝、薄荷，末，吹鼻中。熊膽。蒸水頻點之。内服四物加天花粉、甘草。

【血眼】杏仁。嚼，乳汁點之。

【腎縮】吴茱萸。同大蒜、流黄塗其腹，仍用蛇牀子燒烟熏之。

【解顱】防風、同白及、柏子仁，末，乳和。天南星、醋和。漆花、棡榆皮、蟹螯灰、同白及，末。鼠腦、豬頰車髓、黄狗頭、炙研，雞子白和。驢頭骨及懸蹄灰、油和。○並日塗。丹雄雞冠血。滴上，以赤芍末粉之。

【顖陷】烏雞骨、同地黄，末服。烏頭、同附子、雄黄，末貼。半夏。塗足心。

【顖腫】黄蘗。水和，貼足心。

【項軟】附子、同南星貼。蓖麻子。病後天柱骨倒，同木鼈子仁，貼之。

水調貼足。

【龜背】紅内消。龜尿調塗，久久自愈。

【語遲】百舌鳥、炙食。伯勞踏枝。鞭之。

【行遲】五加皮、同木瓜，末服。木占斯。

【流涎】半夏、同皂莢子仁，薑汁丸服。牛噍草、服。鹿角、末，米飲服。白羊屎、頻納口中。東行牛涎、塗。桑白皮汁、塗。天南星。水調貼足。

【夜啼】【内治】當歸、胎寒好啼，日夜不止，焙研，乳和灌。前胡、蜜丸服。劉寄奴、同地龍，爲末服。伏龍肝、丹砂、射香，丸服。燈花、抹乳頭吮。胡粉、水服三豆。流黄、同黄丹煅，埋〔一〕過，丸服。白花蛇睛、研，竹瀝灌。虎睛、研，竹瀝灌。牛黄、乳汁化豆許灌。狼屎中骨、燒灰，水服。或加豺皮灰。縛猪繩灰、水服。巴豆。時珍曰：小兒夜啼，多是停乳腹痛，余每以蠟匱巴豆藥一二丸服之，屢效。【外治】牽牛子、五倍子、牛蹄甲、馬蹄、馬骨、並貼臍。狗毛、絳袋盛，係兒臂。雞屎、浴兒，并服少許。豬窠草、雞窠草、井口邊草、白雄雞翎、牛屎、並密安席下。土撥鼠頭骨、燒尸場土、並安枕旁。仙人杖、安身畔。樹孔中草、著户中。古櫬板。點燈照之。

【臍腫】荆芥、煎湯洗後，煨葱貼之，即消。桂心、炙熨。東壁土、伏龍肝、白石脂、枯礬、車脂、龍骨、海螵蛸、豬頰車髓、同杏仁擣。臍帶灰、同當歸、麝。油髮灰、當歸、甑帶灰、緋帛灰、錦灰、綿灰。並傅臍濕或腫。

【臍風】獨蒜、安臍上，灸至口出蒜氣，仍以汁嗃鼻。鹽豉、貼臍，灸之。棗猫、同諸藥貼灸。鯽魚、先以艾灸人中、承漿。燒研，酒服。全蠍、酒炙，研，入麝服。白殭蠶、二枚，炒研，蜜服。守宫、以丹砂養赤，爲末，薄荷湯服。猴屎、燒研，蜜服。牛黄、竹瀝化服。白牛屎、塗口中。雞屎白、口噤，面赤屬心，白屬肺，酒研，或水煮汁服。豬脂、百日内噤風，口中有物如蝸牛、白蟲者〔二〕，擦之令消。驢毛、入麝炒焦，乳汁和服。烏驢乳、豬乳、牛涎、牛齝草汁、大豆黄卷汁、並灌之。釣藤、同甘草，煎服。夜合花枝、煮汁，拭小兒撮口。葛蔓、燒灰點咽。天漿子、同僵蠶、輕粉，灌之。〇同蜈蚣，燒服。甘草、濃煎。蛇莓汁。並灌之，吐痰涎。

〔一〕埋：原字缺損。今據卷十一石硫黄「附方」補。

〔二〕者：原作「也」。今據卷五十豕脂膏「附方」改。

驚癎〔一〕有陰陽二症。

【陽症】黃連、平肝膽心風熱。羌活、龍膽草、青黛、金銀薄、鐵粉、剪刀股、馬銜、鐵精、銅鏡鼻、雄黃、代赭石、鼈甲、鯪鯉甲、全蠍、守宮、龍骨、齒、腦、角同。真珠、牡蠣粉、蛇蜕、白花蛇、烏蛇、伏翼、五靈脂、牛膽、牛黃、竹瀝化服。駝黃、野豬黃、熊膽、鮓答、羚羊角、狐肝膽、蛇黃、並平肝風，定驚癎。甘草、泄心火，補元氣。煎汁，吐撮口風痰。鈎藤、同甘草，煎服，主小兒寒熱，十二驚癎，胎風。丹砂、色赤入心，安神除熱。月内驚風欲死，塗五心。○驚熱多啼，同牛黃服。○客忤卒死，同蜜服。○驚忤不語，血入心竅，猪心血，丸服。○急驚搐搦，同天南星、全蝎，末服。盧會、龍腦、引經。石菖蒲、柏子仁、伏神、伏苓、牡丹皮、琥珀、荆瀝、淡竹瀝、淡竹葉、竹茹、木通、天竹黃、鉛霜、黃丹、紫石英、菩薩石、玳瑁、象牙、犀角、磨汁服。天漿子、研汁服。○同全蝎、丹砂，丸。田螺、並主心經痰熱驚癎。臘雪、止兒熱啼。油髮灰、乳服，止兒驚啼。髮髲、合雞子黃煎，消爲水服。主小兒驚熱百病。月經、驚癎發熱，和青黛水，服一錢，入口即定。黃芩、肺虚驚啼，同人參，末服。桔梗、薄荷、荆芥、防風、藁本、紫苑、款冬花、並主驚癎，上焦風熱。桑根白皮、汁。細辛、驢乳、驢毛、牛鼻津、白狗屎、馬屎中粟、並主客忤驚熱。慈石、煉汁。地黃、玄石、並主養腎定驚。乳香、同没藥服。阿魏、同炮蒜丸服。○並主盤腸痛驚。半夏、天南星、枳殼、杏仁、神麴、殭蠶、青礞石、金牙石、白礬、石緑、石油、水銀、粉霜、輕粉、銀朱、雷墨、並主驚癎，風痰熱痰。薇銜、女萎、女菀、莽草、蕪荑、白鮮皮、蜀羊泉、鯉魚脂、蜂房、鸛屎、鴨血、雞子、雄雞血、雞冠血、雞屎白、豬心、豬卵、猬皮、灰。虎睛、魄、鼻、爪並同。猴頭骨、狗屎、屎中骨同。六畜毛蹄甲、牛拳木、煎服。車脂、納口中。胡燕窠土、並主驚癎。蜥蜴、同蜈蚣、螳蜋，嗃鼻，定搐。藍葉、同凝水石傅頭上。厠籌、燒，貼顖，治驚竄。白玉、同寒水石塗足心，止驚啼。老鵶蒜、同車前子等分，爲末，水調貼〔二〕手足心，主急驚。牡鼠、煎油，摩驚癎。黃土、熨驚風，遍身烏色。燈火、焠。李葉、榆葉、馬絆繩、並煎水浴。安息香、燒之，辟驚。鵝毛、雁毛。並衣小兒，辟驚癎。

【陰症】黃芪、人參、同黃芪、甘草，治小兒胃虚而成慢驚，乃泄火補金、益土平木之神品。天麻、定風神藥。天南星、慢驚，同天麻、射香服，或丸服，墜痰。○暑毒入心，昏迷搐搦，同附子、半夏，生研，豬膽丸服。附子、慢驚，同全蠍，煎服。○尖，吐風痰。吹鼻，治臍風。烏頭、同上。蜀椒、同牡蠣，

〔一〕驚癎：本卷末小兒驚癎，亦分陽證、陰證，用藥多同，藥品排列及内容多異。小兒驚癎陽證内容較本篇更詳，陰證「人參」以下内容均脱，故此二篇可相互參補。

〔二〕子等分爲末水調貼：原脱。今據卷十三石蒜「附方」補。

煎醋服。胡椒、慢脾風，同丁香、羊屎，末服。蚤休、驚癎，搖頭弄舌，熱在腹中，慢驚帶陽症，同栝樓根，末服。烏藥、磨湯服。開元錢、慢脾驚風，利痰奇妙。以一個，燒出珠子，研末，木香湯下。騏驎竭、同乳香，丸服。麻黄、吐泄後慢驚脾風，同白术、全蝎、薄荷，末服。桂心、平肝。焰消、硫黄、金液丹。升麻、遠志、蛇牀子、縮砂、曼陀羅花、並主慢驚陰癎。羊肉、頭、蹄、頭骨並同。羊乳、鹿茸、馬陰莖及鬐毛、並主陰癎。獨頭蒜、炙臍及汁嗃鼻。蕓薹子。同川烏，末，塗頂。

諸疳虛熱有蟲。

黄連、豬肚蒸丸，治疳殺蟲。○小兒食土，以汁拌土，晒，與之。胡黄連、主骨蒸疳痢。○潮熱，同柴胡服。○疳熱肚脹，同五靈脂，丸服。○肥熱疳，同黄連、朱砂，安猪膽内煮熟，入盧會、射香，丸服。青黛、水服，主疳熱疳痢，殺蟲。使君子、主五疳虛熱，殺蟲，健脾胃，治小兒百病。盧會、上症，同使君子，丸服。大黄、熬膏丸服，主無辜閃癖瘰癧。黑牽牛、疳氣浮腫，同白牽牛半生半炒、陳皮、青皮，等分，丸服。橘皮、疳瘦，同黄連、射香、猪膽，丸服。楝實、五疳，同川芎、猪膽，丸服。輕粉、喫泥肚大，沙糖丸服。绿礬、疳氣，火煅醋淬，棗肉丸服。蠶蛹、煮食，治疳氣，退熱殺蟲。白僵蠶、久疳，天柱骨倒，炒研，薄荷湯每服半錢。糞蛆、主一切疳，研末，射香湯服。或入甘草，末。或燒灰拌食物。蝦蟆生蛆尤妙。蜘蛛、燒啖，主大腹疳。夜明砂、一切疳病，研末，猪肉汁服，取下胎毒。○無辜疳，末，拌飯食之。○魃病，絳袋佩之。五靈脂、五疳潮熱有蟲，同胡黄連、猪膽，丸服。野猪黄、水研日服。膽同。牡鼠、炙食，主寒熱諸疳，去骨[一]作羹。骨[二]甚瘦人。○哺露大腹，炙食之。鼠屎、疳病大腹，同葱、豉煎服。柴胡、前胡、甜瓜葉、阿勒勃[三]、並主疳熱。萹蓄、魃病。漏蘆、煮猪肝食。苦耽、離鬲草、白礬、並主無辜疳疾。益母草、煮粥。樗根皮、丸服。胡粉、同雞子蒸，或炒。雞子、入輕粉、巴豆，蒸食。大棗、狼把草、鼈血、鰻鱺、狸頭骨、猫骨同。豺皮、兔屎、獾肉、鶉、並主疳痢。葛勒蔓、疳痢，吹肛。鵜鶘觜、久痢成疳，燒末，水服。薔薇根、菰蔣、羊蹄根、虎膽、熊膽、豬膽、並殺疳蟲。蚺蛇膽、灌鼻，治腦疳。灌肛，治疳痢。鯽魚膽、灌鼻，治腦疳。白棘針、同瓜丁，研末[四]，嗃鼻，主諸疳。菖蒲、冬瓜、柳枝及白皮、郁李根、楮葉、並煎湯浴兒。伯勞、白馬眼。並小兒魃[五]病佩之。

〔一〕去骨：原脱。今據卷五十一鼠鼠肉「主治」補。

〔二〕骨：原脱。今據補同上。

〔三〕勒勃：原作「勃勒」。今據證類卷十二阿勒勃乙正。

〔四〕同瓜丁研末：原作「研末同瓜丁」。今據卷三十六白棘「附方」乙正。

〔五〕魃：卷四十九伯勞毛「主治」作「繼」。

痘瘡

【預解】黄連、臍帶、並見初生下。葵根、煮食。黑大豆、同緑豆、赤小豆、甘草，煮食飲汁。胡麻油、煎濃食，外同葱涎摻〔一〕周身。朱砂、蜜調服。白水牛蝨、焙研，作麪餅食。生玳瑁、同生犀，磨汁，日服。兔肉、臘月作醬食。兔血、同朱砂或雄黄作丸服。白鴿、除夕食之，以毛煎水浴兒。○卵，入厠中半日，取白和丹砂，丸服，毒從二便出。雞卵、入蚯蚓蒸熟，立春日食。○童尿，或厠坑中浸七日，洗淨煮食。鶴卵、煮食。鸛卵、煮食。絲瓜蔓、壺盧鬚、兔頭、鱧魚。並除夕煎湯浴兒，令出痘多者少，少者無。

【內托】升麻、解毒，散痘疹前熱。柴胡、退痘後熱。牛蒡子、痘出不快，便閉，咽不利，同荆芥、甘草，煎服。貫衆、同升麻、芍藥，煎。老絲瓜、燒研，沙糖水服。山查、水煎。○乾陷，酒煎。荔枝、浸酒。○殼，煎湯。葡萄、擂酒服。橄欖、研。胡桃、燒研，胡荽酒服。胡荽、浸酒服。泰和老雞、五味煮食。竹筍、湯。鰕湯、魚湯、生蜆水、並主痘出不快。○黄芪、主氣虚，色白不起。人參、同上。甘草、初出乾淡不長，色白，不行漿，不光澤，既痂而胃弱不食，痘後生癰腫，或潰後不收，皆元氣不足也，並宜參、芪、甘草三味主之，以固營衛，生氣血。或加糯米助肺，芎藭行氣，芍藥止痛，肉桂引血化膿。芎藭、芍藥、肉桂、糯米、肉荳蔻、止瀉。丁香、灰白不起，脾胃虚弱。麻黄、風寒倒陷，蜜炒，酒服。豬心血、痘瘡倒靨，同片腦，酒服。引入心經，同乳香，丸服。豬齒、貓頭、貓牙、同人、猪、犬〔二〕牙燒灰，水服。貓屎、同人、狗、猪屎燒灰，水服。狗屎中粟、末服一錢。人牙、燒，入麝香，酒服。人中白、燒研，湯服。天靈蓋、燒研，酒服三分。或加雄黄。白丁香、研末，入麝，酒服。鴞頭、燒研，水服。老鴉左翅、燒灰，猪血丸服。○並主陷下。大戟、變黑歸腎，研末，水服。威靈仙、上症，同片腦服。紫草、血熱紫赤便閉者宜之。同紅花、蟬蜕，煎服。紅花、和血。燕脂、乾紅，同胡桃服。○點痘疔。○點目，令瘡不入目。犀角、磨汁。玳瑁、磨汁。樺皮、煮汁。○並主紫赤乾紅。抱過雞子殼、倒陷，便血昏睡，焙研，湯服五分。仍塗胸、背、風池。豬膘、便閉，煮食。燈心草、煩喘，小便不利，同鼈甲，煎服。牛黄、紫黑，譫語發狂，同丹砂，蜜服。丹砂、入心狂亂，同益元散、片腦，水服。山豆根、咽痛不利。白柹、痘入目，日食之。真珠、痘疔，研末，水服。桃膠、痘後發搐，酒化服。象牙、痘不收，磨水服。黄明膠。瘢痕，水化服。

【外治】沈香、同乳香、檀香，燒煙，辟惡氣，托痘。稻草、豬爪殼、並燒烟，辟惡氣。胡荽、煎酒噴兒，并洒牀帳席下〔三〕。縛豬繩灰、水服〔四〕。狗毛、

〔一〕摻：卷二十二胡麻胡麻油「附方」作「擦」，義長。
〔二〕犬：原作「猪」。今據卷五十一貓牙「主治」改。
〔三〕席下：此下「縛猪繩灰……枕邊即安」係本卷夜啼之文錯簡重出于此。原屬本節之文則被誤置於本卷末頁。
〔四〕繩灰水服：原爲墨丁，占三字空。今據本卷夜啼內治補。

絳囊盛，繫兒臂。**牛蹄甲**、燒末，貼臍。**牛屎**、密安席下。**馬骨灰**、塗乳上貼之〔一〕。**馬蹄灰**、同。**牛黄**、乳汁化服豆許。○**虎睛**、爲散，竹瀝服。**狼屎中骨**、燒灰，水服。**豺皮**、同狼屎骨，燒灰，水服。**土撥鼠頭骨**。置枕邊即安。

小兒驚癇〔二〕有陰陽二證。

【陽證】**甘草**、補元氣，瀉心火。小兒撮口發噤，煎汁灌之，吐去痰涎。○**黄連**、平肝膽心火。**胡黄連**、**黄芩**、小兒驚啼，同人参，末服。**防風**、治上焦風邪，四肢攣急。**羌活**、諸風癇痓，去腎間風，搜肝風。**白鮮皮**、小兒驚癇。**老鵶蒜**、主急驚，同車前子末〔三〕貼手足。**龍膽**、骨間寒熱，驚癇入心。**細辛**、小兒客忤，桂心納口中。**薇銜**、驚癇吐舌。**薄荷**、去風熱。**荆芥**、一百二十驚，同白礬，丸服。**牡丹**、驚癇瘈瘲。**藁本**、癇疾，脊厥而强。**莽草**、摩風癇日數十發。**半夏**、吹鼻。**青黛**、水服。**藍葉**、同凝水石，傅頭上。**女萎**、**女菀**、**紫菀**、**款冬花**、驚癇寒熱。**蜀羊泉**、小兒驚。**蛇苺**、孩子口噤，以汁灌之。**凌霄花**、百日兒無故口不乳，同藍葉、消、黄，丸服。**葛蔓**、小兒口噤，病在咽中，燒灰點之。**釣藤**、小兒寒熱，十二驚癇瘈瘲，客忤胎風，同甘草〔四〕，煎服。**石菖蒲**、客忤驚癇。**麴**、食癇。**淡竹筍**、消痰熱，小兒驚癇天弔。**李葉**、浴驚癇。**杏仁**、**柏子仁**、小兒軀〔五〕啼驚癇，温水服之。**乳香**、同甘遂服。**没藥**、盤腸氣痛，同乳香服。**阿魏**、盤腸痛，同蒜炮，丸服。**安息香**、燒之，辟驚。**蘆薈**、鎮心除熱。**夜合花枝**、小兒撮口，煮汁拭洗。**榆花**、浴小兒癇熱。**蕪荑**、驚後失音，同麴、蘗、黄連，丸服。**龍腦**、入心經，爲諸藥使。**桑根白皮汁**、治天弔驚癇客忤。**枳殼**、驚風，搐搦痰涎，同豆豉，末，薄荷汁服。**荆瀝**、心熱驚癇。**茯苓**、**伏神**、驚癇。**琥珀**、胎驚，同防風、朱砂，末服。○胎癇，同朱砂、全蝎，末服。**淡竹葉**、**青竹茹**、**竹瀝**、驚癇天弔，口噤煩熱。**天竹黄**、驚癇天弔，去諸風熱。**車脂**、止驚啼，納口中。**馬絆繩**、煎洗兒癇。**木牛拳**〔六〕、煎服，止兒癇。**厠籌**、貼顖，治驚竄。**燈火**、焠驚風。**臘雪**、小兒熱啼。**黄土**、熨〔七〕驚風，遍身烏色。**胡燕窠土**、小兒驚癇。**金薄**、**銀薄**、風熱驚癇，鎮心安魂。**錫恡脂**、小兒天弔搐搦，同水銀、牛黄，丸服。**鉛霜**、去積熱痰涎，鎮驚，同牛黄、鐵粉服。○驚風喉閉口緊，同蟾酥少許，烏梅蘸擦牙關。

〔一〕貼之：卷五十馬骨「主治」原作「飲兒」，懸蹄「附方」作「飲之」。

〔二〕小兒驚癇：前有驚癇篇，此標題重出，其下藥物多同而排列及内容多異。

〔三〕同車前子末：原作「同○車前」。今據卷十三石蒜「附方」删「○」，補「子末」。

〔四〕草：原脱。今據本卷驚癇下「釣藤」補。

〔五〕軀：原作「軀」。今據卷三十四柏柏實「附方」改。

〔六〕木牛拳：本卷驚癇作「牛拳木」。即卷三十八之「牛鼻拳」。

〔七〕熨：原作「慰」。今據卷八黄土「附方」改，與本卷驚癇「黄土」合。

黄丹、驚癇，鎮心安神。銅鏡鼻、客忤驚痛面青，燒，焠酒飲。鐵粉、驚癇發熱多涎，鎮心抑肝，水服少許。或加丹砂。鐵精、風癇。鐵華粉、虚癇。剪刀股、驚風。馬銜、風癇。白玉、小兒驚啼，同寒水石，塗足心。紫石英〔一〕、補心定驚。○風熱瘈瘲，同寒水石諸藥煎服。○菩薩石、熱狂驚癇。朱砂、色赤入心，心熱非此不除。○月内驚風欲死，磨水塗五心。○驚熱多啼，同牛黄，末服。○客忤卒死，蜜服方寸匕。○驚忤不語，血入心竅，猪心血丸服。○急驚搐搦，同天南星、全蝎，末服。水銀、驚風熱涎潮，同南星、麝香服。粉霜、輕粉、並下痰涎驚熱。銀朱、内釣驚啼，同乳香、大蒜，丸服。雄黄、驚癇，同朱砂，末服。石油、小兒驚風，化，和丸散服。慈石、養腎止驚，鍊水飲。玄石、代赭、小兒驚氣入腹。○急驚搐搦不定，火煅醋淬，金薄湯服一錢。石緑、同輕粉，吐急驚。礞石、驚風痰涎，煅研服，亦丸服。金牙石、蛇黄、雷墨、鹽豉、小兒撮口，貼臍灸之。露蜂房、驚癇瘈瘲，寒熱，煎汁服。螳蜋、定驚搐，同〔二〕蜈蚣、蜥蜴㗜鼻。天漿子、急慢驚風，研汁服。○同全蝎、朱砂，丸服。○噤風，同蜈蚣燒，丸服。○臍風，同僵蠶、膩粉，灌之。○白僵蠶、驚癇客忤，去風痰。○撮口噤風，爲末蜜服。○燒地，以大蒜泥制，服〔三〕。○棗貓、臍風。全蝎、小兒驚癇風搐，薄荷包炙，研服。胎驚天吊，入朱砂、麝香。或丸服。風癇及慢驚，用石榴煅過，末服。○慢驚，同白术、麻黄，末服。○臍風，同麝服。玳瑁、清熱，止急驚客忤。鼉甲、小兒驚癇，炙研乳服。真珠、小兒驚熱。田螺殼、驚風有痰。牡蠣、安神去煩，小兒驚癇。龍骨、小兒熱氣驚癇，安神定魂魄。○龍齒、小兒五驚十二癇，身熱不可近。龍角、驚癇瘛瘲，身熱如火。鯪鯉甲〔四〕、肝驚。守宫、風痓驚癇。○心虚驚癇。蛇蜕、小兒百二十種驚癇瘈瘲，弄舌摇頭。白花蛇、小兒風熱，急慢驚風搐搦。烏蛇、鯉魚脂、小兒驚忤諸癇。鸛屎、天吊驚風發不止，炒研，入麝香、牛黄、蝎，末服。鵜毛、小兒衣之，辟驚癇。雁毛、同上。鴨肉、小兒熱驚。雞冠血、小兒卒驚，客忤搐吊。白雄雞血、驚風不醒，抹脣、口、腦。亦治驚癇。雞子、止驚。伏翼、小兒驚，釀朱砂燒，研服。○慢驚，炙焦，同人中白、蝎、麝，丸服。五靈脂、小兒驚風五癇。雞屎白、小兒驚忤驚喑，燒灰，水服。豬心血、心熱驚癇，調朱砂末服，引入心。豬心、肝、腎、並主驚癇。豚卵、豬乳、齒、屎、並主驚癇。白狗屎、小兒驚癇客忤，燒服。狗屎中骨、寒熱驚癇、。牛膽、治驚風有奇功。鼻津、客忤，灌之。馬屎、燒末，煮酒，浴兒卒忤。尾、燒烟，熏客忤。屎中粟、燒，治小兒客忤。馬絆繩、煎，浴小兒癇。驢乳、小兒癇疾，客忤天吊，風痰咳，服之。驢毛、煎飲，治客忤。牛黄、驚癇寒熱，竹瀝調服，或蜜調，或入朱砂。駝黄、風熱驚疾。六畜毛蹄甲、客熱驚癇。鮓答、虎睛、虎魄、

〔一〕石英：原作「英石」。今據卷八紫石英乙正。
〔二〕同：原脱。今據本卷前驚癇「蜥蜴」補。
〔三〕服：卷三十九蠶白殭蠶「附方」作「研末每用㗜鼻」。
〔四〕甲：原作「魚」。今據本卷前驚癇「鯪鯉甲」改。

虎鼻、爪、象牙、犀角、濃磨汁服。牛黄及角、野豬黄及脂、熊膽、驚癇瘈瘲，竹瀝〔一〕化服。羚羊角、平肝定風。麝香、驚癇客忤，驚啼，通諸竅，開經絡，透肌骨，辟邪氣。狐肝、膽、驚癇，寒熱搐搦。牡鼠、煎油，摩驚癇。猬皮、驚啼，燒服。猴頭骨及手、驚癇，寒熱口噤。髮髲、合雞子黄煎，消爲水服，主小兒驚熱百病。油髮灰、乳服，止小兒驚啼。月經血。小兒驚癇發熱，和青黛水，服二錢，入口即瘥。

【陰證】〔二〕黄芪、補脉瀉心。人參、同黄芪、甘草，治小兒胃虚而成慢驚，爲瀉火補金、益土平木之神劑。桔梗、主小水楊柳根〔三〕、風寒出不快，煎湯浴。茱萸、口噤，嚼一二粒抹之。茶葉、燒熏痘痒。馬齒莧、灰。敗茅、黄絹、灰。海螵蛸、末。黄牛屎、灰。蕎麥、大豆、赤小豆、豌豆、緑豆、並研，傅爛痘及癰。枇杷葉、洗爛痘。青羊脂、摩痘瘡如疥。薑石、芒消、並塗痘毒。雄黄、痘疔，同紫草，末，燕脂水塗。蠶繭、同白礬煅，傅痘疳。蜂蜜、酥油、並潤痘痂欲落不落，且無瘢痕。白僵蠶、用雄雞尾浸酒，和塗豆瘢。密陀僧、人乳調塗豆瘢。豬肉汁、馬肉汁、並洗豆瘢。柳葉、暑月生蛆，鋪卧引之。畢澄茄。嗃鼻，治痘入目。

〔一〕瀝：原作「歷」。今據卷五十一熊膽「主治」改。

〔二〕陰證：此下「黄芪……神劑」一段亦見本卷驚癇陰症之下。其後「桔梗主小」四字乃本卷驚癇陽證錯簡之文。

〔三〕水楊柳根：據此下内容，當爲前痘瘡外治「胡荽」之後所脱之文，錯簡於此。

本草綱目水部目録第五卷

李時珍曰：水者，坎之象也。其文横則爲☵，縱則爲☵。其體純陰，其用純陽。上則爲雨露霜雪，下則爲海河泉井。流止寒温，氣之所鍾既異；甘淡鹹苦，味之所入不同。是以昔人分别九州水土，以辨人之美惡壽夭。蓋水爲萬化之源，土爲萬物之母。飲資于水，食資于土。飲食者，人之命脉也，而營衛賴之。故曰：水去則營竭，穀去則衛亡。然則水之性味，尤慎疾衛生者之所當潛心也。今集水之關于藥食者，凡四十三種，分爲二類：曰天，曰地。舊本水類共三十二種，散見玉石部。

名醫别録一種梁陶弘景註	本草拾遺二十六種唐陳藏器
嘉祐本草四種宋掌禹錫	本草綱目一十一種明李時珍

【附註】：

魏李當之藥録	吳普本草	宋雷斆[一]炮炙
齊徐之才藥對	唐蘇恭本草	孫思邈千金
唐李珣海藥	甄權藥性	楊損之删繁
唐孟詵食療	陳士良食性	蜀韓保昇重註
宋馬志開寳	蘇頌圖經	唐慎微證類
寇宗奭衍義	大明日華	金張元素珍珠囊
元李杲法象	王好古湯液	朱震亨補遺
明汪穎食物	汪機會編	王綸集要

〔一〕斆：原作「效」。今據郡齋讀書志後志及本書卷一歷代諸家本草改。

水之一　天水類一十三種

雨水拾遺　潦水綱目　露水拾遺　甘露拾遺
甘露蜜拾遺　明水拾遺　冬霜拾遺　臘雪嘉祐
雹拾遺　夏冰拾遺　神水綱目　半天河別録
屋漏水拾遺

右附方舊一，新三。

水之二　地水類三十種

流水拾遺　井泉水嘉祐　節氣水綱目　醴泉拾遺
玉井水拾遺　乳穴水拾遺　温湯拾遺　碧海水拾遺
鹽膽水拾遺　阿井水綱目　山岩泉水拾遺　古冢中水拾遺
粮罌中水拾遺　赤龍浴水拾遺　車轍〔一〕水綱目　地漿別録
熱湯嘉祐　生熟湯拾遺　虀水綱目　漿水嘉祐
甑氣水拾遺　銅壺滴漏水綱目　三家洗盌水拾遺
磨刀水綱目　浸藍水綱目　豬槽中水拾遺
市門溺坑水拾遺　洗手足水綱目　洗兒湯綱目　諸水有毒拾遺

右附方舊一十八，新四十七。

【互攷】鐵漿　淬鐵水　玉泉　石腦油

〔一〕轍：正文本藥正名此字下有「中」字。

菊潭水　石中黄水　漚麻湯　米泔水

酒　醋　餳餹　沙餹

茶　蜜　蚯蚓水　蝸牛水

繅絲湯　螺螄水　蜆子水　蟹化漆水

燖雞湯　燖豬湯　洗褌水　胞衣水

本草綱目水部第五卷

水之一　天水類一十三種

雨水拾遺

【釋名】【時珍曰】地氣升爲雲，天氣降爲雨。故人之汗，以天地之雨名之。

【氣味】鹹，平，無毒。

立春雨水。【主治】夫妻各飲一盃，還房，當獲時有子，神效。藏器。宜煎發散及補中益氣藥。時珍。

【發明】【時珍曰】虞摶醫學正傳云：立春節雨水，其性始是春升發之氣，故可以煮中氣不足、清氣不升之藥。古方婦人無子，是日夫婦各飲一盃，還房有孕，亦取其資始發育萬物之義也。

梅雨水。【主治】洗瘡疥，滅瘢痕，入醬易熟。藏器。

【發明】【藏器曰】江淮以南，地氣卑濕，五月上旬連下旬尤甚。月令土潤溽暑，是五月中氣。過此節以後，皆須曝書畫。梅雨沾衣便腐黑。澣垢如灰汁，有異他水。但以梅葉湯洗之乃脱，餘並不脱。【時珍曰】梅雨或作黴雨，言其沾衣及物皆生黑黴也。芒種後逢壬爲入梅，小暑後逢壬爲出梅。又以三月爲迎梅雨，五月爲送梅雨。此皆濕熱之氣，鬱遏熏蒸，釀爲霏雨。人受其氣則生病，物受其氣則生黴，故此水不可造酒醋。其土潤溽暑，乃六月中氣，陳氏之説誤矣。

液雨水。【主治】殺百蟲，宜煎殺蟲消積之藥。時珍。

【發明】【時珍曰】立冬後十日爲入液，至小雪爲出液，得雨謂之液雨，亦曰藥雨。百蟲飲此皆伏蟄，至來春雷鳴起蟄乃出也。

潦水綱目

【釋名】【時珍曰】降注雨水謂之潦，又淫雨爲潦。韓退之詩云「潢潦無根源，朝灌夕已除」是矣。

【氣味】甘，平，無毒。【主治】煎調脾胃、去濕熱之藥。時珍。

【發明】【成無己曰】仲景治傷寒瘀熱在裏，身發黃，麻黃連軺赤小豆湯，煎用潦水者，取其味薄而不助濕氣，利熱也。

露水 拾遺

【釋名】【時珍曰】露者，陰氣之液也，夜氣着物而潤澤於道傍也。

【氣味】甘，平，無毒。【主治】秋露繁時，以槃收取，煎如飴，令人延年不饑。藏器。稟肅殺之氣，宜煎潤肺殺祟之藥及調疥癬蟲癩諸散。虞摶。

百草頭上秋露。未晞時收取，愈百疾，止消渴，令人身輕不饑，悅澤。別有化雲母作粉服法。藏器。八月朔日收取，摩墨點太陽穴，止頭痛。點膏肓穴，治勞瘵，謂之天灸。時珍。

百花上露。令人好顏色。藏器。

柏葉上露、○菖蒲上露。並能明目，旦旦洗之。時珍。

韭葉上露。去白癜風，旦旦塗之。時珍。

凌霄花上露。入目損目。

【發明】【藏器曰】薛用弱續齊諧記云：司農鄧紹，八月朝入華山，見一童子，以五采囊盛取柏葉下露珠滿囊。紹問之。答云：赤松先生取以明目也。今人八月朝作露華囊，象此也。又郭憲洞冥記云：漢武帝時，有吉雲國，出吉雲草，食之不死。日照之，露皆五色。東方朔得玄、青、黄三露，各盛五合，以獻於帝。賜群臣服之，病皆愈。朔曰：日初出處，露皆如飴。今人煎露如飴，久服不饑。呂氏春秋云：水之美者，有三危之露，爲水即重於水也。【時珍曰】秋露造酒最清冽。姑射神人吸風飲露。漢武帝作金盤承露，和玉屑服食。楊貴妃每晨吸花上露，以止渴解酲。番國有薔薇露，甚芬香，云是花上露水，未知是否。○【藏器曰】凡秋露春雨着草，人素有瘡及破傷者觸犯之，瘡頓不痒痛。乃中風及毒水，身必反張似角弓之狀。急以鹽豉和麪作盌子，於瘡上灸一百壯，出惡水數升，乃知痛痒而瘥也。

甘露 拾遺

【釋名】膏露綱目、瑞露綱目、天酒綱目、神漿。【時珍曰】按瑞應圖云：甘露，美露也。神靈之精，仁瑞之澤，其凝如脂，其甘如飴，故有甘膏、酒漿之名。晉中興書云：王者敬養耆老，則降於松柏；尊賢容衆，則降於竹葦。列星圖云：天乳一星明潤，則甘露降。已上諸説，皆瑞氣所感者也。呂氏春秋云：水之美者，三危之露。和之美者，揭雩〔一〕之露，其色紫。拾遺記云：崑崙之山有甘露，望之如丹，着草木則皎瑩〔二〕如雪。山海經云：諸沃之野，摇山之民，甘

〔一〕揭雩：呂氏春秋卷十四孝行覽作「宰揭」。高誘注：宰揭，山名。
〔二〕瑩：原作「塋」。今從錢本改。

露是飲，不壽者八百歲。一統志云：雅州蒙山常有甘露。已上諸説，皆方域常産者也。杜鎬言：甘露非瑞也，乃草木將枯，精華頓發於外，謂之雀餳，於理甚通。

【氣味】甘，大寒，無毒。【主治】食之潤五臟，長年不饑，神仙。藏器。

甘露蜜拾遺

【集解】【藏器曰】生巴西絶域中，狀如餳也。【時珍曰】按方國志云：大食國秋時收露，朝陽曝之，即成糖霜，蓋此物也。又一統志云：撒馬兒罕地在西番，有小草叢生，葉細如藍，秋露凝其上，味如蜜，可熬爲餳，夷人呼爲達即古賓，蓋甘露也。此與刺蜜相近，又見果部。

【氣味】甘，平，無毒。【主治】胸膈諸熱，明目止渴。藏器。

明水拾遺

【釋名】方諸水。【藏器曰】方諸，大蚌也。熟摩令熱，向月取之，得水二三合，亦如朝露。陽燧向日，方諸向月，皆能致水火也。周禮「明諸承水於月，陳饌爲玄酒」是也。【時珍曰】明水者，取其清明純潔，敬之至也。周禮司烜氏：以夫燧取明火於日，鑑取明水於月，以恭祭祀。魏伯陽參同契云：陽燧以取火，非日不生光；方諸非星月，安能得水漿。淮南子云：方諸見月，則津而爲水。注者或以方諸爲石，或以爲大蚌，或以爲五石鍊成，皆非也。按考工記云：銅錫相半，謂之鑑燧之劑，是火爲燧，水爲鑑也。高堂隆云：陽燧一名陽符，取火於日。陰燧一名陰符，取水於月。並以銅作之，謂之水火之鏡。此説是矣。干寶搜神記云：金錫之性，一也。五月丙午日午時鑄，爲陽燧；十一月壬子日子時鑄，爲陰燧。

【氣味】甘，寒，無毒。【主治】明目定心，去小兒煩熱，止渴。藏器。

冬霜拾遺

【釋名】【時珍曰】陰盛則露凝爲霜，霜能殺物而露能滋物，性隨時異也。乾象占云：天氣下降而爲露，清風薄之而成霜。霜所以殺萬物，消祲沴。當降而不降，當殺物而不殺物，皆政弛而慢也。不當降而降，不當殺物而殺物，皆政急而殘也。許慎説文云：早霜曰霰，白霜曰皚。又有玄霜。【承曰】凡收霜，以鷄羽掃之，瓶中密封陰處，久亦不壞。

【氣味】甘，寒，無毒。【主治】食之解酒熱，傷寒鼻塞，酒後諸熱面赤者。藏器。和蚌粉，傅暑月痱瘡及腋下赤腫，立瘥。陳承。

【附方】新一。寒熱瘧疾。秋後霜一錢半，熱酒服之。集玄方。

臘雪宋嘉祐

【釋名】【時珍曰】按劉熙釋名云：雪，洗也。洗除瘴癘蟲蝗也。凡花五出，雪花六出，陰之成數也。冬至後第三戊爲臘，臘前三雪，大宜菜麥，又殺蟲蝗。臘雪密封陰處，數十年亦不壞。用水浸五穀種則耐旱不生蟲。洒几席間則蠅自去。淹藏一切果食，不蛀蠹。豈非除蟲蝗之驗乎。【藏器曰】春雪有蟲，水亦易敗，所以不收。

【氣味】甘，冷，無毒。【主治】解一切毒，治天行時氣温疫，小兒熱癎狂啼，大人丹石發動，酒後暴熱，黄疸，仍小温服之。藏器。洗目退赤。張從正。煎茶煮粥，解熱止渴。吴瑞。宜煎傷寒火暍之藥，抹痱亦良。時珍。

【發明】【宗奭曰】臘雪水，大寒之水也，故治已上諸病。

雹音駁○拾遺

【釋名】【時珍曰】程子云：雹者，陰陽相摶之氣，蓋沴氣也。或云：雹者，砲也，中物如砲也。曾子云：陽之專氣爲雹，陰之專氣爲霰。陸農師云：陰包陽爲雹，陽包陰爲霰。雪六出而成花，雹三出而成實。陰陽之辨也。五雷經云：雹乃陰陽不順之氣結成。亦有懶龍鱗甲之内，寒凍生冰，爲雷所發，飛走墮落，大生者如斗升，小者如彈丸。又蜥蜴含水，亦能作雹，未審果否。

【氣味】鹹，冷，有毒。【時珍曰】按五雷經云：人食雹，患疫疾大風顛邪之證。【藏器曰】醬味不正者，當時取一二升納甕中，即還本味也。

夏冰拾遺

【釋名】凌去聲。【時珍曰】冰者，太陰之精，水極似土，變柔爲剛，所謂物極反兼化也。故字從水，從仌[一]。周禮：凌人掌冰，以供祭祀賓客。左傳：古[二]者日在北陸而藏冰，西陸朝覿而出之。其藏之也，深山窮谷，涸陰沍寒。其用之也，禄位賓客喪祭。郎顗曰：藏冰以時，則雷出不震；棄冰不用，則雷不發而震。今人冬月藏冰於窖，登之以鹽，是也。淮南萬畢術有凝水石作冰法，非真也。

【氣味】甘，冷，無毒。【主治】去熱煩，熨人乳石發熱腫。藏器。解煩渴，消暑毒。吴瑞。傷寒陽毒，熱盛昏迷者，以冰一塊置於膻中，良。亦解燒酒毒。時珍。

[一] 仌：原作「亾」。今從江西本改。

[二] 古：原作「占」。今據左傳昭公四年改。

【發明】【藏器曰】夏暑盛熱食冰，應與氣候相反，便非〔一〕宜人。誠恐入腹冷熱相激，却致諸疾也。食譜云：凡夏用冰，止可隱映飲食，令氣涼爾，不可食之。雖當時暫快，久皆成疾也。【時珍曰】宋徽宗食冰太過，病脾疾，國醫不效，召楊介診之。介用大理中丸。上曰：服之屢矣。介曰：疾因食冰，臣因以冰煎此藥，是治受病之原也。服之果愈。若此，可謂活機之士矣。

【附方】新一。滅瘢痕。以凍凌頻熨之，良。千金方。

神水綱目

【集解】【時珍曰】金門記云：五月五日午時有雨，急伐竹竿，中必有神水，瀝取爲藥。

【氣味】甘，寒，無毒。【主治】心腹積聚及蟲病，和獺肝爲丸服。又飲之，清熱化痰，定驚安神。時珍。

半天河別録下品

【釋名】上池水。【弘景曰】此竹籬頭水及空樹穴中水也。【時珍曰】戰國策云：長桑君飲扁鵲以上池之水，能洞見臟腑。注云：上池水，半天河也。然别有法。

【氣味】甘，微寒，無毒。【主治】鬼疰，狂邪氣，惡毒。别録。洗諸瘡。弘景。主蠱毒，殺鬼精，恍惚妄語，與飲之，勿令知之。甄權。槐樹間者，主諸風及惡瘡風瘙疥痒。藏器。

【發明】【宗奭曰】半天河水，在上天澤之水也，故治心病鬼疰，狂邪惡毒。

【附方】舊一，新一。辟禳時疫。半天河水，飲之。醫林集要。身體白駮。取樹木孔中水洗之，搗桂末，唾和傅之，日再上。張文仲備急方。

屋漏水拾遺

【氣味】辛、苦，有毒。【李廷〔二〕飛曰】水滴脯肉，食之，成〔三〕癥瘕，生惡瘡。又簷下雨滴菜，亦有毒，不可食之。

【主治】洗犬咬瘡，更以水澆屋簷，取滴下土傅之，效。藏器。塗肬目，傅丹毒。時珍。

〔一〕非：原作「作」。今據證類卷五夏冰改。
〔二〕廷：據元史卷一百九十七李鵬飛傳當作「鵬」。
〔三〕成：原作「或」。今據延壽書卷三飲食改。

本草綱目水部第五卷

水之二　地水類三十種

流水拾遺

【集解】【時珍曰】流水者，大而江河，小而溪澗，皆流水也。其外動而性静，其質柔而氣剛，與湖澤陂塘之止水不同。然江河之水濁，而溪澗之水清，復有不同焉。觀濁水流水之魚，與清水止水之魚，性色迥别。淬劍染帛，色各不同。煮粥烹茶，味亦有異。則其入藥，豈可無辨乎。

千里水○東流水○甘爛水一名勞水。【氣味】甘，平，無毒。【主治】病後虚弱，揚之萬遍，煮藥禁神最驗。藏器。主五勞七傷，腎虚脾弱，陽盛陰虚，目不能瞑，及霍亂吐利，傷寒後欲作奔豚。時珍。

逆流水。【主治】中風卒厥，頭風，瘧疾，咽喉諸病，宣吐痰飲。時珍。

【發明】【藏器曰】千里水、東流水，二水皆堪蕩滌邪穢，煎煮湯藥，禁咒神鬼。潢汙行潦，尚可薦之王公，况其靈長者哉。本經云：东流水为雲母石所畏。鍊雲母用之，與諸水不同，即其效也。【思邈曰】江水，流泉遠涉，順勢歸海，不逆上流，用以治頭，必歸於下，故治五勞七傷羸弱之病。煎藥宜以陳蘆、勞水，取其水不强、火不盛也。無江水，則以千里東流水代之，如涇渭之類。【時珍曰】勞水即揚泛水，張仲景謂之甘爛水。用流水二斗，置大盆中，以杓高揚之千萬遍，有沸珠相逐，乃取煎藥。蓋水性本鹹而體重，勞之則甘而輕，取其不助腎氣而益脾胃也。虞摶醫學正傳云：甘爛水，甘温而性柔，故烹傷寒陰證等藥用之。順流水，性順而下流，故治下焦腰膝之證及通利大小便之藥用之。急流水，湍上峻急之水，其性急速而下達，故通二便風痺之藥用之。逆流水，洄瀾之水，其性逆而倒上，故發吐痰飲之藥用之也。【宗奭曰】東流水取其性順疾速，通膈下關也。倒流水取其回旋流止，上而不下也。【張從正曰】昔有患小便閟者，衆工不能治。令取長川急流之水煎前藥，一飲立溲，則水可不擇乎？

【附方】新三。目不得瞑。乃陽氣盛，不得入於陰。陰氣虚，故目不得眠。治法飲以半夏湯，用流水千里外者八升，揚之萬遍，取其清五升煮之，炊葦薪火，置秫米一升，半夏五合，徐炊令竭爲一升，去滓，飲汁一小盃，日三飲，以知爲度。詳半夏下。靈樞經。汗後奔豚。茯苓桂枝湯。治發汗後，臍下悸，欲作奔豚者。茯苓一兩，炙甘草二錢半，桂枝三錢，大棗二枚，以甘爛水二升，煮茯苓，減半，服之，日再。張仲景金匱要略。服藥過劑，煩悶。東流水飲一二升。肘後方。

井泉水宋嘉祐

【釋名】【時珍曰】井字象井形，泉字象水流穴中之形。

【集解】【頴曰】井水新汲，療病利人。平旦第一汲爲井華水，其功極廣，又與諸水不同。凡井水有遠從地脉來者爲上，有從近處江湖滲來者次之。其城市近溝渠污水雜入者成鹼，用須煎滚，停一時，候鹼澄乃用之。否則氣味俱惡，不堪〔一〕入藥食茶酒也。雨後水渾，須擂入桃、杏仁澄之。【時〔二〕珍曰】凡井，以黑鈆爲底，能清水散結，人飲之無疾。入丹砂鎮之，令人多壽。按麻知幾水解云：「九疇昔訪靈臺太史，見銅壺之漏水焉。太史召司水者曰：此水已三周環，水滑則漏迅，漏迅則刻差，當易新水。予因悟曰：天下之水，用之滅火則同，濡槁則同，至於性從地變，質與物遷，未嘗同也。故蜀江濯錦則鮮，濟源烹楮則晶。南陽之潭漸於菊，其人多壽；遼東之澗通於蔘，其人多髮。晉之山産礬石，泉可愈疽；戎之麓伏硫黄，湯可浴癘。揚子宜荈，淮菜〔三〕宜醪；滄鹵能鹽，阿井能膠。澡垢以污，茂田以苦。癭消於藻帶之波，痰破於半夏之洳。冰水嚥而霍亂息，流水飲而癃閟通。雪水洗目而赤退，鹹水濯而瘡乾。菜之爲虀，鐵之爲漿，麴之爲酒，蘖之爲醋，千派萬種，言不可盡。至於井之水一也，尚數名焉，况其他者乎？反酌而傾曰倒流，出甃〔四〕未放曰無根，無時初出曰新汲，將旦首汲曰井華。夫一井之水而功用不同，豈可烹煮之間，將行藥勢，獨不擇夫水哉？昔有患小溲閟者，衆不能瘥，張子和易之以長川之急流煎前藥，一飲立溲。此正與靈樞經治不瞑半夏湯，用千里流水同意味。後之用水者，當以子和之法爲制。予於是作水解。」

井華水。【氣味】甘，平，無毒。【主治】酒後熱痢，洗目中膚瞖，治人大驚，九竅四肢指岐皆出血，以水噀面。和朱砂服，令人好顔色，鎮心安神。治口臭，堪鍊諸藥石。投酒醋，令不腐。嘉祐。宜煎補陰之藥。虞摶。宜煎一切痰火氣血藥。時珍。

新汲水。【主治】消渴反胃，熱痢熱淋，小便赤澀，却邪調中，下熱氣，並宜飲之。射癰腫令散，洗漆瘡。治墜損腸出，冷噴其身面則腸自入也。又解閉口椒毒，下魚骨哽。嘉祐。解馬刀毒。之才。解砒石、烏喙〔五〕、燒酒、煤炭毒，治熱悶昏瞀煩渴。時珍。

〔一〕堪：原作「甚」。今據食物本草卷一井華水改
〔二〕時：原作「持」。今從江西本改。
〔三〕菜：儒門事親卷三水解作「萊」。疑爲「蔡」之形誤。「淮蔡」爲淮河與蔡河合稱。
〔四〕甃：原作「甃」，字書未見此字。今據儒門事親卷三水解改。
〔五〕烏喙：原作「烏啄」。今據卷十七烏頭所載「烏喙」别名及毒性改。

【發明】【禹錫曰】凡飲水療疾，皆取新汲清泉，不用停污濁暖，非直無效，亦且損人。【虞摶曰】新汲井華水，取天一真氣浮於水面，用以煎補陰之劑及鍊丹煮茗，性味同於雪水也。【時珍曰】井泉，地脉也，人之經血象之，須取其土厚水深源遠而質潔者食用可也。易曰「井泥不食，井洌〔一〕寒泉食」是矣。人乃地産，資稟與山川之氣相爲流通，而美惡壽夭亦相關涉。金石草木，尚隨水土之性，而况萬物之靈者乎。貪淫有泉，仙壽有井，載在往牒，必不我欺。淮南子云：土地各以類生人。是故山氣多男，澤氣多女，水氣多瘖，風氣多聾，林氣多癃，木氣多傴，下氣多尰，石氣多力，險氣多癭，暑氣多夭，寒氣多壽，谷氣多痺，丘氣多狂，廣氣多仁，陵氣多貪。堅土人剛，弱土人脆，壚土人大，沙土人細，息土人美，秏土人醜，輕土多利，重土多遲。清水音小，濁水音大，湍水人輕，遲水人重。皆應其類也。又河圖括地象云：九州殊題，水泉剛柔各異。青州角徵會，其氣慓輕，人聲急，其泉酸以苦。梁州商徵接，其氣剛勇，人聲塞，其泉苦以辛。兖豫宫徵會，其氣平静，人聲端，其泉甘以苦。雍冀商羽合，其氣駃烈，人聲捷，其泉鹹以辛。觀此二説，則人賴水土以養生，可不慎所擇乎。○【時珍曰】按後漢書云：有婦人病經年，世謂寒熱注病。十一月，華佗令坐石槽中，平旦用冷水灌，云當至百。始灌七十，冷顫欲死，灌者懼，欲止，佗不許。灌至八十，熱氣乃蒸出，囂囂然高二三尺。滿百灌，乃使然火温牀，厚覆而卧。良久，冷汗出，以粉撲之而愈。又南史云：將軍房伯玉，服五石散十許劑，更患冷疾，夏月常復衣。徐嗣伯診之曰：乃伏熱也。須以水發之，非冬月不可。十一月冰雪大盛時，令伯玉解衣坐石上，取新汲冷水，從頭澆之。盡二十斛，口噤氣絶，家人啼哭請止，嗣伯執撾諫者。又盡水百斛，伯玉始能動，背上彭彭有氣。俄而起坐，云熱不可忍，乞冷飲。嗣伯以水一升飲之，疾遂愈。自爾常發熱，冬月猶單衫，體更肥壯。時珍竊謂二人所病，皆伏火之證，素問所謂「諸禁鼓慄，皆屬於火」也。治法火鬱則發之，而二子乃於冬月平旦澆以冷水者，冬至後陽氣在内也，平旦亦陽氣方盛時也，折之以寒，使熱氣鬱遏至極，激發而汗解，乃物不極不反，是亦發之之意。素問所謂逆〔二〕者正治，從〔三〕者反治，逆而從之，從而逆之。疏通道路，令氣調和者也。春月則陽氣已洩，夏秋則陰氣在内，故必於十一月至後乃可行之。二子之醫，可謂神矣。

【附方】舊八，新二十一。**九竅出血。**方見主治下。**衄血不止。**葉氏用新汲水，隨左右洗足即止，累用有效。○一方：用冷水噀面。○一方：冷水浸紙貼顖上，以熨〔四〕斗熨之，立止。○一方：用冷水一瓶，淋射頂上及啞門上。或以濕紙貼之。**金瘡血出**不止。冷水浸之即止。延壽方。**犬咬血出。**以水洗至血止，綿裹之。千金方。**蠍蠆螫傷。**以水浸故布搨之，暖即易。千金方。**馬汗入瘡**，或馬毛入瘡，腫入腹，殺人。以冷水浸之，頻易水，仍飲好酒，立瘥。千金方。**魚骨哽咽。**取水一盃，合口向水，張口取水氣，哽當自下。肘後方。**中砒石毒。**多飲新汲井水，得吐利佳。集簡方。**中烏喙毒。**方同上。

〔一〕洌：原作「列」。今據周易井卦改。
〔二〕逆：原作「正」。今據素問至真要大論改。
〔三〕從：原作「反」。今據改同上。
〔四〕熨：原作「慰」。今從江西本改。

中蒙汗毒。飲冷水即安。濟急方。**中煤炭毒**。一時運倒，不救殺人，急以清水灌之。唐瑶經驗方。**服藥過劑**。卒嘔不已，飲新汲水一升。○肘後方。**燒酒醉死**。急以新汲水浸其髮，外以故帛浸濕，貼其胸膈，仍細細灌之，至甦乃已。瀕湖集簡方。**飲酒齒痛**。井水頻含漱之。直指方。**破傷風病**。用火命婦人取無根水一盞，入百草霜調，捏作餅，放患處，三五换，如神，此蔣亞香方也。談野翁試驗方。**墜損腸出**。方見「主治」下。**眼睛突出一二寸者**。以新汲水灌漬睛中，數易之，自入。梅師方。**時行火眼**。患人每日於井上，視井旋匝三遍，能洩火氣。集玄方。**心悶汗出，不識人**。新汲水和蜜飲之，甚效。千金方。**嘔吐陽厥卒死者**。飲新汲水三升，佳。千金方。**霍亂吐瀉**。勿食熱物，飲冷水一盌，仍以水一盆浸兩足，立止。救急良方。**厭禳瘟疫**。臘日除夜，以小豆、川椒各七七粒，投井中，勿令人知，能却瘟疫。○又法：元旦以大麻子三七粒，投井中。**口氣臭惡**。正旦含井華水，吐棄厠下，數度即瘥也。肘後方。**心腹冷痛**。男子病，令女人取水一盃飲之；女人病，令男子取水一盃飲之。肘後方。**寒熱注病**。方見「發明」下。**火病惡寒**。方見「發明」下。**丁毒疽瘡**。凡手指及諸處有瘡起，發痒，身熱惡寒，或麻木，此極毒之瘡也。急用針刺破，擠去惡血，候血盡，口噙凉水吮之，水温再换，吮至痛痒皆住即愈，此妙法也。保壽堂方。**婦人將産**。井華水服半升，不作運。千金方。**初生不啼**。取冷水灌之，外以葱白莖細鞭之，即啼。全幼心鑑。

節氣水 綱目

【集解】【時珍曰】一年二十四節氣，一節主半月。水之氣味，隨之變遷，此乃天地之氣候相感，又非疆域之限也。月令通纂云：正月初一至十二日止，一日主一月。每旦以瓦瓶秤水，視其輕重，重則雨多，輕則雨少。觀此，雖一日之内，尚且不同，况一月乎。

立春、清明二節貯水，謂之神水。【主治】宜浸造諸風、脾胃虚損諸丹丸散及藥酒，久留不壞。

寒露、冬至、小寒、大寒四節及臘日水。【主治】宜浸造滋補五臟及痰火積聚、蟲毒諸丹丸，并煮釀藥酒，與雪水同功。

立秋日五更井華水。【主治】長幼各飲一盃，能却瘧痢百病。

重午日午時水。【主治】宜造瘧痢、瘡瘍、金瘡、百蟲蠱毒諸丹丸。

小滿、芒種、白露三節内水。【主治】並有毒。造藥，釀酒醋一應食物，皆易敗壞。人飲之，亦生脾胃疾。並時珍。

醴泉 拾遺

【釋名】甘泉。【時珍曰】醴，薄酒也，泉味如之，故名。出無常處，王者德至淵泉，時代昇平，則醴泉出，可以養老。瑞應圖云：醴泉，水之精也，味甘如醴，流之所及，草木皆茂，飲之令人多壽。東觀記云：光武中元元年，醴泉出京師，人飲之者，痼疾皆除。

【氣味】甘，平，無毒。【主治】心腹痛，疰忤鬼氣邪穢之屬，並就泉空腹飲之。又止熱消渴及反胃霍亂爲上，亦以新汲者爲佳。藏器。

玉井水拾遺

【集解】【藏器曰】諸有玉處山谷水泉皆是也。山有玉而草木潤，身有玉而毛髮黑。玉既重寶，水又靈長，故有延生之望。今人近山多壽者，豈非玉石津液之功乎？太華山有玉水溜下，土人得服之，多長生。

【氣味】甘，平，無毒。【主治】久服神仙，令人體潤，毛髮不白。藏器。

乳穴水拾遺

【集解】【藏器曰】近乳穴處流出之泉也。人多取水作飲釀酒，大有益。其水濃者，秤之重於他水，煎之上有鹽花，此真乳液也。

【氣味】甘，温，無毒。【主治】久服肥健人，能食，體潤不老，與鍾乳同功。藏器。

温湯拾遺

【釋名】温泉綱目、沸泉。【藏器曰】下有流黄，即令水熱，猶有流黄臭。流黄主諸瘡，故水亦宜然。當其熱處，可燖豬羊、熟鷄子也。【時珍曰】温泉有處甚多。按胡仔漁隱叢話云：湯泉多作流黄氣，浴之則襲人肌膚。惟新安黄山是朱砂泉，春時水即微紅色，可煮茗。長安驪山是礜〔一〕石泉，不甚作氣也。朱砂泉雖紅而不熱，當是雄黄爾。有砒石處亦有湯泉，浴之有毒。

【氣味】辛，熱，微毒。【主治】諸風筋骨攣縮及肌皮頑痺，手足不遂，無眉髮，疥癬諸疾在皮膚骨節者，入浴。浴訖，當大虛憊，可隨病與藥，及飲食補養。非有病人，不宜輕入。藏器。

【發明】【頴曰】廬山有温泉，方士往往教患疥癬、風癩、楊梅瘡者，飽食入池久浴，得汗出乃止，旬日自愈也。

〔一〕礜：原作「⿱夅石」，字書未見。今據漁隱叢話後集卷二十六東坡改。

碧海水拾遺

【集解】【藏器曰】東方朔十洲記云：夜行海中，撥之有火星者，鹹水也。色既碧，故曰碧海。【時珍曰】海乃百川之會。天地四方，皆海水相通，而地在其中。其味鹹，其色黑，水行之正也。

【氣味】鹹，小温，有小毒。【主治】煮浴，去風瘙疥癬。飲一合，吐下宿食臚脹。藏器。

鹽膽水拾遺

【釋名】鹵水。【藏器曰】此乃鹽初熟，槽中瀝下黑汁也。【時珍曰】鹽下〔一〕瀝水，則味苦不堪食。今人用此水，收豆腐。獨孤滔〔二〕云：鹽膽煮四黄，銲物。

【氣味】鹹，苦，有大毒。【主治】蝕䘌疥癬，瘻疾蟲咬，及馬牛爲蟲蝕，毒蟲入肉生子。六畜飲一合，當時死，人亦然。凡瘡有血者，不可塗之。藏器。痰厥不省，灌之取吐，良。時珍。

阿井水〔三〕綱目

【氣味】甘、鹹，平，無毒。【主治】下膈，疏痰，止吐。時珍。

【發明】【時珍曰】阿井在今兖州陽穀縣，即古東阿縣也。沈括筆談云：古説濟水伏流地中，今歷下凡發地下皆是流水。東阿亦濟水所經，取井水煮膠謂之阿膠。其性趨下，清而且重，用攪濁水則清，故以治淤濁及逆上之痰也。又青州范公泉，亦濟水所注，其水用造白丸子，利膈化痰。管子云：齊之水，其泉青白，其人堅勁，寡有疥瘙，終無痟酲。水性之不同如此。陸羽烹茶，辨天下之水性美惡，烹藥者反不知辨此，豈不戾哉。

〔一〕下：原作「不」。今從江西本改。
〔二〕滔：原作「淊」。今從改同上。
〔三〕水：原作「泉」。今據本卷目録改。

山岩泉水 拾遺

【釋名】【時珍曰】此山岩土石間所出泉，流爲溪澗者也。爾雅云：水正出曰檻〔一〕泉，懸出曰沃泉，反〔二〕出曰汍〔三〕泉。其泉源遠清泠，或山有玉石美草木者爲良。其山有黑土毒石惡草者不可用。陸羽云：凡瀑涌漱湍之水，飲之令人有頸疾。【頴曰】昔在潯陽，忽一日城中馬死數百。詢之，云數日前雨，洗出山谷中蛇蟲之毒，馬飲其水然也。

【氣味】甘，平，無毒。【主治】霍亂，煩悶嘔吐，腹空轉筋，恐入腹，宜多服之，名曰洗腸。勿令腹空，空則更服。人皆懼此，然嘗試有效。但身冷力弱者，防〔四〕致臟寒，當以意消息之。藏器。

古塚中水 拾遺

【主治】有毒，殺人。洗諸瘡皆瘥。藏器。

糧罌中水 拾遺

【集解】【藏器曰】乃古塚中食罌中水也，取清澄久遠者佳。古文〔五〕曰：蔗留餘節，瓜毒潰尸。言二物不爛，餘皆成水也。

【氣味】辛，平，有小毒。【主治】鬼氣中惡疰忤，心腹痛，惡夢鬼神，殺蚘蟲。進一合，不可多飲，令人心悶。又云：洗眼見鬼，未試。藏器。

【附方】新一。噎疾。古塚内罐罌中水，但得飲之即愈，極有神效。壽域方。

赤龍浴水 拾遺

【集解】【藏器曰】此澤間小泉有赤蛇在中者，人或遇之，經雨，取水服。【主治】有小毒。主瘕結氣，諸瘕惡蟲入腹及咬人生瘡者。藏器。

〔一〕檻：爾雅釋水作「濫」。
〔二〕反：同上作「仄」。
〔三〕汍：同上作「氿」。
〔四〕防：原作「妨」。今從江西本改。
〔五〕古文：藝文類聚卷四十禮部引宋謝惠連祭古冢文内有「蔗傳餘節，瓜表遺犀」之句。故「古文」或「祭古冢文」之誤。

車轍中水綱目

【釋名】【時珍曰】轍，乃車行跡也。【主治】癧瘍風，五月五日取洗之，甚良。牛蹄中水[一]亦可。時珍。

地漿別録下品

【釋名】土漿。【弘景曰】此掘黄土地作坎，深三尺，以新汲水沃入攪濁，少頃取清用之，故曰地漿，亦曰土漿。

【氣味】甘，寒，無毒。【主治】解中毒煩悶。别録。解一切魚肉果菜、藥物諸菌毒，療霍亂及中暍卒死者，飲一升妙。時珍。

【發明】【弘景曰】楓上菌食之令人笑不休，飲此即解。【時珍曰】按羅天益衛生寶鑑云：中暑霍亂，乃暑熱内傷，七神迷亂所致。陰氣静則神藏，躁則消亡，非至陰之氣不愈。坤爲地，地屬陰，土曰静順。地漿作於墻陰坎中，爲陰中之陰，能瀉陽中之陽也。

【附方】舊一，新六。熱渴煩悶。地漿一盞，飲之。聖惠方。乾霍亂病，不吐不利，脹痛欲死。地漿三五盞，服即愈。大忌米湯。千金方。服藥過劑悶亂者。地漿飲之。肘後方。閉口椒毒，吐白沫，身冷欲死者。地漿飲之。○張仲[二]景金匱方。中野芋毒。土漿飲之。集簡方。黄鱨魚毒。食此魚，犯荆芥，能害人。服地漿解之。集簡方。中砒霜毒。地漿調鉛粉服之，立解。集玄方。

熱湯宋嘉祐

【釋名】百沸湯綱目、麻沸湯仲景、太和湯。

【氣味】甘，平，無毒。【時珍曰】按：汪潁云：熱湯須百沸者佳。若半沸者，飲之反傷元氣，作脹。或云熱湯漱口損齒。病目人勿以熱湯洗浴。凍僵人勿以熱湯濯之，能脱指甲。銅瓶煎湯服，損人之聲。【主治】助陽氣，行經絡。宗奭。熨霍亂轉筋入腹及客忤死。嘉祐。

【發明】【宗奭曰】熱湯能通經絡，患風冷氣痺人，以湯淋脚至膝上，厚覆取汗周身。然别有藥，亦假陽氣而行爾。四時暴泄痢，四肢冷，臍腹疼，深湯中坐，浸至腹上，頻頻作之。生陽諸藥，無速於此。虚寒人始坐湯中必顫，仍常令人伺守之。【張從正曰】凡傷寒、傷風、傷食、傷酒，初起無藥，便飲太和湯盌許，或酸虀汁亦可，以手揉肚，覺恍惚，再飲再揉，至無所容，探吐，汗出則已。【時珍曰】張仲景治心下痞，按之濡，關上脉浮，大黄黄連瀉心湯，用麻沸湯煎之，

〔一〕牛蹄中水：外臺卷十五癧瘍風方同此。本書卷四癧瘍癜風作「牛蹄涔中水」，義長。

〔二〕仲：原作「中」。今據金匱改。

取其氣薄而洩虚熱也。朱真人靈驗篇云：有人患風疾數年，掘坑令坐坑内，解衣，以熱湯淋之，良久，以簟蓋之，汗出而愈。此亦通經絡之法也。時珍常推此意，治寒濕加艾煎湯，治風虚加五枝或五加煎湯淋洗，覺效更速也。

【附方】舊四，新九。傷寒初起。取熱湯飲之，候吐則止。陳藏器本草。初感風寒，頭痛憎寒者。用水七盌，燒鍋令赤，投水於内，取起再燒再投，如此七次，名七〔一〕沸湯，乘熱飲一盌，以衣被覆頭取汗，神效。傷寒蘊要。忤惡卒死。銅器或瓦器盛熱湯，隔衣熨其腹上，冷即易，立愈。陳藏器本草。霍亂轉筋。以器盛湯熨之，仍令蹋器，使足底熱徹，冷則易。嘉祐本草。暑月暍死。以熱湯徐徐灌之，小舉其頭，令湯入腹，即甦。千金方。火眼赤爛。緊閉目，以熱湯沃之，湯冷即止，頻沃取安，妙在閉目。或加薄荷、防風、荆芥，煎湯沃之，亦妙。趙原陽濟急方。金瘡血出不止。以故布蘸熱湯盦之。延壽書。代指〔二〕腫痛。麻沸湯漬之，即安。千金方。癰腫初起。以熱湯頻沃之，即散也。集簡方。凍瘡不瘥。熱湯洗之。陳藏器。馬汗入瘡，腫痛欲死。沸湯温洗即瘥。千金方。蠍蠆螫傷。温湯漬之，數易，至旦愈。華陀治彭城夫人方。蛇繞不解。熱湯淋之，即脱。千金方。

生熟湯拾遺

【釋名】陰陽水。【時珍曰】以新汲水、百沸湯合一盞和匀，故曰生熟，今人謂之陰陽水。

【氣味】甘，鹹，無毒。【主治】調中消食。凡痰瘧及宿食毒惡之物，臚脹欲作霍亂者，即以鹽投中，進一二升，令吐盡痰食，便愈。藏器。凡霍亂及嘔吐，不能納食及藥，危甚者，先飲數口即定。時珍。

【發明】【時珍曰】上焦主納，中焦腐化，下焦主出。三焦通利，陰陽調和，升降周流，則臟腑暢達。一失其道，二氣淆亂，濁陰不降，清陽不升，故發爲霍亂嘔吐之病。飲此湯輒定者，分其陰陽，使得其平也。【藏器曰】凡人大醉及食瓜果過度者，以生熟湯浸身，則湯皆爲酒及瓜味。博物志云：浸至腰，食瓜可五十枚，至頸則無限也。未試。

虀水綱目

【集解】【時珍曰】此乃作黄虀菜水也。

【氣味】酸，鹹，無毒。【主治】吐諸痰飲宿食，酸苦涌泄爲陰也。時珍。

〔一〕七：原脱。今據傷寒蘊要卷四傷寒簡易秘方補。

〔二〕指：原作「脂」。今據千金方卷二十二瘭疽改。

漿水 宋嘉祐

【釋名】酸漿。【嘉謨曰】漿，酢也。炊粟米，熱投冷水中，浸五六日，味酢，生白花，色類漿，故名。若浸至敗者，害人。

【氣味】甘、酸，微温，無毒。【宗奭曰】不可同李食，令人霍亂吐利。妊婦勿食，令兒骨瘦。冰漿尤不可飲，令絶産。醉後飲之，失音。【主治】調中引氣，宣和强力，通關開胃止渴，霍亂洩利，消宿食。宜作粥，薄暮啜之，解煩去睡，調理腑臟。煎令酸，止嘔噦。白人膚，體如繒帛。嘉祐。利小便。時珍。

【發明】【震亨曰】漿水性凉善走，故解煩渴而化滯物。

【附方】舊五，新一。霍亂吐下。酸漿水煎乾薑屑，呷之。兵部手集。過食脯腊，筋痛悶絶。漿水煮粥，入少鷹屎，和食。孫真人方。滑胎易産。酸漿水和水少許，頓服。産寶。手指腫痛。漿水入少鹽，熱漬之，冷即易之。孫真人方。面上黑子。每夜以煖漿水洗面，以布揩赤，用白檀香磨汁塗之。外臺秘要。骨哽在咽。磁石火煅醋淬，陳橘紅焙，多年漿水脚炒〔一〕，等分爲末，别以漿水脚和丸芡子大，每含嚥一丸。聖濟録。

甑氣水 拾遺

【主治】以器承取，沐頭，長毛髮，令黑潤。朝朝用梳摩小兒頭，久覺有益也。藏器。

【附方】新一。小兒諸疳。遍身或面上生瘡，爛成孔臼，如大人楊梅瘡。用蒸糯米時甑蓬四邊滴下氣水，以盤承取，掃瘡上，不數日即效。百藥不效者，用之神妙。集簡方。

銅壺滴漏水 綱目

【主治】性滑，上可至顛，下可至泉，宜煎四末之藥。虞摶。

三家洗盌水 拾遺

【主治】惡瘡久不瘥，煎沸入鹽洗之，不過三五度。藏器。

〔一〕炒：聖濟總録卷一百二十四骨鯁此下有「白礬灰惡實炒」。

磨刀水綱目

【氣味】鹹，寒，無毒。【時珍曰】洗手則生癬。【主治】利小便，消熱腫。時珍。

【附方】新五。小便不通。磨刀交股水一盞，服之效。集簡方。肛門腫痛，欲作痔瘡。急取屠刀磨水服，甚效。集簡方。盤腸生産，腸乾不上者。以磨刀水少潤腸。煎好磁石一盃，温服，自然收上。乃扁鵲方也。蛇咬毒攻入腹。以兩刀於水中相摩，飲其汁。救急方。耳中卒痛。磨刀鐵漿，滴入即愈。活人心統。

浸藍水綱目

【氣味】辛、苦，寒，無毒。【主治】除熱，解毒，殺蟲。治誤吞水蛭成積，脹痛黄瘦，飲之取下則愈。時珍。○染布水，療咽喉病及噎疾，温服一鍾良。時珍。

【發明】【時珍曰】藍水、染布水，皆取藍及石灰能殺蟲解毒之義。昔有人因醉飲田中水，誤吞水蛭，胸腹脹痛，面黄，遍醫不效。因宿店中渴甚，誤飲此水，大瀉數行，平明視之，水蛭無數，其病頓愈也。

豬槽中水拾遺

【主治】蠱毒，服一盞。又療蛇咬瘡，浸之效。藏器。

市門溺坑水拾遺

【主治】無毒。止消渴，重者服一小盞，勿令知之，三度瘥。藏器。

洗手足水綱目

【主治】病後勞復，或因梳頭，或食物復發，取一合飲之，效。聖惠。

洗兒湯綱目

【主治】胎衣不下，服一盞，勿令知之。延年秘録。

諸水有毒拾遺

水府龍宫，不可觸犯。【藏器曰】水之怪魍魎，温嶠然犀照水，爲神所怒是也。水中有赤脉，不可斷之。○井水沸溢，不可飲。【時珍曰】但於三十步内，取青石一塊投之，即止。○古井眢井不可入，有毒殺人。【時珍曰】夏月陰氣在下，尤忌之。但以鷄毛投之，盤旋而舞不下者，必有毒也。以熱醋數斗投之，則可入矣。古塚亦然。○古井不可塞，令人盲聾。○陰地流泉，有毒，二八月行人飲之成瘴瘧，損脚力。○澤中停水，五六月有魚鼈精，人飲之成瘕病。○沙河中水，飲之令人瘖。○兩山夾水，其人多癭。○流水有聲，其人多癭。○花瓶水，飲之殺人，臘梅尤甚。○炊湯洗面，令人無顔色；洗體，令人成癬；洗脚，令人疼痛生瘡。○銅器上汗入食中，令人生疽[一]，發惡瘡。○冷水沐頭、○熱泔沐頭，並成頭風，女人尤忌之。○水經宿面上有五色者，有毒，不可洗手。○時病後浴冷水，損心胞。○盛暑浴冷水，成傷寒。○汗後入冷水，成骨痺。【時珍曰】顧閔遠行，汗後渡水，遂成骨痺痿躄，數年而死也。○産後洗浴成痓風，多死。○酒中飲冷水，成手顫。○酒後飲茶水，成酒癖。○飲水便睡，成水癖。○小兒就瓢及瓶飲水，令語訥。○夏月遠行，勿以冷水濯足。○冬月遠行，勿以熱湯濯足。

〔一〕疽：原作「疸」。今據證類卷五銅器蓋食器上汗改。

本草綱目火部目録第六卷

李時珍曰：水火所以養民，而民賴以生者也。本草醫方，皆知辨水而不知辨火，誠缺文哉。火者南方之行，其文横則爲☲卦，直則爲火字，炎上之象也。其氣行于天，藏于地，而用于人。太古燧人氏上觀下察，鑽木取火，教民熟食，使無腹疾。周官司烜氏以燧取明火于日，鑑取明水于月，以供祭祀。司爟氏掌火之政令，四時變國火以救時疾。曲禮云：聖王用水火金木，飲食必時。則古先聖王之于火政天人之間，用心亦切矣，而後世慢之，何哉？今撰火之切于日用灸焫者凡一十一種，爲火部云。

本草拾遺一種唐陳藏器　本草綱目一十[一]種明李時珍

附註元朱震亨

火之一　凡一十一種

陽火陰火綱目　燧火綱目　桑柴火綱目　炭火綱目

蘆火竹火綱目　艾火綱目○陽燧、火珠附　神鍼火綱目　火鍼綱目

燈火綱目　燈花拾遺　燭燼綱目

右附方新一十三。

〔一〕一十：下原衍「一」字，今據下文「火之一」所載藥數删。

本草綱目火部第六卷

火之一　凡一十一種

陽火陰火綱目

【集解】【李時珍曰】火者，五行之一，有氣而無質，造化兩間，生殺萬物，顯仁藏用，神妙無窮，火之用其至矣哉。愚嘗繹而思之，五行皆一，惟火有二。二者，陰火、陽火也。其綱凡三，其目凡十有二。所謂三者，天火也，地火也，人火也。所謂十有二者，天之火四，地之火五，人之火三也。試申言之，天之陽火二：太陽，真火也；星精，飛火也。赤物暾暾，降則有灾，俗呼火殃。天之陰火二：龍火也，雷火也。龍口有火光，霹靂之火，神火也。地之陽火三：鑽木之火也，擊石之火也，戛金之火也。地之陰火二：石油之火也，見石部石腦油。水中之火也。江湖河海，夜動有火。或云：水神夜出，則有火光。人之陽火一，丙丁君火也。心、小腸，離火也。人之陰火二：命門相火也，起於北海，坎火也，遊行三焦，寄位肝膽。三昧之火也。純陽，乾火也。合而言之，陽火六，陰火亦六，共十二焉。諸陽火遇草而焫，得木而燔，可以濕伏，可以水滅。諸陰火不焚草木而流金石，得濕愈焰，遇水益熾。以水折之，則光焰詣天，物窮方止；以火逐之，以灰撲之，則灼性自消，光焰自滅。故人之善反於身者，上體於天而下驗於物，則君火相火、正治從治之理，思過半矣。此外又有蕭丘之寒火，蕭丘在南海中，上有自然之火，春生秋滅。生一種木，但小焦黑。出抱朴子外篇。又陸游云：火山軍，其地鋤耘深入，則有烈焰，不妨種植。亦寒火也。澤中之陽焰，狀如火焰，起於水面。出素問王冰註。野外之鬼燐，其火色青，其狀如炬，或聚或散，俗呼鬼火。或云：諸血之燐光也。金銀之精氣，凡金銀玉寶，皆夜有火光。此皆似火而不能焚物者也。至於樟腦、猾髓，皆能水中發火；樟腦見木部，猾髓見獸部。濃酒、積油，得熱氣則火自生。燒酒、醇酒，得火氣則自焚。油滿百石，則火自生。油紙、油衣、油鐵，得熱蒸激，皆自生火也。南荒有厭火之民、國近黑崑崙，人能食火炭。食火之獸。原化記云：禍斗獸，狀如犬而食火，糞復爲火，能燒人屋。西戎有食火之鳥。駝鳥，見禽部。火鴉蝙蝠，能食焰煙；火龜火鼠，生於火地。火龜見介部龜下，火鼠見獸部鼠下。此皆五行物理之常，而乍聞者目爲怪異，蓋未深詣乎此理故爾。復有至人，入水不溺，入火不焚，入金石無礙，步日月無影。斯人也，與道合真，不知其名，謂之至人。蔡九峰止言木火、石火、雷火、水火、蟲火、燐火，似未盡該也。【震亨曰】太極動而生陽，静而生陰，陽動而變，陰静而合，而生水火木金土，各一其性。惟火有二：曰君火，人火也；曰相火，天火也。火内陰而外陽，主乎動者也，故凡動皆屬火。以名而言，形氣相生，配於五行，故謂之君。以位而言，生於虚無，守位禀命，因其動而可見，故謂之相。天主生物，故恒於動。人有此生，亦恒於動。動者，皆相火之爲也。見於天者，出於龍雷則木之氣，出於海則水之氣也。具於人者，寄於肝腎二部，肝木而腎水也。膽者肝之腑，膀胱者腎之腑，心包絡者腎之配，三焦以焦言，而下焦司肝腎之分，皆陰而下者也。天非此火不能生物，人非此火不能自生。天之火雖出於木，而皆本乎地。故雷非伏，龍非蟄，海非附於地，則不能鳴，不能飛，不能波也。鳴也，飛也，波也，動而爲火者也。肝腎之陰，悉具相火，人而同乎天也。然而東垣以火爲元氣之賊，與元氣不兩立，一勝則一負者，何哉？周子曰：神發知矣。五性感物而萬事出。有知之後，五者之性，爲物所感而動，即内經五火也。五性厥陽之火，與相火相扇，則妄動矣。火起於妄，變化莫測，煎熬真陰，陰虚則病，陰絶則死。君火之氣，經以暑與濕言之。相火之氣，經以火言之。蓋表其暴悍酷烈甚於君火也。故曰相火元氣之賊。周子又曰：聖人定之以中正仁義而主静。朱子曰：必使道心常爲一身之主，而人心每聽命焉。夫人心聽命而又主之以静，則彼五火之動皆中節，相火惟有裨補造化，以爲生生不息之運用爾，何賊之有？或曰：内經止于六氣言火，未言及臟腑也。曰：岐伯歷舉病機一十九條，而屬火者五。諸熱瞀瘛，皆屬於火；諸逆衝上，皆屬於火；諸躁狂越，皆屬於火；諸禁鼓慄，如喪神守，皆屬於火；諸病胕腫，疼酸驚駭，皆屬於火，是也。劉河間云：諸風掉眩屬於肝，風火也；諸氣膹鬱屬於肺，燥火也；諸濕腫滿屬於脾，濕火也；諸痛痒瘡屬於心，鬱火也。是皆火之爲病，出於臟腑者然也。以陳無擇之通敏，猶以暖温爲君火，日用之火爲相火，無怪乎後人之聾瞽也。

燧火綱目

【集解】【時珍曰】周官司爟氏四時變國火以救時疾，季春出火，季秋納火，民咸從之。蓋人之資于火食者，疾病壽夭生焉。四時鑽燧，取新火以爲飲食之用，依歲氣而使無亢不及，所以救民之時疾也。榆柳先百木而青，故春取之，其火色青。杏棗之木心赤，故夏取之，其火色赤。柞楢之木理白，故秋取之，其火色白。槐檀之木心黑，故冬取之，其火色黑。桑柘之木肌黄，故季夏取之，其火色黄。天文大火之次，于星爲心。季春龍見于辰而出火，于時爲暑。季秋龍伏于戌而納火，于時爲寒。順天道而百工之作息皆因之，以免水旱灾祥之流行也。後世寒食禁火，乃季春改火遺意，而俗作介推事，謬矣。道書云：竈下灰火謂之伏龍屎，不可爇香事神。

桑柴火綱目

【主治】癰疽發背不起，瘀肉不腐，及陰瘡瘰癧流注，臁瘡頑瘡。然火吹滅，日炙二次，未潰拔毒止痛，已潰補接陽氣，去腐生肌。凡一切補藥諸膏，宜此火煎之。但不可點艾，傷肌。時珍。

【發明】【震亨曰】火以暢達，拔引鬱毒，此從治之法也。【時珍曰】桑木能利關節，養津液。得火則拔引毒氣，而祛逐風寒，所以能去腐生新。抱朴子云：一切仙藥，不得桑煎不服。桑乃箕星之精，能助藥力，除風寒痺諸痛，久服終身不患風疾故也。

【藏器曰】桑柴火炙蛇，則足見。

炭火綱目

【集解】【時珍曰】燒木爲炭。木久則腐，而炭入土不腐者，木有生性，炭無生性也。葬家用炭，能使蟲蟻不入，竹木之根自回，亦緣其無生性耳。古者冬至、夏至前二日，垂土炭于衡兩端，輕重令匀，陰氣至則土重，陽氣至則炭重也。

【主治】櫟炭火，宜煅鍊一切金石藥。烰炭火，宜烹煎焙炙百藥丸散。時珍。

白炭。【主治】誤吞金銀銅鐵在腹，燒紅，急爲末，煎湯呷之。甚者，刮末三錢，井水調服，未效再服。又解水銀、輕粉毒。帶火炭納水底，能取水銀出也。上立炭帶之，辟邪惡鬼氣。除夜立之户内，亦辟邪惡。時珍。

【附方】新六。卒然咽噎。炭末蜜丸，含嚥。千金方。

白虎風痛，日夜走注，百節如齧。炭灰五升，蚯蚓屎一升，紅花七捻，和熬，以醋拌之，用故布包二包，更互熨痛處，取效。聖惠方。

久近腸風下血。用緊炭三錢，枳殼燒存性五錢，爲末。每服三錢，五更米飲下一服，天明再服，當日見效。忌油膩毒物。普濟方。

湯火灼瘡。炭末，香油調塗。濟急方。

白癩頭瘡。白炭燒紅，投沸湯中，温洗之，取效。百一方。

陰囊濕痒。麩炭、紫蘇葉，末，撲之。經驗方。

蘆火竹火綱目

【主治】宜煎一切滋補藥。時珍。

【發明】【時珍曰】凡服湯藥，雖品物專精，修治如法，而煎藥者鹵莽造次，水火不良，火候失度，則藥亦無功。觀夫茶味之美惡，飯味之甘餲，皆係于水火烹飪之得失，即可推矣。是以煎藥須用小心老成人，以深罐密封，新水活火，先武後文。如法服之，未有不效者。火用陳蘆、枯竹，取其不强，不損藥力也。桑柴火取其能助藥力，烰炭取其力慢，櫟炭取其力緊。温養用糠及馬屎、牛屎者，取其暖而能使藥力匀徧也。

艾火綱目

【主治】灸百病。若灸諸風冷疾，入硫黄末少許尤良。時珍。

【發明】【時珍曰】凡灸艾火者，宜用陽〔一〕燧火珠承日，取太陽真火。其次則鑽槐取火爲良。若急卒難備，即用真麻油燈，或蠟燭火，以艾莖燒點於炷，滋潤灸瘡，至愈不痛也。其戛金擊石、鑽燧八木之火，皆不可用。邵子云：火無體，因物以爲體。金石之火，烈於草木之火是矣。八木者，松火難瘥，柏火傷神多汗，桑火傷肌肉，柘火傷氣脉，棗火傷内吐血，橘火傷營衛經絡，榆火傷骨失志，竹火傷筋損目也。南齊書載：武帝時，有沙門從北齊賫赤火來，其火赤於常火而小，云以療疾，貴賤争取之，灸至七炷，多得其驗。吴興楊道慶虚疾二十年，灸之即瘥。咸稱爲聖火，詔禁之不止。不知此火何物之火也。

【附録】陽燧。【時珍曰】火鏡也。以銅鑄成，其面凹，摩熱向日，以艾承之，則得火。周禮「司烜氏以火燧取明火于日」是矣。火珠。見石部水精下。

神鍼火綱目

【主治】心腹冷痛，風寒濕痺，附骨陰疽，凡在筋骨隱痛者，鍼之，火氣直達病所，甚效。時珍。

【發明】【時珍曰】神鍼火者，五月五日取東引桃枝削爲木針，如鷄子大，長五六寸，乾之。用時以綿紙三五層襯于患處，將鍼蘸麻油點着，吹滅，乘熱針之。又有雷火神針法，用熟蘄艾末一兩，乳香、没藥、穿山甲、硫黄、雄黄、草烏頭、川烏頭、桃樹皮末各一錢，麝香五分，爲末，拌艾，以厚紙裁成條，鋪藥艾於内，緊卷如指大，長三四寸，收貯瓶内，埋地中七七日，取出。用時，于燈上點着，吹滅，隔紙十層，乘熱鍼于患處，熱氣直入病處，其效更速。並忌〔二〕冷水。

〔一〕陽：原作「湯」。今據本條附録「陽燧」改。

〔二〕忌：原作「記」。今從江西本改。

火鍼 綱目

【釋名】燔鍼素問、焠鍼素問、燒鍼傷寒論、煨鍼。【時珍曰】火鍼者，素問所謂燔鍼、焠鍼也，張仲景謂之燒鍼，川蜀人謂之煨鍼。其法：麻油滿盞，以燈草二七莖點燈，將鍼頻塗麻油，燈上燒令通赤用之。不赤或冷，則反損人，且不能去病也。其鍼須用火筯鐵造之爲佳。點穴墨記要明白，差則無功。

【主治】風寒筋急攣引痺痛，或癱緩不仁者，鍼下疾出，急按孔穴則疼止，不按則疼甚。癥塊結積冷病者，鍼下慢出，仍轉動，以發出污濁。癰疽發背有膿無頭者，鍼令膿潰，勿按孔穴。凡用火鍼，太深則傷經絡，太淺則不能去病，要在消息得中。鍼後發熱惡寒，此爲中病。凡面上及夏月濕熱在兩脚時，皆不可用此。時珍。

【發明】【時珍曰】素問云：病在筋，調之筋，燔鍼劫刺其下及筋急者。病在骨，調之骨，焠鍼藥熨之。又靈樞經叙十二經筋所發諸痺痛，皆云治在燔鍼劫刺，以知爲度，以痛爲輸。又云：經筋之病，寒則反折筋急，熱則縱弛不收，陰痿不用。焠刺者，焠寒急也。縱緩不收者，無用燔鍼。觀此，則燔鍼乃爲筋寒而急者設，以熱治寒，正治之法也。而後世以鍼積塊，亦假火氣以散寒涸而發出污濁也。或又以治癰疽者，則是以從治之法，潰[一]泄其毒氣也。而昧者以治傷寒熱病則非矣。張仲景云：太陽傷寒，加温鍼必發驚。營氣微者，加燒鍼則血流不行，更發熱而煩躁。太陽病，下之，心下痞。表裏俱虛，陰陽俱竭，復加燒鍼，胸煩，面色青黄，膚瞤者，難治。此皆用鍼者不知往哲設鍼之理而謬用以致害人也。又凡肝虛目昏多淚，或風赤及生翳膜頑厚，成[二]病後生白膜失明，或五藏虛勞，風熱上衝于目生翳，並宜熨烙之法。蓋氣血得温則宣流，得寒則凝澀故也。其法用平頭鍼如翳大小，燒赤，輕輕當翳中烙之。烙後翳破，即用除翳藥傅點。

燈火 綱目

【主治】小兒驚風昏迷，搐搦竄視諸病。又治頭風脹痛，視頭額太陽絡脉盛處，以燈心蘸麻油點燈焠之，良。外痔腫痛者，亦焠之。油能去風解毒，火能通經也。小兒初生，因冒寒氣欲絶者，勿斷臍，急烘絮包之，將胎衣烘熱，用燈炷於臍下往來燎之，煖氣入腹内，氣回自甦。又燒銅匙柄，熨烙眼弦内，去風退赤，甚妙。時珍。

【發明】【時珍曰】凡燈，惟胡麻油、蘇子油然者，能明目治病。其諸魚油、諸禽獸油、諸菜子油、綿花子油、桐油、豆油、石腦油諸燈煙，皆能損目，亦不治病也。

〔一〕潰：底本描寫爲「遺」，其他金陵本作「貴」。今從江西本改。

〔二〕成：據上下句式，疑爲「或」之形誤。

【附方】新七。

攪腸沙痛。陰陽腹痛，手足冷，但身上有紅點，以燈草蘸油點火，焠於點上。濟急方。小兒諸驚。仰向後者，燈火焠其顖門、兩眉齊之上下；眼翻不下者，焠其臍之上下；不省人事者，焠其手足心、心之上下；手拳不開，口往上者，焠其頂心、兩手心；撮口出白沫者，焠其口上下、手足心。小兒驚風秘訣。百蟲咬傷。以燈火熏之，出水妙。濟急方。楊梅毒瘡。方廣心法附餘用鉛汞結砂、銀硃各二錢，白花蛇一錢，爲末，作紙撚七條。初日用三條，自後日用一條，香油點燈于烘爐中，放被内蓋卧，勿透風。須食飽，口含椒茶，熱則吐去再含。○神燈熏法：用銀朱二錢，孩兒茶、龍掛香、皂角子各一錢，爲末，以紙卷作燈心大，長三寸，每用一條，安燈盞内，香油浸點，置水桶中，以被圍坐，用鼻吸煙嚥之。口含冷茶，熱則吐去。日熏二次。三日後口中破皮，以陳醬水漱之。○神燈照法：治楊梅瘡年久破爛坑陷者。用銀朱、水粉、線香各三錢，乳香、没藥各五分，片腦二分，爲末，以紙卷作撚，浸油點燈照瘡，日三次，七日見效。須先服通聖散數帖，臨時口含椒茶，以防毒氣入齒也。年深疥癬。遍身延蔓者，硫黄、艾葉研勻作撚，浸油點燈，于被中熏之。以油塗口鼻耳目，露之。集玄方。

燈花 拾遺

【氣味】缺。【主治】傅金瘡，止血生肉。藏器。小兒邪熱在心，夜啼不止，以二三顆，燈心湯調，抹乳吮之。時珍。

【發明】【時珍曰】昔陸賈言燈花爆而百事喜，漢書藝文志有占燈花術，則燈花固靈物也。錢乙用治夜啼，其亦取此義乎。我明宗室富順王一孫，嗜燈花，但聞其氣，即哭索不已。時珍胗之，曰：此癖也。以殺蟲治癖之藥丸服，一料而愈。

燭燼 綱目

【集解】【時珍曰】燭有蜜蠟燭、蟲蠟燭、柏油燭、牛脂燭，惟蜜蠟、柏油者燼可入藥。

【氣味】缺。【主治】丁腫，同胡麻、鍼砂等分，爲末，和醋傅之。治九漏，同陰乾馬齒莧等分，爲末，以泔水洗淨，和臘豬脂傅之，日三上。時珍。

本草綱目土部目録第七卷

李時珍曰：土者五行之主，坤之體也。具五色而以黄爲正色，具五味而以甘爲正味。是以禹貢辨九州之土色，周官辨十有二壤之土性。蓋其爲德，至柔而剛，至静有常，兼五行生萬物而不與其能，坤之德其至矣哉。在人則脾胃應之，故諸土入藥，皆取其裨助戊己之功。今集土屬六十一種爲土部。舊本三十九種，散見玉石部。

神農本經二種 梁陶弘景註　　名醫别録三種 梁陶弘景
唐本草三種 唐蘇恭　　本草拾遺二十八種 唐陳藏器
四聲本草一種 唐蕭炳　　開寶本草一種 宋馬志
證類本草一種 宋唐慎微　　衍義補遺一種 元朱震亨
本草綱目二十一種 明李時珍

【附註】魏李當之藥録　吴普本草　宋雷斆[一]炮炙
齊徐之才藥對　唐甄權藥性　孫思邈千金
唐楊損之删繁　李珣海藥　蜀韓保昇重註
宋掌禹錫補註　蘇頌圖經　大明日華
宋寇宗奭衍義　金張元素珍珠囊　元李杲法象
元王好古湯液　明汪機會編　陳嘉謨蒙筌

土之一　凡六十一種

白堊 本經　甘土 拾遺　赤土 拾遺[二]　黄土 拾遺

[一] 斆：原作「效」。今據卷一歷代諸家本草改。
[二] 拾遺：本卷赤土作「綱目」。

東壁土別録　太陽土綱目○天〔一〕星土、六〔二〕癸上土、上〔三〕壬日土、清明戊〔四〕上土、神后土附

天子耤田三推犁下土拾遺○社稷壇土、春牛土、富家土、亭部中土附

道中熱土拾遺　車輦土拾遺　市門土拾遺　户限下土拾遺

千步峰綱目　鞋底下土拾遺　牀脚下土拾遺

燒尸場上土綱目　冢上土拾遺　桑根下土拾遺

胡燕窠土拾遺　百舌窠中土拾遺　土蜂窠拾遺

蜣螂轉丸拾遺　鬼屎拾遺　鼠壤土拾遺　鼢鼠壤土拾遺

屋内壖下蟲塵土拾遺　蟻垤土拾遺　白蟻泥綱目

蚯蚓泥綱目　螺螄泥綱目　白鱓泥綱目　豬槽上垢土拾遺

犬尿泥綱目　驢尿泥拾遺　尿坑泥綱目　糞坑底泥綱目

簷溜下泥綱目　田中泥綱目　井底泥證類　烏爹泥綱目

彈丸土拾遺　自然灰拾遺　伏龍肝別録　土墼綱目

甘鍋綱目　砂鍋綱目　白瓷器唐本　烏古瓦唐本

古磚拾遺　煙膠綱目　墨開寶　釜臍墨四聲

百草霜綱目　梁上塵唐本　門臼塵綱目　寡婦牀頭塵土拾遺

瓷甌中白灰拾遺　香爐灰綱目　鍜竈灰別録

冬灰本經　石鹼補遺

右附方舊五十六，新一百七十五。

〔一〕天：原作「大」。今據本卷太陽土改。正文此上有「執日」二字。

〔二〕六：同上正文此上有「執日」二字。

〔三〕上：同上正文此上有「二月」二字。

〔四〕戊：原字缺損。今據補同上。正文此上有「日」字。

本草綱目土部第七卷

土之一　凡六十一〔一〕種

白堊音惡。○本經下品

【釋名】白善土别録、白土粉衍義、畫粉。【時珍曰】土以黄爲正色，則白者爲惡色，故名堊。後人諱之，呼爲白善。

【集解】【别録曰】白堊生邯鄲山谷，采無時。【弘景曰】即今畫家用者，甚多而賤，俗方稀用。【頌曰】胡居士云：始興小桂縣晉陽鄉有白善。而今處處皆有之，人家往往用以浣衣。西山經云：大次之山，其陽多堊。中山經云：葱聾之山，其中有大谷，多白黑青黄堊。有五色，入藥惟白者耳。【宗奭曰】白善土，京師謂之白土粉，切成方塊，賣于人浣衣。【時珍曰】白土處處有之，用燒白瓷器坯者。

【修治】【斅曰】凡使，勿用色青并底白者。擣篩末，以鹽湯飛過，晾乾用，則免結澀人腸也。每堊二兩，用鹽一分。【大明曰】入藥燒用，不入湯飲。

【氣味】苦，温，無毒。【别録曰】辛，無毒。不可久服，傷五臟，令人羸瘦。【權曰】甘，温煖。【主治】女子寒熱癥瘕，月閉積聚。本經。陰腫痛，漏下無子，洩痢。别録。療女子血結，澀腸止痢。甄權。治鼻洪吐血，痔瘻洩精，男子水臟冷，女子子宫冷。大明。合王瓜等分，爲末，湯點二錢服，治頭痛。宗奭。

【發明】【時珍曰】諸土皆能勝濕補脾，而白堊土則兼入氣分也。

【附方】新九。衄血不止。白土末五錢，井華水調服，二服除根。瑞竹堂方。水泄不化，日夜不止。白堊煅、乾薑炮各一兩，楮葉生研二兩，爲末，糊丸緑豆大，每米飲下二十丸。普濟方。翻胃吐食。男婦皆治。白善土煅赤，以米醋一升淬之，再煅再淬，醋乾爲度，取一兩研，乾薑二錢半炮，爲末。每服一錢調下，服至一斤以上爲妙。千金翼。卒暴欬嗽。白墡土粉一兩〔二〕、白礬一兩，爲末，薑汁糊丸梧子大，臨卧薑湯服二十丸。普濟方。風赤爛眼，倒睫拳毛。華陀方用白土一兩，銅青一錢，爲末。每以半錢泡湯洗。○乾坤生意。加焰消半兩，爲末，湯泡杏仁杵，和丸皂子大。每用凉水浸一丸，洗眼。乾坤秘韞。

〔一〕一：原脱。今據本卷目録及實際藥數補。

〔二〕一兩：原脱。今據普濟方卷一百五十八欬嗽門「二白丸」補。

小兒熱丹。白土一分，寒水石半兩，爲末，新水調塗。錢乙小兒方。痱子瘙痒。舊屋梁上刮赤白堊末，傅之。普濟方。代指腫痛。豬膏和白善土傅之。肘後方。臁瘡不乾。白善土煅，研末，生油調搽。集玄方。

甘土 拾遺

【集解】【藏器曰】甘土出安西及東京龍門，土底澄取之。洗膩服如灰。水和塗衣，去油垢。

【主治】草藥及諸菌毒，熱湯調末服之。藏器。

赤土 綱目

【氣味】甘，温，無毒。【主治】主湯火傷，研末塗之。時珍。

【附方】新三。牙宣疳䘌。赤土、荊芥葉同研，揩之，日三次。普濟方。風疹瘙痒甚不能忍者。赤土研末，空心温酒服一錢。御藥院方。身面印文。刺破，以醋調赤土薄之，乾又易，以黑滅爲度。千金方。

黄土 拾遺

【釋名】【藏器曰】張司空言：三尺以上曰糞，三尺以下曰土。凡用當去上惡物，勿令入客水。

【氣味】甘，平，無毒。【藏器曰】土氣久觸，令人面黄。掘土犯地脉，令人上氣身腫。掘土犯神殺，令人生腫毒。

【主治】洩痢冷熱赤白，腹内熱毒絞結痛，下血，取乾土水煮三五沸，絞去滓，暖服一二升。又解諸藥毒，中肉毒，合口椒毒，野菌毒。藏器。

【發明】【時珍曰】按劉跂錢乙傳云：元豐中，皇子儀國公病瘛瘲，國醫未能治，長公主舉乙入，進黄土湯而愈。神宗召見，問黄土愈疾之狀。乙對曰：以土勝水，木〔一〕得其平，則風自退爾。上悦，擢太醫丞。又夷堅志云：吴少師得疾，數月消瘦，每日飲食入咽，如萬蟲攢攻，且痒且痛〔二〕，皆以爲勞瘵，迎明醫張鋭診之。鋭令明旦勿食，遣卒詣十里外，取行路黄土至，以温酒二升攪之，投藥百粒。飲之，覺痛，幾不堪。及登溷，下馬蝗千餘宛轉，其半已困死。吴亦憊甚，調理三日乃安。因言夏月出師，燥渴，飲澗水一盃，似有物入咽，遂得此病。鋭曰：蟲入人臟，勢必孳生，饑則聚咂精血，飽則散處臟腑。苟知殺之而不

〔一〕木：原作「水」。今據小兒藥證直訣後附錢仲陽傳改。

〔二〕痛：原作「病」。今據醫説卷五諸蟲改。

能掃取，終無益也。是以請公枵腹以誘之，蟲久不得土味，又喜酒，故乘飢畢集，一洗而空之。公大喜，厚賂謝之，以禮送歸。

【附方】舊二，新十。小兒喫土。用乾黃土一塊，研末，濃煎黃連湯調下。救急方。烏沙驚風。小兒驚風，遍身都烏者。急推向下，將黃土一盌，搗末，入久醋一鍾，炒熱包定熨之，引下至足，刺破爲妙。小兒秘訣。卒患心痛。畫地作五字，撮取中央土，水和一升服，良。陳藏器本草。目卒無見。黃土攪水中，澄清洗之。肘後方。牛馬肉毒及肝毒。取好土三升，水煮清一升服，即愈。一方：入頭髮寸截和之，髮皆貫肝而出也。肘後方。内[一]痔痛腫。朝陽黃土、黃連末、皮消各一兩，用猪膽汁同研如泥，每日旋丸棗大，納入肛内，過一夜，隨大便去之。内服烏梅、黃連二味丸藥。孫氏集效方。攧撲欲死。一切傷損，從高墜下及木石所迮，落馬撲車，淤血凝滯，氣絶[二]欲死者，亦活。用净土五升蒸熱，以故布重裹作二包，更互熨之。勿大熱，恐破肉，取痛止則已，神效之方。孫真人千金方。杖瘡未破。乾黃土末，童尿入鷄子清調，塗刷上，乾即上，隨以熱水洗去，復刷復洗，數十次，以紫轉紅爲度。仍刷兩胯，以防血攻陰也。攝生方。湯火傷灼。醋調黃土，塗之。談野翁方。蜈蚣螫傷。畫地作王字，内取土摻之，即愈。集簡方。蜂蠆叮螫。反手取地上土傅之。或入醋調。千金方。蠼螋尿瘡。畫地作蠼螋形，以刀細取腹中土，唾和塗之，再塗即愈。孫真人云：予得此疾，經五六日不愈，或教此法，遂瘳。乃知萬物相感，莫曉其由也。千金方。

鑄鍾黃土拾遺。【主治】卒心痛，疰忤惡氣，温酒服一錢。藏器。

鑄鏵鉏孔中黃土拾遺。【主治】丈夫陰囊濕痒及陰汗，細末撲之。藏器。

東壁土别録下品

【氣味】甘，温，無毒。【主治】下部瘡，脱肛。别録。止泄痢，霍亂煩悶。藏器。温瘧，點目去瞖。同蜆殼爲末，傅豌豆瘡。甄權。療小兒風臍。弘景。摩乾、濕二癬，極效。蘇恭。

【發明】【弘景曰】此屋之東壁上土也，常先見日故爾。又可除油垢衣，勝石灰、滑石。【藏器曰】取其向陽久乾也。【宗奭曰】久乾之説不然。蓋東壁先得太陽真火烘炙，故治瘟疫。初出少火之氣壯，及當午則壯火之氣衰，故不用南壁而用東壁。【時珍曰】昔一女，忽嗜河中污泥，日食數盌。玉田隱者以壁間敗土調水飲之，遂愈。又凡脾胃濕多，吐瀉霍亂者，以東壁土，新汲水攪化，澄清服之，即止。蓋脾主土，喜燥而惡濕，故取太陽真火所照之土，引真火生發之氣，補土而勝濕，則吐瀉自止也。嶺南方治瘴瘧香椿散内用南壁土，近方治反胃嘔吐用西壁土者，或取太陽離火所照之氣，或取西方收斂之氣，然皆不過借氣補脾

〔一〕内：原作「肉」。今據万應方卷三痔科改。

〔二〕絶：原爲墨丁。今據千金方卷二十五備急方補。

胃也。

【附方】舊三，新九。急心痛。五十年陳壁土、枯礬各[一]二錢，爲末，蜜丸，艾湯服。集玄方。霍亂煩悶。向陽壁土，煮汁服。聖濟録。藥毒煩悶欲死者。東壁土調水三升，頓飲之。肘後方。解烏頭毒。不拘川烏、草烏毒，用多年陳壁土泡湯服之。冷水亦可。通變要法。六畜肉毒。東壁土末，水服一錢，即安。集玄方。目中翳膜。東壁土細末，日點之，淚出佳。肘後方。肛門凸出。故屋東壁上土一升，研末，以長皂莢挹末，粉之，仍炙皂莢，更互熨之。外臺秘要。痱子瘙痒。乾壁土末傅之，隨手愈。普濟方。耳瘡唇瘡。東壁土和胡粉傅之。救急方。瘰破經年，膿水不絶。用百年茅屋厨中壁土爲末，入輕粉調傅，半月即乾，愈。永類方。諸般惡瘡。拔毒散：東墻上土、大黄等分，爲末，用無根井華水調搽，乾再上。瑞竹堂方。發背癰癤[二]。多年烟熏壁土、黄蘗等分，爲末，薑汁拌調，攤貼之，更以茅香湯調服一錢匕。經驗方。

太陽土綱目

【主治】人家動土犯禁，主小兒病氣喘，但按九宫，看太陽在何宫，取其土煎湯飲之，喘即定。時珍。○出正傳。

【附録】執日天星上土。【藏器曰】取和薰草、柏葉，以塗門户，方一尺，令盜賊不來。

執日六癸上土。【時珍曰】抱朴子云：常以執日取六癸上土、市南門土、歲破土、月建土，合作人，着朱鳥地上，辟盜。

二月上壬日土。【藏器曰】泥屋之四角，宜蠶。

清明日戌上土。【時珍曰】同狗毛作泥，塗房户内孔穴，蛇鼠諸蟲永不入。

神后土。【時珍曰】逐月旦日取泥屋之四角及塞鼠穴，一年鼠皆絶迹，此李處士禁鼠法也。神后，正月起申順行十二辰。

天子耤[三]田三推犁下土拾遺

【釋名】【時珍曰】月令：天子以元日祈穀于上帝，親載耒耜，率三公九卿、諸侯大夫躬耕。天子三推，三公五推，卿、諸侯九推。反，執爵于太寢，命曰勞酒。

【主治】水服，主驚悸癲邪，安神定魄强志。藏之，入宫不懼，利見大官，宜婚市。王者封禪，五色土次之。藏器。

〔一〕各：原脱。今據張本補。

〔二〕癤：原作「節」，今據證類卷五東壁土改。

〔三〕耤：原作「藉」。今據本卷目録改。耤，專指帝王亲自耕種田地。後世亦作「藉」。

【附録】社稷壇土。【藏器曰】牧宰臨官，自取塗門户，令盗賊不入境也。春牛土。【藏器曰】收角上土置户上，令人宜田。【時珍曰】宋時，立春日進春牛，御藥院取牛睛以充眼藥。今人鞭春時，庶民争取牛土，云宜蠶。取土撒簷下，云辟蚰蜒。富家土。【藏器曰】七月丑日，取中庭土泥竈，令人富。勿令人知。【時珍曰】除日取富家田中土泥竈，招吉。亭部中土。【時珍曰】取作泥塗竈，水火盗賊不經。塗屋四角，鼠不食蠶。塗倉囷，鼠不食稻。塞穴百日，鼠皆絶去。出陰陽雜書云。

道中熱土 拾遺

【主治】夏月暍死，以土積心口，少冷即易，氣通則甦。藏器。亦可以熱土圍臍旁，令人尿臍中。仍用熱土、大蒜等分，搗水，去滓灌之，即活。時珍。

十字道上土。【主治】主頭面黄爛瘡，同竈下土等分，傅之。時珍。

車輦土 拾遺

【主治】惡瘡出黄汁，取鹽車邊脂角上土塗之。藏器。行人暍死，取車輪土五錢，水調，澄清。服一盌即甦。又小兒初生無膚，色赤，因受胎未得土氣也。取車輦土碾傅之，三日後生膚。時珍。

市門土 拾遺

【釋名】【時珍曰】日中爲市之處門柵也。

【主治】婦人易産，入月帶之。産時，酒服一錢。藏器。

户限下土 拾遺

【釋名】【時珍曰】限，即門閾也。

【主治】産後腹痛，熱酒服一錢。又治吹奶，和雄雀糞，暖酒服方寸匕。藏器。

千步峰綱目

【集解】【時珍曰】此人家行步地上高起土也，乃人往來鞋履沾積而成者。技家言人宅有此，主興旺。

【主治】便毒初發，用生薑蘸醋磨泥塗之。時珍。

鞋底下土拾遺

【主治】適他方不伏水土，刮下，和水服，即止。藏器。

柱下土拾遺

【主治】腹痛暴卒，水服方寸匕。藏器。胎衣不下，取宅中柱下土，研末，鷄子清和服之。思邈。

牀脚下土拾遺

【主治】猘犬咬，和水傅之，灸七壯。藏器。

燒尸場上土綱目

【主治】邪瘧，取帶黑土同葱搗作丸塞耳，或繫膊上，即止。男左女右。時珍。

【附方】新四。好魘多夢。燒人灰，置枕中、履中，自止。本草拾遺。尸厥卒死。不知人者，燒尸場土二三錢，擂細，湯泡灌之，即活。如無，以竈心土代之。何氏方。小兒夜啼。燒尸場土，置枕邊。集簡方。脚底多汗。燒人場上土，鋪于鞋底内蹉之。灰亦可。集玄方。

冢上土拾遺

【主治】瘟疫。五月一日，取土或磚石，入瓦器中，埋着門外階下，合家不患時氣。又正旦取古冢磚，咒懸大門上，一年無疫疾。藏器。

【附方】新一。腸癰。死人冢上土，作泥塗之，良。千金方。

桑根下土拾遺

【主治】中惡風惡水而肉腫者，水和傅上，灸二三十壯，熱氣透入，即平。藏器。

胡燕窠土拾遺

【主治】無毒。同屎作湯，浴小兒，去驚邪。弘景。主風瘙癮疹及惡刺瘡，浸淫瘑瘡遍身，至心者死，並水和傅之，三兩日瘥。藏器。治口吻、白秃諸瘡。時珍。

【附方】舊三，新八。濕瘑疥瘡。胡燕窠大者，用抱〔一〕子處土，爲末，以淡鹽湯洗拭，乾傅之，日一上。小品方。黄水肥瘡。燕窠土一分，麝香半分，研傅之。普〔二〕濟方。浸淫濕瘡，發於心下者，不早治殺人。用胡燕窠中土，研末，水和傅。葛氏。口角爛瘡。燕窠泥傅之，良。救急方。白秃頭瘡。百年屋下燕窠泥、蠮螉窠，研末，剃後麻油調搽。聖濟録。蠼螋尿瘡，遶身汁出。以燕窠中土和豬脂、苦酒，傅之。外臺秘要。瘭疽惡瘡，着手足肩背，累累如赤豆，出汁。剥痂，以温醋、米泔洗净，用胡燕窠土和百日男兒屎，傅之。千金方。皮膚中痛，名癥疰。用醋和燕窠土傅之。千金方。風瘙癮疹。胡燕窠土，水和傅之〔三〕。千金方。小兒丹毒。向陽燕窠土，爲末，鷄子白和傅。衛生易簡方。一切惡瘡。燕窠内外泥糞研細，油調搽。一加黄蘗末。瑞竹堂方。

百舌窠中土拾遺

【主治】蚯蚓及諸惡蟲咬瘡，醋調傅之。藏器。

土蜂窠拾遺

【釋名】蠮螉窠。【時珍曰】即細腰蜂也。

【氣味】甘，平，無毒。【主治】癰腫風頭。别録。小兒霍亂吐瀉，炙研，乳汁服一錢。聖惠。醋調塗腫毒及蜘蛛咬。藏器。

〔一〕抱：原作「托」。今據聖惠方卷六十五治瘑瘡諸方改。

〔二〕普：原作「善」。今據普濟方卷三百六十五嬰孩唇舌口齒咽喉門「口瘡等疾」改。

〔三〕之：下原衍「傅」字。今據千金方卷二十二癰腫毒方删。

醋調塗蜂蠆毒。宗奭。治丁腫乳蛾，婦人難産。時珍。

【附方】新六。女人難産。土蜂兒窠，水泡湯飲之。取時逢單是男，雙是女，最驗。婦人良方。腫毒焮痛。陳藏器本草用醋和泥蜂窠塗之。○直指加川烏頭等分，云未結則散，已結則破也。丁瘡腫痛。土蜂窠煅，蛇皮燒，等分，酒服一錢。直指方。咽喉乳蛾。土蜂窠一箇，爲末。先用楮葉擦破病人舌，令血出，以醋和末，用翎點之，令痰涎出爲效。後用〔一〕扁竹根擂水服數口，取利。瑞竹堂方。手足發指，毒痛不可忍。用壁間泥蜂窠爲末，入乳香少許，研勻，以醋調塗，乾即以醋潤之。奇效方。蠼螋尿瘡。螟蛉窠，水調傅之。集玄方。

蜣蜋轉丸 拾遺

【釋名】土消。【藏器曰】此蜣蜋所推丸也。藏在土中，掘地得之，正圓如人捻作，彌久者佳。

【氣味】鹹，苦，大寒，無毒。【主治】湯淋絞汁服，療傷寒時氣，黄疸煩熱及霍亂吐瀉。燒存性酒服，治項癭。塗一切瘻瘡。藏器。

鬼屎 拾遺

【集解】【藏器曰】生陰濕地，如屎，亦如地錢，黄白色。

【主治】人、馬反花瘡，刮取，和油塗之。藏器。

鼠壤土 拾遺

【釋名】【時珍曰】柔而無塊曰壤。

【主治】中風筋骨不隨，冷痺骨節疼，手足拘急，風掣痛，偏枯死肌，多收曝乾，蒸熱袋盛，更互熨之。藏器。小兒尿和，塗丁腫。思邈。

鼢鼠壤土 拾遺

【集解】【藏器曰】此是田中尖嘴小鼠也。陰穿地中，不能見日。

〔一〕用：原脱。今據瑞竹堂方卷十一咽喉門補。

【主治】鬼疰氣痛，秫米泔汁和作餅，燒熱綿裹熨之。又主腫毒，和醋傅之，極效。藏器。孕婦腹内鍾鳴，研末二錢，麝香湯下，立愈。時珍。

屋内壖下蟲塵土拾遺

【釋名】【時珍曰】壖音軟，平聲。河邊地及垣下地，皆謂之壖。

【主治】惡瘡久不乾，油調傅之。藏器。

蟻垤土拾遺

【釋名】蟻封。【時珍曰】垤音迭，高起也。封，聚土也。

【主治】狐刺瘡，取七粒和醋搽。又死胎在腹及胞衣不下，炒三升，囊盛，搨心下，自出也。藏器。

白蟻泥綱目

【主治】惡瘡腫毒，用松木上者，同黄丹各炒黑，研，和香油塗之，取愈乃止。時珍。

蚯蚓泥綱目

【釋名】蚓螻、音婁。六一泥。

【氣味】甘、酸，寒，無毒。【主治】赤白久熱痢，取一升，炒煙盡，沃汁半升，濾浄飲之。藏器。小兒陰囊忽虚熱腫痛，以生甘草汁入輕粉末調塗之。以鹽研傅瘡，去熱毒及蛇犬傷。日華。傅狂犬傷，出犬毛，神效。蘇恭。

【附方】舊五，新十七。斷截熱瘧。邵氏青囊方用五月五日午時取蚯蚓糞，以麪和丸梧子大，朱砂爲衣。每服三丸，無根水下，忌生冷，即止，皆效。或加菖蒲末、獨頭蒜同丸。傷寒譫語。蚯蚓屎凉水調服。簡便方。小便不通。蚯蚓糞、朴硝等分，水和傅臍下，即通。皆效方。小兒吐乳。取田中地龍糞一兩，研末，空心以米湯服半錢，不過二三服效。聖惠方。小兒卵腫。地龍糞，以薄荷汁和塗之。危氏得效方。婦人吹乳。用韭地中蚯蚓屎，研細篩過，米醋調，厚傅，乾則换，三次即愈。凉水調亦可。藺氏經驗方。時行腮腫。柏葉汁調蚯蚓泥塗之。丹溪方。一切丹毒。水和蛐蟮泥傅之。外臺。脚心腫痛因久行久立致者。以水和蚯蚓糞厚傅，一夕即愈。永類鈐方。耳後月蝕。燒蚯蚓糞，豬脂和傅。子母秘録。聤耳出水成瘡。蚯蚓糞爲末傅之，并吹入。千金方。**齒斷宣露**。蚯蚓泥水和成團，煅赤，研末，臘豬脂調傅之，日三。千金方。**咽喉骨哽**。五月五日午時韭畦中，面東勿語，取蚯蚓泥藏[一]之，每用少許，搽喉外，其骨自消，名六一泥。**蜈蚣螫傷**。蚯蚓泥傅之，效。集效方。**金瘡困頓**。蚯蚓屎末，水服方寸匕，日三服。千金方。**解射罔毒**。蚯蚓屎末，井水服二方寸匕。千金方。**吐血不止**。石榴根下地龍糞，研末，新汲水服三錢。聖惠。**反胃轉食**。地龍糞一兩，木香三錢，大黄七錢，爲末，每服五錢，無根水調服，忌煎煿、酒、醋、椒、薑、熱物，一二服，其效如神。邵真人經驗方。**燕窩生瘡**。韭地曲蟮屎，米泔水和，煅過，入百草霜等分，研末，香油調塗之。摘玄方。**小兒頭熱**，鼻塞不通。濕地龍糞捻餅，貼顖上，日數易之。聖惠方。**足臁爛瘡**。韭地蚯蚓泥，乾研，入輕粉，清油調傅。○便民圖纂[二]。**外腎生瘡**。蚯蚓屎二分，緑豆粉一分，水研塗之，乾又上之。便民圖纂。

螺螄泥綱目

【主治】性凉。主反胃吐食，取螺螄一斗，水浸，取泥晒乾，每服一錢，火酒調下。時珍。

白鱓泥綱目

【主治】火帶瘡，水洗取泥炒研，香油調傅。時珍。

豬槽上垢土拾遺

【主治】難産，取一合和麫半升，烏豆二十顆，煮汁服。藏器。火焰丹毒赤黑色，取槽下泥傅之，乾又上。時珍。

犬尿泥綱目

【主治】妊娠傷寒，令子不落，塗腹上，乾即易。時珍。

驢尿泥拾遺

【主治】蜘蛛咬，傅之。藏器。

〔一〕藏：原作「取」。今據遵生八牋卷四四時調攝牋引呂公語改。

〔二〕纂：原脱。據卷一引據古今經史百家書目補。

尿坑泥綱目

【主治】主蜂蠍諸蟲咬，取塗之。時珍。

糞坑底泥綱目

【主治】發背諸惡瘡，陰乾爲末，新水調傅，其痛立止。時珍。

【附方】新一。丁腫。糞下土、蟬蜕、全蠍等分，搗作錢大餅，香油煎滚，温服。以滓傅瘡四圍，丁自出也。聖濟總録。

簷溜下泥綱目

【主治】豬咬、蜂螫、蟻叮、蛇傷毒，並取塗之。又和羊脂，塗腫毒、丹毒。時珍。

【附方】新一。蠍蠆螫叮。蠍有雌雄，雄者痛在一處，以井底泥封之，乾則易。雌者痛牽諸處，以瓦溝下泥封之。若無雨，以新汲水，從屋上淋下取泥。肘後方。

田中泥綱目

【主治】馬蝗入人耳，取一盆枕耳邊，聞氣自出。人誤吞馬蝗入腹者，酒和一二升服，當利出。時珍。

井底泥證類

【主治】塗湯火瘡。證類。療妊娠熱病，取傅心下及丹田，可護胎氣。時珍。

【附方】新五。頭風熱痛。井底泥和大黄、芒消，末，傅之。千金方。胎衣不下。井底泥一鷄子大，井華水服即下。集玄方。卧忽不寤。勿以火照，但痛嚙其踵及足拇趾甲際，而多唾其面，以井底泥塗其目，令人垂頭入井中，呼其姓名便甦也。肘後方。小兒熱癤。井底泥傅其四圍。談野翁方。蜈蚣螫人。井底泥頻傅之。千金方。

烏爹泥 綱目

【釋名】烏疊泥綱目、孩兒茶。【時珍曰】烏爹或作烏丁，皆番語，無正字。

【集解】【時珍曰】烏爹泥出南番爪哇、暹羅諸國，今雲南、老撾暮雲場地方造之。云是細茶末入竹筒中，緊塞兩頭，埋污泥溝中，日久取出，搗汁熬制而成。其塊小而潤澤者爲上，塊大而焦枯者次之。

【氣味】苦、濇，平，無毒。【主治】清上膈熱，化痰生津，塗金瘡、一切諸瘡，生肌定痛，止血收濕。時珍。

【附方】新八。鼻淵流水。孩兒茶末吹之，良。本草權度。牙疳口瘡。孩兒茶、朋砂等分，爲末搽之。○積德堂方治走馬牙疳，用孩兒茶、雄黄、貝母等分，爲末，米泔漱净，搽之。下疳陰瘡。外科用孩兒茶末，米泔洗净，傅之神效。或加胡黄連等分。○纂奇方：孩兒茶一錢，真珠一分，片腦半分，爲末傅之。○唐氏用孩兒茶一錢，輕粉一分，片腦一字，爲末搽之。痔瘡腫痛。孩兒茶、麝香爲末，唾津調傅。孫氏集效方。脱肛氣熱。孩兒茶二分，熊膽五分，片腦一分，爲末，人乳搽肛上，熱汁自下而肛收也。亦治痔瘡。董炳方。

彈丸土 拾遺

【主治】婦人難産，熱酒服一錢。藏器。

自然灰 拾遺

【集解】【藏器曰】生南海畔，狀如黄土，灰可澣衣。琉璃、瑪瑙、玉石以此灰埋之，即爛如泥，至易雕刻。

【主治】白癜風、癧瘍風，重淋取汁，和醋傅之，以布揩破乃傅之，爲瘡勿怪。藏器。

伏龍肝 别録下品

【釋名】竈心土。【弘景曰】此竈中對釜月下黄土也。以竈有神，故號爲伏龍肝，并以迂隱其名爾。今人又用廣州鹽城屑以療漏血瘀血，亦是近月之土，蓋得火燒之義也。【斅曰】凡使勿誤用竈下土。其伏龍肝是十年以來，竈額内火氣積久自結，如赤色石，中黄，其形貌八稜，取得研細，以水飛過用。【時珍曰】按廣濟曆作竈忌日云：伏龍在不可移作。則伏龍者，乃竈神也。後漢書言：陰子方臘日晨炊而竈神見形。註云：宜市買豬肝泥竈，令婦孝。則伏龍肝之名義，又取此也。臨安陳輿言：砌竈時，納豬肝一具于土，俟其日久，與土爲一，乃用之，始與名符。蓋本于此。獨孤滔丹書言：伏龍肝取經十年竈下，掘深一尺，有色如紫瓷者是真，可縮賀，伏丹砂。蓋亦不知豬肝之義，而用竈下土以爲之者也。

【氣味】辛，微温，無毒。【權曰】鹹。【大明曰】熱，微毒。【主治】婦人崩中吐血，止欬逆血。醋調，塗癰腫毒氣。別録。止鼻洪，腸風帶下，尿血泄精，催生下胞，及小兒夜啼。大明。治心痛狂顛，風邪蠱毒，妊娠護胎，小兒臍瘡重舌，風噤反胃，中惡卒魘，諸瘡。時珍。

【附方】舊十六，新十七。卒中惡氣。伏龍肝末一鷄子大，水服取吐。千金方。魘寐暴絶。竈心對鍋底土，研末，水服二錢，更吹入鼻。千金方。中風口噤不語，心煩恍惚，手足不隨，或腹中痛滿，或時絶而復甦。伏龍肝末五升，水八升攪，澄清灌之。千金方。狂顛謬亂不識人。伏龍肝末，水服方寸匕，日三服。千金方。小兒夜啼。伏龍肝末二錢，朱砂一錢，麝香少許，爲末，蜜丸緑豆大，每服五丸，桃符湯下。普濟方。小兒重舌。釜下土和苦酒塗之。千金方。重舌腫木。伏龍肝末，牛蒡汁調塗之。聖惠方。冷熱心痛。伏龍肝末方寸匕，熱以水温，冷以酒服。外臺秘要。反胃吐食。竈中土年久者，爲末，米飲服三錢，經驗。百一選方。卒然欬嗽。釜月土一分，豉七分，擣丸梧桐〔一〕子大。每飲下四十丸。肘後方。吐血衄血。伏龍肝末半升，新汲水一升，淘汁和蜜服。廣利方。吐血瀉血，心腹痛。伏龍肝、地爐〔二〕土、多年烟〔三〕壁土等分，每服五錢，水二盌，煎一盌，澄清，空心服。白粥補之。普濟方。婦人血漏。伏龍肝半兩，阿膠、蠶沙炒各一兩，爲末。每空肚酒服二三錢，以知爲度。寇氏衍義。赤白帶下，日久黄瘁，六脉微濇。伏龍肝炒令烟盡，棕櫚灰、屋梁上塵炒烟盡，等分爲末，入龍腦、麝香各少許，每服三錢，温酒或淡醋湯下。一年者，半月可安。大全方。産後血氣攻心痛，惡物不下。用竈中心土研末，酒服二錢，瀉出惡物，立效。救急方。妊娠熱病。伏龍肝末一鷄子許，水調服之。仍以水和塗臍方寸，乾又上。傷寒類要。子死腹中，母氣欲絶。伏龍肝末三錢，水調下。十全博救〔四〕方。横生逆産。竈中心對鍋底土，細研。每服一錢，酒調下，仍搽母臍中。救急方。胞衣不下。竈下土一寸，醋調，納臍中。續服甘草湯三四合。産寶。中諸蠱毒。伏龍肝末一鷄子大，水服取吐。千金方。六畜肉毒。方同上。陰冷發悶。冷氣入腹，腫滿殺人。釜月下土，和鷄子白傅之。千金方。男陰卒腫。方同上。諸腋狐臭。伏龍肝末頻傅之。千金方。聤耳出汁。綿裹伏龍肝末塞之，日三易。聖濟録。小兒臍瘡。伏龍肝末傅之。聖惠方。小兒丹毒。多年竈下黄土末，和屋漏水傅之，新汲水亦可，鷄子白或油亦可，乾即易。肘後方。小兒熱癤。釜下土、生椒末等分，醋和塗之。千金翼。臁瘡久爛。竈内黄土年久者，研細，入黄蘗、黄丹、赤石脂、輕粉，末，等分，清油調，入油絹中貼之，勿動，數日愈。

〔一〕桐：原作「梧」。今據肘後方卷三治卒上氣咳嗽方改。

〔二〕爐：原作「壚」。今據普濟方卷一百八十八諸血門「伏龍肝散」改。

〔三〕烟：同上作「堊」。

〔四〕救：原作「效」。今據卷一引據古今醫家書目載「十全博救方」改。

縱痒，忍之良。濟急方。發背欲死。伏龍肝末酒調，厚傅之，乾即易，平乃止。千金。一切癰腫。伏龍肝以蒜和作泥，貼之，乾再易，或鷄子黄和亦可。○外臺秘要。杖瘡腫痛。釜月下土爲末，油和塗之，卧羊皮上，頻塗。千金方。灸瘡腫痛。竈中黄土末，煮汁淋之。千金方。

土墼音急。綱目

【釋名】煤赭。【時珍曰】此是燒石灰窑中流結土渣也，輕虚而色赭。

【主治】婦人鼈瘕及頭上諸瘡。凡人生痰核如指大，紅腫者，爲末，以菜子油調搽，其腫即消。或出膿，以膏藥貼之。時珍。

【附方】新。白禿臘梨。灰窯内燒過紅土墼四兩，百草霜一兩，雄黄一兩，膽礬六錢，榆皮三錢，輕粉一錢，爲末，豬膽汁調，剃頭後搽之，百發百中，神方也。陸氏積德堂方。

甘鍋綱目

【釋名】銷金銀鍋。吴人收瓷器屑，碓舂爲末，篩澄取粉，呼爲滓粉，用膠水和劑作鍋，以銷金銀者。

【主治】偏墜疝氣，研末，熱酒調服二錢。又主煉眉瘡、湯火瘡，研末，入輕粉少許，傅之。鍋上黝，爛肉。時珍。

砂鍋綱目

【集解】【時珍曰】沙土埏〔一〕埴燒成者。

【主治】消積塊黄腫，用年久者，研末，水飛過，作丸，每酒服五錢。時珍。

白瓷器唐本草

【集解】【恭曰】定州者良，餘皆不如。【時珍曰】此以白土爲坏〔二〕，坏燒成者。古人以代白堊用。今饒州者亦良。

【氣味】平，無毒。【主治】婦人帶下白崩，止嘔吐，破血止血。水摩，塗瘡滅瘢。唐本。研末，傅癰腫，可代鍼。又點目，

〔一〕埏：原作「延」。江西本作「埏」。埏，揉合。老子：「埏埴以爲器。」義長，因從改。

〔二〕坏：説文：「坏，瓦未燒。」後通作「坯」。江西本改作「坯」。今例通假不改，下同。

去翳。時珍。

【附方】舊二，新七。鼻衄不止。定州白瓷細末，吹少許，立止。經驗方。吐血不止。上色白瓷器末二錢，皂莢子仁煎湯下，連服三服，即愈。聖濟方。小便淋痛。真定瓷器煆研二兩，生熟地黄末各一兩。每用二錢，木通煎湯服。傳信適用方。一切齃齁。處州瓷器爲末。發時用二錢，以手指點津液蘸藥，點舌下，嚥之即效。○普濟方。目生翳膜。用細料白瓷鍾一箇，大火煆過，研末，紙篩，加雄黄二分，爲末。早晚各點少許，不可多用。牛角簪撥出翳膜爲妙。若紅，用人退末點四角，即愈。孫天仁〔一〕集效方。身面白丹。白瓷瓦末和猪脂塗之。梅師方。赤黑丹疥。或痒或燥，不急治，遍身即死。白瓷末、猪脂和塗之。聖濟録。湯火傷灼。多能鄙事用青瓷盌片爲末，水飛過，和桐油傅，數次瘥。○活幼口議用景德鎮瓷器打碎，埋竈内，炭火鋪上，一夜取出，去火毒，爲末，入黄丹少許傅之，立愈。

烏古瓦 唐本草

【集解】【時珍曰】夏桀始以泥坯燒作瓦。

【氣味】甘，寒，無毒。【主治】以水煮及漬汁飲，止消渴，取屋上年深者良。唐本。煎湯服，解人心中大熱。甄權。止小便，煎汁服。大明。研末，塗湯火傷。藏器。治折傷，接骨。時珍。

【附方】舊一，新六。暑月暍死。屋上兩畔瓦，熱熨心頭，冷即易之。千金方。折傷筋骨。秘傳神效散：治跌撲傷損，骨折骨碎，筋斷，痛不可忍。此藥極能理傷續斷，累用累驗。用路上墻脚下，往來人便溺處久碎瓦片一塊，洗浄火煆，米醋淬五次，黄色爲度，刀刮細末。每服三錢，好酒調下，在上食前，在下食後。不可以輕易而賤之，誠神方也。邵以正真人經驗方。湯火傷灼。取多年屋上吻獸爲末，油和塗之，立效。儒門事親方。灸牙痛法。取土底年深既古且潤三角瓦一塊，令三姓童子候星初出時，指第一星，下火于瓦上灸之。本草拾遺。唇吻生瘡。新瓦爲末，生油調塗。集玄方。瘢痕凸起。熱瓦頻熨之。千金方。蜂蠆螫傷。瓦摩其上，唾二七遍，置瓦於故處。千金。

古磚 拾遺

【主治】噦氣，水煮汁服之。久下白痢虚寒者，秋月小腹多冷者，並燒熱，布裹坐之，令熱氣入腹，良。又治婦人五色帶下，以麪作煎餅七箇，安于燒赤黄磚上，以黄瓜樓傅麪上，安布兩重，令患者坐之，令藥氣入腹熏之，當有蟲出如蠶子，

〔一〕仁：原作「人」。今據卷一引據古今醫家書目改。

不過三五〔一〕度瘥。藏器。

【附方】新三。寒濕脚氣。磚燒紅，以陳臭米泔水淬之，乘熱布包三塊，用膝夾住，綿被覆之，三五次愈。扶壽方。赤眼腫痛。新磚浸糞池中，年久取放陰處，生花刷下，入腦子和點之。普濟方。臀生〔二〕濕瘡。日以新磚坐之，能去濕氣。集玄方。

煙膠綱目

【集解】【時珍曰】此乃熏消牛皮竈上及燒瓦窯上黑土也。

【主治】頭瘡白秃，疥瘡風癬，癢痛流水，取牛皮竈岸爲末，麻油調塗。或和輕粉少許。時珍。

【附方】新三。牛皮血癬。烟膠三錢，寒水石三錢，白礬二錢，花椒一錢半，爲末，臘猪脂調搽。積德堂方。消渴引飲。瓦窯突上黑煤，乾似鐵屎者半斤，爲末，入生薑四兩，同搗，絹袋盛，水五升浸汁，每飲五合。聖濟録。胞衣不下。竈突後黑土三指撮，五更酒下。陳藏器。

墨宋開寶

【釋名】烏金綱目、陳玄綱目、玄香綱目、烏玉玦。【時珍曰】古者以黑土爲墨，故字從黑土。許慎説文云：墨，烟煤所成，土之類也，故從黑土。劉熙釋名云：墨者，晦也。

【集解】【宗奭曰】墨，松之煙也。世有以粟草灰僞爲者，不可用，須松烟墨方可入藥。惟遠烟細者爲佳，粗者不可用。今高麗國每貢墨於中國，不知何物合，不宜入藥。鄜延有石油，其煙甚濃，其煤可爲墨，黑光如漆，不可入藥。【時珍曰】上墨以松煙用梣皮汁解膠和造，或加香藥等物。今人多以窑突中墨烟，再三以麻油入内，用火燒過造墨，謂之墨烟。墨光雖黑，而非松煙矣，用者詳之。石墨見石炭下。烏賊魚腹中有墨，馬之寳墨，各見本條。

【氣味】辛，温，無毒。【主治】止血，生肌膚，合金瘡，治産後血運，崩中卒下血，醋磨服之。又止血痢及小兒客忤，搗篩温服之。又眯目物芒入目，點摩瞳子上。開寶。利小便，通月經，治癰腫。時珍。

【發明】【震亨曰】墨屬金而有火，入藥甚健，性又能止血。

【附方】舊十，新六。吐血不止。金墨磨汁，同萊菔汁飲，或生地黄汁亦可。集簡方。衄血不止，眩冒欲死。濃墨汁滴入鼻中。梅師方。熱病

〔一〕五：原作「更」。今據證類卷四古磚改。

〔二〕生：原作「主」，不通。今從張本改。

衄血出數升者。取好墨爲末，鷄子白丸梧子大，用生地黄汁下一二十丸，少頃再服。仍以葱汁磨墨，滴入鼻内，即止。外臺秘要。大小便血。好墨細末二錢，阿膠化湯調服，熱多者尤相宜。寇氏本草衍義。卒淋不通。好墨燒一兩，爲末，每服一字，温水服之。普濟〔一〕方。赤白下痢。薑墨丸：用乾薑、好墨各五兩，爲末，醋漿和丸梧子大。每服三四十丸，米飲下，日夜六七服，愈。肘後方〔二〕。崩中漏下，青黄赤白，使人無子。好墨一錢，水服，日二服。肘後方。墮胎血溢不止。墨三兩，火燒醋淬三次，出火毒，没藥一兩，爲末，每服二錢，醋湯下〔三〕。普濟方。婦人難産。墨一寸，末之，水服立瘥。肘後方。胎死腹中。新汲水磨金墨服之。普濟方。胞衣不出，痛引腰脊。好墨，温酒服二錢。肘後方。癰腫發背。醋磨濃墨塗四圍，中以猪膽汁塗之，乾又上，一夜即消。趙氏方。客忤中惡。多於道間、門外得之，令人心腹絞痛脹滿，氣冲心胸，不即治殺人。搗墨，水和服二錢。肘後方。飛絲入目。磨濃墨點之即出。千金方。塵物入目。方同上。産後血運。心悶氣絶，以丈夫小便研濃墨一升服。子母秘録。

釜臍墨四聲

【釋名】釜月中墨四聲、鐺墨開寶、釜煤綱目、釜炲綱目、鍋底墨。【時珍曰】大者曰釜，曰鍋，小者曰鐺。

【氣味】辛，温，無毒。【主治】中惡蠱毒，吐血血運，以酒或水温服二錢。亦塗金瘡，止血生肌。開寶。消食積，舌腫，喉痺，口瘡，陽毒發狂。時珍。

【發明】【頌曰】古方治傷寒黑奴丸，用釜底墨、竈突墨、梁上塵三物同合諸藥，爲其功用相近耳。

【附方】舊七，新六。卒心氣痛。鐺墨二錢，熱小便調下。千金方。中惡心痛。鐺墨五錢，鹽一錢，研勻，熱水一錢調下。千金方。轉筋入腹。釜底墨末，和酒服一錢。肘後方。霍亂吐下。鍋底墨煤半錢，竈額上墨半錢，百沸湯一盞，急攪數千下，以盌覆之，通口服一二口，立止。經驗方。吐血咯血。鍋底墨炒過，研細，井華水服二錢，連進三服。濟急方。婦人逆産。以手中指取釜下墨，交畫兒足下，即順。千金方。産血不下。鍋底墨煙，熱酒服二錢。生生編。舌卒腫大，如豬脬狀，滿口，不治殺人。釜墨和酒塗之。千金方。鼻氣壅塞。水服釜墨一錢。千金方。鼻中息肉。方同上，三五日愈。普濟方。聤耳膿血。月下灰吹滿耳，深入無苦，即自出。肘後方。小兒口瘡。釜底墨，時時搽之。普濟方。手搔瘡腫作膿。用鍋臍墨研細，清油調搽。簡便方。

〔一〕濟：原作「齊」。今據此方出普濟方卷二百十五卒淋改。

〔二〕方：下衍「上」字。今據證類卷十三墨引肘後方删。

〔三〕下：下原衍「一」字。今從江西本删。

百〔一〕草霜綱目

【釋名】竈突墨綱目、竈額墨。【時珍曰】此乃竈額及煙爐中墨烟也。其質輕細〔二〕，故謂之霜。

【氣味】辛，温，無毒。【主治】消化積滯，入下食藥中用。蘇頌。止上下諸血，婦人崩中帶下、胎前産後諸病，傷寒陽毒發狂，黄疸，瘧痢，噎膈，咽喉口舌一切諸瘡。時珍。

【發明】【時珍曰】百草霜、釜底墨、梁上倒掛塵，皆是煙氣結成，但其體質有輕虚結實之異。重者歸中下二焦，輕者入心肺之分。古方治陽毒發狂黑奴丸，三者並用，而内有麻黄、大黄，亦是攻解三焦結熱，兼取火化從治之義。其消積滯，亦是取其從化，故疸膈瘧痢諸病多用之。其治失血胎産諸病，雖是血見黑則止，亦不離從化之理。

【附方】新二十。衄血不止。百草霜末吹之，立止也。衄血吐血。劉長春經驗方治吐血及傷酒食醉飽，低頭掬損肺臟，吐血汗血，口鼻妄行，但聲未失者。用鄉外人家百草霜末，糯米湯服二錢。○一方：百草霜五錢，槐花末二兩，每服二錢，茅根湯下。齒縫出血。百草霜末摻之，立止。集簡方。婦人崩中。百草霜二錢，狗膽汁拌匀，分作二服，當歸酒下。經驗方。胎動下血，或胎已死。百草霜二錢，棕灰一錢，伏龍肝五錢，爲末，每服一二錢，白湯入酒及童尿調下。筆峰雜興方。胎前産後，逆生横生，瘦胎，産前産後虚損，月候不調，崩中。百草霜、白芷等分，爲末，每服二錢，童子小便、醋各少許調匀，熱湯化服，不過二服。杜壬方。婦人白帶。百草霜一兩，香金墨半兩，研末，每服三錢，猪肝一葉，批開，入藥在内，紙裹煨熟，細嚼，温酒送之。永類方。臟毒下血。百草霜五錢，以米湯調，露一夜，次早空心服。邵真人經驗方。暴作瀉痢。百草霜末，米飲調下二錢。續十全方。一切痢下初起。一服如神，名鐵刷丸。百草霜三錢，金墨一錢，半夏七分，巴豆煮十四粒，研匀，黄蠟三錢，同香油化開，和成劑。量大小，每服三五丸，或四五十丸，薑湯下。灊江方。小兒積痢。駐車丸：用百草霜二錢，巴豆煨去油一錢，研匀，以飛羅麪糊和丸緑豆大。每服三五丸。赤痢甘草湯下，白痢米飲下，紅白薑湯下。全幼心鑑。挾熱下痢膿血。竈突中墨、黄連各一兩，爲末，每酒下二〔三〕錢，日二服。聖惠方。寒熱瘧疾。方見鉛丹下。魘寐卒死。鍋底墨，水灌二錢，并吹鼻。醫説。尸厥不醒，脉動如故。竈突墨彈丸，漿水和飲。仍針百會、足大趾中趾甲側。千金方。咽中結塊，不通水食，危困欲死。百草霜，蜜和丸芡子大，每新汲水化一丸灌下，甚者不過二丸，名百靈丸。普濟方。鼻瘡膿臭。百草霜末，冷水服二錢。三因方。白秃頭瘡。百草霜和豬脂塗之。

〔一〕百：原作「白」。今據本卷目録及本條正文改。

〔二〕絪：江西本作「細」。「絪」通「氤」，指雲煙瀰漫。用於墨煙亦通。

〔三〕二：底本此字漫漶，今據美國國會本補正。

簡便方。頭瘡諸瘡。以醋湯洗净，百草霜入膩粉少許，生油調塗，立愈。證類本草。瘭疽出汁，着手足肩背，累累如米。用竈突墨、竈屋塵、釜下土研匀，水一斗，煮三沸，取汁洗，日三四度。外臺秘要。

梁上塵唐本草

【釋名】倒掛塵名烏龍尾綱目、煙珠。

【修治】【斅曰】凡梁上塵，須去煙火大遠，高堂殿上者，拂下，篩净末用。【時珍曰】凡用倒掛塵，燒令煙盡，篩取末入藥。雷氏所説，似是梁上灰塵，今人不見用。

【氣味】辛、苦，微寒，無毒。【大明曰】平。【主治】腹痛，噎膈，中惡，鼻衄，小兒軟瘡。唐本。食積，止金瘡血出，齒斷出血。時珍。

【附方】舊七，新十二。翻胃吐食。梁上塵，黑驢尿調服之。集簡方。霍亂吐利。屋下倒掛塵，滚湯泡，澄清服，即止。衛生易簡方。小便不通。梁上塵二指撮，水服之。外臺秘要。大腸脱肛。烏龍尾，即梁上塵，同鼠屎燒烟于桶内，坐上熏之，數次即不脱也。濟急。喉痺乳蛾。烏龍尾、枯礬、豬牙皂莢以鹽炒黄，等分，爲末，或吹或點皆妙。孫氏集效方。牙疼嗃鼻。壁上掃土，用鹽炒過，爲末，隨左右嗃鼻。普濟方。鼻中息肉。梁塵吹之。普濟方。夜卧魘死。勿用火照，急取梁塵納鼻中，即活。瑣碎録。卒自縊死。梁上塵如豆大，各納一筒中，四人同時極力吹兩耳及鼻中，即活。外臺秘要。經血不止。烏龍尾炒煙盡、荆芥穗各半兩，爲末，每服二錢，茶下。聖濟録。婦人胎動，日月未足欲産。梁上塵、竈突墨等分，酒服方寸匕。千金方。橫生逆産。梁上塵，酒服方寸匕。子母秘録。婦人妬乳。醋和梁上塵塗之。千金方。石癰不膿。梁上塵灰、葵根莖灰等分，用醋和傅之。千金方。發背腫痛。厨内倒弔塵，爲末，以生葱極嫩心同搗膏，傅之留頂，一日一换，乾則以水潤之。瀕湖集簡方。無名惡瘡。梁上倒掛塵二條，韭地蚯蚓泥少許，生蜜和，捻作餅如錢大，陰乾，用蜜水調，頻傅之。楊起簡便方。小兒頭瘡。浸淫成片。梁上塵和油瓶下滓，以皂莢湯洗後塗之。子母秘録。小兒赤丹。屋塵和臘豬脂傅之。千金方。老嗽不止。故茅屋上塵年久着煙火者，和石黄、款冬花、婦人月經衣帶，爲末，水和塗茅上，待乾，入竹筒中燒煙吸嚥，無不瘥也。陳藏器本草。

門臼塵綱目

【主治】止金瘡出血。又諸般毒瘡，切蒜蘸擦，至出汗即消。時珍。

寡婦牀頭塵土拾遺

【主治】耳上月割瘡，和油塗之。藏器。

瓷甌中白灰拾遺

【集解】【藏器曰】瓷器物初燒時，相隔皆以灰爲泥，然後燒之。但看〔一〕瓷裹有灰，即收之備用。

【主治】遊腫，醋摩傅之。藏器。

香爐灰綱目

【主治】跌撲金刃傷損，罨之，止血生肌。○香爐岸，主疥瘡。時珍。

鍛竈灰別録下品

【集解】【弘景曰】此鍛鐵竈中灰爾，兼得鐵力故也。

【主治】癥瘕堅積，去邪惡氣。別録。【恭曰】療暴癥有效。古方貳車丸中用之。

【附方】新一。産後陰脱。鐵爐中紫塵、羊脂，二味和勻，布裹炙熱，熨推納上。徐氏胎産方。

冬灰本經下品

【釋名】【宗奭曰】諸灰一爇而成，其體輕力劣，惟冬灰則經三四月方撤爐，其灰既曉夕燒灼，其力全燥烈而體益重故也。

【集解】【別録曰】冬灰，生方谷川澤。【弘景曰】此即今浣衣黄灰爾，燒諸蒿藜積聚鍊作之，性亦烈，荻灰尤烈。【恭曰】冬灰本是藜灰，餘草不真。又有青蒿灰、柃灰，一作苓字，乃燒木葉作。並入染家用，亦蝕惡肉。【時珍曰】冬灰乃冬月竈中所燒薪柴之灰也。專指作蒿藜之灰，亦未必然。原本一名藜灰，生方谷川澤，殊爲不通。此灰既不當言川澤，又豈獨方谷乃有耶？今人以灰淋汁，取鹼浣衣，發麪令皙，治瘡蝕惡肉，浸藍澱染青色。

【氣味】辛，微温，有毒。【主治】去黑子、肬、瘜肉、疽蝕疥瘙。本經。煮豆食，大下水腫。蘇恭。醋和熱灰，熨心腹

〔一〕看：原作「爲」。今據證類卷四瓷塸中裹白灰改。

冷氣痛及血氣絞痛，冷即易。藏器。治犬咬，熱灰傅之。又治溺死、凍死，蝕諸癰疽惡肉。時珍。

【發明】【時珍曰】古方治人溺水死，用竈中灰一石埋之，從頭至足，惟露七孔，良久即甦。凡蠅溺水死，試以灰埋之，少傾即便活，甚驗。蓋灰性暖而能拔水也。

【附方】新七。人溺水死。方見上。墮水凍死只有微氣者。勿以火炙，用布袋盛熱灰，放在心頭，冷即换，待眼開，以温酒與之。普濟方。陰冷疼悶，冷氣入腹，腫滿殺人。醋和熱灰，頻熨之。千金方。湯火傷灼。餅爐中灰，麻油調傅，不得着水，仍避風。寇氏衍義。犬咬傷人。苦酒和灰傅之，或熱湯和之。千金方。

石鹼補遺

【釋名】灰鹼、花鹼。【時珍曰】狀如石，類鹼，故亦得鹼名。

【集解】【時珍曰】石鹼，出山東濟寧諸處。彼人采蒿蓼之屬，開窖浸水，漉起晒乾燒灰，以原水淋汁，每石引入粉麪二三斤，久則凝淀如石，連汁貨之四方，澣衣發麪，甚獲利也。他處以竈灰淋濃汁，亦去垢發麪。

【氣味】辛、苦，温，微毒。【主治】去濕熱，止心痛，消痰，磨積塊，去食滯，洗滌垢膩，量虚實用，過服損人。震亨。殺齒蟲，去目瞖，治噎膈反胃。同石灰爛肌肉，潰癰疽瘰癧，去瘀肉，點痣黶疣贅痔核，神效。時珍。

【附方】新六。多年反胃。方見鉛下。消積破氣。石鹼三錢，山查三兩，阿魏五錢，半夏皂莢水制過一兩，爲末，以阿魏化醋煮糊丸服。摘玄方。一切目疾。白鹼揀去黑碎者，厚紙七層，包掛風處，四十九日取，研極細，日日點之。普濟方。拳毛倒睫。用刀微劃動，以藥泥眼胞上，睫自起也。石鹼一錢，石灰一錢，醋調塗之。摘玄方。蟲牙疼痛。花鹼填孔内，立止。儒門事親。痣黶疣贅。花鹼、礦灰，以小麥稈灰汁煎二味令乾，等分爲末，以針刺破，水調點之，三日三上，即去，須新合乃效。聖濟録。

本草綱目金石部目録第八卷

李時珍曰：石者，氣之核，土之骨也。大則爲岩巖，細則爲砂塵。其精爲金爲玉，其毒爲礜爲䃕。氣之凝也，則結而爲丹青；氣之化也，則液而爲礬汞。其變也：或自柔而剛，乳鹵成石是也；或自動而静，草木成石是也。飛走含靈之爲石，自有情而之無情也；雷震星隕之爲石，自無形而成有形也。大塊資生，鴻鈞爐鞴，金石雖若頑物，而造化無窮焉。身家攸賴，財劑衛養。金石雖曰死瑶，而利用無窮焉。是以禹貢、周官列其土産，農經、軒典詳其性功，亦良相、良醫之所當注意者也。迺集其可以濟國却病者一百六十種，爲金石部。分爲四類：曰金，曰玉，曰石，曰鹵。舊本玉石部三品，共二百五十三種。今併入二十八種，移三十二種入水部，三十九種入土部，三種入服器部，一種入介部，一種入人部。

神農本草經四十一種梁陶弘景註　　名醫别録三十二種同上

唐本草一十四種唐蘇恭　　本草拾遺一十七種唐陳藏器

藥性本草一種唐甄權　　開寶本草九種宋馬志

嘉祐本草八種宋掌禹錫　　圖經本草三種宋蘇頌

日華本草八種宋人大明　　證類本草一種宋唐慎微

本草綱目二十六種明李時珍

【附註】魏李當之藥録　　吴普本草　　宋雷斅炮炙

齊徐之才藥對　　唐孫思邈千金　　李珣海藥

唐楊損之删繁　　蕭炳四聲　　蜀韓保昇重註

宋[一]寇宗奭衍義　　陳承别説　　金張元素珍珠囊

[一] 宋：原作「米」。今據卷一歷代諸家本草改。

元李杲法〔一〕象　王好古湯液　朱震亨補遺
明汪機會編　徐用誠發揮　王綸集要

金石之一　金類二十八種

金別録　銀別録○黄銀、烏銀附　錫恡脂綱目○即銀礦　銀膏唐本
朱砂銀日華　赤銅唐本　自然銅開寶　銅礦石唐本
銅青嘉祐　鉛日華　鉛霜日華　粉錫本經○即胡粉
鉛丹本經即黄丹　密陀僧唐本　錫拾遺　古鏡拾遺
古文錢日華　銅弩牙別録　諸銅器綱目○銅盆、鈷鉧、秤錘、銅匙、銅甑、銅器汗
鐵本經　鋼鐵別録　鐵落本經　鐵精本經
鐵華粉開寶　鐵鏽拾遺　鐵爇拾遺　鐵漿拾遺
諸鐵器綱目○鐵杵、秤錘〔二〕、鐵斧、鐵刀、刀〔三〕鐶、剪刀股、故〔四〕鋸、布針、箭鏃〔五〕、鑰匙、鐵釘、鐵鏵、鐵犁〔六〕、車鍇、馬銜、馬鐙
右附方舊五十二，新一百八十三。

〔一〕法：原作「注」。今據改同上。
〔二〕秤錘：正文本藥正名作「鐵秤錘」，此下有「鐵銃」一藥。
〔三〕刀：正文此上有「大」字。本藥正名
〔四〕故：正文本藥正名作「鐵」。
〔五〕箭鏃：正文本藥正名此下有「鐵甲」、「鐵鎖」二藥。
〔六〕犁：正文本藥正名此下有「鑱尖」二字。

石之二　玉類一十四種

玉別録　白玉髓別録　青玉別録○璧玉、玉英、合玉石附

青琅玕本經　珊瑚唐本　馬腦嘉祐　寶石綱目

玻瓈拾遺　水精拾遺○水珠、碝石附　琉璃拾遺　雲母本經

白石英本經　紫石英本經　菩薩石日華

右附方舊一十二，新一十八。

本草綱目金石部第八卷

金石之一　金類二十八種

金別録中品　【校正】併入拾遺金漿。

【釋名】黄牙鏡源、太真。【時珍曰】按許慎説文云：五金黄爲之長，久埋不生衣，百鍊不輕，從革不違，生於土，故字左右注，象金在土中之形。爾雅云：黄金謂之璗〔一〕，美者謂之鏐，餅金謂之鈑，絶澤謂之銑。獨孤滔云：天生牙謂之黄牙。梵書謂之蘇伐羅。【弘景曰】仙方名金爲太真。

【集解】【別録曰】金屑生益州，采無時。【弘景曰】金之所生，處處皆有。梁、益、寧三州多有，出水沙中，作屑，謂之生金。建平、晉安亦有金沙，出石中，燒鎔鼓鑄爲碢，雖被火亦未熟，猶須更鍊。高麗、扶南及西域外國成器，皆鍊熟可服。【藏器曰】生金生嶺南夷獠峒穴山中，如赤黑碎石、金鐵屎之類。南人云：毒蛇齒落在石中。又云：蛇屎着石上，及鴆鳥屎着石上皆碎，取毒處爲生金，有大毒，殺人。本草言黄金有毒，誤矣。生金與黄金全別也。常見人取金，掘地深丈餘，至紛子石，石皆一頭黑焦，石下有金，大者如指，小者猶麻豆，色如桑黄，咬時極軟，即是真金。夫匠竊而呑者，不見有毒。其麩金出水沙中，氈上淘取，或鵝鴨腹中得之。即便打成器物，亦不重鍊。煎取金汁，便堪鎮心。【志曰】今醫家所用，皆鍊熟金薄及以水煮金器取汁用之，則無毒矣。皇朝收復嶺表，詢訪彼人，並無蛇屎之説，藏器傳聞之言，非矣。【頌曰】今饒、信、南劍、登〔二〕州所出，采亦多端，或有若山石狀者，若米豆粒者，此類皆未經火，並爲生金。【珣曰】山海經所説諸山出金極多，不能備録。廣州記云：大食國出金最多，貨易並用金錢。異物志云：金生麗水。又蔡州瓜子金，雲南出顆塊金，在山石間采之。黔南、遂府、吉州水中，並産麩金。嶺表録云：五嶺内富州、賓州、澄州、涪縣江溪河皆産金。居人多養鵝鴨取屎，以淘金片，日得一兩或半兩，有終日不獲一星者。【宗奭曰】顆塊金，即穴山至百十尺，見伴金石，定見金也。其石褐色，一頭如火燒黑之狀，其金色深赤黄。麩金，即在江沙水中淘汰〔三〕而得，其色淺黄。皆是生金，得之皆當鑄鍊。麩金耗多。入藥當用塊金，色既深，則金氣足餘。須防藥制成及點化者，此等焉得有造化之氣。如紫雪之類，用金煮汁，蓋

〔一〕璗：原作「盪」。今據爾雅釋器改。
〔二〕登：原作「澄」。今據證類卷四金屑改。
〔三〕汰：原作「沃」。今據改同上。

假其自然之氣爾。又東南金色深，西南金色淡，亦土地所宜也。【時珍曰】金有山金、沙金二種。其色七青、八黄、九紫、十赤，以赤爲足色。和銀者性柔，試石則有色青。和銅者性硬，試石則有聲。寶貨辨疑云：馬蹄金象馬蹄，難得。橄欖金出荆、湖、嶺南。胯子金象帶胯，出湖南北。瓜子金大如瓜子，麩金如麩片，出湖南、高麗。沙金細如沙屑，出蜀中。葉子金出雲南。地鏡圖云：黄金之氣赤，夜有火光及白鼠。或云：山有薤，下有金。凡金曾在塚墓間及爲釵釧溲器者，陶隱居謂之辱金，不可合煉。寶藏論云：金有二十種，又外國五種。還丹金，出丹穴中，體含丹砂，色尤赤，合丹服之，希世之寶也。麩金出五溪、漢江，大者如瓜子，小者如麥，性平無毒。山金出交廣南韶諸山，銜石而生。馬蹄金乃最精者，二蹄一斤。毒金即生金，出交廣山石内，赤而有大毒，殺人，鍊十餘次，毒乃已。此五種皆真金也。水銀金、丹砂金、雄黄金、雌黄金、硫黄金、曾青金、石緑金、石膽金、母砂金、白錫金、黑鉛金，並藥制成者。銅金、生鐵金、熟鐵金、鍮石金，並藥點成者。已上十五種，皆假金也，性頑滯有毒。外國五種，乃波斯紫磨金、東夷青金、林邑赤金、西戎金、占城金也。

金屑。【氣味】辛，平，有毒。【大明曰】無毒。【珣曰】生者有毒，熟者無毒。【宗奭曰】不曰金而更加屑字者，是已經磨屑可用之義，必須烹鍊鍛屑爲薄，方可入藥。金薄亦同生金，有毒，能殺人，且難解。有中其毒者，惟鷓鴣肉可解之。若不經鍛，屑即不可用。金性惡錫，畏水銀，得餘甘子則體柔，亦相感耳。【時珍曰】洗金以鹽。駱駝、驢、馬脂，皆能柔金。金遇鉛則碎，翡翠石能屑金，亦物性相制也。金蛇能解生金毒。晉賈后飲金屑酒而死，則生金有毒可知矣。凡用金薄，須辨出銅薄。

【主治】鎮精神，堅骨髓，通利五臟邪氣，服之神仙。別録。療小兒驚傷五臟，風癇失志，鎮心安魂魄。甄權。癲癇風熱，上氣欬嗽，傷寒肺損吐血，骨蒸勞極作渴，並以薄入丸散服。李珣。破冷氣，除風。青霞子。

金漿拾遺。【氣味】同金。【主治】長生神仙。久服，腸中盡爲金色。藏器。

【發明】【弘景曰】生金辟惡而有毒，不鍊服之殺人。仙經以醯、蜜及豬肪、牡荆酒輩鍊至柔軟，服之成仙，亦以合水銀作丹砂。醫方都無用者，當是慮其有毒爾。【損之曰】生者殺人，百鍊者乃堪服，水銀合膏飲即不鍊。【頌曰】金屑古方不見用者，惟作金薄入藥甚便。又古方金石凌、紅雪、紫雪輩，皆取金銀煮汁，此通用經鍊者，假其氣爾。【時珍曰】金乃西方之行，性能制木，故療驚癇風熱，肝膽之病。而古方罕用，惟服食家言之。淮南三十六水法亦化爲漿服餌。葛洪抱朴子言：餌黄金不亞于金液。其法用豕負革肪、苦酒鍊之百遍即柔，或以樗皮治之，或以牡荆酒、慈石消之爲水，或以雄黄、雌黄合餌，皆能地仙。又言：丹砂化爲聖金，服之昇仙。別録、陳藏器亦言久服神仙。其説蓋自秦皇、漢武時方士傳流而來，豈知血肉之軀，水穀爲賴，可能堪此金石重墜之物久在腸胃乎？求生而喪生，可謂愚也矣。故太清法云：金禀中宫陰己之氣，性本剛，服之傷損肌肉。又東觀秘記云：亡人以黄金塞九竅，則尸不朽。此雖近於理，然亦誨盗矣，曷若速化歸虚之爲愈也哉。

【附方】新五。風眼爛弦。金環燒紅，掠上下瞼肉，日數次，甚妙。集簡方。牙齒風痛。火燒金釵針之，立止。○集簡方。輕粉破口。凡水腫及瘡病，服輕粉後口瘡齦爛。金器煮汁，頻頻含漱，能殺粉毒，以愈爲度。外臺秘要。水銀入耳，能蝕人腦。以金枕耳邊，自出也。張仲景方。水銀入肉，令人筋攣。惟以金物熨之，水銀當出蝕金，候金白色是也，頻用取效，此北齊徐王〔一〕方也。本草拾遺。

銀別録中品

【校正】併入開寶生銀。

【釋名】白金綱目、鋈。【時珍曰】爾雅：白金謂之銀，其美者曰鐐〔二〕。説文云：鋈，白金也。梵書謂之阿路巴。

【集解】【別録曰】銀屑生永昌，采無時。【弘景曰】銀之所出處，亦與金同，但是生土中也。鍊餌法亦似金。永昌屬益州，今屬寧州。【恭曰】銀與金，生不同處，所在皆有，而以虢州者爲勝，此外多鈆穢爲劣。高麗作貼者，云非銀鉚所出，然色青不如虢州者。【志曰】生銀出饒州樂平諸坑銀鉚中，狀如硬錫，文理粗錯自然者真。【頌曰】銀在鉚中與銅相雜，土人采得，以鈆再三煎鍊方成，故爲熟銀。生銀則生銀鉚中，狀如硬錫。其金坑中所得，乃在土石中滲漏成條，若絲髪狀，土人謂之老翁鬚，極難得。方書用生銀，必得此乃真。【珣曰】按南越志：波斯國有天生藥銀，用爲試藥指環。又燒朱粉甕下，多年沉積有銀，號盃鉛銀，光軟甚好，與波斯銀功力相似，秪是難得。今時燒鍊家，每一斤生鉛，只得一二銖。山海經云，東北樂平郡堂少山出銀甚多。黔中生銀體硬，不堪入藥。【宗奭曰】銀出於鉚，須煎鍊成，故名熟銀。其生銀即不自鉚中出而特然生者，又謂之老翁鬚，其入用大同。世之術士，以朱砂而成，以鉛汞而成，以焦銅而成者，既無造化之氣，豈可入藥，不可不別。【時珍曰】閩、浙、荆、湖、饒、信、廣、滇、貴州、交趾諸處，山中皆産銀，有鉚中鍊出者，有沙土中鍊出者。其生銀，俗稱銀笋、銀牙者也，亦曰出山銀〔三〕。獨孤滔丹房鏡源所謂鉛坑中出褐色石，形如笋，打破即白，名曰自然牙，曰自然鉛，亦曰生鉛。此有變化之道，不堪服食者是也。管子云：上有鉛，下有銀。地鏡圖云：山有葱，下有銀。銀之氣，入夜正白，流散在地，其精變爲白雄鷄。寶藏論云：銀有十七種，又外國四種。天生牙，生銀坑内石縫中，狀如亂絲，色紅者上，入火紫白如草根者次之。銜黑石者最奇，生樂平、鄱陽産鉛之山，一名龍牙，一名龍鬚，是正生銀，無毒，爲至藥根本也。生銀，生石鉚中，成片塊，大小不定，狀如硬錫。母砂銀，生五溪丹砂穴中，色理紅光。黑鉛銀，得子母之氣。此四種爲真銀。有水銀銀、草砂銀、曾青銀、石緑銀、雄黄銀、雌黄銀、硫黄銀、膽礬銀、靈草銀，皆是以藥制成者。丹陽銀、銅銀、鐵銀、白錫銀，皆以藥點化者。十三種皆假銀也。外國四種：新羅銀、波斯銀、林邑銀、雲南銀，並精好。

〔一〕王：原作「玉」。今據證類卷四水銀改。

〔二〕鐐：原作「鏐」。今據爾雅釋器改。

〔三〕銀：原作「艮」。溪蠻叢笑有「出山銀」一名。民間或將「銀」俗寫爲「艮」，江西本後諸本均作「銀」，義長，今從改。

銀屑。【修治】【弘景曰】醫方鎮心丸用之，不可正服。爲屑，當以水銀研令消也。【恭曰】方家用銀屑，取見成銀薄，以水銀消之爲泥，合消石及鹽研爲粉，燒出水銀，淘去鹽石，爲粉極細，用之乃佳，不得只磨取屑耳。【時珍曰】入藥只用銀薄，易細。若用水銀鹽消制者，反有毒矣。龍木論謂之銀液。又有錫薄可僞，宜辨之。

【氣味】辛，平，有毒。【珣曰】大寒，無毒。詳「生銀」下。【主治】安五臟，定心神，止驚悸。除邪氣，久服輕身長年。別録。定志，去驚癎，小兒癲疾狂走。甄權。破冷除風。青霞子。銀薄堅骨，鎮心明目，去風熱癲癎，入丸散用。李珣。

生銀。【氣味】辛，寒，無毒。【獨孤滔云】鉛内銀有毒。【保昇曰】畏黄連、甘草、飛廉、石亭脂、砒石，惡羊血、馬目毒公。【大明曰】冷，微毒。畏慈石，惡錫，忌生血。【時珍曰】荷葉、蕈灰能粉銀。羚羊角、烏賊魚骨、鼠尾、龜殼、生薑、地黄、慈石，俱能瘦銀。羊脂、紫蘇子油，皆能柔銀。

【主治】熱狂驚悸，發癎恍惚，夜卧不安，讝語，邪氣鬼祟[一]。服之明目鎮心，安神定志。小兒諸熱丹毒，並以水磨服之，功勝紫雪。開寶。小兒中惡，熱毒煩悶，水磨服之。大明。煮水，入葱白、粳米作粥食，治胎動不安，漏血。時珍。

【發明】【好古曰】白銀屬肺。【頌曰】銀屑，葛洪肘後方治癧腫五石湯中用之。【宗奭曰】本草言銀屑有毒，生銀無毒，釋者略漏不言。蓋生銀已發於外，無蘊鬱之氣，故無毒。鉚銀蘊於石中，鬱結之氣全未敷暢，故有毒也。【時珍曰】此説非矣。生銀初煎出如縵理，乃其天真，故無毒。鎔者投以少銅，則成絲文金花。銅多則反敗銀，去銅則復還銀，而初入少銅終不能出。作僞者又制以藥石鉛錫。且古法用水銀煎消制銀薄成泥入藥，所以銀屑有毒。銀本無毒，其毒則諸物之毒也。今人用銀器飲食，遇毒則變黑。中毒死者，亦以銀物探試之，則銀之無毒可徵矣。其入藥，亦是平肝鎮怯之義。故太清服鍊書言，銀禀西方辛陰之神，結精爲質，性剛戾，服之能傷肝，是也。抱朴子言銀化水服，可成地仙者，亦方士謬言也，不足信。【斅曰】凡使金銀銅鐵，只可渾安在藥中，借氣生藥力而已。勿入藥服，能消人脂。

【附方】舊二，新四。妊娠腰痛如折者。銀一兩，水三升，煎二升，服之。子母秘録。胎動欲墮，痛不可忍。銀五兩，苧根二兩，清酒一盞，水一大盞，煎一盞，温服。婦人良方。胎熱横悶。生銀五兩，葱白三寸，阿膠炒半兩，水一盞，煎服。亦可入糯米作粥食。聖惠方。風牙疼痛。文銀一兩，燒紅淬燒酒一盞，熱漱，飲之立止。集簡方。口鼻疳蝕，穿唇透頰。銀屑一兩，水三升，銅器煎一升，日洗三四次。聖濟録。身面赤疵。常以銀揩，令熱，久久自消。千金翼。

【附録】黄銀拾遺。【恭曰】黄銀，本草不載，俗云爲器辟惡，乃爲瑞物。【藏器曰】黄銀載在瑞物圖經，既堪爲器，明非瑞物。【時珍曰】按方勺泊宅編云：

[一] 祟：原作「崇」。今據證類卷四生銀改。

黄銀出蜀中，色與金無異，但上石則白色。熊太古冀越集云：黄銀絶少，道家言鬼神畏之。六帖載唐太宗賜房玄齡帶云：世傳黄銀鬼神畏之。春秋運斗樞云：人君秉金德而生，則黄銀見。世人以鍮石爲黄銀，非也。鍮石，即藥成黄銅也。

烏銀。【藏器曰】今人用硫黄熏銀，再宿瀉之，則色黑矣。工人用爲器。養生者以器煮藥，兼於庭中高〔一〕一二丈處，夜承露醴飲之，長年辟惡。

錫恡脂綱目

【集解】【時珍曰】此乃波斯國銀鉚也。一作悉蔄脂。

【主治】目生翳膜，用火燒銅鍼輕點，乃傅之，不痛。又主一切風氣，及三焦消渴飲水，並入丸藥用。時珍。

【附方】新一。小兒天弔，多涎，搐搦不定。錫恡脂一兩，水淘黑汁令盡，水銀一分，以少棗肉研不見星，牛黄半分，射香半分，研勻，粳米飯丸黍米大。每服三十二丸，新汲水下，名保命丹。普濟方。

銀膏唐本草〔二〕

【集解】【恭曰】其法用白錫和銀薄及水銀合成之，凝硬如銀，合鍊有法。【時珍曰】今方士家有銀脆，恐即此物也。

【氣味】辛，大寒，有毒。【主治】熱風，心虚驚悸，恍惚狂走，膈上熱，頭面熱風，衝心上下，安神定志，鎮心明目，利水道，治人心風健忘，亦補牙齒缺落。蘇恭。

朱砂銀日華

【集解】【時珍曰】此乃方士用諸藥合朱砂鍊制而成者。鶴頂新書云：丹砂受青陽之氣始生鉚石，二百年成丹砂而青女孕，三百年而成鉛，又二百年而成銀，又二百年復得太和之氣，化而爲〔三〕金。又曰：金公以丹砂爲子，是陰中之陽，陽死陰凝，乃成至寶。

【氣味】冷，無毒。【大明曰】畏石亭脂、慈石、鐵，忌一切血。

【主治】延年益色，鎮心安神，止驚悸，辟邪，治中惡蠱毒，心熱煎煩，憂忘虚劣。大明。

〔一〕庭中高：原脱。今據證類卷三引陳藏器餘「黄銀」補。

〔二〕唐本草：證類卷四銀膏乃出唐本餘，非唐本草，時珍誤爲同書。

〔三〕而爲：原作「爲匕」。江西本作「而爲」，義長，今從改。

赤銅唐本草。

【釋名】紅銅綱目、赤金弘景。屑名：銅落、銅末、銅花、銅粉、銅砂。【時珍曰】銅與金同，故字從金、同也。

【集解】【弘景曰】銅爲赤金，生熟皆赤，而本草無用。今銅青及大錢皆入方用，並是生銅，應在下品之例也。【時珍曰】銅有赤銅、白銅、青銅。赤銅出川、廣、雲、貴諸處山中，土人穴山采礦鍊取之。白銅出雲南，青銅出南番。惟赤銅爲用最多，且可入藥。人以爐甘石鍊爲黄銅，其色如金。砒石鍊爲白銅，雜錫鍊爲響銅。山海經言，出銅之山四百六十七，今則不知其幾也。寶藏論云：赤金一十種。丹陽銅、武昌白慢銅、一生銅，生銀銅，皆不由陶冶而生者，無毒，宜作鼎器。波斯青銅，可爲鏡。新羅銅，可作鍾。石緑、石青、白青等銅，並是藥制成。鐵銅以苦膽水浸至生赤煤，熬鍊成而黑堅。錫坑銅大軟，可點化。自然銅見本條。鶴頂新書云：銅與金銀同一根源也，得紫陽之氣而生緑，緑二百年而生石，銅始生于中，其氣禀陽，故質剛戾。管子云：上有陵石，下有赤銅。地鏡圖云：山有慈石，下有金若銅。草莖黄秀，下有銅器。銅器之精，爲馬爲僮。抱朴子云：銅有牝牡。在火中尚赤時，令童男、童女以水灌之，銅自分爲兩段，凸起者牡也，凹下者牝也。以牝爲雌劍，牡爲雄劍，帶之入江湖，則蛟龍水神皆畏避也。

赤銅屑。【修治】【時珍曰】即打銅落下屑也。或以紅銅火鍛水淬，亦自落下。以水淘净，用好酒入沙鍋内炒見火星，取研末用。

【氣味】苦，平，微毒。【時珍曰】蒼术粉銅，巴豆、牛脂軟銅，慈姑、乳香啞銅，物性然也。

【主治】賊風反折，熬使極熱，投酒中，服五合，日三。或以五斤燒赤，納二斗酒中百遍，如上服之。又治腋臭，以醋和如麥飯，袋盛，先刺腋下脉去血，封之，神效。唐本。明目，治風眼，接骨銲齒，療女人血氣及心痛。大明。同五倍子，能染鬚髮。時珍。

【發明】【時珍曰】太清服鍊法云：銅秉東方乙陰之氣結成，性利，服之傷腎。既云傷腎，而又能接骨，何哉？【藏器曰】赤銅屑主折傷〔一〕，能銲人骨及六畜有損者，細研酒服，直入骨損處，六畜死後，取骨視之，猶有銲痕，可驗。打熟銅不堪用。【慎微曰】朝野僉載云：定州崔務墜馬折足，醫者取銅末和酒服之，遂瘥。及亡後十年改葬，視其脛骨折處，猶有銅束之也。

【附方】舊一。腋下狐臭。崔氏方：用清水洗净，又用清酢漿洗净，微揩破，取銅屑和酢熱揩之，甚驗。外臺。

〔一〕折傷：原作「傷寒」。今據證類卷五赤銅屑改。

自然銅宋開寶

【釋名】石髓鉛。【志曰】其色青黃如銅，不從礦鍊，故號自然銅。

【集解】【志曰】自然銅生邕州山巖間出銅處，于坑中及石間采得，方圓不定，其色青黃如銅。【頌曰】今信州、火山軍銅坑中及石間皆有之。信州出一種如亂銅絲狀，云在銅礦中，山氣熏蒸，自然流出，亦若生銀老翁鬚之類，入藥最好。火山軍出者，顆塊如銅而堅重如石，醫家謂之銗石，用之力薄。采無時。今南方醫者説，自然銅有兩三體：一體大如麻黍，或多方解，纍纍相綴，至如斗大者，色煌煌明爛如黃金、鍮石，入藥最上。一體成塊，大小不定，亦[一]光明而赤。一體如薑、鐵屎之類。又有如不治而成者，形大小不定，皆出銅坑中，擊之易碎，有黃赤，有青黑[二]，鍊之乃成銅也。其説分析頗精，而未常見似亂絲者。又云：今市人多以銗石爲自然銅，燒之成青焰如硫黃者是也。此亦有二三種：一種有殼如禹餘粮，擊破，其中光明如鑑，色黃類鍮石也。一種青黃而有墻壁，成文如束針。一種碎理如團砂者。皆光明如銅，色多青白而赤少者，燒之皆成烟焰，頃刻都盡。今醫家多誤以此爲自然銅，市中所貨往往是此，而自然銅用須火煅，此乃畏火，不必形色，只此可辨也。【獨孤滔曰】自然銅出信州鉛山縣銀場銅坑中，深處有銅鑛，多年鑛氣結成，似馬屭[三]勃也。色紫重，食之苦澀者是真。今人以大碙石爲自然銅，誤矣。【承曰】今辰州川澤中，出一種自然銅，形圓似蛇含，大者如胡桃，小者如栗，外有皮，黑色光潤，破之與銗石無別，但比銗石不作臭氣耳，入藥用之殊驗。【斅曰】石髓鉛即自然銅。勿用方金牙，真相似，若誤餌之，吐殺人。石髓鉛似乾銀泥，味微甘也。【時珍曰】按寶藏論云：自然銅生曾青、石綠穴中，狀如寒林草根，色紅膩，亦有墻壁。又一類似丹砂，光明堅硬有稜，中含銅脉，尤佳。又一種似木根，不紅膩，隨手碎爲粉，至爲精明，近銅之山則有之。今俗中所用自然銅，皆非也。

【修治】【斅曰】采得石髓鉛槌碎，同甘草湯煮二伏時，至明漉出，攤令乾，入臼中搗了，重篩過。以醋浸一宿，至明，用六一泥[四]泥瓷盒子，盛二升，文武火中養三日夜，才乾，用蓋蓋了，火煅兩伏時，去土研如粉用。凡修事五兩，以醋兩鎰爲度。【時珍曰】今人只以火煅醋淬七次，研細水飛過用。

【氣味】辛，平，無毒。【大明[五]曰】涼。【主治】折傷，散血止痛，破積聚。開寶。消瘀血，排膿，續筋骨。治産後血邪，安心，止驚悸，以酒摩服。大明。

〔一〕亦：底本描改爲「亦」，餘金陵諸本作「一」。今據證類卷五自然銅改。
〔二〕黑：原作「赤」。今據改同上。
〔三〕屭：原作「氣」。今據證類卷五自然銅引丹房鏡源改。此字在證類卷十一馬勃作「窼」。「窼」同「屁」。
〔四〕泥：底本描改爲「混」，餘金陵諸本作「泥」。今據證類卷五自然銅改。
〔五〕明：原作「涼」。今據證類卷五自然銅「日華子云」改。

【發明】【宗奭曰】有人以自然銅飼折翅胡雁，後遂飛去。今人打撲損，研細水飛過，同當歸、没藥各半錢，以酒調服，仍手摩病處。【震亨曰】自然銅，世以爲接骨之藥，然此等方儘多，大抵宜補氣、補血、補胃。俗工惟在速效，迎合病人之意，而銅非煅不可用。若新出火者，其火毒、金毒相扇，挾香藥熱毒，雖有接骨之功，燥散之禍，甚於刀劍，戒之。【時珍曰】自然銅接骨之功，與銅屑同，不可誣也。但接骨之後，不可常服，即便理氣活血可爾。

【附方】新三。心氣刺痛。自然銅，火煅醋淬九次，研末，醋調一字服，即止。衛生易簡方。項下氣癭。自然銅貯水甕中，逐日飲食，皆用此水，其癭自消。或火燒烟氣，久久吸之，亦可。楊仁齋直指方。暑濕癱瘓，四肢不能動。自然銅燒紅，酒浸一夜，川烏頭炮、五靈脂、蒼朮酒浸，各一兩，當歸二錢酒浸，爲末，酒糊丸梧子大。每服七丸，酒下，覺四肢麻木即止。陸氏積德堂方。

銅礦石

鑛，音古猛切，亦作鉚。○唐本草

【釋名】【時珍曰】礦，粗惡也。五金皆有粗石銜之，故名。麥之粗者曰麷，犬之惡者亦曰獷。

【集解】【恭曰】銅礦石，狀如薑石而有銅星，鎔之取銅也，出銅山中。許慎説文云：礦，銅鐵樸[一]石也。

【氣味】酸，寒，有小毒。【主治】丁腫惡瘡，爲末傅之。驢馬脊瘡，臭腋，磨汁塗之。唐本。

銅青

宋嘉祐

【釋名】銅緑。

【集解】【藏器曰】生熟銅皆有青，即是銅之精華，大者即空緑，以次空青也。銅青則是銅器上[二]緑色者，淘洗用之。【時珍曰】近時人以醋制銅生緑，取收晒乾貨之。

【氣味】酸，平，微毒。【主治】婦人血氣心痛，合金瘡止血，明目，去膚赤息肉。藏器。主風爛眼淚出。之才。治惡瘡、疳瘡，吐風痰，殺蟲。時珍。

【發明】【時珍曰】銅青乃銅之液氣所結，酸而有小毒，能入肝膽，故吐利風痰，明目殺疳，皆肝膽之病也。抱朴子云：銅青塗脚[三]，入水不腐。

〔一〕樸：原作「撲」。今據説文石部「磺」改。
〔二〕上：底本描改爲「生」，餘金陵諸本作「上」。今據證類卷五銅青改。
〔三〕脚：原字漫漶。今據抱朴子内篇卷一金丹補。

【附方】舊二，新十一。風痰卒中。碧琳〔一〕丹：治痰涎潮盛，卒中不語及一切〔二〕風癱。用生緑二兩，乳細，水化去石，慢火熬乾，取辰日辰時辰位上修合，再研入麝香一分，糯米粉糊和丸彈子大，陰乾。卒中者，每丸作二服，薄荷酒研下。餘風，朱砂酒化下。吐出青碧涎〔三〕，瀉下惡物，大效。〇治小兒，用緑雲丹：銅緑不計多少，研粉，醋麪糊丸芡子大。每薄荷酒化服一丸，須臾吐涎如膠，神效。經驗方。爛弦風眼。銅青，水調塗盌底，以艾熏乾，刮下，塗爛處。衛生易簡方。赤髮禿落。油磨銅錢衣，塗之即生。普濟方。面黶黑痣。以草劃破，銅緑末傅之，三日勿洗水，自落。厚者，再上之。〇聖濟録。走馬牙疳。銅青、滑石、杏仁等分，爲末，擦之立愈。邵真人經驗〔四〕方。口鼻疳瘡。銅青、枯礬等分，研，傅之。〇又方：人中白一錢，銅緑三分，研，傅之。楊梅毒瘡。銅緑醋煮研末，燒酒調搽，極痛出水，次日即乾。或加白礬等分，研摻。簡便方。臁瘡頑癬。銅緑七分研，黄蠟一兩化熬，以厚紙拖過，表裏别以紙隔貼之，出水妙。亦治楊梅瘡及蟲咬。筆峰雜興。腸風痔瘻。方見密陀僧下。諸蛇螫毒。銅青傅之。千金方。百蟲入耳。生油調銅緑滴入。衛生家寶方。頭上生虱。銅青、明礬末摻之。摘玄方。

鈆日華

【釋名】青金説文、黑錫、金公綱目、水中金。【時珍曰】鈆易㳂流，故謂之鈆。錫爲白錫，故此爲黑錫。而神仙家拆其字爲金公〔五〕，隱其名爲水中金。

【集解】【頌曰】鉛生蜀郡平澤，今有銀坑處皆有之，燒礦而取。【時珍曰】鉛生山穴石間，人挾油燈，入至數里，隨礦脉上下曲折斫取之。其氣毒人，若連月不出，則皮膚痿黄，腹脹不能食，多致疾而死。地鏡圖云：草青莖赤，其下多鉛。鉛錫之精爲老婦。獨孤滔云：嘉州、利州出草節鉛，生鉛未鍛者也。打破脆，燒之氣如硫黄。紫背鉛，即熟鉛，鉛之精華也，有變化，能碎金剛鑽。雅州出鈎脚鉛，形如皂子大，又如蝌斗子，黑色，生山澗沙中，可乾汞。盧氏鉛粗惡力劣，信州鉛雜銅氣，陰平鉛出劍州，是銅鐵之苗，並不可用。寶藏論云：鉛有數種。波斯鉛堅白，爲天下第一。草節鉛出犍爲，銀之精也。銜銀鉛，銀坑中之鉛也，内含五色。並妙。上饒樂平鉛，次于波斯、草節。負版鉛，鐵苗也，不可用。倭鉛，可勾金。土宿真君〔六〕本草云：鉛乃五金之祖，故有五金狴犴、追魂使者之稱，

〔一〕琳：原作「林」。今據證類卷五銅青改。

〔二〕切：金陵本此字缺損。今據補同上。

〔三〕涎：原作「延」。今據證類卷五銅青「碧琳丹」有「候吐涎出，沫青碧色」改。

〔四〕驗：原作「僉」。今據邵以正青囊雜纂後序改。

〔五〕金公：「鈆」字拆分。「鈆」同「鉛」。

〔六〕君：原作「言」。今據卷一引據古今醫家書目改。

言其能伏五金而死八石也。雌黄乃金之苗而中有鉛氣，是黄金之祖矣。銀坑有鉛，是白金之祖矣。信鉛雜銅，是赤金之祖矣。與錫同氣，是青金之祖矣。朱砂伏于鉛而死于硫，硫戀于鉛而伏于硇，鐵戀于磁而死于鉛，雄戀于鉛而死于五加〔一〕。故金公變化最多，一變而成胡粉，再變而成黄丹，三變而成密陀僧，四變而爲白霜。雷氏炮炙論云：令鉛住火，須仗修天；如要形堅，豈忘紫背。註云：修天，補天石也。紫背，天葵也。

【修治】【時珍曰】凡用以鐵銚溶化寫瓦上，濾去渣脚，如此數次收用。其黑錫灰，則以鉛沙取黑灰。白錫灰，不入藥。

【氣味】甘，寒，無毒。【藏器曰】小毒。【主治】鎮心安神，治傷寒毒氣，反胃嘔噦，蛇蜴所咬，炙熨之。大明。療癭瘤，鬼氣疰忤。錯爲末，和青木香，傅瘡腫惡毒。藏器。消瘰癧癰腫，明目固牙，烏鬚髮，治實女，殺蟲墜痰，治噎膈消渴風癇，解金石藥毒。時珍。

黑錫灰。【主治】積聚，殺蟲，同檳榔末等分，五更米飲服。震亨。

【發明】【好古曰】黑錫屬腎。【時珍曰】鉛秉北方癸水之氣，陰極之精，其體重實，其性濡滑，其色黑，内通于腎，故局方黑錫丹、宣明補真丹皆用之。得汞交感，即能治一切陰陽混淆，上盛下虚，氣升不降，發爲嘔吐眩運，噎膈反胃，危篤諸疾，所謂鎮墜之劑，有反正之功。但性帶陰毒，不可多服，恐傷人心胃耳。鉛性又能入肉，故女子以鉛珠紝耳，即自穿孔。實女無竅者，以鉛作鋌，逐日紝之，久久自開。此皆昔人所未知者也。鉛變化爲胡粉、黄丹、密陀僧、鉛白霜，其功皆與鉛同。但胡粉入氣分，黄丹入血分，密陀僧鎮墜下行，鉛白霜專治上焦胸膈，此爲異耳。方士又鑄爲梳，梳鬚髮令光黑。或用藥煮之，尤佳。

【附方】舊四，新十七。烏鬚明目。黑鉛半斤，鍋内鎔汁，旋入桑條灰，柳木攪成沙，篩末。每早揩牙，以水漱口洗目，能固牙明目，黑鬚髮。勝金方。

揩牙烏髭。黑鉛消化，以不蛀皂莢寸切投入，炒成炭，入鹽少許，研勻，日用揩牙。摘去白髭，黑者更不白也〇。又〔二〕方：黑錫一斤，炒灰，埋地中五日，入升麻、細辛、訶子同炒黑。日用揩牙，百日效。普濟。牙齒動摇。方同上。

烏鬚鉛梳。鉛十兩，錫三兩，婆羅得三個，針砂、熟地黄半兩，茜根、胡桃皮一兩，没石子、訶黎勒皮、流黄、石榴皮、慈石、皂礬、烏麻油各二錢半，爲末，先化鉛、錫，入末一半，柳木攪勻，傾入梳模子，印成修齒。餘末同水煮梳，三日三夜，水耗加之。取出，故帛重包五日。每以熟皮襯手梳一百下，須先以皂莢水洗淨拭乾。普濟。

腎臟氣發攻心，面黑欲死，及諸氣奔豚喘急。鉛二兩，石亭脂二兩，木香一兩，射香一錢。先化鉛炒乾，入亭脂急炒，焰起以醋噴之，傾入地坑内，覆住，

〔一〕加：原作「知」。今據卷九雄黄改。

〔二〕又：原作「及」。今從江西本改。

待冷取研，粟飯丸芡子大。每用二丸，熱酒化服取汗，或下，或通氣即愈。如大便不通，再用一丸，入玄明粉五分。聖濟〔一〕録。**婦人血氣**，冷痛攻心。方同上。

風癇吐沫，反目抽掣，久患者。黑鉛、水銀結砂，南星炮，各一兩，爲末，糯飯丸菉豆大。一歲一丸，乳汁下。普濟方。

反胃噦逆。黑鉛化汁，以柳木槌研成粉，一兩，入米醋一升，砂鍋熬膏，入蒸餅末少許，擣丸小豆大。每服一丸，薑湯下。聖濟。**多年反胃**不止。紫背鉛二兩，石亭脂二兩，鹽鹵汁五兩，燒鉛，以鹵汁淬盡，與亭脂同炒焰起，挑于水上，焰止，研勻，蒸餅和丸梧子大。每服二十丸，煎石蓮、乾柿湯下。聖濟録〔二〕。

寸白蟲病。先食豬肉一片，乃以沙餹水調黑鉛灰四錢，五更服之。蟲盡下，食白粥一日。許學士病嘈雜，服此下二蟲，一寸斷，一長二尺五寸，節節有斑文也。本事方。

消渴煩悶。黑鉛、水銀等分，結如泥。常含豆許，吞津。聖惠方。

水腫浮滿。烏錫五兩，皂莢一挺炙，酒二斗，煮六沸。頻服。至小便出二三升，即消。千金翼。

小便不通。黑鉛錯末一兩，生薑半兩，燈心一握，井水煎服。先以炒葱貼臍。聖惠方。

卒然欬嗽。爐中鉛屑、桂心、皂莢等分，爲末，蜜丸如梧子大。每飲下十五丸，忌葱。備急方。

瘰癧結核。鉛三兩，鐵器炒取黑灰，醋和塗上，故帛貼之，頻換，去惡汁。如此半月，不痛不破，内消爲水而愈。劉禹錫傳信方。**癰疽發背**。黑鉛一斤，甘草三兩微炙，瓶盛酒一斗浸甘草，乃鎔鉛投酒中，如此九度，去滓飲酒。醉卧即愈。經驗方。**金石藥毒**。黑鉛一斤，鎔化，投酒一升，如此十餘次，待酒至半升，頓飲。勝金方。

取輕粉毒。出山黑鉛五斤，打壺一把，盛燒酒十五斤，納土伏苓半斤，乳香三錢，封固，重湯煮一日夜，埋土中，出火毒。每日早晚任性飲數盃。後用瓦盆接小便，自有粉出爲驗。服至筋骨不痛，乃止。醫方摘要。

解砒霜毒。煩躁如狂，心腹疞痛，四肢厥冷，命在須臾。黑鉛四兩，磨水一盌灌之。華佗危病方。

解硫黄毒。黑錫煎湯服，即解。集簡方。

〔一〕濟：原作「劑」。今據卷一引據古今醫家書目「聖濟總録」改。

〔二〕録：原作「方」。今據聖濟總録卷四十七胃病门載此方改。

鉛霜日華

【釋名】鉛白霜。

【修治】【頌曰】鉛霜，用鉛雜水銀十五分之一合鍊作片，置醋甕中密封，經久成霜。【時珍曰】以鉛打成錢，穿成串，瓦盆盛生醋，以串横盆中，離醋三寸，仍以瓦盆覆之，置陰處，候生霜刷下，仍合住。

【氣味】甘、酸，冷，無毒。【宗奭曰】鉛霜塗木瓜，即失酸味，金克木也。

【主治】消痰，止驚悸，解酒毒，去胸膈煩悶，中風痰實，止渴。大明。去膈熱涎塞。宗奭。治吐逆，鎮驚去怯，黑鬚髮。時珍。

【發明】【頌曰】鉛霜性極冷，治風痰及嬰孺驚滯藥，今醫家用之尤多。【時珍曰】鉛霜乃鉛汞之氣交感英華所結，道家謂之神符白雪，其墜痰去熱，定驚止瀉，蓋有奇效，但非久服常用之物爾。病在上焦者，宜此清鎮。

【附方】舊二，新九。小兒驚熱。心肺積熱，夜卧多驚。鉛霜、牛黄各半分，鐵粉一分，研勻。每服一字，竹瀝調下。聖濟録。驚風癇疾，喉閉牙緊。鉛白霜一字，蟾酥少許，爲末，烏梅肉蘸藥於齦上揩之，仍吹通關藥，良久便開。普濟方。消渴煩熱。鉛白霜、枯白礬等分，爲末，蜜丸芡子大。綿裹，含化嚥汁。○又方：鉛白霜一兩，根黄、消石各一兩，爲末。每冷水服一錢。聖濟録。喉痺腫痛。鉛白霜、甘草半兩，青黛一兩，爲末，醋糊丸芡子大。每含嚥一丸，立效。○聖濟録。懸癰腫痛。鉛白霜一分，甘草半生半炙一分，爲末，綿裹含嚥。聖惠方。口疳齦爛，氣臭血出。不拘大人小兒。鉛白霜、銅緑各二錢，白礬豆許，爲末掃之。宣明方。鼻衄不止。鉛白霜末，新汲水服一字。十全博救方。痔瘡腫痛。鉛白霜、白片腦各半字，酒調塗之，隨手見效。嬰童百問。室女經閉，恍惚煩熱。鉛霜半兩，生地黄汁一合，調下，日三服。聖惠方。梳髮令黑〔一〕。鉛霜包梳，日日梳之，勝於染者。普濟方。

粉錫本經下品

【釋名】解錫本經、鉛粉綱目、鉛華綱目、胡粉弘景、定粉藥性、瓦粉湯液、光粉日華、白粉湯液、水粉綱目、官粉。【弘景曰】即今化鉛所作胡粉也，而謂之粉錫，事〔二〕與今乖。【時珍曰】鉛、錫一類也，古人名鉛爲黑錫，故名鉛錫。釋名曰：胡者餬也，和脂以餬面也。定、瓦言其形，光、白言其色。俗呼吴越者爲官粉，韶州者爲韶粉，辰州者爲辰粉。

〔一〕黑：原作「異」。今從江西本改。

〔二〕事：原作「以」。今據證類卷五粉錫引陶隱居改。

【正誤】【恭曰】鈆丹、胡粉，實用炒錫造，陶言化鈆誤矣。【震亨曰】胡粉是錫粉，非鈆粉也。古人以錫爲粉，婦人用以附面者，其色類臘肉，不可入藥。〇【志曰】粉錫、黄丹二物，俱是化鈆爲之。英公李勣序云「鈆錫莫辨」者，謂此也。按李含光音義云：黄丹、胡粉皆是化鈆，未聞用錫者。參同契云：胡粉投炭中，色壞還爲鈆。抱朴子内篇云：愚人不信黄丹、胡粉是化鈆所作。蘇恭以二物俱炒錫作，大誤矣。【時珍曰】錫炒則成黑灰，豈有白粉？蘇恭已誤，而朱震亨復踵其誤，何哉？

【集解】【時珍曰】按墨子云：禹造粉。張華博物志云：紂燒鈆錫作粉。則粉之來亦遠矣。今金陵、杭州、韶州、辰州皆造之，而辰粉尤真，其色帶青。彼人言造法：每鈆百斤，鎔化，削成薄片，卷作筒，安木甑内，甑下、甑中各安醋一瓶，外以鹽泥固濟，紙封甑縫。風爐安火四兩，養一七，便掃入水缸内，依舊封養。次次如此，鈆盡爲度。不盡者，留炒作黄丹。每粉一斤，入豆粉二兩，蛤粉四兩，水内攪勾，澄去清水。用細灰按成溝，紙隔數層，置粉于上，將乾，截成瓦定形，待乾收起。而范成大虞衡志言：桂林所作鈆粉最有名，謂之桂粉，以黑鈆着糟甕中罨化之。何孟春餘冬録云：嵩陽産鈆，居民多造胡粉。其法：鈆塊懸酒缸内，封閉四十九日，開之則化爲粉矣。化不白者，炒爲黄丹。黄丹滓爲密陀僧。三物收利甚博。其鈆氣有毒，工人必食肥猪犬肉，飲酒及鐵漿以厭之。枵腹中其毒，輒病至死。長幼爲毒薰蒸，多痿黄癱攣而斃。其法略皆不同，蓋巧者時出新意，以速化爲利故爾。又可見昔人炒錫之謬。相感志云：韶粉蒸之不白，以蘿蔔瓮子蒸之則白。

【氣味】辛，寒，無毒。【權曰】甘、辛，凉。【時珍曰】胡粉能制硫黄。又雌黄得胡粉而失色，胡粉得雌黄而色黑，蓋相惡也。又入酒中去酸味，收蟹不沙。【主治】伏尸毒螫，殺三蟲。本經。去鼈瘕，療惡瘡，止小便利，墮胎。别録。治積聚不消。炒焦，止小兒疳痢。甄權。治癰腫瘻爛，嘔逆，療癥瘕，小兒疳氣。大明。止泄痢、久積痢。宗奭。治食復勞復，墜痰消脹，治疥癬狐臭，黑鬚髮。時珍。

【發明】【弘景曰】胡粉金色者，療尸蟲彌良。【藏器曰】久痢成疳者，胡粉和水及鷄子白服，以糞黑爲度，爲其殺蟲而止痢也。【時珍曰】胡粉，即鈆之變黑爲白者也。其體用雖與鈆及黄丹同，而無消鹽火燒之性，内有豆粉、蛤粉雜之，止能入氣分，不能入血分，此爲稍異。人服食之，則大便色黑者，此乃還其本質，所謂色壞還爲鈆也。亦可入膏藥代黄丹用。

【附方】舊十四，新三十。勞復食復欲死者。水服胡粉少許。肘後方。小兒脾泄不止。紅棗二十箇去核，將官粉入内，以陰陽瓦焙乾，去棗研粉。每服三分，米湯下。孫真人〔一〕集效方。赤白痢下頻數，腸痛。定粉一兩，鷄子清和，炙焦爲末，冷水服一錢。肘後方。小兒無辜疳，下痢赤白。胡粉熟蒸，熬令色變，以飲服半錢。子母秘録。小兒腹脹。胡粉鹽熬色變，以摩腹上。子母秘録。腹皮青色，不速治，須臾死。方同上。小兒夜啼。水服胡粉

〔一〕孫真人：此方出孫天仁萬應方卷四孫氏集效方，故「真人」當爲「氏」之誤。

三豆大，日三服。子母秘録。身熱多汗。胡粉半斤，雷丸四兩，爲末粉身。千金方。婦人心痛急者。好官粉爲末，葱汁和丸小豆大，每服七丸，黃酒送下即止。粉能殺蟲，葱能透氣故也。邵真人方。寸白蚘蟲。胡粉炒燥方寸匕，入肉臛中，空心服，大效。張文仲備急方。服藥過劑悶亂者。水和胡粉服之。千金方。鼻衄不止。胡粉炒黑，醋服一錢，即止。聖惠方。齒縫出血。胡粉半兩，麝香半錢，爲末，卧時揩牙。聖濟録。墜撲瘀血。從高落下，瘀血搶心，面青氣短欲死。胡粉一錢，和水服即安。肘後方。折傷接骨。官粉、硼砂等分，爲末，每服一錢，蘇木湯調下，仍頻飲蘇木湯，大效。接骨方。杖瘡腫痛。水粉一兩，赤石脂生一錢，水銀一分，以麻油杵成膏，攤油紙貼之。肉消者，填滿緊縛。救急方。抓傷面皮。香油調鉛粉搽之，一夕愈。集簡方。食梅牙齼。韶粉揩之。相感志。染白鬚髮。胡粉、石灰等分，水和塗之，以油紙包，烘令温煖，候未燥間洗去，以油潤之，黑如漆也。博物志。腋下胡臭。胡粉常粉之。或以胡粉三合，和牛脂煎稠塗之。千金方。陰股常濕。胡粉粉之。備急方。乾濕癬瘡。方同上。黃水膿瘡。官粉煅黃，松香各三錢，黃丹一錢，飛礬二錢，爲末，香油二兩，熬膏傅之。邵真人方。小兒耳瘡月蝕。胡粉和土，塗之。子母秘録。小兒疳瘡。熬胡粉、豬脂，和塗。張文仲方。小兒舌瘡。胡粉和豬䯒骨中髓，日三傅之。食醫心鑑。燕口吻瘡。胡粉炒一分，黃連半兩，爲末，傅之。普濟方。痘瘡瘢痕，或凸或凹。韶粉一兩，輕粉一定，和研，諸脂調傅。陳文中小兒方。妬精陰瘡。鉛粉二錢，銀杏仁七箇，銅銚内炒至杏黃，去杏取粉，出火毒，研搽效。集簡方。反花惡瘡。胡粉一兩，臙脂一兩，爲末。鹽湯洗净傅之，日五次。聖惠方。瘡似蜂窠，愈而復發。胡粉、朱砂等分，爲末，蜜和塗之。聖濟録。血風臁瘡。孫氏集效方用官粉四兩，水調入盌内，以蘄州艾葉燒烟熏乾，入乳香少許同研，香油調作隔紙膏，反覆貼之。○楊氏簡便方用官粉炒過，桐油調作隔紙貼之。小兒丹毒。唾和胡粉，從外至内傅之良。千金方。湯火燒瘡。胡粉，羊髓和，塗之。孫真人方。瘡傷水濕。胡粉、炭灰等分，脂和塗孔上，水即出也。千金方。蠼螋尿瘡。酢和胡粉塗之。千金方。諸蛇螫傷。胡粉和大蒜搗塗。千金方。誤吞金銀及錢。胡粉一兩，豬脂調，分再服，令消烊出也。外臺秘要。三年目瞖。胡粉塗之。聖惠方。口中乾燥，煩渴無津。雄豬膽五枚，酒煮皮爛，入定粉一兩研勻，丸芡子大，每含化一丸嚥汁。太平聖惠方。腹中鼈癥。胡粉、黍米淋汁温服，大效。衛生易簡方。接骨續筋，止痛活血。定粉、當歸各一錢，朋砂一錢半，爲末。每服一錢，蘇木煎湯調下，仍頻飲湯。○同上。發背惡瘡諸癰疽。好光粉二兩，真麻油三兩，慢火熬，以柳枝急攪，至滴水成珠，入白膠末少許入器，水浸兩日，油紙攤貼，名神應膏。直指方。

鉛丹本經下品

【釋名】黃丹弘景、丹粉唐本、朱粉綱目、鉛華。【正誤】見粉錫下。

【集解】【別録曰】鉛丹生於鉛，出蜀郡平澤。【弘景曰】即今熬鉛所作黃丹也。俗方稀用，惟仙經塗丹釜所須，云化成九光者，當謂九光丹以爲釜爾，無別法也。【宗奭曰】鈆丹化鈆而成，別録言生於鈆，則蘇恭炒錫作成之説誤矣。不爲〔一〕難辨，錫則色黯，鈆則明白，以此爲異。【時珍曰】按獨孤滔丹房鑑源云，炒鈆丹法：用鈆一斤，土流黄十兩，消石一兩。鎔鈆成汁，下醋點之，滚沸時下硫一塊，少頃下消少許，沸定再點醋，依前下少許消、黄，待爲末，則成丹矣。今人以作鈆粉不盡者，用消石、礬石炒成丹。若轉丹爲鈆，只用連鬚葱白汁拌丹慢煎，煅成金汁傾出，即還鉛矣。貨者多以鹽消、砂石雜之。凡用，以水漂去消鹽，飛去砂石，澄乾，微火炒紫色，地上去火毒入藥。會典云：黑鈆一斤，燒丹一斤五錢三分也。

【氣味】辛，微寒，無毒。【大明曰】微鹹，涼，無毒。伏砒，制硇、硫。【震亨曰】一婦因多子，月内服鉛丹二兩，四肢冰〔二〕冷，食不入口。時正仲冬，急服理中湯加附子數十貼乃安。謂之「凉無毒」，可乎？【時珍曰】鈆丹本無甚毒，此婦産後冬月服之過劑，其病宜矣。

【主治】吐逆胃反，驚癇癲疾，除熱下氣，鍊化還成九光，久服通神明。本經。止小便，除毒熱臍攣，金瘡血溢。別録。驚悸狂走，消渴。煎膏用，止痛生肌。甄權。鎮心安神，止吐血及嗽，傅瘡長肉，及湯火瘡。染鬚。大明。治瘧及久積。宗奭。墜痰殺蟲，去怯除忤惡，止痢明目。時珍。

【發明】【成無己曰】仲景龍骨牡蠣湯中用鈆丹，乃收斂神氣以鎮驚也。【好古曰】澀可去脱而固氣。【時珍曰】鈆丹體重而性沉，味兼鹽、礬，走血分，能墜痰去怯，故治驚癇癲狂、吐逆反胃有奇功。能消積殺蟲，故治疳疾、下痢、瘧疾有實績。能解熱拔毒，長肉去瘀，故治惡瘡腫毒及入膏藥，爲外科必用之物也。

【附方】舊八，新二十五。消渴煩亂。黄丹，新汲水服一錢，以蕎麥粥壓之。聖惠方。吐逆不止。碧霞丹：用北黄丹四兩，米醋半升，煎乾，炭火三秤，就銚内煅紅，冷定爲末，粟米飯丸梧子大。每服七丸，醋湯下。集驗方。伏暑霍亂。水浸丹，見木部「巴豆」下。小兒吐逆不止。宜此清鎮，燒針丸：用黄丹研末，小棗肉和丸芡子大，每以一丸，針簽於燈上燒過，研細，乳汁調下。一加朱砂、枯礬等分。謝氏小兒方。反胃氣逆，胃虚。鈆丹二兩，白礬二兩，生石亭脂半兩。以丹、礬研匀，入坩鍋内，以炭半秤煅赤，更養一夜，出毒兩日，入亭脂同研，粟米飯和丸緑豆大，每日米〔三〕飲下十五丸。聖濟〔四〕録。泄瀉下痢赤白。用棗肉搗爛，入黄丹、白礬各皂子大，粳米飯一團，和丸彈子大，鐵線穿於燈上燒過，爲末。米飲服之。摘玄方。赤白痢下。黄丹炒紫，黄連炒，等分爲末，以糊丸麻子大。每服五十丸，生薑甘草湯下。普濟方。妊娠下痢疞痛。用烏鷄卵一個，開孔去白留黄，入鈆丹五錢攪勻，泥裹煨乾，研末，每服二錢，米飲下。一服愈，是男；二服愈，是女。三因方。吐血咯血欬血。黄丹，新汲水服一錢。經驗方。寒熱瘧疾體虚汗多者。黄丹、百草霜等分，爲末。發

〔一〕爲：原作「惟」。今據證類卷五鉛丹改。
〔二〕冰：原作「水」。今據丹溪心法附餘卷首本草衍義補遺鉛丹改。
〔三〕米：原作「末」，今據聖濟總録卷四十七胃病門載此方改。
〔四〕濟：原闕一字。今據補同上。

日，空心米飲服三錢，不過二服愈。或糊丸，或蒜丸，皆效。○肘後方用飛炒黄丹一兩，恒山末三兩，蜜丸梧子大，每服五十丸，温酒下。平旦及未發、將發時，各一服，無不效。○普濟方：端午日用黄丹炒二兩，獨蒜一百箇，搗丸梧子大。每服九丸，空心長流水面東下。二三發後乃用，神效。亦治痢疾。○三因方用黄丹炒、建茶等分，爲末，温酒服二錢。○又黄丹飛焙，麪糊丸芡子大，每棗子一枚，去核，包一丸，紙裹煨熟食之。**温瘧不止**。黄丹炒半兩，青蒿童尿浸二兩，爲末，每服二錢，寒多酒服，熱多茶服。仁存堂方。**小兒瘴瘧**，壯熱不寒。黄丹二錢，蜜水和服，冷者酒服，名鬼哭丹。劉涓子鬼遺方。**風癇發止**。驅風散：用鉛丹二兩，白礬二兩，爲末，用三角磚相鬭〔一〕，以七層紙鋪磚上，鋪丹於紙上，礬鋪丹上，以十斤柳木柴燒過爲度，取研。每服二錢，温酒下。王氏博濟方。**客忤中惡**，道間門外得之，令人心腹刺痛，氣衝心胸脹滿，不治害人。真丹方寸匕，蜜三合，和灌之。肘後方。**一切目疾**。昏障治，只障不治。蜂蜜半斤，銅鍋熬起紫色塊，入飛過真黄丹二兩，水一盌，再煉至水氣盡，以細生絹鋪薄紙一層，濾淨，瓶封埋地内三七。每日點眼〔二〕七次，藥粘則洗之。一方，入訶子肉四箇。○保壽堂方。**赤眼痛**。黄丹、蜂蜜調貼太陽穴，立效。明目經驗方〔三〕。**赤目及瞖**。鉛丹、白礬等分，爲末點之。○又方：鉛丹、烏賊骨等分，合研，白蜜蒸，點之。千金方。**眼生珠管**。鉛丹半兩，鯉魚膽汁和如膏。日點三五次。聖惠方。**痘疹生瞖**。黄丹、輕粉等分，爲末。吹少許入耳内，左患吹右，右患吹左。痘疹方。**小兒重舌**。黄丹一豆大，安舌下。子母秘録。**小兒口瘡**糜爛。黄丹一錢，生蜜一兩，相和蒸黑。每以鷄毛蘸搽，甚效。普濟方。**腋下胡臭**。黄丹入輕粉，唾調，頻摻之。普濟方。**婦人逆産**。真丹塗兒足下。集驗方。**蚰蜒入耳**。黄丹、酥、蜜、杏仁等分，熬膏，綿裹包塞之，聞香即出，抽取。聖惠方。**蠍蠆螫人**。醋調黄丹塗之。肘後方。**金瘡出血**。不可以藥速合，則内潰傷肉。只以黄丹、滑石等分，爲末傅之。集玄方。**外痔腫痛**。黄丹、滑石等分，爲末，新汲水調，日五上之。嬰童百問。**血風臁瘡**。黄丹一兩，黄蠟一兩，香油五錢，熬膏。先以葱、椒湯洗，貼之。陸氏積德堂方。**遠近臁瘡**。黄丹飛炒，黄蘗酒浸〔四〕七日焙，各一兩，輕粉半兩，研細。以苦茶洗淨，輕粉填滿，次用黄丹護之，外以蘗末攤膏貼之，勿揭動，一七見效。孫氏集效方。

密陀僧唐本草

【釋名】没多僧唐本、爐底。【恭曰】密陀、没多，並胡言也。

〔一〕鬭：原作「鬦」。今據普濟方卷一百諸風門引「驅風散」改。
〔二〕眼：底本補寫「眼」字，餘金陵諸本闕一字。今從江西本補。
〔三〕明目經驗方：此方溯源，出明目神驗方明目洗眼藥類。
〔四〕浸：原作「没」。今據萬應方卷一神仙三絶膏改。

【集解】【恭曰】出波斯國，形似黄龍齒而堅重，亦有白色者，作理石文。【頌曰】今嶺南、閩中銀銅冶處亦有之，是銀鉛脚。其初采礦時，銀銅相雜，先以鉛同煎鍊，銀隨鉛出。又采山木葉燒灰，開地作爐，填灰其中，謂之灰池。置銀鉛於灰上，更加火鍛，鉛滲灰下，銀住灰上，罷火候冷，出銀。其灰池感鉛銀氣，積久成此物，未必自胡中來也。【承曰】今市中所貨是小瓶，實鉛丹鍛成者，大塊尚有瓶形。銀冶所出最良而罕有貨者。外國者未嘗見之。【時珍曰】密陀僧原取銀冶者，今既難得，乃取煎銷銀鋪爐底用之。造黄丹者，以脚滓鍊成密陀僧，其似瓶形者是也。

【修治】【斅曰】凡使擣細，安瓷鍋中，重紙袋盛柳蛀末焙之，次下東流水浸滿，火煮一伏時，去柳末、紙袋，取用。

【氣味】鹹、辛，平，有小毒。【大明曰】甘，平，無毒。【時珍曰】制狼毒。【主治】久痢，五痔，金瘡，面上瘢䵟，面膏藥用之。唐本。【保昇曰】五痔，謂牡、酒、腸、血、氣也。鎮心，補五臟，治驚癇欬嗽，嘔逆吐痰。大明。療反胃，消渴，瘧疾，下痢。止血，殺蟲，消積。治諸瘡，消腫毒，除胡臭，染髭髮。時珍。

【發明】【時珍曰】密陀僧感鉛銀之氣，其性重墜下沉，直走下焦，故能墜痰、止吐、消積，定驚癇，治瘧痢，止消渴，療瘡腫。洪邁夷堅[一]志云：驚氣入心絡，瘖不能言語者，用密陀僧末一匕，茶調服，即愈。昔有人伐薪，爲狼所逐而得是疾，或授此方而愈。又一軍校采藤逢惡蛇病此，亦用之而愈。此乃驚則氣亂，密陀僧之重以去怯而平肝也。其功力與鉛丹同，故膏藥中用代鉛丹云。

【附方】舊三，新一十五。痰結胸中不散。密陀僧一兩，醋、水各一盞，煎乾，爲末。每服二錢，以酒、水各一小琖，煎一琖，温服，少頃當吐出痰涎爲妙。聖惠方。消渴飲水。神效丸：用密陀僧二兩，研末，湯浸蒸餅丸梧子大。濃煎蠶繭、鹽湯，或茄根湯，或酒下，一日五丸，日增五丸，至三十丸止，不可多服。五六服後，以見水惡心爲度。惡心時，以乾物壓之，日後自定，甚奇。選奇方。赤白下痢。密陀僧三兩，燒黄色，研粉。每服一錢，醋、茶下，日三服。聖惠方。腸風痔瘻。銅青、密陀僧各一錢，麝香少許，爲末，津和塗之。濟急方。小兒初生，遍身如魚脬，又如水晶，破則成水，流滲又生者。密陀僧生研，撒之，仍服蘇合香丸。救急方。驚氣失音。方見「發明」。腋下胡臭。漿水洗净，油調密陀僧塗。○以一錢，用熱蒸餅一箇，切開摻末夾之。集簡方。香口去臭。密陀僧一錢，醋調漱口。普濟方。大人口瘡。密陀僧鍛研摻之。聖濟録。小兒口瘡。不能吮乳。密陀僧末，醋調塗足心，瘡愈洗去。蔡醫博方也。黎居士簡易方。鼻内生瘡。密陀僧、香白芷等分，爲末，蠟燭油調搽之。簡便方。鼻皶赤皰。密陀僧二兩，細研，人乳調，夜塗旦洗。聖惠方。痘瘡瘢黶。方同上。譚氏。䵟黯斑點。方同上。外臺。夏月汗斑如疹。用密陀僧八錢，雄黄四錢，先以薑片擦熱，仍以薑片蘸末擦之，次日即焦。活人心統。骨疽出骨，一名多骨瘡。不時出細骨，乃母受胎未及一月，與六親骨肉交合，感其精氣，故有多骨之名。以密陀僧末，桐油調匀，攤貼之即愈。壽域方。血

[一] 堅：原作「聖」。今據宋史藝文志及卷一引據古今經史百家書目改。

風臁瘡。密陀僧、香油入粗盌内磨化，油紙攤膏，反覆貼之。孫氏集效方。陰汗濕痒。密陀僧末傅之。○戴氏加蛇牀子末。

錫 拾遺

【釋名】白鑞音臘、鈏音引賀。【時珍曰】爾雅：錫謂之鈏。郭璞注云：白鑞也。方術家謂之賀，蓋錫以臨賀出者爲美也。

【集解】【别録曰】錫生桂陽山谷。【弘景曰】今出臨賀，猶是桂陽地〔一〕界。鉛與錫相似，而入用大異。【時珍曰】錫出雲南、衡州。許慎説文云：錫者，銀鉛之間也。土宿本草云：錫受太陰之氣而生，二百年不動成砒，砒二百年而錫始生。錫禀陰氣，故其質柔。二百年不動，遇太陽之氣乃成銀。今人置酒於新錫器内，浸漬日久或殺人者，以砒能化錫，歲月尚近，便被采取，其中蘊毒故也。又曰：砒乃錫根。銀色而鉛質，五金之中獨錫易制，失其藥則爲五金之賊，得其藥則爲五金之媒。星槎勝覽言：滿剌加國於山溪中淘沙取錫，不假煎鍊成塊，名曰斗錫也。

【正誤】【恭曰】臨賀采者名鉛，一名白鑞，唯此一處資天下用。其錫出銀處皆有之。體相似，而入用大異。○【時珍曰】蘇恭不識鉛錫，以錫爲鉛，以鉛爲錫。其謂黄丹、胡粉爲炒錫，皆由其不識故也。今正之。

【氣味】甘，寒，微毒。【獨孤滔曰】羖羊角、五靈脂、伏龍肝、馬鞭草皆能縮賀。硇、砒能硬錫。巴豆、蓖麻、薑汁、地黄能制錫。松脂銲錫。錫礦縮銀。

【主治】惡毒風瘡。大明。

【發明】【時珍曰】洪邁夷堅志云：汝人多病癭。地饒風沙，沙入井中，飲其水則生癭。故金、房間人家，以錫爲井闌，皆夾錫錢鎮之，或沉錫井中，乃免此患。

【附方】新二。解砒霜毒。錫器，於粗石上磨水服之。濟急方。楊梅毒瘡。黑鉛、廣錫各二錢半，結砂，蜈蚣二條，爲末，紙卷作小撚，油浸一夜，點燈，日照瘡二次，七日見效。集玄方。

古鏡 拾遺

【校正】併入本經錫銅鏡鼻。

【釋名】鑑、照子。【時珍曰】鏡者，景也，有光景也。鑑者，監也，監於前也。軒轅内傳言：帝會王母，鑄鏡十二，隨日用之。此鏡之始也。或云始於堯臣尹壽。

【氣味】辛，無毒。【大明曰】平，微毒。【主治】驚癇邪氣，小兒諸惡，煮汁和諸藥煮服，文字彌古者佳。藏器。辟一切邪魅，

〔一〕地：原作「也」。陶弘景原文作「猶是分桂陽所置」。錢本作「地」，義長，今從改。

女人鬼交，飛尸蠱毒，催生，及治暴心痛，並火燒淬酒服。百蟲入耳鼻中，將鏡就敲之，即出。大明。小兒疝氣腫硬，煮汁服。時珍。

【發明】【時珍曰】鏡乃金水之精，内明外暗。古鏡如古劍，若有神明，故能辟邪魅忤惡。凡人家宜懸大鏡，可辟邪魅。劉根傳云：人思形狀，可以長生。用九寸明鏡照面，熟視令自識己身形，久則身神不散，疾患不入。葛洪抱朴子云：萬物之老者，其精悉能託人形惑人，唯不能易鏡中真形。故道士入山，以明鏡徑九寸以上者背之，則邪魅不敢近，自見其形，必反却走。轉鏡對之，視有踵者山神，無踵者老魅也。群書所載，古鏡靈異，往往可證，謾撮於左方。龍江録云：漢宣帝有寶鏡，如八銖錢，能見妖魅，帝常佩之。異聞記云：隋時王度有一鏡，歲疫，令持鏡詣〔一〕里中，有疾者照之即愈。樵牧閑談云：孟昶時張敵得一古鏡，徑尺餘，光照寢室如燭，舉家無疾，號無疾鏡。西京雜記云：漢高祖得始皇方鏡，廣四尺，高五尺，表裏有明，照之則影倒見。以手捧心，可見腸胃五臟。人疾病照之，則知病之所在。女子有邪心，則膽張心動。酉〔二〕陽雜俎云：無勞縣舞溪石窟有方鏡，徑丈，照人五臟，云是始皇骨鏡。松窗録云：葉法善有一鐵鏡，照物如水。人有疾病，照見藏腑。宋史云：秦寧縣耕夫得鏡，厚三寸，徑尺二，照見水底，與日争輝。病熱者照之，心骨生寒。雲仙録云：京師王氏有鏡六鼻，常有雲烟，照之則左右前三方事皆見。黄巢將至，照之，兵甲如在目前。筆談〔三〕云：吴僧一鏡，照之知未來吉凶出處。又有火鏡取火，水鏡取水，皆鏡之異者也。

【附方】新一。小兒夜啼。明鑑掛牀脚上。聖惠方。

錫銅鏡鼻本經下品。【釋名】【弘景曰】此物與胡粉異類而共條者，古無純銅作鏡，皆用錫雜之，即今破古銅鏡鼻爾。用之當燒赤納酒中。若醯中出入百遍，乃可搗也。【志曰】凡鑄鏡皆用錫，不爾即不明白，故言錫銅鏡鼻，今廣陵者爲勝。【時珍曰】錫銅相和，得水澆之極硬，故鑄鏡用之。考工記云「金錫相半，謂之鑑燧之劑」是也。

【氣味】酸，平，無毒。【權曰】微寒。【藥訣曰】冷，無毒。

【主治】女子血閉癥瘕，伏腸〔四〕絶孕。本經。伏尸邪氣。别録。産後餘疹刺痛，三十六候，取七枚投醋中熬，呷之。亦可入當歸、芎藭煎服。甄權。

【附方】新一。小兒客忤，面青驚痛。銅照子鼻燒赤，少酒淬過，與兒飲。聖惠方。

〔一〕詣：底本描改爲「諸」，餘金陵諸本作「詣」。
〔二〕酉：原作「西」。今據新唐書藝文志及本書卷一引據古今經史百家書目改。
〔三〕談：原作「説」。今據夢溪筆談卷二十一及本書卷一引據古今經史百家書目改。
〔四〕腸：原作「陽」。今據證類卷五錫銅鏡鼻改。

鏡鏽。即鏡上緑也，俗名楊妃垢。【主治】腋臭。又療下疳瘡，同五倍子末等分，米泔洗後傅之。時珍。

古文錢日華

【釋名】泉、孔方兄、上清童子綱目、青蚨。【時珍曰】管子言：禹以歷山之金鑄幣，以救人困，此錢之始也。至周太公立九府泉法，泉體圓含方，輕重以銖，周流四方，有泉之象，故曰泉。後轉爲錢。魯褒錢神論云：爲世神寶，親愛如兄，字曰孔方。又昔有錢精，自稱上清童子。青蚨血塗子母錢，見蟲部。

【集解】【頌曰】凡鑄銅之物，多和以錫。考工記云「攻金之工，金有六劑」是也。藥用古文錢、銅弩牙之類，皆有錫，故其用近之。【宗奭曰】古錢其銅焦赤有毒，能腐蝕壞肉，非特爲有錫也。此説非是。但取周景王時大泉五十及寶貨，秦半兩，漢莢錢、大小五銖，吴大泉五百、大錢當千，宋四銖、二銖，及梁四柱、北齊常平五銖之類，方可用。【時珍曰】古文錢但得五百年之外者即可用，而唐高祖所鑄開元通寶，得輕重大小之中，尤爲古今所重。綦母氏錢神論云：黄金爲父，白銀爲母。鉛爲長男，錫爲適婦。其性堅剛，須水終始。體圓應天，孔方效地。此乃鑄錢之法也。三伏鑄錢，其汁不清，俗名爐凍。蓋火剋金也。唐人端午於江心鑄〔一〕鏡，亦此意也。

【氣味】辛，平，有毒。【時珍曰】同胡桃嚼即碎，相制也。

【主治】瞖障，明目，療風赤眼，鹽鹵浸用。婦人生産横逆，心腹痛，月膈五淋，燒以醋淬用。大明。大青錢煮汁服，通五淋。磨入目，主盲障膚赤。和薏苡根煮服，止心腹痛。藏器。

【發明】【宗奭曰】古錢有毒，治目中障瘀，腐蝕壞肉，婦人横逆産，五淋，多用之。予少時常患赤目腫痛，數日不能開。客有教以生薑一塊，洗净去皮，以古青銅錢刮汁點之，初甚苦，熱淚蔑面，然終無損。後有患者，教之，往往疑惑。信士點之，無不一點遂愈，更不須再。但作瘡者，不可用也。【時珍曰】以胡桃同嚼食二三枚，能消便毒。便毒屬肝，金伐木也。

【附方】舊一，新二十一。時氣欲死。大錢百文，水一〔二〕斗煮八升，入麝香末三分，稍飲至盡，或吐或下，愈。肘後方。時氣温病，頭痛壯熱脉大，始得一日者。比輪錢一百五十七文，水一斗，煮取七升，服汁。須臾復以水五升，更煮一升，以水二升投中，合得三升，出錢飲汁，當吐毒出也。肘後方。心腹煩滿及胸脇痛欲死者。比輪錢二十枚，水五升，煮三升，分三服。肘後方。急心氣痛。古文錢一個，打碎，大核桃三個，同炒熱，入醋一盌冲服。楊誠經驗方。霍亂轉筋。青銅錢四十九枚，木瓜一兩，烏梅炒五枚，水二盞，煎分温服。聖濟録。慢脾驚風。利痰奇效，用開元通寶錢背後上下有兩月

〔一〕鑄：下原衍「鑄」字。江西本爲一字空。今删。
〔二〕一：原闕一字。今據肘後備急方卷二治傷寒時氣温病方補。

痕者，其色淡黑，頗小，以一個放鐵匙上，炭火燒四圍上下，各出珠子，取出候冷，傾入盞中，作一服，以南木香湯送下，或人參湯亦可。錢雖利痰，非胃家所好，須以木香佐之。楊仁齋直指方。下血不止。大古錢四百文，酒三升，煮二升，分三〔一〕服。普濟方。赤白帶下。銅錢四十文，酒四升，煮取二升，分三服。千金方。小便氣淋。比輪錢三百文，水一斗，煮取三升，温服。千金方。沙石淋痛。古文錢煮汁服。普濟方。傷水喘急，因年少飲冷水驚恐所致者。古文錢七枚洗浄，白梅七個，水一鍾，同浸三宿，空心一呷，良久得吐，效。仁存方。唇腫黑痛，痒不可忍。四文大錢于石上磨猪脂汁塗之，不過數遍愈。幼幼新書。口内熱瘡。青錢二十文，燒赤投酒中服之，立瘥。陳藏器本草。眼赤生瘡，連年不愈。古錢一文，生薑石一個，洗浄，以錢于石上磨蜜，取濃汁三四滴在盞，覆瓦上，以艾灸瓦内七壯，熏蜜，取點之，效。普濟方。赤目浮瞖。古錢一文，鹽方寸匕，治篩點之。千金方。目卒不見。錢于石上磨汁，注眦中。普濟方。目生珠管及膚瞖。銅錢青一兩，細墨半兩，爲末，醋丸白豆大。每以一丸，乳汁、新汲水各少許，浸化點之。聖惠方。腋下胡臭。古文錢十文，鐵線串燒，醋淬十次，入麝香研末調塗。應急良方。跌撲傷損。半兩錢五個，火煅醋淬四十九次，甜瓜子五錢，真珠二錢，研末。每服一字，好酒調。隨上下食前後。青囊。誤吞鐵錢。古文銅錢十個，白梅肉十個，淹過即爛搗丸緑豆大，每服一丸，流水吞下，即吐出。聖濟録。百蟲入耳。青錢十四文，煎猪膏二合，少少滴之。聖濟録。便毒初起。方見「發明」下。

銅弩牙 别録下品

【釋名】【時珍曰】黄帝始作弩。劉熙釋名云：弩，怒也，有怒勢也。其柄曰臂，似人臂也。鉤絃者曰牙，似人牙也。牙外曰郭。下曰懸刀。合名之曰機。

【頌曰】藥用銅弩牙，以其有錫也。

【氣味】平，微毒。【主治】婦人難産，血閉，月水不通，陰陽隔塞。别録。

【發明】【弘景曰】銅弩牙治諸病，燒赤納酒中飲汁，古者彌勝。【劉〔二〕完素曰】弩牙速産，以機發而不括，因其用而爲使也。

【附方】舊一。誤吞珠錢，哽在咽者。銅弩牙燒赤，納水中，冷飲汁，立愈。聖惠方。

諸銅器 綱目

【氣味】有毒。【時珍曰】銅器盛飲食茶酒，經夜有毒。煎湯飲，損人聲。【藏器曰】銅器上汗有毒，令人發惡瘡内疽。

〔一〕三：原闕一字。今據普濟方卷三十八大腸腑門補。

〔二〕劉：原爲墨丁。今據江西本補。

【主治】霍亂轉筋，腎堂及臍下疰痛，並炙器隔衣熨其臍腹腎堂。大明。古銅器畜之，闢邪祟。時珍。

【發明】【時珍曰】趙希鵠洞天録云：山精水魅多歷年代，故能爲邪祟。三代鍾鼎彝器，歷年又過之，所以能辟祟也。

銅鈷鉧。一作鈷鏻，熨斗也。【主治】折傷接骨，擣末研飛，和少酒服，不過二方寸匕。又盛灰火，熨臍腹冷痛。時珍。

銅秤錘。【主治】産難横生，燒赤淬酒服。大明。

銅匙柄。【主治】風眼赤爛及風熱赤眼瞖膜，燒熱烙之，頻用妙。時珍。

鐵本經下品

【校正】併入別録生鐵、拾遺勞鐵。

【釋名】黑金説文、烏金。【時珍曰】鐵，截也，剛可截物也。於五金屬水，故曰黑金。

【集解】【別録曰】鐵出牧羊平澤及祊[一]城，或析城，采無時。【弘景曰】生鐵是不破鑐、鎗、釜之類。鋼鐵是雜鍊生鑐，作刀、鐮者。鑐，音柔。【頌曰】鐵今江南、西蜀有爐冶處皆有之。初鍊去礦，用以鑄瀉器物者，爲生鐵。再三銷拍，可以作鍱者爲鑐鐵，亦謂之熟鐵。以生柔相雜和，用以作刀劍鋒刃者爲鋼鐵。鍛家燒鐵赤沸，砧上打下細皮屑者，爲鐵落。鍛竈中飛出如塵，紫色而輕虚，可以瑩磨銅器者爲鐵精。作鍼家磨鑢細末者，謂之鍼砂。取諸鐵于器中水浸之，經久色青沫出可以染皁者爲鐵漿。以鐵拍作片段，置醋糟中積久衣生刮取者爲鐵華粉。入火飛鍊者爲鐵粉。又馬銜、秤錘、車轄及鋸、杵、刀、斧，並俗用有效。【時珍曰】鐵皆取礦土炒成。秦、晉、淮、楚、湖南、閩、廣諸山中皆産鐵，以廣鐵爲良。甘肅土錠鐵色黑性堅，宜作刀劍。西番出賓鐵尤勝。寶藏論云：鐵有五種：荆鐵出當陽，色紫而堅利，上饒鐵次之。賓鐵出波斯，堅利可切金玉。太原、蜀山之鐵頑滯。剛鐵生西南瘴海中山石上，狀如紫石英，水火不能壞，穿珠切玉如土也。土宿本草云：鐵受太陽之氣。始生之初，鹵石産焉。一百五十年而成慈石，二百年孕而成鐵，又二百年不經采鍊而成銅，銅復化爲白金，白金化爲黄金，是鐵與金銀同一根源也。今取慈石碎之，内有鐵片，可驗矣。鐵禀太陽之氣而陰氣不交，故燥而不潔。性與錫相得。管子云：上有赭，下有鐵。

鐵本經。【恭曰】此柔鐵也，即熟鐵。【藏器曰】經用辛苦者，曰勞鐵。【氣味】辛，平，有毒。【大明曰】畏慈石、火炭，能制石亭脂毒。【斅曰】鐵遇神砂，如泥似粉。【時珍曰】鐵畏皁莢、猪犬脂、乳香、朴硝、硇砂、鹽鹵、荔枝。貘食鐵而蛟龍畏鐵。凡諸草木藥皆忌鐵器，而補腎藥尤忌之，否則反消肝腎，上肝傷氣，母氣愈虚矣。

【主治】堅肌耐痛。本經。勞鐵：療賊風，燒赤投酒中飲。藏器。

〔一〕祊：原作「枋」。今據證類卷四鐵落改。

生鐵別録中品。【氣味】辛，微寒，微毒。見鐵下。【主治】下部及脱肛。別録。鎮心安五臟，治癇疾，黑鬢髮。治癬及惡瘡疥，蜘蛛咬，蒜磨，生油調傅。大明。散瘀血，消丹毒。時珍。

【發明】【恭曰】諸鐵[一]療病，並不入丸[二]散，皆煮取汁用之。【藏器曰】鐵砂、鐵精，並入丸散。【時珍曰】鐵於五金，色黑配水，而其性則制木，故癇疾宜之。素問治陽氣太盛，病狂善怒者，用生鐵落，正取伐木之義。日華子言其鎮心安五臟，豈其然哉。本草載太清服食法，言「服鐵傷肺」者，乃「肝」字之誤。

【附方】舊五，新一。脱肛歷年不入者。生鐵二斤，水一斗，煮汁五升洗之，日再。集驗方。熱甚耳聾。燒鐵投酒中飲之，仍以慈石塞耳，日易，夜去之。千金方。小兒丹毒。燒鐵淬水，飲一合。陳氏本草。小兒燥[三]瘡。一名爛瘡。燒鐵淬水中二七遍，浴之二三遍[四]，起作漿。子母秘録。打撲瘀血。在骨節及脇外不去，以生鐵一斤，酒三升，煮一升服。肘後方。熊虎傷毒。生鐵煮令有味，洗之。肘後方。

鋼鐵別録中品　【校正】併入開寶鐵粉、拾遺鍼砂。

【釋名】跳鐵音條。

【集解】【時珍曰】鋼鐵有三種：有生鐵夾熟鐵鍊成者，有精鐵百鍊出鋼者，有西南海山中生成狀如紫石英者。凡刀劍斧鑿諸刃，皆是鋼鐵。其鍼砂、鐵粉、鐵精，亦皆用鋼鐵者。按沈括筆談云：世用鋼鐵，以柔鐵包生鐵，泥封，鍊令相入，謂之團鋼，亦曰灌鋼，此乃僞鋼也。真鋼是精鐵百煉，至斤兩不耗者，純鋼[五]也。此乃鐵之精純，其色明瑩，磨之黯然青且黑，與常鐵異。亦有鍊盡無鋼者，地産不同也。又有地溲，淬柔鐵二三次，即鋼，可切玉，見石腦油下。凡鐵内有硬處不可打者，名鐵核。以香油塗，燒之即散。

【氣味】甘，平，無毒。【主治】金瘡，煩滿熱中，胸膈氣塞，食不化。別録。

鐵粉宋開寶。【恭曰】乃鋼鐵飛鍊而成者。人多取雜鐵作屑飛之，其體重，真鋼者不爾也。

【氣味】鹹，平，無毒。【主治】安心神，堅骨髓，除百病。變黑，潤肌膚，令人不老，體健能食，久服令人身重肥黑。

〔一〕鐵：原作「藥」。今據證類卷四鐵精改。
〔二〕丸：原脱。今據補同上。
〔三〕燥：證類卷四生鐵原作「熛」。此或李時珍有意更改，故仍其舊。
〔四〕遍：原脱。今據證類卷四生鐵補。
〔五〕鋼：原作「綱」。今據夢溪筆談卷三辯證改。

合和諸藥，各有所主。開寶。化痰鎮心，抑肝邪，特異。許叔微。【發明】見鐵落下。

【附方】新六。驚癇發熱。鐵粉，水調少許服之。聖惠方。急驚涎潮，壯熱悶亂。鐵粉二錢，朱砂一錢，爲末，每服一字，薄荷湯調下。楊氏家藏方。傷寒陽毒，狂言妄語亂走，毒氣在臟也。鐵粉二兩，龍膽草一兩，爲末。磨刀水調服一錢，小兒五分。全幼心鑑。頭痛鼻塞。鐵粉二兩，龍腦半分，研勻，每新汲水服一錢。聖惠方。雌雄疔瘡。鐵粉一兩，蔓菁根三兩，搗如泥封之，日二換。集玄方。風熱脱肛。鐵粉研，同白斂末傅上，按入。直指方。

鍼砂拾遺。【藏器曰】此是作鍼家磨鑢細末也。須真鋼砂乃堪用，人多以柔鐵砂雜和之，飛爲粉，人莫能辨也。亦堪染皂。【主治】功同鐵粉。和没食子染鬚至黑。藏器。消積聚腫滿黄疸，平肝氣，散癭。時珍。

【附方】新十。風濕脚痛。鍼砂、川烏頭爲末，和勻炒熱，綿包熨之。摘玄方。風痺暖手。鐵砂四兩，硇砂三錢，黑脚白礬六錢，研末，以熱醋或水拌濕，油紙裹置袋内，任意執之，冷再拌。聖濟録。脾勞黄病。鍼砂四兩，醋炒七次，乾漆燒存性二錢，香附三錢，平胃散五錢，爲末，蒸餅丸梧子大，任湯使下。摘玄方。濕熱黄疸。助脾去濕。鍼砂丸：用鍼砂不拘多少，擂盡鏽，淘洗白色，以米醋於鐵銚内浸過一指，炒乾，再炒三五次，候通紅取出。用陳粳米半升，水浸一夜，搗粉作塊，煮半熟，杵爛，入鍼砂二兩半，百草霜炒一兩半，搗千下，丸梧子大。每服五十丸，用五加皮、牛膝根、木瓜浸酒下。初服若泄瀉，其病源去也。乾坤生意。水腫尿少。鍼砂醋煮炒乾、猪苓、生地龍各三錢，爲末，葱涎研和，傅臍中約一寸厚，縛之，待小便多爲度，日二易之。入甘遂更妙。德生堂方。泄瀉無度。諸藥不效，方同上，不用甘遂。醫學正傳。虚寒下痢，腸滑不禁。鍼砂七錢半，官桂一錢，枯礬一錢，爲末，以凉水調攤臍上下，縛之。當覺大熱，以水潤之。可用三四次，名玉胞肚。仁存方。項下氣癭。鍼砂入水缸中浸之，飲食皆用此水，十日一换砂，半年自消散。楊仁齋直指方。染白鬚髮。鍼砂醋炒七次一兩，訶子、白及各四錢，百藥煎六錢，緑礬二錢，爲末，用熱醋調刷鬚髮，菜葉包住，次早酸漿洗去。此不壞鬚，亦不作紅。○又方：鍼砂、蕎麪各一兩，百藥煎爲末，茶調，夜塗旦洗。再以訶子五錢，没石子醋炒一個，百藥煎少許，水和塗一夜，温漿洗去，黑而且光。

鐵落本經中品

【釋名】鐵液別録、鐵屑拾遺、鐵蛾。【弘景曰】鐵落，是染皂鐵漿也。【恭曰】是鍛家燒鐵赤沸，砧上鍛之，皮甲落者。若以漿爲鐵落，則鋼浸之汁，復謂何等？落是鐵皮，滋液黑於餘鐵，故又名鐵液。【時珍曰】生鐵打鑄，皆有花出，如蘭如蛾，故俗謂之鐵蛾，今煙火家用之。鐵末浸醋書字於紙，背後塗墨，如碑字也。

【氣味】辛，平，無毒。【别録曰】甘。【主治】風熱惡瘡，瘍疽瘡痂，疥氣在皮膚中。本經。除胸膈中熱氣，食不下，止煩，去黑子，可以染皂。别録。治驚邪癲癇，小兒客忤，消食及冷氣，並煎服之。大明。主鬼打鬼疰邪氣，水漬沫出，澄清，暖飲一二盃。藏器。炒熱投酒中飲，療賊風痙。又裹以熨腋下，療胡臭有驗。蘇恭。平肝去怯，治善怒發狂。時珍。

【發明】【時珍曰】按素問病態論云：帝曰：有病怒狂者，此病安生？岐伯曰：生於陽也。陽氣者，暴折而不決，故善怒，病名陽厥。曰：何以知之？曰：陽明者常動，巨陽、少陽不動而動大疾，此其候也。治之當奪其食則已。夫食入於陰，長氣於陽，故奪其食即已。以生鐵落爲飲。夫生鐵落者，下氣疾也。此素問本文也。愚嘗釋之云：陽氣怫鬱而不得疏越，少陽膽木挾三焦少陽相火、巨陽陰火上行，故使人易怒如狂，其巨陽、少陽之動脉，可診之也。奪其食，不使胃火復助其邪也。飲以生鐵落，金以制木也。木平則火降，故曰下氣疾速，氣即火也。又李仲〔一〕南永類方云：腫藥用鐵蛾及鍼〔二〕砂入丸子者，一生須斷鹽。蓋鹽性濡潤，腫若再作，不可爲矣。制法：用上等醋煮半日，去鐵蛾〔三〕，取醋和，蒸餅爲丸。每薑湯服三四十丸，以效爲度。亦只借鐵氣爾，故日華子云「煎汁服之」。不留滯於臟腑，借鐵虎之氣以制肝木，使不能尅脾土，土不受邪則水自消矣。鐵精、鐵粉、鐵華粉、鍼砂、鐵漿，入藥皆同此意。

【附方】新一。小兒丹毒。鍛鐵屎研末，猪脂和傅之。千金方。

鐵精本經中品

【釋名】鐵花。【弘景曰】鐵精，鐵之精華也。出鍛竈中，如塵紫色，輕者爲佳。亦以摩瑩銅器用之。

【氣味】平，微温。【主治】明目，化銅。本經。療驚悸，定心氣，小兒風癇，陰㿉脱肛。別録。【發明】見鐵落。

【附方】舊五，新二。下痢脱肛。鐵精粉之。至寶方。女人陰脱。鐵精、羊脂，布裹炙熱，熨推之。聖惠方。男子陰腫。鐵精粉傅之。子母秘録。疔腫拔根。鐵渣一兩，輕粉一錢，麝香少許，爲末。針畫十字口，點藥入内，醋調麪糊傅之，神效。普濟方。食中有蠱。腹内堅痛，面目青黄，淋露骨立，病變無常。用爐中鐵精研末，鷄肝和丸梧子大，食前酒下五丸，不過十日愈。肘後。蛇骨刺人毒痛。鐵精粉豆許，吹〔四〕入瘡内。肘後方。

鐵華粉宋開寶

【釋名】鐵胤粉日華、鐵艶粉、鐵霜。

【修治】【志曰】作鐵華粉法：取鋼鍛作葉，如笏或團，平面磨錯令光净，以鹽水洒之，於醋甕中，陰處埋之一百日，鐵上衣生，即成粉矣。刮取細擣篩，

〔一〕仲：底本描改爲「仲」，餘各金陵本作「一」。今據卷一引據古今醫家書目改。

〔二〕鍼：原作「人」。今據永類鈐方卷三雜病水腫改。

〔三〕蛾：原作「人」。今據改同上。

〔四〕吹：原作「次」。今據肘後方卷七治蛇瘡敗蛇骨刺人入口繞身諸方改。

入乳鉢研如麪，和合諸藥爲丸散，此鐵之精華，功用强於鐵粉也。【大明曰】懸於醬瓿上生霜者，名鐵胤粉。淘去粗滓鹹味，烘乾用。

【氣味】鹹，平，無毒。【主治】安心神，堅骨髓，强志力，除風邪，養血氣，延年變白[一]，去百病，隨所冷熱，和諸藥用棗膏爲丸。開寶。止驚悸虛癇，鎮五臟，去邪氣，治健忘，冷氣心痛，痃癖癥結，脱肛痔瘻，宿食等，及傅竹木刺入肉。大明。

【發明】見鐵落。

【附方】新一。婦人陰挺。鐵孕粉一錢，龍腦半錢，研，水調刷産門。危氏得效方。

鐵鏽拾遺

【釋名】鐵衣。【藏器曰】此鐵上赤衣也。刮下用。

【主治】惡瘡疥癬，和油塗之。蜘蛛蟲咬，蒜磨塗之。藏器。平肝墜熱，消瘡腫、口舌瘡。醋磨，塗蜈蚣咬。時珍。

【發明】【時珍曰】按陶華云：鐵鏽水和藥服，性沉重，最能墜熱開結，有神也。

【附方】新八。風瘙癮疹。鏽鐵磨水塗之。集簡方。湯火傷瘡。青竹燒油，同鐵鏽搽之。積德堂方。丁腫初起。多年土內鏽釘，火鍛醋淬，刮下鏽末，不論遍次，煅取收之。每用少許，人乳和，挑破傅之。仍炒研二錢，以虀水煎滚，待冷調服。普濟方。脚腿紅腫，熱如火炙，俗名赤遊風。用鐵鏽水塗，解之。惠濟方。重舌腫脹。鐵鏽鎖燒紅，打下鏽，研末，水調一錢，噙嚥。生生編。小兒口瘡。鐵鏽末，水調傅之。集簡方。内熱遺精。鐵鏽末，冷水服一錢，三服止。活人心統。婦人難産。雜草燒鑊鏽、白芷等分，爲末，每服二錢，童尿、米醋各半和服，見效。救急方。

鐵爇拾遺

【釋名】刀煙綱目[二]、刀油。【時珍曰】以竹木爇火於刀斧刃上燒之，津出如漆者是也。江東人多用之。

【主治】惡瘡蝕䘌，金瘡、毒物傷皮肉，止風水不入，入水不爛，手足皸拆，瘡根結筋，瘰癧毒腫，染髭髮，令永黑。及熱末凝時塗之，少頃當乾硬。用之須防水。又殺蟲立效。藏器。

[一] 白：原作「病」。今據證類卷四鐵華粉改。

[二] 綱目：本條文字全取自證類卷四鐵精「陳藏器云」，故此處「綱目」及下之「時珍曰」出處均誤。

【附方】新一〔一〕。項邊癧子。以桃核于刀上燒烟熏之。陳氏本草。

鐵漿拾遺

【集解】【藏器曰】陶氏謂鐵落爲鐵漿，非也。此乃取諸鐵於器中，以水浸之，經久色青沫出，即堪染皂者。【承曰】鐵漿是以生鐵漬水服餌者。旋入新水，日久鐵上生黄膏，則力愈勝。唐太妃所服者乃此也。若以染皂者爲漿，其酸苦臭澀不可近，矧服食乎？

【氣味】鹹，寒，無毒。【主治】鎮心明目。主癲癇發熱，急黄狂走，六畜顛狂，人爲蛇、犬、虎、狼、毒刺、惡蟲等嚙，服之毒不入内〔二〕，兼解諸毒入腹。藏器。

【附方】舊二，新三。時氣生瘡，胸中熱。鐵漿飲之。梅師方。一切丁腫。鐵漿日飲一升。千金方。發背初起。鐵漿飲二升，取利。外臺秘要。蛇皮惡瘡。鐵漿頻塗之。談野翁方。漆瘡作痒。鐵漿頻洗，愈。外臺。

諸鐵器綱目

【集解】【時珍曰】舊本鐵器條繁，今撮爲一。大抵皆是借其氣，平木解毒重墜，無他義也。

鐵杵拾遺。即藥杵也。【主治】婦人横産，胞衣不下，燒赤淬酒飲，自順。藏器。

鐵秤錘宋開寶。【氣味】辛，温，無毒。【主治】賊風。止産血瘕腹痛，及喉痺熱塞，燒赤淬酒，熱飲。開寶。治男子疝痛，女子心腹妊娠脹滿，漏胎，卒下血。時珍。

【附方】新四。喉痺腫痛。菖蒲根嚼汁，燒秤錘淬一盃，飲之。普濟方。舌腫咽痛。咽生息肉，舌腫。秤錘燒赤，淬醋一盞，嚥之。聖惠方。誤吞竹木。秤錘燒紅，淬酒飲之。集玄方。便毒初起。極力提起，令有聲，以鐵秤錘摩壓一夜，即散。集簡方。

鐵銃綱目。【主治】催生，燒赤淋酒，入内孔中流出，乘熱飲之，即産。舊銃尤良。

鐵斧綱目。【主治】婦人産難横逆，胞衣不出，燒赤淬酒服。亦治産後血瘕，腰腹痛。時珍。

【發明】【時珍曰】古人轉女爲男法：懷妊三月，名曰始胎，血脉未流，象形而變。是時宜服藥，用斧置牀底，繫刃向下，勿令本婦知。恐不信，以鷄試之，

〔一〕一：底本及中研院本描補「一」，餘各金陵本闕一字。今從江西本補。
〔二〕内：原作「肉」。今據證類卷四鐵精改。

則一窠皆雄也。蓋胎化之法，亦理之自然。故食牡鷄，取陽精之全於天産者；佩雄黄，取陽精之全於地産者；操弓矢，藉斧斤，取剛物之見於人事者。氣類潛感，造化密移，物理所必有。故妊婦見神像異物，多生鬼怪，即其徵矣。象牙、犀角，紋逐象生；山藥、鷄冠，形隨人變。以鷄卵告竈而抱雛，以苕箒掃猫而成孕。物且有感，况於人乎？【藏器曰】凡人身有弩肉，可聽人家釘棺下斧聲之時，便下手速擦二七遍，以後自得消平。産婦勿用。

鐵刀拾遺。【主治】蛇咬毒入腹，取兩刃於水中相摩，飲其汁。百蟲入耳，以兩刀於耳門上摩敲作聲，自出。藏器。磨刀水服，利小便，塗脱肛痔核，産腸不上，耳中卒痛。時珍。

大刀環綱目。【主治】産難數日不出，燒赤淬酒一盃，頓服。時珍。

剪刀股綱目。【主治】小兒驚風。錢氏有剪刀股丸，用剪刀環頭研破，煎湯服藥。時珍。

鐵鋸拾遺。【主治】誤吞竹木入咽，燒故鋸令赤，漬酒熱飲。藏器。

布鍼綱目。【主治】婦人横産，取二七枚燒赤淬酒七遍，服。時珍。

【附方】新一。眼生偷鍼。布鍼一個，對井睨視，已而折爲兩段，投井中，勿令人見。張杲醫説。

鐵鏃綱目。【主治】胃熱呃逆，用七十二個，煎湯啜之。時珍。

鐵甲綱目。【主治】憂鬱結滯，善怒狂易，入藥煎服。時珍。

鐵鎖綱目。【主治】齆鼻不聞香臭，磨石上取末，和豬脂綿[一]裹塞之，經日肉出，瘥。普濟。

鑰匙日華。【主治】婦人血噤失音衝惡，以生薑、醋、小便同煎服。弱房人亦可煎服。大明。

鐵釘拾遺。【主治】酒醉齒漏，出血不止，燒赤注孔中即止。時珍。【藏器曰】有犯罪者，遇恩赦免，取枷上鐵及釘等收之。後入官帶之，得除免。

鐵鏵即銛也。綱目。【主治】心虚風邪，精神恍惚健忘，以久使者四斤，燒赤投醋中七次，打成塊，水二斗，浸二七日，每食後服一小盞。時珍。

【附方】新三。小兒傷寒，百日内患壯熱。用鐵鏵一斤，燒赤，水二斗，淬三七次，煎一半，入柳葉七片，浴之。聖濟録。積年齒䘌。舊鐵鏵頭一枚，炭火燒赤，捻硫黄一分，豬脂一分，于上熬沸。以綿包柳杖揾藥，熱烙齒縫，數次愈。普濟方。灌頂油法。治腦中熱毒風，除目中瞖障，鎮心明目。生油二斤，

〔一〕脂綿：金陵諸本自此字始，頁面下部每行均殘去四至六字。下頁同此，每行之末亦殘去二至六字不等。所殘文字均據江西本補，不逐一出注。

故鐵鏵五兩，打碎，硝石半兩，寒水石一兩，馬牙消半兩，曾青一兩，綿裹入油中浸七日。每以一錢頂上摩之，及滴少許入鼻内，甚妙。此大食國胡商方。聖惠方。

鐵犁鑱尖日華。【主治】得水，制朱砂、水銀、石亭脂毒。大明。

車轄即車軸鐵鎋頭，一名車缸。○宋開寶。【主治】喉痺及喉中熱塞，燒赤，投酒中熱飲。開寶[一]。主小兒大便下血，燒赤，淬水服。時珍。

【附方】舊一，新一。小兒下血。方見上。妊娠欬嗽。車缸一枚，燒赤投酒中，冷飲。聖惠方。走注氣痛。車缸燒赤，温布裹熨病上。千金方。

馬銜即馬勒口鐵也。【大明曰】古舊者好，亦可作醫工鍼也。○宋開寶。【主治】小兒癇，婦人難産，臨時持之，并煮汁，服一盞。開寶。治馬喉痺，腫連頰，吐血[二]氣數，煎水服之。聖惠。

馬鐙綱目。【主治】田野燐火，人血所化，或出或没，來逼奪人精氣，但以馬鐙相戛作聲即滅。故張華云：金乘[三]一振，遊光斂色。時珍。

石之二 玉類一十四種

玉別録上品

【校正】併入[四]別録玉屑。

【釋名】玄真。【時珍曰】按許慎説文云：玉乃石之美者。有五德：潤澤以温，仁也；鰓理自外可以知中，義也；其聲舒揚遠聞，智也；不撓而折，勇也；鋭廉而不技，潔也。其字象三玉連貫之形。葛洪抱朴子云：玄真者，玉之別名也，服之令人身飛輕舉。故曰服玄真者，其命不極。

【集解】【別録曰】玉泉、玉屑，生藍田山谷，采無時。【弘景曰】好玉出藍田及南陽徐善亭部界中，日南、盧容水中，外國于闐、疏勒諸處皆善。潔白如豬膏，叩之鳴者是真也。其比類者，甚多相似，宜精別之。所以燕石入笥，卞氏長號也。【珣曰】異物志云：玉出崑崙。別寶經云：凡石韞玉，但將石映燈看之，

[一] 寶：原作「保」。今據證類卷四車轄改。
[二] 血：聖惠方卷三十五治馬喉痹諸方原無此字。
[三] 乘：原作「葉」。今據説郛卷一百九感應類從志改。
[四] 併入：據本條組成，此下「別録玉屑」後當有「本經玉泉」。

內有紅光，明如初出日，便知有玉也。【頌曰】今藍田、南陽、日南不聞有玉，惟于闐國出之。晉鴻臚卿張匡鄴使于闐，作行程記，載其國采玉之地云玉河，在于闐城外。其源出崑山，西流一千三百里，至于闐界牛頭山。乃疏爲三河：一曰白玉河，在城東三十里；二曰綠玉河，在城西二十里；三曰烏玉河，在綠玉河西七里。其源雖一，而其玉隨地而變，故其色不同。每歲五六月大水暴漲，則玉隨流而至。玉之多寡，由水之大小。七八月水退乃可取，彼人謂之撈玉。其國中有禁，器用服食，往往用玉。中國所有，亦自彼來。王逸玉論載玉之色曰：赤如鷄冠，黄如蒸栗，白如截肪，黑如純漆，謂之玉符。而青玉獨無説焉。今青白者常有，黑者時有，黄赤者絶無。雖禮之六器，亦不能得其真者。今儀州出一種石，如蒸栗色，彼人謂之栗玉，或云亦黄玉之類，但少潤澤，聲不清越，爲不及也。然服食者惟貴純白，他色亦不取焉。【承曰】儀州栗玉，乃黄石之光瑩者，非玉也。玉堅而有理，火刃不可傷。此石小刀便可雕刻，與階州白石同體而異色爾。【時珍曰】按太平御覽云：交州出白玉，夫餘出赤玉，挹婁出青玉，大秦出菜玉，西蜀出黑玉。藍[一]田出美玉，色如藍，故曰藍田。淮南子云：鍾山之玉，炊以爐炭，三日三夜而色澤不變，得天地之精也。觀此諸説，則産玉之處亦多矣。而今不出者，地方恐爲害也。故獨以于闐玉爲貴焉。古禮玄珪蒼璧，黄琮赤璋，白琥玄璜，以象天地四時而立名爾。禮記云：石蘊玉則氣如白虹，精神見於山川也。博物志云：山有穀者生玉。尸子云：水圓折者有珠，方折者有玉。地鏡圖云：二月山中草木生光下垂者有玉，玉之精如美女。玉書云：玉有山玄文、水蒼文，生于山而木潤，産於水而流芳，藏于璞而文采露於外。觀此諸説，則玉有山産、水産二種。中國之玉多在山，於闐之玉則在河也。其石似玉者，珷、玞、琨、珉、璁、瓔也。北方有罐子玉，雪白有氣眼，乃藥燒成者，不可不辨，然皆無溫潤。稗官載火玉色赤可烹鼎，暖玉可辟寒，寒玉可辟暑，香玉有香，軟玉質柔，觀日玉洞見日中宫闕，此皆希世之寶也。【宗奭曰】燕玉出燕北，體柔脆，如油和粉色，不入藥用。

玉屑別録。【修治】【弘景曰】玉屑是以玉爲屑，非別一物也。仙經服瑴玉，有搗如米粒，乃以苦酒輩消令如泥，亦有合爲漿者。凡服玉，皆不得用已成器物及塚中玉璞。【恭曰】餌玉當以消作水者爲佳。屑如麻豆，服者取其精潤臟腑，滓穢當完出也。又爲粉服者，即使人淋壅。屑如麻豆，其義殊深。化水法，在淮南三十六水法中。

【氣味】甘，平，無毒。【珣曰】鹹，寒，無毒。【時珍曰】惡鹿角，養丹砂。【主治】除胃中熱，喘息煩滿，止渴，屑如麻豆服之，久服輕身長年。別録。潤心肺，助聲喉，滋毛髮。大明。滋養五臟，止煩躁，宜共金、銀、麥門冬等同煎服，有益。李珣。

【附方】新三。小兒驚啼。白玉二錢半，寒水石半兩，爲末，水調塗心下。聖惠方。痃癖鬼氣，往來疼痛及心下不可忍者。不拘大人小兒，白玉、赤玉等分，爲末，糊丸梧子大，每服三十丸，薑湯下。聖惠方。面身瘢痕。真玉日日磨之，久則自滅。聖濟録。

[一] 藍：原作「監」。今據御覽卷三百九十七人事部改。

玉泉本經。【釋名】玉札本經、玉漿開寶、璚漿。【普曰】玉泉，一名玉屑。【弘景曰】此當是玉之精華，白〔一〕者質色明澈，可消之爲水，故名玉泉。今人無復的識者，通一爲玉爾。【志曰】按別本注云：玉泉者，玉之泉液也。以仙室玉池中者爲上，故一名玉液。今仙經三十六水法中，化玉爲玉漿，稱爲玉泉，服之長年不老，然功劣於自然泉液也。【宗奭曰】本經言：玉泉生藍田山谷，采無時。今藍田無玉，而泉水古今不言采。陶氏言玉爲水，故名玉泉。如此則當言玉水，不當言玉泉，泉乃流布之義。今詳「泉」字乃「漿」之誤，去古既遠，文字脱誤也。道藏經有「金飯玉漿」之文，唐李商隱有「璚漿未飲結成冰」之詩，是采玉爲漿，斷無疑矣。別本所注不可取也。若如所言，則舉世不能得，亦漫立此名耳。【時珍曰】玉泉作玉漿甚是。別本所注乃玉髓也，別録自有條，諸家未深攷爾。【修治】【青霞子曰】作玉漿法：玉屑一升，地榆草一升，稻米一升，取白露二升，銅器中煮，米熟絞汁。玉屑化爲水，以藥納入，所謂神仙玉漿也。【藏器曰】以玉投〔二〕朱草汁，化成醴。朱草，瑞草也。術家取蟾蜍膏軟玉如泥，以苦酒消之成水。【氣味】甘，平，無毒。【普曰】神農、岐伯、雷公：甘。李當之：平。畏款冬花、青竹。

【主治】五臟百病，柔筋強骨，安魂魄，長肌肉，益氣，利血脉，久服耐寒暑，不饑渴，不老神仙。人臨死服五斤，三年色不變。本經。療婦人帶下十二病，除氣癃，明耳目，久服輕身長年。別録。治血塊。大明。

【發明】【慎微曰】天寶遺事：楊貴妃含玉嚥津，以解肺渴。王莽遺孔休〔三〕玉曰：君面有疵，美玉可以滅瘢。後魏李預得餐玉之法，乃采訪藍田，掘得若環璧雜器形者，大小百餘枚，椎作屑，日食之，經年云有效驗，而好酒損志。及疾篤，謂妻子曰：服玉當屏居山林，排棄嗜欲，而吾酒色不絶，自致於死，非藥之過也。尸體必當有異於人，勿使速殯，令後人知餐服之功。時七月中旬，長安毒熱，停尸四日，而體色不變，口無穢氣。【弘景曰】張華云：服玉用藍田穀玉白色者，平常服之，則應神仙。有人臨死服五斤，死經三年，其色不變。古來發塚見尸如生者，其身腹内外，無不大有金玉。漢制，王公皆用珠襦玉匣，是使不朽故也。鍊服之法，水、屑隨宜。雖曰性平，而服玉者亦多發熱，如寒食散狀。金玉既天地重寶，不比餘石。若未深解節度，勿輕用之。【志曰】抱朴子云：服金者，壽如金；服玉者，壽如玉。但其道遲成，須服一二百斤，乃可知也。玉可以烏米酒及地榆酒化之爲水，亦可以葱漿消之爲粭〔四〕，亦可餌以爲丸，亦可以燒爲粉。服之一年以上，入水不沾，入火不灼，刃之不傷，百毒不死。不可用已成之器，傷人無益，得璞玉乃可用也。赤松子以玄蟲血漬玉爲水服之，故能

〔一〕白：原脱。今據證類卷三玉泉補。

〔二〕投：原作「殺」。今據證類卷三十五種陳藏器餘改。

〔三〕休：底本描改爲「体」，餘金陵諸本作「休」。

〔四〕粭：證類卷三玉屑引寶藏論作「粘」，當爲「粘」（同「糊」）之形誤。「粭」同「飴」，不若「粘」義長。

乘烟霞上下。玉屑與水服之，俱令人不死。所以不及金者，令人數數發熱，似寒食散狀〔一〕也。若服玉屑，宜十日一服雄黄、丹砂各一刀圭，散髮洗沐冷水，迎風而行，則不發熱也。董君異常以玉醴與盲人服，旬日而目愈也。【時珍曰】漢武帝取金莖露和玉屑服，云可長生，即此物也。但玉亦未必能使生者不死，惟使死者不朽爾。養尸招盜，反成暴棄。曷若速朽歸虚之爲見理哉。

白玉髓別録有名未用　【校正】併入拾遺玉膏。

【釋名】玉脂綱目、玉膏拾遺、玉液。

【集解】【別録曰】生藍田玉石間。【時珍曰】此即玉膏也，別本以爲玉泉者是矣。山海經云：密山上多丹木，丹水出焉，西流注於稷澤。其中多白玉，是有玉膏。其源沸沸湯湯，黄帝是食是饗。是生玄玉，玉膏所出，以灌丹木。黄帝乃取密山之玉禜〔二〕，而投之鍾山之陽。瑾瑜之玉爲良〔三〕，堅栗精密，澤而有光。五色發作，以和柔剛。天地鬼神，是食是饗。君子服之，以禦不祥。謹按：密山亦近于闐之間。是食者，服食也。是饗者，祭祀也。服之者，佩服也。玉膏，即玉髓也。河圖玉版云：少室之山，有白玉膏，服之成仙。十洲記云：瀛洲有玉膏如酒，名曰玉醴，飲數升輒醉，令人長生。抱朴子云：生玉之山，有玉膏流出，鮮明如水精。以無心草末和之，須臾成水，服之一升長生。皆指此也。【藏器曰】今玉石間水飲之，亦長生潤澤。

【氣味】甘，平，無毒。【主治】婦人無子，不老延年。別録

青玉別録有名未用

【釋名】瑴玉。【時珍曰】瑴，一作穀，又作珏，谷、角二音。二玉相合曰瑴，此玉常合生故也。

【集解】【別録曰】生藍田。【弘景曰】張華言：合玉漿用瑴玉，正縹白色，不夾石。大者如升，小者如鷄子，取於穴中者，非今作器物玉也。出襄〔四〕鄉縣舊穴中。黄初時，詔征南將軍夏侯尚〔五〕求之。【時珍曰】按格古論云：古玉以青玉爲上，其色淡青而帶黄色。緑玉深緑者佳，淡者次之。菜玉非青非緑，如菜色，此玉之最低者。

〔一〕狀：原作「壯」。今據證類卷三玉屑引抱朴子改。

〔二〕禜：山海經卷二西山經作「榮」。

〔三〕良：原作「食」。今據山海經卷二西山經改。

〔四〕襄：原作「裴」。今據證類卷三十有名未用改。

〔五〕尚：原作「上」。今據改同上。

【氣味】甘，平，無毒。【主治】婦人無子，輕身不老長年。別録。

【附録】璧玉。【別録曰】味甘，無毒。主明目益氣，使人多精生子。【時珍曰】璧，瑞玉圜也。此玉可爲璧，故曰璧玉。璧外圓象天，内方象地。爾雅云：璧大六寸謂之瑄，肉倍好謂之璧，好倍肉謂之瑗。

玉英。【別録曰】味甘，主風瘙皮膚痒。生山竅中，明白可作鏡，一名石鏡，十二月采。合玉石。【別録曰】味甘，無毒。主益氣，療消渴，輕身辟穀。生常山中丘，如彘肪。【時珍曰】此即碾玉砂也，玉須此石碾之乃光。

青琅玕本經下品

【校正】併入拾遺石闌干。

【釋名】石闌干拾遺、石珠別録、青珠。【時珍曰】琅玕，象其聲也。可碾爲珠，故得珠名。

【集解】【別録曰】青琅玕[一]生蜀郡平澤，采無時。【弘景曰】此蜀都賦所稱「青珠黄環」者也。琅玕亦是崑崙山上樹名，又九真經中大丹名。【恭曰】琅玕有數種色，以青者入藥爲勝，是琉璃之類，火齊寶也。今出巂[二]州以西烏白蠻中及於闐國。【藏器曰】石闌干生大海底，高尺餘，如樹，有根莖，莖上有孔，如物點之。漁人以網罾得之，初從水出微紅，後漸青。【頌曰】今秘書中有異魚圖，載琅玕青色，生海中。云海人以網於海底取之，初出水紅色，久而青黑，枝柯似珊瑚，而上有孔竅，如蟲蛀，擊之有金石之聲，乃與珊瑚相類。其説與別録「生蜀郡平澤」及蘇恭所云不同，人莫能的識。謹按尚書：雍州厥貢，球琳琅玕。爾雅云：西北之美者，有崑崙墟之璆、琳、琅玕。孔安國、郭璞注，皆以爲石之似珠者。而山海經云，崑崙山有琅玕。若然，是石之美者，明瑩若珠之色而狀森植爾。大抵古人謂石之美者，多謂之珠，廣雅謂琉璃、珊瑚皆爲珠是也。已上所説，皆出西北山中，而今圖乃云海底得之。蓋珍貴之物，山海或俱産焉。今醫家亦以難得而稀用也。【宗奭曰】書云：雍州厥貢，球琳琅玕。西域記云，天竺國正出此物。蘇恭云，是琉璃之類。琉璃乃火成之物，琅玕非火成者，安得同類。【時珍曰】按許慎説文云：琅玕，石之似玉者。孔安國云：石之似珠者。總龜云：生南海石厓間，狀如筍，質似玉。玉册云：生南海崖石内，自然感陰陽之氣而成，似珠而赤。列子云：蓬萊之山，珠玕之樹叢生。據諸説，則琅玕生於西北山中及海山厓間。其云生於海底網取者，是珊瑚，非琅玕也。在山爲琅玕，在水爲珊瑚，珊瑚亦有碧色者。今回回地方出一種青珠，與碧靛相似，恐是琅玕所作者也。山海經云：開明山北有珠樹。淮南子云：曾城九重，有珠樹在其西。珠樹即琅玕也。餘見珊瑚下。

【氣味】辛，平，無毒。【之才曰】殺錫毒，得水銀良，畏鷄骨。

〔一〕青琅玕：原作「石闌干」。今據證類卷五青琅玕改。

〔二〕巂：原作「雋」。今據證類卷五青琅玕引唐本注改。此爲不同州名，巂州義長。

【主治】身痒，火瘡癰瘍，疥瘙死肌。本經。白禿，浸淫在皮膚中，煮鍊服之，起陰氣，可化爲丹。别録。療手足逆臚。弘景。

石闌干：主石淋，破血，産後惡血，磨服，或煮服，亦火燒投酒中服。藏器。

珊瑚 唐本草

【釋名】鉢擺[一]娑福羅 梵書。

【集解】【恭曰】珊瑚生南海，又從波斯國及師子國來。【頌曰】今廣州亦有，云生海底作枝[二]柯狀，明潤如紅玉，中多有孔，亦有無孔者，枝柯多者更難得，采無時。謹按海中經云：取珊瑚，先作鐵網沉水底，珊瑚貫中而生，歲高三二尺，有枝無葉，因絞網出之，皆摧折在網中，故難得完好者。不知今之取者果爾否？漢積翠池中，有珊瑚高一丈二[三]尺，一[四]本三柯，上有四百六十條，云是南越王趙佗所獻，夜有光景。晉石崇家有珊瑚高六七尺。今並不聞有此高大者。【宗奭曰】珊瑚有紅油色者，細縱文可愛。有如鈆丹色者，無縱文，爲下品。入藥用紅油色者。波斯國海中有珊瑚洲，海人乘[五]大舶墮鐵網[六]水底取之。珊瑚初[七]生磐石上，白如菌，一歲而黄，二歲變赤，枝幹交錯，高三四尺。人没水以鐵發其根，繫網舶上，絞而出之，失時不取則腐蠹。【時珍曰】珊瑚生海底，五七株成林，謂之珊瑚林。居水中直而軟，見風日則曲而硬，變紅色者爲上，漢趙佗謂之「火樹」是也。亦有黑色者，不佳，碧色者亦良。昔人謂碧者爲青琅玕，俱可作珠。許慎説文云：珊瑚色赤，亦生於海，或生於山。據此説，則生於海者爲珊瑚，生於山者爲琅玕，尤可徵矣。互見琅玕下。

【氣味】甘，平，無毒。【主治】去目中瞖，消宿血。爲末吹鼻，止鼻衄。唐本。明目鎮心，止驚癇。大明。點眼，去飛絲。時珍。

【發明】【珣曰】珊瑚主治與金相似。【宗奭曰】今人用爲點眼筯，治目瞖。【藏器曰】珊瑚刺之，汁流如血。以金投之爲丸名金漿，以玉投之爲玉髓，久服長生。

〔一〕擺：宛委餘録卷十八同，云出宋版翻譯名義集。今本翻譯名義集卷三七寶篇作「攞」。
〔二〕枝：原作「技」。今據證類卷四珊瑚改。
〔三〕二：底本及中研院本描寫爲「二三」，上圖本補寫爲「三二」，内閣本、美國國會本此前闕一字。今據證類卷四珊瑚改。
〔四〕一：底本補寫爲「二」字，餘金陵諸本原闕一字。今據改同上。
〔五〕乘：原作「采」。今據改同上。
〔六〕網：原作「綱」。今據改同上。
〔七〕初：原作「所」。今據改同上。

【附方】舊一。小兒麸瞖未堅。不可亂藥，宜以珊瑚研如粉，日少少點之，三日愈。錢相公篋中方。

馬腦宋嘉祐

【釋名】瑪瑙、文石、摩羅迦隸佛書。【藏器曰】赤爛紅色，似馬之腦，故名。亦云馬腦珠。胡人云是馬口吐出者，謬言也。【時珍曰】按增韻云：玉屬也。文理交錯，有似馬腦，因以名之。拾遺記云是鬼血所化，更謬。

【集解】【藏器曰】馬腦生西國玉石間，亦美石之類，重寶也。來中國者，皆以爲器。又出〔一〕日本國。用研木不熱者爲上，熱者非真也。【宗奭曰】馬腦非玉非石，自是一類。有紅、白、黑三種，亦有文如纏絲者。西人以小者爲玩好之物，大者碾爲器。【時珍曰】馬腦出西南諸國，云得自然灰即軟，可刻也。曹昭格古論云：多出北地、南番、西番，非石非玉，堅而且脆，刀刮不動，其中有人物鳥獸形者最貴。顧文〔二〕薦負暄録云：馬腦品類甚多，出産有南北。大者如斗，其質堅硬，碾造費工。南馬腦産大食等國，色正紅無瑕，可作杯斝。西北者色青黑，寧夏、瓜、沙、羌地砂磧中得者尤奇。有柏枝馬腦，花如柏枝。有夾胎馬腦，正視瑩白，側視則若凝血，一物二色也。截子馬腦，黑白相間。合子馬腦，漆黑中有一白線間之。錦紅馬腦，其色如錦。纏絲馬腦，紅白如絲。此皆貴品。漿水馬腦，有淡水花。醬斑馬腦，有紫紅花。曲蟮馬腦，粉紅花。皆價低。又紫雲馬腦出和州，土馬腦出山東沂州，亦有紅色雲頭、纏絲、胡桃花者。又竹葉馬腦，出淮右，花如竹葉。並可作卓面、屏風。金陵雨花臺小馬腦止可充玩耳。試馬腦法，以研木，不熱爲真。

【氣味】辛，寒，無毒。【主治】辟惡，熨目赤爛。藏〔三〕器。主〔四〕目生障瞖，爲末日點。時珍。

寶石綱目

【集解】【時珍曰】寶石出西番、回鶻地方諸坑井内，雲南、遼東亦有之。有紅、緑、碧、紫數色：紅者名刺子，碧者名靛子，翠者名馬價珠，黄者名木難珠，紫者名蠟子。又有鴉鶻石、猫精石、石榴子、紅扁豆等名色，皆其類也。山海經言：騩〔五〕山多玉，凄水出焉，西注於海，中多采石。采石即寶石也。碧者，唐人謂之瑟瑟。紅者，宋人謂之靺鞨。今通呼爲寶石。以鑲首飾器物，大者如指頭，小者如豆粒，皆碾成珠狀。張勃吴録云：越巂、雲南河中出碧珠，須祭而

〔一〕出：原作「入」。今據證類卷四馬腦改。
〔二〕文：原脱。今據卷一引據古今經史百家書目補。
〔三〕藏：原作「不」。今據卷一引據古今經史百家書目改。
〔四〕主：底本、上圖本描改爲「主」，餘金陵諸本均作「土」。今從張本改。
〔五〕騩：原字右半殘損。今據山海經卷二西山經補改。

取之，有縹碧、緑碧。此即碧色寶石也。

【主治】去翳明目，入點藥用之。灰塵入目，以珠拭拂即去。時珍。

玻瓈拾遺

【釋名】頗黎綱目、水玉拾遺。【時珍曰】本作頗黎。頗黎，國名也。其瑩如水，其堅如玉，故名水玉，與水精同名。

【集解】【藏器曰】玻瓈，西國之寶也。玉石之類，生土中。或云千歲冰所化，亦未必然。【時珍曰】出南番。有酒色、紫色、白色，瑩澈與水精相似，碾開有雨點花者爲真。外〔一〕丹家亦用之。藥燒者有氣眼而輕。玄中記云：大秦國有五色頗黎，以紅色爲貴。梁四公記云：扶南人來賣碧頗黎鏡，廣一尺半，重四十斤，内外皎潔，向明視之，不見其質。蔡絛云：御庫有玻黎母，乃大食所貢，狀如鐵滓，煅之但作珂子狀，青、紅、黄、白數色。

【氣味】辛，寒，無毒。【主治】驚悸心熱，能安心明目，去赤眼，熨熱腫。藏器。摩翳障。大明。

水精拾遺

【釋名】水晶綱目、水玉綱目、石英。【時珍曰】瑩澈晶光，如水之精英，會意也。山海經謂之水玉，廣雅謂之石英。

【集解】【時珍曰】水精亦頗黎之屬，有黑、白二色。倭國多水精第一。南水精白，北水精黑，信州、武昌水精濁。性堅而脆，刀刮不動，色澈如泉，清明而瑩，置水中無瑕〔二〕、不見珠者佳。古語云水化，謬言也。藥燒成者有氣眼，謂之硝子，一名海水精。抱朴子言，交廣人作假水精盌，是此。

【氣味】辛，寒，無毒。【主治】熨目，除熱淚。藏器。亦入點目藥。穿串吞咽中，推引諸哽物。時珍。

【附録】火珠。【時珍曰】説文謂之火齊珠。漢書謂之玫瑰，音枚回。唐書云：東南海中有羅刹國，出火齊珠，大者如鷄卵，狀類水精，圓白，照數尺。日中以艾承之則得火，用灸艾炷不傷人。今占城國有之，名朝霞大火珠。又續漢書云：哀牢夷出火精、琉璃，則火齊乃火精之訛，正與水精對。

碝石音耎。【時珍曰】出雁門。石次於玉，白色如冰，亦有赤者。山海經云「北山多碝石」，禮云「士佩碝玫」是也。

〔一〕外：金陵諸本作「列」。江西、錢、張本作「列」。上圖本有後人圈改作「外」，與文義合，今從改。

〔二〕瑕：義不明。張本作「瑕」，可通，然未知所據。

琉璃拾遺

【釋名】火齊。【時珍曰】漢書作流離，言其流光陸離也。火齊，與火珠同名。

【集解】【藏器曰】韻集〔一〕云：琉璃，火齊珠也。南州異物志云：琉璃本質是石，以自然灰治之可爲器，石不得此則不可釋。佛經所謂七寶者，琉璃、車渠、馬腦、玻璃、真珠是也。【時珍曰】按魏略云：大秦國出金銀琉璃，有赤、白、黄、黑、青、緑、縹、紺、紅、紫十種。此乃自然之物，澤潤光采，踰於衆玉。今俗所用，皆銷冶石汁，以衆藥灌而爲之，虚脆不貞。格古論云：石琉璃出高麗，刀刮不動，色白，厚半寸許，可點燈，明於牛角者。異物志云：南天竺諸國出火齊，狀如雲母，色如紫金，重沓可開，拆之則薄如蟬翼，積之乃如紗縠。亦琉璃、雲母之類也。按：此石今人以作燈球，明瑩而堅，耐久。蘇頌言亦可入藥，未見用者。

【主治】身熱目赤，以水浸冷熨之。藏器。

雲母本經上品

【釋名】雲華、雲珠、雲英、雲液、雲砂本經、磷石。【時珍曰】雲母以五色立名，詳見下文。按荆南志云：華容方臺山出雲母，土人候雲所出之處，于下掘取，無不大獲，有長五六尺可爲屏風者，但掘時忌作聲也。據此，則此石乃雲之根，故得雲母之名。而雲母之根，則陽起石也。抱〔二〕朴子云〔三〕：服雲母十年，雲氣常覆其上。服其母以致其子，理自然也。

【集解】【别録曰】雲母生太山山谷、齊山、廬山及琅琊北定山石間，二月采之。雲華五色具，雲英色多青，雲珠色多赤，雲液色多白，雲砂色青黄，磷石色正白。【弘景曰】按仙經，雲母有八種。向日視之，色青白多黑者名雲母，色黄白多青者名雲英，色青白多赤者名雲珠，如冰〔四〕露乍黄乍白者名雲砂，黄白晶晶者名雲液，皎然純白明澈者名磷石。此六種並好，服各有時月。其黯黯純黑、有文斑斑如鐵者名雲膽，色雜黑而强肥者名地涿，此二種並不可服。鍊之有法，宜精細。不爾，入腹大害人。今江東惟用廬山者爲勝，青州者亦好，以沙土養之，歲月生長。【頌曰】今兖州雲夢山及江州、淳州、杭越間亦有之，生土石間。作片成層可析，明滑光白者爲上。其片有絶大而瑩潔者，今人以飾燈籠，亦古扇屏之遺意也。江南生者多青黑，不堪入藥。謹按：方書用雲母，皆以白澤者爲貴。惟中山衛叔卿單服法，用雲母五色具者。葛洪抱朴子云：雲母有五種，而人不能别，當舉以向日看之，陰地不見雜色也。五色並具而多青者名雲英，

〔一〕韻集：原作「集韻」。今據證類卷五青琅玕引陳藏器乙正。

〔二〕抱：底本經描改，餘金陵諸本作「把」。今從卷一引據古今經史百家書目改。

〔三〕云：底本此前描補「有」字，餘金陵諸本爲一字闕。今删。

〔四〕冰：原作「沫」。今據證類卷三雲母改。

宜春服之。五色並具而多赤名雲珠，宜夏服之。五色並具而多白者名雲液，宜秋服之。五色並具而多黑者名〔一〕雲母，宜冬服之。但有青黃二色者名雲砂，宜季夏服之。皛皛純白者名磷石，四時可服也。古方服五雲甚多，然修鍊節度，恐非文字可詳，不可輕餌也。【損之曰】青、赤、黃、紫、白者並堪服，白色輕薄通透者爲上。黑者不任用，令人淋瀝發瘡。

【修治】【斅曰】凡使，黃黑者、厚而頑赤色者、經婦人手把者，並不中用。須要光瑩如冰色者爲上。每一斤，用小地膽草、紫背天葵、生甘草、地黃汁各一鎰，乾者細剉，濕者取汁了，于瓷堝中安置，下天池水三鎰，着火煮七日夜，水火勿令失度，雲母自然成碧玉漿在堝底。却以天池水猛投其中，攪之，浮如蝸涎者即去之。如此三度，淘淨。取沉香一兩擣作末，以天池水煎沉香湯二升以來，分爲三度，再淘雲母漿了，日晒任用。【抱朴子曰】服五雲之法：或以桂葱水玉化之爲水，或以露于鐵器中以原水熬之爲水，或以消石合於筒中埋〔二〕之爲水，或以蜜溲爲酪，或以秋露漬之百日，韋囊挻〔三〕以爲粉，或以無顛草、樗〔四〕血合餌之。服至一年百病除，三年反老成童，五年役使鬼神。【胡演曰】鍊粉法：八九月間取雲母，以礬石拌勻，入瓦罐內，封口，三伏時則自柔軟，去礬。次日，取百草頭上露水漬之。百日，韋囊挻以爲粉。【時珍曰】道書言：鹽湯煮雲母，可爲粉。又云：雲母一斤，鹽一斗漬之，銅器中蒸一日，臼中擣成粉。又云：雲母一斤，白鹽一升，同擣細，入重布袋挼之，沃令鹽味盡，懸高處風吹，自然成粉。

【氣味】甘，平，無毒。【權曰】有小毒，惡徐長卿，忌羊血〔五〕。【之才曰】澤瀉爲之使，畏鮀甲及流水。【弘景曰】鍊之用礬則柔爛，亦是相畏也。百草上露乃勝東流水。亦有用五月茅屋溜水者。【獨孤滔曰】制汞，伏丹砂。

【主治】身皮死肌，中風寒熱，如在車船上，除邪氣，安五臟，益子精，明目。久服輕身延年。本經。**下氣堅肌，續絶補中，療五勞七傷，虛損少氣，止痢。久服悦澤不老，耐寒暑，志高神仙。**別録。**主下痢腸澼，補腎冷。**甄權。

【發明】【保昇曰】雲母屬金，故色白而主肺。【宗奭曰】古雖有服鍊法，今人服者至少，謹之至也。惟合雲母膏，治一切癰毒瘡等，方見和劑局方。【慎微曰】明皇雜録云：開元中，名醫紀朋，觀人顏色談笑，知病淺深，不待胗脉。帝召入掖庭，看一宮人，每日昃則笑歌啼號若狂疾，而足不能履地。朋視之曰：此必因食飽而大促力，頓仆於地而然。乃飲雲母湯，熟寐而失所苦。問之，乃言太華公主載誕，某當主謳，懼聲不能清長，因喫㹠蹄羹，飽而歌大曲。唱罷，覺

〔一〕名：原作「多」。今據證類卷三雲母改。

〔二〕埋：原作「理」。今據抱朴子内篇卷十一仙藥改。

〔三〕挻：原作「挺」。今據改同上。下一「挻」字同，不另注。

〔四〕樗：原作「摴」。今據改同上。

〔五〕血：下衍「粉」字。今據證類卷三雲母引藥性論删。

胸中甚熱，戲於砌臺，因墜下，久而方甦，遂病此也。又經效方云：青城山丈人觀主康道豐，治百病雲母粉方：用雲母一斤，拆開，揉入大瓶內，築實，上澆水銀一兩封固，以十斤頂火煅赤。取出，却拌香葱、紫連翹草二件，合搗如泥。後以夾絹袋盛，于大水盆內摇取粉，餘滓未盡，再添草藥重搗取粉。以木盤一面，于灰上印一淺坑，鋪紙，傾粉在內，候乾焙之，以麪糊丸梧子大。遇有病者，服之無不效。知成都府辛諫議曾患大風，衆醫不愈，道豐進此，服之神驗。【抱朴子曰】他物埋之即朽，着火即焦，而五雲入猛火中經時不焦，埋之不腐。故服之者長生，入水不濡，入火不燒，踐棘不傷。【時珍曰】昔人言雲母壅尸，亡人不朽。盗發馮貴人冢，形貌如生，因共姦之。發晉幽公冢，百尸縱横，及衣服皆如生人。中並有雲母壅之故也。

【附方】舊七，新七。**服食雲母**。上白雲母二十斤薄擘，以露水八斗作湯，分半淘洗二次。又取〔一〕二斗作湯，納芒消十斤，木器中漬二十日，取出，絹袋盛，懸屋上，勿見風日，令燥。以鹿皮爲囊揉之，從旦至午，篩滓復揉，得好粉五斗，餘者棄之。以粉一斗納崖蜜二斤，攪糊，入竹筒中，薄削封口漆固，埋北垣南厓下，入地六尺，覆土。春夏四十日、秋冬三十日出之，當成水。若洞洞不消，更埋三十日。此水能治萬病及勞氣風疼。每以温水一合和服之，日三服。十日小便當變黄，二十日腹中寒澼消，三十日齲齒更生，四十日不畏風寒，五十日諸病皆愈，顔色日少，長生神仙。千金方。**痰飲頭痛，往來寒熱**。雲母粉二兩鍊過，恒山一兩，爲末。每服方寸匕，湯服取吐。忌生葱、生菜。深師方。**牝瘧多寒**。雲母燒二日夜，龍骨、蜀漆燒去腥，等分爲散。未發前，漿水服半錢。仲景金匱方。**小兒下痢**赤白及水痢。雲母粉半兩，煮白粥調食之。食醫心鑑。**赤白久痢**，積年不愈。飲調雲母粉方寸匕服，二服立見神效。千金翼〔二〕。**婦人帶下**。水和雲母粉方寸匕服，立見神效。千金方。**小便淋疾**。温水和雲母粉，服三錢。千金方。**婦人難産**，經日不生。雲母粉半兩，温酒調服，入口即産，不順者即順，萬不失一。陸氏云：此是何德揚方也，已救三五十人。積德堂方。**粉滓面䵟**。雲母粉、杏仁等分爲末，黄牛乳拌，略蒸，夜塗旦洗。聖濟録。**風癮遍身**，百計不愈。煅雲母粉，清水調服二錢，良。千金方。**一切惡瘡**。雲母粉傅之。千金方。**火瘡敗壞**。雲母粉和生羊髓塗之。聖惠方。**金瘡出血**。雲母粉傅之，絶妙。事林廣記。**風熱汗出**。水和雲母粉服三錢，不過再服，立愈。千金翼。

白石英本經上品

【釋名】【時珍曰】徐鍇云：英，亦作瑛，玉光也。今五種石英，皆石之似玉而有光壁〔三〕者。

【集解】【别録曰】白石英生華陰山谷及太山，大如指，長二三寸，六面如削，白澈有光，長五六寸者彌佳。其黄端白稜，名黄石英；赤端白稜，名赤石英；

〔一〕取：原作「作」。今據千金方卷二十七服食法改。

〔二〕翼：原作「方」。今據證類卷三雲母改。

〔三〕壁：江西本作「瑩」。皆可通。

青端赤稜，名青石英；黑澤有光，名黑石英。二月采，亦無時。【弘景曰】今醫家用新安所出，極細長白澈者。壽陽八公山多大者，不正用之。仙經大小並有用，惟須精白無瑕雜者。如此説，則大者爲佳。其四色英今不復用。【恭曰】白石英，所在皆有，今澤州、虢州、洛州山中俱出。虢州者大，徑三四寸，長五六寸。今通以澤州者爲勝。【宗奭曰】白石英狀如紫石英，但差大而六稜，白色若水精。【時珍曰】澤州有英鷄，食石英，性最補。見禽部。

【氣味】甘，微温，無毒。【别録曰】辛。【普曰】神農：甘。岐伯、黄帝、雷公、扁鵲：無毒。【之才曰】惡馬目毒公。

【主治】消渴，陰痿不足，欬逆，胸膈間久寒，益氣，除風濕痺。久服輕身長年。本經。療肺痿，下氣，利小便，補五臟，通日月光，耐寒熱。别録。治肺癰吐膿，欬逆上氣，疸黄。甄權。實大腸。好古。

五色石英。【主治】心腹邪氣，女人心腹痛，鎮心，胃中冷氣，益毛髮，悦顔色，治驚悸，安魂定魄，壯陽道，下乳。隨臟而治：青治肝，赤治心，黄治脾，白治肺，黑治腎。大明。

【發明】【藏器曰】濕可去枯，白石英、紫石英之屬是也。【時珍曰】白石英，手太陰、陽明氣分藥也，治痿痺肺癰枯燥之病。但係石類，止可暫用，不宜久服。【頌曰】古人服食，惟白石英爲重。紫石英但入五石飲。其黄、赤、青、黑四種，本草雖有名而方家都不見用者。乳石論以鍾乳爲乳，以白石英爲石，是六英之貴，惟白石也。又曰：乳者陽中之陰，石者陰中之陽。故陽生十一月後甲子服乳，陰生五月後甲子服石。然而相反畏惡，動則爲害不淺。故乳石之發，方治雖多，而罕有濟者，誠不可輕餌也。【宗奭曰】紫、白二石英，攻疾可暫煮汁用，未聞久服之益。張仲景只令㕮咀，不爲細末，豈無意焉？若久服，宜詳審之。

【附方】舊二，新七。服石英法。白石英一斤，打成豆大，于砂盆中和粗砂，着水挼二三千下，洗净又挼，仍安柳箕〔一〕中，入蒿葉少許，同水熟挼至光净，即以綿袋盛，懸門上。每日未梳前，以水或酒吞七粒，用飯二匙壓下小腹。一切穢惡、白酒、牛肉，石家所忌者，皆不忌。久則新石推出陳石，石常在小腹内温暖，則氣息調和，經脉通達，腰腎堅强，百病自除。石若得力，一斤即止。若不得力，十斤亦須服。此物光滑，既無浮碎着人腸胃作瘡，又無石氣發作諸病也。○又法：澤州白石英，光净無點瞖者，打小豆大，去細者，水淘净，袋盛，懸鐺内，清水五大升，煮汁一升，澄清，平早服。以汁煮粥更佳。服後飲酒二三盃，可行百步。一袋可煮二十度。如無力，以布裹埋南墻下三尺土内，百日又堪用也。○石煮豬肉法：白石英一兩，袋盛，水三斗〔二〕，煮四升，猪肉一斤，同葱、椒、鹽、豉煮，以汁作羹食。○石蒸羊肉法：白石英三兩，打作小塊，精羊肉一斤包之，荷葉裹之，于一石米飯中蒸熟，取出去石，切肉和葱椒作小餛飩，煮熟。每旦空腹冷漿水吞一百個，後以冷飯壓之。百無所忌，永不發動。○石煮牛乳法：白石英五兩，搗碎，密絹盛，以牛乳三升，酒三升，同煎至四升，去石，以瓶收之。

〔一〕箕：原作「萁」。今據外臺卷三十七服石法改。
〔二〕斗：原作「升」。今據改同上。

每食前暖服三合。治虚損勞瘦，皮燥陰痿，脚弱煩疼。○石飼牸牛法：白石英三斤，擣篩。取十歲以上生犢牸牛一隻，每日和豆與食，經七日，即可收乳。每旦熱服一升，餘者作粥食。百無所忌。潤養臟腑，悦澤肌肉，令人體健。○凡服石並忌芥菜、蔓菁、蕪荑、葵菜、薺苨，宜食冬瓜、龍葵，壓石氣。孫真人千金翼。**風虚冷痺**，諸陽不足及腎虚耳聾。益精保神。白石英三兩，坩鍋内火煅酒淬三次，入瓶中密封，勿洩氣。每早温服一鍾，以少飯壓之。○一法：磁石火煅醋淬五次，白石英各五兩，絹袋盛，浸一升酒中五六日，温服。將盡，更添酒。千金翼。**驚悸善忘**，心臟不安，上膈風熱。化痰安神。白石英一兩，朱砂一兩，爲散。每服半錢，食後煎金銀湯下。簡要濟衆方。**石水腹堅**脹滿。用白石英十兩，槌豆大，瓷瓶盛好酒二斗浸之，以泥重封，將馬糞及糠火燒之，常令小沸，從卯至午住火。次日暖一中盞飲之，日三度。酒盡可再燒一度。聖惠方。

紫石英本經上品

【集解】【别録曰】紫石英生太山山谷，采無時。【普曰】生太山或會稽，欲令如削，紫色達頭如樗蒲者。【弘景曰】今第一用太山石，色重澈下有根。次出雹零山，亦好。又有南城〔一〕石，無根。又有青綿石，色亦重黑，不〔二〕明澈。又有林邑石，腹裏必有一物如眼。吴興石，四面纔有紫色，無光澤。會稽諸暨石，形色如石榴子。先時並雜用，今惟采太山最勝。仙經不正用，而俗方重之。【禹錫曰】按嶺表録云：瀧州山中多紫石英，其色淡紫，其質瑩澈，隨其大小皆五稜，兩頭如箭鏃。煮水飲之，暖而無毒，比之北中白石英，其力倍矣。【宗奭曰】紫石英明澈如水精，但色紫而不匀。【時珍曰】按太平御覽云：自大峴至太山，皆有紫石英。太山所出，甚瓌瑋。平氏陽山縣所出，色深特好。烏程縣北壟山所出，甚光明，但小黑。東莞縣爆山所出，舊以貢獻。江夏礬山亦出之。永嘉固陶村小山所出，芒角甚好，但小薄爾。

【修治】【時珍曰】凡入丸散，用火煅醋淬七次，研末，水飛過，晒乾入藥。

【氣味】甘，温，無毒。【别録曰】辛。【普曰】神農、扁鵲：味甘，平。李當之：大寒。雷公：大温。岐伯：甘，無毒。【之才曰】長石爲之使。畏扁青、附子。惡鮀甲、黄連、麥句薑。得伏苓〔三〕、人參，療心中結氣。得天雄、菖蒲，療霍亂。【時珍曰】服食紫〔四〕石英，乍寒乍熱者，飲酒良。

【主治】心腹欬逆邪氣，補不足，女子風寒在子宫，絶孕十年無子。久服温中，輕身延年。本經。療上氣心腹痛，寒

〔一〕城：原作「成」。今據證類卷三紫石英引陶隱居改。
〔二〕不：原脱。今據補同上。
〔三〕苓：原作「冬」。今據證類卷三紫石英改。
〔四〕紫：底本描改爲「紫」。餘金陵各本均作「皆」。據文義當爲「紫」字，因改。

熱邪氣結氣，補心氣不足，定驚悸，安魂魄，填下膲，止消渴，除胃中久寒，散癰腫，令人悅澤。別録。養肺氣，治驚癎，蝕膿。甄權。

【發明】【好古曰】紫石英，入手少陰、足厥陰經。【權曰】虚而驚悸不安者，宜加用之。女子服之有子。【頌曰】乳石論無單服紫石者，惟五石散中用之。張文仲備急方有鎮心單服紫石煮水法。胡洽及千金方則多雜諸藥同用。今方治婦人及心病，時有使者。【時珍曰】紫石英，手少陰、足厥陰血分藥也。上能鎮心，重以去怯也。下能益肝，濕以去枯也。心生血，肝藏血，其性煖而補，故心神不安，肝血不足及女子血海虚寒不孕者宜之。別録言其補心氣、甄權言其養肺者，殊昧氣陽血陰營衛之別。惟本經所言諸證，甚得此理。

【附方】舊二新一。虚勞驚悸。補虚止驚，令人能食。紫石英五兩，打如豆大，水淘一遍，以水一斗，煮取三升，細細服。或煮粥食，水盡可再煎之。張文仲方。風熱瘛瘲。風引湯：治風熱瘛瘲及驚癎瘛瘲。紫石英、白石英、寒水石、石膏、乾薑、大黄、龍齒、牡蠣、甘草、滑石等分，㕮咀，水一升，煎去三分，食後温呷，無不效者。仲景金匱方。癰腫毒氣。紫石英火燒醋淬，爲末，生薑、米醋煎，傅之，摩亦得。日華本草。

菩薩石日華

【釋名】放光石、陰精石綱目。義見下。

【集解】【宗奭曰】嘉州峨眉山出菩薩石，色瑩白明澈，若太山狼牙石、上饒水精之類，日中照之有五色，如佛頂圓光，因以名之。【時珍曰】出峨眉、五臺、匡廬岩竇間。其質六稜，或大如棗栗，其色瑩潔，映日則光采微芒，有小如櫻珠，則五色粲然可喜，亦石英之類也。丹爐家煅制，作五金三黄匱。

【氣味】甘，平，無毒。【主治】解藥毒、蠱毒及金石藥發動作癰疽渴疾，消撲損瘀血，止熱狂驚癎，通月經，解風腫，除淋，並水磨服。蛇、蟲、蜂、蠍、狼、犬、毒箭等傷，並末傅之。大明。明目去翳。時珍。

本草綱目石部目録第九卷

石之三　石類上三十二種

右附方舊六十九，新三百一十七。

本草綱目石部第九卷

石之三　石類上三十二種

丹砂本經上品

【釋名】朱砂。【時珍曰】丹乃石名，其字從井中一點，象丹在井中之形，義出許慎説文。後人以丹爲朱色之名，故呼朱砂。

【集解】【別録曰】丹砂生符陵山谷，采無時。光色如雲母，可拆者良，作末名真朱。【弘景曰】即今朱砂也。俗醫別取武都仇池雄黄夾雌黄者，名爲丹砂，用之謬矣。符陵是涪州接巴郡南，今無復采者。乃出武陵、西川諸蠻夷中，皆通屬巴地，故謂之巴砂。仙經亦用越砂，即出廣州臨漳者。此二處並好，惟須光明瑩澈〔一〕爲佳。如雲母片者，謂之雲母砂。如樗蒲子、紫石英形者，謂之馬齒砂，亦好。如大小豆及大塊圓滑者，謂之豆砂。細末碎者，謂之末砂。此二種粗，不入藥用，但可畫用爾。采〔二〕砂皆鑿坎入數丈許。雖同出一郡縣，亦有好惡。地有水井，勝火井也。仙方鍊餌，最爲長生之寶。【恭曰】丹砂大略二種，有土砂、石砂。其土砂，復有塊砂、末砂，體並重而色黄黑，不任畫，用療瘡疥亦好，但不入心腹之藥。然可燒之，出水銀乃多也。其石砂有十數品，最上者爲光明砂。云一顆別生一石龕内，大者如鷄卵，小者如棗栗，形似芙蓉，破之如雲母，光明照徹，在龕中石臺上生。得此者帶之辟惡，爲上。其次或出石中，或出水内，形塊大者如拇指，小者如杏仁，光明無雜，名馬牙砂，一名無重砂，入藥及畫俱善，俗間亦少有之。其磨䇦〔三〕、新井、別井、水井、火井、芙蓉、石末、石堆、豆末等砂，形類頗相似。入藥及畫，當擇去其雜土石，便可用矣。別有越砂，大者如拳，小者如鷄鴨卵，形雖大，其雜土石，不如細而明净者。經言「末之名真朱」者，謬矣，豈有一物以全末殊名乎。【斆曰】砂凡百等，不可一一論。有妙硫砂，如拳許大，或重一鎰，有十四面，面如鏡，若遇陰沉天雨，即鏡面上有紅漿汁出。有梅柏砂，如梅子許大，夜有光生，照見一室。有白庭砂，如帝珠子許大，面上有小星現。有神座砂、金座砂、玉座砂，不經丹竈服之而自延壽命。次有白金砂、澄水砂、陰成砂、辰錦砂、芙蓉砂、鏡面砂、箭鏃砂、曹末砂、土砂、金星砂、平面砂、神末砂等，不可一一細述也。【頌曰】今出辰州、宜州、階州，而辰砂爲最。生深山

〔一〕澈：原作「散」。今據證類卷三丹砂改。

〔二〕采：原作「朱」。今據改同上。

〔三〕䇦：證類卷三丹砂作「嵳」。未詳孰是。

石厓間，土人采之，穴地數十尺〔一〕始見其苗，乃白石，謂之朱砂牀。砂生石上，其大塊者如鷄子，小者如石榴子，狀若芙蓉頭、箭鏃。連牀者紫黯若鐵色而光明瑩澈，碎之嶄岩作墻壁，又似雲母片可拆者，真辰砂也，無石者彌佳。過此，皆淘土石中得之，非生於石牀者。宜砂絶有大塊者，碎之亦作墻壁，但罕有類物狀，而色亦深赤，爲用不及辰砂。蓋出土石間，非白石牀所生也。然近宜州鄰地春州、融州皆有砂，故其水盡赤。每煙霧鬱蒸之氣，亦赤黄色，土人謂之朱砂氣，尤能作瘴癘，爲人患也。階砂又次之，都〔二〕不堪入藥，惟可畫色爾。凡砂之絶好者，爲光明砂，其次謂之顆塊，其次謂之鹿簌，其下謂之末砂。惟光明砂入藥，餘並不用。【宗奭曰】丹砂今人謂之朱砂。辰州砂多出蠻峒，錦州界猺獠峒老鴉井，其井深廣數十丈，先聚薪于井焚之。其青石壁迸裂處，即有小龕。龕中自有白石牀，其石如玉。牀上乃生砂，小者如箭鏃，大者如芙蓉，光明可鑑，研之鮮紅。砂洎牀大者，重七八兩至十兩。晃州所出形如箭鏃帶石者，得自土中，非此比也。【承曰】金州、商州亦出一種砂，色微黄，作土氣，陝西、河東、河北、汴東、汴西並以入藥，長安、蜀州研以代銀朱作漆器。又信州近年出一種砂，極有大者，光芒墻壁，略類宜州所産，然有砒氣，破之多作生砒色。若入藥用，見火恐殺人。今浙中市肆往往貨之，不可不審。【時珍曰】丹砂以辰、錦者爲最。麻陽即古錦州地。佳者爲箭鏃砂，結不實者爲肺砂，細者爲末砂。色紫不染紙者爲舊坑砂，爲上品；色鮮染紙者爲新坑砂，次之。蘇頌、陳承所謂階州、金、商州砂者，乃陶弘景所謂武都雄黄，非丹砂也。范成大桂海志云：本草以辰砂爲上，宜砂次之。然宜州出砂處，與湖北大牙山相連。北爲辰砂，南爲宜砂，地脉不殊，無甚分别，老者亦出白石牀上。蘇頌乃云，宜砂出土石間，非石牀所生，是未識此也。别有一種色紅質嫩者，名土坑砂，乃土石間者，不甚耐火。邕州亦有砂，大者數十百兩，作塊黑暗，少墻壁，不堪入藥，惟以燒取水銀。頌云融州亦有，今融州無砂，乃邕州之訛也。臞仙庚辛玉册云：丹砂石以五溪山峒中産者，得正南之氣爲上。麻陽諸山與五溪相接者次之。雲南、波斯、西胡砂，並光潔可用。柳州一種砂，全似辰砂，惟塊圓如皂角子，不入藥用。商州、黔州土丹砂，宣、信州砂，皆内含毒氣及金銀銅鉛氣，不可服。張果丹砂要訣云：丹砂者，萬靈之主，居之南方。或赤龍以建號，或朱鳥以爲名。上品生於辰、錦州石穴，中品生於交、桂，下品生於衡、邵。名有數種，清濁體異，真僞不同。辰、錦上品砂，生白石牀之上，十二枚爲一座，色如未開蓮花，光明耀日。亦有九枚爲一座，七枚、五枚者次之。每座中有大者爲主，四圍小者爲臣朝護，四面雜砂一二斗抱之。中有芙蓉頭成顆者，亦入上品。又有如馬牙光明者，爲上品；白光若雲母，爲中品。又有紫靈砂，圓長似笋而紅紫，爲上品；石片稜角生青光，爲下品。交、桂所出，但是座上及打石得，形似芙蓉、頭面光明者，亦入上品。顆粒而通明者，爲中品。片段不明澈者，爲下品。衡、邵所出雖是紫砂，得之砂石中者，亦下品也。有溪砂，生溪州砂石之中；土砂，生土穴之中。土石相雜，故不入上品，不可服餌。唐李德裕黄冶〔三〕論云：光明砂者，天地自然之寶，在石室之間，生雪牀之上。如初生芙蓉，紅芭未拆。細者環拱，大者處中，有辰居之象，有君臣

〔一〕尺：原作「丈」。今據證類卷三丹砂引圖經改。
〔二〕都：原脱。今據補同上。
〔三〕冶：原作「治」。今據卷一引據古今經史百家書目改。

之位，光明外徹。采之者，尋石脉而求，此造化之所鑄也。【土宿真君曰】丹砂受青陽之氣，始生鉀石，二百年成丹砂而青女孕，又二百年而成鉛，又二百年成銀，又二百年復得太和之氣，化而爲金，故諸金皆不若丹砂金爲上也。

【修治】【斅曰】凡修事朱砂，静室焚香齋沐後，取砂以香水浴過，拭乾，碎擣之，鉢中更研三伏時。取一瓷鍋子，每朱砂一兩，同甘草二兩，紫背天葵一鎰，五方草一鎰，着砂上，以東流水煮三伏時，勿令水闕。去藥，以東流水淘净，乾熬。又研如粉，用小瓷瓶入青芝草、山鬚草半兩蓋之，下十斤，火煅，從巳至子〔一〕方歇，候冷取出，細研用。如要服，則以熬蜜丸細麻子大，空腹服一丸。【時珍曰】今法惟取好砂研末，以流水飛三次用。其末砂多雜石末、鐵屑，不堪入藥。又法：以絹袋盛砂，用蕎麥灰淋汁，煮三伏時取出，流水浸洗過，研粉飛晒用。又丹砂以石膽、消石和埋土中，可化爲水。

【氣味】甘，微寒，無毒。【普曰】神農：甘。岐伯：苦，有毒。扁鵲：苦。李當之：大寒。【權曰】有大毒。【大明曰】凉，微毒。【之才曰】惡慈石，畏鹹水，忌一切血。【時珍曰】丹砂，别録云無毒，岐伯、甄權言有毒，似相矛盾。按何孟春餘冬録云：丹砂性寒而無毒，入火則熱而有毒，能殺人，物性逐火而變。此説是也。丹砂之畏慈石、鹹水者，水克火也。【斅曰】鐵遇神砂，如泥似粉。【土宿真君曰】丹砂用陰地厥、地骨皮、車前草、馬鞭草、皂莢、石韋、决明、瞿麥、南星、白附子、烏頭、三角酸、藕荷、桑椹、地榆、紫河車、地丁，皆可伏制。而金公以砂爲子，有相生之道，可變化〔二〕。

【主治】身體五臟百病，養精神，安魂魄，益氣明目，殺精魅邪惡鬼。久服通神明不老。能化爲汞。本經。通血脉，止煩滿消渴，益精神，悦澤人面，除中惡腹痛，毒氣疥瘻諸瘡。輕身神仙。别録。鎮心，主尸疰抽風。甄權。潤心肺，治瘡痂息肉，并〔三〕塗之。大明。治驚癇，解胎毒痘毒，驅邪瘧，能發汗。時珍。

【發明】【保昇曰】朱砂法火，色赤而主心。【杲曰】丹砂純陰，納浮溜之火而安神明，凡心熱者非此不能除。【好古曰】乃心經血分主藥，主命門有餘。【青霞子曰】丹砂外包八石，内含金精。禀氣於甲，受氣於丙，出胎見壬，結塊成庚，增光歸戊。陰陽升降，各本其原，自然不死。若以氣衰血敗，體竭骨枯，八石之功，稍能添益。若欲長生久視，保命安神，須餌丹砂。且丹石見火，悉成灰燼；丹砂伏火，化爲黄銀。能重能輕，能神能靈〔四〕，能〔五〕黑能白，能暗能明。一斛人擎，

〔一〕子：原作「午」。今據證類卷三丹砂引雷公云改。

〔二〕化：底本下有手書「之」字，餘金陵諸本無，今不取。

〔三〕并：證類卷三丹砂引日華子此前有「服」字。疑爲時珍有意删之。

〔四〕靈：原作「雲」。今據證類卷三丹砂改。

〔五〕能：原作「黄」。今據改同上。

力難升舉；萬斤遇火，輕速上騰〔一〕。鬼神尋求，莫知所在。【時珍曰】丹砂生於炎方，禀離火之氣而成，體陽而性陰，故外顯丹色而內含真汞。其氣不熱而寒，離中有陰也。其味不苦而甘，火中有土也。是以同遠志、龍骨之類，則養心氣；同當歸、丹參之類，則養心血；同枸杞、地黄之類，則養腎；同厚朴、川椒之類，則養脾；同南星、川烏之類，則祛風。可以明目，可以安胎，可以解毒，可以發汗，隨佐使而見功，無所往而不可。夏子益奇疾方云：凡人自覺本形作兩人，並行並卧，不辨真假者，離魂病也。用辰砂、人參、伏苓，濃煎日飲，真者氣爽，假者化也。類編云：錢丕少卿夜多惡夢，通宵不寐，自慮非吉。遇鄧州推官胡用之曰：昔常如此。有道士教戴〔二〕辰砂如箭鏃者，涉旬即驗，四五年不復有夢。因解髻中一絳囊遺之。即夕無夢，神魂安静。道書謂丹砂辟惡安魂，觀此二事可徵矣。

○【抱朴子曰】臨沅縣廖氏家，世世壽考。後徙去，子孫多夭折。他人居其故宅，復多壽考。疑其井水赤，乃掘之，得古人埋丹砂數十斛也。飲此水而得壽，況鍊服者乎。【頌曰】鄭康成注周禮，以丹砂、石膽、雄黄、礜〔三〕石、慈石爲五毒。古人惟以攻瘡瘍，而本經以丹砂爲無毒，故多鍊治服食，鮮有不爲藥患者，豈五毒之説勝乎？當以爲戒。【宗奭曰】朱砂鎮養心神，但宜生使。若鍊服，少有不作疾者。一醫疾，服伏火者數粒，一旦大熱，數夕而斃。沈存中云：表兄李善〔四〕勝鍊朱砂爲丹，歲餘，沐砂〔五〕再入鼎，誤遺一塊。其徒丸〔六〕服之，遂發懵冒，一夕而斃。夫生硃砂，初生小兒便可服。因火力所變，遂能殺人，不可不謹。【陳文中曰】小兒初生，便服朱砂、輕粉、白蜜、黄連水，欲下胎毒。此皆傷脾敗陽之藥。輕粉下痰損心，朱砂下涎損神，兒實者服之軟弱，弱者服之易傷，變生諸病也。【時珍曰】葉石林避暑録載：林彦振、謝任伯皆服伏火丹砂，俱病腦疽死。張杲醫説載：張慤服食丹砂，病中消數年，發鬢疽而死。皆可爲服丹之戒。而周密野語載：臨川周推官平生孱弱，多服丹砂、烏、附藥，晚年發背疽。醫悉歸罪丹石，服解毒藥不效。瘍醫老祝胗脉曰：此乃極陰證，正當多服伏火丹砂及三建湯。乃用小劑試之，復作大劑，三日後用膏敷貼，半月而瘡平，凡服三建湯一百五十服。此又與前諸説異。蓋人之臟腑禀受萬殊，在智者辨其陰陽脉證，不以先入爲主。非妙入精微者，不能企此。

【附方】舊八，新二十六。**服食丹砂**。三皇真人鍊丹方：丹砂一斤，研末重篩，以醇酒沃之如泥狀。盛以銅盤，置高閣上，勿令婦女見。燥則復以酒沃，令如泥，陰雨疾風則藏之。盡酒三斗，乃曝〔七〕之，三百日當紫色。齋戒沐浴七日，静室飯丸麻子大，常以平旦向日吞三丸。一月三蟲出，半年諸病瘥，一年鬢髮黑，

〔一〕騰：原作「滕」。今據證類卷三丹砂改。
〔二〕戴：原作「載」。今據醫説卷五治惡夢改。
〔三〕礜：原作「礬」。今據證類卷三丹砂改。
〔四〕善：原脱。今據夢溪筆談卷二十四雜誌補。
〔五〕砂：原作「浴」。今據改同上。
〔六〕丸：底本原作「九」，藏者添筆作「丸」。今據改同上。
〔七〕曝：原作「爆」。今據證類卷三丹砂改。

三年神人至。太上玄變經。**小神丹方**。真丹末三斤，白蜜六斤，攪合日曝，至可丸，丸麻子大，每旦服十丸。一年白髮反黑，齒落更生，身體潤澤，老翁成少。抱朴子內篇。**明目輕身**，去三尸，除瘡癩。美酒五升，浸朱砂五兩，五宿，日乾研末，蜜丸小豆大。每服二十丸，白湯下，久服見效。衛生易簡方。**神注丹方**。白伏苓四兩，糯米酒煮軟，竹刀切片，陰乾爲末，入朱砂末二錢，以乳香水打糊丸梧子大，朱砂末二錢爲衣。陽日二丸，陰日一丸。要秘精，新汲水下；要逆氣過精，温酒下。並空心。王好古醫壘元戎。**烏髭變白**。小雌鷄二隻，只與烏油麻一件，同水飼之。放卵時，收取先放者打竅，以朱砂末填入糊定，同衆卵抱出鷄，取出，其藥自然結實，研粉，蒸餅和丸緑豆大。每酒下五七丸。不惟變白，亦且愈疾。張潞方。**小兒初生**六日，解胎毒，温腸胃，壯氣血。朱砂豆大，細研，蜜一棗大，調與吮之，一日令盡。姚和衆至寶方。**預解痘毒**。初發時或未出時，以朱砂末半錢，蜜水調服。多者可少，少者可無，重者可輕也。丹溪方。**初生兒驚**。月内驚風欲死，朱砂磨新汲水塗五心，最驗。斗門方。**小兒驚熱**，夜卧多啼。朱砂半兩，牛黄一分，爲末。每服一字，犀角磨水調下。普濟方。**急驚搐搦**。丹砂半兩，天南星一個一兩重者，炮裂酒浸，大蠍三個，爲末。每服一字，薄荷湯下。○聖濟録。**驚忤不語**。打撲驚忤，血入心竅，不能言語。朱砂爲末，以雄猪心血和丸麻子大，每棗湯下七丸。○直指方。**客忤卒死**。真丹方寸匕，蜜三合和，灌之。肘後方。**癲癇狂亂**。歸神丹：治一切驚憂思慮多忘，及一切心氣不足，癲癇狂亂。豮豬心二個，切，入大朱砂二兩、燈心三兩在内，麻扎，石器煮一伏時，取砂爲末，以伏神末二兩，酒打薄糊丸梧子大。每服九丸至十五丸、至二十五丸，麥門冬湯下。甚者，乳香人參湯下。百一選方。**産後癲狂**。敗血及邪氣入心，如見祟物，顛狂。用大辰砂一二錢，研細飛過，用飲兒乳汁三四茶匙調濕，以紫項地龍一條入藥，滚三滚，刮净，去地龍不用，入無灰酒一盞，分作三四次服。何氏方。**心虚遺精**。猪心一個，批片相連，以飛過朱砂末摻入，線縛，白水煮熟食之。唐瑶經驗方。**離魂異病**。方見「發明」。**夜多惡夢**。方見「發明」。**男婦心痛**。朱砂、明礬枯等分，爲末，沸湯調服。摘玄方。**心腹宿癥**及卒得癥。朱砂研細，搜飯，以雄鷄一隻，餓二日，以飯飼之，收糞曝燥爲末，温酒服方寸匕，日三服。服盡更作，愈乃止。外臺秘要。**霍亂轉筋**，身冷，心下微温者。朱砂研二兩，蠟三兩和丸，着火籠中熏之，周圍厚覆，勿令烟洩，兼牀下着火，令腹微煖，良久當汗出而甦。外臺秘要。**辟瘴正陽**。丹砂三兩，水飛。每服半錢，温蜜湯下。聖[一]濟録。**傷寒發汗**。外臺秘要治傷寒時氣温疫，頭痛壯熱脉盛，始得一二日者，取真丹一兩，水一斗，煮一升，頓服，覆被取汗。忌生血物。○肘後：用真丹末酒調，遍身塗之，向火坐，得汗愈。**辟禳温疫**。上品朱砂一兩，細研，蜜和丸麻子大，常以太歲日平旦，一家大小勿食諸物，向東各吞三七丸，勿令近齒，永無温疫。外臺。**諸般吐血**。朱砂、蛤粉等分，爲末，酒服二錢。○又方：丹砂半兩，金薄四片，蚯蚓三條，同研，丸小豆大。每冷酒下二丸。聖濟録。**妊婦胎動**。朱砂末一錢，和鷄子白三枚，攪勻頓服。胎死即出，未死即安。普濟方。**子死腹中**不出。朱砂一兩，水煮數沸，爲末。酒服立出。十全博救方。**目生障瞖**。生辰砂一塊，日日擦之，自退。王居雲病此，用之如故。普濟方。

[一] 聖：原作「普」。今據聖濟總録卷三十七瘧病門「丹砂散」改。

目膜息肉。丹砂一兩，五月五日研勻，銅器中以水漿一盞，臘水一盞，浸七日，暴乾，銅刀刮下，再研瓶收。每點少許眦上。聖濟録。**目生弩肉**及**珠管**。真丹、貝母等分，爲末，點注，日三四度。肘後方。**面上皯䵳**。鷄子一枚去黄，朱砂末一兩，入鷄子内封固，入白伏雌下，抱至雛出，取塗面即去。不過五度，面白如玉。此乃陳朝張貴妃常用方，出西王母枕中方。外臺秘要。**沙蜂叮螫**。朱砂末，水塗之。摘玄方。**木蛭瘡毒**。南方多雨，有物曰木蛭，大類鼻涕，生於古木之上，聞人氣則閃閃而動。人過其下，墮人體間，即立成瘡，久則遍體。惟以朱砂、麝香塗之，即愈。張杲醫説。**産後舌出**不收。丹砂傅之，暗擲盆盎作墮地聲驚之，即自收。集簡。

水銀本經中品

【釋名】汞别録、澒汞同、靈液綱目、姹女藥性。【時珍曰】其狀如水似銀，故名水銀。澒者，流動貌。方術家以水銀和牛、羊、豕三脂杵成膏，以通草爲炷，照於有金寶處，即知金銀銅鐵鉛、玉龜蛇妖怪，故謂之靈液。【頌曰】廣雅：水銀謂之澒，丹竈家名汞，其字亦通用耳。

【集解】【别録曰】水銀生符陵平土，出於丹砂。【弘景曰】今水銀有生熟。此云生符陵平土者，是出朱砂腹中。亦有别出沙地者，青白色，最勝。出於丹砂者，是今燒粗末朱砂所得，色小白濁，不及生者。甚能消化金銀，使成泥，人以鍍物是也。燒時飛着釜上灰，名汞粉，俗呼爲水銀灰，最能去蝨〔一〕。【恭曰】水銀出於朱砂，皆因熱氣，未聞朱砂腹中自出之者。火燒飛取，人皆解法。南人蒸取之，得水銀雖少，而朱砂不損，但色少變黑爾。【頌曰】今出秦州、商州、道州、邵武軍，而秦州乃來自西羌界。經云出於丹砂者，乃是山石中采粗次朱砂，作爐，置砂於中，下承以水，上覆以盆，器外加火煅養，則烟飛於上，水銀溜於下，其色小白濁。陶氏言别出沙地者青白色，今不聞有此。西羌人亦云如此燒取，但其山中所生極多，至於一山自拆裂，人采得砂石，皆大塊如升斗，碎之乃可燒煅，故西來水銀極多於南方者。又取草汞法：用細葉馬齒莧乾之，十斤得水銀八兩或十兩。先以槐木槌之，向日東作架晒之，三二日即乾。如經年久，燒存性，盛入瓦甕内，封口，埋土坑中四十九日，取出自成矣。【時珍曰】汞出於砂爲真汞。雷斅言有草汞。陶弘景言有沙地汞。淮南子言弱土之氣生白礜石，礜石生白澒。蘇頌言陶説者不聞有之。按陳霆墨談云：拂林國當日没之處，地有水銀海，周圍四五十里。國人取之，近海十里許，掘坑井數十，乃使健夫駿馬，皆貼金薄，行近海邊。日照金光晃耀，則水銀滚沸，如潮而來，其勢若粘裹。其人即回馬疾馳，水銀隨趕。若行緩，則人馬俱撲滅也。人馬行速，則水銀勢遠力微，遇坑塹而溜積於中。然後取之，用香草同煎，則成花銀，此與中國所産不同。按此説似與陶氏「沙地所出」相合，又與陳藏器言「人服水銀病拘攣，但炙金物熨之，則水銀必出蝕金」之説相符。蓋外番多丹砂，其液自流爲水銀，不獨煉砂取出，信矣。胡演丹藥秘訣云：取砂汞法，用瓷瓶盛朱砂，不拘多少，以紙封口，香湯煮一伏時，取入水火鼎内，炭塞口，鐵盤蓋定。鑿地一孔，放盌一個盛水，連盤覆鼎於盌上，鹽泥固縫，周圍加火煅之，待冷取出，汞自流入盌矣。邕州溪峒燒

〔一〕蝨：原作「風」。今據證類卷四水銀改。

取極易，以百兩爲一銚，銚之制似豬脬，外糊厚紙數重，貯之即不走漏。若撒失在地，但以川椒末或茶末收之。或以真金及鍮石引之即上。【嘉謨曰】取去汞之砂殼，名天流，可點化。

【修治】【斅曰】凡使勿用草汞，并舊朱漆中者，經別藥制過者，在尸中過者，半生半死者。其朱砂中水銀色微紅，收得後用壺蘆貯之，免遺失。若先以紫背天葵并夜交藤自然汁二味同煮一伏時，其毒自退。若修十兩，二汁各〔一〕七鎰。

【氣味】辛，寒，有毒。【權曰】有大毒。【大明曰】無毒。【之才曰】畏慈石、砒霜。【宗奭曰】水銀得鉛則凝，得硫則結，併棗肉研則散。別法煅爲膩粉、粉霜，唾研之死蝨〔二〕。銅得之則明，灌尸中則後腐，以金銀銅鐵置其上則浮，得紫河車則伏，得川椒則收。可以勾金，可爲涌泉匱，蓋藉死水銀之氣也。【土宿真君曰】荷葉、松葉、松脂、穀精草、萱草、金星草、瓦松、夏枯草、忍冬、莨菪子、雁來紅、馬蹄香、獨脚蓮、水慈姑，皆能制汞。

【主治】疥〔三〕瘻，痂瘍白秃，殺皮膚中蝨，墮胎，除熱，殺金銀銅錫毒。鎔化還復爲丹，久服神仙不死。本經。以傅男子陰，陰消無氣。别録。利水道，去熱毒。藏器。主天行熱疾，除風，安神鎮心，治惡瘡瘑疥，殺蟲，催生，下死胎。大明。治小兒驚熱涎潮。宗奭。鎮墜痰逆，嘔吐反胃。時珍。

【發明】【弘景曰】還復爲丹，事出仙經。酒和日暴，服之長生。【權曰】水銀有大毒，朱砂中液也。乃還丹之元母，神仙不死之藥，能伏鍊五金爲泥。【抱朴子曰】丹砂燒之成水銀，積變又還成丹砂，其去凡草木遠矣，故能令人長生。金汞在九竅，則死人爲之不朽，况服食乎？〇【藏器曰】水銀入耳能食人腦至盡，入肉令百節攣縮，倒陰絶陽。人患瘡疥，多以水銀塗之。性滑重，直入肉，宜謹之。頭瘡切不可用，恐入經絡，必緩筋骨，百藥不治也。【宗奭曰】水銀入藥，雖各有法，極須審謹，有毒故也。婦人多服絶娠。今有水銀燒成丹砂，醫人不曉誤用，不可不謹。唐韓愈云：太學士李干遇方士柳泌〔四〕，能燒水銀爲不死藥，以鉛滿一鼎，按中爲空，實以水銀，蓋封四際，燒爲丹砂。服之下血，四年病益急，乃死。余不知服食說自何世起，殺人不可計，而世慕尚之益至，此其惑也。在文書所記、耳聞者不說，今直取目見，親與之游而以藥敗者六七公，以爲世誡。工部尚書歸登，自說服水銀得病，有若燒鐵杖自顛貫其下，摧而爲火，射竅節以出，狂痛呼號泣絶。其裀席得水銀，發且止，唾血十數年以斃。殿中御史李虚中，疽發其背死。刑部尚書李遜謂余曰：我爲藥誤。遂死。刑部侍郎李建，一旦無病死。工部尚書孟簡，邀我於萬州，屏人曰：我得秘藥，不可獨不死，今遺子一器，可用棗肉爲丸服之。別一年而病。後有人至，訊之，曰：前所服藥誤，

〔一〕各：原作「合」。今據證類卷四水銀改。
〔二〕蝨：原作「虱」。今據改同上。
〔三〕疥：原作「疹」。今據證類卷四水銀改。
〔四〕泌：原作「沁」。今據韓集舉正卷九改。下文均作「泌」，可爲旁證。

方且下之，下則平矣。病二歲卒。東川節度御史大夫盧坦，溺血，肉痛不可忍，乞死。金吾將軍李道古，以柳泌得罪，食泌藥，五十死海上。此皆可爲戒者也。蘄不死，乃速得死，謂之智，可不可也？五穀三牲，鹽醯果蔬，人所常御。人相厚勉，必曰「强食」。今惑者皆曰：「五穀令人夭，三牲皆殺人，當務減節。」一筵之饌，禁忌十之二三。不信常道而務鬼怪，臨死乃悔。後之好者又曰：「彼死者皆不得其道也，我則不然。」始動，曰：「藥動故病，病去藥行，乃不死矣。」及且死又悔。嗚呼！可哀也已。【時珍曰】水銀乃至陰之精，禀沉着之性。得凡火煅煉，則飛騰靈變，得人氣熏蒸，則入骨鑽筋。絶陽蝕腦，陰毒之物無似之者。而大明言其無毒，本經言其久服神仙，甄權言其還丹元母，抱朴子以爲長生之藥。六朝以下貪生者服食，致成廢篤而喪厥軀，不知若干人矣。方士固不足道，本草其可妄言哉！水銀但不可服食爾，而其治病之功，不可掩也。同黑鉛結砂，則鎮墜痰涎；同硫黄結砂，則拯救危病。此乃應變之兵，在用者能得肯綮〔一〕而執其樞機焉爾。餘見鉛白霜及靈砂下。

【附方】舊五，新二十四。初生不乳，咽中有噤物如麻豆許。用水銀米粒大與之，下咽即愈。聖惠方。小兒癇疾。能壓一切熱，水銀小豆許，安瓱中，沉湯内煮一食頃與服。勿仰兒頭，恐入腦也。聖濟方。急驚墜涎。水銀半兩，生南星一兩，麝香半分，爲末，入石腦油同搗，和丸緑豆大。每服一丸，薄荷湯下。失心風疾。水銀一兩，藕節八個，研成砂子，丸如芡子大，每服二丸，磨刀水下，一二服。經驗方。精魅鬼病。水銀一兩，漿水一升，炭火煎減三分。取水銀一豆許，神符裹吞之，晚又服，一二日止。廣濟方。反胃吐食水不能停。黑鉛、水銀各一錢半，結砂，舶硫黄五錢，官桂一錢，爲末，每服六錢，一半米湯，一半自然薑汁，調作一處服。聖濟録。消渴煩熱。水銀一兩，鉛一兩，結砂，皂莢一挺酥炙，麝香一錢，爲末。每服半錢，白湯下。聖濟録。膽熱衄衊，血上妄行。水銀、朱砂、麝香等分，爲末，每服半錢，新汲水下。宣明方。血汗不止。方同上。妊婦胎動，母欲死，子尚在，以此下之。水銀、朱砂各半兩，研膏，以牛膝半兩，水五大盞，煎汁，入蜜調服半匙。聖惠方。婦人難産。水銀二兩，先煮後服，立出。梅師方。胎死腹中，其母欲死。水銀二兩吞之，立出。梅師方。婦人斷産。水銀以麻油煎一日，空心服棗大一丸，永斷，不損人。婦人良方。解金銀毒。水銀一兩，服之即出。千金方。誤吞金銀及鐶子、釵子。以汞半兩吞之，再服即出。聖惠方。百蟲入耳。水銀豆許，傾入耳中，以耳向下，擊銅物數聲即出。能食人腦，非急切勿用。聖濟録。頭上生蝨。水銀和蠟燭油揩之，一夜皆死。摘玄方。腋下胡臭。水銀、胡粉等分，以面脂和，頻摻之。千金方。少年面皰。水銀、胡粉等分，研，臘豬脂和，夜塗旦拭，勿見水，三度瘥。肘後方。老小口瘡。水銀一分，黄連六分，水二升，煮五合，含之，日十次。普濟方。白癜風痒。水銀數拭之，即消。千金方。蟲癬瘙痒。水銀、胡粉等分，研傅。○又水銀、蕪荑，和酥傅之。外臺秘要。痔蟲作痒。水銀、棗膏各二兩同研，綿裹納下部，明日蟲出。梅師方。惡肉毒瘡。一女年十四，腕軟處生物如黄豆大，半在肉中，紅紫色，痛甚，諸藥不效。一方士以水銀四兩，白紙二張揉熟，蘸銀

〔一〕綮：原作「脊」。今據莊子養生主改

擦之，三日自落而愈。李樓怪證方。一切惡瘡。水銀、黄連、胡粉熬黄，各一兩，研勻傅之，乾則以唾調。肘後方。楊梅毒瘡。水銀、黑鉛各一錢結砂，黄丹一錢，乳香、没藥各五分，爲末。以紙卷作小撚，染油點燈，日照瘡三次，七日見效。○方廣附餘：用水銀、黑鉛結砂、銀朱各二錢，白花蛇一錢，爲末，作紙撚七條，頭日用三條，自後日用一條，香油點燈于爐中，放被内熏之，勿透風。頭上有瘡，連頭蓋之。○一方：水銀一錢二分，黑鉛、白錫各八分，共結砂，黄丹四分，朱砂六分，爲末，分作十二紙撚，以香油浸燈盞内，點於小桶中。以被圍病人坐之，以鼻細細吸烟，三日後口出惡物爲效。痘後生瞖。水銀一錢，虢丹五錢，研作六丸，坩鍋糊定，火煅一日取出，薄綿裹之。左瞖塞右耳，右瞖塞左耳，自然墜下。危氏方。

水銀粉宋嘉祐

【釋名】汞粉、輕粉拾遺、峭粉日華、膩粉。【時珍曰】輕言其質，峭言其狀，膩言其性。昔蕭史與秦穆公鍊飛雲丹，第一轉乃輕粉，即此。

【修治】【時珍曰】升鍊輕粉法：用水銀一兩，白礬二兩，食鹽一兩，同研不見星，鋪于鐵器内，以小烏盆覆之。篩竈灰，鹽水和，封固盆口。以炭打二炷香取開，則粉升於盆上矣。其白如雪，輕盈可愛。一兩汞，可升粉八錢。又法：水銀一兩，皂礬七錢，白鹽五錢，同研，如上升鍊。又法：先以皂礬四兩，鹽一兩，焰硝五錢，共炒黄爲麴。水銀一兩，又麴二兩，白礬二錢，研勻，如上升鍊。海客論云：諸礬不與水銀相合，而綠礬和鹽能制水銀成粉，何也？蓋水銀者金之魂魄，綠礬者鐵之精華，二氣同根，是以暫制成粉。無鹽則色不白。

【氣味】辛，冷，無毒。【大明曰】畏慈石、石黄，忌一切血，本出于丹砂故也。【時珍曰】温燥有毒，升也，浮也。黄連、土伏苓、陳醬、黑鉛、鐵漿，可制其毒。【主治】通大腸，轉小兒疳并〔一〕瘰癧，殺瘡疥癬蟲及鼻上酒皶，風瘡瘙痒。藏器。治痰涎積滯，水腫鼓脹，毒瘡。時珍。

【發明】【宗奭曰】水銀粉下膈涎并小兒涎潮瘛瘲藥多用。然不可常服及過多，多則損人。若兼驚則危，須審之。蓋驚爲心氣不足，不可下。下之裏虚，驚氣入心不可治。其人本虚，更須禁此，慎之至也。【劉完素曰】銀粉能傷牙齒。蓋上下齒齦屬手足陽明之經，毒氣感於腸胃，而精神氣血水穀既不勝其毒，則毒即循經上行，而至齒齦嫩薄之分爲害〔二〕也。【時珍曰】水銀乃至陰毒物，因火煅丹砂而出，加以鹽、礬鍊而爲輕粉，加以硫黄升而爲銀朱，輕飛靈變，化純陰爲燥烈。其性走而不守，善劫痰涎，消積滯。故水腫風痰、濕熱毒瘡被劫，涎從齒齦而出，邪鬱爲之暫開，而疾因之亦愈。若服之過劑，或不得法，則毒氣被蒸，竄入經絡筋骨，莫之能出。痰涎既去，血液耗亡，筋失所養，營衛不從。變爲筋攣骨痛，發爲癰腫疳漏，或手足皸裂，蟲癬頑痺，經年累月，遂成廢痼，其害無窮。觀丹客升鍊水銀、輕粉，鼎器稍失固濟，鐵石撼透，況人之筋骨皮肉乎？陳文中言輕粉下痰而損心氣，小兒不可輕用，傷脾敗陽，必變他證，初生尤宜慎之。而

〔一〕并：原作「痺」。今據證類卷四水銀粉改。
〔二〕害：原作「審」。今據素問玄機原病式六氣爲病熱類改。

演山氏謂小兒在胎，受母飲食熱毒之氣，畜在胸膈，故生下個個發驚，宜三日之内與黄連去熱，膩粉散毒，又與人參朱砂蜜湯，解清心肺，積毒既化，兒可免此患。二説不同，各有所見。一謂無胎毒者，不可輕服；一謂有胎毒者，宜預解之。用者宜審。

【附方】舊三，新三十二。小兒初生。浴湯中入鹽少許，拭乾，以膩粉少許摩其身，既不畏風，又散諸氣。全幼心鑑。初生鎖肚。證由胎中熱毒，結於肛門。兒生之後，閉而不通三日者，急令婦人咂兒前後心、手足心并臍七處四五次，以輕粉半錢，蜜少許，温水化開，時時與少許，以通爲度。全幼心鑑。小兒涎喘服藥不退者。用無雄鷄子一個取清，入輕粉抄十錢拌和，銀器盛，置湯瓶上蒸熟。三歲兒盡食，當吐痰或泄而愈。氣實者乃可用。演山活幼口議。幼兒哯乳不止。服此立效。膩粉一錢，鹽豉七粒，去皮研勻，丸麻子大，每服三丸，藿香湯下。活幼口議。小兒喫泥及䑋肚。用膩粉一分，沙糖和丸麻子大，空心米飲下一丸，良久泄出泥土，瘥。經驗方[一]。大小便閉，脹悶欲死，二三日則殺人。膩粉一錢，生麻油一合，相和，空心服。聖惠方。大便壅結。膩粉半錢，沙糖一彈丸，研，丸梧子大。每服五丸，臨卧温水下。○又方：膩粉二錢，黄丹一錢，爲末，每米飲服一錢。普濟方。血痢腹痛。膩粉五錢，定粉三錢，同研，水浸蒸餅心少許，和丸绿豆大，每服七丸或十丸，艾一枚，水一盞，煎湯下。秘寶方。消中嗜食。多因外傷癉[二]熱，内積憂思，啖食鹹物及麪，致脾胃乾燥，飲食倍常，不生肌肉，大便反堅，小便無度。輕粉一錢爲末，薑汁拌勻，長流水下，齒浮是效。後服猪肚丸補之。危氏得效方。一切虚風。不二散：用膩粉一兩，湯煎五度如麻[三]脚，慢火焙乾，麝香半兩，細研。每服一字，温水調下。孫用和秘寶方。水氣腫滿。汞粉一錢，烏鷄子去黄，盛粉，蒸餅包，蒸熟取出，苦葶藶炒一錢，同蒸餅杵丸绿豆大，每車前湯下三五丸，日三服，神效。醫壘元戎。痘瘡生瞖。輕粉、黄丹等分，爲末，左目患吹右耳，右目吹左耳，即退。王氏痘疹方。女人面脂。太真紅玉膏：輕粉、滑石、杏仁去皮，等分，爲末，蒸過，入腦、麝少許，以鷄子清調勻，洗面畢傅之，旬日後，色如紅玉。閨閣事宜。抓破面皮。生薑自然汁調輕粉末搽之，更無痕迹。救急方。牙齒疼痛。輕粉一錢，大蒜一瓣，杵餅，安膈骨前陷中。先以銅錢隔了，用蜆殼蓋定扎住，一宿愈。左疼安右，右疼安左。摘玄方。風蟲牙疳，膿血有蟲。輕粉一錢，黄連一兩，爲末摻之。普濟方。小兒耳爛。輕粉、棗子灰等分，研，油調傅。摘玄方。底耳腫痛，汁水不絶。輕粉一錢，麝香一分，爲末摻之。簡便方。爛弦風眼。膩粉末，口津和，點大眦，日二三次。聖惠方。小兒頭瘡。葱汁調膩粉塗之。○又方：鷄子黄炒出油，入麻油及膩粉末，傅之。集簡方。小兒生癬。猪脂和輕粉抹之。直指方。牛皮惡癬。五更食炙牛肉一片，少刻以輕粉半錢，温酒調下。直指方。楊梅瘡癬。嶺南衛生方用汞粉、大風子肉等分，爲末，塗之即愈。○醫方摘玄用輕粉二錢，杏仁四十二個去皮，洗瘡拭乾搽之，不過三次即愈。乾則以鵝膽汁調。楊梅毒瘡。醫學統旨用輕粉一錢，雄黄、丹砂各二錢半，槐花炒、龜版炙各一兩，爲末，

[一] 方：原作「也」。今據證類卷四水銀粉改。
[二] 癉：原作「痺」。今據得效方卷七大方脉雜醫科改。
[三] 麻：證類之大觀宋刊、政和晦明軒本卷四水銀粉及備急總效方卷一風均作「茶」。其餘證類刊本則作「麻」。均可通。

糊丸梧子大，每服一錢，冷茶下，日二服，七日愈。○楊誠經驗方用輕粉、胡桃仁、槐花炒研、紅棗肉各二錢，搗丸，分作三服。初日鷄湯下，二日酒下，三日茶下，三日服盡，五日瘡乾，七日痂落。○一方：用豮豬腎一對，去膜批開，各摻輕粉一錢扎定，麻油二兩煠熟，頓食，不破口腫牙。仍服金銀花藥。○一方：用大鷄卵一個，去黄留白，入輕粉一錢攪勻，紙糊，飯上蒸熟食。下疳陰瘡。輕粉末乾摻之，即結靨而愈。萬表積善堂方。臁瘡不合。以虀汁温洗拭乾，用葱汁調輕粉傅之。○一方：輕粉五分，黄蠟一兩，以粉摻紙上，以蠟鋪之，縛在瘡上，黄水出即愈。永類方。癰疽惡瘡，楊梅諸瘡。水銀一兩，朱砂、雄黄各二錢半，白礬、緑礬各二兩半，研勻罐盛，燈盞蓋定，鹽泥固濟，文武火鍊升，罐口掃收。每以三錢，入乳香、没藥各五分，洒太乙膏上貼之，絶效。名曰五寶霜。

粉霜綱目

【釋名】水銀霜、白雪綱目、白靈砂。【時珍曰】以汞粉轉升成霜，故曰粉霜。抱朴子云：白雪，粉霜也。以海鹵爲匱，蓋以土鼎，勿洩精華，七日乃成。要足陽氣，不爲陰侵。惟薑、藕、地丁、河車可以煉之點化。在仙爲玄壺，在人爲精原，在丹爲木精，在造化爲白雪，在天爲甘露。

【修治】【時珍曰】升鍊法：用真汞粉一兩，入瓦罐内令勻。以燈盞仰蓋罐口，鹽泥塗縫。先以小炭火鋪罐底四圍，以水濕紙，不住手在燈盞内擦，勿令間斷。逐漸加火至罐頸，住火，冷定取出，即成霜如白蠟。按外臺秘要載古方崔氏造水銀霜法云：用水銀十兩，石硫黄十兩，各以一鐺熬之。良久銀熱黄消，急傾爲一鐺，少緩即不相入，仍急攪之。良久硫成灰，銀不見，乃下伏龍肝末十兩，鹽末一兩，攪之。別以鹽末鋪鐺底一分，入藥在上，又以鹽末蓋面一分，以瓦盆覆之，鹽土和泥塗縫，炭火煅一伏時，先文後武，開盆掃下，凡一轉。後分舊土爲四分，以一分和霜，入鹽末二兩，如前法飛之訖。又以土一分，鹽末二兩，和飛如前，凡四轉。土盡更用新土。如此七轉，乃成霜用之。此法後人罕知。故附于此云。

【氣味】辛，温，有毒。【時珍曰】畏蕎麥稈灰、硫黄。

【主治】下痰涎，消積滯，利水，與輕粉同功。時珍。

【發明】【元素曰】粉霜、輕粉，亦能潔净府，去膀胱中垢膩，既毒而損齒，宜少用之。【時珍曰】其功過與輕粉同。

【附方】新六。小兒急驚，搐搦涎盛。粉霜二錢，白牽牛炒、輕粉各一錢，爲末，每服一字，薄荷湯下，吐涎爲效。全嬰方。小兒躁渴。粉霜一字，大兒半錢，蓮花湯調下。冬月用蓮肉。保幼大全。風熱驚狂。神白丹：治傷寒積熱及風生驚搐，或如狂病，諸藥不效。粉霜一兩，以白麪六錢，和作餅子，炙熟同研，輕粉半兩，鉛白霜二錢半，爲末，滴水丸梧子大，每服十丸至十五丸，米飲下。宣明方。癍疹生瞖。粉霜八分，朱砂一錢，爲末。水調少許，傾入耳内。鴻飛集。腋下胡臭。粉霜、水銀等分，以面脂和塗之。聖濟録。楊梅惡瘡。粉霜一味搽之。集簡方。

銀朱綱目

【釋名】猩紅、紫粉霜。【時珍曰】昔人謂水銀出於丹砂，鎔化還復爲朱者，即此也。名亦由此。

【集解】【時珍曰】胡演丹藥秘訣云：升鍊銀朱，用石亭脂二斤，新鍋内鎔化，次下水銀一斤，炒作青砂頭，炒不見星。研末罐盛，石版蓋住，鐵線縛定，鹽泥固濟，大火煅之。待冷取出，貼罐者爲銀朱，貼口者爲丹砂。今人多以黄丹及礬紅雜之，其色黄黯，宜辨之。真者謂之水華朱。每水銀一斤，燒朱一十四兩八分，次朱三兩五錢。

【氣味】辛，温，有毒。【主治】破積滯，劫痰涎，散結胸，療疥癬惡瘡，殺蟲及虱，功同粉霜。時珍。

【發明】【時珍曰】銀朱乃硫黄同汞升鍊而成，其性燥烈，亦能爛齦攣筋，其功過與輕粉同也。今厨人往往以之染色供饌，宜去之。

【附方】新二十。小兒内釣，多啼。銀朱半錢，乳香、煨蒜各一錢，爲末，研丸黍米大。半歲五丸，薄荷湯下。心鑑。男女陰毒。銀朱、輕粉各一錢，用五日獨蒜一枚，搗和作餅，貼手心，男左女右，兩手合定，放陰下，頃間氣回汗出即愈。但口中微有氣，即活。唐瑶經驗方。痰氣結胸。鶴頂丹：不問陰陽虚實，妙[一]過陷胸、瀉心等藥。用銀朱半兩，明礬一兩，同碾。以熨斗盛火，瓦盞盛藥，鎔化，急刮搓丸，每服一錢，真茶入薑汁少許服之。心上隱隱有聲，結胸自散。不動臟腑，不傷真氣，明礬化痰，銀朱破積故也。曾世榮活幼心[二]書。正水腫病，大便利者。銀朱半兩，硫黄煅四兩，爲末，麪糊丸梧子大，每飲下三十丸。普濟方。咽喉疼痛。銀朱、海螵蛸末等分，吹之取涎。救急方。火焰丹毒。銀朱調鷄子清塗之。李樓怪症方。湯火灼傷。銀朱研細，菜油調傅，二次愈。多能鄙事。疽瘡發背。銀朱、白礬等分，煎湯温洗，却用桑柴火遠遠炙之，日三次，甚效。救急方。魚臍丁瘡，四面赤，中央黑。銀朱，水和丸。每服一丸，温酒下。名走馬丹。普濟方。楊梅毒瘡。銀朱、官香[三]等分，爲末，以紙卷作撚，點燈置桶中，以鼻吸烟，一日一作，七日愈。○又方：銀朱二錢，孩兒茶一錢，龍掛香一錢，皂角子一錢，爲末，如上法用。○又方：銀朱、輕粉各一錢，黄蠟、清油各一兩，化開和收，以油紙攤貼，瘡痂自脱也。筋骨疼痛。猩紅三錢，枯礬四錢，爲末，作三紙撚。每旦以一撚蘸油點火熏臍，被覆卧之，取汗。纂要奇方。日久頑瘡不收者。銀朱一錢，千年地下石灰五分，松香五錢，香油一兩，爲末。化攤紙上貼之。應急良方。臁瘡不斂。方同上。血風臁瘡。生脚股上，乃濕毒成風也。黄蠟一兩溶化，入銀朱一兩，攪攤紙上，刺孔貼之。簡便方。黄水濕瘡。銀朱、鹽梅，和搗傅之。集玄方。癬瘡有蟲。銀朱、牛骨髓、桐油調搽。醫方摘要。頭上生虱。銀朱浸醋，日日梳頭。○包銀朱紙以盌

〔一〕妙：原作「炒」，不通。活幼心書卷下丹飲門「鶴頂丹」，云此丹「神妙，勝陷胸、承氣、瀉心三藥」。今據改。
〔二〕心：原作「全」。據改同上。
〔三〕官香：卷四諸瘡上「楊梅瘡」作「宮香」。香乘卷一沈水香考，云有官香，香味淺薄。似以宮香義長。

覆燒之，茶清洗下烟子，揉之，包頭一夜，至旦虱盡死。積德堂方。

靈砂 證類

【釋名】二氣砂。【慎微曰】茅亭客話載，以靈砂餌胡孫、鸚鵡、鼠、犬等，變其心，輒會人言，丹之通爲靈者。【時珍曰】此以至陽勾至陰，脱陰反陽，故曰靈砂。

【修治】【慎微曰】靈砂，用水銀一兩，硫黄六銖，細研炒作青砂頭，後入水火既濟爐，抽之如束鍼紋〔一〕者，成就也。【時珍曰】按胡演丹藥秘訣云：升靈砂法：用新鍋安逍遥爐上，蜜揩鍋底，文火下燒，入硫黄二兩溶化，投水銀半斤，以鐵匙急攪作青砂頭。如有焰起，噴醋解之。待汞不見星，取出細研，盛入水火鼎内，鹽泥固濟，下以自然火升之，乾水十二盞爲度，取出如束鍼紋者，成矣。庚辛玉册云：靈砂者，至神之物也。硫汞制而成形，謂之丹基。奪天地造化之功，竊陰陽不測之妙。可以變化五行，鍊成九還。其未升鼎者，謂之青金丹頭。已升鼎者，乃曰靈砂。靈砂有三：以一伏時周天火而成者，謂之金鼎靈砂；以九度抽添用周天火而成者，謂之九轉靈砂；以地數三十日炒煉而成者，謂之醫家老火靈砂。並宜桑灰淋醋煮伏過用，乃良。

【氣味】甘，温，無毒。【主治】五臟百病，養神安魂魄，益氣明目，通血脉，止煩滿，益精神，殺精魅惡鬼氣。久服通神明，不老輕身神仙，令人心靈。慎微。主上盛下虚，痰涎壅盛，頭旋吐逆，霍亂反胃，心腹冷痛，升降陰陽，既濟水火，調和五臟，輔助元氣。研末，糯糊爲丸，棗湯服，最能鎮墜，神丹也。時珍。

【發明】【時珍曰】硫黄，陽精也；水銀，陰精也。以之相配，夫婦之道，純陰純陽，二體合璧。故能奪造化之妙，而升降陰陽，既濟水火，爲扶危拯急之神丹，但不可久服爾。蘇東坡言：此藥治久患反胃及一切吐逆，小兒驚吐，其效如神，有配合陰陽之妙故也。時珍常以陰陽水送之，尤妙。

【附方】新七。伏熱吐瀉。陰陽丸：用硫黄半兩，水銀一錢，研黑〔二〕，薑汁糊丸小豆大。三歲三丸，冷水下。大人三四十丸。鄭氏小兒方。諸般吐逆。方同上。霍亂吐逆。不問虚實冷熱，二氣散，一名青金丹。用水銀、硫黄等分，研不見星。每服一字至半錢，生薑湯調下。錢氏小兒方。脾疼反胃。靈砂一兩，蚌粉一兩，同炒赤，丁香、胡椒各四十九粒，爲末，自然薑汁煮，半夏粉糊丸梧子大，每薑湯下二十丸。普濟方。冷氣心痛。靈砂三分，五靈脂一分，爲末，稀糊丸麻子大，每服二十丸，食前石菖蒲、生薑湯下。直指方。九竅出血，因暴驚而得，其脉虚者。靈砂三十粒，人參湯下，三服愈。此證不可錯認作血得熱則流，妄用涼藥誤事。楊仁齋直指方。養正丹。又名交泰丹，乃寶林真人谷伯陽方也。却邪輔正，助陽接真。治元氣虧虚，陰邪交蕩，

〔一〕紋：證類卷四靈砂作「絞」。然「紋」亦通，不改。

〔二〕研黑：全嬰方論卷四論霍亂「陰陽圓」作「同研無星如墨煤色」。二者義同。

上盛下虛，氣不升降，呼吸不足，頭旋氣短，心怯驚悸，虛煩狂言，盜汗，腹痛腰痛，反胃吐食，霍亂轉筋，欬逆。又治中風涎潮，不省人事，陽氣欲脱，四肢厥冷。傷寒陰盛自汗，唇青脉沉。婦人産後月候不勻，帶下腹痛。用黑盞一隻，入黑鉛溶汁，次下水銀，次下朱砂末，炒不見星，少頃乃下硫黄末，急攪。有焰，洒醋解之。取出研末，糯粉煮糊丸緑豆大。每服二十丸，鹽湯下。四味皆等分，此藥升降陰陽，既濟心腎，神效不可具述。和劑局方。

雄黄本經中品

【釋名】黄金〔一〕石本經、石黄唐本、熏黄。【普曰】雄黄生山之陽，是丹之雄，所以名雄黄也。【恭曰】出石門者名石黄，亦是雄黄，而通名黄金石，石門者爲劣爾。惡者名熏黄，止用熏瘡疥，故名之。【藏器曰】今人敲取石黄中精明者爲雄黄，外黑者爲熏黄。雄黄燒之不臭，熏黄燒之則臭，以此分別。【權曰】雄黄，金之苗也。故南方近金冶〔二〕處時有之，但不及西來者真好爾。【宗奭曰】非金苗也。有金窟處無雄黄。【時珍曰】雄黄入點化黄金用，故名黄金石，非金苗也。

【集解】【别録曰】雄黄生武都山谷、燉煌山之陽，采無時。【弘景曰】武都，氐羌也，是爲仇池。宕昌亦有之，小劣。燉煌在涼州西數千里，近來紛擾，皆用石門、始興石黄之好者耳。涼州黄好者作鷄冠色，不臭而堅實。其黯黑及虛軟者，不好也。【恭曰】宕昌、武都者爲佳，塊方數寸，明澈如鷄冠，或以爲枕，服之辟惡。其青黑堅者，不入藥用。貞觀年中，以宕州新出有得方數尺者，但重脆不可全致之耳。【禹錫曰】水經注云：黄水出零陵縣西北，連巫山溪，出雄黄，頗有神異。常以冬月祭祀，鑿石深數丈，方采得之，故溪水取名焉。又抱朴子云：雄黄當得武都山所出者，純而無雜，其赤如鷄冠，光明曄曄者，乃可用。其但純黄似雌黄色、無光者，不任作仙藥，可合理病藥耳。【頌曰】今階州即古武都，山中有之。形塊如丹砂，明澈〔三〕不夾石，其色如鷄冠者真。有青黑色而堅者名熏黄，有形色似真而氣臭者名臭黄，並不入服食，只可療瘡疥。其臭以醋洗之便去，足以亂真，尤宜辨。又階州接西戎界，出一種水窟雄黄，生于山岩中有水流處。其石名青煙石、白鮮石。雄黄出其中，其塊大者如胡桃，小者如粟〔四〕豆，上有孔竅，其色深紅而微紫，體極輕虛而功用更勝，丹竈家尤貴重之。【時珍曰】武都水窟雄黄，北人以充丹砂，但研細色帶黄爾。丹房鑑源云：雄黄千年化爲黄金。武都者上，西番次之。鐵色者上，鷄冠次之。以沉水銀脚鐵末上拭了，旋有黄衣生者爲真。一云：驗之可以熁蟲，死者爲真。細嚼，口中含湯不臭辣者次之。【斅曰】凡使勿用：臭黄，氣臭；黑雞〔五〕黄，色如烏鷄頭；夾膩黄，一重黄，一重石。並不堪用。真雄黄，似鷓鴣鳥肝色者爲上。

〔一〕金：新修本草卷四雄黄作「食」。證類卷四同。然時珍釋名亦作「金」，恐有意改之，故仍其舊。下文同此不注。

〔二〕冶：原作「治」。今據證類卷四雄黄改。

〔三〕澈：原作「徹」。證類卷四雄黄作「澈」。「徹」通「澈」。下文據意定字，不另出注。

〔四〕粟：原作「栗」。今據改同上。

〔五〕雞：原作「雄」。今據改同上。

【修治】【斅曰】每雄黄三兩，以甘草、紫背天葵、地膽、碧稜花各五兩，細剉，東流水入坩鍋中，煮三伏時，漉出，擣如粉，水飛，澄去黑者，晒乾再研用。其内有劫鐵石，又號赴矢黄，能劫于鐵，並不入藥用。〇【思邈曰】凡服食，用武都雄黄，須油煎九日九夜，乃可入藥。不爾有毒，慎勿生用。【時珍曰】一法：用米醋入蘿蔔汁煮乾用良。【抱朴子曰】餌法：或以蒸煮，或以消石化爲水，或以猪脂裹蒸之于赤土下，或以松脂和之，或以三物鍊之，引之〔一〕如布，白如冰。服之令人長生，除百病，殺三蟲。伏火者，可點銅成金，變銀成金。

【氣味】苦，平，寒，有毒。【别録曰】甘，大温。【權曰】辛，有大毒。【大明曰】微毒。【土宿真君曰】南星、地黄、萵苣、五加皮、紫河車、地榆、五葉藤、黄芩、白芷、當歸、地錦、鵝腸草、鷄腸草、苦參、鵝不食草、圓桑、猬脂，皆可制雄黄。

【主治】寒熱，鼠瘻惡瘡，疽痔死肌，殺精物惡鬼，邪氣百蟲毒，勝五兵。鍊食之，輕身神仙。本經。療疥蟲䘌瘡，目痛，鼻中息肉，及絶筋破骨，百節中大風，積聚癖氣，中惡腹痛，鬼疰，殺諸蛇虺毒，解藜蘆毒，悦澤人面。餌服之者，皆飛入腦中，勝鬼神，延年益壽，保中不饑。得銅可作金。别録。主疥癬風邪，癲癇嵐瘴，一切蟲獸傷。大明。搜肝氣，瀉肝風，消涎積。好古。治瘧疾寒熱，伏暑泄痢，酒飲成癖，驚癇，頭風眩運，化腹中瘀血，殺勞蟲疳蟲。時珍。

【發明】【權曰】雄黄能殺百毒，辟百邪，殺蠱毒。人佩之，鬼神不敢近。入山林，虎狼伏。涉川水，毒物不敢傷。【抱朴子曰】帶雄黄入山林，即不畏蛇。若蛇中人，以少許傅之，登時愈。吴楚之地，暑濕鬱蒸，多毒蟲及射工、沙虱之類，但以雄黄、大蒜等分，合擣一丸佩之。或已中者，塗之亦良。【宗奭曰】焚之，蛇皆遠去。治蛇咬方，見五靈脂下。唐書云：甄立言究習方書，爲太常丞。有尼年六十餘，患心腹鼓脹，身體羸瘦已二年。立言胗之，曰：腹内有蟲，當是誤食髮而然。令餌雄黄一劑，須臾吐出一蛇，如拇指，無目，燒之猶有髮氣，乃愈。又明皇雜録云：有黄門奉使交廣回。太醫周顧曰：此人腹中有蛟龍。上驚，問黄門有疾否？曰：臣馳馬大庾嶺，熱困且渴，遂飲澗水，竟腹中堅痞如石。周遂以消石、雄黄煮服之。立吐一物，長數寸，大如指，視之鱗甲皆具。此皆殺蠱毒之驗也。【頌曰】雄黄治瘡瘍尚矣。周禮：瘍醫，療瘍以五毒攻之。鄭康成注云：今醫方有五毒之藥，作之，合黄堥，置石膽、丹砂、雄黄、礜〔二〕石、慈石其中，燒之三日三夜，其烟上着，鷄羽掃取以注瘡，惡肉破骨則盡出也。楊億筆記載：楊嵎少時，有瘍生于頰，連齒輔車，外腫若覆甌，内潰出膿血，痛楚難忍，百療彌年不瘥。人令依鄭法燒藥注之，少頃，朽骨連牙潰出，遂愈。信古方攻病之速也。黄堥，音武，即今有蓋瓦合也。【時珍曰】五毒藥，范汪東陽方變爲飛黄散，治緩疽惡瘡，蝕惡肉。其法取瓦盆一個，安雌黄于中，丹砂居南，慈石居北，曾青居東，白石英居西，礜石居上，石膏次之，鍾乳居下，雄黄覆之，雲母

〔一〕引之：原脱。今據證類卷四雄黄補。
〔二〕礜：原作「礬」。今據證類卷四雄黄、周禮天官「瘍醫」注改。

布於下，各二兩，末。以一盆蓋之，羊毛泥固濟，作三隅竈，以陳葦燒一日，取其飛黃用之。夫雄黃乃治瘡殺毒要藥也，而入肝經氣分，故肝風肝氣、驚癇痰涎、頭痛眩運、暑瘧泄痢、積聚諸病，用之有殊功。又能化血爲水。而方士乃鍊治服餌，神異其説，被其毒者多矣。按洪邁夷堅志云：虞雍公允文感暑痢，連月不瘥。忽夢至一處，見一人如仙官，延之坐。壁間有藥方，其辭云：暑毒在脾，濕氣連脚，不泄則痢，不痢則瘧。獨鍊雄黃，蒸餅和藥。別作治療，醫家大錯。公依方，用雄黃水飛九度，竹筒盛，蒸七次，研末，蒸餅和丸梧子大。每甘草湯下七丸，日三服。果愈。太平廣記載成都劉無名服雄黃長生之説，方士言耳，不可信。

【附方】舊十三，新四十九。卒中邪魔。雄黃末吹鼻中。集驗方。鬼擊成病。腹中煩滿欲絶。雄黃粉酒服一刀圭，日三服，化血爲水也。孫真人千金方。辟禳魘魔。以雄黃帶頭上，或以棗許繫左腋下，終身不魘。張文仲方。家有邪氣。用真雄黃三錢，水一盌，以東南桃枝咒洒滿屋，則絶迹。勿令婦女見知。集簡方。女人病邪。女人與邪物交通，獨言獨笑，悲思恍惚者。雄黃一兩，松脂二兩，溶化，以虎爪攪之，丸如彈子。夜燒于籠中，令女坐其上，以被蒙之，露頭在外，不過三劑自斷。仍以雄黃、人參、防風、五味子等分爲末，每旦井水服方寸匕，取愈。○肘後方。小丹服法。雄黃、柏子仁各二斤，松脂煉過十斤，合擣爲丸，每旦北向服五丸。百日後拘魂制魄，與神人交見。○太上玄變經。轉女爲男。婦人覺有妊，以雄黃一兩，絳囊盛之，養胎，轉女成男，取陽精之全于地産也。○千金方。小兒諸癇。雄黃、朱砂等分爲末，每服一錢，豬心血入虀水調下。直指方。骨蒸發熱。雄黃末一兩，入小便一升，研如粉，乃取黃理石一枚，方圓一尺者，炭火燒之三食頃，濃淋汁于石上。置薄氈于上，患人脱衣坐之，衣被圍住，勿令洩氣，三五度瘥。外臺秘要。傷寒欬逆。服藥無效，雄黃二錢，酒一盞，煎七分，乘熱嗅其氣，即止。活人書。傷寒狐惑，蟲蝕下部，痛痒不止。雄黃半兩，燒于瓶中，熏其下部。聖惠方。偏頭風病。至靈散：用雄黃、細辛等分爲末，每以一字吹鼻，左痛吹右，右痛吹左。博濟方。五尸注病。發則痛變無常，昏恍〔一〕沉重，纏結臟腑，上衝心脇，即身中尸鬼接引爲害也。雄黃、大蒜各一兩，杵丸彈子大，每熱酒服一丸。肘後方。腹脇痞塊。雄黃一兩，白礬一兩，爲末，麪糊調膏攤貼，即見功效。未效再貼，待大便數百斤之狀乃愈，秘方也。集玄方。脇下痃癖及傷飲食。煮黃丸：用雄黃一兩，巴豆五錢，同研，入白麪二兩，滴水爲丸梧子大，每服二十四丸，漿水煮三十沸，入冷漿水沉冷吞下，以利爲度，如神。保命集。飲酒成癖。酒癥丸：治飲酒過度，頭旋惡心嘔吐，及酒積停于胃間，遇飲即吐，久而成癖。雄黃皂角子大六個，巴豆連皮油十五個，蠍稍十五個，同研，入白麪五兩半，滴水丸豌豆大，將乾，入麩内炒香。將一粒放水試之，浮則取起收之。每服二丸，温酒下。和劑局方。髮癥飲油。有飲油五升以來方快者，不爾則病，此是髮入于胃，氣血裹之，化爲蟲也。雄黃半兩爲末，水調服之，蟲自出。夏子益奇疾方。癥瘕積聚。去三尸，益氣延年却老。雄黃二兩爲末，水飛九度，入新竹筒内，以蒸餅一塊塞口，蒸七度，用好粉脂一兩，和丸緑豆大。每服七丸，酒下，日三服。千金方。小腹痛滿，不得小便。雄黃末蜜丸，塞陰孔中。傷寒類要。陰腫如斗，痛不可忍。雄黃、礬石各二兩，甘草一尺，水五升，煮二升，浸之。

〔一〕恍：原作「光」。今據肘後方卷一治卒中五尸方改。

肘後方。中飲食毒。雄黃、青黛等分，爲末，每服二錢，新汲水下。鄧筆峰方。蠱毒蠱毒。雄黃、生礬等分，端午日研化，蠟丸梧子大。每服七丸，念藥王菩薩七遍，熟水下。蘇東坡良方。結陰便血。雄黃不拘多少，入棗内，線繫定，煎湯。用鉛一兩化汁，傾入湯内同煮，自早至晚，不住添沸湯，取出爲末，共棗杵，和丸梧子大。每服三十丸，煎黑鉛湯空心下，只三服止。普濟方。暑毒泄痢。方見「發明」下。中風舌强。正舌散：用雄黃、荆芥穗等分，爲末。豆淋酒服二錢。衛生寶鑑。破傷中風。雄黃、白芷等分，爲末。酒煎灌之，即甦。邵真人經驗方。風狗咬傷。雄黃五錢，麝香二錢，爲末，酒下，作二服。救急良方。百蟲入耳。雄黃燒撚熏之，自出。十便良方。馬汗入瘡。雄黃、白礬各一錢，烏梅三個，巴豆一個，合研，以油調半錢傅之良。經驗方。蜘蛛傷人。雄黃末傅之。朝野僉載。金瘡内漏。雄黃半豆大，納之，仍以小便服五錢，血皆化爲水。肘後方。杖瘡腫痛。雄黃二分，密陀僧一分，研末。水調傅之，極妙。救急方。中藥箭毒。雄黃末傅之，沸汁出愈。外臺秘要。解藜蘆毒。水服雄黃末一錢。外臺。小兒痘疔。雄黃一錢，紫草三錢，爲末，胭脂汁調。先以銀簪挑破，搽之極妙。痘疹證治。白秃頭瘡。雄黃、豬膽汁和傅之。聖濟録。眉毛脱落。雄黃末一兩，醋和塗之。聖濟録。筋肉化蟲。有蟲如蟹走于皮下，作聲如小兒啼，爲筋肉之化。雄黃、雷丸各一兩爲末，摻豬肉上炙熟〔一〕，喫盡自安。夏氏奇疾方。風痒如蟲。成煉雄黃、松脂等分，研末，蜜丸梧子大，每飲下十丸，日三服，百日愈〔二〕。忌酒肉鹽豉。千金方。丁瘡惡毒。千金方：刺四邊及中心，以雄黃末傅之，神驗。○積德堂方：用雄黃、蟾酥各五分，爲末，葱、蜜擣丸小米大，以針刺破瘡頂，插入，甚妙。廣東惡瘡。雄黃一錢半，杏仁三十粒去皮，輕粉一錢，爲末，洗凈，以雄豬膽汁調上，二三日即愈。百發百中，天下第一方。出武定侯府内。積德堂方。蛇纏惡瘡。雄黃末，醋調傅之。普濟方。纏喉風痺。雄黃磨新汲水一盞服，取吐、下愈。續十全方。風熱痛〔三〕。用〔四〕雄黃、乾薑各〔五〕等分，爲末，嗃鼻，左痛嗃右，右痛嗃左。牙齒蟲痛。雄黃末，和棗肉丸，塞孔中。類要。走馬牙疳，臭爛出血。雄黃豆大七粒，每粒以淮棗去核包之，鐵線串，于燈上燒〔六〕化爲末，每以少許摻之，去涎，以愈爲度。全幼心鑑。小兒

〔一〕熟：原作「热」。今據傳信適用方卷四夏子益治奇疾方改。
〔二〕愈：原作「不」。今據千金方卷二十三惡疾大風第五改。
〔三〕痛：病位不明。普濟方卷六十六牙齒門雄黃散方組與此方同，用法相似，乃治牙疼。
〔四〕用：原作「有」。上注雄黃散原方無此字。錢本等改作「用」，義長，從改。
〔五〕各：原作「不」。據上雄黃散改。
〔六〕燒：原作「澆」。今從江西本改。

牙疳。雄黄一錢，銅緑二錢，爲末貼之。陳氏小兒方。疳蟲蝕齒〔一〕。雄黄、葶藶等分，研末，臘〔二〕猪膽和，以〔三〕槐枝點之。金匱方。耳出臭膿。雄黄、雌黄、硫黄等分爲末，吹之。聖濟方。臁瘡日久。雄黄二錢，陳艾〔四〕五錢，青布捲作大撚。燒烟熏之，熱水流出，數次愈。筆峰雜興。鼻準赤色。雄黄、硫黄各五錢，水粉二錢，用頭生乳汁調傅，不過三五次愈。攝生衆妙〔五〕方。

熏黄。【主治】惡瘡疥癬，殺蟲虱，和諸藥熏嗽。

【附方】新五。小便不通。熏黄末豆許，内孔中，良。崔氏方。卅年呷嗽。熏黄、木香、莨菪子等分爲末，羊脂塗青紙上，以末鋪之，竹筒燒烟，吸之。崔氏方。欬嗽熏法。熏黄一兩，以蠟紙調捲作筒十枚，燒烟吸嚥，取吐止。一日一熏，惟食白粥，七日後以羊肉羹補之。千金方。水腫上氣，欬嗽腹脹。熏黄一兩，款冬花二分，熟艾一分，以蠟紙鋪艾，洒二末于上，荻〔六〕管卷成筒，燒烟〔七〕，吸嚥三十口則瘥。三日盡一劑，百日斷鹽、醋。外臺秘要。手足甲疽。熏黄、蛇皮等分爲末，以泔洗浄，割去甲入肉處，傅之，一頃痛定，神效。近效方。

雌黄本經中品

【釋名】⿰石坐七火切。【時珍曰】生山之陰，故曰雌黄。土宿本草云：陽石氣未足者爲雌，已足者爲雄，相距五百年而結爲石。造化有夫婦之道，故曰雌雄。

【集解】【别録曰】雌黄生武都山谷，與雄黄同山生。其陰山有金，金精熏則生雌黄。采無時。【弘景曰】今雌黄出武都仇池者，謂之武都仇池黄，色小赤。出扶南林邑者，謂之崑崙黄，色如金，而似雲母甲錯，畫家所重。既有雌雄之名，又同山之陰陽，合藥便當以武都爲勝。仙經無單服法，惟以合丹砂、雄黄飛鍊爲丹爾。金精是雌黄，銅精是空青，而服空青反勝于雌黄，其義難了。【斆曰】雌黄一塊重四兩，拆開得千重，軟如爛金者佳。其夾石及黑如鐵色者，不可用。【時珍曰】按獨孤滔丹房鑑源云：背陰者，雌黄也。溜成者，即黑色輕乾，如焦錫塊。臭黄作者，硬而無衣。試法：但于甲上磨之，上色者好。又燒熨斗底，以雌劃之，如赤黄線一道者好。舶上來如噀血者上，湘南者次之，青者尤佳。葉子者爲上，造化黄金，非此不成。亦能柔五金，乾汞，轉硫黄，伏粉霜。又云，雄黄變鐵，

〔一〕齒：原作「鼻」。今據金匱卷下小兒疳蟲蝕齒方改。
〔二〕臘：原作「獵」。今據改同上。
〔三〕以：原作「不」。今據改同上。
〔四〕艾：原作「皮」。卷四諸瘡門胻瘡作「艾」。艾撚易燃易卷，義長，今據改。
〔五〕衆妙：原作「妙用」。今據攝生衆妙方卷九鼻門赤鼻方改。下同徑改。
〔六〕荻：原作「狄」。外臺卷九熏欬法或作「葦」，或作「荻」。今據改。
〔七〕烟：原作「⿰火鬼」。今據改同上。

雌黄變錫。

【修治】【斅曰】凡修事，勿令婦人、鷄、犬、新犯淫人、有患人、不男人、非形人，及曾是刑獄臭穢之地；犯之則雌黄黑如鐵色，不堪用也，反損人壽。每四兩，用天碧枝、和陽草、粟遂子草各五兩，入瓷鍋中煮三伏時，其色如金汁一垛在鍋底下。用東流水猛投于中，如此淘三度，去水拭乾，臼中擣篩，研如塵用。又曰：雌得芹花，立便成庚。芹花一名立起草，形如芍藥，煮雌能住火也。

【氣味】辛，平，有毒。【别録曰】大寒。不入湯用。【土宿真君曰】芎藭、地黄、獨帚、益母、羊不食草、地榆、五加皮、瓦松、冬瓜汁，皆可制伏。又雌見鉛及胡粉則黑。【主治】惡瘡頭秃痂疥，殺毒蟲虱，身痒邪氣諸毒。鍊之久服，輕身增年不老。本經。蝕鼻中息肉，下部䘌瘡，身面白駁，散皮膚死肌及恍惚邪氣，殺蜂蛇毒。久服令人腦滿。别録。治冷痰勞嗽，血氣蟲積，心腹痛，癲癇，解毒。時珍。

【發明】【保昇曰】雌黄法土，故色黄而主脾。【時珍曰】雌黄、雄黄同産，但以山陽山陰受氣不同分别。故服食家重雄黄，取其得純陽之精也，雌黄則兼有陰氣故爾。若夫治病，則二黄之功亦仿佛，大要皆取其温中、搜肝殺蟲、解毒祛邪焉爾。

【附方】舊七，新五。反胃吐食。雌[一]黄一分，甘草生半分，爲末，飯丸梧子大，以五葉草、糯米煎湯，每服四丸。聖濟録。停痰在胃，喘息不通，呼吸欲絶。雌黄一兩，雄黄一錢，爲末，化蠟丸彈子大。每服一丸，半夜時投熱糯米粥中食之。○濟生方。心痛吐水，不下飲食，發止不定。雌黄二兩，醋二斤，慢火煎成膏，用乾蒸餅和丸梧子大，每服七丸，薑湯下。聖惠方。婦人久冷，血氣攻心，痛不止。以葉子雌黄二兩，細研，醋一升，煎濃，和丸小豆大，每服十五丸，醋湯下。聖惠方。小腹痛滿。天行病，小腹滿，不得小便。雌黄末蜜丸，納尿孔中，入半寸。肘後方。癲癇瘛瘲，眼暗嚼舌。雌黄、黄丹炒各一兩，爲末，入麝香少許，以牛乳汁半升熬成膏，和杵千下，丸麻子大。每温水服三五丸。○直指方。肺勞欬嗽。雌黄一兩，入瓦合内，不固濟，坐地上，以灰培[二]之，厚二寸。以炭一斤簇定，頂火煆，三分去一，退火出毒，爲末，蟾[三]酥和丸粟米大。每日空心杏仁湯下三丸。斗門方。久嗽暴嗽。金粟丸：用葉子雌黄一兩，研，以紙筋泥固濟小合子一個，令乾，盛藥，水調赤石脂封口，更以泥封，待乾，架在地上，炭火十斤簇煆。候火消三分之一，去火候冷取出，當如鏡面，光明紅色。鉢内細研，蒸餅丸粟米大。每服三丸、五丸，甘草水服。服後睡良久。勝金方。腎消尿數。乾薑半兩，以鹽四錢炒黄成顆，雌黄一兩半，爲末，蒸餅和丸緑豆大，每服十丸至三十丸，空心鹽湯下。○聖濟録。小便不禁。顆塊雌黄一兩半研，乾薑半兩、鹽四錢，同炒薑色黄，爲末，水和蒸餅丸緑豆大，每服十丸至二十丸，

〔一〕雌：原作「雄」。今據聖濟總録卷四十七胃病門改。
〔二〕灰培：原作「火焙」。今據證類卷四雌黄改。
〔三〕蟾：原作「糖」。今據改同上。

空心鹽湯下之。經驗方。烏癩蟲瘡。雌黄粉，醋和鷄子黄調，塗之。聖惠方。牛皮頑癬。雌黄末，入輕粉，和豬膏傅之。直指方。

石膏本經中品

【釋名】細理[一]石別録、寒水石綱目。【震亨曰】火煅，細研醋調，封丹竈，其固密甚於脂膏。此蓋兼質與能而得名，正與石脂同意。【時珍曰】其文理細密，故名細理石。其性大寒如水，故名寒水石，與凝水石同名異物。

【集解】【別録曰】石膏生齊山山谷及齊盧山、魯蒙山，采無時。細理白澤者良，黄者令人淋。【弘景曰】二郡之山，即青州、徐州也。今出錢塘縣，皆在地中，雨後時時自出，取之如棋子，白澈最佳。彭城者亦好。近道多有而大塊，用之不及彼也。仙經不須此。【恭曰】石膏、方解石大體相似，而以未破爲異。今市人皆以方解代石膏，未見有真石膏也。石膏生於石旁。其方解不因石而生，端然獨處，大者如升，小者如拳，或在土中，或生溪水，其上皮隨土及水苔色，破之方解，大者方尺。今人以此爲石膏，療風去熱雖同，而解肌發汗不如真者。【大明曰】石膏通亮，理如雲母者上。又名方解石。【斅曰】凡使勿用方解石。方解雖白不透明，其性燥。若石膏則出剡州茗[二]山縣義情山，其色瑩浄如水精，性良善也。【頌曰】石膏今汾、孟、虢、耀州，興[三]元府亦有之。生于山石上，色至瑩白，與方解石肌理形段剛柔絶相類。今難得真者。用時惟以破之皆作方棱者，爲方解石。今石膏中時時有瑩澈可愛有縱理而不方解者，或以爲石膏，然據本草又似長石。或又謂青石間往往有白脉貫徹類肉之膏肪者爲石膏，此又本草所謂理石也。不知石膏定是何物？今且依市人用方解石爾。【閻孝忠曰】南方以寒水石爲石膏，以石膏爲寒水石，正與汴京相反，乃大誤也。石膏潔白堅硬，有墻壁。寒水石則軟爛，以手可碎，外微青黑，中有細文。又一種堅白全類石膏，而敲之成方者，名方解石也。【承曰】陶言錢塘山中雨後時自出。今錢塘人鑿山取之甚多，搗作齒藥貨用，浙人呼爲寒水石，入藥最勝他處者。【宗奭曰】石膏紛辯不決，未悉厥理。本草只言生齊山、盧山、蒙山，細理白澤者良，即知他處者非石膏也。【震亨曰】本草藥之命名，多有意義，或以色，或以形，或以氣，或以質，或以味，或以能，或以時是也。石膏固濟丹爐，苟非有膏，豈能爲用？此蓋兼質與能而得名。昔人以方解爲石膏，誤矣。石膏味甘而辛，本陽明經藥，陽明主肌肉。其甘也，能緩脾益氣，止渴去火。其辛也，能解肌出汗，上行至頭，又入手[四]太陰、手少陽。彼方解石止有體重質堅性寒而已，求其有膏而可爲三經之主治者焉在哉？【時珍曰】石膏有軟、硬二種。軟石膏，大塊生於石中，作層如壓扁米糕形，每層厚數寸。有紅白二色，紅者不可服，白者潔浄，細文短密如束針，

〔一〕理：新修本草、證類卷四石膏均無此字，疑時珍以石膏文理細密而增。

〔二〕茗：原作「若」。今據證類卷四石膏引雷公云改。

〔三〕興：原闕一字。今據證類卷四石膏補。

〔四〕手：原脱。下「少陽」前亦脱此字。今據格致餘論石膏論補。下同不注。

正如凝成白蠟狀，鬆軟易碎，燒之即白爛如粉。其中明潔，色帶微青而文長細如白絲者，名理石也。與軟石膏乃一物二種，碎之則形色如一，不可辨矣。硬石膏，作塊而生，直理起稜，如馬齒堅白，擊之則段段橫解，光亮如雲母、白石英，有墻壁，燒之亦易散，仍硬，不作粉。其似硬石膏成塊，擊之塊塊方解，墻壁光明者，名方解石也，燒之則姹散亦不爛。與硬石膏乃一類二種，碎之則形色如一，不可辨矣。自陶弘景、蘇恭、大明、雷斅、蘇頌、閻孝忠皆以硬者爲石膏，軟者爲寒水石。至朱震亨始斷然以軟者爲石膏，而後人遵用有驗，千古之惑始明矣。蓋昔人所謂寒水石者，即軟石膏也。所謂硬石膏者，乃長石也。石膏、理石、長石、方解石四種，性氣皆寒，俱能去大熱結氣。但石膏又能解肌發汗爲異爾。理石即石膏之類，長石即方解之類，俱可代用，各從其類也。今人以石膏收豆腐，乃昔人所不知。

【修治】【斅曰】凡使，石臼中擣成粉，羅過，生甘草水飛過，澄晒篩研用。【時珍曰】古法惟打碎如豆大，絹包入湯煮之。近人因其性寒，火煅過用，或糖拌炒過，則不妨脾胃。

【氣味】辛，微寒，無毒。【別録曰】甘，大寒。【好古曰】入足陽明、手太陰、少陽經氣分。【之才曰】鷄子爲之使。惡莽草、巴豆、馬目毒公。畏鐵。

【主治】中風寒熱，心下逆氣驚喘，口乾舌焦，不能息，腹中堅痛，除邪鬼，産乳金瘡。本經。除時氣頭痛身熱，三焦大熱，皮膚熱，腸胃中結氣，解肌發汗，止消渴，煩逆腹脹，暴氣喘息〔一〕，咽熱。亦可作浴湯。別録。治傷寒頭痛如裂〔二〕，壯熱皮如火燥。和葱煎茶，去頭痛。甄權。治天行熱狂，頭風旋，下乳，揩齒益齒。大明。除胃熱肺熱，散陰邪，緩脾益氣。李杲。止陽明經頭痛，發熱惡寒，日晡潮熱，大渴引飲，中暑潮熱，牙痛。元素。

【發明】【成無己曰】風，陽邪也；寒，陰邪也。風喜傷陽，寒喜傷陰。營衛陰陽，爲風寒所傷，則非輕劑所能獨散。必須輕重之劑同散之，乃得陰陽之邪俱去，營衛之氣俱和。是以大青龍湯，以石膏爲使。石膏乃重劑，而又專達肌表也。又云：熱淫所勝，佐以苦甘。知母、石膏之苦甘以散熱。【元素曰】石膏性寒，味辛而淡，氣味俱薄，體重而沉，降也，陰也，乃陽明經大寒之藥。善治本經頭痛牙痛，止消渴、中暑、潮熱。然能寒胃，令人不食，非腹有極熱者，不宜輕用。又陽明經中熱，發熱惡寒，燥熱，日晡潮熱，肌肉壯熱，小便濁赤，大渴引飲，自汗，苦頭痛之藥，仲景用白虎湯是也。若無以上諸證，勿服之。多有血虚發熱象白虎證，及脾胃虚勞，形體病證，初得之時，與此證同。醫者不識而誤用之，不可勝救也。【杲曰】石膏，足陽明藥也。故仲景治傷寒陽明證，身熱、目痛、鼻乾、不得卧。身以前，胃之經也。胸前，肺之室也。邪在陽明，肺受火制，故用辛寒以清肺氣，所以有白虎之名。又治三膲皮膚大熱，入手少陽也。凡病脉數不退者，宜用之。胃弱者，不可用。【宗奭曰】孫兆言，四月以後天氣熱時，宜用白虎。但四方氣候不齊，歲中運氣不一，亦宜兩審。其説甚雅。【時珍曰】東

〔一〕息：原脱。今據證類卷四石膏補。
〔二〕裂：原作「烈」。今據改同上。

垣李氏云，立夏前多服白虎湯者，令人小便不禁，此乃降令太過也。陽明津液不能上輸于肺，肺之清氣亦復下降故爾。初虞世古今録驗方，治諸蒸病有五蒸湯，亦是白虎加人參、伏苓、地黄、葛根，因病加減。王燾外臺秘要治骨蒸勞熱久嗽，用石膏文如束鍼者一斤，粉甘草一兩，細研如麪，日以水調三四服。言其無毒有大益，乃養命上藥，不可忽其賤而疑其寒。名醫録言，睦州楊寺〔一〕丞女，病骨蒸內熱外寒，衆醫不瘥，處州吴醫用此方而體遂涼。愚謂此皆少壯肺胃火盛，能食而病者言也。若衰暮及氣虚血虚胃弱者，恐非所宜。廣濟林訓導年五十，病痰嗽發熱。或令單服石膏藥至一斤許，遂不能食，而欬益頻，病益甚，遂至不起。此蓋用藥者之瞀瞀也，石膏何與焉。楊士瀛云：石膏煅過，最能收瘡暈，不至爛肌。按劉跂錢乙傳云：宗室子病嘔泄，醫用温藥加喘。乙曰：病本中熱，奈〔二〕何以剛劑燥之，將不得前後溲，宜與石膏湯。宗室與醫皆不信。後二日果來召。乙曰：仍石膏湯證也。竟如言而愈。又按古方所用寒水石，是凝水石；唐宋以來諸方所用寒水石，即今之石膏也，故寒水石諸方多附于後。近人又以長石、方解石爲寒水石，不可不辨之。

【附方】舊四，新二十五。傷寒發狂，踰垣上屋。寒水石二錢，黄連一錢，爲末。煎甘草冷服，名鵲石散。本事方。風熱心躁，口乾狂言，渾身壯熱。寒水石半斤，燒半日，净地坑内盆合，四面濕土擁起，經宿取出，入甘草末、天竺黄各二兩，龍腦二分，糯米糕丸彈子大，蜜水磨下。集驗方。解中諸毒。方同上。乳石發渴。寒水石一塊含之，以瘥爲度。聖濟録。男女陰毒。寒水石不拘多少爲末，用兩餾飯搗丸栗子大，日乾，每用一丸，炭火煅紅燒研，以滚酒調服，飲葱醋湯投之，得汗愈。蔡氏經驗必用方。小兒丹毒。寒水石末一兩，和水塗之〔三〕。集玄方。小兒身熱。石膏一兩，青黛一錢，爲末，糕糊丸龍眼大，每服一丸，燈心湯化下。普濟方。骨蒸勞病。外寒内熱，附骨而蒸也。其根在五臟六腑之中，必因患後得之。骨肉日消，飲食無味，或皮燥而無光。蒸盛之時，四肢漸細，足趺〔四〕腫起。石膏十兩，研如乳粉，水和服方寸匕，日再，以身涼爲度。外臺秘要。熱盛喘嗽。石膏二兩，甘草炙半兩，爲末，每服三錢，生薑、蜜調下。普濟方。痰熱喘嗽，痰涌如泉。石膏、寒水石各五錢，爲末，每人參湯服三錢。〇保命集。食積痰火。瀉肺火胃火，白石膏火煅，出火毒，半斤，爲末，醋糊丸梧子大，每服四五十丸，白湯下。〇丹溪方。胃火牙疼。好軟石膏一兩，火煅，淡酒淬過，爲末，入防風、荆芥、細辛、白芷〔五〕五分，爲末，日用揩牙，甚效。保壽堂方。老人風熱。内熱，目赤頭痛，視不見物。石膏三兩，竹葉五十片，沙糖一兩，粳米三合，水三大盞，煎石膏、竹葉，去滓，取二盞，煮粥入糖食。養老方。風邪眼寒。乃風入頭，係敗血凝滯，不能上下流通，故風寒客之而眼寒也。石膏煅二兩，川芎二兩，甘草炙半兩，爲末，每服一錢，

〔一〕寺：原作「士」。今據名醫録卷下改。
〔二〕奈：原作「柰」，乃形近而訛，據文義改。
〔三〕之：此下原衍「人」。今從江西本删。
〔四〕趺：原作「跌」。今據外臺卷十三虚勞骨蒸方改。
〔五〕白芷：此前多藥無劑量，故此下或脱「各」字。

葱白、茶湯調下，日二服。宣明方。**頭風涕淚**。疼痛不已，方同上。**鼻衄頭痛**。心煩。石膏、牡蠣各〔一〕一兩，爲末，每新汲水服二錢，并滴鼻内。普濟方。**筋骨疼痛因風熱者**。石膏三錢，飛羅麪七錢，爲末，水和煆紅，冷定，滚酒化服，被蓋取汗，連服三日，即除根。筆峰雜興。**雀目夜昏**。百治不效。石膏末每服一錢，猪肝一片薄批，摻藥在上纏定，沙瓶煮熟，切食之，一日一服。明目方。**濕温多汗**。妄言煩渴。石膏、炙甘草等分爲末，每服二錢匕，漿水調下。龐安時傷寒論。**小便卒數**。非淋，令人瘦。石膏半斤搗碎，水一斗，煮五升，每服五合。肘後方。**小兒吐瀉**。黄色者，傷熱也。玉露散：用石膏、寒水石各五錢，生甘草二錢半，爲末，滚湯調服一錢。錢乙小兒方。**水瀉腹鳴**如雷有火者。石膏火煆，倉米飯和丸梧子大，黄丹爲衣，米飲下二十丸。不二服，效。李樓奇方。**乳汁不下**。石膏三兩，水二升，煮三沸，三日飲盡，妙。子母秘録。**婦人乳癰**。一醉膏：用石膏煆紅，出火毒，研，每服三錢，温酒下，添酒盡醉。睡覺，再進一服。陳日華經驗方。**油傷火灼**。痛不可忍。石膏末傅之，良。梅師方。**金瘡出血**。寒水石、瀝青等分，爲末，乾摻，勿經水。積德堂方。**刀瘡傷濕**，潰爛不生肌。寒水石煆一兩，黄丹二〔二〕錢，爲末，洗敷。甚者加龍骨一錢，孩兒茶一錢。積德堂方。**瘡口不斂**。生肌肉，止疼痛，去惡水。寒水石燒赤，研，二兩，黄丹半兩，爲末，摻之。名紅玉散。和劑局方。**口瘡咽痛**，上膈有熱。寒水石煆三兩，朱砂三錢半，腦子半字，爲末摻之〔三〕。三因方。

【附録】玉火石。【頌曰】密州〔四〕九仙山東南隅地中，出一種石，青白而脆，擊之内有火，謂之玉火石。彼醫用之。其味甘、微辛，温。療傷寒發汗，止頭目昏眩痛，功與石膏等，土人以當石膏用之。

龍石膏。【別録有名未用曰】無毒，主消渴，益壽。生杜陵，如鐵脂中黄。

理石本經中品

【釋名】肌石別録、立制石本經。【時珍曰】理石即石膏之順理而微硬有肌者，故曰理石、肌石。【弘景曰】仙經時須〔五〕呼爲長理石。石膽一名立制，今此又名立制，疑必相亂。

〔一〕各：原脱。今據普濟方卷一百八十九諸血門鼻血不止補。

〔二〕二：底本描補「三」字，餘金陵諸本闕一字。今從江西本補。

〔三〕之：下原衍「于」字。今據三因方卷十六口病證治「龍石散」删。

〔四〕州：原作「洲」。今據證類卷四石膏改。

〔五〕須：原脱。今據證類卷四理石補。

【集解】【別録曰】理石如石膏，順理而細，生漢中山谷及盧山，采無時。【弘景曰】漢中屬梁州，盧山屬青州。今出寧州。俗用亦稀。【恭曰】此石夾兩石間如石脉，打用之，或在土中重疊而生。皮正〔一〕赤，肉白，作鍼理文，全不似石膏。市人或刮削去皮，以代寒水石，并以當礜石，並是假僞。今盧山亦無此物，見出襄州西汎水側。【宗奭曰】理石如長石。但理石如石膏，順理而細。其非順理而細者，爲長石。療體亦不相遠。【時珍曰】理石即石膏中之長文細直如絲而明潔〔二〕，色帶微青者。唐人謂石膏爲寒水石，長石爲石膏，故蘇恭言其不似石膏也。此石與軟石膏一類二色，亦可通用，詳石膏下。

【氣味】甘〔三〕，寒，無毒。【別録曰】大寒。【之才曰】滑石爲之使，惡麻黄。【主治】身熱，利胃解煩，益精明目，破積聚，去三蟲。本經。除營衛中去來大熱結熱，解煩毒，止消渴及中風痿痺。別録。漬酒服，療癖，令人肥悦。蘇恭。

【附録】白肌石。【別録有名未用曰】味辛，無毒。主强筋骨，止渴不飢，陰熱不足。一名肌石，一名洞石，生廣卷山青石間。【時珍曰】按此即理石也，其形名氣味主療皆同。

長石本經中品

【釋名】方石本經、直石別録、土石別録、硬石膏綱目。

【集解】【別録曰】長石，理如馬齒，方而潤澤，玉色。生長子山谷及太山、臨淄，采無時。【弘景曰】長子縣屬上黨，臨淄縣屬青州。俗方、仙經並無用此者。【恭曰】此石狀同石膏而厚大，縱理而長，文似馬齒。今均州遼坂山有之，土人以爲理石。【頌曰】今惟潞州有之，如蘇恭所説。按本經理石、長石二物，味效亦別。又云：理石似石膏，順理而細。陶隱居言，亦呼爲長理石。今靈寶丹用長理石爲一物。醫家相承用者，乃似石膏，與今潞〔四〕州所出長石無異，而諸郡無復出理石者，醫方亦不見單用，往往呼長石爲長理石。【時珍曰】長石即俗呼硬石膏者，狀似軟石膏而塊不扁，性堅硬潔白，有粗理，起齒稜，擊之則片片横碎，光瑩如雲母、白石英，亦有墻壁似方解石，但不作方塊爾。燒之亦不粉爛而易散。方解燒之亦然，但姹聲爲異爾。昔人以此爲石膏，又以爲方解，今人以此爲寒水石，皆誤矣。但與方解乃一類二種，故亦名方石，氣味功力相同，通用無妨。唐宋諸方所用石膏，多是此石，昔醫亦以取效，則亦可與石膏通用，但不可解肌發汗耳。

【氣味】辛、苦，寒，無毒。【主治】身熱，胃中結氣，四肢寒厥，利小便，通血脉，明目去瞖眇，下三蟲，殺蠱毒。久

〔一〕正：證類卷四理石作「黄」。
〔二〕潔：原作「絜」。今從江西本改。
〔三〕甘：證類卷四理石此字前有本經文「辛」字。
〔四〕潞：原作「路」。今據證類卷四長石改。

服不饑。本經。止消渴，下氣，除脇肋肺間邪氣。別録。

方解石別録下品

【釋名】黄石。【志曰】敲破，塊塊方解，故以爲名。

【集解】【別録曰】方解石生方山，采無時。【弘景曰】本經長石一名方石，療體相似，疑即此也。【恭曰】此物大體與石膏相似〔一〕，不附石而生，端然獨處。大者如升，小者如拳，甚大者方尺。或在土中，或生溪水，其上皮隨土及水苔色，破之方解。今人以爲石膏用，療風去熱雖同，而解肌發汗不及也。【志曰】今沙州大鳥〔二〕山出者佳。【頌曰】方解石本草言生方山。陶隱居疑與長石爲一物，蘇恭云療熱不減石膏。若然，似可通用，但主頭風不及石膏也。其肌理形段剛柔皆同，但以附石不附石爲言，豈得功力頓異？如雌黄、雄黄亦有端然獨處者，亦有附石生者，不聞別有名號，功力相異也。【時珍曰】方解石與硬石膏相似，皆光潔如白石英，但以敲之段段片碎者爲硬石膏，塊塊方稜者爲方解石，蓋一類二種，亦可通用。唐宋諸方皆以此爲石膏，今人又以爲寒水石，雖俱不是，而〔三〕其性寒治熱之功，大抵不相遠，惟解肌發汗不能如硬〔四〕石膏爲異耳。

【氣味】苦、辛，大寒，無毒。【之才曰】惡巴豆。【主治】胸中留熱結氣，黄疸，通血脉，去蠱毒。別録。

滑石本經上品

【釋名】畫石衍義、液石別録、膋石音遼、脱石音奪、冷石弘景、番石別録、共石。【宗奭曰】滑石今謂之畫石，因其軟滑可寫畫也。【時珍曰】滑石性滑利竅，其質又滑膩，故以名之。表畫家用刷紙代粉，最白膩。膋乃脂膏也，因以名縣。脱乃肉無骨也。此物取滑膩，無硬者爲良，故有諸名。

【集解】【別録曰】滑石〔五〕生赭陽山谷及太山之陰，或掖北白山，或卷山，采無時。【弘景曰】滑石色正白，仙經用之爲泥。今出湘州、始安郡諸處。初取軟如泥，久漸堅強，人多以作塚中明器物。赭陽屬南陽，掖縣屬青州東萊，卷縣屬司州滎陽。又有冷石，小青黄，並冷利，能熨油污衣物。【恭曰】此石所在

〔一〕似：原作「以」。今據證類卷五方解石改。
〔二〕鳥：原作「烏」。今據改同上。
〔三〕而：原作「不」。今從江西本改。
〔四〕硬：原作「更」。今從改同上。
〔五〕石：原闕一字。今據證類卷三滑石引「陶隱居曰」補。

皆有。嶺南始安出者，白如凝〔一〕脂，極軟滑。出掖縣者，理粗質青有黑點，惟可爲器，不堪入藥。齊州南山神通寺南谷亦大有，色青白不佳，而滑膩則勝。【藏器曰】始安、掖縣所出二石，形質既異，所用又殊。始安者軟滑而白，宜入藥。東萊者硬濇而青，乃作器石也。【斅曰】凡使有多般。其白滑石如方解石，色似冰白，畫石上有白膩文者，真也。烏滑石似瑿，畫石上有青白膩文，入用亦妙。緑滑石性寒有毒，不入藥用。黄滑石似金，顆顆圓，畫石上有青黑色者，勿用，殺人。冷滑石青蒼色，畫石上作白膩文，亦勿用之。【頌曰】今道、永、萊、濠州皆有之。凡二種。道、永州出者白滑如凝脂。南越〔二〕志云：膋城〔三〕縣出膋石，即滑石也。土人以爲燒器，烹魚食，是也。萊、濠州出者理粗質青，有黑點，亦謂之斑石。二種皆可作器，甚精好。初出軟柔，彼人就穴中制作，用力殊少也。本草所載土地皆是北方，而今醫家所用白色者，自南方來。或云沂州所出甚白佳，與本草所云太山之陰相合，而彼土不取爲藥。今濠州所供青滑石，一云性寒無毒，主心氣濇滯，與本經大同小異。又張勃〔四〕吴録地理志及大康地記云：鬱林州布山縣馬湖、馬嶺山皆有𩹨，甚毒殺人，有冷石可以解之。石色赤黑，味苦，屑之着瘡中，并以切齒，立蘇，一名切齒石。今人多用冷石作粉，治痱瘡，或云即滑石也，但味之甘苦不同耳。【時珍曰】滑石，廣之桂林各巴及猺峒中皆出之，即古之始安也。白黑二種，功皆相似。山東蓬萊縣桂府村所出者亦佳，故醫方有桂府滑石，與桂林者同稱也。今人亦以刻圖書，不甚堅牢。滑石之根爲不灰木。滑石之中有光明黄子爲石腦芝。

【修治】【斅曰】凡用白滑石，先以刀刮净研粉，以牡丹皮同煮一伏時。去牡丹皮，取滑石，以東流水淘過，晒乾用。

【氣味】甘，寒，無毒。【别録曰】大寒。【之才曰】石韋爲之使，惡曾青，制雄黄。

【主治】身熱洩澼，女子乳難，癃閉，利小便，蕩胃中積聚寒熱，益精氣。久服輕身，耐飢長年。本經。通九竅六腑津液，去留結，止渴，令人利中。别録。燥濕，分水道，實大腸，化食毒，行積滯，逐凝血，解燥渴，補脾胃，降心火，偏主石淋爲要藥。震亨。療黄疸，水腫脚氣，吐血衄血，金瘡血出，諸瘡腫毒。時珍。

【發明】【頌曰】古方治淋瀝，多單使滑石。又與石韋同擣末，飲服刀圭，更駃。又主石淋，取十二分研粉，分作兩服，水調下。煩熱定，即停後服。【權曰】滑石療五淋，主産難，服其末。又末與丹參、蜜、豬脂爲膏，入其月即空心酒下彈丸大，臨産倍服，令胎滑易生，除煩熱心躁。【元素曰】滑石氣温味甘，治前陰竅濇不利，性沉重，能泄上氣令下行，故曰滑則利竅，不與諸淡滲藥同。【好古曰】入足太陽經，滑能利竅，以通水道，爲至燥之劑。豬苓湯用滑石、阿膠，同爲

〔一〕凝：此字及下之「滑」、「掖」原缺左半而作「疑」、「骨」、「夜」。今據證類卷三滑石改。
〔二〕越：原作「城」。今據改同上。
〔三〕城：原作「成」。今據改同上。
〔四〕勃：原作「勅」。今據卷一引據古今經史百家書目改。

滑劑以利水道；葱、豉、生薑同煎，去滓澄清以解利。淡味滲洩爲陽，故解表利小便也。若小便自利者，不宜用。【時珍曰】滑石利竅，不獨小便也。上能利毛腠之竅，下能利精溺之竅。蓋甘淡之味，先入于胃，滲走經絡，遊溢津氣，上輸于肺，下通膀胱。肺主皮毛，爲水之上源。膀胱司津液，氣化則能出。故滑石上能發表，下利水道，爲蕩熱燥濕之劑。發表是蕩上中之熱，利水道是蕩中下之熱；發表是燥上中之濕，利水道是燥中下之濕。熱散則三焦寧而表裏和，濕去則闌門通而陰陽利。劉河間之用益原散，通治表裏上下諸病，蓋是此意，但未發出耳。

【附方】舊六，新一十二。益元散。又名天水散、太白散、六一散。解中暑傷寒疫癘，飢飽勞損，憂愁思慮，驚恐悲怒，傳染并汗後遺熱勞復諸疾。兼解兩感傷寒，百藥酒食邪熱毒。治五勞七傷，一切虚損，内傷陰痿，驚悸健忘，癇瘛煩滿，短氣痰嗽，肌肉疼痛，腹脹悶痛，淋閟澀痛，服石石淋。療身熱嘔吐泄瀉，腸澼下痢赤白。除煩熱，胸中積聚寒熱。止渴，消畜水。婦人産後損液，血虚陰虚熱甚，催生下乳。治吹乳乳癰，牙瘡齒疳。此藥大養脾腎之氣，通九竅六腑，去留結，益精氣，壯筋骨，和氣，通經脉，消水穀，保真元，明耳目，安魂定魄，强志輕身，駐顔益壽，耐勞役飢渴，乃神驗之仙藥也。白滑石水飛過六兩，粉甘草一兩，爲末，每服三錢，蜜少許，温水調下。實熱用新汲水下，解利用葱豉湯下，通乳用豬肉麪湯調下，催生用香油漿下。凡難産或死胎不下，皆由風熱燥澀，結滯緊斂，不能舒緩故也。此藥力至，則結滯頓開而瘥矣。劉河間傷寒直格。膈上煩熱多渴。利九竅。滑石二兩擣，水三大琖，煎二盞，去滓，入粳米煮粥食。聖惠方。女勞黄疸。日晡發熱惡寒，小腹急，大便溏黑，額黑。滑石、石膏等分，研末，大麥汁服方寸匕，日三，小便大利愈，腹滿者難治。千金方。傷寒衄血。滑石末，飯丸梧子大。每服十丸，微嚼破，新水嚥下，立止。湯晦叔云：鼻衄乃當汗不汗所致。其血紫黑時，不以多少，不可止之，且服温和藥，調其營衛。待血鮮時，急服此藥止之也。本事方。乳石發動，煩熱煩渴。滑石粉半兩，水一盞，絞白汁，頓服。聖惠方。暴得吐逆不[一]下食。生滑石末二錢匕，温水服，仍以細麪半盞押定。寇氏衍義。氣壅關格不通，小便淋結，臍下妨悶兼痛。滑石粉一兩，水調服。廣利方。小便不通。滑石末一升，以車前汁和，塗臍之四畔，方四寸，乾即易之。冬月水和。楊氏産乳。婦人轉脬。因過忍小便而致。滑石末，葱湯服二錢。聖惠方。妊娠子淋，不得小便。滑石末水和，泥臍下二寸。外臺秘要。伏暑水泄。白龍丸：滑石火煅過一兩，硫黄四錢，爲末，麪糊丸緑豆大，每用淡薑湯隨大小服。普濟方。伏暑吐泄。或吐，或泄，或瘧，小便赤，煩渴。玉液散：用桂府滑石燒四兩，藿香一錢，丁香一錢。爲末。米湯服二錢。普濟方。霍亂及瘧。方同上。痘瘡狂亂，循衣摸牀，大熱引飲。用益原散，加朱砂二錢，冰片三分，麝香一分，每燈草湯下二三服。王氏痘疹方。風毒熱瘡，遍身出黄水。桂府滑石末傅之，次日愈。先以虎杖、豌豆、甘草等分，煎湯，洗後乃搽。普濟方。陰下濕汗。滑石一兩，石膏煅半兩，枯白礬少許，研摻之。集簡方。脚指縫爛。方同上。杖瘡腫痛。滑石、赤石脂、大黄等分爲末，茶湯洗浄，貼。趙氏經驗方。熱毒怪病。目赤鼻脹，大喘，渾身出斑，毛髮如鐵，乃因中熱毒氣結于下焦。用滑石、白礬各一兩，爲末，作一服。水三盌，煎減半，不住飲之。夏子益奇病方。

〔一〕不：原作「下」。今據證類卷三滑石改。

不灰木宋開寶

【釋名】無灰木見下。

【集解】【頌曰】不灰木出上黨，今澤、潞山中皆有之，蓋石類也。其色白如爛木，燒之不然，以此得名。或云滑石之根也，出滑石處皆有之。采無時。【藏器曰】要燒成灰，但斫破，以牛乳煮了，黄牛糞燒之，即成灰。【時珍曰】不灰木有木、石二種。石類者其體堅重，或以紙裹，蘸石腦油然燈，徹夜不成灰，人多用作小刀靶。開山圖云：徐無山出不灰之木，生火之石。山在今順天府玉田縣東北。庚辛玉册云：不灰木，陰石也。生西南蠻夷中，黎州、茂州者好，形如針文全若木，燒之無烟。此皆言石者也。伏琛〔一〕齊地記云：東武城有勝火木，其木經野火燒之不滅，謂之不灰木。楊慎丹鉛録云：太平寰宇記云，不灰木〔二〕俗多爲鋌子，燒之成炭而不灰，出膠州。其葉如蒲草，今人束以爲燎，謂之萬年火把。此皆言木者也。時珍常得此火把，乃草葉束成，而中夾松脂之類，一夜僅燒一二寸耳。

【附録】松石。【頌曰】今處州出一種松石，如松幹而實石也。或云松久化爲石。人多取飾〔三〕山亭及琢爲枕。雖不入藥，與不灰相類，故附之。

【氣味】甘，大寒，無毒。【獨孤滔曰】煮汞，結草砂，煅三黄，匱五金。

【主治】熱痱瘡，和棗葉、石灰爲粉，傅之。開寶。除煩熱陽厥。時珍。

【發明】【時珍曰】不灰木性寒，而同諸熱藥治陰毒。劉河間宣明方，治陽絶心腹痞痛，金針丸中亦用服之。蓋寒熱並用，所以調停陰陽也。

【附方】新四。肺熱欬嗽卧時盛者。不灰木一兩半，太陰玄精石二兩，甘草炙半兩，貝母一兩半，天南星，白礬水煮過半兩，爲末。每服半錢，薑湯下。聖濟録。咽喉腫痛，五心煩熱。不灰木以牛糞燒赤四兩，太陰玄精石煅赤四兩，真珠一錢，爲末，糯米粥丸芡子大，每服一丸，以生地黄汁、粟米泔研化服，日二次。聖濟録。霍亂煩滿，氣逆腹脹，手足厥冷。不灰木、陽起石煅、阿魏各〔四〕半兩，巴豆去心，杏仁去皮，各二十五個，爲末，粟飯丸櫻桃大，穿一孔，每服一丸，燈上燒烟盡，研，米薑湯下，以利爲度。聖濟録。陰毒腹痛。回陽丹：用不灰木煅，牡蠣煅，高良薑炒，川烏頭炮，白芍藥各一錢，爲末，入麝香少許，每用一錢，男用女唾調塗外腎，女用男唾調塗乳上，得汗即愈。玉機微義。

〔一〕琛：原作「深」。今據太平御覽經史圖書綱目改。
〔二〕不灰木：原作「不木灰」。今據升菴集卷六十六不灰木火浣布乙正。
〔三〕飾：原作「傍」。今據證類卷五不灰木改。
〔四〕各：原脱。今據聖濟總録卷三十八霍乱门補。

五色石脂本經上品　【校正】併入五種石脂。

【釋名】【時珍曰】膏之凝者曰脂。此物性粘，固濟爐鼎甚良，蓋兼體用而言也。

【集解】【別録曰】五色石脂生南山之陽山谷中。又曰：青石脂生齊區山及海涯。黄石脂生嵩高山，色如鶯雛。黑石脂生潁川陽城。白石脂生太山之陰。赤石脂生濟南、射陽，又太山之陰。並采無時。【普曰】五色石脂一名五色符。青符生南山或海涯。黄符生嵩山，色如㹠腦雁雛。黑符生洛西山空地。白符生少室、天婁山或太山。赤符生少室或太山，色絳，滑如脂。【弘景曰】今俗惟用赤石、白石二脂。好者出吴郡，亦出武陵、建平、義陽。義陽者出鄳縣界東八十里，狀如㹠腦。赤者鮮紅可愛，隨采復生。餘三色石脂無正用，但黑石脂入畫用耳。【恭曰】義陽即申州，所出乃桃花石，非石脂也。白石脂今出慈州[一]諸山，勝於餘處者。赤石脂今出虢州盧氏縣、澤州陵川縣，又慈州吕鄉縣、宜州諸山亦有，並色理鮮膩爲佳。二脂太山不聞有之，舊出蘇州、餘杭山，今不收采。【承曰】今蘇州見貢赤白二石脂，但入藥不甚佳。惟延州山中所出最良，揭兩石中取之。【頌曰】白石脂、赤石脂，今惟潞州出之，潞與慈州相近也。【宗奭曰】赤、白石脂四方皆有，以理膩粘舌綴唇者爲上。

【修治】【斅曰】凡使赤脂，研如粉，新汲水飛過三度，晒乾用。【時珍曰】亦有火煅水飛者。

【氣味】五種石脂，並甘、平。【大明曰】並温，無毒。畏黄芩、大黄、官桂。

【主治】黄疸，洩痢腸澼膿血，陰蝕下血赤白，邪氣癰腫，疽痔惡瘡，頭瘍疥瘙。久服補髓益氣，肥健不饑，輕身延年。五石脂各隨五色，補五臟。本經。治洩痢，血崩帶下，吐血衄血，濇精淋瀝，除煩，療驚悸，壯筋骨，補虚損。久服悦色。治瘡癤痔漏，排膿。大明。

青石脂。【氣味】酸，平，無毒。【普曰】青符：神農：甘。雷公：酸，無毒。桐君：辛，無毒。李當之：小[二]寒。

【主治】養肝膽氣，明目，療黄疸，洩痢腸澼，女子帶下百病，及疽[三]痔惡瘡。久服補髓益氣，不饑延年。別録。

黄石脂。【氣味】苦，平，無毒。【普曰】黄符：雷公：苦。李當之：小[四]寒。【之才曰】曾青爲之使，惡細辛，畏蜚蠊、黄連、甘草。【斅曰】服之忌卵味。【主治】養脾氣，安五臟，調中。大人小兒洩痢腸澼下膿血，去白蟲，除黄疸癰疽蟲。久服輕身延年。別録。

[一] 州：原作「陽」。今據證類卷三白石脂改。
[二] 小：原作「大」。今據證類卷三黑石脂改。
[三] 疽：底本描補，餘金陵諸本爲一字闕。今從江西本補。
[四] 小：此下三字各金陵本均有不同程度描補。今從江西本補。此後兩行同，不另注。

黑石脂。【別録曰】一名石墨，一名石涅。【時珍曰】此乃石脂之黑者，亦可爲墨，其性粘舌，與石炭不同。南人謂之畫眉石。許氏説文云：黛，畫眉石也。

【氣味】鹹，平，無毒。【普曰】黑符：桐君：甘，無毒。【主治】養腎氣，强陰，主陰蝕瘡，止腸澼洩痢，療口瘡咽痛。久服益氣，不饑延年。別録。

白石脂。【氣味】甘，酸，平，無毒。【普曰】白符，一名隨。岐伯、雷公：酸，無毒。桐君：甘，無毒。扁鵲：辛。李當之：小寒。【權曰】甘、辛。【杲曰】温。【之才曰】得厚朴，米汁飲，止便膿。燕屎爲之使，惡松脂，畏黄芩。【頌曰】畏黄連、甘草、飛廉、馬目毒公。【主治】養肺氣，厚腸，補骨髓，療五臟驚悸不足，心下煩，止腹痛下水，小腸澼熱，溏便膿血，女子崩中漏下赤白沃，排癰疽瘡痔。久服安心不饑，輕身長年。別録。濇大腸。甄權。

【附方】舊四，新二。小兒水痢，形羸〔一〕，不勝湯藥。白石脂半兩研粉，和白粥空肚食之。子母秘録。小兒滑泄。白龍丸：白石脂、白龍骨等分爲末，水丸黍米大，每量大小，木瓜、紫蘇湯下。全幼心鑑。久泄久痢。白石脂、乾薑等分，研，百沸湯和麪爲稀糊搜之，併手丸梧子大，每米飲下三十丸。斗門方。兒臍汁出赤腫。白石脂末熬温，撲之，日三度，勿揭動。韋宙獨行方。兒臍血出，多啼。方同上。寇氏衍義。粉滓面皯。白石脂六兩，白斂十二兩，爲末，鷄子白和，夜塗旦洗。聖濟録。

赤石脂。【氣味】甘、酸、辛，大温，無毒。【普曰】赤符：神農、雷公：甘。黄帝、扁鵲：無毒。李當之：小寒。【之才曰】畏芫花，惡大黄、松脂。【頌曰】古人亦單服食，云發則心痛，飲熱酒不解。用綿裹葱、豉，煮水飲之。【主治】養心氣，明目益精，療腹痛腸澼，下痢赤白，小便利，及癰疽瘡痔，女子崩中漏下，産難，胞衣不出。久服補髓，好顔色，益智不饑，輕身延年。別録。補五臟虚乏。甄權。補心血，生肌肉，厚腸胃，除水濕，收脱肛。時珍。

【發明】【弘景曰】五色石脂，本經療體亦相似，別録分條具載，今俗惟用赤、白二脂斷下痢耳。【元素曰】赤、白石脂俱甘、酸，陽中之陰，固脱。【杲曰】降也，陽中陰也。其用有二：固腸胃有收斂之能，下胎衣無推蕩〔二〕之峻。【好古曰】濇可去脱，石脂爲收斂之劑，赤入丙，白入庚。【時珍曰】五石脂皆手足陽明藥也。其味甘，其氣温，其體重，其性濇。濇〔三〕而重，故能收濕止血而固下；甘而温，故能益氣生肌而調中。中者，腸胃肌肉，驚悸黄疸是也；下者，腸澼泄痢，崩帶失精是也。五種主療，大抵相同。故本經不分條目，但云各隨五色補五臟。別録雖分五種，而性味主治亦不甚相遠，但以五味配五色爲異，亦是强分爾。

〔一〕羸：原作「之」。今據證類卷三白石脂改。

〔二〕蕩：原作「湯」。今據珍珠囊諸品藥性主治指掌改。

〔三〕濇：原描作「也」，實爲重字符「匕」。江西本徑作「濇」，義長，從改。

赤白二種，一〔一〕入氣分，一入血分。故時用尚之。張仲景用桃花湯治下痢便膿血。取赤石脂之重濇，入下焦血分而固脱；乾薑之辛温，暖下焦氣分而補虚；粳米之甘温，佐石脂、乾薑而潤腸胃也。

【附方】舊五，新七。**小兒疳瀉**。赤石脂末，米飲調服半錢，立瘥。加京芎等分，更妙。斗門方。**大腸寒滑**，小便精出。赤石脂、乾薑各一兩，胡椒半兩，爲末，醋糊丸梧子大，每空心米飲下五七十丸。有人病此，熱藥服至一斗二升，不效。或教服此，終四劑而息。寇氏衍義。**赤白下痢**。赤石脂末，飲服一錢。普濟方。**冷痢腹痛**，下白凍如魚腦。桃花丸：赤石脂煅〔二〕、乾薑炮，等分爲末，蒸餅和丸，量大小服，日三服。和劑局方。**老人氣痢**虚冷。赤石脂五兩水飛，白麪六兩，水煮熟，入葱、醬作臛，空心食，三四次即愈。養老方。**傷寒下痢**，便膿血不止。桃花湯主之。赤石脂一斤，一半全用，一半末用，乾薑一兩，粳米半升，水七升，煮米熟去滓，每服七合。内〔三〕末方寸匕，日三服，愈乃止。○張仲景方。**痢後脱肛**。赤石脂、伏龍肝爲末，傅之。一加白礬。錢氏小兒方。**反胃吐食**。絶好赤石脂爲末，蜜丸梧子大，每空腹薑湯下一二十丸。先以巴豆仁一〔四〕枚，勿令破，以津吞之，後乃服藥。聖惠方。**痰飲吐水**無時節者。其原因冷飲過度，遂令脾胃氣弱，不能消化飲食。飲食入胃，皆變成冷水，反吐不停，赤石脂散主之。赤石脂一〔五〕斤，擣篩，服方寸匕，酒飲自任，稍加至三匕。服盡一斤，則終身不吐痰水，又不下痢。補五藏，令人肥健。有人痰飲，服諸藥不效，用此遂愈。千金翼方。**心痛徹背**。赤石脂、乾薑、蜀椒各四分，附子炮二分，烏頭炮一分，爲末，蜜丸梧子大，先食服一丸。不知，稍增之。張仲景金匱方。**經水過多**。赤石脂、破故紙各〔六〕一兩，爲末。每服二錢，米飲下。普濟方。**小便不禁**。赤石脂煅，牡蠣煅，各三兩，鹽一兩，爲末，糊丸梧子大，每鹽湯下十五丸。普濟方。

桃花石 唐本草

【集解】【恭曰】桃花石出申州鍾山縣，似赤石脂，但舐之不着舌者是也。【珣曰】其狀亦似紫石英，色若桃花，光潤而重，目之可愛。【頌曰】今信〔七〕州有之，形塊似赤石脂、紫石英輩，采無時。陶弘景言赤石脂出義陽者，狀如豘腦，鮮紅可愛。蘇恭非之，云是桃花石，久服肥人。今土人以療痢，功用亦不相遠。【宗

〔一〕一：底本經描補作「一」，餘金陵諸本闕一字。今從江西本補。
〔二〕煅：此上原有一字闕。今據局方卷六治瀉痢删。
〔三〕内：原作「細」。今據傷寒論辨少陰病脉證并治改。
〔四〕一：原闕一字。今據聖惠方卷四十七治反胃嘔噦諸方補。
〔五〕一：原闕一字。今據證類卷三赤石脂補。
〔六〕各：原脱。今據普濟方卷三百三十四婦人諸疾門補。
〔七〕信：下原衍「陽」字。據證類卷四桃花石删。

頌曰】桃花石有赤、白二等，有赤地淡白點如桃花片者，有淡白地赤點如桃花片者。人往往鎸磨爲器用，人亦罕服之。【時珍曰】此即赤白石脂之不粘舌、堅而有花點者，非別一物也，故其氣味功用皆同石脂。昔張仲景治痢用赤石脂名桃花湯，和劑局方治冷痢有桃花丸，皆即此物耳。

【氣味】甘，温，無毒。【主治】大腸中冷膿血痢。久服令人肥悦能食。唐本。

爐甘石綱目

【釋名】爐先生。【土宿真君曰】此物點化爲神藥絶妙，九天三清俱尊之曰爐先生，非小藥也。【時珍曰】爐火所重，其味甘，故名。

【集解】【時珍曰】爐甘石所在坑冶處皆有，川蜀、湘東最多，而太原、澤州、陽城、高平、靈丘、融縣及雲南者爲勝，金銀之苗也。其塊大小不一，狀似羊腦，鬆如石脂，亦粘舌。産于金坑者，其色微黄，爲上。産於銀坑者，其色白，或帶青，或帶緑，或粉紅。赤銅得之，即變爲黄，今之黄銅，皆此物點化也。造化指南云：爐甘石受黄金、白銀之氣熏陶，三十年方能結成。以大穢浸及砒煮過，皆可點化，不減〔一〕三黄。崔昉外丹本草云：用銅一斤，爐甘石一斤，鍊之即成鍮石一斤半。非石中物取出乎？真鍮石生波斯，如黄金，燒之赤而不黑。【修治】【時珍曰】凡用爐甘石，以炭火煅紅，童子小便淬七次，水洗净，研粉，水飛過，晒用。

【氣味】甘，温，無毒。【主治】止血，消腫毒，生肌，明目去瞖退赤，收濕除爛。同龍腦點，治目中一切諸病。時珍。

【發明】【時珍曰】爐甘石，陽明經藥也。受金銀之氣，故治目病爲要藥。時珍常用爐甘石煅淬、海螵蛸、硼砂各一兩，爲細末，以點諸目病，甚妙。入朱砂五錢，則性不粘也。

【附方】新十五。目暴赤腫。爐甘石火煅尿淬，風化消等分，爲末，新水化一粟點之。御藥院方。諸般瞖膜。爐甘石、青礬、朴消等分，爲末，每用一字，沸湯化開，温洗，日三次。宣明方。一切目疾。真爐甘石半斤〔二〕，用黄連四兩，剉豆大，銀石器内，水二盌，煮二伏時，去黄連，爲末，入片腦二錢半，研匀罐收。每點少許，頻用取效。○又方：爐甘石煅一錢，盆消一錢，爲末，熱湯泡洗。目中諸病。石連光明散：治眼中五輪八廓諸證，神效。爐甘石半斤，取如羊腦、鴨頭色者，以桑柴灰一斗，火煅赤研末，用雅州黄連各〔三〕四兩，切片，煎水浸石，澄取粉，晒乾。用鉛粉二定，以二連水浸過，炒之。雄黄研末。每用甘石、鉛粉各三分，雄黄一分，片腦半分，研匀，點眼甚妙。張氏方。目暗昏花。爐甘石火煅、童尿淬七次，代赭石火煅醋淬七次，黄丹水飛，各四兩，爲末。白沙蜜半斤，以銅鐺鍊去白沫，更添清水五六盌，熬沸下藥，文武火熬至一盌，滴水不散，以夾紙濾入瓷器收之，頻點日用。衛生易簡方。爛弦風眼。劉長春方：

〔一〕減：原作「咸」。今從江西本改。
〔二〕斤：原作「升」。今從錢本改。
〔三〕各：下文有「二連水」，故疑此前脱一藥名有「連」字之藥。

治風眼流淚，爛弦。白爐甘石四兩，火煅童尿淬七次，地上出毒三日，細研。每用椒湯洗目後，臨卧點三四次，次早以茶湯洗去，甚妙。○又方：爐甘石一斤火煅，黄連四兩煎水淬七次，爲末，入片腦，每用點目。○宣明眼科方：用爐甘石、石膏各一錢，海螵蛸三分，爲末，入片腦、麝香各少許，收點。○衛生易簡方用爐甘石二兩，以黄連一兩煎水，入童尿半盞再熬，下朴消一兩又熬成。以火煅石淬七次，洗净爲末，入密陀僧末一兩研勻，收點之。**聤**〔一〕**耳出汁。**爐甘石、礬石各二錢，臙脂半錢，麝香少許，爲末，繳净吹之。普濟方。**齒疏陷物。**爐甘石煅、寒水石等分，爲末，每用少許擦牙，忌用刷牙，久久自密。集玄方。**漏瘡不合。**童尿制爐甘石、牡蠣粉，外塞之。内服滋補藥。雜病治例。**下疳陰瘡。**爐甘石火煅醋淬五次一兩，孩兒茶三錢，爲末，麻油調傅，立愈。通妙邵真人方。**陰汗濕痒。**爐甘石一分，真蚌粉半分，研粉撲之。直指方。

井泉石宋嘉祐

【釋名】【時珍曰】性寒如井泉，故名。

【集解】【禹錫曰】井泉石，近道處處有之，以出饒陽郡者爲勝。生田野中間，穿地深丈餘得之。形如土色，圓方長短大小不等，内實而外圓，重重相叠，采無時。又一種如薑石者，時人多指爲井泉石，非是。【頌曰】深州城西二十里，劇家村出之。

【修治】【禹錫曰】凡用，細研水飛過。不爾，令人淋。

【氣味】甘，大寒，無毒。【主治】諸熱，解心臟熱結。熱嗽，小兒熱疳，雀目青盲，眼赤腫痛，消腫毒。得决明、菊花，療小兒眼疳生翳膜。得大黄、巵子，治眼瞼腫赤。嘉祐。

【附方】新四。**膀胱熱閉**〔二〕，小便不快。井泉石、海金沙、車前子、滑石各一兩，爲末，每服二錢，蜜湯下。聖濟録。**風毒赤目。**井泉石半兩，井中苔焙半兩〔三〕，穀精草一兩，豉焙一合，爲末，每服二錢，空心井華水服。聖濟録。**産後搐搦。**俗名鷄爪風。舒筋散：用井泉石四兩另研，天麻酒浸、木香各一兩，人參、川芎、官桂、丁香各半兩，爲末，每服三錢，大豆淋酒調下，出汗即愈。宣明方。**痓痱瘙痒。**井泉石生三兩，寒水石煅四兩，腦子半錢，爲末撲之。聖濟録。

〔一〕聤：原作「停」。今據普濟方卷五十五耳門「紅棉散」改。

〔二〕閉：原作「閑」。今從江西本改。

〔三〕半兩：原脱。今據聖濟總録卷一百五目積年赤「穀精草散」補。

無名異宋開寶

【釋名】【時珍曰】無名異，廋詞也。

【集解】【志曰】無名異出大食國，生於石上，狀如黑石炭〔一〕。番人以油鍊如黳石，嚼之如餳。【頌曰】今廣州山石中及宜州南〔二〕八里〔三〕龍濟山中亦有之。黑褐色，大者如彈丸，小者如墨〔四〕石子，采無時。【斅曰】無名異形似石炭，味別。【時珍曰】生川、廣深山中，而桂林極多，一包數百枚，小黑石子也，似蛇黄而色黑，近處山中亦時有之。用以煮蟹，殺腥氣。煎煉桐油，收水氣。塗剪剪燈，則燈自斷也。

【氣味】甘，平，無毒。【頌曰】鹹，寒。伏硫黄。【主治】金瘡折傷内損，止痛，生肌肉。開寶。消腫毒癰疽，醋摩傅之。蘇頌。收濕氣。時珍。

【發明】【時珍曰】按雷斅炮炙論序云：無名止楚，截指而似去甲毛。崔昉外丹本草云：無名異，陽石也。昔人見山鷄被網〔五〕損其足，脱去，御一石摩其損處，遂愈而去。乃取其石理傷折，大效，人因傳之。

【附方】新十。打傷腫痛。無名異爲末，酒服，趕下四肢之末，血皆散矣。集驗方。損傷接骨。無名異、甜瓜子各一兩，乳香、没藥各一錢，爲末，每服五錢，熱酒調服，小兒三錢。服畢，以黄米粥塗紙上，摻左顧牡蠣末裹之，竹篦夾住。○多能鄙事。臨杖預服〔六〕。無名異末，臨時温服三五錢，則杖不甚痛，亦不甚傷。談埜翁試效方。赤瘤丹毒。無名異末，葱汁調塗立消。簡便方。痔漏腫痛。無名異炭火煅紅，米醋淬七次，爲細末，以温水洗瘡，綿裹筯頭填末入瘡口，數次愈。簡便方。天泡濕瘡。無名異末，井華水調服之。普濟方。臁瘡潰爛。無名異、虢丹細研，清油調搽，濕則乾搽之。濟急方。股陰瘨癧。無名異二錢，麝香一字，研，酒半盌，午後空腹服，立效。○多能鄙事。拳毛倒睫。無名異末，紙卷作撚，點燈吹殺熏之，睫自起。保命集。消渴引飲。無名異一兩，黄連二兩，爲末，蒸餅丸緑豆大，每服百丸，以茄根、蠶繭煎湯送下。聖濟録。脚氣痛楚。無名異末，化牛皮膠調塗之，頻換。衛生易簡方。

〔一〕炭：原作「灰」。今據證類卷三無名異改。
〔二〕南：原脱。今據補同上。
〔三〕里：原作「星」。今據改同上。
〔四〕墨：原作「黑」。今據改同上。
〔五〕網：原作「絙」。今從江西本改。
〔六〕服：原作「報」，不通。德生堂方「神讓散」，含無名異等藥，治打著不痛，臨受杖時先服。故「報」當爲「服」之形誤，因改。

蜜栗子 綱目

【集解】【時珍曰】蜜栗子生川、廣、江、浙金坑中，狀如蛇黄而有刺，上有金絲纏之，色紫褐，亦無名異之類也。丹爐家采作五金匱藥，制三黄。

【主治】金瘡折傷，有效。時珍。

石鍾乳 本經上品

【釋名】留公乳別録、虚中吴普、蘆石別録、鵝管石綱目、夏石別録、黄石砂藥性。【時珍曰】石之津氣，鍾聚成乳，滴溜成石，故名石鍾乳。蘆與鵝管，象其空中之狀也。

【集解】【別録曰】石鍾乳生少室山谷及太山，采無時。【普曰】生太山山谷陰處岸下，溜汁〔一〕所成，如乳汁，黄白色，空中相通，二月三月采，陰乾。【弘景曰】第一出始興，而江陵及東境名山石洞亦皆有。惟通中輕〔二〕薄如鵝翎管，碎之如爪甲，中無雁〔三〕齒、光明者爲善。長挺乃有一二尺者。色黄，以苦酒洗刷則白。仙經少用，而俗方所重。【恭曰】第一始興，其次廣、連、澧、朗、郴等州者，雖厚而光潤可愛，餌之並佳。今峽州、青溪、房州三洞出者，亞于始興。自餘非其土地，不可輕服。多發淋渴，止可搗篩，白練裹之，合諸藥草浸酒服之。陶云有一二尺者，謬説也。【思邈曰】乳石必須土地清白光潤，羅紋、鳥翮、蟬翼一切皆成，白者可用。其非土地者，慎勿服之，殺人甚於鴆〔四〕毒。【志曰】別本注云：凡乳生於深洞幽穴，皆龍蛇潛伏，或龍蛇毒氣，或洞口陰陽不均，或通風氣，雁齒濇，或黄或赤，乳無潤澤，或煎鍊火色不調，一煎已後不易水，則生火毒，服即令人發淋。又乳有三種：石乳者，其山洞純石，以石津相滋，陰陽交備，蟬翼紋成，其性温；竹乳者，其山洞遍生小竹，以竹津相滋，乳如竹狀，其性平；茅山之乳者，其山有土石相雜，遍生茅草，以茅津相滋爲乳，乳色稍黑而滑潤，其性微寒。一種之中，有上中下色，皆以光澤爲好。餘處亦有，不可輕信。【炳曰】如蟬翅者上，爪甲者次，鵝管者下。明白而薄者可服。【頌曰】今道州江華縣及連、英、韶、階、峽州山中皆有之。生嵓穴陰處，溜山液而成，空中相通，長者六七寸〔五〕，如鵝翎管狀，色白微紅。唐李补闕鍊乳法云：取韶州鍾乳，無問厚薄，但令顔色明净光澤者，即堪入鍊，惟黄、赤二色不任用。柳宗元書亦云：取其色之美而已，不必惟土之信。是此藥所重，惟在明白者，不必如上所説數種也。今

〔一〕汁：原作「汗」。今據證類卷三石鍾乳改。

〔二〕輕：原字類「怪」。今據改同上。

〔三〕雁：原作「鳫」。今據證類卷三石鍾乳㞒。

〔四〕鴆：原作「鵃」。今據千金方卷二十四解五石毒改。

〔五〕寸：原字缺損。今據證類卷三石鍾乳補正。

醫家但以鵝管中空者爲最。又本經中品載殷孽云：鍾乳根也。孔公孽，殷孽根也。石花、石牀並與殷孽同。又有石腦，亦種乳之類。凡此五種，醫家亦復稀用，但用鍾乳爾。【時珍曰】按范成大桂海志所説甚詳明。云桂林接宜、融山洞穴中，鍾乳甚多。仰視石脉涌起處，即有乳牀，白如玉雪，石液融結成者。乳牀下垂，如倒數峰小山，峰端漸鋭且長如冰柱，柱端輕薄中空如鵝翎。乳水滴瀝不已，且滴且凝，此乳之最精者，以竹管仰承取之。鍊治家又以鵝管之端，尤輕明如雲母爪甲者爲勝。

【修治】【斅曰】凡使勿用頭粗厚并尾大者，爲孔公石，不用。色黑及經大火驚過，并久在地上收者，曾經藥物制者，並不得用。須要鮮明、薄而有光潤者，似鵝翎筒子爲上，有長五六寸者。凡修事法：鍾乳八兩，用沈香、零陵香、藿香、甘松、白茅各一兩，水煮過，再煮汁，方用煑乳，一伏時漉出。以甘草、紫背天葵各二兩同煮，漉出拭乾，緩火焙之，入臼杵粉，篩過入鉢中。令有力少壯者二三人不住研，三日三夜勿歇。然後以水飛澄過，絹籠於日中晒乾，入鉢再研二萬遍，乃以瓷盒收之。【慎微曰】太清經鍊鍾乳法：取好細末置金銀器中，瓦一片密蓋，勿令洩氣，蒸之，自然化作水也。李補闕鍊乳法見後。

【氣味】甘，温，無毒。【普曰】神農：辛。桐君、黄帝、醫和：甘。扁鵲：甘，無毒。【權曰】有大毒。【之才曰】蛇牀爲之使。惡牡丹、玄石、牡蒙。畏紫石英、蘘〔一〕草。忌羊血。【時珍曰】相感志云：服乳石，忌参、术，犯者多死。【土宿真君曰】鍾乳産於陽洞之内，陽氣所結，伏之可柔五金。麥門冬、獨蒜、韭實、胡葱、胡荽、猫兒眼草，皆可伏之。

【主治】欬逆上氣，明目益精，安五臟，通百節，利九竅，下乳汁。本經。益氣，補虚損，療脚弱疼冷，下焦傷竭，强陰。久服延年益壽，好顏色，不老，令人有子。不鍊服之，令人淋。别録。主泄精寒嗽，壯元氣，益陽事，通聲。甄權。補五勞七傷。大明。補髓，治消渴引飲。青霞子。

【發明】【慎微曰】柳宗元與崔連州書云：草木之生也依於土，有居山之陰陽，或近木，或附石，其性移焉。況石鍾乳直産於石，石之精粗疏密，尋尺特異，而穴之上下，土之厚薄，石之高下不可知，則其依而産者，固不一性。然由其精密而出者，則油然而清，炯〔二〕然而輝，其竅滑以夷，其肌廉以微。食之使人榮華温柔，其氣宣流，生胃通腸，壽考康寧。其粗疏而下者，則奔突結澀，乍大乍小，色如枯骨，或類死灰，淹顇〔三〕不發，叢齒積纇〔四〕，重濁頑璞。食之使人偃蹇壅鬱，泄火生風，戟喉痒肺，幽關不聰，心煩喜怒，肝舉氣剛，不能平和。故君子慎取其色之美，而不必惟土之信，以求其至精，凡爲此也。【震亨曰】石鍾乳爲慓悍之劑。

〔一〕蘘：原作「蓑」。今據證類卷三石鍾乳改。
〔二〕炯：原作「泪」。今據證類卷三石鍾乳改。
〔三〕淹顇：原作「奄頓」。今據改同上。
〔四〕纇：原字似「類」。今據改同上。

內經云：石藥之氣悍，仁哉言也。凡藥氣之偏者，可用於暫而不可久，夫石藥又偏之甚者也。自唐時太平日久，膏粱之家惑於方士服食致長生之説，以石藥體厚氣厚，習以成俗，迨宋至今，猶未已也。斯民何辜，受此氣悍之禍而莫之能救，哀哉！本草讚其久服延年之功，柳子厚又從而述美之，予不得不深言也。【時珍曰】石鍾乳乃陽明經氣分藥也，其氣慓疾，令陽氣暴充，飲食倍進，而形體壯盛。昧者得此自慶，益肆淫泆，精氣暗損，石氣獨存，孤陽愈熾。久之營衛不從，發爲淋渴，變爲癰疽。是果乳石之過耶？抑人之自取耶？凡人陽明氣衰，用此合諸藥以救其衰，疾平則止，夫何不可？五穀五肉久嗜不已，猶有偏絶之弊，况石藥乎？種樹書云：凡果樹作穴，納鍾乳末少許固密，則子多而味美。納少許於老樹根皮間，則樹復茂。信然，則鍾乳益氣、令人有子之説，亦可類推。但恐嗜欲者未獲其福，而先受其禍也。然有稟賦異常之人，又不可執一而論。張杲醫説載：武帥雷世賢多侍妾，常餌砂、母、鍾乳，日夜煎鍊，以濟其欲。其妾父苦寒泄不嗜食，求丹十粒服之，即覺臍腹如火，少焉熱狂，投井中，救出，遍身發紫泡，數日而死。而世賢服餌千計，了無病惱，異哉！沈括筆談載：夏英公性豪侈，而稟賦異於人。纔睡即身冷而僵如死者，常服仙茅、鍾乳、硫黄，莫知紀極。每晨以鍾乳粉入粥食之。有小吏竊食，遂發疽死。此與終身服附子無恙者，同一例也。沈括又云：醫之爲術，苟非得之于心，未見能臻其妙也。如服鍾乳，當終身忌术，术能動鍾乳也。然有藥勢不能蒸，須要其動而激發者。正如火少必借風氣鼓之而後發，火盛則鼓之反爲害。此自然之理也。凡服諸藥，皆宜傚此。又十便良方云：凡服乳人，服乳三日，即三日補之；服乳十日，即十日補之。欲飽食，以牛、羊、麞、鹿等骨煎汁，任意作羹食之。勿食倉米、臭肉，及犯房事。一月後精氣滿盛，百脉流通，身體覺熱，遶臍肉起，此爲得力。可稍近房事，不得頻數，令藥氣頓竭，彌更害人，戒之慎之。名之爲乳，以其狀人之乳也。與神丹相配，與凡石迥殊，故乳稱石。語云：上士服石服其精，下士服石服其滓。滓之與精，其力遠也。此説雖明快，然須真病命門火衰者宜之，否則當審。

【附方】新十一。**李補闕服乳法**。主五勞七傷，欬逆上氣，治寒嗽，通音聲，明目益精，安五臟，通百節，利九竅，下乳汁，益氣，補虚損，療脚弱疼冷，下焦傷竭，强陰。久服延年益壽不老，令人有子。取韶州鍾乳，無問厚薄，但顔色明净光澤者即堪入鍊，惟黄赤二色不任用。置於金銀器中，大鐺着水，沉器煮之，令如魚眼沸，水減即添。乳少三日三夜，乳多七日七夜，候乾，色變黄白即熟。如疑生，更煮滿十日最佳。取出，去水，更以清水煮半日，其水色清不變即止，乳無毒矣。入瓷鉢中，玉槌着水研之。覺乾濇，即添水，常令如稀米泔狀。研至四五日，揩之光膩，如書中白魚，便以水洗之。不隨水落者即熟，落者更研，乃澄取暴乾。每用一錢半，温酒空腹調下，兼和丸散用。其煮乳黄濁水，切勿服。服之損人咽喉，傷肺，令人頭痛，或下利不止。其有犯者，但食猪肉解之。孫真人千金方。

鍾乳煎。治風虚勞損，腰脚無力，補益强壯。用鍾乳粉鍊成者三兩，以夾練袋盛之，牛乳一大升，煎減三之一，去袋飲乳，分二服，日一作。不吐不利，虚冷人微溏無苦。一袋可煮三十度，即力盡，别作袋。每煎訖，須濯净，令通氣。其滓和麪餵鷄，生子食之。此崔尚書方也。孫真人千金翼。

鍾乳酒。安五臟，通百節，利九竅，主風虚，補下焦，益精明目。鍾乳鍊成粉五兩，以夾練袋盛之，清酒六升，瓶封，湯内煮減三之二，取出添滿，封七日，日飲三合。忌房事、葱、豉、生食、硬食。外臺秘要。鍾乳丸。治丈夫衰老，陽絶肢冷，少氣減食，腰疼脚痺，下氣消食，和中長肌。鍾乳粉二兩，兔絲子酒浸焙，石斛各一兩，吴茱萸湯泡七次炒半兩，爲末，煉蜜和丸梧子大。每服七丸，空心温酒或米湯下，日二服。服訖行數百步，覺胸口熱，稍定，即食乾飯、豆醬。忌食粗臭惡食及聞尸穢等氣。初服七日，勿爲陽事，過七日乃可行，不宜傷多。服過半劑，覺有功，乃續服。此曹公卓方也。和劑局方。元氣虚寒。方見陽起石下。一切勞嗽，胸膈痞滿。焚香透膈散：用鵝管石、雄黄、佛耳草、款冬花等分，爲末。每用一錢，安香爐上焚之，以筒吸烟入喉中，一日二次。宣明方。肺虚喘急，連綿不息。生鍾乳粉光明者五兩〔一〕，蠟三兩化，和飯甑内蒸熟，研丸梧子大。每温水下一丸。聖濟録。吐血損肺。錬成鍾乳粉，每服二錢，糯米湯下，立止。十便良方。大腸冷滑不止。鍾乳粉一兩，肉豆蔻煨半兩，爲末，煮棗肉丸梧子大。每服七十丸，空心米飲下。濟生方。乳汁不通。氣少血衰，脉澁不行，故乳少也。錬成鍾乳粉二錢，濃煎漏蘆湯調下。或與通草等分爲末，米飲服方寸匕，日三次。外臺秘要。精滑不禁，大府溏泄，手足厥冷，方見陽起石下。

孔公孽本經中品

【釋名】孔公石綱目、通石。【時珍曰】孔竅空通，附垂于石，如木之芽孽，故曰孔公孽，而俗訛爲孔公爾。【恭曰】此孽次于鍾乳，狀如牛羊角，中有孔通，故名通石。別録誤以此爲殷孽之根，而俗猶呼爲孔公孽是也。

【集解】【別録曰】孔公孽，殷孽根也。青黄色，生梁山山谷。【弘景曰】梁山屬馮翊郡，此即今鍾乳牀也。亦出始興，皆大塊，打破之。凡鍾乳之類有三種，同一體。從石室上汁溜積久盤結者，爲鍾乳牀，即孔公孽也。其以次小巃嵸者爲殷孽，大如牛羊角，長一二尺，今人呼此爲孔公孽也。殷孽復溜，輕好者爲鍾乳。雖同一類，而療體各異，貴賤懸殊。三種同根，而所生各處，當是隨其土地爲勝爾。【保昇曰】鍾乳之類凡五種：鍾乳、殷孽、孔公孽、石牀、石花也。雖同一體，而主療各異。【頌曰】孔公孽、殷孽既是鍾乳同生，則有孽處皆當有乳，今不聞有之。豈用之既寡，則采者亦稀乎？抑時人不知孽中有乳，不盡采乎？不能盡究也。【恭曰】孔公孽次于鍾乳，別録誤以爲殷孽之根。殷孽即孔公孽之根，俗人乃以孔公孽爲殷孽。陶氏依之，以孔公孽爲鍾乳牀，非矣。【時珍曰】以薑石、通石二名推之，則似附石生而粗者，爲殷孽。接殷孽而生，以漸空通者，爲孔公孽。接孔公孽而生者，爲鍾乳。當從蘇恭之説爲優。蓋殷孽如人之乳根，孔公孽如乳房，鍾乳如乳頭也。

【氣味】辛，温，無毒。【普曰】神農：辛。岐伯：鹹。扁鵲：酸，無毒。【大明曰】甘，煖。【權曰】甘，有小毒。【之才曰】木蘭爲之使，惡細辛、术，

〔一〕兩：原作「两」。今據聖濟總録卷四十九肺藏門改。

忌羊血。【主治】傷食不化，邪結氣惡，瘡疽瘻痔，利九竅，下乳汁。本經。男子陰瘡，女子陰蝕，及傷食病，常欲眠睡。別録。主腰冷膝痺毒氣，能使喉聲圓亮。甄權。輕身充肌。青霞子。

【發明】【弘景曰】二孽不堪丸散，止可水煮湯，并酒漬飲之，甚療脚弱脚氣。

【附方】新一。風氣脚弱。孔公孽二斤，石斛五兩，酒二斗，浸服。肘後方。

殷孽本經中品

【釋名】薑石。【時珍曰】殷，隱也。生于石上，隱然如木之孽也。【恭曰】此即孔公孽根也，盤結如薑，故名薑石。俗人乃以孔公孽爲之，誤矣。詳孔公孽下。

【集解】【別録曰】殷孽，鍾乳根也。生趙國山谷，又梁山及南海，采無時。【弘景曰】趙國屬冀州。亦出始興。

【氣味】辛，温，無毒。【之才曰】惡防己，畏术。【主治】爛傷瘀血，洩痢寒熱，鼠瘻，癥瘕結氣，脚冷疼弱。本經。熏筋骨弱并痔瘻，及下乳汁。別録。

【發明】見孔公孽下。

【附録】石牀唐本草。【恭曰】味甘，温，無毒。酒漬服，與殷孽同功。一名乳牀，一名逆石，一名石笋。生鍾乳堂中，采無時。鍾乳水滴下凝積，生如笋狀，久漸與上乳相接爲柱也。陶謂孔公孽爲乳牀，非也。殷孽、孔公孽在上，石牀、石花在下，性體雖同，上下有別。

石花唐本草。【恭曰】味甘，温，無毒。主腰脚風冷，漬酒服，與殷孽同功。一名乳花。生乳穴堂中，乳水滴石上，散如霜雪者。三月、九月采之。【大明曰】壯筋骨，助陽道。○【宗奭曰】石花白色，圓如覆大馬杓，上有百十枝，每枝各槎牙分岐如鹿角。上有細文起，以指撩之，錚錚然有聲。其體甚脆，不禁觸擊。多生海中石上，世方難得，家中曾得一本。本條所注皆非是。【時珍曰】石花是鍾乳滴于石上迸散，日久積成如花者。蘇恭所説甚明。寇宗奭所説乃是海中石梅、石柏之類，亦名石花，不入藥用，非本草石花，正自誤矣。

石骨。【恭曰】石骨，服之力勝鍾乳，似骨，如玉堅潤，生五石脂中。

土殷孽別録下品

【釋名】土乳唐本。【志曰】此則土脂液也。生於土穴，狀如殷孽，故名。

【集解】【別録曰】生高山厓上之陰，色白如脂，采無時。【弘景曰】此猶似鍾乳、孔公孽之類，故亦有孽名，但在厓上爾，今不知用。【恭曰】此即土乳也。

出渭州鄣縣三交驛西北坡平地土窟中，見有六十餘坎，昔人采處。土人云：服之亦同鍾乳而不發熱。陶及本草云「生厓上」，非也。【時珍曰】此即鍾乳之生於山厓土中者，南方名山多有之。人亦掘爲石山，貨之充玩，不知其爲土鍾乳也。

【氣味】鹹，平，無毒。【主治】婦人陰蝕，大熱乾痂。别録。

石腦 别録中品

【釋名】石飴餅别録、石芝綱目、化公石。【時珍曰】其狀如結腦，故名。昔有化公服此，又名化公石。

【集解】【别録曰】石腦生名山土中，采無時。【弘景曰】此石亦鍾乳之類，形如曾青而白色，黑斑而軟，易破。今茅山東及西平山並有之，鑿土龕取出。【恭曰】出徐州宋里山，初在爛石中，入土一丈以下得之，大如鷄卵，或如棗許，觸着即散如麪，黄白色。土人號爲握雪礜石，云服之長生。【保昇曰】蘇恭引握雪礜石爲注，非矣。【時珍曰】按抱朴子内篇云：石腦芝生滑石中，亦如石中黄子狀，但不皆有耳。打破大滑石千計，乃可得一枚。初破之，在石中五色光明而自得，服一升得長生，乃石芝也。别録所謂石腦及諸仙服食，當是此物也。蘇恭所説本是石腦，而又以注握雪礜石，誤矣。握雪乃石上之液，與此不同。見後本條。

【氣味】甘，温，無毒。【主治】風寒虚損，腰脚疼痺，安五臟，益氣。别録。

【發明】【弘景曰】俗方不見用，仙經有劉君導仙散用之。又真誥云：李整采服，療風痺虚損，而得長生。【恭曰】隋時化公所服，亦名石腦。【時珍曰】真誥載姜伯真在大横山服石腦，時時使人身熱而不渴，即此。

石髓 拾遺

【集解】【藏器曰】石髓生臨海華蓋山石窟。土人采取，澄淘如泥，作丸如彈子，有白有黄彌佳。【時珍曰】按列仙傳言，印疏煮石髓服，即鍾乳也。仙經云：神山[一]五百年一開，石髓出，服之長生。王列入山見石裂，得髓食之，因撮少許與嵇康，化爲青石。北史云：龜兹國北大山中，有如膏者，流出成川，行數里入地，狀如醍醐，服之齒髮更生，病人服之皆愈。方鎮編年録云：高展爲并州判官，一日見砌間沫出，以手撮塗老吏面，皺皮頓改，如少年色。展以爲神藥，問承天道士。道士曰：此名地脂，食之不死。乃發砌，無所見。此數説皆近石髓也。

【氣味】甘，温，無毒。【主治】寒熱，羸瘦，無顔色，積聚，心腹脹滿，食飲不消，皮膚枯槁，小便數疾，癖塊，腹内腸鳴，

[一] 山：原作「仙」。今據太平廣記卷九王烈引神仙經改。

下痢，腰脚疼冷，性壅，宜寒瘦人。藏器。

石腦油宋嘉祐

【校正】併入拾遺石漆。

【釋名】石油綱目、石漆拾遺、猛火油、雄黄油、硫黄油綱目。

【集解】【禹錫曰】石腦油宜以瓷器貯之。不可近金銀器，雖至完密，直爾透過。道家多用，俗方不甚須。【宗奭曰】真者難收，多滲蝕器物。入藥最少。燒鍊家研生砒入油，再研如膏，入坩鍋内，瓦蓋置火上，俟油泣盡出之，又研，又入油，又上火鍊之，砒即伏矣。【時珍曰】石油所出不一，出陝之肅州、鄜州、延州、延長，及雲南之緬甸，廣之南雄者，自石岩流出，與泉水相雜，汪汪而出，肥如肉汁。土人以草挹入缶中，黑色頗似淳漆，作雄硫氣。土人多以然燈，甚明，得水愈熾，不可入食。其烟甚濃。沈存中宦西時，掃其煤作墨，光黑如漆，勝于松烟。張華博物志載：延壽縣南山石泉注爲溝，其水有脂。挹取着器中，始黄後黑如凝膏，然之極明，謂之石漆。段成式酉陽雜俎載：高奴縣有石脂水，膩浮水上如漆。采以膏車及然燈。康譽之昨夢録載：猛火油出高麗東，日烘石熱所出液也，惟真琉璃器可貯之。入水涓滴，烈焰遽發，餘力入水，魚鼈皆死。邊人用以禦敵。此數説皆石腦油也。國朝正德末年，嘉州開鹽井，偶得油水，可以照夜，其光加倍。沃之以水則焰彌甚，撲之以灰則滅。作雄硫氣，土人呼爲雄黄油，亦曰硫黄油。近復開出數井，官司主之。此亦石油，但出于井爾。蓋皆地産雄、硫、石脂諸石，源脉相通，故有此物。王冰謂龍火得濕而焰，遇水而燔，光焰詣天，物窮方止，正是此類，皆陰火也。

【附録】地溲。【時珍曰】溝澗流水，及引水灌田之次，多有之。形狀如油，又如泥，色如黄金，甚腥烈。冬月收取，以柔鐵，燒赤投之，二三次，剛可切玉。

【氣味】辛，苦，有毒。【獨孤滔曰】化銅，制砒。【主治】小兒驚風，化涎，可和諸藥作丸散。嘉祐。塗瘡癬蟲癩，治鍼箭入肉，藥中用之。時珍。

【發明】【時珍曰】石油氣味與雄、硫同，故殺蟲治瘡。其性走竄，諸器皆滲，惟瓷器、琉璃不漏。故錢乙治小兒驚熱膈實，嘔吐痰涎，銀液丸中，用和水銀、輕粉、龍腦、蠍尾、白附子諸藥爲丸，不但取其化痰，亦取其能透經絡、走關竅也。

石炭綱目

【釋名】煤炭、石墨、鐵炭、烏金石綱目、焦石。【時珍曰】石炭即烏金石，上古以書字，謂之石墨，今俗呼爲煤炭，煤墨音相近也。拾遺記記言焦石如炭，嶺表録言康州有焦石穴，即此也。

【集解】【時珍曰】石炭南北諸山産處亦多，昔人不用，故識之者少。今則人以代薪炊爨，煅鍊鐵石，大爲民利。土人皆鑿山爲穴，横入十餘丈取之。有大塊如石而光者，有疏散如炭末者，俱作硫黄氣，以酒噴之則解。入藥用堅塊如石者。昔人言夷陵黑土爲劫灰者，即此疏散者也。孝經援神契云：王者德至山陵，則出黑〔一〕丹。水經言：石炭可書，然之難盡，烟氣中人。酉陽雜俎云：無勞縣出石墨，爨之彌年不消。夷堅志云：彰德南郭村井中産石墨。宜陽縣有石墨山。汧陽縣有石墨洞。燕之西山，楚之荆州，興國州，江西之廬山、袁州、豐〔二〕城、贛州，皆産石炭，可以炊爨。並此石也。又有一種石墨，舐之粘舌，可書字、畫眉，名畫眉石者，即黑石脂也。見石脂下。

【附録】然石。【時珍曰】曹叔雅異物志云：豫章有石，黄色而理疏，以水灌之便熱，可以烹鼎，冷則再灌。張華謂之然石。高安亦有之。

【氣味】甘、辛，温，有毒。【時珍曰】人有中煤氣毒者，昏瞀至死，惟飲冷水即解。【獨孤滔曰】去錫暈，制三黄、硇砂、消石。【主治】婦人血氣痛及諸瘡毒，金瘡出血，小兒痰癇。時珍。

【附方】新五。金瘡出血。急以石炭末厚傅之。瘡深不宜速合者，加滑石。醫學集成。誤吞金銀及錢，在腹中不下者。光明石炭一杏核大，硫黄一皂子大，爲末，酒下。普濟方。腹中積滯。烏金石即鐵炭也，三兩，自然銅爲末，醋熬一兩，當歸一兩，大黄童尿浸晒一兩，爲末，每服二錢，紅花酒一盞，童尿半盞，同調，食前服，日二服。張子和儒門事親〔三〕。月經不通。巴豆去油，如緑豆大三丸，以烏金石末一錢，調湯送下，即通。衛生易簡方。産後兒枕刺痛。黑白散：用烏金石燒酒淬七次，寒水石煆爲末，等分，每用粥飲服一錢半，即止，未止再服。潔古保命集。

石灰本經中品

【釋名】石堊弘景、堊灰本經、希灰別録、鍛石日華、白虎綱目、礦灰綱目。

【集解】【別録曰】石灰生中山川谷。【弘景曰】近山生石，青白色，作竈燒竟，以水沃之，即熱蒸而解。俗名石堊。【頌曰】所在近山處皆有之，燒青石爲灰也。又名石鍛。有風化、水化二種：風化者，取鍛了石置風中自解，此爲有力；水〔四〕化者，以水沃之，熱蒸而解，其力差劣。【時珍曰】今人作窰燒之，一層柴或煤炭一層在下，上累青石，自下發火，層層自焚而散。入藥惟用風化，不夾石者良。

【氣味】辛，温，有毒。【大明曰】甘，無毒。【獨孤滔曰】伏雄黄、硫黄、硇砂，去錫暈。

〔一〕黑：原作「墨」。今據御覽卷九百八十五藥部引孝經援神契改。
〔二〕豐：原作「澧」。江西無「澧城」。江西本等作「豊」，錢本作「豐」，義長，從錢本改。
〔三〕事親：原作「親事」。據儒門事親乙正。
〔四〕水：原作「人」。今據證類卷五石灰改。

【主治】疽瘍疥瘙，熱氣惡瘡，癩〔一〕疾死肌墮眉，殺痔蟲，去黑子息肉。本經。療髓骨疽。別録。治瘑疥，蝕惡肉。止金瘡血，甚良。甄權。生肌長肉，止〔二〕血，白癜癧瘍，瘢疵痔瘻，瘿贅疣子，婦人粉刺，産後陰不能合。解酒酸，治酒毒，暖水臟，治氣。大明。墮胎。保昇。散血定痛，止水瀉血痢，白帶白淫，收脱肛陰挺，消積聚結核，貼口喎，黑鬚髮。時珍。

【發明】【弘景曰】石灰性至烈，人以度酒飲之，則腹痛下利。古今多以構塚，用捍水而辟蟲。故古塚中水洗諸瘡，皆即瘥。【恭曰】別録及今人用療金瘡，止血大效。若五月五日采繁縷、葛葉、鹿活草、槲葉、芍藥、地黄葉、蒼耳葉、青蒿葉，合石灰擣爲團如鷄卵，暴乾，末，以療瘡生肌，大妙神驗。【權曰】止金瘡血，和鷄子白、敗船茹，甚良。不入湯飲。【頌曰】古方多用合百草團末，治金瘡殊勝。今醫家或以臘月黄牛膽汁搜和，納入膽中風乾研用，更勝草藥者。古方以諸草雜石灰熬煎，點疣〔三〕痣黑子，丹竈家亦用之。【時珍曰】石灰，止血神品也。但不可着水，着水即爛肉。

【附方】舊十四，新三十二。人落水死。裹石灰納下部中，水出盡即活。千金方。痰厥氣絶心頭尚温者。千年石灰一合，水一〔四〕盞，煎滚去清水，再用一盞煎極滚，澄清灌之，少頃痰下自甦〔五〕。集玄方。中風口喎。新石灰醋炒，調如泥塗之，左塗右，右塗左，立便牽正。寇氏衍義。風牙腫痛。二年石灰、細辛等分，研，搽即止。普濟方。蟲牙作痛。礦灰，沙糖和，塞孔中。普濟方。風蟲牙痛。百年陳石灰爲末四兩，蜂蜜三兩，和〔六〕勻，鹽泥固濟，火煅一日，研末，擦牙神效。名神仙失笑散。張三丰〔七〕方。乾霍亂病。千年石灰，沙糖水調服二錢，或淡醋湯亦可。名落盞湯。摘玄方。偏墜氣痛。陳石灰炒、五倍子、山巵子等分，爲末，麪和醋調，敷之，一夜即消。醫方摘要。婦人血氣。方見獸部猪血下。産後血渴不煩者。新石灰一兩，黄丹半錢，渴時漿水調服一錢。名桃花散。張潔古活法機要。白帶白淫。風化石灰一兩，白伏苓三兩，爲末，糊丸梧子大，每服二三十丸，空心米飲下，絶妙。集玄方。水瀉不止。方同上。酒積下痢。石灰五兩，水和作團，黄泥包，煅一日夜，去泥爲末，醋糊丸梧子大，每服三十丸，薑湯空心下。摘玄方。血痢十年。石灰三升熬黄，水一斗投之，澄清，一服一升，日三服。崔知悌方。虚冷脱肛。石灰燒熱，故帛裹坐，冷即易之。聖惠方。産門不閉。産後陰道不閉，

〔一〕癩：原作「癘」。今據證類卷五石灰改。
〔二〕止：原作「吐」。今據改同上。
〔三〕疣：原作「瘵」。今據改同上。
〔四〕一：原闕一字。今從江西本補。
〔五〕甦：原作「不」。江西本同，義不通。錢本作「甦」，義長，今從改。
〔六〕和：原作「不」。今據萬應方卷一改。
〔七〕丰：原作「伴」。今據改同上。

或陰脱出。石灰一斗熬黄，以水二斗投之，澄清熏〔一〕。肘後方。產門生合不開。用銅錢磨利割開，以陳石灰傅之，即愈。通變方。腹脇積塊。風化石灰半斤，瓦器炒極熱，入大黄末一兩，炒紅，取起，入桂末半兩，略燒，入米醋和成膏，攤絹上貼之。内服消塊藥，甚效。丹溪心法。瘧疾寒熱，一日一發或二三發，或三日一發。古城石灰二錢，頭垢、五靈脂各一錢，研末，飯丸皂子大，每服一丸，五更無根水下，即止。集玄方。老小暴嗽。石灰一兩，蛤粉四錢，爲末，蒸餅丸豌豆大，焙乾。每服三十丸，温虀汁下。普濟方。卒暴吐血。石灰于刀頭上燒，研，井水下二錢。普濟方。髮落不止。乃肺有勞熱，瘙痒。用石灰三升，水拌炒焦，酒三斗浸之。每服三合，常令酒氣相接，則新髮更生，神驗。千金方。染髮烏鬚。礦灰一兩，水化開，七日，用鉛粉一兩研匀，好醋調搽，油紙包一夜。先以皂角水洗净乃用。集玄方。身面疣目。苦酒漬石灰，六七日，取汁頻滴之，自落。千金方。面黶疣痣。水調礦灰一盞，好糯米全者，半插灰中，半在灰外，經宿米色變如水精。先以針微撥動，點少許于上，經半日汁出，剔去藥，不得着水，二日而愈也。集玄方。疣痣留贅。石灰一兩，用桑灰淋汁熬成膏，刺破點之。○普濟方。癰疽瘀肉。石灰半斤，蕎麥稭灰半斤，淋汁煎成霜，密封，每以針畫破塗之，自腐。普濟方。疔瘡惡腫。石灰、半夏等分，研末，傅之。普濟方。腦上癰癤。石灰入飯内搗爛，合之。李樓奇方。痰核紅腫，寒熱，狀如瘰癧。石灰火煅爲末，以白果肉同搗，貼之，蜜調亦可。活人心統。痄腮腫痛。醋調石灰傅之。○簡便方。多年惡瘡。多年石灰研末，鷄子清和成塊，煅過再研，薑汁調傅。救急方。瘻瘡不合。古冢中石灰厚傅之。千金方。痔瘡有蟲。古石灰、川烏頭炮，等分，爲末，燒飯丸梧子大，每服二三十丸，白服下〔二〕。活法機要。疥瘡有蟲。石灰淋汁，洗之數次。孫真人方。血風濕瘡。千年陳石灰研搽，痛即止，瘡即愈，神效。蘭〔三〕氏方。火焰丹毒。醋和石灰塗之，或同青靛塗。摘玄方。卒發風瘮。醋漿和石灰塗之，隨手減。元希聲侍郎秘方也。外臺秘要。夏月痱疱。石灰煅一兩，蛤粉二兩，甘草一兩，研，撲之。集玄方。湯火傷灼。年久石灰傅之，或加油調。肘後方。杖瘡腫痛。新石灰，麻油調搽，甚妙。集簡方。刀刃金瘡。石灰裹之，定痛止血，又速愈。瘡深不宜速合者，入少滑石傅之。肘後方。誤吞金銀或錢，在腹内不下。石灰，硫黄一皂子大，同研爲末，酒調服之。孫用和秘寶方。馬汗入瘡。石灰傅之。摘玄方。螻蛄咬人。醋和石灰塗之。聖惠方。蚯蚓咬人，其毒如大風，眉鬚皆落。以石灰水浸之，良。經驗方。

古墓中石灰。名地龍骨。【主治】頑瘡瘻瘡，膿水淋漓，斂諸瘡口。棺下者尤佳。時珍。

艌船油石灰。名水龍骨。【主治】金瘡跌撲傷損，破皮出血，及諸瘡瘻，止血殺蟲。時珍。

【附方】新三。軟癤不愈。爛船底油石灰，研末，油調傅之。胡氏方。下體癬瘡。艌船灰、牛糞，燒烟熏之，一日一次，即安。醫方摘玄。血風臁瘡。

〔一〕澄清熏：證類卷五石灰引肘後方作「適寒温入水中坐」。
〔二〕白服下：保命集卷下痔疾論該方服法爲「食前酒或米飲下」。
〔三〕蘭：據卷一引據古今醫家書目載「藺氏經驗方」，疑爲「藺」之訛。

船上舊油灰，將泥作釜，火煅過研末，入輕粉少許，苦茶洗净傳之。忌食發物。邵真人經驗方。

石麪 綱目

【集解】【時珍曰】石麪不常生，亦瑞物也。或曰饑荒則生之。唐玄宗天寶三載，武威番禾縣醴泉涌出，石化爲麪，貧民取食之。憲宗元和四年，山西雲、蔚、代三州山谷間，石化爲麪，人取食之。宋真宗祥符五年四月，慈州民飢，鄉寧縣山生石脂如麪，可作餅餌。仁宗嘉祐七年三月，彭城地生麪；五月，鍾離縣地生麪。哲宗元豐三年五月，青州臨朐、益都石皆化麪，人取食之。搜集於此，以備食者考求云。

【氣味】甘，平，無毒。【主治】益氣調中，食之止饑。時珍。

浮石 日華

【校正】併入拾遺水花。

【釋名】海石綱目、水花。

【集解】【時珍曰】浮石乃江海間細沙、水沫凝聚，日久結成者。狀如水沫及鍾乳石，有細孔如蛀窠，白色，體虚而輕。今皮作家用磨皮垢甚妙。海中者味鹹，入藥更良。【抱朴子云】燒泥爲瓦，燔木爲炭，水沫爲浮石，此皆去其柔脆，變爲堅剛也。交州記云「海中有浮石，輕虚可以磨脚，煮水飲之止渴」，即此也。

【氣味】鹹，平，無毒。【時珍曰】不〔一〕寒。【主治】煮汁飲，止渴，治淋，殺野獸毒。大明。止欬。弘景。去目瞖。宗奭。清金降火，消積塊，化老痰。震亨。消瘤癭結核疝氣，下氣，消瘡腫。時珍。

【發明】【藏器曰】水花主遠行無水，止渴，和苦栝樓爲丸，每旦服二十丸，永無渴也。【震亨曰】海石治老痰積塊，鹹能軟堅也。【時珍曰】浮石乃水沫結成，色白而體輕，其質玲瓏，肺之象也。氣味鹹寒，潤下之用也。故入肺除上焦痰熱，止欬嗽而軟堅。清其上源，故又治諸淋。按俞〔二〕琰席上腐談云：肝〔三〕屬木，當浮而反沈，肺屬金，當沈而反浮，何也？肝實而肺虚也。故石入水則沈，而南海有浮水之石。木入水則浮，而南海有沈水之香。虚實之反如此。

【附方】新十二。欬嗽不止。浮石末湯服，或蜜丸服。肘後方。消渴引飲。本事方：浮石、舶上青黛等分，麝香少許，爲末，温湯服一錢。〇又方：

〔一〕不：下文「發明」時珍曰「鹹寒」，故「不」字或衍。後世諸本或改作「小」、「大」，終無的據。

〔二〕俞：原作「余」。今據卷一引據古今經史百家書目改。

〔三〕肝：原作「肚」。按五行屬性，此當爲「肝」。江西本亦作「肝」，今從改。

白浮石、蛤粉、蟬殻等分，爲末，鯽魚膽汁七個，調服三錢，神效。**血淋砂淋**，小便澀痛。用黄爛浮石爲末，每服二錢，生甘草煎湯調服。直指方。**石淋破血**。浮石滿一手，爲末，以水三升，酢一升，和煮二升，澄清，每服一升。傳信適用方。**小腸疝氣**，莖縮囊腫者。直指方用浮石爲末，每服二錢，木通、赤伏〔一〕苓、麥門冬煎湯調下。○丹溪方：用海石、香附等分，爲末，每服二錢，薑汁調下。**頭核腦痺**。頭枕後生痰核，正者爲腦，側者爲痺。用輕虚白浮石燒存性，爲末，入輕粉少許，麻油調，掃塗之。勿用手按，即漲。或加焙乾黄牛糞尤好。亦治頭瘡。○直指方。**底耳有膿**。海浮石一兩，没藥一錢，麝香一字，爲末，繳净吹之。普濟方。**疳瘡不愈**。海浮石燒紅，醋淬數次二兩，金銀花一兩，爲末，每服二錢半，水煎服。病在上食後，在下食前。一年者，半年愈。儒門事親。**疔瘡發背**。白浮石半兩，没藥二錢半，爲末，醋糊丸梧子大，每服六七丸，臨卧，冷酒下。普濟方。**諸般惡瘡**。方同上。

【附録】**暈石**拾遺。【藏器曰】生海底，狀如薑石，紫褐色，極緊似石，是鹹水結成，自然生暈。味鹹，寒，無毒。主石淋，磨汁飲之，亦燒赤，投酒中飲。

石芝綱目

【集解】【葛洪曰】芝有石、木〔二〕、草、菌、肉五類，各近百種。道家有石芝圖。石芝者，石象芝也。生于海隅名山島嶼之涯有積石處。其狀如肉，有頭尾四足如生物，附於大石。赤者如珊瑚，白者如截肪，黑者如澤漆，青者如翠羽，黄者如紫金，皆光明洞徹。大者十餘斤，小者三四斤，須齋祭取之，擣末服。其類有七明九光芝，生臨水高山石厓之間。狀如盤盌，不過徑尺，有莖連綴之，起三〔三〕四寸。有七孔者名七明，九孔者名九光。光皆如星，百步内夜見其光。常以秋分伺之，擣服方寸匕，入口則翕然身熱，五味甘美。得盡一斤，長生不老，可以夜視也。玉脂芝，生于有玉之山。玉膏流出，百千年凝而成芝。有鳥獸之形，色無常彩，多似玄玉、蒼玉及水精。得而末之，以無心草汁和之，須臾成水。服至一升，長生也。石蜜芝生少室石户中。有深谷不可過，但望見石蜜從石户上入石偃蓋中，良久輒有一滴。得服一升，長生不老也。石桂芝生石穴中，有枝條似桂樹而實石也。高尺許，光明而味辛。【時珍曰】神仙之説，渺茫不知有無。然其所述之物，則非無也。貴州普定分司署内有假山，山間有樹，根幹枝條皆石，而中有葉如榴，裊裊茂翠，開花似桂微黄。嘉靖丁巳，僉事焦希程賦詩紀之，以比康干斷松化石之事，而不知其名。時珍按圖及抱朴子之説，此乃石桂芝也。海邊有石梅，枝幹横斜，石柏，葉如側柏，亦是石桂之類云。

【主治】諸芝擣末，或化水服，令人輕身，長生不老。葛洪。

〔一〕伏：原作「狀」。今據直指方卷十八腎氣證治改。
〔二〕木：原作「本」。今據抱朴子内篇卷十一仙藥改。
〔三〕三：原闕一字。今據補同上。

本草綱目石部目錄第十卷

石之四　石類下三十九種

陽起石本經　慈石本經　玄石別録　代赭石〔一〕本經

禹餘粮本經　太一餘粮本經　石中黄子唐本

空青本經　曾青本經　緑青本經　扁青本經

白青本經○緑膚青、碧石青附　石膽本經○即膽礬　礜石本經

特生礜石別録　握雪礜石唐本　砒石開寶

土黄綱目　金星石〔二〕嘉祐○金石附　婆娑石開寶

礞石嘉祐　花乳石嘉祐　白羊石圖經　金牙石別録

金剛石〔三〕綱目　越砥石別録○即磨刀石

薑石唐本　麥飯石圖經　水中白石拾遺　河砂拾遺

杓上砂綱目　石燕唐本　石蟹開寶　石蛇圖經

石蠶開寶　石鼈綱目　蛇黄唐本　霹靂碪拾遺

雷墨綱目

右附方舊二十五，新九十五。

〔一〕代赭石：本卷正文此藥附録「玄黄石」内容。

〔二〕金星石：正文此名後原有「附銀星石」四字。

〔三〕金鋼石：本卷正文此後有「砭石」一藥。

本草綱目石部第十卷

石之四　石類下三十九種

陽起石本經中品

【釋名】羊起石別録、白石本經、石生。【時珍曰】以能命名。

【集解】【別録曰】陽起石生齊山山谷及琅琊或雲山，雲母根也。采無時。【普曰】生太山。【弘景曰】此所出與雲母同，而甚似雲母，但厚異爾。今用〔一〕乃出益州，與礬石同處，色小黄黑。但礬石、雲母根未知何者是？俗用乃稀，仙經服之。【恭曰】此石以白色肌理似殷孽，仍夾帶雲母滋潤者爲良，故本經一名白石。今用純黑如炭者，誤矣。雲母之黑者名雲膽，服之損人，則黑陽起石亦必惡矣。今齊山在齊州西北，無陽起石。石乃在齊山西北六七里盧山出之。本經「雲山」或「盧」字訛也。太山、沂州惟有黑者，白者獨出齊州。【頌曰】今惟出齊州，他處不復有。齊州惟一土山，石出其中，彼人謂之陽起山。其山常有温暖氣，雖盛冬大雪徧境，獨此山無積白，蓋石氣熏蒸使然也。山惟一穴，官中常禁閉。至初冬則州發丁夫，遣人監取。歲月積久，其穴益深，鑱鑿他石，得之甚難。以白色明瑩若狼牙者爲上，亦有挾他石作塊者不堪。每歲采擇上供之餘，州中貨之，不爾無由得也。貨者雖多而精好者亦難得。舊説是雲母根，其中猶帶雲母，今不復見此矣。古方服食不見用者，今補下藥多使〔二〕之。【時珍曰】今以雲頭雨脚、輕鬆如狼牙者爲佳，其鋪茸茁角者不佳。建平王〔三〕典術乃云黄白而赤重厚者佳，雲母之根也。庚辛玉册云：陽起，陽石也。齊州揀金山出者勝，其尖似箭鏃者力强，如狗牙者力微，置大雪中倏然没者爲真。

【修治】【大明曰】凡入藥燒後水煅用之，凝白者佳。【時珍曰】凡用火煅赤，酒淬七次，研細水飛過，日乾。亦有用燒酒浸過，同樟腦入罐升煉，取粉用者。

【氣味】鹹，微温，無毒。【普曰】神農、扁鵲：酸，無毒。桐君、雷公、岐伯：鹹，無毒。李當之：小寒。【權曰】甘，平。【之才曰】桑螵蛸爲之使，

〔一〕用：原作「從」。今據證類卷四陽起石改。
〔二〕使：原作「便」。今據改同上。
〔三〕建平王：原作「王建平」。今據隋書經籍志乙正。

惡澤瀉、菌桂、雷丸、石葵、蛇蜕皮，畏兔絲子，忌羊血，不入湯。【主治】崩中漏下，破子臟中血，癥瘕結氣，寒熱腹痛，無子，陰痿不起，補不足。本經。療男子莖頭寒，陰下濕痒，去臭汗，消水腫。久服不飢，令人有子。别録。補腎氣精乏，腰疼膝冷濕痺，子宫久冷，冷癥寒瘕，止月水不定。甄權。治帶下，温疫冷氣，補五勞七傷。大明。補命門不足。好古。散諸熱腫。時珍。

【發明】【宗奭曰】男子婦人下部虚冷，腎氣乏絶，子臟久寒者，須水飛用之。凡石藥冷熱皆有毒，亦宜斟酌。【時珍曰】陽起石，右腎命門氣分藥也，下焦虚寒者宜用之，然亦非久服之物。張子和儒門事親云：喉痺，相火急速之病也。相火，龍火也，宜以火逐之。一男子病纏喉風腫，表裏皆作〔一〕，藥不能下。以凉藥灌入鼻中，下十餘行。外以陽起石燒赤、伏龍肝等分，細末，日以新汲水調掃百遍。三日熱始退，腫始消。此亦從治之道也。

【附方】新三。丹毒腫痒。陽起石煅研，新水調塗。儒門事親。元氣虚寒，精滑不禁，大腑溏泄〔二〕，手足厥冷。陽起石煅研、鍾乳粉各等分，酒煮附子末同麪糊丸梧子大，每空心米飲服五十丸，以愈爲度。濟生方〔三〕。陰痿陰汗。陽起石煅爲末，每服二錢，鹽酒下。普濟方。

慈石本經中品

【釋名】玄石本經、處石别録、熁鐵石衍義、吸鍼石。【藏器曰】慈石取鐵，如慈母之招子，故名。【時珍曰】石之不慈者，不能引鐵，謂之玄石，而别録復出玄石于後。

【集解】【别録曰】慈石生太山川谷及慈山山陰，有鐵處則生其陽。采無時。【弘景曰】今南方亦有好者。能懸吸鐵，虚連三爲佳〔四〕。仙經丹房黄白術中多用之。【藏器曰】出相〔五〕州北山。【頌曰】今磁〔六〕州、徐州及南海傍山中皆有之。慈〔七〕州者歲貢最佳，能吸

〔一〕作：原脱。今據儒門事親卷三喉舌緩急砭藥不同解補。

〔二〕溏泄：原作「唐世」。今據濟生方卷一虚損改。

〔三〕方：原作「市」。今據改同上。

〔四〕能懸吸鐵虚連三爲佳：證類卷四磁石作「能懸吸針虚連三四爲佳」。

〔五〕相：原作「雄」。今據證類卷四磁石改。

〔六〕磁：原作「慈」。今據改同上。元和志卷十五磁州（今河北磁縣）：「以縣西九十里有慈山，出磁石，因取爲名」。

〔七〕慈：證類卷四磁石載「圖經曰」同。元和志卷十二慈州（今山西吉縣）：「州内有慈烏戍，因以爲名」，未言産磁石。然圖經云其歲貢磁石，且出「慈州磁石」圖，故仍其舊。

鐵虚連數十鐵〔一〕，或一二斤刀器，回轉不落者尤良。采無時。其石中有孔，孔中有黄赤色，其上有細毛，功用更勝。按南州〔二〕異物志云：漲海崎頭水淺而多慈石，徼外大舟以鐵葉固之者，至此皆不得過。以此言之，海南所出尤多也。【斅曰】凡使勿誤用玄中石并中麻石。此二石俱似慈石，只是吸鐵不得。而中麻石心有赤，皮粗，是鐵山石也。誤服令人生惡瘡，不可療。真慈石一片，四面吸鐵一斤者，此名延年沙。四面只吸鐵八兩者，名續采〔三〕石。四面吸五兩者，名慈石。【宗奭曰】慈石其毛輕紫，石上頗澁，可吸連鐵，俗謂之熁鐵石。其玄石即慈石之黑色者，慈磨針〔四〕鋒，則能指南，然常偏東，不全南也。其法取新纊中獨縷，以半芥子許蠟綴于針〔五〕腰，無風處垂之，則鍼常指南。以鍼横貫燈心，浮水上，亦指南。然常偏丙位，蓋丙爲大火，庚辛受其制，物理相感爾。【土宿真君曰】鐵受太陽之氣，始生之〔六〕初石産焉。一百五十年而成慈石，又二百年孕而成鐵。

【脩治】【斅曰】凡修事一斤，用五花皮一鎰，地榆一鎰，故〔七〕綿十五兩，三〔八〕件並剉。于石上槌碎作二三十塊。將石入瓷瓶中，下草藥，以東流水煮三日夜，漉出拭乾，布裹再槌細，乃碾如塵，水飛過，再碾用。【宗奭曰】入藥須火燒醋淬，研末水飛。或醋煮三日夜。

【氣味】辛，寒，無毒。【權曰】鹹，有小毒。【大明曰】甘、澁，平。【藏器曰】性温，云寒誤也。【之才曰】柴胡爲之使，殺鐵毒，消金，惡牡丹、莽草，畏黄石脂。【獨孤滔曰】伏丹砂，養汞，去銅暈。【主治】周痺風濕，肢節中痛，不可持物，洗洗酸消，除大熱煩滿及耳聾。本經。養腎臟，强骨氣，益精除煩，通關節，消癰腫，鼠瘻頸核，喉痛，小兒驚癇。鍊水飲之，亦令人有子。别録。補男子腎虚風虚。身强，腰中不利，加而用之。甄權。治筋骨羸弱，補〔九〕五勞七傷，眼昏，除煩躁。小兒誤吞鍼鐵等，即研細末，以筋肉莫令斷，與末同吞，下之。大明。明目聰耳，止金瘡血。時珍。

【發明】【宗奭曰】養腎氣，填精髓，腎虚耳聾目昏者皆用之。【藏器曰】重可去怯，慈石、鐵粉之類是也。【時珍曰】慈石法水，色黑而入腎，故治腎家

〔一〕數十鐵：證類卷四磁石作「十數針」。

〔二〕州：原作「川」。今據改同上。

〔三〕采：證類（晦明軒本）卷四磁石作「未」，其他版本或有作「末」、「夫」者，莫衷一是。

〔四〕針：原作「鐵」。今據衍義卷五磁石改。

〔五〕針：原作「鐵」。今據改同上。

〔六〕之：下原衍一「之」字。今據江西本删。

〔七〕故：原作「取」。今據證類卷四磁石改。

〔八〕三：原作「二」。今據改同上。

〔九〕補：原作「鋪」。今據改同上。

諸病而通耳明目。一士子頻病目，漸覺昏暗生翳。時珍用東垣羌活勝風湯加減法與服，而以磁硃丸佐之。兩月遂如故。蓋慈石入腎，鎮養真精，使神水不外移。朱砂入心，鎮養心血，使邪火不上侵。而佐以神麴，消化滯氣，生熟並用，温養脾胃發生之氣，乃道家黄婆媒合嬰姹之理，制方者宜窺造化之奥乎。方見孫真人千金方〔一〕神麴丸，但云明目，百歲可讀細書，而未發出藥微義也，孰謂古方不可治今病耶。獨孤滔云：慈石乃堅頑之物，無融化之氣，止可假其氣〔二〕服食，不可久服渣滓，必有大患。夫藥以治病，中病則止。砒、硇猶可餌服，何獨慈石不可服耶？慈石既鍊末，亦匪堅頑之物，惟在用者能得病情而中的爾。淮南萬畢術云：慈石懸井，亡人自歸。註云：以亡人衣裹慈石懸于井中，逃人自反也。

【附方】舊三，新一十二。**耳卒聾閉**。熁鐵石半錢，入病耳内，鐵砂末入不病耳内，自然通透。直指方。**腎虚耳聾**。真慈石一豆大，穿山甲燒存性研一字，新綿裹了〔三〕塞耳内，口含生鐵一塊，覺耳中如風雨聲即通。濟生方。**老人耳聾**。慈石一斤擣末，水淘去赤汁，綿裹之，猪腎一具，細切，以水五斤煮石，取二斤，入腎，下鹽豉作羹食之。米煮粥食亦可。養老方。**老人虚損**，風濕，腰肢痺痛。慈石三十兩，白石英二十兩，搥碎甕盛，水二斗浸〔四〕于露地，每日取水作粥食，經年氣力强盛，顔如童子。養老方。**陽事不起**。慈石五斤研，清酒漬二七日，每服三合，日三夜一。千金。**眼昏内障**。慈朱丸：治神水寬大漸散，昏如霧露中行，漸覩空花，物成二體，久則光不收，及内障，神水淡緑、淡白色者。真慈石火煅醋淬七次二兩，朱砂一兩，神麴生用三兩，爲末。更以神麴末一兩煮糊，加蜜丸梧子大，每服二十丸，空心飯湯下。服後俯視不見，仰視微見星月，此其效也。亦治心火乘金、水衰反制之病。久病累發者服之，永不更作。倪維〔五〕德原機啓微集。**小兒驚癎**。慈石鍊水飲之。聖濟録。**子宫不收**，名瘣疾，痛不可忍。慈石丸：用慈石酒浸煅，研末，米糊丸梧子大，每卧時滑石湯下四十丸。次早用慈石散，米湯服二錢。散用慈石酒浸半兩，鐵粉二錢半，當歸五錢，爲末。**大腸脱肛**。直指方：慈石半兩，火煅醋淬七次，爲末。每空心米飲服一錢。○簡便方用慈石末，麪糊調塗顖上，入後洗去。**金瘡腸出**。納入，以慈石、滑石各三兩爲末，米飲服方寸匕，日再。劉涓子鬼遺方。**金瘡血出**。慈石末傅之，止痛斷血。千金方。**誤吞鍼鐵**。真慈石棗核大，鑽孔線穿吞，拽之立出。錢相公篋中方。**丁腫熱毒**。慈石末，酢和封之，拔根立出。外臺秘要。**諸般腫毒**。吸鐵石三錢，金銀藤四兩，黄丹八兩，香油斤，如常熬膏，貼之。乾坤秘韞。

磁石毛。【氣味】鹹，温，無毒。【主治】補絶傷，益陽道，止小便白數，治腰脚，去瘡瘻，長肌膚，令人有子，宜入酒。

〔一〕千金方：原作「十金石」。今據千金方卷六目病「神麴丸」改。
〔二〕氣：原作「而」。今據丹房鏡源卷下雜論篇改。
〔三〕裹了：原脱。今據濟生續方卷二耳評治通耳法補。
〔四〕浸：原作「涙」。今據養老奉親書食治老人諸疾方改。
〔五〕維：原作「微」。今據醫藏目録正法函改。

【藏器曰】本經言石不言毛，毛、石功狀殊也。

玄石別録中品

【釋名】玄水石別録、處石。【時珍曰】玄以色名。

【集解】【別録曰】玄石生太山之陽，山陰有銅。銅者雌，鐵者雄。【弘景曰】本經慈石一名玄石。別録又出玄石，一名處石。名既同，療體又相似，而寒温、銅鐵、畏惡有異。俗方不用，亦無識者，不知與磁石相類否。【恭曰】此物鐵液也。慈石中有細孔，孔中黄赤色，初破好者能拾鐵吸鐵〔一〕。其無孔而光澤純黑者，玄石也，不能拾，療體亦劣于慈石。【頌曰】今北番以慈石作禮物，其塊多光澤，吸鐵無力，疑即此玄石也。醫方罕用。【時珍曰】慈石生山之陰有鐵處，玄石生山之陽有銅處，雖形相似，性則不同，故玄石不能吸鐵。

【氣味】鹹，温，無毒。【之才曰】惡〔二〕松脂、柏〔三〕實、菌桂。【主治】大人小兒驚癇，女子絶孕，小腹冷痛，少精身重。服之令人有子。別録。

代赭石本經下品

【釋名】須丸本經、血師別録、土朱綱目、鐵朱。【別録曰】出代郡者名代赭，出姑幕者名須丸。【時珍曰】赭，赤色也。代，即雁門也。今俗呼爲土朱、鐵朱。管子云：山上有赭，其下有鐵。鐵朱之名或緣此，不獨因其形色也。

【集解】【別録曰】代赭生齊國山谷，赤紅青色，如雞冠有澤，染爪甲不渝者良。采無時。【弘景曰】是代郡城門下赤土也。江東久絶，俗用乃疏，而爲仙方之要，與戎鹽、鹵鹹皆是急須。【恭曰】此石多從代州來，云山中采得，非城門下土也。今齊州亭山出赤石，其色有赤紅青者。其赤者亦如雞冠且潤澤，土人惟采以丹楹柱，而紫色且暗，與代州出者相似，古來用之。今靈州鳴沙縣界河北，平地掘深四五尺得者，皮上赤滑，中紫如雞肝，大勝齊、代所出者。【頌曰】今河東、京〔四〕東山中亦有之。古方紫丸治小兒用代赭，云無真，以左顧牡〔五〕蠣代使，乃知真者難得。今醫家所用，多擇取大塊，其上文頭有如浮漚丁者爲勝，

〔一〕拾鐵吸鐵：證類卷四玄石引唐本注作：「連十針、一斤鐵。刀亦被迴轉。」
〔二〕惡：原作「畏」。今據證類卷四玄石改。
〔三〕柏：原作「拍」。據改同上。
〔四〕京：原字類「汴」。今據證類卷五代赭石改。
〔五〕牡：原作「牲」。據改同上。

謂之丁頭代赭。北山經云：少陽之山，中多美赭。西山經云：石脆之山，灌水出焉。中有流赭，以塗牛馬無病。郭璞注云：赭，赤土也。今人以塗牛角，云辟惡。【時珍曰】赭石處處山中有之，以西北出者爲良。宋時虔州歲貢萬斤。崔昉外丹本草云：代赭，陽石也。與太乙餘粮並生山峽中。研之作朱色，可點書，又可罨金益色赤。張華以赤土拭寶劍，倍〔一〕益精明，即此也。

【脩治】【斅曰】凡使研細，以臘水重重飛過，水面上有赤色如薄雲者去之。乃用細茶脚湯煮一伏時，取出又研一萬匝。以净鐵鐺燒赤，下白蜜蠟一兩，待化，投新汲水冲之，再煮一二十沸，取出晒乾用。【時珍曰】今人惟煅赤，以醋淬三次或七次，研，水飛過用，取其相制，并爲肝經血分引用也。相感志云：代赭以酒醋煮之，插鐵釘于内，扇之成汁。

【氣味】苦寒，無毒。【別録曰】甘。【權曰】甘，平。【之才曰】畏天雄、附子。乾薑爲之使。【主治】鬼疰賊風蠱毒，殺精物惡鬼，腹中毒邪氣，女子赤沃漏下。本經。帶下百病，産難胞不出，墮胎，養血氣，除五臟血脉中熱，血痺血瘀〔二〕，大人小兒驚氣入腹，及陰痿不起。別録。安胎建脾，止反胃吐血鼻衄，月經不止，腸風痔瘻，瀉痢脱精，遺溺夜多，小兒驚癇疳疾，金瘡長肉，辟鬼魅。大明。

【發明】【好古曰】代赭入手少陰、足厥陰經。怯則氣浮，重所以鎮之。代赭之重，以鎮虚逆。故張仲景治傷寒汗吐下後心下痞鞕〔三〕，噫氣不除〔四〕者，旋覆代赭湯主之。用旋覆花三兩，代赭石一兩，人參二兩，生薑五兩，甘草三兩，半夏半斤，大棗十二枚。水一斗，煮六升，去滓，再煎三升，温服一升，日三服。【時珍曰】代赭乃肝與包絡二經血分藥也，故所主治皆二經血分之病。昔有小兒瀉後眼上，三日不乳，目黄如金，氣將絶。有名醫曰：此慢肝驚風也，宜治肝。用水飛代赭石末，每服半錢，冬瓜仁煎湯調下，果愈。

【附方】舊二，新一十四。哮呷有聲，卧睡不得。土朱末，米醋調，時時進一二服。普濟方。傷寒無汗。代赭石、乾薑等分爲末，熱醋調塗兩手心，合掌握定，夾于大腿内側，温覆汗出乃愈。傷寒藴要。嬰兒瘧疾。無計可施。代赭石五枚煅紅醋淬，朱砂五分，砒霜一豆大，同以紙包七重，打濕煨乾，入

〔一〕倍：原作「陪」。今據晉書卷三十六張華傳改。
〔二〕瘀：原作「痾」。今據證類卷五代赭改。
〔三〕鞕：原作「鞭」。今據傷寒論辨太陽病脉證并治下改。
〔四〕除：原作「深」。今據改同上。

麝香少許爲末。香油調一字，塗鼻尖上及眉心、四肢，神應。保幼大全〔一〕。急慢驚風〔二〕。弔眼撮口，搐搦不定。代赭石火燒醋淬十次，細研水飛，日乾，每服一錢，或半錢，煎真金湯調下，連進三服。兒脚脛上有赤斑，即是驚氣已出，病當安也。無斑點者不可治。直指方。慢肝驚風。方見「發明」。小腸疝氣。代赭石火煅醋淬，爲末，每白湯服二錢。壽域〔三〕方。腸風下血。血師一兩，火煅，米醋淬，盡醋一升，搗羅如麪，每服一錢，白湯下。斗門。吐血衄血。方同。墮胎下血不止。代赭石末一錢，生地黄汁半盞調，日三五次，以瘥〔四〕爲度。聖濟録。婦人血崩。赭石火煅〔五〕醋淬七次，爲末，白湯服二錢。普濟方。赤眼腫閉。土朱二分，石膏一分，爲末，新汲水調傅眼頭尾及太陽穴。直指方。喉痺腫痛。紫朱煮汁飲。普濟方。牙宣有䘌。土朱、荆芥同研，揩之三日。普濟方。諸丹熱毒。土朱、青黛各二錢，滑石、荆芥各一錢，爲末，每服一錢半，蜜水調下，仍外傅之。直指方。一切瘡癤。土朱、虢丹、牛皮膠等分，爲末，好酒一盌冲之，澄清服，以渣傅之，乾再上。朱氏集驗方。百合病發，已汗下復發者。百合七個擘破，泉水浸一宿，赭一兩，滑石三兩，泉水二鍾，煎一鍾，入百合汁，再煎一鍾，温服。傷寒藴要。

【附録】玄黄石〔六〕。【藏器曰】出淄川、北海山谷土石中，如赤土、代赭之類，土人以當朱，呼爲赤石，一名零陵，恐是代赭之類。味甘，平、温，無毒。主驚恐，身熱邪氣，鎮心。久服令人眼明悦澤。【時珍曰】此亦他方代赭耳，故其功效〔七〕不甚相遠也。

禹餘粮本經上品

【釋名】白餘粮。【時珍曰】石中有細粉如麪，故曰餘粮，俗呼爲太一〔八〕禹餘粮。見太一下。【承曰】會稽山中出者甚多。彼人云昔大禹會稽于此，餘粮者本爲此爾。

【集解】【别録曰】禹餘粮生東海池澤，及山島中或池澤中。【弘景曰】今多出東陽，形如鵝鴨卵，外有殼重叠，中有黄細末如蒲黄，無沙者佳。近年茅

〔一〕全：原作「金」。今據卷一引據古今醫家書目改。
〔二〕風：原作「凬」。今從江西本改。
〔三〕域：原作「戚」。今據卷一引據古今醫家書目改。
〔四〕瘥：原作「産」。今據聖濟總録卷一百五十八妊娠門改。
〔五〕煅：原闕一字。今從江西本補。
〔六〕玄黄石：原脱。此下内容出證類卷三玄黄石，故據補。
〔七〕效：原作「遠」。今從江西本改。
〔八〕一：原闕一字。今從江西本補。

山鏨地大得之，極精好，狀如牛黄，重重甲錯。其佳處乃紫色靡靡如麪，嚼之無復磣〔一〕，仙經服食用之。南人又呼平澤中一種藤，葉如菝葜，根作塊有節，似菝葜而色赤，根形〔二〕似薯蕷，謂爲禹餘粮，此與生池澤者復有仿佛。或疑今石即是太一也。【頌曰】今惟澤州、潞州有之。舊説形如鵝鴨卵，外有殼。今圖上者全是山石之形，都不作卵狀，與舊説小異。采無時。張華博物志言：扶海洲上有篩草，其實食之如大麥，名自然穀，亦名禹餘粮，世傳禹治水棄其所餘食于江中而爲藥。則篩草與此異物同名，抑與生池澤者同種乎？【時珍曰】禹餘粮乃石中黄粉，生于池澤；其生山谷者，爲太一餘粮。本文明白。陶引藤生禹餘粮，蘇引草生禹餘粮，雖名同而實不同，殊爲迂遠。詳太一餘粮下。

【修治】【弘景曰】凡用，細研水洮，取汁澄之，勿令有沙土也。【斅曰】見太一下。

【氣味】甘，寒，無毒。【别録曰】平。【權曰】鹹。【之才曰】牡丹爲之使。伏五金，制三黄。【主治】欬逆，寒熱煩滿，下赤白，血閉癥瘕，大熱。鍊餌服之，不飢輕身延年。本經。療小腹痛結煩疼。别録。主崩中。甄權。治邪氣及骨節疼，四肢不仁，痔瘻等疾。久服耐寒暑。大明。催生，固大腸。時珍。

【發明】【成無己曰】重可去怯，禹餘粮之重，爲鎮固之劑。【時珍曰】禹餘粮手足陽明血分重劑也。其性澁，故主下焦前後諸病。李知先詩曰：下焦有病人難會，須用餘粮、赤石脂。抱朴子云：禹餘粮丸日再服，三日後令人多氣力，負擔遠行，身輕不極。其方藥多不録。

【附方】舊三，新六。大腸欬嗽，欬則遺矢者。赤石脂禹餘粮湯主之。方同下。潔古家珍。冷勞腸泄不止。神效太一丹：禹餘粮四兩，火煅醋淬，烏頭一兩，冷水浸一夜，去皮臍焙，爲末，醋糊丸梧子大，每食前温水下五丸。聖惠方〔三〕。傷寒下痢不止，心下痞鞕〔四〕，利在下焦者。赤石脂禹餘粮湯主之。赤石脂、禹餘粮各一斤，並碎之，水六升，煮取二升，去滓，分再服。仲景傷寒論要。赤白帶下。禹餘粮火煅醋淬，乾薑等分，赤下乾薑減半，爲末，空心服二錢匕。勝金方。崩中漏下，青黄赤白，使人無子。禹餘粮煅研，赤石脂煅研，牡蠣煅研，烏賊骨，伏龍肝炒，桂心，等分爲末，温酒服方寸匕，日二〔五〕服。忌葱、蒜。張文仲備急方。育腸氣痛，婦人少腹痛。禹餘粮爲末，每米飲服二錢，日二服，極效。衛生易簡方。産後煩躁。禹餘粮一枚，狀如酸餡者，入地埋一半緊築，炭灰一斤煅之。濕土罨一宿，打破，去外面石，取裏面細者研，水淘五七度，日乾，再研萬遍。用甘草湯服二錢，一服立效。經驗方。身面瘢痕。禹

〔一〕磣：原作「嗲」。今據證類卷三禹餘粮引圖經改。
〔二〕根形：原作「味」。今據證類卷三禹餘粮改。
〔三〕方：原作「丸」。神效太一丹見聖惠方卷二十八治冷勞諸方，今據改。
〔四〕鞕：原作「靳」。今據傷寒論辨太陽病脉證并治中改。
〔五〕二：原脱。今據千金方卷四赤白帶下崩中漏下第三補。

餘粮、半夏等分，爲末，雞子黄和傅。先以布拭赤，勿見風，日三。十日，十年者亦滅。聖濟録。大風癘疾，眉髮墮〔一〕落，遍身頑痺。禹餘粮二斤，白礬一斤，青鹽一斤，爲末。罐〔二〕子固濟〔三〕，炭火一秤煅之，從辰至戌。候冷研粉，埋土中三日取出。每一兩，入九蒸九暴炒熟胡麻末三兩。每服二錢，荆芥茶下，日二服。聖惠方。

太一餘粮本經上品

【釋名】石腦、本經。禹哀。吴普〔四〕【藏器曰】太一者，道之宗源。太者大也，一者道也。大道之師，即理化神君，禹之師也。師嘗服之，故有太一之名。張司空云：還魂石中黄子，鬼物禽獸守之，不可妄得。會稽有地名䕸，出餘粮。土人掘之，以物請買，所請有數，依數必得。此猶有神，豈非太一乎？

【集解】【别録曰】太一餘粮生太山山谷，九月采。【普曰】生太山。上有甲，甲中有白，白中有黄，如雞子黄色。采無時。【弘景曰】本草有太一餘粮、禹餘粮兩種，治體相同。而今世惟有禹餘粮，不復識太一。登真隱訣長生四鎮丸云，太一禹餘粮，定六府，鎮五臟。合其二名，莫辨何者的是？今人亦總呼爲太一禹餘粮。有人于銅官采空青于石坎，大得黄赤色石，極似今之餘粮，而色過赤好，疑此是太一也。彼人呼爲雌黄，塗物正如雄色。【恭曰】太一餘粮及禹餘粮，乃一物而以精粗爲名爾。其殻若瓷，方圓不定。初在殻中未凝結，猶是黄水，名石中黄子。久凝乃有數色，或青或白，或赤或黄。年多變赤，因赤漸紫。紫及赤者，俱名太一。其諸色通謂禹餘粮。今太山不見采得，而會稽、王屋、澤、潞州諸山皆有。陶云黄赤色，疑是太一。然無殻裹，殊非的稱。【斅曰】凡使，勿誤用石中黄并卵石黄，二石真相似。其石中黄向〔五〕裏赤黑黄，味淡微跙。卵石黄味酸。箇箇如卵〔六〕，内有子一塊，不堪用。若誤餌之，令人腸乾。太一餘粮看即如石，輕敲便碎如粉〔七〕，兼重重如葉子雌黄也。【宗奭曰】太一餘粮，是用其殻也，故入藥須火燒醋淬。石中黄是殻中乾者及細末者。石中黄水，是未成餘粮黄濁水也。【時珍曰】按别録言，禹餘粮生東海池澤及山島，太一餘粮生太山山谷，石中黄出餘粮處有之，乃殻中未成餘粮黄濁水也。據此則三者一物也。生于池澤者爲

〔一〕墮：原作「落」。今據聖惠方卷二十四治大風鬢眉墮落諸方改。
〔二〕罐：原作「錐」。今據改同上。
〔三〕濟：原作「齊」。今據改同上。
〔四〕普：原作「晉」。證類卷三太一餘粮作「吴氏」，卷一歷代諸家本草「吴氏本草魏吴普」，今據改。
〔五〕向：原作「句」。今據證類卷三太一餘粮改。
〔六〕箇箇如卵：原作「个箇卯卬」。今據改同上。
〔七〕粉：原爲墨丁。今據補同上。

禹餘粮，生于山谷者爲太一餘粮，其中水黄濁者爲石中黄水，其凝〔一〕結如粉者爲餘粮，凝乾如石者爲石中黄。其説本明，而注者臆度，反致義晦。晋宋以來，不分山谷、池澤所産，故通呼爲太一禹餘粮。而蘇恭復以紫赤色者爲太一，諸色爲禹餘粮。皆由未加詳究本文也。寇宗奭及醫方乃用石殻爲禹餘粮，殊不察未成餘粮黄濁水之文也。其殻粗頑不入藥。庚辛玉册云：太一禹餘粮，陰石也，所在有之。片片層叠，深紫色。中有黄土，名曰石黄。其性最熱，冬月有餘粮處，其雪先消。雲林石譜云：鼎州祈閣山出石，石中有黄土，目之爲太一餘粮。色紫黑，礧塊〔二〕大小圓扁，外多粘綴碎石，滌去黄土，即空虚可貯水爲硯滴。丹方鑑源〔三〕云：五色餘粮及石中黄，皆可乾汞〔四〕，出金色。

【修治】【斅曰】凡修事，用黑豆五合，黄精五合，水二斗，煮取五升。置瓷鍋中，下餘粮四兩煮之。旋添，汁盡爲度，其藥氣自然香如新米，搗了，又研一萬杵，方用。

【氣味】甘，平，無毒。【普曰】神農、岐伯、雷公：甘，平。李當之：小寒。扁鵲：甘，無毒。【之才曰】杜仲爲之使。畏貝母、菖蒲、鐵落。【主治】欬逆上氣，癥瘕血閉漏下，除邪氣，肢節不利。久服耐寒暑不飢，輕身飛行千里，神仙。本經。治大飽絶力身重。别録。益脾，安臟氣。雷斅。定六腑，鎮五臟。弘景。

【發明】【時珍曰】禹餘粮、太一餘粮、石中黄水，性味功用皆同，但入藥有精粗之等爾。故服食家以黄水爲上，太一次之，禹餘粮又次之。列仙傳言「巴戎赤斧上華山，餌禹餘粮」，即此。

石中黄子 唐本草

【釋名】【宗奭曰】子當作水。既云黄濁水，焉得名子？

【集解】【恭曰】此禹餘粮殻中未成餘粮黄濁水也。出餘粮處有之。【頌曰】今惟河中府中條山谷出之。其石形如麪劑，紫黑色。石皮内黄色者，謂之中黄。葛洪抱朴子云：石中黄子所在有之，沁水山尤多。在大石中，其石常潤濕不燥。打其石有數十重，見之赤黄溶溶，如雞子之在殻中也。即當未〔五〕堅時飲之。不爾，便漸堅凝如石，不中服也。破一石中，多者有一升，少者數合，可頓服之。【機曰】石中乾者及細末者，當名餘粮，不當名石中黄。詳本文「未成餘粮」四字可見。

〔一〕凝：原作「疑」。今從江西本改。下一「凝」字同，不另注。

〔二〕塊：原作「瑰」。今從改同上。

〔三〕丹房鑑源：原作「丹方鑑」。今據下文出丹房鑑源改。

〔四〕汞：原作「未」。今據丹房鑑源卷上諸黄篇石中黄改。

〔五〕未：原作「木」。今據證類卷三石中黄子改。

【時珍曰】餘粮乃石中已凝細粉也，石中黄則堅凝如石者也。石中黄水則未凝者也。故雷斅〔一〕云，用餘粮勿用石中黄，是矣。

【氣味】甘，平，無毒。【主治】久服輕身延年不老。唐本。

空青本經上品

【釋名】楊梅青。【時珍曰】空言質，青言色，楊梅言似也。

【集解】【别録曰】空青生益州山谷，及越嶲山有銅處。銅精熏則生空青，其腹中空。三月中采，亦無時。能化銅鐵鉛錫作金。【弘景曰】越嶲屬益州。益州諸郡無復有，恐久不采之故也。今出銅官者色最鮮深，出始興者弗如。涼州西〔二〕平郡有空青山亦甚多。今空青但圓實如鐵珠無空腹者，皆鑿土石中取之，而以合丹，成則化鉛爲金。諸石藥中，惟此最貴。醫方乃稀用之，而多充畫色，殊爲可惜。【恭曰】出銅處兼有諸青，但空青爲難得。今出蔚州、蘭州、宣州、梓州。宣州者最好，塊段細，時有腹中空者。蔚州、蘭州者片塊大，色極深，無空腹者。陶氏所謂圓實如鐵珠者，乃白青也。【大〔三〕明曰】空青大者如鷄子，小者如相思子，其青厚如荔枝殻，其内有漿，酸甜。【藏器曰】銅之精華，大者即空緑，次即空青也。【頌曰】今饒、信州亦時有之，狀若楊梅，故名楊梅青。其腹中空、破之有漿者，絶難得。【宗奭曰】真宗常〔四〕詔取空青中有水者，久而方得。其楊梅青，信州穴山而取，極難得，治翳〔五〕極有功，中亦或有水者，用與空青同，第有優劣爾。【時珍曰】張果玉洞要訣云：空青似楊梅，受赤金之精，甲乙陰靈之氣，近泉而生，久而含潤。新從坎中出，鑽破中有水，久即乾如珠，金星燦燦。庚辛玉册云：空青，陰石也。産上饒，似鍾乳者佳，大片含紫色有光采。次出蜀嚴道及北代山，生金坎中，生生不已，故青爲之丹。有如拳大及卵形者，中空有水如油，治盲立效。出銅坑者亦佳，堪畫。又有楊梅青、石青，皆是一體，而氣有精粗。點化以曾青爲上，空青次之，楊梅青又次之。造化指南云：銅得紫陽之氣而生緑，緑二百年而生石緑，銅始生其中焉。曾、空二青，則石緑之得道者，均謂之鑛。又二百年得青陽之氣，化爲鍮石。觀此諸説，則空青有金坑、銅坑二種，或大如拳、卵，小如豆粒，或成片塊，或若楊梅。雖有精粗之異，皆以有漿爲上，不空無漿者爲下也。方家以藥塗銅物生青，刮下僞作空青者，終是銅青，非石緑之得道者也。

【氣味】甘、酸，寒，無毒。【别録曰】大寒。【權曰】畏兔絲子。酒浸醋拌制過，乃可變化。【主治】青盲耳聾，明目，利九竅，通血脉，

〔一〕斅：原殘。今據證類卷三太一餘粮引雷公云補。
〔二〕西：原作「高」。今據證類卷三空青改。
〔三〕大：原作「天」。今據改同上。
〔四〕常：據證類卷三空青，當作「嘗」。然古代「常」「嘗」互通，故不改。
〔五〕翳：原作「醫」。今據證類卷三空青改。

養精神，益肝氣。久服輕身延年。本經。療目赤痛，去膚翳，止淚出，利水道，下乳汁，通關節，破堅積。令人不忘，志高神仙。別録。治頭風，鎮肝。瞳人破者，得再見物。甄權。鑚孔取漿，點多年青盲内障翳膜，養精氣。其殻摩翳。大明。中風口喎不正，以豆許含嚥，甚效。時珍，出范汪〔一〕方。

【發明】【保昇曰】空青法木，故色青而主肝。【頌曰】治眼翳障爲最要之藥。【時珍曰】東方甲乙，是生肝膽，其氣之清者爲肝血，其精英爲膽汁，開竅于目，而五臟之英皆因而注之爲神。膽汁充則目明，汁減則目昏。銅亦青陽之氣所生，其氣之清者爲緑，猶肝血也；其精英爲空青之漿，猶膽汁也。其爲治目神藥，蓋亦以類相感應耳。石中空者，埋土中三五日，自有漿水。

【附方】舊二，新三。眼目䀮䀮不明。空青少許，漬露一宿，點之。千金方。黑翳覆瞳。空青、礬石燒各一兩，貝子四枚，研細，日點。聖濟録。膚翳〔二〕昏暗。空青二錢，蕤仁去皮一兩，片腦三錢，細研，日點。聖濟録。一切目疾。雀目、赤目、青盲、内外障翳、風眼用此，覺目中凉冷爲驗。楊梅青洗净，胡黄連洗，各二錢半；槐芽，日未出時勿語采之，入青竹筒内，垂于天、月二德方，候乾，勿見雞犬，爲末，一錢半。爲末，入龍腦一字密收。每卧時，漱口仰頭，吹一字入兩鼻内便睡，隔夜便用。聖濟録。中風口喎。見「主治」。

曾青本經上品

【釋名】【時珍曰】曾，音層。其青層層而生，故名。或云其生從實至空，從空至層，故曰曾青也。

【集解】【别録曰】曾青生蜀中山谷及越巂。采無時。能化金銅。【普曰】生蜀郡石山。其山有銅處，曾青出其陽。青者銅之精。【弘景曰】舊説與空青同山，療體亦相似。今銅官更無曾青，惟出始興〔三〕。形累累如黄連相綴，色理相類空青，甚難得而貴，仙經少用之。化金之事，法同空青。【恭曰】出蔚州者好，鄂州者次之，餘州並不任用。【時珍曰】但出銅處，年古即生。形如黄連相綴，又如蚯蚓〔四〕屎，方稜，色深如波斯青黛，層層而生，打之如金聲者爲真。造化指南云：層青生銅礦中，乃石緑之得道者。肌

〔一〕汪：原作「王」。今據外臺卷十四風口喎方改。
〔二〕翳：原作「醫」。今據普濟方卷八十目生膚翳「磨翳膏」改。
〔三〕興：原作「與」。今據證類卷三曾青改。
〔四〕蚓：原作「引」。今從江西本改。

膚得東方正色，可以合鍊大丹，點化與三黄齊驅〔一〕。衡山記云：山有層青岡，出層青，可合仙藥。

【修治】【斅曰】凡使勿用夾石及銅青。每一兩要紫背天葵、甘草、青芝草三件，乾濕各一鎰，細剉，放瓷堝内，安青于中。東流水二鎰，緩緩煮之，五晝夜，勿令水火失時。取出以東流水浴過，研乳如粉用。

【氣味】酸。小寒，無毒。【之才曰】畏兔絲子。【獨孤滔云】曾青住火成膏，可結汞，制丹砂，蓋含金氣所生也。須酒醋漬煮用。【葛洪曰】曾青塗鐵，色赤如銅。【主治】目痛，止淚出，風痺，利關節，通九竅，破癥堅積聚。久服輕身不老。本經〔二〕。養肝膽，除寒熱，殺白蟲，療頭風腦中寒，止煩渴，補不足，盛陰氣。别録。

【發明】【時珍曰】曾青治目，義同空青。古方辟邪太乙神精丹用之，扁鵲治積聚留飲有層青丸，並見古今録驗方，藥多不録。

【附方】新三。班瘡入目不退者。曾青一錢，丹砂二錢，爲末，蠐螬五枚，搗汁和點。聖濟録。風熱目病。曾青散：治一切風熱毒氣上攻，目赤或爛，怕日羞明，隱澀眵淚，或痒或痛。曾青四兩，蔓荆子二兩，白薑炮、防風各一兩，爲末，每以少許搐〔三〕鼻中，立有功效。和劑局方。耳内惡瘡。曾青五錢，雄黄七錢半，黄芩二錢五分，爲末，傅之。衛生寶鑑。

緑青本經〔四〕上品

【釋名】石緑唐本、大緑綱目。

【集解】【别録曰】緑青生山之陰穴中，色青白。【弘景曰】此即用畫緑色者，亦出空青中，相挾帶。今畫工呼爲碧青，而呼空青作緑青，正相反矣。【恭曰】緑青即扁青也，畫工呼爲石緑。其碧青即白青也，不入畫用。【頌曰】舊不著所出州土，但〔五〕云生山之陰穴中。次空青條上云，生益州山谷及越巂山有銅處，此物當是生其山之陰爾。今出韶州、信州。其色青白，畫工用爲緑色者。極有大塊，其中青白花文可愛，信州人琢爲腰帶器物及婦人服飾。其入藥，當用顆塊如乳香者佳。【宗奭曰】其色黑緑色者佳。【時珍曰】石緑，陰石也。生銅坑中，乃銅之祖氣也。銅得紫陽之氣而生緑，緑久則成石，謂之石緑。而銅生於中，與空青、曾青同一根源也。今人呼爲大緑。范成大桂海志云：石緑，銅之苗也，出廣西右江有銅處。生石中，質如石者，名石緑。一種脆爛如碎土者，名泥緑，

〔一〕驅：原作「軀」。江西本、錢本等同。今據文義改。

〔二〕本經：證類卷三曾青乃别録藥，此出處當誤。

〔三〕搐：原作「畜」。今據局方卷七治眼目疾「曾青散」改。

〔四〕本經：證類卷三緑青乃别録藥，此出處當誤。

〔五〕但：原作「旦」。今據證類卷三緑青改。

品最下。大明會典云：青緑石礦一斤〔一〕，淘净緑一十一兩四錢。暗色緑石〔二〕礦一斤，淘净緑一十兩八錢。硇砂一斤，燒造硇砂緑一十五兩五錢。

【氣味】【時珍曰】有小毒。【主治】益氣，止洩痢，療䶊鼻。別録。吐風痰甚效。蘇頌。

【發明】【頌曰】今醫家多用吐風痰。其法揀上色精好者研篩，水飛再研。如風痰眩悶，取二三錢同生龍腦三四豆許研匀，以生薄荷汁合酒温調服之。偃卧須臾，涎自口角流出乃愈。不嘔吐，其功速于他藥，今人用之比比皆效，故著之。【宗奭曰】同硇砂作吐上涎藥，驗則驗矣，亦能損心。【時珍曰】痰在上宜吐之，在下宜利之，亦須觀人之虚實强弱而察其脉，乃可投之。初虞世有金虎、碧霞之戒，正此意也。金虎丹治風痰，用天雄、膩粉諸藥者。

【附方】新四。急驚昏迷，不省人事。石緑四兩，輕粉一錢，爲末，薄荷汁入酒調一字服，取吐。全嬰方。風痰迷悶。碧霞丹：用石緑十兩，烏頭尖、附子尖、蠍稍各七十箇，爲末，糊丸芡子大，每服一丸，薄荷汁入酒半合化下，須臾吐出痰涎。和劑局方。小兒疳瘡。腎疳、鼻疳、頭瘡、耳瘡久不差者。石緑、白芷等分爲末。先以甘草水洗瘡，拭净傅之，一日愈。集玄方。腋下胡臭。石緑三錢，輕粉一錢，濃醋調塗，五次斷根。集玄方。

扁青本經上品

【釋名】石青綱目、大青。【時珍曰】扁以形名。

【集解】【別録曰】扁青生朱厓山谷、武都、朱提，采無時。【弘景曰】朱提，音殊匙，在南海中。仙經、俗〔三〕方都無用者。【普曰】生蜀郡。【恭曰】此即緑青也。朱厓已南及林邑、扶南舶上來者，形塊大如拳，其色又青，腹中亦時有空者。武昌者，片塊小而色更佳。簡州、梓州者，形扁作片而色淺。【時珍曰】蘇恭言「即緑青」者，非也，今之石青是矣。繪畫家用之，其色青翠不渝，俗呼爲大青，楚、蜀諸處亦有之。而今貨石青者，有天青、大青、西夷回回青、佛頭青，種種不同，而回青尤貴。本草所載扁青、層青、碧青、白青，皆其類耳。

【氣味】甘，平，無毒。【普曰】神農、雷公：小寒，無毒。【主治】目痛明目，折跌癰腫，金瘡不瘳，破積聚，解毒氣，利精神。久服輕身不老。本經。去寒熱風痹，及丈夫莖中百病，益精。別録。治丈夫内絶，令人有子。吴〔四〕普。吐風痰癲癇，平肝。時珍。

【附方】新一。頑痰不化。石青一兩，石緑半兩，並水飛爲末，麪糊丸緑豆大，每服十丸，温水下。吐去痰一二盌，不損人。瑞竹堂方。

〔一〕一斤：原脱。今據明會典卷一百五十七補。
〔二〕石：原作「每」。今據改同上。
〔三〕俗：原闕一字。今據證類卷三扁青補。
〔四〕吴：原作「吐」。今據證類卷三扁青掌禹錫引「吴氏」改。

白青本經上品

【釋名】碧青唐本、魚目青。

【集解】【别録曰】白青生豫章山谷，采無時。可消爲銅劍，辟〔一〕五兵。【弘景曰】醫方不用，市無賣者，仙經三十六水方中時有須處。銅劍之法，在九元子術中。【恭曰】此即陶氏所云「空青，圓如鐵珠色白而腹不空者」是也。研之色白如碧，亦謂之碧青，不入畫用。無空青時亦用之，名魚目青，以形似魚目故也。今出簡州、梓州者好。【時珍曰】此即石青之屬，色深者爲石青，淡者爲碧青也。今繪彩家亦用。范子計然云：白青出弘農、豫章〔二〕、新淦，青色者善。淮南萬畢術云：白青得鐵，即化爲銅也。

【氣味】甘、酸、鹹，平，無毒。【普曰】神農：甘，平。雷公：鹹，無毒。【主治】明目，利九竅，耳聾，心下邪氣，令人吐，殺諸毒三蟲。久服通神明輕身。本經。

【附録】緑膚青。【别録曰】味辛、鹹，平，無毒。主蟲毒及蛇菜肉諸毒惡瘡。不可久服，令人瘦。一名推青，一名推石。生益州山谷。【弘景曰】俗方、仙經無用，人亦不識。

碧石青。【别録曰】味甘，無毒。主明目益精，去白癖，延年。

石膽本經上品

【釋名】膽礬綱目、黑石本经、畢石本經、君石當之、銅勒吴普、立制石。【時珍曰】膽以色味命名，俗因其似礬，呼爲膽礬。

【集解】【别録曰】石膽生秦州羌道山谷大石間，或羌里句青山。二月庚子、辛丑日采。其爲石也，青色多白文，易破，狀似空青。能化鐵爲銅，合成金銀。【弘景曰】仙經時用，俗方甚少，此藥殆絶。今人時有采者，其色青緑，狀如琉璃而有白文，易破折。梁州、信都無復有，俗乃以青色礬當之，殊無仿佛。【恭曰】此物出銅處有之，形似曾青，兼緑相間，味極酸苦，磨鐵作銅色，此是真者。出蒲州虞鄉縣東亭谷窟及薛集窟中，有塊如雞卵者爲真。陶云似琉璃者，乃絳礬也，比來人亦以充之。又以醋揉青礬爲之，並僞矣。【頌曰】今惟信州鉛山縣有之。生於銅坑中，采得煎鍊而成。又有自然生者，尤爲珍貴。並深碧色。今南方醫人多使之。又著其説云：石膽最上出蒲州，大者如拳，小者如桃栗，擊之縱横解，皆成叠文，色青，見風〔三〕久則緑，擊破，其中亦青。其次出上饒、曲江銅坑間者，

〔一〕辟：原作「碎」。今據證類卷三白青改。
〔二〕章：此後原有一字闕。今據藝文類聚卷八十一删。
〔三〕風：原作「用」。今據證類卷三石膽改。

粒細有廉稜，如釵股米粒。本草言「僞者以醋揉青礬爲之」，全不然。但取粗惡石膽，合消石銷溜而成之。塊大色淺，渾渾無脉理，擊之則碎無廉稜者是也。亦有〔一〕挾石者，乃削取石膽牀，溜造時投消石中，及〔二〕凝則相着也。【時珍曰】石膽出蒲州山穴中，鴨觜色者爲上，俗呼膽礬；出羌里者，色少黑次之；信州者又次之。此物乃生于石，其經煎鍊者，即多僞也。但以火燒之成汁者，必僞也。塗于鐵及銅上燒之紅者，真也。又以銅器盛水，投少許入中，及不青碧，數日不異者，真也。玉洞要訣云：石膽，陽石也。出嵩岳及蒲州中條山。禀靈石異氣，形如瑟瑟，其性流通，精感入石，能化五金，變化無窮。沈括筆談載：鉛山有苦泉，流爲澗，挹水熬之，則成膽礬。所熬之釜，久亦化爲銅也。此乃煎熬作僞，非真石膽也，不可入藥。

【氣味】酸，辛，寒，有毒。【普曰】神農：酸，小寒。李當之：大寒。桐〔三〕君：辛，有毒。扁鵲：苦，無毒。【大明曰】酸，濇，無毒。【權曰】有大毒。【之才曰】水英爲之使。畏牡桂、菌桂、芫花、辛夷、白微。【主治】明目目痛，金瘡，諸癇痙，女子陰蝕痛，石淋寒熱，崩中下血，諸邪毒氣，令人有子。鍊餌服之，不老。久服，增壽神仙。本經。散癥積，欬逆上氣，及鼠瘻惡瘡。別録。治蟲牙，鼻内息肉。大明。帶下赤白，面黄，女子臟急。蘇恭。入吐風痰藥最快。蘇頌。

【發明】【時珍曰】石膽氣寒，味酸而辛，入少陽膽經。其性收斂上行，能涌風熱痰涎，發散風木相火，又能殺蟲，故治咽喉口齒瘡毒有奇功也。周密齊東野語云：密過南浦，有老醫授治喉痺極速垂死方：用真鴨觜膽礬末，醋調灌之，大吐膠痰數升，即瘥。臨汀一老兵妻苦此，絶水粒三日矣，如法用之即瘥。屢用無不立驗，神方也。又周必大陰德録云：治蠱脹及水腫秘方，有用蒲州、信州膽礬明亮如翠琉璃似鴨觜者，米醋煮，以君臣之藥服之，勝于鐵砂、鐵蛾。蓋膽礬乃銅之精液，味辛酸，入肝膽制脾鬼〔四〕故也。安城魏清臣腫科黑丸子，消腫甚妙，不傳，即用此者。

【附方】舊五，新一十五。老小風痰。膽礬末一錢，小兒一字，温醋湯調下，立吐出涎，便醒。譚氏小兒方。女人頭運。天地轉動，名曰心眩，非血風也。膽子礬一兩，細研，用胡餅劑子一箇，按平一指厚，以篦子勒成骰子，大塊勿界斷，于瓦上焙乾，每服一骰子，爲末，燈心竹茹湯調下。許學士本事方。喉痺喉風。二聖散：用鴨觜膽礬二錢半，白僵蠶炒五錢，研，每以少許吹之，吐涎。濟生方。齒痛及落。研細石膽，以人乳和膏擦之，日三四次，止痛，復生齒，百日

〔一〕有：原作「氣」。今據證類卷三石膽補正。
〔二〕及：原作「乃」。今據改同上。
〔三〕桐：右傍殘損。今據補正同上。
〔四〕入肝膽制脾鬼：永類鈐方卷三引陰德録同。普濟方卷一百九十四水病门轉引時改作「補肝膽利脾胃」，義長。

後復故乃止。每日以新汲水漱浄。王燾外臺〔一〕秘要。口舌生瘡，衆療不差。膽礬半兩，入銀鍋内火煆赤，出毒一夜，細研，每以少許傅之，吐去酸涎〔二〕水，二三次瘥。勝金方。走馬牙疳。北棗一枚去核，入鴨觜膽礬〔三〕，紙包煆赤，出火毒，研末傅之，追涎。楊起簡便方。小兒齒疳。鴨觜膽礬一錢，匙上煆紅，麝香少許，研匀，傅齦上，立效。活幼口議。小兒鼻疳蝕爛。膽礬燒烟盡，研末摻之，一二日愈。集簡方。風眼赤爛。膽礬三錢，燒研，泡湯日洗〔四〕。明目經驗方〔五〕。百蟲入耳。膽礬末和醋灌之，即出。千金方。風犬咬毒。膽礬末傅之，立愈。濟〔六〕急方。一切諸毒。膽子礬末，糯米糊丸如雞頭子大，以朱砂爲衣，仍以朱砂養之，冷水化一丸服，立愈。勝金方。挑生蠱毒，胸口痛者，膽礬二錢，茶清泡服，即吐出。嶺南衛生方。腋下胡臭。膽礬半生半熟，入膩粉少許，爲末，每用半錢，以自然薑汁調塗，十分熱痛乃止。數日一用，以愈爲度。黎居士簡易方。赤白癜風。膽礬、牡蠣粉各半兩，生研，醋調，摩之。聖濟録。甲疽腫痛。石膽一兩，燒烟盡，研末，傅之，不過四五度瘥。梅師方。痔瘡熱腫。鴨觜青膽礬煆研，蜜水調〔七〕傅，可以消脱。直指方。腫毒不破。膽礬、雀屎各少許，點之。直指方。楊梅毒瘡。醋調膽礬末搽之。痛甚者，加乳香、没藥。出惡水，一二上即乾。○又方：膽礬、白礬、水銀各三錢半，研不見星，入香油、津唾各少許，和匀。坐帳内，取藥塗兩足心，以兩手心對足心摩擦，良久再塗再擦，盡即卧。汗出，或大便去垢，口出穢涎爲驗。每一次，强者用四錢，弱者二錢，連用三日。外服疏風散，并澡洗。劉氏經驗方。

礜石本經下品

【釋名】白礜石、太白石別録、立制石本經、青介石、固羊石本經、石鹽〔八〕別録、澤乳吴普、鼠鄉吴普。【時珍曰】「礜」義不解。許氏説文云：礜，毒石也。西山經云：皋塗之山，有白石，其名曰礜，可以毒鼠。郭璞注云：鼠食則死，蠶食而肥，則鼠鄉之意以此。

【集解】【別録曰】礜石生漢中山谷及少室，采無時。【當之曰】或生少室，或生魏興，十二月采。【弘景曰】今蜀漢亦有，而好者出南康南野溪及彭城界中、

〔一〕臺：原闕一字。今據卷一引據古今醫家書目補。

〔二〕涎：原作「延」。今從江西本改。后二「涎」字同，不另注。

〔三〕礬：原作「樊」。今據經驗奇效單方卷下小兒改。

〔四〕洗：原作「先」。今從江西本改。

〔五〕明目經驗方：此方溯源，出明目神驗方明目洗眼藥類

〔六〕濟：原作「齊」。今從改同上。

〔七〕調：原作「詷」。今從改同上。

〔八〕石鹽：證類卷五礜石原作「食鹽」。然綱目卷二藥名同異此名與礜石同名，可知乃時珍有意改之，故仍其舊。

洛陽城〔一〕南塹。又湘〔二〕東新寧及零陵皆有。白礜石，能柔金。以黄泥包，炭火燒之，一日一夕則解，可用。丹房及黄白術多用之。【恭曰】此石能拒火，久燒但解散，不可脱其堅。今市人乃取潔白理石當之，燒即爲灰也。今漢川武當西遼坂名「礜石谷」，即是真出處。少室有粒細理，不如漢中者。【頌曰】今潞〔三〕州、階州亦有之。【時珍曰】詳見特生礜石下。

【氣味】辛，大熱，有毒。【别録曰】甘，生温、熟熱。【普曰】神農、岐伯：辛，有毒。桐君、黄帝：甘，有毒。【權曰】甘，有小毒。鉛丹爲之使。惡羊血，不入湯。【之才曰】得火良。棘針爲之使。惡馬目毒公、鶩屎、虎掌、細辛，畏水。【主治】寒熱鼠瘻，蝕死肌，風痺，腹中堅癖邪氣。本經。除熱明目，下氣，除膈中熱，止消渴，益肝氣，破積聚，痼冷腹痛，去鼻中息肉，久服令人筋攣。火錬百日，服一刀圭。不錬服，則殺人及百獸。别録。除胸膈間積氣，去冷濕風痺、瘙痒積年者。甄權。

【發明】【弘景曰】常取生礜石納水，令水不冰，如此〔四〕則生者性亦大熱矣。【張仲景云】生用，破人心肝。【恭曰】此藥攻擊積冷之病爲良。若以餘物代之，療病無效，正爲此也。【宗奭曰】治久積及久病腹冷有〔五〕功，直須慎用，其毒不可試也。【時珍曰】礜石性氣與砒石相近，蓋亦其類也。古方礜石、礬石常相渾混書，蓋二字相似〔六〕，故誤耳。然礬石性寒無毒，礜石性熱有毒，不可不審。陸農師云：礜石之力，十倍鍾乳。按洪容齋隨筆云：王子敬静息貼言「礜石深是可疑」。凡喜散者輒發癰，蓋散者，寒食散也，古人多服之，中有礜石，性熱有毒，故云深可疑也。劉表在荆州，與王粲登鄣山，見一岡不生百草。粲曰：此必古冢，其人在世服生礜石，熱不出外，故草木焦滅。表掘之，果有礜石滿塋。又今洛水不冰，下亦有礜，古人謂之温洛是也。取此石安甕中，水亦不冰。文鸛伏卵，取石置巢中，以助温氣，其性如此，豈可服？予兄文安公鎮金陵，秋暑減食。醫者湯三益教服礜石丸。已而飲啖日進，遂加意服之。越十月而毒作，衄血斗餘。自是數數不止，竟至精液皆竭而死。時珍竊謂洪文安之病，未必是礜石毒發。蓋亦因其健啖自恃，厚味房勞，縱恣無忌，以致精竭而死。夫因減〔七〕食而服石，食既進則病去，藥當止矣。而猶服之不已，恃藥妄作，是果藥之罪歟？

〔一〕洛陽城：原作「汶陽縣」。今據證類卷五礜石改。
〔二〕湘：原作「湖」。今據改同上。
〔三〕潞：原字漫漶。今據補正同上。
〔四〕此：下原有一字闕。今據證類卷五礜石删。
〔五〕有：原作「用」。今據改同上。
〔六〕似：原作「以」。今從錢本改。
〔七〕減：原作「感」。今據上文「秋暑減食」改。

【附方】新一。風冷脚氣。白礬石煅二斤，酒三斗，漬三日，稍稍飲〔一〕之。肘後方。

特生礜石別録下品

【釋名】蒼礜石、蒼石別録、鼠毒。【恭曰】特生礜石，一名蒼礜石。梁州礜石亦有青者，漢中人亦以毒鼠，不入方用。【宗奭曰】礜石、特生礜石止是一物，但以特生、不特生爲異耳〔二〕。所謂特生者，不附着他石爲特爾，今用者絶少。【時珍曰】礜石有蒼、白二種，而蒼者多特生，故此云一名蒼礜石，則別録蒼石係重出矣。其功療皆相同，今併爲一。

【集解】【別録曰】特生礜石一名蒼礜石，生西域，采無時。又曰：蒼石生西域，采無時。【弘景曰】舊説鸛〔三〕巢中者佳。鸛常入水冷，故取以壅卵〔四〕令熱。今不可得。惟出漢中者，其外形紫赤色，内白如霜，中央有臼，狀形如齒者佳。又出荆州新城郡房陵縣縹白色〔五〕者爲好。亦先以黄土包燒一日，亦可納斧孔中燒之，合玉壺諸丸。仙經不言特生，止是白礜石耳。【恭曰】陶説中如齒臼形者正是。今出梁州，北馬道戍澗中亦有之。形塊小于白礜石，而肌粒大數倍，乃如小豆許。其白礜粒細如粟米耳。今房陵、漢川、均州、荆州與白礜石同處，有色青者，是也。【宗奭曰】博物志言，鸛伏卵，取礜石入巢助暖，方家得此石乃真。陶氏以注特生礜石，則二石是一物明矣。但屢檢鸛巢無此石，况礜石焉得處處有之?若鸛入水冷故取此石，則鸕鷀之類皆食于水，亦自然生化繁息。此則乃俗士之言，未嘗究其實而窮其理也。【時珍曰】礜石有數種，白礜石、蒼礜石、紫礜石、紅皮礜石、桃花礜石、金星礜石、銀星礜石、特生礜石俱是一物，但以形色立名。其性皆熱毒，並可毒鼠制汞，惟蒼、白二色入藥用。諸礜生于山，則草木不生，霜雪不積；生于水則水不冰凍，或有温泉，其氣之熱可知矣。庚辛玉册云：礜，陽石也，生山谷水中，濯出似礬，有文理横截在中者爲佳。伏火，制砂汞。其狀頗與方解石相似，但投水不冰者爲真。其出金穴中者，名握雪礜石。

【氣味】甘，温有毒。【之才曰】火錬之良，畏水。【主治】明目利耳，腹内絶寒，破堅結及鼠瘻，殺百蟲惡獸。久服延年。別録。

蒼石：主寒熱下氣瘻蝕，殺禽獸。別録。

【發明】【時珍曰】別録言，礜石久服令人筋攣，特生礜石久服延年。丹書亦云，礜石化爲水，能伏水銀，錬入長生藥。此皆方士謬説也，與服砒石、汞長生之義同，其死而無悔者乎？

〔一〕飲：原作「故」。今據肘後方卷三治風毒脚弱痹滿上氣方改。
〔二〕耳：原作「用」。今據證類卷五礜石改。
〔三〕鸛：原作「鵲」。今據證類卷五特生礜石改。下一「鸛」字同，不另注。
〔四〕卵：原作「卬」。今據改同上。
〔五〕色：原作赤。今據改同上。

握雪礜石唐本草

【集解】【恭曰】握雪礜石出徐州宋里山。入土丈餘，於爛土石間得之。細散〔一〕如麪，黄白色。土人號爲握雪礜石，一名化公〔二〕石，一名石腦，云服之長生。【時珍曰】謹按獨孤滔丹房鑑源云：握雪礜石出曲灘澤〔三〕。盛寒時有髓生于石上，可采。一分結汞十兩。又按：南宫從岣嶁神書云：石液，即丹礬之脂液也。此石出襄陽曲灘澤中，或在山，或在木〔四〕，色白而粗糯。至冬月有脂液出其上，旦則見，日而伏。當于日未出時，以銅刀刮置器内，火煅通赤，取出，楮汁爲丸，其液沾處便如鐵色。以液一銖，制水銀四兩，器中火之立乾。但此液亦不多得，乃神理所惜，采時須用白鷄、清酒祭之。此石華山、嵩山皆出，而有脂液者，惟此曲灘。又熊太古冀越集亦言：丹山礬十兩，可乾汞十兩。此乃人格物之精，發天地之秘也。據三書所引，則握雪礜石乃石之液，非土中石腦也。蘇恭所説，自是石腦。其説與别録及陶弘景所注石腦相合，不當復注于此。又按：諸書或作礜石，或作礬石，未知孰是。古書二字每每訛混。以理推之，似是礬石。礜石有毒，礬石無毒故也。

【氣味】甘，温，無毒。【主治】痼冷積聚，輕身延年。多食令人熱。唐本。治大風瘡。時珍。

砒石宋開寶

【釋名】信石、人言綱目。生者名砒黄，錬者名砒霜。【時珍曰】砒，性猛如貔，故名。惟出信州，故人呼爲信石，而又隱「信」字爲「人言」。

【集解】【頌曰】砒霜不着所出郡縣，今近銅山處亦有之，惟信州者佳。其塊有甚大者，色如鵝子黄，明徹不雜。此類本處自是難得之物，一兩大塊真者，人競珍〔五〕之，不啻于金。古服食方中亦載用之，必得此類，乃可入藥。其市肆所畜片如細屑，亦夾土石，入藥服之，爲害不淺。【承曰】信州玉山有砒井，官中封禁甚嚴。生不夾石者，色赤甚于雄黄，以冷水磨，解熱毒，近火即殺人，所謂「不啻金價」者此也。今市貨者，取山中夾砂石者，燒烟飛作白霜，乃碎屑而芒刺，其傷火多者，塊大而微黄，所謂如鵝子色明徹者此也。古方並不入藥，惟燒煉丹石家用之。近人多以治瘧，但以瘧本傷暑，而此物生者能解熱毒也。今俗醫不究其理，即以所燒霜服之，必大吐下，因此幸有安者，遂爲所損極多，不可不慎。初燒霜時，人在上風十餘丈外立，下風所近草木皆死。又以和飯毒鼠，死

〔一〕散：證類卷五握雪礜石作「軟」。
〔二〕公：原闕一字。今據證類卷五握雪礜石補。
〔三〕澤：丹房鑑源卷中諸石篇第六作「驛」。未詳孰是。
〔四〕木：錢本等作「水」。詳下文「脂液出其上」，似與在水不合。
〔五〕珍：原作「作」。今據證類卷五砒霜改。

鼠猫犬食之亦死，毒過于射罔遠矣。衡山所出一種，力差劣于信州者。【宗奭曰】今信礬坑井下取之。其坑常封鎖〔一〕，坑中有濁緑水，先絞水盡，然後下鑿取。生砒謂之砒黄，色如牛肉，或有淡白路，謂石非石，謂土非土。磨酒飲，治癖積氣〔二〕。見〔三〕火便有毒，不可造次服也。取法：將生砒就置火上，以器覆之，令烟上飛，着器凝結。纍然下垂如乳尖者入藥爲勝，平短者次之，大塊乃是下等，片如細屑者極下也。【時珍曰】此乃錫之苗，故新錫器盛酒日久能殺人者，爲有砒毒也。生砒黄以赤色者爲良，熟砒霜以白色者爲良。

【修治】【斅曰】凡使用，以小瓷瓶盛，後入紫背天葵、石龍芮二味，火煅從巳至申，便用甘草〔四〕水浸，從申至子，出拭乾，入瓶再煅，别研三萬下用。【時珍曰】草〔五〕家皆言生砒輕見火則毒甚，而雷氏治法用火煅，今所用多是飛鍊者，蓋皆欲求速效，不惜其毒也，曷若用生者爲愈乎？

【氣味】苦、酸，暖，有毒。【時珍曰】辛、酸，大熱，有大毒。【大明曰】畏緑豆、冷水、醋。入藥醋煮殺毒用。【土宿真君曰】砒石用草制，鍊出金花成汁，化銅乾汞。青鹽、鶴頂草、消石、蒜、水蓼、常山、益母、獨帚、木律、菖蒲、三角酸、鵝不食草、波稜、萵苣，皆能伏砒。

【主治】砒黄：治瘧疾腎氣，帶之辟蚤虱。大明。冷水磨服，解熱毒，治痰壅。陳承。磨服，治癖積氣。宗奭。除齁喘積痢，爛肉，蝕瘀腐瘰癧。時珍。○砒霜：療諸瘧，風痰在胸膈，可作吐藥。不可久服，傷人。開寶。治婦人血氣衝心痛，落胎。大明。蝕癰疽敗肉，枯痔，殺蟲，殺人及禽獸。時珍。

【發明】【宗奭曰】砒霜瘧家用，或過劑，則吐瀉兼作，須煎緑豆汁兼冷水飲之。【劉〔六〕純曰】瘧丹多用砒霜大毒之藥。本草謂主諸瘧風痰〔七〕在胸膈，可作吐藥。蓋以性之至烈，大能燥痰也。雖有燥痰之功，大傷胃〔八〕氣，脾胃虚者，切宜戒之。【時珍曰】砒乃大熱大毒之藥，而砒霜之毒尤烈。鼠雀食少許即死，猫犬食鼠雀亦殆，人服至一錢許亦死。雖鉤吻、射罔〔九〕之力，不過如此，而宋人著本草不甚言其毒，何哉？此亦古者礜石之一種也。若得酒及燒酒，則腐爛腸胃，

〔一〕鎖：原作「銷」。今據證類卷五砒霜改同上。

〔二〕癖積氣：原作「積裁」。今據衍義卷六砒霜改。

〔三〕見：原作「有」。今據改同上。

〔四〕草：原作「從」。今據證類卷五砒霜改。

〔五〕草：據上文砒見火則毒之説，疑「草」字前脱「本」字。

〔六〕劉：原作「徐」。此下文字出劉純玉機微義卷七瘧門「痎瘧」按語，今據改。

〔七〕痰：原作「疾」。今據玉機微義卷七瘧門改。本段引文下一「痰」字同，徑改不注。

〔八〕胃：原作「胸」。今據改同上。

〔九〕罔：原作「岡」。今從錢本改。

頃刻殺人，雖緑豆冷水亦難解矣。今之收瓶酒者，往往以砒烟熏瓶，則酒不壞，其亦嗜利不仁者哉！飲酒潛受其毒者，徒歸咎於酒耳。此物不入湯飲，惟入丹丸。凡痰瘧及齁喘用此，真有劫病立地之效。但須冷水吞之，不可飲食杯勺之物，静卧一日或一夜，亦不作吐。少物引發，即作吐也。其燥烈純熱之性，與燒酒、焰消同氣，寒疾濕痰被其劫而怫鬱頓開故也。今烟火家用少許，則爆聲更大，急烈之性可知矣。此藥亦止宜于山野藜藿之人。若嗜酒膏粱者，非其所宜，疾亦再作，不慎口慾故爾。凡頭瘡及諸瘡見血者，不可用此。其毒入經必殺人。李樓奇方云：一婦病心痛數年不愈。一醫用人言半分，茶末一分，白湯調下，吐瘀血一塊而愈。得日華子治婦人血氣心痛之旨乎？

【附方】舊五，新十。**中風痰壅**，四肢不收，昏憒若醉。砒霜如緑豆大，研，新汲水調下少許，以熱水投之，大吐即愈。未吐再服。聖惠方。**寒熱痁疾**。孫貞宗〔一〕秘寶方用信砒二兩研粉，寒水石三兩別擣末。用生鐵銚一箇，鋪石末，後鋪砒在上，又以石末蓋之。厚盞覆定，醋糊紙條密封十餘重，炭火一斤煅之。待紙條黑時取出，候冷，刮琖上砒末乳細，粟米飯丸緑豆大，辰砂爲衣。每用三四丸，小兒一二丸，發日早以臘茶清下，一日不得食熱物。男人患，女人着藥入口中；女人患，男人着藥入口中。○本事方用人言一錢，緑豆末一兩，爲末，無根井水丸緑豆大，黄丹爲衣，陰乾。發日五更冷水下五七丸。○衛生寶鑑一剪金：用人言醋煮，硫黄、緑豆等分，爲末。每一豆許，用紅絹包之，采絲扎定。每剪下一粒，新汲水空心吞下，治瘧聖藥也。○醫壘〔二〕元戎九轉靈砂丹：用砒霜、黄丹、紫河車各一錢，爲末，雄黑豆一百粒，水浸一夜，研泥，和丸梧子、緑豆、黍米三様大。每服一二十丸，發日五更向東，無根水下。紫河車、緑豆、黑豆，皆解砒毒也。○本草權度不二散：用砒一錢，麪二兩，和匀，香油一斤煎黄色，以草紙壓去油，入茶三兩，爲末。每服一錢，發日早冷茶下。**一切積痢**。砒霜、黄丹等分，蠟和收，旋丸緑豆大。每米飲下三丸。普濟方。**休息下痢**，經一二年不瘥，羸瘦衰弱。砒霜成塊者爲末、黄蠟〔三〕各半兩，化蠟入砒，以柳條攪〔四〕，焦則换，至七條，取起收之。每旋丸梧子大，冷水送下。小兒，黍米大。和劑局方。**脾〔五〕疼腰痛**。即上方，用冷水下。**婦人血氣心痛**。方見「發明」下。**走馬牙疳**。惡瘡，砒石、銅緑等分，爲末，攤紙上貼之，其效如神。○又方：砒霜半兩，醋調如糊，盌内盛，待乾刮下。用粟米大，綿裹安齒縫，來日取出，有蟲自死。久患者不過三日即愈。普濟方。**項上瘰癧**。信〔六〕州砒黄研末，濃墨汁丸梧子大，銚内炒乾，竹筒盛之。每用針破，將藥半丸貼之，自落，蝕盡爲度。靈苑方。

〔一〕孫貞宗：下方出證類卷五砒霜所引「孫尚藥」，即孫用和。「貞宗」乃誤名。
〔二〕壘：原作「纍」。今據卷一引據古今醫家書目改。
〔三〕蠟：原作「丹」。今據局方卷六治瀉痢「縛虎圓」改。
〔四〕攪：原作「覺」。今據改同上。
〔五〕脾：原作「胛」。今據改同上。
〔六〕信：原闕一字。今據證類卷五砒霜補。

痰喘齁䶎。方見穀部豉下。一切漏瘡有孔。用信石，新瓦火煅，研末，以津調少許於紙撚上，插入，蝕去惡管。漏多勿齊上。最妙。救急易方。

土黃綱目

【修治】【時珍曰】用砒石二兩，木鱉子仁、巴豆仁各半兩，硇砂二錢，爲末，用木鱉子油、石腦油和成一塊，油裹，埋土坑内，四十九日取出，劈作小塊，瓷器收用。

【氣味】辛、酸，熱，有毒。【獨孤滔曰】土黃制雄黃。

【主治】枯瘤贅痔，乳食瘻癧并諸瘡惡肉。時珍。

金星石宋嘉祐　銀星石〔一〕

【集解】【頌曰】金星石、銀星石並出濠州、并州，采無時。二石主療大體相似。【宗奭曰】二石治大風疾，别有法，須燒用之。金星石生於蒼石内，外有金色麩片，銀星石有銀色麩片。又一種深青色堅潤，中有金色如麩片者，不入藥用。工人碾爲器，或婦人首飾用。【時珍曰】金星有數種。蘇頌所説二石，武當山亦有之。或云金星出膠東，銀星出雁門，蓋亦礞石之類也。寇宗奭所説二石治大風者，今考聖惠方大風門，皆作金星礜石、銀星礜石，則似是礜石之類。丹房〔二〕鑑源礜石篇中，亦載二石名，似與蘇説者不同。且金星、銀星無毒，主熱涎血病。礜石則有毒，主風癩疾。觀此，則金星、銀星入藥，各有二種矣。又歙州硯石，亦有金星、銀星者。璚州亦出金星石，皆可作硯。翡翠石能屑金，亦名金星石。此皆名同物異也。劉河間宣明方點眼藥方中用金精石、銀精石，不知即此金星、銀星否也。

【氣味】甘，寒，無毒。【主治】脾肺壅毒及肺損吐血嗽血，下熱涎，解衆毒。嘉祐。水磨少許服，鎮心神不寧，亦治骨哽。時珍。

【附方】新二。吐血嗽血肺損者。金星石、銀星石、玄精石、不灰木、羊起石、雲母石等分。用甘鍋一箇，鋪冬月水牛糞一二寸，鋪藥一層，鋪灰二寸，又藥一層，重重如此，以灰蓋之，鹽泥固濟。用炭一秤，火煅一日夜，埋土中一夜，取出藥塊，去灰爲末。每一兩入龍腦、麝香各半錢，阿膠二錢半炒。每服一錢，糯米湯下，日三服。聖惠方。大風蟲瘡。有五色蟲取下。諸石丸：用金星礜石、銀星礜石、雲母石、禹餘粮石、滑石、陽起石、慈石、凝水石、密陀僧、自然銅、

〔一〕銀星石：此前原有「附」字，本卷目録無此附録藥，正文乃與「金星石」同條糅合，故删「附」字。
〔二〕房：原作「方」。今據卷一引據古今醫家書目改。

龍涎石等分，搗碎瓶盛，鹽泥固濟之。炭火十斤，煅過爲末，醋糊丸小豆大。每服十五丸，白花蛇酒下，一日三服，以愈爲度。太平聖惠方。

【附録】金石拾遺。【藏器曰】味甘，温，無毒。主久羸瘦，不能食，無顔色，補腰脚冷，令人健壯，益陽，有暴熱脱髮，飛錬服之。生五臺山清凉寺，石中金屑，作赤褐色也。

婆娑石宋開寶

【釋名】摩挲石。【時珍曰】姚西溪叢話云：舶船過産石山下，愛其石，以手捫之，故曰摩挲。不知然否？

【集解】【志曰】婆娑石生南海，胡人采得之。其石緑色，無斑點，有金星，磨成乳汁者爲上。又有豆斑石，雖亦解毒，而功力不及。復有鄂緑，有文理，磨鐵成銅色，人多以此爲之，非真也。驗法，以水磨點雞冠熱血，當化成水是也。【宗奭曰】石如淡色石緑，間微有金星者佳。又有豆斑石，亦如此石，但有黑斑點，無金星。【頌曰】胡人尤珍貴之，以金裝飾作指彄帶之。每欲食及食罷，輒含吮數次以防毒。今人有得指面許塊，則價直百金也。【時珍曰】庚辛玉册云：摩挲石，陽石也。出三佛齊。海南有山，五色聳峙，其石有光焰。其水下滚如箭，船過其下，人以刀斧擊取。燒之作硫黄氣。以形如黄龍齒而堅重者爲佳。匱五金，伏三黄，制鉛汞。

【主治】解一切藥毒，瘴疫熱悶頭痛。開寶。

【氣味】甘、淡，寒，無毒。

礞石宋嘉祐

【釋名】青礞石。【時珍曰】其色濛濛然，故名。

【集解】【時珍曰】礞石，江北諸山往往有之，以盱山出者爲佳。有青、白二〔一〕種，以青者爲佳。堅細而青黑，打開中有白星點，煅後則星黄如麩金。其無星點者，不入藥用。通城縣一山産之，工人以爲器物。

【修治】【時珍曰】用大坩鍋一箇，以礞石四兩打碎，入消石四兩拌匀。炭火十五斤簇定，煅至消盡，其石色如金爲度。取出研末，水飛去消毒，晒乾用。

【氣味】甘、鹹，平，無毒。

【主治】食積不消，留滯臟腑，宿食癥塊久不瘥。小兒食積羸瘦，婦人積年食癥，攻刺心腹。得巴豆、硇砂、大黄、

〔一〕二：原作「三」。今從錢本改。

荆三稜作丸服良。嘉祐。治積痰驚癇，欬嗽喘急。時珍。

【發明】【時珍曰】青礞石氣平味鹹，其性下行，陰也，沉也，乃厥陰之藥。肝經風木太過，來制脾土，氣不運化，積滯生痰，壅塞上中二焦，變生風熱諸病，故宜此藥重墜。制以消石，其性疏快，使木平氣下，而痰積通利，諸證自除。汤衡嬰孩寶書言，礞石乃治驚利痰之聖藥。吐痰在水上，以石末糝之，痰即隨水而下，則其沉墜之性可知。然止可用之救急，氣弱脾虚者，不宜久服。楊士瀛謂其功能利痰，而性非胃家所好。如慢驚之類，皆宜佐以木香。而王隱君則謂痰爲百病，不論虚實寒熱，概用滚痰丸通治百病，豈理也哉。朱丹溪言：一老人忽病目盲，乃大虚證，一醫與礞石藥服之，至夜而死。吁！此乃盲醫虚虚之過，礞石豈殺人者乎？況目盲之病，與礞石並不相干。

【附方】新四。滚痰丸。通治痰爲百病，惟水瀉、雙娠者不可服。礞石、焰硝各二兩，煅過研飛，晒乾，一兩，大黄酒蒸八兩，黄芩酒洗八兩，沉香五錢。爲末，水丸梧子大，常服一二十丸，欲利大便則服一二百丸，温水下。王隱君養生主論。一切積病。金寶神丹：治一切虚冷久積，滑泄久痢，癖塊，血刺心腹，下痢，及婦人崩中漏下。青礞石半斤爲末，消石末二兩，坩鍋内鋪頭蓋底，按實。炭火二十斤，煅過取出，入赤石脂末二兩，滴水丸芡子大。候乾，入坩鍋内，小火煅紅，收之。每服一丸至二三丸，空心温水下，少食〔一〕壓之。久病瀉痢，加至五七丸。楊氏家藏方。急慢驚風。奪命散：治急慢〔二〕驚風，痰涎壅塞咽喉，命在須臾，服此墜下風痰，乃治驚利痰之聖藥也。真礞石一兩，焰硝一兩，同煅過爲末，每服半錢或一錢。急驚痰熱者，薄荷自然汁入生蜜調下。慢驚脾虚者，木香湯入熟蜜調下。亦或雪糕丸緑豆大，每服二三丸。湯氏嬰孩寶書。小兒急驚。青礞石磨水服。衛生方。

花乳石 宋嘉祐

【釋名】花蕊石。【宗奭曰】黄石中間有淡白點，以此得花之名。圖經作花蕊石，是取其色黄也。

【集解】【禹錫曰】花乳石出陜、華諸郡。色正黄，形之大小方圓無定。【頌曰】出陜州閿鄉，體至堅重，色如硫黄，形塊有極大者，陝西人鐫爲器用，采無時。【時珍曰】玉册云：花乳石，陰石也。生代州山谷中，有五色，可代丹砂匱藥。蜀中汶山、彭縣亦有之。

【脩治】【時珍曰】凡入丸散，以罐固濟，頂火煅過，出火毒，研細水飛晒乾用。

【氣味】酸、濇，平，無毒。

【主治】金瘡出血，刮末傅之即合，仍不作膿。又療婦人血運惡血。嘉祐。治一切失血，傷損内漏，目瞖。時珍。

〔一〕食：原作「許」。今據楊氏家藏方卷五积聚方改。

〔二〕慢：原作「漫」。今據此上主治「急慢驚風」改。

【發明】【頌曰】花蕊石古方未有用〔一〕者。近世以合硫黄〔二〕同煅〔三〕研末，傅金瘡，其效如神。人有倉〔四〕卒中金刃，不及煅治者，但刮末傅之亦效。【時珍曰】花蕊石舊無氣味。今嘗試之，其氣平，其味濇而酸，蓋厥陰經血分藥也。其功專于止血，能使血化爲水，酸以收之也。而又能下死胎，落胞衣，去惡血，惡血化則胎與胞無阻滯之患矣。東垣所謂胞衣不出，濇劑可以下之，故赤石脂亦能下胞胎，與此同義。葛可久治吐血出升斗有花蕊石散，和劑局方治諸血及損傷金瘡胎産有花蕊石散，皆云能化血爲水。則此石之功，蓋非尋常草木之比也。

【附方】新五。花蕊石散。治五内崩損，噴血出斗升，用此治之。花蕊石煅存性，研如粉。以童子小便一鍾，男入酒一半，女入醋一半，煎温，食後調服三錢，甚者五錢。能使瘀血化爲黄水，後以獨參湯補之。葛可久十藥神書。花蕊石散。治一切金刃箭鏃傷及打撲傷損，狗咬至死者，急以藥摻傷處，其血化爲黄水，再摻便活，更不疼痛。如内損血入臟腑，煎童子小便，入酒少許，熱調一錢服，立效。畜牲抵傷，腸出不損〔五〕者，急納入，桑白皮線縫之，摻藥，血止立活。婦人産後敗血不盡，血運，惡血奔心，胎死腹中，胎衣不下，至死，但心頭温暖者，急以童子小便調服一錢，取下惡物如豬肝，終身不患血風血氣。若膈上有血，化爲黄水，即時吐出，或隨小便出，甚效。硫黄四兩，花蕊石一兩，並爲粗末拌匀，以膠泥固濟，日乾，瓦罐一箇盛之，泥封口，焙乾，安在四〔六〕方磚上，磚上書八卦五行字。用炭一秤簇匝，從巳午時自下生火，煅至炭消，冷定取出，爲細末，瓶收用。和劑局方。金瘡出血。方見「主治」。多年障翳。花蕊石水飛焙，防風、川芎藭、甘菊花、白附子、牛蒡子各一兩，甘草炙半兩，爲末，每服半錢，臘茶下。衛生家寶方。脚縫出水。好黄丹，入花乳石末，摻之。談野翁試效方。

白羊石 宋圖經

【集解】【頌曰】生兖州白羊山，春中掘地采之，以白瑩者爲良。又有黑羊石，生兖州宫山之西，亦春中掘地采之，以黑色、有墻壁、光瑩者爲上。

【氣味】淡，生涼，熟熱，無毒。

【主治】解藥毒。黑羊石同。蘇頌。

〔一〕用：原脱。今據證類卷五花乳石補。
〔二〕黄：此下原有一字闕。今據删同上。
〔三〕煅：原作「鍜」。今據改同上。
〔四〕倉：原作「瘡」。今據改同上。
〔五〕不損：原字缺損不清。今據局方卷八治瘡腫傷方補正。
〔六〕四：原作「西」。今據改同上。

金牙石別録下品

【釋名】黄牙石。【時珍曰】象形。

【集解】【别録曰】金牙生蜀郡，如金色者良。【弘景曰】今出蜀漢，似粗金，大如棊子而方。又有銅牙亦相似，但外黑，内色小淺，不入藥用。【恭曰】金牙離本處，入土水中，久皆黑色，不可謂之銅牙也。此出漢中金牙湍，湍兩岸石間打出者，内即金色，岸摧〔一〕入水，久者皆黑。近南山溪谷、茂州、維州亦有，勝于漢中者。【頌曰】今雍州亦有之。【時珍曰】崔昉本草云：金牙石，陽石也。生川、陜山中，似蜜栗〔二〕子，有金點形者妙。聖濟經治癘風大方中，用金牙石、銀牙石。銀牙恐即金牙石之白色者爾，方書並無言及者，姑闕之。

【修治】【大明曰】入藥，燒赤去粗汁〔三〕乃用。

【氣味】鹹，平，無毒。【大明曰】甘，平。

【主治】鬼疰毒蠱諸疰。别録。治一切冷風氣，筋骨攣急，腰脚不遂，燒，浸酒服。甄權。煖腰膝，補水臟，驚悸，小兒驚癇。大明。

【發明】【弘景曰】金牙惟酒、散及五疰丸用之，餘方少用。【頌曰】葛洪肘後方，治風毒厥，有大小金牙酒，但浸其汁飲之。孫思邈千金方治風毒及鬼疰、南方瘴〔四〕氣、傳尸等，各有大小金牙散之類是也。小金牙酒主風疰百病，虚勞濕冷，緩弱不仁，不能行步，近人用之多效。故著其法云：金牙、細辛、莽草、防風、地膚子、地黄、附子、茵蕷、續斷、蜀椒、蒴藋根各四兩，獨活一斤，十二物。金牙搗末，别盛練囊，餘皆薄切，同入一大囊，以清酒四兩漬之，密器泥口，四宿酒成。温服二合，日二次，取效。

金剛石綱目

【釋名】金剛鑽。【時珍曰】其砂可以鑽玉補瓷，故謂之鑽。

【集解】【時珍曰】金剛石出西番、天竺諸國。葛洪抱朴子云：扶南出金剛，生水底石上，如鍾乳狀，體似紫石英，可以刻玉。人没水取之，雖鐵椎擊之

〔一〕摧：原作「頽」。今據證類卷五金牙改。
〔二〕栗：原作「粟」。今據卷九蜜栗子改。
〔三〕汁：原脱。今據證類卷五金牙補。
〔四〕瘴：原作「障」。今據證類卷五金牙改。

亦不能傷。惟羚羊角扣之，則㵐然冰泮。丹房鑑源云：紫背鉛能碎金剛鑽。周密齊東野語云：玉人攻玉，以恒河之砂，以金剛鑽鏤之，其形如鼠矢，青黑色如石如鐵。相傳出西域及回紇高山頂上，鷹隼粘帶食入腹中，遺糞于河北砂磧間，未知然否。玄中記云：大秦國出金剛，一名削玉刀，大者長尺許，小者如稻黍，着環中，可以刻玉。觀此則金剛有甚大者，番僧以充佛牙是也。欲辨真僞，但燒赤淬醋中，如故不酥碎者爲真。若覺鈍，則煅赤，冷定即鋭也。故西方以金剛喻佛性，羚羊角喻煩惱。十洲記載西海流砂有昆吾石，治之則劍如鐵〔一〕，光明如水精，割玉如泥，此亦金剛之大者也。又獸有貘及嚙鐵、狡兔，皆能食鐵，其糞俱可爲兵切玉，詳見獸部貘下。

【主治】磨水塗湯火傷。作釵鐶服佩，辟邪惡毒氣。時珍。

砭石 音邊○綱目

【釋名】鍼石。

【集解】【時珍曰】案東山經云：高氏之山，鳧麗之山，皆多鐵〔二〕石。郭璞注云：可爲砭鍼也。素問異法方宜論云：東方之域，魚鹽之地，海濱傍水，其病爲瘡瘍，其治宜砭石，故砭石亦從東方來。王冰注云：砭石如玉，可以爲鍼。蓋古者以石爲鍼，季世以鍼代石，今人又以瓷鍼刺病，亦砭之遺意也。但砭石無識者，豈即石砮之屬爲之歟。

【附録】石砮。【時珍曰】石砮出肅慎。國人以枯木爲矢，青石爲鏃，施毒，中人即死。石生山中。禹貢荆州、梁州皆貢砮，即此石也。又南方藤州以青石爲刀劍，如銅鐵，婦人用作環玦。琉璃國人墾田，以石爲刀，長尺餘。皆此類也。【主治】刺百病癰腫。

越砥 別録中品

【釋名】磨刀石藏器、羊肝石綱目、礪石。【時珍曰】尚書：荆州厥貢砥礪。注云：砥以細密爲名，礪以粗糲爲稱。俗稱者爲羊肝石，因形色也。

【弘景曰】越砥，今細礪石也。出臨平。

【氣味】甘，無毒。

〔一〕治之則劍如鐵：御覽卷八百十三鐵引十洲記：「治其石成鐵作劍」。

〔二〕鐵：山海經卷四東山經作「箴」。

【主治】目盲，止痛，除熱瘙。本經。磨汁點目，除障翳。燒赤投酒飲，破血瘕痛〔一〕。藏器。

礪石。【主治】破宿血，下石淋，除結瘕，伏鬼物惡氣，燒赤投酒中飲之。人言蹋之患帶下，未知所由。藏器。

磨刀垽一名龍白泉粉。【主治】傅蠼螋尿瘡，有效。藏器。塗瘰癧結核。時珍。

薑石唐本草

【釋名】𥐨礰石。【時珍曰】薑石以形名。或作礓礫。邵伯温云：天有至戾，地有至幽，石類得之，則爲礓礫是也。俗作𥐨礰。

【集解】【恭曰】薑石所在有之，生土石間，狀如薑，有五種，以色白而爛不磣者良，齊州〔二〕歷城東者好，采無時。【宗奭曰】所在皆有，須不見日色旋取，微白者佳。

【氣味】鹹，寒，無毒。【主治】熱豌豆瘡，丁毒等腫。唐本。

【附方】舊二，新三。丁毒腫痛。白薑石末，和雞子清傅之，乾即易，丁自出，神驗。崔氏方。乳癰腫大。如盌腫痛，方同上。外臺秘要。産後脹衝，氣噎。𥐨礰石、代赭石等分，爲末，醋糊丸梧子大。每服三五十丸，醋湯下。潔古保命集。通身水腫。薑石燒赤，納黑牛尿中，熱服，日飲一升。千金方。

麥飯石宋圖經

【釋名】【時珍曰】象形。

【集解】【時珍曰】李迅云：麥飯石處處山溪中有之。其石大小不等，或如拳，或如鵝卵，或如盞，或如餅，大略狀如握聚一團麥飯，有粒點如豆如米，其色黄白，但於溪間麻石中尋有此狀者即是。古方云，曾作磨者佳，誤矣。此石不可作磨。若無此石，但以舊麪磨近齒處石代之，取其有麥性故耳。

【氣味】甘，温，無毒。

【主治】一切癰疽發背。時珍。

【發明】【頌曰】大凡石類多主癰疽。世傳麥飯石膏，治發背瘡甚效，乃中岳山人吕子華秘方。裴員外啗之以名第，河南尹脅之以重刑，吕寧絶榮望，守

〔一〕痛：下原有「切」字。證類卷四礪石「痛後」接「功效極同」，故「切」乃「功」之誤，因删。

〔二〕州：原作「城」。今據證類卷五薑石改。

死不傳其方。取此石碎如棋子，炭火燒赤，投米醋中浸之，如此十次，研末篩細，入乳鉢内，用數人更碾五七日，要細膩如麪，四兩。鹿角一具，要生取連腦骨者，其自脱者不堪用，每二三寸截之，炭火燒令烟盡即止，爲末研細，二兩。白斂生研末，二兩。用三年米醋入銀石器内，煎令魚目沸，旋旋入藥在内，竹杖子不住攪，熬一二時久，稀稠得所，傾在盆内，待冷以紙蓋收，勿令塵入。用時，以鵝翎拂膏，于腫上四圍赤[一]處盡塗之，中留錢大洩氣。如未有膿即内消，已作頭即撮小，已潰即排膿如湍水。若病久肌肉爛落，見出筋骨者，即塗細布上帖之，乾即易，逐日瘡口收斂。但中[二]隔不穴者，即無不瘥。已潰者，用時先以猪蹄湯洗去膿血，故帛挹乾，乃用藥。其瘡切忌手觸動，嫩肉仍不可以口氣吹風，及腋氣、月經、有孕人見之，合藥亦忌此等。初時一日一洗一换，十日後二日一换。此藥要極細方有效。若不細，塗之即極痛也。此方孫真人千金月令已有之，但不及此詳悉耳。又北齊馬嗣明治楊遵彦背瘡，取粗黄石如鵝卵大者，猛火燒赤，納濃醋中，當有屑落醋中，再燒再淬，石至盡，取屑日乾，擣篩極細末，和醋塗之，立愈。劉禹錫傳信方謂之「鍊石法」，用傅瘡腫無不驗。

水中白石 拾遺

【集解】【時珍曰】此石處處溪澗中有之。大者如雞子，小者如指頂，有黑白二色，入藥用白小者。

【主治】食魚鱠多，脹滿成瘕，痛悶，日漸羸弱。取數十枚燒赤，投五升水中七徧，熱飲。如此三五度，當利出瘕也。又燒淬水中，納鹽三合，洗風瘙癮疹。藏器。治背上忽腫如盤，不識名者。取一二盌，燒熱投水中，頻洗之，立瘥。蘇頌。

【發明】【時珍曰】昔人有煮石爲粮法，即用此石也。其法用胡葱汁或地榆根等煮之，即熟如芋，謂之石羹。抱朴子云：洛陽道士董威辟穀方：用防風、莧[三]子、甘草之屬十許種爲散，先服三方寸匕，乃吞石子如雀卵十二枚。足百日，不食，氣力顔色如故。欲食，則飲葵湯，下去石子。又有赤龍血、青龍膏，皆可煮石。又有引石散，投方寸匕，可煮白石子一斗，立熟如芋，可食。

河砂[四] 拾遺

【釋名】砂，小石也。字從少石，會意。

【主治】石淋，取細白沙三升炒熱，以酒三升淋汁，服一合，日再服。又主絞腸沙痛，炒赤，冷水淬之，澄清，服一二合。

[一] 赤：原作「亦」。今從張本改。
[二] 中：原字漫漶。今據證類卷五薑石補正。
[三] 莧：原脱。今據抱朴子内篇卷十五雜應補。
[四] 河砂：證類卷三原作「六月河中諸熱砂」。

時珍。風濕頑痺不仁，筋骨攣縮，冷風癱緩，血脉斷絶。六月取河砂，烈日暴令極熱，伏坐其中，冷即易之。取熱徹通汗，隨病用藥。切忌風冷勞役。藏器。

【附方】新一。人溺水死。白沙炒，覆死人面上下，惟露七孔，冷濕即易。千金。

杓上砂綱目

【集解】【時珍曰】此淘米杓也。有木杓、瓢杓，皆可用。

【主治】面上風粟，或青或黄赤，隱暗澀痛，及人唇上生瘡者，本家杓上刮去唇砂一二粒，即安。又婦人吹乳，取砂七枚，温酒送下，更以炊帚枝通乳孔。此皆莫解其理。時珍。

石燕唐本草

【集解】【李勣曰】石燕出零陵。【恭曰】永州祁陽縣西北一十里有土岡上，掘深丈餘取之。形似蚶而小，堅重如石也。俗云因雷雨則自石穴中出，隨雨飛墮者，妄也。【頌曰】祁陽縣江畔沙灘上有之。或云生洞中，凝僵似石者佳，采無時。【宗奭曰】石燕如蜆蛤之狀，色如土，堅重如石。既無羽翼，焉能飛出？其言近妄。【時珍曰】石燕有二：一種是此，乃石類也，狀類燕而有文，圓大者爲雄，長小者爲雌。一種是鍾乳穴中石燕，似蝙蝠者，食乳汁，能飛，乃禽類也，見「禽部」。禽石燕食乳，食之補助，與鍾乳同功，故方書助陽藥多用之。俗人不知，往往用此石爲助陽藥，刊于方册，誤矣。

【氣味】甘，凉，無毒。

【主治】淋疾，煮汁飲之。婦人難産，兩手各把一枚，立驗。唐本。療眼目障瞖，諸般淋瀝，久患消渴，臟腑頻瀉，腸風痔瘻，年久不瘥，面色虚黄，飲食無味。婦人月水湛濁，赤白帶下多年者，每日磨汁飲之。一枚用三日，以此爲準。亦可爲末，水飛過，每日服半錢至一錢，米飲服。至一月，諸疾悉平。時珍。

【發明】【時珍曰】石燕性凉，乃利竅行濕熱之物。宋人修本草，以食鍾乳禽石燕混收入此石燕下。故世俗誤傳此石能助陽，不知其正相反也。

【附方】舊三，新七。傷寒尿澀，小腹脹滿。石燕爲末，葱白湯調半錢，脹通爲度。聖惠方。小便淋痛。石燕子七枚，擣黍米大，新桑根白皮三兩剉〔一〕，拌匀，分作七帖，每帖用水一盞，煎七分，空心、午前各一服。簡要濟衆方。血淋心煩。石燕子、商陸、赤小豆、紅花等分，爲末。每服一錢，葱白

〔一〕剉：原作「到」。今據證類卷五石燕改。

湯調下。聖惠方。久年腸風。石燕磨水，常服勿歇。靈苑方。赤白帶下，多年不止。石燕一枚，磨水服，立效。徐氏家傳方。襁褓吐乳，欬嗽久不愈。石燕子爲末，以蜜調少許，塗唇上，日三五次。衛生寳鑑。拳毛倒睫。石燕子一雌一雄，磨水點搽眼。先以鑷子摘去拳毛，乃點藥，後以黄連水洗之。乾坤生意。牢牙止痛。石燕三對，火燒醋淬七次，青鹽、乳香各一兩，細辛半兩，爲末。揩之，荆芥湯漱口。一方去乳香、細辛，加麝香。齒疏不堅。石燕子五對，火煅米醋淬七次，爲末，青鹽、麝香各少許，研勻。日用揩牙後，以温酒漱嚥[一]之。元遺山方。服石發動。石燕子七箇，打碎，水三升，煮二升，頻頻淋洗，以瘥爲度。聖濟方。

石蟹宋開寳

【集解】【志曰】石蟹生南海，云是尋常蟹爾，年月深久，水沫相着，因化成石，每遇海潮即飄[二]出。又有一種，入洞穴年深者亦然。皆細研水飛，入諸藥相助用之。【頌曰】近海州郡皆有之。體質石也，而都與蟹相似，但有泥與粗石相着爾。【時珍曰】按顧玠海槎録云：崖州榆林港内半里許，土極細膩，最寒，但蟹入則不能運動，片時成石矣。人獲之名石蟹，置之几案，云能明目也。復有石鰕似鰕，出海邊。石魚似魚，出湘山縣石魚山，並不入藥用。一統志言，鳳翔汧陽縣西有山魚隴，掘[三]地破石得之，云可辟蠹也。

【氣味】鹹，寒，無毒。

【主治】青盲目淫，膚瞖丁瞖，漆瘡。開寳。解一切藥毒并蠱毒，天行熱疾，催生落胎，療血運，並熱水磨服。大明。醋摩傅癰腫。熟[四]水磨服，解金石毒。蘇頌。

【附方】新一。喉痺腫痛。石蟹磨水飲，并塗喉外。聖濟録。

石蛇宋圖經

【集解】【頌曰】石蛇出南海水旁山石間，其形盤屈如蛇，無首尾，内空，紅紫色，以左盤者良。又似車螺，不知何物所化。大抵與石蟹同類，功用亦相近。

〔一〕酒漱嚥：原作「酒嗽燕」。普濟方卷七十牢牙石燕子散作「温酒漱，吐出，不吐無妨」。今據此改「酒漱」二字，并據「不吐無妨」之義及「燕」字音形，改「燕」爲「嚥」。

〔二〕飄：原作「瓢」。今據證類卷四石蟹改。

〔三〕掘：原作「握」。今據明一統志卷三十四鳳翔府土産石魚改。

〔四〕熟：原作「熱」。今據證類卷四石蟹改。

【宗奭曰】石蛇色如古墻上土，盤結如查梨大，空中，兩頭巨細一等。不與石蟹同類。蟹則真蟹所化，蛇非真蛇。今人用之絶少。【時珍曰】按姚寬西溪叢話云：南恩州海邊有石山觜，每蟹過之則化爲石，蛇過亦然。此説不知果否？若然，則石蛇亦真蛇所化矣。

【氣味】鹹，平，無毒。【主治】解金石毒。蘇頌。

石蠶宋開寶

【釋名】石僵蠶綱目。

【集解】【志曰】石蠶生海岸石旁，狀如蠶，其實石也。

【氣味】苦，熱，無毒。【藥訣曰】苦，熱，有毒。【獨孤滔曰】制丹砂。【主治】金瘡，止血生肌。破石淋血結，磨服，當下碎石。開寶。

石鼈綱目

【集解】【時珍曰】石鼈生海邊，形狀大小儼如䗪蟲，蓋亦化成者。䗪蟲俗名土鼈。

【氣味】甘，凉，無毒。

【主治】淋疾血病，磨水服。時珍。

蛇黄唐本草

【集解】【恭曰】蛇黄出嶺南，蛇腹中得之，圓重如錫，黄黑青雜色。【志曰】蛇黄多赤色，有吐出者，野人或得之。【頌曰】今越州、信州亦有之。今醫所用，云是蛇冬蟄時所含土，到春發蟄吐之而去，大如彈丸，堅如石，外黄内黑色，二月采之。與舊説不同，未知孰是。【時珍曰】蛇黄生腹中，正如牛黄之意。世人因其難得，遂以蛇含石代之，以其同出於蛇故爾。廣西平南縣有蛇黄岡，土人九〔一〕月掘下七八尺，始得蛇黄，大者如雞子，小者如彈丸，其色紫。庚辛玉册云：蛇含自是一種石，云蛇入蟄時，含土一塊，起蟄時化作黄石，不稽之言也。有人掘蛇窟尋之，並無此説。

【脩治】【大明曰】入藥，燒赤醋淬三四次，研末水飛用。

【氣味】冷，無毒。

〔一〕九：原作「丸」。今從江西本改。

【主治】心痛疰忤，石淋，小兒驚癇，婦人産難，以水煮研服汁。唐本。鎮心。大明。磨汁，塗腫毒。時珍。

【附方】新六。暗風癇疾。忽然仆地，不知人事，良久方醒。蛇黄，火煅醋淬七次，爲末，每調酒服二錢，數服愈。年深者亦效。危氏得效方。驚風癇疳。神穴丹：治急驚風、癇疾、天弔、疳熱等證。用紫色蛇黄四兩煅過，豶猪屎二兩小者泥固煅過，鐵粉一兩，朱砂半兩，麝香一錢，爲末，糯粉糊丸芡子大，漆盤晒乾。看之每丸有一小穴，故名神穴丹。每服一丸，薄荷酒化下，立甦。疳熱，冷水化下。靈苑方。小兒項軟因風虚者。蛇含石一塊，煅七次，醋淬七次研，鬱金等分，爲末，入麝香少許，白米飯丸龍眼大。每服一丸，薄荷湯化服，一日一服。活幼全書。瘴瘧鬼瘧，食瘧。蛇含石末一兩，信石末一兩，研勻，入水火鼎内，上以盞蓋，六一泥固濟，煅至藥升在盞，刮下爲末，米糕糊丸緑豆大，雄黄爲衣。每服一丸，黑豆研水，五更送下。摘玄方。血痢不止。蛇含石二枚，火煅醋淬，研末。每服三錢，米飲下。○普濟方。腸風下血，脱肛。蛇黄二顆，火煅醋淬七次，爲末，每服三錢，陳米飲下。普濟方。

霹靂碪拾遺

【釋名】雷楔。【時珍曰】舊作針及屑，誤矣。

【集解】【藏器曰】此物伺候震處，掘地三尺得之。其形非一，有似斧刀者，剉刀者，有安二孔者。一云出雷州，并河〔一〕東山澤間。因雷震後得者。多似斧，色青黑斑文，至硬如玉〔二〕。或言是人間石造，納與天曹，不知事實。【時珍曰】按雷書云：雷斧如斧，銅鐵爲之。雷碪似碪，乃石也，紫黑色。雷鎚重數斤，雷鑽長尺餘，皆如鋼鐵，雷神以劈物擊物者。雷環如玉環，乃雷神所珮遺落者。雷珠乃神龍所含遺下者，夜光滿室。又博物志云：人間往往見細石形如小斧，名霹靂斧，一名霹靂楔。玄中記云，玉門之西有一國，山上立廟，國人年年出鑽，以給雷用。此謬言也。雷雖陰陽二氣激薄有聲，實有神物司之，故亦隨萬物啓蟄，斧鑽碪鎚皆實物也。若曰在天成象，在地成形，如星隕爲石。則雨金石、雨粟麥、雨毛血及諸異物者，亦在地成形者乎？必太虚中有神物使然也。陳時蘇紹雷鎚重九斤。宋時沈括于震木之下得雷楔，似斧而無孔。鬼神之道幽微，誠不可究極。

【主治】無毒。主大驚失心，恍惚不識人，并石淋，磨汁服，亦煮服。作枕，除魔夢不祥。藏器。刮末服，主瘵疾，殺勞蟲，下蠱毒，止洩泄。置箱簣間，不生蛀蟲。諸雷物珮之，安神定志，治驚邪之疾。時珍，出雷書。

〔一〕河：原作「可」。今據證類卷三霹靂鍼改。
〔二〕玉：原作「土」。今據改同上。

雷墨綱目

【集解】【時珍曰】按雷書云：凡雷書木石，謂木札，入二三分，青黃色。或云：雄黄、青黛、丹砂合成，以雷楔書之。或云蓬萊山石脂所書。雷州每雷雨大作，飛下如沙石，大者如塊，小者如指，堅硬如石，黑色光艷至重。劉恂嶺表録云：雷州驟雨後，人于野中得石如黳石，謂之雷公墨，扣之錚然，光瑩可愛。又李肇國史補云：雷州多雷，秋則伏蟄，狀如彘〔一〕，人掘取食之。觀此，則雷〔二〕果有物矣。

【主治】小兒驚癇，邪魅諸病，以桃符湯磨服即安。時珍。

〔一〕彘：原脱。今據唐國史補卷下補。

〔二〕雷：原字缺損。今從錢本補正。

本草綱目石部目録第十一卷

石之五　鹵石類二十種　附録二十七種

食鹽別録　戎鹽本經　光明鹽唐本　鹵鹹本經

凝水石本經○即寒水石　玄精石開寶　緑鹽唐本　鹽藥拾遺○懸石附

朴消本經　玄明粉藥性　消石本經○即焰消　硇砂唐本

蓬砂日華○特蓬殺、石藥〔一〕附　石流黄本經　石流赤別録

石流青別録○流黄香附　礬石本經　緑礬日華

黄礬綱目　湯瓶内鹼綱目

右附方舊一百零二，新二〔二〕百四十九。

附録：諸石二十七種。

〔一〕石藥：蓬砂正文下未附此藥。

〔二〕二：原作「一」。今從江西本改，以符正文。

本草綱目石部第十一卷

石之五　鹵石類二十種　附録二十七種

食鹽 別録中品

【校正】【志曰】元在米部，今移入此。【時珍曰】併入本經大鹽。

【釋名】鹺音磋。【時珍曰】鹽字象器中煎鹵之形。禮記：鹽曰鹹鹺。爾雅云：天生曰鹵，人生曰鹽。許慎説文云：鹽，鹹也。東方謂之斥，西方謂之鹵〔一〕，河東謂之鹹。黄帝之臣宿沙氏，初煮海水爲鹽。本經大鹽，即今解池顆鹽也。別録重出食鹽，今併爲一。方士呼鹽爲海砂。

【集解】【別録曰】大鹽出邯鄲及河東池澤。【恭曰】大鹽即河東印鹽也，人之常食者，形粗于食鹽。【弘景曰】有東海鹽、北海鹽、南海鹽、河東鹽池、梁益鹽井、西羌山鹽、胡中樹鹽，色類不同，以河東者爲勝。東海鹽、官鹽白，草粒細，北海鹽黄，草粒粗。以作魚鮓及鹹葅，乃言北〔二〕勝，而藏繭必用鹽官者。蜀中鹽小淡，廣州鹽鹹苦，不知其爲療體復有優劣否。【藏器曰】四海之内何處無之，惟西南諸夷稍少，人皆燒竹及木鹽當之。【頌曰】并州末鹽，乃刮鹹煎鍊者，不甚佳，所謂鹵鹹是也。大鹽生河東池澤，粗于末鹽，即今解鹽也。解州、安邑兩池取鹽，於池旁耕地，沃以池水，每得南風急，則宿夕成鹽滿畦，彼人謂之種鹽，最爲精好。東海、北海、南海鹽者，今滄、密、楚、秀、温、台、明、泉、福、廣、瓊、化諸州，煮海水作之，謂之澤鹽，醫方謂之海鹽。海邊掘坑，上布竹木，覆以蓬茅，積沙于上。每潮汐衝沙，則鹵鹹淋于坑中。水退則以火炬照之，鹵氣衝火皆滅。因取海鹵貯盤中煎之，頃刻而就。其煮鹽之器，漢謂之牢盆，今或鼓鐵爲之。南海人編竹爲之，上下周以蜃灰，横丈深尺，平底，置于竈背，謂之鹽盤。梁益鹽井者，今歸州及四川諸郡皆有鹽井，汲其水以煎作鹽，如煮海法。又濱州有土鹽，煎鍊草土而成，其色最粗黑，不堪入藥。通、泰、海州並有停户〔三〕，刮鹹煎鹽輸官，如并州末鹽之類，而味更優，以供給江湖，極爲饒衍。【時珍曰】鹽品甚多。海鹽取海鹵煎鍊而成，今遼冀、山東、兩淮、閩浙、廣南所出是也。井鹽取井鹵煎鍊而成，今四川、雲南所出是也。池鹽出河東安邑、西夏靈州，今惟解州種

〔一〕鹵：原作「鹹」。今據説文鹵部鹵改。
〔二〕北：新修本草（卷子本）卷十九米等部此下有「海」字。
〔三〕户：原作「夕」。今據證類卷四食鹽改。

之。疏鹵地爲畦隴，而塹圍之。引清水注入，久則色赤。待夏秋南風大起，則一夜結成，謂之鹽南風。如南風不起，則鹽失利。亦忌濁水淤澱鹽脉也〔一〕。海豐、深州者，亦引海水入池晒成。并州、河北所出，皆鹻鹽也，刮取鹻土，煎鍊而成。階、成、鳳州〔二〕所出，皆崖鹽也，生于土崖之間，狀如白礬，亦名生鹽。此五種皆食鹽也。上供國課，下濟民用。海鹽、井鹽、鹻鹽三者出于人，池鹽、崖鹽二者出于天。周禮云：鹽人掌鹽之政令。祭祀供其苦鹽、散鹽；賓客供其形鹽；王之膳羞，供其飴鹽。苦鹽，即顆鹽也，出于池〔三〕，其鹽爲顆，未鍊治，其味鹹苦。散鹽，即末鹽，出于海及井，并煮鹻而成者，其鹽皆散末也。形鹽，即印鹽，或以鹽刻作虎形也。或云積鹵所結，其形如虎〔四〕也。飴鹽，以飴拌成者。或云生于戎地，味甜而美也。此外又有崖〔五〕鹽生于山崖，戎鹽生于土中，傘子鹽生于井，石鹽〔六〕生于石，木鹽生于樹，蓬鹽生于草。造化生物之妙，誠難殫知也。

【修治】【時珍曰】凡鹽，人多以礬、消、灰、石之類雜之。入藥須以水化，澄去脚滓，煎鍊白色乃良。

大鹽。【氣味】甘、鹹，寒，無毒。【別録曰】食鹽鹹，温，無毒。多食傷肺，喜欬。【權曰】有小毒。【時珍曰】鹹、微辛，寒，無毒。【保昇曰】多食令人失色膚黑，損筋力。【之才曰】漏蘆爲之使。【斅曰】敝箄淡鹵，烏賊骨亦淡鹵。

【主治】腸胃結熱喘逆，胸中病，令人吐。本經。傷寒寒熱，吐胸中痰澼，止心腹卒痛，殺鬼蠱邪疰毒氣，下部䘌瘡，堅肌骨。別録。除風邪，吐下惡物，殺蟲，去皮膚風毒。調和臟腑，消宿物，令人壯健。藏器。助水臟，及霍亂，心痛，金瘡，明目，止風淚邪氣，一切蟲傷，瘡腫，火灼瘡，長肉補皮膚，通大小便，療疝氣，滋五味。大明。空心揩齒，吐水洗目，夜見小字。甄權。解毒，涼血潤燥，定痛止痒，吐一切時氣風熱、痰飲關格諸病。時珍。

【發明】【弘景曰】五味之中，惟此不可缺。西北方人食不耐鹹，而多壽少病好顏色；東南方人食絶欲鹹，而少壽〔七〕多病，便是損人傷肺之效。然以浸魚肉則能經久不敗，以沾布帛則易致朽爛，所施各有所宜也。【宗奭曰】素問云：鹹走血。故東方食魚鹽之人多黑色，走血之驗可知。病喘嗽人及水腫者，宜全禁之。北狄用以淹尸，取其不壞也。其燒剥金銀鎔汁作藥，仍須解州大鹽爲佳。【時珍曰】洪範「水曰潤下作鹹」，素問曰「水生鹹」，此鹽之根源也。夫水周

〔一〕也：此下原有一字闕。今據文義删。
〔二〕州：原作「川」。夢溪筆談卷十一官政載崖鹽階、成、鳳等州食之，今據改。
〔三〕池：原脱。今從江西本補。
〔四〕結其形如虎：五字漫漶。今從江西本補正。
〔五〕也此外又有崖：六字漫漶。今從補正同上。
〔六〕石鹽：二字漫漶。今從補同上。
〔七〕壽：原作「早」。今據證類卷四食鹽改。

流于天地之間，潤下之性無所不在，其味作鹹，凝結爲鹽，亦無所不在。在人則血脉應之。鹽之氣味鹹腥，人之血亦鹹腥。鹹走血，血病無多食鹹，多食則脉凝泣而變色，從其類也。煎鹽者用皂角收之，故鹽之味微辛。辛走肺，鹹走腎。喘嗽水腫消渴者，鹽爲大忌。或引痰吐，或泣血脉，或助水邪故也。然鹽爲百病之主，百病無不用之。故服補腎藥用鹽湯者，鹹歸腎，引藥氣入本臟也。補心藥用炒鹽者，心苦虚，以鹹補之也。補脾藥用炒鹽者，虚則補其母，脾乃心之子也。治積聚結核用之者，鹽〔一〕能耎堅也。諸癰疽眼目及血病用之者，鹹走血也。諸風熱病用之者，寒勝熱也。大小便病用之者，鹹能潤下也。骨病齒病用之者，腎主骨，鹹入骨也。吐藥用之者，鹹引水聚也。能收豆腐，與此同義。諸蠱及蟲傷用之者，取其解毒也。【頌曰】唐柳柳州纂救三死方云：元和十一年十月，得霍亂，上不可吐，下不可利，出冷汗三大斗許，氣即絶。河南房偉傳此方，入口即吐，絶氣復通。其〔二〕法用鹽一大匙，熬令黄，童子小便一升，合和温服，少頃吐下即愈也。

【附方】舊四十二，新二十七。**鍊鹽黑丸**。崔中丞鍊鹽黑丸方：鹽末一升，納粗瓷瓶中，實築泥頭，初以塘火燒，漸漸加炭火，勿令瓶破。候赤徹，鹽如水汁，即去火，待凝，破瓶取出。豉一升熬煎，桃仁一兩和麩炒熟，巴豆二兩去心膜，紙中炒令油出，須生熟得所，熟即少力，生又損人。四物擣勻，入蜜和丸梧子大，每服三丸，平旦時服。天行時氣，豉汁及茶下。心痛，酒下，入口便止。血痢，飲下，初變水痢，後便止。鬼瘧，茶飲下。骨蒸，蜜湯下。忌久冷漿水。合藥久則稍加之。凡服藥後吐利，勿怪。吐利若多，服黄連汁止之。或遇殺藥人，藥久不動者，更服一兩丸。藥後忌口二三日。其藥臘月合之，瓷瓶密封，勿令洩氣。一劑可救百人。或在道途，或在村落，無藥可求，但用此藥一刀圭〔三〕，即敵大黄、朴消數兩，曾用有效。小兒、女子不可服，被攪作也。劉禹錫傳信方。**卒中尸遁**。其狀腹脹，氣〔四〕急冲心，或塊起，或牽腰脊者是。服鹽湯取吐。孫真人方。**尸疰鬼疰**，下部蝕瘡。炒鹽布裹，坐熨之。藥性論。**鬼擊中惡**。鹽一盞，水二盞，和服，以冷水噀之，即甦。救急方。**中惡心痛**。或連腰臍，鹽如雞子大，青布裹，燒赤，納酒中，頓服，當吐惡物愈。甄權藥性論。**中風腹痛**。鹽半斤，熬水乾，着口中，飲熱湯二升〔五〕，得吐愈。肘後方。**脱陽虚證**。四肢厥冷，不省人事，或小腹緊痛，冷汗氣喘，炒鹽熨〔六〕臍下氣海，取煖。救急方。**心腹脹堅**。痛悶欲死，鹽五合，水一升，煎服。吐下即定，不吐更服。○梅師方。**腹脹氣滿**。黑鹽，酒服六銖。後魏書。**酒**

〔一〕鹽：上下文皆談鹹味藥理，似不當用「鹽」字，而當作「鹹」字。
〔二〕其：原作「一」。今據證類卷四食鹽改。
〔三〕一刀圭：原脱。今據補同上。
〔四〕氣：原脱。今據補同上。
〔五〕升：原作「斤」。今據改同上。
〔六〕熨：原作「慰」。今據急救良方卷一虚勞又方改。

肉過多。脹滿不快，用鹽花擦牙，温水漱下二三次，即如湯沃雪也。○簡便方。乾霍亂病。上不得吐，下不得利，方見「發明」。霍亂腹痛。炒鹽一包，熨其心腹，令氣透，又以一包熨其背。救急方。霍亂轉筋，欲死氣絶，腹有暖氣者，以鹽填臍中，灸鹽上七壯，即甦。○救急方。肝虚轉筋。肝臟氣虚，風冷搏于筋，遍體轉筋入腹不可忍。熱湯三斗，入鹽半斤，稍熱漬〔一〕之。聖惠方。一切脚氣。鹽三升，蒸熱分裹，近壁，以脚踏之，令脚心熱。又和槐白皮蒸之，尤良，夜夜用之。食療本草。脚氣疼痛。每夜用鹽擦腿膝至足甲，淹少時，以熱湯泡洗。有一人病此，曾用驗。救急方。胸中痰飲。傷寒、熱病、瘧疾須吐者，並以鹽湯吐之。外臺秘要。病後脇脹。天行病後，兩脇脹滿，熬鹽熨之。外臺秘要方。妊娠心痛不可忍。鹽燒赤，酒服一撮。産寶。妊婦逆生。鹽摩産婦腹，并塗兒足底，仍急爪搔之。○千金方。婦人陰痛。青布裹鹽，熨之。藥性論。小兒疝氣，并内弔腎氣。以葛袋盛鹽，于户口懸之，父母用手撚抖〔二〕盡，即愈。○日華子本草。小兒不尿。安鹽于臍中，以艾灸之。藥性論。小便不通。濕紙包白鹽，燒過，吹少許入尿孔中，立通。普濟方。氣淋臍痛。鹽和醋服之。廣利方。二便不通。鹽和苦酒傅臍中，乾即易。仍以鹽汁灌肛内，并内用紙裹鹽，投水中飲之。家藏方。漏精白濁。雪白鹽一兩，并築緊固濟〔三〕，煅一日，出火毒，白茯苓、山藥各一兩，爲末，棗肉和蜜丸梧子大，每棗湯下三十丸。蓋甘以濟鹹，脾腎兩得也。直指方。下痢肛痛不可忍者。熬鹽包坐熨之。肘後方。血痢不止。白鹽紙包燒研，調粥喫，三四次即止也。○救急方。中蠱吐血，或下血如肝。鹽一升，苦酒一升，煎化頓服，得吐即愈，乃支太醫方也。小品方。金瘡血出甚多。若血冷則殺人。宜炒鹽三撮，酒調服之。梅師方。金瘡中風。煎鹽令熱，以匙抄，瀝取〔四〕水，熱瀉瘡上，冷更着，一日勿住，取瘥，大效。肘後方。小兒撮口。鹽豉〔五〕擣貼臍上，灸之。子母秘録。病笑不休。滄鹽煅赤，研，入河水煎沸，啜之，探吐熱痰數升，即愈。素問曰：神有餘，笑不休。神，心火也，火得風則焰，笑之象也。一婦病此半年，張子和用此方，遂愈。儒門事親。飲酒不醉。凡飲酒，先食鹽一匕，則後飲必倍。肘後方。明目堅齒，去瞖，大利老眼。海鹽以百沸湯泡散，清汁于銀石器内，熬取雪白鹽花，新瓦器盛，每早揩牙漱水，以大指甲點水洗目，閉坐良久，乃洗面。名洞視千里法，極神妙。永類鈐方。風熱牙痛。槐枝煎濃湯二盌，入鹽一斤，煮乾炒研，日用揩牙，以水洗目。唐瑶經驗方。齒䘌齒動。鹽半兩，皂莢兩挺，同燒赤，研，夜夜揩齒，一月後並瘥，其齒牢固。○食療本草。齒齦宣露。每旦噙鹽，熱水含百遍，五日後齒即牢。千金方。齒疼出血。每夜鹽末厚封齗上，有汁瀝盡乃卧。其汁出時，叩齒勿住。不過十夜，疼血皆止。忌猪魚油菜等。極驗。肘後方。

〔一〕漬：原作「清」。今據證類卷四食鹽改。
〔二〕抖：原作「料」。今據改同上。
〔三〕固濟：原作「固齊」。直指方卷十漏濁證治「煉鹽法」作「以瓦蓋頂，黄泥塗封」。此即固濟法，因據改「齊」爲「濟」。
〔四〕取：原作「却」。今據證類卷四食鹽改。
〔五〕豉：原作「頭」。今據改同上。

喉中生肉。綿裹筯頭，拄鹽揩之，日五六度。孫真人方。帝鍾喉風，垂長半寸。煅食鹽頻點之，即消。○聖惠方。風病耳鳴。鹽五升蒸熱，以耳枕之，冷復易之。肘後方。耳卒疼痛。方同上。目中淚出。鹽點目中，冷水洗數次，瘥。范汪〔一〕方。目中浮瞖遮睛。白鹽生研少許，頻點屢效，小兒亦宜。直指方。小兒目瞖，或來或去，漸大侵睛。雪白鹽少許，燈心蘸點，日三五次。不痛不礙，屢用有效。活幼口議。塵物眯目。以少鹽并豉置水中，視之立出。孫真人方。酒皶赤鼻。白鹽常擦之，妙。直指方。口鼻急疳，蝕爛腐臭，斗子鹽、白麪等分，爲末，每以吹之。普濟方。面上惡瘡五色者。鹽湯浸綿搨瘡上，五六度即瘥。○藥性論。體如蟲行，風熱也。鹽一斗，水一石，煎湯浴之，三四次。亦療一切風氣。外臺秘要。瘡癬痛痒初生者。嚼鹽頻擦之，妙。千金翼。手足心毒，風氣毒腫。鹽末、椒末等分，酢和傅之，立瘥。肘後方。手足疣目。鹽傅上，以舌〔二〕舐之，不過三度，瘥。肘後方。熱病生䘌，下部有瘡。熬鹽熨之，不過三次。○梅師方。一切漏瘡。故布裹鹽，燒赤爲末，每服一錢。外臺秘要。臁瘡經年。鹽中黑泥，晒研搽之。永類方。蠼螋尿瘡。鹽湯浸綿，搨瘡上。食療本草。蜈蚣咬〔三〕人。嚼鹽塗之，或鹽湯浸之，妙。梅師方。蚯蚓咬〔四〕毒，形如大風，眉鬚皆落。惟濃煎鹽湯，浸身數遍即愈。浙西軍將張韶病此，每夕蚯蚓鳴于體，一僧用此方而安。蚓畏鹽也。經驗方。蜂蠆叮螫。嚼鹽塗之。千金方。解黄蠅毒。烏蒙山峽多小黄蠅，生毒蛇鱗中，囓人初無所覺，漸痒爲瘡。勿搔，但以冷水沃之，擦鹽少許，即不爲瘡。方輿勝覽。毒蛇傷螫。嚼鹽塗之，灸三壯，仍嚼鹽塗之。徐伯玉方。虱出怪病。臨卧渾身虱出，約至五升，隨至血肉俱壞，每宿漸多，痛痒不可言狀，惟喫水，卧牀晝夜號哭，舌尖出血不止，身齒俱黑，唇動鼻開。但飲鹽醋湯十數日即安。夏子益奇疾方。解狼毒毒。鹽汁飲之。千金方。藥箭毒氣。鹽貼瘡上，灸三十壯，良。集驗方。救溺水死。以大凳卧之，後足放高，用鹽擦臍中，待水自流出，切勿倒提出水。救急方。潰癰作痒。以鹽摩其四圍，即止。○外科精義。

戎鹽本經下品

【釋名】胡鹽別録、羌鹽日華、青鹽綱目、秃登鹽唐本、陰土鹽。【大明曰】西番所食者，故號戎鹽、羌鹽。【恭曰】戎鹽，即胡鹽也。沙州名秃登鹽，廓州名爲陰土鹽，生河岸山坂之陰土石間，故名。

【集解】【別録曰】戎鹽生胡鹽山及西羌北地、酒泉福禄城東南角。北海青，南海赤。十月采。【當之曰】戎鹽味苦臭，是海潮水澆山石，經久鹽凝着石，

〔一〕汪：原作「注」。今據證類卷四食鹽改。

〔二〕以舌：證類卷四食鹽引肘後方、醫心方卷四治疣目方引葛氏方均作「令牛」。皆通，「令牛」更勝。

〔三〕咬：原作「蛟」。今據證類卷四食鹽引梅師方改。

〔四〕咬：原作「蛟」。今據改同上。

取之北海者青，南海者赤。【弘景曰】史書言虜中鹽有九種：白鹽、食鹽，常食者；黑鹽，主腹脹氣滿；胡鹽，主耳聾目痛；柔鹽，主馬脊瘡。又有赤鹽、駮鹽、臭鹽、馬齒鹽四種，並不入食。馬齒即大鹽，黑鹽疑是鹵鹹，柔鹽疑是戎鹽，而此戎鹽又名胡鹽，二三相亂。今戎鹽虜中甚有，從涼州來，亦從燉煌來。其形作塊片，或如雞鴨卵，或如菱米，色紫白，味不甚鹹，口嘗〔一〕氣臭正如毈雞子臭者乃真。又河南鹽池泥中自有凝鹽如石片，打破皆方〔二〕，青黑色，善療馬脊瘡，又疑此是戎鹽。又巴東朐䏰縣北崖有鹽井，鹽水自凝，生繖子鹽，方〔三〕一二寸，中央突張如繖形，亦有方如石膏、博棊者。【恭曰】戎鹽即胡鹽。生河崖山坂之陰土石間，大小不常，堅白似石，燒之不鳴烢也。【宗奭曰】戎鹽成垛，裁之如枕，細白，味甘鹹。【頌曰】陶氏所説九種，今人不能遍識。醫家治眼及補下藥多用青鹽，恐即戎鹽也。本草云：北海青，南海赤。今青鹽從西羌來者，形塊方稜，明瑩而青黑色，最奇。北海來者，作大塊而不光瑩，又多孔竅，若蜂窠狀，色亦淺于西鹽，彼人謂之鹽枕，入藥差劣。北胡又有一種鹽，作片屑，如碎白石，彼人亦謂之青鹽，緘封于匣，與鹽枕并作禮贄，不知是何色類。【時珍曰】本草戎鹽云，北海青，南海赤，而諸注乃用白鹽，似與本文不合。按涼州異物志云：姜賴之墟，今稱龍城。剛鹵千里，蒺藜之形。其下有鹽，累棊而生。出于胡國，故名戎鹽。贊云：鹽山二岳，二色爲質。赤者如丹，黑者如漆。小大從意，鏤之爲物。作獸辟惡，佩之爲吉。或稱戎鹽，可以療疾。此説與本草本方相合，亦惟赤、黑二色，不言白者。蓋白者乃光明鹽，而青鹽、赤鹽則戎鹽也。故西涼記〔四〕云：青鹽池出鹽，正方半寸，其形如石，甚甜美。真臘記云：山間有石，味勝于鹽，可琢爲器。梁杰公傳言，交河之間，掘磧下數尺，有紫鹽，如紅如紫，色鮮而甘。其下丈許，有瑿珀。北户録亦言，張掖池中出桃花鹽，色如桃花，隨月盈縮。今寧夏近涼州地，鹽井所出青鹽，四方皎潔如石。山丹衛即張掖地，有池産紅鹽，紅色。此二鹽，即戎鹽之青、赤二色者。醫方但用青鹽，而不用紅鹽，不知二鹽皆名戎鹽也。所謂南海、北海者，指西海之南北而言，非炎方之南海也。張果玉洞要訣云：赤戎鹽出西戎，禀自然水土之氣，結而成質。其地水土之氣黄赤，故鹽亦隨土氣而生。味淡于石鹽，力能伏陽精。但于火中燒汁紅赤，凝定色轉益者，即真也。亦名絳鹽。抱朴子書有作赤鹽法。又嶺南一種〔五〕紅鹽，乃染成者，皆非真紅鹽也。又丹房鑑源云：蠻鹽可伏雌雄，紅鹽爲上。

【氣味】鹹，寒，無毒。【宗奭曰】甘、鹹。【大明曰】平。【獨孤滔曰】戎鹽，赤、黑二色，能累卵，乾汞，制丹砂。

【主治】明目目痛，益氣，堅肌骨，去毒蠱。本經。心腹痛，溺血吐血，齒舌血出。别録。助水臟，益精氣，除五臟癥結，心腹積聚，痛瘡疥癬。大明。解芫青、斑蝥毒。時珍。

〔一〕嘗：原作「常」。今據證類卷五戎鹽改。
〔二〕方：原脱。今據補同上。
〔三〕方：原脱。今據補同上。
〔四〕西涼記：御覽卷八百六十五飲食部鹽作「涼州記」。
〔五〕嶺南一種：四字漫漶。今從江西本補正。

【發明】【宗奭曰】戎鹽甘鹹，功在却血，入腎，治目中瘀赤濇昏。【時珍曰】戎鹽功同食鹽，不經煎鍊，而味鹹帶甘，入藥似勝。周禮注云，飴鹽味甜，即戎鹽，不知果否？或云以飴拌鹽也。

【附方】新六。小便不通。戎鹽湯：用戎鹽彈丸大一枚，伏苓半斤，白朮二兩，水煎，服之。仲景金匱方。風熱牙痛。青鹽一斤，槐枝半斤，水四盌，煎汁二盌，煮鹽至乾，炒研，日用揩牙洗目。唐氏經驗方。牢牙明目。青鹽二兩，白鹽四兩，川椒四兩，煎汁拌鹽炒乾，日用揩牙洗目，永無齒疾目疾。通變要法。風眼爛弦。戎鹽化水，點之。普濟方。痔瘡漏瘡。白礬四兩，青鹽四兩，爲末，豬尿脬一個盛之，陰乾，每服五錢，空心温水下。○趙氏經驗方。

光明鹽唐本草

【釋名】石鹽唐本、聖石蜀本、水晶鹽綱目。【時珍曰】雷斅炮炙論序云：聖石開盲，明目而如雲離日。則光明者，乃兼形色與功而名也。

【集解】【恭曰】光明鹽生鹽州五原，鹽池下鑿取之。大者如升，皆正方光徹。【頌曰】今階州出一種石鹽，生山石中，不由煎鍊，自然成鹽，色甚明瑩，彼人甚貴之，云即光明鹽也。【時珍曰】石鹽有山産、水産二種。山産者即厓鹽也，一名生鹽，生山厓之間，狀如白礬，出于階、成、陵、鳳、永康諸處。水産者生池底，狀如水晶、石英，出西域諸處。吴録云：天竺有新淘，水味甘美，下有石鹽，白如水晶。又波斯出自然白鹽，如細石子。金幼孜北征録云：北虜有鹽海子，出白鹽，瑩潔如水晶。又有鹽池鹽，色或青或白，軍士采食之。此皆水産者也。梁四公[一]傳云：高昌國燒羊山出鹽，大者如斗狀，白如玉。月望收者，其文理粗，明澈如冰；非月望收者，其文理密。金樓子云：胡中白鹽，産于崖，映月光明洞澈如水晶。胡人以供國厨，名君王鹽，亦名玉華鹽。此則山産者也。皆自然之鹽，所謂天成者也。益州記云：汶山有鹹石，以水漬而煎之成鹽。此亦石鹽之類，而稍不同者。

【氣味】鹹、甘，平，無毒。

【主治】頭痛諸風，目赤痛，多眵淚。唐本。

【發明】【時珍曰】光明鹽得清明之氣，鹽之至精者也，故入頭風眼目諸藥尤良。其他功同戎鹽，而力差次之。

鹵鹹本經下品

【釋名】鹵鹽、寒石吴普、石鹼補遺。【時珍曰】鹹音有二：音咸者，潤下之味；音減者，鹽土之名，後人作鹼、作鹻是矣。許慎説文云：鹵，西方鹹地也。故字從西省文，象鹽形。東方謂之斥，西方謂之鹵，河東謂之鹹。傳云「兑爲澤，其於地也爲剛鹵」，亦西方之義。

〔一〕公：下原衍「子」字。今據直齋書録解題等書目删。

【集解】【别録曰】鹵鹹生河東池澤。【弘景曰】今俗不復見鹵鹹，疑是黑鹽。又云：是煎鹽釜下凝滓。二説未詳。【恭曰】鹵鹹生河東，河東鹽不釜煎，明非凝滓。又疑是黑鹽，皆不然。此是鹼土也，今人熟皮用之，于鹼地掘取。【頌曰】并州人刮鹹煎鍊，不甚佳，即鹵鹹也。【機曰】鹵鹹，即鹵水也。【時珍曰】説文既言鹵、鹹皆斥地之名，則謂凝滓及鹵水之説皆非矣。鹵鹽與鹵鹼不同。山西諸州平野，及太谷、榆次高亢處，秋間皆生鹵，望之如水，近之如積雪。土人刮而熬之爲鹽，微〔一〕有蒼黄色者，即鹵鹽也。爾雅所謂「天生曰鹵，人生曰鹽」者是矣。凡鹽未經滴去苦水，則不堪食，苦水即鹵水也。鹵水之下，澄鹽凝結如石者，即鹵鹹也。丹溪所謂石鹼者，乃灰鹼也，見土類。吴普本草謂「鹵鹹一名鹵鹽」者，指鹵水之鹽，非鹵地之鹽也，不妨同名。

【氣味】苦，寒，無毒。【别録曰】苦、鹹，寒。【獨孤滔曰】鹵鹽制四黄，作銲藥。同硇砂罨鐵，一時即軟。

【主治】大熱消渴狂煩，除邪及下蠱毒，柔肌膚。本經。去五臟腸胃留熱結氣，心下堅，食已嘔逆，喘滿，明目目痛。别録。

【附方】新二。風熱赤眼，虚腫澀痛。鹵鹻一升，青梅二十七箇，古錢二十一文，新瓶盛，密封，湯中煮一炊時，三日後取點，日三五度。○聖惠方。

齒腐齦爛。不拘大人小兒，用上好鹹土，熱湯淋取汁，石器熬乾刮下，入麝香少許研，摻之。○宣明方。

凝水石本經中品

【釋名】白水石本經、寒水石、凌水石别録、鹽精石、泥精、鹽枕綱目、鹽根。【時珍曰】拆〔二〕片投水中，與水同色，其水凝動。又可夏月研末，煮湯入瓶，倒懸井底，即成凌冰，故有凝水、白水、寒水、凌水諸名。生于積鹽之下，故有鹽精以下諸名。石膏亦有寒水之名，與此不同。

【集解】【别録曰】凝水石，色如雲母可析〔三〕者，鹽之精也。生常山山谷、中水縣及邯〔四〕鄲。【弘景曰】常山即恒山，屬并州。中水屬河間。邯鄲屬趙郡。此處地皆鹹鹵，故云鹽精，而碎之亦似朴消。此石末置水中，夏月能爲冰者佳。【時珍曰】别録言凝水，鹽之精也。陶氏亦云鹵地所生，碎之似朴消。范子計然云出河東。河東，鹵地也。獨孤滔丹房鑑源云：鹽精出鹽池，狀如水精。據此諸説，則凝水即鹽精石也，一名泥精。昔人謂之鹽枕，今人謂之鹽根。生於鹵地積鹽之下，精液滲入土中，年久至泉。結而成石。大塊有齒稜，如馬牙消。清瑩如水精，亦有帶青黑色者，皆至暑月回潤，入水浸久亦化。陶氏注戎鹽，謂「鹽池泥中自有凝鹽如石片，打破皆方而色青黑」者，即此也。蘇頌注玄精石謂「解池有鹽精石，味更鹹苦，乃玄精之類」，又注食鹽謂「鹽枕作精塊，有孔竅，若蜂窠，

〔一〕微：原字缺損。今從江西本補正。
〔二〕拆：原作「折」。今從江西本改。
〔三〕析：原作「拆」。今據證類卷四凝水石改。
〔四〕邯：原作「卵」。今據改同上。

可緘封爲禮贄」者，皆此物也。唐宋諸醫不識此石，而以石膏、方解石爲注，誤矣。今正之于下。

【正誤】【恭曰】凝水石有縱理、横理兩種，色清明者爲上。或云縱理爲寒水石，横理爲凝水石。今出同州韓城，色青横理如雲母爲良；出澄州者，斜理文色白爲劣也。【頌曰】今河東汾、隰州及德順軍亦有之，三月采。又有一種冷油石，全與此相類，但投沸油鐺中，油即冷者，是也。此石性冷有毒，誤服令人腰以下不能舉。【宗奭曰】凝水石文理通徹，人或磨刻爲枕，以備暑月之用。入藥須燒過。或市人末入輕粉以亂真，不可不〔一〕察。陶氏言夏月能爲冰者佳，如此則舉世不能得矣。【閻孝忠曰】石膏，潔白堅硬，有墻壁。寒水石軟爛，可以手碎，外微青黑，中有細文。【王隱君曰】寒水石，堅白晶潔，狀若明礬、蓬砂之質。或有碎之，粒粒大小皆四方，故又名方解石，今人謂之硬石膏者是也。○【時珍曰】寒水石有二：一是軟石膏，一是凝水石。惟陶弘景所注，是凝水之寒水石，與本文相合。蘇恭、蘇頌、寇宗奭、閻孝忠四家所説，皆是軟石膏之寒水石。王隱君所説，則是方解石。諸家不詳本文鹽精之説，不得其説，遂以石膏、方解石指爲寒水石。唐宋以來相承其誤，通以二石爲用，而鹽精之寒水，絶不知用，此千載之誤也。石膏之誤近千載，朱震亨氏始明。凝水之誤，非時珍深察，恐終于絶響矣。

【脩治】【斅曰】凡使，須用生薑自然汁煮乾，研粉用。每十兩，用薑汁一鎰〔二〕也。

【氣味】辛，寒，無毒。【别録曰】甘，大寒。【普曰】神農：辛。岐伯、醫和、扁鵲：甘，無毒。李當之：大寒。【時珍曰】辛、鹹。【之才曰】解巴豆毒，畏地榆。【獨孤滔曰】制丹砂，伏玄精。

【主治】身熱，腹中積聚邪氣，皮中如火燒，煩滿，水飲之。久服不飢。本經。除時氣熱盛，五臟伏熱，胃中熱，止渴，水腫，小腹痺。别録。壓丹石毒風，解傷寒勞復。甄權。治小便白，内痺，凉血降火，止牙疼，堅牙明目。時珍。

【發明】【時珍曰】凝水石禀積陰之氣而成，其氣大寒，其味辛鹹，入腎走血除熱之功，同于諸鹽。古方所用寒水石是此石，唐宋諸方寒水石是石膏，近方寒水石則是長石、方解石，俱附各條之下，用者詳之。

【附方】舊二，新二。男女轉脬，不得小便。寒水石二兩，滑石一兩，葵子〔三〕一合，爲末，水一斗，煮五升，時服一升，即〔四〕利。○永類方。牙齦

〔一〕不：原脱。今據證類卷四凝水石補。
〔二〕薑汁一鎰：原作「生薑一溢」。今據證類卷四凝水石改。
〔三〕兩葵子：原字漫漶。今從江西本補正。
〔四〕一升即：原字漫漶。今從補正同上。

出血，有竅。寒水石粉三兩，朱砂二錢，甘草〔一〕，腦子一字，爲末，乾摻。普濟方。湯火傷灼。寒水石燒研傅之。衛生易簡方。小兒丹毒，皮膚熱赤。寒水石半兩，白土一分，爲末，米醋調塗之。○經驗方。

玄精石宋開寶

【釋名】太乙玄精石、陰精石綱目、玄英石。【時珍曰】此石乃鹹鹵至陰之精凝結而成，故有諸名。

【集解】【頌曰】玄精石出解州解池，及通、泰州積鹽倉中亦有之。其色青白、龜背者佳，采無時。又解池有鹽精石，味更鹹苦，亦玄精之類也。【恭曰】近地亦有之，色亦青白，片大不佳。【時珍曰】玄精是鹹鹵津液流滲入土，年久結成石片，片狀如龜背之形。蒲、解出者，其色青白通徹。蜀中赤鹽之液所結者，色稍紅光。沈存中筆談云：太陰玄精生解州鹽澤之鹵，溝渠土內得之。大者如杏葉，小者如魚鱗，悉皆尖角端正，如龜甲狀。其裙襴小墮，其前則下〔二〕剡，其後則上剡，正如穿山甲相揜之處，前〔三〕是龜甲，更無異也。色緑而瑩徹，叩之則直理而坼，瑩如明鑑，折〔四〕處亦六角，如柳葉大。燒過則悉解折，薄如柳葉，片片相離，白如霜雪，平潔可愛。此乃禀積陰之氣凝結，故皆六角。今天下所用玄精，乃絳州山中所出絳石，非玄精也。

【氣味】鹹，温，無毒。【時珍曰】甘、鹹，寒。【獨孤滔曰】制硫黄、丹砂。

【主治】除風冷邪氣，濕痺，益精氣，婦人痼冷漏下，心腹積聚冷氣，止頭痛，解肌。開寶。主陰證傷寒，指甲面色青黑，心下脹滿結硬，煩渴，虚汗不止，或時狂言，四肢逆冷，咽喉不利腫痛，脉沉細而疾，宜佐他藥服之。又合他〔五〕藥，塗大風瘡。宗奭。

【發明】【頌曰】古方不見用，近世補藥及傷寒多用之。其著者，治傷寒正陽丹出汗也。【時珍曰】玄精石禀太陰之精，與鹽同性，其氣寒而不温，其味甘鹹而降，同硫黄、消石治上盛下虚，救陰助陽，有扶危拯逆之功。故鐵甕申先生來復丹用之，正取其寒，以配消、硫之熱也。開寶本草言其性温，誤矣。

【附方】舊一，新八。正陽丹。治傷寒三日，頭痛壯熱，四肢不利。太陰玄精石、消石、硫黄各二兩，硇砂一兩，細研，入瓷〔六〕瓶固濟。以火半斤，

〔一〕甘草：此下原缺劑量。普濟方卷六十九齒間血出「生雞桃花散」方四藥均等分。
〔二〕下：原脱。今據夢溪筆談卷二十六藥議補。
〔三〕前：夢溪筆談卷二十六藥議原作「全」。
〔四〕折：原作「拆」。今據夢溪筆談卷二十六藥議改。
〔五〕他：原作「大」。今據衍義卷五太陰玄精改。
〔六〕瓷：原作「甆」。今據證類卷四太陰玄精改。

周一寸煬之，約近半日，候藥青紫色，住火。待冷取出，用臘月雪水拌勻，入罐子中，屋後北陰下陰乾。又入地埋〔一〕二七日，取出細研，麪糊和丸雞頭子大。先用熱水浴後，以艾湯研下一丸，以衣蓋，汗出爲瘥。圖經本草。小兒風熱。挾風蘊熱，體熱。太陰玄精石一兩，石膏七錢半，龍腦半兩〔二〕，爲末，每服半錢，新汲水下。普濟方。肺熱欬嗽。方見不灰木下。冷熱霍亂。分利陰陽，玄精石、半夏各一兩，流黄三錢，爲末，麪糊丸梧子大，每服飲服三十丸。○指南方。頭風腦痛。玄精石末，入羊膽中陰乾，水調一字，吹鼻中，立止。千金方。目赤澀痛。玄精石半兩，黄蘗〔三〕炙一兩，爲末，點之，良。普濟方。赤目失明，内外障瞖。太陰玄精石陰陽火煆，石決明各一兩，蕤仁、黄連各二兩，羊子肝七箇，竹刀切晒，爲末，粟米飯丸梧子大，每卧時茶服二十丸。服至七日，烙頂心以助藥力，一月見效。宋丞相言：黄典史病此，夢神傳此方，愈。朱氏集驗方。目生赤脉。玄精石一兩，甘草半兩，爲末，每服一錢，小兒半錢，竹葉煎湯調下。總微論。重舌涎出，水漿不入。太陰玄精石二兩，牛黄、朱砂、龍腦各〔四〕一分，爲末。以鈹針舌上去血，鹽湯漱口，摻末嚥津，神效。○聖惠方。

緑鹽唐本草

【釋名】鹽緑、石緑綱目。

【集解】【恭曰】緑鹽出焉耆國，水中石中下取之，狀若扁青、空青，爲眼藥之要。今人以光明鹽、硇砂、赤銅屑，釀之爲塊，緑色，以充之。【珣曰】出波斯國，生石上，舶上將來，謂之石緑，裝色久而不變。中國以銅、醋造者，不堪入藥，色亦不久。【時珍曰】方家言波斯緑鹽色青，陰雨中乾而不濕者爲真。又造鹽緑法：用熟銅器盛取漿水一升，投青鹽一兩在内，浸七日取出，即緑色。以物刮末，入漿水再浸一七或二七，取出。此非真緑鹽也。

【氣味】鹹、苦、辛平，無毒。

【主治】目赤淚出，膚瞖眵暗。唐本。點目，明目消瞖。療小兒無辜疳氣。李珣。

【附方】新二。胎〔五〕赤眼痛。鹽緑一分，蜜半兩，于蚌蛤内相和。每夜卧時漿水洗目，炙熱點之，能斷根。聖濟録。目暗赤澀，多淚。鹽緑一錢，蕤仁去皮一錢，熟研〔六〕，入好酥一錢，研勻，每夜點一麻子。聖惠方。

〔一〕埋：原作「理」。今據證類卷四太陰玄精改。
〔二〕兩：普濟方卷三百八十五嬰孩諸熱疸腫門原作「錢」。
〔三〕蘗：原作「蘖」。該方原出聖濟總論卷一百零六目澀痛，今據其中「玄精石散」改。
〔四〕各：原脱。今據聖惠方卷三十六治重舌諸方補。
〔五〕胎：原作「眙」。今據聖濟總録卷一百二目胎赤改。
〔六〕熟研：原作「研熱」。今據聖惠方卷三十二治眼風淚諸方改。

鹽藥拾遺

【集解】【藏器曰】生海西南雷、羅諸州山谷。似芒消，末細，入口極冷。南人少有服者，恐極冷，入腹傷人，宜慎之。

【氣味】鹹，冷，無毒。

【主治】眼赤眦爛風赤，細研水和點之。又水研服，去熱煩痰滿頭痛，明目鎮心。又主蛇虺惡蟲毒，藥箭鏃毒，疥癬癧腫瘰癧，並摩傅之，甚者水化服之。又解獨自草箭毒。藏器。

【附録】懸石。【保昇曰】人若常服鍊石者，至歿，冢中生懸石，若芒消，其冷如雪，殺火毒。

朴消本經上品

【校正】併入別録芒消、嘉祐馬牙消。

【釋名】消石朴別録、鹽消綱目、皮消。【志曰】消是本體之名，石乃堅白之號，朴者未化之義也。以其芒消、英消皆從此出，故曰消石朴也。【時珍曰】此物見水即消，又能消化諸物，故謂之消。生于鹽鹵之地，狀似末鹽，凡牛馬諸皮須此治熟，故今俗有鹽消、皮消之稱。煎鍊入盆，凝結在下，粗朴者爲朴消，在上有芒者爲芒消，有牙者爲馬牙消。神農本經止有朴消、消石，名醫別録復出芒消，宋嘉祐本草又出馬牙消。蓋不知消石即是火消，朴消即是芒消、馬牙消，一物有精粗之異爾。諸説不識此，遂致紛紜也。今併芒消、牙消于一云。

【集解】【別録曰】朴消生益州山谷有鹹水之陽，采無時。色青白者佳，黄者傷人，赤者殺人。又曰：芒消，生于朴消。【斅曰】朴消中鍊[一]出，形似麥芒，號曰芒消。【志曰】以暖水淋朴消，取汁鍊之，令減半，投于盆中，經宿乃有細芒生，故謂之芒消也。又有英消者，其狀若白石英，作四五稜，瑩澈可愛，主療與芒消同，亦出于朴消，其煎鍊自別有法，亦呼爲馬牙消。【宗奭曰】朴消是初采得一煎而成者，未經再鍊，故曰朴消。可以熟生牛馬皮，及治金銀有僞。芒消是朴消淋汁再鍊者。【時珍曰】消有三品：生西蜀者，俗呼川消，最勝；生河東者，俗呼鹽消，次之；生河北青、齊者，俗呼土消。皆生于斥鹵之地，彼人刮掃煎汁，經宿結成，狀如末鹽，猶有沙土猥雜，其色黄白。故別録云：朴消「黄者傷人，赤者殺人」。須再以水煎化，澄去滓脚，入蘿蔔數枚同煮熟，去蘿蔔，傾入盆中，經宿則結成白消，如冰如蠟，故俗呼爲盆消。齊、衛之消則底多，而上面生細芒如鋒，別録所謂芒消者是也。川、晉之消則底少，而上面生牙如圭角，作六稜，縱横玲瓏，洞澈可愛，嘉祐本草所謂馬牙消者是也。狀如白石英，又名英消。二消之底，則通名朴消也。取芒消、英消，再三以蘿蔔煎鍊去鹹味，即爲甜消。以二消置之風日中吹去水氣，則輕白如粉，即爲風化消。以朴消、芒消、英消同甘草煎過，鼎罐升煅，則爲玄明粉。陶弘景及唐宋諸人皆不知諸消是一物，

〔一〕鍊：原作「揀」。今據證類卷三芒消改。

但有精粗之異，因名迷實，謬猜亂度，殊無指歸。詳見消石「正誤」下。

朴消本經。【氣味】苦，寒，無毒。【别録曰】苦、辛，大寒，無毒。鍊白如銀，能寒能熱，能滑能濇，能辛能鹹能酸，入地千年不變。【權曰】苦、鹹，有小毒。【時珍曰】别録所列神化之説，乃消石之功。詳見消石下。【之才曰】石韋爲之使，惡〔一〕麥句薑。【張從正曰】畏三稜。

【主治】百病，除寒熱邪氣，逐六腑〔二〕積聚，結固留癖。能化七十二種石。鍊餌服之，輕身神仙。本經。胃中食飲熱結，破留血閉絶，停痰痞滿，推陳致新。别録。療熱脹，養胃消穀。皇甫謐〔三〕。治腹脹，大小便不通。女子月候不通。甄權。通泄五臟百病及癥結，治天行熱疾，頭痛，消腫毒，排膿，潤毛髮。大明。

芒消别録。【氣味】辛、苦，大寒，無毒。【權曰】鹹，有小毒。

【主治】五臟積聚，久熱胃閉〔四〕，除邪氣，破留血，腹中痰實結搏，通經脉，利大小便及月水，破五淋，推陳致新。别録。下瘰癧黄疸病，時疾壅熱，能散惡血，墮胎。傅漆〔五〕瘡。甄權。

馬牙消宋嘉祐。【氣味】甘，大寒，無毒。【時珍曰】鹹、微甘。即英消也。

【主治】除五臟積熱伏氣。甄權。末篩，點眼赤，去赤腫障翳濇淚痛，亦入點眼藥中用。大明。功同芒消。時珍。

【發明】【成無己曰】内經云：鹹味下泄爲陰。又云：鹹以耎之。熱淫于内，治以鹹寒。氣堅者以鹹耎之，熱盛者以寒消之。故張仲景大陷胸湯、大承氣湯、調胃承氣湯皆用芒消，以軟堅去實熱，結不至堅者不可用也。【好古曰】本草云朴消味〔六〕辛，是辛以潤腎燥也。今人不用辛字，只用鹹字，鹹能耎堅也。其義皆是。本草言芒消利小便而墮胎，然傷寒妊娠〔七〕可下者用此，兼大黄引之，直入大腸〔八〕，潤燥耎堅瀉熱，而母子俱安。經云「有故無殞，亦無殞也」，此之謂歟。以在

〔一〕惡：證類卷三朴消原作「畏」。

〔二〕腑：原作「臟」。今據證類卷三朴消改。

〔三〕謐：原作「謚」。今據本草經集註引皇甫士安（即皇甫謐）解散消石大凡説改。

〔四〕閉：原作「閑」。今據證類卷三芒消改。

〔五〕漆：原作「膝」。今據改同上。

〔六〕味：原作「未」。今據證類卷三朴消改。

〔七〕妊娠：原作「娠妊」。今據湯液本草卷下硝石乙正。

〔八〕腸：原作「腹」。今據改同上。

下言之，則便溺俱陰；以前後言之，則前氣後血；以腎言之，總主大小便難。溺濇〔一〕秘結，俱爲水少火盛。經云「熱淫于内，治以鹹寒，佐之以苦」，故用芒消、大黄相須爲使也。【元素曰】芒消氣薄味厚，沈而降，陰也。其用有三：去實熱，一也；滌腸中宿垢，二也；破堅積熱塊，三也。孕婦惟三四月及七八月不可用，餘皆無妨。【宗奭曰】朴消是初得一煎而成者，其味酷濇，所以力緊急而不和，治食鱠不消，以此蕩逐〔二〕之。芒消是朴消淋過鍊成，故其性和緩，故今多用治傷寒。【時珍曰】朴消澄下，消之粗者也，其質重濁。芒消、牙消結于上，消之精者也，其質清明。甜消、風化消，則又芒消、牙消之去氣味而甘緩輕爽者也。故朴消止可施于鹵莽之人及傅塗之藥。若湯散服餌，必須芒消、牙消爲佳。張仲景傷寒論只用芒消，不用朴消，正此義也。消禀太陰之精，水之子也。氣寒味鹹，走血而潤下，蕩滌三焦腸胃實熱陽强之病，乃折治火邪藥也。唐時臘日賜群臣紫雪、紅雪、碧雪，皆用此消鍊成者，通治積熱諸病有神效，貴在用者中的爾。

【附方】舊十七，新一十五。紫雪。療傷寒温瘧，一切積熱煩熱，狂易叫走，瘴疫毒癘，卒死脚氣，五尸五疰，心腹諸疾，疞刺切痛，解諸熱毒，邪熱發黄，蠱毒鬼魅，野道熱毒，小兒驚癇百病。黄金一百兩，石膏、寒水石、滑石、慈石各三斤，擣碎，水一斛，煮四斗，去滓。入犀角屑、羚羊角、青木香、沉香各五兩，玄參洗焙、升麻各一斤，甘草炒八兩，丁香一兩，入前汁中煮取一斗五升，去滓。入鍊朴消十斤，消石三十二兩，於藥汁中，微火煎之，柳木不住攪，至水氣欲盡，傾木盆中，待欲凝〔三〕，入麝香一兩二錢半，朱砂末三兩，攪匀，收之。每服一二錢，凉水服，臨時加減，甚者一兩。和劑局方。

紅雪。治煩熱，消宿食，解酒毒，開三焦，利五臟，除毒熱，破積滯。治傷寒狂躁，胃爛發斑，温瘴脚氣，黄疸頭痛，目昏鼻塞，口瘡喉痺，重舌腸癰等病。用川朴消十斤鍊去滓，羚羊角屑、黄芩、升麻各三兩，人參、赤芍藥、檳榔、枳殼麩炒、生甘草、淡竹葉、木香各二兩，木通、巵子、葛根、桑白皮、大青、藍葉各一〔四〕兩半，蘇枋木六兩，並剉片。水二斗五升，煎至九升，去滓，濾過，煎沸。下消，不住手攪，待水氣將盡，傾入器中。欲凝，下朱砂一兩，麝香半兩，經宿成雪。每服一二錢，新汲水調下。欲行，則熱湯化服一兩。○和劑方。碧雪。治一切積熱，天行時疾，發狂昏憒，或咽喉腫塞，口舌生瘡，心中煩燥，或大小便不通，胃火諸病。朴消、芒消、馬牙消、消石、石膏水飛、寒水石水飛各一斤，以甘草一斤，煎水五升，入諸藥同煎，不住手攪，令消鎔得所，入青黛一斤，和匀，傾盆内，經宿結成雪，爲末。每含嚥，或吹之，或水調服二三錢。欲通利，則熱水服一兩。○和劑局方。凉膈驅積。王旻山人甘露飲：治熱壅，凉胸膈，驅積滯。蜀芒消末一大斤，用蜜十二兩，冬加一兩，和匀，入新竹筒内，半筒已上即止，不得令滿。却入炊甑中，令有藥處在飯内，其虚處出其上，蒸之。候飯熟

〔一〕濇：原作「嗇」。今據湯液本草卷下硝石改。
〔二〕逐：原作「遂」。今據衍義卷四朴消改。
〔三〕凝：原作「疑」。今據局方卷六治積熱改。
〔四〕一：原闕二字。今據補同上。

取出，綿濾入瓷鉢中，竹篦攪勿停手，待凝，收入瓷盒〔一〕。每卧時含半匙，漸漸嚥之。如要通轉，即多服之。劉禹錫傳信方。乳石發動，煩悶。芒消，蜜水調服一錢，日三服。聖惠方。骨蒸熱病。芒消末，水服方寸匕，日二，神良。千金方。腹中痞塊。皮消一兩，獨蒜一箇，大黄末八分，擣作餅，帖于患處，以消爲度。邵氏經驗方。食物過飽不消，遂成痞膈。馬牙消一兩，吴茱萸半斤，煎汁投消，乘熱服之。良久未轉，更進一服，立效。竇群在常州，此方得效也。經驗方。關格不通。大小便閉，脹欲死，兩三日則殺人。芒消三兩，泡湯一升服，取吐即通。百一方。小便不通。白花散：用芒消三錢，茴香酒下。○簡要濟衆方。時氣頭痛。朴消末二兩，生油調塗頂上。聖惠方。赤眼腫痛。朴消置豆腐上蒸化，取汁收點。簡便方。風眼赤爛。明净皮消一盞，水二盌煎化，露一夜，濾净澄〔二〕清，朝夕洗目。三日其紅即消，雖半世者亦愈也。楊誠經驗方。退翳明目。白龍散：用馬牙消光净者，厚紙裹實，安在懷内着肉，養一百二十日，研粉，入少龍腦。不計年歲深遠，眼生瞖膜，遠視不明，但瞳人不破散者，並宜日點之。經驗方。諸眼障翳。牙消十兩，湯泡汁，厚紙濾過，瓦器熬乾，置地上一夜，入飛炒黄丹一兩，麝香半分，再羅過，入腦子，日點。濟急仙方。逐月洗眼。芒消六錢，水一盞六分，澄清。依法洗目，至一年，眼如童子也。正月初三，二〔三〕月初八，三月初四，四月初四，五月初五，六月初四，七月初三，八月初一，九月十三，十月十三，十一月十六，十二月初五日〔四〕。聖惠方。牙齒疼痛。皂莢濃漿，同朴消煎化，淋于石上，待成霜，擦之。普濟方。食蟹齦腫。朴消傅之，即消。普濟方。

喉痺腫痛。外臺用朴消一兩，細細含嚥，立效。或加丹砂一錢。○氣塞不通，加生甘草末二錢半，吹之。

小兒重舌。馬牙消塗于舌上下，日三。姚和衆。口舌生瘡。朴消含之良。孫真人方。

小兒鵝口。馬牙消擦舌上，日五度。簡要濟衆。

豌豆毒瘡。未成膿者。豬膽汁和芒消末塗之。梅師。

代指腫痛。芒消煎湯漬之。聖惠方。

火焰丹毒。水調芒消末塗之。梅師。

一切風疹。水煮芒消湯拭之。梅師。漆瘡作痒。芒消湯塗之。千金。

灸瘡飛蝶。因艾灸火瘡痂退落，瘡内鮮肉片子飛如蝶狀，騰空飛去，痛不可言，是血肉俱熱，怪病也。用朴消、大黄各半兩，爲末。水調下，微利即愈。

〔一〕盒：原作「拿」。今據證類卷三朴消改。
〔二〕澄：原作「登」。今從江西本改。
〔三〕二：原脱。此方非出聖惠方，今據普濟方卷八十一眼目門補。
〔四〕日：原作「月」。今據改同上。

夏子益奇疾方。

婦人難産。芒消末二錢，童子小便温服，無不效者。信效方。

死胎不下。方同上。豐城曾尉有猫孕五子，一子已生，四子死腹中，用此灌之即下。又治一牛亦下。信效方。

女人紮足。脱骨湯：用杏仁一錢，桑白皮四錢，水五盌，新瓶煎三盌，入朴消五錢，乳香一錢，封口煎化。置足于〔一〕上，先熏後洗。三日一作，十餘次後，軟若束綿也。閨閣事宜。

風化消。【修治】【時珍曰】以芒消于風日中消盡水氣，自成輕飄白粉也。或以瓷瓶盛，挂簷下，待消滲出瓶外，刮下收之。別有甜瓜盛消滲出刮收者，或黄牯牛膽收消刮取，皆非甜消也。

【主治】上焦風熱，小兒驚熱膈痰，清肺解暑。以人乳和塗，去眼瞼赤腫，及頭面暴熱腫痛。煎黄連，點赤目。時珍。

【發明】【時珍曰】風化消甘緩輕浮，故治上焦心肺痰熱，而不泄利。

玄明粉藥性

【釋名】白龍粉。【時珍曰】玄，水之色也；明，瑩澈也。御藥院方謂之白龍粉。

【修治】【時珍曰】製法：用白净朴消十斤，長流水一石，煎化去滓，星月下露一夜，去水取消。每一斗，用蘿蔔一斤切片，同煮熟，濾净，再露一夜取出。每消一斤，用甘草一兩，同煎去滓，再露一夜取出。以大沙罐一個，築實盛之，鹽泥固濟厚半寸，不蓋口，置爐中，以炭火十斤，從文至武煅之。待沸定，以瓦一片蓋口，仍前固濟，再以十五斤頂火煅之。放冷一伏時，取出，隔紙安地上，盆覆三日出火毒，研末。每一斤，入生甘草末一兩，炙甘草末一兩，和勻，瓶收用。

【氣味】辛、甘，冷，無毒。【主治】心熱煩躁，并五臟宿滯癥結。甄權。明目，退膈上虚熱，消腫毒。大明。

【發明】【杲曰】玄明粉，沉也，陰也。其用有二：去胃中之實熱，蕩腸中之宿垢。大抵用此以代盆消耳。【玄明粉傳曰】唐明皇帝聞終南山道士劉玄真服食多壽，乃詔而問之。玄真曰：臣按仙經，修鍊朴消，號玄明粉，止服此方，遂無病長生。其藥無滓性温，陰中有陽，能除一百二十種疾。生餌尚能救急難性命，何況修鍊長服。益精壯氣，助陽證陰。不拘丈夫婦人，幼稚襁褓。不問四時冷熱。一切熱毒風冷，痃癖氣脹滿，五勞七傷，骨蒸傳〔二〕尸，頭痛煩熱，五内氣塞，大小腸不通，三焦熱淋，疰忤，欬嗽嘔逆，口苦舌乾，咽喉閉塞，驚悸健忘，營衛不調，中酒中鱠，飲食過度，腰膝冷痛，手足酸痺，久冷久熱，四肢壅塞，背膊

〔一〕于：原作「子」。今從錢本改。
〔二〕傳：原作「博」。今據證類卷三玄明粉改。

拘急，目昏眩運，久視無力，腸風痔病，血澼不調，婦人産後，小兒疳氣，陰毒傷寒，表裏疫癘。此藥久服，令人悦澤。開關建脾，駐顔明目，輕身延壽，功效不可具載。但用一兩，分爲十二服，臨時酌量加減。似覺壅熱傷寒，頭痛鼻塞，四肢不舉，飲食不下，煩悶氣脹，須通瀉求安者，即看年紀高下，用藥二錢半或半兩，以桃花煎湯下爲使，最上。次用葱湯下。如未通，以沸湯投之即效。或食諸魚藕菜飲食、諸毒藥，用葱白湯調服二錢，毒物立泄下。若女人身懷六甲，長服安胎，生子亦無瘡腫疾病。若要微暢不閉塞，但長服之，稍稍得力，朝服夕應，不搜刮人五臟，怡怡自泰。其藥初服時，每日空腹，酒飲茶湯任下二錢匕，良久更下三錢匕。七日内常微泄利黄黑水涎沫等，此是搜淘諸疾根本出去，勿用畏之。七日後漸知腹内暖，消食下氣。長服除故養新，氣血日安。用大麻子湯下爲使，惟忌苦參。詳載太陰經中。○【好古曰】玄明粉治陰毒一句，非伏陽在内不可用。若用治真陰毒，殺人甚速。【震亨曰】玄明粉火煅而成，其性當温。曰「長服久服，輕身固胎，駐顔益壽，大能補益」，豈理也哉？予親見一二朋友，不信予言而亡，故書以爲戒。【時珍曰】神農本草言朴消鍊餌服之，輕身神仙，蓋方士竄入之言。後人因此製爲玄明粉。煅鍊多徧，佐以甘草，去其鹹寒之毒。遇有三焦腸胃實熱積滯，少年氣壯者，量與服之，亦有速效。若脾胃虚冷及陰虚火動者服之，是速其咎矣。

【附方】新三。熱厥氣痛。玄明粉三錢，熱童尿調下。集簡方。

傷寒發狂。玄明粉二錢，朱砂一錢，末之，冷水服。傷寒藴要。鼻血不止。玄明粉二錢，水服。聖濟。

消石本經上品

【釋名】芒消別録、苦消甄權、焰消土宿、火消綱目、地霜蜀本、生消宋本、北帝玄珠。【志曰】以其消化諸石，故名消石。初煎鍊時有細芒，而狀若朴消，故有芒消之號。不與朴消及別録芒消同類。【宗奭曰】消石是再煎鍊時取去芒消凝結在下者，精英既去，但餘滓如石而已。入藥功力亦緩，惟能發烟火。【權曰】芒消一作苦消，言其味苦也。【時珍曰】消石，丹爐家用制五金八石，銀工家用化金銀，兵家用作烽燧火藥，得火即焰起，故有諸名。狐剛子粉圖[一]謂之北帝玄珠。開寶本草重出生消、芒消，今併爲一，並詳下文。

【集解】【別録曰】消石生益州山谷及武都、隴西、西羌，采無時。【弘景曰】消石療病與朴消相似，仙經用此消化諸石，今無真識此者。或云與朴消同山，所以朴消一名消石朴也。又云一名芒消，今芒消乃是煉朴消作之，並未覈研其驗。有人得一種物，色與朴消大同小異，朏朏如握鹽雪，不冰，燒之紫青烟起，云是真消石也。今宕昌以北諸山有鹹土處皆有之。【志曰】此即地霜也。所在山澤，冬月地上有霜，掃取以水淋汁，後乃煎鍊而成，狀如釵脚，好者長五分以來。

〔一〕粉圖：原作「鍊粉圓」。今據西溪叢語卷下删改。

陶説多端，蓋由不的識之故也。【又曰】生消石生〔一〕茂州西山岩石間，形塊大小不定，色青白，采無時。【時珍曰】一〔二〕消石，諸鹵地皆産之，而河北慶陽諸縣及蜀中尤多。秋冬間遍地生白，掃取煎煉而成。貨者苟且，多不潔净，須再以水煎化，傾盆中，一夜結成，澄在下者，狀如朴消，又名生消，謂鍊過生出之消也。結在上者，或有鋒芒如芒消，或〔三〕有圭稜如〔四〕馬牙消，故消石亦有芒消、牙消之名，與朴消之芒、牙同稱，而水火之性則異也。崔昉外丹本草云：消石，陰石也。此非石類，乃鹹鹵煎成，今呼焰消。河北商城及懷、衛界，沿河人家，刮鹵淋汁煉就，與朴消小異，南地不産也。昇玄子伏汞圖云：消石生烏場國，其色青白，用白石英炙熱點上，便消入石中者爲真。其石出處，氣極穢惡，飛鳥不能過其上。人或單衣過之，身上諸蟲悉化爲水。能消金石爲水，服之長生。以形若鵝管者佳。謹按昇玄子所説，似與今之消石不同。而姚寬西溪叢話以其説爲真正消石。豈外國所産與中國異耶？抑別一種耶？當俟博物者訂正。

【正誤】【弘景曰】神農本經無芒消，只有消石，一名芒消。名醫別録乃出芒消，療與消石同，疑即消石也。舊出寧州，黄白粒大，味極辛苦。今醫家多用煮煉作者，色〔五〕全白，粒細而味不甚烈。皇甫士安言：無朴消可用消石。消石生山之陰，鹽之膽也。取石脾與消石以水煮之，一〔六〕斛得三斗，正白如雪，以水投中即消，故名消石。其味苦，無毒，主消渴熱中，止煩滿，三月采于赤山。朴消者，亦生山之陰，有鹽鹹苦之水，則朴消生于其陽。其味苦，無毒，其色黄白，主療熱，腹中飽脹，養胃消穀，去邪氣，亦得水而消，其療與消石小異。按如此説，是取芒消合煮，更成爲真消石，但不知石脾是何物也？以朴消作芒消者，用煖湯淋汁煮之，着木盆中，經宿即成矣。今益州人復鍊礬石作消石，絶柔白〔七〕，而味猶是礬爾。【又曰】朴消今出益州北部汶山郡西川、蠶陵二縣界，生山厓上，色多青白，亦雜黑斑。土人擇取白軟者，以當消石用之，當燒令汁沸出，狀如礬石也。【藏器曰】石脾、芒消、消石，並出西戎鹵地，鹹水結成。【恭曰】朴消有縱理、縵理二種，用之無別。其白軟者，朴消苗〔八〕也，虚軟少力。鍊爲消石，所得不多，以當消石，功力大劣也。【又曰】消石即是芒消，朴消一名消石朴。今煉粗惡朴消，取汁煎作芒消，即是消石。別録復出芒消，誤矣。晉宋古方，多用消石，少用芒消；近代諸醫，但用芒消，尠〔九〕言消石。理既明白，不合重出。

〔一〕生：原作「石」。今據證類卷三生消改。

〔二〕一：江西本作一字闕。錢本作「生」，頗牽强。疑衍。

〔三〕或：原作「如」。今從錢本改。

〔四〕如：原作「或」。今從改同上。

〔五〕者色：原作「色者」。今據證類卷三芒消乙正。

〔六〕一：原作「以」。今據改同上。

〔七〕白：原作「曰」。今據改同上。

〔八〕苗：原作「笛」。今據證類卷三朴消改。

〔九〕尠：原作「勘」。今據證類卷三芒消改。

【頌曰】舊説朴消、芒消、消石三物同種。初采得苗，以水淋汁煎成者爲朴消，一名消石朴。又煉朴消或地霜而成堅白如石者，爲消石，一名芒消。又取朴消淋汁鍊煎結成有細芒者，爲芒消。雖一體異名，而修煉之法既殊，則主治之功亦别。然本經所載，疑是二種。今醫方所用，亦不能究。但以未鍊成塊，微青色者爲朴消。鍊成盆中有芒者，爲芒消，亦謂之盆消。芒消之底澄凝者，爲消石朴。消力緊，芒消次之，消石更緩。未知孰是？蘇恭言：晉宋古方，多用消石，少用芒消。按張仲景傷寒論，承氣、陷胸皆用芒消。葛洪肘後方，傷寒時氣亦多用芒消，惟治食鱠不化，云無朴消，用芒消代之。是晉宋以前通用朴消、芒消矣。胡洽方十棗湯用芒消，大五飲丸用消石，並云無消石用芒消。是梁隋間通用芒消、消石矣。以此言之，朴消、消石爲精，芒消爲〔一〕粗，故陶氏引皇甫士安之言爲證，是消石當時已難得其真，故方書通以相代矣。又古方金石凌法，用朴消、消石、芒消、馬牙消四種相參，次第下之。方出唐世，不知當時如何分别也。又南方醫人著「消説」云：本草有朴消、消石、芒消，而無馬牙消。諸家所注，三種竟無斷決。或言芒消、消石是一物，不合重出。或言煎鍊朴消，經宿盆中有細芒爲芒消。或言馬牙消自是一物。今諸消之體各異，理亦易明，而惑乃如此。朴消味苦而微鹹，出蜀郡者瑩白如冰雪，内地者小黑，皆蘇脆易碎，風吹之則結霜，泯泯如粉，熬之烊沸，亦可鎔鑄。以水合甘草、猪膽煮至減半，投大盆中，又下凝水石屑，同漬一宿，則凝結如白石英者，芒消也。掃地霜煎鍊而成，試竹上如解鹽，而味辛苦，燒之成焰都盡〔二〕者，消石也，能化〔三〕金石，又性畏火，而能制諸石使拒火，亦天地之神物也。牙消即是芒消也。又有生消，不因煮鍊而成，亦出蜀道，類朴消而小堅也。其論雖辨，然與古人所説殊别，亦未可全信也。【好古曰】消石者，消之總名也。但不經火者，謂之生消、朴消；經火者，謂之芒消、盆消。【時珍曰】諸消，自晉唐以來，諸家皆執名而猜，都無定見。惟馬志開寶本草，以消〔四〕石爲地霜鍊成，而芒消、馬牙消是朴消鍊出者，一言足破諸家之惑矣。諸家蓋因消石一名芒消，朴消一名消石朴之名相混，遂致費辨不決。而不知消有水火二種，形質雖同，性氣迥别也。惟神農本經朴消、消石二條爲正。其别録芒消、嘉祐馬牙消、開寶生消，俱係多出，今並歸併之。神農所列朴消，即水消也，有二種。煎鍊結出細消、結出馬牙者爲牙消，其凝底成塊者通爲朴消，其氣味皆鹹而寒。神農所列消石，即火消也，亦有二種。煎鍊結出細芒者亦名芒消，結出馬牙者亦名牙消，又名生消。其凝底成塊者，其爲消石，其氣味皆辛苦而大温。二消皆有芒消、牙消之稱，故古方有相代之説。自唐宋以下，所用芒消、牙消，皆是水消也。南醫所辨雖明，而以凝水石、猪膽煎成者爲芒消，則誤矣。今通正其誤。其石脾，一名消石者，造成假消石也。見後「石脾」下。

【脩治】【大明曰】真消石，柳枝湯煎三周時，如湯少，即加熱者，伏火即止。【斅曰】凡使消石，先研如粉，用雞腸菜、柏子仁共二十五個，和作一處，

〔一〕爲：此下原衍「芒消爲」三字。今據證類卷三朴消刪。
〔二〕盡：原作「書」。今據證類卷三芒消改。
〔三〕化：原作「能」。今據改同上。
〔四〕消：原作「清」。今從證類卷三消石改。

丸如小帝珠子，以瓷瓶子于五斤火中煅赤，投消石四兩于瓶内，連投藥丸入瓶，自然伏火也。【抱朴子曰】能消柔五金，化七十二石爲水。制之須用地蓮子、猪牙皂角、苦參、南星、巴豆、漢防己、晚蠶砂。【時珍曰】溶化，投甘草入内，即伏火。

消石。【氣味】苦，寒，無毒。【别録曰】辛，大寒，無毒。【普曰】神農：苦。扁鵲：甘。【權曰】鹹，有小毒。【時珍曰】辛、苦、微鹹，有小毒，陰中之陽也。得陳皮，性疏爽。【之才曰】火爲之使。惡苦參、苦菜。畏女菀、杏仁、竹葉。

【主治】五臟積熱，胃脹閉，滌去蓄結飲食，推陳致新，除邪氣。鍊之如膏，久服輕身。本經。療五臟十二經脉中百二十疾，暴傷寒，腹中大熱，止煩滿消渴，利小便，及瘻蝕瘡。天地至神之物，能化七十二種石。别録。破積散堅，治腹脹，破血，下瘰癧，瀉得根出。甄權。含嚥，治喉閉。大明。治伏暑傷冷，霍亂吐利，五種〔一〕淋疾，女勞黑疸，心腸㽲痛，赤眼，頭痛牙痛。時珍。

生消。【氣味】苦，大寒，無毒。【時珍曰】辛、苦、大温，無毒。

【主治】風熱癲癇，小兒驚邪瘛瘲，風眩頭痛，肺壅耳聾，口瘡喉痺咽塞，牙頷腫痛，目赤熱，多眵淚。開寶。

【發明】【土宿真君曰】消石感海鹵之氣所産，乃天地至神之物，能寒能熱，能滑能濇，能辛能苦，能酸能鹹。入地千年，其色不變。七十二石，化而爲水。制服草木，柔潤五金，制煉八石，雖大丹亦不捨〔二〕此也。【時珍曰】土宿所説，乃消石神化之妙。别録列于朴消之下，誤矣。朴消屬水，味鹹而氣寒，其性下走，不能上升，陰中之陰也。故惟蕩滌腸胃積滯，折治三焦邪火。消石屬火，味辛帶苦微鹹，而氣大温，其性上升，水中之火也。故能破積散堅，治諸熱病，升散三焦火鬱，調和臟腑虚寒。與硫黄同用，則配類二氣，均調陰陽，有升降水火之功，治冷熱緩急之病。煅制礞石，則除積滯痰飲。蓋硫黄之性煖而利，其性下行；消石之性暖而散，其性上行。礞石之性寒而下，消石之性暖而上。一升一降，一陰一陽，此制方之妙也。今兵家造烽火銃機等物，用消石者，直入雲漢，其性升可知矣。雷公炮炙論序云，腦痛欲死，鼻投消末，是亦取其上升辛散，乃從治之義。本經言其寒，别録言其大寒，正與龍腦性寒之誤相似。凡辛苦物未有大寒者，況此物得火則焰生，與樟腦、火酒之性同，安有性寒、大寒之理哉？史記倉公傳云：菑川王美人懷子不乳，來召淳于意。意往飲以〔三〕莨菪藥一撮，以酒飲之，旋乳。意復診其脉躁，躁者有餘病，即飲以消石一劑，出血豆比五六枚而安。此去自結之驗也。

【附方】新十四。頭痛欲死。消石末吹鼻内，即愈。炮炙論。諸心腹痛。焰消、雄黄各一錢，研細末，每點少許入眦内。名火龍丹。集玄方。

〔一〕種：原作「腫」。據下文附方有治「五種淋疾」條，當爲「種」之誤，因改。
〔二〕捨：原作「拾」。今從錢本改。
〔三〕飲以：原作「以飲」。今據史記扁鵲倉公列傳乙正。

腰腹諸痛。方同上。**赤眼腫痛**。消石末，卧時，以銅筯點黍米大入目眦。至旦，以鹽水洗去之。聖惠方。**眼目障瞖**。男女内外障瞖，或三五箇月不見效者，一點復明。好焰消一兩，銅器鎔化，入飛過黄丹二分，片腦二分，銅匙急抄入罐内，收之。每點少許，其效如神。兖州朱秀才忽不見物，朝夕拜天，因夢神傳此方，點之而愈。張三丰仙方。**風熱喉痺及纏喉風病**。玉鑰匙：用焰消一兩半，白僵蠶一錢，硼砂半兩，腦子一字，爲末，吹之。三因方。**重舌鵝口**。竹瀝同焰消點之。普濟方。**伏暑瀉痢**。及腸風下血，或酒毒下血，一服見效，遠年者不過三服。消石、舶上硫黄各一兩，白礬半兩〔一〕，滑石半兩，飛麪四兩，爲末，滴水丸梧子大，每新汲水下三五十丸。名甘露丸。普濟方。**五種淋疾**。勞淋、血淋、熱淋、氣淋、石淋及小便不通至甚者。透格散：用消石一兩，不夾泥土雪白者，生研爲末，每服二錢，各依湯使。勞淋，勞倦虚損，小便不出，小腹急痛，葵子末煎湯下，通後便須服補虚丸散。血淋〔二〕，小便不出，時下血，疼痛滿急；熱淋，小便熱，赤色，臍下急痛，並用冷水調下。氣淋，小腹滿急，尿後常有餘瀝，木通煎湯下。石淋，莖内痛，尿不能出，内引小腹膨脹急痛，尿下砂石，令人悶絶，將藥末先入銚内，隔紙炒至紙焦爲度，再研，用温水調下。小便不通，小麥湯下，卒患諸淋，只以冷水下。並空心，調藥使消如水，乃服之。沈存中靈苑方。**蛟龍癥病**。方見雄黄「發明」下。**服石發瘡**，疼不可忍。用紙圈圍之，中心填消石令滿，以匙抄水淋之，覺不熱痛，即止。○兵部手集。**發背初起**。惡寒嗇嗇，或已生瘡腫隱疹。消石三兩，暖水一升，泡化，青布摺三重，濕〔三〕搨赤處，熱即换，頻易取瘥。外臺秘要。**女勞黑疸**。仲景曰：黄家日晡發熱，反惡寒，此爲女勞得之。膀胱急，少腹滿，身盡黄，額上黑，足下熱，因作黑疸。腹脹如水，大便黑，時溏，非水也。腹滿者難治。消石、礬石燒等分，爲末。以大麥粥汁和服方寸匕，日三。病隨大小便去，小便黄，大便黑，是其候也。金匱。**手足不遂**。大風及丹石熱風不遂，用消石一兩，生烏麻油二斤，置鐺中，以土墼口，紙泥固濟，火煎。初時氣腥，熟則氣香，更以生麻油二升，合煎得所，收不津器中。服時坐室中，重作小紙屋，然火于内，服一大合，發汗，力壯者日二服。三七日，頭面疱瘡皆減也，然必以火爲使。○波羅門僧方。

硇砂 硇音鐃○唐本草

【釋名】磠砂音硇、狄鹽日華、北庭砂四聲、氣砂圖經、透骨將軍土宿。【時珍曰】硇砂性毒，服之使人硇亂，故曰硇砂。狄人以當鹽食。土宿本草云：硇性透物，五金藉之以爲先鋒，故號爲透骨將軍。【炳曰】生北庭者爲上，人呼爲北庭砂。

【集解】【恭曰】硇砂出西戎，形如牙消，光净者良。【頌曰】今西凉夏國及河東、陝西近邊州郡亦有之。然西戎來者顆塊光明，大者有如拳，重三五兩，

〔一〕半兩：原脱。今據普濟方卷二十一下赤痢白痢「甘露丸」補。
〔二〕血淋：原脱。今據證類卷三消石補。
〔三〕濕：原作「温」。今據改同上。

小者如指面，入藥最緊。邊界出者，雜碎如麻豆粒，又夾沙石，用之須水飛澄去土石訖，亦無力，彼人謂之氣砂。【時珍曰】硇砂亦消石之類，乃鹵液所結，出于青海，與月華相射而生，附鹽而成質，虜人采取淋鍊而成。狀如鹽塊，以白净者爲良。其性至透，用黝罐盛懸火上則常乾，或加乾薑同收亦良。若近冷及得濕，即化爲水或滲失也。一統志云：臨洮、蘭縣有洞出硇砂。張匡鄴行程記云：高昌北庭山中，常有烟氣涌起而無雲霧，至夕光焰若炬火，照見禽鼠皆赤色，謂之火焰山。采硇砂者，乘木屐取之，若皮底即焦矣。北庭即今西域〔一〕火州也。

【修治】【宗奭曰】凡用須水飛過，去塵穢，入瓷器中，重湯煮乾，則殺其毒。【時珍曰】今時人多用水飛净，醋煮乾如霜，刮下用之。

【氣味】鹹、苦、辛，温，有毒。【恭曰】不宜多服。柔金銀，可爲銲藥。【權曰】酸、鹹，有大毒。能消五金八石，腐壞人腸胃。生食之，化人心爲血。中其毒者，生緑豆研汁，飲一二升解之。畏漿水，忌羊血。【大明曰】辛、酸，暖，無毒。畏一切酸。凡脩治，用黄丹、石灰作櫃，煅赤使用，並無毒。世人自疑爛肉，而人被刀刃所傷，以之罨傅，當時生痂。【藏器曰】其性大熱，服之有暴熱，損髮，云温者誤也。○【抱朴子曰】伏硇藥甚多：牡〔二〕蠣、海螵蛸、晚蠶砂、羊䯨骨、河豚魚膠、魚腥草、蘿蔔、獨帚、卷柏、羊蹄、商陸、冬瓜、羊躑躅、蒼耳、烏梅。【斆曰】硇遇赤鬚，汞〔三〕留金鼎。

【主治】積聚，破結血，止痛下氣，療欬嗽宿冷，去惡肉，生好肌，爛胎。亦入驢馬藥用。唐本。主婦人丈夫羸瘦積病，血氣不調，腸鳴，食飲不消，腰脚痛冷，痃癖痰飲，喉中結氣，反胃吐水，令人能食肥健。藏器。除冷病。大益陽事。甄權。補水臟，煖子宫，消瘀血，宿食不消，食肉飽脹，夜多小便，丈夫腰胯酸重，四肢不任，婦人血氣心〔四〕疼，氣塊痃癖及血崩帶下，惡瘡息肉。傅金瘡生肉。大明。去目瞖弩肉。宗奭。消肉積。好古。治噎膈癥瘕，積痢骨哽，除痣黶疣贅。時珍。

【發明】【藏器曰】一飛爲酸砂，二飛爲伏翼，三飛爲定精，色如鵝兒黄。入諸補藥爲丸，服之有暴熱。【頌曰】此藥近出唐世，而方書著古人單服一味伏火作丸子，亦有兼硫黄、馬牙消輩合餌者，不知方出何時，殊非古法〔五〕。此物本攻積聚，熱而有毒，多服腐壞人腸胃，生用又能化人心爲血，固非平居可餌〔六〕者。而西土人用淹肉炙以當鹽，食之無害，蓋積習之久，自不毒也。【宗奭曰】金銀有僞，投硇砂鍋中，僞物盡消化，況人腹中有久積，豈不腐潰？【元素曰】

〔一〕域：原作「城」。今從錢本改。
〔二〕牡：原作「牲」。今從江西本改。
〔三〕汞：證類卷一雷公炮炙論序作「水」。本書卷一亦引作「水」。存疑。
〔四〕心：原作「疼」。今據證類卷五硇砂改。
〔五〕法：原作「去」。今據改同上。
〔六〕餌：原作「鉺」。今據改同上。

硇砂破堅癖，不可獨用，須入群隊藥中用之。【時珍曰】硇砂大熱有毒之物，噎〔一〕膈反胃積塊内癥之病，用之則有神功。蓋此疾皆起于七情飲食所致，痰氣鬱結，遂成有形，妨礙〔二〕道路，吐食痛脹，非此物化消，豈能去之？其性善爛金銀銅錫，庖人煮硬肉，入硇砂少許即爛，可以類推矣。所謂化人心爲血者，亦甚言其不可多服爾。張果玉洞要訣云：北庭砂秉陰石之氣，含陽毒之精，能化五金八石，去穢益陽，其功甚著，力並硫黄。獨孤滔丹房鑑源云：硇砂性有大毒，爲五金之賊，有沉冷之疾，則可服之，疾減便止，多服則成擁塞癰腫。二説甚明，而唐宋醫方乃有單服之法，蓋欲得〔三〕其助〔四〕陽以縱欲，而不虞其損陰以發禍也。其方唐慎微已收附本草後，今亦存之。以備考者知警。

【附方】舊四，新二十四。**服食法**。硇砂丸：硇砂不計多少，入罐子内，上面更坐罐子一箇，紙筋白土上下通泥了，晒乾。上面罐子内盛水，以蒼耳乾葉爲末，鋪頭蓋底，以火燒之。火盡旋添火，水盡旋添水。從辰初起至戌一伏時，住火勿動，次日取出，研，米醋麪糊和丸梧子大。每服四五丸，温酒或米飲下，並無忌。久服進食無痰。經驗方。**元臟虚冷**。氣攻臍腹疼痛。用硇砂一兩，以纖霞草末二兩和勻，用小砂罐不固濟，慢火燒赤，乃入硇在罐内，不蓋口，加頂〔五〕火一秤，待火盡爐寒取出。用川烏頭去皮臍，生研末二兩，和勻，湯浸蒸餅丸梧子大，每服三丸，木香湯、醋湯任下，日一服。○陳巽方。**腎臟積冷**。氣攻心腹疼痛，面青足冷。硇砂二兩，桃仁一兩去皮，酒一小盞，煎硇十餘沸，去砂石，入桃仁泥，旋旋煎成膏，蒸餅和丸梧子大，每熱酒下二十丸。聖惠方。**積年氣塊**，臍腹痛疼。硇砂醋煮二兩，木瓜三枚切，須去瓤，入硇在内，盌盛，于日中晒至瓜爛，研勻，以米醋五升，煎如稀餳，密收。用時旋以附子末和丸梧子大，熱〔六〕酒化下一丸。○聖惠方。**痃癖癥塊**。硇砂丸：治痃癖癥塊，煖水臟，殺三蟲，婦人血氣，子宫冷。臘月收桑條灰，淋去苦汁，日乾。每硇砂一兩，用水〔七〕三兩，以水化硇，拌灰，乾濕得所。以瓶盛灰半寸，入硇于内，以灰填蓋固濟，文武火煅赤，冷定取出，研。以箕鋪紙三重，安藥于上，以熱水淋之，直待硇味盡即止。以鉢盛汁，于熱灰火中養之，常令魚眼沸，待汁乾入瓶，再煅一食頃，取出重研，以粟飯和丸緑豆大。每空心，酒下五丸，病去即止。聖惠方。**噎膈反胃**。鄧才雜〔八〕興方用北庭砂二錢，水和蕎麥麪包之，煅焦，待冷，取中間濕者，焙乾一錢，入檳榔二錢，丁香二箇，研勻。每服七厘，燒酒送下，日三服，

〔一〕噎：原作「壹」。今從江西本改。
〔二〕礙：原作「凝」。今從改同上。
〔三〕得：原闕一字。今從江西本補。
〔四〕助：原字類「昉」。今從改同上。
〔五〕頂：原字缺損。今據證類卷五硇砂補正。
〔六〕熱：原作「熟」。今據聖惠方卷九十八木瓜圓改。
〔七〕用水：聖惠方卷四十九治痃癖諸方作「管灰」，義長。
〔八〕雜：原作「清」。卷一引據古今醫家書目載「鄧筆峰衛生雜興」，「筆峰」乃「鄧才」之字，今據改。

愈即止。後喫白粥半月，仍服助胃丸藥。○孫天仁集效方用北庭砂二兩：一兩，用人言末一兩，同入罐内，文武火升三炷香，取出，燈盞上末；一兩，以黄丹末一兩，同入罐内，如上法升過，取末。用桑灰霜一兩，研勻。每服三分，燒酒下，愈即止。○又方：平胃散各一錢，入硇砂、生薑各五分，爲末。沸湯點服二錢，當吐出黑物如石，屢驗。**一切積痢**。靈砂丹：用硇砂、朱砂各二錢半，爲末，用黄蠟半兩，巴豆仁三七粒去膜，同入石器内，重湯煮一伏時，候豆紫色爲度。去二七粒，止將一〔一〕七粒同二砂研勻，溶蠟和收。每旋丸緑豆大，或三丸、五丸，淡薑湯下。本事方。**月水不通**。臍腹積聚疼痛，硇砂〔二〕一兩，皂莢〔三〕五挺，去皮子，剉爲末，以頭醋一大盞，熬膏，入陳橘皮末三兩，搗三百杵，丸梧子大，每温酒下五丸。聖惠方。**死胎不下**。硇砂、當歸各半兩，爲末，分作二服，温酒調下。如人行五里，再一服。瑞竹堂方。**喉痺口噤**。硇砂、馬牙消等分，研勻，點之。聖濟方。**懸癰卒腫**。硇砂半兩，綿裹含之，嚥津即安。聖惠方。**牙齒腫痛**。老鼠一箇去皮，以硇砂淹擦，三日肉爛化盡，取骨，瓦上焙乾，爲末，入樟腦一錢，蟾酥二分，每以少許點牙根上，立止。孫氏集效方。**偏頭風痛**。硇砂末一分，水潤豉心一分，搗丸皂子大，綿包露出一頭，隨左右内鼻中，立效。○聖惠方。**損目生瘀**，赤肉弩出不退。杏仁百箇，蒸熟去皮尖研，濾取净汁，入硇砂末一錢，水煮化，日點一二次，自落。○普濟方。**鼻中息肉**。硇砂點之，即落。白飛霞方。**鼻中毛出**。晝夜可長一二尺，漸漸粗圓如繩，痛不可忍，摘去復生，此因食猪羊血過多致生。用〔四〕乳香〔五〕、硇砂各一兩爲末，飯丸梧子大，每空心臨卧各服十丸，水下，自然退落。○夏子益奇疾方。**魚骨哽〔六〕咽**。硇砂少許，嚼嚥立下。外臺秘要。**蚰蜒〔七〕入耳**。硇砂、膽礬等分爲末，每吹一字，蟲化爲水。聖濟録。**割甲侵肉**久不瘥。硇砂、礬石爲末裹之，以瘥爲度。外臺秘要。**蠍蠆叮螫**。水調硇砂塗之，立愈。千金方。**代指腫痛**。唾和白硇砂，以麪作盌子，套指入内，一日瘥。千金方。**面上疣目**。硇砂、硼砂、鐵鏽、麝香等分，研，搽三次自落。集效方。**疔瘡腫毒**。好硇砂、雄黄等分研，以銀篦挑〔八〕破瘡口，擠去惡血，安藥一豆入内，紙花貼住即效。毒氣入腹嘔吐者，服護心散。○瑞竹堂方。**疝氣卵腫**，脹痛不可忍。念珠丸：用硇砂、乳香各二錢，黄蠟一兩，研溶和丸，分作一百單八丸。以綿縫，露一夜，次日取出，蛤粉爲衣。每用一丸，乳香湯吞下，日二服，取效。本事方。**諸勞久嗽**。方見獸部下。

〔一〕一：底本此字闕。今據餘各金陵本補。
〔二〕積聚疼痛硇砂：原字漫漶。今從江西本補。
〔三〕莢：原爲墨丁。今據聖惠方卷七十二治婦人月水不通臍腹積聚諸方補。
〔四〕生用：原作「用生」。今據傳信適用方卷下夏子益治奇疾方乙正。
〔五〕香：得效方卷十怪疾所引同。傳信適用方卷下夏子益治奇疾方作「石」。
〔六〕哽：原作「硬」。今據證類卷五硇砂改。
〔七〕蜒：原作「蜓」。今據聖濟總録卷一百十五百蟲入耳改。
〔八〕挑：原闕一字。今據瑞竹堂方卷十三瘡腫門補。

蓬砂日華

【釋名】鵬砂日華、盆砂。【時珍曰】名義未解。一作硼砂。或云：鍊出盆中結成，爲之盆砂，如盆消之義也。

【集解】【頌曰】硼砂出南海，其狀甚光瑩，亦有極大塊者。諸方稀用，可銲金銀。【宗奭曰】南番者，色重褐，其味和，入藥其效速。西戎者，其色白，其味焦，入藥其功緩。【時珍曰】硼砂生西南番，有黄白二種。西者白如明礬，南者黄如桃膠，皆是鍊結成，如硇砂之類。西者柔物去垢，殺五金，與消石同功，與砒石相得也。

【氣味】苦、辛，暖，無毒。【頌曰】温、平。【時珍曰】甘、微鹹，凉，無毒。【獨孤滔曰】制汞，啞銅，結砂子。【土宿真君曰】知母、鵝不食草、芸薹、紫蘇、甑帶、何首烏皆能伏硼砂。同砒石煅過，有變化。

【主治】消痰止嗽，破癥結喉痺。大明。上焦痰熱，生津液，去口氣，消障瞖，除噎膈反胃，積塊結瘀肉，陰㿉，骨哽，惡瘡及〔一〕口齒諸病。時珍。

【發明】【頌曰】今醫家用硼砂治咽喉，最爲要切。【宗奭曰】含化嚥津，治喉中腫痛，膈上痰熱。初覺便治，不能成喉痺，亦緩取〔二〕效可也。【時珍曰】硼砂，味甘微鹹而氣凉，色白而質輕，故能去胸膈上焦之熱。素問云「熱淫于內，治以鹹寒，以甘緩之」是也。其性能柔五金而去垢膩，故治噎膈積聚、骨哽結核、惡肉陰㿉用之者，取其柔物也；治痰熱、眼目障瞖〔三〕用之者，取其去垢也。洪邁夷堅志云：鄱陽汪友良，因食誤吞一骨，哽于咽中，百計不下。恍惚夢一朱衣人曰：惟南蓬砂最妙。遂取一塊含化嚥汁，脱然而失。此軟堅之徵〔四〕也。日華言其苦辛暖，誤矣。

【附方】新十四。鼻血不止。硼砂一錢，水服立止。集簡方。勞瘵有蟲。硼砂、硇砂、兔屎等分爲末，蜜丸梧子大，每服七丸，生甘草一分，新水一鍾，揉汁送下。自朔至望，五更時，令病人勿言，服之。乾坤秘韞。木舌腫强。硼砂末，生薑片蘸揩，少時即消。普濟方。咽喉穀賊腫痛。蓬砂、牙消等分爲末，蜜和半錢，含嚥。○直指方。咽喉腫痛。破棺丹：用蓬砂、白梅等分，擣丸芡〔五〕子大，每噙化一丸。經驗方。喉痺牙疳。盆砂末吹，並擦之。集簡方。骨哽在咽。方見「發明」。小兒陰㿉，腫大不消。硼砂一分，水研塗之，大有效。集玄方。飲酒不醉。先服盆砂二錢，妙。相感志。飲食毒物。鵬砂四兩，甘草四兩，真香油一斤，瓶內浸之。遇有毒者，服油一小盞。久浸尤佳。瑞竹堂經驗方。一切惡瘡。方同上。弩肉瘀突。南鵬砂黄色者一錢，

〔一〕及：原闕一字。今從江西本補。
〔二〕取：原作「别」。今據證類卷五蓬砂改。
〔三〕瞖：原作「醫」。今從江西本改。
〔四〕徵：原作「微」。今從改同上。
〔五〕芡：原作「茨」。今從錢本改。

片腦少許，研末，燈草蘸點之。直指方。

【附録】特蓬殺〔一〕拾遺。石藥拾遺〔二〕。【藏器〔三〕曰】味苦，寒，無毒。主折傷内損瘀血煩悶欲死者，酒消服之。南人毒箭中人及深山大蝮中〔四〕人，速將病者頂上十字剺之，出血水，藥末傅之，並傅傷處，當上下出黄水數升，則悶解。俚人重之，以竹筒盛帶于腰，以防毒箭。亦主惡瘡、熱毒、癰腫、赤白游風、瘻蝕等瘡，並水和傅之。出賀州山内石上，似碎石，硇砂之類。

石硫黄本經中品

【釋名】硫黄吴普、黄硇砂藥性、黄牙、陽侯綱目、將軍。【時珍曰】硫黄秉純陽火石之精氣而結成，性質通流，色賦中黄，故名流黄。含其猛毒，爲七十二石之將，故藥品中號爲將軍。外家謂之陽侯，亦曰黄牙，又曰黄硇砂。

【集解】【别録曰】石流黄生東海牧羊山谷中，及太山〔五〕河西山，礬石液也。【普曰】或生易陽，或生河西，或五色。黄是潘水石液也。燒令〔六〕有紫焰，八月、九月采。【弘景曰】東海郡屬北徐州，而箕山亦有。今第一出扶〔七〕南林邑，色如鵝子初出殼者，名崑崙黄。次出外國。從蜀中來，色深而煌煌。此云礬石液，今南方則無礬石〔八〕，恐不必爾。【珣曰】廣州記云：生崑崙國及波斯國西方明之境，顆塊瑩净，不夾石者良。蜀中雅州亦出之，光膩甚好〔九〕，功力不及舶上來者。【頌曰】今惟出南海諸番。嶺外州郡或有而不甚佳。鵝黄者名崑崙黄，赤色者名石亭脂，青色者名冬結石，半白半黑者名神驚石，並不堪入藥。又有一種水流黄，出廣南及資〔一〇〕州，溪澗水中流出，以茅收取熬出，號真珠黄，氣腥臭。止入瘡藥，亦可煎鍊成汁，以模寫作器，亦如鵝子黄色。【時珍曰】凡産石流黄之處，必

〔一〕特蓬殺：據本卷目録，蓬砂後附特蓬殺及石藥。然此後脱「特蓬殺」正文及「石藥」之名。今據證類卷三特蓬殺補其文于此，曰：「味辛、苦，温，小毒。主飛金石用之，鍊丹亦須用。生西國。似石脂、蠣粉之類。能透金石鐵無礙，下通出。」

〔二〕石藥拾遺：原脱。今據本卷「目録」及「附録」體例，補其藥名與出處。

〔三〕器：原闕一字。今據證類卷三三十五種陳藏器餘補。

〔四〕中：原脱。今據證類卷三石藥補。

〔五〕山：原作「行」。今據證類卷四石硫黄改。

〔六〕令：原作「金」。今據改同上。

〔七〕扶：原作「湖」。今據改同上。

〔八〕石：原作「色」。今據改同上。

〔九〕好：原字漫漶。今據證類卷四石硫黄補正。

〔一〇〕資：證類卷四石硫黄作「榮」。

有温泉，作流黄氣。魏書云：悦盤〔一〕國有火山，山旁皆焦溶，流數十里乃凝堅，即石流黄也。張華博物志云：西域硫黄出且彌山。去高昌八百里，有山高數十丈，晝則孔中狀如煙，夜則如燈光。庚辛玉册云：流黄有二種。石流黄，生南海琉球山中；土流黄，生于廣南。以嚼之無聲者爲佳，舶上倭流黄亦佳。今人用配消石作烽燧烟火，爲軍中要物。

【修治】【斆曰】凡使勿用青赤色及半白半青、半赤半黑者。自有黄色，内瑩淨似物命者，貴也。凡用四兩，先以龍尾蒿自然汁一鎰，東流水三鎰，紫背天葵汁一鎰，粟遂〔二〕子莖汁一鎰〔三〕，四件合之，攪令匀。入坩鍋内，用六乙泥固濟底下，將流黄碎之，入鍋中，以前汁旋旋添入，火煮汁盡爲度。再以百部末十兩，柳蚛末二斤，一簇草二斤，細剉，以東流水同流黄煮二伏時。取出，去諸藥，用熟甘草湯洗了，入鉢研二萬匝用。【時珍曰】凡用流黄，入丸散用，須以蘿蔔剜空，入流在内，合定，稻糠火煨〔四〕熟，去其臭氣。以紫背浮萍同煮過，消其火毒。以皂莢湯淘之，去其黑漿。一法：打碎，以絹袋盛，用無灰酒煮三伏時用。又消石能化流爲水，以竹筒盛流埋馬糞中一月亦成水，名流黄液。

【氣味】酸，温，有毒。【别録曰】大熱。【普曰】神農、黄帝、雷公：鹹，有毒。醫和、扁鵲：苦，無毒。【權曰】有大毒，以黑錫煎湯解之，及食冷猪血。【珣曰】人能制伏歸本色，服之能除百病。如有發動，宜猪肉、鴨羹、餘甘子湯並解之。【葛洪曰】四黄惟陽侯爲尊，金石煅煉者不可用，惟草木制伏者堪入藥用。桑灰、益母、紫荷、波薐、天鹽、桑白皮、地骨皮、車前、馬鞭草、黄蘗、烏〔五〕首烏、石葦、蕎麥、獨帚、地榆、蛇牀、兔絲、蓖麻、蠶砂，或灰或汁，皆可伏之。【之才曰】曾青爲之使，畏細辛、飛廉、朴消、鐵、醋。【玄壽先生曰】硫是礬之液，礬是鐵之精，慈石是鐵之母。故鐵砂、慈石制伏流黄，立成紫粉。【獨孤滔曰】流能乾汞，見五金而黑，得水銀則色赤也。

【主治】婦人陰蝕，疽痔惡血，堅筋骨，除頭秃。能化金銀銅鐵奇物。本經。療心腹積聚，邪氣冷癖〔六〕在脇，欬逆上氣，脚冷，疼弱無力，及鼻衄，惡瘡，下部䘌瘡，止血，殺疥蟲。别録。治婦人血結。吴普。下氣，治腰腎久冷，除冷風頑痹，寒熱。生用治疥癬，鍊服主虚損泄精。甄權〔七〕。壯陽道，補筋骨勞損，風勞氣，止嗽，殺臟蟲邪魅。大明。長肌膚，益氣力，老人風秘，

〔一〕悦盤：原作「盤盤」。今據魏書卷一百二西域列傳改。
〔二〕遂：原作「逐」。今據證類卷四石硫黄改。
〔三〕一鎰：原脱。今據補同上。
〔四〕煨：原作「畏」。今從江西本改。
〔五〕烏：江西本作「何」。此條云出葛洪，然何首烏初見唐李翺何首烏傳，不當爲葛洪所引。故江西本雖改，不知所據，不從。
〔六〕癖：原作「痛」。今據證類卷四石硫黄改。
〔七〕權：原字殘缺。今從江西本補正。

並宜鍊服。李珣。主虚寒久痢，滑泄霍亂，補命門不足，陽氣暴絶，陰毒傷寒，小兒慢驚。時珍。

【發明】【弘景曰】俗方用治脚弱及痼冷甚效。仙經頗用之，所化奇物，並是黄白術及合丹法。【頌曰】古方未有服餌流黄者。本經所用，止于治瘡蝕，攻積聚、冷氣脚弱等，而近世遂火鍊治〔一〕爲常服丸散。觀其治鍊服食之法，殊無本源，非若乳石之有論議節度。故服之其效雖緊，而其患更速，可不戒之？土流黄辛熱腥臭，止可治疥殺蟲，不可服。【宗奭曰】今人治下元虚冷，元氣將絶，久患寒泄，脾胃虚弱，垂命欲盡，服之無不效。中病當便已，不可盡劑。世人蓋知用而爲福，而不知其爲禍，此物損益兼行故也。如病勢〔二〕危急，可加丸數服，少則不效，仍加附子、乾薑、桂。【好古曰】如太白丹、來復丹，皆用流黄佐以消石，至陽佐以至陰，與仲景白通湯佐以人尿、猪膽汁大意相同。所以治内傷生冷、外冒暑熱、霍亂諸病，能去格拒之寒，兼有伏陽，不得不爾。如無伏陽，只是陰證〔三〕，更不必以陰藥佐之，何也？流黄亦號將軍，功能破邪歸正，返滯還清，挺出陽精，消陰化魄。【時珍曰】流黄秉純陽之精，賦大熱之性，能補命門真火不足，且其性雖熱而疏利大腸，又與躁濇者不同，蓋亦救危妙藥也。但鍊制久服，則有偏勝之害。况服食者，又皆假此縱欲，自速其咎，于藥何責焉？按孫升談圃云：流黄，神仙藥也。每歲三伏日餌百粒，去臟腑積滯有驗。但流黄伏生于石下，陽氣溶液凝結而就，其性大熱，火鍊服之，多發背疽。方勺〔四〕泊宅編云：金液丹乃流黄鍊成，純陽之物，有痼冷者所宜。今夏至人多服之，反爲大患。韓退之作文戒服食，而晚年服硫黄而死，可不戒乎？夏英公有冷病，服流黄、鍾乳，莫之紀極，竟以壽終，此其禀受與人異也。洪邁夷堅志云：唐與正亦知醫，能以意治疾。吴巡檢病不得溲，卧則微通，立則不能涓滴，遍用通利藥不效。唐問其平日自制黑錫丹常服，因悟曰：此必結砂時，硫飛去，鉛不死。鉛砂入膀胱，卧則偏重，猶可溲，立則正塞水道，故不通。取金液丹三百粒，分爲十服，煎瞿麥湯下。鉛得流氣則化，累累水道下，病遂愈。流之化鉛，載在經方，苟無通變，豈能臻妙？類編云：仁和縣一吏，早衰，齒落不已。一道人令以生硫黄入猪臟中煮熟搗丸，或入蒸餅丸梧子大，隨意服之。飲啖倍常，步履輕捷，年踰九十，尤康健。後醉食〔五〕牛血，遂洞泄如金水，尫悴而死。内醫官管範云：猪肪能制硫黄，此用猪臟尤妙。王樞使亦常服之。

【附方】舊八，新四十一。硫黄盃。此盃配合造化，調理陰陽，奪天地冲和之氣，乃水火既濟之方。不冷不熱，不緩不急，有延年却老之功，脱胎换骨之妙。

〔一〕治：原作「冶」。今據證類卷四石硫黄改。
〔二〕勢：原作「熱」。今據改同上。
〔三〕證：原作「虚」。今據湯液本草卷下硫黄改。
〔四〕勺：原作「匀」。今據卷一引據古今醫家書目改。
〔五〕食：原脱。今據醫説卷四劳瘵補。

大能清上實下，升降陰陽。通九竅，殺九蟲，除夢泄，悦容顔，解頭風，開胸膈，化痰涎，明耳目，潤肌〔一〕膚，添精髓，蠲疝墜。又治婦人血海枯寒，赤白帶下。其法用瓷盌以胡桃擦過，用無砂石流黄生溶成汁，入明礬少許，則塵垢悉浮，以杖掠去，綿濾過，再入盌溶化，傾入盃內，盪成盃，取出，埋土中一夜，木賊打光用之。欲紅入朱砂，欲青則入葡萄，研勻同煮成。每用熱酒二盃，清早空心溫服，則百病皆除，無出此方也。**紫霞盃**。葉石林水雲録〔二〕云：用流黄袋盛，懸罐〔三〕內，以紫背浮萍同水煮之數十沸取出，候乾研末。十兩，用珍珠、琥珀、乳香、雄黄、朱砂、羊起石、赤石脂、片腦、紫粉、白芷、甘松、三柰、木香、血竭、没藥、韶腦、安息香各一錢，麝香七分，金薄二十片，爲末，入銅杓中，慢火溶化。以好樣酒盃一箇，周圍以粉紙包裹，中開一孔，傾硫入內，旋轉令勻，投冷水中取出。每旦盛酒飲二三盃，功同上方。昔中書劉景輝因遘勞瘵，于太白山中遇一老仙，親授是方，服之果愈。人能清心寡欲而服此，仙緣可到也。**金液丹**。固真氣，暖丹田，堅筋骨，壯陽道。除久寒痼冷，補勞傷虚損。治男子腰腎久冷，心腹積聚，脇下冷痛，腹中諸蟲，失精遺尿，形羸力劣，腰膝痛弱，冷風頑痺，上氣衄血，欬逆寒熱，霍亂轉筋，虚滑下利。又治痔瘻濕䘌生瘡，下血不止，及婦人血結寒熱，陰蝕疽痔等。用石流黄十兩研細〔四〕，用瓷盒盛，以水和赤石脂封口，鹽泥固濟，日乾。地內先埋一小罐，盛水令滿，安盒在內，用泥固濟。慢火養七日七夜，候足，加頂火一斤煅，俟冷取出研末。每一兩，用蒸餅一兩，水浸爲丸如梧子大。每服三十丸至〔五〕百丸，空心米飲服。又治傷寒身冷脉微，或吐或利，或自汗不止，或小便不禁，併宜服之，得身熱脉出爲度〔六〕。惠民和劑局方。**煖益腰膝**。王方平通靈玉粉散：治腰膝，煖水臟，益顔色，其功不可具載。流黄半斤，桑柴灰五斗，淋取汁，煮三伏時。以鐵匙抄于火上試之，伏火即止。候乾，以大火煅之。如未伏更煮，以伏爲度。煅了研末。穿地坑一尺二寸，投水于中，待水清，取和硫末，坩鍋內煎如膏。鐵錢抄出，細研，飯丸麻子大。每空心鹽湯下十丸，極有效驗。鄉人王昭遂服之，年九十，顔貌如童子，力倍常人。○杜光庭玉函方。**風毒脚氣**痺弱。流黄末三兩，牛〔七〕乳五升，煮沸入水，煎至三升，每服三合。○又法：牛乳三升，煎一升半，以五合調硫黄末一兩服，厚蓋取汗〔八〕，勿見風。未汗再服，將息調理數日，更服。北人用此多效。亦可煎爲丸服。肘後方。**陰證傷寒**，極冷厥逆，煩躁腹痛，無脉危甚者。舶上流黄爲末，艾湯服三錢，就得睡，汗出而愈。○本事方。**陰陽二毒**。黑龍丹：用舶上流黄一兩，柳

〔一〕肌：原作「明」。今從江西本改。
〔二〕録：原字漫漶。今從補正同上。
〔三〕罐：原作「观」。今從錢本改。
〔四〕细：原作「水」。今據局方卷一治痼冷「金液丹」改。
〔五〕至：原作「三」。今據改同上。
〔六〕度：此下原衍「方」字。今據删同上。
〔七〕牛：原作「鍾」。今據肘後方卷三治風毒脚弱痺滿上氣方改。
〔八〕汗：原作「汁」。今據改同上。

木搥研二三日，巴豆一兩，和殼，計箇數，用二升鐺子一口，將硫鋪底，安豆于上，以釅米醋半斤澆之，盞子緊合定，醋紙固縫，頻以醋潤之。文武火熬，候豆作聲，可一半爲度，急將鐺子離火，便入臼中搗細。再以醋兩茶脚洗鐺中藥入臼，旋下蒸餅搗丸鷄頭子大。若是陰毒，用椒四十九粒，葱白二莖，水一盞，煎六分。熱[一]吞下一丸。陽毒，用豆豉四十九粒，葱白一莖，水一盞，煎同前，吞下不得嚼破。經五六日方可服之。若未傳入，或未及日數，不可拘制[二]。有孕婦人吐瀉，亦可服。博濟方。**一切冷氣**，積塊作痛。流黄、焰消各四兩結砂，青皮、陳皮各四兩，爲末，糊丸梧子大，每空心米飲下三十丸。鮑氏方。**元臟久冷**，腹痛虛泄，裏急。玉粉丹：用生流黄五兩，青鹽一兩，細研，以蒸餅丸緑豆大，每服五丸，空心熱酒下，以食壓之。經驗方。**元臟冷泄**，腹痛虛極。硫黄一兩，黄蠟化丸梧子大，每服五丸，新汲水下。一加青鹽二錢，蒸餅和丸，酒下。普濟方。**氣虛暴泄**，日夜三二十行，腹痛不止。夏月路行，備急最妙。朝真丹：用流黄二兩，枯礬半兩，研細。水浸蒸餅丸梧子大，朱砂爲衣，每服十五丸至二十丸，温水下，鹽湯任下。○孫尚藥秘寶方。**伏暑傷冷**，二氣交錯，中脘痞結，或泄或嘔，或霍亂厥逆。二氣丹：流黄、消石等分研末，石器炒成沙[三]，再研，糯米糊丸梧子大，每服四十丸，新井水下。濟生方。**傷暑吐瀉**。流黄、滑石等分，爲末，每服一錢，米飲下，即止。救急良方。**霍亂吐瀉**。流黄一兩，胡椒五錢，爲末，黄蠟一兩化，丸皂子大，每涼水下一丸。聖濟録。**小兒吐瀉**。不拘冷熱，驚吐反胃，一切吐利，諸治不效者。二氣散：用流黄半兩，水銀二錢半，研不見星。每服一字至半錢，生薑水調下，其吐立止。或同炒結砂爲丸，方見靈砂下。錢氏小兒方。**反胃嘔吐**。方見水銀。**脾虛下白**。脾胃虛冷，停水滯氣，凝成白涕下出。舶上流黄一兩研末，炒麪一分同研，滴冷熱水丸梧子大，每米湯下五十丸。楊子建護命方。**下痢虛寒**。流黄半兩，蓖麻仁七箇，爲末，填臍中，以衣隔，熱湯熨之，止乃已。仁存方。**協熱下痢**赤白。用流黄、蛤粉，等分，爲末，糊丸梧子大，每服十五丸，米飲下。○指南方。**腸風下血**。方見鯽魚。**老人冷秘**，風秘或泄瀉。煖元臟，除積冷，温脾胃，進飲食，治心腹一切痃癖冷氣。流黄柳木槌研細，半夏湯泡七次焙研，等分，生薑自然汁調蒸餅和，杵百下，丸梧子大，每服十五丸至二十丸，空心温酒或薑湯下，婦人醋湯下。○和劑局方。**久瘧不止**。鮑氏方：用硫黄、朱砂等分，爲末，每服二錢，臘茶清，發日五更服。當日或大作或不作，皆其效也。寒多倍硫，熱多倍砂。○朱氏方用硫黄、臘茶，等分爲末。發日早冷水服二錢，二服效。寒多加硫，熱多加茶。**酒鼈氣鼈**。嗜酒任氣，血凝于氣，則爲氣鼈。嗜酒痼冷，敗血入酒，則爲血鼈。摇頭掉尾，大者如鼈，小者如錢。上侵人喉，下蝕人肛，或附脇背，或隱腸腹。用生流黄末，老酒調下，常服之。直指方。**欬逆打呃**。流黄燒烟，嗅之立止。醫方摘要。**頭痛頭風**。如神丹：光明流黄、消石各一兩，細研，水丸芡[四]子大。空心嚼一丸，茶下。○普濟方。**腎虛頭痛**。聖惠方用流黄一兩，

〔一〕熱：原作「熟」。今據政和證類（成化本）卷四石硫黄改。
〔二〕拘制：原闕一字。今據大觀證類及政和證類（成化本）卷四石硫黄補。
〔三〕石器炒成沙：濟生方諸暑門原作「於銀石器内文武火上炒令鵝黄色」。
〔四〕芡：原作「茨」。今從江西本改。

胡粉半兩〔一〕，爲末，飯丸梧子大。痛時冷水服五丸，即止。○本事方用硫黄末、食鹽等分，水調生麪糊丸梧子大，每薄荷茶下五丸。○普濟方用生流黄六錢，烏藥四錢，爲末，蒸餅丸梧子大，每服三五丸，食後茶清下。**鼻上作痛**。上品流黄末，冷水調搽。澹寮方。**酒皶赤鼻**。生流黄半兩，杏仁二錢，輕粉一錢，夜夜擦之。○瑞〔二〕竹堂方用舶上流黄、雞心檳榔等分，片腦少許，爲末，絹包，日日擦之。加蓖麻油更妙。**鼻面紫風**，乃風熱上攻陽明經絡。亦治風刺癮疹。舶上流黄、白礬枯，等分爲末，每以黄丹少許，以津液和塗之，一月見效。○宣明方。**身面疣目**。蠟紙卷硫黄末少許，點之〔三〕，焠之有聲，目去〔四〕。普濟方。**癧瘍風病**，白色成片。以布拭，醋摩流黄、附子塗之，或流黄、白礬擦之。○集驗方。**小兒聤耳**。流黄末和蠟作挺插之，日二易。○千金方。**小兒口瘡糜爛**。生流黄水調，塗手心足心，效即洗去。危氏得效方。**耳卒聾閉**。流黄、雄黄等分研末，綿裹塞耳，數日即聞人語也。千金方。**諸瘡弩肉**，如蛇出數寸。流黄末一兩，肉上薄之，即縮。○聖惠方。**癰疽不合**。石流黄粉，以筯蘸插入孔中，以瘥爲度。外臺秘要。**一切惡瘡**。真君妙神〔五〕散：用好硫黄三兩，蕎麥粉二兩，爲末，井水和，捏作小餅，日乾收之。臨用細研，新汲水調傅之。痛者即不痛，不痛則即痛而愈。○坦仙皆效方。**疥瘡有蟲**。流黄末，以雞子煎香油調搽，極效。救急良方。**頑癬不愈**。傾過銀有蓋罐子，入流黄一兩溶化，取起冷定打開，取流同蓋研末，搽之。孫氏集效方。**癘風有蟲**。流黄末酒調少許，飲汁。或加大風子油更好。直指方。**女子陰瘡**。流黄末傅之，瘥乃止。肘後方。**玉門寬冷**。流黄煎水〔六〕頻洗。○心傳方。**小兒夜啼**。流黄二錢半，鉛丹二兩，研匀，瓶固煅過，埋土中七日取出，飯丸黍米大，每服二丸，冷水下。○普濟方。**陰濕瘡疱**。流黄傅之，日三。梅師方。

石流赤別録有名未用

【釋名】石亭脂圖經、石流丹弘景、石流芝。

【集解】【別録曰】理〔七〕如石者，生山石間。【普曰】生羌道山谷。【時珍曰】此即流黄之多赤者，名石亭脂。而近世通呼流黄爲石亭脂，亦未考此也。按抱朴子云：石流丹，石之赤精，石流黄之類也。浸溢于涯岸之間，其濡濕者可丸服，堅結者可散服。五岳皆有，而箕山爲多。許由、巢父服之，即石流芝是矣。

〔一〕半兩：原脱。今據聖惠方卷四十治頭痛諸方補。

〔二〕瑞：原作「端」。今據卷一引據古今醫家書目改。

〔三〕點之：普濟方卷五十一面體疣目作「以火燒點疣目上」。

〔四〕目去：同上作「便撥却已去根也」。

〔五〕神：金陵本此字及其後凡十二行最後一字均漫漶不清，今從江西本補正。

〔六〕水：原作「朮」。今從江西本改。

〔七〕理：原作「埋」。今據證類卷三十石流赤改。

無名異二兩，爲末，葱白自然汁和丸梧子大，每服一錢，空心淡茶、生葱吞下，日一服。○瑞竹堂方。

【氣味】苦，温，無毒。

【主治】婦人帶下，止血。輕身長年。別録。壯陽除冷，治瘡殺蟲，功同流黄。時珍。

【附方】新二。赤鼻作痛。紫色石亭脂，紅色次之，黄色勿用，研末，冷水調搽，半月絶根。聖濟録。風濕脚氣。石亭脂生用一兩，川烏頭生一兩，

石流青別録有名未用

【釋名】冬結石。【別録曰】生武都山石間，青白色，故名。【時珍曰】此流黄之多青色者。蘇頌圖經言石亭脂、冬結石並不堪入藥，未深考此也。

【氣味】酸，温，無毒。【主治】療洩，益肝氣，明目。輕身長年。別録。治瘡殺蟲，功同流黄。時珍。

【附録】流黄香。拾遺。【藏器曰】味辛，温，無毒。去惡氣，殺蟲。似流黄而香。云出都〔一〕昆國，在扶南南三千〔二〕里。

礬石本經上品

【校正】併入海藥波斯礬、嘉祐柳絮礬。

【釋名】涅石綱目、羽涅本經、羽澤本經。煅枯者名巴石，輕白者名柳絮礬。【時珍曰】礬者，燔也。燔石而成也。山海經云：女牀之山，其陰多涅石。郭璞注云：礬石也。楚人名涅石，秦人名爲羽涅。

【集解】【別録曰】礬石生河西山谷，及隴西武都、石門，采無時。能使鐵爲銅。【弘景曰】今出益州北部西川，從河西來。色青白，生者，名馬齒礬。鍊成純白，名白礬，蜀人以當消石。其黄黑者名雞屎礬，不入藥用，惟堪鍍作以合熟銅，投苦酒中，塗鐵皆作銅色。外雖銅色，內質不變。【恭曰】礬石有五種：白礬多入藥用；青、黑二礬，療疳及瘡；黄礬亦療瘡生肉，兼染皮；絳礬本來緑色，燒之乃赤，故名絳礬。【頌曰】礬石初生皆石也，采得燒碎煎鍊，乃成礬也。凡有五種，其色各異，白礬、黄礬、緑礬、黑礬、絳礬也。今白礬出晉州、慈州、無爲軍〔三〕，入藥及染人所用甚多。黄礬丹竈家所須，亦入藥。黑礬惟出西戎，亦謂之皂礬，染鬚鬢藥用之，亦染皮用。緑礬入咽喉口齒藥及染色。絳礬燒之則赤，今亦稀見。又有礬精、礬胡蝶、巴石、柳絮礬，皆是白礬也。鍊白礬時，候其極沸，盤心有濺溢，如物飛出，以鐵匕接之，作蟲形者，礬胡蝶也。但成塊光瑩如水精者，礬精也。二者入藥，力緊于常礬。其煎鍊而成，輕虛如綿絮者，柳絮礬。其燒汁至盡，色白如雪者，謂之巴石。【珣曰】波斯、大秦所出白礬，色白而瑩凈，內有束針文，入丹竈家，功力逾于河西、石門者。近日文州諸番往往有之。

〔一〕都：原闕一字。今據證類卷三流黄香補。
〔二〕千：原作「十」。今據改同上。
〔三〕軍：原作「州」。今據證類卷三礬石改。

波斯又出金線礬〔一〕，打破内有金線文者爲上，多入燒鍊家用。【時珍曰】礬石析而辨之，不止于五種也。白礬，方士謂之白君，出晉地者上，青州、吴中者次之。潔白者爲雪礬。光明者爲明礬，亦名雲母礬。文如束針，狀如粉撲者，爲波斯白礬。並入藥爲良。黑礬，鉛礬也，出晉地。其狀如黑泥者，爲崑崙礬。其狀如赤石脂有金星者，爲鐵礬。其狀如紫石英，火引之成金線，畫刀上即紫赤色者，爲波斯紫礬。並不入服餌藥，惟丹竈及瘡家用之。緑礬、絳礬、黄礬俱見本條。其雜色者，則有鷄屎礬、鴨屎礬、鷄毛礬、粥礬，皆下品，亦入外丹家用。

【修治】【斅曰】凡使白礬石，以瓷瓶盛，于火中煅，令内外通赤。用鉗揭起蓋，旋安石蜂巢入内燒之。每十兩用巢六兩，燒盡爲度。取出放冷，研粉，以紙裹，安五寸深土坑中一宿，取用。又法：取光明如水晶，酸、鹹、濇味全者，研粉，以瓷瓶用六一泥泥之，待乾，入粉三升在内，旋旋入五方草、紫背〔二〕天葵各自然汁〔三〕一鎰，待汁乾，蓋了瓶口，更泥上下，用火一百斤煅之。從巳至未，去火取出，其色如銀，研如輕粉用之。【時珍曰】今人但煅乾汁用，謂之枯礬，不煅者爲生礬。若入服食，須循法度。按九鼎神丹秘訣鍊礬石入服食法：用新桑合槃一具。于密室净掃，以火燒地令熱，洒水于上，或洒苦酒于上，乃布白礬于地上，以槃覆之，四面以灰擁定。一日夜，其石精皆飛于槃上，掃取〔四〕收上〔五〕。未盡者，更如前法，數遍乃止，此爲礬精。若欲作水，即以〔六〕掃下礬精一〔七〕斤，納三年苦酒一斗中清之，號曰礬華，百日彌佳。若急用之，七日亦可。

【氣味】酸，寒，無毒。【普曰】神農、岐伯：酸。久服傷人骨。扁鵲：鹹。雷公：酸，無毒。【權曰】濇。凉，有小毒。【之才曰】甘草爲之使，惡牡〔八〕蠣，畏麻黄。【獨孤滔曰】紅心灰藋制礬。

【主治】寒熱，洩痢白沃，陰蝕惡瘡，目痛，堅骨齒。鍊餌服之，輕身不老增年〔九〕。本經。除固熱在骨髓，去鼻中息肉。别録。除風去熱，消痰止渴，煖水臟，治中風失音。和桃仁、葱湯浴，可出汗。大明。生含嚥津，治急喉痹。療鼻衄齆鼻，

〔一〕礬：原脱。今據證類卷三金綫礬補。
〔二〕背：原作「皆」。今據證類卷三礬石改。
〔三〕自然汁：原闕一字，又一字漫漶。今據補同上。
〔四〕取：原字漫漶。今從江西本補。
〔五〕上：江西本、錢本均同。疑爲「之」字誤。
〔六〕即以：原字漫漶。今從江西本補正。
〔七〕一：原厥一字。今從補同上。
〔八〕牡：原字缺損似「汪」。今據證類卷三礬石補正。
〔九〕年：原爲墨丁。今據補同上。

鼠漏瘰癧疥癬。甄權。枯礬貼嵌甲，牙縫中血出如衄。宗奭。吐下痰涎飲澼，燥濕解毒追涎，止血定痛，食惡肉，生好肉，治癰疽疔腫惡瘡，癲癇，疸疾，通大小便，口齒眼目諸病，虎犬蛇蠍百蟲傷。時珍。

波斯白礬海藥。【氣味】酸、濇，温，無毒。

【主治】赤白漏下，陰蝕，洩痢，瘡疥，解一切毒蛇蟲等，去目赤暴腫，齒痛，火鍊之良。李珣。

柳絮礬嘉祐。【氣味】同礬石。

【主治】消痰止渴，潤心肺〔一〕。大明。

【發明】【弘景曰】俗中合藥，火熬令燥，以療〔二〕齒痛，多則壞齒，即傷骨之證也。而經云堅骨齒，誠爲可疑。【宗奭曰】不可多服，損心肺，却水故也。水化書紙上，乾則水不能濡，故知其性却水也。治膈下涎藥多用者，此意爾。【時珍曰】礬石之用有四。吐利風熱之痰涎，取其酸苦涌泄也。治諸血痛、脱肛、陰挺、瘡瘍，取其酸濇而收也。治痰飲、泄痢、崩帶、風眼，取其收而燥濕也。治喉痺、癰疽、中蠱、蛇蟲傷螫，取其解毒也。按李迅癰疽方云：凡人病癰疽發背，不問老少，皆宜服黄礬丸。服至一兩以上，無不作效。最止疼痛，不動臟腑，活人不可勝數。用明亮白礬一兩生研，以好黄蠟七錢溶化，和丸梧子大。每服十丸，漸加至二十丸，熟水送下。如未破則内消，已破即便合。如服金石發瘡者，引以白礬末一二匙，温酒調下，亦三五服見效。有人遍身生瘡，狀如蛇頭，服此亦效。諸方俱稱奇效，但一日中服近百粒，則有力。此藥不惟止痛生肌，能防毒氣内攻，護膜止瀉，托裏化膿之功甚大，服至半斤尤佳。不可欺其淺近，要知白礬大能解毒也。今人名爲蠟礬丸，用之委有效驗。

【附方】舊二十六，新六十。中風痰厥，四肢不收，氣閉膈塞者。白礬一兩，牙皂角五錢，爲末，每服一錢，温水調下，吐痰爲度。陳師古方。胸中痰澼，頭痛不欲食。礬石一兩，水二升，煮一升，納蜜半合，頓〔三〕服。須臾大吐。未吐，飲少熱湯引之。○外臺秘要。風痰癇病。化痰丸：生白礬一兩，細茶五錢，爲末，鍊蜜丸如梧子大。一歲十丸，茶湯下。大人五十丸。久服，痰自大便中出，斷病根。鄧筆峰雜興〔四〕。小兒胎寒，躽啼發癇。白礬煅半日，

〔一〕肺：原作「肝」。今據證類卷三礬石改。
〔二〕療：原作「痛」。今據改同上。
〔三〕頓：原作「頻」。今據外臺卷八胸中淡澼方改。
〔四〕鄧筆峰雜興：「筆」原作「事」，「雜」原似「惟」。今據卷一引據古今醫家書目改。

棗肉〔一〕丸黍米大，每乳下一丸，愈乃止，去〔二〕痰良。保幼大全。**產後不語**。胡〔三〕氏孤鳳散：用生白礬末一〔四〕錢，熟水〔五〕調下〔六〕。婦人良方。**牙關緊急**不開者。白礬、鹽化〔七〕等分，搽之〔八〕，涎出自開。集簡方。**走馬喉痺**。用生白〔九〕礬末塗于綿針上，按于喉中，立破。綿針者，用榆條〔一〇〕上以綿纏〔一一〕作棗大也。儒門事親方。**喉癰乳蛾**。濟生帳帶散：用礬三錢，針〔一二〕銚內溶化，入劈開巴豆三粒，煎乾去豆，研礬用之，入喉立愈。甚者，以醋調灌之。亦名通關散。○法制烏龍膽：用白礬末盛入猪膽中，風乾研末。每吹一錢入喉，取涎出妙。**咽喉穀賊**，腫痛。生礬石末少少點腫處，吐涎，以痒爲度。○聖惠方。**風熱喉痛**。白礬半斤，研末化水，新磚一片，浸透取晒，又浸又晒，至水乾，入糞厠中浸一月，取洗，安陰處，待霜出掃收，每服半錢，水下。普濟方。**懸癰垂長**，咽中煩悶。白礬燒灰、鹽花等分，爲末，筯頭頻點藥〔一三〕在上，去涎。○孫用和秘寶方。**小兒舌膜**。初生小兒有白膜皮裹舌，或遍舌根，可以指甲刮破令血出，以燒礬末半緑豆許傅之。若不摘去，其兒必啞。姚和衆至寶方。**牙齒腫痛**。白礬一兩燒灰，大露蜂房一兩微炙，爲散〔一四〕，每用二錢，水煎含漱去涎。○簡要濟衆方。**患齒碎壞**欲盡者。常以綿裹礬石含嚼，吐去汁。肘後方。**齒齗血出**不止。礬石一兩燒，水三升，煮一升，含漱〔一五〕。千金方。**木舌腫强**。白礬、桂心等分，爲末，安舌下。聖惠方。**太陰口瘡**。生甘草二寸，白礬一粟〔一六〕大，噙之，嚥津。活法機要。**口舌生瘡**，下虚上壅。定齋方：用白礬泡湯濯足。○張子和方：用白礬末、黃丹水飛炒，等分，研，擦之。**小兒鵝口**，滿口白爛。枯礬一錢，朱砂二分，爲末，每以少許傅之，日三

〔一〕肉：原作「内」。今據總微論卷一胎中病論改。
〔二〕去：原作「日」。今據改同上。
〔三〕胡：原作「明」。今據婦人良方卷十八產後不語方論改。
〔四〕一：原闕一字。今據補同上。
〔五〕水：原作「之」。今據改同上。
〔六〕下：此下原衍「日」。今據删同上。
〔七〕化：張本作「花」。下文「懸癰垂長」附方亦有「鹽花」。故「花」字義長。
〔八〕之：此下原有一字闕。今從錢本删。
〔九〕生白：原作「之口」。今據儒門事親卷十五口齒咽喉改。
〔一〇〕榆條：原字漫漶。今據補同上。
〔一一〕纏：原作「立」。今據改同上。
〔一二〕針：濟生續方卷三咽喉評治無此字。
〔一三〕藥：原字似「大」。今據證類卷三礬石改。
〔一四〕爲散：原脱。今據補同上。
〔一五〕漱：原作「秋」，今從江西本改作「漱」。千金方卷六齒病原作「之」。
〔一六〕粟：保命集卷下瘡瘍論作「栗子」，義長。

次，神驗。○普濟方。小兒舌瘡，飲乳不得。白礬如雞子大〔一〕，置醋中，塗兒足底，二七遍〔二〕愈。千金方。口中氣臭。明礬入麝香，爲末，擦牙上。生生編。衄血不止。枯礬末吹之，妙。聖濟録。鼻中息肉。金用礬燒末，猪脂和，綿裹塞之，數日息肉隨藥出。○一方用明礬一兩，蓖麻仁七箇，鹽梅肉五箇，麝香一字，杵丸，綿裹塞之，化水自下也。眉毛脱落。白礬十兩燒研，蒸餅丸梧子大，每空心温水下七丸，日加一丸，至四十丸〔三〕，日減一丸，周而復始，以愈爲度。聖濟録。發斑怪證。有人眼赤鼻張，大喘，渾身出斑，毛髮如銅鐵，乃熱毒氣結于下焦也。白礬、滑石各一兩爲末，作一服。水三盌，煎減半，不住服，盡即安。夏子益奇疾方。目瞖努肉。白礬石納黍米大入目，令淚出，日日用之，惡汁去盡，其疾日減。外臺秘要。目生白膜。礬石一升，水四合，銅器中煎半合，入少蜜調之，以綿濾過，每日點三四度。姚和衆延齡至寶方。赤目風腫。甘草水磨明礬傅眼胞上效，或用枯礬頻擦眉心。○集簡方。爛弦風眼。白礬煅一兩，銅青三錢，研末，湯泡澄清，點洗。永類方。聤耳出汁。枯礬一兩，鉛丹炒一錢，爲末，日吹之。聖濟録。卒死壯熱。礬石半斤，水一斗半，煮湯浸脚及踝，即得甦也。○肘後方。脚氣衝心。白礬三兩，水一斗五升，煎沸浸洗。千金方。風濕膝痛。脚氣風濕，虚汗少力，多痛及陰汗，燒礬末一匙頭，投沸湯，淋洗痛處。御藥院方。黄腫水腫。推車丸：用明礬二兩，青礬一兩，白麪半斤，同炒令赤，以醋煮米粉糊爲丸，棗湯下三十丸。濟急方。女勞黄疸。黄家日晡發熱而反惡寒，膀胱急，少腹滿，目盡黄，額上黑，足下熱，因作黑疸。其腹脹如水狀，大便必黑，時溏，此女勞之病，非水也。自大勞大熱，交接後入水所致，腹滿者難治。用礬石燒、消石熬黄等分，爲散，以大麥粥汁和服方寸匕，日三服。病從大小便去，小便〔四〕正黄，大便正黑，是其候也。○張仲景金匱方。婦人黄疸。經水不調，房事觸犯所致。白礬、黄蠟各半兩，陳橘皮三錢，爲末，化蠟丸梧子大，每服五十丸，以滋血湯或調經湯下。濟陰方。婦人白沃。經水不利，子臟堅僻，中有乾血，下白物。用礬石二分〔五〕燒，杏仁一分，研勻，煉蜜丸棗核大，納入腸中，日一易之。張仲景金匱方。婦人陰脱作痒。礬石燒研，空心酒服方寸匕，日三。○千金翼。男婦遺尿。枯白礬、牡〔六〕蠣粉等分，爲末，每服方寸匕，温酒下，日三服。余居士選奇方。二便不通。白礬末填滿臍中，以新汲水滴之，覺冷透腹内，即自然通。臍平者，以紙圍環之。經驗方。霍亂吐瀉。枯白礬末一錢，百沸湯調下。華佗危病方。伏暑泄瀉。玉華丹：白礬煅，爲末，醋糊爲丸，量大小，用木瓜湯下。○經驗方。老人泄瀉不止。枯白礬一兩，訶黎勒煨七

〔一〕如雞子大：原作「和雞子」。今據千金方卷五下小兒雜病改。

〔二〕遍：原闕一字。今據補同上。

〔三〕丸：原作「九」。今據聖惠方卷四十一令生眉毛諸方改。

〔四〕小便：原脱。今據金匱卷中黄膽病脉證並治補。

〔五〕二分：原脱。今據金匱卷下婦人雜病脉證並治補。

〔六〕牡：原作「牲」。今從錢本改。

錢半，爲末，米飲服二錢，取愈。太平聖惠方。**赤白痢下**。白礬飛過爲末，好醋、飛羅麪爲丸梧子大，赤痢甘草湯，白痢乾薑湯下。生生方。**氣痢不止**。巴石丸：取白礬一大斤，以炭火净地燒令汁盡，其色如雪，謂之巴石。取一兩研末，熟猪肝作丸梧子大。空腹，量人加減。水牛肝更佳。如素食人，以蒸餅爲丸。或云白礬中青黑者，名巴石。劉禹錫傳信方。**冷勞泄痢**，食少，諸藥不效。白礬三兩燒，羊肝一具去脂，釅醋三升煮爛，擂泥和丸梧子大，每服二十丸，米飲下，早夜各一服。○普濟方。**泄瀉下痢**。白龍丹：用明礬枯過爲末，飛羅麪醋打糊丸梧子大，每服二三十丸，白痢薑湯下，赤痢甘草湯、泄瀉米湯下。經驗方。**瘧疾寒熱**。即上方，用東南桃心七箇，煎湯下。**反胃嘔吐**。白礬、流黄各二兩，銚内燒過，入朱砂一分，爲末，麪糊丸小豆大，每薑湯下十五丸。○又方：白礬枯三兩，蒸餅丸梧子大。每空心米飲服十五丸。普濟方。**化痰治嗽**。明礬二兩，生參末一兩，苦醋二升，熬爲膏子，以油紙包收，旋丸豌豆大，每用一〔一〕丸，放舌下，其嗽立止，痰即消。○定西侯方：只用明礬末，醋糊丸梧子大，每睡時茶下二三十丸。○摘要用明礬半生半燒，山巵子炒黑，等分，爲末，薑汁糊爲丸，如上服。○雜興方用白明礬、建茶等分，爲末，糊丸服。**諸心氣痛**。儒門事親方用生礬一皂子大，醋一盞，煎七分服，立止。○邵真人方用明礬一兩燒，朱砂一錢，金薄三個，爲末，每服一錢半，空心白湯下。**中諸蠱毒**。晉礬、建茶等分，爲末，新汲水調下二錢，瀉吐即效。未吐再服。濟生方。**蛇蟲諸毒**。毒蛇、射工、沙虱等傷人，口噤目黑，手足直，毒氣入腹。白礬、甘草等分，爲末。冷水服二錢。瑞竹堂方。**驢馬汗毒**所傷瘡痛。白礬飛過，黄丹炒紫，等分，貼之。王氏博濟方。**虎犬傷人**。礬末納入裹之，止痛尤妙。肘後方。**蛇咬〔二〕蠍螫**。燒刀矛頭令赤，置白礬于上，汁出熱滴之，立瘥，此神驗之方也。貞〔三〕元十三年，有兩僧流南方，到鄧州，俱爲蛇嚙，令用此法便瘥，更無他苦。○劉禹錫傳信方。**壁鏡毒人必死**。白礬塗之。太平廣記。**刀斧金瘡**。白礬、黄丹等分，爲末，傅之最妙。救急方。**折傷止痛**。白礬末一匙，泡湯一盌，帕蘸乘熱熨〔四〕傷處。少時痛止，然後排整筋骨，點藥。靈苑方。**漆瘡作痒**。白礬湯拭之。千金方。**牛皮癬瘡**。石榴皮蘸明礬末抹之。切勿用醋，即蟲沉下。○直指方。**小兒風瘆**作痒。白礬燒投熱酒中，馬尾搵酒塗之。子母秘録。**小兒臍腫**，出汁不止。白礬燒灰傅之。聖惠方。**乾濕頭瘡**。白礬半生半煅，酒調塗上。生生編。**身面瘊子**。白礬、地膚子等分，煎水，頻洗之。多能鄙事。**腋下胡臭**。礬石絹袋盛之，常粉腋下，甚妙。許堯臣方。**魚口瘡毒**。白礬枯研，寒食麪糊調，傅上即消。救急良方。**陰瘡作臼**。取高昌白礬、麻仁等分，研末，猪脂和膏，先以槐白皮煎湯洗過，塗之，外以楸葉貼上，不過三度愈。葛洪肘後方。**足瘡生蟲**。南方地卑濕，人多患足瘡，歲久生蟲如蛭，乃風毒攻注而然。用牛或羊或豬肚，去糞不洗，研如泥，看瘡大小，入煅過泥礬半兩。已上研匀，塗帛上貼之。須臾痒入

〔一〕一：原闕一字。今從江西本補。

〔二〕咬：原作「蛟」。今據證類卷三礬石改。

〔三〕貞：原作「真」。史無「真元」年號，今據卷十六地黄及卷四十蜘蛛引傳信方所載年代改。

〔四〕熨：原作「慰」。今據證類卷三礬石引靈苑方改。

心，徐徐連帛取下，火上炙之。蟲出，絲髮馬尾千萬，或青白赤黑，以湯洗之。三日一作，不過數次，蟲盡瘡愈。○南宮從峋嶁神書。**嵌甲作瘡。**足趾甲入肉作瘡，不可履靴。礬石燒灰傅之，蝕惡肉，生好肉。細細割去甲角，旬日取愈，此方神效。肘後方。**雞眼肉刺。**枯礬、黄丹、朴消等分，爲末，搽之。次日浴二三次，即愈。多能鄙事。**冷瘡成漏。**明礬半生半飛，飛者生肉，生者追膿，五靈脂〔一〕水飛，各半錢，爲末。以皮紙裁條，唾和末作小撚子，香油捏濕，于末拖過，剪作大小撚，安入漏，早安午换。候膿出盡後，有些小血出，方得乾水。住藥，自然生肉痊好。普濟方。**魚睛丁瘡。**枯礬末，寒食麪糊調貼，消腫無膿。崔氏方。**丁瘡腫毒。**雪白礬末五錢，葱白煨熟，搗和丸梧子大，每服二錢五分，以酒送下，未效再服。久病、孕婦不可服。衛生寶鑑。**癧疽腫毒。**方見前「發明」下。**陰汗濕痒。**枯礬撲之。○又泡湯沃洗。御藥院方。**交接勞復，**卵腫，或縮入，腹痛欲絶。礬石一分，消三分，大麥粥清服方寸匕，日三服，熱毒從二便出也。肘後方。**女人陰痛。**礬石三分炒，甘草末半分〔二〕，綿裹導之，取瘥。○肘後百一方。**丁腫惡瘡。**仙散：用生礬、黄丹，臨時等分，以三稜針刺血，待盡傅之。不過三上，決愈。乃太醫李管勾方。○衛生寶鑑。**蟲蛇獸毒及蠱毒。**生明礬、明雄黄等分，于端午日研末，黄蠟和丸梧子大，每服七丸，念「藥王菩薩」七遍，熟水送下。○東坡良方。

緑礬 日華

【釋名】皂礬綱目、青礬煅赤者名絳礬唐本、礬紅。【時珍曰】緑礬可以染皂色，故謂之皂礬。又黑礬亦名皂礬，不堪服食，惟瘡家用之。煅赤者俗名礬紅，以别朱紅也。

【集解】【頌曰】緑礬出隰州温泉縣、池州銅陵縣，並煎礬處生焉。初生皆石也，煎煉乃成。其形似朴消而緑色，取置鐵板上，聚炭燒之，礬沸流出，色赤如金汁者，是真也。沸定時，汁盡，則色如黄丹。又有皂莢礬，或云即緑礬也。【恭曰】緑礬新出窟未見風者，正如琉璃色，人以爲石膽。燒之赤色，故名絳礬。出瓜州者良。【時珍曰】緑礬晉地、河内、西安、沙州皆出之，狀如焰消。其中揀出深青瑩净者，即爲青礬。煅過變赤，則爲絳礬。入圬墁及漆匠家多用之。然貨者亦雜以沙土爲塊。昔人往往以青礬爲石膽，誤矣。

【氣味】酸，凉，無毒。

【主治】疳及諸瘡。蘇恭。喉痺，蟲牙，口瘡，惡瘡，疥癬。釀鯽魚燒灰服，療腸風瀉血。大明。消積滯，燥脾濕，化痰涎，除脹滿黄腫瘧利，風眼口齒諸病。時珍。

〔一〕脂：原作「芝」。今據普濟方卷二百七十二諸瘡改。

〔二〕分：原作「方」。今據肘後方卷五治卒陰腫痛頹卵方改。

【發明】【時珍曰】綠礬酸涌澀收，燥濕解毒化涎之功與白礬同，而力差緩。按張三丰〔一〕仙傳方載「伐木丸」云：此方乃上清金蓬頭祖師所傳。治脾土衰弱，肝木氣盛，木來剋土，病心腹中滿，或黄腫如土色，服此能助土益元。用蒼术二斤，米泔水浸二宿，同黄酒麪麴四兩炒赤色，皂礬一斤，醋拌晒乾，入瓶火煅，爲末，醋糊丸梧子大。每服三四十丸，好酒、米湯任下，日二三服。時珍常〔二〕以此方加平胃散，治一賤役中滿腹脹，果有效驗。蓋此礬色綠味酸，燒之則赤，既能入血分伐木，又能燥濕化涎，利小便，消食積，故脹滿黄腫瘧痢疳疾方往往用之，其源則自張仲景用礬石、消石治女勞黄疸方中變化而來。【頌曰】劉禹錫傳信方治喉痺，用皂莢礬，入好米醋同研含之，嚥汁立瘥。此方出于李謨，甚奇妙。皂莢礬，即綠礬也。

【附方】舊一，新一十九。**重舌木舌**。皂礬二錢，鐵上燒紅，研，摻之。陸氏積德堂方。**喉風腫閉**。皂礬一斤，米醋三斤拌，晒乾，末，吹之。痰涎出盡，用良薑末少許，入茶内漱口，嚥之即愈。孫氏集效方。**眼暴赤爛**。紅棗五斤，入綠礬在内，火煨熟，以河水、井水各一盌，桃、柳心各七個，煎稠，每點少許入眦上。摘玄方。**爛弦風眼**。青礬火煅出毒，細研，泡湯澄清，點洗。永類方。**倒睫拳毛**。方同上。**瘧疾寒熱**。礬紅、獨蒜頭煨，等分，擣丸芡子大，每白湯嚼下一丸，端午日合之。普濟方。**少陰瘧疾**，嘔吐。綠礬一錢，乾薑炮〔三〕，半夏薑制各〔四〕半兩，爲末，每服半錢，發日早以醋湯下。聖濟録。**翻胃吐食**。白麪二斤半，蒸作大饅頭一箇，頭上開口，剜空，將皂礬填滿，以新瓦圍注〔五〕，鹽泥封固，乞土窑安放。文武火燒一日夜，取出研末，棗肉爲丸梧子大，每服二十丸，空心酒、湯任下。忌酒色。○醫方摘要。**大便不通**。皂礬一錢，巴霜二箇，同研，入雞子内攪勻，封頭，濕紙裹，煨熟食之，酒下，即通。○集玄方。**腸風下血**。積年不止，虚弱甚者，一服取效。綠礬四兩，入砂鍋内，新瓦蓋定，鹽泥固濟，煅赤取出，入青鹽、生流黄各一兩，研勻。再入鍋中固濟，煅赤取出，去火毒，研。入熟附子末一兩，粟米粥糊丸梧子大，每空心米飲、温酒任下三十丸。○永類方。**婦人血崩**。青礬二兩，輕粉一錢，爲末，水丸梧子大，每服二三十丸，新汲水下。摘玄方。**血證黄腫**。綠礬四兩，百草霜一升，炒麪半升，爲末，沙糖和丸梧子大，每服三四十丸，食後薑湯下。鄭時舉所傳。○又方：小麥淘净一斤，皂礬半斤，同炒黄爲末，黑棗肉半斤擣勻，米醋打糊丸梧子大，每薑湯下八九十丸，一日三服。○簡便方。**脾病黄腫**。青礬四兩，煅成赤珠子，當歸四兩，酒醅浸七日焙〔六〕，百草霜三兩，爲末，以浸藥酒打糊丸梧子大，每服五丸至七丸，温水下。一月後黄去立效，此方祖傳七世。○又方：綠礬四兩，

〔一〕丰：原作「伴」。今據卷一引據古今醫家書目改。
〔二〕常：據文義，今當作「嘗」。然古代「常」「嘗」互通，故不改。
〔三〕炮：原作「泡」。今據聖濟總録卷三十六足少陰腎瘧改。
〔四〕各：原脱。今據補同上。
〔五〕圍注：醫方摘要卷五翻胃原作「四圍遮護」。
〔六〕焙：原作「倍」。今從錢本改。

百草霜、五倍子各一兩，木香二錢，爲末，酒煎飛麪丸梧子大，每空心酒下五丸。○又方：平胃散四兩〔一〕，青礬二兩，爲末，醋糊丸，米飲下。或加烏沉湯四兩，酒糊丸亦可。○潔古活法〔二〕機要。**酒黄水腫**，黄腫積病。青礬半斤，醋一大盞，和勻，瓦盆内煅乾爲度；平胃散、烏藥順氣散各半兩，爲末，醋煮糊丸梧子大，每酒或薑湯下二三十丸。不忌口，加鍋灰。趙原陽〔三〕真人濟急方。**食勞黄病**，身目俱黄。青礬鍋内安炭煅赤，米醋拌爲末，棗肉和丸梧子大，每服二三十丸，食後薑湯下。救急方。**腹中食積**。緑礬二兩研，米醋一大盌，瓷器煎之，柳條攪成膏，入赤脚烏〔四〕一兩研，丸緑豆大，每空心温酒下五丸。聖惠方。**痔蟲食土**及生物。研緑礬末，猪膽汁丸緑豆大。每米飲下五七丸。保幼大全。**小兒疳氣**不可療者。緑礬煅赤，醋淬三次，爲末，棗肉和丸緑豆大，每服十丸，温水下，日三。集驗方。**走馬疳瘡**。緑礬入鍋内，炭火煅紅，以醋拌勻，如此三次，爲末，入麝香少許，温漿水漱净，摻之。談野翁試效方。**白禿頭瘡**。皂礬、楝樹子，燒研，搽之。○普濟方。**小兒頭瘡**。絳礬一兩，淡豉一兩，炒黑，膩粉二錢，研勻，以桑灰湯洗净，摻之良。**小兒甜瘡**。大棗去核，填入緑礬，燒存性，研，貼之。拔萃方。**耳生爛瘡**。棗子去核，包青礬煅，研，香油調傅之。摘玄方。**蚰蜒入耳**。水調緑礬，灌之。普濟方。**蛆入耳中**。緑礬摻之，即化爲水。摘玄方。**瘡中生蛆**。緑礬末摻貼，即化爲水。摘玄方。**湯火傷灼**。皂礬和凉水澆之，其疼即止，腫亦消。楊誠經驗方。**癬瘡作痒**。螺螄十四箇，槿樹皮末一兩，入盌内蒸熟，入礬紅三錢搗勻，搽之。孫氏集效方。**甲疽延爛**。崔氏方治甲疽，或因割甲傷肌，或因甲長侵肉，遂成瘡腫，黄水浸淫相染，五指俱爛，漸上脚趺〔五〕，泡漿四邊起，如火燒瘡，日夜倍增〔六〕，醫不能療。緑礬石五兩，燒至汁盡，研末，色如黄丹，收之。每以鹽湯洗拭，用末厚傅之，以軟帛纏〔七〕裹，當日即汁斷瘡乾。每日一遍，鹽湯洗濯有膿處使净，傅，其痂乾處不須近。但有急痛，即〔八〕塗酥少許令潤。五日即覺上痂起，依前洗傅。十日痂漸剥盡，軟處或更生白膿泡，即擦破傅之，自然瘥也。张侍郎病此，卧經六十日，京醫並處方無效，得此法如神。王燾外臺秘要。**婦人甲疽**。婦人趾甲内生瘡，惡肉〔九〕突出，久不愈，名臭田螺。用皂礬日晒夜露，每以一兩，煎湯浸洗。仍以礬末一兩，加雄黄二錢，硫黄一錢，乳香、没藥各一錢，研勻，

〔一〕四兩：原脱。今據保命集卷下治黄腫方補。

〔二〕法：原作「江」。今從錢本改。

〔三〕陽：原作「楊」。今據仙传外科序改。

〔四〕赤脚烏：聖惠方卷四十九治食癥諸方作「赤烏脚」。

〔五〕趺：原作「跌」。今據外臺卷二十九甲疽方改。

〔六〕倍增：原作「怪憎」。今據改同上。

〔七〕纏：原作「緩」。今據改同上。

〔八〕即：原字缺損。今據外臺卷二十九甲疽方補正。

〔九〕肉：原作「内」。今據醫方摘要卷九臭田螺改。

搽之。醫方摘要。塗染白髮。緑礬、薄荷、烏頭等分爲末，以鐵漿水浸，日染之。相感志。腋下胡氣。緑礬半生半煅，爲末，入少輕粉，以半錢，浴後薑汁調搽，候十分熱痛乃止。○仁齋直指方。

黄礬綱目

【集解】【恭曰】黄礬，丹竈家所須，亦入染皮用。【時珍曰】黄礬出陝西瓜州、沙州及舶上來者爲上，黄色，狀如胡桐淚。人于緑礬中揀出黄色者充之，非真也。波斯出者，打破中有金絲文，謂之金線礬，磨刀劍顯花文。丹房鑑源云：五色山脂，吴黄礬也。

【氣味】酸、濇，鹹，有毒。

【主治】療瘡生肉。蘇恭。野雞瘻痔，惡瘡疥癬。李珣。治陽明風熱牙疼。李杲。

【附方】新五。聤耳出汁。黄礬二兩燒枯，綿裹二錢塞之。聖惠方。婦人頬瘡，每年頻發。水銀一兩半，以猪脂揉擦，令消盡，入黄礬石末二兩，胡粉一兩，再加猪脂和令如泥。洗瘡净，塗之，别以胡粉塗膏上。此甘家秘方也。○肘後方。身上瘢痕。黄礬石燒令汁盡，胡粉炒令黄，各八分，細研，以臘月猪脂和研如泥。以生布揩令痛，乃塗藥五度。取鷹糞、白燕窠中草燒灰，等分，和人乳塗之。其瘢自滅，肉平如〔一〕故。崔元亮海上集驗方。急疳蝕齒。黄礬、青礬各〔二〕半錢，白礬燒一錢，麝香一分，爲末，傅之，吐涎。聖惠方。妬精陰瘡。黄礬、青礬、麝香等分，爲末，傅之，不過三度。○千金方。

湯瓶内鹼綱目

【集解】【時珍曰】此煎湯瓶内澄結成水鹼，如細砂者也。

【主治】止消渴，以一兩爲末，粟米燒飯丸梧子大，每人參湯下二十丸。又小兒口瘡，臥時以醋調末書十字兩足心，驗。時珍。

【附方】新二。消渴引飲。湯瓶内鹼、葛根、水萍焙等分。每服五錢，水煎服。○又方：湯瓶内鹼、菝葜根炒各一兩，烏梅連核二兩焙，爲散。每服二錢，水一盞，石器煎七分，温呷，日一服。聖濟録。

〔一〕如：原作「故」。今據證類卷三礬石引圖經改。

〔二〕各：原脱。今據聖惠方卷三十四治牙齒急疳諸方補。

附録諸石　二十七種

【時珍曰】别録有名未用諸石及諸家所列而不詳，難以類附者，通附于此云。

石脾。【别録有名未用曰】味甘，無毒。主胃中寒熱，益氣，令人有子。一名胃石，一名膏石，一名消石。生隱蕃山谷石間，黑如大豆，有赤文，色微黄，而輕薄如棋子，采無時。【弘景曰】皇甫士安言消石，取石脾與消石以水煮之，一斛得三斗，正白如雪，以水投中即消，故名消石。按此説，是取消石合煮成爲真消石，不知石脾是何物？本草有石脾、石肺，人無識者。【藏器曰】石脾生西戎鹵地，鹹水結成者。【時珍曰】石脾乃生成者，陶氏所説是造成者。按九鼎神丹經云：石脾乃陰陽結氣，五鹽之精，因礬而成，峨嵋山多有之。俗無識者，故古人作成代用。其法用白礬、戎鹽各一斤爲末，取苦參水二升，鐺中煮五沸，下二物煎減半，去滓熬〔一〕乾，色白如雪，此爲石脾也。用石脾、朴消、芒消各一斤爲末，苦參水二斗，銅鐺煎十沸，入三物煮減半，去滓煎，着器中，冷水漬一夜，即成消石。可化諸石爲水，此與焰消之消石不同，皆非真也。

石肺。【别録曰】味辛，無毒。主癘欬寒久痿，益氣明目。生水中，狀如覆肺，黑澤有赤文，出水即乾。【弘景曰】今浮石亦療欬，似肺而不黑澤，非此也。

石肝。【别録曰】味酸，無毒。主身痒，令人色美。生常山，色如肝。

石腎。【别録曰】味鹹，無毒〔二〕，色白如珠。

紫石華。【别録曰】味甘，平，無毒。主渴，去小腸熱。一名茈〔三〕石華。生中牛〔四〕山陰。采無時。

白石華。【别録曰】味辛，無毒。主癉〔五〕消渴，膀胱熱。生液〔六〕北鄉北邑山，采無時。

黄石華。【别録曰】味甘，無毒。主陰痿，消渴，膈中熱。去百毒。生液北山，黄色，采無時。

黑石華。【别録曰】味甘，無毒。主陰痿，消渴，去熱，療月水不利。生弗其勞山陰石間，采無時。

〔一〕熬：原作「蒸」。江西本作「熬」，義長，今從改。

〔二〕鹹無毒：原僅作「酸」。今據證類卷三十有名未用補正。

〔三〕茈：原作「芘」。今據同上「紫石華」改。

〔四〕牛：原作「牟」。今據改同上。

〔五〕癉：原作「脾」。今據證類卷三十有名未用「白石華」改。

〔六〕液：原作「腋」。今據改同上。下黄石華「液」字同，不另注。或考此字當作「掖」。

陵石。【別録曰】味甘，無毒。主益氣耐寒，輕身長年。生華山，其形薄澤。【時珍曰】按聖濟録云：汗後耳聾，用陵石，有竅如銀眼者，爲末，每服一錢，冷水下。

終石。【別録曰】味辛，無毒。主陰痿痺，小便難，益精氣。生陵陰，采無時。

封石。【別録曰】味甘，無毒。主消渴熱中，女子疽蝕。生常山及少室，采無時。【時珍曰】虎尾之山、游戲之山、嬰侯之山、豐山、服山，多封石，即此。

遂石。【別録曰】味甘，無毒。主消渴傷中，益氣。生太山陰，采無時。

五羽石。【別録曰】主輕身長年。一名金黄，生海水中蓬葭山中，黄如金。

紫佳〔一〕石。【別録曰】味酸，無毒。主痺，血氣。一名赤英，一名石血。生邯鄲，石如爵茈，二月采。【弘景曰】三十六水方呼爲紫賀石。

火藥綱目。【時珍曰】味辛、酸，有小毒。主瘡癬，殺蟲，辟濕氣温疫。乃焰消、硫黄、杉木炭所合，以爲烽燧銃機諸藥者。

石耆。【別録曰】味甘，無毒。主欬逆氣。生石間，色赤如鐵脂，四月采。

馬肝石綱目。【時珍曰】按郭憲洞冥記云：郅支國進馬肝石百片，青黑如馬肝，以金函盛水銀養之。用拭白髮，應手皆黑。云和九轉丹吞一粒，彌年不飢。亦可作硯。

猪牙石綱目。【時珍曰】明目去瞖。出西番，文理如象牙，棗紅色。

碧霞石綱目。【時珍曰】明目，去瞖障。

龍涎石綱目。【時珍曰】主大風癘瘡。出齊州。一名龍仙石。

鉛光石綱目。【時珍曰】主哽骨。

太陽石綱目。【時珍曰】劉守真宣明方治遠年近日一切目疾方，用太陽石、太陰石、碧霞石、豬牙石、河洛石、寒水石、紫石英、代赭石、菩薩石、金精石、銀精石、禹餘石、礬礦石、雲母石、爐甘石、井泉石、陽起石、滑石、烏賊骨、青鹽、銅青各一兩，硇砂半兩，蜜陀僧一兩，鵬砂三錢，乳香二錢，麝香、腦子各〔二〕一錢，輕粉一錢半，黄丹四兩，各爲末，熊膽一斤，白砂蜜二斤，井華水九盌，同熬至四盌，點水内不散爲度，濾净收點。此方所用太陽石、太陰等石，多無考證，姑附以此。

〔一〕佳：證類卷三紫加石作「加」。

〔二〕各：原脱。今據宣明方卷十四眼目門補。

朶梯牙綱目。【時珍曰】周憲〔一〕王普濟方眼科去瞖，用水飛朶梯牙，火煅大海螺，碗糖霜，爲末，日點。又方：用可鐵刺一錢，阿飛勇一錢，李子樹膠四錢，白雪粉八錢，爲末，雞子白調作錠，每以乳女兒汁磨點之。又方：安咱蘆，出回回地面，黑丁香即蠟糞，海螵蛸，各爲末，日點。所謂朶梯牙、盌糖霜、安咱蘆、可鐵刺、阿飛勇，皆不知何物也。附録于此以俟。

白獅子石〔二〕拾遺。【藏器曰】主白虎病，江東人呼爲歷節風是也。置此于病者前自愈，亦厭伏之意也。白虎〔三〕，糞神名，狀如猫。掃糞置門下，令人病此。療法：以雞子揩病〔四〕人痛處，咒願，送于糞堆之頭上〔五〕，勿反顧。

鎮宅大石〔六〕拾遺。【藏器曰】主災異不起。荆楚歲時記：十二月暮日，掘宅四角，各埋一大石爲鎮宅。又鴻寶萬畢術云：埋丸石于宅四隅，槌桃核七枚，則鬼無能殃也。

神丹拾遺。【藏器曰】味辛，温，有小毒。主萬病有寒温。飛金石及諸藥合成，服之長生神仙。

烟藥拾遺。【藏器曰】味辛，温，有毒。主瘰癧，五痔瘻，瘿瘤，瘡根惡腫。乃石黄、空青、桂心並四兩，乾薑一兩，爲末，置鐵片上燒之。以猪脂塗盌覆之，待藥飛上，如此五度。隨瘡大小，以鼠屎大納孔中，麪封之，三度根出也。無孔，針破納之。

〔一〕憲：據明史周定王橚傳當作「定」。
〔二〕白獅子石：證類卷三三十五種陳藏器餘作「白師子」。
〔三〕虎：原作「虗」。今年據證類卷三白師子改。
〔四〕病：此下原衍一「病」字。今據删同上。
〔五〕之頭上：證類卷三白師子原僅一「頭」字。
〔六〕鎮宅大石：證類卷三三十五種陳藏器餘作「大石鎮宅」。

本草綱目草部目録第十二卷

李時珍曰：天造地化而草木生焉。剛交于柔而成根荄，柔交于剛而成枝幹。葉萼屬陽，華實屬陰。由是草中有木，木中有草。得氣之粹者爲良，得氣之戾者爲毒。故有五形焉，金、木、水、火、土。五氣焉，香、臭、臊、腥、羶。五色焉，青、赤、黄、白、黑。五味焉，酸、苦、甘、辛、鹹。五性焉，寒、熱、温、凉、平。五用焉。升、降、浮、沈、中。炎農嘗而辨之，軒岐述而著之，漢、魏、唐、宋明賢良醫代有增益。但三品雖存，淄澠交混，諸條重出，涇渭不分。苟不察其精微，審其善惡，其何以權七方、衡十劑而寄死生耶？于是翦繁去複，繩繆補遺，析[一]族區類，振綱分目。除穀、菜外，凡得草屬之可供醫藥者六百一十種。分爲十類：曰山，曰芳，曰隰，曰毒，曰蔓，曰水，曰石，曰苔，曰雜，曰有名未用。舊本草部上中下三品，共四百四十七種。今併入三十一種，移二十三種入菜部，三種入穀部，四種入果部，二種入木部，自木部移併一十四種。蔓草二十九種，菜部移併一十三種，果部移併四種，外類有名未用共二百四十七種。

神農本草經一百六十四種梁陶弘景註

名醫别録一百三十種陶弘景註〇七十八種有名未用

李氏藥録一種魏李當之　吴氏本草一種魏吴普

唐本草三十四種唐蘇恭　藥性本草一種唐甄權

本草拾遺六十八種唐陳藏器　食療本草二種唐孟詵

海藥本草四種唐李珣　四聲本草一種唐蕭炳

開寶本草三十七種宋馬志　嘉祐本草一十七種宋掌禹錫

圖經本草五十四種宋蘇頌　日華本草七種宋人大明

用藥法象一種元李杲　本草補遺一種元朱震亨

本草會編一種明汪機　本草綱目八十六種明李時珍

〔一〕析：原作「折」。今從錢本改。

【附註】

宋雷斆[一]炮炙論　北齊徐之才藥對　唐楊損之删繁
唐孫思邈千金　蜀韓保昇重註　南唐陳士良食性
宋寇宗奭衍義　唐慎微證類　陳承別説
金張元素珍珠囊　元王好古湯液　吳瑞日用
明汪穎食物　王綸集要　陳嘉謨蒙筌
憲[二]王救荒　寧原食鑒

草之一　山草類上三十一種

甘草本經　黄耆本經　人參本經　沙參本經
薺苨別録　桔梗本經　長松拾遺　黄精別録
萎蕤本經○鹿藥、委蛇附　知母本經　肉蓯蓉本經
列當開寶　瑣[三]陽補遺　赤箭天麻[四]本經　朮本經
狗脊本經　貫衆本經　巴戟天本經○巴棘附　遠志本經
百脉根唐本　淫羊藿本經　仙茅開寶　玄參本經
地榆本經　丹參本經　紫參本經　王孫本經
紫草本經　白頭翁本經　白及本經　三七綱目

右附方舊八十六，新二百六十。

〔一〕斆：原作「效」。今據卷一歷代諸家本草改。
〔二〕憲：據明史周定王橚傳當作「定」。
〔三〕瑣：正文本藥正名作「鎖」。
〔四〕赤箭天麻：據本卷正文本藥正名，赤箭首出本經，天麻首出宋開寶。

本草綱目草部第十二卷

草之一　山草類三十一種

甘草本經上品

【釋名】蜜甘別録、蜜草別録、美草別録、蕗草別録、靈通記事珠、國老別録。【弘景曰】此草最爲衆藥之主，經方少有不用者，猶如香中有沈香也。「國老」即帝師之稱，雖非君而爲君所宗，是以能安和草石而解諸毒也。【甄權曰】諸藥中甘草爲君，治七十二種乳石毒，解一千二百般草木毒，調和衆藥有功，故有國老之號。

【集解】【別録曰】甘草生河西川谷積沙山及上郡。二月、八月除日采根，暴乾，十日成。【陶弘景曰】河西上郡今不復通市。今出蜀漢中，悉從汶山諸夷中來。赤皮斷理，看之堅實者，是枹[一]罕草，最佳。枹罕乃西羌地名。亦有火炙乾者，理多虚疏。又有如鯉魚腸者，被刀破，不復好。青州間有而不如。又有紫甘草，細而實，乏時亦可用。【蘇頌曰】今陝西、河東州郡皆有之。春生青苗，高一二尺，葉如槐葉，七月開紫花似柰冬，結實作角子如畢豆。根長者三四尺，粗細不定，皮赤色，上有横梁，梁下皆細根也。采得去蘆頭及赤皮，陰乾用。今甘草有數種，以堅實斷理者爲佳。其輕虚縱理及細韌者不堪，惟貨湯家用之。謹按爾雅云：蘦，大苦。郭璞：蘦似地黄。又詩唐風云「采苓采苓，首陽之巔」是也。「蘦」與「苓」通用。首陽之山在河東蒲坂縣，乃今甘草所生處相近，而先儒所説苗葉與今全別，豈種類有不同者乎？【李時珍曰】按沈括筆談云：「本草註引爾雅『蘦，大苦』之註爲甘草者，非矣。郭璞之注，乃黄藥也。其味極苦，故謂之大苦，非甘草也。甘草枝葉悉如槐，高五六尺，但葉端微尖而糙濇，似有白毛，結角如相思角，作一本生，至熟時角拆，子扁如小豆，極堅，齒嚙不破。」今出河東西界。寇氏衍義亦取此説，而不言大苦非甘草也。以理度之，郭説形狀殊不相類，沈説近之。今人惟以大徑寸而結緊斷紋者爲佳，謂之粉草。其輕虚細小者，皆不及之。劉[二]績霏雪録言：「安南甘草大者如柱，土人以架屋。」不識果然否也。

根。【修治】【雷斅曰】凡使須去頭尾尖處，其頭尾吐人。每用切長三寸，擘作六七片，入瓷器中盛，用酒浸蒸，從巳至午，取出暴乾剉細用。一法：每斤用

[一] 枹：原作「抱」。今據證類卷六甘草改。本條內下同此誤徑改不注。

[二] 劉：原作「鎦」。今據卷一引據古今經史百家書目改。

酥七兩塗炙，酥盡爲度。又法：先炮令内外赤黄用。【時珍曰】方書炙甘草皆用長流水蘸濕炙之，至熟刮去赤皮，或用漿水炙熟，未有酥炙、酒蒸者。大底〔一〕補中宜炙用，瀉火宜生用。

【氣味】甘，平，無毒。【寇宗奭曰】生則微凉，味不佳。炙則温。【王好古曰】氣薄味厚，升而浮，陽也。入足太陰厥陰經。【時珍曰】通入手足十二經。○【徐之才曰】朮、苦參、乾漆爲之使，惡遠志，反大戟、芫花、甘遂、海藻。【權曰】忌猪肉。【時珍曰】甘草與藻、戟、遂、芫四物相反，而胡洽居士治痰澼，以十棗湯加甘草、大黄，乃是痰在膈上，欲令通泄，以拔去病根也。東垣李杲治項下結核，消腫潰堅湯加海藻。丹溪朱震亨治勞瘵，蓮心飲用芫花。二方俱有甘草，皆本胡居士之意也。故陶弘景言古方〔二〕亦有相惡〔三〕相反，並乃不爲害。非妙達精微者，不知此理。【主治】五臟六腑寒熱邪氣，堅筋骨，長肌肉，倍氣力，金瘡尰，解毒。久服輕身延年。本經。○尰，音時勇切，腫也。温中下氣，煩滿短氣，傷臟欬嗽，止渴，通經脉，利血氣，解百藥毒，爲九土之精，安和七十二種石，一千二百種草。别録。主腹中冷痛，治驚癎，除腹脹滿，補益五臟，腎氣内傷，令人陰不痿。主婦人血瀝腰痛，凡虚而多熱者加用之。甄權。安魂定魄，補五勞七傷，一切虚損，驚悸煩悶健忘，通九竅，利百脉，益精養氣，壯筋骨。大明。生用瀉火熱，熟用散表寒，去咽痛，除邪熱，緩正氣，養陰血，補脾胃，潤肺。李杲。吐肺痿之膿血，消五發之瘡疽。好古。解小兒胎毒驚癎，降火止痛。時珍。

稍。【主治】生用治胸中積熱，去莖中痛，加酒煮玄胡索、苦楝子尤妙。元素。

頭。【主治】生用能行足厥陰、陽明二經污濁之血，消腫導毒。震亨。主癰腫，宜入吐藥。時珍。

【發明】【震亨曰】甘草味甘，大緩諸火，黄中通理，厚德載物之君子也。欲達下焦，須用稍子。【杲曰】甘草氣薄味厚，可升可降，陰中陽也。陽不足者，補之以甘。甘温能除大熱，故生用則氣平，補脾胃不足而大瀉心火；炙之則氣温，補三焦元氣而散表寒，除邪熱，去咽痛，緩正氣，養陰血。凡心火乘脾，腹中急痛，腹皮急縮者，宜倍用之。其性能緩急，而又協和諸藥，使之不争。故熱藥得之緩其熱，寒藥得之緩其寒，寒熱相雜者用之得其平。【好古曰】五味之用，苦泄辛散，酸收鹹軟，甘上行而發，而本草言甘草下氣何也？蓋甘味主中，有升降浮沉，可上可下，可外可内，有和有緩，有補有泄，居中之道盡矣。張仲景附子理中湯用甘草，恐其僭上也；調胃承氣湯用甘草，恐其速下也，皆緩之之意。小柴胡湯有柴胡、黄芩之寒，人參、半夏之温，而用甘草者，則有調和之意。建中湯用甘草，以補中而緩脾急也；鳳髓丹用甘草，以緩腎急而生元氣也，乃甘補之意。又曰：甘者令人中滿，中滿者勿食甘，甘緩而壅氣，非中滿所宜也。凡不滿而用炙甘草爲之補，

〔一〕底：通「抵」。史記佞幸傳：「大底外戚之家不足數也」。
〔二〕方：原作「万」。今從江西本改。
〔三〕惡：此後原衍一「相」字。今從錢本删。

若中滿而用生甘草爲之瀉，能引諸藥直至滿所，甘味入脾，歸其所喜，此升降浮沉之理也。經云「以甘補之，以甘瀉之，以甘緩之」是矣。【時珍曰】甘草外赤中黄，色兼坤離；味濃氣薄，資全土德。協和群品，有元老之功；普治百邪，得王道之化。贊帝力而人不知，斂神功而己不與，可謂藥中之良相也。然中滿、嘔吐、酒客之病不喜其甘；而大戟、芫花、甘遂、海藻與之相反。是亦迂緩不可以救昏昧，而君子嘗見嫉於宵人之意與？○【頌曰】按孫思邈千金方論云：甘草解百藥毒，如湯沃雪。有中烏頭、巴豆毒，甘草入腹即定，驗如反掌。方稱大豆解百藥毒，予每試之不效，加入甘草爲甘豆湯，其驗乃奇也。又葛洪肘後備急方云：席辯刺史嘗言，嶺南俚人解蠱毒藥，並是常用之物，畏人得其法，乃言三百頭牛藥，或言三百兩銀藥。久與親狎，乃得其詳。凡飲食時，先取炙熟甘草一寸，嚼之嚥汁。若中毒隨即吐出。仍以炙甘草三兩，生薑四兩，水六升，煮二升，日三服。或用都淋藤、黄藤二物，酒煎温常服，則毒隨大小溲出。又常帶甘草數寸，隨身備急。若經含甘草而食物不吐者，非毒物也。三百頭牛藥，即土常山也。三百兩銀藥，即馬兜鈴藤也。詳見各條。

【附方】舊十五，新二十。**傷寒心悸**脉結代者。甘草二兩，水三升，煮一半，服七合，日一服。傷寒類要。**傷寒咽痛**少陰證。甘草湯主之。用甘草二兩蜜水炙，水二升，煮一升半，服五合，日二服。張仲景傷寒論。**肺熱喉痛**有痰熱者。甘草炒二兩，桔梗米泔浸一夜一兩，每服五錢，水一鍾半，入阿膠半片，煎服。錢乙直訣。**肺痿多涎。**肺痿吐涎沫，頭眩，小便數而不欬者，肺中冷也，甘草乾薑湯温之。甘草炙四兩，乾薑炮二兩，水三升，煮一升五合，分服。張仲景金匱要略。**肺痿久嗽。**涕唾多，骨節煩悶，寒熱。以甘草三兩炙，擣爲末。每日取小便三合，調甘草末一錢，服之。廣利方。**小兒熱嗽。**甘草二兩，豬膽汁浸五宿，炙研末，蜜丸緑豆大，食後薄荷湯下十丸。名涼膈丸。聖惠方。**初生解毒。**小兒初生，未可便與朱砂蜜，只以甘草一指節長，炙碎，以水二合，煮取一合，以綿染點兒口中，可爲一蜆殻，當吐出胸中惡汁。此後待兒飢渴更與之。令兒智慧無病，出痘稀少。王璆選方。**初生便閉。**甘草、枳殻煨各一錢，水半盞煎服。全幼心鑑。**小兒撮口**發噤。用生甘草二錢半，水一盞，煎六分，温服，令吐痰涎，後以乳汁點兒口中。金匱玉函。**嬰兒目澀。**月内目閉不開，或腫羞明，或出血者，名慢肝風。用甘草一截，以猪膽汁炙爲末，每用米泔調少許灌之。幼幼新書。**小兒遺尿。**大甘草頭煎湯，夜夜服之。危氏得效方。**小兒尿血。**甘草一兩二錢，水六合，煎二合，一歲兒一日服盡。姚和衆至寳方。**小兒羸瘦。**甘草三兩，炙焦爲末，蜜丸緑豆大。每温水下五丸，日二服。金匱玉函。**大人羸瘦。**甘草三兩炙，每旦以小便煮三四沸，頓服之，良。外臺秘要。**赤白痢下。**崔宣州衍所傳方，用甘草一尺，炙，劈破，以淡漿水蘸[一]，水一升半，煎取八合，服之立效。○梅師方用甘草一兩炙，肉豆蔻七個煨剉，以水三升，煎一升，分服。**舌腫塞口。**不治殺人。甘草煎濃湯，熱漱頻吐。聖濟總録。**太陰口瘡。**甘草二寸，白礬一粟[二]大，同嚼嚥汁。保命集。**發背癰疽。**崔元亮海上集驗方云：李北海言，此方乃神授，

〔一〕蘸：據證類卷六甘草引經驗方，此下脱「三二度又以慢火炙之後用生薑去皮半兩二味以漿水」二十二字。

〔二〕粟：保命集卷下瘡瘍論作「栗子」。

極奇秘。用甘草三大兩，生擣篩末，大麥麪九兩，和勻，取好酥少許入内，下沸水搜如餅狀，方圓大於瘡一分，熱傅腫上，以紬片及故紙隔，令通風，冷則換之。已成者膿水自出，未成者腫便内消，仍當喫黃芪粥爲妙。○又一法：甘草一大兩，微[一]炙擣碎，水一大升浸之，器上横一小刀子，露一宿，平明以物攪令沫出，去沫服之，但是瘡腫發背皆甚效。蘇頌圖經。**諸般癰疽**。甘草三兩，微炙切，以酒一斗同浸瓶中，用黑鉛一片溶成汁，投酒中取出，如此九度。令病者飲酒至醉，寢後即愈也。經驗方。**一切癰疽**諸發。預期服之，能消腫逐毒，使毒不内攻，功效不可具述。用大横文粉草二斤搥碎，河水浸一宿，揉取濃汁，再以密絹過，銀石器内慢火熬成膏，以瓷罐收之。每服一二匙，無灰酒或白湯下。曾服丹藥者亦解之，或微利無妨，名國老膏。外科精要方。**癰疽秘塞**。生甘草二錢半，井水煎服，能疏導下惡物。直指方。**乳癰初起**。炙甘草二錢，新水煎服，仍令人咂之。直指方。**些小癰癤**。發熱時，即用粉草節，晒乾爲末，熱酒服一二錢，連進數服，痛熱皆止。外科精要方。**痘瘡煩渴**。粉甘草炙，栝樓根等分，水煎服之。甘草能通血脉，發瘡痘也。直指方。**陰下懸癰**。生於穀道前後，初發如松子大，漸如蓮子。數十日後，赤腫如桃李，成膿即破，破則難愈也。用横文甘草一兩，四寸截斷，以溪澗長流水一盌，河水、井水不用，以文武火慢慢蘸水炙之。自早至午，令水盡爲度，劈開視之，中心水潤乃止。細剉，用無灰好酒二小盌，煎至一盌，温服，次日再服，便可保無虞。此藥不能急消，過二十日，方得消盡。興化守康朝病已破，衆醫拱手，服此兩劑即合口，乃韶州劉從周方也。李迅癰疽方。**陰頭生瘡**。蜜煎甘草末，頻頻塗之，神效。千金方。**陰下濕癢**。甘草煎湯，日洗三五度。○古今録驗。**代指腫痛**。甘草煎湯漬之。千金方。**凍瘡發裂**。甘草煎湯洗之。次以黃連、黃蘗、黃芩末，入輕粉、麻油調傅。談埜翁方。**湯火瘡灼**[二]。甘草煎蜜塗。李樓奇方。**蠱毒藥毒**。甘草節以真麻油浸之，年久愈妙。每用嚼嚥，或水煎服，神妙。直指方。**小兒中蠱**欲死者。甘草半兩，水一盞，煎五分服，當吐出。金匱玉函。**牛馬肉毒**。甘草煮濃汁，飲一二升，或煎酒服，取吐或下。如渴，不可飲水，飲之即死。千金方。**飲饌中毒**，未審何物，卒急無藥，只煎甘草薺苨湯，入口便活。金匱玉函方。**水莨菪毒**。菜中有水莨菪，葉圓而光，有毒，誤食令人狂亂，狀若中風，或作吐。以甘草煮汁服之，即解。金匱玉函妙方。

黃耆本經上品

【釋名】黃芪[三]綱目、戴糝本經、戴椹别録，又名獨椹、芰草别録，又名蜀脂、百本别録、王孫藥性論。○【時珍曰】耆，長也。黃耆色黃，爲補藥之長，故名。今俗通作黃芪。或作「蓍」者，非矣。「蓍」乃「蓍龜」之「蓍」，音尸。王孫，與牡蒙同名異物。

[一] 微：原作「水」。今據證類卷六甘草改。

[二] 瘡灼：張本作「灼瘡」。怪證奇方卷下作「湯火瘡」。

[三] 芪：原誤作「芪」。集韵「芪」同「茋」（音止，嫩蒲草），音義均異。今據湯液本草卷中「黃芪」改。下同徑改。

【集解】【别録曰】黄耆生蜀郡山谷、白水、漢中。二月、十月采，陰乾。【弘景曰】第一出隴西洮陽，色黄白甜美，今亦難得。次用黑水宕昌者，色白肌理粗，新者亦甘而温補。又有蠶陵白水者，色理勝蜀中者而冷補。又有赤色者，可作膏貼。俗方多用，道家不須。【恭曰】今出原州及華[一]原者最良，蜀漢不復采用。宜州、寧州者亦佳。【頌曰】今河東、陝西州郡多有之。根長二三尺以來。獨莖，或作叢生，枝幹去地二三寸。其葉扶疏作羊齒狀，又如蒺藜苗。七月中開黄紫花。其實作莢子，長寸許。八月中采根用。其皮折之如綿，謂之綿黄耆。然有數種，有白水耆、赤水耆。木耆功用並同，而力不及白水耆[二]。木耆短而理横。今人多以苜蓿根假作黄耆，折皮亦似綿，頗能亂真。但苜蓿根堅而脆，黄耆至柔韌，皮微黄褐色，肉中白色，此爲異耳。【承曰】黄耆本出綿上者爲良，故名綿黄耆，非謂其柔韌如綿也。今圖經所繪憲州者，地與綿上相鄰也。【好古曰】綿上即山西沁州，白水在陝西同州。黄耆味甘，柔軟如綿，能令人肥。苜蓿根味苦而堅脆，俗呼爲土黄耆，能令人瘦。用者宜審。【嘉謨曰】綿上，沁州鄉名，今有巡檢司，白水、赤水二鄉，俱屬隴西。【時珍曰】黄耆葉似槐葉而微尖小，又似蒺藜葉而微闊大[三]，青白色。開黄紫花，大如槐花。結小尖角，長寸許。根長二三尺，以緊實如箭竿者爲良。嫩苗亦可煠淘茹食。其子收之，十月下種，如種菜法亦可。

【修治】【斅曰】凡使勿用木耆草，真相似，只是生時葉短并根横也。須去頭上皺皮，蒸半日，擘細，於槐砧上剉用。【時珍曰】今人但捶扁，以蜜水塗炙數次，以熟爲度。亦有以鹽湯潤透，器盛，於湯瓶蒸熟切用者。

根。【氣味】甘，微温，無毒。本經。白水者冷補。别録。【元素曰】味甘，氣温，平。氣薄味厚，可升可降，陰中陽也。入手足太陰氣分，又入手少陽、足少陰命門。【之才曰】伏苓爲之使，惡龜甲、白鮮皮。【主治】癰疽久敗瘡，排膿止痛，大風癩疾，五痔鼠瘻，補虚，小兒百病。本經。婦人子臟風邪氣，逐五臟間惡血，補丈夫虚損，五勞羸瘦，止渴，腹痛洩痢，益氣，利陰氣。别録。主虚喘，腎衰耳聾，療寒熱，治發背，内補。甄權。助氣壯筋骨，長肉補血，破癥癖，瘰癧癭贅，腸風血崩，帶下赤白痢，産前後一切病，月候不匀，痰嗽，頭風熱毒赤目。日華。治虚勞自汗，補肺氣，瀉肺火心火，實皮毛，益胃氣，去肌熱及諸經之痛。元素。主太陰瘧疾，陽維爲病苦寒熱，督脉爲病逆氣裏急。好古。

【發明】【弘景曰】出隴西者温補，出白水者冷補。又有赤色者，可作膏，用消癰腫。【藏器曰】虚而客熱，用白水黄耆；虚而客冷，用隴西黄耆。【大明

〔一〕華：原闕一字。今據證類卷七黄耆補。
〔二〕耆：原作「者」。今據改同上。
〔三〕大：原作「人」。今從江西本改。

曰】黄耆藥中補益，呼爲羊肉。白水耆凉〔一〕，無毒，排膿，治血及煩悶熱毒、骨蒸勞。赤水耆凉，無毒，治血，退〔二〕熱毒，餘功並同。木耆凉，無毒，治煩排膿之力微於黄耆，遇闕即倍用之。【元素曰】黄耆甘温純陽，其用有五：補諸虚不足，一也；益元氣，二也；壯脾胃，三也；去肌熱，四也；排膿止痛，活血生血，内托陰疽，爲瘡家聖藥，五也。又曰：補五臟諸虚，治脉弦自汗，瀉陰火，去虚熱，無汗則發之，有汗則止之。【好古曰】黄耆治氣虚盗汗，并自汗及膚痛，是皮表之藥；治咯血，柔脾胃，是中州之藥；治傷寒尺脉不至，補腎臟元氣，是裏藥，乃上中下内外三焦之藥也。【杲曰】靈樞云：「衛氣者，所以温分肉而充皮膚，肥腠理而司開闔。」黄耆既補三焦，實衛氣，與桂同功。特比桂甘平，不辛熱爲異耳。但桂則通血脉，能破血而實衛氣，耆則益氣也。又黄耆與人參、甘草三味，爲除躁熱肌熱之聖藥。脾胃一虚，肺氣先絶。必用黄耆温分肉，益皮毛，實腠理，不令汗出，以益元氣而補三焦。【震亨曰】黄耆補元氣，肥白而多汗者爲宜；若面黑形實而瘦者服之，令人胸滿，宜以三拗湯瀉之。○【宗奭曰】防風、黄耆，世多相須而用。唐許胤宗初仕陳，爲新蔡王外兵參軍，時柳〔三〕太后病風不能言，脉沈而口噤。胤宗曰：既不能下藥，宜湯氣蒸之，藥入腠理，周時可瘥。乃造黄耆防風湯數斛，置於牀下，氣如煙霧，其夕便得語也。【杲〔四〕曰】防風能制黄耆，黄耆得防風其功愈大，乃相畏而相使也。【震亨曰】人之口通乎地，鼻通乎天。口以養陰，鼻以養陽。天主清，故鼻不受有形而受無形；地主濁，故口受有形而兼乎無形。柳太后之病不言，若以有形之湯，緩不及事。今投以二物，湯氣滿室，則口鼻俱受。非智者通神，不可回生也。○【杲曰】小兒外物驚，宜用黄連安神丸鎮心藥。若脾胃寒濕，嘔〔五〕吐腹痛，瀉痢青白，宜用益黄散藥。如脾胃伏火，勞役不足之證，及服巴豆之類，胃虚而成慢驚者，用益黄、理中之藥，必傷人命。當於心經中，以甘温補土之源，更於脾土中，以甘寒瀉火，以酸凉補金，使金旺火衰，風木自平矣。今立黄耆湯瀉火補金益土，爲神治之法。用炙黄耆二錢，人參一錢，炙甘草五分，白芍藥五分，水一大盞，煎半盞，温服。○【機曰】蕭山魏直著博愛心鑑三卷，言小兒痘瘡，惟有順、逆、險三證。順者爲吉，不用藥。逆者爲凶，不必用藥。惟險乃悔吝之象，當以藥轉危爲安，宜用保元湯加減主之。此方原出東垣治慢驚土衰火旺之法。今借而治痘，以其内固營血，外護衛氣，滋助陰陽，作爲膿血。其證雖異，其理則同。去白芍藥，加生薑，改名曰保元湯。炙黄耆三錢，人參二錢，炙甘草一錢，生薑一片，水煎服之。險證者，初出圓暈乾紅少潤也，將長光澤，頂陷不起也，既出雖起慘色不明也，漿行色灰不榮也，漿定光潤不消也，漿老濕潤不斂也，結痂而胃弱内虚也，痂落而口渴不

〔一〕凉：原字漫漶。今從江西本補正。
〔二〕退：原字缺損。今從補正同上。
〔三〕柳：衍義卷八黄耆作「王」。
〔四〕杲：原作「呆」。今從江西本改。
〔五〕嘔：原脱。今據蘭室秘藏卷下小兒門補。

食也，痂後生癰腫也，癰腫潰而斂遲也。凡有諸證，並宜此湯。或加芎藭，加官桂，加糯米以助之。詳見本書。【嘉謨〔一〕曰】人參補中，黄耆實表。凡内傷脾胃，發熱惡寒，吐泄怠卧，脹滿痞塞，神短脉微者，當以人參爲君，黄耆爲臣；若表虚自汗亡陽，潰瘍痘疹陰瘡者，當以黄耆爲君，人參爲臣，不可執一也。

【附方】舊五，新九。**小便不通。**綿黄耆二錢，水二盞，煎一盞，温服。小兒減半。總微論。**酒疸黄疾。**心下懊痛，足脛滿，小便黄，飲酒發赤黑黄斑，由大醉當風，入水所致。黄耆二兩，木蘭一兩，爲末。酒服方寸匕，日三服。○肘後方。**氣虚白濁。**黄芪鹽炒半兩，伏苓一兩，爲末。每服一錢，白湯下。○經驗良方。**治渴補虚。**男子婦人諸虚不足，煩悸焦渴，面色萎黄，不能飲食，或先渴而後發瘡癤，或先癰疽而後發渴，並宜常服此藥，平補氣血，安和臟腑，終身可免癰疽之疾。用綿黄耆箭簳者去蘆六兩，一半生焙，一半以鹽水潤濕，飯上蒸三次，焙剉，粉甘草一兩，一半生用，一半炙黄爲末。每服二錢，白湯點服，早晨、日午各一服，亦可煎服，名黄芪六一湯。外科精要。**老人閟塞。**綿黄耆、陳皮去白各半兩，爲末。每服三錢，用大麻仁〔二〕一合，研爛，以水濾漿，煎至乳起，入白蜜一匙，再煎沸，調藥空心服，甚者不過二服。此藥不冷不熱，常服無秘塞之患，其效如神。和劑局方。**腸風瀉血。**黄耆、黄連等分，爲末，麪糊丸緑豆大。每服三十丸，米飲下。孫用和秘寶方。**尿血沙淋，**痛不可忍。黄耆、人參等分，爲末。以大蘿蔔一個，切一指厚大四五片，蜜二兩，淹炙令盡，不令焦，點末，食無時，以鹽湯下。永類方。**吐血不止。**黄耆二錢半，紫背浮萍五錢，爲末。每服一錢，薑蜜水下。聖濟總録。**欬嗽膿血，**咽乾。乃虚中有熱，不可服凉藥。以好黄耆四兩，甘草一兩，爲末。每服二錢，點湯服。席延賞方。**肺癰得吐。**黄耆二兩，爲末。每服二錢，水一中盞，煎至六分，温服，日三四服。○聖惠方。**甲疽瘡膿。**生足趾甲邊，赤肉突出，時常舉發者。黄耆二兩，䕡茹一兩，醋浸一宿，以猪脂五合，微火上煎取二合，絞去滓，以封瘡口上，日三度，其肉〔三〕自消。外臺秘要。**胎動不安，**腹痛，下黄汁。黄耆、川芎藭各一兩，糯米一合，水一升，煎半升，分服。婦人良方。**陰汗濕痒。**綿黄耆，酒炒爲末，以熟猪心點喫，妙。趙真人濟急方。**癰〔四〕疽内固。**黄耆、人參各一兩，爲末，入真龍腦一錢，用生藕汁和丸緑豆大。每服二十丸，温水下，日三〔五〕服。本事方。

莖葉。【主治】療渴及筋攣，癰腫疽瘡。别録。

〔一〕謨：原作「謀」。今據卷一歷代諸家本草改。
〔二〕仁：原作「二」。今據局方卷六治瀉痢改。
〔三〕肉：原作「内」。今據外臺卷二十九甲疽方改。
〔四〕痈：原作「痒」。今據本事方卷六金瘡癰疽打撲諸瘡破傷風改。
〔五〕三：原作「日」。今據改同上。

人參本經上品

【釋名】人蓡音參，或省作蓡、黄參吴普、血參别録、人銜本經、鬼盖本經、神草别録、土精别録、地精廣雅、海腴、皺面還丹廣雅。

○【時珍曰】人蓡年深，浸漸長成者，根如人形，有神，故謂之人蓡、神草。蓡字從𣹰，亦浸漸之義。𣹰即浸字，後世因字文繁，遂以參星之字代之，從簡便爾。然承誤日久，亦不能變矣，惟張仲景傷寒論尚作「蓡」字。别録一名人微，「微」乃蓡字之訛也。其成有階級，故曰人銜。其草背陽向陰，故曰鬼盖。其在五參，色黄屬土，而補脾胃，生陰血，故有黄參、血參之名。得地之精靈，故有土精、地精之名。廣五行記云：隋文帝時，上黨有人宅後每夜聞人呼聲，求之不得。去宅一里許，見人參枝葉異常，掘之入地五尺，得人蓡，一如人體，四肢畢備，呼聲遂絶。觀此，則土精之名尤可證也。禮斗威儀云：下有人參，上有紫氣。春秋運斗樞云：摇光星散而爲人參。人君廢山瀆之利，則摇光不明，人參不生。觀此，則神草之名又可證矣。

【集解】【别録曰】人參生上黨山谷及遼東，二月、四月、八月上旬采根，竹刀刮，暴乾，無令見風。根如人形者有神。【普曰】或生邯鄲，三月生葉小鋭，枝黑莖有毛，三月、九月采根，根有手足，面目如人者神。【弘景曰】上黨在冀州西南，今來者形長而黄，狀如防風，多潤實而甘。俗乃重百濟者，形細而堅白，氣味薄於上黨者。次用高麗者，高麗即是遼東，形大而虚軟，不及百濟，并不及上黨者。其草一莖直上，四五葉〔一〕相對生，花紫色。高麗人作人參讚云：三椏五葉，背陽向陰。欲來求我，椵樹相尋。椵，音賈，樹似桐，甚大。陰廣則多生，采作甚有法。今近山亦有，但作之不好。【恭曰】人參見用多是高麗、百濟者。潞州太行紫團山所出者，謂之紫團參。【保昇〔二〕曰】今心州、遼州、澤州、箕州、平州、易州、檀州、幽州、嬀州、并州並出人參，盖其山皆與太行連亘相接故也。【珣曰】新羅國所貢者，有手足，狀如人形，長尺餘，以杉木夾定，紅絲纏飾之。又沙州參，短小不堪用。【頌曰】今河東諸州及泰山皆有之，又有河北榷場及閩中來者名新羅人參，俱不及上黨者佳。春生苗，多於深山背陰，近椵、漆下濕潤處。初生小者三四寸許，一椏五葉。四五年後生兩椏五葉，未有花莖。至十年後生三椏，年深者生四椏，各五葉。中心生一莖，俗名百尺杵。三月、四月有花，細小如粟，蕊如絲，紫白色。秋後結子，或七八枚，如大豆，生青熟紅，自落。根如人形者神。泰山出者，葉幹青，根白，殊别。江淮間出一種土人參，苗長一二尺，葉如匙而小，與桔梗相似，相對生，生五七節。根亦如桔梗〔三〕而柔，味極甘美。秋生紫花，又帶青色。春秋采根，土人或用之。相傳欲試上黨參，但使二人同走，一含人參，一空口，度走三五里許，其不含人參者必大喘，含者氣息自如，其人參乃真也。【宗奭曰】上黨者根頗纖長，根下垂，有及一尺餘者，或十岐者，其價與銀等，稍爲難得。土人得一窠，則置板上，以新綵絨飾之。【嘉謨〔四〕曰】紫團參，紫大稍扁。

〔一〕葉：原脱。今據證類卷六人參補。

〔二〕保昇：下文原出證類卷六人參引唐本注，然缺「潞州」，增「心州、遼州」。抑時珍誤注出處，並增删州名。

〔三〕梗：原作「便」。今據證類卷六人參改。

〔四〕謨：原作「謀」。今據卷一歷代諸家本草「本草蒙筌」改。此下引文見於本草蒙筌卷一人參。

百濟參，白堅且圓，名白條參，俗名羊角參。遼東參，黄潤纖長有鬚，俗名黄參，獨勝。高麗參，近紫體虚。新羅參，亞黄味薄。肖人形者神，其類鷄腿者力洪。

【時珍曰】上黨，今潞州也。民以人參爲地方害，不復采取。今所用者皆是遼參。其高麗、百濟、新羅三國，今皆屬於朝鮮矣。其參猶來中國互市。亦可收子，於十月下種，如種菜法。秋冬采者堅實，春夏采者虚軟，非地産有虚實也。遼參連皮者黄潤，色如防風，去皮者堅白如粉。僞〔一〕者皆以沙參、薺苨、桔梗采根造作亂之。沙參體虚無心而味淡，薺苨體虚無心，桔梗體堅有心而味苦。人參體實有心而味甘，微帶苦，自有餘味，俗名金井玉闌也。其似人形者，謂之孩兒參，尤多贋僞。宋蘇頌圖經本草所繪潞州者，三椏五葉，真人參也。其滁州者，乃沙參之苗葉。心州〔二〕、兖州者，皆薺苨之苗葉。其所云江淮土人參者，亦薺苨也。並失之詳審。今潞〔三〕州者尚不可得，則他處者尤不足信矣。近又有薄夫以人參完〔四〕浸取汁自啜，乃晒乾復售，謂之湯參，全不任用，不可不察。考月池翁諱言聞，字子郁，銜太醫吏目，嘗著人參傳上下卷，甚詳，不能備録，亦略節要語於下條云耳。

【修治】【弘景曰】人參易蛀蚛，唯納新器中密封，可經年不壞。【炳曰】人參頻見風日則易蛀。惟用盛過麻油瓦罐，泡净焙乾，入華陰細辛與參相間收之，密封，可留經年。一法：用淋過竈灰晒乾罐收亦可。【李言聞曰】人參生時背陽，故不喜見風日，凡生用宜㕮咀，熟〔五〕用宜隔紙焙之，或醇酒潤透，㕮咀，焙熟用。並忌鐵器。

根。【氣味】甘，微寒，無毒。【别録曰】微温。【普曰】神農：小寒。桐君、雷公：苦。黄帝、岐伯：甘，無毒。【元素曰】性温，味甘、微苦，氣味俱薄，浮而升，陽中之陽也。又曰：陽中微陰。○【之才曰】伏苓、馬藺爲之使，惡溲疏、鹵鹹，反藜蘆。一云：畏五靈脂，惡皂莢、黑豆，動紫石英。【元素曰】人參得升麻引用，補上焦之元氣，瀉肺中之火；得伏苓引用，補下焦之元氣，瀉腎中之火。得麥門冬則生脉，得乾薑則補氣。【杲曰】得黄耆、甘草，乃甘温除大熱，瀉陰火，補元氣，又爲瘡家聖藥。【震亨曰】人參入手太陰。與藜蘆相反，服參一兩，入藜蘆一錢，其功盡廢也。【言聞曰】東垣李氏理脾胃，瀉陰火，交泰丸内用人參、皂莢，是惡而不惡也。古方療月閉四物湯加人參、五靈脂，是畏而不畏也。又療痰在胸膈，以人參、藜蘆同用而取涌越，是激其怒性也。此皆精微妙奥，非達權衡者不能知。【主治】補五臟，安精神，定魂魄，止驚悸，除邪氣，明目開心益智。久服輕身延年。本經。療腸胃中冷，

〔一〕僞：原作「爲」。今據本句有「造作亂之」改。

〔二〕心州：本藥「集解」下誤引之「保昇曰」亦見此地名。據中國歷史地名大辭典，古無心州，有沁州。明代沁州治所在銅鞮縣（今山西沁縣）。

〔三〕潞：原作「路」。今從江西本改，以承上文。

〔四〕完：江西本同。錢本作「先」。義皆通。然原字似「完」，謂將人參完整浸汁，不損外形。

〔五〕熟：原作「熱」。今從江西本改。下一「熟」字同，不另注。

心腹鼓痛，胸脅逆滿，霍亂吐逆，調中，止消渴，通血脉，破〔一〕堅積，令人不忘。別録。主五勞七傷，虚損痰弱，止嘔噦，補五臟六腑，保中守神。消胸中痰，治肺痿及癇疾，冷氣逆上，傷寒不下食，凡虚而多夢紛紜者加之。甄權。止煩躁，變酸水。李珣。消食開胃，調中治氣，殺金石藥毒。大明。治肺胃陽氣不足，肺氣虚促，短氣少氣，補中緩中，瀉心肺脾胃中火邪，止渴生津液。元素。治男婦一切虚證，發熱自汗，眩運頭痛，反胃吐食，痎瘧，滑瀉久痢，小便頻數淋瀝，勞倦内傷，中風中暑，痿痺，吐血嗽血、下血血淋血崩，胎前産後諸病。時珍。

【發明】【弘景曰】人參爲藥切要，與甘草同功。【杲曰】人參甘温，能補肺中元氣，肺氣旺則四臟之氣皆旺，精自生而形自盛，肺主諸氣故也。張仲景云：病人汗後身熱、亡血脉沉遲者，下痢身涼脉微血虚者，並加人參。古人血脱者益氣，蓋血不自生，須得生陽氣之藥乃生，陽生則陰長，血乃旺也。若單用補血藥，血無由而生矣。素問言：無陽則陰無以生，無陰則陽無以化。故補氣須用人參，血虚者亦須用之。本草十劑云：補可去弱，人參、羊肉之屬是也。蓋人參補氣，羊肉補形。形氣者，有無之象也。【好古曰】潔古老人言，以沙參代人參，取其味甘也。然人參補五臟之陽，沙參補五臟之陰，安得無異？雖云補五臟，亦須各用本臟藥相佐使引之。【言聞曰】人參生用氣涼，熟用氣温。味甘補陽，微苦補陰。氣主生物，本乎天；味主成物，本乎地。氣味生成，陰陽之造化也。涼者，高秋清肅之氣，天之陰也，其性降；温者，陽春生發之氣，天之陽〔二〕也，其性升。甘〔三〕者，濕土化成之味，地之陽也，其性浮；微苦者，火土相生之味，地之陰也，其性沈。人參氣味俱薄。氣之薄者，生降熟升；味之薄者，生升熟降。如土虚火旺之病，則宜生參，涼薄之氣，以瀉火而補土，是純用其氣也。脾虚肺怯之病，則宜熟參，甘温之味〔四〕，以補土而生金，是純用其味也。東垣以相火乘脾，身熱而煩，氣高而喘，頭痛而渴，脉洪而大者，用黄蘗佐人參。孫真人治夏月熱傷元氣，人汗大泄，欲成痿厥，用生脉散以瀉熱火而救金水。君以人參之甘寒，瀉火而補元氣；臣以麥門冬之苦甘寒，清金而滋水源；佐以五味子之酸温，生腎津而收耗氣。此皆補天元之真氣，非補熱火也。白飛霞云：人參煉膏服，回元氣於無何有之鄉。凡病後氣虚及肺虚嗽者，並宜之。若氣虚有火者，合天門冬膏對服之。

【正誤】【斅曰】夏月少使人參，發心痃之患。【好古曰】人參甘温，補肺之陽，泄肺之陰。肺受寒邪，宜此補之。肺受火邪，則反傷肺，宜以沙參代之。【王綸曰】凡酒色過度，損傷肺腎真陰，陰虚火動，勞嗽吐血欬血等證，勿用之。蓋人參入手太陰能補火，故肺受火邪者忌之。若誤服參、耆甘温之劑，則病日增。服之過多，則死不可治。蓋甘温助氣，氣屬陽，陽旺則陰愈消。惟宜苦甘寒之藥，生血降火。世人不識，往往服參、耆爲補而死者多矣。○【言聞曰】孫真人云：

〔一〕破：原作「補」。今據證類卷六人參改。
〔二〕陽：原作「陰」。今從錢本改。
〔三〕甘：原作「存」。今從改同上。
〔四〕味：原作「木」。今從江西本改。

夏月服生脉散、腎瀝湯三劑，則百病不生。李東垣亦言生脉散、清暑益氣湯，乃三伏瀉火益金之聖藥。而雷斅反謂發心痃之〔一〕患，非矣。痃乃臍旁積氣，非心病也。人參能養正破堅積，豈有發痃之理？觀張仲景治腹中寒氣上衝，有頭足，上下痛，不可觸近，嘔不能食者，用大建中湯，可知矣。又海藏王好古言人參補陽泄陰，肺寒宜用，肺熱不宜用。節齋王綸因而和之，謂參、耆能補肺火，陰虛火動失血諸病，多服必死。二家之説皆偏矣。夫人參能補元陽，生陰血而瀉陰火，東垣李氏之説也明矣。仲景張氏言：亡血、血虚者，並加人參。又言：肺寒者，去人參加乾薑，無令氣壅。丹溪朱氏亦言：虛火可補，參、耆之屬；實火可瀉，芩、連之屬。二家不察三氏之精微，而謂人參補火，謬哉。夫火與元氣不兩立，元氣勝則邪火退。人參既補元氣而又補邪火，是反復之小人矣，何以與甘草、苓、朮謂之四君子耶？雖然，三家之言不可盡廢也。惟其語有滯，故守之者泥而執一，遂視人參如蛇蝎則不可也。凡人面白、面黄、面青黧悴者，皆脾肺腎氣不足，可用也；面赤、面黑者，氣壯神强，不可用也。脉之浮而芤濡虛大遲緩無力、沉而遲濇弱細結代無力者，皆虛而不足，可用也。若弦長緊實滑數有力者，皆火鬱内實，不可用也。潔古謂「喘嗽勿用」者，痰實氣壅之喘也。若腎虛氣短喘促者，必用也。仲景謂「肺寒而欬勿用」者，寒束熱邪壅鬱在肺之欬也。若自汗惡寒而欬者，必用也。東垣謂「久病鬱熱在肺勿用」者，乃火鬱于内宜發不宜補也。若肺虛火旺氣短自汗者，必用也。丹溪言「諸痛不可驟用」者，乃邪氣方鋭，宜散不宜補也。若裏虛吐利及久病胃弱虛痛喜按者，必用也。節齋〔二〕謂「陰虛火旺勿用」者，乃血虛火亢能食，脉弦而數，凉之則傷胃，温之則傷肺，不受補者也。若自汗氣短肢寒脉虛者，必用也。如此詳審，則人參之可用不可用，思過半矣。【機曰】節齋王綸之説，本於海藏王好古，但綸又過於矯激。丹溪言：虛火可補，須用參、芪。又云：陰虛潮熱，喘嗽吐血，盗汗等證，四物加人參、黄蘗、知母。又云：好色之人，肺腎受傷，欬嗽不愈，瓊玉膏主之。又云：肺腎虛極者，獨參膏主之。是知陰虛勞瘵之證，未嘗不用人參也。節齋，私淑丹溪者也，而乃相反如此。斯言一出，印定後人眼目。凡遇前證，不問病之宜用不宜，輒舉以藉口。致使良工掣肘，惟求免夫病家之怨。病家亦以此説横之胸中，甘受苦寒，雖至上嘔下泄，去死不遠，亦不悟也。古今治勞，莫過於葛可久，其獨參湯、保真湯，何嘗廢人參而不用耶？節齋之説，誠未之深思也。【楊起曰】人參功載本草，人所共知。近因病者吝財薄醫，醫復算本惜費，不肯用參療病，以致輕者至重，重者至危。然有肺寒、肺熱、中滿、血虛四證，只宜散寒、消熱、消脹、補營，不用人參，其説近是。殊不知各加人參在内，護持元氣，力助群藥，其功更捷。若曰氣無補法則謬矣。古方治肺寒以温肺湯，肺熱以清肺湯，中滿以分消湯，血虛以養營湯，皆有人參在焉。所謂邪之所輳，其氣必虛。又曰養正邪自除，陽旺則生陰血，貴在配合得宜爾。庸醫每謂人參不可輕用，誠哉庸也。好生君子，不可輕命薄醫，醫亦不可計利不用。書此奉勉，幸勿曰迂。

【附方】舊九，新六十八。**人參膏。**用人參十兩細切，以活水二十盞浸透，入銀石器内，桑柴火緩緩煎取十盞，濾汁，再以水十盞，煎取五盞，與前

〔一〕之：原作「久」。今承上文引雷斅語改。
〔二〕齋：原作「斉」。今從江西本改。

汁合煎成膏，瓶收，隨病作湯使。丹溪云：多慾之人，腎氣衰憊，欬嗽不止，用生薑、橘皮煎湯化膏服之。浦江鄭兄，五月患痢，又犯房室，忽發昏運，不知人事，手撒目暗，自汗如雨，喉中痰鳴如拽鋸聲，小便遺失，脉大無倫，此陰虧陽絶之證也。予令急煎大料人參膏，仍與灸氣海十八壯，右手能動，再三壯，唇口微動，遂與膏服一盞，半夜後服三盞，眼能動。盡三斤，方能言而索粥。盡五斤而痢止，至十斤而全安。若作風治則誤矣。一人背疽，服内托十宣藥，已多膿出，作嘔發熱，六脉沉數有力，此潰瘍所忌也。遂與大料人參膏，入竹瀝飲之。參盡一十六斤，竹伐百餘竿而安。後經旬餘，值大風拔木，瘡起有膿，中有紅線一道，過肩胛，抵右肋。予曰：急作參膏，以芎、歸、橘皮作湯，入竹瀝、薑汁飲之。盡三斤而瘡潰，調理乃安。若癰疽潰後，氣血俱虚，嘔逆不食，變證不一者，以參、耆、歸、术等分，煎膏服之，最妙。**治中湯**。頌曰：張仲景治胸痺，心中痞堅，留氣結胸，胸滿，脇下逆氣搶心，治中湯主之。即理中湯，人參、术、乾薑、甘草各三兩，四味以水八升，煮三升，每服一升，日三服，隨證加減。此方自晉宋以後至唐名醫，治心腹病者，無不用之。或作湯，或蜜丸，或爲散，皆有奇效。胡洽居士治霍亂，謂之温中湯。陶隱居百一方云：霍亂，餘藥乃或難求，而治中方、四順湯、厚朴湯不可暫缺，常須預合自隨也。唐石泉公王方慶云：數方不惟霍亂可醫，諸病皆療也。四順湯，用人參、甘草、乾薑、附子炮各二兩，水六升，煎二升半，分四服。**四君子湯**。治脾胃氣虚，不思飲食，諸病氣虚者，以此爲主。人參一錢，白术二錢，白伏苓一錢，炙甘草五分，薑三片，棗一枚，水二鍾，煎一鍾，食前温服，隨證加減。和濟局方。**開胃化痰**。不思飲食，不拘大人小兒，人參焙二兩，半夏薑汁浸焙五錢，爲末，飛羅麪作糊，丸緑豆大。食後薑湯下三五十丸，日三服。聖惠方〔一〕。加陳橘皮五錢。經驗方。**胃寒氣滿**，不能傳化，易飢不能食。人參末二錢，生附子末半錢，生薑二錢，水七合，煎二合，雞子清一枚，打轉空心服之。聖濟總録。**脾胃虚弱**，不思飲食。生薑半斤取汁，白蜜十兩，人參末四兩，銀鍋煎成膏，每米飲調服一匙。普濟方。**胃虚惡心**，或嘔吐有痰。人參一兩，水二盞，煎一盞，入竹瀝一盃，薑汁三匙，食遠温服，以知爲度，老人尤宜。簡便方。**胃寒嘔惡**，不能腐熟水穀，食即嘔吐。人參、丁香、藿香各二錢半，橘皮五錢，生薑三片，水二盞，煎一盞，温服。拔萃方。**反胃嘔吐**，飲食入口即吐，困弱無力，垂死者。上黨人參三大兩拍破，水一大升，煮取四合，熱服，日再。兼以人參汁，入粟米、雞子白、薤白，煮粥與噉。李直方司勳於漢南患此，兩月餘，諸方不瘥。遂與此方，當時便定。後十餘日，遂入京師。絳每與名醫論此藥，難可爲儔也。李絳兵部手集。**食入即吐**。人參半夏湯：用人參一兩，半夏一兩〔二〕五錢，生薑十片，水一斗，以杓揚二百四十遍，取三升，入白蜜三合，煮一升半，分服。張仲景金匱方。**霍亂嘔惡**。人參二兩，水一盞半，煎汁一盞，入雞子白一枚，再煎温服。一加丁香。衛生家寶方。**霍亂煩悶**。人參五錢，桂心半錢，水二盞〔三〕，煎服。聖惠方。**霍亂吐瀉**，煩躁不止。人參二兩，橘皮三兩，生薑一兩，水六升，煮三升，分三服。聖濟總録。**妊娠吐水**，酸心腹痛，不能飲食。人參、乾薑炮等分，爲末，以

〔一〕聖惠方：今據證類卷六人參，此方當出經驗後方。

〔二〕兩：原作「年」。金匱卷中大半夏湯量制與此不同。今從江西本改。

〔三〕盞：原作「錢」。今據聖惠方卷四十七治霍亂心煩諸方改。

生地黄汁和丸梧子大。每服五十丸，米湯下。和劑局方。**陽虚氣喘**，自汗盗汗，氣短頭運。人參五錢，熟附子一兩，分作四帖。每帖以生薑十片，流水二盞，煎一盞，食遠温服。濟生方。**喘急欲絶**，上氣鳴息者。人參末，湯服方寸匕〔一〕，日五六服效。肘後方。**産後發喘**。乃血入肺竅，危症也。人參末一兩，蘇木二兩，水二盌，煮汁一盌，調參末服，神效。聖惠方。**産後血運**。人參一兩，紫蘇半兩，以童尿、酒、水三合，煎服。醫方摘要。**産後不語**。人參、石菖蒲、石蓮肉等分，每服五錢，水煎服。婦人良方。**産後諸虚**，發熱自汗。人參、當歸等分，爲末，用猪腰子一個，去膜切小片，以水三升，糯米半合，葱白二莖，煮米熟，取汁一盞，入藥煎至八分，食前温服。永類方。**産後秘塞**，出血多。以人參、麻子仁、枳殼麩炒，爲末，煉蜜丸梧子大。每服五十丸，米飲下。濟生方。**横生倒産**。人參末、乳香末各一錢，丹砂末五分，研匀，雞子白一枚，入生薑自然汁〔二〕三匙，攪匀，冷服，即母子俱安。神效，此施漢卿方也。婦人良方。**開心益智**。人參末一兩，鍊成豮猪肥肪十兩，以淳酒和匀。每服一盃，日再服。服至百日，耳目聰明，骨髓充盈，肌膚潤澤，日記千言，兼去風熱痰病。千金方。**聞雷即昏**。一小兒七歲，聞雷即昏倒，不知人事，此氣怯也。以人參、當歸、麥門冬各二兩，五味子五錢，水一斗，煎汁五升，再以水〔三〕五升，煎滓取汁二升，合煎成膏。每服三匙，白湯化下。服盡一斤，自後聞雷自若矣。楊起簡便方。**忽喘悶絶**。方見「大黄」下。**離魂異疾**。有人卧則覺身外有身，一樣無别，但不語。盖人卧則魂歸于肝，此由肝虚邪襲，魂不歸舍，病名曰離魂。用人參、龍齒、赤伏苓各一錢，水一盞，煎半盞，調飛過朱砂末一錢，睡時服。一夜一服，三夜後，真者氣爽，假者即化矣。夏子益怪證奇疾方。**怔忡自汗**。心氣不足也。人參半兩，當歸半兩，用豮猪腰子二個，以水二盌，煮至一盌半，取腰〔四〕子細切，人參、歸同煎至八分，空心喫腰子，以汁送下。其滓焙乾爲末，以山藥末作糊，丸緑豆大，每服五十丸，食遠棗湯下，不過兩服即愈。此昆山神濟大師方也。一加乳香二錢。王璆百一選方。**心下結氣**。凡心下硬，按之則無，常覺膨滿，多食則吐，氣引前後，噫呃不除，由思慮過多，氣不以時而行則結滯，謂之結氣。人參一兩，橘皮去白四兩，爲末，煉蜜丸梧子大，每米飲下五六十丸。聖惠方。**房後困倦**。人參七錢，陳皮一錢，水一盞半，煎八分，食前温服，日再服，千金不傳。趙永菴方。**虚勞發熱**。愚魯湯：用上黨人參、銀州柴胡各三錢，大棗一枚〔五〕，生薑三片〔六〕，水一鍾半，煎七分，食遠温服，日再服，以愈爲度。奇效良方。**肺熱聲啞**。人參二兩，訶子一兩，爲末噙嚥。丹溪摘玄。**肺虚久欬**。人參末二兩，鹿角膠炙研一兩。每服

〔一〕匕：原作「色」。今本肘後方中未見此方。今從江西本改。
〔二〕汁：原作「汗」。今據婦人良方卷十七産難門改。
〔三〕水：原作「分」。今從江西本改。
〔四〕腰：原作「細」。今據百一選方卷一治心氣虚損改。
〔五〕枚：原作「肢」。今據奇效良方卷二十二勞熱通治方改。
〔六〕片：原作「兩」。今據改同上。

三錢，用薄荷、豉湯一盞，葱少許，入銚子煎一二沸，傾入盞内。遇欬時，温呷三五口，甚加[一]。食療本草。**止嗽化痰**。人參末一兩，明礬二兩，以釅醋二升，熬礬成膏，人參末煉蜜和收。每以豌豆大一丸放舌下，其嗽即止，痰自消。○簡便方。**小兒喘欬**，發熱自汗，吐紅，脉虚無力者。人參、天花粉等分，每服半錢，蜜水調下，以瘥爲度。經濟方[二]。**喘欬嗽血**。欬喘上氣，喘急，嗽血吐血，脉無力者。人參末每服三錢，雞子清調之，五更初服便睡，去枕仰卧，只一服愈。年深者，再服。咯血者，服盡一兩甚好。一方以烏雞子水磨千遍，自然化作水，調藥尤妙。忌醋鹹腥醬，麪鮓醉飽，將息乃佳。○沈存中靈苑方。**欬嗽吐血**。人參、黄耆、飛羅麪各一兩，百合五錢，爲末，水丸梧子大。每服五十丸，食前茅根湯下。○朱氏集驗方用人參、乳香、辰砂等分，爲末，烏梅肉和丸彈子大。每白湯化下一丸，日一服。**虚勞吐血**甚者。先以十灰[三]散止之，其人必困[四]倦，法當補陽生陰，獨參湯主之。好人參一兩，肥棗五枚，水二鍾，煎一鍾服，熟睡一覺，即減五六，繼服調理藥。葛可久十藥神書。**吐血下血**。因七情所感，酒色内傷，氣血妄行，口鼻俱出，心肺脉破，血如涌泉，須臾不救。用人參焙，側柏葉蒸焙，荆芥穗燒存性，各五錢，爲末。用二錢入飛羅麪二錢，以新汲水調如稀糊服，少傾再啜，一服立止。華佗中藏經。**衄血不止**。人參、柳枝寒食采者，等分爲末。每服一錢，東流水服，日三服。無柳枝，用蓮子心。聖濟總録。**齒縫出血**。人參、赤伏苓、麥門冬各二錢，水一鍾，煎七分，食前温服，日再。蘇東坡得此，自謂神奇。後生小子多患此病，予累試之，累如所言。談埜翁試效方。**陰虚尿血**。人參焙，黄耆鹽水炙，等分，爲末。用紅皮大[五]蘿蔔一枚，切作四片，以蜜二兩，將蘿蔔逐片蘸炙令乾，再炙，勿令焦，以蜜盡爲度。每用一片，蘸藥食之，仍以鹽湯送下，以瘥爲度。三因方。**沙淋石淋**。方同上。**消渴引飲**。人參爲末，雞子清調服一錢，日三四服。○集驗用人參、栝樓根等分，生研爲末，煉蜜丸梧子大。每服百丸，食前麥門冬湯下。日二服，以愈爲度，名玉壺丸。忌酒麪炙煿。○鄭氏家傳消渴方：人參一兩，粉草二兩，以雄豬膽汁浸炙，腦子半錢，爲末，蜜丸芡子大。每嚼一丸，冷水下。○聖濟總録用人參一兩，葛粉二兩，爲末。發時以燖猪湯一升，入藥三錢，蜜二兩，慢火熬至三合，狀如黑餳，以瓶收之，每夜以一匙含嚥，不過三服取效也。**虚瘧寒熱**。人參二錢二分，雄黄五錢，爲末，端午日用糉尖搗丸梧子大。發日侵辰，井華水吞下七丸，發前再服，忌諸般熱物，立效。一方加神麯等分。丹溪纂要。**冷痢厥逆**，六脉沉細。人參、大附子各一兩半。每服半兩，生薑十片，丁香十五粒，粳米一撮，水二盞，煎七分，空心温服。經驗方。**下痢禁口**。人參、

[一] 甚加：證類卷十六白膠作「後依前温暖却准前欬嗽時喫之也」。
[二] 經濟方：誤書名。此方原見醫方集成，今存名方類證醫書大全卷二十三。
[三] 灰：原作「浹」。今據十藥神書「甲字十灰散」改。
[四] 困：原作「因」。十藥神書十藥總論作「疏解其體」。今從江西本改。
[五] 大：原作「人」。今據三因方卷九尿血證治改。

蓮肉各三錢，以井華水二盞，煎一盞，細細呷之。或加薑汁炒黄連三錢。經驗良選方〔一〕。老人虚痢不止，不能飲食。上黨人參一兩，鹿角去皮炒研五錢，爲末。每服方寸匕，米湯調下，日三服。十便良方。傷寒壞證。凡傷寒時疫，不問陰陽，老幼妊婦，誤服藥餌，困重垂死，脉沉伏，不省人事，七日以後，皆可服之，百不失一，此名奪命散，又名復脉湯。人參一兩，水二鍾，緊火煎一鍾，以井水浸冷服之，少頃鼻梁有汗出，脉復立瘥。蘇韜光侍郎云：用此救數十人。予作清流宰，縣倅申屠行輔之子婦患時疫三十餘日，已成壞病，令服此藥而安。王璆百一選方。傷寒厥逆，身有微熱，煩燥，六脉沉細微弱，此陰極發躁也。無憂散：用人參半兩，水一鍾，煎七分，調牛膽南星末二錢，熱服立甦。三因方。夾陰傷寒。先因慾事，後感寒邪，陽衰陰盛，六脉沉伏，小腹絞痛，四肢逆冷，嘔吐清水，不假此藥，無以回陽。人參、乾薑炮各一兩，生附子一枚，破作八片，水四升半，煎一升，頓服，脉出身温即愈。吴綬傷寒蘊要。筋骨風痛。人參四兩，酒浸三日，晒乾，土伏苓一斤，山慈姑一兩，爲末，煉蜜丸梧子大。每服一百丸，食前米湯下。○經驗方。小兒風癇瘛瘲。用人參、蛤粉、辰砂等分，爲末，以猳猪心血和〔二〕丸緑豆大。每服五十丸，金銀湯下，一〔三〕日二服，大有神效。衛生寶鑑。脾虚慢驚。黄耆湯，見黄耆「發明」下。痘疹險證。保元湯，見黄耆「發明」下。驚後瞳斜。小兒驚後瞳人不正者。人參、阿膠糯米炒成珠，各一錢，水一盞，煎七分，温服，日再服，愈乃止，效。○直指方。小兒脾風，多困〔四〕。人參、冬瓜仁各半兩，南星一兩，漿水煮過，爲末。每用一錢，水半盞，煎二〔五〕三分，温服。本事方。酒毒目盲。一人形實，好飲熱酒，忽病目盲而脉澁，此熱酒所傷，胃氣污濁，血宛其中而然。以蘇木煎湯，調人參末一錢服，次日鼻及兩掌皆紫黑，此滯血行矣。再以四物湯，加蘇木、桃仁、紅花、陳皮，調人參末服，數日而愈。丹溪纂要。酒毒生疽。一婦嗜酒，腦〔六〕生一疽，脉緊而濇。用酒炒人參、酒炒大黄，等分爲末，薑湯服一錢，得睡〔七〕，汗出而愈，效。○丹溪醫案。狗咬風傷腫痛。人參置桑柴炭上燒存性，以盌覆定，少頃爲末，摻之立瘥。經驗後〔八〕方。蜈蚣咬傷。嚼人參塗之。醫學集成。蜂蠆螫傷。人參末傅之。證治要訣。脇破腸出。急以油抹入，煎人參、枸杞汁淋之，内喫羊腎粥，十日愈。危氏得效方。氣奔怪〔九〕疾。方見虎杖。

〔一〕經驗良選方：無此書名。其方似引自明陳仕賢經驗濟世良方。
〔二〕血和：原作「和血」。方見衛生寶鑑卷九諸風門，云「猳猪心血爲丸」。今據改。
〔三〕一：原字缺損似「丨」。方見衛生寶鑑卷九諸風門，然無「日二服」字樣。今從錢本改。
〔四〕困：原作「因」。今據本事方卷十小儿病改。
〔五〕盞煎二：原作「錢」。今據改同上。
〔六〕腦：原作「胸」。今據丹溪心法卷五癰疽改
〔七〕睡：原作「唾」。今據改同上。
〔八〕後：原脱。今據證類卷六人參補。
〔九〕怪：原作「怌」。今據卷十六虎杖改。

蘆。【氣味】苦，温，無毒。【主治】吐虚勞痰飲。時珍。

【發明】【吴綬曰】人弱者，以人參蘆代瓜蒂。【震亨曰】人參入手太陰，補陽中之陰，蘆則反能瀉太陰之陽。亦如麻黄，苗能發汗，根則止汗。穀屬金而糠之性熱，麥屬陽而麩之性凉。先儒謂物物具一太極，學者可不觸類而長之乎。一女子性躁味厚，暑月因怒而病呃，每作則舉身跳動，昏冒不知人。其形氣俱實，乃痰因怒鬱，氣不得降，非吐不可。遂以人參蘆半兩，逆流水一盞半，煎一大盌飲之，大吐頑痰數盌，大汗，昏睡一日而安。又一人作勞發瘧，服瘧藥變爲熱病，舌短痰嗽，六脉洪數而滑，此痰蓄胸中，非吐不愈。以參蘆湯加竹瀝，二服，涌出膠痰三塊，次與人參、黄耆、當歸煎服，半月乃安。

沙參本經上品

【校正】併入别録有名未用部羊乳。

【釋名】白參吴普、知母别録、羊乳别録、羊婆奶綱目、鈴兒草别録、虎鬚别録、苦心别録，又名文希，一名識美，一名志取。【弘景曰】此與人參、玄參、丹參、苦參，是爲五參，其形不盡相類而主療頗同，故皆有參名。又有紫參，乃牡蒙也。【時珍曰】沙參白色，宜於沙地，故名。其根多白汁，俚人呼爲羊婆奶，别録有名未用羊乳，即此也。此物無心味淡，而别録一名苦心，又與知母同名，不知所謂也。鈴兒草，象花形也。

【集解】【别録曰】沙參生河内川谷及冤句般陽續山，二月、八月采根，暴乾。又曰：羊乳一名地黄，三月采，立夏後母死。【恭曰】出華山〔一〕者爲善。【普曰】二月生苗如葵，葉青色，根白，實如芥，根大如蕪菁，三月采。【弘景曰】今出近道，叢生，葉似枸杞，根白實者佳。【保昇曰】其根若葵根，其花白色。【頌曰】今淄、齊、潞、隨、江、淮、荆、湖州郡皆有之。苗長一二尺以來，叢生厓壁間，葉似枸杞而有叉丫，七月開紫花，根如葵根，大如指許，赤黄色，中正白實者佳，二月、八月采根。南〔二〕土生者葉有細有大，花白，瓣上仍有白粘，此爲小異。【藏器曰】羊乳根如薺苨而圓，大小如拳，上有角節，折之有白汁，人取根當薺苨。苗作蔓，折之有白汁。【時珍曰】沙參處處山原有之。二月生苗，葉如初生小葵葉而團扁不光。八九月抽莖，高一二尺。莖上之葉則尖長如枸杞葉而小，有細齒。秋月葉間開小紫花，長二三分，狀如鈴鐸，五出，白蕊，亦有白花者。並結實，大如冬青實，中有細子。霜後苗枯。其根生沙地者長尺餘，大一虎口，黄土地者則短而小。根莖皆有白汁。八九月采者白而實，春月采者微黄而虚。小人亦往往槖蒸壓實以亂人參，但體輕鬆，味淡而短耳。

根。【氣味】苦，微寒，無毒。【别録曰】羊乳，温，無毒。【普曰】沙參。岐伯：鹹。神農、黄帝、扁鵲：無毒。李當之：大寒。【好古曰】甘、微苦。

〔一〕山：證類卷七沙參作「州」。
〔二〕南：原作「而」。今據改同上。

【之才曰】惡防己，反藜蘆。【主治】血結[一]驚氣，除寒熱，補中益肺氣。本經。療胸[二]痺，心腹痛，結熱邪氣頭痛，皮間邪熱，安五臟。久服利人。又云：羊乳主頭腫[三]痛，益氣，長肌肉。別録。去皮肌浮風，疝氣下墜，治常欲眠，養肝氣，宣五臟風氣。甄權。補虛，止驚煩，益心肺，并一切惡瘡疥癬及身癢，排膿，消腫毒。大明。清肺火，治久欬肺痿。時珍。

【發明】【元素曰】肺寒者用人參，肺熱者用沙參代之，取其味甘也。【好古曰】沙參味甘微苦，厥陰本經之藥，又爲脾經氣分藥。微苦補陰，甘則補陽，故潔古取沙參代人參。蓋人參性温，補五臟之陽；沙參性寒，補五臟之陰。雖云補五臟，亦須各用本臟藥相佐使，隨所引而相輔之可也。【時珍曰】人參甘苦温，其體重實，專補脾胃元氣，因而益肺與腎，故内傷元氣者宜之。沙參甘淡而寒，其體輕虚，專補肺氣，因而益脾與腎，故金能受火剋者宜之。一補陽而生陰，一補陰而制陽，不可不辨之也。

【附方】舊一，新二。肺熱欬嗽。沙參半兩，水煎服之。衛生易簡方。卒得疝氣，小腹及陰中相引痛如絞，自汗出，欲死者。沙參擣篩爲末，酒服方寸匕，立瘥。肘後方。婦人白帶。多因七情内傷或下元虚冷所致。沙參爲末，每服二錢，米飲調下。證治要訣。

薺苨音齊尼，並上聲○別録中品

【校正】併入圖經杏參。

【釋名】杏參圖經、杏葉沙參救荒、菧苨菧音底，爾雅、甜桔梗綱目、白麪根救荒。苗名隱忍。【時珍曰】薺苨多汁，有濟苨之狀，故以名之。濟苨，濃露也。其根如沙參而葉如杏，故河南人呼爲杏葉沙參。蘇頌圖經杏參即此也。俗謂之甜桔梗。爾雅云：蒞[四]，菧苨也。郭璞云：即薺苨也。隱忍，説見下文。

【集解】【弘景曰】薺苨根莖都似人參而葉小異，根味甜絶，能殺毒。以其與毒藥共處，毒皆自然歇，不正入方家用也。又曰：魏文帝言薺苨亂人參，即此也。薺苨葉甚似桔梗，但葉下光明滑澤無毛爲異，又不如人參相對耳。【恭曰】人參苗似五加而闊短，莖圓有三四椏，椏頭有五葉。陶引薺苨亂人參，誤矣。且薺苨、桔梗又有葉差互者，亦有葉三四對者，皆一莖直上。葉既相亂，惟以根有心爲别爾。【頌曰】今川蜀、江浙皆有之。春生苗莖，都似人參而葉[五]小異，根似桔梗，但無心爲異。潤州、陜州尤多，人家收以爲果，或作脯啖，味甚甘美，兼可寄遠。二月、八月采根，暴乾。【承曰】今人多以蒸過壓扁亂人參，但味淡爾。

〔一〕結：證類卷七沙參作「積」。
〔二〕胸：證類卷七沙參作「胃」。
〔三〕腫：證類卷三十有名未用羊乳作「眩」。
〔四〕蒞：爾雅釋草原作「苨」。
〔五〕葉：原脱。今據證類卷九薺苨補。

【宗奭曰】陶以根言，故云薺苨亂人參。蘇以苗言，故以陶爲誤也。【機曰】薺苨苗莖與桔梗相〔一〕似，其根與人參相亂。今言苗莖都似人參，近於誤也。當以人參、薺苨、桔梗三註參看自明矣。【時珍曰】薺苨苗似桔梗，根似沙參，故姦商往往以沙參、薺苨通亂人參。蘇頌圖經所謂杏參，周憲〔二〕王救荒本草所謂杏葉沙參，皆此薺苨也。圖經云：杏參生淄州田野，根如小菜根。土人五月采苗葉，治欬嗽上氣。救荒本草云：杏葉沙參，一名白麪根，苗高一二尺，莖色青〔三〕白。葉似杏葉而小，微尖而背白，邊有叉牙。杪間開五瓣白盌子花。根形如野胡蘿蔔，頗肥，皮色灰黲，中間白色〔四〕。味甜微寒。亦有開碧花者。嫩苗煠熟水淘，油鹽拌食。根换水煮，亦可食，人以蜜煎充果。又陶弘景註桔梗，言其葉名隱忍，可煮食之，治蠱毒。謹按爾雅云：蒡，隱忍〔五〕也。郭璞註云：似蘇，有毛〔六〕。江東人藏以爲葅，亦可瀹〔七〕食。葛洪肘後方云：隱忍草，苗似桔梗，人皆食之。擣汁飲，治蠱毒。據此則隱忍非桔梗，乃薺苨苗也。薺苨苗甘可食，桔梗苗苦不可食，尤爲可證。神農本經無薺苨，止有桔梗，一名薺苨。至别録始出薺苨。盖薺苨、桔梗乃一類，有甜、苦二種，則其苗亦可呼爲隱忍也。

根。【氣味】甘，寒，無毒。【主治】解百藥毒。别録。殺蠱毒，治蛇蟲咬，熱狂温疾，罯毒箭。大明。利肺氣，和中，明目止痛。蒸切作羹粥食，或作虀葅食。昝殷。食之，壓丹石發動。孟詵。主欬嗽消渴强中，瘡毒丁腫，辟沙蝨短狐毒。時珍。

【發明】【時珍曰】薺苨寒而利肺，甘而解毒，乃良品也，而世不知用，惜哉。按葛洪肘後方云：一藥而兼解衆毒者，惟薺苨汁濃飲二升，或煮嚼之，亦可作散服。此藥在諸藥中，毒皆自解也。又張鷟朝野僉載云：名醫〔八〕言「虎中藥箭，食清泥而解；野豬中藥箭，豗薺苨而食」，物猶知解毒，何況人乎？又孫思邈千金方治强中爲病，莖長興盛，不交精出。消渴之後，發爲癰疽，有薺苨丸、豬腎薺苨湯方，此皆本草所未及者。然亦取其解熱解毒之功爾，無他義。

【附方】舊四，新三。强中消渴。猪腎薺苨湯，治强中之病，莖長興盛，不交精液自出，消渴之後，即發癰疽。皆由恣意色慾，或餌金石所致，宜此以制腎中熱也。用豬腎一具，薺苨、石膏各三兩，人參、伏苓、磁石、知母、葛根、黄芩、栝樓根、甘草各二兩，黑大豆一升，水一斗半，先煮豬腎、大豆取汁一斗、

〔一〕相：原作「桐」。今從江西本改。
〔二〕憲：據明史周定王橚傳當作「定」。
〔三〕青：原作「清」。今據救荒本草卷上之後杏葉沙參改。
〔四〕色：原作「七」。今據改同上。
〔五〕忍：爾雅釋草原作「葱」。
〔六〕毛：原作「色」。今據爾雅注疏卷八釋草改。
〔七〕瀹：原作「龠」。今據改同上。
〔八〕名醫：原作「各醫」。朝野僉載卷一作「醫書」，醫説卷六引作「名醫」，綱目轉引時誤「名」爲「各」。今據改。

去滓下藥，再煮三升，分三服。後人名爲石子薺苨湯。○又薺苨丸：用薺苨、大豆、伏神、磁石、栝樓根、熟地黄、地骨皮、玄參、石斛、鹿茸各一兩，人參、沈香各半兩，爲末。以豬肚治净煮爛，杵和丸梧子大。每服七十丸，空心鹽湯下。並千金方。**丁瘡腫毒。**生薺苨根擣汁，服一合，以滓傅之，不過三度。千金翼。**面上皯皰。**薺苨、肉桂各一兩，爲末。每用方寸匕，酢漿服之，日一服。又滅瘢痣。聖濟總録。**解諸蠱毒。**薺苨根擣末，飲服方寸匕，立瘥。陳延之小品方。**解鉤吻毒。**鉤吻葉與芹葉相似，誤食之殺人。惟以薺苨八兩，水六升，煮取三升，每服五合，日五服。仲景金匱玉函。**解五石毒。**薺苨生擣汁，多服之。立瘥。蘇頌圖經。

隱忍葉。【氣味】甘、苦，寒，無毒。【主治】蠱毒腹痛，面目青黄，林露骨立，煮汁一二升飲。時珍。主腹臟風壅，欬嗽上氣。蘇頌。

桔梗本經下品

【釋名】白藥別録、梗草別録、薺苨本經。【時珍曰】此草之根結實而梗直，故名。吴普本草一名利如，一名符扈，一名房圖。方書並無見，蓋亦庱〔一〕詞爾。桔梗、薺苨乃一類，有甜、苦二種，故本經桔梗一名薺苨，而今俗呼薺苨爲甜桔梗也。至別録始出「薺苨」條，分爲二物，然其性味功用皆不同，當以別録爲是。

【集解】【別録曰】桔梗生嵩高山谷及冤句，二月采根，暴乾。【普曰】葉如薺苨，莖如筆管，紫赤色，二月生苗。【弘景曰】近道處處有，二三月生苗，可煮食之。桔梗療蠱毒甚驗，俗方用此，乃名薺苨。今別有薺苨，能解藥毒，可亂人參，葉甚相似。但薺苨葉下光明滑澤無毛爲異，葉生又不如人參相對耳。【恭曰】薺苨、桔梗，葉有差互者，亦有葉三四對者，皆一莖直上，葉既相亂，惟以根有心爲別耳。【頌曰】今在處有之。根如指大，黄白色。春生苗，莖高尺餘。葉似杏葉而長橢〔二〕，四葉相對而生，嫩時亦可煮食。夏開小花紫碧色，頗似牽牛花，秋後結子。八月采根，其根有心。若無心者爲薺苨。關中所出桔梗，根黄皮，似蜀葵根。莖細，青色。葉小，青色，似菊葉也。

根。【修治】【斅曰】凡使勿用木梗，真似桔梗，只是咬之腥澀不堪。凡用桔梗，須去頭上尖硬二三分已來，并兩畔附枝。於槐〔三〕砧上細剉，用生百合擣膏，投水中浸一伏時，濾出，緩火熬令乾用。每桔梗四兩，用百合二兩五錢。【時珍曰】今但刮去浮皮，米泔水浸一夜，切片，微炒用。

〔一〕庱：原作「庚」。「庚」當爲「庱」之形誤。「庱詞」乃隱秘之詞。
〔二〕橢：原作「隋」。今據證類卷十桔梗改。
〔三〕槐：原作「塊」。今據改同上。

【氣味】辛，微温，有小毒。【普曰】神農、醫和：苦，無毒。黄帝、扁鵲：辛、鹹。岐伯、雷公：甘，無毒。李當之：大寒。【權曰】苦、辛。【時珍曰】當以苦、辛、平爲是。○【之才曰】節皮爲之使。畏白及、龍膽草，忌猪肉。得牡蠣、遠志，療恚怒。得消石、石膏，療傷寒。白粥解其簽味。【時珍曰】伏砒。徐之才所云「節皮」，不知何物也。

【主治】胸脅痛如刀刺，腹滿腸鳴幽幽，驚恐悸氣。本經。利五臟腸胃，補血氣，除寒熱風痹，温中消穀，療喉咽痛，下蠱毒。别録。治下痢，破血積氣，消聚痰涎，去肺熱氣促嗽逆，除腹中冷痛，主中惡及小兒驚癇。甄權。下一切氣，止霍亂轉筋，心腹脹痛，補五勞，養氣，除邪辟温，破癥瘕肺癰，養血排膿，補内漏及喉痹。大明。利竅，除肺部風熱，清利頭目咽嗌，胸膈滯氣及痛，除鼻塞。元素。治寒嘔。李杲。主口舌生瘡，赤目腫痛。時珍。

【發明】【好古曰】桔梗氣微温，味苦辛，味厚氣輕，陽中之陰，升也。入手太陰肺經氣分及足少陰經。【元素曰】桔梗清肺氣，利咽喉，其色白，故爲肺部引經。與甘草同行，爲舟楫之劑。如大黄苦泄峻下之藥，欲引至胸中至高之分成功，須用辛甘之劑升之。譬如鐵石入江，非舟楫不載。所以諸藥有此一味，不能下沈也。【時珍曰】朱肱活人書治胸中痞滿不痛，用桔梗、枳殻，取其通肺利膈下氣也。張仲景傷寒論治寒實結胸，用桔梗、貝母、巴豆，取其温中消穀破積也。又治肺癰唾膿，用桔梗、甘草，取其苦辛清肺，甘温瀉火，又能排膿血、補内漏也。其治少陰證，二三日咽痛，亦用桔梗、甘草，取其苦辛散寒，甘平除熱。合而用之，能調寒熱也。後人易名甘桔湯，通治咽喉口舌諸病。宋仁宗加荆芥、防風、連翹，遂名如聖湯，極言其驗也。按王好古醫壘元戎載之頗詳，云失音加訶子，聲不出加半夏，上氣加陳皮，涎嗽加知母、貝母，欬渴加五味子，酒毒加葛根，少氣加人參，嘔加半夏、生薑，唾膿血加紫菀，肺痿加阿膠，胸膈不利加枳殻，心胸痞滿加枳實，目赤加巵子、大黄，面腫加伏苓，膚痛加黄耆，發斑加防風、荆芥，疫毒加鼠粘子、大黄，不得眠加巵子。【震亨曰】乾欬嗽乃痰火之邪鬱在肺中，宜苦梗以開之。痢疾腹痛乃肺金之氣鬱在大腸，亦宜苦梗開之，後用痢藥。此藥能開提氣血，故氣藥中宜用之。

【附方】舊十，新七。胸滿不痛。桔梗、枳殻等分，水二鍾，煎一鍾，温服。南陽活人書。傷寒腹脹。陰陽不和也，桔梗半夏湯主之。桔梗、半夏、陳皮各三錢，薑五片，水二鍾，煎一鍾服。南陽活人書。痰嗽喘急。桔梗一兩半，爲末，用童子小便半升，煎四合，去滓温服。簡要濟衆方。肺癰欬嗽。胸滿振寒，脉數咽乾，不渴，時出濁唾腥臭，久久吐膿如粳米粥者，桔梗湯主之。桔梗一兩，甘草二兩，水三升，煮一升，分温再服。朝暮吐膿血則瘥。張仲景金匱玉函方。喉痹毒氣。桔梗二兩，水三升，煎一升，頓服。千金方。少陰咽痛。少陰證二三日咽痛者，可與甘草湯。不瘥者，與桔梗湯主之。桔梗一兩，甘草二兩，水三升，煮一升，分服。張仲景傷寒論。口舌生瘡。方同上。齒䘌〔一〕腫痛。桔梗、薏苡仁等分，爲末服。永類方。骨槽風痛，牙根

〔一〕䘌：原作「慝」。今從錢本改。

腫痛。桔梗爲末，棗瓤和丸皂子大，綿裹咬之。仍以荆芥湯漱之。經驗後〔一〕方。牙疳臭爛。桔梗、茴香等分，燒研傅之。衛生易簡方。肝風眼黑。目睛痛，肝風盛也，桔梗丸主之。桔梗一斤，黑牽牛頭末三兩，爲末，蜜丸梧子大。每服四十丸，温水下，日二服。保命集。鼻出衄血。桔梗爲末，水服方寸匕，日四服。一加生犀角屑。普濟方。吐血下血。方同上。打擊瘀血在腸内，久不消，時發動者。桔梗爲末，米飲下一刀圭。肘後要方。中蠱下血如雞肝，晝夜出血石餘，四藏皆損，惟心未毁，或鼻破將死者。苦桔梗爲末，以酒服方寸匕，日三服。不能下藥，以物拘口灌之。心中當煩，須臾自定，七日止。當豬肝肺以補之，神良。一方加犀角等分。初虞〔二〕古今録驗。妊娠中惡，心腹疼痛。桔梗一兩剉，水一鍾，生薑三片，煎六分，温服。聖惠方。小兒客忤，死不能言。桔梗燒研三錢，米湯服之。仍呑麝香豆許。張文仲備急方。

蘆頭。【主治】吐上膈風熱痰實，生研末，白湯調服一二錢，探吐。時珍。

長松拾遺

【釋名】仙茆。【時珍曰】其葉如松，服之長年，功如松脂及仙茆，故有二名。

【集解】【藏器曰】長松生關内山谷中，草似松，葉上有脂，山人服之。【時珍曰】長松生古松下，根色如薺苨，長三五寸，味甘微苦，類人參，清香可愛。按張天覺文集云：僧普明居五臺山，患大風，眉髮俱墮，哀苦不堪。忽遇異人，教服長松，示其形狀。明采服之，旬餘毛髮俱生，顔色如故。今并、代間土人多以長松雜甘草、山藥爲湯煎，甚佳。然本草及方書皆不載，獨釋慧祥清涼傳始叙其詳如此。韓𢘿醫通云：長松産太行西北諸山，根似獨活而香。

根。【氣味】甘，温，無毒。【主治】風血冷氣宿疾，温中去風。藏器。治大風惡疾，眉髮墮落，百骸腐潰。每以一兩，入甘草少許，水煎服，旬日即愈。又解諸蟲毒。補益長年。時珍。

【附方】新一。長松酒。滋補一切風虚，乃廬山休休子所傳。長松一兩五錢，狀似獨活而香，乃酒中聖藥也。熟地黄八錢，生地黄、黄芪蜜炙、陳皮各七錢，當歸、厚朴、黄蘗各五錢，白芍藥煨、人參、枳殼各四錢，蒼朮米泔制、半夏制、天門冬、麥門冬、砂仁、黄連各三錢，木香、蜀椒、胡桃仁各二錢，小紅棗肉八個，老米一撮，燈心五寸長一百二十根，一料分十劑，絹袋盛之。凡米五升，造酒一尊，煮一袋，窨久乃飲。韓氏醫通。

〔一〕後：原脱。今據證類卷十桔梗補。

〔二〕初虞：此後當脱「世」字。然初虞世未著古今録驗方，據舊唐書經籍志載古今録驗方，「初虞世」當爲「甄權」之誤。

黄精別録上品　【校正】併入拾遺救窮〔一〕草。

【釋名】黄芝瑞草經、戊己芝五符經、菟竹別録、鹿竹別録、仙人餘粮弘景、救窮草別録、米餔蒙筌、野生薑蒙筌、重樓別録、雞格別録、龍銜廣雅、垂珠。【頌曰】隋時羊公服黄精法云：黄精是芝草之精也，一名葳蕤，一名白及，一名仙人餘粮，一名苟格，一名馬箭，一名垂珠，一名菟竹。【時珍曰】黄精爲服食要藥，故別録列于草部之首，仙家以爲芝草之類，以其得坤土之精粹，故謂之黄精。五符經云「黄精獲天地之淳精，故名爲戊己芝」，是此義也。餘粮、救窮，以功名也。鹿竹、菟竹，因葉似竹，而鹿、兔食之也。垂珠，以子形也。陳氏拾遺救荒草即此也，今併爲一。【嘉謨曰】根如嫩薑，俗名野生薑。九蒸九曝，可以代粮，又名米餔。

【集解】【別録曰】黄精生山谷，二月采根，陰乾。【弘景曰】今處處有之。二月始生，一枝多葉，葉狀似竹而短，根似萎蕤。萎蕤根如荻根及菖蒲，概節而平直；黄精根如鬼臼、黄連，大節而不平。雖燥，並柔有脂潤。俗方無用此，而爲仙經所貴。根、葉、花、實皆可餌服，酒散隨宜，具在斷穀方中。其葉乃與鉤吻相似，惟莖不紫、花不黄爲異，而人多惑之。其類乃殊，遂致死生之反，亦爲奇事。【斅曰】鉤吻真似黄精，只是葉頭尖有毛鉤子二箇，若誤服之害人。黄精葉似竹也。【恭曰】黄精肥地生者即大如拳，薄地生者猶如拇指。萎蕤肥根頗類〔二〕其小者，肌理形色大都相似。今以鬼臼、黄連爲比，殊無仿佛。黄精葉似柳及龍膽、徐長卿輩而堅。其鉤吻蔓生，葉如柿葉，殊非比類。【藏器曰】黄精葉偏生不對者名偏精，功用不如正精。正精葉對生。鉤吻乃野葛之別名，二物殊不相似，不知陶公憑何説此。【保昇曰】鉤吻一名野葛，陶説葉似黄精者當是。蘇説葉似柿者，當別是一物。【頌曰】黄精南北皆有，以嵩山、茅山者爲佳。三月生苗，高一二尺以來。葉如竹葉而短，兩兩相對。莖梗柔脆，頗似桃枝，本黄末赤。四月開青白花，狀如小豆花。結子白如黍粒，亦有無子者。根如嫩生薑而黄色，二月采根，蒸過暴乾用。今通〔三〕八月采，山中人九蒸九暴作果賣，黄黑色而甚甘美。其苗初生時，人多采爲菜茹，謂之畢〔四〕菜，味極美。江南人説黄精苗葉稍類鉤吻，但鉤吻葉頭極尖而根細。而蘇恭言鉤吻蔓生，恐南北所産之異耳。【時珍曰】黄精野生山中，亦可劈根長二寸，稀種之，一年後極稠，子亦可種。其葉似竹而不尖，或兩葉、三葉、四五葉，俱對節而生。其根横行，狀如葳蕤。俗采其苗煠熟，淘去苦味食之，名筆管菜。陳藏器本草言青黏是萎蕤，見萎蕤「發明」下。又黄精、鉤吻之説，陶弘景、雷斅、韓保昇皆言二物相似。蘇恭、陳藏器皆言不相似。蘇頌復設兩可之辭。今考神農本草、吴普本草，並言鉤吻是野葛，蔓生，其莖如箭，與蘇恭之説相合。張華博物志云：昔黄帝問天老曰：天地所生，有食之令人不死者乎？天老曰：太陽之草名黄精，食之可以長生。

〔一〕窮：原作「荒」。今據證類卷六四十六種陳藏器餘救窮草改，與下文時珍曰「救窮以功名也」相合。
〔二〕類：原脱。今據證類卷六黄精補。
〔三〕通：原作「遇」。今據證類卷六黄精改。
〔四〕畢：大觀證類、政和證類（元刊）作「筆」。

太陰之草名鉤吻，不可食之，入口立死。人信鉤吻殺人，不信黄精之益壽，不亦惑乎。按此，但以黄精、鉤吻相對待而言，不言其相似也。陶氏因此遂謂二物相對〔一〕，與神農所説鉤吻不合，恐當以蘇恭所説爲是。而陶、雷所説别一毒物，非鉤吻也。歷代本草惟陳藏器辨物最精審，尤當信之。餘見「鉤吻」條。

根。【修治】【斅曰】凡采得，以溪水洗净蒸之，從巳至子，薄切暴乾用。【頌曰】羊公服黄精法：二月、三月采根，入地八九寸爲上。細切一石，以水二石五斗，煮去苦味，漉出，囊中壓取汁，澄清再煎，如膏乃止。以炒黑黄豆末相和得所，捏作餅子如錢大，初服二枚，日益之。亦可焙乾篩末，水服。【詵曰】餌黄精法：取甕子去底，釜内安置得所，入黄精令滿，密蓋，蒸至氣溜即暴之。如此九蒸九暴，若生則刺人咽喉。若服生者，初時只可一寸半，漸漸增之。十日不食，服〔二〕止三尺五寸。三百日後，盡見鬼神，久必昇天。根、葉、花、實皆可食之，但以相對者是正，不對者名偏精也。

【氣味】甘，平，無毒。【權曰】寒。【時珍曰】忌梅實，花、葉、子並同。【主治】補中益氣，除風濕，安五臟。久服輕身延年不飢。别録。補五勞七傷，助筋骨，耐寒暑，益脾胃，潤心肺。單服九蒸九暴食之，駐顔斷穀。大明。補諸虚，止寒熱，填精髓，下三尸蟲。時珍。

【發明】【時珍曰】黄精受戊己之淳氣，故爲補黄宫之勝品。土者萬物之母，母得其養，則水火既濟，木金交合，而諸邪自去，百病不生矣。神仙芝草經云：黄精寬中益氣，使五臟調良，肌肉充盛，骨髓堅强，其力增倍，多年不老，顔色鮮明，髮白更黑，齒落更生。又能先下三尸蟲：上尸名彭質，好寶貨，百十日下；中尸名彭矯，好五味，六十日下；下尸名彭居，好五色，三十日下，皆爛出也。根爲精氣，花實爲飛英，皆可服食。又按雷氏炮炙論序云：駐色延年，精蒸〔三〕神錦。註云：以黄精自然汁拌研細神錦，于柳木甑中蒸七日，以木蜜丸服之。木蜜，枳椇也。神錦不知是何物，或云朱砂也。【禹錫曰】按抱朴子云：黄精服其花，勝其實；服其實，勝其根。但花難得，得其生花十斛，乾之纔可得五六斗爾，非大有力者不能辦也。日服三合，服之十年，乃得其益。其斷穀不及朮。朮餌令人肥健，可以負重涉險，但不及黄精甘美易食。凶年可與老少代粮，謂之米脯也。【慎微曰】徐鉉稽神録云：臨川士家一婢，逃入深山中，久之見野草枝葉可愛，取根食之，久久不飢。夜息大樹下，聞草中動，以爲虎，戄而〔四〕上樹避之。及曉下地，其身欻然凌空而去，若飛鳥焉。數歲家人采薪見之，捕之不得，臨絶壁下網圍之，俄而騰上山頂。或云此婢安有仙骨，不過靈藥服食爾。遂以酒餌置往來之路。果來，食訖，遂不能去。擒之，具述其故。指所食之草，即是黄精也。

【附方】舊一，新四。服食法。聖惠方用黄精根莖不限多少，細剉陰乾擣末。每日水調末服，任多少。一年内變老爲少，久久成地仙。〇臞仙神隱

〔一〕對：承上文，當作「似」。

〔二〕服：證類卷六黄精引食療作「能長服之」。

〔三〕蒸：原作「煎」。今據證類卷一雷斅炮炙論序改，與其後註「于柳木甑中蒸七日」合。

〔四〕戄而：原作「攫」。今據證類卷六黄精改。

書以黃精細切一石，用水二石五斗煮之，自旦至夕，候冷，以手挼碎，布袋榨取汁煎之。渣晒[一]乾，爲末，同入釜中，煎至可丸，丸如雞子大。每服一丸，日三服。絶粮輕身，除百病。渴則飲水。**補肝**[二]**明目**。黃精二斤，蔓菁子[三]一升淘，同和，九蒸九晒，爲末。空心每米飲下二錢，日二服，延年益壽。聖惠方。**大風癩瘡**。營氣不清，久風入脉，因而成癩，鼻壞色敗。用黃精根去皮，洗净[四]二斤，暴，納粟米飯中，蒸至米熟，時時食之。聖濟總録。**補虚精氣**。黃精、枸杞子等分，搗作餅，日乾爲末，煉蜜丸梧子大。每湯下五十丸。奇效良方。

萎蕤音威綏○本經上品

【釋名】女萎本經、葳蕤吴普、萎移音威移、委萎爾雅、萎香綱目、熒爾雅音行、玉竹別録、地節別録。【時珍曰】按黃公紹古今韻會云：葳蕤，草木葉垂之貌。此草根長多鬚，如冠纓下垂之綏而有威儀，故以名之。凡羽盖旌旗之纓綏，皆象葳蕤是矣。孫[五]氏瑞應圖云：王者禮備，則葳蕤生于殿前，一名萎香。則威儀之義，於此可見。別録作萎蕤，有[六]文也。説文作萎移，音相近也。爾雅作委萎，字相近也。其葉光瑩而象竹，其根多節，故有熒及玉竹、地節諸名。吴普本草又有烏萎[七]、蟲蟬之名。宋本一名馬薰，即烏萎之訛者也。

【正誤】【弘景曰】本經有女萎無萎蕤，別録無女萎有萎蕤，而功用正同，疑女萎即萎蕤，惟名異爾。【恭曰】女萎功用及苗蔓與萎蕤全別。今本經朱書是女萎功效，故別録墨書乃萎蕤功效也。【藏器曰】本草女萎、委蕤同傳。陶云是一物。蘇云二物不同，於「中品」別出「女萎」一條。然其主霍亂洩痢腸鳴，正與上品女蕤相合，則是更非二物矣。【頌曰】觀古方書所用，胡洽[八]治時氣洞下有女萎丸，治傷寒冷下結腸丸中用女萎，治虚勞下痢小黃耆酒中加女萎，詳此數方所用，乃似「中品女萎」。緣其性温、主霍亂洩痢故也。又治賊風，手足枯痺，四肢拘攣，茵蕷酒中用女萎。初虞世治身體癧瘍斑駁有女萎膏，乃似上品

[一] 晒：原作「乾」。今據臞仙神隱卷上仙家服食改。
[二] 肝：原作「汗」。今據聖惠方卷三十三治眼昏暗諸方改。
[三] 子：原脱。今據補同上。
[四] 洗净：原作「潔净共以洗」。今據聖濟總録卷十八大风癩病改。
[五] 孫：原作「張」。今據御覽卷八百七十三威蕤引孫氏瑞應圖改。
[六] 有：張本作「省」，義長。
[七] 萎：原作「女」。今據御覽卷九百九十一委萎引吴氏本草經改。
[八] 洽：原字缺損。今據證類卷六女萎補正。

本經朱書女萎，緣其主中風不能動揺及去皯好色故也。又治傷寒七八日不解續命鼈甲〔一〕湯，及治脚弱鼈甲湯，並用萎蕤，及延年方治風熱項急痛、四肢骨肉煩熱有萎蕤飲，又主虚風熱發即頭痛〔二〕，有萎蕤丸〔三〕，乃似上品別録墨書萎蕤，緣其主虚熱濕〔四〕毒腰痛故也。三者既白，則非一物明矣，且萎蕤甘平，女萎甘〔五〕温，安得爲一物？○【時珍曰】本經女萎，乃爾雅委萎二字，即別録萎蕤也，上古鈔寫訛爲女萎爾。古方治傷寒風虚用女萎者，即萎蕤也，皆承本草之訛而稱之。諸家不察，因中品有女萎名字相同，遂致費辯如此。今正其誤，只依別録書萎蕤爲綱，以便尋檢。其治泄痢女萎，乃蔓草也，見本條。

【集解】【別録曰】萎蕤生太山山谷及丘陵，立春後采，陰乾。【普曰】葉青黄色，相值如薑葉，二月、七月采。【弘景曰】今處處有之。根似黄精，小異。服食家亦用之。【頌曰】今滁州、舒州及漢中、均州皆有之。莖幹强直，似竹箭簳，有節。葉狹而長，表白裏青，亦類黄精。根黄〔六〕而多鬚，大如指，長一二尺，或云可啖。三月開青花，結圓實。【時珍曰】處處山中有之。其根横生似黄精差小，黄白色，性柔多鬚，最難燥。其葉如竹，兩兩相值。亦可采根種之，極易繁也。嫩葉及根並可煮淘食茹。

根。【修治】【斆曰】凡使勿用黄精并鉤吻，二物相似。萎蕤節上有鬚毛，莖斑，葉尖處有小黄點，爲不同。采得以竹刀刮去節皮，洗凈，以蜜水浸一宿，蒸了，焙乾用〔七〕。

【氣味】甘，平，無毒。【普曰】神農：苦。桐君、雷公、扁鵲：甘，無毒。黄帝：辛。【之才曰】畏鹵鹹。【主治】女萎：主中風暴熱，不能動揺，跌筋結肉，諸不足。久服去面黑䵟，好顔色潤澤，輕身不老。本經。萎蕤：主心腹結氣，虚熱濕毒腰痛，莖中寒及目痛，眦爛淚出。別録。時疾寒熱，内補不足，去虚勞客熱。頭痛不安，加而用之良。甄權。補中益氣。蕭炳。除煩悶，止消渴，潤心肺，補五勞七傷虚損，腰脚疼痛。天行熱狂，服食無忌。大明。服諸石人不調和者，煮汁飲之。弘景。主風温自汗灼熱及勞瘧寒熱，痺〔八〕胃虚乏，男子小便頻數，失精，一切虚損。時珍。

〔一〕甲，原作「中」。今據證類卷六女萎改。
〔二〕痛：證類卷六女萎作「熱」。
〔三〕丸：原脱。今據補同上。
〔四〕濕：原作「温」。今據改同上。
〔五〕甘温：二字之間原有四字闕。同上作「味辛性温」。今據以删闕，不改「甘」字。
〔六〕根黄：原脱。今據證類卷六女萎補。
〔七〕乾用：原作「用乾」。今據乙正同上。
〔八〕痺：張本作「脾」，義長。

【發明】【杲曰】萎蕤能升能降，陽中陰也。其用有四：主風淫四末，兩目淚爛，男子濕注腰痛，女子面生黑䵟。【時珍曰】萎蕤性平味甘，柔潤可食。故朱肱南陽活人書治風温自汗身重，語言難出，用萎蕤湯，以之爲君藥。予每用治虚勞寒熱痁瘧及一切不足之證，用代參、耆，不寒不燥，大有殊功，不止于去風熱濕毒而已，此昔人所未闡者也。○【藏器曰】陳壽魏志樊阿傳云：青黏，一名黄芝，一名地節。此即萎蕤，極似偏精。本功外，主聰明，調血氣，令人强壯。和漆葉爲散服，主五臟益精，去三蟲，輕身不老，變白，潤肌膚，暖腰脚，惟有熱不可服。晉嵇紹有胸中寒疾，每酒後苦唾，服之得愈。草似竹，取根、花、葉陰乾用。昔華佗入山見仙人所服，以告樊阿，服之壽百歲也。【頌曰】陳藏器以青黏即葳蕤。世無識者，未敢以爲信然。【時珍曰】蘇頌註黄精，疑青黏是黄精，與此説不同。今攷黄精、萎蕤性味功用大抵相近，而萎蕤之功更勝。故青黏一名黄芝，與黄精同名；一名地節，與萎蕤同名。則二物雖通用亦可。

【附方】舊一，新六。**服食法**。二月、九月采萎蕤根，切碎一石，以水二石煮之，從旦至夕，以手挼爛，布囊榨取汁，熬稠。其渣晒，爲末，同熬至可丸，丸如雞頭子大。每服一丸，白湯下，日三服。導氣脉，强筋骨，治中風濕毒，去面皺顔色，久服延年。臞仙神隱書。**赤眼濇痛**。萎蕤、赤芍藥、當歸、黄連等分，煎湯熏洗。衛生家寶方。**眼見黑花**，赤痛昏暗。甘露湯：用萎蕤焙四兩，每服二錢，水一盞，入薄荷二葉，生薑一片，蜜少許，同煎七分，卧時温服，日一服。聖濟總録。**小便卒淋**。萎蕤一兩，芭蕉根四兩，水二大盌，煎一盌半，入滑石二錢，分三服。太平聖惠方。**發熱口乾**，小便濇。用萎蕤五兩，煎汁飲之。外臺秘要。**乳石發熱**。萎蕤三兩，炙甘草二兩，生犀角一兩，水四升，煮一升半，分三服。聖惠方。**癇後虚腫**。小兒癇病瘥後，血氣上虚，熱在皮膚，身面俱腫。萎蕤、葵子、龍膽、伏苓、前胡等分，爲末。每服一錢，水煎服。聖濟總録。

【附録】**鹿藥**開寶。【志曰】鹿藥：甘，温，無毒。主風血，去諸冷，益老起陽，浸酒服之。生姑臧已西，苗根並似黄精，鹿好食其根。【時珍曰】胡洽居士言鹿食九種解毒之草，此其一也。或云即是萎蕤，理亦近之。姑附以俟。

【附録】**委蛇**音威貽。○【别録曰】味甘，平，無毒。主消渴少氣，令人耐寒。生人家園中，大枝長鬚，多葉而兩兩相值，子如芥子。【時珍曰】此亦似是萎蕤，併俟考訪。

知母本經中品

【釋名】**蚳**[一]**母**本經、音遲[二]，説文作芪[三]。**連母**本經、**蝭母**、蝭音匙，又音提，或作墓。**貨母**本經、**地參**本經、**水參**、又名水須、水浚。

〔一〕蚳：原作「蚔」。今據證類卷八知母改。
〔二〕遲：同上作「岐」。
〔三〕芪：原作「茋」。今據説文卷一艸部改。

蕁爾雅音覃、莐藩音沈煩、苦心別録、兒草別録。又名兒踵草、女雷、女理、鹿列、韭逢、東根、野蓼、昌支。【時珍曰】宿根之旁，初生子根，狀如蚳蝱之狀，故謂之蚳母。訛爲知母、蝭母也。餘多未詳。

【集解】【別録曰】知母生河内川谷，二月、八月采根，暴乾。【弘景曰】今出彭城。形似菖蒲而柔潤，葉至難死，掘出隨生，須枯燥乃止。【禹錫曰】按范子云：提母出三輔，黄白者善。郭璞釋爾雅云：蕁，蝭母也。生山上，葉如韭。【頌曰】今瀕河懷、衛、彰德諸郡及解州、滁州亦有之。四月開青花如韭花，八月結實。

根。【修治】【斅曰】凡使，先於槐砧上剉細。焙〔一〕乾，木臼杵擣，勿犯鐵器。【時珍曰】凡用，揀肥潤裏白者，去毛切。引經上行則用酒浸焙乾，下行則用鹽水潤焙。

【氣味】苦，寒，無毒。【大明曰】苦、甘。【權曰】平。【元素曰】氣寒，味大辛、苦。氣味俱厚，沉而降，陰也。又云：陰中微陽，腎經本藥，入足陽明、手太陰經氣分。【時珍曰】得黄蘗及酒良，能伏鹽及蓬砂。【主治】消渴熱中，除邪氣，肢體浮腫，下水，補不足，益氣。本經。療傷寒久瘧煩熱，脇下邪氣，膈中惡及風汗，内疸。多服令人泄。別録。心煩躁悶，骨熱勞往來，産後蓐勞，腎氣勞，憎寒虚煩。甄權。熱勞傳尸疰痛，通小腸，消痰止嗽，潤心肺，安心，止驚悸。大明。涼心去熱，治陽明火熱，瀉膀胱、腎經火，熱厥頭痛，下痢腰痛，喉中腥臭。元素。瀉肺火，滋腎水，治命門相火有餘。好古。安胎，止子煩，辟射工、溪毒。時珍。

【發明】【權曰】知母治諸熱勞患，人虚而口乾者，加用之。【杲曰】知母入足陽明、手太陰，其用有四：瀉無根之腎火，療有汗〔二〕之骨蒸，止虚勞之熱，滋化源之陰。仲景用此入白虎湯治不得眠者，煩躁也。煩出於肺，躁出於腎，君以石膏，佐以知母之苦寒，以清腎之源，緩以甘草、粳米，使不速下也。又凡病小便閟塞而渴者，熱在上焦氣分，肺中伏熱不能生水，膀胱絶其化源，宜用氣薄味薄淡滲之藥，以瀉肺火、清肺金而滋水之化源。若熱在下焦血分而不渴者，乃真水不足，膀胱乾涸，乃無陰則陽無以化，法當用黄蘗、知母大苦寒之藥，以補腎與膀胱，使陰氣行而陽自化，小便自通。方法詳載「木部黄蘗」下。【時珍曰】腎苦燥，宜食辛以潤之。肺苦逆，宜食辛以瀉之。知母之辛苦寒涼，下則潤腎燥而滋陰，上則清肺金而瀉火，乃二經氣分藥也。黄蘗則是腎經血分藥。故二藥必相須而行，昔人譬之蝦與水母，必相依附。補陰〔三〕之説，詳「黄蘗」條。

【附方】舊二，新五。久近痰嗽。自胸膈下塞停飲，至於臟腑。用知母、貝母各一兩，爲末，巴豆三十枚去油，研勻。每服一字，用薑三片，二面蘸

〔一〕焙：原作「燒」。今據證類卷八知母改。
〔二〕汗：原作「干」。今據湯液本草卷中知母改。
〔三〕陰：原作「侌」。今從江西本改。

藥，細嚼嚥下便睡，次早必瀉一行，其嗽立止。壯人乃用之。一方不用巴豆。醫學集成。**久嗽氣急。**知母去毛切五錢，隔紙炒，杏仁薑水泡去皮尖焙五錢，以水一鍾半，煎一鍾，食遠温服。次以蘿蔔子、杏仁等分，爲末，米糊丸，服五十丸，薑湯下，以絶病根。鄧筆峰雜興方。**妊娠子煩。**因服藥致胎氣不安，煩不得卧者。知母一兩，洗焙爲末，棗肉丸彈子大。每服一丸，人參湯下。醫者不識此病，作虚煩治，反損胎氣。産科鄭宗文得此方於陳藏器本草拾遺中，用之良驗。楊歸厚産乳集驗方。**妊娠腹痛。**月未足，如欲産之狀。用知母二兩爲末，蜜丸梧子大，每粥飲下二十丸。陳延之小品方。**溪毒射工。**凡中溪毒，知母連根葉搗作散服，亦可投水搗絞汁飲一二升。夏月出行，多取其屑自隨。欲入水，先取少許投水上流，便無畏。兼辟射工。亦可煮湯浴之，甚佳。肘後良方。**紫癜風疾。**醋磨知母擦之，日三次。衛生易簡方。**嵌甲腫痛。**知母燒存性，研，摻之。多能方。

肉蓯蓉本經上品

【釋名】肉松容吴普、黑司命吴普。○【時珍曰】此物補而不峻，故有從容之號。從容，和緩之貌。

【集解】【别録曰】肉蓯蓉生河西山谷及代郡雁門，五月五日采，陰乾。【普曰】生河西山陰地，叢生，二月至八月采。【弘景曰】代郡雁門屬并州，多馬處便有之，言是野馬精落地所生。生時似肉，以作羊肉羹補虚乏極佳，亦可生噉，河南間至多。今第一出隴西，形扁廣〔一〕，柔潤多花而味甘。次出北國者，形短而少花。巴東建平間亦有而不嘉〔二〕也。【恭曰】此乃論草蓯蓉也，陶未見肉者。今人所用亦草蓯蓉刮去花，代肉蓯蓉，功力稍劣。【保昇曰】出肅州福禄縣沙中。三月、四月掘根，長尺餘，切取中央好者三四寸，繩穿陰乾，八月始好，皮有松子鱗甲。其草蓯蓉四月中旬采，長五六寸至一尺以來，莖圓紫色。【大明曰】生教落樹下，并土壍上，此即非馬交之處，陶説誤爾。又有花蓯蓉，即暮春抽苗者，力較微爾。【頌曰】今陜西州郡多有之，然不及西羌界中來者，肉厚而力緊。舊説是野馬遺瀝所生，今西人云〔三〕大木間及土壍垣中多生，乃知自有種類爾。或疑其初生於馬瀝，後乃滋殖，如茜根生於人血之類是也。五月采取，恐老不堪，故多三月采之。【震亨曰】河西混一之後，今方識其真形，何嘗有所謂鱗甲者？盖蓯蓉罕得，人多以金蓮根用鹽盆制而爲之，又以草蓯蓉充之，用者宜審。【嘉謨曰】今人以嫩松梢鹽潤僞之。

【修治】【斅曰】凡〔四〕使先須清酒浸一宿，至明以椶刷去沙土浮甲，劈破中心，去白膜一重，如竹絲草樣。有此能隔人心前氣不散，令人上氣也。以甑蒸之，

〔一〕廣：原作「黄」。今據證類卷七肉蓯蓉改。
〔二〕嘉：同上作「如」。
〔三〕云：原作「去」。今據證類卷七肉蓯蓉改。
〔四〕凡：原作「見」。今據改同上。

從午至酉取出，又用酥炙得所。

【氣味】甘，微温，無毒。【别録曰】酸、鹹。【普曰】神農、黄帝：鹹。雷公：酸。李當之：小温。【主治】五勞七傷，補中，除莖中寒熱痛，養五臟，强陰，益精氣，多子，婦人癥瘕。久服輕身。本經。除膀胱邪氣腰痛，止痢。别録。益髓，悦顔色，延年，大補壯陽，日御過倍，治女人血崩。甄權。男子絶陽不興，女子絶陰不産，潤五臟，長肌肉，暖腰膝，男子洩精，尿〔一〕血遺瀝，女子帶下陰痛。大明。

【發明】【好古曰】命門相火不足者，以此補之，乃腎經血分藥也。凡服蓯蓉以治腎，必妨心。【震亨曰】峻補精血。驟用反動大便滑也。【斆〔二〕曰】强筋健髓，以蓯蓉、鱓魚二味爲末，黄精汁丸服之，力可十倍。此説出乾寧記。【頌曰】西人多用作食。只刮去鱗甲，以酒浸洗去黑汁，薄切，合山芋、羊肉作羹，極美好，益人，勝服補藥。【宗奭曰】洗去黑汁，氣味皆盡矣。然嫩者方可作羹，老者〔三〕味苦。入藥少則不效。

【附方】舊一，新四。補益勞傷。精敗面黑，用蓯蓉四兩，水煮令爛，薄切細〔四〕研，精羊肉分爲四度，下五味，以米煮粥，空心食。藥性論。腎虚白濁。肉蓯蓉、鹿茸、山藥、白伏苓等分，爲末，米糊丸梧子大，每棗湯下三十丸。聖濟總録。汗多便閟。老人虚人皆可用。肉蓯蓉酒浸焙二兩，研，沈香末一兩，爲末，麻子仁汁打糊丸梧子大。每服七十〔五〕丸，白湯下〔六〕。濟生方。消中易飢。肉蓯蓉、山茱萸、五味子爲末，蜜丸梧子大，每鹽酒下二十丸。醫學指南。破傷風病。口禁身强。肉蓯蓉切片晒乾，用一小盞，底上穿定，燒烟于瘡上熏之，累效。衛生總微。

列當宋開寶

【釋名】栗〔七〕當開寶、草蓯蓉開寶、花蓯蓉日華。

〔一〕尿：原脱。今據證類卷七肉蓯蓉補。
〔二〕斆：同上作「陳藏器序」。
〔三〕老者：原脱。今據補同上。
〔四〕切細：原作「細切」。今據乙正同上。
〔五〕十：原作「分」。今據濟生方大便門秘結論治改。
〔六〕下：此下原有一無法辨認之殘字。今據删同上。
〔七〕栗：原作「粟」。今據證類卷十一列當改。

【集解】【志曰】列當生山南巖石上，如藕根，初生掘取，陰乾〔一〕。【保昇曰】原州、秦州、渭州、靈州皆有之。暮春抽苗，四月中〔二〕旬采取，長五六寸至一尺以來，莖圓紫〔三〕色，采取壓扁日乾。【頌曰】草蓯蓉根與肉蓯蓉極相類，刮去花壓扁以代肉者，功力殊劣。即列當也。

根。【氣味】甘，温，無毒。【主治】男子五勞七傷，補腰腎，令人有子，去風血，煮酒浸酒服之。開寶。

【附方】舊一。陽事不興。栗當好者二斤，即列當，擣篩畢，以好酒一斗浸之經宿〔四〕，隨性日飲之。昝殷食醫心鏡。

鎖陽補遺

【集解】【時珍曰】鎖陽出肅州。按陶九成輟耕録云：鎖陽生韃靼田地，野馬或與蛟龍遺精入地，久之發起如筍，上豐下儉，鱗甲櫛比，筋脉連絡，絶類男陽，即肉蓯蓉之類。或謂里之淫婦，就而合之，一得陰氣，勃然怒長。土人掘取洗滌，去皮薄切，晒乾，以充藥貨，功力百倍於蓯蓉也〔五〕。時珍疑此自有種類，如肉蓯蓉、列當，亦未必盡是遺精所生也。

【氣味】甘，温，無毒。【主治】大補陰氣，益精血，利大便。虚人大便燥結者，啖之可代蓯蓉，煮粥彌佳。不燥結者勿用。震亨。潤燥養筋，治痿弱。時珍。

赤箭本經上品　天麻宋開寶

【校正】天麻係宋本重出，今併爲一。

【釋名】赤箭芝〔六〕藥性、獨摇芝抱朴子、定風草藥性、離母本經、合離草抱朴子、神草吴普、鬼督郵本經。【弘景曰】赤箭亦是芝類。其莖如箭簳，赤色，葉生其端。根如大魁〔七〕，又云如芋，有十二子爲衛。有風不動，無風自摇。如此，亦非俗所見。而徐長卿亦名鬼督郵。又有鬼箭，莖有羽，其主療並相似，而益人〔八〕乖異，並非此赤箭也。【頌曰】按抱朴子云：仙方有合離草，一名獨摇芝，一名離母。所以謂之合離、離母者，此草下根如芋魁，有游

〔一〕乾：此後原有一字闕。今據證類卷十一列當删。
〔二〕中：原字缺損。今據證類卷七肉蓯蓉補正。
〔三〕圓紫：原作「园白」。今據改同上。
〔四〕宿：下有二字闕。今據删同上。
〔五〕也：原作「此」。今從錢本改。
〔六〕芝：證類卷九天麻作「脂」。
〔七〕大魁：證類卷六赤箭作「大足」。
〔八〕人：原作「大」。今據改同上。

子十二枚周環之，以倣十二辰也。去大魁數尺，皆有細根如白髮，雖相須而實不相連，但以氣相屬爾。如兔絲之草，下有伏菟[一]之根。無此則絲不得上，亦不相屬也。然則赤箭之異，陶隱居已云非俗所見。兔絲之下有伏菟，亦不聞有見者。殆其種類時有神異者而如此爾。【時珍曰】赤箭以狀而名，獨搖、定風以性異而名，離母、合離以根異而名，神草、鬼督郵以功而名。天麻即赤箭之根，開寶本草重出一條，詳後「集解」下。

【集解】【别録曰】赤箭生陳倉川谷、雍州及太山、少室，三月、四月、八月采根，暴乾。【弘景曰】陳倉今屬雍州扶風郡。【志曰】天麻生鄆州、利州、太山、勞山諸處，五月采根暴乾。葉如芍藥而小，當中抽一莖，直上如箭簳。莖端結實，狀若續隨子。至葉枯時，子黄熟。其根連一十二枚，猶如天門冬之類。形如黄瓜，亦如蘆菔，大小不定。彼人多生噉，或蒸煮食之。今多用鄆州者佳。【恭曰】赤箭是芝類。莖似箭簳，赤色。端有花，葉赤色，遠看如箭有羽。四月開花，結實似枯苦楝子，核作五六稜，中有肉如麪，日暴則枯萎。其根皮肉汁，大類天門冬，惟無心脉爾。去根五六寸，有十餘子衛之，似芋，可生噉之，無乾服之法。【頌曰】赤箭今江湖間亦有之，然不中藥用。其苗如蘇恭所説，但本經云三月、四月、八月采根，不言用苗。而今方家乃三月、四月采苗，七月、八月、九月采根，與本經參差不同，難以兼著，故但從今法。又曰：天麻今汴京東西、湖南、淮南州郡皆有之。春生苗，初出若芍藥，獨抽一莖直上，高三四尺，如箭簳狀，青赤色，故名赤箭芝。莖中空，依半以上，貼莖微有尖小葉。稍頭生成穗，開花結子，如豆粒大。其子至夏不落，却透虚入莖中，潛生土内。其根形如黄瓜，連生一二十枚，大者至重半斤，或五六兩。其皮黄白色，名曰龍皮。肉名天麻，二月、三月、五月、八月内采。初得乘潤刮去皮，沸湯略煮過，暴乾收之。嵩山、衡山人，或取生者蜜煎作果食，甚珍之。【宗奭曰】赤箭，天麻苗也。與天麻治療不同，故後人分爲二條。【承曰】今醫家見用天麻，即是赤箭根。開寶本草又於中品出「天麻」一條，云出鄆州。今之赤箭根苗，皆自齊鄆而來者爲上。蘇頌圖經所載天麻之狀，即赤箭苗之未長大者也。赤箭用苗，有自表入裏之功；天麻用根，有自内達外之理。根則抽苗徑直而上，苗則結子成熟而落，返從簳中而下，至土而生，此粗可識其外内主治之理。今翰林沈括最爲博識，常[二]云：古方用天麻不用赤箭，用赤箭不用天麻，則天麻、赤箭本爲一物明矣。【機曰】赤箭、天麻一物也，經分爲二，以根與苗主治不同也。産不同地者，各有所宜也。【時珍曰】本經止有赤箭，後人稱爲天麻。甄權藥性論云「赤箭芝一名天麻」，本自明白。宋人馬志重修本草，重出天麻，遂致分辯如此。沈括筆談云：神農本草明言赤箭采根。後人謂其莖如箭，疑當用莖，蓋不然也。譬如鳶尾、牛膝，皆因莖葉相似，其用則根，何足疑哉？上品五芝之外，補益上藥，赤箭爲第一。世人惑於天麻之説，遂止用之治風，良可惜哉。沈公此説雖是，但根莖並皆可用。天麻子從莖中落下，俗名還筒子。其根暴乾，肉色堅白，如羊角色，呼羊角天麻。蒸過黄皺如乾瓜者，

[一] 菟：原作「苓」。今據證類卷六赤箭改。

[二] 常：據證類卷六赤箭當作「嘗」。然古代「常」、「嘗」互通，故不改。

俗呼醬瓜天麻，皆可用者。一種形尖而空，薄如玄參狀者，不堪用。抱朴子云：獨搖芝生高山深谷之處，所生左右無草。其莖大如手指，赤如丹素。葉似小莧。根有大魁如斗，細者如雞子十二枚繞之。人得大者，服之延年。按此乃天麻中一種神異者，如人參中之神參也。【斆曰】凡使天麻勿用御風草，二物相似，只是葉莖不同。御風草根莖斑，葉背白有青點。使御風草即勿使天麻。若同用，令人有腸結之患。

【正誤】【藏器曰】天麻生平澤，似馬鞭草，節節生紫花。花中有子，如青葙〔一〕子，子性寒，作飲去熱氣。莖葉擣傅癰腫。○【承曰】藏器所説，與赤箭不相干，乃别一物也。【時珍曰】陳氏所説，乃一種天麻草，是益母草之類是也。嘉祐本草誤引入「天麻」下耳。今正其誤。

【修治】【斆曰】修事天麻，十兩剉，安于瓶中。用蒺藜子一鎰，緩火熬焦，盖于天麻上，以三重紙封繫，從巳至未，取出蒺藜炒過，盖繫如前，凡七遍。用布拭上氣汗，刀劈焙乾，單擣用。若用御風草，亦同此法。【時珍曰】此乃治風痺藥，故如此修事也。若治肝經風虚，惟洗净，以濕紙包，於煻火中煨熟，取出切片，酒浸一宿，焙乾用。

赤箭。【氣味】辛，温，無毒。【志曰】天麻，辛、平，無毒。【大明曰】甘，暖。【權曰】赤箭芝一名天麻。味甘，平，無毒。【好古曰】苦，平，陰中之陽也。【主治】殺鬼精物，蠱毒惡氣。久服益氣力，長陰肥健。本經。輕身增年，消癰腫，下支滿，寒疝下血。别録。**天麻**：主諸風濕痺，四肢拘攣，小兒風癇驚氣，利腰膝，强筋力。久服益氣，輕身長年。開寶。治冷氣痺，攤緩不隨，語多恍惚，善驚失志。甄權。助陽氣，補五勞七傷，鬼疰，通血脉，開竅。服食無忌。大明。治風虚眩運頭痛。元素。

【發明】【杲曰】肝虚不足者，宜天麻、芎藭以補之。其用有四：療大人風熱頭痛，小兒風癇驚悸，諸風麻痺不仁，風熱語言不遂。【時珍曰】天麻乃肝經氣分之藥。素問云：諸風掉眩，皆屬于木。故天麻入厥陰之經而治諸病。按羅天益云：眼黑頭旋，風虚内作，非天麻不能治。天麻乃定風草，故爲治風之神藥。今有久服天麻藥，遍身發出紅丹者，是其祛風之驗也。【宗奭曰】天麻須别藥相佐使，然後見其功，仍須加而用之。人或蜜漬爲果，或蒸煮食，當深思則得矣。

【附方】新二。**天麻丸**。消風化痰，清利頭目，寬胸利膈。治心忪煩悶，頭運欲倒，項急，肩背拘倦，神昏多睡，肢節煩痛，皮膚瘙痒，偏正頭痛，鼻齆，面目虚浮，並宜服之。天麻半兩，芎藭二兩，爲末，煉蜜丸如芡子大。每食後嚼一丸，茶酒任下。普濟方。**腰脚疼痛**。天麻、半夏、細辛各二兩，絹袋二箇，各盛藥令匀，蒸熱交互熨痛處，汗出則愈。數日再熨。衛生易簡方。

還筒子。【主治】定風補虚，功同天麻。時珍。

【附方】新一。**益氣固精**，補血黑髮益壽，有奇效。還同子半兩，芡實半兩，金銀花二兩，破故紙酒浸春三、夏一、秋二、冬五日，焙，研末二兩，各

〔一〕青葙：原作「箱」。今據證類卷九天麻改。

研末，蜜糊〔一〕丸梧子大。每服五十丸，空心鹽湯、温酒任下。鄭西泉所傳方。鄧才雜興方。

术〔二〕直律切〇本經上〔三〕品

【釋名】山薊本經、楊枹音孚、枹薊爾雅〔四〕、馬薊綱目、山薑別録、山連別録、吃力伽日華。〇【時珍曰】按六書本義，术字篆文，象其根幹枝葉之形。吴普本草一名山芥，一名天薊。因其葉似薊而味似薑、芥也。西域謂之吃力伽，故外臺秘要有吃力伽散。楊州之域多種白术，其狀如枹，故有楊枹及枹薊之名，今人謂之吴术是也。枹乃鼓槌之名。古方二术通用，後人始有蒼、白之分，詳見下。

【集解】【別録曰】术生鄭山山谷、漢中、南鄭，二月、三月、八月、九月采根，暴乾。【弘景曰】鄭山，即南鄭也。今處處有，以蔣山、白山、茅山者爲勝。十一月、十二月采者好，多脂膏而甘。其苗可作飲，甚香美。术有兩種：白术葉大有毛而作椏，根甜而少膏，可作丸散用；赤术葉細無椏，根小苦而多膏，可作煎用。東境术大而無氣烈，不任用。今市人賣者，皆以米粉塗令白，非自然矣，用時宜刮去之。【頌曰】术，今處處有之，以茅山、嵩山者爲佳。春生苗，青色無椏。莖作蒿幹狀，青赤色，長三二尺以來。夏開花，紫碧色，亦似刺薊花，或有黄白色者。入伏後結子，至秋而苗枯。根似薑而旁有細根，皮黑，心黄白色，中有膏液紫色。其根乾濕並通用。陶隱居言术有二種，則爾雅所謂枹薊，即白术也。今白术生杭、越、舒、宣州高山崗上，葉葉相對，上有毛，方莖，莖端生花，淡紫碧紅數色，根作椏生。二月、三月、八月、九月采，暴乾用，以大塊紫花爲勝。古方所用术者，皆白术也。【宗奭曰】蒼术長如大小指，肥實，皮色褐，其氣味辛烈，須米泔浸洗去皮用。白术粗促，色微褐，其氣亦微辛苦而不烈。古方及本經止言术，不分蒼、白二種，亦宜兩審。【時珍曰】蒼术，山薊也，處處山中有之。苗高二三尺，其葉抱莖而生，稍間葉似棠梨葉，其脚下葉有三五叉，皆有鋸齒小刺。根如老薑之狀，蒼黑色，肉白有油膏。白术，枹薊也，吴越有之。人多取根栽蒔，一年即稠。嫩苗可茹，葉稍大而有毛。根如指大，狀如鼓槌，亦有大如拳者。彼人剖開暴乾，謂之削术，亦曰片术。陳自明〔五〕言白而肥者，是浙术；瘦而黄者，是幕阜山所出，其力劣。昔人用术不分赤白。自宋以來，始言蒼术苦辛氣烈，白术苦甘氣和，各自施用，亦頗有理。並以秋采者佳，春采者虚軟易壞。嵇含南方草木狀云：藥有乞力伽，即术也。瀕海所産，一根有至數斤者，采餌尤良。【嘉謨〔六〕曰】浙术俗名雲頭术，種平壤，頗肥大，由糞力也，易潤油。歙术

〔一〕糊：原作「梧」。今從江西本改。
〔二〕术：原作「木」。今據本卷分目録改。
〔三〕上：原作「工」。今據證類卷六分目録改。
〔四〕爾雅：原闕二字。今據下文「集解」引「頌曰」補。
〔五〕明：原作「良」。下文出陳自明婦人良方卷首識別修製藥物法度。今據婦人良方原書改。
〔六〕謨：原作「謀」。今據卷一歷代諸家本草改。

俗名狗頭术，雖瘦小，得土氣充也，甚燥白，勝于浙术，寧國、昌化、池州者，並同歙术，境相鄰也。

术。白术也。【氣味】甘，温，無毒。【别録曰】甘。【權曰】甘、辛。【杲曰】味苦而甘，性温，味厚氣薄，陽中陰也，可升可降。【好古曰】入手太陽、少陰，足太陰、陽明、少陰、厥陰六經。【之才曰】防風、地榆爲之使。【權曰】忌桃、李、菘菜、雀肉、青魚。【嘉謨曰】咀後人乳汁潤之，制其性也。脾病以陳壁土炒過，竊土氣以助脾也。【主治】風寒濕痺，死肌痙疸，止汗，除熱，消食。作煎餌久服，輕身延年不飢。本經。主大風在身面，風眩頭痛，目淚出，消痰水，逐皮間風水結腫，除心下急滿，霍亂吐下不止，利腰臍間血，益津液，暖胃消穀嗜食。别録。治心腹脹滿，腹中冷痛，胃虚下利，多年氣痢，除寒熱，止嘔逆。甄權。止〔一〕反胃，利小便，主五勞七傷，補腰膝，長肌肉，治冷氣，痃癖氣塊，婦人冷癥瘕。大明。除濕益氣，和中補陽，消痰逐水，生津止渴，止瀉痢，消足脛濕腫，除胃中熱、肌熱。得枳實，消痞滿氣分。佐黄芩，安胎清熱。元素。理胃益脾，補肝風虚。主舌本强，食則嘔，胃脘痛，身體重，心下急痛，心下水痞，衝脉爲病，逆氣裏急，臍腹痛。好古。

【發明】【好古曰】本草無蒼、白术之名。近世多用白术治皮間風，止〔二〕汗消痰，補胃和中，利腰臍間血，通水道。上而皮毛，中而心胃，下而腰臍，在氣主氣，在血主血，無汗則發，有汗則止，與黄耆同功。【元素曰】白术除濕益燥，和中補氣。其用有九：温中，一也；去脾胃中濕，二也；除胃中熱，三也；强脾胃，進飲食，四也；和胃生津液，五也；止肌熱，六也；治〔三〕四肢困倦，嗜卧，目不能開，不思飲食，七也；止渴，八也；安胎，九也。凡中焦不受，濕不能下利，必須白术以逐水益脾。非白术不能去濕，非枳實不能消痞，故枳术丸以之爲君。【機曰】脾惡濕，濕勝則氣不得施化，津何由生？故曰「膀胱者，津液之府，氣化則能出焉」。用白术以除其濕，則氣得周流而津液生矣。

【附方】舊七，新二十四。**枳术丸**。消痞强胃，久服令人食自不停也。白术一兩，黄壁土炒〔四〕過，去土，枳實麩炒去麩一兩，爲末，荷葉包飯燒熟，搗和丸梧子大。每服五十丸，白湯下。氣滯加橘皮一兩。有火加黄連一兩。有痰加半夏一兩。有寒加乾薑五錢，木香三錢。有食加神麴、麥蘖各五錢。潔古家珍。

枳术湯。心下堅，大如盤，邊如旋盃，水飲所作。寒氣不足，則手足厥逆，腹滿脅鳴相逐。陽氣不通即身〔五〕冷，陰氣不通即骨疼。陽前通則惡寒，陰前通則

〔一〕止：原脱。今據證類卷六术補。
〔二〕止：原作「出」。今據湯液本草卷中白术改。
〔三〕治：原脱。今據本草發揮卷一白术引潔古云補。
〔四〕炒：原作「妙」。今從江西本改。
〔五〕身：原作「水」。今據金匱卷中水氣病脉證并治改。

痺不仁。陰陽相得，其氣乃行。大氣一轉，其氣乃散。實則失氣，虛則遺尿，名曰氣分，宜此主之。白术一兩，枳實七個，水五升，煮三升，分三服。腹〔一〕中軟即散。仲景金匱玉函。**白术膏**。服食滋補，止久泄痢。上好白术十斤，切片，入瓦鍋內，水淹過二寸，文武火煎至一半，傾汁入器內，以渣再煎，如此三次。乃取前後汁同熬成膏，入器中一夜，傾去上面清水，收之。每服二三匙，蜜湯〔二〕調下。千金良方。**參术膏**。治一切脾胃虛損，益元氣。白术一斤，人參四兩，切片，以流水十五碗〔三〕浸一夜，桑柴文武火煎取濃汁熬膏，入煉蜜收之，每以白湯點服。集簡方。**胸膈煩悶**。白术末，水服方寸匕。千金方。**心下有水**。白术三兩，澤瀉五兩，水三升，煎一升半，分三服。梅師方。**五飲酒癖**。一留飲，水停心下；二癖飲，水在兩脅下；三痰飲，水在胃中；四溢飲，水在五臟間；五流飲，水在腸間。皆由飲食冒寒，或飲茶過多致此。倍术丸：用白术一斤，乾薑炮、桂心各半斤，爲末，蜜丸梧子大，每温水服二三十丸。惠民〔四〕和劑局方。**四肢腫滿**。白术三兩，㕮咀，每服半兩，水一盞半，大棗三枚，煎九分，温服，日三四服，不拘時候。本事方。**中風口噤**，不知人事。白术四兩，酒三升，煮取一升，頓服。千金方。**產後中寒**。遍身冷直，口噤，不識人。白术一兩，澤瀉一兩，生薑五錢，水一升，煎服。○產〔五〕寶。**頭忽眩運**，經久〔六〕不瘥，四體漸羸，飲食無味，好食黄土。用术三斤，麴三斤，擣篩，酒和丸梧子大。每飲服二十丸，日三服。忌菘菜、桃、李、青魚。外臺秘要。**濕氣作痛**。白术切片，煎汁熬膏，白湯點服。集簡方。**中濕骨痛**。术一兩，酒叁盞，煎一盞〔七〕，頓服。不飲酒，以水煎之。三因良方。**婦人肌熱**血虛者。吃力伽散：用白术、白伏苓、白芍藥各一兩，甘草半兩，爲散，薑、棗煎服。王燾外臺秘要。**小兒蒸熱**，脾虛羸瘦，不能飲食。方同上。**風瘙癮疹**。白术爲末，酒服方寸匕，日二服。千金方。**面多䵟黯**，雀卵色。苦酒漬术，日日拭之，極效。肘後方。**自汗不止**。白术末，飲服方寸匕，日二服。千金方。**脾虛盜汗**。白术四兩，切片，以一兩同黄耆炒〔八〕，一兩同牡蠣炒，一兩同石斛炒，一兩同麥麩炒〔九〕，揀术爲末。每服三錢，食遠粟米湯下，日三服。丹溪方。**老小虛汗**。白术五錢，小麥一撮，水煮乾，去麥爲末，用黄耆湯下一錢。全幼心鑑。**產後嘔逆**，別無他疾者。白术一兩二錢，生薑一兩五錢，酒水各二升，煎

〔一〕腹：原作「胸」。今據金匱卷中水氣病脉證并治改。
〔二〕湯：原作「昜」。今從江西本改。
〔三〕碗：原作「丸」。今從改同上。
〔四〕民：原作「氏」。今據卷一引據古今醫家書目改。
〔五〕產：原闕一字。今據證類卷六术之附方補。
〔六〕久：原作「夕」。今據證類卷六术改。
〔七〕一盞：此後原衍「一盞」二字。今據三因方卷二中濕治法删。
〔八〕一兩同黄耆炒：原脱。今據丹溪心法卷三盗汗補。
〔九〕炒：原脱。今據補同上。

一升，分三服。婦人良方。**脾虛脹滿。**脾氣不和，冷氣客于中，壅遏不通，是爲脹滿。寬中丸：用白术二兩，橘皮四兩，爲末，酒糊丸梧子大，每食前木香湯送下三十丸，效。指迷方。**脾虛洩瀉。**白术五錢，白芍藥一兩，冬月用肉豆蔻煨，爲末，米飯丸梧子大。每米飲下五十丸，日二。丹溪心法。**濕瀉暑瀉。**白术、車前子等分，炒，爲末，白湯下二三錢。簡便方。**久瀉滑腸。**白术炒、伏苓各一兩，糯米炒二兩，爲末，棗肉拌食，或丸服之。簡便方。**老小滑瀉。**白术半斤黄土炒過，山藥四兩炒，爲末，飯丸。量人大小，米湯服。或加人參三錢。○瀕湖集簡方。**老人常瀉。**白术二兩，黄土拌蒸，焙乾去土，蒼术五錢，泔浸炒，伏苓一兩，爲末，米糊丸梧子大，每米湯下七八十丸。簡便方。**小兒久瀉。**脾虛，米穀不化，不進飲食。温白丸：用白术炒二錢半，半夏麴二錢半，丁香半錢，爲末，薑汁麪糊丸黍米大，每米飲隨大小服之。全幼心鑑。**瀉血萎黄。**腸風痔漏，脱肛瀉血，面色萎黄，積年不瘥者。白术一斤，黄土炒過，研末，乾地黄半斤，飯上蒸熟，擣和，乾則入少酒，丸梧子大。每服十五丸，米飲下，日三服。普濟方。**孕婦束胎。**白术、枳殼麸炒等分，爲末，燒飯丸梧子大。入月一日，每食前温水三十丸，胎瘦則易産也。保命集。**牙齒日長，**漸至難食，名髓溢病。白术煎湯，漱服取效，即愈也。張鋭雞峰備急良方。

蒼术

【釋名】赤术別録、山精抱朴、仙术綱目、山薊。【時珍曰】異術言「术者，山之精也，服之令人長生辟穀，致神仙」，故有山精、仙术之號。术有赤、白二種，主治雖近，而性味止發不同。本草不分蒼、白，亦未可據。今將本經并別録、甄權、大明四家所説功用，參攷分別，各自附方，庶使用者有所依憑。

【修治】【大明曰】用术以米泔浸一宿，入藥。【宗奭曰】蒼术辛烈，須米泔浸洗，再換泔浸二日，去上粗皮用。【時珍曰】蒼术性燥，故以糯米泔浸去其油，切片焙乾用。亦有用脂麻同炒，以制其燥者。

【氣味】苦，温，無毒。【別録曰】甘。【權曰】甘、辛。【時珍曰】白术甘而微苦，性温而和。赤术甘而辛烈，性温而燥，陰中陽也，可升可降，入足太陰、陽明、手太陰、陽明、太陽之經。○忌同白术。

【主治】風寒濕痺，死肌痙疸。作煎餌，久服輕身延年不飢。本經。主頭痛，消痰水，遂皮間風水結腫，除心下急滿及霍亂吐下不止，暖胃消穀嗜食。別録。除惡氣，弭灾沴。弘景。主大風痺，心腹脹痛，水腫脹滿，除寒熱，止嘔逆，下泄冷痢。甄權。治筋骨軟弱，痃癖氣塊，婦人冷氣癥瘕，山嵐瘴氣温疾。大明。明目，暖水臟。劉完素。除[一]濕發汗，建胃安脾，治痿要藥。李杲。散風益氣，總解諸鬱。震亨。治濕痰留飲，或挾瘀血成窠囊，及脾濕下流，濁瀝帶下，滑瀉腸風。時珍。

【發明】【宗奭曰】蒼术氣味辛烈，白术微辛苦而不烈。古方及本經止言术，未分蒼、白。只縁陶隱居言术有兩種，自此人多貴白者，往往將蒼术置而不用。如古方平胃散之類，蒼术爲最要藥，功效尤速。殊不詳本草原無白术之名。嵇康曰：聞道人遺言，餌术、黄精，令人久壽。亦無白字，用宜兩審。【杲曰】

〔一〕除：原字漫漶。今從江西本補正。

本草但言术，不分蒼、白。而蒼术別有雄壯上行之氣，能除濕，下安太陰，使邪氣不傳入脾也。以其經泔浸火炒，故能出汗，與白术止汗特異，用者不可以此代彼。蓋有止發之殊〔一〕，其餘主治則同。【元素曰】蒼术與白术主治同，但比白术氣重而體沈，若除上濕發汗，功最大。若補中焦，除脾胃濕，力少不如白术。腹中窄狹者，須用之。【震亨曰】蒼术治濕，上中下皆有可用。又能總解諸鬱。痰、火、濕、食、氣、血六鬱，皆因傳化失常，不得升降。病在中焦，故藥必兼升降。將欲升之，必先降之；將欲降之，必先升之。故蒼术〔二〕爲足陽明經藥，氣味辛烈，强胃强脾，發穀之氣，能徑入諸經，疏洩陽明之濕，通行斂濇。香附乃陰中快氣之藥，下氣最速。一升一降，故鬱散而平。【楊士瀛曰】脾精不禁，小便漏，濁淋不止，腰背酸疼，宜用蒼术以斂脾精，精生于穀故也。○【弘景曰】白术少膏，可作丸散；赤术多膏，可作煎用。昔劉涓子挼取其精而丸之，名守中金丸，可以〔三〕長生。【頌曰】服食多單餌术，或合白伏苓，或合石菖蒲，並擣末，旦〔四〕日水服，晚再進，久久彌佳。斸取生术，去土水浸，再三煎如飴糖，酒調飲之，更善。今茅山所造术煎，是此法也。陶隱居言取其精丸之，今乃是膏煎，恐非真也。【慎微曰】梁庾肩吾荅陶隱居賚术煎啓云：綠葉抽條，紫花標色。百邪外禦，六府内充。山精見書，華神在録。木榮火謝，盡采擷之難。啓旦移申，窮淋漉之劑。又謝术蒸啓云：味重金漿，芳踰玉液。足使坐致延生，伏深銘感。又葛洪抱朴子内篇云：南陽文氏，漢末逃難壺山中，飢困欲死。有人教之食术，遂不飢。數十年乃還鄉里，顔色更少，氣力轉勝。故术一名山精，神農藥經所謂「欲長生，常服山精」是也。【時珍曰】按吐納經云：紫微夫人术序云：吾察草木之勝速益于己者，並不及术之多驗也。可以長生久視，遠而更靈。山林隱逸得服术者，五嶽比肩。又神仙傳云：陳子皇得餌术要方，其妻姜氏得疲病，服之自愈，顔色氣力如二十時也。時珍謹案：上諸説，皆似蒼术，不獨白术。今服食家亦呼蒼术爲仙术，故皆列於蒼术之後。又張仲景辟一切惡氣，用赤术同猪蹄甲燒烟。陶隱居亦言术能除惡氣，弭灾沴。故今病疫及歲旦，人家往往燒蒼术以辟邪氣。類編載越民高氏妻病恍惚譫語，亡夫之鬼憑之。其家燒蒼术烟，鬼遽求去。夷堅志載江西一士人，爲女妖所染。其鬼將別曰：君爲陰氣所浸，必當暴泄，但多服平胃散爲良，中有蒼术能去邪也。許叔微本事方云：微患飲癖〔五〕三十年。始因少年夜坐寫文，左向伏几，是以飲食多墜左邊。中夜必飲酒數盃，又向左卧。壯時不覺，三五年後，覺酒止從左下有聲，脅痛食減嘈雜，飲酒半盃即止。十數日，必嘔酸水數升。暑月止右邊有汗，左邊絶無。遍訪名醫及海上方，間或中病，止得月餘復作。其補如天雄、附子、礬石輩，利如牽牛、甘遂、大戟，備嘗之矣。自揣必有澼囊，如水之有科臼，不盈科不行。但清者可行，而濁者停滯，無路以決之，故積至五七日必嘔而去。脾土惡濕，而水則流濕，莫若燥脾以去濕，

〔一〕殊：原字缺損。張本作「殊」，字形近似。本草發揮卷一蒼术引「東垣云」作「異」。義同，姑從張本補正。

〔二〕术：此後原有二字闕。今從江西本删。

〔三〕以：原作「作」。今據證類卷六术改。

〔四〕旦：原作「但」。今據改同上。

〔五〕癖：原作「辟」。今據本事方卷三風痰停飲痰癖咳嗽改。

崇土以填科臼。乃悉屏諸藥，只以蒼术一斤，去皮切片爲末，油麻半兩，水二盞〔一〕，研濾汁，大棗五十枚，煮去皮核，搗和丸梧子大。每日空腹温服五十丸，增至一二百丸。忌桃、李、雀肉。服三月而疾除。自此常服，不嘔不痛，胸膈寬利，飲啖如故，暑月汗亦周身，燈下能書細字，皆术之力也。初服時必覺微燥，以山巵子末沸湯點服解之，久服亦自不燥矣。

【附方】舊三，新三十。**服术法。**烏髭髮，駐顔色，壯筋骨，明耳目，除風氣，潤肌膚，久服令人輕健。蒼术不計多少，米泔水浸三日，逐日换水，取出刮去黑皮，切片暴乾，慢火炒黄，細擣爲末。每一斤，用蒸過白伏苓末半斤，煉蜜和丸梧子大，空心卧時熱水下十五丸。别用术末六兩，甘草末一兩，拌和作湯點之，吞丸尤妙。忌桃、李、雀、蛤及三白、諸血。經驗方。**蒼术膏。**鄧才筆峰雜興方：除風濕，健脾胃，變白駐顔，補虚損，大有功效。蒼术新者，刮去皮，薄切，米泔水浸二日，一日一换，取出，以井華水浸過二寸，春、秋五日，夏三日，冬七日，漉出，以生絹袋盛之，放在一半原水中，揉洗津液出，紐乾。將渣又搗爛，袋盛于一半原水中，揉至汁盡爲度。將汁入大砂鍋中，慢火熬成膏。每一斤，入白蜜四兩，熬二炷香。每膏一斤，入水澄白伏苓末半斤，攪匀瓶收。每服三匙，侵早、臨卧各一服，以温酒送下。忌醋及酸物，桃、李、雀、蛤、菘菜、青〔二〕魚等物。○吴球活人心統蒼术膏：治脾經濕氣，少食，足腫無力，傷食，酒色過度，勞逸有傷，骨熱。用鮮白蒼术二十斤，浸刮去粗皮，晒切，以米泔浸一宿，取出，同溪水一石，大砂鍋慢火煎半乾，去渣。再入石南葉三斤，刷去紅衣，楮實子一斤，川當歸半斤，甘草四兩，切，同煎黄色，濾去滓，再煎如稀粥，乃入白蜜三斤，熬成膏。每服三五錢，空心好酒調服。**蒼术丸。**薩謙齋瑞竹堂方云：清上實下，兼治内外障眼。茅山蒼术洗刮净一斤，分作四分，用酒、醋、糯泔、童尿各浸三日，一日一换，取出，洗擣晒焙，以黑脂麻同炒香，共爲末，酒煮麪糊丸梧子大，每空心白湯下五十丸。○李仲南永類方八制蒼术丸：疏風順氣養腎，治腰脚濕氣痺痛。蒼术一斤，洗刮净，分作四分，用酒、醋、米泔、鹽水各浸三日，晒乾。又分作四分，用川椒紅、茴香、補骨脂、黑牽牛各一兩，同炒香，揀去不用，只取术研末，醋糊丸梧子大。每服五十丸，空心鹽酒送下。五十歲後，加沉香末一兩。**蒼术散。**治風濕，常服壯筋骨，明目。蒼术一斤，粟米泔浸過，竹刀刮去皮。半斤以無灰酒浸，半斤以童子小便浸，春五、夏三、秋七、冬十日，取出。净地上掘一坑，炭火煅赤，去炭，將浸藥酒傾入坑内，却放术在中，以瓦器盖定，泥封一宿，取出爲末。每服一錢，空心温酒或鹽湯下。○萬表積善堂方六制蒼术散：治下元虚損，偏墜莖痛。茅山蒼术净刮六斤，分作六分。一斤，倉米泔浸二日，炒；一斤，酒浸二日，炒；一斤，青鹽半斤炒黄，去鹽；一斤，小茴香四兩炒黄，去茴；一斤，大茴香四兩炒黄，去茴；一斤，用桑椹子汁浸二日，炒。取术爲末，每服三錢，空心温酒下。**固真丹。**瑞竹堂方固真丹：燥濕養脾，助胃固真。茅山蒼术刮净一斤，分作四分。一分青鹽一兩炒，一分川椒一兩炒，一分川楝子一兩炒，一分小茴香、破故紙各一兩炒。並揀术研末，酒煮麪糊丸梧子大，每

〔一〕盞：原作「錢」。今據本事方卷三風痰停飲痰癖咳嗽改。

〔二〕青：原作「首」。今據證類卷六术引藥性論改。

空心米飲下五十丸。○乾坤生意平補固真丹：治元臟久虚，遺精白濁，婦人赤白帶下，崩漏。金州蒼朮刮净一斤，分作四分。一分川椒一兩炒，一分破故紙一兩炒，一分茴香、食鹽各一兩炒，一分川楝肉一兩炒。取净朮爲末，入白伏苓末二兩，酒洗當歸末二兩，酒煮麪糊丸梧子大，每空心鹽酒下五十丸。固元丹。治元臟久虚，遺精白濁，五淋及小腸膀胱疝氣，婦人赤白帶下，血崩，便血等疾，以小便頻數爲效。好蒼朮刮净一斤，分作四分。一分小茴香、食鹽各一兩同炒，一分川椒、補骨脂各一兩同炒，一分川烏頭、川楝子肉各一兩同炒，一分用醇醋、老酒各半升，同煮乾，焙，連同炒藥通爲末，用酒煮糊丸梧子大。每服五十丸，男以温酒，女以醋湯，空心下。此高司法方也。王璆百一選方。少陽丹。蒼朮米泔浸半日，刮皮晒乾爲末一斤，地骨皮温水洗净，去心晒研一斤，熟桑椹二十斤，入瓷盆揉爛，絹袋壓汁，和末如糊，傾入盤内，日晒夜露，采日精月華，待乾研末，煉蜜和丸赤小豆大。每服二十丸，無灰酒下，日三服。一年變髮返黑，三年面如童子。劉松石保壽堂方。交感丹。補虚損，固精氣，烏髭髮，此鐵甕城申先生方也，久服令人有子。茅山蒼朮刮净一斤，分作四分，用酒、醋、米泔、鹽湯各浸七日，晒研，川椒紅、小茴香各四兩，炒研，陳米糊和丸梧子大。每服四十丸，空心温酒下。聖濟總録。交加丸。升水降火，除百病。蒼朮刮净一斤，分作四分，一分米泔浸炒，一分鹽水浸炒，一分川椒炒，一分破故紙炒。黄蘗皮刮净一斤，分作四分，一分酒炒，一分童尿浸炒，一分小茴香炒，一分生用。揀去各藥，只取朮、蘗爲末，煉蜜丸梧子大。每服六十丸，空心鹽湯下。鄧才筆峰雜興方。坎離丸。滋陰降火，開胃進食，强筋骨，去濕熱。白蒼朮刮净一斤，分作四分，一分川椒一兩炒，一分破故紙一兩炒，一分五味子一兩炒，一分川芎藭一兩炒，只取朮研末。川蘗皮四斤，分作四分，一斤酥炙，一斤人乳汁炙，一斤童尿炙，一斤米泔炙，各十二次，研末。和勻，煉蜜丸梧子大。每服三十丸，早用酒，午用茶，晚用白湯下。積善堂方。不老丹。補脾益腎，服之七十亦無白髮。茅山蒼朮刮净，米泔浸軟，切片四斤，一斤酒浸焙，一斤醋浸焙，一斤鹽四兩炒，一斤椒四兩炒。赤、白[一]何首烏各二斤，泔浸，竹刀刮切，以黑豆、紅棗各五升，同蒸至豆爛，曝乾。地骨皮去骨一斤。各取净末，以桑椹汁和成劑，鋪盆内，汁高三指，日晒夜露，取日月精華，待乾，以石臼擣末，煉蜜和丸梧子大。每空心酒服一百丸。此皇甫敬之方也。王海藏醫壘元戎。靈芝丸。治脾腎氣虚，添補精髓，通利耳目。蒼朮一斤，米泔水浸，春、夏五日，秋、冬七日，逐日换水，竹刀刮皮切晒，石臼爲末，棗肉蒸，和丸梧子大。每服三五十丸，棗湯空心服。奇效良方。補脾滋腎。生精强骨，真仙方也。蒼朮去皮五斤，爲末，米泔水漂，澄取底用。脂麻二升半，去殼研爛，絹袋濾去渣，澄漿拌朮，暴乾。每服三錢，米湯或酒空心調服。孫氏集效方。面黄食少。男婦面無血色，食少嗜卧。蒼朮一斤，熟地黄半斤，乾薑炮，冬[二]一兩，春、秋七錢，夏五錢，爲末，糊丸梧子大，每温水下五十丸。濟生拔萃方。小兒癖疾。蒼朮四兩，爲末，羊肝一具，竹刀批開，撒朮末線縛，入砂鍋煮熟，擣作丸服。生生編。好[三]食生米。男子、婦人因食生熟物留滯腸胃，遂至生蟲，久則好食生米，否則終日

〔一〕白：原脱。今據醫壘元戎卷五不老丹例補。

〔二〕冬：原作「各」。今據濟生拔萃卷八潔古家珍雜方改。

〔三〕好：原脱。今據普濟方卷一百七十四米癥引家藏經驗方補。

不樂，至憔悴萎黄，不思飲食，以害其生。用蒼术米泔水浸一夜，剉焙爲末，蒸餅丸梧子大。每服五十丸，食前米飲下，日三服。益昌伶人劉清嘯，一娼名曰花翠，年逾笄病此。惠民局監趙尹以此治之，兩旬而愈。盖生米留滯，腸胃受濕，則穀不磨而成此疾，蒼术能去濕暖胃消穀也。楊氏家藏經驗方。**腹中虚冷**，不能飲食，食輒不消，羸弱生病。术二斤，麴一斤，炒爲末，蜜丸梧子大。每服三十丸，米湯下，日三服。大冷加乾薑三兩，腹痛加當歸三兩，羸弱加甘草二兩。肘後方。**脾濕水瀉**注下，困弱無力，水穀不化，腹痛甚者。蒼术二兩，白芍藥一兩，黄芩半兩，淡桂二錢，每服一兩，水一盞半，煎一盞，温服。脉弦頭微痛，去芍藥，加防風二兩。保命集。**暑月暴瀉**。壯脾温胃，飲食所傷。麴术丸：用神麴炒，蒼术米泔浸一夜，焙，等分爲末，糊丸梧子大。每服三五十丸，米飲下。和劑局方。**飧瀉久痢**。椒术丸：用蒼术二兩，川椒一兩，爲末，醋糊丸梧子大。每服二十丸，食前温水下。惡痢久者，加桂。保命集。**脾濕下血**。蒼术二兩，地榆一兩，分作二服，水二盞，煎一盞，食前温服。久痢虚滑，以此下桃花丸。保命集。**腸風下血**。蒼术不拘多少，以皂角挼濃汁浸一宿，煮乾，焙，研爲末，麪糊丸如梧子大。每服五十丸，空心米飲下，日三服。婦人良方。**濕氣身痛**。蒼术泔浸切，水煎，取濃汁熬膏，白湯點服。簡便方。**補虚明目，健骨和血**。蒼术泔浸四兩，熟地黄焙二兩，爲末，酒糊丸梧子大。每温酒下三五十丸，日三服。普濟方。**青盲雀目**。聖惠方用蒼术四兩，泔浸一夜，切焙研末。每服三錢，猪肝二兩，批開摻藥在内，扎定，入粟米一合，水一碗，砂鍋煮熟，熏眼，臨卧食肝飲汁，不拘大人、小兒皆治。○又方：不計時月久近。用蒼术二兩，泔浸，焙，擣爲末，每服一錢，以好羊子肝一斤，竹刀切破，摻藥在内，麻扎，以粟米泔煮熟，待冷食之，以愈爲度。**眼目昏濇**。蒼术半斤，泔浸七日，去皮切焙，蛤粉〔一〕、木賊各二兩，爲末。每服一錢，茶酒任下。聖惠方。**嬰兒目濇**不開，或出血。蒼术二錢，入猪膽中扎煮。將藥氣熏眼後，更嚼取汁與服，妙。幼幼新書。**風牙腫痛**。蒼术鹽水浸過，燒存性，研末揩牙，去風熱。普濟方。**臍蟲怪病**。腹中如鐵石，臍中水出，旋變作蟲行，遶身匝痒難忍，撥掃不盡。用蒼术濃煎湯浴之。仍以蒼术末，入麝香少許，水調服。夏子益奇疾方。

苗。【主治】作飲甚香，去水。弘景。亦止自汗。

狗脊本經中品

【釋名】强膂別録、扶筋別録、百枝本經、狗青吴普。【恭曰】此藥苗似貫衆，根長多歧，狀如狗之脊骨，而肉作青緑色，故以名之。【時珍曰】强膂、扶筋，以功名也。別録又名扶盖，乃扶筋之誤。本經狗脊一名百枝，別録萆〔二〕薢一名赤節，而吴普本草謂百枝爲萆薢，赤節爲狗脊，皆似誤也。

【集解】【別録曰】狗脊生常山川谷，二月、八月采根，暴乾。【普曰】狗脊如萆薢，莖節如竹有刺，葉圓赤，根黄白，亦如竹根，毛有刺。岐伯經云：莖無節，

〔一〕蛤粉：原脱。今據聖濟總録卷一百六目澀痛之「大效光明散」補。

〔二〕萆：原字簡省似「草」。然據下文「集解」所載，當作「萆」，今據改。本條内下同徑改。

葉端圓，青赤，皮白有赤脉。【弘景曰】今山野處處有之，與菝葜相似而小異。其莖葉小肥，其節疏，其莖大直，上有刺，葉圓有赤脉，根凸凹巃嵸如羊角强細者是。【頌曰】今太行山、淄、温、眉州亦有之。苗尖細碎青色，高一尺以來，無花，其莖葉似貫衆而細。其根黑色，長三四寸，多歧，似狗之脊骨，大有兩指許。其肉青緑色。春秋采根暴乾。今方亦有用金毛者。陶氏所説乃有刺萆薢，非狗脊也，今江左俗猶用之。【斅曰】凡使狗脊，勿用透山藤〔一〕根，形狀一般，只是入頂苦，不可餌也。【時珍曰】狗脊有二種：一種根黑色如狗脊骨，一種有金黄毛如狗形，皆可入藥。其莖細而葉花兩兩對生，正似大葉蕨，比貫衆葉有齒，面背皆光。其根大如拇指，有硬黑鬚簇之。吴普、陶弘景所説根苗皆是菝葜，蘇恭、蘇頌所説即真狗脊也。按張揖廣雅云：菝葜，狗脊也。張華博物志云：菝葜與萆薢相亂，一名狗脊。觀此則昔人以菝葜爲狗脊，相承之誤久矣。然菝葜、萆薢、狗脊三者，形狀雖殊，而功用亦不甚相遠。

根。【修治】【斅曰】凡修事，火燎去鬚，細剉了，酒浸一夜，蒸之，從巳至申，取出晒乾用。【時珍曰】今人惟剉炒去毛鬚用。

【氣味】苦，平，無毒。【別録曰】甘，微温。【普曰】神農：苦。桐君、黄帝、岐伯、雷公、扁鵲：甘，無毒。李當之：小温。【權曰】苦、辛，微熱。【之才曰】萆薢爲之使，惡敗醬、莎草。【主治】腰背强，關機緩急，周痺，寒濕膝痛。頗利老人。本經。療失溺不節，男女脚弱腰痛，風邪淋露，少氣目闇，堅脊，利俛仰，女子傷中，關節重。別録。男子女人毒風軟脚，腎氣虚弱，續筋骨，補益男子。甄權。强肝腎，健骨，治風虚。時珍。

【附方】新四。男子諸風。四寶丹：用金毛狗脊，鹽泥固濟，煅紅去毛，蘇木、萆薢、川烏頭生用等分，爲末，米醋和丸梧子大。每服二十丸，温酒、鹽湯下。普濟方。室女白帶，衝任虚寒。鹿茸丸：用金毛狗脊燎去毛、白斂各一兩，鹿茸酒蒸焙二兩，爲末，用艾煎醋汁打糯米糊，丸梧子大。每服五十丸，空心温酒下。濟生方。固精强骨。金毛狗脊、遠志肉、白伏神、當歸身等分，爲末，煉蜜丸梧子大。每酒服五十丸。集簡方。病後足腫。但節食以養胃氣，外用狗脊煎湯漬洗。吴綬藴要。

貫衆本經下品

【釋名】貫節本經、貫渠本經、百頭本經、又名虎卷、扁府〔二〕。草鴟頭別録、黑狗脊綱目、鳳尾草圖經。【時珍曰】此草葉莖如鳳尾，其根一本而衆枝貫之。故草名鳳尾，根名貫衆、貫節、貫渠。渠者，魁也。吴普本草作貫中，俗作貫仲、管仲者，皆謬稱也。爾雅云：濼，音灼。貫衆，即此也。別

〔一〕藤：原作「形」。今據證類卷六狗脊改。

〔二〕府：政和證類（元刊）卷十貫衆作「苻」。千金翼卷三貫衆作「符」。

録一名伯萍，一名藥〔一〕藻，皆字訛也。金星草，一名鳳尾草，與此同名，宜互考之。【弘景曰】近道皆有之。葉如大蕨。其根形色毛芒，全似老鴟頭，故呼爲草鴟頭。

【集解】【別録曰】貫衆生玄山山谷及冤句少室山，二月、八月采根，陰乾。【普曰】葉青黄色，兩兩相對。莖有黑毛叢生，冬夏不死。四月花白，七月實黑，聚相連卷旁生。三月、八月采根，五月采葉。【保昇曰】苗似狗脊，狀如雉尾，根直多枝，皮黑肉赤，曲者名草鴟頭，所在山谷陰處則有之。【頌曰】今陝西、河東州郡及荆、襄間多有之，而少有花者。春生苗，赤。葉大如蕨。莖幹三稜，葉緑色似雞翎，又名鳳尾草。其根紫黑色，形如大瓜，下有〔二〕黑鬚毛，又似老鴟。郭璞注爾雅云：葉員鋭，莖毛黑，布地，冬不死。廣雅謂之「貫節」是矣。【時珍曰】多生山陰近水處。數根叢生，一根數莖，莖大如筯，其涎滑。其葉兩兩對生，如狗脊之葉而無鋸齒，青黄色，面深背淺。其根曲而有尖觜，黑鬚叢族，亦似狗脊根而大，狀如伏鴟。

根。【氣味】苦，微寒，有毒。【之才曰】雚菌、赤小豆爲之使，伏石鍾乳。【主治】腹中邪熱氣，諸毒，殺三蟲。本經。去寸白，破癥瘕，除頭風，止金瘡。別録。爲末，水服一錢，止鼻血有效。蘇頌。治下血崩中滯下，産後血氣脹痛，斑疹毒，漆毒，骨哽。解豬病。時珍。

【發明】【時珍曰】貫衆大治婦人血氣，根汁能制三黄，化五金，伏鍾乳，結砂制汞，且能解毒軟堅。王海藏治夏月豆出不快，快斑散用之。云貫衆有毒，而能解腹中邪熱之毒，病因内感而發之於外者多效，非古法之分經也。又黄山谷煮豆帖言，荒年以黑豆一升挼浄，入貫衆一斤，剉如骰子大，同以水煮，文火斟酌至豆熟，取出日乾，覆令展盡餘汁，簸去貫衆，每日空心啗豆五七粒，能食百草木枝葉，有味可飽。又王璆百一選方言，滁州蔣教授因食鯉魚玉蟬羹，爲肋肉所哽，凡藥皆不效。或令以貫衆濃煎汁一盞，分三服，連進至夜，一咯而出。亦可爲末，水服一錢。觀此可知其軟堅之功，不但治血治瘡而已也。

【附方】新一十五。鼻衄不止。貫衆根末，水服一錢。普濟方。諸般下血。腸風、酒痢、血痔、鼠痔下血。黑狗脊，黄者不用，須内肉赤色者，即本草貫衆也。去皮毛，剉焙爲末。每服二錢，空心米飲下。或醋糊丸梧子大，每米飲下三四十丸。或燒存性，出火毒爲末，入麝香少許，米飲服二錢。普濟方。女人血崩。貫衆半兩，煎酒服之，立止。集簡方。産後亡血過多，心腹徹痛者。用貫衆狀如刺猬者一個，全用不剉，只揉去毛及花萼，以好醋蘸濕，慢火炙令香熟，候冷爲末，米飲空心每服二錢，甚效。婦人良方。赤白帶下，年深，諸藥不能疗者。用上方治之亦驗，名獨聖湯。方同上。年深欬嗽，出膿血。貫衆、蘇方木等分，每服三錢，水一盞，生薑三片，煎服，日二服。○久欬，漸成勞瘵。鳳尾草爲末，用魚鮓蘸食之。聖惠方。豆瘡不快。快斑散：

〔一〕藥：千金翼、大觀證類等同此。政和證類（元刊）卷十貫衆作「樂」。
〔二〕有：此下原衍「一」字。今據證類卷十貫衆删。

用貫衆、赤芍藥各一錢，升麻、甘草各五分，入淡竹葉三片，水一盞半，煎七分，温服。王海藏方。**頭瘡白禿。**貫衆、白芷爲末，油調塗之。〇又方：貫衆燒末，油調塗。聖惠方。**漆瘡作癢。**油調貫衆末塗之。千金方。**雞魚骨哽。**貫衆、縮砂、甘草等分，爲粗末，綿包少許，含之嚥汁，久則隨痰自出。普濟方。**解輕粉毒。**齒縫出血，臭腫。貫衆、黄連各半兩，煎水，入冰片少許，時時漱之。〇陸氏積德堂方。**血痢不止。**鳳尾草根，即貫衆，五錢，煎酒服。陳解元吉言所傳。集簡〔一〕方。**便毒腫痛。**貫衆，酒服二錢，良。多能鄙事。

花。【主治】惡瘡，令人洩。别録。

巴戟天 本經上品

【釋名】不凋草日華、三蔓草。【時珍曰】名義殊不可曉。

【集解】【别録曰】巴戟天生巴郡及下邳山谷，二月、八月采根，陰乾。【弘景曰】今亦用建平、宜都者，根狀如牡丹而細，外赤内黑，用之打去心。【恭曰】其苗俗名三蔓草。葉似茗，經冬不枯。根如連珠，宿根青色，嫩根白紫，用之亦同，以連珠多、肉厚者爲勝。【大明曰】紫色如小念珠，有小孔子，堅硬難擣。【宗奭曰】巴戟天本有心，乾縮時偶自落，或抽去，故中心或空，非自有小孔也。今人欲要中間紫色，則多僞以大豆汁沃之，不可不察。【頌曰】今江、淮、河東州郡亦有，但不及蜀州者佳，多生山林内。内地生者，葉似麥門冬而厚大，至秋結實。今方家多以紫色爲良。蜀人云：都無紫色者。采時或用黑豆同煮，欲其色紫，殊失氣味，尤宜辨之。又有一種山葎根，正似巴戟，但色白。土人采得，以醋水煮之，乃以雜巴戟，莫能辨也。但擊破視之，中紫而鮮潔者，僞也。其中雖紫，又有微白，糝有粉色而理小暗者，真也。真巴戟嫩時亦白，乾時亦煮治使紫，力劣弱耳。

根。【修治】【斅曰】凡使須用枸杞子湯浸一宿，待稍軟漉出，再酒浸一伏時，漉出，同菊花熬焦黄，去菊花，以布拭乾用。【時珍曰】今法：惟以酒浸一宿，剉焙入藥。若急用，只以温水浸軟去心也。

【氣味】辛、甘，微温，無毒。【大明曰】苦。【之才曰】覆盆子爲之使，惡雷丸、丹參、朝生。【主治】大風邪氣，陰痿不起，强筋骨，安五臟，補中增志益氣。本經。療頭面遊風，小腹及陰中相引痛，補五勞，益精，利男子。别録。治男子夜夢鬼交精洩，强陰下氣，治風癩。甄權。治一切風，療水脹。日華。治脚氣，去風〔二〕疾，補血海。時珍。出仙經。

【發明】【好古曰】巴戟天，腎經血分藥也。【權曰】病人虚損，加而用之。【宗奭曰】有人嗜酒，日須五七盃。後患脚氣甚危，或教以巴戟半兩，糯米同炒，

〔一〕簡：原作「間」。今據卷一引據古今醫家書目改。
〔二〕風：原作「以」。今從錢本改。

米微轉色，去米不用，大黄一兩，剉炒，同爲末，熟蜜丸，温水服五七十丸，仍禁酒，遂愈。

【附録】巴棘。【别録曰】味苦，有毒。主惡疥瘡出蟲。生高地，葉白有刺，根連數十枚。一名女木。

遠志本經上品

【釋名】苗名小草本經、細草本經、棘菀本經、葽繞本經。【時珍曰】此草服之能益智强志，故有遠志之稱。世説載謝安云〔一〕：「處則爲遠志，出則爲小草。」記事珠謂之醒心杖。

【集解】【别録曰】遠志生太山及冤句川谷，四月采根、葉，陰乾。【弘景曰】冤句屬兖州濟陰郡，今此藥猶從彭城北蘭陵來。用之去心取皮，一斤止得三兩爾。亦入仙方用。小草狀似麻黄而青。【志曰】莖葉似大青而小。比之麻黄，陶不識也。【禹錫曰】按爾雅云：葽繞，棘菀。郭璞注云：今遠志也。似麻黄，赤華，葉鋭而黄。其上謂之小草。【頌曰】今河、陝、洛西州郡亦有之。根形如蒿根，黄色。苗似麻黄而青，又如畢豆。葉亦有似大青而小者。三月開白花。根長及一尺。泗州出者花紅，根葉俱大於他處。商州出者根又黑色。俗傳夷門出者最佳。四月采根，晒乾。古方通用遠志、小草。今醫但用遠志，稀用小草。【時珍曰】遠志有大葉、小葉二種。陶弘景所説者小葉也，馬志所説者大葉也，大葉者花紅。

根。【修治】【斅曰】凡使須去心，否則令人煩悶。仍用甘草湯浸一宿，暴乾或焙乾用。

【氣味】苦，温，無毒。【之才曰】遠志、小草，得伏苓、冬葵子、龍骨良。畏珍珠、藜蘆、蜚蠊、齊蛤。【弘景曰】藥無齊蛤，恐是百合也。【權曰】是蠐螬也。【恭曰】藥録下卷有齊蛤，陶説非也。【主治】欬逆傷中，補不足，除邪氣，利九竅，益智慧，耳目聰明，不忘，强志倍力。久服輕身不老。本經。利丈夫，定心氣，止驚悸，益精，去心下膈氣，皮膚中熱，面目黄。别録。殺天雄、附子、烏頭毒，煎汁飲之。之才。治健忘，安魂魄，令人不迷，堅壯〔二〕陽道。甄權。長肌肉，助筋骨，婦人血噤失音，小兒客忤。日華。腎積奔豚。好古。治一切癰疽。時珍。

葉。【主治】益精補陰氣，止虚損夢洩。别録。

【發明】【好古曰】遠志，腎經氣分藥也。【時珍曰】遠志入足少陰腎經，非心經藥也。其功專於强志益精，治善忘。盖精與志皆腎經之所藏也。腎精不足則志氣衰，不能上通于心，故迷惑善忘。靈樞經云：腎藏精，精舍志。腎盛怒而不止則傷志，志傷則喜忘其前言，腰脊不可以俛仰屈伸，毛悴色夭。又云：

〔一〕謝安云：據世説新語卷下，此語乃郝隆所言，非謝安之語。

〔二〕壯：原作「狀」。今據證類卷六遠志改。

人之善忘者，上氣不足，下氣有餘，腸胃實而心肺虛，虛則營衛留於下，久之不以時上，故善忘也。陳言三因方遠志酒治癰疽，云有奇功，蓋亦補腎之力爾。葛洪抱朴子云：陵陽子仲服遠志二十年，有子三十七人，能坐在立亡也。

【附方】舊三，新四。**心孔惛塞**，多忘善誤。丁酉日密自至市買遠志，着巾角中，還，爲末服之，勿令人知。肘後方。**胸痺心痛**。逆氣膈中，飲食不下。小草丸：用小草、桂心、乾薑、細辛、蜀椒出汗各三分〔一〕，附子二分炮，六物擣下篩，蜜和丸梧子大。先食米汁下三丸，日三服，不知稍增，以知爲度。忌猪肉、冷水、生葱菜。范汪東陽方。**喉痺作痛**。遠志肉爲末，吹之，涎出爲度。直指方。**腦風頭痛不可忍**。遠志末嗃鼻。宣明方。**吹乳腫痛**。遠志焙，研，酒服二錢，以滓傅之。袖珍方。**一切癰疽**。遠志酒：治一切癰疽發背癤毒，惡候侵大。有死血陰毒在中則不痛，傅之即痛。有憂怒等氣積怒攻則痛不可忍，傅之即不痛。或蘊熱在内，熱逼人手不可近，傅之即清涼。或氣虛冷，潰而不斂，傅之即斂。此本韓大夫宅用以救人方，極驗。若七情内鬱，不問虛實寒熱，治之皆愈。用遠志不以多少，米泔浸洗，搥去心，爲末。每服三錢，温酒一盞調，澄少頃，飲其清，以滓傅患處。三因方。**小便赤濁**。遠志，甘草水煮半斤，伏神、益智仁各二兩，爲末，酒糊丸梧子大，每空心棗湯下五十丸。普濟。

百脉根唐本草

【集解】【恭曰】出肅州、巴西。葉〔二〕似苜蓿，花黄，根如遠志。二月、八月采根，日乾。【時珍曰】按唐書作柏脉根，肅州歲貢之。千金、外臺大方中亦時用之。今不復聞此，或者名稱又不同也。

根。【氣味】苦，微寒，無毒。【主治】下氣，止渴去熱，除虛勞，補不足。酒浸或水煮，丸散兼用。唐本。

淫羊藿本經中品

【釋名】仙靈脾唐本、放杖草日華、棄杖草日華、千兩金日華、乾雞筋日華、黄連祖日華、三枝九葉草圖經、剛前本經。【弘景曰】服之使人好爲陰陽。西川北部有淫羊，一日百遍合，蓋食此藿所致，故名淫羊藿。【時珍曰】豆葉曰藿，此葉似之，故亦名藿。仙靈脾、千兩金、放杖、剛前，皆言其功力也。雞筋、黄連祖，皆因其根形也。柳子厚文作仙靈毗，人臍曰毗，此物補下，於理尤通。

【集解】【别録曰】淫羊藿生上郡陽山山谷。【恭曰】所在皆有。葉形似小豆而圓薄，莖細亦堅，俗名仙靈脾是也。【頌曰】江東、陝西、泰山、漢中、湖、

〔一〕分：原作「两」。今據證類卷六遠志改。

〔二〕葉：原作「藥」。今據證類卷九百脉根改。

湘間皆有之。莖如粟稈，葉青似杏，葉上有刺，根紫色有鬚。四月開白花，亦有紫花者，碎小獨頭子。五月采葉，晒乾。湖、湘出者，葉如小豆，枝莖緊細，經冬不凋，根似黄連。關中呼爲三枝九葉草。苗高一二尺許，根葉俱堪用。蜀本草言：生處不聞水聲者良。【時珍曰】生大山中。一根數莖，莖粗如線，高一二尺。一莖三椏，一椏[一]三葉。葉長二三寸，如杏葉及豆藿，面光背淡，甚薄而細齒，有微刺。

根葉。【修治】【斅曰】凡使時呼仙靈脾，以夾刀夾去葉四畔花枝，每一斤用羊脂四兩拌炒。待脂盡爲度。

【氣味】辛，寒，無毒。【普曰】神農、雷公：辛。李當之：小寒。【權曰】甘，平。可單用。【保昇曰】性温。【時珍曰】甘、香、微辛，温。【之才曰】薯蕷、紫芝爲之使，得酒良。【主治】陰痿絶傷，莖中痛，利小便，益氣力，强志。本經。堅筋骨，消瘰癧赤癰，下部有瘡，洗出蟲。丈夫久服，令人無子。别録。【機曰】「無子」字誤，當作「有子」。丈夫絶陽無子，女人絶陰無子，老人昏耄，中年健忘，一切冷風勞氣，筋骨攣急，四肢不仁，補腰膝，强心力。大明。

【發明】【時珍曰】淫羊藿味甘氣香，性温不寒，能益精氣，乃手足陽明、三焦、命門藥也，真陽不足者宜之。

【附方】舊三，新五。**仙靈脾酒。**益丈夫，興陽，理腰膝冷。用淫[二]羊藿一斤，酒一斗，浸三日，逐時飲之。食醫心鏡。**偏風不遂，**皮膚不仁，宜服仙靈脾酒。仙靈脾一斤，細剉，生絹袋盛，于不津[三]器中，用無灰酒二斗浸之，重封，春夏三日，秋冬五日後，每日暖飲，常令醺然，不得大醉，酒盡再合，無不效驗。合時切忌雞犬婦人見。聖惠方。**三焦欬嗽，**腹滿，不飲食，氣不順。仙靈脾、覆盆子、五味子炒各一兩，爲末，煉蜜丸梧子大，每薑茶下二十丸。聖濟録。**目昏生翳。**仙靈脾，生王瓜即小栝樓紅色者，等分，爲末。每服一錢，茶下，日二服。聖濟總録。**病後青盲。**日近者可治。仙靈脾一兩，淡豆豉一百粒，水一盌半，煎一盌，頓服即瘳。百一選方。**小兒雀目。**仙靈脾根、晚蠶蛾各半兩，炙甘草、射干各二錢半，爲末。用羊子肝一枚，切開摻藥二錢，紮定，以黑豆一合，米泔一盞，煮熟，分二次食，以汁送之。普濟方。**痘疹入目。**仙靈脾、威靈仙等分，爲末。每服五分，米湯下。痘疹便覽。**牙齒虚痛。**仙靈脾爲粗末，煎湯頻漱，大效。奇效方。

〔一〕椏：原闕一字。今從江西本補。

〔二〕淫：原作「浮」。今據證類卷八淫羊藿改。

〔三〕津：原作「聿」。今據聖惠方卷二十一治偏風諸方改。

仙茅宋開寶

【釋名】獨茅開寶、茅爪子開寶、婆羅門參。【珣曰】其葉似茅，久服輕身，故名仙茅。梵音呼爲阿輪乹陁〔一〕。【頌曰】其根獨生。始因西域婆罗门僧獻方於唐玄宗，故今江南呼爲婆羅門參，言其功補如人參也。

【集解】【珣曰】仙茅生西域，葉似茅，其根粗細有筋〔二〕，或如筆管，有節文理，黄色多涎〔三〕。自武城〔四〕來，蜀中諸州亦皆有之。【頌曰〔五〕】今大庾嶺、蜀川、江湖、兩浙諸州亦有之。葉青如茅而軟，且略闊，面有縱文。又似初生椶櫚秧，高尺許。至冬盡枯，春初乃生。三月有花如梔子花，黄色，不結實。其根獨莖而直，大如小指，下有短細肉根相附，外皮稍粗褐色，内肉黄白色。二月、八月采根，暴乾用。衡山出者花碧，五月結黑子。【時珍曰】蘇頌所説詳盡得之。但四五月中抽莖四五寸，開小花深黄色六出，不似卮子。處處大山中有之，人惟取梅嶺者用，而會典成都歲貢仙茅二十一斤。

根。【修治】【斅曰】采得以清水洗，刮去皮，於槐砧上用銅刀切豆許大，以生稀布袋盛，於烏豆水中浸一宿，取出用酒拌〔六〕濕蒸之，從巳至亥，取出暴乾。勿犯鐵器及牛乳，斑人鬢鬚。【大明曰】彭祖單服法：以竹刀刮切，糯米泔浸去赤汁，出毒後無妨損。

【氣味】辛，温，有毒。【珣曰】甘，微温，有小毒。又曰：辛，平，宣而復補，無大毒，有小熱、小毒。【主治】心腹冷氣不能食，腰脚風冷攣痺不能行，丈夫虚勞，老人失溺，無子，益陽道。久服通神强記，助筋骨，益肌膚，長精神，明目。開寶。治一切風氣，補暖腰脚，清安五臟。久服輕身，益顔色。丈夫五勞七傷，明耳目，填骨髓。李珣。開胃，消食下氣，益房事，不倦。大明。

【發明】【頌曰】五代唐筠州刺史王顔著續傳信方，因國書編録西域婆羅門僧服仙茅方，當時盛行。云五勞七傷，明目益筋力，宣而復補。云十斤乳石不及一斤仙茅，表其功力也。本西域道人所傳。開元元年婆羅門僧〔七〕進此藥，明皇服之有效，當時禁方不傳。天寶之亂，方書流散，上都僧不空三藏始得此方，

〔一〕阿輪乹陁：原作「河輪勒陁」。今據證類卷十一仙茅改。
〔二〕筋：原作「節」。今據改同上。
〔三〕涎：原作「延」。今據改同上。
〔四〕城：原作「成」。今據改同上。
〔五〕頌曰：原爲两字闕。今據補同上。
〔六〕拌：原作「拚」。今據改同上。
〔七〕僧：原作「曾」。今據改同上。

傳與司徒李勉、尚書路嗣恭〔一〕、給事齊杭、僕射張建封服之，皆得力。路公久服金石無效，得此藥，其益百倍。齊給事守縉〔二〕云曰，少氣力，風疹繼作，服之遂愈。八九月采得，竹刀刮去黑皮，切如豆粒，米泔浸兩宿，陰乾擣篩，熟蜜丸梧子大，每旦空心酒飲任便下二十丸。忌鐵器，禁食牛乳及黑牛肉，大減〔三〕藥力。【機曰】五臺山有仙茅，患大風者，服之多瘥。【時珍曰】按許真君書云：仙茅久服長生。其味〔四〕甘能養肉，辛能養節，苦能養氣，鹹能養骨，滑能養膚，酸能養筋，宜和苦酒服之，必效也。又范成大虞衡志云：廣西英州多仙茅，其羊食之，舉體悉化爲筋，不復有血肉，食之補人，名乳羊。沈括筆談云：夏文莊公禀賦異於人，但睡則身冷如逝者，既覺須令人温之，良久乃能動。常服仙茅、鍾乳、硫黄，莫知紀極。觀此則仙茅盖亦性熱，補三焦命門之藥也，惟陽弱精寒、禀賦素怯者宜之。若體壯相火熾盛者服之，反能動火。按張杲〔五〕醫説云：一人中仙茅毒，舌脹出口，漸大與肩齊。因〔六〕以小刀剺之，隨破隨合，剺至百數，始有血一點出，曰可救矣。煮大黄、朴硝與服，以藥摻之，應時消縮。此皆火盛性淫之人過服之害也。弘治間，東海張弼梅嶺仙茅詩有「使君昨日纔持去，今日人來乞墓銘」之句。皆不〔七〕知服食之理，惟藉藥縱恣以速其生者，於仙茅何尤。

【附方】新二。仙茅丸。壯筋骨，益精神，明目，黑髭鬚。仙茅二斤，糯米泔浸五日，去赤水，夏月浸三日，銅刀刮剉陰乾，取一斤；蒼术二斤，米泔浸五日，刮皮焙乾，取一斤；枸杞子一斤；車前子十二兩；白伏苓去皮，茴香炒，柏子仁去殼，各八兩；生地黄焙，熟地黄焙，各四兩；爲末，酒煮糊丸如梧子大。每服五十丸，食前温酒下，日二服。聖濟總録。定喘下氣，補心腎。神秘散：用白仙茅半兩，米泔浸三宿，晒炒；團參二錢半；阿膠一兩半，炒；雞膍胵一兩，燒；爲末。每服二錢，糯米飲空心下，日二。三因方。

玄參本經中品

【釋名】黑參綱目、玄臺吴普、重臺本經、鹿腸吴普、正馬别録、逐馬藥性、馥草開寶、野脂麻綱目、鬼藏吴普。【時珍曰】玄，黑色也。别録一名端，一名咸，多未詳。【弘景曰】其莖微似人參，故得參名。【志曰】合香家用之，故俗呼馥草。

〔一〕恭：原作「供」。今據證類卷十一仙茅改。
〔二〕縉：原作「晉」。今據改同上。
〔三〕減：原作「咸」。今據改同上。
〔四〕味：原作「朱」。今從江西本改。
〔五〕杲：原作「果」。今據卷一引據古今醫家書目改。
〔六〕因：原作「口」。今據醫説卷六中仙茅附子毒改。
〔七〕不：前後原皆有一字闕。今從江西本删。

【集解】【別録曰】玄參生河間川谷及冤句，三月、四月采根〔一〕，暴乾。【普曰】生冤句山陽。二月生苗，其葉有毛，四四相值，似芍藥。黑莖，莖方，高四五尺。葉亦生枝間。四月實黑。【弘景曰】今出近道，處處有之。莖似人參而長大，根甚黑，亦微香。道家時用，亦以合香。【恭曰】玄參根苗並臭，莖亦不似人參，未見合香。【志曰】其莖方大，高四五尺，紫赤色而有細毛。葉如掌大而尖長。根生青白，乾即紫黑，新者潤膩。陶云莖似人參，蘇言根苗並臭，似未深識。【頌曰】二月生苗。葉似脂麻對生，又如槐柳而尖長有鋸齒，細莖青紫色，七月開花青碧色，八月結子黑色。又有白花者，莖方大，紫赤色而有細毛，有節若竹者，高五六尺。其根一根五七枚，三月、八月采，暴乾。或云蒸過日乾。【時珍曰】今用玄參，正如蘇頌所説。其根有腥氣，故蘇恭以爲臭也。宿根多地蠶食之，故其中空。花有紫白二種。

根。【修治】【斅曰】凡采得後，須用蒲草重重相隔，入甑蒸兩伏時，晒乾用。勿犯銅器，餌之噎人喉，喪人目。

【氣味】苦，微寒，無毒。【別録曰】鹹。【普曰】神農、桐君、黄帝、雷公：苦，無毒。岐伯：寒。【元素曰】足少陰腎經君藥也，治本經須用。【之才曰】惡黄耆、乾薑、大棗、山茱萸，反藜蘆。【主治】腹中寒熱積聚，女子産乳餘疾，補腎氣，令人明目。本經。主暴中風傷寒，身熱支滿，狂邪忽忽不知人，温瘧洒洒，血瘕，下寒血，除胸中氣，下水，止煩渴，散頸下核，癰腫，心腹痛，堅癥。定五臟。久服補虚明目，强陰益精。別録。熱風頭痛，傷寒勞復。治暴結熱，散瘤瘻瘰癧。甄權。治遊風，補勞損，心驚煩躁，骨蒸傳尸邪氣。止健忘，消腫毒。大明。滋陰降火，解斑毒，利咽喉，通小便血滯。時珍。

【發明】【元素曰】玄參乃樞機之劑，管領諸氣上下，清肅而不濁，風藥中多用之。故活人書治傷寒陽毒，汗下後毒不散，及心下懊憹，煩不得眠，心神顛倒欲絶者，俱用玄參。以此論之，治胸中氤氳之氣，無根之火，當以玄參爲聖劑也。【時珍曰】腎水受傷，真陰失守，孤陽無根，發爲火病，法宜壯水以制火，故玄參與地黄同功。其消瘰癧亦是散火，劉守真言結核是火病。

【附方】舊二，新七。諸毒鼠瘻。玄參漬酒，日日飲之。開寶本草。年久瘰癧。生玄參搗傅之，日二易之。○廣利方。赤脉貫瞳。玄參爲末，以米泔煮猪肝，日日蘸食之。濟急仙方。發斑咽痛。玄參升麻湯：用玄參、升麻、甘草各半兩，水三盞，煎一盞半，温服。南陽活人書。急喉痺風。不拘大人小兒。玄參、鼠粘子半生半炒，各一兩，爲末，新水服一盞，立瘥。聖惠方。鼻中生瘡。玄參末塗之。或以水浸軟塞之。衛生易簡方。三焦積熱。玄參、黄連、大黄各一兩，爲末，煉蜜丸梧子大。每服三四十丸，白湯下。小兒丸粟米大。丹溪方。小腸疝氣。黑參㕮咀，炒，爲丸。每服一錢半，空心酒服，出汗即效。孫天仁集效方。燒香治癆。經驗方用玄參一斤，甘松六兩，爲末，煉蜜一斤和匀，入瓶中封閉，地中埋罯十日取出。更用灰末六兩，煉蜜六兩，

〔一〕根：原作「乾」。今據證類卷八玄參改。

同和入瓶，更罯五日取出。燒之，常令聞香，疾自愈。○頌曰：初入瓶中封固，煮一伏時，破瓶取搗入蜜，别以瓶盛，埋地中罯過用。亦可熏衣。

地榆本經中品

【校正】併入别録有名未用酸赭。

【釋名】玉豉、酸赭。【弘景曰】其葉似榆而長，初生布地，故名。其花子紫黑色如豉，故又名玉豉。【時珍曰】按外丹方言地榆一名酸赭，其味酸、其色赭故也。今蘄州俚人呼地榆爲酸赭，又訛赭爲棗，則地榆、酸赭爲一物甚明，其主治之功亦同，因併别録有名未用酸赭爲一云。

【集解】【别録曰】地榆生桐柏[一]及寃句山谷，二月、八月采根，暴乾。又曰：酸赭生昌陽山，采無時。【頌曰】今處處平原川澤皆有之。宿根三月内生苗，初生布地，獨莖直上，高三四尺，對分出葉。葉似榆葉而稍狹，細長似鋸齒狀，青色。七月開花如椹子，紫黑色。根外黑裏紅，似柳根。【弘景曰】其根亦入釀酒。道方燒作灰，能爛石，故煮石方用之。其葉山人乏茗時，采作飲亦好，又可煠茹。

根。【氣味】苦，微寒，無毒。【别録曰】甘、酸。【權曰】苦，平。【元素曰】氣微寒，味微苦，氣味俱薄，其體沉而降，陰中陽也，專主下焦血。【杲曰】味苦、酸，性微寒，沉也，陰也。【之才曰】得髮良，惡麥門冬，伏丹砂、雄黄、硫黄。【主治】婦人乳産痓痛，七傷，帶下五漏，止痛止汗，除惡肉，療金瘡。本經。止膿血，諸瘻惡瘡熱瘡，補絶傷，産後内塞，可作金瘡膏，消酒，除渴，明目。别録。止冷熱痢、疳痢，極效。開寶。止吐血鼻衄腸風，月經不止，血崩，産前後諸血疾，并水瀉。大明。治膽氣不足。李杲。汁釀酒治風痺，補腦。擣汁塗虎犬蛇蟲傷。時珍。酸赭：味酸。主内漏，止血不足。别録。

【發明】【頌曰】古者斷下多用之。【炳曰】同樗皮治赤白痢。【宗奭曰】其性沉寒，入下焦。若熱血痢則可用。若虚寒人及水瀉白痢，即未可輕使。【時珍曰】地榆除下焦熱，治大小便血證。止血取上截切片炒用。其稍則能行血，不可不知。楊士瀛云：諸瘡，痛者加地榆，癢者加黄芩。

【附方】舊八，新六。男女吐血。地榆三兩，米醋一升，煮十餘沸，去滓，食前稍熱服一合。聖惠方。婦人漏下，赤白不止，令人黄瘦。方同上。血痢不止。地榆晒研，每服二錢，摻在羊血上，炙熟食之，以捻頭煎湯送下。一方：以地榆煮汁似飲[二]，每服三合。聖濟。赤白下痢骨立者。地榆一斤，水三升，煮一升半，去滓，再煎如稠餳，絞濾，空腹服三合，日再服。崔元亮海上方。久病腸風，痛痒不止。地榆五錢，蒼术一兩，水二鍾，煎一鍾，空心服，日一服。○活法機[三]要。下血不止二十年者。取地榆、鼠尾草各二兩，水二升，煮一升，頓服。若不斷，以水漬屋塵，飲一小盃投之。肘後方。結陰下血，腹痛

[一] 柏：原作「伯」。今據證類卷九地榆改。

[二] 煮汁似飲：此方實出普濟方卷二百十二血痢，原作「煮令似飴糖」。

[三] 機：原作「幾」。今據卷一引據古今醫家書目改。

不已。地榆四兩，炙甘草三兩，每服五錢，水一盞，入縮砂四七枚，煎一盞半，分二服。宣明方。**小兒疳痢**。地榆煮汁，熬如飴糖，與服便已。肘後方。**毒蛇螫人**。新地榆根擣汁飲，兼以漬瘡。肘後方。**虎犬咬〔一〕傷**。地榆煮汁飲，并爲末傅之。亦可爲末，白湯服，日三。忌酒。梅師方。**代指腫痛**。地榆煮汁漬之，半日愈。千金翼〔二〕。**小兒濕瘡**。地榆煮濃汁，日洗二次。千金方。**小兒面瘡**，焮赤腫痛。地榆八兩，水一斗，煎五升，温洗之。衛生總微方。**煮白石法**。七月七日取地榆根，不拘多少，陰乾，百日燒爲灰。復取生者，與灰合擣萬下。灰三分，生末一分，合之。若石二三斗，以水浸過三寸，以藥入水攪之，煮至石爛可食乃已。臞仙神隱書。

葉。【主治】作飲代茶，甚解熱。蘇恭。

丹參本經上品

【釋名】赤參別録、山參日華、郄蟬草本經、木羊乳吴普、逐馬弘景、奔馬草。【時珍曰】五參五色配五臟。故人參入脾曰黄參，沙參入肺曰白參，玄參入腎曰黑參，牡蒙入肝曰紫參，丹參入心曰赤參，其苦參則右腎命門之藥也。古人捨紫參而稱苦參，未達此義爾。【炳曰】丹參治風軟脚，可逐奔〔三〕馬，故名奔馬草，曾用實有效。

【集解】【别録曰】丹參生桐柏川谷〔四〕及太山，五月采根，暴乾。【弘景曰】此桐柏在義陽，是淮水發源之山，非江東臨海之桐柏〔五〕也。今近道處處有之。莖方有毛，紫花，時人呼爲逐馬。【普曰】莖葉小房〔六〕如荏有毛，根赤色，四月開紫花，二月、五月采根，陰乾。【頌曰】今陜西、河東州郡及隨州皆有之。二月生苗，高一尺許。莖方有稜，青色。葉相對，如薄荷而有毛。三月至九月開花成穗，紅紫色，似蘇花。根赤色，大者如指，長尺餘，一苗數根。【恭曰】冬采者良，夏采者虚惡。【時珍曰】處處山中有之。一枝五葉，葉如野蘇而尖，青色皺毛。小花成穗如蛾形，中有細子。其根皮丹而肉紫。

根。【氣味】苦，微寒，無毒。【普曰】神農、桐君、黄帝、雷公：苦，無毒。岐伯：鹹。李當之：大寒。【弘景曰】久服多眼赤，故應性熱，今云微寒，恐謬也。【權曰】平。【之才曰】畏鹹水，反藜蘆。【主治】心腹邪氣，腸鳴幽幽如走水，寒熱積聚，破癥除瘕，止煩滿，益氣。本

〔一〕咬：原作「吠」。今據證類卷九地榆改。

〔二〕翼：原作「方」。今據改同上。

〔三〕奔：原闕一字。今據證類卷七丹參補。

〔四〕谷：原作「合」。今據改同上。

〔五〕柏：原作「相」。今據改同上。

〔六〕房：御覽卷九百九十一丹參引吴氏本草作「方」。

經。養血，去心腹痛〔一〕疾結氣，腰脊强，脚痺，除風邪留熱。久服利人。別録。漬酒飲，療風痺足軟。弘景。主中惡及百邪鬼魅，腹痛氣作聲音鳴吼，能定精。甄權。養神定志，通利關脉，治冷熱勞，骨節疼痛，四肢不遂，頭痛赤眼，熱温狂悶，破宿血，生新血，安生胎，落死胎，止血崩帶下，調婦人經脉不匀，血邪心煩，惡瘡疥癬，癭贅腫毒丹毒，排膿止痛，生肌長肉。大明。活血，通心包絡，治疝痛。時珍。

【發明】【時珍曰】丹參色赤味苦，氣平而降，陰中之陽也。入手少陰、厥陰之經，心與包絡血分藥也。按婦人明理論云：四物湯治婦人病，不問産前産後，經水多少，皆可通用。惟一味丹參散，主治與之相同。蓋丹參能破宿血，補新血，安生胎，落死胎，止崩中帶下，調經脉，其功大類當歸、地黄、芎藭、芍藥故也。

【附方】舊三，新四。**丹參散**。治婦人經脉不調，或前或後，或多或少，産前胎不安，産後惡血不下，兼治冷熱勞，腰脊痛，骨節煩疼。用丹參洗净，切晒爲末。每服二錢，温酒調下。婦人明理方。**落胎下血**。丹參十二兩，酒五升，煮取三升，温服一升，一日三服。亦可水煮。千金方。**寒疝腹痛**。小腹陰中相引痛，白汗出，欲死。以丹參一兩爲末。每服二錢，熱酒調下。聖惠方。**小兒身熱**，汗出拘急，因中風起。丹參半兩，鼠屎炒三十枚，爲末。每服三錢，漿水下。聖濟總録。**驚癇發熱**。丹參摩膏：用丹參、雷丸各半兩，猪膏二兩，同煎七上七下，濾去滓盛之。每以摩兒身上，日三次。千金方。**婦人乳癰**。丹參、白芷、芍藥各二兩，㕮咀，以醋淹一夜，猪脂半斤，微火煎成膏，去滓傅之。孟詵必效方。**熱油火灼**。除痛生肌。丹參八兩剉，以水微調，取羊脂二斤，煎三上三下，以塗瘡上。肘後方。

紫參本經中品

【釋名】牡蒙本經、童腸別録、馬行別録、衆戎別録、五鳥花綱目。【時珍曰】紫參、王孫，並有牡蒙之名。古方所用牡蒙多是紫參也。按錢起詩集云：紫參，幽芳也。五葩連萼，狀如飛禽羽舉，故俗名五鳥花。

【集解】【別録曰】紫參生河西及冤句山谷，三月采根，火炙使紫色。【普曰】紫參一名牡蒙，生河西或商山。圓聚生根，黄赤有文，皮黑中紫，五月花紫赤，實黑大如豆。【弘景曰】今方家皆呼爲牡蒙，用之亦少。【恭曰】紫參葉似羊蹄，紫花青穗。其根皮紫黑，肉紅白，肉淺皮深。所在有之。長安見用者，出蒲州。牡蒙乃王孫也，葉似及己而大，根長尺餘，皮肉亦紫色，根苗不相似。【頌曰】今河中、晉、解、齊及淮、蜀州郡皆有之。苗長一二尺，莖青而細。其葉青似槐葉，亦有似羊蹄者。五月開花白色，似葱花，亦有紅紫而似水葒者。根淡紫黑色，如地黄狀，肉紅白色，肉淺而皮深。三月采根，火炙紫色。又云：六月采，晒乾用。

【時珍曰】紫參根乾紫黑色，肉帶紅白，狀如小紫草。范子計然云：紫參出三輔，有三色，以青赤色爲善。

〔一〕痛：證類卷七丹參引別録作「痼」。

根。【氣味】苦，寒，無毒。【别録曰】微寒。【普曰】牡蒙：神農、黄帝：苦。李當之：小寒。【之才曰】畏辛夷。【主治】心腹積聚，寒熱邪氣，通九竅，利大小便。本經。療腸胃大熱，唾血衄血，腸中聚血，癰腫諸瘡，止渴益精。别録。治心腹堅脹，散瘀血，治婦人血閉不通。甄權。主狂瘧瘟瘧，鼽血汗[一]出。好古。治血痢。好古。牡蒙：治金瘡，破血，生肌肉，止痛，赤白痢，補虚益氣，除脚腫，發陰陽。蘇恭。

【發明】【時珍曰】紫參色紫黑，氣味俱厚，陰也，沉也。入足厥陰之經，肝臟血分藥也。故治諸血病及寒熱瘧痢、癰腫積塊之屬厥陰者。古方治婦人腸覃病烏啄[二]丸所用牡蒙，即此物也。唐蘇恭註王孫引陳延之小品方牡蒙所主之證，正是紫參。若王孫則止治風濕痺證，不治血病。故今移附于此。

【附方】舊一，新二。紫參湯。治痢下。紫參半斤，水五升，煎二升，入甘草二兩，煎取半升，分三服。張仲景金匱玉函。吐血不止。紫參、人參、阿膠炒，等分爲末，烏梅湯服一錢。一方去人參，加甘草，以糯米湯服。聖惠方。面上酒刺。五參丸：用紫參、丹參、人參、苦參、沙參各一兩，爲末，胡桃仁杵和丸梧子大。每服三十丸，茶下。普濟。

王孫本經中品　【校正】併入拾遺旱藕。

【釋名】牡蒙弘景、黄孫别録、黄昏别録、旱藕。【普曰】楚名王孫。齊名長孫，又名海孫。吴名白功草，又名蔓延。【時珍曰】紫參一名牡蒙，木部合歡一名黄昏，皆與此名同物異。

【集解】【别録曰】王孫生海西川谷，及汝南城郭垣下。【普曰】蔓延赤文，莖葉[三]相當。【弘景曰】今方家皆呼爲黄昏，云牡蒙，市人少識者。【恭曰】按陳延之小品方，述本草牡蒙一名王孫。徐之才藥對有牡蒙無王孫。此則一物明矣。牡蒙葉似及己而大，根長尺餘，皮肉皆紫色。【藏器曰】旱藕生太行山中，狀如藕。【時珍曰】王孫葉生顛頂，似紫河車葉。按神農及吴普本草，紫參一名牡蒙。陶弘景亦曰，今方家呼紫參爲牡蒙。其王孫並無牡蒙之名，而陶氏于王孫下乃云，又名牡蒙，且無形狀。唐蘇恭始以紫參、牡蒙爲二物，謂紫參葉似羊蹄，王孫葉似及己。但古方所用牡蒙皆爲紫參，後人所用牡蒙乃王孫，非紫參也。不可不辨。唐玄宗時，隱民姜撫上言：終南山有旱藕，餌之延年，狀類葛粉。帝取作湯餅，賜大臣。右驍騎將軍甘守誠曰：旱藕者，牡蒙也，方家久不用，撫易名以神之爾。據此牡蒙乃王孫也。蓋紫參止治血證積聚瘧痢，而王孫主五臟邪氣痺痛療百病之文，自可推也。蘇恭引小品方牡蒙所主之證，乃紫參，非王

[一] 汗：原作「汁」。今從張本改。
[二] 啄：三因方卷十八婦人女子衆病論証治法有治腸覃之「烏喙丸」，内有牡蒙。故此「啄」當作「喙」。
[三] 莖葉：原作「整延」。今據御覽卷九百九十三藥部引吴氏本草經黄孫改。

孫，故今移附「紫參」之下。

根。【氣味】苦，平，無毒。【普曰】神農、雷公：苦，無毒。黄帝：甘。【藏器曰】旱藕：甘，平，無毒。【主治】五臟邪氣，寒濕痺，四肢疼酸，膝冷痛。本經。療百病，益氣。別録。旱藕：主長生不飢，黑毛髮。藏器

紫草本經中品

【釋名】紫丹別録、紫芺音襖、茈莀廣雅音紫戾、藐爾雅音邈、地血吴普、鴉銜草。【時珍曰】此草花紫根紫，可以染紫，故名。爾雅作茈草。傜僮人呼爲鴉銜草。

【集解】【別録曰】紫草生碭山山谷及楚地，三月采根，陰乾。【弘景曰】今出襄陽，多從南陽新野來，彼人種之，即是今染紫者，方藥都不復用。博物志云：平氏陽山紫草特好，魏國者染色殊黑。比年東山亦種之，色小淺於北者。【恭曰】所在皆有，人家或種之。苗似蘭香，莖赤節青，二月開花紫白色，結實白色，秋月熟。【時珍曰】種紫草，三月逐壟下子，九月子熟時刈草，春社前後采根陰乾，其根頭有白毛如茸。未花時采則根色鮮明，花過時采則根色黯惡。采時以石壓扁曝乾。收時忌人溺及驢馬糞并烟氣，皆令草黄色。

根。【修治】【斆曰】凡使，每一斤用蠟二兩溶水拌蒸之，待水乾，取去頭并兩畔髭，細剉用。

【氣味】苦，寒，無毒。【權曰】甘，平。【元素曰】苦，温。【時珍曰】甘、鹹，寒。入手、足厥陰經。【主治】心腹邪氣，五疸，補中益氣，利九竅。本經。通水道，療腹〔一〕腫脹滿痛。以合膏，療小兒瘡及面皶。別録。治惡瘡瘑癬。甄權。治斑疹痘毒，活血凉血，利大腸。時珍〔二〕。

【發明】【頌曰】紫草古方稀用。今醫家多用治傷寒時疾，發瘡疹不出者，以此作藥，使其發出。韋宙獨行方治豌豆瘡，煮紫草湯飲，後人相承用之，其效尤速。【時珍曰】紫草味甘鹹而氣寒，入心包絡及肝經血分。其功長於凉血活血，利大小腸。故痘疹欲出未出，血熱毒盛，大便閉濇者，宜用之。已出而紫黑便閉者，亦可用。若已出而紅活，及白陷大便利者，切宜忌之。故楊士瀛直指方云：紫草治痘，能導大便，使發出亦輕。得木香、白术佐之，尤爲有益。又曾世榮活幼心書云：紫草性寒，小兒脾氣實者猶可用，脾氣虚者反能作瀉。古方惟用茸，取其初得陽氣，以類觸類，所以用發痘瘡。今人不達此理，一概用之，非矣。

〔一〕腹：原脱。今據證類卷八紫草補。

〔二〕珍：底本經描補，餘金陵諸本原闕一字。今從江西本補。

【附方】舊三，新六。消解痘毒。紫草一錢，陳皮五分，葱白三寸，新汲水煎服。直指方。嬰童疹痘三四日，隱隱將出未出，色赤便閉者。紫草二兩剉，以百沸〔一〕湯一盞泡，封勿泄氣，待温時服半合，則瘡雖出亦輕。大便利者勿用。煎服亦可。經驗後方。痘毒黑疔。紫草三錢，雄黄一錢，爲末，以胭肢汁調，銀簪挑破，點之極妙。集簡方。癰疽便閉。紫草、瓜蔞實等分，新水煎服。直指方。小兒白秃。紫草煎汁塗之。聖惠方。小便卒淋。紫草一兩，爲散，每食前用井華水服二錢。千金翼。産後淋瀝。方同上。産寶。惡蟲咬人。紫草煎油塗之。聖惠方。火黄身熱，午後却凉，身有赤點或黑點者，不可治。宜烙手足心、背心、百會、下廉，内服紫草湯。紫草、吴藍各〔二〕一兩，木香、黄〔三〕連各一兩，水煎服。三十六黄方。

白頭翁本經下品

【釋名】野丈人本經、胡王使者本經、奈〔四〕何草别録。【弘景曰】處處有之。近根處有白茸，狀似白頭老翁，故以爲名。【時珍曰】丈人、胡使、奈何，皆狀老翁之意。

【集解】【别録曰】白頭翁生高山山谷及田野，四月采。【恭曰】其葉似芍藥而大，抽一莖。莖頭一花，紫色，似木槿花。實大者如雞子，白毛寸餘，皆披下似纛頭，正似白頭老翁，故名焉。陶言近根有白茸，似不識也。太常所貯蔓生者，乃是女萎。其白頭翁根似續斷而扁。【保昇曰】所在有之。有細毛，不滑澤，花蕊黄。二月采花，四月采實，八月采根，皆日乾。【頌曰】處處有之。正月生苗，作叢生，狀似白薇而柔細稍長。葉生莖頭，如杏葉，上有細白毛而不滑澤，近根有白茸。根紫色，深如蔓菁。其苗有風則静，無風而摇，與赤箭、獨活同也。陶註未述莖葉，蘇註言葉似芍藥，實如雞子，白毛寸餘者，皆誤矣。【宗奭曰】白頭翁生河南洛陽界，其新安山野中屢嘗見之，正如蘇恭所説。至今本處山中〔五〕人賣白頭翁丸，言服之壽考，又失〔六〕古人命名之義。陶氏所説，失於不審，宜其排叱也。【機曰】寇宗奭以蘇恭爲是，蘇頌以陶説爲是。大抵此物用根，命名取象，當准蘇頌圖經，而恭説恐别是一物也。

根。【氣味】苦，温，無毒。【别録曰】有毒。【吴綬曰】苦、辛，寒。【權曰】甘、苦，有小毒。豚實爲之使。【大明曰】得酒良。花、子、莖、葉同。

〔一〕沸：原作「弗」。今據證類卷八紫草改。
〔二〕各：原脱。今據聖劑總録卷六十一三十六黄補。下一「各」字同，不另注。
〔三〕黄：此下原衍一「黄」字。今據删同上。
〔四〕奈：原作「柰」。今據證類卷十一白頭翁改。
〔五〕中：此前原衍一「及」字。今據删同上。
〔六〕失：原作「夫」。今據本草衍義卷十二白頭翁改。

【主治】温瘧，狂猲寒熱，癥瘕積聚，癭氣，逐血，止腹〔一〕痛，療金瘡。本經。鼻衄。別録。止毒痢。弘景。赤痢腹痛，齒痛，百節骨痛，項下瘤癧。甄權。一切風氣，暖腰膝，明目消贅。大明。

【發明】【頌曰】俗醫合補下藥甚驗，亦衝人。【杲曰】氣厚味薄，可升可降，陰中陽也。張仲景治熱痢下重，用白頭翁湯主之。蓋腎欲堅，急食苦以堅之。痢則下焦虛，故以純苦之劑堅之。男子陰疝偏墜，小兒頭禿膻腥，鼻衄，無此不效，毒痢有此獲功。【吴綬曰】熱毒下痢、紫血鮮血者宜之。

【附方】舊二，新三。白頭翁湯。治熱痢下重。用白頭翁二兩，黄連、黄蘗、秦皮各三兩，水七升，煮二升，每服一升，不愈更服。婦人産後痢虛極者，加甘草、阿膠各二兩。仲景金匱玉函方。下痢咽腫。春夏病此，宜用白頭翁、黄連各一兩，青木〔二〕香二兩，水五升，煎一升半，分三服。聖惠方。陰㿗偏腫。白頭翁根生者，不限多少，擣傅腫處。一宿當作瘡，二十日愈。外臺秘要。外痔腫痛。白頭翁草，一名野丈人，以根擣塗之，逐血止痛。衛生易簡方。小兒禿瘡。白頭翁根擣傅，一宿作瘡，半月愈。肘後方。

花。【主治】瘧疾寒熱，白禿頭瘡。時珍。

白及本經下品

【校正】併入別録白給。

【釋名】連及草本經、甘根本經、白給。【時珍曰】其根白色，連及而生，故曰白及。其味苦，而曰甘根，反言也。吴普作白根，其根有白，亦通。金光明經謂之罔〔三〕達羅喝悉多。又別録有名未用白給即白及也，性味功用皆同，係重出，今併爲一。

【集解】【別録曰】白及生北山川谷及冤句及越山。又曰：白給生山谷，葉如藜蘆，根白相連，九月采。【普曰】莖葉如生薑、藜蘆，十月花，直上，紫赤色，根白連，二月、八月、九月采。【弘景曰】近道處處有之。葉似杜若，根形似菱米，節間有毛。方用亦稀，可以作糊。【保昇曰】今出申州。葉似初生椶苗葉及藜蘆。三四月抽出一臺，開紫花。七月實熟，黄黑色。冬凋。根似菱，有三角，白色，角頭生芽。八月采根用。【頌曰】今江、淮、河、陝、漢、黔諸州皆有之，生石山上。春生苗，長一尺許。葉似栟櫚，兩指大，青色。夏開紫花。二月、七月采根。【時珍曰】韓保昇所説形狀正是，但一科止抽一莖。開花長寸許，紅紫色，中心如舌。其根如菱米，有臍，如鳧茈之臍，又如扁扁螺旋紋。性難乾。

根。【氣味】苦，平，無毒。【別録曰】辛，微寒。白給：辛，平，無毒。【普曰】神農：苦。黄帝：辛。李當之：大寒。雷公：辛，無毒。【大明曰】

〔一〕腹：證類卷十一白頭翁所載本經文無此字。
〔二〕青木香：原作「未香」。此方實出普濟方卷一百四十九時氣熱毒攻咽喉「青木香湯」，今據改。
〔三〕罔：金光明最勝王經卷七大辯才天女品第十五譯作「因」。

甘、辛。【杲曰】苦、甘，微寒，性濇，陽中之陰也。【之才曰】紫石英爲之使，惡理石，畏李核、杏仁，反烏頭。【主治】癰腫，惡瘡敗疽，傷陰死肌，胃中邪氣，賊風鬼擊，痱緩不收。本經。除白癬疥蟲。結熱不消，陰下痿，面上皯皰，令人肌滑。甄權。止驚邪血邪，血痢，癇疾，風痺，赤眼，癥結，温熱瘧疾，發背瘰癧，腸風痔瘻，撲損，刀箭瘡，湯火瘡，生肌止痛。大明。止肺血。李杲。

白給。主伏蟲，白癬腫痛。別録。

【發明】【恭曰】山野人患手足皸拆者，嚼以塗之有效。爲其性粘也。【頌曰】今醫家治金瘡不瘥及癰疽方多用之。【震亨曰】凡吐血不止，宜加白及。【時珍曰】白及性濇而收，得秋金之令，故能入肺止血，生肌治瘡也。按洪邁夷堅志云：台州獄吏憫一大囚，囚感之。因言：吾七次犯死罪，遭訊拷，肺皆損傷，至于嘔血。人傳一方，只用白及爲末，米飲日服，其效如神。後其囚凌遲，劊者剖其胸，見肺間竅穴數十處，皆白及填補，色猶不變也。洪貫之聞其説，赴任洋州，一卒忽苦咯血甚危，用此救之，一日即止也。摘玄云：試血法，吐在水盌内，浮者肺血也，沉者肝血也，半浮半沉者心血也。各隨所見，以羊肺、羊肝、羊心煮熟，蘸白及末，日日食之。

【附方】舊一，新八。鼻衄不止。津調白及末，塗山根上，仍以水服一錢，立止。經驗方。心氣疼痛。白及、石榴皮各二錢，爲末，煉蜜丸黄豆大。每服三丸，艾醋湯下。生生編。重舌鵝口。白及末，乳汁調塗足心。聖惠方。婦人陰脱。白及、川烏頭等分，爲末，絹裹一錢納陰中，入三寸，腹内熱即止，日用一次。廣濟方。疔瘡腫毒。白及末半錢，以水澄之，去水，攤於厚紙上貼之。袖珍方。打跌骨折。酒調白及末二錢服，其功不減自然銅、古銖錢也。永類方。刀斧傷損。白及、石膏煆，等分爲末。摻之，亦可收口。濟急方。手足皸裂。白及末水調塞之，勿犯水。濟急方。湯火傷灼。白及末油調傅之。赵真人方。

三七綱目

【釋名】山漆綱目、金不換。【時珍曰】彼人言其葉左三右四，故名三七，盖恐不然。或云本名山漆，謂其能合金瘡，如漆粘物也，此説近之。金不換，貴重之稱也。

【集解】【時珍曰】生廣西南丹諸州番峒深山中，采根暴乾，黄黑色，團結者，狀略似白及，長者如老乾地黄，有節。味微甘而苦，頗似人參之味。或云：試法，以末摻猪血中，血化爲水者乃真。近傳一種草，春生苗，夏高三四尺。葉似菊艾而勁厚，有歧尖。莖有赤稜。夏秋開黄花，蕊如金絲，盤紐可愛，而氣不香，花乾則吐[一]絮如苦蕒絮。根葉味甘，治金瘡折傷出血及上下血病甚效。云是三七，而根大如牛蒡根，與南中來者不類，恐是劉寄奴之屬，甚易繁衍。

[一] 吐：原闕一字。今從錢本補。

根。【氣味】甘，微苦，温，無毒。【主治】止血散血定痛，金刃箭傷、跌撲杖瘡血出不止者，嚼爛塗，或爲末摻之，其血即止。亦主吐血衄血，下血血痢，崩中，經水不止，産後惡血不下，血運血痛，赤目癰腫，虎咬蛇傷諸病。時珍。

【發明】【時珍曰】此藥近時始出，南人軍中用爲金瘡要藥，云有奇功。又云：凡杖撲傷損瘀血淋漓者，隨即嚼爛，罨之即止，青腫者即消散。若受杖時，先服一二錢，則血不衝心。杖後尤宜服之，産後服亦良。大抵此藥氣温、味甘微苦，乃陽明、厥陰血分之藥，故能治一切血病，與騏驎竭、紫鉚相同。

【附方】新八。吐血衄血。山漆一錢，自嚼，米湯送下。或以五分，加入八核湯。瀕湖集簡方。赤痢血痢。三七三錢，研末，米泔水調服，即愈。同上。大腸下血。三七研末，同淡白酒調一二錢服，三服可愈。加五分入四物湯亦可。同上。婦人血崩。方同上。産後血多。山漆研末，米湯服一錢。同上。男婦赤眼十分重者。以山漆根磨汁塗四圍，甚妙。同上。無名癰腫。疼痛不止，山漆磨米醋調塗即散。已破者，研末乾塗。虎咬蛇傷。山漆研末，米飲服三錢，仍嚼塗之。並同上。

葉。【主治】折傷跌撲出血，傅之即止，青腫經夜即散，餘功同根。時珍。

本草綱目草部目録第十三卷

草之二　山草類下三十九種

黄連本經　胡黄連開寶　黄芩本經　秦艽本經

柴〔一〕胡本經　前胡本經〔二〕　防風本經　獨活羌活〔三〕本經

土當歸綱目　都管草圖經　升麻本經　苦參本經

白鮮本經　延胡索開寶　貝母本經　山慈姑嘉祐

石蒜圖經　水仙會編　白茅本經　地筋別録〇即菅茅

芒拾遺　龍膽本經　細辛本經　杜衡本經〔四〕〇木細辛附

及己別録　鬼督郵唐本　徐長卿本經　白微本經

白前別録　草犀拾遺　釵子股海藥　吉利草綱目

朱砂根綱目　辟虺雷拾遺〔五〕　錦地羅綱目　紫金牛圖經

拳參圖經　鐵線草圖經　金絲草綱目

右附方舊七十一，新二百一十四。〔六〕

〔一〕柴：本卷正文本藥正名作「茈」。

〔二〕本經：本卷正文本藥正名作「別録」。

〔三〕獨活羌活：本卷正文本藥正名作「獨活」，「羌活」爲別名。

〔四〕本經：本卷正文本藥正名作「別録」。

〔五〕拾遺：本卷正文本藥正名作「唐本」。

〔六〕右附方舊七十一新二百一十四：原脱。今從江西本補，與各卷通例合。

本草綱目草部第十三卷

草之二　山草類下三十九種

黃連本經上品

【釋名】王連本經、支連藥性。○【時珍曰】其根連珠而色黃，故名。

【集解】【別録曰】黃連生巫陽川谷及蜀郡太山之陽〔一〕，二月、八月采根。【弘景曰】巫陽在建平。今西間者色淺而虛，不及東陽、新安諸縣最勝。臨海諸縣者不佳。用之當布裹〔二〕挼去毛，令如連珠。【保昇曰】苗似茶，叢生，一莖生三葉，高尺許，凌冬不凋，花黃色。江左者，節高若連珠。蜀都者，節下不連珠。今秦地及杭州、柳州者佳。【頌曰】今江、湖、荆、夔州郡亦有，而以宣城九節堅重、相擊〔三〕有聲者爲勝，施、黔者次之，東陽、歙州、處州者又次之。苗高一尺以來，葉似甘菊，四月開花黃色，六月結實似芹子，色亦黃。江左者根若〔四〕連珠，其苗經冬不凋，葉如小雉尾草，正月開花作細穗，淡白微黃色。六七月根緊，始堪采。【恭曰】蜀道者粗大，味極濃苦，療渴爲最。江東者節如連珠，療痢大善。澧州者更勝。【時珍曰】黃連，漢末李當之本草惟取蜀郡黃肥而堅者爲善，唐時以澧州者爲勝。今雖吴、蜀皆有，惟以雅州、眉州者爲良。藥物之興廢不同如此。大抵有二種：一種根粗無毛有珠，如鷹雞爪形而堅實，色深黃；一種無珠多毛而中虛，黃色稍淡。各有所宜。

根【修治】【斅曰】凡使以布拭去肉毛，用漿水浸二伏時，漉出，于柳木火上焙乾用。【時珍曰】五臟六腑皆有火，平則治，動則病，故有君火相火之説，其實一氣而已。黃連入手少陰心經，爲治火之主藥。治本臟之火則生用之。治肝膽之實火則以豬膽汁浸炒，治肝膽之虛火則以醋浸炒。治上焦之火則以酒炒，治中焦之火則以薑汁炒，治下焦之火則以鹽水或朴硝炒。治氣分濕熱之火則以茱萸湯浸炒。治血分塊中伏火則以乾漆水炒。治食積之火則以黃土炒。諸法不

〔一〕之陽：證類卷七黃連載別録文無此二字。
〔二〕裹：原脱。今據證類卷七黃連補。
〔三〕擊：原作「擎」。今據改同上。
〔四〕若：原作「黄」。今據改同上。

獨爲之引導，蓋辛熱能制其苦寒，鹹寒能制其燥性，在用者詳酌之。

【氣味】苦，寒，無毒。【別録曰】微寒。【普曰】神農、岐伯、黄帝、雷公：苦，無毒。李當之：小寒。【之才曰】黄芩、龍骨、理石爲之使，惡菊花、玄參、白鮮皮、芫花、白殭蠶，畏款冬、牛膝，勝烏頭，解巴豆毒。【權曰】忌豬肉，惡冷水。【斆曰】服此藥至十兩，不得食豬肉。若服至三年，一生不得食也。【時珍曰】道書言服黄連犯豬肉令人泄瀉，而方家有豬肚黄連丸、豬臟黄連丸，豈只忌肉而不忌臟腑乎？

【主治】熱氣目痛，眥傷泣出。明目，腸澼、腹痛下痢，婦人陰中腫痛。久服令人不忘。本經。主五臟冷熱，久下洩澼膿血，止消渴大驚，除水，利骨，調胃，厚腸，益膽，療口瘡。別録。治五勞七傷，益氣，止心腹痛，驚悸煩躁，潤心肺，長肉止血，天行熱疾，止盜汗并瘡疥。豬肚蒸爲丸，治小兒疳氣，殺蟲。大明。羸瘦氣急。藏器。治鬱熱在中，煩躁惡心，兀兀欲吐，心下痞滿。元素。主心病逆而盛，心積伏梁。好古。去心竅惡血，解服藥過劑煩悶及巴豆、輕粉毒。時珍。

【發明】【元素曰】黄連性寒味苦，氣味俱厚，可升可降，陰中陽也，入手少陰經。其用有六：瀉心臟火一也，去中焦濕熱二也，諸瘡必用三也，去風濕四也，赤眼暴發五也，止中部見血六也。張仲景治九種心下痞，五等瀉心湯，皆用之。【成無己曰】苦入心，寒勝熱，黄連、大黄之苦寒，以導心下之虚熱。蚘得甘則動，得苦則安，黄連、黄蘗之苦，以安蚘也。【好古曰】黄連苦燥，苦入心，火就燥。瀉心者其實瀉脾也，實則瀉其子也。【震亨曰】黄連去中焦濕熱而瀉心火，若脾胃氣虚，不能轉運者，則以伏苓、黄芩代之。以豬膽汁拌炒，佐以龍膽草，則大瀉肝膽之火。下痢胃口熱禁口者，用黄連、人參煎湯，終日呷之。如吐再强飲，但得一呷下咽便好。【劉完素曰】古方以黄連爲治痢之最。蓋治痢惟宜辛苦寒藥，辛能發散，開通鬱結。苦能燥濕，寒能勝熱，使氣宣平而已。諸苦寒藥多泄，惟黄連、黄蘗性冷而燥，能降火去濕而止瀉痢，故治痢以之爲君。【宗奭曰】今人多用黄連治痢，蓋執以苦燥之義。下俚但見腸虚滲泄，微似有血，便即用之，又不顧寒熱多少，惟欲盡劑，由是多致危困。若氣實初病，熱多血痢，服之便止，不必盡劑。虚而冷者，慎勿輕用。【杲〔一〕曰】諸痛痒瘡瘍，皆屬心火。凡諸瘡宜以黄連、當歸爲君，甘草、黄芩爲佐。凡眼暴發赤腫，痛不可忍者，宜黄連、當歸以酒浸煎之。宿食不消，心下痞滿者，須用黄連、枳實。【頌曰】黄連治目方多，而羊肝丸尤奇異。今醫家洗眼，以黄連、當歸、芍藥等分，用雪水或甜水煎湯熱洗之，冷即再温，甚益眼目。但是風毒赤目花翳，用之無不神效。蓋眼目之病，皆是血脉凝滯使然，故以行血藥合黄連治之。血得熱則行，故乘熱洗也。【韓懋曰】火分之病，黄連爲主，不但瀉心火，而與芩、蘗諸苦藥例〔二〕稱者比也〔三〕。目疾人，以人乳浸蒸，或點或服之。生用爲君，佐以官桂少許，煎百沸，入蜜空心服之，能使心腎交於頃刻。入五苓、滑石，大治夢遺。以黄土、薑汁、酒、

〔一〕杲：原作「果」。今從江西本改。

〔二〕例：原作「列」。今據韓氏醫通卷下藥性裁成章改。

〔三〕也：下原衍一「比」字。今據删同上。

蜜四炒爲君，以使君子爲臣，白芍藥酒煮爲佐，廣木香爲使，治小兒五疳。以茱萸炒者，加木香等分，生大黄倍之，水丸，治五痢。此皆得制方之法也。【時珍曰】黄連治目及痢爲要藥。古方治痢，香連丸用黄連、木香，薑連散用乾薑、黄連，變通丸用黄連、茱萸，薑黄散用黄連、生薑。治消渴，用酒蒸黄連。治伏暑，用酒煮黄連。治下血，用黄連、大蒜。治肝火，用黄連、茱萸。治口瘡，用黄連、細辛。皆是一冷一熱，一陰一陽，寒因熱用，熱因寒用，君臣相佐，陰陽相濟，最得制方之妙，所以有成功而無偏勝之害也。○【弘景曰】俗方多用黄連治痢及渴，道方服食長生。【慎微曰】劉宋王微黄連讚云：黄連味苦，左右相因。斷凉滌暑，闡命輕身。縉雲昔御，飛蹕上旻。不行而至，吾聞其人。又梁江淹黄連頌云：黄連上草，丹砂之次。禦孽辟妖，長靈久視。驂龍行天，馴馬匝地。鴻飛以儀，順道則利。【時珍曰】本經、别録並無黄連久服長生之説，惟陶弘景言道方久服長生。神仙傳載封君達、黑穴公，並服黄連五十年得仙。竊謂黄連大苦大寒之藥，用之降火燥濕，中病即當止。豈可久服，使肅殺之令常行，而伐其生發冲和之氣乎？素問載岐伯言：五味入胃，各歸所喜攻。久而增氣，物化之常也。氣增而久，夭之由也。王冰註云：酸入肝爲温，苦入心爲熱，辛入肺爲清，鹹入腎爲寒，甘入脾爲至陰而四氣兼之，皆增其味而益其氣，故各從本臟之氣爲用。所以久服黄連、苦參反熱，從火化也。餘味皆然。久則臟氣偏勝，即有偏絶，則有暴夭之道。是以絶粒服餌之人不暴亡者，無五味偏助也。又秦觀與喬希聖論黄連書云：「聞公以眼疾餌黄連，至十數兩猶不已，殆不可也。醫經有久服黄連、苦參反熱之説。此雖大寒，其味至苦，入胃則先歸於心，久而不已，心火偏勝則熱，乃其理也。況眼疾本於肝熱，肝與心爲子母。心火也，肝亦火也，腎孤臟也，人患一水不勝二火。豈可久服苦藥，使心有所偏勝，是以火救火，其可乎？」秦公此書，蓋因王公之説而推詳之也。我明荆端王素多火病，醫令服金花丸，乃芩、連、巵、蘗四味，餌至數年，其火愈熾，遂至内障喪明。觀此則寒苦之藥，不但使人不能長生，久則氣增偏勝，速夭之由矣。當以素問之言爲法，陶氏道書之説，皆謬談也。楊士瀛云：黄連能去心竅惡血。

【附方】舊二十二，新四十。心經實熱。瀉心湯：用黄連七錢，水一琖半，煎一琖，食遠温服。小兒減之。和劑局方。卒熱心痛。黄連八錢，㕮咀，水煎熱服。外臺秘要。肝火爲痛。黄連薑汁炒，爲末，粥糊梧子大。每服三十丸，白湯下。○左金丸：用黄連六兩，茱萸一兩，同炒，爲末，神麴糊丸梧子大。每服三四十丸，白湯下。丹溪方。伏暑發熱，作渴嘔惡，及赤白痢，消渴，腸風酒毒，泄瀉諸病，並宜酒煮黄龍丸主之。川黄連一斤切，以好酒二升半，煮乾焙研，糊丸梧子大。每服五十丸，熟水下，日三服。和劑局方。陽毒發狂，奔走不定。宣黄連、寒水石等分，爲末。每服三錢，濃煎甘草湯下。易簡方。骨節積熱，漸漸黄瘦。黄連四分切，以童子小便五大合浸經宿，微煎三四沸，去滓，分作二服。廣利方。小兒疳熱。流注遍身瘡蝕，或潮熱，肚脹作渴，豬肚黄連丸。用豬肚一箇洗浄，宣黄連五兩，切碎水和，納入肚中縫定，放在五升粳米上蒸爛，石臼搗千杵，或入少飯同杵，丸緑豆大。每服二十丸，米飲下。仍服調血清心之藥佐之。蓋小兒之病，不出于疳，則出于熱，常須識此。直指方。三消骨蒸。黄連末，以冬瓜自然汁浸一夜，晒乾又浸，如此七次，爲末，以冬瓜汁和丸梧子大。每服三四十丸，大麥湯下。尋常渴，只一服見效。易簡方。消渴尿多。肘後方用黄連末，蜜丸梧子大。每服三十丸，白湯下。○寶鑑用黄連半斤，酒一升浸，重湯内煮一伏時，取晒，爲末，水丸梧子大。每服五十丸，温水下。○崔氏治消渴，小便滑數如油。黄連五兩，栝樓根五兩，爲末，生地黄汁丸梧子大。

每牛乳下五十丸，日二服。忌冷水、豬肉。○總録用黄連末，入豬肚内[一]蒸爛，搗丸梧子大，飯飲下。**濕熱水病**。黄連末，蜜丸梧子大。每服二丸至四五丸，飲下，日三四服。范汪方。**破傷風病**。黄連五錢，酒二盞，煎七分，入黄蠟三錢，溶化熱服之。高文虎蓼花洲閑録。**小便白淫**。因心腎氣不足，思想無窮所致。黄連、白伏苓等分，爲末，酒糊丸梧子大。每服三十丸，煎補骨脂湯下，日三服。普濟方。**熱毒血痢**。宣黄連一兩，水二升，煮取半升，露一宿，空腹熱服，少卧將息，一二日即止。千金方。**赤痢久下**，累治不瘥。黄連一兩，雞子白和爲餅，炙紫爲末，以漿水三升，慢火煎成膏。每服半合，温米飲下。一方只以鷄子白和丸服。勝金方。**熱毒赤痢**。黄連二兩切，瓦焙令焦，當歸一兩焙，爲末，入麝香少許。每服二錢，陳米飲下。佛智和尚在閩，以此濟人。本事方。**赤白久痢**。並無寒熱，只日久不止。用黄連四十九箇[二]，鹽梅七箇，入新瓶内燒烟盡，熱研。每服二錢，鹽米湯下。楊子建護命方。**赤白暴痢**，如鵝鴨肝者，痛不可忍。用黄連、黄芩各一兩，水二升，煎一升，分三次熱服。經驗方。**冷熱諸痢**，胡洽九盞湯：治下痢，不問冷熱赤白，穀滯休息久下，悉主之。黄連長三寸三十枚，重一兩半，龍骨如棋子大四枚，重一兩，大附子一枚，乾薑一兩半，膠一兩半，細切。以水五合着銅器中，去火三寸，煎沸便取下，坐土上，沸止，又上水五合，如此九上九下。納諸藥入水内，再煎沸，輒取下，沸止又上，九上九下，度可得一升，頓服即止。圖經本草。**下痢腹痛**。赤白痢下，令人下部疼重，故名重下，日夜數十行，臍腹絞痛。以黄連一升，酒五升，煮取一升半，分再服，當止絞痛也。肘後方。**治痢香連丸**。李絳兵部手集治赤白諸痢，裏急後重，腹痛。用宣黄連、青木香等分，擣篩，白蜜丸梧子大。每服二三十丸，空腹飲下，日再服，其效如神。久冷者，以煨蒜擣和丸之。不拘大人嬰孺皆效。○易簡方：黄連茱萸炒過四兩，木香麪煨一兩，粟米飯丸。○錢仲陽香連丸：治小兒冷熱痢，加煨熟訶子肉。○又治小兒瀉痢，加煨熟肉豆蔻。○又治小兒氣虚瀉痢腹痛，加白附子尖。○劉河間治久痢，加龍骨。○朱丹溪治禁口痢，加石蓮肉。○王氏治痢渴，加烏梅肉，以阿膠化和爲丸。**五疳八痢**。四治黄連丸：用連珠黄連一斤，分作四分，一分用酒浸炒，一分用自然薑汁炒，一分用吴茱萸湯浸炒，一分用益智仁同炒，去益智，研末。白芍藥酒煮切焙四兩，使君子仁焙四兩，廣木香二兩，爲末。蒸餅和丸緑豆大。每服三十丸，米飲食前下，日三服。忌豬肉冷水。韓氏醫通。**傷寒下痢**不能食者。黄連一升，烏梅二十枚去核，炙燥爲末，蠟一棊子大，蜜一升，合煎，和丸梧子大。一服二十丸，日三服。○又方：黄連二兩，熟艾如鴨子大一團，水三升，煮取一升，頓服立止。並肘後方。**氣痢後重**，裏急或下泄。杜壬方薑連散：用宣連一兩，乾薑半兩，各爲末，收。每用連一錢，薑半錢，和勻，空心温酒下，或米飲下，神妙。○濟生方秘傳香連丸：用黄連四兩，木香二兩，生薑四兩，以薑鋪砂鍋底，次鋪連，上鋪香，新汲水三盌，煮焙研，醋調倉[三]米糊爲丸，如常，日服五次。**諸痢脾泄**，臟毒下血。雅州黄連半斤，去毛切，裝肥豬大腸内，紮定，

小兒下痢，赤白多時，體弱不堪。以宣連用水濃煎，和蜜，日服五六次。子母秘録。

〔一〕内：原作「肉」。今據聖濟總録卷五十九消中改。

〔二〕箇：今本普濟方卷二百十一泄痢門作「枝」，義長。

〔三〕倉：原作「蒼」。今據濟生方大便門痢疾論治改。

入砂鍋中，以水酒煮爛，取連焙，研末，搗腸和丸梧子大。每服百丸，米湯下，極效。直指方。濕痢腸風。百一選方變通丸：治赤白下痢，日夜無度，及腸風下血。用川黃連去毛，吴茱萸湯泡過，各二兩，同炒香，揀出各爲末，以粟米飯和丸梧子大，各收。每服三十丸，赤痢甘草湯下黃連丸，白痢薑湯下茱萸丸，赤白痢各用十五丸，米湯下。此乃浙西何〔一〕山純老方，救人甚效。○局方戊己丸：治脾胃受濕，下痢腹痛，米穀不化。用二味加白芍藥，同炒研，蒸餅和丸服。積熱下血。聚金丸治腸胃積熱，或因酒毒下血，腹痛作渴，脉弦數。黃連四兩，分作四分：一分生用，一分切炒，一分炮切，一分水浸晒研末。條黃芩一兩，防風一兩，爲末，麪糊丸如梧子大。每服五十丸，米泔浸枳殼水，食前送下。冬月加酒蒸大黃一兩。楊氏家藏方。臟毒下血。黃連爲末，獨頭蒜煨研，和丸梧子大，每空心陳米飲下四十丸。濟生方。酒痔下血。黃連酒浸，煮熟爲末，酒糊丸梧子大。每服三四十丸，白湯下。一方用自然薑汁浸焙炒。醫學集成。雞冠痔疾。黃連末傅之。加赤小豆末尤良。斗門方。痔病秘結。用此寬腸。黃連、枳殼等分，爲末，糊丸梧子大。每服五十丸，空心米飲下。醫方大成。痢痔脱肛。冷水調黃連末塗之，良。經驗良方。脾積食泄。川黃連二兩，爲末，大蒜搗和丸梧子大。每服五十丸，白湯下。活人心統。水泄脾泄。神聖香黃散：宣連一兩，生薑四兩，同以文火炒至薑脆，各自揀出爲末。水泄用薑末，脾泄用連末，每服二錢，空心白湯下。甚者不過二服。亦治痢疾。博濟方。吐血不止。黃連一兩，搗散。每服一錢〔二〕，水七分，入豉二十粒，煎至五分，去滓温服。大人、小兒皆治。簡要濟衆方。眼目諸病。勝金黃連丸：用宣連不限多少，槌碎，以新汲水一大盌，浸六十日，綿濾取汁，入原盌内，重湯上熬之，不住攪之，候乾。即穿地坑子可深一尺，以瓦鋪底，將熟艾四兩坐在瓦上，以火然之。以藥盌覆上，四畔泥封，開孔出烟盡，取刮下，丸小豆大，每甜竹葉湯下十丸。○劉禹錫傳信方羊肝丸：治男女肝經不足，風熱上攻，頭目昏暗羞明，及障瞖青盲。用黃連末一兩，羊子肝一具，去膜，擂爛和丸梧子大。每食後暖漿水吞十四丸，連作五劑瘥。昔崔承元活一死囚，囚後病死。一旦崔病内障逾年，半夜獨坐，聞堦除悉窣之聲，問之。答曰：是昔蒙活之囚，今故報恩。遂告以此方而没。崔服之，不數月，眼復明。因傳於世。暴赤眼痛。宣黃連剉，以雞子清浸，置地下一夜，次早濾過，雞羽蘸滴目内。○又方：苦竹兩頭留節，一頭開小孔，入黃連片在内，油紙封，浸井中一夜。次早服竹節内水，加片腦少許，外洗之。○海上方用黃連、冬青葉煎湯洗之。○選奇方用黃連、乾薑、杏仁等分，爲末，綿包浸湯，閉目乘熱淋洗之。小兒赤眼。水調黃連末，貼足心，甚妙。全幼心鑑。爛弦風眼。黃連十文，槐花、輕粉少許，爲末，男兒乳汁和之，飯上蒸過，帛裹，熨眼上，三四次即效，屢試有驗。仁存方。目卒痒痛。乳汁浸黃連，頻點眥中。抱朴子云：治目中百病。外臺秘要。淚出不止。黃連浸濃汁漬拭之。肘後方。牙痛惡熱。黃連末摻之，立止。李樓奇方。口舌生瘡。肘後用黃連煎酒，時含呷之。○赴筵散：用黃連、乾薑等分，爲末摻之。小兒口疳。黃連、蘆薈等分，爲末，每蜜湯服五分。走馬疳，入蟾灰等分，

〔一〕何：原作「河」。今據百一選方卷六痢疾改。
〔二〕錢：原作「盞」。今據證類卷七黃連改。

青黛減半，麝香少許。簡便方。小兒鼻䘌。鼻下兩道赤色，有疳。以米泔洗净，用黄連末傅之，日三四次。張傑子母秘録。小兒月蝕。生於耳後。黄連末傅之。同上。小兒食土。取好黄土，煎黄連汁搜之，晒乾與食。姚和衆童子秘訣。預解胎毒。小兒初生，以黄連煎湯浴之，不生瘡及丹毒。○又方：未出聲時，以黄連煎汁灌一匙，令終身不出斑。已出聲者灌之，斑雖發亦輕。此祖方也。王海藏湯液本草。腹中兒[一]哭。黄連煎濃汁，母常呷之。熊氏補遺。因驚胎動出血。取黄連末酒服方寸匕，日三服。子母秘録。妊娠子煩，口乾不得卧。黄連末每服一錢，粥飲下。或酒蒸黄連丸亦妙。○婦人良方。癰疽腫毒。已潰未潰皆可用。黄連、檳榔等分，爲末，以雞子清調搽之。王氏簡易方[二]。中巴豆毒，下利不止。黄連、乾薑等分，爲末，水服方寸匕。肘後方。

胡黄連宋開寶

【釋名】割孤露澤。【時珍曰】其性味功用似黄連。故名。割孤露澤，胡語也。

【集解】【恭曰】胡黄連出波斯國，生海畔陸地。苗若夏枯草，根頭似鳥嘴，折之内似鸜鵒眼者良。八月上旬采之。【頌曰】今南海及秦隴間亦有之。初生似蘆，乾則似楊柳枯枝，心黑外黄，不拘時月收采。【承曰[三]】折之塵出如煙者乃爲真也。

根。【氣味】苦，平，無毒。【恭曰】大寒。惡菊花、玄參、白鮮皮，解巴豆毒。忌豬肉，令人漏精。

【主治】補肝膽，明目，治骨蒸勞熱，三消，五心煩熱，婦人胎蒸，虚驚，冷熱洩痢，五痔。厚腸胃，益顔色。浸人乳汁，點目甚良。蘇恭。治久痢成疳，小兒驚癇，寒熱不下食，霍亂下痢，傷寒欬嗽，温瘧，理腰腎，去陰汗。開寶。去果子積。震亨。

【附方】舊二，新一十三。傷寒勞復。身熱，大小便赤如血色。用胡黄連一兩，山巵子二兩，去殻，入蜜半兩，拌和，炒令微焦爲末，用豬膽汁和丸梧子大。每服十丸，用生薑二片，烏梅一箇，童子小便三合，浸半日去滓，食後暖小便令温吞之，卧時再服，甚效。蘇頌圖經本草。小兒潮熱，往來盜汗。用南番胡黄連、柴胡等分，爲末。煉蜜丸芡子大。每服一丸至五丸，安器中，以酒少許化開，更入水五分，重湯煮二三十沸，和滓服。孫兆秘寶方。小兒疳熱。肚脹潮熱髮焦，不可用大黄、黄芩傷胃之藥，恐生别證。以胡黄連五錢，靈脂一兩，爲末，雄猪膽汁和丸緑豆大。米飲服，每服一二十丸。全幼心鑑。肥熱疳疾。胡黄連丸：用胡黄連、黄連各半兩，朱砂二錢半，爲末，入猪膽内扎定，以杖子釣懸於砂鍋内，漿水煮一炊久，取出研爛，入蘆薈、射香各一分，飯和丸麻子大。每服五七丸至一二十丸，米飲下。錢乙小兒方訣。五心煩熱。胡黄連末，米飲服一錢。易簡方。小兒疳瀉，冷熱不調。胡黄連半兩，綿薑一兩炮，爲末。

〔一〕兒：原作「鬼」。今據婦人良方補遺卷十五妊娠腹内鐘鳴方「熊附」改。

〔二〕王氏簡易方：書名似爲王碩易簡方之誤。然易簡方無此方，三因方卷十四「檳連散」與此類似。

〔三〕承曰：原脱。今據證類卷九胡黄連之末「别说云」，參綱目體例補此出處。

每服半錢，甘草節湯下。衛生總微論。小兒自汗盜汗，潮熱往來。胡黄連、柴胡等分，爲末，蜜丸芡子大。每用一二丸，水化開，入酒少許，重湯煮一二十沸，温服。保幼大全。小兒黄疸。胡黄連、川黄連各一兩，爲末，用黄瓜一箇，去瓤留蓋，入藥在内合定，麪裹煨熟，去麪，擣丸緑豆大，每量大小温水下。總微論。吐血衄血。胡黄連、生地黄等分，爲末，豬膽汁丸梧子大，卧時茅花湯下五十丸。普濟方。血痢不止。胡黄連、烏梅肉、竈下土等分，爲末，臘茶清下。普濟方。熱痢腹痛。胡黄連末，飯丸梧子大。每米湯下三十丸。鮮于樞鉤玄。嬰兒赤目。茶調胡黄連末，塗手足心，即愈。濟急仙方。癰疽瘡腫。已潰未潰皆可用之。胡黄連、穿山甲燒存性，等分爲末，以茶或雞子清調塗。簡易方。痔瘡疼腫不可忍者。胡黄連末，鵝膽汁調搽之。孫氏集效方。血餘怪病〔一〕。方見木部「伏苓」下。

黄芩本經中品

【釋名】腐腸本經、空腸別録、内虚別録、妬婦吴普、經芩別録、黄文別録、印頭吴普、苦督郵記事。内實者名子芩弘景、條芩綱目、㹠尾芩唐本、鼠尾芩。【弘景曰】圓者名子芩，破者名宿芩，其腹中皆爛，故名腐腸。【時珍曰】芩，説文作「菳」，謂其色黄也。或云芩者黔也，黔乃黄黑之色也。宿芩乃舊根，多中空，外黄内黑，即今所謂片芩，故又有腐腸、妬婦諸名。妬婦心黯，故以比之。子芩乃新根，多内實，即今所謂條芩。或云西芩多中空而色黔，北芩多内實而深黄。

【集解】【別録曰】黄芩生秭歸川谷及冤句，三月三日采根，陰乾。【弘景曰】秭歸屬建平郡。今第一出彭城，鬱州亦有之。惟深色堅實者好。俗方多用，道家不須。【恭曰】今出宜州、鄜州、涇州者佳。兖州大實亦好，名㹠尾芩。【頌曰】今川蜀、河東、陝西近郡皆有之。苗長尺餘，莖幹粗如筯，葉從地四面作叢生，類紫草，高一尺許，亦有獨莖者，葉細長青色，兩兩相對，六月開紫花，根如知母粗細，長四五寸，二月、八月采根，暴乾。吴普本草云：二月生赤黄葉，兩兩四四相值。其莖空中，或方圓，高三四尺。四月花紫紅赤。五月實黑根黄。二月至九月采。與今所説有小異也。

根。【氣味】苦，平，無毒。【別録曰】大寒。【普曰】神農、桐君、雷公：苦，無毒。李當之：小温。【杲曰】可升可降，陰也。【好古曰】氣寒，味微苦而甘，陰中微陽，入手太陰血分。【元素曰】氣涼，味苦、甘，氣厚味薄，浮而升，陽中陰也，入手少陽、陽明經。酒炒則上行。【之才曰】山茱萸、龍骨爲之使，惡葱實，畏丹砂、牡丹、藜蘆。得厚朴、黄連，止腹痛。得五味子、牡蠣，令人有子。得黄耆、白斂、赤小豆，療鼠瘻。【時珍曰】得酒，上行。得豬膽汁，除肝膽火。得柴胡，退寒熱。得芍藥，治下痢。得桑白皮，瀉肺火。得白术，安胎。

〔一〕血餘怪病：原作「怪病血餘」。今據卷三十七伏苓乙正。

【主治】諸熱黄疸，腸澼洩痢，逐水，下血閉，惡瘡疽蝕，火瘍。本經。療痰熱，胃中熱，小腹絞痛，消穀，利小腸，女子血閉，淋露下血，小兒腹痛。别録。治熱毒骨蒸，寒熱往來，腸胃不利，破擁氣，治五淋，令人宣暢，去關節煩悶，解熱渴。甄權。下氣，主天行熱疾，丁瘡排膿，治乳癰發背。大明。凉心，治肺中濕熱，瀉肺火上逆，療上熱，目中腫赤，瘀血壅盛，上部積血，補膀胱寒水，安胎，養陰退陽。元素。治風熱濕熱頭痛，奔豚熱痛，火欬肺痿喉腥，諸失血。時珍。

【發明】【杲曰】黄芩之中枯而飄者，瀉肺火，利氣消痰，除風熱，清肌表之熱；細實而堅者，瀉大腸火，養陰退陽，補膀胱寒水，滋其化源。高下之分與枳實、枳殼同例。【元素曰】黄芩之用有九：瀉肺一也，上焦皮膚風熱風濕二也，去諸熱三也，利胸中氣四也，消痰膈五也，除脾經諸濕六也，夏月須用七也，婦人産後養陰退陽八也，安胎九也。酒炒上行，主上部積血，非此不能除。下痢膿血，腹痛後重，身熱久不能止者，與芍藥、甘草同用之。凡諸瘡痛不可忍者，宜芩、連苦寒之藥，詳上下分身稍及引經藥用之。【震亨曰】黄芩降痰，假其降火也。凡去上焦濕熱，須以酒洗過用。片芩瀉肺火，須用桑白皮佐之。若肺虚者，多用則傷肺，必先以天門冬保定肺氣而後用之。黄芩、白术乃安胎聖藥，俗以黄芩爲寒而不敢用，蓋不知胎孕宜清熱凉血。血不妄行，乃能養胎。黄芩乃上中二焦藥，能降火下行，白术能補脾也。【羅天益曰】肺主氣，熱傷氣，故身體麻木。又五臭入肺爲腥，故黄芩之苦寒，能瀉火補氣而利肺，治喉中腥臭。【頌曰】張仲景治傷寒心下痞滿瀉心湯，凡四方皆用黄芩，以其主諸熱、利小腸故也。又太陽病下之利不止，喘而汗出者，有葛根黄芩黄連湯，及主妊娠安胎散，亦多用之。【時珍曰】潔古張氏言黄芩瀉肺火，治脾濕；東垣李氏言片芩治肺火，條芩治大腸火；丹溪朱氏言黄芩治上中二焦火。而張仲景治少陽證小柴胡湯，太陽少陽合病下利黄芩湯，少陽證下後心下滿而不痛瀉心湯，並用之。成無己言黄芩苦而入心，泄痞熱。是黄芩能入手少陰陽明、手足太陰少陽六經矣。蓋黄芩氣寒味苦，色黄帶緑，苦入心，寒勝熱，瀉心火，治脾之濕熱，一則金不受刑，一則胃火不流入肺，即所以救肺也。肺虚不宜者，苦寒傷脾胃，損其母也。少陽之證，寒熱，胸脇痞滿，默默不欲飲食，心煩嘔，或渴或否，或小便不利。雖曰病在半表半裏，而胸脇痞滿，實兼心肺上焦之邪。心煩喜嘔，默默不欲飲食，又兼脾胃中焦之證。故用黄芩以治手足少陽相火，黄芩亦少陽本經藥也。成無已注傷寒論，但云柴胡、黄芩之苦，以發傳邪之熱，芍藥、黄芩之苦，以堅斂腸胃之氣，殊昧其治火之妙。楊士瀛直指方云：柴胡退熱，不及黄芩。蓋亦不知柴胡之退熱，乃苦以發之，散火之標也；黄芩之退熱，乃寒能勝熱，折火之本也。仲景又云：少陽證腹中痛者，去黄芩，加芍藥。心下悸，小便不利者，去黄芩，加伏苓。似與别録治「少腹絞痛」、「利小腸」之文不合。成氏言黄芩寒中，苦能堅腎，故去之，蓋亦不然。至此當以意逆之，辨以脉證可也。若因飲寒受寒，腹中痛，及飲水心下悸，小便不利，而脉不數者，是裏無熱證，則黄芩不可用也。若熱厥腹痛，肺熱而小便不利者，黄芩其可不用乎？故善觀書者，先求之理，毋徒泥其文。昔有人素多酒慾，病少腹絞痛不可忍，小便如淋，諸藥不效。偶用黄芩、木通、甘草三味煎服，遂止。王海藏言有人因虚服附子藥多，病小便閟，服芩、連藥而愈。此皆熱厥之痛也，學者其可拘乎？予年二十時，因感冒欬嗽既久，且犯戒，遂病骨蒸發熱，膚如火燎，每日吐痰盌許。暑月煩渴，寢食幾廢，六脉浮洪。遍服柴胡、麥門冬、荆瀝諸藥，月餘益劇，皆以爲必死矣。先君偶思李東垣治肺熱如火燎，煩躁引飲而晝盛者，氣分熱也。宜一味黄芩湯，以瀉肺經氣分之火。遂按方用片芩一兩，水二鍾，煎一鍾，頓服。次日身熱盡退，而痰嗽皆愈。藥中肯綮[一]，如鼓應桴。醫中之妙，有如此哉。

【附方】舊三，新一十四。三黄丸。孫思邈千金方云：巴郡太守奏，加減三黄丸療男子五癆七傷，消渴，不生肌肉，婦人帶下，手足寒熱，瀉五臟火。春三月，黄芩四兩，大黄三兩，黄連四兩；夏三月，黄芩六兩，大黄一兩，黄連七兩；秋三月，黄芩六兩，大黄三兩，黄連三兩；冬三月，黄芩三兩，大黄五兩，黄連二兩。三物隨時合擣下篩，蜜丸烏豆大。米飲每服五丸，日三。不知，增至七丸。服一月病愈，久服走及奔馬，人用有驗。禁食豬肉。圖經本草。三補丸。治上焦積熱，瀉五臟火。黄芩、黄連、黄蘗等分，爲末，蒸餅丸梧子大，每白湯下二三十丸。丹溪纂要。肺中有火。清金丸：用片芩炒爲末，水丸梧子大。每服二三十丸，白湯下。同上。膚熱如燎。方見「發明」下。小兒驚啼。黄芩、人參等分，爲末。每服一字，水飲下。普濟方。肝熱生翳，不拘大人小兒。黄芩一兩，淡豉三兩，爲末。每服三錢，以熟豬肝裹喫，温湯送下，日二服。忌酒麪。衛生家寶方。少陽頭痛。亦治太陽頭痛，不拘偏正。小清空膏：用片黄芩酒浸透，晒乾爲末。每服一錢，茶酒任下。東垣蘭室秘藏。眉眶作痛，風熱有痰。黄芩酒浸、白芷等分，爲末。每服二錢，茶下。潔古家珍。吐血衄血。或發或止，積熱所致。黄芩一兩，去中心黑朽者，爲末。每服三錢，水一盞，煎六分，和滓温服。聖惠方。吐衄下血。黄芩三兩，水三升，煎一升半，每温服一盞。亦治婦人漏下血。龐安時總[二]病論。血淋熱痛。黄芩一兩，水煎熱服。千金方[三]。經水不斷。芩心丸：治婦人四十九歲已後，天癸當住，每月却行，或過多不止。用條芩心二兩，米醋浸七日，炙乾又浸，如此七次，爲末，醋糊丸梧子大。每服七十丸，空心温酒下，日二次。瑞竹堂方。崩中下血。黄芩爲細末，每服一錢，霹靂酒下。以秤錘燒赤，淬酒中也。許學士云：崩中多用止血及補血藥。此方乃治陽乘於陰，所謂天暑地熱，經水沸溢者也。本事方。安胎清熱。條芩、白术等分，炒爲末，米飲和丸梧子大。每服五十丸，白湯下。或加神麴。凡妊娠調理，以四物去地黄，加白术、黄芩爲末，常服甚良。丹溪纂要。産後血渴，飲水不止。黄芩、麥門冬等分，水煎温服，無時。楊氏家藏方。灸瘡血出。一人灸火至五壯，血出不止如尿，手冷欲絶。以酒炒黄芩二錢爲末，酒服即止。李樓怪證奇方。老小火丹。黄芩末，水調塗之。梅師方。

子。【主治】腸澼膿血。别録。

〔一〕綮：原作「肯」。據文義，此當爲「綮」字形誤，今從張本改。

〔二〕總：原作「卒」。今據卷一引據古今醫家書目改。

〔三〕千金方：考此方原出千金翼方卷十九淋病，故當脱「翼」字。

秦艽音交〇本經中品

【釋名】秦糺唐本、秦爪蕭炳。〇【恭曰】秦艽俗作秦膠，本名秦糺，與糾[一]同。【時珍曰】秦艽出秦中，以根作羅紋交糾者佳，故名秦艽、秦糺。

【集解】【别録曰】秦艽生飛烏山谷，二月八月采根，暴乾。【弘景曰】今出甘松、龍洞、蠶陵，以根作羅紋相交，長大黄白色者爲佳。中多銜[二]土，用宜破去。【恭曰】今出涇州、鄜州、岐州者良。【頌曰】今河、陝州郡多有之。其根土黄色而相交糾，長一尺以來，粗細不等。枝幹高五六寸。葉婆娑，連莖梗俱青色，如萵苣葉。六月中開花紫色，似葛花，當月結子。每於春秋采根，陰乾。

根。【修治】【斆曰】秦艽須於脚文處認取。左文列爲秦，治疾；右文列爲艽，即發脚氣。凡用秦，以布拭去黄白毛，乃用還元湯浸一宿，日乾用。【時珍曰】秦艽但以左文者爲良，分秦與艽爲二名，謬矣。

【氣味】苦，平，無毒。【别録曰】辛，微温。【大明曰】苦，冷。【元素曰】氣微温，味苦、辛，陰中微陽，可升可降，入手陽明經。【之才曰】菖蒲爲之使，畏牛乳。【主治】寒熱邪氣，寒濕風痺，肢節痛，下水，利小便。本經。療風，無問久新，通身攣急。别録。傳尸骨蒸，治疳及時氣。大明。牛乳點服，利大小便，療酒黄黄疸，解酒毒，去頭風。甄權。除陽明風濕，及手足不遂，口噤，牙痛口瘡，腸風瀉血，養血榮筋。元素。泄熱益膽氣。好古。治胃熱，虚勞發熱。時珍。

【發明】【時珍曰】秦艽，手足陽明經藥也，兼入肝膽，故手足不遂，黄疸煩渴之病須之，取其去陽明之濕熱也。陽明有濕，則身體酸疼煩熱；有熱，則日晡潮熱骨蒸。所以聖惠方治急勞煩熱，身體酸疼，用秦艽、柴胡各[三]一兩，甘草五錢，爲末，每服三錢，白湯調下。治小兒骨蒸潮熱，減食瘦弱，用秦艽、炙甘草各一兩，每用一二錢，水煎服之。錢乙加薄荷葉五錢。

【附方】舊五，新六。五種黄疸。崔元亮海上方云：凡黄有數種。傷酒發黄，誤食鼠糞亦作黄。因勞發黄，多痰涕，目有赤脉，益憔悴，或面赤惡心者是也。用秦艽一大兩，剉作兩帖。每帖用酒半升，浸絞取汁，空腹服，或利便止。就中飲酒人易治，屢用得力。〇貞元廣利方治黄病内外皆黄，小便赤，心煩口乾者。以秦艽三兩，牛乳一大升，煮取七合，分温再服。此方出於許仁則。又孫真人方加芒硝六錢。暴瀉引飲。秦艽二兩，甘草炙半兩。每服三錢，水煎服。聖惠方。傷寒煩渴，心神躁熱。用秦艽一兩，牛乳一大盞，煎六分，分作二服。太平聖惠方。急勞煩熱。方見「發明」下。小兒骨蒸。同上。

〔一〕糾：原作「糾」。今據證類卷八秦艽改。本藥條下同此誤徑改，不注。
〔二〕銜：原作「冲」。今據改同上。
〔三〕各：原脱。今據聖濟總録卷八十七急勞補。

小便艱難，或轉胞，腹滿悶，不急療，殺人。用秦艽一兩，水一〔一〕盞，煎六分，分作二服。○又方：加冬葵子等分，爲末，酒服一匕。聖惠方。胎動不安。秦艽、甘草炙、鹿角膠炒，各半兩，爲末。每服三錢，水一大盞，糯米五十粒，煎服。○又方：秦艽、阿膠炒、艾葉等分，如上煎服。聖惠方。發背初起疑似者。便以秦艽、牛乳煎服，得快利三五行，即愈。崔元亮海上集驗方。瘡口不合。一切皆治。秦艽爲末摻之。直指方。

茈胡本經上品

【釋名】地薰本經、芸蒿別録、山菜吴普、茹草吴普。○【恭曰】茈是古柴字。上林賦云「茈薑」及爾雅云「茈草」，並作此「茈」字。此草根紫色，今太常用茈胡是也。又以木代，系相承呼爲柴胡。且檢諸本草無名此者。【時珍曰】茈字有柴、紫二音。茈薑、茈草之茈皆音紫，茈胡之茈音柴。茈胡生山中，嫩則可茹，老則采而爲柴，故苗有芸蒿、山菜、茹草之名，而根名柴胡也。蘇恭之説殊欠明。古本張仲景傷寒論尚作茈字也。

【集解】【別録曰】茈胡葉名芸蒿，辛香可食，生弘農川谷及冤句，二月、八月采根，暴乾。【弘景曰】今出近道，狀如前胡而强。博物志云：芸蒿葉似邪蒿，春秋有白蒻，長四五寸，香美可食，長安及河内並有之。【恭曰】傷寒大小柴胡湯，爲痰氣之要。若以芸蒿根爲之，大謬矣。【頌曰】今關陝、江湖間近道皆有之，以銀州者爲勝。二月生苗甚香。莖青紫堅硬，微有細線。葉似竹葉而稍緊小，亦有似斜蒿者，亦有似麥門冬葉而短者。七月開黄花。根淡赤色，似前胡而强。生丹州者結青子，與他處者不類。其根似蘆頭，有赤毛如鼠尾，獨窠長者好。【斅曰】茈胡出在平州平縣，即今銀州銀縣也。西畔生處，多有白鶴、緑鶴于此飛翔，是此胡香直上雲間，若有過往聞者，皆氣爽也。【承曰】柴胡以銀夏者最良，根如鼠尾，長一二尺，香味甚佳。今圖經所載，俗不識其真，市人以同、華者代之，然亦勝於他處者。蓋銀夏地方多沙，同、華亦沙苑所出也。【機曰】解散用北柴胡，虚熱用海陽軟柴胡爲良。【時珍曰】銀州即今延安府神木縣，五原城是其廢蹟。所産柴胡長尺餘而微白且軟，不易得也。北地所産者，亦如前胡而軟，今人謂之北柴胡是也，入藥亦良。南土所産者，不似前胡，正如蒿根，强硬不堪使用。其苗有如韭葉者、竹葉者，以竹葉者爲勝。其如邪蒿者最下也。按夏小正月令云：仲春芸始生。倉頡解詁云：芸，蒿也。似邪蒿，可食。亦柴胡之類，入藥不甚良，故蘇恭以爲非柴胡云。近時有一種，根似桔梗、沙參，白色而大，市人以僞充銀柴胡，殊無氣味，不可不辨。

根。【修治】【斅曰】凡采得銀州柴胡，去鬚及頭，用銀刀削去赤薄皮少許，以粗布拭净，剉用。勿令犯火，立便無效也。

【氣味】苦，平，無毒。【別録曰】微寒。【普曰】神農、岐伯、雷公：苦，無毒。【大明曰】甘。【元素曰】氣味俱輕，陽也，升也，少陽經藥，引胃氣上升。苦寒以發散表熱。【杲曰】升也，陰中之陽，手足少陽、厥陰四經引經藥也。在臟主血，在經主氣。欲上升則用根，以酒浸。欲中及下降則用稍。【之才曰】半

〔一〕一：底本原闕一字。餘金陵諸本清晰作「一」，今據補。

夏爲之使，惡皂莢，畏女菀、藜蘆。【時珍曰】行手足少陽，以黄芩爲佐；行手足厥陰，以黄連爲佐。【主治】心腹腸胃中結氣，飲食積聚，寒熱邪氣，推陳致新。久服輕身，明目益精。本經。除傷寒心下煩熱，諸痰熱結實，胸中邪氣，五臟間遊氣，大腸停積，水脹及濕痺拘攣，亦可作浴湯。别録。治熱勞骨節煩疼，熱氣肩背疼痛，勞乏羸瘦，下氣消食，宣暢氣血，主時疾内外熱不解，單煮服之良。甄權。補五勞七傷，除煩止驚，益氣力，消痰止嗽，潤心肺，添精髓，健忘。大明。除虚勞，散肌熱，去早辰潮熱，寒熱往來，膽癉，婦人産前産後諸熱，心下痞，胸脇痛。元素。治陽氣下陷，平肝膽三焦包絡相火，及頭痛眩運，目昏赤痛障翳，耳聾鳴，諸瘧，及肥氣寒熱，婦人熱入血室，經水不調，小兒痘疹餘熱，五疳羸熱。時珍。

【發明】【之才曰】茈胡得桔梗、大黄、石膏、麻子仁、甘草、桂，以水一斗，煮取四升，入消石三方寸匕，療傷寒寒熱頭痛，心下煩滿。【頌曰】張仲景治傷寒，有大小柴胡，及柴胡加龍骨、柴胡加芒消等湯，故後人治寒熱，此爲最要之藥。【杲曰】能引清氣而行陽道，傷寒外，諸有熱則加之，無熱則不加也。又能引胃氣上行，升騰而行春令者宜加之。又凡諸瘧，以柴胡爲君，隨所發時所在經分，佐以引經之藥。十二經瘡疽中，須用柴胡以散諸經血結氣聚，功與連翹同也。【好古曰】柴胡能去臟腑内外俱乏，既能引清氣上行而順陽道，又入足少陽。在經主氣，在臟主血。前行則惡熱，却退則惡寒，惟氣之微寒，味之薄者，故能行經。若佐以三稜、廣茂、巴豆之類，則能消堅積，是主血也。婦人經水適來適斷，傷寒雜病，易老俱用小柴胡湯，加以四物之類，并秦艽、牡丹皮輩，爲調經之劑。又言婦人産後血熱必用之藥也。【宗奭曰】柴胡，本經並無一字治勞，今人治勞方中鮮有不用者。嗚呼！凡此誤世甚多。嘗原病勞，有一種其臟虚損，復受邪熱，因虚而致勞，故曰勞者牢也，當須斟酌用之。如經驗方中治勞熱青蒿煎之用柴胡，正合宜爾，服之無不效，熱去即須急止。若或無熱，得此愈甚，雖至死，人亦不怨，目擊甚多。日華子又謂補五勞七傷，藥性論亦謂治勞乏羸瘦。若此等病，苟無實熱，醫者執而用之，不死何待？注釋本草，一字亦不可忽。蓋萬世之後，所誤無窮，可不謹哉？如張仲景治寒熱往來如瘧狀，用柴胡湯，正合其宜也。【時珍曰】勞有五勞，病在五臟。若勞在肝、膽、心及包絡有熱，或少陽經寒熱者，則柴胡乃手足厥陰、少陽必用之藥。勞在脾胃有熱，或陽氣下陷，則柴胡乃引清氣、退熱必用之藥。惟勞在肺、腎者，不用可爾。然東垣李氏言諸有熱者宜加之，無熱則不加。又言諸經之瘧，皆以柴胡爲君。十二經瘡疽，須用柴胡以散結聚。則是肺瘧、腎瘧，十二經之瘡，有熱者皆可用之矣。但要用者精思病原，加減佐使可也。寇氏不分臟腑經絡有熱無熱，乃謂柴胡不治勞乏，一概擯斥，殊非通論。如和劑局方治上下諸血，龍腦雞蘇丸，用銀柴胡浸汁熬膏之法，則世人知此意者鮮矣。按龎元英談藪云：張知閣久病瘧，熱時如火，年餘骨立。醫用茸、附諸藥，熱益甚。召醫官孫琳胗之。琳投小柴胡湯一帖，熱減十之九，三服脱然。琳曰：此名勞瘧，熱從髓出，加以剛劑，氣血愈虧，安得不瘦？蓋熱有在皮膚、在臟腑、在骨髓，非柴胡不可。若得銀柴胡，只須一服；南方者力減，故三服乃效也。觀此則得用藥之妙的矣。寇氏之説，可盡憑乎。

【附方】舊一，新五。傷寒餘熱。傷寒之後，邪入經絡，體瘦肌熱，推陳致新，解利傷寒時氣伏暑，倉卒並治，不論長幼。柴胡四兩，甘草一兩，每服三錢，水一盞煎服。許學士本事方。小兒骨熱。十五歲以下，遍身如火，日漸黃瘦，盜汗欬嗽煩渴。柴胡四兩，丹砂三兩，爲末，豮豬膽汁拌和，飯上蒸熟，丸緑豆大。每服一丸，桃仁、烏梅湯下，日三服。聖濟總録。虚勞發熱。柴胡、人參等分，每服三錢，薑、棗同水煎服。澹寮方。濕熱黃疸。柴胡一兩，甘草二錢半，作一劑，以水一盌，白茅根一握，煎至七分，任意時時服，一日〔一〕盡。孫尚藥秘寶方。眼目昏暗。柴胡六銖，決明子十八銖，治篩，人乳汁和，傅目上，久久夜見五色。千金方。積熱下痢。柴胡、黃芩等分，半酒半水煎七分，浸冷，空心服之。濟急方。

苗。【主治】卒聾，擣汁頻滴之。千金。

前胡 别録中品

【釋名】【時珍曰】按孫愐唐韻作湔胡，名義未解。

【集解】【别録曰】前胡二月、八月采根，暴乾。【弘景曰】近道皆有，生下濕地，出吳興者爲勝。根似柴胡而柔軟，爲療殆微同之，本經上品有茈胡而無此，晚來醫乃用之。【大明曰】越、衢、婺、睦等處者皆好，七八月采之，外黑裏白。【頌曰】今陝西、梁漢、江淮、荆襄州郡及相州、孟州皆有之。春生苗，青白色，似斜蒿。初出時有白茅，長三四寸，味甚香美，又似芸蒿。七月内開白花，與葱花相類。八月結實。根青紫色。今鄜、延將來者，大與柴胡相似。但柴胡赤色而脆，前胡黃而柔軟，爲不同爾。一説今諸方所用前胡皆不同。汴京北地者，色黃白枯脆，絶無氣味。江東乃有三四種：一種類當歸，皮斑黑，肌黃而脂潤，氣味濃烈。一種色理黃白，似人參而細短，香味都微。一種如草烏頭，膚赤而堅，有兩三歧爲一本，食之亦戟人咽喉，中破以薑汁漬，擣服之，甚下膈解痰實。然皆非真前胡也。今最上者出吳中。又壽春生者，皆類柴胡而大，氣芳烈，味亦濃苦，療痰下氣，最勝諸道者。【斅曰】凡使勿用野蒿根，緣〔二〕真似前胡，只是味粗酸。若誤用之，令人反胃不受食。若是前胡，味甘微苦也。【時珍曰】前胡有數種，惟以苗高一二尺，色似斜蒿，葉如野菊而細瘦，嫩時可食，秋月開黲白花，類蛇牀子花，其根皮黑肉白，有香氣爲真。大抵北地者爲勝，故方書稱北前胡云。

根。【修治】【斅曰】修事先用刀刮去蒼黑皮并髭土了，細剉，以甜竹瀝浸令潤，日中曬乾用。

【氣味】苦，微寒，無毒。【權曰】甘、辛、平。【之才曰】半夏爲之使，惡皂莢，畏藜蘆。

【主治】痰滿，胸脇中痞，心腹結氣，風頭痛，去痰下氣，治傷寒寒熱，推陳致新，明目益精。别録。能去熱實，及時

〔一〕一日：原脱。今據證類卷六茈胡補。
〔二〕緣：原作「绿」。今據證類卷八前胡改。

氣内外俱熱，單煮服之。甄權。治一切氣，破癥結，開胃下食，通五臟，主霍亂轉筋，骨節煩悶，反胃嘔逆，氣喘欬嗽，安胎，小兒一切疳氣。大明。清肺熱，化痰熱，散風邪。時珍。

【發明】【時珍曰】前胡味甘、辛，氣微平，陽中之陰，降也。乃手足太陰、陽明之藥，與柴胡純陽上升，入少陽、厥陰者不同也。其功長于下氣，故能治痰熱喘嗽、痞膈嘔逆諸疾，氣下則火降，痰亦降矣。所以有推陳致新之績，爲痰氣要藥。陶弘景言其與柴胡同功，非矣。治證雖同，而所入所主則異。

【附方】舊一。小兒夜啼。前胡擣篩，蜜丸小豆大。日服一丸，熟水下，至五六丸，以瘥爲度。普濟方。

防風本經上品

【釋名】銅芸本經、回芸吴普、回草別録、屏風別録、茴根別録、百枝別録、百蜚吴普。【時珍曰】防者，禦也。其功療風最要，故名。屏風者，防風隱語也。曰芸、曰茴、曰蕳者，其花如茴香，其氣如芸蒿、蕳蘭也。

【集解】【別録曰】防風生沙苑川澤及邯鄲、琅琊、上蔡，二月、十月采根，暴乾。【普曰】正月生葉細圓，青黑黄白。五月黄花。六月結實黑色。【弘景曰】郡縣無名「沙苑」。今第一出彭城蘭陵，即近琅琊者。鬱州百市亦有之。次出襄陽〔一〕、義陽縣界，亦可用。惟以實而脂潤，頭節堅如蚯蚓頭者爲好。【恭曰】今出齊州龍山最善，淄州、兖州、青州者亦佳。葉似牡蒿、附子苗等。沙苑在同州南，亦出防風，輕虚不如東道者。陶云「無沙苑」，誤矣。【頌曰】今汴東、淮、浙州郡皆有之。莖葉俱青緑色，莖深而葉淡，似青蒿而短小。春初時嫩紫紅色，江東宋、亳人采作菜茹，極爽口。五月開細白花，中心攢聚作大房，似蒔蘿花。實似胡荽子而大。根土黄色，與蜀葵根相類，二月、十月采之。關中生者，三月、六月采之，然輕虚不及齊州者良。又有石防風，出河中府，根如蒿根而黄，葉青花白，五月開花，六月采根暴乾，亦療頭風眩痛。【時珍曰】江淮所産多是石防風，生于山石之間。二月采嫩苗作菜，辛甘而香，呼爲珊瑚菜。其根粗醜，其子亦可種。吴綬云：凡使以黄色而潤者爲佳，白者多沙條，不堪。

【氣味】甘，温，無毒。【別録曰】辛，無毒。又頭者令人發狂，又尾者發人痼疾。【普曰】神農、黄帝、岐伯、桐君、雷公、扁鵲：甘，無毒。李當之：小寒。【元素曰】味辛而甘，氣温，氣味俱薄，浮而升，陽也。手足太陽經之本藥。【好古曰】又行足陽明、太陰二經，爲肝經氣分藥。【杲曰】防風能制〔二〕黄耆，黄耆得防風其功愈大，乃相畏而相使者也。【之才曰】得葱白能行周身，得澤瀉、藁本療風，得當歸、芍藥、陽起石、禹餘粮療婦人子臟風。畏萆薢，殺附子毒，惡藜蘆、白斂、乾薑、芫花。

〔一〕陽：原作「州」。今據證類卷七防風改。

〔二〕制：原作「致」。今據湯液本草卷中防風改。

【主治】大風，頭眩痛，惡風，風邪目盲無所見，風行周身，骨節疼痛。久服輕身。本經。煩滿脇痛，風頭面去來，四肢攣急，字乳金瘡内痙[一]。別録。治三十六般風，男子一切勞劣，補中益神，風赤眼，止冷淚及癱瘓，通利五臟關脉，五勞七傷，羸損盗汗，心煩體重，能安神定志，勻氣脉。大明。治上焦風邪，瀉肺實，散頭目中滯氣，經絡中留濕，主上部見血。元素。搜肝氣。好古。

葉。【主治】中風，熱汗出。別録。【頌曰】江東一種防風，茹其嫩苗，云動風，與此文相反，豈別是一物耶？

花。【主治】四肢拘急，行履不得，經脉虚羸，骨節間痛，心腹痛。甄權。

子。【主治】療風更優，調食之。蘇恭。

【發明】【元素曰】防風，治風通用，身半已上風邪用身，身半已下風邪用稍，治風去濕之仙藥也，風能勝濕故爾。能瀉肺實，誤服瀉人上焦元氣。【杲曰】防風治一身盡痛，乃卒伍卑賤之職，隨所引而至，乃風藥中潤劑也。若補脾胃，非此引用不能行。凡脊痛項强，不可回顧，腰似折，項似拔者，乃手足太陽證，正當用防風。凡瘡在胸膈已上，雖無手足太陽證，亦當用之，爲能散結，去上部風。病人身體拘倦者，風也，諸瘡見此證亦須用之。錢仲陽瀉黄散中倍用防風者，乃於土中瀉木也。

【附方】舊二，新九。自汗不止。防風去蘆，爲末，每服二錢，浮麥煎湯服。朱氏集驗方：防風用麩炒，豬皮煎湯下。睡中盗汗。防風二兩，芎藭一兩，人參半兩，爲末。每服三錢，臨卧飲下。易簡方。消風順氣。老人大腸秘澀，防風、枳殼麩炒一兩，甘草半兩，爲末，每食前白湯服二錢。簡便方。偏正頭風。防風、白芷等分，爲末，煉蜜丸彈子大。每嚼一丸，茶清下。普濟方。破傷中風。牙關緊急，天南星、防風等分，爲末。每服二三匙，童子小便五升，煎至四升，分二服，即止也。經驗後方。小兒解顱。防風、白及、柏子仁等分，爲末。以乳汁調塗，一日一換。養生主論。婦人崩中。獨聖散：用防風去蘆頭，炙赤爲末。每服一錢，以麪糊酒調下，更以麪糊酒投之，此藥累經效驗。一方加炒黑蒲黄等分。經驗後[二]方。解烏頭毒，附子、天[三]雄毒。並用防風煎汁飲之。千金方。解芫花毒。同上。解野菌毒。同上。解諸藥毒。已死，只要心間温暖者，乃是熱物犯之，只用防風一味，擂冷水灌之。○萬氏積善堂方。

[一] 痙：原作「痓」。今據證類卷七防風改。
[二] 後：原脱。今據補同上。
[三] 天：原作「人」。今從錢本改。

獨活本經上品

【釋名】羌活本經、羌青本經、獨搖草別録、護羌使者本經、胡王使者吴普、長生草。【弘景曰】一莖直上，不爲風摇，故曰獨活。【別録曰】此草得風不摇，無風自動，故名獨摇草。【大明曰】獨活，是羌活母也。【時珍曰】獨活以羌中來者爲良，故有羌活、胡王使者諸名，乃一物二種也。正如川芎、撫芎、白术、蒼术之義，入用微有不同，後人以爲二物者，非矣。

【集解】【別録曰】獨活生雍州川谷，或隴西南安〔一〕，二月、八月采根，暴乾。【弘景曰】此州郡縣並是羌地。羌活形細而多節軟潤，氣息極猛烈。出益州北都西川者爲獨活，色微白，形虚大，爲用亦相似而小不如。至易蛀，宜密器藏之。【頌曰】獨活、羌活今出蜀漢者佳。春生苗葉如青麻。六月開花作叢，或黄或紫。結實時葉黄者，是夾石上所生；葉青者，是土脉中所生。本經云二物同一類。今人以紫色而節密者爲羌活，黄色而作塊者爲獨活。而陶隱居言獨活色微白，形虚大，用與羌活相似。今蜀中乃有大獨活，類桔梗而大，氣味亦不與羌活相類，用之微寒而少效。今又有獨活，亦自蜀中來，類羌活，微黄而極大，收時寸解乾之，氣味亦芳烈，小類羌活。又有槐葉氣者，今京下多用之，極效驗，意此爲真者。而市人或擇羌活之大者爲獨活，殊未爲當。大抵此物有兩種。西蜀者，黄色，香如蜜。隴西者，紫色，秦隴人呼爲山前獨活。古方但用獨活，今方既用獨活而又用羌活，兹爲謬矣。【機曰】本經獨活一名羌活，本非二物。後人見其形色氣味不同，故爲異論。然物多不齊，一種之中自有不同。仲景治少陰所用獨活，必緊實者；東垣治太陽所用羌活，必輕虚者。正如黄芩取枯飄者名片芩治太陰，條實者名子芩治陽明之義同也。况古方但用獨活無羌活，今方俱用，不知病宜兩用耶？抑未之考耶？【時珍曰】獨活、羌活乃一類二種，以中國者爲獨活，西羌者爲羌活，蘇頌所説頗明。按王貺易簡方〔二〕云：羌活須用紫色有蠶頭鞭節者。獨活是極大〔三〕羌活有臼如鬼眼者，尋常皆以老宿前胡爲獨活者，非矣。近時江淮山中出一種土當歸，長近尺許，白肉黑皮，氣亦芬香，如白芷氣，人亦謂之水白芷，用充獨活，解散亦或用之，不可不辨。

根。【修治】【斅曰】采得細剉，以淫羊藿拌裛〔四〕二日，暴乾去藿用，免煩人心。【時珍曰】此乃服食家治法，尋常去皮或焙用爾。

【氣味】苦、甘，平，無毒。【別録曰】微温。【權曰】苦、辛。【元素曰】獨活微温，甘、苦、辛，氣味俱薄，浮而升，陽也，足少陰行經氣分之藥。羌活性温，辛、苦，氣味俱薄，浮而升，陽也，手足太陽行經風藥，並入足厥陰、少陰經氣分。【之才曰】豚實爲之使。【弘景曰】藥無豚實，恐是蠡實也。【主治】風寒所擊，金瘡止痛，奔豚癇痓，女子疝瘕。久服輕身耐老。本經。療諸賊風，百節痛風，無問久新。別録。獨活：治諸中風

〔一〕安：原作「要」。今據證類卷六獨活改。
〔二〕易簡方：引文非出王碩易簡方，乃化裁自王貺全生指迷方卷二風食，故「易簡」當爲「指迷」之誤。
〔三〕大：原作「人」。今據指迷方卷二風食「獨活湯」改。
〔四〕裛：原作「挹」。今據證類卷六獨活改。

濕冷，奔喘逆氣，皮膚苦痒，手足攣痛，勞損，風毒齒痛。羌活：治賊風失音不語，多痒，手足不遂，口面喎斜，遍身痺，血癩。甄權。羌獨活：治一切風并氣，筋骨攣拳，骨節痠疼，頭旋目赤疼痛，五勞七傷，利五臟及伏梁水氣。大明。治風寒濕痺，痠痛不仁，諸風掉眩，頸項難伸。李杲。去腎間風邪，搜肝風，瀉肝氣，治項强腰脊痛。好古。散癰疽敗血。元素。

【發明】【恭曰】療風宜用獨活，兼水宜用羌活。【劉完素曰】獨活不摇風而治風，浮萍不沉水而利水，因其所勝而爲制也。【張元素曰】風能勝濕，故羌活能治水濕。獨活與細辛同用，治少陰頭痛。頭運目眩，非此不能除。羌活與川芎同用，治太陽、少陰頭痛，透關利節，治督脉爲病，脊强而厥。【好古曰】羌活乃足太陽、厥陰、少陰藥，與獨活不分二種。後人因羌活氣雄，獨活氣細。故雄者治足太陽風濕相搏，頭痛、肢節痛、一身盡痛者，非此不能除，乃却亂反正之主君藥也。細者治足少陰伏風，頭痛、兩足濕痺、不能動止者，非此不能治，而不治太陽之證。【時珍曰】羌活、獨活皆能逐風勝濕，透關利節，但氣有剛劣不同爾。素問云：從下上者，引而去之。二味苦辛而温，味之薄者，陰中之陽，故能引氣上升，通達周身而散風勝濕。按史〔一〕系曰：唐劉師貞之兄病風，夢神人曰，但取胡王使者浸酒服便愈。師貞訪問皆不曉。復夢其母曰：胡王使者，即羌活也。求而用之，兄疾遂愈。【嘉謨曰】羌活本手足太陽表裏引經之藥，又入足少陰、厥陰。名列君部之中，非比柔懦之主。小無不入，大無不通。故能散肌表八風之邪，利周身百節之痛。

【附方】舊七，新七。中風口噤，通身冷，不知人。獨活四兩，好酒一升，煎半升服。千金方。中風不語。獨活一兩，酒二升，煎一升，大豆五合，炒有聲，以藥酒熱投，蓋之良久，温服三合，未瘥再服。陳延之小品方〔二〕。熱風癱瘓常舉發者。羌活二斤，構子一升，爲末。每酒服方寸匕，日三服。廣濟方。産後中風，語濇，四肢拘急。羌活三兩，爲末。每服五錢，酒、水各一盞，煎減半服。小品方。産後風虚。獨活、白鮮皮各三兩，水三升，煮取一升半〔三〕，分三服。耐酒者入酒同煮。小品方。産後腹痛。羌活二兩，煎酒服。必效方。産腸脱出。方同上。子母秘録。妊娠浮腫。羌活、蘿蔔子同炒香，只取羌活爲末。每服二錢，温酒調下，一日一服，二日二服，三日三服。乃嘉興主〔四〕簿張昌時〔五〕所傳。許學士本事方。風水浮腫。方同上。歷節風痛。獨活、羌活、松節等分，用酒煮過，每日空心飲一盃。外臺秘要。風牙腫痛。肘後方用獨活煮酒熱漱之。○文潞公藥準用獨活、地黄各三兩，爲末。每服三錢，水一盞煎，和滓温服，卧時再服。喉閉口噤。羌活三兩，牛蒡子二兩，水煎一鍾，入白礬少許，灌之取效。聖濟録。睛垂至鼻。人睛忽垂至鼻，如黑角

〔一〕史：原作「文」。今據御覽卷四百一十四人事部引史系「劉師貞」事改。
〔二〕小品方：據證類卷六獨活所引，此方出經驗後方。
〔三〕取一升半：原作「□升」。今據證類卷六獨活補正。
〔四〕主：原脱。今據本事方卷四腫滿水氣蠱脹補。
〔五〕时：原作「明」。今據改同上。

色〔一〕，痛不可忍，或時時大便血出痛，名曰肝脹。用羌活煎汁，服數盞自愈。○夏子益奇疾方。太陽頭痛。羌活、防風、紅豆等分，爲末，嗃鼻。玉機微義。

土〔二〕當歸 綱目

【集解〔三〕】

根。【氣味】辛，温，無毒。【主治】除風和血，煎酒服之。閃拗手足，同荆芥、葱白煎湯淋洗之。時珍。○出衛生易簡方。

都管草 宋圖經

【集解】【頌曰】都管草生宜州田野，根似羌活，頭歲長一節，苗高一尺許，葉似土當歸，有重臺，二月、八月采根，陰乾。施州生者作蔓，又名香毬。蔓長丈餘，赤色，秋結紅實，四時皆有，采其根枝，淋洗風毒瘡腫。【時珍曰】按范成大桂海志云：廣西出之，一莖六葉。

根。【氣味】苦、辛，寒，無毒。

【主治】風腫癰毒赤疣，以醋摩塗之。亦治咽喉腫痛，切片含之，立愈。蘇頌。解蜈蚣、蛇毒。時珍。

升麻 本經上品

【釋名】周麻。【時珍曰】其葉似麻，其性上升，故名。按張揖廣雅及吴普本草並云，升麻一名周升麻。則「周」或指周地，如今人呼川升麻之義。今別録作周麻，非省文，即脱誤也。

【集解】【別録曰】升麻生益州山谷，二月、八月采根，日乾。【弘景曰】舊出寧州者第一，形細而黑，極堅實。今惟出益州，好者細削，皮青緑色，謂之雞骨升麻。北部亦有而形虚大，黄色。建平亦有而形大味薄，不堪用。人言是落新婦根，不然也。其形相似，氣色非也。落新婦亦解毒，取葉挼作小兒浴湯，主驚忤。【藏器曰】落新婦今人多呼爲小升麻，功用同於升麻，亦大小有殊也。【志曰】升麻，今嵩高出者色青，功用不如蜀者。【頌曰】今蜀漢、陝西、淮南州郡皆有之，以蜀川者爲勝。春生苗，高三尺以來。葉似麻葉，並青色。四月、五月着花，似粟穗，白色。六月以後結實，黑色。根如蒿根，紫黑色，多鬚。

〔一〕色：原作「塞」。今據傳信適用方卷下夏子益治奇疾方改。
〔二〕土：原作「玉」。今據本卷目録及衛生易簡方卷九折傷改。
〔三〕集解：内容原闕。

根。【修治】【斅曰】采得刮去粗皮，用黄精自然汁浸一宿，暴乾，剉，蒸再暴用。【時珍曰】今人惟取裹白外黑而緊實者，謂之鬼臉升麻，去鬚及頭蘆，剉用。

【氣味】甘、苦，平，微寒，無毒。【元素曰】性温，味辛微苦，氣味俱薄，浮而升，陽也，爲足陽明、太陰引經的藥。得葱白、白芷，亦入手陽明、太陰。【杲曰】引葱白，散手陽明風邪。引石膏，止陽明齒痛。人參、黄耆，非此引之，不能上行。【時珍曰】升麻，同柴胡，引生發之氣上行；同葛根，能發陽明之汗。

【主治】解百毒，殺百精老物殃鬼，辟瘟疫瘴氣、邪氣蠱毒，入口皆吐出，中惡腹痛，時氣毒癘，頭痛寒熱，風腫諸毒，喉痛口瘡。久服不夭，輕身長年。本經。安魂定魄，鬼附啼泣，疳䘌，遊風腫毒。大明。小兒驚癇，熱壅不通。療癰腫，豌豆瘡，水煎綿沾拭瘡上。甄權。治陽明頭痛，補脾胃，去皮膚風邪，解肌肉間風熱，療肺痿欬唾膿血，能發浮汗。元素。牙根浮爛惡臭，太陽鼽衄，爲瘡家聖藥。好古。消斑疹，行瘀血，治陽陷眩運，胸脇虚痛，久泄下痢，後重遺濁，帶下崩中，血淋下血，陰痿足寒。時珍。

【發明】【元素曰】補脾胃藥非此爲引用不能取效，脾痺非此不能除。其用有四：手足陽明引經一也，升陽氣於至陰之下二也，去至高之上及皮膚風邪三也，治陽明頭痛四也。【杲曰】升麻發散陽明風邪，升胃中清氣，又引甘温之藥上升，以補衛氣之散而實其表。故元氣不足者，用此於陰中升陽，又緩帶脉之縮急。此胃虚傷冷，鬱遏陽氣於脾土者，宜升麻、葛根以升散其火鬱。【好古曰】升麻葛根湯〔一〕乃陽明發散藥。若初病太陽證便服之，發動其汗，必傳陽明，反成其害也。朱肱活人書言瘀血入裏，吐血衄血者，犀角地黄湯乃陽明經聖藥。如無犀角，以升麻代之。二物性味相遠，何以代之？蓋以升麻能引地黄及餘藥同入陽明也。【時珍曰】升麻引陽明清氣上行，柴胡引少陽清氣上行。此乃稟賦素弱，元氣虚餒，及勞役饑飽生冷内傷，脾胃引經最要藥也。升麻葛根湯乃發散陽明風寒藥也。時珍用治陽氣鬱遏，及元氣下陷諸病，時行赤眼，每有殊效。神而明之，方可執泥乎？一人素飲酒，因寒月哭母受冷，遂病寒中，食無薑蒜，不能一啜〔二〕。至夏酷暑，又多飲水，兼懷怫鬱。因病右腰一點脹痛，牽引右脇，上至胸口，則必欲卧。發則大便裏急後重，頻欲登圊，小便長而數，或吞酸，或吐水，或作瀉，或陽痿，或厥逆，或得酒少止，或得熱稍止。但受寒食寒，或勞役，或入房，或怒，或饑，即時舉發。一止則諸證泯然，如〔三〕無病人，甚則日發數次。服温脾、勝濕、滋補、消導諸藥，皆微止隨發。時珍思之，此乃饑飽勞逸，内傷元氣，清陽陷遏，不能上升所致也。遂用升麻葛根湯合四君子湯，加柴胡、蒼术、黄耆煎服，服後仍飲酒一二盃助之。其藥入腹，則覺清氣上行，胸膈爽快，手足和煖，頭目精明，神采迅發，諸證如掃。每發一服即止，神驗無比。若減

〔一〕湯：此條乃湯液本草卷中升麻引「東垣云」之文，專論藥而不及方。故此「湯」字當衍。
〔二〕啜：原作「叕」。今從張本改。
〔三〕如：原字缺損。今從江西本補正。

升麻、葛根，或不飲酒，則效便遲。大抵人年五十以後，其氣消者多，長者少；降者多，升者少；秋冬之令多，而春夏之令少。若禀受弱而有前諸證者，並宜此藥活法治之。素問云：「陰精所奉其人壽，陽精所降其人夭。」千古之下，窺其奥而闡其微者，張潔古、李東垣二人而已。外此則著參同契、悟真篇者，旨與此同也。又升麻能解痘毒，惟初發熱時，可用解毒。痘已出後，氣弱或泄瀉者，亦可少用。其升麻葛根湯，則見斑後必不可用，爲其解散也。本草以升麻爲解毒、吐蠱毒要藥，蓋以其爲陽明本經藥。而性又上升故也。按范石湖文集云：李燾爲雷州[一]推官，鞠獄得治蠱方：毒在上用升麻吐之，在腹用鬱金下之，或合二物服之，不吐則下。此方活人甚多也。

【附方】舊五，新八。服食丹砂。石泉公王方慶嶺南方云：南方養生治病，無過丹砂。其方用升麻末三兩，研鍊過，光明砂一兩，以蜜丸梧子大，每日食後服三丸。蘇頌圖經本草。豌豆斑瘡。比歲有病天行發斑瘡，頭面及身須臾周匝，狀如火燒瘡，皆戴白漿，隨決隨生，不治數日必死。瘥後瘢黯，彌歲方滅，此惡毒之氣所爲。云晉元帝時，此病自西北流起，名虜瘡。以蜜煎升麻，時時食之。并以水煮升麻，綿沾[二]拭洗之。葛洪肘後方。辟瘴明目。七物升麻丸：升麻、犀角、黄芩、朴硝、巵子、大黄各二兩，豉二升，微熬同擣末，蜜丸梧子大。覺四肢大熱，大便難，即服三十丸，取微利爲度。若四肢小熱，只食後服二十丸。非但辟瘴，甚能明目。王方慶嶺南方。卒腫毒起。升麻磨醋頻塗之。肘後方。喉痺作痛。升麻片含嚥。或以半兩煎服，取吐。直指方。胃熱齒痛。升麻煎湯，熱漱嚥之，解毒。或加生地黄。直指方。口舌生瘡。升麻乙兩，黄連三分，爲末，綿裹含嚥。本事方。熱痱瘙痒。升麻煎湯飲，并洗之。千金方。小兒尿血。蜀升麻五分，水五合，煎一合，服之。一歲兒一日一服。姚和衆至寶方。産後惡血不盡，或經月半年。以升麻三兩，清酒五升，煮取二升，分半再服。當吐下惡物，極良。千金翼方。解莨菪毒。升麻煮汁，多服之。外臺秘要。挑生蠱毒，野葛毒，並以升麻多煎，頻飲之。直指方。射工溪毒。升麻、烏翣煎水服，以滓塗之。肘後方。

苦參本經中品

【釋名】苦蘵本經、苦骨綱目、地槐別録、水槐本經、菟槐別録、驕槐別録、野槐綱目、白莖別録。又名岑莖、禄[三]白、陵郎、虎麻。【時珍曰】苦以味名，參以功名，槐以葉形名也。苦蘵與菜[四]部苦蘵同名異物。

[一] 雷州：宋史卷三百八十八李燾傳作「雅州」。
[二] 沾：原作「沽」。今據肘後方卷二治傷寒時氣温病方改。
[三] 禄：原作「緑」。今據證類卷六苦參改。
[四] 菜：原作「葉」。今從江西本改。

【集解】【別録曰】苦參生汝南山谷及田野，三月、八月、十月采根，暴乾。【弘景曰】近道處處有之。葉極似槐葉，花黄色，子作莢，根味至苦惡。【頌曰】其根黄色，長五七寸許，兩指粗細。三五莖並生，苗高三四尺以來。葉碎，青色，極似槐葉，春生冬凋。其花黄白色，七月結實如小豆子。河北生者無花子。五月、六月、十月采根，暴乾。【時珍曰】七八月結角如蘿蔔子，角内有子二三粒，如小豆而堅。

根。【修治】【斅曰】采根，用糯米濃泔汁浸一宿，其腥穢氣並浮在水面上，須重重淘過，即蒸之，從巳至申，取晒切用。

【氣味】苦，寒，無毒。【之才曰】玄參爲之使，惡貝母、兔絲、漏蘆，反藜蘆。【時珍曰】伏汞，制雌黄、焰硝。

【主治】心腹結氣，癥瘕積聚，黄疸，溺有餘瀝，逐水，除癰腫，補中，明目止淚。本經。養肝膽氣，安五臟，平胃氣，令人嗜食。輕身，定志益精，利九竅，除伏熱腸澼，止渴醒酒，小便黄赤，療惡瘡、下部䘌。別録。漬酒飲，治疥殺蟲。弘景。治惡蟲、脛酸。蘇恭。治熱毒風，皮肌煩躁生瘡，赤癩眉脱，除大熱嗜睡，治腹中冷痛，中惡腹痛。甄權。殺疳蟲。炒存性，米飲服，治腸風瀉血并熱痢。大明〔一〕。

【發明】【元素曰】苦參味苦，氣沉純陰，足少陰腎經君藥也。治本經須用，能逐濕。【頌曰】古今方用治風熱瘡疹最多。【宗奭曰】沈存中筆談載其苦腰重，久坐不能行。有一將佐曰：此乃病齒數年，用苦參揩齒，其氣味入齒傷腎所致也。後有太常少卿舒昭亮，亦用苦參揩齒，歲久亦病腰。自後悉不用之，腰疾皆愈。此皆方書不載者。【震亨曰】苦參能峻補陰氣，或得之而致腰重者，因其氣降而不升也，非傷腎之謂也。其治大風有功，况風熱細疹乎？【時珍曰】子午乃少陰君火對化，故苦參、黄蘗之苦寒皆能補腎，蓋取其苦燥濕、寒除熱也。熱生風，濕生蟲，故又能治風殺蟲。惟腎水弱而相火勝者，用之相宜。若火衰精冷，真元不足，及年高之人，不可用也。素問云：「五味入胃，各歸其所喜攻。久而增氣，物化之常也。氣增而久，夭之由也。」王冰註云：「入肝爲温，入心爲熱，入肺爲清，入腎爲寒，入脾爲至陰而兼四氣，皆爲增其味而益其氣，各從本臟之氣。故久服黄連、苦參而反熱者，此其類也。氣增不已，則臟氣有偏勝，偏勝則臟有偏絶，故有暴夭。是以藥不具五味，不備四氣，而久服之，雖且獲勝，久必暴夭。但人疏忽，不能精候爾。」張從正亦云：「凡藥皆毒也。雖甘草、苦參，不可不謂之毒。久服則五味各歸其臟，必有偏勝氣增之患。」諸藥皆然，學者當觸類而長之可也。至於飲食亦然。又按史記云：太倉公淳于意醫齊大夫病齲齒，灸左手陽明脉，以苦參湯日漱三升，出入五六日，其風〔二〕愈。此亦取其去風氣濕熱、殺蟲之義。

【附方】舊九，新一十九。熱病狂邪。不避水火，欲殺人。苦參末，蜜丸梧子大。每服十丸，薄荷湯下。亦可爲末，二錢，水煎服。千金方。傷寒結胸。

〔一〕大明：原作「時珍」。今據證類卷六苦參改。

〔二〕五六日其風：原作「其風五六日」。今據史記卷一百五扁鵲倉公列傳乙正。

天行病四五日，結胸滿痛壯熱。苦參一兩，以醋三升，煮取一升二合，飲之取吐即愈。天行毒病，非苦參、醋藥不解，及温覆取汗良。外臺秘要。**穀疸食勞**。頭旋，心怫鬱不安而發黄，由失饑大食，胃氣冲薰所致。苦參三兩，龍膽一合，爲末，牛膽丸梧子大。生大麥苗汁服五丸，日三服。肘後方。**小兒身熱**。苦參煎湯浴之良。外臺秘要。**毒熱足腫**，作痛欲脱者。苦參煮酒漬之。姚僧垣集驗方。**夢遺食減**。白色苦參三兩，白术五兩，牡蠣粉四兩，爲末。用雄豬肚一具，洗凈，砂罐煮爛，石臼擣和藥，乾則入汁，丸小豆大。每服四十丸，米湯下，日三服。久服身肥食進而夢遺立止。劉松石保壽堂方。**小腹熱痛**，青黑或赤色，不能喘者。苦參一兩，醋一升半，煎八合，分二服。張傑子母秘録。**中惡心痛**。苦參三兩，苦酒一升半，煮取八合，分二服。肘後方。**飲食中毒**。魚肉菜等毒，上方煎服，取吐即愈。梅師方。**血痢不止**。苦參炒焦爲末，水丸梧子大。每服十五丸，米飲下。孫氏仁存堂方。**大腸脱肛**。苦參、五倍子、陳壁土等分，煎湯洗之，以木賊末傅之。醫方摘要。**妊娠尿難**。方見「貝母」下。**産後露風**，四肢苦煩熱。頭痛者，與小柴胡。頭不痛者，用苦參二兩，黄芩一兩，生地黄四兩，水八升，煎二升，分數服。**齒縫出血**。苦參一兩，枯礬一錢，爲末，日三揩之，立驗。普濟方。**齲齒風痛**。方見「發明」下。**鼻瘡膿臭**。有蟲也。苦參、枯礬一兩，生地黄汁三合，水二盞，煎三合，少少滴之。普濟方。**肺熱生瘡**，遍身皆是。用苦參末，粟米飯丸梧子大。每服五十丸，空心米飲下。御藥院方。**遍身風疹**，癢[一]痛不可忍，胸頸臍腹及近隱皆然者，亦多涎痰，夜不得睡。用苦參末一兩，皂角二兩，水一升，揉濾取汁。石器熬成膏，和末丸梧子大。每服三十丸，食後温水服，次日便愈。寇宗奭衍義。**大風癩疾**。頌曰：用苦參五兩切，以好酒三斗漬三十日。每飲一合，日三服，常服不絶。若覺痺即瘥。○張子和儒門事親用苦參末二兩，以豬肚盛之，縫合煮熟，取出去藥。先餓一日，次早先飲新水一盞，將豬肚食之，如吐再食。待一二時，以肉湯調無憂散五七錢服，取出大小蟲一二萬爲效。後以不蛀皂角一斤，去皮子，煮汁，入苦參末調糊。下何首烏末二兩，防風末一兩半，當歸末一兩，芍藥末五錢，人參末三錢，丸梧子大。每服三五十丸，温酒或茶下，日三服。仍用麻黄、苦參、荆芥煎水洗之。○聖濟總録苦參丸：治大風癩及熱毒風瘡疥癬。苦參九月末掘取去皮暴乾，取粉一斤，枳殼麩炒六兩，爲末，蜜丸。每温酒下三十丸，日二夜一服。一方去枳殼。**腎臟風毒**，及心肺積熱，皮膚生疥癩，疼痒時出黄水，及大風手足壞爛，一切風疾。苦參三十一兩，荆芥穗一十六兩，爲末，水糊丸梧子大。每服三十丸，茶下。和劑局方。**上下諸瘻**，或在項，或在下部。用苦參五升，苦酒一斗，漬三四日服之，以知爲度。肘後方。**鼠瘻惡瘡**。苦參二斤，露蜂房二兩，麴二斤，水二斗，漬二宿，去滓，入黍米二升，釀熟，稍飲，日三次。肘後方。**下部漏瘡**。苦參煎湯，日日洗之。直指方。**瘰癧結核**。苦參四兩，牛膝汁丸緑豆大。每煖水下二十丸。張文仲備急方。**湯火傷灼**。苦參末油調傅之。衛生寶鑑。**赤白帶下**：苦參二兩，牡蠣粉一兩五錢，爲末。以雄猪肚一箇，水三盌煮爛，擣泥和丸梧子大。每服百丸，温酒下。陸氏積德堂方。

〔一〕癢：原作「痺」。今據衍義卷九苦參改。

實十月收采。【氣味】同根。【主治】久服輕身不老，明目。餌如槐子法，有驗。蘇恭。

白鮮音仙。○本經中品

【釋名】白羶弘景、白羊鮮弘景、地羊鮮圖經、金雀兒椒日華。【弘景曰】俗呼爲白羊鮮。氣息正似羊羶，故又名白羶。【時珍曰】鮮者，羊之氣也。此草根白色，作羊羶氣，其子纍纍如椒，故有諸名。

【集解】【別録曰】白鮮皮生上谷川谷及冤句，四月、五月采根，陰乾。【弘景曰】近道處處有，以蜀中者爲良。【恭曰】其葉似茱萸，苗〔一〕高尺餘，根皮白而心實，花紫白色。根宜二月采，若四月、五月采便虚惡矣。【頌曰】今河中、江寧府、滁州、潤州皆有之。苗高尺餘，莖青，葉稍白，如槐，亦似茱萸。四月開花淡紫色，似小蜀葵花。根似小蔓菁，皮黄白而心實。山人采嫩苗爲菜茹。

根皮。【氣味】苦，寒，無毒。【別録曰】鹹。【之才曰】惡螵蛸、桔梗、伏苓、萆〔二〕薢。【主治】頭風黄疸，欬逆淋瀝，女子陰中腫痛，濕痺死肌，不可屈伸起止行步。本經。療四肢不安，時行腹中大熱飲水，欲走大呼，小兒驚癇，婦人産後餘痛。別録。治一切熱毒風、惡風，風瘡疥癬赤爛，眉髮脱脆，皮肌急，壯熱惡寒，解熱黄、酒黄、急黄、穀黄、勞黄。甄權。通關節，利九竅及血脉，通小腸水氣，天行時疾，頭痛眼疼。其花同功。大明。治肺嗽。蘇頌。

【發明】【時珍曰】白鮮皮氣寒善行，味苦性燥，足太陰、陽明經去濕熱藥也，兼入手太陰、陽明，爲諸黄風痺要藥。世醫止施之瘡科，淺矣。

【附方】舊一，新一。鼠瘻已破，出膿血者。白鮮皮煮汁，服一升，當吐若鼠子也。肘後方。産後中風，人虚不可服他藥者。一物白鮮皮湯，用新汲水三升，煮取一升，温服。陳延之小品方。

延胡索宋開寶

【釋名】玄胡索。【好古曰】本名玄胡索，避宋真宗諱，改玄爲延也。【集解】【藏器曰】延胡索生奚國，從安東來。根如半夏，色黄。【時珍曰】奚乃東北夷也。今二〔三〕茅山西上龍洞種之。每年寒露後栽，立春後生苗，葉如竹葉様，二月長三寸高，根叢生如芋卵様，立夏掘起。

〔一〕苗：原脱。今據證類卷八白鮮補。
〔二〕萆：原作「草」。今據改同上。
〔三〕二：此據江西本，金陵字殘，惟存首筆一横。上龍洞在江蘇茅山，古無「二茅山」地名。故此「二」字存疑。

根。【氣味】辛，温，無毒。【珣曰】苦、甘。【杲曰】甘、辛，温，可升可降，陰中陽也。【好古曰】苦、辛，温，純陽，浮也。入手、足太陰經。【主治】破血，婦人月經不調，腹中結塊，崩中淋露，産後諸血病，血運，暴血衝上，因損下血。煮酒或酒磨服。開寶。除風治氣，暖腰膝，止暴腰痛，破癥癖，撲損瘀血，落胎。大明。治心氣小腹痛，有神。好古。散氣，治腎氣，通經絡。李珣。活血利氣，止痛，通小便。時珍。

【發明】【珣曰】主腎氣及破産後惡露或兒枕。與三稜、鼈甲、大黄爲散甚良，蟲蛀成末者尤良。【時珍曰】玄胡索味苦微辛，氣温，入手足太陰、厥陰四經，能行血中氣滯，氣中血滯，故專治一身上下諸痛，用之中的，妙不可言。荆穆王妃胡氏，因食蕎麥麪着怒，遂病胃脘當心痛，不可忍。醫用吐下行氣化滯諸藥，皆入口即吐，不能奏功，大便三日不通。因思雷公炮炙論云：心痛欲死，速覓延胡。乃以玄胡索末三錢，温酒調下，即納入。少頃，大便行而痛遂止。又華老年五十餘，病下痢腹痛垂死，已備棺木。予用此藥三錢，米飲服之，痛即減十之五，調理而安。按方勺泊宅編云：一人病遍體作痛，殆不可忍。都下醫或云中風，或云中濕，或云脚氣，藥悉不效。周離亨言：是氣血凝滯所致。用玄胡索、當歸、桂心等分，爲末，温酒服三四錢，隨量頻進，以止爲度，遂痛止。蓋玄胡索能活血化氣，第一品藥也。其後趙待制霆因導引失節，肢體拘攣，亦用此數服而愈。

【附方】舊三，新一十二。老小欬嗽。玄胡索一兩，枯礬二錢半，爲末。每服二錢，軟餳一塊和含之。仁存堂方。鼻出衄血。玄胡索末綿裹塞耳内，左衄塞右，右衄塞左。普濟方。小便尿血。玄胡索一兩，朴硝七錢半，爲末。每服四錢，水煎服。活人書。小便不通。撚頭散：治小兒小便不通。用延胡索、川苦楝子等分，爲末。每服半錢或一錢，白湯滴油數點調下。錢仲陽[一]小兒直訣。膜外氣疼及氣塊。延胡索不限多少，爲末，豬胰一具，切作塊子，炙熟蘸末，頻食之。勝金方。熱厥心痛，或發或止，久不愈，身熱足寒者。用玄胡索去皮，金鈴子肉等分，爲末，每温酒或白湯下二錢。聖惠方。下痢腹痛。方見「發明」下。婦女血氣，腹中刺痛，經候不調。用玄胡索去皮醋炒，當歸酒浸炒各一兩，橘紅二兩，爲末，酒煮米糊丸梧子大。每服一百丸，空心艾醋湯下。濟生方。産後諸病。凡産後穢污不盡，腹滿，及産後血運，心頭硬，或寒熱不禁，或心悶、手足煩熱、氣力欲絶諸病。並用延胡索炒研，酒服二錢，甚效。聖惠方。小兒盤腸氣痛。延胡索、茴香等分，炒研，空心米飲，量兒大小與服。衛生易簡方。疝氣危急。玄胡索鹽炒，全蠍去毒生用，等分爲末。每服半錢，空心鹽酒下。直指方。冷氣腰痛。玄胡索、當歸、桂心三味，方見「發明」下。肢體拘痛。方同上。偏正頭痛不可忍者。玄胡索七枚，青黛二錢，牙皂二箇去皮子，爲末，水和丸如杏仁大。每以水化一丸，灌入病人鼻内，隨左右，口咬銅錢一箇，當有涎出成盆而愈。永類方。墜落車馬，筋骨痛不止。延胡索末，豆淋酒服二錢，日二服。聖惠方。

[一] 陽：原作「湯」。卷一引據古今醫家書目載「錢乙小兒直訣」，宋史卷四百六十二列傳第二百二十一載「錢乙字仲陽」，今據改。

貝母本經中品

【釋名】莔爾雅音萌、勤母別録、苦菜別録、苦花別録、空草別録、藥實。【弘景曰】形似聚貝子，故名貝母。【時珍曰】詩云「言采其莔」，即此。一作蝱，謂根狀如蝱也。苦菜、藥實，與野苦蕒、黄藥子同名。

【集解】【別録曰】貝母生晉地，十月采根，暴乾。【恭曰】其葉似大蒜。四月蒜熟時采之良。若十月苗枯，根亦不佳也。出潤州、荆州、襄州者最佳，江南諸州亦有。【頌曰】今河中、江陵府、郢、壽、隨、鄭、蔡、潤、滁州皆有之。二月生苗，莖細，青色。葉亦青，似蕎麥葉，隨苗出。七月開花，碧緑色，形如鼓子花。八月采根，根有瓣子，黄白色，如聚貝子。此有數種。陸機詩疏云：莔，貝母也。葉如栝樓而細小。其子在根下，如芋子，正白，四方連累相着，有分解。今近道出者正類此。郭璞注爾雅言「白花，葉似韭」，此種罕復見之。【斅曰】貝母中有獨顆團不作兩片無皺者，號曰丹龍精，不入藥用。誤服令人筋脉永不收，惟以黄精、小藍汁服之，立解。

根。【修治】【斅曰】凡使，先於柳木灰中炮黄，擘去内口鼻中有米許大者心一顆，後拌糯米於鏊上同炒。待米黄，去米用。

【氣味】辛，平，無毒。【別録曰】苦，微寒。【恭曰】味甘，苦，不辛。【之才曰】厚朴、白微爲之使，惡桃花，畏秦艽、莽草、礜石，反烏頭。【主治】傷寒煩熱，淋瀝邪氣，疝瘕，喉痺，乳難，金瘡風痙。本經。療腹中結實，心下滿，洗洗惡風寒，目眩項直，欬嗽上氣，止煩熱渴，出汗，安五臟，利骨髓。別録。服之不饑斷穀。弘景。消痰，潤心肺。末和沙糖丸含，止嗽。燒灰油調，傅人畜惡瘡，斂瘡口。大明。主胸脇逆氣，時疾黄疸。研末點目，去膚瞖。以七枚作末酒服，治産難及胞衣不出。與連翹同服，主項下瘤癭疾。甄權。

【發明】【承曰】貝母能散心胸鬱結之氣，故詩云「言采其莔」是也。作詩者本以不得志而言，今用治心中氣不快、多愁鬱者，殊有功，信矣。【好古曰】貝母乃肺經氣分藥也。仲景治寒實結胸外無熱證者，三物小陷胸湯主之，白散亦可，以其内有貝母也。成無己云：辛散而苦泄，桔梗、貝母之苦辛，用以下氣。【機曰】俗以半夏有毒，用貝母代之。夫貝母乃太陰肺經之藥，半夏乃太陰脾經、陽明胃經之藥，何可以代？若虚勞欬嗽、吐血咯血、肺痿肺癰、婦人乳癰、癰疽及諸鬱之證，半夏乃禁忌，皆貝母爲向導，猶可代也。至於脾胃濕熱，涎化爲痰，久則生火。痰火上攻，昏憒僵仆蹇澀諸證，生死旦夕，亦豈貝母可代乎？【頌曰】貝母治惡瘡。唐人記其事云：江左嘗有商人，左膊上有瘡如人面，亦無他苦。商人戲以酒滴口中，其面赤色。以物食之，亦能食，多則膊内肉脹起。或不食，則一臂痺焉。有名醫教其歷試諸藥，金石草木之類，悉無所苦。至貝母，其瘡乃聚眉閉口〔一〕。商人喜，因以小葦筒毁其口灌之，數日成痂遂愈，然不知何疾也。

〔一〕口：原作「目」。今據證類卷八貝母改。

本經言主金瘡，此豈金瘡之類與？

【附方】新一十七。憂鬱不伸，胸膈不寬。貝母去心，薑汁炒研，薑汁麪糊丸。每服七十丸，征士鎖甲煎湯下。集效方。化痰降氣，止欬解鬱，消食除脹，有奇效。用貝母去心一兩，薑制厚朴半兩，蜜丸梧子大，每白湯下五十丸。○筆峰方。小兒晬嗽。百日內欬嗽痰壅，貝母五錢，甘草半生半炙二錢，爲末，沙糖丸芡子大，每米飲化下一丸。全幼心鑑。孕婦欬嗽。貝母去心，麩炒黄爲末，沙糖拌丸芡子大。每含嚥一丸，神效。救急易方。妊娠尿難，飲食如故。用貝母、苦參、當歸各[一]四兩，爲末，蜜丸小豆大，每飲服三丸至十丸。金匱要略。乳汁不下。二母散：貝母、知母、牡蠣粉等分，爲細末，每豬蹄湯調服二錢，此祖傳方也。王海藏湯液本草。冷淚目昏。貝母一枚，胡椒七粒，爲末點之。儒門事親方。目生弩肉。肘後用貝母、真丹等分爲末，日點。○摘玄方用貝母、丁香等分爲末，乳汁調點。吐血不止。貝母炮，研，温漿水服二錢。聖惠方。衄血不止。貝母炮，研末，漿水服二錢，良久再服。普濟方。小兒鵝口，滿口白爛。貝母去心爲末，半錢，水五分，蜜少許，煎三沸，繳净抹之，日四五度。○聖惠方。吹奶作痛。貝母末吹鼻中，大效。危氏得效方。乳癰初腫。貝母末，酒服二錢，仍令人[二]吮之，即通。仁齋直指方。便癰腫痛。貝母、白芷等分爲末，酒調服或酒煎服，以滓貼之。永類鈐方。紫白癜斑。貝母、南星等分爲末，生薑帶汁擦之。○德生堂方用貝母、乾薑等分爲末，如澡豆，入密室中浴擦，得汗爲妙。○談埜翁方以生薑擦動，醋磨貝母塗之。○聖惠方用貝母、百部等分爲末，自然薑汁調搽。蜘蛛咬毒。縛定咬處，勿使毒行。以貝母末酒服半兩，至醉。良久酒化爲水，自瘡口出。水盡，仍塞瘡口，甚妙。仁齋直指方。蛇蠍咬傷。方同上。

山慈姑宋嘉祐

【釋名】金燈拾遺、鬼燈檠綱目、朱姑綱目、鹿蹄草綱目、無義草。【時珍曰】根狀如水慈姑，花狀如燈籠而朱色，故有諸名。段成式酉陽雜俎云：金燈之花與葉不相見，人惡種之，謂之無義草。又有試劍草，亦名鹿蹄草，與此同名，見後草之五。

【集解】【藏器曰】山慈姑生山中濕地，葉似車前，根如慈姑。【大明曰】零陵間有一種團慈姑，根如小蒜，所主略同。【時珍曰】山慈姑處處有之。冬月生葉，如水仙花之葉而狹。二月中抽[三]一莖如箭簳，高尺許。莖端開花白色，亦有紅色、黄色者，上有黑點，其花乃衆花簇成一朶，如絲紐成，可愛。三月結子，有三稜，四月初苗枯，即掘取其根，狀如慈姑及小蒜，遲則苗腐難尋矣。根苗與老鴉蒜極相類，但老鴉根無毛，慈姑有毛殼包裹爲異爾。用之去毛殼。

[一] 各：原脱。今據金匱卷下婦人妊娠病脉證並治補。
[二] 人：原爲墨丁。今從江西本補。
[三] 抽：原字殘損類「枯」。今從張本改。

根。【氣味】甘、微辛，有小毒。【主治】癰腫瘡瘻、瘰癧結核等，醋磨傅之。亦剥人面皮，除皯䵟。藏器。主疔腫，攻毒破皮，解諸毒蠱毒，蛇蟲狂犬傷。時珍。

【附方】新五。粉滓面䵟。山慈姑根夜塗旦洗。普濟方。牙齦腫痛。紅燈籠枝根煎湯漱吐。孫天仁集效方。癰疽疔腫，惡瘡及黄疸。慈姑連根同蒼耳草等分，搗爛，以好酒一鍾，濾汁温服。或乾之爲末，每酒服三錢。乾坤生意。風痰癇疾。金燈花根似蒜者一箇，以茶清研如泥，日中時以茶調下，即卧日中，良久，吐出雞子大物，永不發。如不吐，以熱茶投之。奇效良方。萬病解毒丸。一名太乙紫金丹，一名玉樞丹。解諸毒，療諸瘡，利關節，治百病，起死回生，不可盡述。凡居家遠出，行兵動衆，不可無此。山慈姑去皮洗極净焙，二兩，川五倍子洗刮焙，二兩，千金子仁白者研，紙壓去油，一兩，紅芽大戟去蘆洗焙，一兩半，麝香三錢，以端午、七夕、重陽，或天德、月德黄道上吉日，預先齋戒盛服，精心治藥，爲末，陳設拜禱，乃重羅令匀，用糯米濃飲和之，木臼杵千下，作一錢一錠。病甚者連服，取利一二行，用温粥補之。凡一切飲食藥毒，蠱毒瘴氣，河豚、土菌、死牛馬等毒，並用凉水磨服一錠，或吐或利即愈。癰疽發背，疔腫楊梅等，一切惡瘡，風癮赤遊，痔瘡，並用凉水或酒磨塗，日數次，立消。陰陽二毒，傷寒狂亂，瘟疫，喉痺喉風，並用冷水入薄荷汁數匙化下。心氣痛并諸氣，用淡酒化下。泄瀉痢下，霍亂絞腸沙，用薄荷湯下。中風中氣，口緊眼歪，五癲五癇，鬼邪鬼胎，筋攣骨痛，並暖酒下。自縊、溺水、鬼迷，心頭温者，冷水磨灌之。傳尸癆瘵，凉水化服，取下惡物蟲積爲妙。久近瘧疾，將發時東流水煎桃枝湯化服。女人經閉，紅花酒化服。小兒驚風，五疳五痢，薄荷湯下。頭風頭痛，酒研貼兩太陽上。諸腹鼓脹，麥芽湯化下。風蟲牙痛，酒磨塗之。亦呑少許。打撲傷損，松節煎酒下。湯火傷，毒蛇惡犬，一切蟲傷，並冷水磨塗，仍服之。王璆百一選方。

葉。【主治】瘡腫，入蜜擣塗瘡口，候清血出，效。慎微。塗乳癰、便毒尤妙。時珍。

【附方】新一。中溪毒生瘡。朱姑葉搗爛塗之。生東間，葉如蒜葉。外臺秘要。

花。【主治】小便血淋澀痛，同地蘗花陰乾，每用三錢，水煎服。聖惠。

石蒜宋圖經

【釋名】烏蒜綱目、老鴉蒜救荒、蒜頭草綱目、婆婆酸綱目、一枝箭綱目、水麻圖經。【時珍曰】蒜以根狀名，箭以莖狀名。

【集解】【頌曰】水麻生鼎州、黔州，其根名石蒜，九月采之。或云金燈花根亦名石蒜，即此類也。【時珍曰】石蒜處處下濕地有之，古謂之烏蒜，俗謂之老鴉蒜、一枝箭是也。春初生葉，如蒜秧及山慈姑葉，背有劍脊，四散布地。七月苗枯，乃于平地抽出一莖如箭簳，長尺許。莖端開花四五朵，六出紅色，如山丹花狀而瓣長，黄蕊長鬚。其根狀如蒜，皮色紫赤，肉白色。此有小毒，而救荒本草言其可煠熟水浸過食，蓋爲救荒爾。一種葉如大韭，四五月抽莖，開花如小萱花黄白色者，謂之鐵色箭，功與此同。二物並抽莖開花，後乃生葉，葉花不相見，與金燈同。

根。【氣味】辛，甘，温，有小毒。【主治】傅貼腫毒。蘇頌。疔瘡惡核，可水煎服取汗及擣傅之。又中溪毒者，酒煎半升服。取吐良。時珍。

【附方】新三。便毒諸瘡。一枝箭，擣爛塗之即消。若毒太甚者，洗浄，以生白酒煎服，得微汗即愈。王永輔濟世[一]方。産腸脱下。老鴉蒜即酸頭草一把，以水三盌，煎一盌半，去滓熏洗，神效。危氏得效方。小兒驚風，大叫一聲就死者，名老鴉驚。以散麻纏住脇下及手心足心，以燈火爆之。用老鴉蒜晒乾、車前子等分，爲末，水調貼手足[二]心。仍以燈心焠手足心及肩膊、眉心、鼻心，即醒也。王日新小兒方。

水仙 會編

【釋名】金盞銀臺。【時珍曰】此物宜卑濕處，不可缺水，故名水仙。金盞銀臺，花之狀也。

【集解】【機曰】水仙花葉似蒜，其花香甚清。九月初栽于[三]肥壤則花茂盛，瘦地則無花。五月初收根，以童尿浸一宿，晒乾，懸火煖處。若不移宿根更旺。【時珍曰】水仙叢生下濕處。其根似蒜及薤而長，外有赤皮裹之。冬月生葉，似薤及蒜。春初抽莖如葱頭。莖頭開花數朶，大如簪頭，狀如酒盃，五尖上承，黄心，宛然盞樣，其花瑩韻，其香清幽。一種千葉者，花皺，下輕黄而上淡白，不作盃狀。人重之，指爲真水仙。蓋不然，乃一物二種爾。亦有紅花者。按段成式酉陽雜俎云：捺祇出拂林國，根大如鷄卵，葉長三四尺，似蒜，中心抽條，莖端開花六出，紅白色，花心黄赤，不結子，冬生夏死。取花壓油，塗身去風氣。據此形狀，與水仙仿佛，豈外國名謂不同耶？

根。【氣味】苦、微辛，滑，寒，無毒。【土宿真君曰】取汁伏汞，煮雄黄，拒火。【主治】癰腫及魚骨哽。時珍。

花。【氣味】缺。【主治】作香澤，塗身理髮，去風氣。又療婦人五心發熱，同乾荷葉、赤芍藥等分，爲末，白湯每服二錢，熱自退也。時珍。○出衛生易簡方。

〔一〕濟世：據醫藏目録作惠濟方。今存該書名袖珍方。

〔二〕足：原脱。今據卷四驚癇補。

〔三〕于：底本原字似「下」字。内閣本、美國國會本同。上圖本類「干」。中研院本似描改作「于」。江西本作「于」，義長，今從改。

白茅本經中品

【釋名】根名茹根本經、蘭根本經、地筋別録。【時珍曰】茅葉如矛，故謂之茅。其根牽連，故謂之茹，易曰「拔茅連茹」是也。有數種：夏花者爲茅，秋花者爲菅。二物功用相近而名謂不同，詩云「白華菅兮，白茅束兮」是也。別録不分茅菅乃二種，謂茅根一名地菅，一名地筋，而「有名未用」又出地筋，一名菅根。蓋二物之根狀皆如筋，可通名地筋，不可並名菅也，正之。

【集解】【別録曰】茅根生楚地山谷田野，六月采根。【弘景曰】此即今白茅菅，詩云「露彼菅茅」是也。其根如渣芹甜美。【頌曰】處處有之。春生芽，布地如針，俗謂之茅針，亦可噉，甚益小兒。夏生白花茸茸然，至秋而枯。其根至潔白，六月采之。又有菅，亦茅類也。陸機草木疏云：菅似茅而滑無毛，根下五寸中有白粉者，柔韌宜爲索，漚之尤善。其未漚者名野菅，入藥與茅功等。【時珍曰】茅有白茅、菅茅、黄茅、香茅、芭茅數種，葉皆相似。白茅短小，三四月開白花成穗，結細實。其根甚長，白軟如筋而有節，味甘，俗呼絲茅，可以苫蓋及供祭祀苞苴之用，本經所用茅根是也。其根乾之，夜視有光，故腐則變爲螢火。菅茅只生山上，似白茅而長，入秋抽莖，開花成穗如荻花，結實尖黑，長分許，粘衣刺人。其根短硬如細竹根，無節而微甘，亦可入藥，功不及白茅。爾雅所謂「白華野菅」是也。黄茅似菅茅而莖上開葉，莖下有白粉，根頭有黄毛，根亦短而細硬無節，秋深開花重穗如菅，可爲索綯，古名黄菅，別録所用菅根是也。香茅一名菁茅，一名璚茅，生湖南及江淮間，葉有三脊，其氣香芬，可以包藉及縮酒，禹貢所謂荆州「苞匭菁茅」是也。芭茅叢生，葉大如蒲，長六七尺，有二種，即芒也。見後「芒」下。

茅根。【氣味】甘，寒，無毒。【主治】勞傷虛羸，補中益氣，除瘀血、血閉、寒熱，利小便。本經。下五淋，除客熱在腸胃，止渴堅筋，婦人崩中。久服利人。別録。主婦人月經不匀，通血脉淋瀝。大明。止吐衄諸血，傷寒噦逆，肺熱喘急，水腫黄疸，解酒毒。時珍。

【發明】【弘景曰】茅根服食斷穀甚良。俗方稀用，惟煎汁療淋及崩中爾。【時珍曰】白茅根甘，能除伏熱，利小便，故能止諸血噦逆，喘急消渴，治黄疸水腫，乃良物也。世人因微而忽之，惟事苦寒之劑，致傷冲和之氣，烏足知此哉。

【附方】舊二，新一十二。山中辟穀。凡辟難無人之境，取白茅根洗净，咀嚼，或石上晒焦擣末，水服方寸匕，可辟穀不饑。肘後方。温病冷啘，因熱甚飲水成暴冷啘者。茅根切，枇杷葉拭去毛炙香，各半斤，水四升，煎二升，去〔一〕滓，稍熱〔二〕飲之。龐安常傷寒總〔三〕病論。温病熱噦。乃伏熱在胃，令人胸滿則氣逆，逆則噦，或大下，胃中虛冷，亦致噦也。茅根切，葛根切，各半斤，水三升，煎一升半。每温飲一盞，噦止即停。同上。反胃上氣，食入即吐。茅根、蘆根二兩，水四升，煮二升，頓服得下，良。聖濟總録。肺熱氣喘。生茅根一握，㕮咀，水二盞，煎一盞，食後温服。甚者三服止，名如神湯。聖惠方。虛後水腫。因飲水多，小便不利。用白茅根一大把，小豆三升，水三升，煮乾，去茅食豆，水隨小便下也。肘後方。五種黄病。黄疸、穀疸、酒疸、女疸、勞疸也。黄汗者，乃大汗出入水所致，身體微腫，汗出如黄蘗汁。用生茅根一把，細切，以豬肉一斤，合作羹食。肘後方。解中酒毒。恐爛五臟。茅根汁，飲一升。千金方。小便熱淋。白茅根四升，水一斗五升，煮取五升，適冷暖飲之。日三服。肘後方。小便出血。茅根煎湯，頻飲爲佳。談埜翁方。勞傷溺血。茅根、乾薑等分，入蜜一匙，水二鍾，煎一鍾，日一服。鼻衄不止。茅根爲末，米泔水服二錢。聖惠方。吐血不止。千金翼用白茅根一握，水煎服之。〇婦人良方用白茅〔四〕根洗搗汁，日飲一合。竹木入肉。白茅根燒末，豬脂和塗之。風入成腫者亦良。肘後方。

茅針即初生苗也〇拾遺。

【氣味】甘，平，無毒。【大明曰】凉。【主治】下水。别録。治消渴，能破血。甄權。通小腸，治鼻衄及暴下血，水煮服之。惡瘡癰腫、軟癤未潰者，以酒煮服，一針一孔，二針二孔。生挼，傅金瘡止血。藏器。

花。【氣味】甘，温，無毒。【主治】煎飲，止吐血衄血，并塞鼻。又傅灸瘡不合。罯刀箭金瘡，止血并痛。大明。

屋上敗茅。【氣味】苦，平，無毒。【主治】卒吐血，剉三升，酒浸煮一升服。和醬汁研，傅斑瘡及蠶齧瘡。藏器。

屋〔五〕四角茅，主鼻洪。大明。

【發明】【時珍曰】按陳文中小兒方治痘瘡潰爛，難靨不乾。多年牆屋上爛茅，擇洗焙乾，爲末摻之。此蓋取其性寒而解毒，又多受雨〔六〕露霜雪之氣，兼能燥濕也。

〔一〕去：原字缺損。今據傷寒總病論卷五温病噦方論補正。
〔二〕熱：原作「梢」。今據改同上。
〔三〕總：原作「卒」。今據卷一引據古今醫家書目改。
〔四〕白茅：原脱。婦人良方卷七婦人鼻衄方載白茅根搗汁一合服，婦人吐血方載白茅根一握水煎服。今據補。
〔五〕屋：原脱。今據證類卷八茅根補。
〔六〕雨：原作「兩」。今從錢本改。

【附方】新三。婦人陰痒。牆頭爛茅、荆芥、牙皂等分，煎水頻熏洗之。摘玄方。大便閉塞，服藥不通者。滄鹽三錢，屋簷爛草節七箇，爲末。每用一錢，竹筒吹入肛内一寸即通，名提金散。聖濟録。卒中五尸。其狀腹痛脹急，不得氣息，上冲心胸，旁攻兩脇，或磈礧涌起，或牽引腰脊，此乃身中尸鬼接引爲害。取屋上四角茅入銅器中，以三赤帛覆腹，着器布上，燒茅令熱，隨痛追逐，跖下痒即瘥也。肘後方。

地筋别録有名未用

【釋名】菅根别録、土筋同。

【集解】【别録曰】地筋生澤〔一〕中，根有毛，三月生，四月實白，三月三日采根。【弘景曰】疑此即是白茅而小異也。【藏器曰】地筋如地黄，根葉並相似而細，多毛，生平澤，功用亦同地黄，李邕方中用之。【時珍曰】此乃黄、菅茅〔二〕之根也，功與白茅根相同，詳見「白茅」下。陳藏器所説别是一物，非菅根也。

【氣味】甘，平，無毒。【主治】益氣止渴，除熱在腹臍，利筋。别録。根、苗、花，功與白茅同。時珍。

芒拾遺

【校正】併入拾遺石芒、敗芒箔。

【釋名】杜榮爾雅、芭芒寰宇志、芭茅。【時珍曰】芒，爾雅作莣。今俗謂之芭茅，可以爲籬笆故也。

【集解】【藏器曰】爾雅：莣，杜榮。郭璞注云：草似茅，皮可爲繩索履屩也。今東人多以爲箔。又曰：石芒生高山，如芒而節短，江西呼爲折草，六七月生穗如荻。【時珍曰】芒有二種，皆叢生，葉皆如茅而大，長四五尺，甚快利，傷人如鋒刃。七月抽長莖，開白花成穗，如蘆葦花者，芒也。五月抽短莖，開花如芒者，石芒也。並於花將放時剥其籜皮，可爲繩箔草履諸物，其莖穗可爲掃帚也。

莖。【氣味】甘，平，無毒。【主治】人畜爲虎狼等傷，恐毒入内，取莖雜葛根濃煮汁服，亦生取汁服。藏器。煮汁服，散血。時珍。

敗芒箔。【主治】産婦血滿，腹脹血渴，惡露不盡，月閉，止好血，下惡血，去鬼氣疰痛癥結，酒煮服之。亦燒末，酒下。彌久着煙者佳。藏器。

〔一〕澤：原作「漢」。今據證類卷三十地筋改。

〔二〕茅：原作「毛」。今據本卷白茅改。

龍膽本經中品

【釋名】陵游。【志曰】葉如龍葵，味苦如膽，因以爲名。

【集解】【別録曰】龍膽生齊朐山谷及寃句，二月、八月、十一月、十二月采根，陰乾。【弘景曰】今出近道，以吴興者爲勝。根狀似牛膝，其味甚苦。【頌曰】宿根黄白色，下抽根十餘條，類牛膝而短。直上生苗，高尺餘。四月生葉如嫩蒜，細莖如小竹枝。七月開花，如牽牛花，作鈴鐸狀，青碧色。冬後結子，苗便枯。俗呼草龍膽。又有山龍膽，味苦濇，其葉經霜雪不凋。山人用治四肢疼痛，與此同類而別種也。采無時候。

根。【修治】【斅曰】采得陰乾。用時，銅刀切去鬚上頭子[一]，剉細，甘草湯浸一宿，漉出，暴乾用。

【氣味】苦、濇，大寒，無毒。【斅曰】空腹餌之，令人溺不禁。【之才曰】貫衆、小豆爲之使，惡地黄、防葵。

【主治】骨間寒熱，驚癇邪氣，續絶傷，定五臟，殺蠱毒。本經。除胃中伏熱，時氣温熱，熱泄下痢，去腸中小蟲，益肝膽氣，止驚惕。久服益智不忘，輕身耐老。別録。治小兒壯熱骨熱，驚癇入心，時疾熱黄，癰腫口瘡[二]。甄權。客忤疳氣，熱狂，明目止煩，治瘡疥。大明。去目中黄及睛赤腫脹，瘀肉高起，痛不可忍。元素。退肝經邪熱，除下焦濕熱之腫，瀉膀胱火。李杲。療咽喉痛，風熱盗汗。時珍。

【發明】【元素曰】龍膽味苦性寒，氣味俱厚，沉而降，陰也，足厥陰、少陽經氣分藥也。其用有四：除下部風濕一也，及濕熱二也，臍下至足腫痛三也，寒濕脚氣四也。下行之功與防己同，酒浸則能上行，外行以柴胡爲主，龍膽爲使。治眼中疾必用之藥。【好古曰】益肝膽之氣而泄火。【時珍曰】相火寄在肝膽，有瀉無補，故龍膽之益肝膽之氣，正以其能瀉肝膽之邪熱也。但大苦大寒，過服恐傷胃中生發之氣，反助火邪，亦久服黄連反從火化之義。別録久服輕身之説，恐不足信。

【附方】舊四，新六。傷寒發狂。草龍膽爲末，入雞子清、白蜜，化凉水服二錢。傷寒藴要。四肢疼痛。山龍膽根細切，用生薑自然汁浸一宿，去其性，焙乾擣末，水煎一錢匕，温服之。此與龍膽同類別種，經霜不凋。蘇頌圖經本草。穀疸勞疸。穀疸因食而得，勞疸因勞而得。用龍膽一兩，苦參三兩，爲末，牛膽汁和丸梧子大。先食以麥飲服五丸，日三服，不知稍增。勞疸加龍膽一兩，巵子仁三七枚，以豬膽和丸。删繁方。一切盗汗。婦人、小兒一切盗汗，又治傷寒後盗汗不止。龍膽草研末，每服一錢，豬膽汁三兩點，入温酒少許調服。楊氏家藏方。小兒盗汗，身熱。龍膽草、防風各等分，爲末。每服一錢，

〔一〕上頭子：證類卷六龍膽引「雷公」作「土頭了」。

〔二〕瘡：原作「乾」。今據證類卷六龍膽引藥性論改。

米飲調下。亦可丸服及水煎服。嬰童百問。咽喉熱痛。龍膽擂水服之。集簡方。暑行目澀。生龍膽搗汁一〔一〕合，黄連浸汁一匙，和點之。危氏得效方。眼中漏膿。龍膽草、當歸等分，爲末。每服二錢，温水下。鴻飛集。蛔蟲攻心。刺痛，吐清水。龍膽一兩，去頭剉，水二盞，煮一盞，隔宿勿食，平旦頓服之。聖惠方。卒然尿〔二〕血不止。龍膽一虎口，水五升，煮取二升半，分爲五服。姚僧坦集驗方。

細辛本經上品

【釋名】小辛本經、少辛。【頌曰】華州真細辛，根細而味極辛，故名之曰細辛。【時珍曰】小辛、少辛，皆此義也。按山海經云「浮戲之山多少辛」。管子云「五沃之土，群藥生少辛」是矣。

【集解】【別録曰】細辛生華陰山谷，二月、八月采根，陰乾。【弘景曰】今用東陽、臨海者，形段乃好，而辛烈不及華陰、高麗者。用之去其頭節。【當之曰】細辛如葵赤黑，一根一葉相連。【頌曰】今處處有之，皆不及華陰者爲真，其根細而極辛。今人多以杜衡爲之。杜衡根似飯帚密鬧，細長四五寸，微黄白色，江淮呼爲馬蹄香，不可誤用。【宗奭曰】細辛葉如葵，赤黑色，非此則杜衡也。杜衡葉如馬蹄之下，故俗名馬蹄香。蓋〔三〕根似白前，又似細辛。按〔四〕沈括夢溪筆談云：細辛出華山，極細而直，柔韌，深紫色，味極辛，嚼之習習如椒而更甚於椒。本草云，細辛水漬令直，是以杜衡僞爲之也。東南所用細辛皆杜衡也。杜衡黄白色，拳曲而脆，乾則作團，又謂之馬蹄〔五〕。襄汉間又有一種細辛，極細而直，色黄白，乃是鬼督郵，亦非細辛也。【時珍曰】博物志言杜衡亂細辛，自古已然矣。沈氏所説甚詳。大抵能亂細辛者，不止杜衡，皆當以根苗色味細辨之。葉似小葵，柔莖細根，直而色紫，味極辛者，細辛也。葉似馬蹄，莖微粗，根曲而黄色，味亦辛者，杜衡也。一莖直上，莖端生葉如繖，根似細辛，微粗直而黄白色，味辛微苦者，鬼督郵也。似鬼督郵而色黑者，及己也。葉似小桑，根似細辛，微粗長而黄色，味辛而有臊氣者，徐長卿也。葉似柳而根似細辛，粗長黄白色而味苦者，白微也。似白微而白直味甘者，白前也。

根。【修治】【斅曰】凡使細辛，切去頭子〔六〕，以瓜水浸一宿，暴乾用。須揀去雙葉者，服之害人。

【氣味】辛，温，無毒。【普曰】神農、黄帝、雷公、桐君：小温。岐伯：無毒。李當之：小寒。【權曰】苦、辛。【之才曰】曾青、棗根爲之使。得當歸、

〔一〕一：原闕一字。今據得效方卷十六眼科補。
〔二〕尿：證類卷六細辛引外臺秘要方作「下」。
〔三〕蓋：原作「蘆」。今據證類卷六細辛改。
〔四〕按：此後之夢溪筆談引文亦曾部分爲衍義卷七細辛及卷九杜衡所用，然未明言出筆談。
〔五〕蹄：夢溪筆談卷二十六藥議此字下有「香」字。
〔六〕頭子：證類卷六細辛作「頭土了」。

芍藥、白芷、芎藭、牡丹、藁本、甘草，共療婦人。得决明、鯉魚膽、青羊肝，共療目痛。惡黄耆、狼毒、山茱萸。忌生菜、狸肉。畏消石、滑石。反藜蘆。【主治】欬逆上氣，頭痛腦動，百節拘攣，風濕痺痛死肌。久服明目，利九竅，輕身長年。本經。温中下氣，破痰利水道，開胸中滯結，除喉痺，齆鼻不聞香臭，風癇癲疾，下乳結，汗不出，血不行。安五臟，益肝膽，通精氣。别録。添膽氣，治嗽，去皮風濕痒，風眼淚下，除齒痛，血閉，婦人血瀝腰痛。甄權。含之，去口臭。弘景。潤肝燥，治督脉爲病，脊强而厥。好古。治口舌生瘡，大便燥結，起目中倒睫。時珍。

【發明】【宗奭曰】治頭面風痛，不可缺此。【元素曰】細辛氣温，味大辛，氣厚于味，陽也，升也，入足厥陰、少陰血分，爲手少陰引經之藥。香味俱細，故入少陰，與獨活相類。以獨活爲使，治少陰頭痛如神。亦止諸陽頭痛，諸風通用之。味辛而熱，温少陰之經，散水氣以去内寒。【成無己曰】水停心下不行，則腎氣燥，宜辛以潤之。細辛之辛，以行水氣而潤燥。【杲曰】膽氣不足，細辛補之。又治邪氣自裏之表，故仲景少陰證用麻黄附子細辛湯。【時珍曰】氣之厚者能發熱，陽中之陽也。辛温能散，故諸風寒風濕、頭痛痰飲、胸中滯氣、驚癇者，宜用之。口瘡、喉痺、䘌齒諸病用之者，取其能散浮熱，亦火鬱則發之之義也。辛能泄肺，故風寒欬嗽上氣者，宜用之。辛能補肝，故膽氣不足，驚癇眼目諸病，宜用之。辛能潤燥，故通少陰及耳竅，便濇者宜用之。○【承曰】細辛非華陰者不得爲真。若單用末，不可過一錢。多則氣悶塞，不通者死，雖死無傷。近年開平獄中嘗治此，不可不記。非本有毒，但不識多寡耳。

【附方】舊二，新六。暗風卒倒，不省人事。細辛末，吹入鼻中。危氏得效方。虚寒嘔噦，飲食不下。細辛去葉半兩，丁香二錢半，爲末。每服一錢，柿蒂湯下。小兒客忤，口不能言。細辛、桂心末等分，以少許内口中。外臺秘要。小兒口瘡。細辛末醋調貼臍上。衛生家寶方。口舌生瘡。細辛、黄連等分，爲末摻之，漱涎甚效，名兼金散。一方用細辛、黄蘗。三因方。口臭〔一〕䘌齒腫痛。細辛煮濃汁，熱含冷吐，取瘥。聖惠方。鼻中息肉。細辛末時時吹之。聖惠方。諸般耳聾。細辛末，溶黄蠟丸鼠屎大，綿裹一丸塞之，一二次即愈。須戒怒氣，名聰耳丸。龔氏經驗方。

杜衡别録中品

【釋名】杜葵綱目、馬蹄香唐本、土鹵爾雅、土細辛〔二〕綱目。【恭曰】杜衡葉似葵，形似馬蹄，故俗名馬蹄香。【頌曰】爾雅：杜，又名土鹵。然杜若亦名杜衡，或疑是杜若。而郭璞注云「似葵」，當是杜衡也。

【集解】【别録曰】杜衡生山谷，三月三日采根，熟洗暴乾。【弘景曰】根葉都似細辛，惟氣小異爾。處處有之。方藥少用，惟道家服之。令人身衣香。【恭

〔一〕臭：原作「瘡」。今據證類卷六細辛引聖惠方改。
〔二〕土細辛：正文惟見「杜細辛」。「土」通「杜」，其義一也。

曰】生山之陰，水澤下濕地。葉似葵〔一〕，形如馬蹄。根似細辛、白前等。今俗以及己代之，謬矣。及己獨莖，莖端四葉，葉間白花，殊無芳氣。有毒，服之令人吐，惟療瘡疥，不可亂杜衡也。【頌曰】今江淮間皆有之。春初於宿根上生苗，葉似馬蹄下狀，高二三寸，莖如麥藁粗細，每窠上有五七葉，或八九葉，別無枝蔓。又於莖葉間罅內蘆頭上貼地生紫花，其花似見不見，暗結實如豆大，窠內有碎子，似天仙子。苗葉俱青，經霜即枯，其根成空，有似飯帚密鬧，細長四五寸，粗於細辛，微黃白色，味辛，江淮俗呼爲馬蹄香。謹按山海經云：天帝之山有草焉，狀如葵，其臭如蘼蕪，名曰杜衡。可以走馬，食之已癭。郭璞注云：帶之可以走馬。或曰：馬得之而健走也。【宗奭曰】杜衡用根似細辛，但根色白，葉如馬蹄之下。市人往往以亂細辛，將二物相對，便見真僞。況細辛惟出華州者良。杜衡色黃，拳局而脆，乾則作團。詳細辛下。【時珍曰】按土宿本草云：杜細辛，葉圓如馬蹄，紫背者良。江南、荆、湖、川、陝、閩、廣俱有之。取自然汁，可伏硫、砒，制汞。

根。【氣味】辛，温，無毒。【主治】風寒欬逆。作浴湯，香人衣體。別録。止氣奔喘促，消痰飲，破留血，項間癭瘤之疾。甄權。下氣殺蟲。時珍。

【發明】【時珍曰】古方吐藥往往用杜衡者，非杜衡也，乃及己也。及己似細辛而有毒，吐人。昔人多以及己當杜衡，杜衡當細辛，故爾錯誤也。杜衡則無毒，不吐人，功雖不及細辛，而亦能散風寒，下氣消痰，行水破血也。

【附方】新六。風寒頭痛。傷風傷寒，頭痛發熱，初覺者。馬蹄香爲末，每服一錢，熱酒調下，少頃飲熱茶一盌，催之出汗即愈，名香汗散。王英杏林摘要。飲水停滯。大熱行極及食熱餅後，飲冷水過多，不消，停滯在胸，不利呼吸喘息者。杜衡三分，瓜蒂二分，人參一分，爲末。湯服一錢，日二服，取吐爲度。肘後方。痰氣哮喘。馬蹄香焙研，每服二三錢，正發時淡醋調下，少頃吐出痰涎爲驗。普濟方。噎食膈氣。馬蹄香四兩，爲末，好酒三升，熬膏。每服二匙，好酒調下，日三服。孫氏集效方。吐血瘀聚。凡吐血後，心中不悶者必止。若煩躁悶亂刺脹者，尚有瘀血在胃，宜吐之。方同飲水停滯。喉閉腫痛。草藥金鎖匙，即馬蹄草，以根搗，井華水調下即效。救急方。

【附録】木細辛。【藏器曰】味苦，温，有毒。主腹内結聚癥瘕，大便不利，推陳去惡，破冷氣。未可輕服，令人利下至困。生終南山，冬月不凋，苗如大戟，根似細辛。

〔一〕葵：原作「槐」。今據證類卷八杜衡改。

及己別録下品

【釋名】獐耳細辛。【時珍曰】及己名義未詳。二月生苗，先開白花，後方生葉三片，狀如獐耳，根如細辛，故名獐耳細辛。

【集解】【恭曰】及己生山谷陰虛軟地。其草一莖，莖頭四葉，隙着白花。根似細辛而黑，有毒。今人以當杜衡，非也。二月采根，日乾。

根。【氣味】苦，平，有毒。【恭曰】入口使人吐血。【主治】諸惡瘡疥痂瘻蝕，及牛馬諸瘡。唐本。頭瘡白秃，風瘙皮膚蟲痒，可煎汁浸并傅之。大明。殺蟲。時珍。

【發明】【弘景曰】今人以合瘡疥膏，甚驗。【時珍曰】今人不知及己，往往以當杜衡，却以杜衡當細辛，故杜衡諸方多是及己也。辯見「細辛」「杜衡」二條。

【附方】新一。頭瘡白秃。獐耳細辛，其味香辣，爲末，以槿木煎油調搽。活幼全書。

鬼督郵唐本草

【釋名】獨搖草唐本。【時珍曰】此草獨莖而葉攢其端，無風自動，故曰鬼獨搖草，後人訛爲鬼督郵爾。因其專主鬼病，猶司鬼之督郵也。古者傳舍有督郵之官主之。徐長卿、赤箭皆治鬼病，故並有鬼督郵之名，名同而物異。

【集解】【恭曰】鬼督郵所在有之。有必叢生，苗惟一莖，莖端生葉若繖狀，根如牛膝而細黑。今人以徐長卿代之，非也。【保昇曰】莖似細箭簳，高二尺以下。葉生莖端，狀如傘。花生葉心，黄白色。根横生而無鬚，二月、八月采根。徐長卿、赤箭並有鬼督郵之名，而主治不同，宜審用之。【時珍曰】鬼督郵與及己同類，根苗皆相似。但以根如細辛而色黑者爲及己，根如細辛而色黄白者爲鬼督郵。

根。【修治】【斅曰】凡采得細剉，用生甘草水煮一伏時，日乾用。

【氣味】辛、苦，平，無毒。【時珍曰】有小毒。【主治】鬼疰，卒忤中惡，心腹邪氣，百精毒，温瘧疫疾，强腰脚，益膂力。唐本。

【發明】【時珍曰】按東晉深師方，治上氣欬嗽，邪嗽，鱢嗽、冷嗽四滿丸，用鬼督郵同蜈蚣、芫花、躑躅諸毒藥爲丸，則其有毒可知矣。非毒藥不能治鬼疰邪惡之病，唐本云無毒，蓋不然。

徐長卿本經上品

【校正】今據吴氏本草，併入石下長卿。

【釋名】鬼督郵本經、別仙蹤蘇頌。【時珍曰】徐長卿，人名也，常以此藥治邪病，人遂以名之。名醫別録於有名未用復出「石下長卿」條，云一名徐長卿。陶弘景注云：此是誤爾。方家無用，亦不復識。今攷二條功療相似。按吴普本草云：徐長卿一名石下長卿。其爲一物甚明，但石間生者爲良。前人欠審，故爾差舛。【弘景曰】鬼督郵之名甚多。今俗用徐長卿者，其根正如細辛，小短扁扁爾，氣亦相似。今狗脊散用鬼督郵者，取其强悍宜腰脚，故知是徐長卿，而非鬼箭、赤箭。

【集解】【别録曰】徐長卿生泰山山谷及隴西，三月采。又曰：石下長卿生隴西山谷池澤，三月采。【恭曰】所在川澤有之。葉似柳，兩葉相當，有光澤。根如細辛，微粗長，黄色而有臊氣。今俗以代鬼督郵，非也。鬼督郵自有本條。【保昇曰】生下濕川澤之間。苗似小桑，兩葉相對。三月苗青，七月、八月着子，似蘿藦子而小。九月苗黄，十月凋，八月采根，日乾。【頌曰】今淄、齊、淮、泗間皆有之，三月、四月采，謂之别仙蹤。【時珍曰】鬼督郵、及己之亂杜衡，其功不同，苗亦不同也。徐長卿之亂鬼督郵，其苗不同，其功同也。杜衡之亂細辛，則根苗功用皆彷彿，乃彌近而大亂也。不可不審。

根。【修治】【斆曰】凡采得粗杵，拌少蜜令遍，以瓷器盛，蒸三伏時，日乾用。

【氣味】辛，温，無毒。【别録曰】石下長卿：鹹，平，有毒。【普曰】徐長卿，一名石下長卿。神農、雷公：辛。【時珍曰】治鬼之藥多有毒，當從别録。【主治】鬼物百精蠱毒，疫疾邪惡氣，温瘧。久服强悍輕身。本經。益氣延年。又曰：石下長卿主鬼疰精物，邪惡氣，殺百精蠱毒老魅，注易，亡走啼哭，悲傷恍惚。别録。

【發明】【時珍曰】抱朴子言上古辟瘟疫有徐長卿散，良效。今人不知用此。

【附方】新二。小便關格。徐長卿汤：治氣壅，關格不通，小便淋結，臍下妨悶。徐長卿炙半兩，茅根三分，木通、冬葵子一兩，滑石二兩，檳榔一分，瞿麥穗半兩，每服五錢，水煎，入朴硝一錢，温服，日二服。聖惠方。注車注船。凡人登車船煩悶，頭痛欲吐者，宜用徐長卿、石長生、車前子、車下李根皮各等分，搗碎，以方囊繫半合于衣帶及頭上，則免此患。肘後方。

白微本經中品

【釋名】薇草别録、白幕别録、春草本經、葞音尾、骨美。【時珍曰】微，細也。其根細而白也。按爾雅：葞，春草也。微、葞音相近，則白微又葞音之轉也。别録以葞爲莽草之名，誤矣。

【集解】【别録曰】白微生平原川谷，三月三日采根，陰乾。【弘景曰】近道處處有之。【頌曰】今陝西諸郡及舒、滁、潤、遼州亦有之。莖葉俱青，頗類柳葉。六七月開紅花，八月結實。其根黄白色，類牛膝而短小，今人八月采之。

根。【修治】【斆曰】凡采得，以糯米泔汁浸一宿，取出去髭，於槐砧上細剉，蒸之，從申至巳[一]，晒乾用。【時珍曰】後人惟以酒洗用。【氣味】苦、鹹、平，無毒。【别録曰】大寒。【之才曰】惡黄耆、大黄、大戟、乾薑、大棗、乾漆、山茱萸。

【主治】暴中風，身熱肢滿，忽忽不知人，狂惑邪氣，寒熱酸疼，温瘧洗洗，發作有時。本經。療傷中淋露，下水氣，利陰氣，益精。久服利人。别録。治驚邪風狂痓病，百邪鬼魅。弘景。風温灼熱多眠，及熱淋遺尿，金瘡出血。時珍。

【發明】【好古曰】古方多用治婦人，以本草有療傷中淋露之故也。【時珍曰】白微古人多用，後世罕能知之。按張仲景治婦人産中虚煩嘔逆，安中益氣，竹皮丸方中，用白微一分，[二]同桂枝一分，竹皮[三]、石膏三分，甘草七分，棗肉爲大丸，每以飲化一丸服。云有熱者倍白微，則白微性寒，乃陽明經藥也。徐之才藥對言白微惡大棗，而此方又以棗爲丸，蓋恐諸藥寒凉傷脾胃爾。朱肱活人書治風温發汗後，身猶灼熱，自汗身重多眠，鼻息必鼾，語言難出者，萎蕤湯中亦用之。孫真人千金方有詔書發汗白微散焉。

【附方】新五。肺實鼻塞，不知香臭。白微、貝母、款[四]冬花各[五]一兩，百部二兩，爲末。每服一錢，米飲下。普濟方。婦人遺尿。不拘胎前産後。白微、芍藥各一兩，爲末。酒服方寸匕，日三服。千金方。血淋熱淋。方同上。

婦人血厥。人平居無疾苦，忽如死人，身不動摇，目閉口噤，或微知人，眩冒，移時方寤，此名血厥，亦名鬱冒。由汗過多，血少，陽氣獨上，氣塞不行，故身如死。氣過血還，陰陽復通，故移時方寤。婦人尤多此證。宜服白微湯：用白微、當歸各一兩，人參半兩，甘草一錢半。每服五錢，水二盞，煎一盞，温服。本事方。金瘡血出。白微爲末，貼之。儒門事親。

白前别録中品

【釋名】石藍唐本、嗽藥同上。【時珍曰】名義未詳。

【集解】【弘景曰】白前出近道，根似細辛而大，色白不柔易折，氣嗽方多用之。【恭曰】苗高尺許，其葉似柳，或似芫花，根長于細辛，白色，生州渚沙磧之上，不生近道。俗名石藍，又名嗽藥。今用蔓生者味苦，非真也。【志曰】根似白微、牛膝輩，二月、八月采，陰乾用。【嘉謨曰】似牛膝，粗長堅直易斷者，

〔一〕從申至巳：證類卷八白薇引雷公「從巳至申」。

〔二〕一分：原脱。今據金匱卷下婦人産後病脉證治「竹皮大丸方」補。

〔三〕二分：原脱。今據補同上。下石膏劑量原方亦爲二分。

〔四〕款：原作「欵」。今據普濟方卷五十六鼻門改。

〔五〕各：原脱。今據補同上。

白前也。似牛膝，短小柔軟能彎者，白微也，近道俱有，形色頗同，以此別之，不致差誤。

根。【修治】【斅曰】凡用，以生甘草水浸一伏時，漉出，去頭鬚了，焙乾收用。

【氣味】甘，微温，無毒。【權曰】辛。【恭曰】微寒。【主治】胸脇逆氣，欬嗽上氣，呼吸欲絶。別録。主一切氣，肺氣煩悶，賁豚腎氣。大明。降氣下痰。時珍。

【發明】【宗奭曰】白前能保定肺氣，治嗽[一]多用，以温藥相佐使尤[二]佳。【時珍曰】白前色白而味微辛甘，手太陰藥也。長於降氣，肺氣壅實而有痰者宜之。若虚而長哽氣者，不可用也。張仲景治嗽而脉浮[三]，澤漆湯中亦用之。其方見金匱要略，藥多不録。

【附方】舊二，新一。久嗽唾血。白前、桔梗、桑白皮三兩[四]，炒，甘草一兩，炙，水六升，煮一升，分三服。忌豬肉、菘菜。外臺。久欬上氣，體腫，短氣脹滿，晝夜倚壁不得卧，常作水雞聲者，白前湯主之。白前二兩，紫菀、半夏各三兩，大戟七合，以水一斗，漬一宿，煮取三升，分作數服。禁食羊肉、餳餹，大佳。深師方。久患暇呷欬嗽，喉中作聲，不得眠。取白前焙擣爲末，每温酒服二錢。深[五]師方。

草犀 拾遺

【釋名】【時珍曰】其解毒之功如犀角，故曰草犀。

【集解】【藏器曰】草犀生衢、婺、洪、饒間。苗高二三尺，獨莖，根如細辛。生水中者名水犀。【珣曰】廣州記云：生嶺南及海中，獨莖對葉而生，如燈臺草，根若細辛。

根。【氣味】辛，平，無毒。【主治】解一切毒氣，虎狼蟲虺所傷，溪毒野蠱惡刺等毒，並宜燒研服之，臨死者亦得活。李珣。天行瘧瘴寒熱，欬嗽痰壅，飛尸，喉痺，瘡腫，小兒寒熱丹毒，中惡注忤，痢血等病，煮汁服之。嶺南及睦、婺間中毒者，以此及千金藤並解之。藏器。

[一] 嗽：原作「漱」。今據證類卷九白前改。
[二] 尤：原作「木」。今據改同上。
[三] 脉浮：金匱卷上肺痿肺癰咳嗽上氣脉證並治作「脉沉」。
[四] 白前桔梗桑白皮三兩：外臺卷九久咳嗽膿血方原作「白前三兩桑白皮桔梗各二兩」。
[五] 深：證類卷九白前作「梅」。

釵子股海藥

【校正】併入拾遺金釵股

【釋名】金釵股。【時珍曰】石斛名金釵花，此草狀似之，故名。

【集解】【藏器曰】金釵股生嶺南及南海山谷，根如細辛，每莖三四十根。【珣曰】忠州、萬州者亦佳，草莖功力相似。緣嶺南多毒，家家貯之。【時珍曰】按嶺表録云：廣中多蠱毒，彼人以草藥金釵股治之，十救八七，其狀如石斛也。又忍冬藤解毒，亦號金釵股，與此同名云。

根。【氣味】苦，平，無毒。【主治】解毒癰疽神驗，以水煎服。李珣。解諸藥毒，煮汁服。亦生研，更烈，必大吐下。如無毒，亦吐去熱痰，瘧瘴天行，蠱毒喉痺。藏器。

吉利草綱目

【集解】【時珍曰】按嵇含南方草木狀云：此草生交、廣，莖如金釵股，形類石斛，根類芍藥。吴黄武中，江夏李俣徙合浦遇毒，其奴吉利偶得此草，與服遂解，而吉利即遁去。俣以此濟人，不知其數也。又高涼郡產良耀草，枝[一]葉如麻黄，花白似牛李，秋結子如小栗[二]，煨食解毒，功亞于吉利草。始因梁耀得之，因以爲名，轉「梁」爲「良」耳。

根。【氣味】苦，平，無毒。【主治】解蠱毒，極驗。時珍。

百兩金[三]宋圖經

【集解】【頌曰】百兩金生戎州、雲安軍。苗高二三尺，有幹如木。葉似荔枝，初生背面俱青，結花實後背紫面青，凌冬不凋。初秋開花，青碧色。結實大如豆，生青熟赤。采根入藥，搥去心。河中府出者，根如蔓菁赤色，莖細青色，四月開碎黄花，似星宿花。五月采根，長及一寸，晒乾用。

根。【氣味】苦，平，無毒。【主治】壅熱咽喉腫痛，含一寸，嚥津。又治風涎。蘇頌。

〔一〕枝：原脱。今據南方草木狀卷上良耀草補。

〔二〕栗：原作「粟」。今據改同上。

〔三〕百兩金：卷二十一有名未用重出此藥。内容相同，語序差池。

朱砂根綱目

【集解】【時珍曰】朱砂根生深山中，今惟太和山人采之。苗高尺許，葉似冬青葉，背甚赤，夏月長茂。根大如筯，赤色，此與百兩金仿佛。

根。【氣味】苦，涼，無毒。【主治】咽喉腫痺，磨水或醋噙之，甚良。時珍。

辟虺雷唐本草

【釋名】辟蛇雷綱目。【時珍曰】此物辟蛇虺有威，故以雷名之。

【集解】【恭曰】辟虺雷狀如粗塊蒼朮，節中有眼。【時珍曰】今川中峨眉、鶴鳴諸山皆有之。根狀如蒼朮，大者若拳。彼人以充方物，苗狀當俟訪問。

根。【氣味】苦，大寒，無毒。【主治】解百毒，消痰，祛大熱、頭痛，辟瘟疫。唐本。治咽喉痛痺，解蛇虺毒。時珍。

錦地羅綱目

【集解】【時珍曰】錦地羅出廣西慶遠山巖間，鎮安、歸順、柳州皆有之。根似萆薢及栝樓根狀。彼人頗重之，以充方物。

根。【氣味】微苦，平，無毒。【主治】山嵐瘴毒，瘡毒，并中諸毒，以根研生酒服一錢匕，即解。時珍。

紫金牛宋圖經

【集解】【頌曰】生福州。葉如茶葉，上緑下紫。結實圓，紅色如丹朱。根微紫色，八月采根，去心暴乾，頗似巴戟。

【氣味】辛，平，無毒。【主治】時疾膈氣，去風痰。蘇頌。解毒破血。時珍。

拳參宋圖經

【集解】【頌曰】生淄州田野，葉如羊蹄，根似海鰕，黑色，土人五月采之。

【氣味】缺。【主治】爲末，淋渫腫氣。蘇頌。

鐵線草宋圖經

【集解】【頌曰】生饒州，三月采根，陰乾。【時珍曰】今俗呼萹蓄爲鐵線草，蓋同名耳。

【氣味】微苦，平，無毒。【主治】療風消腫毒，有效。蘇頌。

【附方】新一。男女諸風。産後風尤妙。鐵線草根五錢，五加皮一兩，防風二錢，爲末。以烏骨雞一斤重者，水内淹死，去毛、腸，砍作肉生，入藥剁勻，下麻油些少，炒黄色，隨人量入酒煮熟。先以排風藤煎濃湯，沐浴頭身，乃飲酒食雞，發出粘汗即愈。如不沐浴，必發出風丹乃愈。滑伯仁攖寧心要。

金絲草綱目

【集解】【時珍曰】金絲草出慶陽山谷，苗狀當俟訪問。

【氣味】苦，寒，無毒。【主治】吐血欬血，衄血下血，血崩，瘴氣，解諸藥毒，療癰疽丁腫惡瘡，凉血散熱。時珍。

【附方】新三。婦人血崩。金絲草、海柏枝、砂仁、花椒、蠶退紙、舊錦灰，等分爲末，煮酒空心服。陳光述傳。談埜翁方。癰疽丁腫，一切惡瘡。金絲草、忍冬藤、五葉藤、天蕎麥等分，煎湯温洗。黑色者，加醋。○又鐵箍散：用金絲草灰二兩，醋拌晒乾，貝母五兩去心，白芷二兩，爲末，以凉水調貼瘡上，香油亦可。或加龍骨少許。天蛇頭毒。落蘇即金絲草、金銀花藤、五葉紫葛、天蕎麥等分，切碎，用絶好醋濃煎，先熏後洗。救急方。

本草綱目草部目録第十四卷

草之三　芳草類五十六種

〔一〕白芷香：本卷正文本藥正名作「白芷」。
〔二〕補：原作「桶」。今據正文改。
〔三〕荗：本卷正文本藥正名作「茂」。
〔四〕莎根：證類卷九正文本藥正名作「莎草根」，本卷正文本藥正名作「莎草」。
〔五〕茉莉：本卷正文此藥另附「指甲花」。
〔六〕排草香：本卷正文此藥後附「瓶香、耕香」二藥。

藿香嘉祐　薰草零陵香〔一〕別録　蘭草本經

澤蘭本經　馬蘭〔二〕日華　香薷別録　石香葇開寶

爵牀本經　赤車使者唐本　假蘇荆芥〔三〕本經　薄荷唐本

積雪草本經　蘇別録　荏〔四〕別録○即白蘇　水蘇本經○即雞蘇

薺薴拾遺○石薺薴附

右附方舊八十一，新三百七十一。

〔一〕薰草零陵香：本卷正文薰草首出別録，零陵香首出宋開寶。

〔二〕馬蘭：本卷正文此藥後附「麻伯、相烏、天雄草、益嬭草」。

〔三〕荆芥：本藥正文「荆芥」乃別名，未與正名并列。

〔四〕荏：此藥有名無文。

本草綱目草部第十四卷

草之三　芳草類五十六種

當歸本經中品

【釋名】乾歸本經、山蘄爾雅、白蘄爾雅、文無綱目。【頌曰】按爾雅：薜，山蘄。又云：薜，白蘄。薜音百，蘄即古芹字。郭璞註云：當歸也，似芹而粗大。許慎説文云：生山中者名薜，一名山蘄。然則當歸，芹類也。在平地者名芹，生山中粗大者名當歸也。【宗奭曰】今川蜀皆以畦種，尤肥好多脂，不以平地、山中爲等差也。【時珍曰】當歸本非芹類，特以花葉似芹，故得芹名。古人娶妻爲嗣續也，當歸調血爲女人要藥，有思夫之意，故有當歸之名。正與唐詩「胡麻好種無人種，正是歸時又不歸」之旨相同。崔豹古今注云：古人相贈以勺藥，相招以文無。文無一名當歸，芍藥一名將離故也。【承曰】當歸治妊婦產後惡血上衝，倉卒取效。氣血昏亂者，服之即定。能使氣血各有所歸，恐當歸之名必因此出也。

【集解】【別録曰】當歸生隴西川谷，二月、八月采根，陰乾。【弘景曰】今隴西四〔一〕陽黑水當歸多肉少枝氣香，名馬尾當歸。西川北部當歸多根枝而細。歷陽所出者色白而氣味薄，不相似，呼爲草當歸，缺少時亦用之。【恭曰】今出當州、宕州、翼州、松州，以宕州者最勝。有二種。一種似大葉芎藭者，名馬尾當歸，今人多用。一種似細葉芎藭者，名蠶頭當歸，即陶稱歷陽者，不堪用，莖葉並卑下於芎藭。【頌曰】今川蜀、陝西諸郡及江寧府、滁州皆有之，以蜀中者爲勝。春生苗，緑葉有三瓣。七八月開花似蒔蘿，淺紫色，根黑黃色，以肉厚而不枯者爲勝。【時珍曰】今陝、蜀、秦州、汶州諸處人多栽蒔爲貨。以秦歸頭圓尾多、色紫氣香、肥潤者，名馬尾歸，最勝他處。頭大尾粗、色白堅枯者，爲鑱頭歸，止宜入發散藥爾。韓悉言「川產者力剛而善攻，秦產者力柔而善補」，是矣。

根。【修治】【斅曰】凡用去蘆頭，以酒浸一宿入藥。止血破血，頭、尾效各不同。若要破血，即使頭一節硬實處。若要止痛止血，即用尾。若一併用，服食無效，不如不使，惟單使妙也。【元素曰】頭止血，尾破血，身和血，全用即一破一止也。先以水洗净土。治上酒浸，治外酒洗過，或火乾、日乾入藥。【杲曰】頭止血而上行，身養血而中守，梢破血而下流，全活血而不走。【時珍曰】雷、張二氏所説頭尾功效各異。凡物之根，身半已上，氣脉上行，法乎天；身半已下，

〔一〕四：政和證類（元本）作「叨」。隴西黑水即甘肅洮河。「叨」與「洮」，「四」與「叨」形近。疑「四」爲「叨」之形誤，「叨」爲「洮」之音誤。「洮陽」即今甘肅臨潭，居洮河之北。

氣脈下行，法乎地。人身法象天地，則治上當用頭，治中當用身，治下當用尾，通治則全用，乃一定之理也。當以張氏之説爲優。凡晒乾，乘熱紙封甕收之，不蛀。

【氣味】苦〔一〕，温，無毒。【别録曰】辛，大温。【普曰】神農〔二〕、黄帝、桐君、扁鵲：甘，無毒。岐伯、雷公：辛，無毒。李當之：小温。【杲曰】甘、辛，温，無毒。氣厚味薄，可升可降，陽中微陰，入手少陰、足太陰、厥陰經血分。【之才曰】惡䕡茹、濕麪，畏菖蒲、海藻、牡蒙、生薑，制雄黄。

【主治】咳逆上氣，温瘧寒熱，洗洗在皮膚中，婦人漏下絶子，諸惡瘡瘍，金瘡，煮汁飲之。本經。温中止痛，除客血內塞，中風痓汗不出，濕痺中惡，客氣虚冷，補五臟，生肉。别録。止嘔逆，虚勞寒熱，下痢腹痛，齒痛，女人瀝血腰痛，崩中，補諸不足。甄權。治一切風、一切血〔三〕，補一切勞，破惡血，養新血，及主〔四〕癥癖，腸胃冷。大明。治頭痛，心腹諸痛，潤腸胃筋骨皮膚，治癰疽，排膿止痛，和血補血。時珍。主痿躄嗜卧，足下熱而痛。衝脉爲病，氣逆裏急。帶脉爲病，腹痛，腰溶溶如坐水中。好古。

【發明】【權曰】患人虚冷者，加而用之。【承曰】世俗多謂惟能治血，而金匱、外臺、千金諸方皆爲大〔五〕補不足、决取立效之藥。古方用治婦人産後惡血上衝，取效無急於此。凡氣血昏亂者，服之即定。可以補虚，備産後要藥也。【宗奭曰】藥性論補女子諸不足一説，盡當歸之用矣。【成無己曰】脉者，血之府，諸血皆屬心。凡通脉者，必先補心益血。故張仲景治手足厥寒、脉細欲絶者，用當歸之苦温以助心血。【元素曰】其用有三：一心經本藥，二和血，三治諸病夜甚。凡血受病，必須用之。血壅而不流則痛，當歸之甘温能和血，辛温能散內寒，苦温能助心散寒，使氣血各有所歸。【好古曰】入手少陰，以其心生血也；入足太陰，以其脾裹血也；入足厥陰，以其肝藏血也。頭能破血，身能養血，尾能行血。全用，同人參、黄耆，則補氣而生血；同牽牛、大黄則行氣而補〔六〕血。從桂、附、茱萸則熱，從大黄、芒硝則寒。佐使分定，用者當知。酒蒸治頭痛，諸頭〔七〕痛皆屬木，故以血藥主之。【機曰】治頭痛，酒煮服清，取其浮而上也。治心痛，酒調末服，取其濁而半沈半浮也。治小便出血，用酒煎服。取其沈入下極也。自有高低之分如此。王海藏言：當歸血藥，如何治胸中欬逆上氣？按當歸其味辛散，乃血中氣藥也。况欬逆上氣，有陰虚陽無所附者，故用血藥補陰，則血和而氣降矣。【韓悉曰】當歸主血分之病。川産力剛可攻，秦産力柔宜補。凡用，本病宜酒制，

〔一〕苦：證類卷八當歸載本經作「甘」。
〔二〕農：原作「濃」。今據改同上。
〔三〕血：原作「氣」。今據證類卷八當歸改。
〔四〕主：原脱。今據證類卷八當歸補。
〔五〕大：原作「人」。今據改同上。
〔六〕補：湯液本草卷中當歸引「易老云」作「破」。
〔七〕頭：原脱。今據補同上。

有痰以薑制，導血歸源之理。血虚以人參、石脂爲佐，血熱以生地黄、條芩爲佐，不絶生化之源。血積配以大黄。要之，血藥不容舍當歸。故古方四物湯以爲君，芍藥爲臣，地黄爲佐，芎藭爲使也。

【附方】舊八，新一十九。血虚發熱。當歸補血湯：治肌熱躁熱，困渴引飲，目赤面紅，晝夜不息，其脉洪大而虚，重按全無力，此血虚之候也。得於飢[一]困勞役，證象白虎，但脉不長實爲異耳。若誤服白虎湯即死，宜此主之。當歸身酒洗二錢，綿黄芪蜜炙一兩，作一服。水二鍾，煎一鍾，空心温服，日再服。東垣蘭室秘藏。失血眩運。凡傷胎去血，産後去血，崩中去血，金瘡去血，拔牙去血，一切去血過多，心煩[二]眩運，悶絶不省人事。當歸二兩，芎藭一兩，每用五錢，水七分，酒三分，煎七分，熱服，日再。婦人良方。衄血不止。當歸焙，研末，每服一錢，米飲調下。聖濟總録。小便出血。當歸四兩，剉，酒三升，煮取一升，頓服。肘後方。頭痛欲裂。當歸二兩，酒一升，煮取六合，飲之，日再服。外臺秘要。内虚目暗。補氣養血，用當歸生晒六兩，附子火炮一兩，爲末。煉蜜丸梧子大。每服三十丸，温酒下，名六一丸。聖濟總録。心下痛刺。當歸爲末，酒服方寸匕。必效方。手臂疼痛。當歸三兩切，酒浸三日，温飲之。飲盡，别以三兩再浸，以瘥爲度。事林廣記。温瘧不止。當歸一兩，水煎飲，日一服。聖濟總録。久痢不止。當歸二兩，吴茱萸一兩，同炒香，去茱不用，黄連三兩[三]爲末，蜜丸梧子大。每服三十丸，米飲下，名勝金丸。普濟方。大便不通。當歸、白芷等分，爲末。每服二錢，米湯下。聖濟總録。婦人百病，諸虚不足者。當歸四兩，地黄二兩，爲末，蜜丸梧子大。每食前，米飲下十五丸。太醫支法存方。月經逆行，從口鼻出。先以京墨磨汁服，止之。次用當歸尾、紅花各三錢，水一鍾半，煎八分，温服，其經即通。簡便方。室女經閉。當歸尾、没藥各一錢，爲末，紅花浸酒，面北飲之，一日一服。普濟方。婦人血氣。臍下氣脹，月經不利，血氣上攻欲嘔，不得睡。當歸四錢，乾漆燒存性二錢，爲末，煉蜜丸梧子大。每服十五丸，温酒下。永類方。墮胎下血不止。當歸焙一兩，葱白一握，每服五錢，酒一盞半，煎八分，温服。聖濟總録。妊娠胎動。神妙佛手散：治婦人妊娠傷動，或子死腹中，血下疼痛，口噤欲死，服[四]此探之，不損則痛止，已損便立下，此乃徐王神驗方也。當歸二兩，芎藭一兩，爲粗末，每服三錢，水一盞，煎令泣泣欲乾，投酒一盞，再煎一沸，温服，或灌之，如人行五里，再服，不過三五服便效。張文仲備急方。産難胎死。横生倒生。用當歸三兩，芎藭一兩，爲末，先以大黑豆炒焦，入流水一盞，童便一盞，煎至一盞，分爲二服，未效再服。婦人良方。倒産子死不出。當歸末，酒服方寸匕。子母秘録。産後血脹，腹痛引脇。當歸二錢，乾薑炮五分，爲末，每服三錢，水一盞，煎八分，入鹽、酢少許，熱服。婦人良方。産後腹痛如絞。當歸末五錢，白蜜一合，水一盞，煎一盞，分爲二服，未

〔一〕飢：原作「肌」。今據蘭室秘藏卷下雜病「當歸補血湯」改。

〔二〕心煩：原二字缺損。今從江西本補正。

〔三〕黄連三兩：原脱。無此則非勝金丸。今據普濟方卷二百七總論「勝金丸」補。

〔四〕服：原作「腹」。今從錢本改。

效再服。婦人良方。產後自汗，壯熱氣短，腰脚痛不可轉。當歸三錢，黄芪合芍藥酒炒各二錢，生薑五片，水一盞半，煎七分，温服。和劑局方。產後中風。不省人事，口吐涎沫，手足瘛瘲。當歸、荆芥穗等分，爲末，每服二錢，水一盞，酒少許，童尿少許，煎七分，灌之。下咽即有生意，神效。聖惠方。小兒胎寒，好啼，晝夜不止，因此成癇。當歸末一小豆大，以乳汁灌之，日夜三四度。肘後方。小兒臍濕。不早治，成臍風，或腫赤，或出水。用當歸末傅之。一方入麝香少許，一方用胡粉等分，試之最驗。若愈後因尿入復作，再傅即愈。聖惠方。湯火傷瘡。焮赤潰爛，用此生肌，拔熱止痛。當歸、黄蠟各一兩，麻油四兩，以油煎當歸焦黄，去滓，納蠟攪成膏，出火毒，攤貼之。和劑局方。白黄色枯，舌縮，恍惚，若語亂者死。當歸、白术各〔一〕二兩，水煎，入生苄汁、蜜和服。三十六黄方。

芎藭音穹窮○本經上品

【釋名】胡藭別録、川芎綱目、香果別録、山鞠窮綱目。【時珍曰】芎本作營，名義未詳。或云：人頭穹窿窮高，天之象也。此藥上行，專治頭腦諸疾，故有芎藭之名。以胡戎者爲佳，故曰胡藭。古人因其根節狀如馬銜，謂之馬銜芎藭。後世因其狀如雀腦，謂之雀腦芎。其出關中者呼爲京芎，亦曰西芎。出蜀中者爲川芎，出天台者爲台芎，出江南者爲撫芎，皆因地而名也。左傳：楚人謂蕭人曰：有麥麴乎？有山鞠窮乎？河魚腹疾奈〔二〕何？二物皆禦濕，故以諭之。丹溪朱氏治六鬱越鞠丸中用越桃、鞠窮，故以命名。金光明經謂之闍莫迦。

【集解】【別録曰】芎藭葉名蘼蕪，生武功川谷、斜谷西嶺，三月、四月采根，暴乾。【普曰】芎藭或生胡無桃山陰，或泰山。葉細，香，青黑，文赤如藁本，冬夏叢生，五月花赤，七月實黑，附端兩葉。三月采根，有節如馬銜。【弘景曰】武功、斜谷西嶺，俱近長安。今出歷陽，處處亦有，人家多種之。葉似蛇牀而香，節大莖細，狀如馬銜，謂之馬銜芎藭。蜀中亦有而細。【恭曰】今出秦州，其歷陽出者不復用。其人間種者形塊大，重實多脂。山中采者瘦細，味苦辛。以九月、十月采之爲佳，若三月、四月虚惡，非時也。【頌曰】關陝、川蜀、江東山中多有之，而以蜀川者爲勝。四五月生葉，似水芹、胡荽、蛇牀輩，作叢而莖細。其葉倍香，江東、蜀人采葉作飲。七八月開碎白花，如蛇牀子花。根堅瘦，黄黑色。關中出者形塊重實，作雀腦狀者爲雀腦芎，最有力。【時珍曰】蜀地少寒，人多栽蒔，深秋莖葉亦不萎也。清明後宿根生苗，分其枝横埋之，則節節生根。八月根下始結芎藭，乃可掘取，蒸暴貨之。救荒本草云：葉似芹而微細窄，有丫叉。又似白芷，葉亦細。又似胡荽葉而微壯。一種似蛇牀葉而亦粗。嫩葉可煠食。【宗奭曰】凡用，以川中大塊，裏色白，不油，嚼之微辛甘者佳。他種不入藥〔三〕，

〔一〕各：原脱。今據聖濟總録卷六十一三十六黄補。
〔二〕奈：原作「尒」。今據左傳卷二十三改。
〔三〕藥：原作「葉」。今據證類卷七芎藭改。

止可爲末，煎湯沐浴而已。

根。【氣味】辛，温，無毒。【普曰】神農、黄帝、岐伯、雷公：辛，無毒。扁鵲：酸，無毒。李當之：生温，熟寒。【元素曰】性温，味辛、苦，氣厚味薄，浮而升，陽也。少陽本經引經藥，入手、足厥陰氣分。【之才曰】白芷爲之使，畏黄連，伏雌黄。得細辛，療金瘡止痛。得牡蠣，療頭風吐逆。【主治】中風入腦頭痛，寒痺筋攣緩急，金瘡，婦人血閉無子。本經。除腦中冷動，面上遊風去來，目淚出，多涕唾，忽忽如醉，諸寒冷氣，心腹堅痛，中惡卒急腫痛，脇風痛，温中内寒。别録。腰脚軟弱，半身不遂，胞衣不下。甄權。一切風，一切氣，一切勞損，一切血。補五勞，壯筋骨，調衆脉，破癥結宿血，養新血，吐血鼻血溺血，腦癰發背，瘰癧癭贅，痔瘻瘡疥，長肉排膿，消瘀血。大明。搜肝氣，補肝血，潤肝燥，補風虚。好古。燥濕，止瀉痢，行氣開鬱。時珍。蜜和大丸，夜服，治風痰殊效。蘇頌。齒根出血，含之多瘥。弘景。

【發明】【宗奭曰】今人用此最多，頭面風不可缺也。然須以他藥佐之。【元素曰】川芎上行頭目，下行血海，故清神及四物湯皆用之。能散肝經之風，治少陽厥陰經頭痛及血虚頭痛之聖藥也。其用有四：爲少陽引經一也，諸經頭痛二也，助清陽之氣三也，去濕氣在頭四也。【杲曰】頭痛必用川芎。如不愈，加各引經藥。太陽羌活，陽明白芷，少陽柴胡，太陰蒼术，厥陰吴茱萸，少陰細辛，是也。【震亨曰】鬱在中焦，須撫芎開提其氣以升之，氣升則鬱自降。故撫芎總解諸鬱，直達三焦，爲通陰陽氣血之使。【時珍曰】芎藭，血中氣藥也。肝苦急，以辛補之，故血虚者宜之。辛以散之，故氣鬱者宜之。左傳言麥麴、鞠窮禦濕，治河魚腹疾。予治濕瀉每加二味，其應如響也。血痢已通而痛不止者，乃陰虧氣鬱，藥中加芎爲佐。氣行血調，其病立止。此皆醫學妙旨，圓機之士，始可語之。○【宗奭曰】沈括筆談云：一族子舊服芎藭，醫鄭叔熊見之云：芎藭不可久服，多令人暴死。後族子果無疾而卒。又朝士張子通之妻病腦風，服芎藭甚久，一旦暴亡。皆目見者。此皆單服既久，則走散真氣。若使他藥佐使，又不久服，中病便已，則焉能至此哉？【虞摶曰】骨蒸多汗，及氣弱之人，不可久服。其性辛散，令真氣走洩而陰愈虚也。【時珍曰】五味入胃，各歸其本臟。久服則增氣偏勝，必有偏絶，故有暴夭之患。若藥具五味，備四氣，君臣佐使配合得宜，豈有此害哉？如芎藭，肝經藥也，若單服既久，則辛喜歸肺，肺氣偏勝，金來賊木，肝必受邪，久則偏絶，豈不夭亡？故醫者貴在格物也。

【附方】舊七，新一〔一〕十七。生犀丸。宋真宗賜高相國去痰清目進飲食生犀丸。用川芎十兩，緊小者，粟米泔浸，二日换，切片子，日乾爲末。分作兩料。每料入麝、腦各一分，生犀半兩，重湯煮，蜜和丸小彈子大。茶、酒嚼下一丸。痰，加朱砂半兩。膈痰，加牛黄一分，水飛鐵粉一分。頭目昏，加細辛一分。口眼喎斜，加炮天南星一分。御藥院方。氣虚頭痛。真川芎藭爲末，臘茶調服二錢，甚捷。曾有婦人産後頭痛，一服即愈。集簡方。氣厥頭痛。婦人氣

〔一〕一：原作「十」。據此下新方數改。

盛頭痛及産後頭痛。川芎藭、天台烏藥等分，爲末。每服二錢，葱茶調下。○御藥院方加白术，水煎服。**風熱頭痛。**川芎藭一錢，茶葉二錢，水一鍾，煎五分，食前熱服。簡便方。**頭風化痰。**川芎洗切，晒乾爲末，煉蜜丸如小彈子大。不拘時嚼一丸，茶清〔一〕下。經驗後方。**偏頭風痛。**京芎細剉浸酒，日飲之。斗門方。**風熱上衝，**頭目運眩，或胸中不利。川芎、槐子各一兩，爲末。每服三錢，用茶清調下。胸中不利，以水煎服。張潔古保命集。**首風旋運，**及偏正頭疼，多汗惡風，胸膈痰飲。川芎藭一斤，天麻四兩，爲末，煉蜜丸如彈子大。每嚼一丸，茶清〔二〕下。劉河間宣明方。**失血眩運。**方見「當歸」下。**一切心痛。**大芎一個，爲末，燒酒服之。一個住一年，兩個住二年。孫氏集效方。**經閉驗胎。**經水三個月不行，驗胎法，川芎生爲末，空心煎艾湯服一匙。腹内微動者是有胎，不動者非也。靈苑方。**損動胎氣。**因跌撲舉重，損胎不安，或子死腹中者，芎藭爲末，酒服方寸匕，須臾一二服，立出。續〔三〕十全方。**崩中下血，**晝夜不止。千金方用芎藭一兩，清酒一大盞，煎取五分，徐徐進之。○聖惠：加生地黄汁二合，同煎。**酒癖脇脹，**時復嘔吐，腹有水聲。川芎藭、三稜炮各一兩，爲末。每服二錢，葱白湯下。聖濟總録。**小兒腦熱。**好閉目，或太陽痛，或目赤腫。川芎藭、薄荷、朴硝各二錢，爲末。以少許吹鼻中。全幼心鑑。**齒敗口臭。**水煮芎藭含之。廣濟方。**牙齒疼痛。**大川芎藭一個，入舊糟内藏一月，取焙，入細辛同研末，揩牙。本事方。**諸瘡腫痛。**撫芎煅研，入輕粉，麻油調塗。普濟方。**産後乳懸。**婦人産後，兩乳忽長，細小如腸，垂過小肚，痛不可忍，危亡須臾，名曰乳懸。將芎藭、當歸各一斤，以半斤剉散，於瓦石器内用水濃煎，不拘多少頻服。仍以一斤半剉塊，於病人桌〔四〕下燒烟，令將口鼻吸烟。用盡未愈，再作一料。仍以蓖麻子一粒，貼其頂心。夏子益奇疾方。

蘼蕪本經上品

【釋名】薇蕪別録、蘄茝爾雅、江蘺別録。【頌曰】蘄茝，古芹芷字也。【時珍曰】蘼蕪，一作蘪蕪，其莖葉靡弱而繁蕪，故以名之。當歸名蘄，白芷名蘺。其葉似當歸，其香似白芷，故有蘄茝、江蘺之名。王逸云，蘺草生江中，故曰江蘺，是也。餘見下。

【集解】【別録曰】芎藭葉名蘼蕪。又曰：蘼蕪，一名江蘺，芎藭苗也。生雍州川澤及冤句，四月、五月采葉，暴乾。【弘景曰】今出歷陽，處處人家多種之。葉似蛇牀而香，騷人借以爲譬，方藥稀用。【恭曰】此有二種，一種似芹葉，一種似蛇牀，香氣相似，用亦不殊。【時珍曰】別録言蘼蕪一名江蘺，芎藭苗也，

〔一〕清：證類卷七芎藭引經驗後方作「酒」。

〔二〕清：宣明論方卷二首風證作「酒」。

〔三〕續：原脱。今據證類卷七芎藭補。

〔四〕桌：原作「卓」。今據得效方卷十大方脉雜醫科怪疾改。

而司馬相如子虛賦稱芎藭、菖蒲，江蘺、蘼蕪；上林賦云：被以江蘺，揉以蘼蕪。似非一物，何耶？蓋嫩苗未結根時則爲蘼蕪，既結根後乃爲芎藭。大葉似芹者爲江蘺，細葉似蛇牀者爲蘼蕪。如此分別，自明白矣。淮南子云：亂人者，若芎藭之與藁本，蛇牀之與蘼蕪。亦指細葉者言也。廣志云：蘼蕪香草，可藏衣中。管子云：五沃之土生蘼蕪。郭璞贊云：蘼蕪香草，亂之蛇牀。不損其真，自烈〔一〕以芳。又海中苔髮亦名江蘺，與此同名耳。

【氣味】辛，温，無毒。【主治】欬逆，定驚氣，辟邪惡，除蠱毒鬼疰，去三蟲。久服通神。本經。主身中老風，頭中久風、風眩。別録。作飲，止泄瀉。蘇頌。

花。【主治】入面脂用。時珍。

蛇牀 本經上品

【釋名】蛇粟本經、蛇米本經、虺牀爾雅、馬牀廣雅、牆蘼別録。又名思益、繩毒、棗棘。【時珍曰】蛇虺喜卧于下食其子，故有蛇虺〔二〕、蛇粟諸名。其葉似蘼蕪，故曰牆蘼。爾雅云：盱，虺牀也。

【集解】【別録曰】蛇牀生臨淄川谷及田野，五月采實，陰乾。【弘景曰】田野墟落甚多，花葉正似蘼蕪。【保昇曰】葉似小葉芎藭。花白，子如黍粒，黄白色，生下濕地，所在皆有。以揚州、襄州者爲良。【頌曰】三月生苗，高三二尺，葉青碎，作叢似蒿枝。每枝上有花頭百餘，結同一窠，似馬芹類。四五月乃開白花〔三〕，又似繖狀。子黄褐色，如黍米，至輕虛。【時珍曰】其花如碎米攢簇，其子兩片合成，似蒔蘿子而細，亦有細稜。凡花實似蛇牀者，當歸、芎藭、水芹、藁本、胡蘿蔔是也。

子。【修治】【斅曰】凡使，須用濃藍汁并百部草根自然汁，同浸一伏時，漉出日乾。却用生地黄汁相拌蒸之，從巳〔四〕至亥，取出日乾用。【大明曰】凡服食，即挼去皮殼，取仁微炒殺毒，即不辣也。作湯洗浴，則生用之。

【氣味】苦，平，無毒。【別録曰】辛、甘，無毒。【權曰】有小毒。【之才曰】惡牡丹、貝母、巴豆。伏硫黄。

【主治】男子陰痿濕癢，婦人陰中腫痛，除痺氣，利關節，癲癇，惡瘡。久服輕身，好顏色。本經。温中下氣，令婦人

〔一〕烈：原作「裂」。今據證類卷七蘼蕪改。
〔二〕虺：張本作「牀」，義長。
〔三〕花：原作「色」。今據證類卷七蛇牀子改。
〔四〕巳：證類卷七蛇床子引雷公作「午」。

子臟熱。男子陰强。久服令人有子。别録。治男子女人虚，濕痺，毒風瘰痛，去男子腰痛，浴男子陰，去風冷，大益陽事。甄權。暖丈夫陽氣，助〔一〕女人陰氣，治腰胯酸疼，四肢頑痺，縮小便，去陰汗濕癬，齒痛，赤白帶下，小兒驚癇，撲損瘀血。煎湯，浴大風身癢。大明。

【發明】【斅曰】此藥令人陽氣盛數，號曰鬼考也。【時珍曰】蛇牀乃右腎命門、少陽三焦氣分之藥，神農列之上品，不獨補助男子，而又有益婦人。世人捨此而求補藥於遠域，豈非賤目貴耳乎？

【附方】舊三，新十一。陽事不起。蛇牀子、五味子、兔絲子等分，爲末，蜜丸梧子大。每服三十丸，温酒下，日三服。千金方。赤白帶下，月水不來。用蛇牀子、枯白礬等分，爲末。醋麪糊丸彈子大，胭肢爲衣，綿裹，納入陰户。如熱極，再换，日一次。儒門事親方。子宫寒冷。温陰〔二〕中坐藥蛇牀子散：取蛇牀子仁爲末，入白粉少許。和勻如棗大，綿裹納之，自然温也。金匱玉函方。婦人陰癢。蛇牀子一兩，白礬二錢，煎湯頻洗。集簡方。産後陰脱。絹盛蛇牀子，蒸熱熨之。又法：蛇牀子五兩，烏梅十四個，煎水，日洗五六次。千金方。婦人陰痛。方同上。男子陰腫脹痛。蛇牀子末，鷄子黄調傅之。永類方。大腸脱肛。蛇牀子、甘草各一〔三〕兩，爲末。每服一錢，白湯下，日三服。并以蛇牀末傅之。經驗方。痔瘡腫痛不可忍。蛇牀子煎湯熏洗。簡便方。小兒癬瘡。蛇牀子杵末，和豬脂塗之。千金方。小兒甜瘡。頭面耳邊連引，流水極痒，久久不愈者。蛇牀子一兩，輕粉三錢，爲末，細〔四〕調搽之。普濟方。耳内濕瘡。蛇牀子、黄連各一錢，輕粉一字，爲末吹之。全幼心鑑。風蟲牙痛。千金用蛇牀子、燭燼同研，塗之。○集簡方用蛇牀子煎湯，乘熱漱數次，立止。冬月喉痺腫痛，不可下藥者。蛇牀子燒烟於瓶中，口含瓶嘴吸烟，其痰自出。聖惠方。

藁本本經中品

【釋名】藁茇綱目、鬼卿本經、地〔五〕新本經、微莖别録。【恭曰】根上苗下似禾藁，故名藁本。本，根也。【時珍曰】古人香料用之，呼爲藁本香。山海經名藁茇。

〔一〕助：原脱。今據證類卷七蛇牀子補。
〔二〕陰：原脱。今據金匱卷下婦人雜病脉證并治補。
〔三〕一：原闕一字。今從錢本補。
〔四〕细：普濟方卷三百六十三頭瘡「如聖散」作「小」。
〔五〕地：原作「鬼」。今據證類卷八藁本改。

【集解】【别録曰】藁本生崇山山谷，正月、二月采根，暴乾，三十日成。【弘景曰】俗中皆用芎藭根鬚，其形氣乃相類。而桐君藥録説芎藭苗似藁本，論説花實皆不同，所生處又異。今東山别有藁本，形氣甚相似，惟長大耳。【恭曰】藁本莖葉根味與芎藭小别。今出宕州者佳。【頌曰】今西川、河東州郡及兖州、杭州皆有之。葉似白芷香，又似芎藭，但芎藭似水芹而大，藁本葉細爾。五月有白花，七八月結子。根紫色。【時珍曰】江南深山中皆有之。根似芎藭而輕虚，味麻，不堪作飲也。

根。【氣味】辛，温，無毒。【别録曰】微寒。【權曰】微温。【元素曰】氣温，味苦、大辛，無毒。氣厚味薄，升也，陽也。足太陽本經藥。【之才曰】惡藺茹，畏青葙子。【主治】婦人疝瘕，陰中寒，腫痛，腹中急，除風頭痛，長肌膚，悦顔色。本經。辟霧露，潤澤，療風邪嚲曳，金瘡。可作沐藥面脂。别録。治一百六十種惡風鬼疰，流入腰痛冷，能化小便，通血，去頭風皯皰。甄權。治皮膚疵皯，酒齄粉刺，癇疾。大明。治太陽頭痛巔頂痛，大寒犯腦，痛連齒頰。元素。頭面身體皮膚風濕。李杲。督脉爲病，脊强而厥。好古。治癰疽，排膿内塞。時珍。

【發明】【元素曰】藁本乃太陽經風藥，其氣雄壯，寒氣鬱於本經，頭痛必用之藥。顛頂痛非此不能除。與木香同用，治霧露之清邪中於上焦。與白芷同作面脂。既治風，又治濕，亦各從其類也。【時珍曰】邵氏聞見録云：夏英公病泄，太醫以虚治不效。霍翁曰：風客于胃也。飲以藁本湯而止。蓋藁本能去風濕故耳。

【附方】新三。大實心痛。已用利藥，用此徹其毒。藁本半兩，蒼术一兩，作二服。水二鍾，煎一鍾，温服。活法機要。乾洗頭屑。藁本、白芷等分，爲末。夜擦旦梳，垢自去也。便民圖纂。小兒疥癬。藁本煎湯浴之，并以浣衣。○保幼大全。

實。【主治】風邪流入四肢。别録。

【附録】徐黄。【别録有名未用曰】味辛，平，無毒。主心腹積瘕。莖，主惡瘡。生澤中，大莖細葉，香如藁本。

蜘蛛香 綱目

【集解】【時珍曰】蜘蛛香，出蜀西茂州松潘山中，草根也。黑色有粗鬚，狀如蜘蛛及藁本、芎藭，氣味芳香，彼人亦重之。或云貓喜食之。

根。【氣味】辛，温，無毒。【主治】辟瘟疫，中惡邪精，鬼氣尸疰。時珍。

白芷本經上品

【釋名】白茝音止，又昌海切、芳香本經、澤芬別録、苻蘺別録、虈許驕切、莞音官。葉名蒚麻音力、葯音約。【時珍曰】徐鍇云，初生根幹爲芷，則白芷之義取乎此也。王安石字説云：茝香可以養鼻，又可養體，故茝字從𦣝。𦣝，音怡，養也。許慎説文云：晉謂之虈，齊謂之茝，楚謂之蘺，又謂之葯。生於下澤，芬芳與蘭同德，故騷人以蘭茝爲詠，而本草有芳香、澤芬之名，古人謂之香白芷云。

【集解】【別録曰】白芷生河東川谷下澤，二月、八月采根，暴乾。【弘景曰】今處處有之，東間甚多。葉可合香。【頌曰】所在有之，吴地尤多。根長尺餘，粗細不等，白色。枝幹去地五寸以上。春生葉，相對婆娑，紫色，闊三指許。花白微黄。入伏後結子，立秋後苗枯。二月、八月采根暴乾〔一〕。以黄澤者爲佳。【斆曰】凡采勿用四條一處生者，名喪公藤。又勿用馬藺〔二〕根。

根。【修治】【斆曰】采得刮去土皮。細剉，以黄精片等分，同蒸一伏時，曬乾去黄精用。【時珍曰】今人采根洗刮寸截，以石灰拌匀，晒收，爲其易蛀，并欲色白也。入藥微焙。

【氣味】辛，温，無毒。【元素曰】氣温，味苦、大辛，氣味俱輕，陽也。手陽明引經本藥，同升麻則通行手、足陽明經，亦入手太陰經。【之才曰】當歸爲之使，惡旋復花，制雄黄、硫黄。【主治】女人漏下赤白，血閉陰腫，寒熱頭風侵目淚出。長肌膚，潤澤顔色，可作面脂。本經。療風邪，久渴吐嘔，兩脇滿，頭眩〔三〕目癢。可作膏藥。別録。治目赤努肉，去面皯疵瘢，補胎漏滑落，破宿血，補新血，乳癰，發背，瘰癧，腸風痔瘻，瘡痍疥癬，止痛排膿。大明。能蝕膿，止心腹血刺痛，女人瀝血腰痛，血崩。甄權。解利手陽明頭痛，中風寒熱，及肺經風熱，頭面皮膚風痺燥癢。元素。治鼻淵鼻衄，齒痛，眉稜骨痛，大腸風秘，小便去血，婦人血風眩運，翻胃吐食，解砒毒蛇傷，刀箭金瘡。時珍。

【發明】【杲曰】白芷療風通用，其氣芳香，能通九竅，表汗不可缺也。【劉完素曰】治正陽明頭痛，熱厥頭痛，加而用之。【好古曰】同辛夷、細辛用治鼻病，入内托散用長肌肉，則入陽明可知矣。【時珍曰】白芷色白味辛，行手〔四〕陽明庚金；性温氣厚，行足陽明戊土；芳香上達，入手太陰肺經。肺者，庚之弟，戊之子也。故所主之病不離三經。如頭目眉齒諸病，三經之風熱也；如漏帶癰疽諸病，三經之濕熱也。風熱者辛以散之，濕熱者温以除之。爲陽明主藥，故又

〔一〕采根暴乾：原作「采暴」。今據證類卷八白芷補「根」、「乾」二字。

〔二〕藺：原作「蘭」。今據改同上。

〔三〕頭眩：此前證類卷八白芷有「風痛」二字。

〔四〕手：原作「乎」。今從錢本改。

能治血病胎病，而排膿生肌止痛。按王璆百一選方云：王定國病風頭痛，至都梁求明醫楊介治之。連進三丸，即時病失。懇求其方，則用香白芷一味，洗晒爲末，煉蜜丸彈子大。每嚼一丸，以茶清或荆芥湯化下。遂命名都梁丸。其藥治頭風眩運，女人胎前産後，傷風頭痛，血風頭痛，皆效。戴原禮要訣亦云：頭痛挾熱，項生磊塊者，服之甚宜。又臞仙神隱書言種白芷能辟蛇，則夷堅志所載治蝮蛇傷之方，亦制以所畏也，而本草不曾言及。【宗奭曰】藥性論言白芷能蝕膿，今人用治帶下，腸有敗膿，淋露不已，腥穢殊甚，遂致臍腹〔一〕冷痛，皆由敗膿血所致，須此排膿。白芷一兩，單葉紅蜀葵根二兩，白芍藥、白枯礬各半兩，爲末。以蠟化丸梧子大。每空心及飯前，米飲下十丸或十五丸。俟膿盡，乃以他藥補之。

【附方】舊一。新三十三。一〔二〕切傷寒。神白散，又名聖僧散：治時行一切傷寒，不問陰陽輕重、老少男女、孕婦，皆可服之。用白芷一兩，生甘草半兩，薑三片，葱白三寸，棗一枚，豉五十粒，水二碗，煎服取汗。不汗再服。病至十餘日未得汗者，皆可服之。此藥可卜人之好惡也。如煎得黑色，或誤打翻，即難愈；如煎得黄色，無不愈者。煎時要至誠，忌婦人、鷄、犬見。衛生家寶方。一切風邪。方同上。風寒流涕。香白芷一兩，荆芥穗一錢，爲末。蠟茶點服二錢。百一選方。小兒流涕。是風寒也。白芷末、葱白，擣丸小豆大，每茶下二十丸。仍以白芷末，薑汁調，塗太陽穴，乃食熱葱粥取汗。聖惠方。小兒身熱。白芷煮湯浴之，取汗，避風。子母秘録。頭面諸風。香白芷切，以蘿蔔汁浸透，日乾爲末，每服二錢，白湯下。或以嗃鼻。直指方。偏正頭風。百藥不治，一服便可，天下第一方也。香白芷炒二兩五錢，川芎炒、甘草炒、川烏頭半生半熟各一兩，爲末。每服一錢，細茶、薄荷湯調下。談埜翁試效方。頭風眩運。都梁丸。見「發明」下。眉稜骨痛，屬風熱與痰。白芷、片芩酒炒等分，爲末。每服二錢，茶清調下。丹溪纂要。風熱牙痛。香白芷一錢，朱砂五分，爲末。蜜丸芡子大，頻用擦牙。此乃濠州一村婦以醫人者。廬州郭醫云「絶勝他藥也」。或以白芷、吴茱萸等分，浸水漱涎。醫林集要。一切眼疾。白芷、雄黄爲末，煉蜜丸龍眼大，朱砂爲衣。每服一丸，食後茶下，日二服。名還睛丸。普濟方。口齒氣臭。百一選方用香白芷七錢，爲末。食後井水服一錢。○濟生方用白芷、川芎等分，爲末，蜜丸芡子大，日噙之。盗汗不止。太平白芷一兩，辰砂半兩，爲末。每服二錢，温酒下。屢驗。朱氏集驗方。血風反胃。香白芷一兩，切片，瓦炒黄爲末。用猪血七片，沸湯泡七次，蘸末食之。日一次。婦人良方。脚氣腫痛。白芷、芥子等分，爲末，薑汁和，塗之效。醫方摘要。婦人白帶。白芷四兩，以石灰半斤，淹三宿，去灰切片炒，研末。酒服二錢，日二服。醫學集成。婦人難産。白芷五錢，水煎服之。唐瑶經驗方。胎前産後。烏金散：治胎前産後虚損，月經不調，崩漏及横生逆産。用白芷、百草霜等分，爲末。以沸湯入童子小便同醋調服二錢。丹溪加滑石，以芎歸湯調之。普濟方。大便風秘。香白芷炒，爲末。每服二錢，米飲入蜜少許，連進二服。十便良方。小便氣淋，結澀不通。白芷醋浸焙乾二兩，爲末。煎木通、甘

〔一〕腹：原作「復」。今據本草衍義卷九白芷改。
〔二〕一：原作小字。今從江西本改爲大字。

草，酒調下一錢，連進二服。普濟方。**鼻衄不止**。就以所出血調白芷末塗山根，立止。簡便方。**小便出血**。白芷、當歸等分，爲末。米飲每服二錢。經驗方。**腸風下血**。香白芷爲末。每服二錢，米飲下，神效。余居士選奇方。**痔漏出血**。方同上，并煎湯熏洗。直指方。**痔瘡腫痛**。先以皂角烟熏之。後以鵝膽汁調白芷末塗之，即消。醫方摘要。**腫毒熱痛**。醋調白芷末傅之。衛生易簡方。**乳癰初起**。白芷、貝母各二錢，爲末。温酒服之。秘傳外科方。**疔瘡初起**。白芷一錢，生薑一兩，擂酒一盞，温服取汗，即散。此陳指揮方也。袖珍方。**癰疽赤腫**。白芷、大黄等分，爲末，米飲服二錢。經驗方。**小兒丹瘤**。遊走入腹必死，初發，急以截風散截之。白芷、寒水石爲末。生葱汁調塗。全幼心鑑。**刀箭傷瘡**。香白芷嚼爛塗之。集簡方。**解砒石毒**。白芷末，井〔一〕水服二錢。事林廣記。**諸骨哽咽**。白芷、半夏等分，爲末。水服一錢，即嘔出。普濟方。**毒蛇傷螫**。臨川〔二〕有人被蝮傷，即昏死，一臂如股，少頃遍身皮脹，黄黑色。一道人以新汲水調香白芷末一升〔三〕，灌之。覺腹〔四〕中搰搰然，黄水自口出，腥穢逆人，良久消縮如故。云以麥門冬湯調尤妙，仍以〔五〕末搽之。又徑山寺僧爲蛇傷，一脚潰爛，百藥不愈。一遊僧以新水數洗净腐敗，見白筋，挹乾，以白芷末，入膽礬、麝香少許摻之，惡水涌出。日日如此，一月平復。洪邁夷堅志。

葉。【主治】作浴湯，去尸蟲。別録。浴丹毒癮瘮風瘙。時珍。

【附方】新一。**小兒身熱**。白芷苗、苦參等分，煎漿水，入鹽少許洗之。衛生總微論。

芍藥 芍音杓，又音勺〇本經中品

【釋名】將離綱目、犁食別録、白木別録、餘容別録、鋋別録。白者名金芍藥圖經，赤者名木芍藥。【時珍曰】芍藥，猶婥約也。婥約，美好貌。此草花容婥約，故以爲名。羅願爾雅翼言：「制食之毒，莫良于勺，故得藥名。」亦通。鄭風詩云：伊其相謔，贈之以勺藥。韓詩外傳云：勺藥，離草也。董子云：勺藥一名將離，故將別贈之。俗呼其花之千葉者爲小牡丹，赤者爲木芍藥，與牡丹同名也。

【集解】【別録曰】芍藥生中岳川谷及丘陵，二月、八月采根，暴乾。【弘景曰】今出白山、蔣山、茅山最好，白而長尺許。餘處亦有而多赤，赤者小利。【志曰】此有赤白兩種，其花亦有赤白二色。【頌曰】今處處有之，淮南者勝。春生紅芽作叢，莖上三枝五葉，似牡丹而狹長，高一二

〔一〕井：原作「并」。今從錢本改。
〔二〕川：夷堅志乙志卷十九療蛇毒藥作「州」，醫説引作「川」，時珍承之。疑夷堅志原誤。
〔三〕升：原作「斤」。今據醫説卷七白芷治蛇齧引夷堅志改。
〔四〕腹：原作「臍」。今據夷堅志乙志卷十九療蛇毒藥改。
〔五〕以：原作「亦」。今從錢本改。

尺。夏初開花，有紅白紫數種，結子似牡丹子而小。秋時采根。崔豹古今注云：芍藥有二種，有草芍藥，木芍藥。木者花大而色深，俗呼爲牡丹，非矣。安期生服鍊法：芍藥有金芍藥，色白多脂肉〔一〕；木芍藥，色紫瘦多脉。【承曰】本經芍藥生丘陵。今世多用人家種植者，乃欲其花葉肥大，必加糞壤。每歲八九月取根分削，因利以爲藥。今淮南真陽尤多，根雖肥大而香味不佳，入藥少效。【時珍曰】昔人言洛陽牡丹、揚州芍藥甲天下。今藥中所用亦多取揚州者。十月生芽，至春乃長，三月開花。其品凡三十餘種，有千葉、單葉、樓子之異。入藥宜單葉之根，氣味全厚。根之赤白隨花之色也。

根【修治】【斅曰】凡采得，竹刀刮去皮并頭土，剉細。以蜜水拌蒸。從巳至未，晒乾用。【時珍曰】今人多生用。惟避中寒者以酒炒，入女人血藥以醋炒耳。

【氣味】苦，平，無毒。【別録曰】酸，微寒，有小毒。【普曰】神農：苦。桐君：甘，無毒。岐伯：鹹。雷公：酸。李當之：小寒。【元素曰】性寒，味酸，氣厚味薄，升而微降，陽中陰也。【杲曰】白芍藥酸，平，有小毒，可升可降，陰也。【好古曰】味酸而苦，氣薄味厚，陰也，降也，爲手、足太陰行經藥，入肝脾血分。○【之才曰】須丸爲之使，惡石斛、芒硝，畏消石、鼈甲、小薊，反藜蘆。【禹錫曰】別本須丸作雷丸。【時珍】同白术補脾，同芎藭瀉肝，同人參補氣，同當歸補血，以酒炒補陰，同甘草止腹痛，同黄連止瀉痢，同防風發痘疹，同薑、棗温經散濕。

【主治】邪氣腹痛，除血痺，破堅積，寒熱疝瘕，止痛，利小便，益氣。本經。通順血脉，緩中，散惡血，逐賊血，去水氣，利膀胱大小腸，消癰腫，時行寒熱，中惡腹痛腰痛。別録。治臟腑擁氣，强五臟，補腎氣，治時疾骨熱，婦人血閉不通，能蝕膿。甄權。女人一切病，胎前産後諸疾，治風補勞，退熱除煩益氣，驚狂頭痛，目赤明目，腸風瀉血痔瘻，發背瘡疥。大明。瀉肝，安脾肺，收胃氣，止瀉利，固腠理，和血脉，收陰氣，歛逆氣。元素。理中氣，治脾虚中滿，心下痞，脇下痛，善噫肺急，脹逆喘欬，太陽鼽衄，目濇肝血不足，陽維病苦寒熱，帶脉病苦腹痛滿，腰溶溶如坐水中。好古。止下痢腹痛後重。時珍。

【發明】【志〔二〕曰】赤者利小便下氣，白者止痛散血。【大明曰】赤者補氣，白者補血。【弘景曰】赤者小利，俗方以止痛，不減當歸。白者道家亦服食之，及煮石用。【成無己曰】白補而赤瀉，白收而赤散。酸以收之，甘以緩之，故酸甘相合，用補陰血，逆氣〔三〕而除肺燥。又云：芍藥之酸，歛津液而益營血，收陰氣而泄邪熱。【元素曰】白補赤散，瀉肝補脾胃。酒浸行經，止中部腹痛。與薑同用，温經散濕通塞，利腹中痛，胃氣不通。白芍入脾經補中焦，乃下利必用之藥。蓋瀉利皆太陰病，故不可缺此。得炙甘草爲佐，治腹中痛，夏月少加黄芩，惡寒加桂，此仲景神方也。其用凡六：安脾經一也，治腹痛二也，收胃氣三也，止瀉

〔一〕肉：原脱。今據證類卷八芍藥補。
〔二〕志：原作「恭」。今據本草衍義卷九芍藥改。
〔三〕逆氣：據成無己傷寒論注卷三辨太陽病脉證并治第六，有「收逆氣而安肺」句，此前疑脱「收」字。

痢四也，和血脉五也，固腠理六也。【宗奭曰】芍藥須用單葉紅花者爲佳，然血〔一〕虚寒人禁之。古人云：減芍藥以避中寒。誠不可忽。【震亨曰】芍藥瀉脾火，性味酸寒，冬月必以酒炒。凡腹痛多是血脉凝濇，亦必酒炒用。然止能治血虚腹痛，餘並不治。爲其酸寒收斂，無温散之功也。下痢腹痛必炒用，後重者不炒。産後不可用者，以其酸寒伐生發之氣也。必不得已，亦酒炒用之。【時珍曰】白芍藥益脾，能於土中瀉木。赤芍藥散邪，能行血中之滯。日華子言赤補氣，白治血，欠審矣。産後肝血已虚，不可更瀉，故禁之。酸寒之藥多矣，何獨避芍藥耶？以此。【頌曰】張仲景治傷寒多用芍藥，以其主寒熱、利小便故也。【杲曰】或言古人以酸濇爲收，本經何以言利小便？曰：芍藥能益陰滋濕而停津液，故小便自行，非因通利也。曰：又言緩中何也？曰：損其肝者緩其中，即調血也，故四物湯用芍藥。大抵酸濇者爲收斂停濕之劑，故主手、足太陰經收斂之體，又能治血海而入于九地之下，後至厥陰經。白者色在西方，故補；赤者色在南方，故瀉。

【附方】舊六，新一十。服食法。頌曰：安期生服錬芍藥法云：芍藥有二種，救病用金芍藥，色白多脂肉；其木芍藥色紫瘦多脉。若取審看，勿令差錯。凡采得，净洗去皮，以東流水煮百沸，陰乾，停三日，又於木甑内蒸之，上覆以净黄土，一日夜熟，出陰乾，擣末。以麥飲或酒服三錢匕，日三。服滿三百日〔二〕，可以登嶺，絶穀不飢。圖經本草。腹中虚痛。白芍藥三錢，炙甘草一錢，夏月加黄芩五分，惡寒加肉桂一錢，冬月大寒再加桂一錢。水二盞，煎一半，温服。潔古用藥法象。風毒骨痛在髓中。芍藥二分，虎骨一兩，炙爲末，夾絹袋盛，酒三升，漬五日。每服三合，日三服。經驗後〔三〕方。脚氣腫痛。白芍藥六兩，甘草一兩，爲末。白湯點服。事林廣記。消渴引飲。白芍藥、甘草等分，爲末。每用一錢，水煎服，日三服。鄂渚辛〔四〕祐之患此九年，服藥止而復作。蘇朴授此方，服之七日頓愈。古人處方，殆不可曉，不可以平易而忽之也。○陳日華經驗方。小便五淋。赤芍藥一兩，檳榔一箇，麪裹煨，爲末。每服一錢，水一盞，煎七分，空心服。○博濟方。衄血不止。赤芍藥爲末，水服二錢匕。事林廣記。衄血咯血。白芍藥一兩，犀角末二錢半，爲末。新水服一錢匕，血止爲限。古今録驗。崩中下血，小腹痛甚者。芍藥一兩，炒黄色，柏葉六兩〔五〕，微炒。每服二兩，水一升，煎六合，入酒五合，再煎七合，空心分爲兩服。亦可爲末，酒服二錢。聖惠方。經水不止。白芍藥、香附子、熟艾葉各一錢半，水煎服之。熊氏補遺。血崩帶下。赤芍藥、香附子等分，爲末。每服二錢，鹽一捻，水一盞，煎七分，温服。日二服，十服見效。名如神散。良方。赤白帶下，年深月久不瘥者。取白芍藥三兩，并乾薑半兩，剉熬

〔一〕血：原作「氣」。今據本草衍義卷九芍藥改。
〔二〕日：原脱。今據證類卷八芍藥補。
〔三〕後：原脱。今據補同上。
〔四〕辛：普濟方卷一百七十七痟渴門「神效散」引作「李」。
〔五〕兩：原作「四」。今據聖惠方卷七十三治婦人崩中下血不止諸方改。

令黄，擣末，空心水飲服二錢匕，日再服。廣濟方只用芍藥炒黑，研末，酒服之。貞元廣利方。**金瘡血出**。白芍藥一兩，熬黄爲末，酒或米飲服二錢，漸加之，仍以末傅瘡上即止，良驗。廣利方。**痘瘡脹痛**。白芍藥爲末，酒服半錢匕。痘疹方。**木舌腫滿**，塞口殺人。紅芍藥、甘草煎水熱漱。聖濟總録。**魚骨哽咽**。白芍藥嚼細嚥汁。事林廣記。

牡丹本經中品

【釋名】鼠姑本經、鹿韭本經、百兩金唐本、木芍藥綱目、花王。【時珍曰】牡丹以色丹者爲上，雖結子而根上生苗，故謂之牡丹。唐人謂之木芍藥，以其花似芍藥，而宿幹似木也。群花品中，以牡丹第一，芍藥第二，故世謂牡丹爲花王，芍藥爲花相。歐陽修花譜所載凡三十餘種，其名或以地，或以人，或以色，或以異，詳見本書。

【集解】【别録曰】牡丹生巴郡山谷及漢中，二月、八月采根，陰乾。【弘景曰】今東間亦有，色赤者爲好。【恭曰】生漢中、劍南。苗似羊桃，夏生白花，秋實圓緑，冬實赤色，凌冬不凋。根似芍藥，肉白皮丹。土人謂之百兩金，長安謂之吴牡丹者，是真也。今俗用者異於此，别有臊氣也。【炳〔一〕曰】今出合州者佳，和州、宣州者並良。白者補，赤者利。【大明曰】此便是牡丹花根也。巴、蜀、渝、合州者上，海鹽者次之。【頌曰】今丹、延、青、越、滁、和州山中皆有，但花有黄紫紅白數色。此當是山牡丹，其莖梗枯燥，黑白色。二月於梗上生苗葉，三月開花。其花葉與人家所種者相似，但〔二〕花瓣止五六葉爾。五月結子黑色，如鷄頭子大。根黄白色，可長五七寸，大如筆管。近世人多貴重，欲其花之詭異，皆秋冬移接，培以壤土，至春盛開，其狀百變，故其根性殊失本真，藥中不可用此，絶無力也。【宗奭曰】牡丹花亦有緋者，深碧色者。惟山中單葉花紅者，根皮入藥爲佳，市人或以枝梗皮充之，尤謬。【時珍曰】牡丹惟取紅白單瓣者入藥。其千葉異品，皆人巧所致，氣味不純，不可用。花譜載丹州、延州以西及褒斜道中最多，與荆棘無異，土人取以爲薪，其根入藥尤妙。凡栽花者，根下着白斂末辟蟲，穴中點硫黄殺蠹，以烏賊骨鍼其樹必枯，此物性，亦不可不知也。

根皮。【脩治】【斅曰】凡采得根，日乾，以銅刀劈破去骨，剉如大豆許，用清〔三〕酒拌蒸，從巳至未，日乾用。

【气味】辛，寒，無毒。【别録曰】苦，微寒。【普曰】神農、岐伯：辛。雷公、桐君：苦，無毒。黄帝〔四〕：苦，有毒。【好古曰】氣寒，味苦、辛，陰

〔一〕炳：原作「頌」。今據證類卷九牡丹改。
〔二〕但：原作「世」。今據改同上。
〔三〕清：原作「酒」。今據改同上。
〔四〕黄帝：原作「桐君」。今據御覽卷九百九十二牡丹改。

中徵陽，入手厥陰、足少陰經。【之才曰】畏貝母、大黄、兔絲子。【大明曰】忌蒜、胡荽，伏砒。

【主治】寒熱，中風瘛瘲，驚癇邪氣，除癥堅瘀血留舍腸胃，安五臟，療癰瘡。本經。除時氣頭痛，客熱五勞，勞氣頭腰痛，風噤癩疾。別録。久服輕身益壽。吴普。治冷氣，散諸痛，女子經脉不通，血瀝腰痛。甄權。通關腠血脉，排膿，消撲損瘀血，續筋骨，除風痺，落〔一〕胎下胞，産後一切冷熱血氣。大明。治神志不足，無汗之骨蒸，衄血吐血。元素。和血生血凉血，治血中伏火，除煩熱。時珍。

【發明】【元素曰】牡丹乃天地之精，爲群花之首。葉爲陽，發生也。花爲陰，成實也。丹者赤色，火也。故能瀉陰胞中之火。四物湯加之，治婦人骨蒸。又曰：牡丹皮入手厥陰、足少陰，故治無汗之骨蒸；地骨皮入足少陰、手少陽，故治有汗之骨蒸。神不足者手少陰，志不足者足少陰，故仲景腎氣丸用之，治神志不足也。又能治腸胃積血，及吐血、衄血必用之藥，故犀角地黄湯用之。【杲曰】心虚，腸胃積熱，心火熾甚，心氣不足者，以牡丹皮爲君。【時珍曰】牡丹皮治手、足少陰、厥陰四經血分伏火。蓋伏火即陰火也，陰火即相火也。古方惟以此治相火，故仲景腎氣丸用之。後人乃專以黄蘗治相火，不知牡丹之功更勝也。此乃千載秘奥，人所不知，今爲拈出。赤花者利，白花者補，人亦罕悟，宜分别之。

【附方】舊三，新三。癩疝偏墜，氣脹不能動者。牡丹皮、防風等分，爲末，酒服二錢，甚效。千金方。婦人惡血，攻聚上面，多怒。牡丹皮半兩，乾漆燒煙盡半兩，水二鍾，煎一鍾服。諸證辨疑。傷損瘀血。牡丹皮二兩，蝱蟲二十一枚，熬過，同擣末。每旦温酒服方寸匕。血當化爲水下。貞元廣利方。金瘡内漏血不出〔二〕。牡丹皮爲末，水服三指撮，立尿出血也。千金方。下部生瘡，已决洞者。牡丹末，湯服方寸匕，日三服。肘後方。解中蠱毒。牡丹根擣末，服一錢匕，日三服。外臺秘要。

【附録】鼠姑。【别録曰】味苦，平，無毒。主欬逆上氣，寒熱鼠瘻，惡瘡邪氣。一名贜，生丹水。【弘景曰】今人不識，而牡丹一名鼠姑，鼠婦亦名鼠姑，未知孰是？

木香本經上品

【釋名】蜜香别録、青木香弘景、五木香圖經、南木香綱目。【時珍曰】木香，草類也。本名蜜香，因其香氣如蜜也。緣沈香中有蜜香，遂訛此爲木香爾。昔人謂之青木香。後人因呼馬兜鈴根爲青木香，乃呼此爲南木香、廣木香以别之。今人又呼一種薔薇爲木香，愈亂真矣。三洞珠囊云：五香者，

〔一〕落：原作「治」。今據證類卷九牡丹改。

〔二〕血不出：原脱。今據千金方卷二十五火瘡補。

即青木香也。一株五根，一莖五枝，一枝五葉，葉間五節，故名五香，燒之能上徹九天也。古方治癰疽有五香連翹湯，内用青木香，古樂府云「氍毹㲪㲣五木香」，皆指此也。【頌曰】修养书云：正月一日取五木煮〔一〕湯以浴，令人至老鬚髮黑。徐鍇注云：道家謂青木香爲五香〔二〕，亦云五木，多以爲浴是矣。金光明經謂之矩琵佗〔三〕香。

【集解】【别録曰】木香生永昌山谷。【弘景曰】此即青木香也。永昌不復貢，今皆從外國舶上來，乃云出大秦國。今皆以合香，不入藥用。【恭曰】此有二種，當以崑崙來者爲佳，西胡〔四〕來者不善。葉似羊蹄而長大，花如菊花，結實黄黑，所在亦有之。功用極多。陶云不入藥用，非也。【權曰】南州異物志云：青木香出天竺，是草根，狀如甘草也。【頌曰】今惟廣州舶上來，他無所出。根窠大類茄子，葉似羊蹄而長大，亦有葉〔五〕如山藥而根大、開紫花者。不拘時月，采根芽爲藥。以其形如枯骨，味苦粘牙者爲良。江淮間亦有此種，名土青木香，不堪藥用。蜀本草言孟昶苑中亦嘗種之，云苗高三四尺，葉長八九寸，皺軟而有毛，開黄花，恐亦是土木香種也。【斆曰】其香是蘆蔓根條，左盤旋。采得二十九日，方硬如朽骨。其有蘆頭丁蓋子色青者，是木香神也。【宗奭曰】常〔六〕自岷州出塞，得青木香，持歸西洛。葉如牛蒡，但狹長，莖高二三尺，花黄，一如金錢，其根即香也。生嚼極〔七〕辛香，尤行氣。【承曰】木香今皆從外國來，陶説爲是。蘇頌圖經所載廣州者，乃是木類。又載滁州〔八〕、海州者，乃是馬兜鈴根。治療冷熱，殊不相似，皆誤圖耳。【時珍曰】木香，南番諸國皆有。一統志〔九〕云：葉類絲瓜，冬月取根，晒乾。

根。【修治】【時珍曰】凡入理氣藥，只生用，不見火。若實大腸，宜麪煨熟用。

【氣味】辛，温，無毒。【元素曰】氣熱，味辛、苦，氣味俱厚，沈而降，陰也。【杲曰】苦、甘、辛，微温，降也，陰也。【好古曰】辛、苦，熱，味厚於氣，陰中陽也。【主治】邪氣，辟毒疫温鬼，强志，主淋露。久服不夢寤魘寐。本經。消毒，殺鬼精物。温瘧蠱毒，氣劣，氣不足，

〔一〕煮：原字缺損似「者」。今據證類卷六木香補正。
〔二〕爲五香：原脱。今據補同上。
〔三〕矩琵佗：金光明最勝王經卷七大辯才天女品第十五「青木」譯名作「矩瑟侘」。
〔四〕胡：原作「湖」。今據證類卷六木香改。
〔五〕葉：原脱。今據補同上。
〔六〕常：據證類卷六木香，當作「嘗」。然古代「常」、「嘗」互通，故不改。
〔七〕極：原作「即」。今據改同上。
〔八〕州：原作「鬼」。今據改同上。
〔九〕志：底本此字經描補，餘金陵諸本原闕一字。今從江西本補。

肌中偏寒，引藥之精。別録。治心腹一切氣，膀胱冷痛，嘔逆反胃，霍亂泄瀉，痢疾，建脾消食，安胎。大明。九種心痛，積年冷氣，痃癖癥塊脹痛，壅氣上衝，煩悶羸劣，女人血氣刺心，痛不可忍，末酒服之。甄權。散滯氣，調諸氣，和胃氣，泄肺氣。元素。行肝經氣。煨熟，實大腸。震亨。治衝脉爲病，逆氣裏急，主脬滲小便秘。好古。

【發明】【弘景曰】青木香，大秦國人以療毒腫、消惡氣有驗。今惟制蛀蟲丸用之。常以煮汁沐浴大佳。【宗奭曰】木香專泄決胸腹間滯塞冷氣，他則次之。得橘皮、肉豆蔻、生薑相佐使絶佳，效尤速。【元素曰】木香除肺中滯氣。若治中下二焦氣結滯及不轉運，須用檳榔爲使。【震亨曰】調氣用木香，其味辛，氣能上升，如氣鬱不達者宜之。若陰火衝上者，則反助火邪，當用黄檗、知母，而少以木香佐之。【好古曰】本草云：主〔一〕氣劣，氣不足，補也；通壅氣，導一切氣，破也。安胎，建脾胃，補也；除痃癖癥〔二〕塊，破也。其不同如此。潔古張氏但言調氣，不言補也。【機曰】與補藥爲佐則補，與泄藥爲君則泄也。【時珍曰】木香乃三焦氣分之藥，能升降諸氣。諸氣膹鬱，皆屬於肺，故上焦氣滯用之者，乃金鬱則泄之也。中氣不運，皆屬於脾，故中焦氣滯宜之者，脾胃喜芳香也。大腸氣滯則後重，膀胱氣不化則癃淋，肝氣鬱則爲痛，故下焦氣滯者宜之，乃塞者通之也。○【權曰】隋書言樊子蓋爲武威太守，車駕入吐谷渾，子蓋以彼多瘴氣，獻青木香以禦霧露之邪。【頌曰】續傳信方著張仲景青木香丸，主陽衰諸不足。用崑崙青木香、六路訶子皮各二十兩，擣篩，糖和丸梧子大。每空腹酒下三十丸，日再，其效尤速。鄭駙馬去沙糖用白蜜，加羚羊角十二兩。用藥不類古方，而云仲景，不知何從而得也？

【附方】舊二，新一十九。中氣不省，閉目不語，如中風狀。南木香爲末，冬瓜子煎湯灌下三錢。痰盛者，加竹瀝、薑汁。濟生方。氣脹懶食。即青木香丸，見「發明」下。熱者牛乳下，冷者酒下。聖惠方。心氣刺痛。青木香一兩，皂角炙一兩，爲末，糊丸梧桐子大，每湯服五十丸，甚效。攝生方。一切走注，氣痛不和。廣木香，温水磨濃汁，入熱酒調服。簡便方。内釣腹痛。木香、乳香、没藥各五分，水煎服之。阮氏小兒方。小腸疝氣。青木香四兩，酒三斤，煮過，每日飲三次。孫天仁集效方。氣滯腰痛。青木香、乳香各二錢，酒浸，飯上蒸，均以酒調服。聖惠方。耳卒聾閉。崑崙真青木香一兩切，以苦酒浸一夜，入胡麻油一合，微火煎，三上三下，以綿濾去滓，日滴三四次，以愈爲度。外臺秘要。耳内作痛。木香末，以葱黄染鵝脂，蘸末深納入耳中。聖濟録。霍亂轉筋，腹痛。木香末一錢，木瓜汁一盞，入熱酒調服。聖濟總録。一切下痢。不拘丈夫婦人小兒，木香一塊，方圓一寸，黄連半兩，二味用水半升同煎乾，去黄連，薄切木香，焙乾爲末。分作三服：第一服橘皮湯下，二服陳米飲下，三服甘草湯下。此乃李景純所傳。有一婦人久痢將死，夢中觀音授此方，服之而愈也。孫兆秘寶方。香連丸方。方見「黄連」下。腸風下血。木香、黄連等分，爲末，入肥豬大腸内，兩頭紥定，煮極爛，

〔一〕主：底本此字經描改，餘金陵諸本作「生」。今據湯液本草卷中木香改。

〔二〕癥：原字漫漶。今據補正同上。

去藥食腸。或連藥擣爲丸服。劉松石保壽堂方。小便渾濁如精狀。木香、没藥、當歸等分，爲末，以刺棘心自然汁和丸梧子大，每食前鹽湯下三十丸。普濟方。小兒陰腫。小兒陽明經風熱濕氣相搏，陰莖無故腫，或痛縮，宜寬此一經自愈。廣木香、枳殻麩炒二錢半，炙甘草二錢，水煎服。曾氏小兒方。小兒天行，壯熱頭痛。木香六分，白檀香三分，爲末。清水和服。仍温水調塗顖頂上取瘥。聖惠方。天行發斑赤黑色。青木香一兩，水二升，煮一升服。外臺秘要。一切癰疽。瘡癤疳瘻、惡瘡下疰、臁瘡潰後，外傷風寒，惡汁臭敗不斂，並主之。木香、黄連、檳榔等分，爲末，油調頻塗之，取效。和劑局方。惡蛇虺傷。青木香不拘多少，煎水服，效不可述。袖珍方。腋臭陰濕。凡腋下、陰下濕臭，或作瘡，青木香以好醋浸，夾于腋下。陰下，爲末傅之。外臺秘要。牙齒疼痛。青木香末，入麝香少許，揩牙，鹽湯漱之。聖濟録。

甘松香宋開寶

【釋名】苦彌哆音扯。【時珍曰】産於川西松州，其味甘，故名。金光明經謂之苦彌哆。

【集解】【志曰】廣志云：甘松出姑臧、涼州〔一〕諸山，細葉，引蔓叢生，可合諸香及裛衣。【頌曰】今黔、蜀州郡及遼州亦有之。叢生山野，葉細如茅草，根極繁密，八月采之，作湯浴令人身香。

根。【氣味】甘，温，無毒。【好古曰】平。【主治】惡氣，卒心腹痛滿，下氣。開寶。黑皮䵟䵪，風疳齒䘌，野鷄痔。得白芷、附子良。藏器。理元氣，去氣鬱。好古。脚氣膝浮，煎湯淋洗。時珍。

【發明】【時珍曰】甘松芳香能開脾鬱，少加入脾胃藥中，甚醒脾氣。杜寶拾遺録云：壽禪師妙醫術，作五香飲，更加别藥，止渴兼補益最妙。一沈香飲，二丁香飲，三檀香飲，四澤蘭飲，五甘松飲也。

【附方】新四。勞瘵熏法。甘松六兩，玄參一斤，爲末。每日焚之。奇效方。風疳蟲牙，蝕肉至盡。甘松、膩粉各二錢半，蘆薈半兩，豬腎一對，切炙爲末，夜漱口後貼之，有涎吐出。聖濟總録。腎虚齒痛。甘松、硫黄等分，爲末，泡湯漱之，神效。經效濟世方。面䵟風瘡。香附子、甘松各四兩，黑牽牛半斤，爲末。日用洗面。婦人良方。

山柰綱目

【釋名】山辣綱目、三柰。【時珍曰】山柰俗訛爲三柰，又訛爲三賴，皆土音也。或云本名山辣，南人舌音呼山爲三，呼辣如賴，故致謬誤，其説甚通。

〔一〕州：原作「洲」。證類卷九甘松香陳藏器云「出涼州」。又御覽卷九百八十二香部二引廣志作「出交州」。二説均非「洲」字，今據改。

【集解】【時珍曰】山柰生廣中，人家栽之。根葉皆如生薑，作樟木香氣。土人食其根如食薑，切斷暴乾，則皮赤黄色，肉白色。古之所謂廉薑，恐其類也。段成式酉陽雜俎云：柰祇出拂林國。苗〔一〕長三四尺，根大如鴨卵，葉似蒜，中心抽條甚長，莖端有花六出，紅白色，花心黄赤，不結子，其草冬生夏死。取花壓油，塗身去風氣。按此説頗似山柰，故附之。

根。【氣味】辛，温，無毒。【主治】暖中，辟瘴癘惡氣，治心腹冷氣痛，寒濕霍亂，風蟲牙痛。入合諸香用。時珍。

【附方】新六。一切牙痛。三柰子一錢，麪包煨熟，入麝香二字，爲末。隨左右㗜一字入鼻内，口含温水漱去，神效。名海上一字散。普濟方。風蟲牙痛。仁存方用山柰爲末，鋪紙上卷作筒，燒燈吹滅，乘熱和藥吹入鼻内，痛即止。○攝生方用肥皂一個去穰，入山柰、甘松各三分，花椒、食鹽不拘多少，填滿，麪包煅紅，取研，日用擦牙漱去。面上雀斑。三柰子、鷹糞、密佗僧、蓖麻子等分，研勻，以乳汁調之。夜塗旦洗去。醒頭去屑。三柰、甘松香、零陵香一錢，樟腦二分，滑石半兩，爲末。夜擦旦篦去。水雲録。心腹冷痛。三柰、丁香、當歸、甘草等分，爲末，醋糊丸梧子大。每服三十丸，酒下。集簡方。

廉薑拾遺

【釋名】薑彙綱目、蔟葰音族綏。

【集解】【弘景曰】杜若苗似廉薑。【藏器曰】廉薑似薑，生嶺南、劍南，人多食之。【時珍曰】按異物志云：生沙石中，似薑，大如嬴，氣猛近於臭。南人以爲虀，其法削〔二〕皮，以黑梅及鹽汁漬之乃成也。又鄭樵云：廉薑似山薑而根大。

【氣味】辛，熱，無毒。【主治】胃中冷，吐水，不下食。藏器。温中下氣，消食益智。時珍。

杜若本經上品

【校正】併入圖經外類山薑。

【釋名】杜衡本經、杜蓮别録、若芝别録、楚衡廣雅、獛子薑獛音爪、藥性論、山薑。别録云：一名白蓮，一名白芩。【頌曰】此草一名杜衡，而草部中品自有「杜衡」條，即爾雅所爲土鹵者也。杜若，即廣雅所謂楚衡者也。其類自别，古人多相雜引用。故九歌云「采芳洲兮杜若」，離騷云「雜杜衡與芳芷」，王逸輩皆不分别，但云香草，故二名相混。古方或用，今人罕使，故少有識之者。

【集解】【别録曰】杜若生武陵川澤及冤句，二月、八月采根，曝乾。【弘景曰】今處處有之。葉似薑而有文理。根似高良薑而細，味辛香。又絶似旋葍根，

〔一〕苗：原脱。今據酉陽雜俎卷十八廣動植之三補。
〔二〕削：原作「陳」。今據文選註卷五京都下劉淵林注吴都賦引異物志文改。

殆欲相亂，葉小異爾。楚辭云「山中人兮芳杜若」是矣。【恭曰】今江湖多有之，生陰地，苗似廉薑，根似高良薑，全少辛味。陶云「似旋葍根」者，即真杜若也。【保昇曰】苗似山薑，花黃赤〔一〕，子赤，大如棘子，中似豆蔻。今出嶺南、硤州者甚好。范子計然云：杜衡、杜若出南郡、漢中，大者大善。【頌曰】衡州一種山薑，莖葉如薑。開紫花，不結子，八月采根入藥。【時珍曰】杜若人無識者，今楚地山中時有之。山人亦呼爲良薑，根似薑，味亦辛。甄權註豆蔻所謂𤢖子薑，蘇頌圖經外類所謂山薑，皆此物也。或又以大者爲高良薑，細者爲杜若。唐時峽州貢之。

【修治】【斅曰】凡使勿用鴨喋草根，真相似，只是味效不同。凡采得根，以刀刮去黃赤皮，細剉，用三重絹袋陰乾。臨使以蜜浸一夜，漉出用。

根。【氣味】辛，微温，無毒。【之才曰】得辛夷、細辛良，惡柴胡、前胡。○【頌曰】山薑：辛，平，有小毒。

【主治】胸脇下逆氣，温中，風入腦户，頭腫痛，多〔二〕涕淚出〔三〕。久服益精明目，輕身，令人不忘。本經。治眩倒目，止痛，除口臭氣。别録。山薑：去皮間風熱，可作煠湯，又主暴冷及胃中逆冷，霍亂腹痛。蘇頌。

【發明】【時珍曰】杜若乃神農上品，治足少陰、太陽諸證要藥，而世不知用，惜哉。

山薑藥性〔四〕

【釋名】美草。【弘景曰】東人呼爲山薑，南人呼爲美草。【時珍曰】與杜若之山薑，名同物異也。

【集解】【藏器〔五〕曰】山薑根及苗，並如薑而大，作樟木臭，南人食之。又有𤢖子薑，黃色而緊，辛辣，破血氣殊强於此薑。【頌曰】山薑出九真、交阯，今閩、廣皆有之。劉恂嶺表録異云：莖葉皆薑也，但根不堪食。亦與豆蔻花相似而微小爾。花生葉間，作穗如麥粒，嫩紅色。南人取其未大開者，謂之含胎花，以鹽水淹藏入甜糟中，經冬如琥珀色，辛香可愛，用爲鱠，無以加矣。又以鹽殺治暴乾者，煎湯服之，極除冷氣，甚佳。【時珍曰】山薑生南方，葉似薑，花赤色甚辛，子似草豆蔻，根如杜若及高良薑。今人以其子僞充草豆蔻，然其氣甚猛烈。

根。【氣味】辛，熱，無毒。【主治】腹中冷痛，煮服甚效。作丸散服，辟穀

〔一〕赤：原脱。今據證類卷七杜若補。
〔二〕多：原脱。今據補同上。
〔三〕出：原脱。今據補同上。
〔四〕藥性：據本條所引諸家，當以陶弘景記山姜爲最早，非藥性論也。
〔五〕藏器：原作「權」。今據證類卷二十三豆蔻改。

止饑。弘景。去惡氣，温中，中惡霍亂，心腹冷痛，功用如薑。藏器〔一〕。

花及子。【氣味】辛，温，無毒。【主治】調中下氣，破冷氣作痛，止霍亂，消食，殺酒毒。大明。

高良薑別録中品　【校正】併入開寶本草紅豆蔻。

【釋名】蠻薑綱目。子名紅豆蔻。【時珍曰】陶隱居言此薑始出高良郡，故得此名。按：高良，即今高州也。漢爲高凉縣，吴改爲郡。其山高而稍凉，因以爲名，則高良當作高凉也。

【集解】【時珍曰】出高良郡，二月、三月采根。形氣與杜若相似，而葉如山薑。【恭曰】出嶺南者，形大虚軟，生江左者細緊，亦不甚辛，其實一也〔二〕。今人呼細者爲杜若，大者爲高良薑，亦非也。【頌曰】今嶺南諸州及黔、蜀皆有之，内郡雖有而不堪入藥。春生莖葉如薑苗而大，高一二尺許，花紅紫色，如山薑花。【珣曰】紅豆蔻生南海諸谷，高良薑子也。其苗如蘆，其葉如薑，花作穗，嫩葉卷之而生，微帶紅色。嫩者入鹽，纍纍作朶不散落，須以朱槿花染令色深。善醒醉，解酒毒，無他要使也。【時珍曰】按范成大桂海志云：紅豆蔻花叢生，葉瘦如碧蘆，春末始發。初開花抽一榦，有大籜包之。籜拆花見。一穗數十蕊，淡紅鮮妍，如桃杏花色。蕊重則下垂如葡萄，又如火齊瓔珞及剪彩鸞枝之狀。每蕊有心兩瓣，人比之連理也。其子亦似草豆蔻。

【修治】【時珍曰】高凉薑、紅豆蔻，並宜炒過入藥。亦有以薑同吴茱萸、東壁土炒過入藥用者。

根。【氣味】辛，大温，無毒。【志曰】辛、苦，大熱，無毒。【張元素曰】辛，熱，純陽，浮也。入足太陰、陽明經。

【主治】暴冷，胃中冷逆，霍亂腹痛。別録。下氣益聲，好顔色。煮飲服之，止痢。藏器。治風破氣，腹内久冷氣痛，去風冷痺弱。甄權。轉筋瀉痢，反胃，解酒毒，消宿食。大明。含塊嚥津，治忽然惡心，嘔清水，逡巡即瘥。若口臭者，同草豆蔻爲末，煎飲。蘇頌。建脾胃，寬噎膈，破冷癖，除瘴瘧。時珍。

【發明】【楊士瀛曰】噫逆胃寒者，高良薑爲要藥，人參、伏苓佐之，爲其温胃，解散胃中風邪也。【時珍曰】孫思邈千金方言：心脾冷痛，用高良薑，細剉微炒，爲末〔三〕，米飲服一錢，立止。太祖高皇帝御製周顛仙碑文，亦載其有驗云。又穢跡佛有治心口痛方云：凡男女心口一點痛者，乃胃脘有滯或有蟲也。多因怒及受寒而起，遂致終身。俗言心氣痛者，非也。用高良薑以酒洗七次焙研，香附子以醋洗七次焙研，各記收之。病因寒得，用薑末二錢，附末一錢；因怒得，

〔一〕藏器：原作「甄權」。今據證類卷二十三豆蔻改。
〔二〕也：原作「色」。今據證類卷九高良薑改。
〔三〕末：原作「漠」。今據證類卷九高良薑引十全方改。本藥條「附方」下同此誤徑改，不注。

用附末二錢，薑末一錢；寒怒兼有，各一錢半。以米飲加入生薑汁一匙，鹽一捻，服之立止。韓飛霞醫通書亦稱其功云。

【附方】舊三，新八。霍亂吐利。火炙高良薑令焦香。每用五兩，以酒一升，煮三四沸，頓服。亦治腹痛中惡。外臺。霍亂腹痛。高良薑一兩剉，以水三大盞，煎二盞半，去滓，入粳米一合，煮粥食之，便止。聖惠方。霍亂嘔甚不止。用高良薑生剉二錢，大棗一枚，水煎冷服，立定。名冰壺湯。普濟方。脚氣欲吐。蘇恭曰：凡患脚氣人，每旦飽食，午後少食，日晚不食。若飢，可食豉粥。若覺不消，欲致霍亂者，即以高良薑一兩，水三升，煮一升，頓服盡，即消。若卒無者，以母薑一兩代之，清酒煎服。雖不及高良薑，亦甚效也。心脾冷痛。高良薑丸：用高良薑四兩，切片，分作四分。一兩用陳廩米半合，炒黄去米；一兩用陳壁土半兩，炒黄去土；一兩用巴豆三十四箇，炒黄去豆；一兩用班蝥三十四箇，炒黄去蝥。吴茱萸一兩，酒浸一夜，同薑再炒。爲末。以浸茱酒打糊丸梧子大，每空心薑湯下五十丸。○永類鈐方用高良薑三錢，五靈脂六錢，爲末。每服三錢，醋湯調下。養脾温胃，去冷消痰，寬胸下氣，大治心脾疼及一切冷[一]物傷。用高良薑、乾薑等分，炮研末，麪糊丸梧子大，每食後橘皮湯下十五丸。妊婦勿服。和劑局方。脾虚寒瘧。寒多熱少，飲食不思。用高良薑麻油炒、乾薑炮各一兩，爲末。每服五錢，用豬膽汁調成膏子，臨發時熱酒調服。以膽汁和丸，每服四十丸，酒下亦佳。吴幵内翰，政和丁酉居全椒縣，歲瘧大作，用此救人以百計。張大亨病此，甚欲致仕，亦服之愈。大抵寒發於膽，用豬膽引二薑入膽，去寒而燥脾胃，一寒一熱，陰陽相制，所以作效也。一方只用二薑，半生半炮各半兩，穿山甲炮三錢，爲末。每服二錢，豬腎煮酒下。朱氏集驗方。妊婦瘧疾，先因傷寒變成者，用高良薑三錢剉，以豶豬膽汁浸一夜，東壁土炒黑，去土，以肥棗肉十五枚，同焙爲末。每用三錢，水一盞，煎熱，將發時服，神妙。永類鈐方。暴赤眼痛。以管吹良薑末入鼻取嚏，或彈出鼻血即散。談埜翁試驗方。風牙痛腫。高良薑二寸，全蠍焙一枚，爲末摻之，吐涎，以鹽湯漱口，此乃樂清丐者所傳。鮑季明病此，用之果效。王璆百一選方。頭痛嗜鼻。高良薑生研頻嗜。普濟方。

紅豆蔻開寶。【氣味】辛，温，無毒。【權曰】苦、辛，多食令人舌粗，不思飲食。【時珍曰】辛，熱，陽也，浮也。入手、足太陰經。生生編云：最能動火傷目致衄，食料不宜用之。【主治】腸虚水瀉，心腹絞痛，霍亂嘔吐酸水，解酒毒。開寶[二]。冷氣腹痛，消瘴霧毒氣，去宿食，温腹腸，吐瀉痢疾。甄權。治噎膈反胃，虚瘧寒脹，燥濕散寒。時珍。

【發明】【時珍曰】紅豆蔻李東垣脾胃藥中常用之，亦取其辛熱芳香，能醒脾温肺、散寒燥濕、消食之功爾。若脾肺素有伏火者，切不宜用。

【附方】新一。風寒牙痛。紅豆蔻爲末，隨左右以少許嗜鼻中，并摻牙取涎。或加麝香。衛生家寶方。

〔一〕冷：原脱。今據局方卷三治一切氣引「二薑丸」補。

〔二〕開寶：原作「藏器」。今據證類卷九紅豆蔻改。

豆蔻別録上品　【校正】自果部移入此。

【釋名】草豆蔻開寶、漏蔻異〔一〕物志、草果鄭樵通志。○【宗奭曰】豆蔻，草豆蔻也，此是對肉豆蔻而名。若作果則味不和。前人編入果部，不知有何義意？花性熱，淹至京師，味微苦，不甚美，乾則色淡紫。爲能消酒毒，故爲果爾。【時珍曰】按楊雄方言云：凡物盛多曰蔻。豆蔻之名，或取此義。豆象形也。南方異物志作漏蔻，蓋南人字無正音也。今雖不專爲果，猶入茶食料用，尚有草果之稱焉。金光明經三十二品香藥，謂之蘇乞迷羅細〔二〕。

【集解】【別録曰】豆蔻生南海。【恭曰】苗似山薑，花黄白色，苗根及子亦似杜若。【頌曰】草豆蔻今嶺南皆有之。苗似蘆，其葉似山薑、杜若輩，根似高良薑。二月開花作穗，房生於莖下，嫩葉卷之而生，初如芙蓉花，微紅，穗頭深紅〔三〕色。其葉漸展〔四〕，花漸出，而色漸淡。亦有黄白色者。南人多采花以當果，尤貴其嫩者。并穗入鹽同淹治，疊疊作朵不散。又以木槿花同浸，欲其色紅爾。其結實若龍眼子而鋭，皮無鱗甲，皮中子如石榴瓣〔五〕，夏月熟時采之，暴乾。根苗微作樟木香，根、莖、子並辛香。【珣曰】豆蔻生交趾。其根似益智，皮殻小厚。核如石榴而辛香，葉如芄蘭而小。三月采其葉，細破，陰乾用，味近苦而有甘。【時珍曰】草豆〔六〕蔻、草果雖是一物，然微有不同。今建寧所産豆蔻，大如龍眼而形微長，其皮黄白，薄而稜峭，其仁大如縮砂仁而辛香氣和。滇、廣所産草果，長大如訶子，其皮黑厚而稜密，其子粗而辛臭，正如斑蝥之氣。彼人皆用芼茶及作食料，恒用之物。廣人取生草蔻入梅汁，鹽漬令紅，暴乾薦酒，名紅鹽草果。其初結小者，名鸚哥舌。元朝飲膳皆以草果爲上供。南人復用一種火楊梅僞充草豆蔻，其形圓〔七〕而粗，氣味辛猛而不和，人亦多用之。或云即山薑實也，不可不辨。

【修治】【斅曰】凡使須去〔八〕蒂，取向裏子及皮，用茱萸同於鏊上緩炒。待茱萸微黄黑，即去茱萸，取草豆蔻皮及子杵用之。【時珍曰】今人惟以麪裹煻火煨熟，去皮用之。

〔一〕異：原作「草」。今據下文「南方異物志作漏蔻」改。
〔二〕蘇乞迷羅細：金光明最勝王經卷七大辯才天女品第十五「細豆蔻」名「蘇泣迷羅」。
〔三〕紅：原脱。今據證類卷二十三豆蔻補。
〔四〕展：原作「廣」。今據改同上。
〔五〕瓣：原作「辨」。今據改同上。
〔六〕豆：原作「草」。今從錢本改。
〔七〕圓：原作「园」。今從張本改。
〔八〕去：原作「用」。今據證類卷二十三豆蔻改。

仁。【氣味】辛，温，濇，無毒。【好古曰】大辛熱，陽也，浮也。入足太陰、陽明經。

【主治】温中，心腹痛，嘔吐，去口臭氣。別録。下氣，止霍亂，一切冷氣，消酒毒。開寶。調中補胃，健脾消食，去客寒，心與胃痛。李〔一〕杲。治瘴癘寒瘧，傷暑吐下洩痢，噎膈反胃，痞滿吐酸，痰飲積聚，婦人惡阻帶下，除寒燥濕，開鬱破氣，殺魚肉毒。制丹砂。時珍。

【發明】【弘景曰】豆蔻辛烈甚香，可常食之。其五和糝中物皆宜人〔二〕。豆蔻、廉薑、枸櫞、甘蕉、麂目是也。【宗奭曰】草豆蔻氣味極辛微香，性温而調散冷氣甚速。虚弱不能飲食者，宜此與木瓜、烏梅、縮砂、益智、麴糵、甘草、生薑同用也。【杲曰】風寒客邪在胃口之上，當心作疼者，宜煨熟用之。【震亨曰】草豆蔻性温，能散滯氣，消〔三〕膈上痰。若明知身受寒邪，口食寒物，胃脘作疼，方可温散，用之如鼓應桴。或濕痰鬱結成病者亦效。若熱鬱〔四〕者不可用，恐積温成熱也，必用巵子之劑。【時珍曰】豆蔻治病，取其辛熱浮散，能入太陰陽明，除寒燥濕，開鬱化食之力而已。南地卑下，山嵐烟瘴，飲啖酸鹹，脾胃常多寒濕鬱滯之病。故食料必用，與之相宜。然過多亦能助脾熱，傷肺損目。或云與知母同用，治瘴瘧寒熱，取其一陰一陽無偏勝之害。蓋草果治太陰獨勝之寒，知母治陽明獨勝之火也。

【附方】舊一，新九。心腹脹滿，短氣。用草豆蔻一兩，去皮爲末。以木瓜生薑湯，調服半錢。千金方。胃弱嘔逆不食。用草豆蔻仁二枚，高良薑半兩，水一盞，煮取汁，入生薑汁半合，和白麪作撥刀，以羊肉臛汁煮熟，空心食之。普濟。霍亂煩渴。草豆蔻、黄連各一錢半，烏豆五十粒，生薑三片，水煎服之。聖濟總録。虚瘧自汗不止。用草果一枚，麪裹煨熟，連麪研，入平胃散〔五〕二錢，水煎服。經效濟世方。氣虚瘴瘧。熱少寒多，或單寒不熱，或虚熱不寒。用草果仁、熟附子等分，水一盞，薑七片，棗一枚，煎半盞服。名果附湯。濟生方。脾寒瘧疾。寒多熱少，或單寒不熱，或大便洩而小便多，不能食。用草果仁、熟附子各二錢半，生薑七片，棗肉二枚，水三盞，煎一盞，温服。醫方大成。脾腎不足。草果仁一兩，以舶茴香一兩炒香，去茴不用；吴茱萸湯泡七次，以破故紙一兩炒香，去故紙不用；胡盧巴一兩，以山茱萸一兩炒香，去茱萸不用。右三味爲糝，酒糊丸梧子大。每服六十丸，鹽湯下。百一選方。赤白帶下。

〔一〕李：原作「季」。今从錢本改。本藥條下同此誤，徑改不注。

〔二〕人：原作「久」。今據證類卷二十三豆蔻改。

〔三〕消：原作「則」。今從錢本改。

〔四〕鬱：原作「爵」。今從錢本改。

〔五〕散：原作「糝」。今據普濟方卷一百九十七諸瘧引經效濟世方改。

連皮草果一枚，乳香一小塊，麪裹煨焦黄，同[一]麪研細。每米飲服二錢，日二服。衛生易簡方。香口辟臭。豆蔻、細辛爲末，含之。肘後方。脾痛脹滿。草果仁二箇，酒煎服之。直指方。

花。【氣味】辛，熱，無毒。【主治】下氣，止嘔逆，除霍亂，調中，補胃氣，消酒毒。大明。

白豆蔻宋開寶

【釋名】多骨。

【集解】【志[二]曰】白豆蔻出伽古羅國，呼爲多骨。其草形如芭蕉，葉似杜若，長八九尺而光滑，冬夏不凋，花淺黄色，子作朵如葡萄，初出微青，熟則變白，七月采之。【頌曰】今廣州、宜州亦有之，不及番舶來者佳。【時珍曰】白豆蔻子圓大如白牵牛子，其殼白厚，其仁如縮砂仁，入藥去皮炒用。

仁。【氣味】辛，大温，無毒。【好古曰】大辛熱，味薄氣厚，輕清而升，陽也，浮也。入手太陰經。

【主治】積冷氣，止吐逆反胃，消穀下氣。開寶。散肺中滯氣，寬膈進食，去白睛翳膜。李杲。補肺氣，益脾胃，理元氣，收脱氣。好古。治噎膈，除瘧疾寒熱，解酒毒。時珍。

【發明】【頌曰】古方治胃冷，喫食即欲吐及嘔吐六物湯，皆用白豆蔻，大抵主胃[三]冷即相宜也。【元素[四]曰】白豆蔻氣味俱薄，其用有五。專入肺經本藥一也，散胸中滯氣二也，去感寒腹痛三也，温暖脾胃四也，治赤眼暴發，去太陽經目内大眦紅筋用少許，五也。【時珍曰】按楊士瀛云：白豆蔻治脾虚瘧疾，嘔吐寒熱，能消能磨，流行三焦，營衛一轉，諸證自平。

【附方】舊一，新四。胃冷惡心，凡食即欲吐。用白豆蔻子三枚，擣細，好酒一盞，温服，並飲數服佳。張文仲備急方。人忽惡心。多嚼白豆蔻子最佳。肘後方。小兒吐乳胃寒者。白豆蔻仁十四箇，縮砂仁十四箇，生甘草二錢，炙甘草二錢，爲末，常掺入兒口中。危氏得效方。脾虚反胃。白豆蔻、縮砂仁各二兩，丁香一兩，陳廩米一升，黄土炒焦，去土研細，薑汁和丸梧子大。每服百丸，薑湯下。名太倉丸。濟生方。産後呃逆。白豆蔻、丁香各半兩，研細，桃仁湯服一錢，少頃再服。乾坤生意。

〔一〕同：原作「问」。今從江西本改。

〔二〕志：原作「藏器」。今據證類卷九白豆蔻大字正文出馬志開寶本草改。

〔三〕主胃：原作「胃主」。今據證類卷九白豆蔻乙正。

〔四〕元素：原作「恭」。此下引文見于金張元素醫學啟源卷下白豆蔻，今據改。

縮砂蔤宋開寶

【釋名】【時珍曰】名義未詳。藕下白蒻多蔤，取其密藏之意。此物實在根下，仁藏殼內，亦或此意與。

【集解】【珣曰】縮砂蔤生西海及西戎，波斯諸國。多從安東道來。【志曰】生南地。苗似廉薑，子形如白豆蔻，其皮緊厚而皺〔一〕，黄赤色，八月采之。【頌曰】今惟嶺南山澤間有之。苗莖似高良薑，高三四尺，葉長八九寸，闊半寸已來。三月、四月開花在根下，五六月成實，五七十枚作一穗，狀似益智而圓，皮緊厚而皺，有粟紋，外有細刺，黄赤色。皮間細子一團，八隔，可四十餘粒，如大黍米，外微黑色，內白而香，似白豆蔻仁。七月、八月采之。辛香可調食味，及蜜煎糖纏用。

仁。【氣味】辛，温，濇，無毒。【權曰】辛、苦。【藏器曰】酸。【珣曰】辛、鹹，平。得訶子、豆蔻、白蕪荑、鼈甲良。【好古曰】辛，温，陽也。浮也。入手足太陰、陽明、太陽、足少陰七經。得白檀香、豆蔻爲使，入肺；得人參、益智爲使，入脾；得黄蘗、伏苓爲使，入腎；得赤、白石脂爲使，入大小腸也。

【主治】虚勞冷瀉，宿食不消，赤白洩痢，腹中虚痛，下氣。開寶。主冷氣腹〔二〕痛，止休息氣痢勞損，消化水穀，温暖肝腎〔三〕。甄權。上氣欬嗽，奔豚鬼疰，驚癇邪氣。藏器。一切氣，霍亂轉筋。能起酒香味。大明。和中行氣，止痛安胎。楊士瀛。治脾胃氣結滯不散。元素。補肺醒脾，養胃益腎，理元氣，通滯氣，散寒飲脹痞，噎膈嘔吐，止女子崩中，除咽喉口齒浮熱。化銅鐵骨哽。時珍。

【發明】【時珍曰】按韓𢘆醫通云：腎惡燥。以辛潤之。縮砂仁之辛，以潤腎燥。又云：縮砂屬土，主醒脾調胃，引諸藥歸宿丹田。香而能竄，和合五臟冲和之氣，如天地以土爲冲和之氣，故補腎藥用同地黄丸蒸，取其達下之旨也。又化骨食草木藥及方士鍊三黄皆用之，不知其性，何以能制此物也。

【附方】舊二，新一十四。冷滑下痢不禁，虚羸。用縮砂仁熬，爲末，以羊子肝薄切摻之，瓦上焙乾，爲末，入乾薑末等分，飯丸梧子大，每服四十丸，白湯下，日二服。○又方：縮砂仁、炮附子、乾薑、厚朴、陳橘皮等分，爲末，飯丸梧子大，每服四十丸，米飲下，日二服。並藥性論。大便瀉血，三代相傳者。縮砂仁爲末，米飲熱服二錢，以愈爲度。十便良方。小兒脱肛。縮砂去皮爲末，以猪腰子一片，批開擦末在內，縛定，煮熟與兒食，次服白礬丸。如氣逆腫喘者，不治。保幼大全。遍身腫滿，陰亦腫者。用縮砂仁、土狗一個，等分，研，和老酒服之。直指方。痰氣膈脹。砂仁擣碎，以蘿蔔汁浸透，焙乾爲末。每服一二錢，食遠沸湯服。簡便方。上氣欬逆。砂仁洗净炒研、生薑連皮等分，擣爛，熱酒食遠泡服。簡便方。子癇昏冒。縮砂和皮炒黑，熱酒調下二

〔一〕而皺：原字漫漶。今據證類卷九縮沙蜜補正。

〔二〕腹：原脱。今據證類卷九縮沙蜜補。

〔三〕肝腎：同上作「脾胃」。

錢。不飲者，米飲下。此方安胎止痛皆效，不可盡述。温隱居方。妊娠胎動。偶因所觸，或跌墜傷損，致胎不安，痛不可忍者。縮砂熨斗内炒熱，去皮用仁，擣碎。每服二錢，熱酒調下。須臾覺腹中胎動處〔一〕極熱，即胎已安矣。神效。孫尚藥方。婦人血崩。新縮〔二〕砂仁，新瓦焙，研末，米飲服三錢。婦人良方。熱擁咽痛。縮砂殼爲末，水服一錢。戴原禮方。牙齒疼痛。縮砂常嚼之良。直指方。口吻生瘡。縮砂殼煅研，擦之即愈。此蔡醫博秘方也。黎居士簡易方。魚骨入咽。縮砂、甘草等分，爲末。綿裹含之嚥汁，當隨痰出矣。王璆百一選方。誤吞諸物。金銀銅錢等物不化者，濃煎縮砂湯飲之，即下。危氏得效方。一切食毒。縮砂仁末，水服一二錢。事林廣記。

益智子 宋開寶

【釋名】【時珍曰】脾主智，此物能益脾胃故也，與龍眼名益智義同。按蘇軾記云：海南産益智，花實皆長穗，而分爲三節。觀其上中下節，以候早中晚禾之豐兇。大豐則皆實，大兇皆不實，罕有三節並熟者。其爲藥只治水，而無益於智。其得此名，豈以其知歲耶？此亦一説也，終近穿鑿。

【集解】【藏器曰】益智出崑崙國及交阯，今嶺南州郡往往有之。顧微廣州記云：其葉似蘘荷，長丈餘。其根上有小枝，高八九寸，無華萼。莖如竹箭，子從心出。一枝有十子叢生，大如小棗。其中核黑而皮白，核小者佳，含之攝涎穢。或四破去核，取外皮蜜煮爲粽食，味辛。晉盧循遺劉裕益智粽，是此也。【恭曰〔三〕】益智子似連翹子頭未開者，苗葉花根與豆蔻〔四〕無別，惟子小爾。【時珍曰】按嵇含南方草木狀云：益智二月花，連着實，五六月熟。其子如筆頭而兩頭尖，長七八分，雜五味中，飲酒芬芳，亦可鹽曝及作粽食。觀此則顧微言其無華者，誤矣。今之益智子形如棗核，而皮及仁，皆似草豆蔻云。

仁。【氣味】辛，温，無毒。【主治】遺精虚漏，小便餘瀝，益氣安神，補不足，利三焦，調諸氣。夜多小便者，取二十四枚碎，入鹽同煎服，有奇驗。藏器〔五〕。治客寒犯胃，和中益氣，及人多唾。李杲。益脾胃，理元氣，補腎虚滑瀝。好古。冷氣腹痛，及心氣不足，夢洩赤濁，熱傷心系，吐血血崩諸證。時珍。

【發明】【劉完素曰】益智辛熱，能開發鬱結，使氣宣通。【王好古曰】益智本脾藥，主君相二火。在集香丸則入肺，在四君子〔六〕湯則入脾，在大鳳髓丹

〔一〕處：原脱。今據證類卷九縮沙蜜補。
〔二〕縮：原作「宿」。今據婦人良方卷一崩暴下血不止方論改。
〔三〕恭曰：此後引文見於證類卷十三龍眼載唐本注。龍眼亦名益智，與益智子同名異物。
〔四〕蔻：原脱。今據證類卷十三龍眼補。
〔五〕藏器：據證類卷十四益智子，當作「開寶」。
〔六〕四君子：底本爲三字闕，今據其他金陵本補。

則入腎，三藏互有子母相關之義。當於補藥中兼用之，勿多服。【時珍曰】益智大辛，行陽退陰之藥也，三焦、命門氣弱者宜之。按楊士瀛直指方云：心者脾之母，進食不止於和脾，火能生土，當使心藥入脾胃藥中，庶幾相得。故古人進食藥中，多用益智，土中益火也。又按洪邁夷堅志云：秀州〔一〕進士陸迎，忽得吐血不止，氣蹷驚顫，狂躁直視，至深夜欲投戸而出。如是兩夕，偏用方藥弗瘳。夜夢觀音授一方，命但服一料，永除病根。夢覺記之，如方治藥，其病果愈。其方：用益智子仁一兩，生朱砂二錢，青橘皮五錢，麝香一錢，碾爲細末。每服一錢，空心燈心湯調下。

【附方】新八。**小便頻數**。脬氣不足也。雷州益智子鹽炒，去鹽，天台烏藥等分，爲末〔二〕，酒煮山藥粉爲糊，丸如梧子大。每服七十丸，空心鹽湯下。名縮泉丸。朱氏集驗方。**心虚尿滑**，及赤白二濁。益智子仁、白伏苓、白术等分，爲末，每服三錢，白湯調下。**白濁腹滿**。不拘男婦。用益智仁鹽水浸炒，厚朴薑汁炒等分，薑三片，棗一枚，水煎服。永類鈐方。**小便赤濁**。益智子仁、伏神各二兩，遠志、甘草水煮各半斤，爲末，酒糊丸梧子大，空心薑湯下五十丸。**腹脹忽瀉**，日夜不止，諸藥不效，此氣脱也。用益智子仁二兩，濃煎飲之，立愈。危氏得效方。**婦人崩中**。益智子炒碾細，米飲入鹽，服一錢。産寶。**香口辟臭**。益智子仁一兩，甘草二錢，碾粉舐之。經驗良方。**漏胎下血**。益智仁半兩，縮砂仁一兩，爲末。每服三錢，空心白湯下，日二服。胡氏濟陰方。

蓽茇 宋開寶

【釋名】蓽撥。【時珍曰】蓽撥當作蓽茇，出南方草木狀，番語也。陳藏器本草作畢勃，扶南傳作逼撥，大明會典作畢蕟。又段成式酉陽雜俎云：摩伽陀國呼爲蓽撥梨，拂菻國呼爲阿梨訶陀。

【集解】【恭曰】蓽撥生波斯國。叢生，莖葉似蒟醬，其子緊細，味辛烈於蒟醬。胡人將來入食味用也。【藏器曰】其根名畢勃沒，似柴胡而黑硬。【頌曰】今嶺南特有之，多生竹林内。正月發苗作叢，高三四尺，其莖如筯。葉青圓如蕺菜，闊二三寸如桑，面光而厚。三月開花白色在表。七月結子如小指大，長二寸已來，青黑色，類椹子而長。九月收采，灰〔三〕殺曝乾。南人愛其辛香，或取葉生茹之。復有舶上來者，更辛香。【時珍曰】段成式言青州防風子可亂蓽茇，蓋亦不然。蓽茇氣味正如胡椒，其形長一二寸，防風子圓如胡荽子，大不相侔也。

【修治】【斅曰】凡使，去挺用頭，以醋浸一宿，焙乾，以刀刮去栗子令净乃用，免傷人肺，令人上氣。

〔一〕州：原作「川」。今據醫説卷三治吐血引夷堅志改。
〔二〕末：原作「漠」。今據朱氏集驗方卷二便縮改。此「附方」下同此誤徑改不注。
〔三〕灰：原脱。今據證類卷九蓽撥補。

【氣味】辛，大温，無毒。【時珍曰】氣熱味辛，陽也，浮也。入手足陽明經。然辛熱耗散，能動脾肺之火，多用令人目昏，食料尤不宜之。【主治】温中下氣，補腰脚，殺腥氣，消食，除胃冷，陰疝痃〔一〕癖。藏器。霍亂，冷氣心痛，血氣。大明。水瀉虚痢，嘔逆醋心，産後洩痢，與阿魏和合良。得訶子、人參、桂心、乾薑，治臟腑虚冷，腸鳴洩痢〔二〕，神效。李珣。治頭痛，鼻淵，牙痛。時珍。

【發明】【宗奭曰】蓽茇走腸胃，冷氣嘔吐、心腹滿痛者宜之。多服走泄真氣，令人腸虚下重。【頌曰】按唐太宗實録云：貞觀中，上以氣痢久未痊，服名醫藥不應，因詔訪求其方。有衛士進黄牛乳煎蓽茇方，御用有效。劉禹錫亦記其事云，後累試於虚冷者必效。【時珍曰】牛乳煎詳見獸部「牛乳」下。蓽茇爲頭痛鼻淵牙痛要藥，取其辛熱，能入陽明經散浮熱也。

【附方】舊二，新八。冷痰惡心。蓽茇一兩，爲末，食前用米湯服半錢。聖惠方。暴泄身冷，自汗，甚則欲嘔，小便清，脉微弱，宜已寒丸治之。蓽茇、肉桂各二錢半，高良薑、乾薑各三錢半，爲末，糊丸梧子大。每服三十丸，薑湯送下。和劑局方。胃冷口酸，流清水，心下連臍痛。用蓽茇半兩，厚朴薑汁浸炙一兩，爲末，入熟鯽魚肉，研和丸緑豆大。每米飲下二十丸，立效。余居士選奇方。瘴氣成塊，在腹不散。用蓽茇一兩，大黄一兩，並生爲末，入麝香少許，煉蜜丸梧子大，每冷酒服三十丸。永類鈐方。婦人血氣作痛及下血無時，月水不調。用蓽茇鹽炒，蒲黄炒，等分爲末，煉蜜丸梧子大。每空心温酒服三十丸，兩服即止。名二神丸。陳氏方。偏頭風痛。蓽茇爲末，令患者口含温水，隨左右痛，以左右鼻吸一字，有效。經驗後〔三〕方。鼻流清涕。蓽茇末吹之，有效。衛生易簡方。風蟲牙痛。蓽茇末揩之，煎蒼耳湯漱去涎。○本草權度：用蓽茇末、木鼈子肉，研膏，化開㗜鼻。○聖濟總録用蓽茇、胡椒等分，爲末，化蠟丸麻子大，每以一丸塞孔中。

蓽勃没。【氣味】辛，温，無毒。【主治】五勞七傷，冷氣嘔逆，心腹脹滿，食不消化，陰汗寒疝核腫，婦人内冷無子，治腰腎冷，除血氣。藏器。

蒟醬蒟音矩○唐本草

【釋名】蒟子廣志、土蓽茇食療。苗名扶惡士〔四〕、蔞藤。【時珍曰】按嵇含云：蒟子可以調食，故謂之醬，乃蓽茇之類也。故孟詵食療謂之

〔一〕痃：原脱。今據證類卷九蓽撥補。
〔二〕洩痢：原脱。今據補同上。
〔三〕後：原作「良」。今據改同上。
〔四〕扶惡士：據下文时珍釋名，無此藥名，而有「扶櫑」。疑「惡士」爲「櫑」之筆誤。

土蓽茇。其蔓葉名扶留藤，一作扶檑，一作浮留，莫解其義。蔞則留字之訛也。

【集解】【恭曰】蒟醬生巴蜀中，蜀都賦所謂流味於番禺者。蔓生，葉似王瓜而厚大光澤，味辛香，實似桑椹而皮黑肉白。西戎亦時將來，細而辛烈。交州、愛州人家多種之，蔓生，其子長大，苗名浮留藤。取葉合檳榔食之，辛而香也。【頌曰】今夔川、嶺南皆有之。昔漢武帝使唐蒙曉諭南越。越王食蒙以蒟醬，曰：此出番禺城下。武帝感之，遂開牂牁、越嶲也。劉淵林注蜀都賦云：蒟醬緣木而生，其子如桑椹，熟時正青，長二三寸。以蜜及鹽藏而食之，辛香。與蘇恭所説大同小異。蓋淵林所云乃蜀産，蘇恭所云乃海南者爾。今惟貴蓽茇而不尚蒟醬，故鮮有用者。【李珣曰】廣州記云：出波斯國，實狀若桑椹〔一〕，紫褐色者爲尚，黑者是老〔二〕，不堪。然近多黑色，少見褐者。黔中亦有，形狀滋味一般。【時珍曰】蒟醬，今兩廣、滇南及川南、渝、瀘、威、茂、施諸州皆有之。其苗謂之蔞葉，蔓生依樹，根大如筯。彼人食檳榔者，以此葉及蚌灰少許同嚼食之，云辟瘴癘，去胸中惡氣。故諺曰：檳榔浮留，可以忘憂。其花實即蒟子也。按嵇含草木狀云：蒟醬即蓽茇也。生於蕃國者大而紫，謂之蓽茇。生於番禺者小而青，謂之蒟子。本草以蒟易蔞子，非矣。蔞子一名扶留，其草形全不相同。時珍竊謂蒟子蔓生，蓽茇草生，雖同類而非一物，然其花實氣味功用則一也。嵇氏以二物爲一物，謂蒟子非扶留，蓋不知扶留非一種也。劉欣〔三〕期交州記云：扶留有三種：一名穫扶〔四〕留，其根香美；一名扶留藤，其〔五〕味亦辛；一名南扶留，其葉青味辛是矣。今蜀人惟取蔞葉作酒麴，云香美。

【修治】【斅曰】凡采得後，以刀刮上粗皮，擣細。每五兩〔六〕，用生薑自然汁五兩拌之，蒸一日，曝乾用。

根、葉、子。【氣味】辛，温，無毒。【時珍曰】氣熱味辛，陽也，浮也。【主治】下氣，温中，破痰積〔七〕。唐本。欬逆上氣，心腹蟲痛，胃弱虛瀉，霍亂吐逆，解酒食味。李珣。散結氣，心腹冷痛，消穀。孟詵。解瘴癘，去胸中惡邪氣，温脾燥熱。時珍。

【附方】新一。牙疼。蒟醬、細辛各半兩，大皂莢五鋌，去子，每孔入青鹽燒存性，同研末，頻揩吐涎。御藥院方。

〔一〕椹：原作「根」。今據證類卷九蒟醬改。
〔二〕老：此後原衍「根」字。今據刪同上。
〔三〕欣：原作「歆」。今據卷一引據古今經史百家書目改。
〔四〕扶：原脱。今據齊民要術卷十五穀果蓏菜茹非中國物産者扶留引交州記補。
〔五〕藤其：原作「其藤」。今據乙正同上。
〔六〕兩：原作「錢」。今據證類卷九蒟醬改。
〔七〕積：原脱。今據補同上。

肉豆蔻宋開寶

【釋名】肉果綱目、迦拘勒。【宗奭曰】肉豆蔻對草豆蔻爲名，去殼只用肉。肉油色者佳，枯白瘦虚者劣。【時珍曰】花實皆似豆蔻而無核，故名。

【集解】【藏器曰】肉豆蔻生胡國，胡名迦拘勒。大舶來即有，中國無之。其形圓小，皮紫緊薄，中肉辛辣。【珣曰】生崑崙及大秦國。【頌曰】今嶺南人家亦種之。春生苗，夏抽莖開花，結實似豆蔻，六月、七月采。【時珍曰】肉豆蔻花及實狀雖似草豆蔻，而皮肉之顆則不同。顆外有皺紋，而内有斑纈紋，如檳榔紋。最易生蛀，惟烘乾密封則稍可留。

實。【脩治】【斅曰】凡使，須以糯米粉熟湯搜裹豆蔻，於煻灰火中煨熟，去粉用。勿令犯鐵〔一〕。

【氣味】辛，温，無毒。【權曰】苦、辛。【好古曰】入手、足陽明經。

【主治】温中，消食止泄，治積冷心腹脹痛，霍亂中惡，鬼氣冷疰，嘔沫冷氣，小兒乳霍。開寶。調中下氣，開胃，解酒毒。消皮外絡下氣。大明。治宿食痰飲，止小兒吐逆，不下乳，腹痛。甄權。主心腹蟲痛，脾胃虚冷氣，併冷熱虚泄、赤白痢，研末，粥飲服之。李珣。暖脾胃，固大腸。時珍。

【發明】【大明曰】肉豆蔻調中下氣，消皮外絡下氣，味珍，力更殊。【宗奭曰】亦善下氣，多服則泄氣，得中則和平其氣。【震亨曰】屬金與土，爲丸温中補脾。日華子稱其下氣，以脾得補而善運化，氣自下也。非若陳皮、香附之駃泄。寇氏不詳其實，遂以爲不可服也。【機曰】痢痰用此濇腸，爲傷乳泄瀉之要藥。【時珍曰】土愛煖而喜芳香，故肉豆蔻之辛温，理脾胃而治吐利。

【附方】舊一，新六。暖胃除痰，進食消食。肉〔二〕豆蔻二箇，半夏薑汁炒五錢，木香二錢半，爲末。蒸餅丸芥子大，每食後津液下五丸、十丸。普濟方。霍亂吐利。肉豆蔻爲末，薑湯服一錢。普濟方。久瀉不止。肉豆蔻煨一兩，木香二錢半，爲末。棗肉和丸，米飲服四五十丸。○又方：肉豆蔻煨一兩，熟附子七錢，爲末糊丸，米飲服四五十丸。○又方：肉豆蔻煨，粟殼炙，等分爲末，醋糊丸，米飲服四五十丸。並百一選方。老人虚瀉。肉豆蔻三錢，麪裹煨熟，去麪研，乳香一兩，爲末。陳米粉糊丸梧子大。每服五七十丸，米飲下。此乃常州詹〔三〕教授所傳方。瑞竹堂方。小兒泄瀉。肉豆蔻五錢，乳香二錢半，生薑五片，同炒黑色，去薑，研爲膏收，旋丸緑豆大。每量大小米飲下。全幼心鑑。脾泄氣痢。豆蔻一顆，米醋調麪裹，煨令焦黄，和麪研末。更以欓子炒研末一兩，

〔一〕鐵：證類卷九肉豆蔻引雷公云作「銅」。

〔二〕肉：原作「丙」。今據普濟方卷一百六十七痰飲門痰飲食不消改。

〔三〕詹：原作「侯」。今據瑞竹堂方卷八瀉痢門改。

相和。又以陳廩米炒焦，爲末和勻。每以二錢煎作飲，調前二味三錢，旦暮各一服，便瘥。續傳信方。冷痢腹痛不能食者。肉豆蔻一兩去皮，醋和麪裹煨，擣末。每服一錢，粥飲調下。聖惠方。

補骨脂宋開寶

【釋名】破故紙開寶、婆固脂藥性論、胡韭子日華。【時珍曰】補骨脂言其功也。胡人呼爲婆固脂，而俗訛爲破故紙也。胡韭子，因其子之狀相似，非胡地之韭子也。

【集解】【志曰】補骨脂生嶺[一]南諸州及波斯國。【頌曰】今嶺外山坂間多有之。四川合州亦有，皆不及番舶者佳。莖高三四尺，葉小似薄荷，花微紫色，實如麻子，圓扁而黑，九月采。【大明曰】徐表南州記云：是胡韭子也。南番者色赤，廣南者色緑，入藥微炒用。

子。【脩治】【斆曰】此性燥毒，須用酒浸一宿，漉出，以東流水浸三日夜，蒸之，從巳至申，日乾用。一法：以鹽同炒過，曝乾用。

【氣味】辛，大温，無毒。【權曰】苦、辛。【珣曰】惡甘草。【時珍曰】忌芸薹及諸血，得胡桃、胡麻良。

【主治】五勞七傷，風虚冷，骨髓傷敗，腎冷精流，及婦人血氣墮胎。開寶。男子腰疼，膝冷囊濕，逐諸冷痺頑，止小便，利[二]腹中冷。甄權。興陽事，明耳目。大明。治腎泄，通命門，煖丹田，斂精神。時珍。

【發明】【頌曰】破故紙今人多以胡桃合服，此法出於唐鄭相國。自叙云：予爲南海節度，年七十有五。越地卑濕，傷於内外，衆疾俱作，陽氣衰絶，服乳石諸藥，百端不應。元和七年，有訶陵國舶主李摩訶，知予病狀，遂傳此方并藥。予初疑而未服，摩訶稽首固請，遂服之。經七八日而覺應驗，自爾常服，其功神效。十年二月，罷郡歸京，録方傳之。用破故紙十兩，净擇去皮，洗過曝，擣篩令細。胡桃瓤二十兩，湯浸去皮，細研如泥，更以好蜜和，令如飴餹，瓷器盛之。旦日以煖酒二合，調藥一匙服之，便以飯壓。如不飲酒人，以暖熟水調之。彌久則延年益氣，悦心明目，補添筋骨。但禁芸薹、羊血，餘無所忌。此物本自外番隨海舶而來，非中華所有。番人呼爲補骨脂[三]，語訛爲破故紙也。王紹顔續傳信方載其事頗詳，故録之。【時珍曰】此方亦可作丸，温酒服之。按白飛霞方外奇方云：破故紙屬火，收斂神明，能使心包之火與命門之火相通，故元陽堅固，骨髓充實，濇以治脱也。胡桃屬木，潤燥養血，血屬陰，惡燥，故油以潤之，佐破故紙有木火相生之妙。故語云：破故紙無胡桃，猶水母之無蝦也。又破故紙惡甘草，而瑞竹堂方青娥丸内加之。何也？豈甘草能調和百藥，惡而不惡耶？

〔一〕嶺：證類卷九補骨脂作「廣」。

〔二〕利：原脱。今據證類卷九補骨脂補同上。

〔三〕脂：證類卷九補骨脂引圖經作「鴟」。

又許叔微學士本事方云：孫真人言補腎不若補脾，予曰補脾不若補腎。腎氣虛弱，則陽氣衰劣，不能熏蒸脾胃。脾胃氣寒，令人胸膈痞塞，不進飲食，遲於運化，或腹脇虛脹，或嘔吐痰涎，或腸鳴泄瀉。譬如鼎釜中之物，無火力，雖終日不熟，何能消化？濟生二神丸，治脾胃虛寒泄瀉，用破故紙補腎，肉豆蔻補脾。二藥雖兼補，但無斡旋。往往常加木香以順其氣，使之斡旋，空虛倉廩。倉廩空虛，則受物矣。屢用見效，不可不知。

【附方】舊二，新一十三。**補骨脂丸**。治下元虛敗，脚手沉重，夜多盜汗，縱慾所致。此藥壯筋骨，益元氣。補骨脂四兩炒香，兔絲子四兩酒蒸，胡桃肉一兩去皮，乳香、没藥、沉香各研二錢半，煉蜜丸如梧子大。每服二三十丸，空心鹽湯、温酒任下。自夏至起冬至止，日一服。此乃唐宣宗時，張壽太尉知廣州，得方于南番人。有詩云：三年時節向邊隅，人信方知藥力殊，奪得春光來在手，青娥休笑白髭鬚。和劑方。**男女虛勞**。男子女人五勞七傷，下元久冷，一切風病，四肢疼痛，駐顔壯氣，烏髭鬚。補骨脂一斤，酒浸一宿，晒乾，却用烏油麻一升和炒，令麻子聲絶，簸去，只取補骨脂爲末，醋煮麪糊丸如梧子大，每服二三十丸，空心温酒、鹽湯任下。經驗後〔一〕方。**腎虛腰痛**。經驗後〔二〕方用破故紙一兩，炒，爲末，温酒服三錢，神妙。或加木香一錢。○和劑局方青娥丸：治腎氣虛弱，風冷乘之。或血氣相搏，腰痛如折，俛仰不利，或因勞役傷腎，或卑濕傷腰，或損墜墮傷，或風寒客搏，或氣滯不散，皆令腰痛，或腰間如物重墜。用破故紙酒浸炒一斤，杜仲去皮，薑汁浸炒一斤，胡桃肉去皮二十箇，爲末，以蒜擣膏一兩，和丸梧子大。每空心温酒服二十丸，婦人淡醋湯下。常服壯筋骨，活血脉，烏髭鬚，益顔色。**妊娠腰痛**。通氣散：用破故紙二兩，炒香爲末，先嚼胡桃肉半箇，空心温酒調下二錢。此藥神妙。婦人良方。**定心補腎**。養血返精丸：破故紙炒二兩，白伏苓一兩，爲末。没藥五錢，以無灰酒浸高一指，煮化和末丸梧子大。每服三十丸，白湯下。昔有人服此，至老不衰。蓋故紙補腎，伏苓補心，没藥養血，三者既壯，自然身安。朱氏集驗方。**精氣不固**。破故紙、青鹽等分，同炒，爲末。每服二錢，米飲下。三因方。**小便無度**，腎氣虛寒。破故紙十兩酒蒸，茴香十兩鹽炒，爲末。酒糊丸梧子大。每服百丸，鹽酒下，或以末〔三〕糝豬腎煨食之。普濟方。**小兒遺尿**，膀胱冷也。夜屬陰，故小便不禁。破故紙炒，爲末，每夜熱湯服五分。嬰童百問。**玉莖不痿**，精滑無歇，時時如針刺，捏之則脆，此名腎漏。用破故紙、韭子各一兩，爲末。每用三錢，水二盞，煎六分服，日三次，愈則止。夏子益奇方。**脾腎虛瀉**。二神丸：用破故紙炒半斤，肉豆蔻生用四兩，爲末，肥棗肉〔四〕研膏，和丸梧子大。每空心米飲服五七十丸。○本事方加木香二兩，名三神丸。**水瀉久痢**。破故紙炒一〔五〕兩，粟殼炙四兩，爲末，煉蜜丸彈子大。每服一丸，薑、棗同水煎服。

〔一〕後：原脱。今據證類卷九補骨脂補。

〔二〕後：原脱。今據補同上。

〔三〕末：原作「米」。今據普濟方卷二十九腎臟門「破故紙丸」改。

〔四〕肉：原作「丸」。今據本事方卷二心小腸脾胃病改。

〔五〕一：原闕一字。今據百一選方卷之六痢疾補。

百一選方。牙痛日久，腎虛也。補骨脂二兩，青鹽半兩，炒研擦之。御藥院方。風蟲牙痛，上連頭腦。補骨脂炒半兩，乳香二錢半，爲末擦之。或爲丸塞孔內。自用有效。傳信適用方。打墜腰痛，瘀血凝滯。破故紙炒、茴香炒、辣桂等分，爲末。每熱酒服二錢。故紙主腰痛行血。直指方。

薑黃 唐本草

【釋名】蒁音述、寶鼎香綱目。

【集解】【恭曰】薑黃根葉都似鬱金。其花春生於根，與苗並出，入夏花爛無子。根有黃、青、白三色。其作之方法，與鬱金同。西戎人謂之蒁。其味辛少苦多，亦與鬱金同，惟花生異耳。【藏器曰】薑黃真者，是經種三年以上老薑，能生花。花在根際，一如蘘荷。根節堅硬，氣味辛辣，種薑處有之，終是難得。西番亦有來者。與鬱金、蒁藥相似。如蘇恭所説，即是蒁藥而非薑黃。又言薑黃是蒁，鬱金是胡蒁。如此則三物無別，遞相連名，總稱爲蒁，則功狀當不殊。而今鬱金味苦寒，色赤，主馬熱病；薑黃味辛温，色黃；蒁味苦色青。三物不同，所用各別。【大明曰】海南生者即名蓬莪蒁，江南生者即爲薑黃。【頌曰】薑黃今江、廣、蜀川多有之。葉青緑，長一二尺許，闊三四寸，有斜文如紅蕉葉而小。花紅白色，至中秋漸凋。春末方生，其花先生，次方生葉，不結實。根盤屈黃色，類生薑而圓，有節。八月采根，片切暴乾。蜀人以治氣脹，及産後敗血攻心，甚驗。蠻人生啖，云可以祛邪辟惡。按鬱金、薑黃、蒁藥三物相近，蘇恭不能分別，乃爲一物。陳藏器以色味分別三物，又言薑黃是三年老薑所生。近年汴都多種薑，往往有薑黃生賣，乃是老薑。市人買啖，云治氣爲最。大方亦時用之。又有廉薑，亦是其類，而自是一物。【時珍曰】近時以扁如乾薑形者，爲片子薑黃；圓如蟬腹形者，爲蟬肚鬱金，並可浸水染色。蒁形雖似鬱金，而色不黃也。

根。【氣味】辛、苦、大寒，無毒。【藏器曰】辛少苦多，性熱不冷。云大寒，誤矣。

【主治】心腹結積，疰忤，下氣破血，除風熱，消癰腫，功力烈於鬱金。唐本。治癥瘕血塊，通月經，治撲損瘀血，止暴風痛冷氣，下食。大明。祛邪辟惡，治氣脹，産後敗血攻心。蘇頌。治風痺臂痛。時珍。

【發明】【時珍曰】薑黃、鬱金、蒁藥三物，形狀功用皆相近。但鬱金入心治血，而薑黃兼入脾，兼治氣，蒁藥則入肝兼治氣中之血，爲不同爾。古方五痺湯用片子薑黃，治風寒濕氣手臂痛。戴原禮要訣云：片子薑黃能入手臂治痛。其兼理血中之氣可知。

【附方】舊二，新二。心痛難忍。薑黃一兩，桂三兩，爲末。醋湯服一錢。經驗後[一]方。胎寒腹痛，啼哭吐乳，大便瀉青，狀若驚搐，出冷汗。

〔一〕後：原脱。今據證類卷九薑黃補。

薑黄一錢，没藥、木〔一〕香、乳香各〔二〕二錢，爲末〔三〕，蜜丸芡子大。每服一丸，釣藤煎湯化下。和劑方。産後血痛，有塊。用薑黄、桂心等分，爲末，酒服方寸匕。血下盡即愈。昝殷産寶。瘡癬初生。薑黄末摻之妙。千金翼。

鬱金唐本草

【釋名】馬蒁。【震亨曰】鬱金無香而性輕揚，能致達酒氣於高遠。古人用治鬱遏不能升者，恐命名因此也。【時珍曰】酒和鬱鬯，昔人言是大秦國所産鬱金花香，惟鄭樵通志言即是此鬱金。其大秦三代時未通中國，安得有此草？羅願爾雅翼亦云是此根，和酒令黄如金，故謂之黄流。其説並通。此根形狀皆似莪蒁而醫馬病，故名馬蒁。

【集解】【恭曰】鬱金生蜀地及西戎。苗似薑黄，花白質紅，末秋出莖心而無實。其根黄赤，取四畔子根去皮，火乾。馬藥用之，破血而補，胡人謂之馬蒁。嶺南者有實似小豆蔻〔四〕，不堪噉。【頌曰】今廣南、江西州郡亦有之，然不及蜀中者佳。四月初生，苗似薑黄〔五〕，如蘇恭所説。【宗奭曰】鬱金不香。今人將染婦人衣，最鮮明而不耐日炙，微有鬱金之氣。【時珍曰】鬱金有二。鬱金香是用花，見本條。此是用根者。其苗如薑，其根大小如指頭，長者寸許，體圓有横紋如蟬腹狀，外黄内赤。人以浸水染色，亦微有香氣。

根。【氣味】辛、苦，寒，無毒。【元素曰】氣味俱厚，純陰。【独孤滔〔六〕曰】灰可結砂子。

【主治】血積下氣，生肌止血，破惡血，血淋尿血，金瘡。唐本。單用治女人宿血氣心痛，冷氣結聚，温醋摩服〔七〕之。亦治馬脹。甄權。凉心。元素。治陽毒入胃，下血頻痛。李杲。治血氣心腹痛，産後敗血衝心欲死，失心顛狂，蠱毒。時珍。

【發明】【震亨曰】鬱金屬火與土，有水，其性輕揚上行，治吐血、衄血、唾血。血腥及經脉逆行，並宜鬱金末加韭汁、薑汁、童尿同服，其血自清。痰中帶血者，加竹瀝。又鼻血上行者，鬱金、韭汁加四物湯服之。【時珍曰】鬱金入心及包絡，治血病。經驗方治失心顛狂，用真鬱金七兩，明礬三兩，爲末，薄糊

〔一〕木：原作「没」。今據局方卷十治小兒諸疾「釣藤膏」改。
〔二〕各：原脱。今據補同上。
〔三〕末：原作「水」。今據改同上。
〔四〕蔻：原脱。今據證類卷九鬱金補。
〔五〕黄：原脱。今據補同上。
〔六〕滔：原作「及」。「灰可結砂子」句見證類卷九鬱金引丹房鏡源。据宋史卷二百五藝文志載：獨孤滔丹房鏡源，今據改。
〔七〕服：原作「敷」。今據證類卷九鬱金改。

丸梧子大〔一〕。每服五十丸，白湯下。有婦人顛狂十年，至人授此。初服心胸間有物脱去，神氣洒然，再服而甦。此驚憂痰血絡聚心竅所致，鬱金入心去惡血，明礬化頑痰故也。龐安常傷寒論云：斑豆始有白泡，忽搐入腹，漸作紫黑色，無膿，日夜叫亂者。鬱金一枚，甘草二錢半，水半盌煮乾，去甘草，切片焙，研爲末，入真腦子炒半錢。每用一錢，以生豬血五七滴，新汲水調下，不過二服。甚者毒氣從手足心出，如癰狀乃瘥，此乃五死一生之候也。又范石湖文集云：嶺南有挑〔二〕生之害，於飲食中行厭勝法，魚肉能反生於人腹中，而人以死，則陰役其家。初得覺胸腹痛，次日刺人，十日則生在腹中也。凡胸膈痛，即用升麻或膽礬吐之。若膈下痛，急以米湯調鬱金末二錢服，即瀉出惡物。或合升麻、鬱金服之，不吐則下。李巽巖侍郎爲雷州推官，鞠獄得此方，活人甚多也。

【附方】舊三，新十。失心顛狂。方見「發明」下。痘毒入心。方見「發明」下。厥心氣痛不可忍。鬱金、附子、乾薑等分，爲末。醋糊丸梧子大，朱砂爲衣。每服三十丸，男酒女醋下。奇效方。産後心痛，血氣上衝欲死。鬱金燒存性，爲末，二錢，米醋一呷，調灌即甦。袖珍方。自汗不止。鬱金末，卧時調塗于乳上。集簡方。衄血吐血。川鬱金爲末，井水服二錢，甚者再服。黎居士易簡方。陽毒下血，熱氣入胃，痛不可忍。鬱金五大箇，牛黄一皂莢子，爲散。每服用醋漿水一盞，同煎三沸，温服。孫用和秘寶方。尿血不定。鬱金末一兩，葱白一握，水一盞，煎至三合，温服，日三服。經驗方。風痰壅滯。鬱金一分，藜蘆十分，爲末。每服一字，温漿水調下。仍以漿水一盞漱口，以食壓之。經驗後〔三〕方。挑生蠱毒。方見「發明」下。中砒霜毒。鬱金末二錢，入蜜少許，冷水調服。事林廣記。痔瘡腫痛。鬱金末，水調塗之，即消。醫方摘要。耳内作痛。鬱金末一錢，水調，傾入耳内，急傾出之。聖濟總録。

蓬莪茂 音述○宋開寶

【釋名】蒁藥。

【集解】【志曰】蓬莪茂生西戎及廣南諸州。葉似蘘荷，子似乾椹，茂在根下並生，一好一惡，惡者有毒。西戎〔四〕人取之，先放羊食，羊不食者棄之。【藏器曰】一名蓬莪，黑色；二名蒁，黄色；三名波殺，味甘，有大毒。【大明曰】即南中薑黄根也。海南生者名蓬莪蒁。【頌曰】今江、浙或有之。三月生苗，在田野中。其莖如錢大，高二三尺。葉青白色，長一二尺，大五寸以來，頗類蘘荷。五月有花作穗，黄色，頭微紫。根如生薑而茂在根下，似鷄鴨卵，大小不常。九月采，削去粗皮，蒸熟暴乾用。

〔一〕大：原作「之」。今從江西本改。
〔二〕挑：原作「㚅」。今從錢本改。与下文「附方」之「挑生蠱毒」相符。
〔三〕後：原脱。今據證類卷九鬱金補。
〔四〕戎：原脱。今據補同上。

根。【修治】【斅曰】凡使，於砂盆中以醋磨令盡，然後於火畔煏乾，重篩過用。【頌曰】此物極堅硬，難擣治。用時，熱灰火中煨令透，乘熱擣之，即碎如粉。【時珍曰】今人多以醋炒或煮熟入藥，取其引入血分也。

【氣味】苦、辛，温，無毒。【大明曰】得酒、醋良。【主治】心腹痛，中惡疰忤鬼氣，霍亂冷氣，吐酸水，解毒，食飲不消，酒研服之。又療婦人血氣結積，丈夫奔豚。開寶。破痃癖冷氣，以酒醋磨服。甄權。治一切氣，開胃消食，通月經，消瘀血，止撲損痛，下血，及内損惡血。大明。通肝經聚血。好古。

【發明】【頌曰】蓬莪茂，古方不見用者。今醫家治積聚諸氣，爲最要之藥。與荆三稜同用之良，婦人藥中亦多使。【好古曰】蓬莪色黑，破氣中之血，入氣藥發諸香。雖爲泄劑，亦能益氣，故孫尚藥用治氣短不能接續，及大小七香丸、集香丸、諸湯散多用此也。又爲肝經血分藥。【時珍曰】鬱金入心，專治血分之病；薑黄入脾，兼治血中之氣；蒁入肝，治氣中之血，稍爲不同。按王執中資生經云：執中久患心脾疼，服醒脾藥反脹。用耆域所載蓬莪蒁麪裹炮熟，研末，以水與酒、醋煎服，立愈。蓋此藥能破氣中之血也。

【附方】舊一，新七。一切冷氣，搶心切痛，發即欲死。久患心腹痛時發者，此可絶根。蓬莪茂二兩醋煮，木香一兩煨，爲末。每服半錢，淡醋湯下。衛生家寶方。小腸臟氣，非時痛不可忍。蓬莪蒁研末，空心葱酒服一錢。楊子建護命方。婦人血氣，遊走作痛及腰痛。蓬莪茂、乾漆各〔一〕二兩〔二〕，末，酒服二錢。腰痛核桃酒下。普濟方。小〔三〕兒盤腸，内釣痛。以莪茂半兩，用阿魏一錢化水浸一日夜，焙研。每服一字，紫蘇湯下。保幼大全。小兒氣痛。蓬莪蒁炮熟，爲末。熱酒服一大錢。十全博救方。上氣喘急。蓬莪茂五錢，酒一盞半，煎八分服。保生方。氣短不接。正元散：治氣不接續，兼治滑泄及小便數〔四〕，王丞相服之有驗。用蓬莪蒁一兩，金鈴子去核一兩，爲末。入蓬砂一錢，煉過研細。每服二錢，温酒或鹽湯空心服。孫用和秘寶方。初生吐乳不止。蓬莪茂少許，鹽一緑豆，以乳一合，煎三五沸，去滓，入牛黄兩粟大，服之甚效也。保幼大全。渾身燎泡。方見「荆三稜」。

荆三稜宋開寶

【校正】併入開寶草三稜。

【釋名】京三稜開寶、草三稜開寶、鷄爪三稜開寶、黑三稜圖經、石三稜。【頌曰】三稜，葉有三稜也。生荆楚地，故名荆三稜以著其地，

〔一〕各：原脱。今據普濟方卷三百三十五血氣心腹疼痛補。

〔二〕兩：此下疑有脱文。普濟方卷三百三十五血氣心腹疼痛原方有「同炒令漆焦香，取出漆不用，只用蓬朮爲末」一句。

〔三〕方小：二字原脱。今從江西本補。

〔四〕數：原作「熱」。今據證類卷九蓬莪茂改。

開寶本草作京者誤矣。又出草三稜條，云即鷄爪三稜，生蜀地，二月、八月采之。其實一類，隨形命名爾，故併見之。

【集解】【藏器曰】三稜總有三四種。京三稜黃色體重，狀若鯽魚而小。又有黑三稜，狀如烏梅而稍大，體輕有鬚，相連蔓延，作漆色，蜀人以織爲器，一名葑者是也。療體並同。【頌曰】京三稜舊不著所出地土，今荆襄、江淮、濟南、河陜間皆有之，多生淺水旁及陂澤中。春生苗，葉似莎草，極長，高三四尺，又似茭蒲葉而有三稜。五六月抽莖，高四五尺，大如人指，有三稜如削成。莖端開花，大體皆如莎草而大，黃紫色。苗下即魁，初生成塊如附子大，或有扁者，其旁有根橫貫，一根則連數魁，魁上亦出苗。其魁皆扁長如小鯽魚，體重者，三稜也。其根末將盡一魁，未發苗，小圓如烏梅者，黑三稜也。又根之端鈎曲如爪者，鷄爪三稜也。皆皮黑肌白而至輕。或云：不出苗只生細根者，謂之鷄爪三稜。又不生細根者，謂之黑三稜，大小不常，其色黑，去皮即白。三者本一種，但力有剛柔，各適其用。因其形爲名，如烏頭、烏喙、雲母、雲華〔一〕之類，本非兩物也。今人乃妄以凫茈、香附子爲之。又河中府有石三稜，根黃白色，形如釵股，葉緑如蒲，苗高及尺，葉上〔二〕亦有三稜，四月開花白色，如蓼蕻〔三〕花，五月采根，亦消積氣。今舉世所用三稜，皆淮南紅蒲根也。泰〔四〕州尤多。其體至堅重，刻削魚形，葉扁莖〔五〕圓，不復有三稜，不知何緣命名爲三稜也？雖太醫亦不以爲謬。流習既久，用根者不識其苗，采藥者莫究其用，因緣差失，不復辨别。今三稜皆獨旁引二〔六〕根，無直下根，其形大體多如鯽魚。【時珍曰】三稜多生荒廢陂池濕地。春時叢生，夏秋抽高莖，莖端復生數葉，開花六七枝，花皆細碎成穗，黃紫色，中有細子。其葉莖花實俱有三稜，並與香附苗葉花實一樣，但長大爾。其莖光滑三稜，如椶之葉莖。莖中有白穰，剖之織物，柔韌如藤。吕忱字林云：葑草生水中，根可緣器。即此草莖，非根也。抱朴子言「葑根化鱓」，亦是此草。其根多黃黑鬚，削去鬚皮，乃如鯽狀，非〔七〕本根似鯽也。

根。【修治】【元素曰】入用須炮熟。【時珍曰】消積須用醋浸一日，炒或煮熟，焙乾，入藥乃良。

【氣味】苦，平，無毒。【藏器〔八〕曰】甘，平，温。【大明曰】甘，濇，凉。【元素曰】苦、甘，無毒，陰中之陽。能瀉真氣，真氣虚者勿用。

【主治】老癖癥瘕，積聚結塊，産後惡血血結，通月水，墮胎，止痛利氣。開寶。治氣脹，破積氣，消撲損瘀血，婦人

〔一〕華：原作「苗」。今據證類卷九京三稜改。
〔二〕葉上：原脱。今據補同上。
〔三〕蓼蕻：證類卷九京三稜作「紅蓼」。
〔四〕泰：原作「秦」，今據改同上。
〔五〕莖：原作「形」。今據改同上。
〔六〕二：原作「下」。今據改同上。
〔七〕非：原作「菲」。今從錢本改。
〔八〕藏器：據證類卷九京三稜，此下文當出開寶。

血脉不調，心腹〔一〕痛，産後腹痛血運。大明。心膈痛，飲食不消。元素。通肝經積血，治瘡腫堅硬。好古。下乳汁。時珍。

【發明】【好古曰】三稜色白屬金，破血中之氣，肝經血分藥也。三稜、莪茂治積塊瘡硬者，乃堅者削之也。【志曰】俗傳昔人患癥癖死，遺言令開腹取之。得病塊，乾硬如石，文理有五色。以爲異物，削成刀柄。後因以刀刈三稜，柄消成水，乃知此藥可療癥癖也。【時珍曰】三稜能破氣散結，故能治諸病。其功可近於香附而力峻，故難久服。按戴原禮證治要訣云：有人病癥癖腹脹，用三稜、莪茂，以酒煨煎服之，下一黑物如魚而愈也。

【附方】舊三，新五。癥瘕鼓脹。三稜煎：用三稜根〔二〕切一石，水五石，煮三石，去滓更煎，取三斗汁入鍋中，重湯煎如稠糖，密〔三〕器收之。每旦酒服一匕，日二服〔四〕。千金翼方。痃癖氣塊。草三稜、荆三稜、石三稜、青橘皮、陳橘皮、木香各半兩，肉豆蔻、檳榔各一兩，硇砂二錢，爲末。糊丸梧子大，每薑湯服三十丸。奇效方。痃癖不瘥，脇下硬如石。京三稜一兩炮，川大黄一兩，爲末，醋熬成膏。每日空心生薑橘皮湯下一匙，以利下爲度。聖惠方。小兒氣癖。三稜煮汁作羹粥，與奶母食，日亦以棗許與兒食，小兒新生百日及十歲以下，無問癎熱痃癖等皆理之。秘妙不可具言，大效。○子母秘録。痞氣胸滿，口乾肌瘦，食減，或時壯熱。石三稜、京三稜、鷄爪三稜各一分〔五〕並炮，蓬莪茂三枚，檳榔一枚，青橘皮五十片醋浸去白，陳倉米一合醋浸淘過，巴豆五十箇去皮，同青皮、倉米炒乾，去豆爲末，糊丸緑豆大。每米飲下三丸，日一服。聖濟總録。反胃惡心，藥食不下。京三稜炮一兩半，丁香三分，爲末。每服一錢，沸湯點服。聖濟總録。乳汁不下。京三稜三箇，水二盌，煎汁一盌，洗奶，取汁出爲度，極妙。外臺秘要。渾身燎泡如棠梨狀，每箇出水，有石一片，如指甲大，其泡復生，抽盡肌膚肉即不可治。用荆三稜、蓬莪茂各五兩，爲末。分三服，酒調連進，愈。○危氏得效方。

莎草香附子 別録中品

【釋名】雀頭香唐本、草附子圖經、水香稜圖經、水巴戟圖經、水莎圖經、侯莎爾雅、莎結圖經、夫須別録〔六〕、續根草圖經、地藾根綱目〔七〕、地毛廣雅。【時珍曰】别録止云莎草，不言用苗用根。後世皆用其根，名香附子，而不知莎草之名也。其草可爲笠及雨衣，疏而不沾，故字從

〔一〕腹：原作「服」。今據證類卷九京三稜改。
〔二〕根：同上引外臺秘要、千金翼卷十九癖積均作「草」。
〔三〕密：原作「蜜」。今據改同上。
〔四〕服：此後原衍「一」字。今據千金翼卷十九癖積删。
〔五〕各一分：原脱。今據聖濟總録卷七十一積聚門痞氣補。
〔六〕別録：證類所存別録文無「夫須」一名。據下文「時珍曰」，此名出爾雅。
〔七〕綱目：據下「集解」，當爲「圖經」之誤。

草從沙。亦作蓑字，因其爲衣垂緌，如孝子衰衣之狀，故又從衰也。爾雅云：薃，音浩。侯莎，其實緹是也。又云：臺，夫須也。臺乃笠名，賤夫所須也。其根相附連續而生，可以合香，故謂之香附子。上古謂之雀頭香。按江表傳云，魏文帝遣使于吴求雀頭香，即此。其葉似三稜及巴戟而坐下濕地，故有水三稜、水巴戟之名。俗人呼爲雷公頭。金光明經謂之月〔一〕萃哆。記事珠謂之抱靈居士。

【集解】【別録曰】莎草生田野，二月、八月采。【弘景曰】方藥不復用，古人爲詩多用之，而無識者。乃有鼠莎〔二〕，療體異此。【恭曰】此草根名香附子，一名雀頭香，所在有之，莖葉都似三稜，合和香用之。【頌曰】今處處有之。苗葉如薤而瘦，根如筯頭大。謹按唐玄宗天寶單方圖載水香稜，功狀與此相類。云水香稜原生博平郡池澤中，苗名香稜，根名莎結，亦名草附子。河南及淮南下濕地即有，名水莎。隴西謂之地藾根。蜀郡名續根草，亦名水巴戟。今涪都最饒，名三稜草。用莖作鞋履，所在皆有。采苗及花與根療病。【宗奭曰】香附子今人多用。雖生於莎草根，然根上或有或無。有薄皵皮，紫黑色，非多毛也，刮去皮則色白。若便以根爲之則誤矣。【時珍曰】莎葉如老韭葉而硬，光澤有劒脊稜。五六月中抽一莖，三稜中空，莖端復出數葉。開青花成穗如黍，中有細子。其根有鬚，鬚下結子一二枚，轉相延生，子上有細黑毛，大者如羊棗而兩頭尖。采〔三〕得燎去毛，暴乾貨之。此乃近時日用要藥。而陶氏不識，諸註亦略，乃知古今藥物興廢不同。如此則本草諸藥，亦不可以今之不識，便廢棄不收，安知異時不爲要藥如香附者乎？

根。【修治】【斅曰】凡采得陰乾，於石臼中搗之，切忌鐵器。【時珍曰】凡采得連苗〔四〕暴乾，以火燎去苗及毛。用時以水洗浄，石上磨去皮。用童子小便浸透，洗晒搗用。或生或炒，或以酒、醋、鹽水浸，諸法各從本方，詳見于下。又稻草煮之，味不苦。

【氣味】甘，微寒，無毒。【宗奭曰】苦。【頌曰】天寶單方云：辛，微寒，無毒，性濇。【元素曰】甘、苦，微寒，氣厚於味，陽中之陰，血中之氣藥也。【時珍曰】辛、微苦、甘，平。足厥陰、手少陽藥也。能兼行十二經、八脉氣分。得童子小便、醋、芎藭、蒼术良。

【主治】除胸中熱，充皮毛，久服利〔五〕人益氣，長鬚眉。別録。治心腹中客熱，膀胱間連脇下氣妨，常日憂愁不樂，心忪少氣。蘇頌。治一切氣，霍亂吐瀉腹痛，腎氣膀胱冷氣。李杲。散時氣寒疫，利三焦，解六鬱，消飲食積聚，痰飲痞滿，胕腫腹脹，脚氣，止心腹、肢體、頭目、齒、耳諸痛，癰疽瘡瘍，吐血下血尿血，婦人崩漏帶下，月候不調，胎前産後百病。

〔一〕月：金光明最勝王經卷七大辯才天女品第十五作「目」。
〔二〕莎：據證類卷九莎草根作「蓑」。
〔三〕采：原作「米」。今從錢本改。
〔四〕苗：原作「不」。今從錢本改。
〔五〕利：原作「令」。今據證類卷九莎草根改。

時珍。

苗及花。【主治】丈夫心肺中虚風及客熱，膀胱連脇下時有氣妨，皮膚瘙痒癮㽷，飲食不多，日漸瘦損，常有憂愁、心忪、少氣等證。並收苗花二十餘斤，剉細，以水二石五斗，煮一石五斗，斛中浸浴，令汗出五六度，其瘙痒即止。四時常用，癮疹風永除。天寶單方圖。煎飲散氣鬱，利胸膈，降痰熱。時珍。

【發明】【好古曰】香附治膀胱兩脇氣妨，心忪少氣，是能益氣，乃血中之氣藥也。本草不言治崩漏，而方中用治崩漏，是能益氣而止血也。又能逐去瘀血，是推陳也。正如巴豆治大便不通而又止泄瀉同意。又云：香附陽中之陰，血中之氣藥，凡氣鬱血氣必用之。炒[一]黑能止血治崩漏，此婦人之仙藥也。多服亦能走氣。【震亨曰】香附須用童子小便浸過，能總解諸鬱，凡血氣必用之藥，引至氣分而生血，此正陰生陽長之義。本草不言補，而方家言於老人有益，意有存焉，蓋於行中有補理。天之所以爲天者，健而有常也。健運不息，所以生生無窮，即此理爾。今即香中亦用之。【時珍曰】香附之氣平而不寒，香而能竄，其味多辛能散，微苦能降，微甘能和。乃足厥陰肝、手少陽三焦氣分主藥，而兼通十二經氣分。生則上行胸膈，外達皮膚。熟則下走肝腎，外徹腰足。炒黑則止血，得童溲浸炒則入血分而補虚，鹽水浸炒則入血分而潤燥，青鹽炒則補腎氣，酒浸炒則行經絡，醋浸炒則消積聚，薑汁炒則化痰飲。得參、术則補氣，得歸、苄則補血，得木香則流滯和中，得檀香則理氣醒脾，得沈香則升降諸氣，得芎藭、蒼术則總解諸鬱，得巵子、黄連則能降火熱，得伏神則交濟心腎，得茴香、破故紙則引氣歸元，得厚朴、半夏則决壅消脹，得紫蘇、葱白則解散邪氣，得三稜、莪茂則消磨積塊，得艾葉則治血氣暖子宫，乃氣病之總司，女科之主帥也。飛霞子韓懋云：香附能推陳致新，故諸書皆云益氣。而俗有耗氣之説，宜于女人不宜于男子者，非矣。蓋婦人以血用事，氣行則無疾。老人精枯血閉，惟氣是資。小兒氣日充，則形乃日固。大[二]凡病則氣滯而餒，故香附於氣分爲君藥，世所罕知。臣以參、耆，佐以甘草，治虚怯甚速也。懋游方外時，懸壺輕賫，治百病黄鶴丹，治婦人青囊丸，隨宜用引，輒有小效。人索不已，用者當思法外意可也。黄鶴丹乃銖衣翁在黄鶴樓所授之方，故名。其方用香附一斤，黄連半斤，洗晒爲末，水糊丸梧子大。假如外感，葱薑湯下；内傷，米飲下；氣病，木[三]香湯下；血病，酒下；痰病，薑湯下；火病，白湯下。餘可類推。青囊丸乃邵應節真人禱母病，感方士所授者。方用香附略炒一斤，烏藥略炮五兩三錢，爲末，水醋煮麪糊爲丸。隨證用引，如頭痛，茶下；痰氣，薑湯下。多用酒下爲妙。

【附方】舊一，新四十七。服食法。【頌曰】唐玄宗天寶單方圖云：水香稜根名莎結，亦名草附子，説已見前。其味辛，微寒，無毒。凡丈夫心中客熱，膀胱間連脇下氣妨，常日憂愁不樂，心忪少氣者，取根二大升，擣熬令香，以生絹袋盛，貯於三大斗無灰清酒中浸之。三月後，浸一日即堪服。十月後，即七日，

〔一〕炒：原作「妙」。今從錢本改。
〔二〕大：原作「人」。今從江西本改。
〔三〕木：原脱。今據韓氏醫通卷下方訣無隱章補。

近暖處乃佳。每空腹温飲一盞，日夜三四次，常令酒氣相續，以知爲度。若不飲酒，即取根十兩，加桂心五兩，蕪荑三兩，和搗爲散，以蜜和爲丸，擣一千杵，丸如梧子大。每空腹酒及薑蜜湯飲汁等下〔一〕二十丸，日再服，漸加至三十丸，以瘥爲度。**交感丹**。凡人中年精耗神衰，蓋由心血少，火不下降，腎氣憊，水不上升，致心腎隔絶，營衛不和。上則多驚，中則塞痞，飲食不下，下則虚冷遺精。愚醫徒知峻補下田，非惟不能生水滋陰，而反見衰悴。但服此方半年，屏去一切暖藥，絶嗜欲，然後習秘固泝流之術，其效不可殫述。俞通奉年五十一，遇鐵甕城申先生授此，服之老猶如少，年至八十五乃終也。因普示群生，同登壽域。香附子一斤，新水浸一宿，石上擦去毛，炒黄，伏神去皮木四兩，爲末。煉蜜丸彈子大。每服一丸，侵早細嚼，以降氣湯下。降氣湯用香附子如上法半兩，伏神二兩，炙甘草一兩半，爲末。點沸湯服前藥。薩謙齋瑞竹堂經驗方。**一品丸**〔二〕。治氣熱上攻，頭目昏眩，及治偏正頭痛。大香附子去皮，水煮一時，搗晒焙研，爲末，煉蜜丸彈子大。每服一丸，水一盞，煎八分服。女人醋湯煎之。奇效良方。**升降諸氣**。治一切氣病，痞脹喘噦，噫酸煩悶，虚痛走注，常服開胃消痰，散壅思食。早行山行，尤宜服之，去邪辟瘴。香附子炒四百兩，沉香十八兩，縮砂仁四十八兩，炙甘草一百二十兩，爲末。每服一錢，入鹽少許，白湯點服。和劑局方。**一切氣疾**。心腹脹滿，噎塞，噫氣吞酸，痰逆嘔惡，及宿酒不解。香附子一斤，縮砂仁八兩，甘草炙四兩，爲末。每白湯入鹽點服，爲粗末煎服亦可。名快氣湯。和劑局方。**調中快氣**。心腹刺痛，小烏沉湯。香附子擦去毛焙二十兩，烏藥十兩，甘草炒一兩，爲末。每服二錢，鹽湯隨時點服。和劑局方。**心脾氣痛**。白飛霞方外奇方云：凡人胸堂軟處一點痛者，多因氣及寒起，或致終身，或子母相傳。俗名心氣痛，非也，乃胃脘有滯爾。惟此獨步散，治之甚妙。香附米醋浸，略炒，爲末，高良薑酒洗七次，略炒，爲末。俱各封收。因寒者，薑二錢，附一錢；因氣者，附二錢，薑一錢；因氣與寒者，各等分。和匀，以熱米湯入薑〔三〕汁一匙，鹽一捻，調下立止。不過七八次除根。○王璆百一方云：内翰吴开夫人，心痛欲死，服此即愈。○類編云：梁緄〔四〕心脾痛數年不愈，供事穢跡佛，夢傳此方，一服而愈，因名神授一匕散。**心腹諸痛**。艾附丸：治男女心氣痛、腹痛、少腹痛、血氣痛，不可忍者。香附子二兩，蘄艾葉半兩，以醋湯同煮熟，去艾炒爲末，米醋糊丸梧子大，每白湯服五十丸。集簡方。**停痰宿飲**，風氣上攻，胸膈不利。香附皂莢水浸、半夏各一兩，白礬末半兩，薑汁麪糊丸梧子大。每服三四十丸，薑湯隨時下。仁存方。**元臟腹冷**及開胃。香附子炒爲末。每用二錢，薑、鹽同煎服。普濟方。**酒腫虚**

〔一〕下：原作「干」。今據證類卷九莎草根引圖經改。

〔二〕丸：原作「凡」。今據奇效良方卷二「一品丸」改。

〔三〕薑：原作「畺」。今從江西本改。

〔四〕緄：原作「混」。今據醫説卷三一服飲引類編改。

腫。香附去皮〔一〕，米醋煮乾，焙研爲末，米醋糊丸服。久之敗水從小便出。神效。經驗良〔二〕方。**氣虚浮腫**。香附子一斤，童子小便浸三日，焙爲末，糊丸。每米飲下四五十丸，日二。丹溪心法。**老小痃癖**，往來疼痛。香附、南星等分，爲末。薑汁糊丸梧子大，每薑湯下二三十丸。聖惠方。**癩疝脹痛**及小腸氣。香附末二錢，以海藻一錢煎酒，空心調下，并食海藻。瀕湖集簡方。**腰痛揩牙**。香附子五兩，生薑二兩，取自然汁浸一宿，炒黄爲末，入青鹽二錢，擦牙數次，其痛即止。乾坤生意。**血氣刺痛**。香附子炒一兩，荔枝核燒存性五錢，爲末。每服二錢，米飲調下。婦人良方。**女人諸病**。瑞竹堂方四制香附丸：治婦人女子經候不調，兼諸病。大香附子擦去毛一斤，分作四分，四兩醇酒浸，四兩醇醋浸，四兩鹽水浸，四兩童子小便浸。春三、秋五、夏一、冬七日。淘洗浄，晒乾，搗爛微焙，爲末，醋煮麪糊丸梧子大，每酒下七十丸。瘦人加澤蘭、赤伏苓末各〔三〕二兩，氣虚加四君子料，血虚加四物料。○法生堂方煮附濟陰丸：治婦人月經不調，久成癥積，一切風氣。用香附子一斤，分作四分，以童溲、鹽水、酒、醋各浸三日。艾葉一斤，漿水浸過，醋糊和作餅，晒乾。晚蠶砂半斤炒，莪茂四兩酒浸，當歸四兩酒浸，各焙爲末，醋糊丸梧子大。每服七十丸，米飲下，日二。○醋附丸：治婦人室女一切經候不調，血氣刺痛，腹脇膨脹，心忪乏力，面色痿黄，頭運惡心，崩漏帶下，便血，癥瘕積聚，及婦人數墮胎。由氣不升降，服此尤妙。香附子米醋浸半日，砂鍋煮乾，搗焙，石臼爲末，醋糊爲丸，醋湯下。○濟寮方艾附丸：治同上。香附子一斤，熟艾四兩醋煮，當歸酒浸二兩，爲末。如上丸服。**婦人氣盛**血衰，變生諸症，頭運腹滿，皆宜抑氣散主之。香附子四兩炒，伏苓、甘草炙各一兩，橘紅二兩，爲末。每服二錢，沸湯下。濟生方。**下血血崩**。血如山崩，或五色漏帶，並宜常服，滋血調氣，乃婦人之仙藥也。香附子去毛炒焦爲末，極熱酒服二錢，立愈。昏迷甚者三錢，米飲下。亦可加椶灰。許學士本事。**赤白帶下**，及血崩不止。香附子、赤芍藥等分，爲末。鹽一捻，水二盞，煎一盞，食前温服。聖惠方。**安胎順氣**。鐵罩散：香附子炒爲末，濃煎紫蘇湯服一二錢。一加砂仁。中藏經。**妊娠惡阻**。胎氣不安，氣不升降，嘔吐酸水，起坐不便，飲食不美〔四〕。二香散：用香附子一兩，藿香葉、甘草各二錢，爲末。每服二錢，沸湯入鹽調下。聖惠方。**臨産順胎**。九月、十月服此，永無驚恐。福胎飲：用香附子四兩，縮砂仁炒三兩，甘草炙一兩，爲末。每服二錢，米飲下。朱氏集驗方。**産後狂言**，血運，煩渴不止。生香〔五〕附子去毛爲末。每服二錢，薑、棗水煎服，同上。**氣鬱吐血**。丹溪用童子小便調香附末二錢服。○濟寮方治吐血不止。莎草根一兩，白伏苓半兩，爲末。每服二錢，陳粟米飲下。**肺破咯血**。香附末一錢，米飲下，日二服。百一選方。**小便尿血**。香附子、新地榆等分，各煎湯。先服香附

〔一〕皮：原作「艾」。今據普濟方卷一百九十二諸腫引經驗良方改。

〔二〕良：原脱。今據補同上。

〔三〕各：原脱。今據瑞竹堂方卷十四婦人門「四製醋附丸」補。

〔四〕美：原字缺損。今據普濟方卷三百四十二安胎「二香散」補正。

〔五〕香：原作「薑」。今據婦人良方卷十八産後血暈方論改。

湯三五呷，後服地榆湯至盡。未效再服。指迷方。**小便血淋**，痛不可忍。香附子、陳皮、赤伏苓等分，水煎服。十便良方。**諸般下血**。香附童子小便浸一日，搗碎，米醋拌，焙爲末。每服二錢，米飲下。○直指方：用香附以醋、酒各半煮熟，焙研爲末。黄秫米糊丸梧子大。每服四十丸，米飲下，日二服。○戴原禮云：只以香附子末二錢，入百草霜、麝香各少許，同服，效尤速也。**老小脱肛**。香附子、荆芥穗等分爲末，每服一匙，水一大盌，煎十數沸淋洗。三因方。**偏正頭風**。香附子炒一斤，烏頭炒一兩，甘草二兩，爲末，煉蜜丸彈子大。每服一丸，葱茶嚼下。本事方。**氣鬱頭痛**。澹寮方用香附子炒四兩，川芎藭二兩，爲末。每服二錢，臘茶清調下。常服除根明目。○華佗中藏經加甘草一兩，石膏二錢半。**頭風睛痛**。方同「妊娠惡阻」。**女人頭痛**。香附子末，茶服三錢，日三五服。經驗良方。**肝虚睛痛**，冷淚羞明。補肝散：用香附子一兩，夏枯草半兩，爲末。每服一錢，茶清下。簡易方。**耳卒聾閉**。香附子瓦炒研末，蘿蔔子煎湯，早夜各服二錢。忌鐵器。○衛生易簡方。**聤耳出汁**。香附末，以綿杖送入。蔡邦度知府常用，有效。經驗良方。**諸般牙痛**。香附、艾葉煎湯漱之。仍以香附末擦之，去涎。普濟方。**牢牙去風**，益氣烏髭，治牙疼牙宣，乃鐵甕先生妙方也。香附子炒存性三兩，青〔一〕鹽、生薑各半兩，爲末。日擦。濟生方。**消渴累年**不愈。莎草根一兩，白伏苓半兩，爲末。每陳粟米飲服三錢，日二。**癰疽瘡瘍**。曾孚先云：凡癰疽瘡瘍，皆因氣滯血凝而致，宜服諸香藥，引氣通血。常器之云：凡氣血聞香即行，聞臭即逆。瘡瘍皆由氣澀而血聚，最忌臭穢不潔，觸之毒必引蔓。陳正節公云：大凡疽疾，多因怒氣而得，但服香附子藥，進食寬氣，大有效也。獨勝散：用香附子去毛，以生薑〔二〕汁淹一宿，焙乾，碾爲細末，無時以白湯服二錢。如瘡初作，以此〔三〕代茶。瘡潰後，亦宜服之。或只以局方小烏沉湯，少用甘草，愈後服至半年，尤妙。陳自明外科精要。**蜈蚣咬傷**。嚼香附塗之，立效。袖珍方。

瑞香 綱目

【集解】【時珍曰】南土處處山中有之。枝幹婆娑，柔條厚葉。四時不凋。冬春之交。開花成簇，長三四分，如丁香狀，有黄、白、紫三色。格古論云：瑞香高者三四尺，有數種。有枇杷葉者，楊梅葉者，柯葉者，毬子者，攣枝者。惟攣枝者花紫香烈，枇杷葉者結子。其始出于廬山，宋時人家栽之始著名，攣枝者其節攣曲，如斷折之狀也。其根綿軟而香。

根。【氣味】甘、鹹，無毒。【主治】急喉風，用白花者研水灌之。時珍。○出醫學集成。

〔一〕青：原作「毒」。今據濟生方卷八齒論治改。
〔二〕薑：原作「畺」。今據外科精要卷下瘡漏脉例改。
〔三〕此：原作「比」。今據改同上。

茉莉綱目

【釋名】柰花。【時珍曰】嵇含草木狀作末利，洛陽名園記作抹厲，佛經作抹利，王龜齡集作没利，洪邁集作末麗。蓋末利本胡語，無正字，隨人會意而已。韋居呼爲狎客，張敏叔〔一〕呼爲遠客。楊慎丹鉛録云：晉書「都人簪柰花」，即今末利花也。

【集解】【時珍曰】末利原出波斯，移植南海，今滇、廣人栽蒔之。其性畏寒，不宜中土。弱莖繁枝，緑葉團尖。初夏開小白花，重瓣無蕊，秋盡乃止，不結實。有千葉者，紅色者，蔓生者。其花皆夜開，芬香可愛。女人穿爲首飾，或合面脂。亦可熏茶，或蒸取液以代薔薇水。又有似末利而瓣〔二〕大，其香清絶者，謂之狗牙，亦名雪瓣，海南有之。素馨、指甲，皆其類也，並附于下。

【附録】素馨。【時珍曰】素馨亦自西域移來，謂之耶悉茗花，即酉陽雜俎所載野悉密花也。枝幹裊娜，葉似末利而小。其花細瘦四瓣，有黄、白二色。采花壓油澤頭，甚香滑也。指甲花。有黄、白二色，夏月開，香似木犀，可染指甲，過于鳳仙花。

花。【氣味】辛，熱，無毒。【主治】蒸油取液，作面脂頭澤，長髮潤燥香肌，亦入茗湯。時珍。

根。【氣味】熱，有毒。【主治】以酒磨一寸服，則昏迷一日乃醒，二寸二日，三寸三日。凡跌損骨節脱臼接骨者用此，則不知痛也。汪機。

鬱金香宋開寶

【校正】【禹錫曰】陳氏言鬱是草英，不當附于木部。今移入此。

【釋名】鬱香御覽、紅藍花綱目、紫述香綱目、草麝香、茶矩摩佛書。【頌曰】許慎説文解字云：鬱〔三〕，芳草也。十葉爲貫，百二十貫築以煮之。鬱鬯乃百草之英，合而釀酒以降神，乃遠方鬱人所貢，故謂之鬱。鬱，今鬱林郡也。【時珍曰】漢鬱林郡，即今廣西、貴州、潯、柳、邕、賓諸州之地。一統志惟載柳州羅城縣出鬱金香，即此也。金光明經謂之茶矩麽香，此乃鬱金花香，與今時所用鬱金根，名同物異。唐慎微本草收此入彼下，誤矣。按趙古〔四〕則六書本義：鬯字象米在器中，以匕扱之之意。鬱字从臼，奉缶置于几上，鬯有彡飾，五體之意。俗作鬱。則鬱乃取花築酒之意，非指地言。地乃因此草得名耳。

【集解】【藏器曰】鬱金香生大秦國，二月、三月有花，狀如紅藍，四月、五月采花，即香也。【時珍曰】按鄭玄云：鬱草似蘭。楊孚南州異物志云：鬱

〔一〕敏叔：原作「叔敏」。今據中吴紀聞卷四花客詩乙正。

〔二〕瓣：原作「辦」。今從江西本改。本條下同此誤，徑改不注。

〔三〕鬱：原作「鬱」。今據説文鬯部改。此下引説文之「鬱」均徑改。

〔四〕古：原作「民」。今據卷一引據古今醫家書目改。

金出罽賓國，人種之，先以供佛，數日萎，然後取之。色正黄，與芙蓉花裏嫩蓮者相似，可以香酒。又唐書云：太宗時，伽毘國獻鬱金香，葉似麥門冬，九月花開，狀似芙蓉，其色紫碧，香聞數十步，花而不實，欲種者取根。二説皆同，但花色不同，種或不一也。古樂府云「中有鬱金蘇合香」者，是此鬱金也。晉左貴嬪有鬱金頌云：伊有奇草，名曰鬱金。越自殊域，厥珍來尋。芳香酷烈，悦目〔一〕怡心，明德惟馨，淑人是欽。

【氣味】苦，温，無毒。【藏器曰】平。【主治】蠱野諸毒，心腹間惡氣鬼疰，鵶鶻等一切臭。入諸香藥用。藏器。

茅香宋開寶

【校正】併入宋圖經香麻。

【釋名】嗢尸羅金光明經、香麻。【時珍曰】蘇頌圖經復出「香麻」一條，云出福州，煎湯浴風甚良，此即香茅也。閩人呼茅如麻故爾，今併爲一。

【集解】【志曰】茅香生劍南道諸州，其莖葉黑褐色，花白色，即非白茅香也。【頌曰】今陝西、河東、汴東州郡亦有之，遼、澤州充貢。三月生苗，似大麥。五月開白花，亦有黄花者。有結實者，有無實者。並正月、二月采根，五月采花，八月采苗。【宗奭曰】茅香根如茅，但明潔而長。可作浴湯，同藁本尤佳。仍入印香中，合香附子用。【時珍曰】茅香凡有二，此是一種香茅也。其白茅香别是南番一種香草。唐慎微本草不知此義，乃以「白茅花」及「白茅香」諸註引入「茅香」之下。今並提歸各條。

花。【氣味】苦，温，無毒。【主治】中惡，温胃止嘔吐，療心腹冷痛。開寶。

【附方】新一〔二〕。冷勞久病。茅香花、艾葉四兩，燒存性，研末，粟米飯丸梧子大。初以蛇牀子湯下二十丸至三十丸，微吐不妨，後用棗湯下，立效。聖濟總録。

苗、葉。【主治】作浴湯，辟邪氣，令人身香。開寶。

白茅香拾遺

【集解】【藏器曰】白茅香生安南，如茅根，道家用作浴湯。【珣曰】廣志云：生廣南山谷，合諸名香甚奇妙，尤勝舶上來者。【時珍曰】此乃南海白茅香，亦今排香之類，非近道之白茅及北土茅香花也。

〔一〕目：此後原衍一「目」字。今據藝文類聚卷八十一草部上藥刪。

〔二〕一：原闕一字。今從江西本補。

根。【氣味】甘，平，無毒。【主治】惡氣，令人身香。煮湯服，治腹内冷痛〔一〕。藏器。小兒遍身瘡疱，合桃葉煎湯浴之。李珣。

排草香綱目

【集解】【時珍曰】排草香出交阯，今嶺南亦或蒔之。草根也，白色，狀如細柳根，人多僞雜之。案范成大桂海志云：排草香狀如白茅香，芬烈如麝香，人亦用以合香，諸香無及之者。又有麝香木，出古城，乃老朽樹心節，氣頗類麝。

根。【氣味】辛，温，無毒。【主治】辟臭，去邪惡氣。時珍。

【附録】瓶香。【珣曰】案陳藏器云：生南海山谷，草之狀也。其味寒無毒，主鬼魅邪精，天行時氣，並宜燒之。水煮，洗水腫〔二〕浮氣。與土薑、芥子煎湯，浴風瘧甚效。耕香。【藏器曰】生烏滸〔三〕國，莖生細葉，味辛温無毒，主鬼氣，調中去臭。【時珍曰】二香皆草狀，恐亦排草之類也，故附之。

迷迭香拾遺

【集解】【藏器曰】廣志云：出西海。魏略云：出大秦國。【時珍曰】魏文帝時，自西域移植庭中，同曹植等各有賦。大意其草修幹柔莖，細枝弱根。繁花結實，嚴霜弗凋。收采幽殺，摘去枝葉。入袋佩之，芳香甚烈。與今之排香同氣。

【氣味】辛，温，無毒。【主治】惡氣，令人衣香。燒之去鬼。藏器。【珣曰】性平不温〔四〕。合羌活爲丸，燒之，辟蚊蚋。

藒車香拾遺

【集解】【藏器曰】廣志云：藒車香生徐州，高數尺，黄葉白花。爾雅：藒車，乞輿。郭璞云：香草也。【珣曰】生海南山谷。齊民要術云：凡諸樹木蟲蛀者，煎此香冷淋之，即辟也。【時珍曰】楚詞「畦留夷與藒車」，則昔人常栽蒔之，與今蘭香、零陵相類也。

【氣味】辛，温，無毒。【珣曰】微寒。

〔一〕痛：原脱。今據證類卷九茅香花補。
〔二〕腫：原脱。今據證類卷十瓶香補。
〔三〕滸：原作「許」。今據證類卷八耕香改。
〔四〕不温：證類卷九迷迭香引海藥作「不治疾」。

【主治】鬼氣，去臭，及蟲魚蛀蠹。藏器。治霍亂，辟惡氣，薰衣佳。珣。

艾納香 宋開寶

【集解】【志曰】廣志云：艾納出西國，似細艾。又有松樹皮上緑衣，亦名艾納，可以和合諸香，燒之能聚其烟，青白不散，而與此不同。【禹錫曰】案古樂府云「行胡從何方，列國持何來，氍毹毾㲪〔一〕五木香，迷迭艾納及都梁」是也。

【氣味】甘，温、平，無毒。

【主治】去〔二〕惡氣，殺蟲，主腹冷洩痢。志。傷寒五洩，心腹注氣，止腸鳴，下寸白，燒之辟瘟疫，合蜂窠浴脚氣良。珣。治癬辟蛇。藏器。

兜納香 海藥〔三〕

【集解】【珣曰】案廣志云：出西海剽國諸山。魏略云：出大秦國，草類也。

【氣味】辛，平，無毒。【藏器曰】甘，温。

【主治】温中，除暴冷。藏器。惡瘡腫瘻，止痛生肌，並入膏用。燒之辟遠近惡氣。帶之夜行，壯膽安神。與茅香、柳枝煎湯浴小兒，易長。李珣。

線香 綱目

【集解】【時珍曰】今人合香之法甚多，惟線香可入瘡科用。其料加減不等。大抵多用白芷、芎藭、獨活、甘松、三柰〔四〕、丁香、藿香、藁本、高良薑、角茴香、連喬、大黄、黄芩、柏木、兜婁香末之類，爲末，以榆皮麪作糊和劑，以唧筩笮成線香，成條如線也。亦或盤成物象字形，用鐵銅絲懸爇者，名龍挂香。

【氣味】辛，温，無毒。【主治】熏諸瘡癬。時珍。

〔一〕毾㲪：原作「㲪毾」。今據證類卷九艾蒳香乙正。
〔二〕去：原脱。今據補同上。
〔三〕海藥：據證類卷八兜納香正文，當首出拾遺。
〔四〕柰：原作「奈」。今據本卷山柰改。

【附方】新一。楊梅毒瘡。龍挂香、孩兒茶、皂角子各一錢，銀朱二錢，爲末，紙卷作撚，點燈置桶中，以鼻吸烟。一日三次，三日止。内服解毒藥，瘡即乾。集簡方。

藿香 宋嘉祐

【校正】【承曰】宜入草部。

【釋名】兜婁婆香。【時珍曰】豆葉曰藿，其葉似之，故名。楞嚴經云「壇前以兜婁婆香煎水洗浴」即此。法華經謂之多摩羅跋香，金光明經謂之鉢怛羅香，皆兜婁二字梵言也。涅槃又謂之迦算香。

【集解】【禹錫曰】按廣志[一]云：藿香出海邊國。莖如都梁，葉似水蘇，可着衣服中。嵇含南方草木狀云：出交阯、九真、武平、興古諸國，吏民自種之。榛生，五六月采，日乾乃芬香。【頌曰】藿香嶺南多有之，人家亦多種。二月生苗，莖梗甚密，作叢，葉似桑而小薄，六月、七月采之。須黄色乃可收。金樓子及俞益期牋皆云：扶南國人言，五香共是一木。其根是旃檀，節是沈香，花是雞舌，葉是藿香，膠是薰陸。故本草以五香共條，義亦出此。今南中藿香乃是草類，與嵇含所説正相符合。范曄合香方云：零藿虚燥，古人乃以合香。即此扶南之説，似涉欺罔也。【時珍曰】藿香方莖有節中虚，葉微似茄葉，潔古、東垣惟用其葉，不用枝梗。今人併枝梗用之，因葉多僞故耳。唐史云「頓遜國出藿香，插枝便生，葉如都梁」者是也。劉欣期交州記言藿香似蘇合香者，謂其氣相似，非謂形狀也。

枝葉。【氣味】辛，微温，無毒。【元素曰】辛、甘。又曰：甘、苦，氣厚味薄，浮而升，陽也。【杲曰】可升可降，陽也。入手、足太陰經。【主治】風水毒腫，去惡氣。止霍亂心腹痛。別録。脾胃吐逆爲要藥。蘇頌。助胃氣，開胃口，進飲食。元素。温中快氣，肺虚有寒，上焦壅熱，飲酒口臭，煎湯漱之。好古。

【發明】【杲曰】芳香之氣助脾胃，故藿香能止嘔逆，進飲食。【好古曰】手、足太陰之藥。故入順氣烏藥散則補肺，入黄芪四君子湯則補脾也。

【附方】新六。升降諸氣。藿香一兩，香附炒五兩，爲末，每以白湯點服一錢。經效濟世方。霍亂吐瀉。垂死者，服之回生。用藿香葉、陳皮各半兩，水二琖，煎一琖，温服。百一選方。暑月吐瀉。滑石炒二兩，藿香二錢半，丁香五分，爲末。每服一二錢，淅米泔調服。禹講師經驗方。胎氣不安，氣不升降，嘔吐酸水。香附、藿香、甘草各[二]二錢，爲末。每服二錢，入鹽少許，沸湯服之。聖惠方。香口去臭。藿香洗浄，煎湯，時時噙漱。摘玄方。冷露瘡爛。藿香葉、細茶等分，燒灰，油調塗葉上貼之。應驗方。

[一] 廣志：證類卷十二藿香原作「南州異物志」。

[二] 各：原脱。此方未見于今本聖惠方。今據普濟方卷三百四十二安胎補。

薰草別録中品　零陵香宋開寶

【釋名】蕙草別録、香草開寶、燕草綱目、黄零草玉册。【時珍曰】古者燒香草以降神，故曰薰，曰蕙。薰者熏也，蕙者和也。漢書云「薰以香自燒」是矣。或云古人祓除，以此草熏之，故謂之薰，亦通。范成大虞衡志言：零陵即今永州，不出此香，惟融、宜等州甚多。土人以編席薦，性煖宜人。謹按：零陵舊治在今全州。全乃湘水之源，多生此香，今人呼爲廣零陵香者，乃真薰草也。若永州、道州、武岡州，皆零陵屬地也。今鎮江、丹陽皆蒔而刈之，以酒灑制貨之，芬香更烈，謂之香草，與蘭草同稱。楚辭云：「既滋蘭之九畹，又樹蕙之百畝」，則古人皆栽之矣。張揖廣雅云：鹵，薰也，其葉謂之蕙。而黄山谷言一幹數花者爲蕙，蓋因不識蘭草、蕙草，强以蘭花爲分別也。鄭樵修本草，言蘭即蕙，蕙即零陵香，亦是臆見，殊欠分明。但蘭草、蕙草，乃一類二種耳。

【集解】【別録曰】薰草一名蕙草，生下濕地，三月采，陰乾，脱節者良。又曰：蕙實生魯山平澤。【弘景曰】桐君藥録：薰草葉如麻，兩兩相對。山海經云：浮山有草，麻葉而方莖，赤華而黑實，氣如蘼蕪，名曰薰草，可以已癘。今俗人皆呼燕草狀如茅而香者爲薰草，人家頗種之者，非也。詩書家多用蕙，而竟不知是何草，尚其名而迷其實，皆此類也。【藏器曰】薰草即是零陵香，薰乃蕙草根也。【志曰】零陵香生零陵山谷，葉如羅勒。南越志云：土人名燕草，又名薰草，即香草也。山海經薰草即是此。【頌曰】零陵香，今湖、廣諸州皆有之。多生下濕地，葉如麻，兩兩相對，莖方，常以七月中旬開花至香，古云薰草是也。嶺南人皆作窑竈，以火炭焙乾，令黄色乃佳。江淮亦有土生者，亦可作香，但不及湖、嶺者至枯槁香尤芬薰耳。古方但用薰草，不用零陵香。今合香家及面脂、澡豆諸法皆用之。都下市肆貨之甚便。【時珍曰】今惟吴人栽造，貨之亦廣。

薰草。【氣味】甘，平，無毒。【權曰】苦，無毒。【珣曰】辛，温，無毒。不宜多服，令人氣喘。【玉册云】伏三黄、朱砂。

【主治】明目止淚，療洩精，去臭惡氣，傷寒頭痛，上氣腰痛。別録。單用治鼻中息肉，鼻齆。甄權。零陵香。主惡氣心腹痛滿，下氣，令體香。和諸香作湯丸用，得酒良。開寶。主風邪衝心，虚勞疳䘌。得升麻、細辛煎飲，治牙齒腫痛善。李珣。治血氣腹脹，莖葉煎酒服。大明。婦人浸油飾頭[一]，香無以加。宗奭。

【發明】【時珍曰】薰草芳馨，其氣辛散上達，故心腹惡氣、齒痛、鼻塞皆用之。脾胃喜芳香，芳香可以養鼻是也。多服作喘，爲能耗散真氣也。

【附方】新十。傷寒下痢。薰草湯：用蕙草、當歸各二兩，黄連四兩，水六升，煮二升服，日三服。范汪方。傷寒狐惑食肛者。蕙草、黄連各四兩，吹咀，以白酸漿一斗，漬一宿，煮取二升，分三服。小品方。頭風旋運。痰逆，惡心，懶食。真零陵香、藿香葉、莎草根炒，等分爲末。每服二錢，茶下，日三服。本事方。小兒鼻塞，頭熱。用薰草一兩，羊髓三兩，銚内慢火熬成膏，去滓，日摩背上三四次。聖惠方。頭風白屑。零陵香、白芷等分，水煎

[一] 頭：衍義卷十零陵香作「髮」。

汁，入鷄子白攪勻，傅數十次，終身不生。聖惠方。**牙齒疼痛。**零陵香梗葉煎水，含漱之。普濟方。**風牙疳牙。**零陵香洗炙，蓽茇炒，等分爲末，摻之。普濟方。**夢遺失精。**薰草湯：用薰草、人參、白术、白芍藥、生地黄各二兩，伏神、桂心、甘草炙各二兩，大棗十二枚，水八升，煮三升，分二服。外臺秘要。**婦人斷産。**零陵香爲末，酒服二錢。每服至一兩，即一年絶孕。蓋血聞香即散也。醫林集要。**五色諸痢。**返魂丹：用零陵香草去根。以鹽酒浸半月，炒乾，每兩入廣木香一錢半，爲末。裏急腹痛者，用冷水服一錢半，通了三四次，用熱米湯服一錢半，止痢。只忌生梨一味。集簡方。

蕙實別録有名未用部。【藏器曰】即蘭蕙之蕙也。五月采之，辛香。【氣味】辛，平，無毒。【主治】明目補中。別録。

根莖中涕。【主治】傷寒寒熱出汗，中風面腫，消渴熱中，逐水。別録。主五痔脱肛有蟲。時珍。○出千金。

蘭草本經上品

【釋名】蕳音閑、水香本經、香水蘭開寶、女蘭綱目、香草綱目、燕尾香開寶、大澤蘭炮炙論、蘭〔一〕澤草弘景、煎澤草唐本、省頭草綱目、都梁香李當之、孩兒菊綱目、千金草。【志曰】葉似馬蘭，故名蘭草。其葉有岐，俗呼燕尾香。時人煮水以浴療〔二〕風，故又名香水蘭。【藏器曰】蘭草生澤畔，婦人和油澤頭，故云蘭澤。盛弘之荆州記云：都梁有山，下有水清淺，其中生蘭草，因名都梁香。【時珍曰】都梁即今之武岡州也，又臨淮盱眙縣亦有都梁山，産此香。蘭乃香草，能辟不祥。陸機詩疏言：鄭俗，三月男女秉蕳于水際，以自祓除。蓋蘭以闌之，蕳以閑之。其義一也。淮南子云：男子種蘭，美而不芳。則蘭須女子種之，女蘭之名，或因乎此。其葉似菊，女子、小兒喜佩之，則女蘭、孩菊之名，又或以此也。唐瑶經驗方言：江南人家種之，夏月采置髮中，令頭不膩，故名省頭草。其説正合煎澤之義。古人蘭、蕙皆稱香草，如零陵香草、都梁香草。後人省之，通呼爲香草爾。近世但知蘭花，不知蘭草。惟虚谷方回考訂，極言古之蘭草即今之千金草，俗名孩兒菊者，其説可據。詳下「正誤」。

【集解】【別録曰】蘭草生太吴池澤，四月、五月采。【弘景曰】方藥俗人並不識用。太吴應是吴國太伯所居，故呼太吴。今東間〔三〕有煎澤草，名蘭香，或是此也。李當之云是今人所種都梁香草也。澤蘭亦名都梁香。【恭曰】蘭即蘭澤香草也。圓莖紫萼，八月花白。俗名蘭香，煮以洗浴。生溪澗水旁，人間亦多種之，以飾庭池。陶所引煎澤草，都梁香者是也，而不能的識。【保昇曰】生下濕地，葉似澤蘭，尖長有岐，花紅白色而香。【藏器曰】蘭草、澤蘭二物同名，

〔一〕蘭：據證類卷七蘭草，陶弘景所言爲「煎」，唐本注所言爲「蘭」。故此「蘭」字與下文「煎澤草」之「煎」當互乙。

〔二〕療：原脱。今據證類卷七蘭草補。

〔三〕間：原作「門」。今據改同上。

陶不能知，蘇亦浪别。蘭草生澤畔，葉光潤，陰〔一〕小紫，五月、六月采，陰乾，即都梁香也。澤蘭葉尖微有毛，不光潤，莖方節紫，初采微辛，乾之亦辛。蘇云「八月花白」者，即澤蘭也。以註蘭草，殊誤矣。【時珍曰】蘭草、澤蘭，一類二種也。俱生水旁下濕處。二月宿根生苗成叢，紫莖素枝，赤節緑葉，葉對節生，有細齒。但以莖圓節長而葉光有歧者，爲蘭草。莖微方，節短而葉有毛者爲澤蘭。嫩時並可挼而佩之，八九月後漸老，高者三四尺〔二〕。開花成穗，如鷄蘇花，紅白色，中有細子。雷斅炮炙論所謂大澤蘭即蘭草也，小澤蘭即澤蘭也。禮記「佩帨蘭茝」，楚辭「紉秋蘭以爲佩」，西京雜記載漢時池苑種蘭以降神，或雜粉藏衣書中辟蠹者，皆此二蘭也。今吴人蒔之，呼爲香草。夏月刈取，以酒油灑制，纏作把子，貨爲頭澤佩帶，與别録所出太吴之文正相符合。諸家不知二蘭乃一物二種，但功用有氣血之分，故無定指，惟寇氏、朱氏之誤尤甚，故考正于下。或云家蒔者爲蘭草，野生者爲蘭澤〔三〕，亦通。

【正誤】【寇宗奭曰】蘭草諸家之説異同，乃未的識，故無定論。今江陵、鼎、澧州山谷之間頗有之，山外平田即無，多生陰地幽谷，葉如麥門冬而闊且韌，長及一二尺，四時常青，花黄緑色，中間瓣上有細紫點。春芳者爲春蘭，色深；秋芳者爲秋蘭，色淡。開時滿室盡香，與他花香又别。【朱震亨曰】蘭葉禀金水之氣而似有火，人知其花香之貴，而不知其葉有藥方。蓋其葉能散久積陳鬱之氣甚有力，即今之栽置座右者。○【時珍曰】二氏所説乃近世所謂蘭花，非古之蘭草也。蘭有數種，蘭草、澤蘭生水旁，山蘭即蘭草之生山中者。蘭花亦生山中，與三蘭迥别。蘭花生近處者，葉如麥門冬而春花；生福建者，葉如菅茅而秋花。黄山谷所謂一幹一花爲蘭，一幹數花爲蕙者，蓋因不識蘭草、蕙草，遂以蘭花强生分别也。蘭草與澤蘭同類，故陸機言「蘭似澤蘭，但廣而長節」，離騷言其「緑葉紫莖素枝，可紉、可佩、可藉、可膏、可浴」，鄭詩言「士女秉蕑」，應劭〔四〕風俗通言「尚書奏事，懷香握蘭」，禮記言「諸侯贄薰，大夫贄蘭」，漢書言「蘭以香自燒」也。若夫蘭花，有葉無枝，可玩而不可紉佩藉浴，秉握膏焚。故朱子離騷辨證言：古之香草必花葉俱香，而燥濕不變，故可刈佩。今之蘭蕙，但花香而葉乃無氣，質弱易萎，不可刈佩，必非古人所指甚明。古之蘭似澤蘭，而蕙即今之零陵香。今之似茅而花有兩種者，不知何時誤也？熊太古冀越集言：世俗之蘭，生于深山窮谷，决非古時水澤之蘭也。陳遯齋閑覽言：楚騷之蘭，或以爲都梁香，或以爲澤蘭，或以爲猗蘭，當以澤蘭爲正。今人所種如麥門冬者名幽蘭，非真蘭也，故陳止齋著盗蘭説以譏之。方虚谷訂蘭説言：古之蘭草，即今之千金草，俗名孩兒菊者。今之所謂蘭，其葉如茅而嫩者，根名土續斷，因花馥郁，故得蘭名也。楊升菴云：世以如蒲、萱者爲蘭，九畹之受誣久矣。又吴草廬有蘭説甚詳，云蘭爲醫經上品之藥，有枝有莖，草之植者也。今所謂蘭，無枝無莖。因黄山谷稱之，世遂謬指爲離騷之蘭。寇氏本草亦溺于俗，反疑舊説爲非。夫醫經爲實用，豈可誤哉？今之蘭，果可利水殺蠱而除痰癖乎？其種盛于閩，朱子乃閩人，豈不識

〔一〕陰：原作「根」。今據證類卷七蘭草改同上。

〔二〕尺：原作「天」。今從江西本改。

〔三〕蘭澤：張本作「澤蘭」。

〔四〕劭：原作「邵」。今據卷一引據古今經史百家書目改。

其土產而反辨析如此？世俗至今猶以非蘭爲蘭，何其惑之難解也？嗚呼！觀諸儒之明析如此，則寇、朱二氏之誤可知，而醫家用蘭草者當不復疑矣。

葉。【修治】見澤蘭下。【氣味】辛，平，無毒。【杲曰】甘，寒。

【主治】利水道，殺蠱毒，辟不祥。久服益氣，輕身不老，通神明。本經。除胸中痰癖。別録。生血，調氣，養營。雷斅。其氣清香，生津止渴，潤肌肉，治消渴膽癉。李杲。煮水，浴風病。馬志。消癰腫，調月經。煎水，解中牛馬毒。時珍。主惡氣，香澤，可作膏塗髮。藏器。

【發明】【時珍曰】按素問云：五味入口，藏于脾胃，以行其精氣。津液在脾，令人口甘，此肥美所發也。其氣上溢，轉爲消渴。治之以蘭，除陳氣也。王冰註云：辛能發散故也。李東垣治消渴生津飲，用蘭葉，蓋本于此，詳見「澤蘭」下。又此草浸油塗髮，去風垢，令香潤。史記所謂「羅襦襟解，微聞香澤」者是也。崔寔四民〔一〕月令作香澤法：用清油浸蘭香、藿香、雞舌香、苜蓿葉四種，以新綿裹，浸胡麻油，和豬脂納銅鐺中，沸定，下少許青蒿，以綿幕瓶，鐺嘴瀉出，瓶收用之。

【附方】新一。食牛馬毒殺人者。省頭草連根葉煎水服，即消。唐瑶經驗方。

澤蘭本經中品

【校正】併入嘉祐地笋。

【釋名】水香吴普、都梁香弘景、虎蘭本經、虎蒲別録、龍棗本經、孩兒菊綱目、風藥綱目。根名地笋嘉祐。【弘景曰】生于澤旁，故名澤蘭，亦名都梁香。【時珍曰〔二〕】此草亦可爲香澤，不獨指其生澤旁也。齊安人呼爲風藥，吴普本草一名水香，陶氏云亦名都梁，今俗通呼爲孩兒菊，則其與蘭草爲一物二種，尤可證矣。其根可食，故曰地笋。

【集解】【別録曰】澤蘭生汝南諸大澤旁，三月三日采，陰乾。【普曰】生下地水旁，葉如蘭，二月生苗，赤節，四葉相值〔三〕支節間。【弘景曰】今處處有之，多生下濕地，葉微香，可煎油及作浴湯，人家多種之而葉小異。今山中又有一種甚相似，莖方，葉小强，不甚香。既云澤蘭，則山中者爲非，而藥家乃采用之。【恭曰】澤蘭莖方節紫，葉似蘭草而不甚香，今京下用者是也。陶説乃是蘭草，莖圓紫萼白花，殊非澤蘭也。【頌曰】今荆、徐、隨、壽、蜀、梧州、河中府皆有之。根紫黑色，如粟根。二月生苗，高二三尺。莖幹青紫色，作四稜。葉生相對，如薄荷，微香。七月開花，帶紫白色，萼通紫色，亦似薄荷花。三月采苗，陰乾。荆、

〔一〕民：原作「時」。今據丹鉛餘録卷四花木類改。
〔二〕曰：原作「同」。今從江西本改。
〔三〕值：原作「植」。今據證類卷九澤蘭改。

湖、嶺南人家多種之。壽州出者無花子。此與蘭草大抵相類。但蘭草生水旁，葉光潤，陰〔一〕小紫，五六月盛；而澤蘭生水澤中及下濕地，葉尖，微有毛，不光潤，方莖紫節，七月、八月初采，微辛。此爲異爾。【斅曰】凡使須别雌雄。大澤蘭莖葉皆圓，根青黄，能生血調氣，與榮合、小澤蘭迥别。葉上班，根頭尖，能破血，通久積。【宗奭曰】澤蘭出土，便分枝梗，葉皆如菊，但尖長爾。吴普言葉似蘭，誤矣。今蘭葉如麥門冬，殊不相似。【時珍曰】吴普所説，乃真澤蘭也。雷斅所説，大澤蘭即蘭草也，小澤蘭即此澤蘭也。寇宗奭所説澤蘭則是，而破吴普之説則非，蓋由誤認蘭花爲蘭草也。詳見蘭草「正誤」下。

葉。【修治】【斅曰】凡用大、小澤蘭，細剉，以絹袋盛，懸于屋南畔角上，令乾用。

【氣味】苦，微温。無毒。【别録曰】甘。【普曰】神農、黄帝、岐伯、桐君：酸，無毒。李當之：小温。【權曰】苦、辛。【之才曰】防己爲之使。【主治】金瘡〔二〕，癰腫瘡膿。本經。産後金瘡内塞。别録。産後腹痛，頻産血氣衰〔三〕冷，成勞瘦羸，婦人血瀝腰痛。甄權。産前産後百病。通九竅，利關節，養血氣，破宿血，消癥瘕，通小腸，長肌肉，消撲損瘀血，治鼻血吐血，頭風目痛，婦人勞瘦，丈夫面黄。大明。

【發明】【頌曰】澤蘭，婦人方中最爲急用。古人治婦人澤蘭丸甚多。【時珍曰】蘭草、澤蘭氣香而温，味辛而散，陰中之陽，足太陰、厥陰經藥也。脾喜芳香，肝宜辛散。脾氣舒，則三焦通利而正氣和；肝鬱散，則營衛流行而病邪解。蘭草走氣道，故能利水道，除痰癖，殺蠱辟惡，而爲消渴良藥；澤蘭走血分，故能治水腫，塗癰毒，破瘀血，消癥瘕，而爲婦人要藥。雖是一類而功用稍殊，正如赤白伏苓、芍藥，補瀉皆不同也。雷斅言，雌者調氣生血，雄者破血通積，正合二蘭主治。大澤蘭之爲蘭草，尤可憑據。血生於氣，故曰調氣生血也。又荀子云「澤芷以養鼻」，謂澤蘭、白芷之氣，芳香通乎肺也。

【附方】舊一，新四。**産後水腫**，血虚浮腫。澤蘭、防己等分，爲末。每服二錢，醋湯下。張文仲備急方。**小兒蓐瘡**。嚼澤蘭心封之良。子母秘録。**瘡腫初起**。澤蘭擣封之良。集簡方。**損傷瘀腫**。方同上。**産後陰翻**。産後陰户燥熱，遂成翻花。澤蘭四兩，煎湯熏洗二三次，再入枯礬煎洗之，即安。集簡方。

地笋宋嘉祐。【氣味】甘、辛，温，無毒。【主治】利九竅，通血脉，排膿，治血。藏器。止鼻洪吐血，産後心腹痛。産婦可作蔬菜食，佳。大明。

子。【主治】婦人三十六疾。千金方承澤丸中用之。

〔一〕陰：原作「根」。今據證類卷九澤蘭改。
〔二〕金瘡：證類卷九澤蘭此前有：「主乳婦内衄，中風餘疾，大腹水腫，身面四肢浮腫，骨節中水」二十一字。
〔三〕衰：原作「哀」。今據改同上。

馬蘭日華

【釋名】紫菊。【時珍曰】其葉似蘭而大，其花似菊而紫，故名。俗稱物之大者爲馬也。

【集解】【藏器曰】馬蘭生澤旁，如澤蘭而氣臭，楚辭〔一〕以惡草喻惡人。北人見其花呼爲紫菊，以其似單瓣菊花而紫也。又有山蘭，生山側，似劉寄奴，葉無椏，不對生，花心微黄赤，亦大破〔二〕血，皆可用。【時珍曰】馬蘭，湖澤卑濕處甚多，二月生苗，赤莖白根，長葉有刻齒，狀似澤蘭，但不香爾。南人多采汋晒乾爲蔬及饅餡。入夏高一二三尺，開紫花，花罷有細子。楚辭無馬蘭之名，陳氏指爲惡草，何據？

根葉。【氣味】辛，平，無毒。【主治】破宿血，養新血，止鼻衄吐血。合金瘡，斷血痢，解酒疸及諸菌毒、蠱毒。生擣，塗蛇咬。大明。主諸瘧及腹中急痛，痔瘡。時珍。

【發明】【時珍曰】馬蘭辛平，能入陽明血分，故治血與澤蘭同功。近人用治痔漏云有效，春夏取生，秋冬取乾者，不用鹽醋，白水煮食，并飲其汁。或以酒煮焙研，糊丸，米飲日日服之。仍用煎水入鹽少許，日日熏洗之。醫學集成云：治痔用馬蘭根，擣傅片時，看肉平即去之。稍遲，恐肉反出也。

【附方】新六。**諸瘧寒熱**。赤脚馬蘭擣汁，入水少許，發日早服。或入少糖亦可。聖濟總録。**絞腸沙痛**。馬蘭根葉，細嚼嚥汁，立安。壽域神方。**打傷出血**。竹節草即馬蘭，同旱蓮草、松香、皂子葉即柜子葉，冬用皮，爲末，搽入刀口。摘玄方。**喉痺口緊**。用地白根即馬蘭根，或葉擣汁，入米醋少許〔三〕，滴鼻孔中，或灌喉中，取痰自開。孫一松試效方。**水腫尿澀**。馬蘭菜一虎口，黑豆、小麥各一撮，酒、水各一鍾，煎一鍾，食前温服以利小水，四五日愈。○楊起簡便方。**纏蛇丹毒**。馬蘭、丹草擂醋搽之。濟急方。

【附録】**麻伯**。【别録有名未用曰】味酸，無毒。主益氣，出汗。一名君莒，一名衍草，一名道止，一名自死。生平陵，如蘭，葉黑厚白裹莖，實赤黑，九月采根。**相烏**〔四〕。【又曰】味苦。主陰痿。一名烏葵。如蘭香，赤莖，生山陽，五月十五日采，陰乾。**天雄草**。【又曰】味甘，温，無毒。主益氣，陰痿。生山澤中，狀如蘭，實如大豆，赤色。**益嬭草**拾遺。【藏器曰】味苦，平，無毒。主五痔脱肛，止血，炙令香，浸酒服。生永嘉山谷，葉如澤蘭，莖赤，高二三尺也。

〔一〕辭：原作「詞」。今據卷一引據古今經史百家書目改。
〔二〕破：此下原衍一「血」字。今從江西本删。
〔三〕許：原作「詐」。今從江西本改。
〔四〕烏：原作「鳥」。今據證類卷三十有名未用相烏改。下一「烏」字同，不另注。

香薷音柔○別録中品　【校正】自菜部移入此。

【釋名】香葇食療、香茸同上、香菜千金、蜜蜂草綱目。【時珍曰】薷，本作葇。玉篇云：葇，菜蘇之類是也。其氣香，其葉柔，故以名之。草初生曰茸，孟詵食療作香戎者，非是。俗呼蜜蜂草，象其花房也。

【集解】【弘景曰】家家有此，作菜生食，十月中取，乾之。【頌曰】所在皆種，但北土差少，似白蘇而葉更細，壽春及新安皆有之。彼間又有一種石香葇，生石上，莖葉更細，色黄而辛香彌甚，用之尤佳。吴人以爲茵蔯用之。【宗奭曰】香薷生山野間，荆、湖南北、二川皆有之。汴、洛作圃種之，暑月亦作蔬菜。葉如茵蔯，花茸紫，連[一]邊成穗，凡四五十房爲一穗，如荆芥穗，别是一種香氣。【時珍曰】香薷有野生，有家蒔。中州人三月種之，呼爲香菜，以充蔬品。丹溪朱氏惟取大葉者爲良，而細葉者香烈更甚，今人多用之。方莖，尖葉有刻缺，頗似黄荆葉而小，九月開紫花成穗。有細子細葉者，僅高數寸，葉如落帚葉，即石香薷也。【修治】【斅曰】凡采得，去根留葉，剉，曝乾，勿令犯火。服至十兩，一生不得食白山桃也。【時珍曰】八九月開花着穗時采之，陰乾入用。

【氣味】辛，微温，無毒。【主治】霍亂腹痛吐下，散水腫。别録。去熱風。卒轉筋者，煮汁頓服半升，即止。爲末水服，止鼻衄。孟詵。下氣，除煩熱，療嘔逆冷氣。大明。春[二]月煮飲代茶，可無熱病，調中温胃。含汁漱口，去臭氣。汪穎。主脚氣寒熱。時珍。

【發明】【弘景曰】霍亂煮飲無不瘥者，作煎除水腫尤良。【頌曰】霍亂轉筋者，單煮服之。若四肢煩冷，汗出而渴者，加蓼子同煮服。【震亨曰】香薷屬金與水，有徹上徹下之功，解暑利小便，又治水甚捷，以大葉者濃煎丸服。肺得之，清化行而熱自降也。【時珍曰】世醫治暑病，以香薷飲爲首藥。然暑有乘凉飲冷，致陽氣爲陰邪所遏，遂病頭痛，發熱惡寒，煩躁口渴，或吐或瀉，或霍亂者，宜用此藥，以發越陽氣，散水和脾。若飲食不節，勞役作喪之人，傷暑大熱大渴，汗泄如雨，煩躁喘促，或瀉或吐者，乃勞倦内傷之證，必用東垣清暑益氣湯、人參白虎湯之類，以瀉火益元可也。若用香薷之藥，是重虚其表，而又濟之以熱矣。蓋香薷乃夏月解表之藥，如冬月之用麻黄，氣虚者尤不可多服。而今人不知暑傷元氣，不拘有病無病，概用代茶，謂能辟暑，真癡前説夢也。且其性温，不可熱飲，反致吐逆。飲者惟宜冷服，則無拒格之患。其治水之功果有奇效。一人[三]妻自腰以下胕腫，面目亦腫，喘急欲死，不能伏枕，大便溏泄，小便短少，服藥罔效。時珍診其脉沉而大，沉主水，大主虚，乃病後冒風所致，是名風水也。用千金神秘湯加麻黄，一服喘定十之五。再以胃苓湯吞深師薷术丸，二日小便長，

[一] 連：本草衍義卷十九香薷原作「在一」。

[二] 春：食物本草卷一香薷作「夏」。

[三] 人：原作「十」。今從錢本改。

腫消十之七，調理數日全安。益見古人方皆有至理，但神而明之，存乎其人而已。

【附方】舊四，新六。一切傷暑。和劑局方香薷飲：治暑月卧濕當風，或生冷不節，真邪相干，便致吐利，或發熱頭痛體痛，或心腹痛，或轉筋，或乾嘔，或四肢逆冷，或煩悶欲死，並主之。用香薷一斤，厚朴薑汁炙，白扁豆微炒，各半斤，剉散，每服五錢，水二盞，酒半盞，煎一盞，水中沉冷，連進二服，立效。○活人書去扁豆，入黄連四兩，薑汁同炒黄色用。水病洪腫。胡洽居士香薷煎：用乾香薷五十斤，剉，入釜中，以水淹過三寸，煮使氣力都盡，去滓澄之。微火煎至可丸，丸如梧子大。一服五丸，日三服，日漸增之，以小便利則愈。蘇頌圖經本草。通身水腫。深師薷术丸：治暴水、風水、氣水，通身皆腫，服至小便利爲效。用香薷葉一斤，水一斗，熬極爛去滓，再熬成膏，加白术末七兩，和丸梧子大。每服十丸，米飲下，日五、夜一服。外臺秘要。四時傷寒，不正之氣。用水香薷爲末。熱酒調服一二錢，取汗。衛生易簡方。心煩脇痛連胸欲死者。香薷擣汁一二升服。肘後。鼻衄不止。香薷研末，水服一錢。聖濟總録。舌上出血如鑽孔者。香薷煎汁服一升，日三服。肘後方。口中臭氣。香薷一把，煎汁含之。千金方。小兒髮遲。陳香薷二兩，水一盞，煎汁三分，入猪脂半兩，和勻，日日塗之。永類鈐方。白禿慘痛。即上方入胡粉，和塗之。子母秘録。

石香葇宋開寶附

【釋名】石蘇。

【集解】【志曰】石香葇生蜀郡陵、榮、資、簡州，及南中諸處，生山巖石縫中，二月、八月采。苗莖花實俱可用。【宗奭曰】處處有之。但山中臨水附厓處或有之，不必山巖石縫也。九月、十月尚有花。【時珍曰】香薷、石香薷，一物也，但隨所生而名爾。生平地者葉大，厓石者葉細，可通用之。

【氣味】辛香，温，無毒。【主治】調中温胃，止霍亂吐瀉，心腹脹滿，腹痛腸鳴。開寶。功比香薷更勝。蕭炳。制硫黄。時珍。

爵牀本經中品

【釋名】爵麻吴普、香蘇別録、赤眼老母草唐本。【時珍曰】爵牀不可解。按吴氏本草作爵麻，甚通。

【集解】【別録曰】爵牀生漢中川谷及田野。【恭曰】此草生平澤熟〔一〕田近道旁，似香葇，葉長而大，或如荏且細，俗名赤眼老母草。【時珍曰】原野甚多。方莖對節，與大葉香薷一樣。但香薷搓之氣香，而爵牀搓之不香微臭，以此爲別。

〔一〕熟：原作「熱」。今據證類卷九爵牀改。

莖葉。【氣味】鹹，寒，無毒。【時珍曰】微辛。【主治】腰脊痛，不得搘[一]牀，俛仰艱難，除熱，可作浴湯。本經。療血脹下氣。治杖瘡，擣汁塗之立瘥。蘇恭。

赤車使者唐本草

【釋名】小錦枝炮炙論。

【集解】【恭曰】赤車使者，苗似香葇、蘭香，葉莖赤，根紫赤色，八月、九月采根，日乾。【保昇曰】生荆州、襄州，根紫如蒨根，二月、八月采。【時珍曰】此與爵牀相類，但以根色紫赤爲別爾。

根。【修治】【斆曰】此草原名小錦枝，凡用並粗擣，以七歲童子小便拌蒸，晒乾入藥。

【氣味】辛、苦，温，有毒。【權曰】有小毒。【主治】風冷邪疰，蠱毒癥瘕，五臟積氣。蘇恭。治惡風冷氣。服之悦澤肌皮，好顔色。甄權。

【發明】【頌曰】古方治大風風痺，有赤車使者酒。今人稀用，鮮有識者。【時珍曰】上古辟瘟疫邪氣，有赤車使者丸，此藥不怪，苟加詢采，必能得之，但古今名稱或不同耳。

假蘇本經中品

【校正】自菜部移入此。

【釋名】薑芥別録、荆芥吴普、鼠蓂本經。〇【弘景曰】假蘇方藥不復用。【恭曰】此即菜中荆芥也，薑、芥聲訛爾。先居草部，今録入菜部。【士良曰】荆芥，本草呼爲假蘇。假蘇又別是一物，葉鋭圓[二]，多野生，以香氣似蘇，故呼爲蘇。【頌曰】醫官陳巽，言[三]江左人，謂假蘇、荆芥實兩物，蘇恭以本草一名薑芥，荆、薑聲訛，謂爲荆芥，非矣。【時珍曰】按吴普本草云：假蘇一名荆芥，葉似落藜而細，蜀中生噉之。普乃東漢末人，去別録時未遠，其言當不謬，故唐人蘇恭祖其説。而陳士良、蘇頌復啓爲兩物之疑，亦臆説爾。曰蘇、曰薑、曰芥，皆因氣味辛香，如蘇、如薑、如芥也。

【集解】【別録曰】假蘇生漢中川澤。【頌曰】今處處有之。葉似落藜而細，初生香辛可噉，人取作生菜。古方稀用，近世醫家爲要藥。並取花實成穗者，曝乾入藥。又有胡荆芥，俗呼新羅荆芥。又有石荆芥，生山石間。體性相近，入藥亦同。【時珍曰】荆芥原是野生，今爲世用，遂多栽蒔。二月布子生苗，炒食辛香。

〔一〕搘：證類卷九爵牀作「着」。皆通。

〔二〕圓：原脱。今據證類卷二十八假蘇補。

〔三〕言：同上原作「處」。另證類卷五硇砂引「陳巽」方，故「巽處」非陳氏名。

方莖細葉，似獨帚葉而狹小，淡黄緑色。八月開小花，作穗成房，房如紫蘇房，内有細子如葶藶子狀，黄赤色，連穗收采用之。

【正誤】【藏器曰】張鼎食療本草「荆芥一名析蓂」，誤矣。菥蓂自有本條，見草部。【時珍曰】汪機本草會編言「假蘇是白蘇」，亦誤矣。白蘇乃荏也。見後。

莖穗。【氣味】辛，温，無毒。【詵曰】作菜食久，動渴疾，熏人五臟神。○反驢肉、無鱗魚，詳後「發明」下。

【主治】寒熱鼠瘻瘰癧，生瘡，破結聚氣，下瘀血，除濕痺〔一〕。本經。去邪，除勞渴冷氣，出汗，煮汁服之。擣爛醋和，傅丁腫腫毒。藏器。單用治惡風賊風，口面喎斜，遍身𤸷痺，心虚忘事，益力添精，辟邪毒氣，通利血脉，傳送五臟不足氣，助脾胃。甄權。主血勞，風氣壅滿，背脊疼痛，虚汗，理丈夫脚氣，筋骨煩疼，及陰陽毒，傷寒頭痛，頭旋目眩，手足筋急。士良。利五臟，消食下氣，醒酒。作菜生熟皆可食，并煎茶飲之。以豉汁煎服，治暴傷寒，能發汗。日華。治婦人血風及瘡疥爲要藥。蘇頌。産後中風身强直，研末酒服。孟詵〔二〕。散風熱，清頭目，利咽喉，消瘡腫，治項强，目中黑花，及生瘡，陰癩，吐血衄血，下血血痢，崩中，痔漏。時珍。

【發明】【元素曰】荆芥辛苦，氣味俱薄，浮而升，陽也。【好古曰】肝經氣分藥也，能搜肝氣。【時珍曰】荆芥入足厥陰經氣分，其功長於祛風邪，散瘀血，破結氣，消瘡毒。蓋厥陰乃風木也，主血，而相火寄之，故風病、血病、瘡病爲要藥。其治風也，賈丞相稱爲再生丹，許學士謂有神聖功，戴院使許爲産後要藥，蕭存敬呼爲一捻金，陳無擇隱爲舉卿古拜散。夫豈無故而得此隆譽哉？按唐韻：荆字舉卿切，芥字古拜切。蓋二字之反切，隱語以秘其方也。○【又曰】荆芥反魚蟹河豚之説，本草醫方並未言及，而稗官小説往往載之。按李廷〔三〕飛延壽書云，凡食一切無鱗魚，忌荆芥。食黄鱨魚後食之，令人吐血，惟地漿可解。與蟹同食，動風。又蔡絛鐵圍〔四〕山叢話云：予居嶺嶠，見食黄顙魚犯薑芥者立死，甚於鈎吻。洪邁夷堅志云：吴人魏幾道，啖黄顙魚羹後，采荆芥和茶飲。少頃足痒，上徹心肺，狂走，足皮欲裂，急服藥，兩日乃解。陶九成輟耕録云：凡食河豚，不可服荆芥藥，大相反。予在江陰見一儒者，因此喪命。葦航紀談〔五〕云：凡服荆芥風藥，忌食魚。楊誠〔六〕齋曾見一人，立致於死也。時珍按：荆芥乃日用之藥，其相反如此，故詳録之，以爲警戒。又按物類相感志言：河豚用荆芥同煮，

〔一〕痺：原作「疸」。今據證類卷二十八假蘇改。
〔二〕孟詵：此條見證類卷二十八假蘇出「陳藏器」，非出孟詵。
〔三〕廷：據元史卷一百九十七李鵬飛傳當作「鵬」。
〔四〕圍：原脱。今據卷一引據古今經史百家書目補。
〔五〕葦航紀談：原作「韋航細談」。今據千頃堂書目卷十五改。
〔六〕誠：原作「城」。今據宋史楊萬里傳改。

三五次换水，則無毒。其説與諸書不同，何哉？大抵養生者，寧守前説爲戒可也。

【附方】舊四，新二十七。**頭項風强**。八月後取荆芥穗作枕及鋪牀下，立春日去之。千金方。**風熱頭痛**。荆芥穗、石膏等分，爲末。每服二錢，茶調下。永類鈐方。**風熱牙痛**。荆芥根、烏柏根、葱根等分，煎湯頻含漱之。**小兒驚癎**。一百二十種。用荆芥穗二兩，白礬半生半枯一兩，爲末，糊丸黍米大，朱砂爲衣。每薑湯下二十丸，日二服。○醫學集成。**一切偏風**。口眼喎斜。用青荆芥一斤，青薄荷一斤，同入砂盆内研爛，生絹絞汁，於瓷〔一〕器中煎成膏。漉去滓三分之一，將二分日乾，爲末，以膏和丸梧子大。每服三十丸，白湯下，早暮各一服。忌動風物。經驗後〔二〕方。**中風口噤**。荆芥穗爲末，酒服二錢，立愈，名荆芥散。賈似道云：此方出曾公談録，前後用之甚驗。其子名順者，病此已革，服之立定，真再生丹也。**産後中風**。華佗愈風散：治婦人産後中風口噤，手足瘛瘲如角弓，或産後血運，不省人事，四肢强直，或築心眼倒〔三〕，吐瀉欲死。用荆芥穗子，微焙爲末。每服三錢，豆淋酒調服，或童子小便服之。口噤則挑齒灌之，齗噤則灌入鼻中，其效如神。大抵産後太暖〔四〕，則汗出而腠理疏，則易於中風也。○【時珍曰】此方諸書盛稱其妙。姚僧坦集驗方以酒服，名如聖散，云藥下可立待應效。陳氏方名舉卿古拜散。蕭存敬方用古老錢煎湯服，名一捻金。王貺指迷方加當歸等分，水煎服。許叔微本事方云：此藥委有奇效神聖之功。一婦人産後睡久，及醒則昏昏如醉，不省人事。醫用此藥及交加散，云服後當睡，必以左手搔頭，用之果然。昝殷産寶方云：此病多因怒氣傷肝，或憂氣内鬱，或坐草受風而成，急宜服此藥也。戴原禮證治要訣名獨行散。賈似道悦生隨抄呼爲再生丹。**産後迷悶**，因怒氣發熱迷悶者。獨行散：用荆芥穗，以新瓦半炒半生爲末，童子小便服一二錢。若角弓反張，以豆淋酒下。或剉散，童尿煎服極妙。蓋荆芥乃産後要藥，而角弓反張乃婦人急候，得此證者，十存一二而已。戴原禮要訣。**産後血運**，築心眼倒，風縮欲死者。取乾荆芥穗擣篩末，每用二錢匕，童子小便一酒盞，調匀熱服，立效。口噤者挑齒，口閉者灌鼻中，皆效。近世名醫用之，無不如神也。圖經本草。**産後血眩**風虚，精神昏冒。荆芥穗一兩三錢，桃仁五錢去皮尖炒，爲末，水服三錢。若喘，加杏仁去皮尖炒，甘草炒，各三錢。保命集。**産後下痢**。大荆芥四五穗，於盞内燒存性，不得犯油火，入麝香少許，以沸湯些須調下。此藥雖微，能愈大病，不可忽之。深師方。**産後鼻衄**。荆芥焙，研末，童子小便服二錢，海上方也。婦人良方。**九竅出血**。荆芥煎酒，通口服之。直指方。**口鼻出血**如涌泉，因酒色太過者。荆芥燒研，陳皮湯服二錢，不過二服也。**吐血不止**。經驗方用荆芥連根洗，擣汁半盞服。乾穗爲末亦可。○聖惠方用荆芥穗爲末，生地黄汁調服二錢。**小便尿血**。荆芥、縮砂等分，爲末。糯米飲下三錢，日三。集簡方。**崩中不止**。荆芥穗於麻油燈上燒焦，爲末。每服二錢，童

〔一〕於瓷：原字缺損。今從江西本補正。
〔二〕後：原脱。今據證類卷二十八假蘇補。
〔三〕築心眼倒：原作「心眼倒築」。今據改同上。
〔四〕暖：原作「眩」。今據本事方卷十愈風散改。

子小便服。此夏太君娘娘方也。婦人良方。痔漏腫痛。荆芥煮湯，日日洗之。簡易方。大便下血。經驗方用荆芥炒，爲末。每米飲服二錢，婦人用酒下，亦可拌麪作餛飩食之。○簡便方用荆芥二兩，槐花一兩，同炒紫，爲末。每服三錢，清茶送下。小兒脱肛。荆芥、皂角等分，煎湯洗之，以鐵漿塗上。亦治子宫脱出。經驗方。陰癩腫痛。荆芥穗瓦焙，爲散，酒服二錢，即消。壽域神方。小兒臍腫。荆芥煎湯洗净，以煨葱刮薄出火毒，貼之即消。海上方。瘰癧潰爛。癧瘡牽〔一〕至胸前兩腋，塊如茄子大，或牽至兩肩上，四五年不能療者，皆治之，其驗如神。武進縣朱守仁傳，云其項不能回頭，用此數日〔二〕減可。如瘡爛破者，用荆芥根下一段剪碎，煎沸湯温洗。良久，看爛破處紫黑，以針一刺去血，再洗三四次愈。用樟腦、雄黄等分，爲末，麻油調，掃上出水。次日再洗再掃，以愈爲度。活法機要。丁腫諸毒。荆芥一握切，以水五升，煮取二升，分二服冷飲。藥性論。一切瘡疥。荆芥末，以地黄自然汁熬膏，和丸梧子大。每服三五十〔三〕丸，茶、酒任下。普濟方。脚椏濕爛。荆芥葉擣傅之。簡便方。纏脚生瘡。荆芥燒灰，葱汁調傅，先以甘草湯洗之。摘玄方。小兒風寒，煩熱有痰，不省人事。荆芥穗半兩焙，麝香、片腦各一字，爲末，每茶服半錢。大人亦治。普濟方。頭目諸疾。一切眼疾，血勞風氣，頭痛，頭旋目眩。荆芥穗爲末，每酒服三錢。龍樹論。癃閉不通，小腹急痛，無問久新。荆芥、大黄爲末，等分，每温水服三錢。小便不通，大黄減半；大便不通，荆芥減半。名倒换散。普濟方。

薄荷唐本草

【校正】自菜部移入此。

【釋名】菝蔄音跋活、蕃荷菜蕃音鄱、吴菝蔄食性、南薄荷衍義、金錢薄荷。【時珍曰】薄荷，俗稱也。陳士良食性本草作菝蔄，楊雄甘泉賦作茇葀，吕忱字林作茇苦，則薄荷之爲訛稱可知矣。孫思邈千金方作蕃荷，又方音之訛也。今人藥用多以蘇州者爲勝，故陳士良謂之吴菝蔄，以别胡菝蔄也。【宗奭曰】世稱此爲南薄荷，爲有一種龍腦薄荷，所以别之。【機曰】小兒方多用金錢薄荷，謂其葉小頗圓如錢也。書作金銀，誤矣。

【集解】【頌曰】薄荷處處有之。莖葉似荏而尖長，經冬根不死，夏秋采莖葉，曝乾。古方稀用，或與薤作虀食，近世治風寒爲要藥，故人家多蒔之。又有胡薄荷，與此相類，但味少甘爲别。生江浙間，彼人多以作茶飲之，俗呼新羅薄荷。近汴洛僧寺或植一二本者〔四〕，天寶單方所謂連錢草者是也。又有石薄荷，生江南山石間，葉微小，至冬紫色，不聞有别功用。【恭曰】薄荷人家種之，亦堪生食。一種蔓生者，功用相似。【時珍曰】薄荷，人多栽蒔。二月宿根生苗，清

〔一〕牽：原为墨丁。今從江西本補。
〔二〕日：原作「目」。今據保命集卷下素問元氣五行稽考「治瘰疬方」改。
〔三〕五十：原作「十五」。今據普濟方卷二百七十二諸瘡「荆芥丸」乙正。
〔四〕者：原作「部」。今據證類卷二十八薄荷改。

明前後分之。方莖赤色，其葉對生，初時形長而頭圓，及長則尖。吴、越、川、湖人多以代茶。蘇州所蒔者，莖小而氣芳，江西者稍粗，川蜀者更粗，入藥以蘇産爲勝。物類相感志云：凡收薄荷，須隔夜以糞水澆之。雨後乃〔一〕刈收，則性凉，不爾不凉也。野生者，莖葉氣味都相似。

莖葉。【氣味】辛，温，無毒。【思邈曰】苦、辛，平。【元素曰】辛、凉。【斅曰】莖性燥。○【甄權曰】同薤作虀食相宜。新病瘥人勿食之，令人虚汗不止。瘦弱人久食之，動消渴病。

【主治】賊風傷寒發汗，惡氣心腹脹滿，霍亂，宿食不消，下氣。煮汁服之，發汗，大解勞乏，亦堪生食。唐本。作菜久食，却腎氣，辟邪毒，除勞氣，令人口氣香潔。煎湯洗漆瘡。思邈。通利關節，發毒汗，去憤氣，破血止痢。甄權。療陰陽毒，傷寒頭痛，四季宜食。士良。治中風失音吐痰。日華。主傷風、頭腦風，通關格及小兒風涎爲要藥。蘇頌。杵汁服，去心臟風熱。孟詵。清頭目，除風熱。李杲。利咽喉口齒諸病，治瘰癧瘡疥，風瘙癮疹。擣汁含漱，去舌胎語澀。挼葉塞鼻，止衄血。塗蜂螫蛇傷。時珍。

【發明】【元素曰】薄荷辛凉，氣味俱薄，浮而升，陽也。故能去高巔及皮膚風熱。【士良曰】薄荷能引諸藥入營衛，故能發散風寒。【宗奭曰】小兒驚狂壯熱，須此引藥。又治骨蒸熱勞，用其汁與衆藥熬爲膏。貓食薄荷則醉，物相感爾。【好古曰】薄荷，手、足厥陰氣分藥也。能搜肝氣，又主肺盛有餘肩背痛及風寒汗出。【時珍曰】薄荷入手太陰、足厥陰，辛能發散，凉能清利，專於消風散熱，故頭痛頭風、眼目咽喉口齒諸病、小兒驚熱及瘰癧瘡疥爲要藥。戴原禮氏治貓咬，取其汁塗之有效，蓋取其相制也。【陸農師曰】薄荷，貓之酒也。犬，虎之酒也。桑椹，鳩之酒也。菵草，魚之酒也。昝殷食醫心鏡云：薄荷煎豉湯煖酒和飲，煎茶生食並宜。蓋菜之有益者也。

【附方】舊二，新八。清上化痰，利咽膈，治風熱。以薄荷末煉蜜丸芡子大，每噙一丸。白沙糖和之亦可。簡便單方。風氣瘙痒。用大薄荷、蟬蜕等分，爲末。每温酒調服一錢。永類鈐方。舌胎語蹇。薄荷自然汁，和白蜜、薑汁擦之。醫學集成。眼弦赤爛。薄荷以生薑汁浸一宿，晒乾爲末。每用一錢，沸湯泡洗。明目經驗方。瘰癧結核，或破未破。以新薄荷二斤，取汁，皂莢一挺，水浸去皮，擣取汁，同於銀〔二〕石器内熬膏，入連翹末半兩，連白青皮、陳皮，黑牽牛半生半炒，各一兩，皂莢仁一兩半，同擣和丸梧子大。每服三十丸，煎連翹湯下。濟生方。衄血不止。薄荷汁滴之。或以乾者水煮，綿裹塞鼻。許學士本事方。血痢不止。薄荷葉煎湯常服。普濟。水入耳中。薄荷汁滴入立效。外臺秘要。蜂蠆螫傷。薄荷葉挼貼之。同上。火毒生瘡。炙

〔一〕乃：此下原有一字闕。諸本或闕或隨意添字。此闕無字亦通，故删。
〔二〕銀：原作「艮」。今據濟生方卷六瘰癧論治「連翹丸」改。

火久，火氣入内，兩股生瘡，汁水淋漓者。用薄荷煎汁頻塗，立愈。張杲醫說。

積雪草本經中品

【釋名】胡薄荷天寶方、地錢草唐本、連錢草藥圖、海蘇。【弘景曰】積雪草方藥不用，想此草以寒涼得名耳。【恭曰】此草葉圓如錢，荆楚人謂爲地錢草，徐儀藥草圖名連錢草，餘見下。

【集解】【别録曰】積雪草生荆州川谷。【恭曰】此草葉圓大如錢，莖細而勁，蔓生溪澗側，生處亦稀。【頌曰】今處處有之，八九月采苗葉，陰乾用。段成式酉陽雜俎云：地錢葉圓莖細，有蔓延地，一曰積雪草，一曰連錢草。謹按天寶單行方云：連錢草生咸陽下濕地，亦生臨淄郡、濟陽郡池澤中，甚香。俗間或云圓葉似薄荷，江東吴越丹陽郡極多，彼人常充生菜食之。河北柳城郡盡呼爲海蘇，好近水生，經冬不死。咸陽、洛陽亦有之。或名胡薄荷，所在皆有。單服療女子小腹疼。【宗奭曰】積雪草南方多有，生陰濕地，不必荆楚。形如水荇而小，面亦光潔，微尖爲異，葉葉各生，今人謂之連錢草，蓋取象也。【時珍曰】按蘇恭注薄荷云：一種蔓生，功用相似。蘇頌圖經云：胡薄荷與薄荷相類，但味少甘，生江浙間，彼人多以作茶飲，俗呼爲新羅薄荷，天寶方所用連錢草是也。據二説，則積雪草即胡薄荷，乃薄荷之蔓生者爾。又臞仙庚辛玉册云：地錢，陰草也。生荆楚、江淮、閩、浙間，多在宫院寺廟磚砌間，葉圓似錢，引蔓搏地，香如細辛，不見開花也。

莖葉。【氣味】苦，寒，無毒。【大明曰】苦、辛。【頌曰】甘，平，無毒。【時珍曰】取汁結草砂，伏硫黄。

【主治】大熱，惡瘡癰疽，浸淫赤熛，皮膚赤，身熱。本經。擣傅熱腫丹毒。蘇恭。主暴熱，小兒寒熱，腹内熱結，擣汁服之。藏器。單用治瘰癧鼠漏，寒熱時節來往。甄權。以鹽挼貼腫毒，并風瘮疥癬。日華。胡菝蔄：主風氣壅併攻胸膈，作湯飲之立效。士良。研汁點暴赤眼，良。時珍。

【附方】舊二，新二。熱毒癰腫。秋後收連錢草陰乾爲末，水調傅之，生擣亦可。寇氏衍義。女子少腹痛。頌曰：天寶單行方云，女子忽得小腹中痛，月經初來，便覺腰中切痛連脊間，如刀錐所刺，不可忍者。衆醫不别，謂是鬼疰，妄服諸藥，終無所益，其疾轉增。審察前狀相當，即用此藥。其藥夏五月正放花時，即采暴乾，擣篩爲糁。每服二方寸匕，和好醋二小合，攪勻，平旦空腹頓服之。每旦一服，以知爲度。如女子先冷者，即取前藥五兩，加桃仁二百枚。去皮尖，熬擣爲散，以蜜爲丸如梧子大。每旦空腹以飲及酒下三十丸，日再服，以愈爲度。忌麻子、蕎麥。圖經本草方。男女血病。九仙驅紅散：治嘔吐諸血及便血、婦人崩中神效。用積雪草五錢，當歸酒洗、巵子仁酒炒、蒲黄炒、黄連炒、條黄芩酒炒、生地黄酒洗、陳槐花炒各一錢，上部加藕節一錢五分，下部加地榆一錢五分，水二鍾，煎一鍾服，神效。此方得之甚秘。此草與本草主治不同，不可曉也。董炳集驗方。牙痛塞耳。用連錢草即積雪草，和水溝污泥同擣爛，隨左右塞耳内。

摘玄方。

蘇 別録中品

【校正】自菜部移入此。

【釋名】紫蘇食療、赤蘇肘後方、桂荏。【時珍曰】蘇從穌，音酥，舒暢也。蘇性舒暢，行氣和血，故謂之蘇。曰紫蘇者，以別白蘇也。蘇乃荏類，而味更辛如桂，故爾雅謂之桂荏。

【集解】【弘景曰】蘇葉下紫色而氣甚香，其無紫色不香似荏者，名野蘇，不堪用。【頌曰】蘇，紫蘇也。處處有之，以背面皆紫者佳。夏采莖葉，秋采子。有數種，水蘇、魚蘇、山魚蘇皆是荏類，各有別條。【時珍曰】紫蘇、白蘇皆以二三月下種，或宿子在地自生。其莖方，其葉團而有尖，四圍有鉅齒，肥地者面背皆紫，瘠地者面青背紫。其面背皆白者即白蘇，乃荏也。紫蘇嫩時采葉，和蔬茹之。或鹽及梅滷作葅食甚香，夏月作熟湯飲之。五六月連根采收，以火煨其根，陰乾，則經久葉不落。八月開細紫花，成穗作房，如荆芥穗。九月半枯時收子，子細如芥子而色黄赤，亦可取油如荏油。務本新書云：凡地畔近道可種蘇，以遮六畜，收子打油燃燈甚明，或熬之以油器物。丹房鏡源云：蘇子油，能柔五金八石。沙州記云：乞弗虜之地，不種五穀，惟食蘇子。故王禎云，蘇有遮護之功，又有燈油之用，不可闕也。今有一種花紫蘇，其葉細齒密紐，如剪成之狀，香色莖子並無異者，人稱回回蘇云。【斅曰】薄荷根莖真似紫蘇，但葉不同爾。薄荷莖燥，紫蘇莖和。入藥須以刀刮去青薄皮剉之。

莖葉。【氣味】辛，温，無毒。【李廷〔一〕飛曰】不可同鯉魚食，生毒瘡。

【主治】下氣，除寒中，其子尤良。別録。除寒熱，治一切冷氣。孟詵。補中益氣，治心腹脹滿，止霍亂轉筋，開胃下食，止脚氣，通大小腸。日華。通心經，益脾胃，煮飲尤勝。與橘皮相宜。蘇頌。解肌發表，散風寒，行氣寛中，消痰利肺，和血温中止痛，定喘安胎。解魚蟹毒，治蛇犬傷。時珍。以葉生食作羹，殺一切魚肉毒。甄權。

【發明】【頌曰】若宣通風毒則單用莖，去節尤良。【時珍曰】紫蘇，近世要藥也。其味辛，入氣分；其色紫，入血分。故同橘皮、砂仁，則行氣安胎；同藿香、烏藥，則温中止痛；同香附、麻黄，則發汗解肌；同芎藭、當歸，則和血散血；同木瓜、厚朴，則散濕解暑，治霍亂、脚氣；同桔梗、枳殼，則利膈寛腸；同杏仁、萊菔子，則消痰定喘也。【機曰】宋仁宗命翰林院定湯飲。奏曰：紫蘇熟水第一，以其能下胸膈浮氣也。蓋不知其久則泄人真氣焉。【宗奭曰】紫蘇其氣香，其味微辛甘，能散。今人朝暮飲紫蘇湯，甚無益。醫家謂芳草致豪貴之疾者，此有一焉。若脾胃寒人，多致滑泄，往往不覺。

〔一〕廷：據元史卷一百九十七李鵬飛傳當作「鵬」。

【正誤】【頌曰】蘇主鷄瘕，本經不著。南齊褚澄治李道念食白瀹鷄子成瘕，以蘇煮服，吐出鷄雛而愈也。【時珍曰】按南齊書，褚澄所用者〔一〕蒜也，非蘇也。蓋二字相似，謄録誤耳，蘇氏欠考矣。詳見「蒜」下。

【附方】舊二，新一十三。感寒上氣。蘇葉三兩，橘皮四兩，酒四升，煮一升半，分再服。肘後方。傷寒氣喘不止。用赤蘇一把，水三升，煮一升，稍稍飲〔二〕之。肘後。勞復食復欲死者。蘇葉煮汁二升，飲之。亦可入生姜、豆豉同煮飲。肘後。卒啘不止。香蘇濃煮，頓服三升，良。千金。霍亂脹滿，未得吐下。用生蘇擣汁飲之，佳。乾蘇煮汁亦可。肘後方。諸失血病。紫蘇不限多少，入大鍋内，水煎令乾，去滓熬膏，以炒熟赤豆爲末，和丸梧子大。每酒下三五十丸，常服之。斗門方。金瘡出血不止。以嫩紫蘇葉、桑葉同擣貼之。永類鈐方。攧撲傷損。紫蘇擣傅之，瘡口自合。談埜翁試驗方。傷損血出不止。以陳紫蘇葉蘸所出血挼爛傅之，血不作膿，且愈後無瘢，甚妙也。永類鈐方。風狗咬傷。紫蘇葉嚼傅之。千金方。蛇虺傷人。紫蘇葉擣傅之。千金方。食蟹中毒。紫蘇煮汁飲三〔三〕升。金匱要略。飛絲入目，令人舌上生泡。用紫蘇葉嚼爛，白湯嚥之。危氏得效方。乳癰腫痛。紫蘇煎湯頻服，并擣封之。海上仙方。欬逆短氣。紫蘇莖葉二錢，人參一錢，水一鍾，煎服。普濟。

子。【氣味】辛，温，無毒。【主治】下氣，除寒温中。别録。治上氣欬逆，冷氣及腰脚中濕氣，風結氣。研汁煮粥長食，令人肥白身香。甄權。調中，益五臟，止霍亂嘔吐反胃，補虚勞，肥健人，利大小便，破癥結，消五膈，消痰止嗽，潤心肺。日華。治肺氣喘急。宗奭。治風順氣，利膈寬腸，解魚蟹毒。時珍。

【發明】【弘景曰】蘇子下氣，與橘皮相宜。【時珍曰】蘇子與葉同功。發散風氣宜用葉，清利上下則宜用子也。

【附方】舊三，新六。順氣利腸。紫蘇子、麻子仁等分，研爛，水濾取汁，同米煮粥食之。濟生方。治風順氣，利腸寬中。用紫蘇子一升，微炒，杵，以生絹袋盛，於三斗清酒中浸三宿，少少〔四〕飲之。聖惠。一切冷氣。紫蘇子、高良薑、橘皮等分，蜜丸梧子大。每服十丸，空心酒下。藥性論。風濕脚氣。方同上。風寒濕痺。四肢攣急，脚腫不可踐地。用紫蘇子二兩，杵碎，以水三升，研取汁，煮粳米二合，作粥，和葱、椒、薑、豉食之。聖惠方。消渴變水。服此令水從小便出。用紫蘇子炒三兩，蘿蔔子炒三兩，爲末。每服二錢，桑根白皮煎湯服，日三次。聖濟總録。夢中失精。蘇〔五〕子一升，熬杵研末，酒服

〔一〕用者：原作「因之」。今從江西本改。
〔二〕飲：原作「次」。今據肘後方卷二治傷寒時氣温病方改。
〔三〕三：原字缺損。今據金匱卷下禽獸魚蟲禁忌并治補正。
〔四〕少：原作「炒」。今據聖惠方卷九十五紫蘇子酒方改。
〔五〕蘇：據千金方卷十四精極，或爲「韭」之誤。

方寸匕，日再服。外臺秘要。食蟹中毒。紫蘇子煮汁飲之。金匱要略。上氣欬逆。紫蘇子入水研濾汁，同粳米煮粥食。簡便方。

水蘇本經中品

【校正】自菜部移入此。

【釋名】鷄蘇吴普、香蘇肘後、龍腦薄荷日用、芥葅音祖、芥苴並别録。○【時珍曰】此草似蘇而好生水旁，故名水蘇。其葉辛香，可以煮鷄，故有龍腦、香蘇、鷄蘇諸名。芥葅、芥苴當作芥蘇，乃是一名而誤録爾。亦因味辛如芥，故名。宋惠民和劑局方有龍腦薄荷丸，專治血病。元吴瑞日用本草謂即水蘇，必有所據也。周憲〔一〕王救荒本草，言薄荷即鷄蘇，以生東平龍腦岡者爲良，故名。陳嘉謨本草蒙筌以薄荷種於蘇州府學地名龍腦者得名。俱不同，何哉？

【集解】【别録曰】水蘇生九真池澤。七月采。【弘景曰】方藥不用，莫能識。九真遼遠，亦無能訪之。【恭曰】此蘇生下澤水側，苗似旋復，兩葉相當，大香馥。青、齊、河間人名爲水蘇，江左名爲薺薴，吴會謂之鷄蘇，而陶氏更於菜部出鷄蘇，誤矣。【保昇曰】葉似白薇，兩葉相當，花生節間，紫白色，味辛而香，六月采莖葉，日乾。【頌曰】水蘇處處有之，多生水岸旁。南人多以作菜。江北甚多，而人不取食。又江左人謂鷄蘇、水蘇是兩種。陳藏器謂薺薴自是一物，非水蘇。水蘇葉有雁齒，氣香而辛；薺薴葉上有毛，稍長，氣臭也。又「茵蔯」註云：江南所用茵蔯，莖葉都似家茵蔯而大，高三四尺，氣極芬香，味甘辛，俗名龍腦薄荷。【宗奭曰】水蘇氣味與紫蘇不同，辛而不和，然狀一如蘇，但面不紫，及周圍槎牙如雁齒耳。【瑞曰】水蘇即鷄蘇，俗呼爲龍腦薄荷。【時珍曰】水蘇、薺薴，一類二種爾。水蘇氣香，薺薴氣臭爲異。水蘇三月生苗，方莖中虚，葉似蘇葉而微長，密齒，面皺色青，對節生，氣甚辛烈。六七月開花成穗，如蘇穗，水紅色。穗中有細子，狀如荆芥子，可種易生，宿根亦自生。沃地者苗高四五尺。

莖葉。【氣味】辛，微温，無毒。【主治】下氣殺穀，除飲食，辟口臭，去邪毒，辟惡氣。久服神通神明，輕身耐老。本經。主吐血、衄血、血崩。别録。治肺痿，血痢，崩中，帶下。日華。主諸氣疾及脚腫。蘇頌。釀酒漬酒及酒煮汁常服，治頭風目眩，及産後中風，惡血不止，服之彌妙。孟詵。作生菜食，除胃間酸水。時珍。

【發明】【時珍曰】鷄蘇之功，專於理血下氣，清肺辟惡消穀，故太平和劑局方治吐血衄血、唾血欬血、下血血淋、口臭口苦、口甜喉腥、邪熱諸病，有龍腦薄荷丸方，藥多不録。用治血病，果有殊效也。

【附方】舊六，新九。漏血欲死。鷄蘇煮汁一升服〔二〕之。梅師方。吐血下血。鷄蘇莖葉煎汁飲之。梅師方。吐血欬嗽。龍腦薄荷焙，研末，米飲服一錢，取效。衄血不止。梅師方用鷄蘇五合，香豉二合，同擣，搓如棗核大，納鼻孔中，即止。○聖惠方用鷄蘇二兩，防風一兩，爲末。每服二錢，

〔一〕憲：據明史周定王橚傳當作「定」。
〔二〕服：原作「脤」。今據證類卷二十八水蘇引梅師方改。

温水下，仍以葉塞鼻。○普濟方用龍腦薄荷、生地黄等分，爲末，冷水服。**腦熱鼻淵**，肺壅多涕。鷄蘇葉、麥門冬、川芎藭、桑白皮炒、黄芪炙、甘草炙、生地黄焙，等分爲末，煉蜜丸梧子大。每服四十丸，人參湯下。聖濟總録。**風熱頭痛**。熱結上焦，致生風氣，痰厥頭痛。用水蘇葉五兩，皂莢炙去皮子三兩，芫花醋炒焦一兩，爲末，煉蜜丸梧子大。每服二十丸，食後荆〔一〕芥湯下。聖惠方。**耳卒聾閉**〔二〕。鷄蘇葉生搗，綿裹塞之。孟詵食療。**沐髮令香**。鷄蘇煮汁，或燒灰淋汁，沐之。普濟。**頭生白屑**。方同上。**暑月目昏**，多眵淚。生龍腦薄荷葉擣爛，生絹絞汁，點之。聖濟總録。**霍亂困篤**。鷄蘇三兩，水二升，煎一升，分三服。聖惠。**中諸魚毒**。香蘇濃煮汁，飲之良。肘後方。**蛇虺螫傷**。龍腦薄荷葉研末，酒服，并塗之。易簡方。

薺薴拾遺

【釋名】臭蘇日華、青白蘇。【時珍曰】日華子釋水蘇云，一名臭蘇，一名青白蘇。正此草也，誤作水蘇爾。其形似水蘇而臭，似白蘇而青，故有二名。

【集解】【藏器曰】按蘇恭言，江左名水蘇爲薺薴。按水蘇葉有雁齒，氣香而辛。薺薴葉稍長，其上有毛，氣臭，亦可爲生菜。【時珍曰】薺薴處處平地有之。葉似野蘇而稍長，有毛氣臭。山人茹之，味不甚佳。

莖葉。【氣味】辛，温，無毒。【主治】冷氣洩痢。生食，除胃〔三〕間酸水。挼碎，傅蟻瘻。藏器。

【附録】石薺薴。【藏器曰】味辛，温，無毒。主風冷氣，瘡疥瘙痒，痔瘻下血，煮汁服之。生山石間，細葉紫花，高一二尺，山人用之。

〔一〕荆：原作「服」。今據聖濟總録卷五十四上焦熱結「水蘇丸」改。
〔二〕閉：原作「閑」。今從江西本改。
〔三〕胃：原作「胸」。今據證類卷二十八水蘇改。

本草綱目草部目録第十五卷

草之四　隰草類上五十二種

菊本經　野菊拾遺　菴䕡本經○對廬附　蓍本經

艾別録○夏臺附　千年艾綱目　茵蔯蒿本經　青蒿本經

黄花蒿綱目　白蒿本經　角蒿唐本　藁蒿拾遺

馬先蒿本經　陰地厥圖經　牡蒿別録　九牛草圖經

茺蔚本經即○益母草　鏨菜〔一〕拾遺　薇蓹〔二〕本經○無心草附　夏枯草本經

劉寄奴草唐本　曲節草圖經○即六月霜　麗春草圖經　旋覆花本經

青葙子〔三〕本經○陶朱術、雁來紅、天靈草、思蓂子附　雞冠花〔四〕嘉祐　紅藍花開寶

番紅花綱目　燕脂綱目　大薊小薊別録　續斷本經

苦芙別録　漏蘆〔五〕本經　飛廉本經　苧麻別録

苘麻唐本○即白麻　大青別録　小青圖經　胡盧巴嘉祐

蠡實本經○即馬藺子。必似勒附　惡實別録○即牛蒡　葈耳本經○即蒼耳

天名精本經○即地菘、鶴蝨　豨薟〔六〕唐本　箬綱目

〔一〕菜：原作「草」。今據正文改，與證類卷六目録及鏨菜合。

〔二〕蓹：正文本藥正名作「銜」。

〔三〕子：正文本藥正名無此字。

〔四〕花：正文本藥正名無此字。

〔五〕蘆：正文本藥正名作「盧」。

〔六〕豨薟：正文本藥後附「類鼻、羊屎柴」。

蘆別録　甘蕉別録　蘘荷別録　麻黄本經○雲花草附

木賊嘉祐○問荆　石龍芻本經○即龍鬚草　龍常草別録○即糉心草　燈心草開寶

右附方舊一百四十四，新二百八十六。

本草綱目草部第十五卷

草之四　隰草類上五十三種

菊本經上品

【釋名】節華本經、女節別録、女華別録、女莖別録、日精別録、更生別録、傅延年別録、治蘠爾雅、金蕊綱目、陰成別録、周盈別録。

【時珍曰】按陸佃埤雅云：菊，本作蘜，從鞠。鞠，窮也。月令：九月，菊有黄華。華事至此而窮盡，故謂之蘜。節華之名，亦取其應節候也。崔寔月令云：女節、女華，菊華之名也；治蘠、日精，菊根之名也。抱朴子云：仙方所謂日精、更生、周盈，皆一菊而根、莖、花、實之名異也。【頌曰】唐天寶單方圖載白菊云：原生南陽山谷及田野中。潁〔一〕川人呼爲回蜂〔二〕菊，汝南名茶苦蒿，上黨及建安郡、順政郡並名羊歡草，河内名地薇蒿。

【集解】【別録曰】菊花生雍州川澤及田野。正月采根，三月采葉，五月采莖，九月采花，十一月采實，皆陰乾。【弘景曰】菊有兩種。一種莖紫氣香而味甘，葉可作羹食者，爲真菊。一種青莖而大，作蒿艾氣，味苦不堪食者，名苦薏，非真菊也。華〔三〕正相似，惟以甘苦別之。南陽酈縣最多，今近道處處有之，取種便得。又有白菊，莖葉都相似，惟花白，五月取之。仙經以菊爲妙用，但難多得，宜常服之。【藏器曰】白菊生平澤，五月花，紫白色。【頌曰】處處有之，以南陽菊潭者爲佳。初春布地生細苗，夏茂〔四〕，秋花，冬實。然種類頗多。惟紫莖氣香，葉厚至柔者，嫩時可食。花微大〔五〕，味甚甘者爲真。其莖青而大，葉細氣烈似蒿艾，花小〔六〕味苦者，名苦薏，非真也。南陽菊亦有兩種。白菊葉大如艾葉，莖青根細，花白蕊黄。其黄菊葉似同蒿，花蕊都黄。今服餌家多用白者。又有一種開小花〔七〕，花瓣下如小珠子，謂之珠子

〔一〕潁：原作「頴」。今據釋名釋州國改。

〔二〕蜂：原作「峰」。今據證類卷六菊花改。

〔三〕華：原作「葉」。今據改同上。

〔四〕茂：原作「芰」。今據改同上。

〔五〕大：證類卷六菊花載「圖經曰」作「小」。

〔六〕小：同上作「亦大」。

〔七〕花：原作「小」。今據改同上。

菊，云入藥亦佳。【宗奭曰】菊花近世有二十餘種。惟單葉花小而黄，緑葉色深小而薄，九月應候而開者是也。鄧州白菊單葉者，亦入藥。餘皆醫經不用。【瑞曰】花大而香者，爲甘菊；花小而黄者，爲黄菊；花小而氣惡者，爲野菊。【時珍曰】菊之品凡百種，宿根自生，莖葉花色，品品不同。宋人劉蒙〔一〕、范致〔二〕能、史正志皆有菊譜，亦不能盡收也。其莖有株蔓、紫赤、青緑之殊，其葉有大小、厚薄、尖禿之異，其花有千葉單葉、有心無心、有子無子、黄白紅紫、間色深淺、大小之别，其味有甘、苦、辛之辨。又有夏菊、秋菊、冬菊之分。大抵惟以單葉味甘者入藥。菊譜所載甘菊、鄧州黄、鄧州白者是矣。甘菊始生于山野，今則人皆栽植之。其花細碎，品不甚高。蕊如蜂窠，中有細子，亦可捺種。嫩葉及花皆可煠食。白菊花稍大，味不甚甘，亦秋月采之。菊之無子者，謂之牡菊。燒灰撒地中，能死鼃黽，説出周禮。

花。葉、根、莖、實並同。【氣味】苦，平，無毒。【别録曰】甘。【損之曰】甘者入藥，苦者不入藥。【杲曰】苦、甘，寒，可升可降，陰中微陽也。【時珍曰】本經言菊花味苦，别録言菊花味甘。諸家以甘者爲菊，苦者爲苦薏，惟取甘者入藥。謹按張華博物志言菊有兩種，苗花如一，惟味小異，苦者不中食。范致能譜〔三〕序言：惟甘菊一種可食，仍入藥餌。其餘黄白二花皆味苦，雖不可餌，皆可入藥。其治頭風則白者尤良。據此二説，則是菊類自有甘苦二種，食品須用甘菊，入藥則諸菊皆可，但不得用野菊名苦薏者爾。故景煥牧豎閑談云：真菊延齡，野菊泄人。正如黄精益壽、鉤吻殺人之意。【之才曰】朮及枸杞根、桑根白皮爲之使。

【主治】諸風頭眩，腫痛，目欲脱，淚出，皮膚死肌，惡風濕痺。久服利血氣，輕身耐老延年。本經。療腰痛去來陶陶，除胸中煩熱，安腸胃，利五脉，調四肢。别録。○陶陶，縱緩貌。治頭目風熱，風旋倒地，腦骨疼痛，身上一切游風令消散，利血脉。並無所忌。甄權。作枕明目，葉亦明目，生熟並可食。大明。養目血，去翳膜。元素。主肝氣不足。好古。

白菊。【氣味】苦、辛，平，無毒。

【主治】風眩，能令頭不白。弘景。染髭髮令黑。和巨勝、茯苓蜜丸服之，去風眩，變白不老，益顔色。藏器。

【發明】【震亨曰】黄菊花屬土與金，有水與火，能補陰血，故養目。【時珍曰】菊春生夏茂，秋花冬實，備受四氣，飽經露霜，葉枯不落，花槁不零，味兼甘苦，性稟平和。昔人謂其能除風熱，益肝補陰，蓋不知其得金水之精英尤多，能益金水二臟也。補水所以制火，益金所以平木，木平則風息，火降則熱除。用治諸風頭目，其旨深微。黄者入金水陰分，白者入金水陽分，紅者行婦人血分，皆可入藥，神而明之，存乎其人。其苗可蔬，葉可啜，花可餌，根實可藥，囊之可枕，釀之可飲，

〔一〕蒙：此下原衍「泉」字。今據直齋書録解題著録劉蒙劉氏菊譜删。
〔二〕致：原作「至」。今據宋史范成大傳載范成大「字致能」改。本條下同此誤徑改，不注。
〔三〕譜：據直齋書録解題此前當有「菊」字。

自本至末，罔不有功。宜乎前賢比之君子，神農列之上品，隱士采入酒斝，騷人餐其落英。費長房言九日飲菊酒，可以辟不祥。神仙傳言康風子、朱孺子皆以服菊花成仙。荆州記言胡廣久病風羸，飲菊潭水多壽。菊之貴重如此，是豈群芳可伍哉？鍾會菊有五美贊云：圓花高懸，準天極也。純黄不雜，后土色也。早植晚發，君子德也。冒霜吐穎，象貞質也。盃中體輕，神仙食也。西京雜記言：采菊花莖葉，雜秫米釀酒，至次年九月始熟，用之。

【附方】舊六，新十六。**服食甘菊**。玉函方云：王子喬變白增年方用甘菊，三月上寅日采苗，名曰玉英；六月上寅日采葉，名曰容成；九月上寅日采花，名曰金精；十二月上寅日采根莖，名曰長生。四味並陰乾，百日取等分，以成日合擣千杵爲末，每酒服一錢匕。或以蜜丸梧子大，酒服七丸，一日三服。百日輕潤〔一〕，一年髮白變黑。服之二年，齒落再生。五年，八十歲老人變爲兒童也。○孟詵云：正月采葉，五月五日采莖，九月九日采花。**服食白菊**。太清靈寶方引〔二〕：九月九日白菊花二斤，茯苓一斤，並擣羅爲末。每服二錢，温酒調下，日三服。或以煉過松脂和丸鷄子大，每服一丸。主頭眩，久服令人好顔色不老。○藏器曰：抱朴子言劉生丹法，用白菊汁、蓮花汁、地血汁、樗汁，和丹蒸服也。**白菊花酒**。天寶單方治丈夫婦人久患頭風眩悶，頭髮乾落，胸中痰壅，每發即頭旋眼昏，不覺欲倒者，是其候也。先灸兩風池各二七壯，并服此酒及散，永瘥。其法：春末夏初，收白菊軟苗，陰乾擣末，空腹取一方寸匕，和無灰酒服之，日再服，漸加三方寸匕。若不飲酒者，但和羹粥汁服，亦得。秋八月合花收暴乾，切取三大斤，以生絹袋盛，貯三大斗酒中，經七日服之，日三次，常令酒氣相續爲佳。蘇頌圖經。**風熱頭痛**。菊花、石膏、川芎各三錢，爲末。每服一錢半，茶調下。簡便方。**膝風疼痛**。菊花、陳艾葉作護膝，久則自除也。吴旻扶壽方。**癍痘入目**生瞖障。用白菊花、穀精草、緑豆皮等分，爲末。每用一錢，以乾柿餅一枚，粟米泔一盞，同煮，候泔盡，食柿，日食三枚。淺者五七日，遠者半月，見效。仁齋直指方。**病後生瞖**。白菊花、蟬蜕等分，爲散。每用二三錢，入蜜少許，水煎服。大人小兒皆宜，屢驗。救急方。**疔腫垂死**。菊花〔三〕一握，擣汁一升，入口即活，此神驗方也。冬月采根。肘後方。**女人陰腫**。甘菊苗擣爛煎湯，先熏後洗。危氏得效方。**酒醉不醒**。九月九日真菊花末，飲服方寸匕。外臺秘要。**眼目昏花**。雙美丸：用甘菊花一斤，紅椒去目六兩，爲末，用新地黄汁和丸梧子大。每服五十丸，臨卧茶清下。瑞竹堂方。

花上水。【主治】益色壯陽，治一切風。大明。

〔一〕輕潤：證類卷六菊花引玉函方作「身輕潤澤」。
〔二〕引：原字缺損。今從江西本補正。
〔三〕花：證類卷六菊花引肘後方作「葉」。

野菊拾〔一〕遺

【釋名】苦薏。【時珍曰】薏乃蓮子之心，此物味苦似之，故與之同名。

【集解】【藏器曰】苦薏生澤畔，莖如馬蘭，花如菊。菊甘而薏苦，語曰「苦如薏」是也。【時珍曰】苦薏處處原野極多，與菊無異，但葉薄小〔二〕而多尖，花小而蕊多，如蜂窠狀，氣味苦辛慘烈。

根、葉、莖、花。【氣味】苦、辛，温，有小毒。【震亨曰】野菊花服之大傷胃氣。

【主治】調中止洩，破血，婦人腹内宿血宜之。藏器。治癰腫疔毒，瘰癧眼瘜。時珍。

【附方】新四。癰疽丁腫，一切無名腫毒。孫氏集效方用野菊花連莖擣爛，酒煎熱服取汗，以渣傅之即愈。○衛生易簡方用野菊花莖葉、蒼耳草各一握，共擣，入酒一椀，絞汁服，以渣傅之，取汗即愈。或六月六日采蒼耳葉，九月九日采野菊花，爲末，每酒服三錢，亦可。天泡濕瘡。野菊花根、棗木，煎湯洗之。醫學集成。瘰癧未破。野菊花根擣爛，煎酒服，以渣傅之自消，不消亦自破也。瑞竹堂經驗方。

菴䕡音〔三〕淹閭○本經上品

【釋名】覆閭。【時珍曰】菴，草屋也。閭，里門也。此草乃蒿屬，老莖可以蓋覆菴閭，故以名之。貞元廣利方謂之菴䕡蒿云。又史注云：菴廬，軍行宿室也。則閭似當作廬。

【集解】【別録曰】菴䕡子生雍州川谷，亦生上黨及道邊，十月采實，陰乾。【弘景曰】狀如蒿艾之類，近道處處有之，仙經亦時用之，人家種此辟蛇也。【頌曰】今江淮亦有之。春生苗，葉如艾蒿，高二三尺。七月開花，八月結實，九月采實。【時珍曰】菴䕡葉不似艾，似菊葉而薄，多細丫，面背皆青。高者四五尺，其莖白色，如艾莖而粗。八九月開細花，淡黄色。結細實如艾實，中有細子，極易繁衍。藝花者以之接菊。

子。【氣味】苦，微寒，無毒。【別録曰】微温。【普曰】神農、雷公、桐君、岐伯：苦，小温，無毒。李當之：温。【權曰】辛，苦。【時珍曰】降也，陰中微陽，入足厥陰經血分。【之才曰】荆實、薏苡爲之使。

【主治】五臟瘀血，腹中水氣，臚脹留熱，風寒濕痺，身體諸痛。久服輕身延年不老。本經。療心下堅，隔中，寒熱周痺，

〔一〕拾：原作「搭」。今從江西本改。拾遺最早記載苦薏功用，野菊一名始見於日華子。
〔二〕小：原作「得」。今從錢本改。
〔三〕音：原作「立」。今從改同上。

婦人月水不通，消食明目。駏驉食之神仙。別録。益氣，主男子陰痿不起，治心腹脹滿。甄權。腰脚重痛，膀胱痛及骨節煩痛，不下食。大明。擂酒飲，治閃挫腰痛及婦人産後血氣痛。時珍。

【發明】【頌曰】本經言久服輕身不老，而古方少有服食者，惟入諸雜治藥中，如胡洽治驚邪狸骨丸之類大方中用之。孫思邈千金翼、韋宙獨行方，主踠折瘀血，並單用菴蕳煮汁服，亦可末服。今人治打撲多用此法，或飲或散，其效最速。【時珍曰】吴普本草及名醫別録，並言駏驉食菴蕳神仙，此亦謂其多壽爾。駏驉乃獸名，似騾而小，前足長，後足短，不能自食，每負蹷鼠爲之齧食。

【附方】舊一，新二。瘀血不散，變成癰腫。生菴蕳蒿擣汁一升，服之。廣利方。月水不通。婦人宿有風冷，留血積聚，月水不通。菴蕳子一升，桃人二升，酒浸去皮尖，研匀入瓶内，以酒二斗浸，封五日後，每飲三合，日三服。聖惠方。産後血痛。菴蕳子一兩，水一升，童子小便二盃，煎飲。瀕湖集簡方。

【附録】對廬。【別録有名未用曰】味苦，寒，無毒。主疥瘡久不瘳，生死肌，除大熱，煮汁洗之。似菴蕳。八月采。

蓍音尸○本經上品

【釋名】【時珍曰】按班固白虎通載：孔子云「蓍之爲言耆也」。老人歷年多，更事久，事能盡知也。陸佃埤〔一〕雅云：草之多壽者，故字從耆。博物志言：蓍千歲而三百莖，其本已老，故知吉凶。

【集解】【別録曰】蓍實生少室山谷，八月、九月采實，日乾。【恭曰】此草所在有之，其莖可爲筮。陶氏誤以楮實爲之。楮實味甘，此味苦，今正之。【頌曰】今蔡州上蔡縣白龜祠旁，其生如蒿作叢，高五六尺，一本一二十莖，至多者五十莖，生便條直，所以異於衆蒿也。秋後有花，出於枝端，紅紫色，形如菊花，結實如艾實。史記龜策〔二〕傳云：龜千歲乃遊於蓮葉之上。蓍百莖共一根，所生之處，獸無虎狼，蟲無毒螫。徐廣註云：劉向言龜千歲而靈，蓍百年而一本生百莖也。褚先生云：蓍滿百莖，其下必〔三〕有神龜守之，其上常有青雲覆之。傳云：天下和平，王道得而蓍莖長丈，其叢生滿百莖。方今取蓍者，八十莖已上，長八尺者，即已難得。但得滿六十莖以上，長六尺者，即可用矣。今蔡州所上，皆不言如此。則此類亦神物，故不常有也。【時珍曰】蓍乃蒿屬，神草也。故易曰：蓍之德，圓〔四〕而神。天子蓍長九尺，諸侯七尺，大夫五尺，士三尺。張華博物志言：以末大於本者爲主，次蒿，次荆，皆以月望浴之。然則無蓍揲卦，亦可以荆、蒿代之矣。

〔一〕埤：原作「卑」。今據卷一引據古今經史百家書目改。
〔二〕策：原作「筴」。今據史記卷一百二十八龜策傳改。
〔三〕必：原作「以」。今據證類卷六蓍實改。
〔四〕圓：原作「圖」。今據晉韓康伯周易註卷七周易繫辭上第七改。

實。【氣味】苦、酸，平，無毒。

【主治】益氣充肌膚，明目聰慧先知。久服不饑，不老輕身。本經。

葉。【主治】痞疾。時珍。

【附方】新一。腹中痞塊。蓍葉、獨蒜、穿山甲末、食鹽，同以好醋搗成餅，量痞大小貼之，兩炷香爲度。其痞化爲膿血，從大便出。劉松石保壽堂方。

艾 別録中品

【釋名】冰臺爾雅、醫草別録、黄草埤[一]雅、艾蒿。【時珍曰】王安石字説云：艾可乂疾，久而彌善，故字從乂。陸佃埤雅云：博物志言削冰令圓，舉而向日，以艾承其影則得火。則艾名冰臺，其以此乎？醫家用灸百病，故曰灸草。一灼謂之一壯，以壯人爲法也。

【集解】【別録曰】艾葉生田野，三月三日采，暴乾。【頌曰】處處有之，以複道[二]者爲佳，云此種灸百病尤勝。初春布地生苗，莖類蒿，葉背白，以苗短者爲良。三月三日、五月五日采葉，暴乾，陳久方可用。【時珍曰】艾葉，本草不著土産，但云生田野。宋時以湯陰複道者爲佳，四明者圖形。近代惟湯陰者謂之北艾，四明者謂之海艾。自成化以來，則以蘄州者爲勝，用充方物，天下重之，謂之蘄艾。相傳他處艾灸酒罎不能透，蘄艾一灸則直透徹，爲異也。此草多生山原。二月宿根生苗成叢，其莖直生，白色，高四五尺。其葉四布，狀如蒿，分爲五尖，椏上復有小尖，面青背白，有茸而柔厚。七八月葉間出穗如車前穗，細花，結實累累盈枝，中有細子，霜後始枯。皆以五月五日連莖刈取，暴乾收葉。先君月池子諱言聞，嘗著蘄艾傳一卷。有贊云：産於山陽，采以端午。治病灸疾，功非小補。又宗懔荆楚歲時記云：五月五日雞未鳴時，采艾似人形者攬而取之，收以灸病甚驗。是日采艾爲人，懸於户上，可禳毒氣。其莖乾之，染麻油引火點灸炷，滋潤灸瘡，至愈不疼。亦可代蓍策及作燭心。

葉。【脩治】【宗奭曰】艾葉乾擣，去青滓，取白，入石硫黄末少許，謂之硫黄艾，灸家用之。得米粉少許，可擣爲末，入服食藥用。【時珍曰】凡用艾葉，須用陳久者，治令細軟，謂之熟艾。若生艾灸火，則傷人肌脉。故孟子云：七年之病，求三年之艾。揀取浄葉，揚去塵屑，入石臼内木杵擣熟，羅去渣滓，取白者再擣，至柔爛如綿爲度。用時焙燥，則灸火得力。入婦人丸散，須以熟艾，用醋煮乾，擣成餅子，烘乾再擣爲末用。或以糯糊和作餅及酒炒者，皆不佳。洪氏容齋[三]隨筆云：艾難着力，若入白茯苓三五片同碾，即時可作細末。亦一異也。

〔一〕埤：原作「碑」。今據卷一引據古今經史百家書目改。

〔二〕道：此後原衍「及四明」三字。證類卷九艾葉引圖經云：「艾葉，舊不著所出州土，但云生田野，今處處有之，以複道者爲佳」。今據删。

〔三〕齋：原作「齊」。今據卷一引據古今經史百家書目改。

【氣味】苦，微温，無毒。【恭曰】生寒，熟熱。【元素曰】苦，温，陰中之陽。【時珍曰】苦而辛，生温熟熱，可升可降，陽也。入足太陰、厥陰、少陰之經。苦酒、香附爲之使。

【主治】灸百病。可作煎，止吐血下痢，下部䘌瘡，婦人漏血，利陰氣，生肌肉，辟風寒，使人有子。作煎勿令見風。別録。搗汁服，止傷血，殺蚘蟲。弘景。主衄血下血，膿血痢，水煮及丸散任用。蘇恭。止崩血、腸痔血，搨金瘡，止腹痛，安胎。苦酒作煎，治癬甚良。搗汁飲，治心腹一切冷氣鬼氣。甄權。治帶下，止霍亂轉筋，痢後寒熱。大明。治帶脉爲病，腹脹滿，腰溶溶如坐水中。好古。温中逐冷除濕。時珍。

【發明】【詵曰】春月采嫩艾作菜食，或和麵作餛飩如彈子，吞三五枚，以飯壓之，治一切鬼惡氣，長服止冷痢。又以嫩艾作乾餅子，用生薑煎服，止瀉痢及産後瀉血，甚妙。【頌曰】近世有單服艾者，或用蒸木瓜和丸，或作湯空腹飲，甚補虚羸。然亦有毒發則熱氣衝上，狂躁不能禁，至攻眼有瘡出血者，誠不可妄服也。【震亨曰】婦人無子，多由血少不能攝精。俗醫謂子宫虚冷，投以辛熱，或服艾葉。不知艾性至熱，入火灸則氣下行，入藥服則氣上行。本草止言其温，不言其熱。世人喜温，率多服之，久久毒發，何嘗歸咎於艾哉？予考蘇頌圖經而因默有感焉。【時珍曰】艾葉生則微苦大辛，熟則微辛大苦，生温熟熱，純陽也。可以取太陽真火，可以回垂絶元陽。服之則走三陰，而逐一切寒濕，轉肅殺之氣爲融和。灸之則透諸經而治百種病邪，起沉痾之人爲康泰，其功亦大矣。蘇恭言其生寒，蘇頌言其有毒。一則見其能止諸血，一則見其熱氣上衝，遂謂其性寒有毒，誤矣。蓋不知血隨氣而行，氣行則血散，熱因久服致火上衝之故爾。夫藥以治病，中病則止。若素有虚寒痼冷，婦人濕鬱帶漏之人，以艾和歸、附諸藥治其病，夫何不可？而乃妄意求嗣，服艾不輟，助以辛熱，藥性久偏，致使火躁，是誰之咎歟，於艾何尤？艾附丸治心腹少腹諸痛，調女人諸病，頗有深功。膠艾湯治虚痢乃妊娠、産後下血，尤著奇妙。老人丹田氣弱，臍腹畏冷者，以熟艾入布袋兜其臍腹，妙不可言。寒濕〔一〕脚氣，亦宜以此夾入襪内。

【附方】舊二十四，新二十七。傷寒時氣，温疫〔二〕頭痛，壯熱脉盛。以乾艾葉三升，水一斗，煮一升，頓服取汗。肘後方。妊娠傷寒，壯熱，赤斑變爲黑斑，溺血。用艾葉如鷄子大，酒三升，煮二升半，分爲二服。傷寒類要。妊娠風寒卒中，不省人事，狀如中風。用熟艾三兩，米醋炒極熱，以絹包熨臍下，良久即甦。婦人良方。中風口喎。以葦筒長五寸，一頭刺入耳内，四面以麪密封不透風，一頭以艾灸之七壯。患右灸左，患左灸右。勝金方。中風口噤。熟艾灸承漿一穴，頰車二穴，各五壯。千金方。中風掣痛，不仁不隨。並以乾艾斛許，揉團納瓦甑中，並下塞諸孔，獨留一目，以痛處着甑目，

〔一〕濕：原作「食」。今從錢本改。

〔二〕疫：原作「病」。今據證類卷九艾葉改。

而燒艾熏之，一時即知矣。肘後方。舌縮口噤。以生艾搗傅之。乾艾浸濕亦可。聖濟録。咽喉腫痛。醫方大成用嫩艾搗汁，細嚥之。○經驗方用青艾和莖葉一握，同醋搗爛，傅於喉上。冬月取乾艾亦得。李亞〔一〕所傳方也。癲癇諸風。熟艾於陰囊下穀道正門當中間，隨年歲灸之。斗門方。鬼擊中惡。卒然着人，如刀刺狀，胸脇腹内疞刺切痛不可按，或即吐血、鼻中出血、下血，一名鬼排。以熟艾如鷄子大三枚，水五升，煎二升，頓服。肘後方。小兒臍風撮口。艾葉燒灰填臍中，以帛縛，定效。或隔蒜灸之，候口中有艾氣立愈。簡便方。狐惑蟲䘌。病人齒無色，舌上白，或喜睡不知痛痒處，或下痢，宜急治下部。不曉此者，但攻其上，而下部生蟲，食其肛，爛見五臟，便死也。燒艾於管中，熏下部，令烟入，或少加雄黄更妙。罌中燒烟亦可。肘後方。頭風久痛。蘄艾揉爲丸，時時嗅之，以黄水出爲度。青囊雜纂〔二〕。頭風面瘡，痒，出黄水。艾二兩，醋一升，砂鍋煎取汁，每薄紙上貼之，一日一兩〔三〕上。御藥院方。

心腹惡氣。艾葉搗汁飲之。藥性論。脾胃冷痛。白艾末，沸湯服二錢。衛生易簡方。蚘蟲心痛如刺，口吐清水。白熟艾一升，水三升，煮一升服，吐蟲出。或取生艾搗汁，五更食香脯一片，乃飲一升，當下蟲出。肘後方。口吐清水。乾蘄艾煎湯啜之。怪證奇方。霍亂吐下不止。以艾一把，水三升，煮一升，頓服。外臺秘要。老小白痢。艾薑丸：用陳北艾四兩，乾薑炮三兩，爲末，醋煮倉米糊丸梧子大。每服七十丸，空心米飲下，甚有奇效。永類方。諸痢久下。艾葉、陳皮等分，煎湯服之，亦可爲末，酒煮，爛飯和丸，每鹽湯下二三十丸。聖濟總録。暴泄不止。陳艾一把，生薑一塊，水煎熱服。生生編。糞後下血。艾葉、生薑煎濃汁，服三合。千金方。野鷄痔病。先以槐、柳湯洗過，以艾灸上七壯，取效。郎中王及乘騾入西川，數日病痔大作，如胡瓜貫於腸頭，其熱如火，忽至僵仆，無計。有主郵者云：須灸即瘥。乃用上法灸三五壯，忽覺一道熱氣入腸中，因大轉瀉，血穢併出，瀉後遂失胡瓜所在矣。經驗〔四〕方。妊娠下血。張仲景曰：婦人有漏下者，有半產後下血不絶者，有妊娠下血者，並宜膠艾湯主之。阿膠二兩，艾葉三兩，芎藭、甘草各二兩，當歸、地黄各三兩，芍藥四兩，水五升，清酒五升，煮取三升，乃納膠令消盡，每温服〔五〕一升，日三服。金匱要略。妊娠胎動，或腰痛，或搶心，或下血不止，或倒產子死腹中。艾葉一鷄子大，酒四升，煮二升，分二服。肘後方。胎動迫心作痛。艾葉鷄子大，以頭醋四升，煎二升，分温服。子母秘録。婦人崩中，連日不止。熟艾鷄子大，阿膠炒爲末半兩，乾薑一錢，水五盞，先煮艾、薑至二盞半，傾出，入膠烊化，分三服，一日服盡。初虞世古今録驗。產後瀉血不止。

〔一〕亞：原作「臣」。今據證類卷九艾葉改。

〔二〕纂：原作「篡」。今據卷一引據古今經史百家書目改。

〔三〕一兩：「一」原作「二」，「兩」原爲一字闕。今據御藥院方卷十治瘡腫折傷門改。

〔四〕驗：此下原有「良」字。今據證類卷九艾葉引經驗方删。

〔五〕服：原作「酒」。今據金匱卷下婦人妊娠病脉證并治改。

乾艾葉半兩，炙熟老生薑半兩，濃煎湯，一服止〔一〕妙。孟詵食療本草。**產後腹痛**欲死，因感寒起者。陳蘄艾二斤，焙乾，擣鋪臍上，以絹覆住，熨斗熨之，待口中艾氣出，則痛自止矣。楊誠經驗方。**忽然吐血**一二口，或心衄，或内崩。熟艾三團，水五升，煮二升服。一方：燒灰，水服二錢。千金方。**鼻血不止**。艾灰吹之，亦可以艾葉煎服。聖惠方。**盜汗不止**。熟艾二錢，白伏神三錢，烏梅三箇，水一鍾，煎八分，臨卧温服。通妙真人方。**火眼腫痛**。以艾燒烟起，用盌覆之，候烟盡，盌上刮煤下，以温水調化洗眼，即瘥。更入黄連尤佳。斗門方。**面上皯䵴**。艾灰、桑灰各三升，以水淋汁，再淋至三遍，以五色布納於中，同煎，令可丸時，每以少許傅之，自爛脱，甚妙。外臺秘要。**婦人面瘡**，名粉花瘡。以定粉五錢，菜子油調泥盌内，用艾一二團，燒烟熏之，候烟盡，覆地上一夜，取出調搽，永無瘢痕，亦易生肉。談埜翁試驗方。**身面疣目**。艾火炙三壯即除。聖惠方。**鵝掌風病**。蘄艾真者四五兩，水四五盌，煮五六滚，入大口瓶内盛之，用麻布二層縛之，將手心放瓶上熏之，如冷再熱，如神。陸氏積德堂方。**疥瘡熏法**。熟蘄艾一兩，木鼈子三錢，雄黄二錢，硫黄一錢，爲末，揉入艾中，分作四條。每以一條安陰陽瓦中，置被裏烘熏，後服通聖散。醫方摘要。**小兒疳瘡**。艾葉一兩，水一升，煮取四合服。備急方。**小兒爛瘡**。艾葉燒灰傅之，良。子母秘録。**臁瘡口冷不合**。熟艾燒烟熏之。經驗方。**白癩風瘡**。乾艾隨多少，以浸麴釀酒如常法，日飲之，覺痺即瘥〔二〕。肘後方。**疔瘡腫毒**。艾蒿一擔燒灰，於竹筒中淋取汁，以一二合，和石灰如糊。先以針刺瘡至痛，乃點藥三遍，其根自拔。玉山韓光以此治人神驗。貞觀初，衢州徐使君訪得此方。予用治三十餘人，得效。孫真人千金方。**發背初起**未成，及諸熱腫。以濕紙搨上，先乾處是頭，着艾灸之，不論壯數。痛者灸至不痛，不痛者灸至痛，乃止。其毒即散，不散亦免内攻，神方也。李絳兵部手集。**癰疽不合**，瘡口冷滯。以北艾煎湯洗後，白膠熏之。直指方。**咽喉骨哽**。用生艾蒿數升，水、酒共一斗，煮四升，細細飲之，當下。外臺秘要。**誤吞銅錢**。艾蒿一把，水五升，煎一升，頓服便下。錢相公篋中方。**諸蟲蛇傷**。艾灸數壯，甚良。集簡方。**風蟲牙痛**。化蠟少許，攤紙上，鋪艾，以筯卷成筒，燒烟，隨左右熏鼻，吸烟令滿口，呵氣，即疼止腫消。靳季謙病此月餘，一試即愈。普濟方。

實。【氣味】苦、辛，暖，無毒。【主治】明目，療一切鬼氣。甄權。壯陽，助水臟腰膝及暖子宮。大明。

【發明】【詵曰】艾子和乾薑等分，爲末，蜜丸梧子大。空心每服三十〔三〕丸，以飯三五匙壓之，日再服。治百惡氣，其鬼神速走出。田野之人，與此甚相宜也。

【附録】**夏臺**。【别録有名未用曰】味甘，主百疾，濟絶氣。【弘景曰】此藥神奇乃爾，不復識用，可恨也。【時珍曰】艾名冰臺，此名夏臺，艾灸百病能回絶氣，此主百病濟絶氣，恐是一物重出也，故附於艾後。

〔一〕止：原作「立」。今據證類卷九艾葉改。

〔二〕覺痺即瘥：肘後方卷五治卒得癩皮毛變黑方作「常飲使醺醺」。

〔三〕十：原脱。今據證類卷九艾葉補。

千年艾綱目

【集解】【時珍曰】千年艾出武當太和山中。小莖高尺許，其根如蓬蒿，其葉長寸餘，無尖椏，面青背白。秋開黄花，如野菊而小，結實如青珠丹顆之狀。三伏日采葉，暴乾。葉不似艾，而作艾香，搓之即碎，不似艾葉成茸也。羽流以充方物。

葉。【氣味】辛、微苦，温，無毒。【主治】男子虚寒，婦人血氣諸痛，水煎服之。時珍。

茵蔯蒿本經上品

【釋名】【藏器曰】此雖蒿類，經冬不死，更因舊苗而生，故名因陳，後加蒿字耳。【時珍曰】按張揖廣雅及吴普本草並作因塵，不知何義。

【集解】【別録曰】茵蔯生太山及丘陵坡岸上，五月及立秋采，陰乾。【弘景曰】今處處有之，似蓬蒿而葉緊細。秋後莖枯，經冬不死，至春又生。【韓保昇曰】葉似青蒿而背白。【大明曰】茵蔯出和州及南山嶺上，一名石茵蔯。【頌曰】近道皆有之，不及太山者佳。春初生苗，高三五寸，似蓬蒿而葉緊細，無花實，五月、七月采莖葉，陰乾，今謂之山茵蔯。江寧府一種茵蔯，葉大根粗，黄白色，至夏有花實。階州一種白蒿，亦〔一〕似青蒿而背白，本土皆以爲茵蔯入藥。今南方醫人用山茵蔯，乃有數種。或著其説云：山茵蔯，汴京及北地用者，如艾蒿，葉細而背白，其氣亦如艾，味苦，乾則色黑。江南所用者，莖葉都似家茵蔯而大，高三四尺，氣極芬香，味甘辛，俗又名龍腦薄荷。吴中所用，乃石香葇也，葉至細，色黄味辛，甚香烈，性温。若誤作解脾藥服，大令人煩。以本草論之，但有茵蔯蒿，無山茵蔯。註云：葉似蓬蒿而緊細。今汴京北地所用山茵蔯是也。大體世方用山茵蔯療體痛，解傷寒發汗，行肢節滯氣，化痰利膈，治勞倦最要，詳本草正經。惟療黄疸，利小便，與世方都不應。今試取汴京所用山茵蔯爲解肌發汗藥，灼然少效。江南山茵蔯療傷寒腦痛絶勝。比見諸醫議論，謂家茵蔯亦能解肌下隔，去胸中煩。方家少用，但可研作飲服之。本草所無，自出俗方。茵蔯蒿當别是一物，主療自異，不得爲山茵蔯也。此説亦未可據。但以功較之，則江南者爲勝；以經言之，則非本草所出。醫方所用，更當考論爾。【斅曰】凡使須用葉有八角者，陰乾，去根細剉，勿令犯火。【時珍曰】茵蔯昔人多蒔爲蔬，故入藥用山茵蔯，所以别家茵蔯也。洪舜俞老圃賦云「酣糟紫薑之掌，沐醯青蔯之絲」是也。今淮揚人二月二日猶采野茵蔯苗，和粉麪作茵蔯餅食之。後人各據方土所傳，遂致淆亂。今山茵蔯二月生苗，其莖如艾。其葉如淡色青蒿而背白，葉歧緊細而扁整。九月開細花黄色，結實大如艾子，花實並與菴蕳花實相似，亦有無花實者。

莖葉。【氣味】苦，平、微寒，無毒。【普曰】神農、岐伯、雷公：苦，無毒。黄帝：辛，無毒。【權曰】苦、辛，有小毒。【大明曰】石茵蔯苦，涼，無毒。伏硇砂。【張元素曰】苦、甘，陰中微陽。入足太陽經。

〔一〕亦：原作「一」。今據證類卷七茵蔯蒿改。

【主治】風濕寒熱邪氣，熱結黄疸。久服輕身益氣耐老，面白悦，長年。白兔食之仙。本經。治通身發黄，小便不利，除頭熱，去伏瘕。别録。通關節，去滯熱，傷寒用之。藏器。石茵蔯，治天行時疾熱狂，頭痛頭旋，風眼疼，瘴瘧。女人癥瘕，并閃損乏絶。大明。

【發明】【弘景曰】仙經云：白蒿，白兔食之仙。而今茵蔯乃云此，恐是誤耳。【宗奭曰】張仲景治傷寒熱甚發黄，身面悉黄者，用之極效。一僧因傷寒後發汗不徹，有留熱，面身皆黄，多熱，期年不愈。醫作食黄〔一〕治不對而食不減。予與此藥，服五日病減三分之一，十日減三分之二，二十日病悉去。方用山茵蔯、山梔子各三分，秦艽、升麻各四錢，爲散。每用三錢，水四合，煎二合，去滓，食後温服，以知爲度。此藥以山茵蔯爲本，故書之。【王好古曰】張仲景茵蔯梔子大黄湯，治濕熱也。梔子蘗皮湯，治燥熱也。如苗澇則濕黄，苗旱則燥黄。濕則瀉之，燥則潤之可也。此二藥治陽黄也。韓祗和、李思訓治陰黄，用茵蔯附子湯。大抵以茵蔯爲君主，而佐以大黄、附子，各隨其寒熱也。

【附方】舊二，新六。茵蔯羹。除大熱黄疸，傷寒頭痛，風熱瘴瘧，利小便。以茵蔯細切，煮羹食之。生食亦宜。食醫心鏡。遍身風痒，生瘡疥。用茵蔯煮濃汁，洗之立瘥。千金方。癧瘍風病。茵蔯蒿兩握，水一斗五升，煮取七升。先以皂莢湯洗，次以此湯洗之，冷更作。隔日一洗，不然恐痛也。崔行功纂要。風疾攣急。茵蔯蒿一斤，秫米一石，麴三斤，和匀，如常法釀酒，服之。聖濟總録。癎黄如金，好眠吐涎。茵蔯蒿、白鮮皮等分，水二鍾，煎服，日二服。三十六黄方。遍身黄疸。茵蔯蒿一把，同生薑一塊，擣爛，於胸前四〔二〕肢，日日擦之。男子酒疸。用茵蔯蒿四根，梔子七箇，大田螺一箇，連殼擣爛，以百沸白酒一大盞，冲汁飲之。秘方也。眼熱赤腫。山茵蔯、車前子等分，煎湯，調茶調散，服數服。直指方。

青蒿本經下品

【釋名】草蒿本經、方潰本經、菣音牽去聲、犼蒿蜀本、香蒿衍義。〇【保昇曰】草蒿，江東人呼爲犼蒿，爲其氣臭〔三〕似犼也。北人呼爲青蒿。爾雅云：蒿，菣也。孫炎注云「荆楚之間，謂蒿爲菣」，郭璞注云「今人呼青蒿，香中炙啖者爲菣」是也。【時珍曰】晏子云：蒿，草之高者也。按爾雅諸蒿，獨菣得單稱爲蒿，豈以諸蒿葉背皆白，而此蒿獨青，異於諸蒿故耶？

【集解】【别録曰】草蒿生華陰川澤。【弘景曰】處處有之，即今青蒿，人亦取雜香菜食之。【保昇曰】嫩時醋淹爲菹，自然香。葉似茵蔯蒿而背不白，高

〔一〕黄：原脱。今據衍義卷八茵蔯蒿改。
〔二〕四：原作「不」。今從錢本改。
〔三〕臭：原作「息」。今據證類卷十草蒿改。

四尺許。四月、五月采，日乾入藥。詩云「呦呦鹿鳴，食野之蒿」，即此蒿也。【頌曰】青蒿春生苗，葉極細，可食。至夏高四五尺。秋後開細淡黄花，花下便結子如粟米大，八九月采子，陰乾。根、莖、子、葉並入藥用，乾者[一]炙作飲，香尤佳。【宗奭曰】青蒿得春最早，人剔以爲蔬，根赤葉香。沈括夢溪筆談云：青蒿一類，自有二種。一種黄色，一種青色。本草謂之青蒿，亦有所别也。陝西銀綏之間，蒿叢中時有一兩窠，迥然青色者，土人謂之香蒿。莖葉與常蒿一同，但常蒿色淡青，此蒿深青，如松檜之色。至深秋餘蒿並黄，此蒿猶青，其氣芬芳。恐古人所用，以深青者爲勝。不然，諸蒿何嘗不青？【時珍曰】青蒿二月生苗，莖粗如指而肥軟，莖葉色並深青。其葉微似茵蔯而面背俱青。其根白硬。七八月開細黄花頗香。結實大如麻子，中有細子。

【脩治】【斅曰】凡使，惟中爲妙，到膝即仰，到腰即俛。使子勿使葉，使根勿使莖，四件若同使，翻然成痼疾。采得葉，用七歲兒七箇溺，浸七日七夜，漉出晒乾。

葉、莖、根、子。【氣味】苦，寒，無毒。【時珍曰】伏硫黄。

【主治】疥瘙痂痒，惡瘡，殺蝨，治留熱在骨節間，明目。本經。鬼氣尸疰伏連[二]，婦人血氣，腹内滿及冷熱久痢。秋冬用子，春夏用苗，並擣汁服。亦暴乾爲末，小便入酒和服。藏器。補中益氣，輕身補勞，駐顔色，長毛髮，令黑不老，兼去蒜髮，殺風毒。心痛熱黄，生擣汁服并貼之。大明。治瘧疾寒熱。時珍。生擣傅金瘡，止血止疼，良。蘇恭。燒灰隔紙淋汁，和石灰煎，治惡瘡，瘜肉黶瘢。孟詵。

【發明】【頌曰】青蒿治骨蒸熱勞爲最，古方單用之。【時珍曰】青蒿得春木少陽之氣最早，故所主之證，皆少陽、厥陰血分之病也。按月令通纂言：伏内庚日，采青蒿懸於門庭内，可辟邪氣。陰乾爲末，冬至、元旦各服二錢亦良。觀此，則青蒿之治鬼疰伏尸，蓋亦有所伏也。

【附方】舊四，新十三。**男婦勞瘦。**青蒿細剉，水三升，童子小便五升，同煎取一升半。去滓入器中煎成膏，丸如梧子大。每空心及卧時，温酒吞下二十丸。斗門方。**虚勞寒熱，**肢體倦疼，不拘男婦。八九月青蒿成實時采之，去枝梗，以童子小便浸三日，晒乾爲末。每服二錢，烏梅一箇，煎湯服。靈苑方。**骨蒸鬼氣。**童子小便五大斗澄清，青蒿五斗，八九月揀帶子者最好，細剉相和，納大釜中，以猛火煎取三大斗，去滓，溉釜令净，再以微火煎可二大斗，入豬膽十[三]枚，同煎一大斗半，去火待冷，以瓷器盛之。每欲服時，取甘草二三兩，炙熟爲末，以煎和擣千杵爲丸。空腹粥飲下二十丸，漸增至三十丸止。崔元亮海上方。**骨蒸煩熱。**青蒿一握，豬膽汁一枚，杏仁四十箇，去皮尖炒，以童子小便一大盞，煎五分，空心温服。十便良方。**虚勞盗汗，**煩熱口乾。用青蒿

[一] 者：原脱。今據證類卷十草蒿補。

[二] 連：原作「留」。今據改同上。

[三] 十：原作「一」。今據改同上。

一斤，取汁熬膏，入人參末、麥門冬末各一兩，熬至可丸，丸如梧子大，每食後米飲服二十丸，名青蒿煎。聖濟〔一〕總録。**瘧疾寒熱**。肘後方用青蒿一握，水二升，擣汁服之。○仁存方用五月五日天未明時采青蒿陰乾四兩，桂心一兩，爲末。未〔二〕發前，酒服二錢。○經驗方用端午日采青蒿葉陰乾，桂心等分，爲末。每服一錢，先寒用熱酒，先熱用冷酒，發日五更服之。切忌發物。**温瘧痰甚**，但熱不寒。用青蒿二兩，童子小便浸焙，黄丹半兩，爲末。每服二錢，白湯調下。仁存方。**赤白痢下**。五月五日采青蒿、艾葉等分，同豆豉擣作餅，日乾，名蒿豉丹〔三〕。每用一餅，以水一盞半煎服。聖濟總録。**鼻中衄血**。青蒿擣汁服之，并塞鼻中，極驗。衛生易簡方。**酒痔便血**。青蒿用葉不用莖，用莖不用葉，爲末。糞前冷水、糞後水酒調服。永類鈐方。**金瘡撲損**。肘後方用青蒿擣封之，血止則愈。○一方：用青蒿、麻葉、石灰等分，五月五日擣和晒乾。臨時爲末，搽之。**牙齒腫痛**。青蒿一握，煎水漱之。濟急方。**毒蜂螫人**。嚼青蒿封之即安。肘後方。**耳出濃汁**。青蒿末，綿裹納耳中。聖惠方。**鼻中息肉**。青蒿灰、石灰等分，淋汁熬膏點之。聖濟總録。

子。【氣味】甘，冷，無毒。【主治】明目開胃，炒用。治勞瘦、壯健人小便浸用之。治惡瘡疥癬風瘮，煎水洗之。大明。治鬼氣，爲末酒服方寸匕。孟詵。功同葉。時珍。

【附方】新一。**積熱眼澀**。三月三日或五月五日，采青蒿花或子，陰乾爲末，每井華水空心服二錢。久服明目，可夜看書，名青蒿散〔四〕。十便良方。

節間蟲。見蟲部。

黄花蒿綱目

【釋名】臭蒿。

【集解】【大明曰】臭蒿一名草蒿。【時珍曰】香蒿、臭蒿，通可名草蒿。此蒿與青蒿相似，但此蒿色緑帶淡黄，氣辛臭不可食，人家采以罨醬黄、酒麴者是也。

葉。【氣味】辛、苦，凉，無毒。【主治】小兒風寒驚熱。時珍。

子。【氣味】辛，凉，無毒。【主治】治勞，下氣開胃，止盜汗及邪氣鬼毒。大明。

〔一〕濟：原作「方」。今據卷一引據古今醫家書目改。

〔二〕未：原作「毋」。今從江西本改。

〔三〕丹：原作「毋」。今從錢本改。

〔四〕蒿散：原作「金散一」。今據十便良方卷二十二治眼目等疾諸方删改。

白蒿本經上品

【釋名】蘩爾雅、由胡爾雅、蔞蒿食療、蔏音商。【時珍曰】白蒿有水陸二種，爾雅通謂之蘩，以其易蘩衍也。曰「蘩，皤蒿」，即今陸生艾蒿也，辛薰不美。曰「蘩，由胡」，即今水生蔞蒿也，辛香而美。曰「蘩之醜，秋爲蒿」，則通指水陸二種而言，謂其春時各有種名，至秋老則皆呼爲蒿矣。曰籟，曰蕭，曰萩〔一〕，皆老蒿之通名，象秋氣肅賴之氣。

【集解】【別録曰】白蒿生中山川澤，二月采。【弘景曰】蒿類甚多，而俗中不聞呼白蒿者。方藥家既不用，皆無復識之。【恭曰】爾雅皤蒿，即白蒿也，所在有之。葉頗似細艾，上有白毛錯澀，粗於青蒿。從初生至秋，白於衆蒿。【禹錫曰】蓬蒿可以爲茹。故詩箋云，以豆薦蘩菹也。陸機詩疏云：凡艾白色爲皤蒿〔二〕。今白蒿先諸草發生，香美可食，生蒸皆宜。【頌曰】此草古人以爲菹。今人但食蔞蒿，不復食此。或疑白蒿即蔞蒿，而孟詵食療又別著蔞蒿條，所説不同，明是二物，乃知古今食品之異也。又今階州以白蒿爲茵蔯，其苗葉亦相似，然以入藥，恐不可用也。【時珍曰】白蒿處處有之，有水陸二種。本草所用，蓋取水生者，故曰生中山川澤，不曰山谷平地也。二種形狀相似，但陸生辛薰，不及水生者香美爾。詩云：「呦呦鹿鳴，食野之苹。」苹即陸生皤蒿，俗呼艾蒿是矣。鹿食九種解毒之草，白蒿其一也。詩云：「于以采蘩，于沼于沚。」左傳云：「蘋蘩蕰藻之菜，可以薦於鬼神，羞於王公。」並指水生白蒿而言，則本草白蒿之爲蔞蒿無疑矣。鄭樵通志謂苹爲蔞蒿，非矣。鹿乃山獸，蔞乃水蒿。陸機詩疏謂苹爲牛尾蒿，亦非矣。牛尾蒿色青不白，細葉直上，狀如牛尾也。蔞蒿生陂澤中，二月發苗，葉似嫩艾而歧細，面青背白。其莖或赤或白，其根白脆。采其根莖，生熟菹曝皆可食，蓋嘉蔬也。景差大招云：吴酸蒿蔞不沾薄。謂吴人善調酸，瀹蔞蒿爲齏，不沾不薄而甘美，此正指水生者也。

苗根。【氣味】甘，平，無毒。【思邈曰】辛，平。【時珍曰】發瘡疥。

【主治】五臟邪氣，風寒濕痺，補中益氣，長毛髮令黑，療心懸，少食常饑。久服輕身，耳目聰明不老。本經。生挼，醋淹爲菹食，甚益人。擣汁服，去熱黄及心痛。曝爲末，米飲空心服一匙，治夏月暴水痢。燒灰淋汁煎，治淋瀝疾。孟詵。利膈開胃，殺河豚魚毒。時珍。

【發明】【弘景曰】服食家七禽散云，白兔食白蒿仙，與菴蕳同法耳。【時珍曰】本經列白蒿於上品，有功無毒，而古今方家不知用，豈不得服之訣與？

〔一〕萩：原作「荻」。今據爾雅釋草改。

〔二〕蒿：原脱。今據證類卷六白蒿補。

【附方】舊一。惡瘡癩疾。但是惡疾遍體，面目有瘡者，皆可服之。用白艾蒿十束如升大，煮取汁，以麴及米一如釀酒法，候熟，稍稍飲〔一〕之。梅師方。

子。【氣味】缺。【主治】鬼氣。爲末，酒服之，良。孟詵。

角蒿 唐本草

【集解】【恭曰】角蒿葉〔二〕似白蒿，花如瞿麥，紅赤可愛，子似王不留行，黑色作角，七月、八月采。【保昇曰】葉似蛇牀、青蒿，子角似蔓菁，實〔三〕黑而細，秋熟，所在皆有之。【宗奭曰】莖葉如青蒿，開淡紅紫花，大約徑三四分。花罷結角，長二寸許，微彎。【斆曰】凡使，勿用紅蒿并邪蒿，二味真似角蒿，只是此香而角短爾。采得，於槐砧上細剉用之。

【氣味】辛、苦，有小毒。【主治】乾濕𧏾諸惡瘡有蟲者。唐本。治口齒瘡絶勝。宗奭。

【附方】舊二，新一。齒齦宣露。多是疳也。角蒿燒灰，夜塗上。切忌油膩、沙糖、乾棗。外臺秘要。口瘡不瘥，入胸中並生者。不拘大人小兒，以角蒿灰塗之，有汁吐去，一宿效。千金方。月蝕耳瘡。用蒿灰摻之良。集簡方。

䕡蒿 拾遺

【釋名】莪蒿爾雅、蘿蒿同上、抱娘蒿。【時珍曰】陸農師云：䕡之爲言高也。莪，亦峨也。莪科高也。可以覆蠶，故謂之蘿。抱根叢生，故曰抱娘。

【集解】【時珍曰】䕡蒿生高崗，似小薊，宿根先於百草。爾雅云「莪，蘿」是也。詩小雅云：「菁菁者莪。」陸機注云：即莪蒿也。生澤國漸洳處，葉似斜蒿而細科，二月生。莖、葉可食，又可蒸，香美頗似蔞蒿。但味帶麻，不似蔞蒿甘香。

【氣味】辛，温，無毒。【主治】破血下氣，煮食之。藏器。

馬先蒿 本經中品

【釋名】馬新蒿唐本、馬矢蒿本經、練石草別録、爛石草同上、虎麻。【時珍曰】蒿氣如馬矢，故名。馬先，乃馬矢字訛也。馬新，又馬先之訛也。

〔一〕飲：原脱。今據證類卷六白蒿補。
〔二〕葉：原脱。今據證類卷十一角蒿補。
〔三〕實：原作「青」。今據改同上。

【弘景曰】練石草，一名爛石草，即馬矢蒿。公[一]方藥不復用之。

【集解】【别録曰】馬先蒿、練石草，並生南陽川澤。【恭曰】葉大如茺蔚，花紅白色。二月、八月采莖葉，陰乾用。八月、九月實熟，俗謂之虎麻是也。一名馬新蒿，所在有之。茺蔚苗短小，其子夏中熟。二物初生極相似也。【禹錫曰】按爾雅云：蔚，牡菣。註云，即蒿之無子者。詩云：「匪莪伊蔚。」陸機云：牡蒿也。二月始生，七月花，花似胡麻花而紫赤，八月生角，似小豆角，鋭而長，一名馬新蒿是也。【頌曰】郭璞以牡蒿爲無子，而陸機云有子，二説小異。今當用有子者爲正。【時珍曰】别録牡蒿、馬先蒿，原是二條。陸機所謂有子者，乃馬先蒿，而復引無子之牡蒿釋之，誤矣。牡蒿詳見本條。

【氣味】苦，平，無毒。别録曰：練石草，寒。【主治】寒熱鬼疰，中風濕痺，女子帶下病，無子。本經。練石草，治五癃，破石淋、膀胱中結氣，利水道小便。别録。惡瘡。弘景。

【附方】舊一。大風癩疾。骨肉疽敗，眉鬚墮落，身體痒痛。以馬先蒿，一名馬矢蒿，一名爛石草，炒，擣末。每服方寸匕，食前温酒下，一日三服，一年都瘥。肘後方。

陰地厥宋圖經

【集解】【頌曰】生鄧州順陽縣内鄉山谷。葉似青蒿，莖青紫色，花作小穗，微黄，根似細辛。七月采根用。【時珍曰】江浙亦有之。外家采制丹砂、硫黄。

根苗。【氣味】甘、苦，微寒，無毒。【主治】腫毒風熱。蘇頌。

【附方】新一。男婦吐血後，胸膈虚熱。陰地厥、紫河[二]車、貫衆、甘草各半兩。每服三錢，水煎服。聖濟總録。

牡蒿别録下品

【釋名】齊頭蒿。【時珍曰】爾雅：蔚，牡菣。蒿[三]之無子者。則牡之名以此也。諸蒿葉皆尖，此蒿葉獨奓而禿，故有齊頭之名。

【集解】【别録曰】牡蒿生田野，五月、八月采。【弘景曰】方藥不復用。【恭曰】齊頭蒿也，所在有之。葉似防風，細薄而無光澤。【時珍曰】齊頭蒿三四月生苗，其葉扁而本狹，末奓有禿岐。嫩時可茹。鹿食九草，此其一也。秋開細黄花，結實大如車前實，而内子微細不可見，故人以爲無子也。

[一] 公：證類卷九馬先蒿無此字。疑爲「今」字形訛。

[二] 河：原作「荷」。今據聖濟總録卷六十九吐血後虚熱胸中痞口燥引「抵聖湯」改。

[三] 蒿：原作「篙」。今據爾雅注疏卷八釋草改。

苗。【氣味】苦、微甘，温，無毒。【主治】充肌膚，益氣，令人暴肥。不可久服，血脉滿盛。別録。擂汁[一]服，治陰腫。時珍。

【附方】新一。瘧疾寒熱。齊頭蒿根、滴滴金根各一把，擂生酒一鍾，未發前服。以渣傅寸口，男左女右。二日便止。海上名方。

九牛草宋圖經

【集解】【頌曰】生筠州山岡上。二月生苗，獨莖，高一尺。葉似艾葉，圓而長，背有白毛，面青。五月采苗用。【時珍曰】陳嘉謨本草蒙筌以此爲蘄艾，謬矣。

苗。【氣味】微苦，有小毒。【主治】解風勞，治身體痛。與甘草同煎服，不入衆藥用。蘇頌。

茺蔚本經上品

【釋名】益母本經、益明本經、貞蔚別録、蓷爾雅音推、野天麻會編、豬麻綱目、火杴本經、鬱臭草圖經、苦低草圖經、夏枯草外臺、土質汗綱目。【時珍曰】此草及子皆充盛密蔚，故名茺蔚。其功宜於婦人及明目益精，故有益母之稱。其莖方類麻，故謂之野天麻。俗呼爲豬麻，豬喜食之也。夏至後即枯，故亦有夏枯之名。近效方謂之土質汗。林億云：質汗出西番，乃熱血合諸藥煎成，治金瘡折傷。益母亦可作煎治折傷，故名爲土質汗也。【禹錫曰】爾雅：萑，蓷。注云：今茺蔚也，又名益母。劉歆云：蓷，臭穢也。臭穢，即茺蔚也。陸機云：蓷，益母也。故曾子見之感思。

【集解】【別録曰】茺蔚生海濱池[二]澤，五月采。【弘景曰】今處處有之。葉如荏，方莖，子形細長，有三稜。方用亦稀。【頌曰】今園圃及田野極多。郭璞註爾雅云：葉似荏，方莖白華，華生節間，節節生花。實似鷄冠子，黑色。莖作四方稜，五月采。又云：九月采實，醫方稀有用實者。【宗奭曰】茺蔚初春生時，亦可浸洗，淘[三]去苦水，煮作菜食。凌冬不凋悴也。【時珍曰】茺蔚，近水濕處甚繁。春初生苗如嫩蒿，入夏長三四尺，莖方如黄麻莖。其葉如艾葉而背青，一梗三葉，葉有尖岐。寸許一節，節節生穗，叢簇抱莖。四五月間，穗内開小花，紅紫色，亦有微白色者。每萼内有細子四粒，粒大如茼蒿子，有三稜，褐色，藥肆往往以作巨勝子貨之。其草生時有臭氣，夏至後即枯，其根白色。蘇頌圖經謂其「葉似荏，其子黑色，似鷄冠子，九月采實」，寇[四]宗奭衍義謂其「凌冬不凋」者，皆誤傳也。此草有白花、紫花二種，莖、葉、子、穗皆一樣。但白者能入氣分，紅者能入血分，別而用之可也。按閨閣事宜云：白花者爲益母，紫花者爲野

[一] 汁：原作「渫」。今從錢本改。
[二] 池：原作「地」。今據證類卷六茺蔚子改。
[三] 淘：原作「陶」。本草衍義卷七茺蔚子無此字。從張本改。
[四] 寇：原作「冠」。今據卷一歷代諸家本草改。

天麻。返魂丹註云：紫花者爲益母，白花者不是。陳藏器本草云：茺蔚生田野間，人呼爲鬱〔一〕臭草。天麻生平澤，似馬鞭草，節節生紫花，花中有子，如青葙子。孫思邈千金方云：天麻草，莖如火麻，冬生苗，夏着赤花，如鼠尾花。此皆似以茺蔚、天麻爲二物，蓋不知其是一物二種。凡物花皆有赤白，如牡丹、芍藥、菊花之類是矣。又按郭璞爾雅註云：蓷，音推，即茺蔚，又名益母。葉似荏，白華，華生節間。又云：蓷，音推，方莖，葉〔二〕長而鋭，有穗，穗間有花紫縹色，可以爲飲，江東呼爲牛蘈。據此則是蓷、蘈名本相同，但以花色分别之，其爲一物無疑矣。宋人重修本草，以天〔三〕麻草誤註天麻，尤爲謬失。陳藏器本草又有鏨菜，云生江南陰地，似益母，方莖對節白花，主産後血病。此即茺蔚之白花者，故其功主血病亦相同。

子。【修治】【時珍曰】凡用，微炒香，亦或蒸熟，烈日曝燥，舂簸去殼，取仁用。

【氣味】辛、甘，微温，無毒。【别録曰】甘，微寒。【時珍曰】甘、辛，温。灰制硫黄。

【主治】明目益精，除水氣，久服輕身。本經。療血逆大熱，頭痛心煩。别〔四〕録。産後血脹。大明。春仁生食，補中益氣，通血脉，填精髓，止渴潤肺。吴瑞。治風解熱，順氣活血，養肝益心，安魂定魄，調女人經脉，崩中帶下，産後胎前諸病。久服令人有子。時珍。

【發明】【震亨曰】茺蔚子活血行氣，有補陰之功，故名益母。凡胎前産後所恃者，血氣也。胎前無滯，産後無虚，以其行中有補也。【時珍曰】茺蔚子味甘微辛，氣温，陰中之陽，手、足厥陰經藥也。白花者入氣分，紫花者入血分。治婦女經脉不調，胎産一切血氣諸病妙品也，而醫方鮮知用。時珍常以之同四物、香附諸藥治人，獲效甚多。蓋包絡生血，肝藏血。此物能活血補陰，故能明目益精，調經，治女人諸病也。東垣李氏言：瞳子散大者，禁用茺蔚子，爲其辛温主散，能助火也。當歸雖辛温，而兼苦甘，能和血，故不禁之。愚謂目得血而能視，茺蔚行血甚捷，瞳子散大，血不足也，故禁之，非助火也。血滯病目則宜之，故曰明目。

莖。【大明曰】苗、葉、根同功。【氣味】【藏器曰】寒。【時珍曰】莖、葉：味辛、微苦。花：味微苦、甘。根：味甘。並無毒。【鏡源曰】制硫黄、雌黄、砒石。【主治】癮瘮，可作浴湯。本經。擣汁服，主浮腫，下水，消惡毒丁腫、乳癰、丹遊等毒，并傅之。又服汁，主子死腹中及産後血脹悶。滴汁入耳中，主聤耳。擣傅蛇虺毒。蘇恭。入面藥，令人光澤，治粉刺。藏器。活血破血，調經解毒，治胎漏産難，胎衣不下，血運血風血痛，崩中漏下，尿血瀉血，疳痢痔疾，打撲内損瘀血，大便小便不通。時珍。

〔一〕鬱：原脱。今據證類卷六茺蔚子補。
〔二〕葉：原闕一字。今據爾雅釋草補。
〔三〕天：原作「矣」。今從江西本改。
〔四〕别：原作「所」。今從改同上。

【發明】【時珍曰】益母草之根、莖、花、葉、實，並皆入藥，可同用。若治手、足厥陰血分風熱，明目益精，調女人經脉，則單用茺蔚子爲良。若治腫毒瘡瘍，消水行血，婦人胎産諸病，則宜並用爲良。蓋其根莖花葉專于行，而子則行中有補故也。

【附方】舊十四，新七。**濟陰返魂丹**。昝殷産寶曰：此方，乃吉安文江高師禹備禮求于名醫所得者，其效神妙，活人甚多，能治婦人胎前産後諸疾危證。用野天麻，又名益母，又名火杴，又名負擔，即茺蔚子也。葉似艾葉，莖類火麻，方梗凹面，四五六月節節開花，紅紫色如蓼花，南北隨處皆有，白花者不是。于端午、小暑，或六月六日花正開時，連根收采，陰乾，用葉及花、子。忌鐵器，以石器碾爲細末，煉蜜丸如彈子大，隨證嚼服，用湯使。其根燒存性爲末，酒服，功與黑神散不相上下。其藥不限丸數，以病愈爲度。或丸如梧子大，每服五七十丸。又可搗汁濾净，熬膏服之。○胎前臍腹痛，或作聲者，米飲下。○胎前産後，臍腹刺痛，胎動不安，下血不止，當歸湯下。○産後，以童子小便化下一丸，能安魂定魄，血氣自然調順，諸病不生。又能破血痛，養脉息，調經絡，並温酒下。○胎衣不下及横生不順，死胎不下，經日脹滿，心悶心痛，並用炒鹽湯下。○産後血運，眼黑血熱，口渴煩悶，如見鬼神，狂言不省人事，以童子小便和酒化下。○産後結成血塊，臍腹奔痛，時發寒熱，有冷汗，或面垢顔赤，五心煩熱，並用童子小便、酒下，或薄荷自然汁下。○産後惡露不盡，結滯刺痛，上衝心胸滿悶，童子小便、酒下。○産後瀉血水，以棗湯下。○産後痢疾，米湯下。○産後血崩漏下，糯米湯下。○産後赤白帶下，煎膠艾湯下。月水不調，温酒下。○産後中風，牙關緊急，半身不遂，失音不語，童便、酒下。○産後氣喘欬[一]嗽，胸膈不利，惡心吐酸水，面目浮腫，兩脇疼痛，舉動失力，温酒下。○産後月内欬嗽，自汗發熱，久則變爲骨蒸，童便、酒下。○産後鼻衄，舌黑口乾，童便、酒下。○産後兩太陽穴痛，呵欠心忪，氣短羸瘦，不思飲食，血風身熱，手足頑麻，百節疼痛，並米飲化下。○産後大小便不通，煩躁口苦者，薄荷湯下。○婦人久無子息，温酒下。**益母膏**。近效方治産婦諸疾及折傷内損有瘀血，每天陰則痛，神方也。三月采益母草，一名負擔，一名夏枯草，連根、葉、莖、花洗擇[二]令净，於箔上攤暴水乾，以竹刀切長五寸，勿用鐵刀，置於大鍋中，以水浸過二三寸，煎煮，候草爛水減三之二，漉去草，取汁約五六斗，入盆中澄半日，以綿濾去濁滓，以清汁入釜中，慢火煎取一斗，如稀餳狀，瓷瓶封收。每取梨大，暖酒和服，日再服。或和羹粥亦可。如遠行，即更煉至可丸收之。服至七日，則疼漸平復也。産婦惡露不盡及血運，一二服便瘥。其藥無忌。又能治風，益心力。外臺秘要。**女人難産**。益母草搗汁七大合，煎減半，頓服立止。無新者，以乾者一大握，水七合，煎服。韋宙獨行方。**胎死腹中**。益母草搗熟，以暖水少許，和絞取汁，頓服之。韋宙獨行方。**産後血運**，心氣欲絶。益母草研汁，服一盞，絶妙。子母秘録。**産後血閉**不下者。益母草汁一小盞，入酒一合，温服。聖惠方。**帶下赤白**。益母草花開時采，搗爲末。每服二錢，食前温湯下。集驗方。**小便尿血**。益母草搗汁，服一升立差。此蘇澄方也。外臺秘要。赤

〔一〕欬：原作「刻」。今從江西本改。
〔二〕擇：原作「澤」。今據證類卷六茺蔚子改。

白雜痢困重者。益母草日乾，陳鹽梅燒存性，等分爲末。每服三錢，白痢乾薑湯、赤痢甘草湯下。名二靈散。衛生家寶方。**小兒疳痢**垂死者。益母草嫩葉，同米煮粥食之，取足，以瘥爲度，甚佳。飲汁亦可。廣利方。**痔疾下血**。益母草葉，擣汁飲之。食醫心鏡。**一切癰瘡**。婦人妬乳乳癰，小兒頭瘡及浸淫黄爛熱瘡，疥疽陰蝕。並用天麻草切五升，以水一斗半，煮一斗，分數次洗之以殺痒。千金方。**急慢疔瘡**。聖惠方用益母草擣封之，仍絞五合服，即消。○醫方大成用益母草四月連花采之，燒存性。先以小尖刀十字劃開疔根，令血出。次遶根開破，捻出血，拭乾。以稻草心蘸藥撚入瘡口，令到底。良久，當有紫血出，捻令血净，再撚藥入，見紅血乃止。一日夜撚藥三五度。重者二日根爛出，輕者一日出。有瘡根脹起，即是根出，以針挑之。出後仍傅藥，生肌易愈。忌風寒、房室、酒肉、一切毒物。**癤毒已破**。益母草擣敷甚妙。斗門方。**勒乳成癰**。益母爲末，水調塗乳上，一宿自瘥。生擣亦得。聖惠方。**喉閉腫痛**。益母草擣爛，新汲水一盌，絞濃汁頓飲，隨吐愈。冬月用根。衛生易簡方。**聤耳出汁**。茺蔚莖葉汁滴之。聖惠方。**粉刺黑斑**。閨閣事宜云：五月五日收帶根天麻紫花者，晒乾燒灰。以商陸根擣自然汁，加酸醋和，搜灰作餅，炭火煅過收之。半年方用入面藥，甚能潤肌。○蘇頌曰：唐天后錬益母草澤面法，五月五日采根苗具者，勿令着土，暴乾擣羅，以麪水和成團，如鷄子大，再暴乾。仍作一爐，四旁開竅，上下置火，安藥中央。大火燒一炊久，即去大火，留小火養之，勿令火絶。經一伏時出之，瓷器中研，治篩，再研，三日收用，如澡豆法，日用。一方：每十兩，加滑石一兩，臙脂一錢。**馬咬成瘡**。苦低草，切細，和醋炒塗之。孫真人方。**新生小兒**。益母草五兩，煎水浴之，不生瘡疥。簡要濟衆。

蟨菜音蟨拾遺

【集解】【藏器曰】蟨菜生江南陰地，似益母，方莖對節，白花。【時珍曰】此即益母之白花者，乃爾雅[一]所謂「蓷」是也。其紫花者，爾雅所謂「藬」是也。蓷、藬皆同一音，乃一物二種。故此條亦主血病，與益母功同。郭璞獨指白花者爲益母，昝殷又謂白花者非益母，皆欠詳審。嫩苗可食，故謂之菜。寇宗奭言茺蔚嫩苗可煮食，正合此也。

苗。【氣味】辛，平，無毒。【主治】破血，産後腹痛，煮汁服。藏器。

薇銜薇音眉○本經上品

【釋名】麋銜本經、鹿銜唐本、吴風草唐本、無心吴普、無顛吴普、承膏别録、承膩吴普。【恭曰】南人謂之吴風草。一名鹿銜草，言鹿有疾，

[一] 雅：原作「推」。今據爾雅釋草改。

銜此草即瘥也。【時珍曰】據蘇説，則薇銜、麋銜當作鹿銜〔一〕也。鹿、麋一類也。按酈道元水經註云：魏興錫山多生薇銜草，有風不偃，無風獨搖。則吴風亦當作無風，乃通。【藏器曰】一名無心草，非草之無心者，方藥少用。

【集解】【别録曰】薇銜生漢中川澤及宛句、邯鄲。七月采莖葉，陰乾。【恭曰】此草叢生，似茺蔚及白頭翁，其葉有毛，赤莖。又有大小二種，楚人謂大者爲大吴風草，小者爲小吴風草。【保昇曰】葉似茺蔚，叢生有毛，其花黄色，其根赤黑色。

莖葉。【氣味】苦，平，無毒。【别録曰】微寒。【之才曰】得秦皮良。【主治】風濕痺，歷節痛，驚癇吐舌，悸氣賊風，鼠瘻癰腫。本經。暴癥，逐水，療痿躄。久服輕身明目。别録。婦人服之，絶産無子。藏器。煎水，洗瘭疽、甲疽、惡瘡。時珍。出外科精義。

【發明】【時珍曰】麋銜乃素問所用治風病自汗藥，而後世不知用之，誠缺略也。素問：黄帝曰：有病身熱懈惰，汗出如浴，惡風少氣，此爲何病？岐伯曰：病名酒風。治之以澤瀉、术各三五分，麋銜五分，合以三指撮爲後飯。後飯者，先服藥也。

【附方】新二。年深惡瘡。無心草根、釣苓根、狼毒、白丁香各五錢，麝香一字，爲末摻之。○又方：無心草根、乾薑各二錢，釣苓根三錢，爲末摻之。並外科精義。小兒破傷風病，拘急口禁。没心草半兩，白附子炮二錢半，爲末。每服一字，薄荷酒灌下。聖濟録。

【附録】無心草宋圖經。【頌曰】生秦州及商州，鳳翔各縣皆出之。三月開花，五月結實，六七月采根苗，陰乾用。性温，無毒。主積血，逐氣塊，益筋節，補虚損，潤顔色，療澼洩腹痛。【時珍曰】麋銜一名無心草，此草功用與之相近，其圖形亦相近，恐即一物也，故附之俟訪攷焉。鼠耳草亦名無心，與此不同。

夏枯草本經下品

【釋名】夕句本經、乃東本經、燕面别録、鐵色草。【震亨曰】此草夏至後即枯。蓋稟純陽之氣，得陰氣則枯，故有是名。

【集解】【别録曰】夏枯草生蜀郡川谷，四月采。【恭曰】處處有之，生平澤。【頌曰〔二〕】冬至後生，葉似旋復。三月、四月開花作穗紫白色，似丹參花，結子亦作穗。五月便枯，四月采之。【時珍曰】原野間甚多，苗高一二尺許，其莖微方。葉對節生，似旋復葉而長大，有細齒，背白多故〔三〕。莖端作穗，長一二寸，穗中開淡紫小花，一穗有細子四粒。丹溪云無子，亦欠察矣。嫩苗瀹過，浸去苦味，油鹽拌之可食。

〔一〕鹿銜：「鹿」原作「麋」，與上「麋銜」重複。下文有「鹿、麋一類」，故「麋」當作「鹿」。張本已改，今從之。

〔二〕頌曰：原脱。今據證類卷十一夏枯草内容補此出處。

〔三〕故：張本作「紋」，義長。

【正誤】宗奭曰：今謂之鬱臭〔一〕。自秋便生，經冬不悴，春開白花，夏結子。【震亨曰】鬱臭〔二〕草有臭味，即茺蔚是也。夏枯草無臭味，明是兩物。俱生於春。夏枯先枯而無子，鬱臭後枯而結子。

莖葉。【氣味】苦、辛，寒，無毒。【之才曰】土瓜爲之使。伏汞砂。【主治】寒熱，瘰癧鼠瘻，頭瘡，破癥，散癭結氣，脚腫濕痺，輕身。本經。

【發明】【震亨曰】本草言夏枯草大治瘰癧，散結氣。有補養厥陰血脉之功，而不言及。觀其退寒熱，虚者可使。若實者以行散之藥佐之，外以艾灸，亦漸取效。【時珍曰】黎居士簡易〔三〕方：夏枯草治目疼，用沙糖水浸一夜用，取其能解内熱、緩肝火也。樓全善云：夏枯草治目珠疼至夜則甚者，神效。或用苦寒藥點之反甚者，亦神效。蓋目珠連目本，即〔四〕係也，屬厥陰之經。夜甚及點苦寒藥反甚者，夜與寒亦陰故也。夏枯稟純陽之氣，補厥陰血脉，故治此如神，以陽治陰也。一男子至夜目珠疼，連眉稜骨及頭半邊腫痛。用黄連膏點之反甚，諸藥不效。灸厥陰、少陽，疼隨止，半日又作，月餘。以夏枯草二兩，香附二兩，甘草四錢，爲末。每服一錢半，清茶調服。下咽則疼減半，至四五服良愈矣。

【附方】舊一，新六。明目補肝。肝虚目睛痛，冷淚不止，筋〔五〕脉痛，羞明怕日。夏枯草半兩，香附子一兩，爲末。每服一錢，臘茶湯調下。簡要濟衆。赤白帶下。夏枯草，花開時采，陰乾爲末。每服二錢，米飲下，食前。徐氏家傳方。血崩不止。夏枯草爲末，每服方寸匕，米飲調下。聖惠方。産後血運，心氣欲絶者。夏枯草搗絞汁，服一琖，大妙。徐氏家傳方。撲傷金瘡。夏枯草口嚼爛，署上即愈。衛生易簡方。汗斑白點。夏枯草煎濃汁，日日洗之。乾坤生意。瘰癧馬刀。不問已潰未潰，或日久成漏。用夏枯草六兩，水二鍾，煎七分，食遠温服。虚甚者則煎汁熬膏服。并塗患處，兼以十全大補湯加香附、貝母、遠志尤善。此物生血，乃治瘰癧之聖藥也。其草易得，其功甚多。薛己外科經驗方。

劉寄奴草 唐本草

【釋名】金寄奴大明、烏藤菜綱目。【時珍曰】按李延壽南史云：宋高祖劉裕，小字寄奴。微時伐荻新洲〔六〕，遇一大蛇，射之。明日往，聞杵臼聲。

〔一〕鬱臭：原作「臭鬱」。今據本草衍義卷十二夏枯草乙正。
〔二〕鬱臭：原作「臭鬱」。衍義補遺夏枯草作「蔚臭」。今據下文「鬱臭後枯而結子」乙正。
〔三〕簡易：原作「易簡」。今據現存元刊本黎居士簡易方論乙正。
〔四〕即：張本作「肝」。然靈樞寒熱病第二十一云「目本名曰眼系」，故「即」或爲「眼」之誤。
〔五〕筋：原作「血」。今據證類卷十一夏枯草改。
〔六〕洲：原作「州」。今據南史宋武帝本紀改。

尋之，見童子數人皆青衣，於榛林中搗藥。問其故。荅曰：我主爲劉寄奴所射，今合藥傳之。裕曰：神何不殺之？曰：寄奴王者，不可殺也。裕叱之，童子皆散，乃收藥而反。每遇金瘡傳之即愈。人因稱此草爲劉寄奴草。鄭樵通志云：江南人因漢時謂劉爲卯金刀，乃呼劉爲金，是以又有金寄奴之名。江東人謂之烏藤菜云。

【集解】【恭曰】劉寄奴草生江南。莖似艾蒿，長三四尺，葉似山蘭草而尖長，一莖直上有穗，葉互生，其子似稗而細。【保昇曰】今出越州，蒿之類也。高四五尺，葉似菊，其花白色，其實黄白色作穗，夏月收苗，日[一]乾之。【頌曰】今河中府、孟州、漢中、滁州亦有之。春生苗，莖似艾蒿，上有四稜，高二三尺以來。葉青似柳，四月開碎小黄白花，形如瓦松，七月結實似黍而細，根淡紫色似萵苣。六月、七月采苗及花子，通用。【時珍曰】劉寄奴一莖直上。葉似蒼朮，尖長糙澀，而[二]深背淡。九月莖端分開數枝，一枝攢簇十朵小花，白瓣黄蕊，如小菊花狀。花罷有白絮，如苦蕒花之絮。其子細長，亦如苦蕒子。所云實如黍、稗者，似與此不同，其葉亦非蒿類。

子苗同。【修治】【斅曰】凡采得，去莖葉，只用實。以布拭去薄殼令净，拌酒蒸，從巳至申，暴乾用。【時珍曰】莖、葉、花、子皆可用。

【氣味】苦，温，無毒。【主治】破血下脹。多服令人下痢。蘇恭。下血止痛，治産後餘疾，止金瘡血，極效。别本。心腹痛，下氣，水脹血氣，通婦人經脉癥結，止霍亂水瀉。大明。小便尿血，新者研末服。時珍。

【附方】舊一，新七。大小便血。劉寄奴爲末，茶調空心服二錢，即止。集簡方。折傷瘀血在腹内者。劉寄奴、骨碎補、延胡索各一兩，水二升，煎七合，入酒及童子小便各一合，頓温服之。千金方。血氣脹滿。劉寄奴穗實爲末，每服三錢，酒煎服。不可過多，令人吐利。此破血之仙藥也。衛生易簡方。霍亂成痢。劉寄奴草煎汁飲。聖濟總録。湯火傷灼。劉寄奴搗末，先以糯米漿鷄翎掃上，後乃摻末。並不痛，亦無痕，大驗之方。凡湯火傷，先以鹽末摻之，護肉不壞，後乃摻藥爲妙。本事方。風入瘡口腫痛。劉寄奴爲末，摻之即止。聖惠方。小兒夜啼。劉寄奴半兩，地龍炒一分，甘草一寸，水煎，灌少許。聖濟總録。赤白下痢。陰陽交滯[三]，不問赤白。劉寄奴、烏梅、白薑等分，水煎服。赤加梅，白加薑。艾元英如宜方。

曲節草宋圖經

【釋名】六月凌音令圖經、六月霜綱目、緑豆青圖經、蛇藍。【時珍曰】此草性寒，故有凌、霜、緑豆之名。

[一] 日：原脱。今據證類卷十一劉寄奴草補。
[二] 而：據文義，疑爲「面」之形訛。
[三] 滯：原作「帶」。今據如宜妙濟回生捷録卷上痢改。

【集解】〔頌曰〕曲節草生筠〔一〕州。四月生苗，莖方色青有節，葉似劉寄奴而青軟，七八月着花似薄荷，結子無用。五月、六月采莖葉，陰乾。

莖葉。【氣味】甘，平，無毒。【主治】發背瘡，消癰腫，拔毒。同甘草作末，米汁調服。蘇頌。

麗春草宋圖經

【釋名】仙女蒿圖經、定參草。〔頌曰〕麗春草生檀嵎山川谷，檀嵎山在高密界。河南淮陽郡、潁川及譙郡、汝南郡等，並呼爲龍芊〔二〕草。河北近山、鄚郡、汲郡，並名叢蘭艾。上黨紫團山亦有，名定參草，又名仙女蒿。今所在有之。甚療癃黄，人莫能知。【時珍曰】此草有殊功，而不著其形狀。今罌粟亦名麗春草，九仙子亦名仙女嬌，與此同名，恐非一物也。當〔三〕俟博訪。

花及根。【氣味】缺〔四〕。【主治】癃黄黄疸。蘇頌。

【發明】〔頌曰〕唐天寶中，潁川郡楊正進方，名醫皆用有效。其方云：麗春草療因時患傷熱，變成癃黄，遍身壯熱，小便黄赤，眼如金色，面又青黑，心頭氣痛，遶心如刺，頭旋欲倒，兼脇下有瘕氣，及黄疸等，經用有驗。其藥春三月采花，陰乾一升，擣散。每平明空腹取三方寸匕，和生麻油一盞頓服，日一服，隔五日再進，以知爲度。其根療黄疸，擣汁一盞，空腹頓服，須臾即利三兩行，其疾立已。一劑不能全愈，隔七日更一劑，永瘥。忌酒、麪、豬、魚、蒜、粉酪等。

旋覆花本經下品

【釋名】金沸草本經、金錢花綱目、滴滴金綱目、盜庚爾雅、夏菊綱目、戴椹別録。【宗奭曰】花緣繁茂，圓而覆下，故曰旋覆。【時珍曰】諸名皆因花狀而命也。爾雅云：蕧，盜庚也。蓋庚者金也，謂其夏開黄花，盜竊金氣也。酉陽雜俎云：金錢花一名毘尸沙，自梁武帝時始進入中國。

【集解】〔別録曰〕旋覆生平澤川谷。五月采花，日乾，二十日成。【弘景曰】出近道下濕地，似菊花而大。別有旋葍根，出河南，北國亦有，形似芎藭，惟合旋葍膏用之，餘無所用，非此旋覆花根也。【保昇曰】葉似水蘇，花黄如菊，六月至九月采花。〔頌曰〕今所在皆有。二月以後生苗，多近水旁，大似紅藍而無刺，長一二尺以來，葉如柳，莖細。六月開花如菊花，小銅錢大，深黄色。上黨田野人呼爲金錢花，七八月采花。今近道人家園圃所蒔金錢花，花葉並同，極易繁盛，恐即旋覆也。【宗奭曰】旋覆葉如大菊，又如艾蒿。秋開花大如梧桐子，花淡黄色，其香過於菊。別有旋花，乃鼓子花，非此花也。見本條。【時珍曰】

〔一〕筠：原作「均」。今據證類卷三十曲節草改。
〔二〕芊：原作「羊」。今據證類卷三十麗春草改。
〔三〕當：原作「常」。今從錢本改。
〔四〕缺：證類卷三十麗春草引圖經作「味甘微温無毒。」

花狀如金錢菊。水澤邊生者，花小瓣單。人家栽者，花大蕊簇，蓋壤瘠使然。其根細白。俗傳露水滴下即生，故易繁，蓋亦不然。

花。【修治】【斅曰】采得花，去蕊并殻皮及蒂子，蒸之，從巳至午，曬乾用。

【氣味】鹹，温，有小毒。【別録曰】甘，微温，冷利。【權曰】甘，無毒。【大明曰】無毒。【宗奭曰】苦、甘、辛。

【主治】結氣脇下滿，驚悸，除水，去五臟間寒熱，補中下氣。本經。消胸〔一〕上痰結，唾如膠漆，心胸痰水，膀胱留飲，風氣濕痺，皮間死肉，目中眵𥌐，利大腸，通血脉，益色澤。別録。主水腫，逐大腹，開胃，止嘔逆不下食。甄權。行痰水，去頭目風。宗奭。消堅軟痞，治噫氣。好古。

【發明】【頌曰】張仲景治傷寒汗下後，心下痞堅，噫氣不除，有七物旋覆代赭湯。雜治婦人，有三物旋覆湯。胡洽居士治痰飲在兩脇脹滿，有旋覆花丸，用之尤多。成無己曰：鞕則氣堅，旋覆之鹹，以軟痞堅也。【震亨曰】寇宗奭言其行痰水去頭目風，亦走散之藥。病人涉虚者，不宜多服，冷利大腸，宜戒之。【時珍曰】旋覆乃手太陰肺、手陽明大腸藥也。所治諸病，其功只在行水下氣通血脉爾。李衛公言嗅其花能損目，唐慎微本草誤以旋花根方收附此下，今改正之。

【附方】舊一，新三。**中風壅滯**。旋覆花，洗净焙研，煉蜜丸梧子大。夜卧以茶湯下五丸至七丸、十丸。經驗後〔二〕方。**半産漏下**。虚寒相摶，其脉弦芤。旋覆花湯：用旋覆花三兩，葱〔三〕十四莖，新絳少許，水三升，煮一升，頓服。金匱要略。**月蝕耳瘡**。旋覆花燒研，羊脂和塗之。集簡方。**小兒眉癬**。小兒眉毛眼睫因癬退不生。用野油花即旋覆花、赤箭即天麻苗、防風等分，爲末。洗净，以油調塗之。總微論。

葉。【主治】傅金瘡，止血。大明。治疔瘡腫毒。時珍。**根**。【主治】風濕。別録。

青葙本經下品

【釋名】草蒿本經、萋蒿本經、崑崙草唐本、野雞冠綱目、雞冠莧綱目。子名草决明本經。【時珍曰】青葙名義未詳。胡麻葉亦名青蘘，此草又多生于胡麻地中，與之同名，豈以其相似而然耶？青蒿亦名草蒿，其功相似，而名亦相同，何哉？其子明目，與决明子同功，故有草决明之名。其花葉似雞冠，嫩苗似莧，故謂之雞冠莧。鄭樵通志言俗名牛尾蒿者，誤矣。

〔一〕胸：證類卷十旋覆花作「脇」。

〔二〕後：原脱。今據證類卷十旋覆花補。

〔三〕葱：底本此字缺損。今據其他金陵本補正。

【集解】【别録曰】青葙〔一〕生平谷道旁。三月采莖葉，陰乾。五月、六月采子。【弘景曰】處處有之。似麥栅花，其子甚細。别有草蒿，或作草藁，主療殊相類，形名又相似可疑，而實兩種也。【恭曰】此草苗高尺餘，葉細軟，花紫白色，實作角，子黑而扁光，似莧〔二〕實而大，生下濕地，四月、五月采〔三〕，荆襄人名爲崑崙草。【頌曰】今江淮州郡近道亦有之。二月生青苗，長三四尺。葉闊似柳而軟。莖似蒿，青紅色。六月、七月内生花，上紅下白。子黑光而扁，似莨菪。根亦似蒿根而白，直下獨莖生根。六月、八月采子。【時珍曰】青葙生田野間，嫩苗似莧可食，長則高三四尺。苗葉花實與鷄冠花一樣無别。但鷄冠花穗或有大而扁或團者，此則梢間出花穗，尖長四五寸，狀如兔尾，水紅色，亦有黄白色者。子在穗中，與鷄冠子及莧子一樣，難辨。蘇恭言其結角，誤矣。蕭炳言黄花者名陶珠術，與陳藏器所説不同。又有天靈草，亦此類也，並附於下。

【附録】**桃朱術**。【炳曰】青葙一種花黄者名陶朱〔四〕術，苗相似。【藏器曰】桃朱術生園中，細如芹，花紫，子作角。以鏡向旁敲之，則子自發。五月五日乃收子，帶之令婦人爲夫所愛。**雁來紅**。【時珍曰】莖、葉、穗、子並與鷄冠同。其葉九月鮮紅，望之如花，故名。吴人呼爲老少年。一種六月葉紅者，名十樣錦。**天靈草**。【時珍曰】按土宿真君本草云：狀如鷄冠花，葉亦如之，折之有液如乳，生江、湖、荆南陂地間。五月取汁，可制雄、硫，煮雌煉砂。**思蓂子**。【斆曰】思蓂子、鼠細子，二件真似青葙子，只是味不同。思蓂子味跙，煎之有涎。

莖葉。【修治】【斆曰】凡用先燒鐵杵臼，乃擣用之。【氣味】苦，微寒，無毒。【主治】邪氣，皮膚中熱，風瘙身癢，殺三蟲。本經。惡瘡，疥蝨，痔蝕，下部䘌瘡。别録。擣汁服，大療温癘。蘇恭。止金瘡血。大明。

子。【氣味】苦，微寒，無毒。【權曰】苦，平。【主治】唇口青。本經。治五臟邪氣，益腦髓，鎮肝，明耳目，堅筋骨，去風寒濕痹。大明。治肝臟熱毒衝眼，赤障青盲，瞖腫，惡瘡，疥瘡。甄權。

【發明】【炳曰】理眼，有青葙子丸。【宗奭曰】青葙子，經中不言治眼，惟藥性論、日華子始言治肝明目。今人多用治眼，殊與經意不相當。【時珍曰】青葙子治眼，與決明子、莧實同功。本經雖不言治眼，而云一名草決明，主唇口青，則其明目之功可知矣。目者肝之竅，唇口青者足厥陰經之證，古方除熱亦多用之，青葙子之爲厥陰藥，又可知矣。况用之治目，往往有驗，尤可徵。據魏略云：初平中有青牛先生，常服青葙子丸，年百餘歲，如五六十者。

【附方】舊一。**鼻衄不止**，眩冒欲死。青葙子汁三合，灌入鼻中。貞元廣利方。

〔一〕葙：原作「箱」。今據證類卷十青葙子改。
〔二〕莧：底本此字漫漶。今據其他金陵本補正。
〔三〕采：原脱。今據證類卷十青葙子補。
〔四〕朱：證類卷十旋覆花引蕭炳作「珠」，圖經轉引亦作「珠」。拾遺作「朱」，故時珍從而改之。

鷄冠宋嘉祐

【釋名】【時珍曰】以花狀命名。

【集解】【時珍曰】鷄冠處處有之。三月生苗，入夏高者五六尺，矬者纔數寸。其葉青柔，頗似白莧菜而窄，稍有赤脉。其莖赤色，或圓或扁，有筋起。六七月稍間開花，有紅、白、黄三色。其穗圓長而尖者，儼如青葙之穗；扁卷而平者，儼如雄鷄之冠。花大有圍一二尺者，層層卷出可愛。子在穗中，黑細光滑〔一〕，與莧實一樣。其穗如秕麥狀。花最耐久，霜後始蔫。

苗。【氣味】甘，凉，無毒。【主治】瘡痔及血病。時珍。

子。【氣味】甘，凉，無毒。【主治】止腸風瀉血，赤白痢。藏器。崩中帶下，入藥炒用。大明。

花。【氣味】同上。【主治】痔漏下血，赤白下痢，崩中，赤白帶下，分赤白用。時珍。

【附方】新十。吐血不止。白鷄冠花，醋浸煮七次，爲末。每服二錢，熱酒下。經驗方。結陰便血。鷄冠花、椿根白皮等分，爲末，煉蜜丸梧子大。每服三十丸，黄芪湯下，日二服。聖濟總録。糞後下血。白鷄冠花并子炒，煎服。聖惠方。五痔肛腫，久不愈，變成瘻瘡。用鷄冠花、鳳眼草各一兩，水二盌，煎湯頻洗。衛生寶鑑。下血脱肛。白鷄冠花、防風等分，爲末，糊丸梧子大，空心米飲每服七十丸。一方：白鷄冠花炒、椶櫚灰、羌活各〔二〕一兩，爲末。每服二錢，米飲下。永類鈐方。經水不止。紅鷄冠花一味，晒乾爲末。每服二錢，空心酒調下。忌魚腥、猪肉。孫氏集效方。産後血痛。白鷄冠花，酒煎服之。李樓奇方。婦人白帶。白鷄冠花晒乾爲末，每旦空心酒服三錢。赤帶用紅者。孫氏集效方。白帶沙淋。白鷄冠花、苦壺蘆等分，燒存性，空心火酒服之。摘玄方。赤白下痢。鷄冠花煎酒服。赤用紅，白用白。集簡方。

紅藍花宋開寶

【釋名】紅花開寶、黄藍。【頌曰】其花紅色，葉頗似藍，故有藍名。

【集解】【志曰】紅藍花即紅花也，生梁漢及西域。博物志云：張騫得種於西域。今魏地亦種之。【頌曰】今處處有之。人家場圃所種，冬月布子於熟地，至春生苗，夏乃有花。花下作梂彙多刺，花出梂上。圃人乘露采之，采已復出，至盡而罷。梂中結實，白顆如小豆大。其花暴乾，以染真紅，又作臙脂。【時珍曰】紅花二月、八月、十二月皆可以下種，雨後布子，如種麻法。初生嫩葉、苗亦可食。其葉如小薊葉。至五月開花，如大薊花而紅色。侵晨采花搗熟，以水淘，布

〔一〕滑：原作「骨」。今從錢本改。

〔二〕各：原脱。今據普濟方卷三百八十九嬰孩諸血痔疾補。

袋絞去黄汁又擣，以酸粟米泔清又淘，又絞袋去汁，以青蒿覆一宿，晒乾，或捏，成〔一〕薄餅，陰乾收之。入藥搓碎用。其子五月收采，淘浄擣碎煎汁，入醋拌蔬食，極肥美。又可爲車脂及燭。

花。【氣味】辛，温，無毒。【元素曰】入心養血，謂其苦温，陰中之陽，故入心。佐當歸，生新血。【好古曰】辛而甘苦，温，肝經血分藥也。入酒良。

【主治】産後血運口噤，腹内惡血不盡絞痛，胎死腹中，並酒煮服。亦主蠱毒。開寶。多用破留血，少用養血。震亨。活血，潤燥，止痛，散腫，通經。時珍。

【發明】【時珍曰】血生於心包，藏於肝，屬於衝任。紅花汁與之同類，故能行男子血脉，通女子經水。多則行血，少則養血。按養疴漫筆云：新昌徐氏婦，病産運已死，但胸膈微熱。有名醫陸氏曰：血悶也。得紅花數十斤，乃可活。遂亟購得，以大鍋煮湯，盛三桶於窗格之下，舁婦寢其上熏之，湯冷再加。有頃指動，半日乃蘇。按此亦得唐許胤宗以黄芪湯熏柳太后風病之法也。

【附方】舊五，新三。六十二種風。張仲景治六十二種風，兼腹内血氣刺痛。用紅花一大兩，分爲四分，以酒〔二〕一大升，煎鍾半，頓服之。不止再服。圖經本草。一切腫疾。紅花熟擣取汁服，不過三服便瘥。外臺秘要。喉痺壅塞不通者。紅藍花擣，絞取汁一小升服之，以瘥爲度。如冬月無生花，以〔三〕乾者浸濕絞汁煎服，極驗。廣利方。熱病胎死。紅花酒煮汁，飲二三盞。熊氏補遺。胎衣不下。方同上。楊氏産乳。産後血運，心悶氣絶。紅花一兩，爲末，分作二服，酒二盞，煎一盞，連服。如口噤，斡開灌之。或入小便尤妙。子母秘〔四〕録。聤耳出水。紅藍花三錢半，枯礬五錢，爲末，以綿杖繳浄吹之。無花則用枝葉。一方去礬。聖惠方。噎膈拒食。端午采頭次紅花，無灰酒拌，焙乾，血竭瓜子樣者，等分爲末，無灰酒一盞，隔湯頓熱，徐嚥。初服二分，次日四分，三日五分。楊起簡便方。

子。【主治】天行瘡痘，水吞數顆。開寶。功與花同。蘇頌。

【附方】舊二，新一。血氣刺痛。紅藍子一升，擣碎，以無灰酒一大升拌子，暴乾，重擣篩，蜜丸梧子大，空心酒下四十丸。張仲景方。瘡疽不出。紅花子、紫草茸各半兩，蟬蜕二錢半，水酒鍾半，煎減〔五〕半，量大小加減服。龐安常傷寒論。女子中風，血熱煩渴。以紅藍子五合，熬擣，旦日取半大匙，

〔一〕成：原作「或」。今從張本改。
〔二〕酒：原作「酉」。今據證類卷九紅藍花改。
〔三〕以：原作「似」。今從錢本改。
〔四〕秘：原脱。今據卷一引據古今醫家書目補。
〔五〕減：原作「咸」。今本傷寒總病論無此方。今從江西本改。

以水一升，煎取七合，去渣細細嚥之。貞元廣利方。

苗。【主治】生擣，塗遊腫。開寶。

番紅花綱目

【釋名】咱〔一〕夫藍綱目、撒法郎〔二〕。

【集解】【時珍曰】番紅花出西番、回回地面及天方國，即彼地紅藍花也。元時以入食饌用。按張華博物志言，張騫得紅藍花種於西域，則此即一種，或方域地氣稍有異耳。

【氣味】甘，平，無毒。【主治】心憂鬱積，氣悶不散，活血。久服令人心喜。又治驚悸。時珍。

【附方】新一。傷寒發狂，驚怖恍惚。用撒法即二分，水一盞，浸一夕服之。天方國人所傳。王璽醫林集要。

燕脂綱目

【釋名】䞓𧹞。【時珍曰】按伏侯〔三〕中華古今注云：燕脂起自紂，以紅藍花汁凝作之。調脂飾女面，産於燕地，故曰燕脂。或作䞓𧹞。匈奴人名妻爲閼氏，音同燕脂，謂其顏色可愛如燕脂也。俗作臙肢、胭支者，並謬也。

【集解】【時珍曰】燕脂有四種：一種以紅藍花汁染胡粉而成，乃蘇鶚演義所謂「燕脂葉似薊，花似蒲，出西方，中國謂之紅藍，以染粉爲婦人面色者」也。一種以山燕脂花汁染粉而成，乃段公路北户録所謂「端州山間有花叢生，葉類藍，正月開花似蓼，土人采含苞者爲燕脂粉，亦可染帛，如紅藍者」也。一種以山榴花汁作成者，鄭虔胡本草中載之。一種以紫鉚〔四〕染綿而成者，謂之胡燕脂，李珣南海藥譜載之。今南人多用紫鉚燕脂，俗呼紫梗是也。大抵皆可入血病藥用。又落葵子亦可取汁和粉飾面，亦謂之胡燕脂，見菜部。

【氣味】甘，平，無毒。【主治】小兒聤耳，浸汁滴之。開寶。活血，解痘毒。時珍。

【附方】新五。乳頭裂破。燕脂、蛤粉爲末，傅之。危氏得效方。嬰孩鵝口，白厚如紙。用坯子燕脂，以乳汁調塗之，一宿效。男用女乳，女用男乳。

〔一〕咱：原誤作「洎」。飲膳正要卷三料物性味中作「咱夫蘭」。番紅花之别名「咱夫藍」、「撒法郎」均爲譯音，不當譯作「洎」，今正。

〔二〕郎：原誤作「即」。其誤始自王璽醫林集要。回回藥方此名出現數十處皆作「撒法郎」。今正。

〔三〕侯：原作「候」。今據後漢書卷五十六伏湛傳改。

〔四〕鉚：原作「⿰金非」。今從江西本改。下一「鉚」字同，不另注。

集簡方。漏瘡腫痛。豬膽七箇，綿燕脂十個，洗水和匀，搽七次即可。救急方。防痘入目。臙脂嚼汁點之。集簡方。痘瘡倒陷。乾臙脂三錢，胡桃燒存性一箇，研末，用胡荽煎酒服一錢，再服取效。救急方。

大薊小薊別録中品

【釋名】虎薊弘景、馬薊范汪、貓薊弘景、刺薊日華、山牛蒡日華、鷄項草圖經、千針草圖經、野紅花綱目。【弘景曰】大薊是虎薊，小薊是貓薊，葉並多刺，相似。田野甚多，方藥少用。【時珍曰】薊猶髻也，其花如髻也。曰虎、曰貓，因其苗狀猙獰也。曰馬者，大也。牛蒡，因其根似牛蒡根也。鷄項，因其莖似鷄之項也。千針、紅花，皆其花狀也。鄭樵通志謂「爾雅之蘩〔一〕曰狗毒」者即此，未知〔二〕是否？【藏器曰】薊門以多薊得名，當以北方者爲勝也。

【集解】【別録曰】大小薊，五月采。【恭曰】大小薊葉雖相似，功力有殊。大薊生山谷，根療癰腫。小薊生平澤，不能消腫，而俱能破血。【頌曰】小薊處處有之，俗名青刺薊。二月生苗，二三寸時，併根作菜，茹食甚美。四月高尺餘，多刺，心中出花，頭如紅藍花而青紫色，北人呼爲千針草。四月采苗，九月采根，並陰乾用。大薊苗根與此相似，但肥大爾。【宗奭曰】大小薊皆相似，花如髻。但大薊高三四尺，葉皺；小薊高一尺許，葉不皺，以此爲異。作菜雖有微芒，不害人。

大薊根葉同。【氣味】甘，温，無毒。【弘景曰】有毒。【權曰】苦，平。【大明曰】葉凉。

【主治】女子赤白沃，安胎，止吐血鼻衄，令人肥健。別録。擣根絞汁服半升，主崩中血下立瘥。甄權。葉：治腸癰，腹臟瘀血作運，撲損，生研，酒并小便任服。又惡瘡疥癬，同鹽研罯之。大明。

小薊根苗同。【氣味】甘，温，無毒。【大明曰】凉。

【主治】養精保血。別録。破宿血，生〔三〕新血，暴下血血崩，金瘡出血，嘔血等，絞取汁温服。作煎和糖，合金瘡及蜘蛛蛇蠍毒，服之亦佳。藏器。治熱毒風，並胸膈煩悶，開胃下食，退熱，補虚損。○苗：去煩熱，生研汁服。並大明。作菜食，除風熱。夏月熱煩不止，擣汁半升服，立瘥。孟詵。

【發明】【大明曰】小薊力微，只可退熱，不似大薊能健養下氣也。【恭曰】大小薊皆能破血。但大薊兼療癰腫，而小薊專主血，不能消腫也。

〔一〕蘩：爾雅釋草原作「蘻」。

〔二〕知：此下原衍一「知」字。今從江西本删。

〔三〕生：證類卷九大小薊根引陳藏器原作「止」。時珍所改義長，從之。

【附方】舊五，新九。心熱吐血，口乾。用刺薊葉及根，搗〔一〕絞取汁，每頓服二小盞。聖惠方。舌硬出血不止。刺薊搗汁，和酒服。乾者爲末，冷水服。普濟方。九竅出血。方同上。簡要濟衆。卒瀉鮮血。小薊葉搗汁，温服一升。梅師方。崩中下血。大小薊根一升，酒一斗，漬五宿，任飲。亦可酒煎服，或生搗汁温服。○又方：小薊莖葉洗切，研汁一盞，入生地黄汁一盞，白术半兩，煎減半，温服。千金方。墮胎下血。小薊根葉、益母草五兩，水三大盌，煮汁一盌，再煎至一盞，分二服，一日服盡。聖濟總録。金瘡出血不止。小薊苗擣爛塗之。孟詵食療本草。小便熱淋。馬薊根搗汁服。聖惠方。鼻塞不通。小薊一把，水二升，煮取一升，分服。外臺秘要方。小兒浸淫瘡，痛不可忍，發寒熱者。刺薊葉新水調傅瘡上，乾即易之。簡要濟衆方。癬瘡作痒。刺薊葉搗汁服之。千金方。婦人陰痒。小薊煮湯，日洗三次。普〔二〕濟方。諸瘻不合。虎薊根、貓薊根、酸棗根、枳根、杜衡各一把，班蝥三分，炒，爲末，蜜丸棗大，日一服。并以小丸納瘡中。肘後方。丁瘡惡腫。千針草四兩，乳香一兩，明礬五錢，爲末。酒服二錢，出汗爲度。普濟方。

續斷本經上品

【釋名】屬折本經、接骨別録、龍豆別録、南草。【時珍曰】續斷、屬折、接骨，皆以功命名也。

【集解】【別録曰】續斷生常山山谷，七月、八月采，陰乾。【普曰】出梁州，七月七日采。【弘景曰】按桐君藥録云：續斷生蔓延，葉細莖如荏，大根本，黄白有汁，七月、八月采根。今皆用莖葉節斷，皮黄皺，狀如鷄脚者，又呼爲桑上寄生。時人又有接骨樹，高丈餘許，葉似蒴藋，皮主金瘡。廣州又有續斷藤，一名諾〔三〕藤，斷其莖，以器承取汁飲，療虚損絶傷，用沐頭，長髮，折枝插地即生。恐皆非真。李當之云是虎薊，與此大乖，但虎薊亦療血。【恭曰】所在山谷皆有。今俗用者，葉似苧而莖方，根如大薊，黄白色。陶説非也。【頌曰】今陝西、河中、興元、舒、越、晉、絳諸州亦有之。三月以後生苗，幹四稜，似苧麻，葉兩兩相對而生。四月開花紅白色，似益母花。根如大薊，赤黄色。謹按范汪方云：續斷即是馬薊，與小薊葉相似，但大於小薊爾。葉似旁翁菜而小厚，兩邊有刺，刺人。其花紫色，與今越州所圖者相類。而市之貨者亦有數種，少能辨其粗良。醫人但以節節斷、皮黄皺者爲真。【斆曰】凡使，勿用草茅根，緣真相似，若誤服令人筋軟。【時珍曰】續斷之説不一。桐君言是蔓生，葉似荏。李當之、范汪並言是虎薊。日華子言是大薊，一名山牛蒡。蘇恭、蘇頌皆言葉似苧麻，根似大薊。而名醫別録復出大小薊條，頗難依據。但自漢以來，皆以大薊爲續斷，相承久矣。究其實，則二蘇所云似與桐君相符，當以爲正。今人所用，以州〔四〕中來，色赤而瘦，折之有烟

〔一〕根搗：原作「搗根」。今據證類卷九大小薊根乙正。
〔二〕普：原作「廣」。此方實出普濟方卷三百二十六下部諸疾，今據改。
〔三〕諾：原作「諸」。今據證類卷七續斷引陶隱居改。
〔四〕州：張本作「川」。考下文時珍提及「川續斷」，「州」或爲「川」之誤。

塵起者爲良焉。鄭樵通志謂范汪所説者乃南續斷，不知何據？蓋以别川續斷耳。

根。【修治】【斅曰】凡采得根，横切剉之，又去向裏硬筋，以酒浸一伏時，焙乾，入藥用。

【氣味】苦，微温，無毒。【别録曰】辛。【普曰】神農、雷公、黄帝、李〔一〕當之：苦，無毒。扁鵲：辛，無毒。【之才曰】地黄爲之使，惡雷丸。

【主治】傷寒，補不足，金瘡，癰傷〔二〕，折跌，續筋骨，婦人乳難。久服益氣力〔三〕。本經。婦人崩中漏血，金瘡血内漏，止痛，生肌肉，及踠傷，惡血腰痛，關節緩急。别録。去諸温毒，通宣血脉。甄權。助氣，補五勞七傷，破癥結瘀血，消腫毒，腸風，痔瘻，乳癰，瘰癧，婦人産前後一切病，胎漏，子宫冷，面黄虚腫，縮小便，止泄精尿血。大明。

【發明】【時珍曰】宋張叔潛秘書，知劍州時，其閣下〔四〕病血痢。一醫用平胃散一兩，入川續斷末二錢半，每服二錢，水煎服即愈。紹熙〔五〕壬子，會稽時行痢疾。叔潛之子以方傳人，往往有驗。小兒痢服之皆效。

【附方】舊二，新二。小便淋瀝。生續斷搗絞汁服，即馬薊根也。初虞世古今録驗。妊娠胎動。兩三月墮，預宜服此。川續斷酒浸，杜仲薑汁炒去絲，各二兩，爲末，棗肉煮爛杵和丸梧子大。每服三十丸，米飲下。産後諸疾。血運，心悶煩熱，厭厭氣欲絶，心頭硬，乍寒乍熱。續斷皮一握，水三升，煎二升，分三服。如人行一里，再服。無所忌〔六〕。此藥救産後垂死。子母秘録。打撲傷損，閃肭骨節。用接〔七〕骨草葉搗爛罨之，立效。衛生易簡方。

苦芺音襖○别録下品

【釋名】鉤芺爾雅、苦板。【時珍曰】凡物穉曰芺，此物嫩時可食，故以名之。

【集解】【弘景曰】苦芺處處有之，傖人取莖生食之。【保昇曰】所在下濕地有之，莖圓無刺，可生噉，子若猫薊。五月五日采苗，暴乾。【恭曰】今人以爲漏蘆，非也。【時珍曰】爾雅「鉤芺」即此苦芺也。芺大如拇指，中空，莖頭有薹似薊，初生可食。許慎説文言：江南人食之下氣。今浙東人清明節采其嫩苗食之，云一年不生瘡疥。亦搗汁和米爲食，其色清，久留不敗。造化指南云：苦板大者名苦蘵，葉如地黄，味苦，初生有白毛，入夏抽莖有毛，開白花甚繁，結

〔一〕李：原字缺損。今從江西本補正。
〔二〕傷：原作「傷」。今據證類卷七續斷改。
〔三〕力：原作「刀」。今據改同上。
〔四〕閣下：百一選方卷六止血痢作「閣中」。普濟方（四庫本）卷二百十二血痢作「闔下」。「閣中」、「闔下」均爲其家中人，較「閣下」義長。
〔五〕熙：原作「興」。今據百一選方卷六止血痢改。
〔六〕忌：原作「忌」。今據證類卷七續斷改。
〔七〕節用接：原作「接用節」。今據衛生易簡方卷九折傷乙正。

細實。其無花實者，名地膽草，汁苦如膽也。處處濕地有之。入爐火家用。

苗。【氣味】苦，微寒，無毒。【主治】面目通身漆瘡，燒灰傅之。亦可生食。別録。燒灰療金瘡，甚驗。弘景。治丹毒。大明。煎湯洗痔，甚驗。汪穎。下氣解熱。時珍。

漏盧本經上品

【釋名】野蘭本經、莢蒿蘇恭、鬼油麻日華。【時珍曰】屋之西北黑處謂之漏。凡物黑色謂之盧。此草秋後即黑，異於衆草，故有漏盧之稱。唐韻作䕻。其莢如麻，故俗呼爲鬼油麻云。

【集解】【別録曰】漏盧生喬山山谷，八月采根，陰乾。【弘景曰】喬山應是黄帝所葬處，乃在上郡。今〔一〕出近道。市人取苗用之。俗中取根名鹿驪根，苦酒摩以療瘡疥。【恭曰】此藥俗名莢蒿，莖葉似白蒿，花黄，生莢，長似細麻之莢，大如筯許，有四五瓣，七八月後皆黑，異於衆草，蒿之類也。常用其莖葉及子，未見用根。其鹿驪，山南謂之木黎蘆，有毒，非漏盧也。今人以馬薊似苦芙者爲漏盧，亦非也。【志曰】別本言漏盧莖大如筯，高四五尺，子房似油麻房而小。江東人取其苗用，勝於根。江寧及上黨者佳。陶云鹿驪，蘇云木黎蘆，皆非也。漏盧自别。【藏器曰】南人用苗，北土用根，乃樹生，如茱萸，樹高二三尺，有毒，殺蟲，山人以洗瘡疥。【保昇曰】葉似角蒿，今曹、兖州下濕處最多。六月、七月采莖，日乾，黑於衆草。【大明曰】花苗並可用。形并氣味似乾牛蒡，頭上有白花子。【頌曰】今汴東州郡及秦〔二〕、海州皆有之。舊説莖葉似白蒿，花黄有〔三〕莢，莖若筯大，房類油麻而小。今諸郡所圖上，惟單州者差相類。沂州者花葉頗似牡丹。秦州者花似單葉寒菊，紫色，五七枝同一幹。海州者花紫碧，如單葉蓮花，花萼下及根旁有白茸裹之，根如蔓菁而細，又類葱本，黑色，淮甸人呼爲老翁花。三州所生花雖别，而葉頗相類，但秦、海州者葉更作鋸〔四〕齒狀。一物而殊類如此，醫家何所適從？當依舊説，以單州出者爲勝。又本草飛廉一名漏盧，云與苦芙相類，其根生則肉白皮黑，乾則黑如玄參，七八月采花，陰乾用。所説與秦州、海州所圖漏盧花葉及根頗相近，然彼人但名漏盧，不曰飛廉也。【斅曰】一種真似漏盧，只是味苦酸，誤服令人吐不止。【時珍曰】按沈存中筆談云：今方家所用漏盧乃飛廉也。飛廉一名漏盧，苗似苦芙，根如牛蒡，綿頭者是也。采時用根。

〔一〕今：原作「及」。今據證類卷七漏蘆改。

〔二〕秦：原作「奉」。今據改同上。

〔三〕有：原作「白」。今據改同上。

〔四〕鋸：原作「鉅」。今據改同上。

今閩中所謂漏盧，莖如油麻，高六七寸[一]，秋深枯黑如漆，采時用苗，乃真漏盧也。餘見「飛廉」下。

根、苗。【修治】【斅曰】凡采得漏盧，細剉，以生甘草相對拌蒸之，從巳至申，揀出晒乾用。

【氣味】鹹，寒，無毒。【別録曰】大寒。【藏器曰】有毒。【杲曰】無毒。足陽明本經藥也。【日華[二]曰】連翹爲之使。

【主治】皮膚熱毒，惡瘡疽痔，濕痺，下乳汁。久服輕身益氣，耳目聰明，不老延年。本經。止遺溺。熱氣瘡痒如麻豆，可作浴湯。別録。通小腸，泄精，尿血，腸風，風赤眼，小兒壯熱，撲損，續筋骨，乳癰，瘰癧，金瘡，止血排膿，補血長肉，通經脉。大明。

【發明】【弘景曰】此藥久服甚益人，而服食方罕見用之。近道出者，惟療瘻疥耳。市人皆取苗用。【時珍曰】漏盧下乳汁[三]，消熱毒，排膿止血，生肌殺蟲。故東垣以爲手足陽明藥，而古方治癰疽發背，以漏盧湯爲首稱也。龐安常傷寒論治癰疽及預解時行痘疹熱，用漏盧葉，云無則以山巵子代之。亦取其寒能解熱，蓋不知其能入陽明之故也。

【附方】舊二，新六。腹中蚘蟲。漏盧爲末，以餅臛和方寸匕[四]，服之。外臺秘要。小兒無辜疳，病肚脹，或時泄痢，冷熱不調。以漏盧一兩，杵爲散。每服一錢，以豬肝一兩，入鹽少許，同煮熟，空心頓食之。聖惠方。冷勞泄痢。漏盧一兩，艾葉炒四兩，爲末。米醋三升，入藥末一半，同熬成膏，入後末和丸梧子大，每温水下三十丸。聖濟總録。産後帶下。方同上。乳汁不下。乃氣脉壅塞也。又治經絡凝滯，乳内脹痛，邪畜成癰，服之自然内消。漏盧二兩半，蛇退十條炙焦，瓜蔞十箇燒存性，爲末。每服二錢，温酒調下，良久以熱羹湯投之，以通爲度。和劑方。歷節風痛，筋脉拘攣。古聖散：用漏盧麩炒半兩，地龍去土炒半兩，爲末。生薑二兩取汁，入蜜三兩，同煎三五沸，入好酒五合，盛之。每以三盃，調末一錢，温服。聖濟總録。一切癰疽。發背初發二日，但有熱證，便宜服漏盧湯，退毒下膿，乃是宣熱拔毒之劑，熱退即住服。漏盧用有白茸者、連翹、生黄耆、沉香各一兩，生粉草半兩，大黄微炒一兩，爲細末。每服二錢，薑、棗湯調下。李迅癰疽集驗方。白秃頭瘡。五月收漏盧草，燒灰，豬膏和塗之。聖濟總録。

〔一〕寸：原作「尺」。今據夢溪筆談卷二十六藥議改。

〔二〕日華：原作「之才」。今據證類卷七漏蘆改。

〔三〕汁：原作「什」。今從江西本改。

〔四〕匕：原作「巳」。今從改同上。

飛廉本經上品

【釋名】漏蘆別録、木禾別録、飛雉同上、飛輕同、伏兔同、伏豬同、天薺同。【時珍曰】飛廉，神禽之名也。其狀鹿身豹文，雀頭蛇尾，有角，能致風氣。此草附莖有皮如箭羽，復療風邪，故有飛廉、飛雉、飛輕諸名。

【集解】【別録曰】飛廉生河内川澤，正月采根，七月、八月采花，陰乾。【弘景曰】處處有之。極似苦芺，惟葉多刻缺，葉下附莖，輕有皮起似箭羽，其花紫色。俗方殆無用，而道家服其枝莖，可得長生，又入神枕方。今既別有漏蘆，則此漏蘆乃別名爾。【恭曰】此有兩種：一種生平澤中，是陶氏所説者。一種生山岡上者，葉頗相似，而無刻缺，且多毛，其莖亦〔一〕無羽，其根直下，更無旁枝，生則肉白皮黑，中有黑脉，日乾則黑如玄參。用莖葉及根，療疳蝕殺蟲，與平澤者俱有驗。今俗以馬薊、以〔二〕苦芺者爲漏蘆，並非是也。【保昇曰】葉似苦芺，莖似軟羽，花紫色，子毛白。所在平澤皆有，五月、六月采，日乾。【斅曰】凡使勿用赤脂蔓，與飛廉形狀相似，只赤脂蔓見酒則色便如血，以此可表識之。【頌曰】今秦州所圖漏蘆，花似單葉寒菊，紫色，五七枝同一幹。海州所圖漏盧，花紫碧色，如單葉蓮花，花萼下及根旁有白茸裹之，根黑色，如蔓菁〔三〕而細，又類葱本。與陶、蘇所説飛廉相近，然彼但謂之漏蘆。今醫家罕有用飛廉者，不能的識。【時珍曰】飛廉亦蒿類也。蘇頌圖經疑海州所圖之漏蘆是飛廉。沈存中筆談亦言飛廉根如牛蒡而綿頭。古方漏蘆散下云「用有白茸者」，則是有白茸者乃飛廉無疑矣。今考二物氣味功用俱不相遠，似可通用。豈或一類有數種，而古今名稱各處不同乎？

根及花。【修治】【斅曰】凡用根，先刮去粗皮，杵細，以苦酒拌，一夜，漉出，日乾細杵用。

【氣味】苦，平，無毒。【權曰】苦、鹹，有毒。【之才曰】得烏頭良，惡〔四〕麻黄。

【主治】骨節熱，脛重酸疼。久服令人身輕。本經。頭眩頂重，皮間邪風，如蜂螫針刺，魚子細起，熱瘡癰疽，痔，濕痺，止風邪欬嗽，下乳汁。久服益氣明目不老，可煮可乾用。別録。主留血。甄權〔五〕。療疳蝕，殺蟲。蘇恭。小兒疳痢，爲散，水漿服，大效。蕭炳。治頭風旋運。時珍。

【發明】【時珍曰】葛洪抱朴子書言：飛廉單服，可輕身延壽。又言：服飛廉煎，可遠涉疾行，力數倍於常。本經、別録所列亦是良藥，而後人不知用，

〔一〕亦：原作「赤」。今據證類卷七飛廉改。
〔二〕以：原作「似」。今據改同上。
〔三〕菁：原作「青」。今據證類卷七漏蘆改。
〔四〕惡：原作「惠」。今據證類卷七飛廉改。
〔五〕甄權：原脱。今據補同上。

何哉？

【附方】舊一。痔䘌蝕口及下部。用飛廉蒿燒灰擣篩，以兩錢匕着痛處。甚痛，則忍之。若不痛，非痔也。下部蟲如馬尾大，相纏出無數。十日瘥，二十日平復。千金翼方。

苧麻 別録下品

【釋名】【時珍曰】苧麻作紵，可以績紵，故謂之紵。凡麻絲之細者爲絟，粗者爲紵。陶弘景云：苧即今績苧麻是也。麻字從广，從林，音派，象屋下林麻之形。广音掩。

【集解】【頌曰】苧麻舊不著所出州土，今閩、蜀、江、浙多有之。剥其皮可以績布。苗高七八尺。葉如楮葉而無叉，面青背白，有短毛。夏秋間着細穗青花。其根黄白而輕虚，二月、八月采。按陸機草木疏云：苧一科數十莖，宿根在土中，至春自生，不須栽種。荆、揚間歲三刈，諸園種之歲再刈，便剥取其皮，以竹刮其表，厚處自脱，得裏如筋者煮之，用緝布。今江、浙、閩中尚復如此。【宗奭曰】苧如蕁麻，花如白楊而長成穗，每一朶凡數十穗，青白色。【時珍曰】苧，家苧也。又有山苧，野苧也。有紫苧葉面紫，白苧葉面青，其背皆白。可刮洗煮食救荒，味甘美。其子茶褐色，九月收之，二月可種。宿根亦自生。

根。【氣味】甘，寒，無毒。【權曰】甘，平。【大明曰】甘、滑，冷，無毒。

【主治】安胎，貼熱丹毒。別録。治心膈熱，漏胎下血，産前後心煩，天行熱疾，大渴大狂，服金石藥人心熱，罯毒箭蛇蟲咬。大明。漚苧汁，止消渴。別録。

【發明】【震亨曰】苧根大能補陰而行滯血，方藥或惡其賤，似未曾用也。【藏器曰】苧性破血，將苧麻與産婦枕之，止血運。産後腹痛，以苧安腹上即止也。又蠶咬人毒入肉，取苧汁飲之。今人以苧[一]近蠶種，則蠶不生是矣。

【附方】舊四，新七。痰哮欬嗽。苧根煅存性，爲末，生豆腐蘸三五錢食，即效。未全可以肥豬肉二三片蘸食，甚妙。醫學正傳。小便不通。聖惠方用麻根、蛤粉各[二]半兩，爲末。每服二錢，空心新汲水下。○摘玄方用苧根洗研，攤絹上，貼少腹連陰際，須臾即通。小便血淋。苧根煎湯頻服，大妙。亦治諸淋。聖惠方。五種淋疾。苧麻根兩莖，打碎，以水一盌半，煎半盌，頓服即通，大妙。斗門方。妊娠胎動，忽下黄汁如膠，或如小豆汁，腹痛不可忍者。苧根去黑皮切二升，銀一斤，水九升，煎四升。每服以水一升，入酒半升，煎一升，分作二服。一方不用銀。梅師方。肛門腫痛。生苧根擣爛，坐之良。瀕

〔一〕苧：原作「子」。今據證類卷十一苧根改。

〔二〕各：原脱。今據聖惠方卷五十八治小便不通諸方補。

湖集簡方。脱肛不收。苧根搗爛，煎湯熏洗之。聖惠方。癰疽發背，初起未成者。苧根熟搗傅上，日夜數易，腫消則瘥。圖經本草。五色丹毒。苧根煮濃汁，日三浴之。外臺秘要。鷄魚骨哽。談野翁試驗方用苧麻根搗汁，以匙挑灌之，立效。○醫方大成用野苧麻根搗碎，丸如龍眼大，魚骨魚湯下，鷄骨鷄湯下。

葉。【氣味】同根。【主治】金瘡傷折，血出瘀血。時珍。

【發明】【時珍曰】苧麻葉甚散血，五月五日收取，和石灰搗作團，晒乾收貯。遇有金瘡折損者，研末傅之，即時血止，且易痂也。按李仲南永類方云：凡諸傷瘀血不散者，五六月收野苧葉、蘇葉，擂爛，傅金瘡上。如瘀血在腹内，順流水絞汁服即通，血皆化水。以生豬血試之，可驗也。秋冬用乾葉亦可。

【附方】新三。驟然水瀉，日夜不止，欲死，不拘男婦。用五月五日采麻葉，陰乾爲末。每服二錢，冷水調下。勿喫熱物，令人悶倒。只喫冷物。小兒半錢。楊子建護命方。冷痢白凍。方〔一〕同上。蛇虺咬傷。青麻嫩頭搗汁，和酒等分，服三盞。以渣傅之，毒從竅中出，以渣棄水中即不發。看傷處有竅是雄蛇，無竅是雌蛇，以針挑破傷處成竅，傅藥。摘玄方。

苘麻 苘音頃○唐本草

【釋名】白麻。【時珍曰】苘一作𦺕，又作檾〔二〕。種必連頃，故謂之𦺕也。

【集解】【恭曰】苘即𦺕麻也。今人取皮作布及索者。實似大麻子，九月、十月采，陰乾。【頌曰】處處有之。北人種以績布及打繩索。苗高四五尺或六七尺，葉似苧而薄，花黄，實殼如蜀葵，其中子黑色。【時珍曰】苘麻，今之白麻也。多生卑濕處，人亦種之。葉大似桐葉，團而有尖。六七月開黄花。結實如半磨形，有齒，嫩青老黑。中子扁黑，狀如黄葵子。其莖輕虚潔白。北人取皮作麻。以莖蘸硫黄作焠燈，引火甚速。其嫩子小兒亦食之。

實。【氣味】苦，平，無毒。【主治】赤白冷熱痢，炒研爲末，每蜜湯服一錢。癰腫無頭者吞一枚。蘇恭。主眼翳瘀肉，起倒睫拳毛。時珍。

根。【主治】亦治痢。古方用之。蘇頌。

【附方】新一。一切眼疾。苘麻子一升，爲末。以豮豬肝批片，蘸末炙熟，再蘸再炙，末盡，乃爲末。每服一字，陳米飲下，日三服。聖濟總録。目生翳膜久不愈者。用檾實，以柳木作磑，磨去殼，馬尾篩取黄肉去焦殼，每十兩可得四兩，非此法不能去殼也。用豬肝薄切，滚藥慢炙熟，爲末，醋和丸

〔一〕方：原作「只」。今從錢本改。
〔二〕檾：原字缺損。今從江西本補正。

梧子大。每服三十丸，白湯下。一方：以䔲實内袋中蒸熟，暴爲末，蜜丸，温水下。聖濟總録。

大青別録中品

【釋名】【時珍曰】其莖葉皆深青，故名。

【集解】【別録曰】大青，三四月采莖，陰乾。【弘景曰】今出東境及近〔一〕道，紫莖長尺許，莖葉皆用。【頌曰】今江東州郡及荆南、眉、蜀、濠、淄〔二〕諸州皆有之。春生青紫莖，似石竹苗葉，花紅紫色，似馬蓼，亦似芫花，根黄，三月、四月采莖葉，陰乾用。【時珍曰】處處有之。高二三尺，莖圓。葉長三四寸，面青背淡，對節而生。八月開小花，紅色成簇。結青實大如椒顆，九月色赤。

莖葉。【氣味】苦，大寒，無毒。【權曰】甘。【時珍曰】甘、微鹹，不苦。

【主治】時氣頭痛，大熱口瘡。別録。除時行熱毒，甚良。弘景。治温疫寒熱。甄權。治熱毒風，心煩悶，渴疾口乾，小兒身熱疾，風瘮，及金石藥毒。塗罯腫毒。大明。主熱毒痢，黄疸，喉痺，丹毒。時珍。

【發明】【頌曰】古方治傷寒黄汗、黄疸等，有大青湯。又治傷寒頭身强、腰脊痛，葛根湯内亦用大青。大抵時疾多用之。【時珍曰】大青氣寒，味微苦鹹，能解心胃熱毒，不特治傷寒也。朱肱活人書治傷寒發赤斑煩痛，有犀角大青湯、大青四物湯。故李象先指掌賦云：陽毒則狂斑煩亂，以大青、升麻，可回困篤。

【附方】新五。喉風喉痺。大青葉搗汁灌之，取效止。衛生易簡方。小兒口瘡。大青十八銖，黄連十二銖，水三升，煮一升服。一日二服，以瘥爲度。千金方。熱病下痢困篤者。大青湯：用大青四兩，甘草、赤石脂各〔三〕三兩，膠二兩，豉八合，水一斗，煮三升，分三服，不過二劑瘥。肘後方。熱病發斑，赤色煩痛。大青四物湯：用大青一兩，阿膠、甘草各二錢半，豉二合，分三服。每用水一盞半，煎一盞，入膠烊化服。○又犀角大青湯：用大青七錢半，犀角二錢半，巵子十枚，豉二撮，分二服。每服水一盞半，煎八分，温服。南陽活人書。肚皮青黑。小兒卒然肚皮青黑，乃血氣失養，風寒乘之，危惡之候也。大青爲末，納口中，以酒送下。保幼大全方。

〔一〕近：原作「邊」。今據證類卷八大青改。

〔二〕淄：原脱。今據補同上。

〔三〕各：原脱。今據肘後方卷二治傷寒時氣温病方補。

小青宋圖經

【集解】【頌曰】小青生福州，三月生花，彼土人當月采葉用之。

葉。【氣味】缺。【主治】生擣，傅癰腫瘡癤，甚效。蘇頌。治血痢腹痛，研汁服，解蛇毒。時珍。

【附方】新二。蛇虺螫傷。衛生易簡方用小青一握，細研，入香白芷半兩，酒調服。手挼患處，候黃水出爲效。○摘玄方用小青、大青、牛膝葉同搗汁，和酒服，以渣傅之。中暑發昏。小青葉井水浸去泥，控乾，入沙糖擂汁，急灌之。壽域方。

胡盧巴宋嘉祐

【釋名】苦豆。

【集解】【禹錫曰】胡盧巴出廣州并黔州。春生苗，夏結子，子作細莢，至秋采。今人多用嶺南者。或云是番蘿蔔子，未審的否。【頌曰】今出廣州。或云種出海南諸番，蓋其國蘆菔子也。舶客將種蒔於嶺外亦生，然不及番中來者真好。今醫家治元臟虛冷爲要藥，而唐已前方不見用，本草不著，蓋是近出也。

【修治】【時珍曰】凡入藥，淘净，以酒浸一宿，晒乾，蒸熟或炒過用。

【氣味】苦，大温，無毒。【杲曰】純陽。【主治】元臟虛冷氣。得附子、硫黄，治腎虛冷，腹脇脹滿，面色青黑。得蘹香子、桃仁，治膀胱氣，甚效。嘉祐。治冷氣疝瘕，寒濕脚氣，益右腎，暖丹田。時珍。

【發明】【宗奭曰】膀胱氣，用此合桃仁麩炒，等分爲末。半爲散，半以酒糊和丸梧子大。每服五七十丸，空心鹽酒下。其散以熱米湯下，與丸子相間，空心服。日各一二服。【時珍曰】胡盧巴，右腎命門藥也。元陽不足，冷氣潛伏，不能歸元者，宜之。宋惠民和劑局方有胡盧巴丸，治大人、小兒小腸奔豚偏墜及小腹有形如卵，上下走痛，不可忍者。用胡盧巴八錢，茴香六錢，巴戟去心、川烏頭炮去皮各二錢，楝實去核四錢，吴茱萸五錢，並炒爲末，酒糊丸梧子大。每服十五丸，小兒五丸，鹽酒下。太醫薛己云：一人病寒疝，陰囊腫痛，服五苓諸藥不效，與此而平也。又張子和儒門事親云：有人病目不覩，思食苦豆，即胡盧巴，頻頻不缺。不周歲而目中微痛，如蟲行入眦，漸明而愈。按此亦因其益命門之功，所謂益火之原，以消陰翳是也。

【附方】新六。小腸氣痛。胡盧巴炒，研末，每服二錢，茴香酒下。直指方。腎臟虛冷，腹脇脹滿。胡盧巴炒二兩，熟附子、硫黄各七錢五分，爲末，酒煮麴糊丸梧子大，每鹽湯下三四十丸。聖濟總録。冷氣疝瘕。胡盧巴酒浸晒乾，蕎麥炒研麪，各四兩，小茴香一兩，爲末，酒糊丸梧子大。每服五十丸，空心鹽湯或鹽酒下。服至兩月，大便〔一〕出白膿則除根。方廣心法附餘。陰癩腫痛偏墜，或小腸疝氣，下元虛冷，久不愈者，沉香内消丸主之。沉香、木香各半兩，胡盧巴酒浸炒，小茴香炒，各二兩，爲末，酒糊丸梧子大。每〔二〕服五七十丸，鹽酒下。氣攻頭痛。胡盧巴炒，三稜酒浸焙，各半兩，乾薑炮二錢半，爲末，薑湯或温酒每服二錢。濟生方。寒濕脚氣。腿膝疼痛，行步無力。胡盧巴酒浸一宿焙，破故紙炒香，各四兩，爲末。以木瓜切頂去瓤，安藥在内令滿，用頂合住簽定，爛蒸，搗丸梧子大。每服七十丸，空心温酒下。楊氏家藏方。

蠡實本經中品

【釋名】茘實別録、馬藺子唐本、馬楝子圖經、馬薤禮記注、馬帚爾雅、鐵掃帚救荒、劇草本經、旱蒲禮記、豕首本經、三堅。【弘景曰】方藥不用，俗無識者。惟天名精亦名豕首。【恭曰】此即馬藺子也。月令：仲冬茘挺出。鄭玄注云：茘，馬薤也。通俗文云：一名馬藺。本草謂之茘實。【頌曰】馬藺子，北人訛爲馬楝子。廣雅云：馬薤，茘也。高誘云：茘挺出，茘草挺出也。講禮者不識，呼爲茘挺，又作馬莧，並誤矣。馬莧亦名豚耳，即馬齒也。【時珍曰】爾雅云：荓，音瓶，馬帚也。此即茘草，謂其可爲馬刷，故名。今河南北人呼爲鐵掃帚，是矣。

【集解】【別録曰】蠡實生河東川谷，五月采實，陰乾。【頌曰】今陝西諸郡及鼎、澧州亦有之，近汴尤多。葉似薤而長厚，三〔三〕月開紫碧花，五月結實作角子，如麻大而赤色有稜，根細長，通黄色，人取以爲刷。三月開花，五月采實，並陰乾用。許慎説文云：茘似蒲而小，根可爲刷。高誘云：河北平澤率生之。江東頗多，種於階庭，但呼爲旱蒲，不知即馬薤也。【時珍曰】蠡草生荒野中，就地叢生，一本二三十莖，苗高三四尺，葉中抽莖，開花結實。

【正誤】【宗奭曰】蠡實，陶隱居言方藥不用，俗無識者。本草諸家所注不相應。若果是馬藺，則日華子本草不當更言可爲蔬菜。蓋馬藺葉出土已硬，又無味，馬牛皆不食，豈堪人食。今不敢以蠡實爲馬藺，更俟博識。○【時珍曰】別録蠡實亦名茘實，則「蠡」乃「茘」字之訛也。張揖廣雅云「茘又名馬藺」，其説已明。又按周憲〔四〕王救荒本草言其嫩苗味苦，煠熟换水浸去苦味，油鹽調食，則馬藺亦可作菜矣。寇氏但據陶説疑之，欠考矣。陶氏不識之藥多矣。今正其誤。

〔一〕便：原作「後」。心法附餘未載此方。此方又見于卷二十二蕎麥，時珍注出孫天仁集效方。今見于孫天仁萬應方卷三諸氣湯藥。兩處均作「便」，今據改。

〔二〕每：原作「各」。今據普濟方卷二百四十九小腸氣引德生堂經驗方改。

〔三〕三：原作「二」。今據證類卷八蠡實改。

〔四〕憲：據明史周定王橚傳當作「定」。

實。【修治】【時珍曰】凡入藥炒過用，治疝則以醋拌炒之。

【氣味】甘，平，無毒。【保昇曰】寒。【頌曰】山人服之，云大温，甚有奇效。

【主治】皮膚寒熱，胃中熱氣，風寒濕痹，堅筋骨，令人嗜食。久服輕身。本經。止心煩滿，利大小便，長肌膚，肥大。别録。療金瘡血内流，癰腫，有效。蘇恭。婦人血氣煩悶，産後血運，并經脉不止，崩中帶下。消一切瘡癖，止鼻衄吐血，通小腸，消酒毒，治黄病，殺蕈毒，傅蛇蟲咬。大明。治小腹疝痛，腹内冷積，水痢諸病。時珍。

【附方】舊二，新六。諸冷極病，醫所不治者。馬藺子九升洗淨，空腹服一合，酒下，日三服。千金方。寒疝諸疾。寒疝不能食及腹内一切諸疾，消食肥肌。馬藺子一升，每日取一把，以麪拌煮吞之，服盡愈。姚僧坦集驗方。喉痺腫痛。衛生易簡方用蠡實一合，升麻五分，水一升，煎三合，入少蜜攪匀，細呷，大驗。○聖惠方用馬藺子二升，升麻一兩，爲末，蜜丸，水服一錢。○又方：馬藺子八錢，牛蒡子六錢，爲末，空心温水服方寸匕。水痢百病。張文仲備急方用馬藺子，以六月六日麪熬，各等分，爲末，空心米飲服方寸匕。如無六月六日麪，常麪亦可，牛骨灰亦可。○又方：馬藺子、乾薑、黄連各等分，爲散，熟湯服二方寸匕，入腹即斷也。冷熱皆治，常用神效，不得輕之。忌豬肉、冷水。腸風下血。有疙瘩瘡，破者不治。馬藺子一斤，研破酒浸，夏三、冬七日，晒乾，何首烏半斤，雄黄、雌黄各四兩，爲末，以浸藥酒打糊丸梧子大。每服三十丸，温酒下，日三服，見效。普濟方。

花、在[一]及根、葉。【主治】去白蟲本經。療喉痺，多服令人溏洩。别録。主癰疽惡瘡。時珍。

【發明】【頌曰】蠡草花實皆入藥。列仙傳云「寇先生宋人，好種荔，食其葩實」，是矣。【時珍曰】按葉水東日記云：北方田野人患胸腹飽脹者，取馬楝花擂涼水服，即泄數行而愈。據此則多服令人泄之説有驗，而蠡實之爲馬藺更無疑矣。

【附方】舊三，新六。睡死不寤[二]。蠡實根一握，杵爛，以水絞汁，稍稍灌之。外臺秘要。喉痺口噤。馬藺花二兩，蔓荆子一兩，爲末，温水服一錢。喉痺腫痛，喘息欲死者。外臺秘要用馬藺根葉二兩，水一升半，煮一盞，細飲[三]之，立瘥。○聖惠方用根擣汁三合，蜜一合，慢火熬成，徐徐嚥之，日五七度。一方：單汁飲之，口噤者灌下。無生者，以刷煎汁。沙石熱淋。馬藺花七枚燒，故筆頭二七枚燒，粟米一合炒，爲末。每服三錢，酒下，日二服。名通神散。

[一] 在：江西本同。後世諸本或作「實」、「莖」。然此前「實」已單列，且此物無莖，故均誤。疑衍。

[二] 睡死不寤：證類卷八蠡實引外臺僅作「睡死」，無「不寤」二字。考外臺卷二十三「喉痹」原作「垂死」，故「睡」字乃誤，「不寤」乃妄加，此主治當爲「喉痹垂死」。

[三] 飲：原作「日」。今從江西本改。外臺卷二十三咽喉中閉塞方作「細細吃」。

小便不通。馬藺花炒，茴香炒，葶藶炒〔一〕，爲末，每酒服二錢。十便良方。一切癰疽，發背惡瘡。用鐵掃帚，同松毛、牛膝，以水煎服。乾坤生意。面上瘢黶。取鐵掃帚地上自落葉并子，煎湯頻洗〔二〕，數次自消。壽域神方。面皰鼻皶。馬藺子花，杵傅之佳。肘後方。

【附録】必似勒拾遺。【藏器曰】辛，温，無毒。主冷氣，胃閉不消食〔三〕，心腹脹〔四〕滿。生崑崙，狀似馬藺子也。

惡實別録中品

【釋名】鼠粘別録、牛蒡別録、大力子綱目、蒡翁菜綱目、便牽牛綱目、蝙蝠刺。【時珍曰】其實狀惡而多刺鉤，故名。其根葉皆可食，人呼爲牛菜，術人隱之，呼爲大力也。俚人謂之便牽牛。河南人呼爲夜叉頭。【頌曰】實殼多刺，鼠過之則綴惹不可脱，故謂之鼠粘子，亦如羊負來之比。

【集解】【別録曰】惡實生魯山平澤。【恭曰】魯山在鄧州東北。此草葉大如芋，子殼似栗狀，實細長如茺蔚子。【頌曰】惡實即牛蒡子也，處處有之。葉大如芋葉而長。實似葡萄核而褐色，外殼似栗梂而小如指頭，多刺。根有極大者，作菜茹益人。秋後采子入藥。【時珍曰】牛蒡古人種子，以肥壤栽之。剪苗汋淘爲蔬，取根煮曝爲脯，云甚益人，今人亦罕食之。三月生苗，起莖高者三四尺〔五〕。四月開花成叢，淡紫色。結實如楓梂而小，萼上細刺百十攢簇之，一梂有子數十顆。其根大者如臂，長者近尺，其色灰黲。七月采子，十月采根。

子。【修治】【斅曰】凡用揀净，以酒拌蒸，待有白霜重出，以布拭去，焙乾擣粉用。

【氣味】辛，平，無毒。【藏器曰】苦。【元素曰】辛，温，陽中之陰，升也。【杲曰】辛，平，陽也，降也。

【主治】明目補中，除風傷。別録。風毒腫，諸瘻。藏器。研末浸酒，每日服三二盞，除諸風，去丹石毒，利腰脚。又食前熟挼三枚吞之，散諸結節、筋骨煩、熱毒。甄權。吞一枚，出癰疽頭。蘇恭。炒研煎飲，通利小便。孟詵。潤肺散氣，利咽膈，去皮膚風，通十二經。元素。消斑疹毒。時珍。

【發明】【杲曰】鼠粘子其用有四：治風濕癮疹，咽喉風熱，散諸腫瘡瘍之毒，利凝滯腰膝之氣，是也。

〔一〕炒：今存十便良方未載此方。然普濟方卷二百十六小便淋秘載此方，此後有「各等分」三字。

〔二〕洗：原作「消」。今據延壽神方卷四面瘡部改。延壽神方即壽域神方。

〔三〕胃閉不消食：原作「胸閉不消」。今據證類卷八必似勒改。

〔四〕脹：原作「長」。今據改同上。

〔五〕尺：原作「天」。今從江西本改。

【附方】舊五，新十一。風水身腫欲裂。鼠粘子二兩，炒研爲末。每温水服二錢，日三服。聖惠方。風熱浮腫，咽喉閉塞。牛蒡子一合，半生半熟，爲末，熱酒服一寸[一]匕。經驗方。痰厥頭痛。牛蒡子炒、旋覆花等分，爲末。臘茶清服一錢，日二服。聖惠方。頭痛連睛。鼠粘子、石膏等分，爲末，茶清調服。醫方摘要。咽膈不利。疏風壅涎唾多[二]，牛蒡子微炒、荆芥穗各[三]一兩，炙甘草半兩，爲末。食後湯服二錢，當緩緩取效[四]。寇氏本草衍義。懸癰喉痛。風熱上搏也。惡實炒、甘草生，等分，水煎含嚥，名啓關散。普濟方。喉痺腫痛。牛蒡子六分，馬藺子六分，爲散。每空心温水服方寸匕，日再服。仍以牛蒡子三兩，鹽二兩，研勻，炒熱包熨喉外。廣濟方。咽喉痘疹。牛蒡子二錢，桔梗一錢半，粉甘草節七分，水煎服。痘疹要訣。風熱癮疹。牛蒡子炒、浮萍等分，以薄荷湯服二錢，日二服。初虞世[五]古今録驗。风齲牙痛。鼠粘子炒，煎水含，冷吐[六]之。延年方。小兒痘瘡。時出不快，壯熱狂躁，咽膈壅塞，大便秘濇。小兒咽喉腫不利。若大便利者，勿服。牛蒡子炒一錢二分，荆芥穗二分，甘草節四分，水一盞，同煎至七分，温服。已出亦可服。名必勝散[七]。和劑局方。婦人吹乳。鼠粘二錢，麝香少許，温酒細吞下。袖珍方。便癰腫痛。鼠粘子二錢炒，研末，入蜜一匙，朴硝一匙，空心温酒服。袖珍方。蛇蝎蠱毒。大力子煮汁服。衛生易簡方。水蠱腹大。惡實微炒一兩，爲末，麪糊丸梧子大，每米飲下十丸。張文仲方。歷節腫痛。風熱攻手指，赤腫麻木，甚則攻肩背兩膝，遇暑熱則大便秘。牛蒡子三兩，新豆豉炒、羌活各一兩，爲末。每服二錢，白湯下。本事方。

根、莖。【氣味】苦，寒，無毒。【權曰】甘，平。【藏器曰】根須蒸熟暴乾用。不爾，令人欲吐。

【主治】傷寒寒熱汗出，中風面腫，消渴熱中，逐水。久服輕身耐老。别録。根主牙齒痛，勞瘧諸風，脚緩弱風毒，癰疽，欬嗽傷肺，肺壅，疝瘕，冷氣積血。蘇恭。根浸酒服，去風及惡瘡。和葉擣碎，傅杖瘡、金瘡，永不畏風。藏器。主面目煩悶，四肢不健，通十二經脉，洗五臟惡氣。可常作菜食，令人身輕。甄權。切根如豆，拌[八]麪作飯食，消脹壅。莖葉煮汁作浴湯，去皮間習習如蟲行。又入鹽花生擣，搨一切腫毒。孟詵。

〔一〕寸：證類卷九惡實作「錢」。
〔二〕多：原脱。今據本草衍義卷十惡實補。
〔三〕各：原脱。今據證類卷九惡實補。
〔四〕效：原作「放」。今據改同上。
〔五〕世：原作「氏」。今據卷一引據古今醫家書目改。
〔六〕冷吐：原作「杴尘」。今據外臺卷二十二牙齿风齲方引延年改。
〔七〕必勝散：局方卷十治小兒諸疾作「消毒散」。
〔八〕如豆拌：原作「拌豆」。證類卷九惡實作「根細切如豆麪拌作飯食」。今據改。

【發明】【頌曰】根作脯食甚良。莖葉宜煮汁釀酒服。冬月采根，蒸暴入藥。劉禹錫傳信方：療暴中風，用緊細牛蒡根，取時避風，以竹刀或荆刀刮去土，生布拭了，擣絞取汁一大升，和好蜜四大〔一〕合，温分兩服，得汗出便瘥。此方得之岳鄂鄭中丞。鄭因食熱肉一頓，便中暴風。外甥盧氏爲潁陽令，有此方。服，當時便瘥。

【附方】舊五，新一十六。時氣餘熱不退，煩燥發渴，四肢無力，不能飲食。用牛蒡根擣汁，服一小盞，效。聖惠方。天行時疾。生牛蒡根擣汁五合，空腹分爲二服。服訖，取桑葉一把，炙黄，以水一升，煮取五合，頓服取汗，無葉用枝。孫真人食忌。熱攻心煩，恍惚。以牛蒡根擣汁一升，食後分爲二服。食醫心鏡。傷寒搐搦。汗後覆蓋不密，致腰背手足搐搦者，牛蒡根散主之。牛蒡根十條，麻黄、牛膝、天南星各六錢，剉，於盆内研細，好酒一升同研，以新布絞取汁。以炭火半秤燒一地坑令赤，掃净，傾藥汁入坑内，再燒令黑色，取出於乳鉢内細研。每服一錢，温酒下，日三服。○朱肱活人書。一切風疾，十年、二十年者。牛蒡根一升，生地黄、枸杞子、牛膝各三升，用袋盛藥，浸無灰酒三升内，每任意飲之。外臺秘要。老人中風。口目瞤〔二〕動，煩悶不安。牛蒡根切一升，去皮晒乾，杵爲麪，白米四合淘净，和作餺飥，豉汁中煮，加葱、椒、五味，空心食之。恒服極效。壽親養老書。老人風濕久痺，筋攣骨痛。服此壯腎，潤皮毛，益氣力。牛蒡根一升切，生地黄一升切，大豆二升炒，以絹袋盛，浸一斗酒中五六日，任性空心温服二三盞，日二服。集驗方。頭面忽腫。熱毒風氣内攻，或連手足赤腫，觸着痛者。牛蒡子根，一名蝙蝠刺，洗净研爛，酒煎成膏，絹攤貼腫處。仍以熱酒服一二匙，腫消痛減。斗門方。頭風掣痛不可禁者，摩〔三〕膏主之。取牛蒡莖葉，擣取濃汁二升，無灰酒一升，鹽花一匙頭，煻〔四〕火煎稠成膏，以摩痛處，風毒自散。摩時，須極力令熱乃效。冬月用根。篋中方。頭風白屑。牛蒡葉擣汁，熬稠塗之。至明，皂莢水洗去。聖惠方。喉中熱腫。鼠粘根一升，水五升，煎一升，分三服。延年方。小兒咽腫。牛〔五〕蒡根擣汁，細嚥之。普濟方。熱毒牙痛。熱毒風攻頭面，齒齦腫痛不可忍。牛蒡根一斤擣汁，入鹽花一錢，銀器中熬成膏。每用塗齒齦下，重者不過三度瘥。聖惠方。項下癭疾。鼠粘子根一升，水三升，煮取一升半，分三服。或爲末，蜜丸常服之。救急方。耳卒腫痛。牛蒡根切，絞汁二升，銀鍋内熬膏塗之。聖濟總録。小便不通，臍腹急痛。牛蒡葉汁、生地黄汁二合，和匀，入蜜二合。每服一合，入水半盞，煎三五沸，調滑石末一錢服。聖濟總録。癤子腫毒。鼠粘子葉貼之。千金方。石瘻出膿，堅實寒熱。鼠粘子葉爲末，和鷄子白封之。外臺秘要。諸瘡腫毒。牛蒡根三莖洗，煮爛擣汁，入米煮粥，食一椀，甚良。

〔一〕大：底本原作「人」。内閣本、美國國會本同。上圖本、中研院本經描改作「大」。今據證類卷九惡實改。

〔二〕瞤：原闕一字。今據壽親養老新書卷一養老奉親書食治諸風方補。

〔三〕摩：原作「磨」。今據證類卷九惡實改。

〔四〕煻：原作「糖」。今據改同上。

〔五〕牛：原闕一字。今從江西本補。

普濟方。積年惡瘡、反花瘡、漏瘡不瘥者。牛蒡根搗，和臘月豬脂，日日封之。千金方。月水不通，結成癥塊，腹肋脹大欲死。牛蒡根二斤剉，蒸三遍，以生絹袋盛之，以酒二斗浸五日，每食前温服一盞。普濟方

葈耳本經中品

【釋名】胡葈本經、常思弘景、蒼〔一〕耳爾雅、卷耳詩經、爵耳詩疏、豬耳綱目、耳璫詩疏、地葵本經、葹音施、羊負來弘景、道人頭圖經、進賢菜記事珠、喝起草綱目、野茄綱目、縑絲草。【頌曰】詩人謂之卷耳，爾雅謂之蒼耳，廣雅謂之葈耳，皆以實得名也。陸機詩疏云：其實正如婦人耳璫，今或謂之耳璫草。鄭康成謂是白胡葈〔二〕，幽州人呼爲爵耳。博物志云：洛中有人驅羊入蜀，胡葈子多刺，粘綴羊毛，遂至中土，故名羊負來。俗呼爲道人頭。【弘景曰】傖人皆食之，謂之常思菜，以葉覆麥作黄衣者。方用甚稀。【時珍曰】其葉形如葈麻，又如茄，故有葈耳及野茄諸名。其味滑如葵，故名地葵，與地膚同名。詩人思夫賦卷耳之章，故名常思菜。張揖廣雅作常葈，亦通。

【集解】【別録曰】葈耳生安陸川谷及六〔三〕安田野，實熟時采。【頌曰】今處處有之。陸氏詩疏云：其葉青白似胡荽，白華細莖，蔓生，可煮爲茹，滑〔四〕而少味。四月中生子，正如婦人耳璫。郭璞云：形如鼠耳，叢生如盤。今之所有皆類此，但不作蔓生。【時珍曰】按周憲王救荒本草云：蒼耳葉青白，類粘糊菜葉。秋間結實，比桑椹短小而多刺。嫩苗煠熟，水浸淘拌食，可救飢。其子炒，去皮，研爲麪，可作燒餅食，亦可熬油點燈。

實。【修治】【大明曰】入藥炒熟，搗去刺用，或酒拌蒸過用。

【氣味】甘，温，有小毒。【別録曰】苦。【權曰】甘，無毒。【恭曰】忌豬肉、馬肉、米泔，害人。

【主治】風頭寒痛，風濕周痺，四肢拘攣痛，惡肉死肌，膝〔五〕痛。久服益氣。藏器〔六〕。治肝熱，明目。甄權。治一切風氣，填髓，暖腰脚，治瘰癧、疥瘡及瘙癢。大明。炒香浸酒服，去風補益。時珍。

【附方】舊三，新四。久瘧不瘥。蒼耳子，或根莖亦可，焙，研末，酒糊丸梧子大。每酒服三十丸，日二服。生者搗汁服亦可。朱氏集驗方。大腹水腫，

〔一〕蒼：證類卷八葈耳實及爾雅釋草均作「苓」。時珍所據證類版本較晚，故有此誤。
〔二〕葈：原作「荽」。今據證類卷八葈耳實改。
〔三〕六：原作「大」。今據改同上。
〔四〕滑：原作「骨」。今據改同上。
〔五〕膝：原作「滕」。今據改同上。
〔六〕藏器：此前引文乃出證類卷八葈耳實所載本經、別録。

小便不利。蒼耳子灰、葶藶末等分。每服二錢，水下，日二服。千金方。風濕攣痺，一切風氣。蒼耳子三兩，炒，爲末，以水一升半，煎取七合，去滓呷之。食醫心鏡。牙齒痛腫。蒼耳子五升，水一斗，煮取五升，熱含之。冷即吐去，吐後復含，不過一劑瘥。莖葉亦可，或入鹽少許。孫真人千金翼。鼻淵流涕。倉耳子，即縑絲草子，炒，研爲末，每白湯點服一二錢。證治要訣。眼目昏暗。葈耳實一升，爲末，白米半升作粥，日食之。普濟方。嗜酒不已。氈中蒼耳子七枚，燒灰投酒中飲之，即不嗜。陳藏器本草。

莖、葉。【修治】【斅曰】凡采得去心，取黄精，以竹刀細切，拌之蒸，從巳至亥時出，去黄精，陰乾用。

【氣味】苦，辛，微寒，有小毒。【恭曰】忌豬肉、馬肉、米泔。伏硇砂。

【主治】溪毒。别録。中風傷寒頭痛。孟詵。大風癲癇，頭風濕痺，毒在骨髓，腰膝風毒。夏月采曝，爲末，水服一二匕，冬月酒服。或爲丸，每服二三十丸，日三服，滿百日，病出如瘑疥，或癢[一]，汁出，或斑駁[二]甲錯皮起，皮落則肌如凝脂。令人省睡，除諸毒螫，殺蠱疳濕䘌。久服益氣[三]，耳目聰明，輕身强志。蘇恭。挼葉安舌下，出涎，去目黄好睡。燒灰和臘豬脂，封丁腫出根。煮酒服，主狂犬咬毒。藏器。

【發明】【時珍曰】蒼耳藥[四]久服去風熱有效，最忌豬肉及風邪，犯之則遍身發出赤丹也。按蘇沈良方云：葈耳根、苗、葉、實，皆洗濯陰乾，燒灰湯淋，取濃[五]汁，泥連兩竈煉之。灰汁耗，即旋取傍釜中熱灰湯益之。一日夜不絶火，乃旋得霜，乾瓷瓶收之。每日早晚酒服二錢，補煖去風駐顔，尤治皮膚風，令人膚革清浄。每澡沐入少許尤佳。宜州文[六]學昌從諫，服此十餘年，至七八十，紅潤輕健，皆此藥力也。斗門方云：婦人血風攻腦，頭旋悶絶，忽死倒地，不知人事者，用喝起草嫩心陰乾爲末，以酒服一大錢，其功甚效，此物善通頂門連腦。蓋即蒼耳也。

【附方】舊十二，新十六。萬應膏。治一切癰疽發背，無頭惡瘡，腫毒疔癤，一切風癢，臁瘡杖瘡，牙疼喉痺。五月五日采蒼耳根葉數擔，洗浄晒萎細剉，以大鍋五口，入水煮爛，以篩濾去粗滓，布絹再濾。復入浄鍋，武火煎滚，文火熬稠，攪成膏，以新罐貯封，每以敷貼即愈。牙疼即敷牙上，喉痺敷舌上或噙化，

〔一〕或癢：原作「成」。今據證類卷八葈耳實改。

〔二〕駁：此後原衍一「駁」字。今據删同上。

〔三〕氣：原脱。今據補同上。

〔四〕藥：疑爲「葉」之形訛。

〔五〕濃：原作「農」。今據蘇沈良方卷十子瞻雜記改。

〔六〕文：原脱。今據補同上。

二三次即效。每日用酒服一匙，極有效。集簡方。一切風毒。并殺三蟲腸痔，能進食。若病胃脹滿，心悶發熱，即宜服之。五月五日午時附地刈取葈耳葉，洗暴燥〔一〕，搗下篩。每服方寸匕，酒或漿水下，日二、夜三。若覺吐逆，則以蜜丸服，準計方寸匕數也。風輕者，日二服。若身體作粟或麻豆出，此爲風毒出也。可以針刺，潰去黄汁乃止。七月七、九月九，亦可采用。一切風氣。蒼耳嫩葉一石切，和麥蘖〔二〕五升作塊，於蒿艾中罯二十日成麴。取米一斗，炊作飯，看冷暖，入麴三升釀之，封二七日成熟。每空心暖服，神驗。封此酒可兩重布，不得令密，密則溢〔三〕出。忌馬肉、豬肉。孟詵食療本〔四〕草。諸風頭運。蒼耳葉晒乾爲末，每服一錢，酒調下，日三服。若吐，則以蜜丸梧子大，每服二十丸。十日全好矣。楊氏經驗方。血風腦運。方見「發明」下。毒攻手足，腫痛欲斷。蒼耳搗汁漬之，并以滓傅之，立效。春用心，冬用子。千金翼。卒中水毒。初覺頭目微痛，惡寒，骨節强急，旦醒暮劇，手足逆冷，三日則蟲蝕下部，六七日膿潰，食至五臟，殺人也。搗常思草，絞汁服一二升，并以綿染，導其下部。肘後方。毒蛇溪毒、沙虱、射工等所傷，口噤眼黑，手足强直，毒攻腹内成塊，逡巡不救。蒼耳嫩苗一握，取汁和酒，温灌之，以滓厚傅傷處。勝金方。疫病不染。五月五日午時多采蒼耳嫩葉，陰乾收之。臨時爲末，冷水服二錢，或水煎，舉家皆服，能辟邪惡。千金方。風瘙癮疹，身痒不止。用蒼耳莖、葉、子等分，爲末。每服二錢，豆淋酒調下。聖惠方。面上黑斑。蒼耳葉焙爲末，食後米飲調服一錢，一月愈。摘玄方。赤白汗斑。蒼耳嫩葉尖，和青鹽擂爛，五六月間擦之五七次，效。摘玄方。大風癘疾。袖珍方用嫩蒼耳、荷葉等分，爲末。每服二錢，温酒下，日二服。○乾坤生意用蒼耳葉爲末，以大楓子油和丸梧子大。每服三四十丸，以茶湯下，日二服。○又方：五月五日或六月六日，五更帶露采蒼耳草，搗取汁，熬作錠子。取半斤鱧魚一尾，剖開不去肚腸，入藥一錠，線縫，以酒二盌，慢火煮熟令喫，不過三五箇魚即愈也。忌鹽一百日。卒得惡瘡。蒼耳、桃皮作屑，納瘡中。百一方〔五〕。反花惡瘡。有肉如飯粒，破之血出，隨生反出。用蒼耳葉搗汁，服三合，并塗之，日二上。聖濟總録。一切丁腫。詵曰：危困者，用蒼耳根葉搗，和小兒尿絞汁，冷服一升，日三服，拔根甚驗。○養生方用蒼耳根苗燒灰，和醋淀塗之，乾再上。不十次，即拔根出。○邵真人方：蒼耳根三兩半，烏梅肉五箇，連鬚葱三根，酒二鍾，煎一鍾，熱服取汗。齒風動痛。蒼耳一握，以漿水煮，入鹽含漱〔六〕。外臺秘要。纏喉風病。蒼耳根一把，老薑一塊，研汁，入酒服。聖濟總録。赤目生瘡，作痛。道人頭末二兩，乳香一錢，每用一錢，燒烟嗜鼻。聖濟總録。

〔一〕燥：原脱。今據證類卷八葈耳實補。

〔二〕蘖：原作「蘗」。今據改同上。

〔三〕溢：原作「益」。今據改同上。

〔四〕本：原作「方」。今據卷一歷代諸家本草改。

〔五〕百一方：原脱。今據證類卷八葈耳實補。

〔六〕漱：原作「嗽」。外臺卷二十二齒風疼痛方載此方無「漱」字。今從江西本改。

鼻衄不止。蒼耳莖葉搗汁一小盞服。聖惠方。五痔下血。五月五日采蒼耳莖葉爲末，水服方寸匕，甚效。千金翼。赤白下痢。蒼耳草不拘多少洗净，用水煮爛，去渣，入蜜，用武火熬成膏〔一〕。每服一二匙，白湯下。醫方摘玄。産後諸痢。蒼耳葉搗絞汁，温服半中盞，日三四服。聖惠方。誤吞銅錢。蒼耳頭一把，以水一升，浸水中十餘度，飲水，愈。肘後方。花蜘蛛毒。咬人，與毒蛇無異。用野縑絲，即道人頭，搗汁一盞服，仍以渣傅之。摘玄方。

花。【主治】白癩頑癢。時珍。

天名精本經上品

【校正】【時珍曰】據蘇、沈二説，併入唐本鶴虱、開寶地菘、别録有名未用坙松。

【釋名】天蔓菁别録、天門精别録、地菘唐本、坙松别録坙與地同、玉門精别録、麥句薑本經、蟾蜍蘭别録、蝦蟆藍本經、蚵蚾草綱目、豕首本經、彘顱别録〔二〕、活鹿草異苑、劉懤草懤音胡革反、皺面草綱目、母豬芥綱目。實名鶴虱，根名杜牛膝。【恭曰】天名精，即活鹿草也。别録一名天蔓菁，南人名爲地菘。葉與蔓菁、菘菜相類，故有此名。其味甘辛，故有薑稱。狀如藍，而蝦蟆好居其下，故名蝦蟆藍。香氣似蘭，故又名蟾蜍蘭。【時珍曰】天名精乃天蔓菁之訛也。其氣如豕彘，故有豕首、彘顱之名。昔人謂之活鹿草，俗人因其氣臊，訛爲狐狸臊者是也。爾雅云：苭，豕首也。郭璞注云：江東呼爲豨首，可以煼蠶蛹食。【藏器曰】郭璞注爾雅蘧麥，云「即麥句薑」者，非也。陶公注「釣樟」條云：有一草似狼牙，氣辛臭，名爲地菘，人呼爲劉懤草，主金瘡。按異苑云：宋元嘉中，青州劉懤射一麞，剖五臟以此草塞之，蹶然而起。懤怪而拔草，便倒，如此三度。懤因密録此草，種之，主折傷，愈多人，因以名之。既有活鹿之名，雅與麞事相合。陶、蘇俱説是地菘，定非二物。

【正誤】【弘景曰】天名精即今之豨薟，亦名豨首。夏月杵汁服之，除熱病。味至苦而云甘，或非是也。○【恭曰】豨首苦而臭，名精辛而香，全不相類也。【禹錫曰】蘇恭云：天名精南人名地菘。陳藏器本草解紛，亦言天名精爲地菘。開寶本草不當重出地菘條，例宜刊削。【時珍曰】按沈括筆談云：世人既不識天名精，又妄認地菘爲火杴，本草又出「鶴虱」一條，都成紛亂。不知地菘即天名精，其葉似菘，又似蔓菁，故有二名，鶴虱即其實也。又别録有名未〔三〕用坙松，即此地菘，亦係誤出，今並正之，合而爲一。

【集解】【别録曰】天名精生平原川澤，五月采。【保昇曰】地菘也。小品方名天蔓菁，又名天蕪菁〔四〕。葉似山南菘菜，夏秋抽條，頗似薄荷，花紫白色，

〔一〕膏：原作「臺」。今從江西本改。
〔二〕録：原作「别」。今從江西本改。
〔三〕未：原作「宋」。今據上文「校正」改。
〔四〕菁：原作「精」。今據證類卷七天名精改。

味辛而香。【志曰】地菘所在皆有，生人家及路旁陰處，高二三寸，葉似菘葉而小。又曰：鶴虱，出波斯者爲勝。今上黨亦有，力勢薄於波斯者。【恭曰】鶴虱生西戎，子似蓬蒿子而細，合莖葉用之。【頌曰】天名精，江湖間皆有之，狀如韓保昇所説。又曰：鶴虱，江、淮、衡、湘皆有之。春生苗，葉皺似紫蘇，大而尖長，不光。莖高二尺許。七月生黄白花，似菊。八月結實，子極尖細，乾即黄黑色。南人呼其葉爲火杴。按火杴即豨薟，雖花實相類，而别是一物，不可雜用。【時珍曰】天名精嫩苗緑色，似皺葉菘芥，微有狐氣。淘浸煠之，亦可食。長則起莖，開小黄花，如小野菊花。結實如同蒿，子亦相似，最粘人衣，狐氣尤甚。炒熟則香，故諸家皆云辛而香，亦巴人食負蠜，南人食山柰之意爾。其根白色，如短牛膝。此物最賤，而唐本草言鶴虱「出西戎」，宋本草言「出波斯」者何哉？蓋當時人不知用之，惟西戎、波斯始知入藥，且土産所宜故爾。亦苜蓿云出西域，而不知中國飼馬者即是也。詳見「豨薟」下。

葉根同。【氣味】甘，寒，無毒。【别録曰】埊松：辛，無毒。【時珍曰】微辛，甘，有小毒。生汁吐人。【之才曰】垣衣、地黄爲之使。

【主治】瘀血血瘕欲死，下血止血，利小便。久服輕身耐老。本經。除小蟲，去痺，除胸中結熱，止煩渴，逐水，大吐下。别録。破血，生肌，止鼻衄，殺三蟲，除諸毒腫丁瘡，瘻痔，金瘡内射，身癢癮疹不止者，揩之立已。唐本。地菘：主金瘡，止血，解惡蟲蛇螫毒，挼以傅之。開寶。吐痰止瘧，治牙痛，口緊，喉痺。時珍。埊松：主眩痺。别録有名未用。

【發明】【時珍曰】天名精，併根苗而言也。地菘、埊松，皆言其苗葉也。鶴虱，言其子也。其功大抵只是吐痰止血，殺蟲解毒，故擂汁服之能止痰瘧，漱之止牙疼，挼之傅蛇咬，亦治豬瘟病也。按孫天仁集效方云：凡男婦乳蛾，喉嚨腫痛，及小兒急慢驚風，牙關緊急，不省人事者，以鶴虱草，一名皺面草，一名母豬芥，一名杜牛膝，取根洗浄搗爛，入好酒絞汁灌之，良久即甦。仍以渣傅項下，或醋調搽亦妙。朱端章集驗方〔一〕云：余被檄任淮西幕府時，牙疼大作。一刀鑷人以草藥一捻，湯泡少時，以手蘸湯挹痛處即定。因求其方，用之治人多效，乃皺面地菘草也，俗人訛爲地葱。沈存中筆談專辯地菘，其子名鶴虱，正此物也。錢季誠方：用鶴虱一枚，擢置齒中。高監方：以鶴虱煎米醋漱口，或用防風、鶴虱煎水噙漱，仍研草塞痛處，皆有效也。

【附方】舊二，新九。**男女吐血**。皺面草即地菘，晒乾爲末。每服一二錢，以茅花泡湯調服，日二次。衛生易簡。**咽喉腫塞**。傷寒藴要治痰涎壅滯，喉腫水不可下者，地菘，一名鶴虱草，連根葉搗汁，鵝翎掃入，去痰最妙。○聖濟總録用杜牛膝、鼓鎚草，同搗汁灌之。不得下者，灌鼻，得吐爲妙。○又方：土牛膝，春夏用莖，秋冬用根，一把，青礬半兩，同研，點患處，令吐膿血痰沫，即愈。**纏喉風腫**。蚵蚾草，即皺面草，細研，以生蜜和丸彈子大，每噙一二丸即愈。乾者爲末，蜜丸亦可。名救生丸。經效濟世方〔二〕。**諸骨哽咽**。地菘、馬鞭草各一握，去根，白梅肉一箇，白礬一錢，搗作彈丸，綿裹含嚥，其骨自軟而下也。

〔一〕朱端章集驗方：錯誤出處。原方出百一選方卷八治風熱上攻齒痛。集驗方作者爲朱佐，非朱端章。

〔二〕方：原作「丸」。今據普濟方卷六十一喉痺救生丸改。

普濟方。風毒瘰癧，赤腫。地菘搗傅，乾即易之。聖惠方。疔瘡腫毒。鶴虱草葉，浮酒糟，同搗傅之，立效。孫氏集效方。發背初起。地菘杵汁一升，日再服，瘥乃止。傷寒類要。惡瘡腫毒。地菘搗汁，日服三四次。外臺秘要。惡蛇咬傷。地菘搗傅之。易簡方。

鶴虱唐本草。【氣味】苦，辛，有小毒。【大明曰】凉，無毒。【主治】蚘、蟯蟲，爲散，以肥肉臛汁服方寸匕，亦入丸散用。唐本。蟲心痛，以淡醋和半匕服，立瘥。開寶。殺五臟蟲，止瘧，傅惡瘡。大明。

【發明】【頌曰】鶴虱，殺蟲方中爲最要藥。初虞世古今録驗方：療蚘咬心痛，取鶴虱十兩，搗篩，蜜丸梧子大，以蜜湯空腹吞四五十丸。忌酒肉。韋雲患心痛十年不瘥，於雜方内見〔一〕，合服之便愈。李絳兵部手集方，治小兒蚘蟲嚙心腹痛，亦單用鶴虱研末，以肥豬肉汁下之。五歲一服二分，蟲出即止也。

【附方】新一。大腸蟲出不斷，斷之復生，行坐不得。鶴虱末，水調半兩服，自愈。怪疾奇方。

豨薟音喜枚○唐本

【校正】併入唐本豬膏苺〔二〕。

【釋名】希仙綱目、火枚草唐本、豬膏苺唐本、虎膏唐本、狗膏唐本、粘糊菜救荒。【時珍曰】韻書楚人呼豬爲豨，呼草之氣味辛毒爲薟。此草氣臭如豬而味薟螫，故謂之豨薟。豬膏、虎膏、狗膏，皆因其氣似，及治虎狗傷也。火枚當作虎薟，俗音訛爾，近人復訛豨薟爲希仙矣。救荒本草言其嫩苗煠熟，浸去苦味，油鹽調食，故俗謂之粘糊菜。

【集解】【恭曰】豨薟，田野皆識〔三〕之，一名火枚。葉似酸漿而狹長，花黄白色。三月、四月采苗葉，暴乾。又曰：豬膏苺生平澤下濕地，所在皆有。一名虎膏，一名狗膏。葉似蒼耳，莖圓有毛。【頌曰】豨薟處處有之。春生苗，葉似芥葉而狹長，文粗。莖高二三尺。秋初有花如菊。秋末〔四〕結實，頗似鶴虱。夏采葉，暴乾用。【藏器曰】豬膏草葉似荏有毛。【保昇曰】豬膏葉似蒼耳，兩枝相對，莖葉俱有毛黄白色，五月、六月采苗，日乾。【時珍曰】按蘇恭唐本草謂，豨薟似酸漿，豬膏苺似蒼耳，列爲二種。而成訥〔五〕進豨薟丸表〔六〕言此藥與本草所述相異，多生沃壤，高三尺許，節葉相對。張詠豨薟丸表言此草金稜銀線，素莖紫荄，對節而生，蜀號火枚，莖葉頗同蒼耳。又按沈括筆談云：世人妄認地菘爲火枚。有單服火枚法者，乃是地菘，不當用火枚。火枚乃本草名豬

〔一〕見：原脱。今據證類卷十一鶴蝨補。
〔二〕苺：原作「毋」。今據證類卷十一豬膏苺改。本條之「豬膏苺」均同誤，徑改不注。
〔三〕識：原作「食」。今據證類卷十一豨薟改。
〔四〕秋末：原脱。今據補同上。
〔五〕訥：原作「納」。今據改同上。
〔六〕豨薟丸表：成、張二豨薟丸均引自證類卷十一豨薟。成者原无表，乃時珍引時所加。張者有之。

膏莓者，後人不識，重複出條也。按此數説各異，而今人風痺多用豨薟丸，將何適從耶？時珍常聚諸草訂視，則豬膏草素莖有直稜，兼有斑點，葉似蒼耳而微長，似地菘而稍薄，對節而生，莖葉皆有細毛。肥壤一株分枝數十。八九月開小花，深黄色，中有長子如同蒿子，外萼有細刺粘人。地菘則青莖，圓而無稜，無斑無毛，葉皺似菘、芥，亦不對節。觀此則似與成、張二氏所説相合。今河南陳州采豨薟充方物，其狀亦是豬膏草，則沈氏謂豨薟即豬膏莓者，其説無疑矣。蘇恭所謂似酸漿者，乃龍葵，非豨薟，蓋誤認爾。但沈氏言世間單服火杴，乃是地菘，不當用豬膏莓，似與成、張之説相反。今按豨薟、豬膏莓條，並無治風之説。惟本經地菘條，有「去痺除熱，久服輕身耐老」之語，則治風似當用地菘。然成、張進御之方，必無虚謬之理。或者二草皆有治風之功乎？而今服豬膏莓之豨薟者，復往往有效。其地菘不見有服之者。則豨薟之爲豬膏，尤不必疑矣。

豨薟。【氣味】苦，寒，有小毒。又曰：豬膏莓，辛、苦，平，無毒。【藏器曰】有小毒。蘇恭曰豬膏無毒，誤矣。

【主治】豨薟治熱䘌煩滿不能食。生擣汁三合服，多則令人吐。又曰：豬膏莓主金瘡止痛，斷血生肉，除諸惡瘡，消浮腫。擣封之，湯漬、散傅並良。蘇恭。主久瘧痰癊，擣汁服，取吐。擣傅虎傷、狗咬、蜘蛛咬、蠶咬、蠼螋溺瘡。藏器。治肝腎風氣，四肢麻痺，骨痛膝弱，風濕諸瘡。時珍。

【發明】【頌曰】蜀人單服豨薟法：五月五日、六月六日、九月九日，采葉，去根、莖、花、實，净洗暴乾。入甑中，層層洒酒與蜜蒸之，又暴。如此九過，則氣味極香美。熬擣篩末，蜜丸服之。云甚益元氣，治肝腎風氣，四肢麻痺，骨間冷，腰膝無力者，亦能行大腸氣。諸州所説，皆云性寒有小毒，與唐本同。惟文州及高郵軍〔一〕云：性熱無毒，服之補益，安五臟，生毛髮，兼主風濕瘡，肌肉頑痺。婦人久冷尤宜用。須去粗莖，留枝、葉、花、實蒸暴。兩説不同。豈單用葉則寒而有毒，并枝、花、實則熱而無毒乎？抑土地所産不同而然歟？【時珍曰】生擣汁服則令人吐，故云有小毒。九蒸九暴則補人去痺，故云無毒。生則性寒，熟則性温，云熱者非也。【慎微曰】按江陵府節度使成訥進豨薟丸方表略云：臣有弟訮〔二〕，年二〔三〕十一中風，伏枕五年，百醫不瘥。有道人鍾針因覩此患，曰：可餌豨薟丸，必愈。其草多生沃壤，高三尺〔四〕許，節葉相對。當夏五月以來收之，每去地五寸剪刈，以温水洗去泥土，摘葉及枝頭。凡九蒸九暴，不必太

〔一〕軍：原作「州」。今據證類卷十一豨薟改。

〔二〕訮：證類卷十一豨薟改作「訢」。然醫説卷三豨薟丸、本事方卷七雜病均作「訮」。據説文：訢，喜也。訮，諍語訮訮。訥，言難也。「訮」与其兄名「訥」對文，義長。王家葵據舊五代史、新唐書，考「成訥」或爲「成汭」之誤。

〔三〕二：證類卷十一豨薟作「三」。

〔四〕尺：原作「天」。今據改同上。

燥，但以取足〔一〕爲度。仍熬搗爲末，煉蜜丸如梧子大，空心温酒或米飲下二三十丸。服至二千丸，所患忽〔二〕加，不得憂慮，是藥攻之力。服至四千丸，必得復故〔三〕。至五千丸，當復丁壯〔四〕。臣依法修合，令訮服之，果如其言。服後須喫飯三五匙壓之。五月五日采者佳。奉勑宣付醫院詳録。又知益州張詠進豨薟丸表略云：切〔五〕以餐石飲水，可作充腸之饌；餌松含栢，亦成救病之功。是以療飢者不在於羞珍，愈病者何煩於異術？倘獲濟時之藥，輒陳鄙物之形。不耻管窺，輒干天聽。臣因換龍興觀，掘得一碑，内説修養氣術，并藥方二件。依方差人訪問采覓，其草頗有異，金稜銀線，素莖紫荄，對節而生。蜀號火杴，莖葉頗同蒼耳。不費登高歷險，每常求少獲多。急采非難，廣收甚易。倘勤久服，旋見神功。誰知至賤之中，乃有殊常之效。臣自喫至百服，眼目清明。即至千服，髭鬚烏黑，筋力輕健，效驗多端。臣本州有都押衙羅守一，曾因中風墜馬，失音不語。臣與十服，其病立瘥。又和尚智嚴，年七十，忽患偏風，口眼喎斜，時時吐涎。臣與十服，亦便得痊。今合一百劑，差職員〔六〕史元奏進。

【附方】新五。**風寒泄瀉。**火杴丸：治風氣行於腸胃，泄瀉。火杴草爲末，醋糊丸梧子大。每三十丸，白湯下。聖濟總録。**癰疽腫毒，**一切惡瘡。豨薟草端午采者一兩，乳香一兩，白礬燒半兩，爲末。每服二錢，熱酒調下。毒重者連進三服，得汗妙。乾坤秘韞。**發背丁瘡。**豨薟草、五葉草即五爪龍、野紅花即小薊、大蒜等分，擂爛，入熱酒一盌，絞汁服，得汗立效。乾坤生意。**丁瘡腫毒。**端午采豨薟草，日乾爲末。每服半兩，熱酒調下。汗出即愈，極有效驗。集簡方。**反胃吐食。**火杴草焙爲末，蜜丸梧子大，每沸湯下五十丸。百一選方。

【附録】類鼻。【别録有名未用曰】味酸，温，無毒。主痿痺。生田中高地。葉如天名精，美根，五月采。【時珍曰】此似豬膏草也。古今名謂或不同，故附於此。**羊屎柴。**【時珍曰】按乾坤生意云：一名牛屎柴〔七〕。生山野中。葉類鶴虱，四月開白花。其葉主癰疽發背，搗傅之。冬月用根。可以毒魚。

〔一〕足：證類卷十一豨薟上作「蒸」。
〔二〕忽：原字缺損。今據補正同上。
〔三〕故：原脱。今據補同上。
〔四〕壯：原字漫漶。今據補正同上。
〔五〕切：疑为「窃」之誤。
〔六〕員：原作「貢」。今據證類卷十一豨薟改。
〔七〕一名：乾坤秘韞諸瘡惟有「羊屎柴」名，非作異名。

箬綱目

【釋名】篛與箬同、藔葉。【時珍曰】箬若竹而弱，故名。其生疏遼，故又謂之遼[一]。

【集解】【時珍曰】箬生南方平澤。其根與莖皆似小竹，其節籜與葉皆似蘆荻，而葉之面青背淡，柔而韌，新舊相代，四時常青。南人取葉作笠及裹茶、鹽，包米粽，女人以襯鞵底。

葉。【氣味】甘，寒，無毒。【主治】男女吐血、衄血、嘔血、咯血、下血。並燒存性，温湯服一錢匕。又通小便，利肺氣喉痺，消癰腫。時珍。

【附方】新一十二。一切眼疾。籠篛燒灰，淋汁洗之，久之自效。經驗方。咽喉閉痛。藔葉、燈心草燒灰等分，吹之，甚妙。集簡方。耳忽作痛。或紅腫内脹。將經霜青箬露在外將朽者燒存性，爲末。傅入耳中，其疼即止。楊起簡便方。肺壅鼻衄。箬葉燒灰、白麪三錢，研勻，井花水服二錢。聖濟總録。經血不止。箬葉灰、蠶紙灰等分，爲末。每服二錢，米飲下。聖濟總録。腸風便血。茶簍内箬葉，燒存性。每服三匙，空心糯米湯下。或入麝香少許。王璆百一選方。男婦血淋。亦治五淋。多年煮酒瓶頭箬葉，三五年至十年者尤佳。每用七箇，燒存性，入麝香少許，陳米飲下，日三服。有人患此，二服愈。福建煮過夏月酒多有之。百一選方。尿血[二]如注，小腹氣痛。茶籠内箬葉燒存性，入麝香少許，米飲下。經驗方。小便澀滯不通。乾箬葉一兩燒灰，滑石半兩，爲末，每米飲服三錢。普濟方。男婦轉脬。方同上。吹奶乳癰。五月五日粽箬燒灰，酒服二錢即散，累效。濟急仙方。痘瘡倒靨。箬葉灰一錢，麝香少許，酒服。張德恭痘疹便覽方。

蘆別録下品

【校正】併入拾遺江中采出蘆。

【釋名】葦音偉、葭音加。花名蓬蕽唐本。笋名虇音拳。【時珍曰】按毛萇詩疏云：葦之初生曰葭，未秀曰蘆，長成曰葦。葦者，偉大也。蘆者，色盧黑也。葭者，嘉美也。

【集解】【恭曰】蘆根生下濕地。莖葉似竹，花若荻花，名蓬蕽。二月、八月采根，日乾用。【頌曰】今在處有之，生下濕陂澤中。其狀都似竹，而葉抱莖生，無枝。花白作穗若茅花。根亦若竹根而節疏。其根取水底味甘辛者。其露出及浮水中者，並不堪用。按郭璞注爾雅云：葭即蘆也，葦即蘆之成者。菼、薍，似

〔一〕遼：據上別名，此當作「藔」。

〔二〕血：原作「白」。今據普濟方卷二百十五小便出血引經驗良方改。

葦而小，中實，江東呼爲烏蓲，音丘。或謂之薍，即荻也。至秋堅成，即謂之萑，音桓。蒹似萑而細長，高數尺，江東謂之蒹〔一〕。其花皆名芀，音調。其萌皆名虈，堪食如竹笋。若然，則蘆、葦通爲一物也。所謂蒹，乃今作簾者是也。所謂菼者，今以當薪者是也。而人罕能別蒹、菼與蘆。葦也。又北人以葦與蘆爲二物。水旁下濕所生者皆名葦，其細不及指大。人家池圃所植者皆名蘆，其幹差大。深碧色者，亦難得。然則蘆、葦皆可通用矣。【時珍曰】蘆有數種。其長丈許，中空皮薄色白者，葭也，蘆也，葦也。短小於葦而中空皮厚色青蒼者，菼也，薍也，荻也，萑也。其最短小而中實者，蒹也，薕〔二〕也。皆以初生、已成得名。其身皆如竹，其葉皆長如箬葉，其根入藥，性味皆同。其未解葉者，古謂之紫籜。【斆曰】蘆根須要逆水生，並黄泡肥厚者，去鬚節並赤黄皮用。

根。【氣味】甘，寒，無毒。【主治】消渴客熱，止小便利。別録。療反胃嘔逆不下食，胃中熱，傷寒内熱，彌良。蘇恭。解大熱，開胃，治噎噦不止。甄權。寒熱時疾，煩悶，瀉痢人渴，孕婦心熱。大明。

笋。【氣味】小苦，冷，無毒。【甯原〔三〕曰】忌巴豆。【主治】膈間客熱，止渴，利小便，解河豚及諸魚蟹毒。甯原。解諸肉毒。時珍。

【發明】【時珍曰】按雷公炮炙論序云：益食加觴，須煎蘆、朴。注云：用逆水蘆根并厚朴二味等分，煎湯服。蓋蘆根甘能益胃，寒能降火故也。

【附方】舊六，新六。骨蒸肺痿不能食者，蘇遊蘆根飲主之。蘆根、麥門冬、地骨皮、生薑各十兩，橘皮、茯苓各五兩，水二斗，煮八升，去滓，分五服，取汗乃瘥。外臺秘要。勞復食復，欲死。並以蘆根煮濃汁飲。肘後方。嘔噦不止厥逆者。蘆根三斤切，水煮濃汁，頻飲二升，必效。若以童子小便煮服，不過三服〔四〕愈。肘後方。五噎吐逆，心膈氣滯，煩悶不下食。蘆根五兩剉，以水三大盞，煮取二盞，去滓温服。金匱玉函方。反胃上氣。蘆根、茅根各二兩，水四升，煮二升，分服。千金方。霍亂煩悶。蘆根三錢，麥門冬一錢，水煎服。千金方。霍亂脹痛。蘆根一升，生薑一升，橘皮五兩，水八升，煎三升，分服。太平聖惠方。食狗肉毒。心下堅，或腹脹口乾，忽發熱妄語，蘆根煮汁服。梅師方。中馬肉毒。方同上。聖惠。鯸鮧魚毒。方同上。千金。食蟹中毒。方同上。千金。中藥箭毒。方同上。千金。

莖、葉。【氣味】甘，寒，無毒。【主治】霍亂嘔逆，肺癰煩熱，癰疽。燒灰淋汁，煎膏，蝕惡肉，去黑子。時珍。籜：治金瘡，生肉滅瘢。徐之才。○江中采出蘆：令夫婦和同，用之有法。藏器。

〔一〕蒹：爾雅釋草郭璞注作「薕」。

〔二〕薕：原作「簾」。今據爾雅釋草郭璞注改。

〔三〕原：原作「宗」。今據卷一歷代諸家本草改。

〔四〕服：原作「升」。今據外臺卷四治卒胃反嘔啘方引必效改。

【發明】【時珍曰】古方煎藥多用勞水及陳蘆火，取其水不强，火不盛也。蘆中空虚，故能入心肺，治上焦虚熱。

【附方】新六。霍亂煩渴，腹脹。蘆葉一握，水煎服。○又方：蘆葉五錢，糯米二錢半，竹茹一錢，水煎，入薑汁、蜜各半合，煎兩沸，時時呷之。聖惠方。吐血不止。蘆荻外皮燒灰，勿令白，爲末，入蚌粉少許，研匀，麥門冬湯服一二錢。三服可救一人。聖惠方。肺癰欬嗽，煩滿微熱，心胸甲錯。葦莖湯：用葦莖切二升，水二斗，煮汁五升。入桃仁五十枚，薏苡仁、瓜瓣各半升，煮取二升，服。當吐出膿血而愈。張仲景金匱玉函方。發背潰爛。陳蘆葉爲末，以葱椒湯洗净，傅之神效。乾坤秘韞。癰疽惡肉。白炭灰、白[一]荻灰等分，煎膏塗之，蝕盡惡肉，以生肉膏貼之。亦去黑子。此藥只可留十日，久則不效。葛洪肘後方。小兒禿瘡。以鹽湯洗净，蒲葦灰傅之。聖濟總録。

蓬蕽。【氣味】甘，寒，無毒。【主治】霍亂。水煮濃汁服，大驗。蘇恭。煮汁服，解中魚蟹毒。蘇頌。燒灰吹鼻，止衄血，亦入崩中藥。時珍。

【附方】新二。乾霍亂病，心腹脹痛。蘆蓬茸一把，水煮濃汁，頓服二升。小品方。諸般血病。水蘆花、紅花、槐花、白鷄冠花、茅花等分，水二鍾，煎一鍾服。萬表積善堂方。

甘蕉別録下品

【釋名】芭蕉衍義、天苴史記注、芭苴。【時珍曰】按陸佃埤雅云：蕉不落葉，一葉舒則一葉焦，故謂之蕉。俗謂乾物爲巴，巴亦蕉意也。稽聖賦云：竹布實而根苦，蕉舒花而株槁。芭苴乃蕉之音轉也。蜀人謂之天苴。曹叔雅異物志云：芭蕉結實，其皮赤如火，其肉甜如蜜，四五枚可飽人，而滋味常在牙齒間，故名甘蕉。

【集解】【弘景曰】甘蕉本出廣州。今江東並有，根葉無異，惟子不堪食耳。【恭曰】甘蕉出嶺南者，子大味甘；北間者但有花無實。【頌曰】今二廣、閩中、川蜀皆有，而閩、廣者實極甘美可啖，他處雖多，而作花者亦少，近時中州種之甚盛，皆芭蕉也。其類亦多。有子者名甘蕉，卷心中抽幹作花。初生大萼，似倒垂菡萏，有十數層，層皆作瓣，漸大則花出瓣中，極繁盛。紅者如火炬，謂之紅蕉。白者如蠟色，謂之水蕉。其花大類象牙，故謂之牙蕉。其實亦有青黄之別，品類亦多，最甘美，曝乾可寄遠，北土得之以爲珍果。其莖解散如絲，閩人以灰湯練治，紡績爲布，謂之蕉葛。【宗奭曰】芭蕉三年已上即有花，自心中抽出，一莖止一花，全如蓮花，瓣亦相似，但色微黄緑，中心無蕊，悉是花葉也。花頭常下垂，每一朵自中夏開，直至中秋後方盡，凡三葉開則三葉脱落也。【時珍曰】按萬震南州異物志云：甘蕉即芭蕉，乃草類也。望之如樹，株大者一圍餘。葉長丈許，廣尺餘至二尺。其莖虚軟如芋，皆重皮相裹。根如芋魁，青色，大者如車轂。花着莖末，

[一] 白：肘後方卷五治癰疽妒乳諸毒腫方無此字。

大如酒盃，形色如蓮花。子各爲房，實隨花長，每花一闔，各有六子，先後相次，子不俱生，花不俱落也。蕉子凡三種，未熟時皆苦澀，熟時皆甜而脆，味如葡萄，可以療饑。一種子大如拇指，長六七寸，鋭似〔一〕羊角，兩兩相抱者，名羊角蕉，剥其皮黄白色，味最甘美。一種子大如鷄卵，有類牛乳者，名牛乳蕉，味微減。一種子大如蓮子，長四五寸，形正方者，味最弱也。並可蜜藏爲果。又顧玠海槎録云：海南芭蕉常年開花結實，有二種。板蕉大而味淡，佛手蕉小而味甜，通呼爲蕉子。不似江南者，花而不實。又范成大虞衡志云：南中芭蕉有數種。極大者凌冬不凋，中抽一條，長數尺，節節有花，花褪葉根有實，去皮取肉，軟爛如緑柹，味極甘冷，四季恒實。土人以飼小兒，云去客熱，謂之蕉子，又名牛蕉子。以梅汁漬，曝，壓扁，味甘酸，有微霜，名芭蕉乾。一種鷄蕉子，小於牛蕉，亦四季實。一種牙蕉子，小於鷄蕉，尤香嫩甘美，惟秋初結子。一種紅蕉，葉瘦，類蘆箬，花色正紅，如榴花，日拆一兩葉，其端有一點鮮緑可愛，春開至秋盡猶芳，俗名美人蕉。一種膽瓶蕉，根出土時肥飽，狀如膽瓶也。又費信星槎勝覽云：南番阿魯諸國，無米穀，惟種芭蕉、椰子，取實代粮也。

【氣味】甘，大寒，無毒。【恭曰】性冷，不益人。多食動冷氣。【主治】生食，止渴潤肺。蒸熟晒裂，春取仁食，通血脉，填骨髓。孟詵。生食，破血，合金瘡，解酒毒。乾者，解肌熱煩渴。吴瑞。除小兒客熱，壓丹石毒。時珍。

根。【氣味】甘，大寒，無毒。【恭曰】寒。【頌曰】甘蕉、芭蕉，性相同也。【主治】癰腫結熱。别録。擣爛傅腫，去熱毒。擣汁服，治産後血脹悶。蘇恭。主黄疸。孟詵。治天行熱狂，煩悶消渴，患癰毒，并金石發動，躁熱口乾，并絞汁服之。又治頭風遊風。大明。

【附方】舊四，新六。發背欲死。芭蕉根擣爛塗之。肘後方。一切腫毒。方同上。赤遊風瘮。方同上。風熱頭痛。方同上。風蟲牙痛。芭蕉自然汁一椀，煎熱含漱。普濟。天行熱狂。芭蕉根擣汁飲之。日華子本草。消渴飲水，骨節煩熱。用生芭蕉根擣汁，時飲一二合。聖惠方。血淋澀痛。芭蕉根、旱蓮草各等分，水煎服，日二。聖惠方。産後血脹。擣芭蕉根絞汁，温服二三合。瘡口不合。芭蕉根取汁，抹之良。直指方。

蕉油。以竹筒插入皮中，取出，瓶盛之。【氣味】甘，冷，無毒。【主治】頭風熱，止煩渴及湯火傷。梳頭，止女人髮落，令長而黑。大明。暗風癇病，涎作運悶欲倒者，飲之取吐，極有奇效。蘇頌。

【附方】新一。小兒截驚。以芭蕉汁、薄荷汁煎匀，塗頭項，留顖門，塗四肢，留手足心勿塗，甚效。鄧筆峰雜興。

葉。【主治】腫毒初發，研末，和生薑汁塗之。時珍。○聖惠方。

【附方】新一。岐毒初起。芭蕉葉，熨斗内燒存性，入輕粉，麻油調塗，一日三上，或消或破，皆無痕也。仁齋直指方。

〔一〕似：原作「以」。據藝文類聚卷八十七果部下引南州異物志「甘蕉」改。

花。【主治】心痺痛。燒存性研，鹽湯點服二錢。日華。

蘘荷別録中品　【校正】自菜部移入此，併入有名未用蘘草爲一。

【釋名】覆葅別録、蘘草別録、猼苴音博、蓾苴說文、嘉草。【弘景曰】本草白蘘荷，而今人呼赤者爲蘘荷，白者爲覆苴。蓋食以赤者爲勝，入藥以白者爲良，葉同一種爾。【時珍曰】覆苴，許氏說文作蓾苴，司馬相如上林賦作猼苴，與芭蕉音相近。離騷大招云：醢豚苦[一]狗膾苴蓴。王逸注云：苴蓴，音博，蘘荷也，見本草。而今之本草無之，則脱漏亦多矣。

【集解】【別録曰】蘘草生淮南山谷。【頌曰】蘘荷，荆、襄江湖間多種之，北地亦有。春初生，葉似甘蕉，根似薑芽而肥，其葉冬枯，根堪爲菹。其性好陰，在木下生者尤美。潘岳閑居賦云「蘘荷依陰，時藿向陽」，是也。宗懔荆楚歲時記云：仲冬以鹽藏蘘荷，用備冬儲，又以防蟲。史游急就篇云：蘘荷冬日藏，其來遠矣。然有赤白二種，白者入藥，赤者堪噉，及作梅果多用之。【宗奭曰】蘘荷八九月間淹貯，以備冬月作蔬果。治病止用白者。【時珍曰】蘇頌圖經言「荆、襄江湖多種」，今訪之無復識者。惟楊慎丹鉛録云：急就章註蘘荷即今甘露。考之本草形性相同，甘露即芭蕉也。崔豹古今注云：蘘荷似芭蕉而白色，其子花生根中，花未敗時可食，久則消爛矣。根似薑。宜陰翳地，依蔭而生。又按王旻山居録云：蘘荷宜樹陰下，二月種之。一種永生，不須鋤耘，但加糞耳。八月初踏其苗令死，則根滋茂。九月初取其傍生根爲葅，亦可醬藏。十月中以糠覆其根下，則過冬不凍死也。

【修治】【斅曰】凡使勿用革牛草，真相似，其革牛草腥澀。凡使白蘘荷，以銅刀刮去粗皮一重，細切，入砂盆中研如膏，取自然汁鍊作煎，新器攤冷，如乾膠狀，刮取用之。

根。【氣味】辛，温，有小毒。【思邈曰】辛，微温，濇，無毒。【主治】中蠱及瘧，擣汁服。別録。溪毒，沙蝨[二]，蛇毒。弘景。諸惡瘡。根心：主稻麥芒入目中不出，以汁注目即出。蘇恭。赤眼澀痛，擣汁點之。時珍。

蘘草。【氣味】苦、甘，寒，無毒。【大明曰】平。【主治】温瘧寒熱，酸嘶邪氣，辟不祥。別録。

【發明】【弘景曰】中蠱者服蘘荷汁，并卧其葉，即呼蠱主姓名。多食損藥力，又不利脚。人家種之，亦云辟蛇。【頌曰】按干寶搜神記云：外姊夫蔣士先得疾下血，言中蠱。其家密以蘘荷置於席下，忽大笑曰：蠱我者，張小小也。乃收小小，小小亡走。自此解蠱藥多用之，往往驗也。周禮庶氏以嘉草除蠱毒，宗懔謂嘉草即蘘荷，是也。陳藏器云「蘘荷、茜根爲主蠱之最」，謂此。【時珍曰】別録菜部蘘荷，謂根也；草部蘘草，謂葉也。其主治亦頗相近，今併爲一云。

[一] 苦：原作「若」。今據楚辭大招改。

[二] 蝨：原作「蟲」，今據證類卷二十八白蘘荷改。

【附方】舊八，新一。卒中蠱毒，下血如鷄肝，晝夜不絶，臟腑〔一〕敗壞待死者。以蘘荷葉密置病人席下，勿令知之，必自呼蠱主姓名也。梅師方。喉中似物，吞吐不出，腹脹羸瘦。取白蘘荷根擣汁服，蠱立出也。梅師方。喉舌瘡爛。酒漬蘘荷根半日，含漱其汁，瘥乃止。外臺秘要。吐血痔血。向東蘘荷根一把，擣汁三升服之。肘後方。婦人腰痛。方同上。月信澀滯。蘘荷根細切，水煎取二升，空心入酒和服。經驗方。風冷失聲，咽喉不利。蘘荷根二兩，擣絞汁，入酒一大盞，和勻，細細服，取瘥。肘後方。傷寒時氣，温病初得，頭痛壯熱，脉盛者。用生蘘荷根葉合擣，絞汁服三四升。肘後。雜物入目。白蘘荷根取心擣，絞取汁，滴入目中，立出。普濟方。

麻黄本經中品

【釋名】龍沙本經、卑相別録、卑鹽別録。【時珍曰】諸名殊不可解。或云其味麻，其色黄，未審然否？張揖廣雅云：龍沙，麻黄也。狗骨，麻黄根也。不知何以分別如此？

【集解】【別録曰】麻黄生晉地及河東，立秋采莖，陰乾令青。【弘景曰】今出青州、彭城、滎陽、中牟者爲勝，色青而多沫。蜀中亦有，不好。【恭曰】鄭州鹿臺及關中沙苑河旁沙州上最多，同州沙苑亦多。其青、徐者亦不復用。【禹錫曰】按段成式〔二〕酉陽雜俎云：麻黄莖頭開花，花小而黄，叢生。子如覆盆子，可食。【頌曰】今近汴京多有之，以滎陽、中牟者爲勝。春生苗，至夏五月則長及一尺以來。梢上有黄花，結實如百合瓣而小，又似皂莢子，味甜，微有麻黄氣，外皮紅，裏仁子黑。根紫赤色。俗説有雌雄二種。雌者於三月、四月内開花，六月結子。雄者無花，不結子。至立秋後收莖，陰乾。【時珍曰】其根皮色黄赤，長者近尺。

【附録】雲花子。【時珍曰】按葛洪肘後方治馬疥，有雲花草，云狀如麻黄而中堅實也。

莖。【修治】【弘景曰】用之折去節根，水煮十餘沸，以竹片掠去上沫。沫令人煩，根節能止汗故也。

【氣味】苦，温，無毒。【別録曰】微温。【普曰】神農、雷公：苦，無毒。扁鵲：酸。李當之：平。【權曰】甘，平。【元素曰】性温，味苦而甘辛，氣味俱薄，輕清而浮，陽也，升也。手太陰之藥，入足太陽經，兼走手少陰、陽明。【時珍曰】麻黄微苦而辛，性熱而輕揚。僧繼洪云：中牟有麻黄之地，冬不積雪，爲泄内陽也，故過用則洩真氣。觀此，則性熱可知矣。服麻黄自汗不止者，以冷水浸頭髮，仍用撲法即止。凡服麻黄藥，須避風一日，不爾病復作也。凡用須佐以黄芩，則無赤眼之患。○【之才曰】厚朴、白微爲之使。惡辛夷、石韋。

〔一〕腑：原作「俯」。今據證類卷二十八白蘘荷引梅師方改。
〔二〕式：原脱。今據卷一引據古今經史百家書目補。

【主治】中風傷寒頭痛，温瘧，發表出汗，去邪熱氣，止欬逆上氣，除寒熱，破癥堅積聚。本經。五臟邪氣緩急，風脇痛，字乳餘疾，止好唾，通腠理，解肌，洩邪惡氣，消赤黑斑毒。不可多服，令人虚。別録。治身上毒風𤸷痺，皮肉不仁，主壯熱温疫，山嵐瘴氣。甄權。通九竅，調血脉，開毛孔皮膚。大明。去營中寒邪，泄衛中風熱。元素。散赤目腫痛，水腫風腫，産後血滯。時珍。

【發明】【弘景曰】麻黄療傷寒，解肌第一藥。【頌曰】張仲景治傷寒，有麻黄湯及葛根湯、大小青龍湯，皆用麻黄。治肺痿[一]上氣，有射干麻黄湯、厚朴麻黄湯，皆大方也。【杲[二]曰】輕可去實，麻黄、葛根之屬是也。六淫有餘之邪，客於陽分皮毛之間，腠理閉拒，營衛氣血不行，故謂之實。二藥輕清成象，故可去之。麻黄微苦，其形中空，陰中之陽，入足太陽寒水之經。其經循背下行，本寒而又受外寒，故宜發汗，去皮毛氣分寒邪，以泄表實。若過發則汗多亡陽，或飲食勞倦及雜病自汗表虚之證用之，則脱人元氣，不可不禁。【好古曰】麻黄治衛實之藥，桂枝治衛虚之藥，二物雖爲太陽證藥，其實營衛藥也。心主營爲血，肺主衛爲氣。故麻黄爲手太陰肺之劑，桂枝爲手少陰心之劑。傷寒傷風而欬嗽，用麻黄、桂枝，即湯液之源也。【時珍曰】麻黄乃肺經專藥，故治肺病多用之。張仲景治傷寒無汗用麻黄，有汗用桂枝。歷代明醫解釋，皆隨文傅會，未有究其精微者。時珍常釋[三]思之，似有一得，與昔人所解不同云。津液爲汗，汗即血也。在營則爲血，在衛則爲汗。夫寒傷營，營血内濇，不能外通於衛，衛氣閉固，津液不行，故無汗發熱而憎寒。夫風傷衛，衛氣外泄，不能内護於營，營氣虚弱，津液不固，故有汗發熱而惡風。然風寒之邪，皆由皮毛而入。皮毛者，肺之合也。肺主衛氣，包羅一身，天之象也。是證雖屬乎太陽，而肺實受邪氣。其證時兼面赤怫鬱，欬嗽有痰，喘而胸滿諸證者，非肺病乎?蓋皮毛外閉，則邪熱内攻，而肺氣膹鬱。故用麻黄、甘草同桂枝，引出營分之邪，達之肌表，佐以杏仁泄肺而利氣。汗後無大熱而喘者，加以石膏。朱肱活人書，夏至後加石膏、知母，皆是泄肺火之藥。是則麻黄湯雖太陽發汗重劑，實爲發散肺經火鬱之藥也。腠理不密，則津液外泄，而肺氣自虚。虚則補其母。故用桂枝同甘草，外散風邪以救表，内伐肝木以防脾。佐以芍藥，泄木而固脾，泄東所以補西也。使以薑、棗，行脾之津液而和營衛也。下後微喘者加厚朴、杏仁，以利肺氣也。汗後脉沉遲者加人參，以益肺氣也。朱肱加黄芩爲陽旦湯，以瀉肺熱也。皆是脾肺之藥。是則桂枝雖太陽解肌輕劑，實爲理脾救肺之藥也。此千古未發之秘旨，愚因表而出之。又少陰病發熱脉沉，有麻黄附子細辛湯、麻黄附子甘草湯。少陰與太陽爲表裏，乃趙嗣真所謂熟附配麻黄，補中有發也。一錦衣夏月飲酒達旦，病水泄，數日不止，水穀直出，服分利、消導、升提諸藥則反劇。時珍診之，脉浮而緩，大腸下弩，復發痔血。此因肉食、生冷、茶水過雜，抑遏陽氣在下，木盛土衰，素問所謂久風成飧泄也。法當升之揚之。遂以小續命湯投之，一服而愈。昔仲

〔一〕痿：原作「瘻」。今據金匱卷上肺痿肺癰欬嗽上氣病脉證治改。

〔二〕杲：原作「果」。此段引文見於李杲醫學發明卷二本草十劑。今據改。

〔三〕釋：張本作「繹」。皆通，後者義長。

景治傷寒六七日，大下後，脉沉遲，手足厥逆，咽喉不利，唾膿血，泄利不止者，用麻黄湯平其肝肺，兼升發之，即斯理也。神而明之，此類是矣。

【附方】舊五，新七。天行熱病，初起一二日者。麻黄一大兩去節，以水四升煮，去沫，取二升，去滓，着米一匙及豉〔一〕爲稀粥。先以湯浴後，乃食粥，厚覆取汗，即愈。孟詵必效〔二〕方。傷寒雪煎。麻黄十斤去節，杏仁四升去皮熬，大黄一斤十二兩。先以雪水五碩四斗，漬麻黄於東向竈釜中。三宿後，納大黄攪勻，桑薪煮至二石，去滓。納杏仁同煮至六七斗，絞去滓，置銅器中。更以雪水三斗合煎，令得二斗四升，藥成，丸如彈子大。有病者以沸白湯五合，研一丸服之，立汗出。不愈，再服一丸。封藥勿令洩氣。千金方。傷寒黄疸。表熱者，麻黄醇酒湯主之。麻黄一把，去節綿裹，美酒五升，煮取半升，頓服取小汗。春月用水煮。千金方。裹水黄腫。張仲景云：一身面目黄腫，其脉沉，小便不利，甘草麻黄湯主之。麻黄四兩，水五升，煮去沫，入甘草二兩，煮取三升。每服一升，重覆汗出。不汗再服。慎風寒。〇千金云：有患氣急久不瘥，變成水病，從腰以上腫者，宜此發其汗。水腫脉沉。屬少陰。其脉浮者爲風〔三〕，虚脹者爲氣，皆非水也。麻黄附子湯汗之。麻黄三兩，水七升，煮去沫，入甘草二兩，附子炮一枚，煮取二升半。每服八分，日三服，取汗。張仲景金匱要略。風痺冷痛。麻黄去根五兩，桂心二兩，爲末，酒二升，慢火熬如餳。每服一匙，熱酒調下，至汗出爲度。避風。聖惠方。小兒慢脾風，因吐泄後而成。麻黄長五寸十箇去節，白术指面大二塊，全蠍二箇，生薄荷葉包煨，爲末。二歲以下一字，三歲以上半錢，薄荷湯下。聖惠方。尸咽痛痺，語聲不出。麻黄以青布裹，燒烟筒中熏之。〇聖惠方。産後腹痛，及血下不盡。麻黄去節，爲末，酒服方寸匕，一日二三服，血下盡即止。子母秘録。心下悸病。半夏麻黄丸：用半夏、麻黄等分，末之，煉蜜丸小豆大。每飲服三丸，日三服。金匱要略。痘瘡倒黶。寇宗奭曰：鄭州麻黄去節半兩，以蜜一匙同炒良久，以水半升煎數沸，去沫，再煎去三分之一，去滓，乘熱服之。避風，其瘡復出也。一法：用無灰酒煎，其效更速。仙源縣筆工李用之子病斑瘡，風寒倒黶已困，用此一服便出，如神。中風諸病。麻黄一秤去根，以王相日、乙卯日，取東流水三石三斗，以净鐺盛五七斗，先煮五沸，掠去沫，逐旋添水，盡至三五斗，漉去麻黄，澄定，濾去滓，取清再熬至一斗，再澄再濾，取汁再熬，至升半爲度，密封收之，一二年不妨。每服一二匙，熱湯化下取汗。熬時要勤攪，勿令着底，恐焦了。仍忌鷄犬陰人見之。此劉守真秘方也。宣明方。

根節。【氣味】甘，平，無毒。【主治】止汗，夏月雜粉撲之。弘景。

【發明】【權曰】麻黄根節止汗，以故竹扇杵末同撲之。又牡蠣粉、粟粉并麻黄根等分，爲末，生絹袋盛貯。盜汗出，即撲，手摩之。【時珍曰】麻黄發汗

〔一〕豉：原作「鼓」。今據證類卷八麻黄改。
〔二〕效：原作「用」。今據改同上。
〔三〕風：原作「氣」。今據金匱卷中水氣病脉證并治改。

之氣駃不能禦，而根節止汗效如影響，物理之妙，不可測〔一〕度如此。自汗有風濕、傷風、風温、氣虚、血虚、脾虚、陰虚、胃熱、痰飲、中暑、亡陽、柔痓諸證，皆可隨證加而用之。當歸六黄湯加麻黄根，治盗汗尤捷。蓋其性能行周身肌表，故能引諸藥外至衛分而固膜〔二〕理也。本草但知撲之之法，而不知服餌之功尤良也。

【附方】新八。**盗汗陰汗。**麻黄根、牡蠣粉爲末，撲之。**盗汗不止。**麻黄根、椒目等分，爲末。每服一錢，無灰酒下。外以麻黄根、故蒲扇爲末，撲之。奇效良方。**小兒盗汗。**麻黄根三分，故蒲扇灰一分，爲末，以乳服三分，日三服。仍以乾薑三分同爲末，三分撲之。古今録驗。**諸虚自汗：**夜卧即甚，久則枯瘦。黄芪、麻黄根各一兩，牡蠣米泔浸洗煅過一兩〔三〕，爲散。每服五錢，水二盞，小麥百粒，煎服。和劑局方。**虚汗無度。**麻黄根、黄芪等分，爲末，飛麪糊作丸梧子大。每用浮麥湯下百丸，以止爲度。談埜翁試驗方。**産後虚汗。**黄芪、當歸各一兩，麻黄根二兩。每服一兩，煎湯下。**陰囊濕瘡，**腎有勞熱。麻黄根、石硫黄各一兩，米粉一合，爲末，傅之。千金方。**内外障翳。**麻黄根一兩，當歸身一錢，同炒黑色，入麝香少許，爲末。嗃鼻，頻用。此南京相國寺東黑孩兒方也。普濟。

木賊 宋嘉祐

【釋名】【時珍曰】此草有節，面糙澀。治木骨者，用之磋擦則光浄，猶云木之賊也。

【集解】【禹錫曰】木賊出秦、隴、華、成諸郡近水地。苗長尺許，叢生。每根一幹，無花葉，寸寸有節，色青，凌冬不凋。四月采之。【頌曰】所在近水地有之，采無時，今用甚多。【時珍曰】叢叢直上，長者二三尺，狀似凫茈苗及粽心草而中空有節，又似麻黄莖而稍粗，無枝葉。

莖。【氣味】甘，微苦，無毒。【時珍曰】温。**【主治】目疾，退翳膜，消積塊，益肝膽，療腸風，止痢，及婦人月水不斷，崩中赤白。**嘉祐。**解肌，止淚止血，去風濕，疝痛，大腸脱肛。**時珍。

【發明】【禹錫曰】木賊得牛角腮、麝香，治休息久痢。得禹餘粮、當歸、芎藭，治崩中赤白。得槐蛾、桑耳，治腸風下血。得槐子、枳實，治痔疾出血。【震亨曰】木賊去節烘過，發汗至易，本草不曾言及。【時珍曰】木賊氣温，味〔四〕微甘苦，中空而輕，陽中之陰，升也，浮也。與麻黄同形同性，故亦能發汗解肌，升散火鬱風濕，治眼目諸血疾也。

〔一〕測：原作「則」。今從江西本改。

〔二〕膜：張本作「腠」，義長。

〔三〕一兩：原脱。今據局方卷八治雜病「牡蠣散」補。

〔四〕味：原作「昧」。今從江西本改。

【附方】舊三，新九。目昏多淚。木賊去節，蒼术泔浸，各一兩，爲末。每服二錢，茶調下。或蜜丸亦可。急喉痺塞。木賊以牛糞火燒存性，每冷水服一錢，血出即安也。聖惠方。舌硬出血。木賊煎水漱之，即止。聖惠方。血痢不止：木賊五錢，水煎温服，一日一服。聖惠方。瀉血不止。蘇方同上，日二服。廣利方。腸痔下血，多年不止。用木賊、枳殼各二兩，乾薑一兩，大黄二錢半，並於銚内炒黑存性，爲末。每粟米飲服二錢，甚效也。蘇頌圖經本草。大腸脱肛。木賊燒存性，爲末摻之，按入即止。一加龍骨。三因方。婦人血崩，血氣痛不可忍，遠年近日不瘥者，雷氏木賊散主之。木賊一兩，香附子一兩，朴硝半兩，爲末。每服三錢，色黑者，酒一盞煎，紅赤者，水一盞煎，和滓服，日二服。臍下痛者，加乳香、没藥、當歸各一錢，同煎。忌生冷、硬物、豬魚油膩、酒麪。醫壘元戎。月水不斷。木賊炒三錢，水一盞，煎七分，温服，日一服。聖惠方。胎動不安。木賊去節、川芎等分，爲末。每服三錢，水一盞，入金銀一錢，煎服。聖濟總録。小腸疝氣。木賊細剉，微炒爲末，沸湯點服二錢，緩服取效。一方：用熱酒下。○寇氏本草衍義。誤吞銅錢。木賊爲末，鷄子白調服一錢。聖惠方。

【附録】問荆。【藏器曰】味苦，平，無毒。主結氣瘤痛，上氣氣急，煮汁服之。生伊、洛[一]洲渚間，苗如木賊，節節相接，一名接續草。

石龍芻本經上品

【釋名】龍鬚本經、龍修山海經、龍華別録、龍珠本經、懸莞別録、草續斷本經、縉雲草綱目、方賓別録、西王母簪。【時珍曰】刈草包束曰芻。此草生水石之處，可以刈束養馬，故謂之龍芻。述異記周穆王東海島中養八駿處，有草名龍芻，是矣。故古語云：一束龍芻，化爲龍駒。亦孟子芻豢之義。龍鬚、王母簪，因形也。縉雲，縣名，屬今處州，仙都山産此草，因以名之。崔豹古今注云：世言黄帝乘龍上天，群臣攀龍鬚墜地生草，名曰龍鬚者，謬也。江東以草織席，名西王母席，亦豈西王母騎虎而墮其鬚乎？

【集解】【別録曰】石龍芻生梁州山谷濕地，五月、七月采莖，暴乾，以九節多朱者良。【弘景曰】莖青細相連，實赤，今出近道水石處，似東陽龍鬚以作席者，但多節爾。【藏器曰】今出汾州、沁州、石州，亦處處有之。【保昇曰】叢生，莖如綖，所在有之，俗名龍鬚草，可爲席，八月、九月采根，暴乾。【時珍曰】龍鬚叢生，狀如粽心草及鳧茈，苗直上，夏月莖端開小穗花，結細實，並無枝葉。今吴人多栽蒔織席，他處自生者不多也。本經明言龍芻一名龍鬚，而陶弘景言龍芻似龍鬚但多節，似以爲二物者，非矣。

莖。【氣味】苦，微寒，無毒。【別録曰】微温。【主治】心腹邪氣，小便不利，淋閉，風濕，鬼疰，惡毒。久服補虚羸，輕

[一] 洛：原作「没」。今據證類卷九問荆改。

身，耳目聰明，延年。本經。補内虚不足，痞滿，身無潤澤，出汗，除莖中熱痛，療蚘蟲及〔一〕不消食。别録。

敗席。【主治】淋及小便卒不通，彌敗有垢者方尺，煮〔二〕汁服之。藏器。

龍常草别録有名未用

【釋名】粽心草。【時珍曰】俚俗五月采，繫角黍之心，呼爲粽心草是也。

【集解】【别録曰】生河水旁，狀如龍芻，冬夏生。【時珍曰】按爾雅云：蓾，鼠莞也。鄭樵解爲龍芻。郭璞云：纖細似龍鬚，可爲席，蜀中出者好。恐即此龍常也。蓋是龍鬚之小者爾，故其功用亦相近云。

莖。【氣味】鹹，温，無毒。【主治】輕身，益陰氣，療痺寒濕。别録。

燈心草宋開寶

【釋名】虎鬚草綱目、碧玉草綱目。

【集解】【志曰】燈心草生江南澤地，叢生，莖圓細而長直，人將爲席。【宗奭曰】陜西亦有之。蒸熟待乾，折取中心白穰燃燈者，是謂熟草。又有不蒸者，但生乾剥取爲生草。入藥宜用生草。【時珍曰】此即龍鬚之類，但龍鬚緊小而瓤實，此草稍粗而瓤虚白。吴人栽蒔之，取瓤爲燈炷，以草織席及蓑。他處野生者不多。外丹家以之伏硫、砂。雷公炮炙論序云：硇遇赤鬚，永留金鼎。注云：赤鬚亦呼虎鬚草，煮硇能住火。不知即此虎鬚否也。

莖及根。【修治】【時珍曰】燈心難研，以粳米粉漿染過，晒乾研末，入水澄之，浮者是燈心也，晒乾用。

【氣味】甘，寒，無毒。【元素曰】辛，甘，陽也。【吴綬曰】淡，平。【主治】五淋，生煮服之。敗席煮服，更良。開寶。瀉肺，治陰竅濇不利，行水，除水腫癃閉。元素。治急喉痺，燒灰吹之甚捷。燒灰塗乳上，飼小兒，止夜啼。震亨。降心火，止血通氣，散腫止渴。燒灰入輕粉、麝香，治陰疳。時珍。

【附方】舊一，新九。破傷出血。燈心草嚼爛傅之，立止。勝金方。衄血不止。燈心一兩，爲末，入丹砂一錢。米飲每服二錢。聖濟總録。喉風痺塞。瑞竹堂方用燈心一握，陰陽瓦燒存性，又炒鹽一匙，每吹一捻，數次立愈。○一方：用燈心灰二錢，蓬砂末一錢，吹之。○一方：燈心、箬葉燒灰，等分，吹之。

〔一〕及：原作「腫」。今據證類卷七石龍蒭改。
〔二〕煮：原作「者」。今據改同上。

〇惠濟方用燈心草、紅花燒灰，酒服一錢，即消。**痘瘡煩喘**，小便不利者。燈心一把，鼈甲二兩，水一升半，煎六合，分二服。龐安常傷寒論。**夜不合眼，難睡**。燈草煎湯代茶飲，即得睡。集簡方。**通利水道**。白飛霞自制天一丸：用燈心十斤，米粉漿染，晒乾研末，入水澄去粉，取浮者晒乾，二兩五錢，赤白茯苓去皮共五兩，滑石水飛五兩，猪苓二兩，澤瀉三兩，人參一斤切片熬膏，合藥丸如龍眼大，朱砂爲衣。每用一丸，任病换引。大段小兒生理向上，本天一生水之妙，諸病以水道通利爲捷徑也。〇韓氏醫通。**濕熱黄疸**。燈草根四兩，酒、水各半，入瓶内煮半日，露一夜，温服。集玄方。

燈花燼見火部。

本草綱目草部目録第十六卷

草之五　隰草類下七十三種

地黃本經○胡面莽附　牛膝本經　紫菀本經　女菀本經

麥門冬本經　萱草嘉祐　槌[一]胡根拾遺　淡竹葉綱目

鴨跖草嘉祐○即竹葉菜　冬[二]葵本經　蜀葵嘉祐

兔[三]葵唐本　黃蜀葵嘉祐　龍葵唐本　龍珠拾遺

酸漿本經○即燈籠草　蜀羊泉本經　鹿蹄草綱目　敗醬本經○即苦菜

迎春花綱目　款冬花本經　鼠麴草日華○即米麴、佛耳草

決明[四]本經　地膚本經○即落帚　瞿麥本經　王不留行別録

剪春羅綱目　金盞草綱目[五]　葶藶本經　車前本經

狗舌草唐本　馬鞭草別録○即龍牙　蛇含本經　女青別録[六]

鼠尾草別録　狼把草開寶　狗尾草綱目　鱧腸唐本○即旱蓮草

連翹本經　陸英本經　蒴藋別録　水英圖經

藍本經　藍澱綱目　青黛開寶○雀翹附　甘藍拾遺

〔一〕槌：正文本藥正名作「搥」。

〔二〕冬：正文本藥正名無此字。

〔三〕兔：正文本藥正名作「菟」。

〔四〕決明：正文此藥後附「茳芒、合明草」。

〔五〕綱目：正文作「救荒」。

〔六〕別録：正文作「本經」。

右附方舊一百七十一，新二百九十一。

〔一〕草：正文本藥正名無此字。
〔二〕藜：正文本藥正名作「蔾」。
〔三〕蚣：正文本藥正名此下有「草」字。

本草綱目草部第十六卷

草之五　隰草類下七十三種

地黃本經上品

【釋名】苄音户、芑音起、地髓本經。【大明曰】生者以水浸驗之。浮者名天黃，半浮半沉者名人黃，沉者名地黃。入藥沉者爲佳，半沉者次之，浮者不堪。【時珍曰】爾雅云：苄，地黃。郭璞云：江東呼爲苄。羅願云：苄以沈下珍爲貴，故字從下。

【集解】【別録曰】地黃生咸陽川澤黃土者佳，二月、八月采根，陰乾。【弘景曰】咸陽即長安也。生渭城者乃有子實如小麥。今以彭城乾地黃最好，次歷陽，近用江寧板橋者爲勝。作乾者有法，擣汁和蒸，殊用工意。而此云陰乾，恐以蒸作爲失乎？人亦以牛膝、萎蕤作之，人不能別。【頌曰】今處處有之，以同州者爲上。二月生葉，布地便出似車前葉，上有皺文而不光。高者及尺餘，低者三四寸，其花似油麻花而紅紫色，亦有黃花者。其實作房如連翹，中子甚細而沙褐色。根如人手指，通黃色，粗細長短不常。種之甚易，根入土即生。一説古稱種地黃宜黃土。今不然，大宜肥壤虚地，則根大而多汁。其法以葦席圍編如車輪，徑丈餘，以壤土實葦席中爲壇。壇上又以葦席實土爲一級，比下壇徑減一尺。如此數級，如浮屠。乃以地黃根節多者寸斷之，蒔壇上，層層令滿，逐日水灌，令茂盛。至春秋分時，自上層取之，根皆長大而不斷折，不被斸傷故也。得根暴乾。出同州者光潤甘美。【宗奭曰】地黃葉如甘露子，花如脂麻花，但有細斑點。北人謂之牛奶子花，莖有微細短白毛。【時珍曰】今人惟以懷慶地黃爲上，亦各處隨時興廢不同爾。其苗初生塌地，葉如山白菜而毛澁，葉面深青色，又似小芥葉而頗厚，不叉丫。葉中攛莖，上有細毛。莖稍開小筒子花，紅黃色。結實如小麥粒。根長四五寸，細如手指，皮赤黃色，如羊蹄根及胡〔一〕蘿蔔根，曝乾乃黑，生食作土氣。俗呼其苗爲婆婆奶。古人種子，今惟種根。王旻山居録云：地黃嫩苗，摘其旁葉作菜，甚益人。本草以二月、八月采根，殊未窮物性。八月殘葉猶在，葉中精氣，未盡歸根。二月新苗已生，根中精氣已滋〔二〕於葉。不如正月、九月采者殊好，又與蒸曝相宜。禮記云：羊苄豕薇，則自古已食之矣。【嘉謨曰】江、浙壤地種者，受南方陽氣，質雖光潤而力微；懷慶山産者，禀北方純陰，皮有疙瘩而力大。

乾地黃。【修治】【藏器曰】乾地黃，本經不言生乾及蒸乾。方家所用二物各別，蒸乾即温補，生乾即平宣，當依此法用。【時珍曰】本經所謂乾地黃者，

〔一〕胡：原作「葫」。今據卷二十六胡蘿蔔改。

〔二〕滋：原作「兹」。今據居家必用戊集種地黃改。

即生地黄之乾者也。其法取地黄一百斤，擇肥者六十斤洗净，晒令微皺。以揀下者洗净，木臼中搗絞汁盡，投酒更搗，取汁拌前地黄，日中晒乾，或火焙乾用。

【氣味】甘，寒，無毒。【别録曰】苦。【權曰】甘，平。【好古曰】甘、苦，寒，氣薄味厚，沉而降，陰也。入手足少陰、厥陰及手太陽之經。酒浸，上行外行。日乾者平，火乾者温，功用相同。【元素曰】生地黄大寒，胃弱者斟酌用之。恐損胃氣。【之才曰】得清酒〔一〕、麥門冬良。惡貝母，畏蕪荑。【權曰】忌〔二〕葱、蒜、蘿蔔、諸血，令人營衛澀，鬚髪白。【斆曰】忌銅鐵器，令人腎消并髪白，男損營，女損衛。【時珍曰】薑汁浸則不泥膈，酒制則不妨胃〔三〕。鮮用則寒，乾用則凉。

【主治】傷中，逐血痺，填骨髓，長肌肉。作湯除寒熱積聚，除痺，療折跌絶筋。久服輕身不老，生者尤良。本經。主男子五勞七傷，女子傷中胞漏下血，破惡血，溺血，利大小腸，去胃中宿食，飽力斷絶，補五臟内傷不足，通血脉，益氣力，利耳目。别録。助心膽氣，强筋骨，長志安魂定魄，治驚悸勞劣，心肺損，吐血鼻衄，婦人崩中血運。大明。産後腹痛。久服變白延年。甄權。凉血生血，補腎水真陰，除皮膚燥，去諸濕熱。元素。主心病，掌中熱痛，脾氣痿蹶，嗜卧，足下熱而痛。好古。治齒痛唾血。

生地黄。【主治】大寒。治婦人崩中血不止，及産後血上薄心悶絶。傷身胎動下血，胎不落，墮墜踠折，瘀血，留血，鼻衄，吐血。皆搗飲之。别録。解諸熱，通月水，利水道。擣貼心腹，能消瘀血。甄權。

【發明】【好古曰】生地黄入手少陰，又爲手太陽之劑，故錢仲陽瀉丙火與木通同用以導赤也。諸經之血熱，與他藥相隨，亦能治之。溺血、便血皆同。【權曰】病人虚而多熱者，宜加用之。【戴原禮曰】陰微陽盛，相火熾强，來乘陰位，日漸煎熬，爲虚火之證者，宜地黄之屬以滋陰退陽。○【宗奭曰】本經只言乾、生二種，不言熟者。如血虚勞熱，産後虚熱，老人中虚燥熱者，若與生乾，當慮太寒，故後世改用蒸曝熟者。生熟之功殊别，不可不詳。【時珍曰】本經所謂乾地黄者，乃陰乾、日乾、火乾者，故又云生者尤良。别録復云生地黄者，乃新掘鮮者，故其性大寒。其熟地黄乃後人復蒸晒者。諸家本草皆指乾地黄爲熟地黄，雖主治證同，而凉血補血之功稍異，故今别出熟地黄一條於下。

熟地黄。【修治】【頌曰】作熟地黄法：取肥地黄三二十斤净洗，别以揀下瘦短者三二十斤搗絞取汁，投石器中，浸漉令浹，甑上浸三四過。時時浸濾轉蒸，訖，又暴，使汁盡，其地黄當光黑如漆，味甘如飴。須瓷器收之，以其脂柔喜潤也。【斆曰】采生地黄去皮，瓷鍋上柳木甑蒸之，攤令氣歇，拌酒再蒸，又出令乾。勿犯銅鐵器，令人腎消并髪白，男損營，女損衛也。【時珍曰】近時造法：揀取沉水肥大者，以好酒入縮砂仁末在内，拌匀，柳木甑於瓦鍋内蒸令氣透，晾乾。再以砂仁酒拌蒸、晾。如此九蒸九晾乃止。蓋地黄性泥，得砂仁之香而竄，合和五臟冲和之氣，歸宿丹田故也。今市中惟以酒煮熟售者，不可用。

〔一〕　清酒：原「青酉」。今據證類卷七乾地黄改。

〔二〕　忌：原脱。此下内容非甄權所云。今據本條下文「熟地黄」所引「元素曰」補此字。

〔三〕　胃：原脱。今據本条下文「生地黄酒炒則不妨胃」補。

【氣味】甘，微苦，微温，無毒。【元素曰】甘，微苦，寒。假酒力洒蒸，則微温而大補。味厚氣薄，陰中之陽，沉也。入手足少陰、厥陰之經。治外治上，須酒制。忌蘿蔔、葱、蒜、諸血。得牡丹皮、當歸，和血生血凉血，滋陰補髓。【主治】填骨髓，長肌肉，生精血，補五臟内傷不足，通血脉，利耳目，黑鬚髮，男子五勞七傷，女子傷中胞漏，經候不調，胎産百病。時珍。補血氣，滋腎水，益真陰，去臍腹急痛，病後脛股酸痛。元素。坐而欲起，目䀮䀮無所見。好古。

【發明】【元素曰】地黄生則大寒而凉血，血熱者須用之；熟則微温而補腎，血衰者須用之。又臍下痛屬腎經，非熟地黄不能除，乃通腎之藥也。【好古曰】生地黄治心熱、手足心熱，入手足少陰、厥陰，能益腎水，凉心血，其脉洪實者宜之。若脉虚者，則宜熟地黄，假火力蒸九數，故能補腎中元氣。仲景八〔一〕味丸以之爲諸藥之首，天一所生之源也。湯液四物湯治藏血之臟，以之爲君者，癸乙同歸一治也。【時珍曰】按王碩易簡方云：男子多陰虚，宜用熟地黄；女子多血熱，宜用生地黄。又云：生〔二〕地黄能生精血〔三〕，天門冬引入所生之處；熟地黄能補精血，用麥門冬引入所補之處。虞摶醫學正傳云：生地黄生血，而胃氣弱者服之恐妨食；熟地黄補血，而痰飲多者服之恐泥膈。或云：生地黄酒炒則不妨胃，熟地黄薑汁炒則不泥膈。此皆得用地黄之精微者也。【頌曰】崔元亮海上方：治一切心痛，無問新久。以生地黄一味，隨人所食多少，擣絞取汁，搜麪作餺飥或冷淘食，良久當利出蟲，長一尺許，頭似壁宫，後不復患矣。昔有人患此病二年，深以爲恨。臨終戒其家人，吾死後當剖去病本。從其言果得蟲，置於竹節中，每所食皆飼之。因食地黄餺飥亦與之，隨即壞爛，由此得方。劉禹錫傳信方亦紀其事云：貞元十年，通事舍人崔抗女，患心痛垂絶，遂作地黄冷淘食，便吐一物，可方寸匕，狀如蝦蟆，無足目，似有口，遂愈。冷淘勿着鹽。

【附方】舊十三，新五十一。服食法。地黄根净洗，擣絞汁，煎令稠，入白蜜更煎，令可丸，丸如梧子大。每晨温酒送下三十丸，日三服。亦可以青州棗和丸。或别以乾地黄末入膏丸服亦可。百日面如桃花，三年身輕不老。抱朴子云：楚文子服地黄八年，夜視有光。

地黄煎。補虚除熱，治吐血唾血，取乳石，去癰癤等疾。生地黄不拘多少，三擣三壓，取汁令盡，以瓦器盛之，密蓋勿洩氣。湯上煮減半，絞去滓，再煎如餳，丸彈子大。每温酒服一丸，日二服。千金方。

地髓煎。生地黄十斤，洗净，擣壓取汁，鹿角膠一斤半，生薑半斤，絞取汁，蜜二升，酒四升。文武火煮地黄汁數沸，即以酒研紫蘇子四兩，取汁入煎一二十沸，下膠，膠化，下薑汁、蜜再煎，候稠，瓦器盛之。每空心酒化一匕服，大補益。同上。

地黄粥。大能利血生精。地黄切二合，與米同入罐中煮之。候熟，以酥二合，蜜乙合，同炒香入内，再煮熟食。臞仙神隱。地黄酒。見穀部「酒」下。

〔一〕八：原作「六」。今據湯液本草卷三熟地黄改。
〔二〕生：此後原衍一「生」字。今從江西本删。
〔三〕精血：原字漫漶。今從補正同上。

瓊玉膏。常服開心益智，髮白返黑，齒落更生，辟穀延年。治癰疽勞瘵，欬嗽唾血等病，乃鐵甕城申先生方也。生地黄[一]十六斤取汁，人參末乙斤半，白伏苓末三斤，白沙蜜十斤，濾净拌匀，入瓶内，箬封，安砂鍋中，桑柴火煮三日夜。再换蠟紙重封，浸井底一夜，取起，再煮一伏時。每以白湯或酒點服一匙。丹溪云：好色虚人，欬嗽唾血者，服之甚捷。國朝太醫院進御服食，議加天門冬、麥門冬、枸杞子末各一斤，賜名益壽永真膏。臞仙方加琥珀、沉香半兩。明目補腎。生苄、熟苄各二兩，川椒紅一兩，爲末，蜜丸梧子大，每空心鹽湯下三十丸。普濟方。固齒烏鬚。一治齒痛，二生津液，三變白鬚，其功極妙。地黄五斤，柳木甑内以土蓋上，蒸熟晒乾。如此三次，擣爲小餅。每噙嚥一枚。御藥院方。男女虚損，或大病後，或積勞後，四體沉滯，骨肉酸痛，吸[二]吸少氣，或小腹拘急，腰背强痛，咽乾脣燥，或飲食無味，多卧少起，久者積年，輕者百日，漸至瘦削。用生地黄二斤，麪一斤，擣爛，炒乾爲末。每空心酒服方寸匕，日三服。忌如法。肘後方。虚勞困乏。地黄一石，取汁，酒三斗，攪匀煎收。日服。必效方。病後虚汗，口乾心躁。熟地黄五兩，水三盞，煎一盞半，分三服，一日盡。聖惠方。骨蒸勞熱。張文仲方用生地黄一升，擣三度，絞取汁[三]盡，分再服。若利即减之，以凉爲度。外臺秘要。婦人發熱，欲成勞病，肌瘦食減，經候不調。地髓煎：用乾地黄一斤爲末，煉蜜丸梧子大。每酒服五十丸。保慶集。婦人勞熱，心忪[四]。地黄煎：用生乾地黄、熟乾地黄等分，爲末。生薑自然汁，入水相和，打糊丸梧子大。每服三十丸，用地黄湯下，或酒、醋、茶湯下亦可，日三服。覺臟腑虚冷，則晨服八味丸。地黄性冷壞脾，陰虚則發熱，地黄補陰血故也。婦人良方。欬嗽唾血，勞瘦骨蒸，日晚寒熱。生地黄汁三合，煮白粥，臨熟入地黄汁，攪匀，空心食之。食醫心鏡。吐血欬嗽。熟地黄末，酒服一錢，日三。聖惠方。吐血不止。生地黄汁一升二合，白膠香二兩，以磁器盛，入甑蒸，令膠消，服之。梅師。肺損吐血，或舌上有孔出血。生地黄八兩取汁，童便五合同煎熱，入鹿角膠炒研一兩，分三服。心熱吐衄，脉洪數者。生苄汁半升，熬至一合，入大黄末一兩，待成膏，丸梧子大，每熟水下五丸至十丸。並聖惠方。鼻出衄血。乾地黄、地龍[五]、薄荷等分，爲末。冷水調下。孫兆秘寶方。吐血便血。地黄汁六合，銅器煎沸，入牛皮膠一兩，待化入薑汁半盃，分三服，便止。或微轉一行，不妨。聖惠方。腸風下血。生地黄、熟地黄並酒浸，五味子等分，爲末，以煉蜜丸梧子大，每酒下七十丸。百一選方。初生便血。小兒初生七八日，大小便血出，乃熱傳心肺。不可服凉藥，只以生地黄汁五七匙，酒半匙，蜜半匙，和服之。全幼心鑑。小便尿血，吐血，及耳鼻出血。生地黄汁半升，生薑汁半合，蜜一合，和服。聖惠方。小便血淋。生地黄汁、車前葉汁各三合，和煎服。聖惠方。

〔一〕黄：此後原衍「汁」字。今據醫壘元戎卷九五補例「瓊玉膏」删。
〔二〕吸：原作「及」。今據肘後方卷四治虚損羸瘦不堪勞動方改。
〔三〕取汁：原脱。今據外臺卷十三骨蒸方補。
〔四〕忪：原作「松」。今據婦人良方卷五婦人血風勞氣方論改。
〔五〕地龍：證類卷六乾地黄引孫兆方作「龍腦」。

小兒蠱痢。生苄汁一升二合，分三四服，立效。子母秘録。月水不止。生地黄汁，每服一盞，酒一盞，煎服，日二次。千金方。月經不調，久而無子，乃衝任伏熱也。熟地黄半斤，當歸二兩，黄連一兩，並酒浸一夜，焙研爲末，煉蜜丸梧子大。每服七十丸，米飲、温酒任下。禹講師方。妊娠漏胎，下血不止。百一方用生地黄汁一升，漬酒四合，煮三五沸服之。不止又服。○崔氏方用生地黄爲末，酒服方寸匕，日一夜一。○經心録加乾薑爲末。○保命集二黄丸：用生地黄、熟地黄等分，爲末。每服半兩，白术、枳殻煎湯，空心調下，日二服。妊娠胎痛。妊婦衝任脉虚，惟宜抑陽助陰。内補丸：用熟地黄二兩，當歸一兩，微炒爲末。蜜丸〔一〕梧子大，每温酒下三十丸。許學士本事方。妊娠胎動。生地黄擣汁，煎沸，入雞子白一枚，攪服。聖惠方。産後血痛有塊，并經脉行後腹痛不調。黑神散：用熟地黄一斤，陳生薑半斤，同炒乾爲末。每服二錢，温酒調下。婦人良方。産後惡血不止。乾地黄擣末，每食前熱酒服一錢。連進三服。瑞竹堂方。産後中風，脇不得轉。交加散：用生地黄五兩研汁，生薑五兩取汁，交互相浸一夕，次日各炒黄，浸汁乾，乃焙爲末。每酒服一方寸匕。濟生方。産後煩悶，乃血氣上冲。生地黄汁、清酒各一升，相和煎沸，分二服。集驗方。産後百病。地黄酒：用地黄汁漬麴貳升，净秫米二斗，令發，如常釀之。至熟，封七日，取清，常服令相接。忌生冷、酢滑〔二〕、蒜、雞、猪肉，一切毒物。未産先一月釀成。夏月不可造。千金翼方。胞衣不出。生地黄汁一升，苦酒三合，相和煖服。必效方。寒疝絞痛來去。用烏雞一隻，治如常法。生地黄七斤，剉細。甑中同蒸，下以銅器承取汁。清旦服至日晡，令盡。其間當下諸寒澼，訖，作白粥食之。久疝者作三劑。肘後方。小兒陰腫。以葱椒湯煖處洗之。唾調地黄末傅之。外腎熱者，雞子清調，或加牡蠣少許。危氏方。小兒熱病，壯熱煩渴，頭痛。生地黄汁三合，蜜半合，和勻，時時與服。普濟方。熱暍昏沉。地黄汁一盞服之。熱瘴昏迷，煩悶，飲水不止，至危者，一服見效。生地黄根、生薄荷葉等分，擂爛，取自然汁，入麝香少許，井花水調下，覺心下頓涼，勿再服。普濟方。温毒發斑。黑膏：治温毒發斑嘔逆。生地黄二兩六錢二字半，好豆豉一兩六錢二字半，以豬膏十兩合之，露一夜，煎減三分之一，絞去滓，入雄黄、麝香如豆大，攪勻，分作三服，毒從皮中出則愈。忌蕪荑。千金方〔三〕。血熱生癬。地黄汁頻服之。千金方。疔腫乳癰。地黄擣敷之，熱即易。性涼消腫，無不效。梅師方。癰癤惡肉：地黄三斤，水一斗，煮取三升，去滓煎稠，塗紙上貼之，日三易。鬼遺方。一切癰疽，及打撲傷損，未破疼痛者。以生地黄杵如泥，攤在上，摻木香末於中，又攤地黄泥一重貼之，不過三五度即内消也。王衮博濟方。打撲損傷，骨碎及筋傷爛，用生地黄熬膏裹之。以竹簡編夾急縛，勿令轉動。一日一夕，可十易之，則瘥。○類説云：許元公過橋墮馬，右臂臼脱，左右急挼入臼中，昏迷不知痛苦。急召田録事視之，曰：尚可救。乃以藥封腫處，中夜方甦，達旦痛止，痛處已白。

〔一〕蜜丸：原脱。今據本事方卷十婦人諸疾補。
〔二〕酢滑：原作「鮓」。今據千金方卷一虚損之「地黄酒」改。
〔三〕金方：底本二字缺損。今據其他金陵本補正。

日日換貼，其瘀腫移至肩背，乃以藥下去黑血三升而愈。即上方也。出肘後方中〔一〕。○損傷打撲瘀血在腹者，用生地黄汁三升，酒一升半，煮二升半，分三服。出千金方。**物傷睛突**。輕者瞼胞腫痛，重者目睛突出，但目系未斷者，即納入。急擣生地黄，綿裹傅之。仍以避風膏藥護其四邊。聖濟總録。**睡起目赤**腫起，良久如常者，血熱也。卧則血〔二〕歸於肝，故熱則目赤腫，良久血散，故如常也。用生地黄汁，浸粳米半升，晒乾，三浸三晒。每夜以米煮粥食一盞，數日即愈。有人病此，用之得效。醫餘。**眼暴赤痛**。水洗生地黄、黑豆各二兩，擣膏。卧時以鹽湯洗目，閉目以藥厚罨目上，至曉，水潤取下。聖濟總録。**蓐内赤目**。生地黄薄切，温水浸貼。小品方。**牙疳宣露**，膿血口氣。生地黄一斤，鹽二〔三〕合，末，自擣和團，以麪包煨令烟斷，去麪入麝一分，研勻，日夜貼之。聖濟録。**牙齒挺長**出一分者。常咋生地黄，甚妙。張文仲備急方。**牙動欲脱**。生地黄綿裹咂之。令汁漬〔四〕根，并嚥之，日五六次。千金方。**食蟹齦腫**，肉弩出者。生地黄汁一盌，牙皂角數條火炙，蘸盡地黄汁，爲末傅之。永類方。**耳中常鳴**。生地黄截，塞耳中，日數易之。或煨熟尤妙。肘後方。**鬚髮黄赤**。生地黄一斤，生薑半斤，各洗，研自然汁，留滓。用不蛀皂角十條，去皮弦，蘸汁，炙至汁盡爲度。同滓入罐内泥固，煅存性，爲末。用鐵器盛末三錢，湯調，停二日，臨卧刷染鬚髮上，即黑。本事方。**竹木入肉**。生地黄嚼爛罨之。救急方。**毒箭入肉**。煎生地黄汁作丸服，至百日，箭出。千金方。**猘犬咬傷**。地黄擣汁飲，并塗之，百度愈。百一方。

葉。【主治】惡瘡似癩，十年者，擣爛日塗，鹽湯先洗。千金方。○【時珍曰】按抱朴子云：韓子治用地黄苗喂五十歲老馬，生三駒，又一百三十歲乃死也。張鷟〔五〕朝野僉載云：雉被鷹傷，銜地黄葉點之；虎中藥箭，食清泥解之。鳥獸猶知解毒，何況人乎？

實。【主治】四月采，陰乾擣末，水服方寸匕，日三服，功與地黄等。蘇頌。○【弘景曰】出渭城者有子，淮南七精丸用之。

花。【主治】爲末服食，功同地黄。蘇頌。腎虚腰脊痛，爲末，酒服方寸匕，日三。時珍。

【附方】新一。**内障青盲**，風赤生瞖，及墜睛〔六〕日久，瞳損失明。地黄花晒、黑豆花晒、槐花晒各一兩，爲末。豬肝一具，同以水二斗，煮至上有凝脂，掠盡瓶收。每點少許，日〔七〕三四次。聖惠方。

〔一〕出肘後方中：此五字當置於本條「○類説云」之前。
〔二〕血：原脱。今據醫説卷四眼赤腫引醫餘補。
〔三〕二：原闕一字。今從江西本補。
〔四〕漬：原作「潰」。今據證類卷六乾地黄改。
〔五〕鷟：原作「鸑」。今據新唐書卷五十八藝文志改。
〔六〕睛：原作「眼」。今据聖惠方卷三十三治墜睛諸方改。
〔七〕日：原脱。今據聖惠方卷三十三治墜睛諸方補。

【附録】胡面莽拾遺。【藏器曰】味甘，温，無毒。主去痃癖及冷氣，止腹痛，煮服。生嶺南，葉如地黄。

牛膝本經上品

【釋名】牛莖廣雅、百倍本經、山莧菜救荒、對節菜。【弘景曰】其莖有節，似牛膝，故以爲名。【時珍曰】本經又名百倍，隱語也。言其滋補之功，如牛之多力也。其葉似莧，其節對生，故俗有山莧、對節之稱。

【集解】【別録曰】牛膝生河内川谷及臨朐，二月、八月、十月采根，陰乾。【普曰】葉如夏藍，莖本赤。【弘景曰】今出近道蔡州者，最長大柔潤。其莖有節，莖紫節大者爲雄，青細者爲雌，以雄爲勝。【大明曰】懷州者長白，蘇州者色紫。【頌曰】今江[一]、淮、閩、粤、關中亦有之，然不及懷慶者爲真。春生苗，莖高二三尺，青紫色，有節如鶴膝及牛膝狀[二]。葉尖圓如匙，兩兩相對。於節上生花作穗，秋結實甚細。以根極長大至三尺而柔潤者爲佳。莖葉亦可單用。【時珍曰】牛膝處處有之，謂之土牛膝，不堪服食。惟北土及川中人家栽蒔者爲良。秋間收子，至春種之。其苗方莖暴節，葉皆對生，頗似莧葉而長且尖艄。秋月開花，作穗結子，狀如小鼠負蟲，有濇毛，皆貼莖倒生。九月末取根，水中浸兩宿。挼去皮，㫰紮暴乾，雖白直可貴，而挼去白汁入藥，不如留皮者力大也。嫩苗可作菜茹。

根。【修治】【斅曰】凡使去頭蘆，以黄精自然汁浸一宿，漉出，剉，焙乾用。【時珍曰】今惟以酒浸入藥，欲下行則生用，滋補則焙用，或酒拌蒸過用。

【氣味】苦、酸，平，無毒。【普曰】神農：甘。雷公：酸[三]，無毒。李當之：温。【之才曰】惡螢火、龜甲、陸英，畏白前，忌牛肉。【主治】寒濕痿痺，四肢拘攣，膝痛不可屈伸，逐血氣，傷熱火爛，墮胎。久服輕身耐老。本經。療傷中少氣，男子陰消，老人失溺，補中續絶，益精，利陰氣，填骨髓，止髮白，除腦中痛及腰脊痛，婦人月水不通，血結。別録。治陰痿，補腎，助十二經脉，逐惡血。甄權。治腰膝軟怯冷弱，破癥結，排膿止痛，産後心腹痛并血運，落死胎。大明。强筋，補肝臟風虚。好古。同蓯蓉浸酒服，益腎。竹木刺入肉，嚼爛罨之，即出。宗奭。治久瘧寒熱，五淋尿血，莖中痛，下痢，喉痺，口瘡，齒痛，癰腫惡瘡，傷折。時珍。

【發明】【權曰】病人虚羸者，加而用之。【震亨曰】牛膝能引諸藥下行，筋骨痛風在下者，宜加用之。凡用土牛膝，春夏用葉，秋冬用根，惟葉汁效尤速。【時珍曰】牛膝乃足厥陰、少陰之藥。所主之病，大抵得酒則能補肝腎，生用則能去惡血，二者而已。其治腰膝骨痛、足痿陰消、失溺久瘧、傷中少氣諸病，非

〔一〕江：原作「沍」。今據證類卷六牛膝改。
〔二〕狀：原作「頭」。今據改同上。
〔三〕酸：原作「酰」。今據御覽卷九百九十二藥部九牛膝引吳氏本草改。

取其補肝腎之功歟？其癥瘕、心腹諸痛、癰腫惡瘡、金瘡折傷、喉〔一〕齒、淋痛尿血、經候胎産諸病，非取其去惡血之功歟？按陳日〔二〕華經驗方云：方夷吾所編集要方，予刻之臨汀。後在鄂渚，得九江守王南强書云：老人久苦淋疾，百藥不效。偶見臨汀集要方中用牛膝者，服之而愈。又葉朝議親人患血淋，流下小便在盆内凝如蒟蒻，久而有變如鼠形，但無足爾，百治不效。一村醫用牛膝根煎濃〔三〕汁，日飲五服，名地髓湯。雖未即愈，而血色漸淡，久乃復舊。後十年病又作，服之又瘥。因檢本草，見肘後方治小便不利，莖中痛欲死，用牛膝并葉，以酒煮服之。今再拈出，表其神功。又按楊士〔四〕瀛直指方云：小便淋痛，或尿血，或沙石脹痛。用川牛膝一兩，水二盞，煎一盞，温服。一婦患此十年，服之得效。杜牛膝亦可，或入麝香、乳香尤良。

【附方】舊十三，新八。勞瘧積久不止者。長牛膝一握，生切，以水六升，煮二升，分三服。清早一服，未發前一服，臨發時一服。外臺秘要。消渴不止，下元虚損。牛膝五兩爲末，生地黄汁五升浸之，日曝夜浸，汁盡爲度。蜜丸梧子大，每空心温酒下三十丸。久服壯筋骨，駐顔色，黑髮，津液自生。經驗後〔五〕方。卒暴癥疾，腹中有如石刺，晝夜啼呼。牛膝二斤，以酒一斗漬之，密封，于灰火中温令味出。每服五合至一升，隨量飲〔六〕。肘後方。痢下腸蠱。凡痢下應先白後赤，若先赤後白爲腸蠱。牛膝二兩搗碎，以酒一升漬經一宿。每飲一兩盃，日三服。肘後方。婦人血塊。土牛膝根洗切，焙搗爲末，酒煎温服，極效。福州人單用之。圖經本草。女人血病。萬病丸：治女人月經淋閉，月信不來，遶臍寒疝痛，及産後血氣不調，腹中結瘕癥不散諸病。牛膝酒浸一宿，焙，乾漆炒令烟盡，各一兩，爲末，生地黄汁一升，入石器内，慢火熬至可丸，丸如梧子大。每服二丸，空心米飲下。拔萃方。婦人陰痛。牛膝五兩，酒三升，煮取一升半，去滓，分三服。千金方。生胎欲去。牛膝一握搗，以無灰酒一盞，煎七分，空心服。仍以獨根土牛膝塗麝香，插入牝户中。婦人良方。胞衣不出。牛膝八兩，葵子一合，水九升，煎三升，分三服。延年方〔七〕。産後尿血。川牛膝水煎頻服。熊氏補遺。喉痺乳蛾。新鮮牛膝根一握，艾葉七片，搗，和人乳，取汁灌入鼻内，須臾痰涎從口鼻出，即愈。無艾亦可。○一方：牛膝搗汁，和陳酢灌之。口舌瘡爛。牛膝浸酒含漱，亦可煎飲。肘後方。牙齒疼痛。牛膝研末含漱。亦可燒灰。千金方。折傷閃肭。杜牛膝搗罨之。衛生易簡方。金瘡作痛。生牛膝搗敷，立止。梅師方。卒得惡瘡人不識者。牛膝根搗傅之。千金方。癰癤已潰。用牛膝根略刮去皮，插入瘡口中，留半寸在外，以嫩橘葉及地錦草各一握，搗其上。牛膝能去惡血，二草温凉

〔一〕喉：原作「侯」。今從江西本改。
〔二〕日：原闕一字。今從江西本補。
〔三〕濃：原作「膿」。今據普濟方卷二百十四小便淋秘門「地髓湯」改。此段文字當引自普濟方。
〔四〕士：原作「氏」。今據卷一引據古今醫家書目改。
〔五〕後：原脱。今據證類卷六牛膝補。
〔六〕隨量飲：原作「隨量歆」。肘後方卷四治卒心腹癥堅方及證類卷六牛膝均作「量力服之」。今從錢本改。
〔七〕延年方：證類卷六牛膝引作「梅师方」。

止痛，隨乾隨换，有十全之功也。陳日華經驗方。風瘙癮疹及痦㿗。牛膝末，酒服方寸匕，日三服。千金方。骨疽癩病。方同上。

莖葉。【氣味】缺。【主治】寒濕痿痹，老瘧淋閟，諸瘡。功同根，春夏宜用之。時珍。

【附方】舊三，新一。氣濕痹痛，腰膝痛。用牛膝葉一斤，切，以米三合，於豉汁中煮粥。和鹽、醬，空腹食之。聖惠方。老瘧不斷。牛膝莖葉一把切，以酒三升漬服，令微有酒氣。不即斷更作，不過三劑止。肘後方。溪毒寒熱。東間有溪毒中人似射工，但無物。初病惡寒發熱煩懊，骨節强痛。不急治，生蟲食臟殺人。用雄牛膝莖紫色節大者一把，以酒、水各一盃同擣，絞汁温飲，日三服。肘後方。眼生珠管。牛膝并葉擣汁，日點三四次。聖惠方。

紫菀本經中品

【釋名】青菀別録、紫蒨別録、返魂草綱目、夜牽牛。【時珍曰】其根色紫而柔宛。故名，許慎説文作茈菀。斗門方謂之返魂草。

【集解】【別録曰】紫菀生漢中房陵山谷及真定、邯鄲。二月、三月采根，陰乾。【弘景曰】近道處處有之。其生布地，花紫色，本有白毛，根甚柔細。有白者名白菀，不復用。【大明曰】形似重臺，根作節，紫色潤軟者佳。【頌曰】今耀、成、泗、壽、台、孟、興國諸州皆有之。三月内布地生苗，其葉二四相連，五月、六月内開黄白紫花，結黑子。餘如陶説。【恭曰】白菀，即女菀也。療體與紫菀相同，無紫菀時亦用之。【穎曰】紫菀連根葉采之，醋浸，入少鹽收藏，作菜辛香，號名仙菜。鹽不宜多，則腐也。【時珍曰】按陳自明云：紫菀以牢山所出根如北細辛者爲良，沂、兖以東皆有之。今人多以車前、旋復根赤土染過僞之。紫菀肺病要藥，肺本自亡津液，又服走津液藥，爲害滋甚，不可不慎。

根。【修治】【斅曰】凡使先去鬚。有白如練色者，號曰〔一〕羊鬚草，自然不同。去頭及土，用東流水洗净，以蜜浸一宿，至明於火上焙乾用。一兩用蜜二分。

【氣味】苦，温，無毒。【別録曰】辛。【權曰】苦，平。【之才曰】款冬爲之使，惡天雄、瞿麥、藁本、雷丸、遠志，畏茵蔯。【主治】欬逆上氣，胸中寒熱結氣，去蠱毒痿躄〔二〕，安五臟。本經。療欬唾膿血，止喘悸，五勞體虚，補不足，小兒驚癇。別録。治尸疰，補虚下氣，勞氣虚熱，百邪鬼魅。甄權。調中，消痰止渴，潤肌膚，添骨髓。大明。益肺氣，主息賁。好古。

【附方】舊三，新四。肺傷欬嗽。紫菀五錢，水一盞，煎七分，温服。日三次。衛生易簡方。久嗽不瘥。紫菀、款冬花各一兩，百部半兩，擣羅爲末。每服三錢，薑三片，烏梅一箇，煎湯調下，日二，甚佳。圖經本草。小兒欬嗽，聲不出者。紫菀末、杏仁等分，入蜜同研，丸芡子大。每服一丸，五味子湯化下。全幼心鑑。吐血欬嗽，吐血後欬者。紫菀、五味炒，爲末，蜜丸芡子大，每含化一丸。指南方。産後下血。紫菀末，水服五撮。聖惠方。纏喉風痹，

〔一〕曰：原作「白」。今據證類卷八紫菀改。

〔二〕躄：證類卷八紫菀作「蹷」。

不通欲死者。用返魂草根一莖，洗净納入喉中，待取惡涎出即瘥，神效。更以馬牙硝津嚥之，即絶根本。一名紫菀，南人呼爲夜牽牛。斗門方。婦人小便卒不得出者。紫菀爲末，井華水服三撮，即通。小便血者，服五撮立止。千金方。

女菀本經中品

【釋名】白菀別録、織女菀別録、女復廣雅、茆音柳。【時珍曰】其根似女體柔婉，故名。

【集解】【別録曰】女菀生漢中山谷或山陽。正月、二月采，陰乾。【弘景曰】比來醫方無復用之。復有白菀似紫菀，恐非此也。【恭曰】白菀即女菀，有名未用重出一條，故陶説疑之。功與紫菀相似。【宗奭曰】女菀即白菀，非二物也。唐修本草删去白菀，甚合宜。【時珍曰】白菀，即紫菀之色白者也。雷斅言，紫菀白如練色者，名羊鬚草，恐即此物也。

根。【氣味】辛，温，無毒。【之才曰】畏鹵鹹。【主治】風寒洗洗，霍亂洩痢，腸鳴上下無常處，驚癇，寒熱百疾。本經。療肺傷欬逆出汗，久寒在膀胱支滿，飲酒夜食發病。別録。

【發明】【時珍曰】按葛洪肘後方載治人面黑令白方：用真女菀三分，鉛丹一分，爲末，醋漿服一刀圭，日三服。十日大便黑，十八日面如漆，二十一日全白便止，過此太白矣。年三十後不可服。忌五辛。孫思邈千金方用酒服，男十日，女二十日，黑色皆從大便出也。又名醫録云：宋興國時，有女任氏色美，聘進士王公輔，不遂意，鬱久面色漸黑，母家求醫。一道人用女真散，酒下二錢，一日二服。數日面貌微白，一月如故。懇求其方，則用黄丹、女菀二物等分爾。據此，則葛氏之方已試有驗者矣。然則紫菀治手太陰血分，白菀手太陰氣分藥也。肺熱則面紫黑，肺清則面白。三十歲以後則肺氣漸減，不可復泄，故云不可服之也。

麥門冬本經上品

【釋名】虋冬音門，秦名烏〔一〕韭，齊名愛韭，楚名馬韭，越名羊韭〔二〕並別録。禹韭吴普、禹餘粮別録、忍冬吴普、忍凌吴普、不死草〔三〕吴普、階前草。【弘景曰】根似穬麥，故謂之麥門冬。【時珍曰】麥鬚曰虋，此草根似麥而有鬚，其葉如韭，凌冬不凋，故謂之麥虋冬，及有諸韭、忍冬諸名，俗作門冬，便于字也。可以服食斷穀，故又有餘粮、不死之稱，吴普本草一名僕壘，一名隨脂。

〔一〕烏：證類卷六麥門冬作「羊」。
〔二〕韭：千金翼卷二麥門冬作「耆」。證類卷六麥門冬作「蓍」。御覽卷九百八十九麥門冬引吴氏本草作「薺」。
〔三〕草：證類卷六麥門冬引「吴氏云」、御覽卷九百八十九麥門冬引吴氏本草均作「藥」。

【集解】【别録曰】麥門冬葉如韭，冬夏長生。生函谷川谷及隄坂肥土石間久廢處。二月、八月、十月采根，陰乾。【普曰】生山谷肥地，叢生，葉如韭，實[一]青黄，采無時。【弘景曰】函谷即秦關，處處有之，冬月作實如青珠，以四月采根，肥大者爲好。【藏器曰】出江寧者小潤，出新安者大白。其苗大者如鹿葱，小者如韭葉，大小有三四種，功用相似，其子圓碧。【頌曰】所在有之。葉青似莎草，長及尺餘，四季不凋。根黄白色有鬚[二]，根如連珠形。四月開淡紅花，如紅蓼花。實碧而圓如珠。江南出者葉大，或云吴地者尤勝。【時珍曰】古人惟用野生者。後世所用多是種蒔而成。其法：四月初采根，於黑壤肥沙地栽之。每年六月、九月、十一月三次上糞及芸[三]灌，夏至前一日取根，洗晒收之。其子亦可種，但成遲爾。浙中來者甚良，其葉似韭而多縱文，且堅韌爲異。

根。【修治】【弘景曰】凡用取肥大者，湯澤，抽去心，不爾令人煩。大抵一斤須減去四五兩也。【時珍曰】凡入湯液，以滚水潤濕，少頃抽去心，或以瓦焙軟，乘熱去心。若入丸散，須瓦焙熱，即於風中吹冷，如此三四次，即易燥，且不損藥力。或以湯浸擣膏和藥，亦可。滋補藥，則以酒浸擂之。

【氣味】甘，平，無毒。【别録曰】微寒。【普曰】神農、岐伯：甘，平。黄帝、桐君、雷公：甘，無毒。李當之：甘、小温。【杲曰】甘、微苦，微寒，陽中微陰，降也。入手太陰經氣分。【之才曰】地黄、車前爲之使。惡款冬、苦瓠、苦芺。畏苦參、青蘘、木耳。伏石鍾乳。【主治】心腹結氣，腸[四]中傷飽，胃絡脉絶，羸瘦短氣。久服輕身，不老不飢。本經。療身重目黄，心下支滿，虚勞客熱，口乾燥渴，止嘔吐，愈痿蹶，强陰益精，消穀調中，保神，定肺氣，安五臟，令人肥健，美顔色，有子。别録。去心熱，止煩熱，寒熱[五]體勞，下痰飲。藏器。治五勞七傷，安魂定魄，止嗽，定肺痿吐膿，時疾熱狂頭痛。大明。治熱毒大水，面目肢節浮腫，下水，主泄精。甄權。治肺中伏火，補心氣不足，主血妄行及經水枯，乳汁不下。元素。久服輕身明目。和車前、地黄丸服，去濕痺[六]，變白，夜視有光。藏器。斷穀爲要藥。弘景。

【發明】【宗奭曰】麥門冬治肺熱之功爲多，其味苦，但專泄而不專收，寒多人禁服。治心肺虚熱及虚勞，與地黄、阿膠、麻仁同爲潤經益血、復脉通心之劑，與五味子、枸杞子同爲生脉之劑。【元素曰】麥門冬治肺中伏火、脉氣欲絶者，加五味子、人參，三味爲生脉散，補肺中元氣不足。【杲曰】六七月間濕熱

〔一〕實：原脱。今據證類卷六麥門冬補。
〔二〕鬚：此後原衍「在」字。今據證類卷六麥門冬删。
〔三〕芸：江西本、錢本、張本均同。疑爲「耘」之誤。
〔四〕腸：千金翼卷二麥門冬作「傷」。皆可通。
〔五〕寒熱：原作小字。今據證類卷六麥門冬引陳藏器及本書體例改爲大字。
〔六〕濕痺：證類卷六麥門冬「今按」引陳藏器本草作「温瘴」，義長。

方旺，人病骨乏無力，身重氣短，頭旋眼黑，甚則痿軟。故孫真人以生脉散補其天元真氣。脉者，人之元氣也。人參之甘寒，瀉熱火而益元氣。麥門冬之苦寒，滋燥金而清水源。五味子之酸温，瀉丙火而補庚金，兼益五臟之氣也。【時珍曰】按趙繼宗儒醫精要云：麥門冬以地黄爲使，服之令人頭不白，補髓，通腎氣，定喘促，令人肌體滑澤，除身上一切惡氣不潔之疾，蓋有君而有使也。若有君無使，是獨行無功矣。此方惟火盛氣壯之人服之相宜。若氣弱胃寒者，必不可餌也。

【附方】舊三，新九。**麥門冬煎**。補中益心，悦顔色，安神益氣，令人肥健，其力甚駃。取新麥門冬根去心，擣熟絞汁，和白蜜。銀器中重湯煮，攪不停手，候如飴乃成。温酒日日化服之。圖經本草。**消渴飲水**。用上元〔一〕板橋麥門冬鮮肥者二大兩。宣州黄連九節者二大兩，去兩頭尖三五節，小刀子調理去皮毛了，吹去塵，更以生布摩拭，秤之，擣末。以肥大苦瓠汁浸麥門冬經宿，然後去心，即於臼中擣爛，納黄連末和擣〔二〕，並手丸如梧子大。食後飲下五十丸，日再。但服兩日，其渴必定。若重者，即初服一百五十丸，二日服一百二十丸，三日一百丸，四日八十丸，五日五十丸。合藥要天炁晴明之夜方浸藥。須净處，禁婦人、雞、犬見之。如覺可時〔三〕，只服二十五丸。服訖覺虚，即取白羊頭一枚治净，以水三大斗煮爛，取汁一斗以來，細細飲之。勿食肉，勿入鹽。不過三劑平復也。崔元亮海上集驗方。**勞氣欲絶**。麥門冬一兩，甘草炙二兩，粇米半合，棗二枚，竹葉十五片，水二升，煎一升，分三服。南陽活人書。**虚勞客熱**。麥門冬煎湯頻飲。○本草衍義。**吐血衄血**諸方不效者。麥門冬去心一斤，擣取自然汁，入蜜二合，分作二服。即止。活人心統。**衄血不止**。麥門冬去心、生地黄各五錢，水煎服。立止。保命集。**齒縫出血**。麥門冬煎湯漱之。蘭室寶鑑。**咽喉生瘡**。脾肺虚熱上攻也。麥門冬一兩，黄連半兩，爲末。煉蜜丸梧子大。每服二十丸，麥門冬湯下。普濟方。**乳汁不下**。麥門冬去心焙，爲末。每用三錢，酒磨犀角約一錢許，温熱調下，不過二服便下。熊氏補遺。**下痢口渴，引飲無度**。麥門冬去心三兩，烏梅肉二十箇，細剉，以水一升，煮取七合，細細呷之。必效方。**金石藥發**。麥門冬六兩，人參四兩，甘草炙二兩，爲末，蜜丸梧子大。每服五十丸，飲下，日再服。本草圖經。**男女血虚**。麥門冬三斤，取汁熬成膏，生地黄三斤，取汁熬成膏，等分，一處濾過，入蜜四之一，再熬成，瓶收。每日白湯點服。忌鐵器。醫方摘要。

萱草宋嘉祐

【釋名】**忘憂**說文、**療愁**綱目、**丹棘**古今注、**鹿葱**嘉祐、**鹿劍**土宿、**妓女**吴普、**宜男**。【時珍曰】萱本作諼。諼，忘也。詩云：焉得諼草，言樹之背。謂憂思不能自遺，故欲樹此草玩味以忘憂也。吴人謂之療愁。董子云：欲忘人之憂，則贈之丹棘，一名忘憂故也。其苗烹食，氣味如葱，而鹿食九

〔一〕元：原作「儿」。今據證類卷六麥門冬改。
〔二〕擣：原作「丸」。今據改同上。
〔三〕如覺可時：證類卷六麥門冬引圖經作「如似可每日」。

種解毒之草，萱乃其一，故又名鹿葱。周處風土記云：懷妊婦人佩其花，則生男，故名宜男。李九華延壽書云：嫩苗爲蔬，食之動風，令人昏然如醉，因名忘憂。此亦一說也。嵇康養生論：神農經言中藥養性，故「合歡蠲忿，萱草忘憂」，亦謂食之也。鄭樵通志乃言萱草一名合歡者，誤矣。「合歡」見木部。

【集解】【頌曰】萱草處處田野有之，俗名鹿葱。五月采花，八月采根。今人多采其嫩苗及花跗作菹食。【時珍曰】萱宜下濕地，冬月叢生。葉如蒲、蒜輩而柔弱，新舊相代，四時青翠。五月抽莖開花，六出四垂，朝開暮蔫，至秋深乃盡，其花有紅、黄、紫三色。結實三角，內有子大如梧子，黑而光澤。其根與麥門冬相似，最易繁衍。南方草木狀言，廣中一種水葱，狀如鹿葱，其花或紫或黄，蓋亦此類也。或言鹿葱花有斑文，與萱花不同時者，謬也。肥土所生，則花厚色深，有斑文，起重臺，開有數月；瘠土所生，則花薄而色淡，開亦不久。嵇含宜男花序亦云「荆楚之士號爲鹿葱，可以薦菹」，尤可憑據。今東人采其花跗乾而貨之，名爲黄花菜。

苗、花。【氣味】甘，凉，無毒。【主治】煮食，治小便赤澀，身體煩熱，除酒疸。大明。消食，利濕熱。時珍。作菹，利胸膈，安五臟，令人好歡樂，無憂，輕身明目。蘇頌。

根。【主治】沙淋，下水氣，酒疸黄色遍身者，擣汁服。藏器。大熱衄血，研汁一大盞，和生薑汁半盞，細呷之。宗奭。吹乳、乳癰腫痛，擂酒服，以滓封之。時珍。

【發明】【震亨曰】萱屬木，性下走陰分，一名宜男，寧無微意存焉？

【附方】新四。通身水腫。鹿葱根葉，晒乾爲末。每服二錢，入席下塵半錢，食前米飲服。聖惠方。小便不通。萱草根煎水頻飲。杏林摘要。大便後血。萱草根和生薑，油炒，酒衝服。聖濟總録。食丹藥毒。萱草根研汁服之。事林廣記。

搥胡根拾遺

【集解】【藏器曰】生江南川谷蔭地，苗如萱草，其根似天門冬。凡用抽去心。

【氣味】甘，寒，無毒。

【主治】潤五臟，止消渴，除煩去熱，明目，功如麥門冬。藏器。

淡竹葉綱目

【釋名】根名碎骨子。【時珍曰】竹葉象形，碎骨言其下胎也。

【集解】【時珍曰】處處原野有之。春生苗，高數寸，細莖緑葉，儼如竹米落地所生細竹之莖葉。其根一窠數十鬚，鬚上結子，與麥門冬一樣，但堅硬爾，隨時采之。八九月抽莖，結小長穗。俚人采其根苗，搗汁和米作酒麴，甚芳烈。

【氣味】甘，寒，無毒。【主治】葉去煩熱，利小便，清心。根能墮胎催生。時珍。

鴨跖草跖音隻○宋嘉祐補

【釋名】鷄〔一〕舌草拾遺、碧竹子同上、竹雞草綱目、竹葉菜同上、淡竹葉同上、耳環草同上、碧蟬花同上、藍姑草。【藏器曰】鴨跖生江東、淮南平地。葉如竹，高一二尺，花深碧，好爲色，有角如鳥觜。【時珍曰】竹葉菜處處平地有之。三四月生苗，紫莖竹葉，嫩時可食。四五月開花，如蛾形，兩葉如翅，碧色可愛。結角尖曲如鳥喙，實在角中，大如小豆。豆中有細子，灰黑而皺，狀如蠶屎。巧匠采其花，取汁作畫色及彩羊皮燈，青碧如黛也。

苗。【氣味】苦，大寒，無毒。【主治】寒熱瘴瘧，痰飲丁腫，肉癥澀滯，小兒丹毒，發熱狂癇，大腹痞滿，身面氣腫，熱痢，蛇犬咬、癰疽等毒。藏器。和赤小豆煮食，下水氣濕痺，利小便。大明。消喉痺。時珍。

【附方】新四。小便不通。竹雞草一兩，車前草一兩，搗汁入蜜少許，空心服之。集簡方。下痢赤白。藍姑草，即淡竹葉菜，煎湯日服之。活幼全書。喉痺腫痛。鴨跖草汁點之。袖珍方。五痔腫痛。耳環草一名〔二〕碧蟬兒花。挼軟納患處，即效。危亦林得效方。

葵本經上品

【校正】自菜部移入此。

【釋名】露葵綱目、滑菜。【時珍曰】按爾雅翼云：葵者，揆也。葵葉傾日，不使照其根，乃智以揆之也。古人采葵必待露解，故曰露葵。今人呼爲滑菜，言其性也。古者葵爲五菜之主，今不復食之，故移入此。

【集解】【别録曰】冬葵子生少室山。【弘景曰】以秋種葵，覆養經冬，至春作子者，謂之冬葵，入藥性至滑利。春葵子亦滑，不堪藥用，故是常葵耳。術

〔一〕鷄：此前原衍「芩」字。今據證類卷十一鴨蹠草删。

〔二〕一名：原脱。今據得效方卷七諸痔補。

家取葵子微炒熚炨，音畢乍，散着濕地，遍踏之。朝種暮生，遠〔一〕不過宿。【恭曰】此即常食之葵也。有數種，皆不入藥用。【頌曰】葵處處有之。苗葉作菜茹，更甘美，冬葵子古方入藥最多。葵有蜀葵、錦葵、黄葵、終葵、菟葵，皆有功用。【時珍曰】葵菜古人種爲常食，今之種者頗鮮。有紫莖、白莖二種，以白莖爲勝。大葉小花，花紫黄色，其最小者名鴨脚葵。其實大如指頂，皮薄而扁，實内子輕虚如榆莢仁。四五月種者可留子，六七月種者爲秋葵，八九月種者爲冬葵，經年收采。正月復種者爲春葵。然宿根至春亦生。按王禎農書云：葵，陽草也。其菜易生，郊野甚多，不拘肥瘠地皆有之。爲百菜之主，備四時之饌。本豐而耐旱，味甘而無毒。可防荒儉，可以菹腊，其枯枿可爲〔二〕榜族，根子又能療疾，咸無遺棄。誠蔬茹之要品，民生之資益者也。而今人不復食之，亦無種者。

苗【氣味】甘，寒，滑，無毒。爲百菜主。其心傷人。别録。○【弘景曰】葵葉尤冷利，不可多食。【頌曰】作菜茹甚甘美，但性滑利，不益人。【詵曰】其性雖冷，若熱食之，令人熱悶，動風氣。四〔三〕月食之，發宿疾。天行病後食之，令人失明。霜葵生食，動五種留飲，吐水。凡服百藥，忌食其心，心有毒也。黄背紫莖者勿食之。不可合鯉魚、黍米、鮓食，害人。【時珍曰】凡被狂犬咬者，永不可食，食之即發。食葵須用蒜，無蒜勿食之。又伏硫黄。【主治】脾之菜也。宜脾，利胃氣，滑大腸。思邈。宣導積滯，妊婦食之，胎滑易生。蘇頌。煮汁服，利小腸，治時行黄病。乾葉爲末及燒灰服，治金瘡出血。甄權。除客熱，治惡瘡，散膿血，女人帶下，小兒熱毒，下痢丹毒，並宜食之。汪穎。服丹石人宜食。孟詵。潤燥利竅，功與子同。同上。

【發明】【張從正曰】凡久病大便澀滯者，宜食葵菜，自然通利，乃滑以養竅也。【時珍曰】按唐王燾外臺秘要云：天行斑瘡，須臾遍身皆戴白漿，此惡毒氣也。高宗永徽四年，此瘡自西域東流於海内。但煮葵菜葉以蒜虀啖之，則止。又聖惠方亦云：小兒發斑，用生葵菜葉絞汁，少少與服，散惡毒氣。按此即今痘瘡也。今之治者，惟恐其大小二便頻數，洩其元氣，痘不起發。葵菜滑竅，能利二便，似不相宜，而昔人賴之。豈古今運氣不同，故治法亦隨時變易與？

【附方】舊四，新三。天行斑瘡。方見上。肉錐怪疾。有人手足甲〔四〕忽長，倒生肉刺如錐，痛不可忍者，但食葵菜即愈。○夏子益奇疾方。諸瘻不合。先以泔清温洗，拭净，取葵菜微火烘暖貼之。不過二三百葉，引膿盡，即肉生也。忌諸魚、蒜、房事。必效方。湯火傷瘡。葵菜爲末傅之。食物本草。蛇蠍螫傷。葵菜搗汁服之。○千金方。誤吞銅錢。葵菜擣汁冷飲。普濟方。丹石發動，口乾欬嗽者。每食後飲冬月葵虀汁一盞，便卧少時。食療本草。

根。【氣味】甘，寒，無毒。【主治】惡瘡，療淋，利小便，解蜀椒毒。别録。小兒吞錢不出，煮汁飲之，神妙。甄權。

〔一〕遠：原作「還」。今據證類卷二十七冬葵子改。
〔二〕爲：原作「以」。今據農書卷八蔬屬「葵」改。
〔三〕四：證類卷二十七冬葵子引食療此字下有「季」字。
〔四〕甲：原脱。今據傳信適用方卷下附夏子益治奇疾方補。

治疳瘡出黃汁。孟詵。利竅滑胎，止消渴，散惡毒氣。時珍。

【附方】舊五，新七。二便不通脹急者。生冬葵根二斤，搗汁三合，生薑四兩，取汁一合，和勻，分二服。連用即通也。消渴引飲，小便不利。葵根五兩，水三大盞，煮汁，平旦服，日一服。並聖惠方。消中尿多，日夜尿七八升。冬葵根五斤，水五斗，煮三斗。每日平旦服二升。外臺秘要。漏胎下血，血盡子死。葵根莖燒灰，酒服方寸匕，日三。千金方。瘭疽惡毒。肉中忽生一黤子，大如豆粟，或如梅李，或赤或黑，或白或青，其黶有核，核有深根，應心，能爛筋骨，毒入臟腑即殺人。但飲葵根汁，可折其熱毒。姚僧坦集驗方。妬乳乳癰。葵莖及子爲末，酒服方寸匕，日二。昝殷產寶。身面疳瘡出黃汁者。葵根燒灰，和豬脂塗之。食療本草。小兒蓐瘡。葵根燒末傅之。外臺。小兒緊唇。葵根燒灰，酥調塗之。聖惠方。口吻生瘡。用經年葵根燒末傅之。○外臺秘要。蛇虺螫傷。葵根搗塗之。古今録驗。解防葵毒。葵根擣汁飲之。千金方。

冬葵子

【別録曰】十二月采之。【機曰】子乃春生，不應十二月可采也。

【氣味】甘，寒，滑，無毒。黄芩爲之使。【主治】五臟六腑，寒熱羸瘦，五癃，利小便。久服堅骨長肌肉，輕身延年。本經。療婦人乳難[一]內閉，腫痛。別録。出癰疽頭。孟詵。下丹石毒。弘景。通大便，消水氣，滑胎，治痢。時珍。

【發明】【時珍曰】葵氣味俱薄，淡滑爲陽，故能利竅通乳，消腫滑胎也。其根葉與子功用相同。按陳自明婦人良方云：乳婦氣脉壅塞，乳汁不行，及經絡凝滯，奶房脹痛，留蓄作癰毒者。用葵菜子炒香、縮砂仁等分，爲末，熱酒服二錢。此藥滋氣脉，通營衛，行津液，極驗。乃上蔡張不愚方也。

【附方】舊八，新一十二。大便不通，十日至一月者。肘後方：冬葵子三升，水四升，煮取一升服。不瘥更作。○聖惠用葵子末、人乳汁等分，和服，立通。關格脹滿，大小便不通，欲死者。肘後方用葵子二升，水四升，煮取一升，納豬脂如[二]一雞子，頓服。○千金用葵子爲末，豬脂和丸梧子大。每服五十丸，效止。小便血淋。葵子一升，水三升，煮汁，日三服。千金方。妊娠患淋。冬葵子一升，水三升，煮二升，分服。千金方。妊娠下血。方同上。產後淋瀝不通。用葵子一合，朴硝八分，水二升，煎八合，下硝服之。集驗方。妊娠水腫，身重，小便不利，洒淅惡寒，起即頭眩。用葵子、伏苓各三兩，爲糝。飲服方寸匕，日三服。小便利則愈。若轉胞者，加髮灰，神效。金匱要略。生產困悶。冬葵子一合，搗破，水二升，煮汁半升，頓服，少時便產。昔有人如此服之，登厠，立撲兒于厠中也。食療[三]。倒生口噤。冬葵子炒黃爲末，酒服二錢匕，效。昝殷產寶[四]。乳汁不通。方見「發明」。胎死腹中。

[一] 難：原脱。今據證類卷二十七冬葵子補。

[二] 如：原脱。今據補同上。

[三] 食療：原脱。今據補同上。

[四] 產寶：證類卷二十七冬葵子引作「產書」。

葵子爲末，酒服方寸匕。若口噤不開者，灌之，藥下即甦。千金方。**胞衣不下**。冬葵子一合，牛膝一兩，水二升，煎一升服。○千金方。**血痢産痢**。冬葵子爲末，每服二錢，入臘茶一錢，沸湯調服，日三。聖惠方。**痎瘧邪熱**。冬葵子陰乾爲末，酒服二錢。午日取花挼手，亦去瘧。聖惠方。**癰腫無頭**。孟詵曰：三日後，取葵子一百粒，水吞之，當日即開也。○經驗後[一]方云：只吞一粒即破。如吞兩粒，則有兩頭也。**便毒初起**。冬葵子末，酒服二錢。儒門事親。**面上皰瘡**。冬葵子、柏子仁、伏苓、瓜瓣各一兩，爲末。食後酒服方寸匕，日三服。陶隱居方。**解蜀椒毒**。冬葵子煮汁飲之。千金方。**傷寒勞復**。葵子二升，粱米一升，煮粥食，取汗立安。聖惠。

蜀葵宋嘉祐

【校正】自菜部移入此。併入有名未用别録吴葵華。

【釋名】戎葵爾雅、吴葵。【藏器曰】爾雅云：菺，音堅，戎葵也。郭璞註云：今蜀葵也。葉似葵，花如木槿花。戎、蜀其所自來，因以名之。【時珍曰】羅願爾雅翼：吴葵作胡葵，云胡，戎也。夏小正云，四月小滿後五日，吴葵華，别録吴葵，即此也。而唐人不知，退入有名未用。嘉祐本草重於菜部出「蜀葵」條。蓋未讀爾雅註及千金方「吴葵一名蜀葵」之文故也。今併爲一。

【集解】【頌曰】蜀葵似葵，花如木槿花，有五色。小花者名錦葵，功用更强。【時珍曰】蜀葵處處人家植之。春初種子，冬月宿根亦自生苗，嫩時亦可茹食。葉似葵菜而大，亦似絲瓜葉，有歧叉。過小滿後長莖，高五六尺。花似木槿而大，有深紅、淺紅、紫、黑、白色，單葉、千葉之異。昔人謂其疏莖密葉、翠蕚艷花、金粉檀心者，頗善狀之。惟紅、白二色入藥。其實大如指頭，皮薄而扁，内仁如馬兜鈴仁及蕪荑仁，輕虚易種。其稭剥皮，可緝布作繩。一種小者名錦葵，即荆葵也。爾雅謂之荍，音喬。其花大如五銖錢，粉紅色，有紫縷文。掌禹錫補注本草謂此即戎葵，非矣。然功用亦相似。

苗。【氣味】甘，微寒，滑，無毒。【思邈曰】不可久食，鈍人志性。若被狗齧者食之，永不瘥也。【李廷[二]飛曰】合豬肉食，人無顏色。【主治】除客熱，利腸胃。思邈。煮食，治丹石發熱，大人小兒熱毒下痢。藏器。作蔬食，滑竅治淋，潤燥易産。時珍。擣爛塗火瘡，燒研傅金瘡。大明。

根莖。【主治】客熱，利小便，散膿血惡汁。藏器。

【發明】【宗奭曰】蜀葵，四時取[三]紅色單葉者根，陰乾，治帶下，排膿血惡物，極驗也。

〔一〕後：原脱。今據證類卷二十七冬葵子補。

〔二〕廷：據元史卷一百九十七李鵬飛傳，「廷」當爲「鵬」之誤。

〔三〕取：原脱。今據證類卷二十七蜀葵補。

【附方】新七。小便淋痛。葵花根洗剉，水煎五七沸，服之如神。衛生寶鑒。小便血淋。葵花根二錢，車前子一錢，水煮，日服之。簡便單方。小便尿血。葵莖灰〔一〕，酒服方寸匕，日三。千金。腸胃生癰。懷忠丹：治内癰有敗血，腥穢殊甚，臍腹冷痛，用此排膿下〔二〕血。單葉紅蜀葵根、白芷各一兩，白枯礬、白芍藥各五錢，爲末，黄蠟溶化，和丸梧子大，每空心米飲下二十丸。待膿血出盡，服十宣散補之。坦仙皆效方。諸瘡腫痛不可忍者。葵花根去黑皮，搗爛，入井花水調稠貼之。普濟方。小兒吻瘡，經年欲腐。葵根燒研傅之。聖惠方。小兒口瘡。赤葵莖炙乾爲末，蜜和含之。聖惠方。

吴葵華別録。【氣味】鹹，寒，無毒。【禹錫曰】蜀葵華：甘，冷，無毒。【主治】理心氣不足。別録。小兒風癮，痎瘧。嘉祐。治帶下，目中溜火，和血潤燥，通竅，利大小腸。時珍。

【發明】【張元素曰】蜀葵花，陰中之陽也。赤者治赤帶，白者治白帶，赤者治血燥，白者治氣燥，皆取其寒滑潤利之功也。又紫葵花，入染髭髮方中用。

【附方】舊二，新五。二便關格，脹悶欲死，二三日則殺人。蜀葵花一兩搗爛，麝香半錢，水一大盞，煎服。根亦可用。痎瘧邪熱。蜀葵花白者，陰乾爲末。服之。午日取花挼手，亦能去瘧。蘇頌圖經本草。婦人帶下，臍腹冷痛，面色痿黄，日漸虚困。用葵花一兩，陰乾爲末，每空心温酒服二錢匕。赤帶用赤葵，白帶用白葵。聖惠方。横生倒産。葵花爲末，酒服方寸匕。千金方。酒皶赤鼻。蜀葵花研末，臘豬脂和勻，夜傅旦洗。仁存方。誤吞鍼錢。葵花煮汁服之。普濟方。蜂蠍螫毒。五月五日午時，收蜀葵花、石榴花、艾心等分，陰乾爲末，水調塗之。肘後方。

子。【氣味】甘，冷，無毒。【主治】淋澀，通小腸，催生落胎，療水腫，治一切瘡疥，并瘢疵赤靨。大明。

【發明】【時珍曰】按楊士瀛直指方云：蜀葵子炒，入宣毒藥中最驗。又催生方：用子二錢，滑石三錢，爲末。順流水服五錢，即下。

【附方】舊一，新二。大小便閉不通者。用白花胡葵子爲末，煮濃汁〔三〕服之。千金方。石淋破血。五月五日，收葵子炒研，食前温酒下一錢，當下石出。聖惠方。癰腫無頭。蜀葵子爲末，水調傅之。經驗後方。

菟葵唐本草

【釋名】天葵圖經、莃音希、雷丸草外丹本草。

【集解】【恭曰】菟葵苗如石龍芮而葉光澤，花白似梅，其莖紫黑，煮啖極滑。所在下澤田間皆有，人多識之。六月、七月采莖葉，曝乾入藥。【禹錫曰】

〔一〕灰：此前原有一字闕。今據千金方卷二十一消渴淋閉方删。

〔二〕下：原作「干」。今從錢本改。

〔三〕煮濃汁：原作「煮膿汁」。千金方卷十五脾臟方作「煮汁」。今從錢本改「膿」爲「濃」。

郭璞注爾雅云：菟葵似葵而小，葉狀如藜，有毛，汋〔一〕之可食而滑。【宗奭曰】菟葵，緑葉如黄蜀葵，其花似拒霜，甚雅，其形至小，如初開單葉蜀葵。有檀心，色如牡丹姚黄其蕊，則蜀葵也。唐劉夢得所謂「菟葵、燕麥，動摇春風」者是也。【時珍曰】按鄭樵通志云：菟葵，天葵也。狀如葵菜。葉大如錢而厚，面青背微紫，生於崖石。凡丹石之類，得此而後能神。所以雷公炮炙論云：「如要形堅，豈忘紫背。」謂其能堅鉛也。此説得於天台一僧。又按南宫從岣嶁神書云：紫背天葵出蜀中，靈草也，生於水際。取自然汁〔二〕煮汞則堅，亦能煮八石拒火也。又按初虞世古今録驗云：五月五前齋戒。看桑下有菟葵者，至五日午時至桑下，呪曰「繫黎乎俱當蘇婆訶」。呪畢，乃以手摩桑陰一遍，口齧菟葵及五葉草嚼熟，以唾塗手，熟揩令遍。再齋七日，不得洗手。後有蛇蟲蠍蠆咬傷者，以此手摩之即愈也。時珍竊謂古有呪由一科，此亦其類，但不知必用菟葵取何義也。若謂其相制，則治毒蟲之草亦多矣。

苗。【氣味】甘，寒，無毒。【主治】下諸石五淋，止虎蛇毒諸瘡，擣汁飲之。塗瘡能解毒止痛。唐本。

黄蜀葵宋嘉祐

【校正】自菜部移入此。

【釋名】【時珍曰】黄蜀葵别是一種，宜入草部，而嘉祐本草定入菜部，爲其與蜀葵同名，而氣味主治亦同〔三〕故也。今移於此。

【集解】【禹錫曰】黄蜀葵花，近道處處有之。春生苗葉，頗似蜀葵而葉尖狹多刻缺，夏末開花淺黄色，六七月采，陰乾之。【宗奭曰】黄蜀葵與蜀葵别種，非是蜀葵中黄者也。葉心下有紫檀色，摘下剔散，日乾之。不爾即浥爛也。【時珍曰】黄葵二月下種，或宿子在土自生，至夏始長，葉大如蓖麻葉，深緑色，開岐丫，有五尖如人爪形，旁有小尖。六月開花，大如椀，鵝黄色，紫心六瓣而側，旦開午收暮落，人亦呼爲側金盞花。隨即結角，大如拇指，長二寸許，本大末尖，六稜有毛，老則黑色。其稜自綻，内有六房，如脂麻房。其子纍纍在房内，狀如苘麻子，色黑。其莖長者六七尺，剥皮可作繩索。

花。【氣味】甘，寒，滑，無毒。【主治】小便淋及催生。治諸惡瘡膿水久不瘥者，作末傅之即愈，爲瘡家要藥。嘉祐。消癰腫。浸油，塗湯火傷。時珍。

【附方】新八。沙石淋痛。黄蜀葵花一兩，炒爲末。每米飲服一錢，名獨聖散。普濟方。難産催生。如聖散：治胎臟乾澀難産，劇者併進三服，良久腹中氣寬，胎滑即下也。用黄葵花焙研末，熟湯調服二錢。無花，用子半合研末，酒淘去滓，服之。産寶鑑。胎死不下。即上方，用紅花酒下。癰疽腫毒。黄蜀葵花，用鹽摻，收瓷器中密封，經年不壞，每用傅之，自平自潰。無花，用根葉亦可。直指方。小兒口瘡。黄葵花燒末傅之。肘後方。小兒

〔一〕汋：原作「灼」。今據爾雅注疏卷八釋草第十三改。
〔二〕汁：原作「十」。今從江西本改。
〔三〕同：原脱。今從錢本補。

木舌。黄蜀葵花爲末一錢，黄丹五分，傅之。直指方。湯火灼傷。用瓶盛麻油，以筯就樹夾取黄葵花，收入瓶内，勿犯人手，密封收之。遇有傷者，以油塗之，甚妙。經驗方。小兒禿瘡。黄蜀葵花、大黄、黄芩等分，爲末。米泔凈洗，香油調搽。普濟方。

子及根。【氣味】甘，寒，滑，無毒。【主治】癰腫，利小便，五淋水腫，産難，通乳汁。時珍。

【發明】【頌曰】冬葵、黄葵、蜀葵，形狀雖各不同，而性俱寒滑，故所主療不甚相遠。【時珍曰】黄葵子古方少用，今爲催生及利小便要藥。或用〔一〕，或入湯散皆宜，蓋其性滑，與冬葵子同功故也。花、子與根性功相同，可以互用。無花用子，無子用根。

【附方】舊二。新二。臨産催生。宗奭曰：臨産時以四十九粒研爛，温水服之，良久即産。○經驗後〔二〕方用子焙研三錢，井花水服。無子用根，煎汁服。便癰初起。淮人用黄蜀葵子七〔三〕粒，皂角半挺，爲末，以石灰同醋調塗之。永類鈐方。癰腫不破。黄葵子研，酒服，一粒則一頭，神效。衛生易簡方。打撲傷損。黄葵子研，酒服二錢。○海上方。

龍葵唐本草

【校正】併入圖經老鴉眼睛草。

【釋名】苦葵圖經、苦菜唐本、天茄子圖經、水茄綱目、天泡草綱目、老鴉酸漿草綱目、老鴉眼睛草圖經。【時珍曰】龍葵，言其性滑如葵也。苦以菜味名，茄以葉形名，天泡、老鴉眼睛皆以子形名也。與酸漿相類，故加老鴉以别之。五爪龍亦名老鴉眼睛草，敗醬、苦苣並名苦菜，名同物異也。

【集解】【弘景曰】益州有苦菜，乃是苦⿱艹識〔四〕。【恭曰】苦⿱艹識，即龍葵也。俗亦名苦菜，非荼也。龍葵所在有之，關、河間謂之苦菜，葉圓花白，子若牛李子，生青熟黑。但堪煮食，不任生噉。【頌曰】龍葵近處亦稀，惟北方有之。人謂之苦葵。葉圓似排風而無毛，花白色，子亦似排風子，生青熟黑，其赤者名赤珠，亦可入藥。又曰：老鴉眼睛草，生江湖間。葉如茄子葉，故名天茄子。或云，即漆姑草也。漆姑即蜀羊泉，已見本經草部。人亦不能決識之。【時珍曰】龍葵、龍珠，一類二種也，皆處處有之。四月生苗，嫩時可食，柔滑。漸高二三尺，莖大如筯，似燈籠草而無毛，葉似茄葉而小。五月以後，開小白花，五出黄蕊。結子正圓，大如五味子，上有小蒂，數顆同綴，其味酸。中有細子，亦如茄子之子。但生青熟黑者爲龍葵，生青熟赤者爲龍珠，功用亦相仿佛，不甚遼遠。蘇頌圖經菜部既註龍葵，復於外類重出老鴉眼睛草，蓋不知其即一物也。又謂老鴉眼睛是蜀羊泉，誤矣。蜀羊泉葉似菊，開紫花，子類枸杞，詳見草部本條。楊慎丹

〔一〕用：此處似有脱文。華夏本據文義在「用」字前補「單」字。然據下附方亦可爲「研爛水服」。
〔二〕後：原脱。今據證類卷二十七黄蜀葵花引經驗後方補。
〔三〕七：此下原衍「七」字。今據永類鈐方卷七偏癰删。
〔四〕⿱艹識：證類卷二十七苦菜同。綱目下文此字或作「蘵」，與爾雅所載同。二字同義，今各隨底本。

鉛録謂龍葵即吴葵，反指本草爲誤，引素問、千金四月吴葵華爲證，蓋不知千金方言吴葵即蜀葵，已自明白矣。今並正之。

苗。【氣味】苦、微甘，滑，寒，無毒。【主治】食之解勞少睡，去虚熱腫。唐本。治風，補益男子元氣，婦人敗血。蘇頌。消熱散血，壓丹石毒宜食之。時珍。

【附方】舊一。去熱少睡。龍葵菜同米煮作羹粥食之。食醫心鏡。

莖、葉、根。【氣味】同苗。【主治】擣爛和土傅丁腫火丹瘡，良。孟詵。療癰疽腫毒，跌撲傷損，消腫散血。時珍。根與木通、胡荽煎湯服，通利小便。蘇頌。

【附方】舊四，新八。通利小便。方見上。從高墜下欲死者。取老鴉眼睛草莖葉擣汁服，以渣傅患處。唐瑶經驗方。火焰丹腫。老鴉眼睛草葉，入醋細研傅之，能消赤腫。蘇頌圖經本草。癰腫無頭。龍葵莖葉擣傅。經驗方。發背癰疽成瘡者。蘇頌圖經云：用龍葵一兩爲末，麝香一分，研勻塗之甚善。○袖珍方云：一切發背癰疽惡瘡。用蝦蟆一個，同老鴉眼睛草莖葉擣爛，傅之即散。神效。諸瘡惡腫。老鴉眼睛草擂酒服，以渣傅之。普濟方。丁腫毒瘡。黑色焮腫者，乃服丹石毒也；赤色者，肉麪毒也。用龍葵根一握洗切，乳香末、黄連各〔一〕三兩，杏仁六十枚。和擣作餅，厚如三錢，依瘡大小傅之，覺痒即換去。痒不可忍，切勿搔動。候炊久，瘡中似石榴子戢戢然，乃去藥。時時以甘草湯温洗，洗後以蠟貼之。終身不得食羊血。如無龍葵，以蔓菁根代之。聖濟總録。天泡濕瘡。龍葵苗葉擣傅之。吐血不止。天茄子苗半兩，人參二錢半，爲末。每服二錢，新汲水下。聖濟總録。辟除蚤虱。天茄葉鋪於席下，次日盡死。多年惡瘡。天茄葉貼之，或爲末貼。救急良方。産後腸出不收。老鴉酸漿草一把，水煎，先熏後洗，收乃止。救急方。

子七月采之。【主治】丁腫。唐本。明目輕身甚良。甄權。治風，益男子元氣，婦人敗血。蘇頌。

龍珠 拾遺

【釋名】赤珠。【頌曰】龍葵子赤者名赤珠，象形也。

【集解】【甄權曰】龍葵赤珠者名龍珠，挼去汁可食，能變白令黑。【藏器曰】龍珠生道旁，子圓似龍葵，但熟時正赤耳。【時珍曰】龍珠、龍葵，雖以子之黑赤分别，其實一物二色，强分爲二也。

苗。【氣味】苦，寒，無毒。【主治】能變白髮，令人不〔二〕睡。主諸熱毒，石氣發動，調中解煩。藏器。

〔一〕各：原脱。今據聖濟總録卷一百八十三乳石發癰疽發背瘡腫補。

〔二〕不：原作「下」。今據證類卷六龍珠改。

【發明】【權曰】龍珠，服之變白令黑，耐老。若能生食得苦者，不食他菜，十日後即有靈異也。不與葱、薤同噉，根亦入藥用。

子。【氣味】同菜。【主治】丁腫。藏器。

酸漿本經中品　　【校正】菜部苦耽，草部酸漿、燈籠草，俱併爲一。

【釋名】**醋漿**本經、**苦蘵**音針、**苦耽**嘉祐、**燈籠草**唐本、**皮弁草**食療、**天泡草**綱目、**王母珠**嘉祐、**洛神珠**同上。**小者名苦蘵**。【藏器曰】爾雅云〔一〕：蘵，寒漿也。郭璞注云：即今酸漿，江東人呼爲苦蘵。小者爲苦蘵，亦呼爲小苦耽。崔豹古今注云：蘵，一名蘵子，實形如皮弁，其子圓如珠。【時珍曰】酸漿，以子之味名也。苦蘵、苦耽，以苗之味名也。燈籠、皮弁，以角之形名也。王母、洛神珠，以子之形名也。按楊慎卮言云：本草燈籠草、苦耽、酸漿，皆一物也。修本草者非一時一人，故重複耳。燕京野果名紅姑孃，外垂絳囊，中含赤子如珠，酸甘可食，盈盈遶砌，與翠草同芳，亦自可愛。蓋姑孃乃瓜囊之訛，古者瓜、姑同音，孃、囊之音亦相近耳。此説得之，故今以本經酸漿、唐本草燈籠草、宋嘉祐本草苦耽，俱併爲一焉。

【集解】【別録曰】酸漿生荆楚川澤及人家田園中，五月采，陰乾。【弘景曰】酸漿處處多有，苗似水茄而小，葉亦可食。子作房，房中有子如梅、李大，皆黄赤色，小兒食之。【保昇曰】酸漿即苦蘵也，根如菹芹，白色絶苦。【禹錫曰】苦耽生故墟垣塹間，高二三尺，子作角，如撮口袋，中有子如珠，熟則赤色。關中人謂之洛神珠，一名王母珠，一名皮弁草。一種小者名苦蘵。爾雅謂之黄蒢。【恭曰】燈籠草所在有之。枝榦高三四尺，有紅花，狀若燈籠，内有紅子可愛，根、莖、花、實並入藥用。【宗奭曰】酸漿即苦耽也，嘉祐重出「苦耽」條。天下有之，苗如天茄子，開小白〔二〕花，結青殼，熟則深紅，殼中子大如櫻，亦紅色，櫻中復有細子，如落蘇之子，食之有青草氣也。【時珍曰】龍葵、酸漿，一類二種也。酸漿、苦蘵一種二物也。但大者爲酸漿，小者爲苦蘵，以此爲别。敗醬亦名苦蘵，與此不同。其龍葵、酸漿苗葉一樣，但龍葵莖光無毛，五月入秋開小白花，五出黄蕊，結子無殼，纍纍數顆同枝，子有蒂蓋，生青熟紫黑。其酸漿同時開小花黄白色，紫心白蕊，其花如盃狀，無瓣，但有五尖，結一鈴殼，凡五棱，一枝一顆，下懸如燈籠之狀，殼中一子，狀如龍葵子，生青熟赤。以此分别，便自明白。按庚辛玉册云：燈籠草四方皆有，惟川、陝者最大。葉似龍葵，嫩時可食。四五月開花結實，有四葉盛之如燈籠，河北呼爲酸漿。據此及楊慎之説，則燈籠、酸漿之爲一物，尤可證矣。唐慎微以三葉酸草附於酸漿之後，蓋不知其名同物異也。其草見草之八〔三〕酢漿下。

苗、葉、莖、根。【氣味】苦，寒，無毒。【禹錫曰】有小毒。【恭曰】苦，大寒，無毒。【時珍曰】方士取汁煮丹砂，伏白礬，煮三黄，煉硝、硫。

〔一〕云：原作「苦」。今據證類卷八酸漿改。

〔二〕白：内閣本、美國國會本、中研院本均作「曰」，故底本或經描改。今據衍義卷九酸漿正之。

〔三〕八：当爲「九」之誤。卷二十酢漿草，屬草之九。

【主治】酸漿：治熱煩滿，定志益氣，利水〔一〕道。本經。擣汁服，治黄病，多效。弘景。燈籠草：治上氣欬嗽，風熱，明目，根莖花實並宜。唐本。苦耽苗子：治傳尸伏連，鬼氣疰忤邪氣，腹内熱結，目黄不下食，大小便澀，骨熱欬嗽，多睡勞乏，嘔逆痰壅，痃癖痞滿，小兒無辜，癧子，寒熱，大腹，殺蟲，落胎，去蠱毒，並煮汁飲，亦生擣汁服。研膏，傅小兒閃癖。嘉祐。

【發明】【震亨曰】燈籠草，苦能除濕熱，輕能治上焦，故主熱欬咽痛。此草治熱痰欬嗽，佛耳草治寒痰欬嗽也。與片芩、清金丸同用，更效。【時珍曰】酸漿利濕除熱。除熱故清肺治咳，利濕故能化痰治疸。一人病虚乏咳嗽有痰，愚以此加入湯中用之，有效。

【附方】新三。熱欬咽痛。燈籠草爲末，白湯服，名清心丸。仍以醋調傅喉外。丹溪纂要。喉瘡作痛。燈籠草炒焦研末，酒調呷之。醫學正傳。灸瘡不發。酸漿葉貼之。

子。【氣味】酸，平，無毒。【别録曰】寒。【主治】熱煩，定志益氣，利水道。産難，吞之立産。别録。食之除熱，治黄病，尤益小兒。蘇頌。治骨蒸勞熱，尸疰疳瘦，痰癖熱結，與苗莖同功。嘉祐。

【附方】新一。酸漿實丸。治三焦腸胃伏熱，婦人胎熱難産。用酸漿實五兩，莧實三兩，馬藺子炒、大鹽、榆白皮炒各〔二〕二兩，柴胡、黄芩、栝樓根、蕳茹各一兩，爲末。煉蜜丸梧子大。每服三十丸，木香湯下。聖濟總録。天泡濕瘡。天泡草鈴兒生擣敷之。亦可爲末，油調敷。鄧才雜興方。

蜀羊泉本經中品

【釋名】羊泉别録、羊飴别録、漆姑草。【時珍曰】諸名莫解。能治漆瘡，故曰漆姑。

【集解】【别録曰】蜀羊泉生蜀郡川〔三〕谷。【弘景曰】方不復用，人無識者。【恭曰】此草俗名漆姑，葉似菊，花紫色，子類枸杞子，根如遠志，無心有糝。所在平澤有之，生陰濕地，三月、四月采苗葉，陰乾。【藏器曰】陶註「杉材」云：漆姑葉細細，多生石邊，能療漆瘡。蘇云漆姑是羊泉。按羊泉乃大草，漆姑草如鼠跡大，生堦墀間陰處，氣辛烈，挼付漆瘡，亦主溪毒，乃同名也。【頌曰】或言老鴉眼睛草即漆姑草，漆姑乃蜀羊泉，人不能決識。【時珍曰】漆姑有二種。蘇恭所説是羊泉，陶、陳所説是小草。蘇頌所説老鴉眼睛草，乃龍葵也。又黄蜂作窠，銜漆姑草汁爲蔕，即此草也。

〔一〕水：原作「小」。今據證類卷八酸漿改。

〔二〕各：原脱。今據聖濟總録卷五十四三焦門「酸漿丸」補。

〔三〕川：原作「山」。今據證類卷九蜀羊泉改。

【氣味】苦，微寒，無毒。【主治】秃瘡，惡瘡熱氣，疥瘙痂癬蟲。本經。療齲齒，女子陰中内傷，皮間實積。别録。主小兒驚，生毛髮，搗塗漆瘡。蘇恭。蚯蚓氣呵者，擣爛入黄丹罨之。時珍。出摘玄方。

【附方】新。黄疸疾。漆草一把，搗汁和酒服。不過三五次，即愈。摘玄方。

鹿蹄草綱目

【釋名】小秦王草綱目、秦王試劍草。【時珍曰】鹿蹄象葉形。能合金瘡，故名試劍草。又山慈姑亦名鹿蹄，與此不同。

【集解】【時珍曰】按軒轅述寶藏論云：鹿蹄多生江廣平陸及寺院荒處，淮北絶少，川、陝亦有。苗似堇菜而葉頗大，背紫色。春生紫花。結青實如天茄子。可制雌黄、丹砂。

【氣味】缺。【主治】金瘡出血，擣塗即止。又塗一切蛇蟲犬咬毒。時珍。

敗醬本經中品

【釋名】苦菜綱目、苦蘵綱目、澤敗别録、鹿腸本經、鹿首别録、馬草别録。【弘景曰】根作陳敗豆醬氣，故以爲名。【時珍曰】南人采嫩者暴蒸作菜食，味微苦而有陳醬氣，故又名苦菜，與苦蕒、龍葵同名。亦名苦蘵，與酸醬〔一〕同名，苗形則不同也。

【集解】【别録曰】敗醬生江夏川谷，八月采根，暴乾。【弘景曰】出近道。葉似狶薟，根形如柴胡。【恭曰】此藥不出近道，多生岡嶺間。葉似水莨〔二〕及薇蓹，叢生，花黄根紫，作陳醬色，其葉殊不似狶薟也。【頌曰】江東亦有之，狀如蘇恭所説。【時珍曰】處處原野有之，俗名苦菜，野人食之。江東人每采收儲焉。春初生苗，深冬始凋。初時葉布地生，似菘菜葉而狹長，有鋸齒，緑色，面深背淺。夏秋莖高二三尺而柔弱，數寸一節，節間生葉，四散如繖。顛頂開白花成簇，如芹花、蛇牀子花狀。結小實成簇。其根白紫，頗似柴胡。吴普言其根似桔梗，陳自明言其根似蛇莓根者，皆不然。

根苗同。【修治】【斅曰】凡收得便粗杵，入甘草葉相拌對蒸。從巳至未，去甘草葉，焙乾用。

【氣味】苦，平，無毒。【别録曰】鹹，微寒。【權曰】辛，苦，微寒。【大明曰】酸。【時珍曰】微苦帶甘。【主治】暴熱火瘡赤氣，疥瘙疽痔，

〔一〕醬：據本卷上文酸漿有云「酸漿、苦蘵一種二物也」，「醬」當爲「漿」之誤。
〔二〕莨：證類卷八敗醬引唐本注作「茛」。

馬鞍熱氣。本經。除癰腫，浮腫，結熱，風痺不足，產後疾〔一〕痛。別録。治毒風瘰痺，破多年凝血，能化膿爲水，產後諸病，止腹痛餘疹煩渴。甄權。治血氣心腹痛，破癥結，催生落胞，血運，鼻衄，吐血，赤白帶下。赤眼障膜弩肉，聤耳，瘡癤，疥癬，丹毒，排膿補瘻。大明。

【發明】【時珍曰】敗醬乃手足陽明、厥陰藥也。善排膿破血，故仲景治癰及古方婦人科皆用之。乃易得之物，而後人不知用，蓋未遇識者耳。

【附方】舊二，新三。腹癰有膿。薏苡仁附子敗醬湯：用薏苡仁十分，附子二分，敗醬五分，搗爲末。每以方寸匕，水二升，煎一升，頓服。小便當下，即愈。張仲景金匱玉函。產後惡露，七八日不止。敗醬、當歸各六分，續斷、芍藥各八分，芎藭、竹茹各四分，生地黃炒十二分，水二升，煮取八合，空心服。外臺秘要。產後腰痛。乃血氣流入腰腿，痛不可轉者。敗醬、當歸各八分，芎藭、芍藥、桂心各六分，水二升，煮八合，分二服。忌葱。廣濟方。產後腹痛如錐刺者。敗醬草五兩，水四升，煮二升，每服二合，日三服，良。衛生易簡方。蠼螋尿瘡遶腰者。敗醬煎汁塗之，良。楊氏產乳。

迎春花綱目

【集解】【時珍曰】處處人家栽插之。叢生，高者二三尺，方莖厚葉。葉如初生小椒葉而無齒，面青背淡。對節生小枝，一枝三葉。正月初開小花，狀如瑞香，花黃色，不結實。

葉。【氣味】苦，濇，平，無毒。【主治】腫毒惡瘡，陰乾研末，酒服二三錢，出汗便瘥。衛生易簡方。

款冬花本經中品

【釋名】款凍郭璞、顆凍爾雅、氐〔二〕冬別録、鑽凍衍義、菟奚爾雅、橐吾本經、虎鬚本經。【時珍曰】按述征記云：洛水至歲末凝厲時，款冬生于草冰之中，則顆凍之名以此而得。後人訛爲款冬，即〔三〕款凍爾。款者至也，至冬而花也。【宗奭曰】百草中惟此不顧冰雪最先春也，故世謂之鑽凍。雖在冰雪之下，至時亦生芽，春時人采以代蔬。入藥須微見花者良。如已芬芳，則都無氣力。今人多使如筯頭者，恐未有花也。

【集解】【别録曰】款冬生常山山谷及上黨水旁，十一月采花，陰乾。【弘景曰】第一出河北，其形如宿蓴未舒者佳，其腹裏有絲。次出高麗百濟，其花

〔一〕疾：原脱。今據證類卷八敗醬補。千金翼卷二敗醬作「腹」，亦通。
〔二〕氐：原作「氏」。今據證類卷九款冬花改。
〔三〕即：原闕一字。今從錢本補。

乃似大菊〔一〕花。次亦出蜀北部宕昌而並不如。其冬月在冰下生，十二月、正月旦取之。【恭曰】今出雍州南山溪水，及華州山谷澗間。葉似葵而大，叢生，花出根下。【頌曰】今關中亦有之。根紫色，葉似萆薢，十二月開黄花，青紫萼，去土一二寸，初出如菊花萼，通直而肥實無子。則陶氏所謂出高麗百濟者，近此類也。又有紅花者，葉如荷而斗直，大者容一升，小者容數合，俗呼爲蜂斗葉，又名水斗葉。則蘇氏所謂大如葵而叢生者是也。傅咸款冬賦序云：「予曾逐禽，登於北山，于時仲冬之月，冰凌盈谷，積雪被厓，顧見款冬煒然，始敷華艷」，是也。

【修治】【斅曰】凡采得，須去向裏裹花蕊殼，并向裏實如栗〔二〕零殼者。并枝葉，以甘草水浸一宿，却取款冬葉相拌裛一夜，晒乾去葉用。

【氣味】辛，温，無毒。【别録曰】甘。【好古曰】純陽，入手太陰經。【之才曰】杏仁爲之使，得紫菀良，惡皂莢、消石、玄參，畏貝母、辛夷、麻黄、黄耆、黄芩、連翹〔三〕、青葙。

【主治】欬逆，上氣善喘，喉痺，諸驚癇，寒熱邪氣。本經。消渴，喘息呼吸。别録。療肺氣心促急，熱勞欬，連連不絶，涕唾稠粘，肺痿肺癰，吐膿血。甄權。潤心肺，益五臟，除煩消痰，洗肝明目及中風等疾。大明。

【發明】【頌曰】本經主欬逆古方用爲温肺治嗽之最。崔知悌療久欬熏法：每旦取款冬花如雞子許，少蜜拌花使潤，納一升鐵鐺中。又用一瓦盌鑽一孔，孔内安一小筆管，以麪泥縫，勿令漏氣。鐺下着炭火，少時烟從筒出，以口含吸，嚥之。如胸中少悶，須舉頭，即將指頭按住筒口，勿使漏，至煙盡乃止。如是五日一爲之。待至六日，飽食羊肉餺飥一頓，永瘥。【宗奭曰】有人病嗽多日，或教然款冬花三兩，於無風處以筆管吸其烟，滿口則嚥之，數日果效。

【附方】新二。痰嗽帶血。款冬花、百合蒸焙，等分爲末。蜜丸龍眼大，每卧時嚼一丸，薑湯下。濟生方。口中疳瘡。款冬花、黄連等分，爲細末，用唾津調成餅子。先以蛇牀子煎湯漱口，乃以餅子傅之，少頃確住，其瘡立消也。楊誠經驗方。

鼠麴草日華〔四〕

【校正】併入有名未用鼠耳及東垣藥類法象佛耳草。

【釋名】米麴綱目、鼠耳别録、佛耳草法象、無心草别録、香茅拾遺、黄蒿會編、茸母。【時珍曰】麴，言其花黄如麴色，又可和米粉食也。鼠耳，言其葉形如鼠耳，又有白毛蒙茸似之，故北人呼爲茸母。佛耳，則鼠耳之訛也。今淮人呼爲毛耳朵，則香茅之茅，似當作毛。按段成式雜俎云：蚍蜉酒草，

〔一〕菊：底本此字漫漶。今據其他金陵本補正。
〔二〕栗：證類卷九款冬花引雷公云作「粟」。
〔三〕連翹：證類卷九款冬花作「黄連」。
〔四〕日華：原脱。據本卷目録及本條「集解」下「時珍曰日華本草鼠麴」補。

鼠耳也，一名無心草。豈蚍蜉食此，故有是名耶。

【集解】【別録曰】鼠耳，一名無心，生田中下地，厚葉肥莖。【藏器曰】鼠麴草，生平崗熟地，高尺餘，葉有白毛，黄花。荆楚歲時記云：三月三日，取鼠麴汁，蜜〔一〕和爲粉，謂之龍舌料，以壓時氣。料音板，米餅也。山南人呼爲香茅，取花雜櫸皮染褐，至破猶鮮。江西人呼爲鼠耳草也。【汪機曰】佛耳草，徽人謂之黄蒿。二三月苗長尺許，葉似馬齒莧而細，有微白毛，花黄。土人采莖葉和米粉搗作粑果食。【時珍曰】日華本草鼠麴，即別録鼠耳也。唐宋諸家不知，乃退「鼠耳」入「有名未用」中。李杲藥類法象用佛耳草，亦不知其即鼠耳也。原野間甚多。二月生苗，莖葉柔軟，葉長寸許，白茸如鼠耳之毛。開小黄花成穗，結細子。楚人呼爲米麴，北人呼爲茸母。故邵桂子甕天〔二〕語云：北方寒食，采茸母草和粉食。宋徽宗詩「茸母初生認禁煙」者，是也。

【氣味】甘，平，無毒。【別録曰】鼠耳：酸，無毒。【杲曰】佛耳草：酸，性熱，款冬花爲之使。宜少食之，過則損目。【主治】鼠耳：主痺寒寒熱，止欬。別録。鼠麴：調中益氣，止洩，除痰，壓時氣，去熱嗽。雜米粉作糗食，甜美。日華。佛耳：治寒嗽及痰，除肺中寒，大升肺氣。李杲。

【發明】【震亨曰】治寒痰嗽宜用佛耳草，熱痰嗽宜用燈籠草。【時珍曰】別録云治寒熱止欬，東垣云治寒嗽，言其標也；日華云治熱嗽，言其本也。大抵寒嗽多是火鬱於内而寒覆於外也。按陳氏經驗方云：三奇散治一切欬嗽，不問久近晝夜無時。用佛耳草五十文，款冬花二百文，熟地黄二兩，焙研末。每用二錢，於爐中燒之，以筒吸烟〔三〕嚥下，有涎吐去。予家一僕久病此，醫治不效。偶在沅州得一婢，用此法，兩服而愈也。

决明本經上品

【釋名】【時珍曰】此馬蹄决明也，以明目之功而名。又有草决明、石决明，皆同功者。草决明即青葙子，陶氏所謂萋蒿是也。

【集解】【別録曰】决明子生龍門川澤，十月十日采，陰乾百日。【弘景曰】龍門在長安北。今處處有之。葉如茳芒，子形似馬蹄，呼爲馬蹄决明，用之當搗碎。又別有草决明，是萋蒿草，在下品中。【頌曰】今處處人家園圃所蒔，夏初生苗，高三四尺許。根帶紫色。葉似苜蓿而大。七月開黄花，結角。其子如青緑豆而鋭，十月采之。按爾雅：薢茩，决光〔四〕。郭璞釋云：藥草决明也。葉黄鋭，赤華，實如山茱萸。或曰陵也。關西謂之薢茩，音皆苟。其説與此種頗不類。

〔一〕蜜：原作「密」。今據證類卷十一鼠麴草改。

〔二〕天：據説郛卷二十九邵桂子雪舟脞語又称甕天脞語，此後當脱一「脞」字。

〔三〕烟：原作「咽」。今從江西本改。

〔四〕决光：爾雅釋草作「英光」。

又有一種馬蹄决明，葉如江豆，子形似馬蹄。【宗奭曰】决明，苗高四五尺，春亦爲蔬。秋深結角，其子生角中如羊腎。今湖南、北人家所種甚多。或在村野成段。蜀本圖經言葉似苜蓿而闊大者，甚爲允當。【時珍曰】决明有二種。一種馬蹄决明，莖高三四尺，葉大於苜蓿而本小末奓，晝開夜合，兩兩相帖。秋開淡黄花五出，結角如初生細豇豆，長五六寸。角中子數十粒，參差相連，狀如馬蹄，青緑色，入眼目藥最良。一種茳芒决明，救荒本草所謂山扁豆是也。苗莖似馬蹄决明，但葉之本小末尖，正似槐葉，夜亦不合。秋開深黄花五出，結角大如小指，長二寸許。角中子成數列，狀如黄葵子而扁，其色褐，味甘滑。二種苗葉皆可作酒麴，俗呼爲獨占缸。但茳芒嫩苗及花與角子，皆可瀹茹及點茶食；而馬蹄决明苗角皆靭苦，不可食也。蘇頌言薢茩即决明，殊不類，恐别一物也。

子。【氣味】鹹，平，無毒。【别録曰】苦、甘，微寒。【之才曰】蓍實爲之使，惡大麻子。【主治】青盲，目淫膚，赤白膜，眼赤淚出。久服益精光，輕身。本經。療唇口青。别録。助肝氣，益精。以水調末，塗腫毒。熁太陽穴，治頭痛。又貼腦[一]心，止鼻洪。作枕，治頭風明目，甚於黑豆。日華。治肝熱風眼赤淚，每旦取一匙挼净，空心吞之。百日後夜見物光。甄權。益腎，解蛇毒。震亨。○葉作菜食，利五臟明目，甚良。甄權。

【發明】【時珍曰】相感志言：圃中種决明，蛇不敢入。丹溪朱氏言决明解蛇毒，本於此也。王旻山居録言：春月種决明，葉生采食，其花陰乾亦可食。切忌泡茶，多食無不患風。按馬蹄决明苗角皆靭而苦，不宜於食。縱食之，有利五臟明目之功，何遂至于患風耶？又鎦績[二]霏雪録言：人家不可種决明，生子多跛。此迂儒誤聽之説也，不可信。

【附方】舊一，新七。積年失明。决明子二升爲末。每食後粥飲服方寸匕。外臺秘要。青盲雀目。决明一升，地膚子五兩，爲末。米飲丸梧子大，每米飲下二三十丸。普濟方。補肝明目。决明子一升，蔓菁子[三]二升，以酒五升煮，暴乾爲末。每飲服二錢，温水下。日二服。聖惠方。目赤腫痛。决明子炒研，茶調傅兩太陽穴，乾則易之，一夜即愈。醫方摘玄。頭風熱痛。方同上。鼻衄不止。方見「主治」。癬瘡延蔓。决明子一兩爲末，入水銀、輕粉少許，研不見星，擦破上藥，立瘥，此東坡家藏方也。奇效良方。發背初起。草决明生用一升擣，生甘草一兩，水三升，煮一升，分二服。大抵血滯則生瘡，肝主藏血，决明和肝氣，不損元氣也。許學士本事方。

【附録】茳芒拾遺。【藏器曰】陶云：决明葉如茳芒[四]。按茳芒生道旁，葉小於决明，性平無毒。火炙作飲極香，除痰止渴，令人不睡，調中，隋稠禪

〔一〕腦：原作「㑇」。今據證類卷七决明子改。
〔二〕績：原作「鐀」。今據四庫全書總目卷一百二十二子部雜家類六霏雪録改。
〔三〕蔓菁子：聖惠方卷三十三治眼昏暗諸方之「决明子散」作「蔓荆子」，義長。
〔四〕芒：證類卷七决明子引陳藏器作「芏」，時珍更正爲「芒」。

師采作五色飲以進煬帝者，是也。又有茳芏，字從土，音吐，一名江蘺子，乃草似莞，生海邊，可爲席者，與決明葉不相類。【時珍曰】茳芒亦決明之一種，故俗猶稱獨占缸。說見前「集解」下。**合明草**拾遺。【藏器曰】味甘，寒，無毒。主暴熱淋，小便赤澀，小兒瘦病。明目下水，止血痢，擣絞汁服。生下濕地，葉如四出花，向夜葉即合。

地膚本經上品

【釋名】地葵本經、地麥別錄、落帚日華、獨帚〔一〕圖經、王蔧爾雅、王帚郭璞、掃帚弘景、益明藥性、涎衣草唐本、白地草綱目、鴨舌草圖經、千心妓女土宿本草。【時珍曰】地膚、地麥，因其子形似也。地葵，因其苗味似也。鴨舌，因其形似也。妓女，因其枝繁而頭多也。益明，因其子功能明目也。子落則老，莖可爲帚，故有帚、蔧諸名。

【集解】【別錄曰】地膚子生荆州平澤及田野，八月、十月采實，陰乾。【弘景曰】今田野間亦多，皆取莖苗爲掃帚。其子微細，入補藥丸散用，仙經不甚用。【恭曰】田野人名爲地麥草，北人名涎衣草。葉細莖赤，出熟田中。苗極弱，不能勝舉。今云堪爲掃帚，恐未之識也。【大明曰】地膚即落帚子也。子色青，似一眠起蠶沙之狀。【頌曰】今蜀川、關中近地皆有之。初生薄地，五六寸，根形如蒿，莖赤〔二〕葉青，大似荆芥。三月開黃白花，結子青白色，八月、九月采實。神仙七精散云：地膚子，星之精也。或曰其苗即獨帚也，一名鴨舌草。陶弘景所謂莖苗可爲掃帚者，蘇恭言其苗弱不勝舉，二説不同，而今醫家皆以爲獨帚。密州圖上者，云根作叢生，每窠有二三十莖，莖有赤有黃，七月開黃花，其實地膚也。至八月而藉幹成，可采。此正與獨帚相合。恐西北出者短弱，故蘇説云耳。【時珍曰】地膚嫩苗可作蔬茹，一科數十枝，攢簇團團直上，性最柔弱，故將老時可爲帚，耐用。蘇恭云不可帚，止言其嫩苗而已。其子最繁。爾雅云：葥，王蔧。郭璞注云：王帚也，似藜，可以爲掃帚，江東呼爲落帚。此説得之。

子。【氣味】苦，寒，無毒。【時珍曰】甘，寒。【主治】膀胱熱，利小便。補中益精氣，久服耳目聰明，輕身耐老。本經。去皮膚中熱氣，使人潤澤，散惡瘡疝瘕，强陰。別録。治陰卵㿗疾，去熱風，可作湯沐浴。與陽起石同服，主丈夫陰痿不起，補氣益力。甄權。治客熱丹腫。日華。

【發明】【藏器曰】衆病皆起于虚。虚而多熱者，加地膚子、甘草。

【附方】舊三，新七。風熱赤目。地膚子焙一升，生地黄半斤，取汁和作餅，晒乾研末。每服三錢，空心酒服。聖惠方。目痛眯目。凡目痛及眯

〔一〕獨帚：證類卷七地膚子引圖經作「獨掃」。下同。
〔二〕赤：原作「亦」。今據證類卷七地膚子改。

目中傷有熱瞑者，取地膚子白汁，頻注目中。王燾外臺秘要。**雷頭風腫**，不省人事。落帚子同生薑研爛，熱沖酒服，取汗〔一〕即愈。聖濟總録。**脅下疼痛**。地膚子爲末，酒服方寸匕。壽域神方。**疝氣危急**。地膚子即落帚子，炒香研末。每服一錢，酒下。簡便方。**狐疝陰癩**。超越舉重，卒得陰癩，及小兒狐疝，傷損生癩。並用地膚子五錢，白术二錢半，桂心五分，爲末，飲或酒服三錢，忌生葱、桃、李。必效方。**久疹腰痛**積年，有時發動。六月、七月取地膚子，乾末。酒服方寸匕。日五六服。肘後。**血痢不止**。地膚子五兩，地榆、黄芩各一兩，爲末。每服方寸匕，温水調下。聖惠方。**妊娠患淋**，熱痛酸楚，手足煩疼。地膚子十二兩，水四升，煎二升半，分服。子母秘録。**肢體疣目**。地膚子、白礬等分，煎湯頻洗。壽域神方。

苗葉。【氣味】苦，寒，無毒。【時珍曰】甘、苦。燒灰煎霜，制砒石、粉霜、水銀、硫黄、雄黄、硇砂。【主治】擣汁服，主赤白痢，燒灰亦善。煎水洗目，去熱暗雀盲澀痛。别録。主大腸泄瀉，和氣，濇腸胃，解惡瘡毒。蘇頌。煎水日服，治手足煩疼，利小便諸淋。時珍。

【發明】【時珍曰】按虞摶醫學正傳云：摶兄年七十，秋間患淋，二十餘日，百方不效。後得一方，取地膚草擣自然汁，服之遂通。至賤之物，有回生之功如此。時珍按：聖惠方治小便不通，用地麥草一大把，水煎服。古方亦常用之。此物能益陰氣，通小腸。無陰則陽無以化，亦東垣治小便不通，用黄蘗、知母滋腎之意。

【附方】新一。**物傷睛陷**，弩肉突出。地膚洗去土二兩，擣絞汁，每點少許，冬月以乾者煮濃汁。聖惠方。

瞿麥 瞿音劬○本經中品

【釋名】**蘧麥**爾雅、**巨句麥**本經、**大菊**爾雅、**大蘭**别録、**石竹**日華、**南天竺草**綱目。【弘景曰】子頗似麥，故名瞿麥。【時珍曰】按陸佃解韓詩外傳云：生于兩旁謂之瞿。此麥之穗旁生故也。爾雅作蘧，有渠、衢二音。日華本草云「一名燕麥，一名杜姥草」者，誤矣。燕麥即雀麥，雀、瞿二字相近，傳寫之訛爾。

【集解】【别録曰】瞿麥生太山山谷，立秋采實〔二〕，陰乾。【弘景曰】今出近道。一莖生細葉，花紅紫赤色可愛，合子葉刈取之。子頗似麥子。有兩種，一種微大，花邊有叉椏，未知何者是也。今市人皆用小者。復一種，葉廣相似而有毛，花晚而甚赤。按經云采實，其中子細，燥熟便脱盡矣。【頌曰】今處處有之。苗高一尺以來，葉尖小青色，根紫黑色，形如細蔓菁。花紅紫赤色，亦似映山紅，二月至五月開。七月結實作穗子，頗似麥。河陽、河中府出者，苗可用。淮甸出者根細，村民取作刷帚。爾雅謂之大菊，廣雅謂之茈萎是也。【時珍曰】石竹葉似地膚葉而尖小，又似初生小竹葉而細窄，其莖纖細有節，高尺餘，稍間開花。

〔一〕汗：原作「汁」。此方未見于今本聖濟總録。今據普濟方卷四十六腦風改。

〔二〕實：原脱。今據證類卷八瞿麥補。

田野生者，花大如錢，紅紫色。人家栽者，花稍小而嫵媚，有細白、粉紅、紫赤、斑爛數色，俗呼爲洛陽花。結實如燕麥，内有小黑子。其嫩苗煠熟水淘過。可食。大明。

穗。【修治】【斅曰】凡使只用蕊殼，不用莖葉。若一時同使，即空心令人氣噎，小便不禁也。用時以箽竹瀝浸一伏時，漉晒。

【氣味】苦，寒，無毒。【别録曰】苦。【權曰】甘。【之才曰】蘘[一]草、牡丹爲之使，惡螵蛸，伏丹砂。【主治】關格，諸癃結，小便不通，出刺，決癰腫，明目去翳，破胎墮子，下閉血。本經。養腎氣，逐膀胱邪逆，止霍亂，長毛髮。别録。主五淋。月經不通，破血塊排膿。大明。

葉。【主治】痔瘻并瀉血，作湯粥食。又治小兒蛔蟲，及丹石藥發，并眼目腫痛及腫毒。搗傅，治浸淫瘡，并婦人陰瘡。大明。

【發明】【杲曰】瞿麥利小便，爲君主之用。【頌曰】古今方通心經、利小腸爲最要。【宗奭曰】八正散用瞿麥，今人爲至要藥。若心經雖有熱，而小腸虚者服之，則心熱未退，而小腸别作病矣。蓋小腸與心爲傳送，故用此入小腸。本草並不治心熱。若心無大熱，止治其心，或制之不盡，當求其屬以衰之可也。【時珍曰】近古方家治産難，有石竹花湯，治九孔出血，有南天竺飲，皆取其破血利竅也。

【附方】舊六，新五。小便石淋。宜破血，瞿麥子搗爲末，酒服方寸匕，日三服，三日當下石。外臺秘要。小便不利，有水氣，栝樓瞿麥丸主之。瞿麥二錢半，栝樓根二兩，大附[二]子一箇，伏苓、山芋各三兩，爲末。蜜和丸梧子大。一服三丸，日三。未知，益至七八丸，以小便利、腹中温爲知也。張仲景金匱方。下焦結熱。小便淋閟，或有血出，或大小便出血。瞿麥穗一兩，甘草炙七錢五分，山梔子仁炒半兩，爲末。每服七錢，連鬚葱頭七箇，燈心五十莖，生薑五片，水二盌，煎至七分，時時温服，名立效散。千金方。子死腹中，或産經數日不下。以瞿麥煮濃汁服之。千金方。九竅出血，服藥不住[三]者。南天竺草，即瞿麥，拇指大一把，山梔子仁三十箇，生薑一塊，甘草炙半兩，燈草一小把，大棗五枚，水煎服。聖濟總録。目赤腫痛，浸淫等瘡。瞿麥炒黄爲末，以鵝涎調塗眦頭即開。或搗汁塗之。普濟方。眯目生翳：其物不出者，生膚翳者。瞿麥、乾薑炮爲末，井花水調服二錢，日二服。聖惠方。魚臍疔瘡。瞿麥燒灰，和油傅之，甚佳。崔氏方。咽喉骨哽。瞿麥爲末，水服一寸匕，日二。外臺秘要。竹木入肉。瞿麥爲末，水服方寸匕。或煮汁，日飲三次。梅師方。箭刀在肉及咽喉、胸膈諸隱處不出。酒服瞿麥末方寸匕，日三服。千金方。

〔一〕蘘：原作「⿱竹襄」。今據證類卷八瞿麥改。

〔二〕附：原作「雞」。今據金匱卷中消渴小便利淋病脉證並治改。

〔三〕住：原作「注」。今據聖濟總録卷七十鼻衄門改。

王不留行別録上品

【釋名】禁宫花日華、剪金花日華、金盞銀臺。【時珍曰】此物性走而不住，雖有王命不能留其行，故名。吴普本草作一名不流行〔一〕，蓋誤也。

【集解】【別録曰】王不留行生太山山谷，二月、八月采。【弘景曰】今處處有之。葉似酸漿，子似菘子，人言是蓼子，不爾。多入癰瘻方用。【保昇曰】所在有之。葉似菘藍。其花紅白色，子殼似酸漿，其中實圓黑似菘子，大如黍粟。三月收苗，五月收子。根、苗、花、子並通用。【頌曰】今江浙及並河近處皆有之。苗莖俱青，高七八寸已來。根黄色如薺根。葉尖如小匙頭，亦有似槐葉者，四月開花，黄紫色〔二〕，隨莖而生，如菘子狀，又似猪藍花。五月采苗莖，晒乾用。俗謂之剪金草。河北生者，葉圓花紅，與此小別。【時珍曰】多生麥地中。苗高者一二尺，三四月開小花，如鐸鈴狀，紅白色。結實如燈籠草子，殼有五稜，殼内包一實，大如豆。實内細子，大如菘子，生白熟黑，正圓如細珠可愛。陶氏言葉以〔三〕酸漿，蘇氏言花如菘子狀者，皆欠詳審，以子爲花葉狀也。燈籠草即酸漿也。苗，子皆入藥。

苗、子。【修治】【斅曰】凡采得拌濕〔四〕蒸之，從巳至未。以漿水浸一宿，焙乾用。

【氣味】苦，平，無毒。【普曰】神農：苦，平。岐伯、雷公：甘。【元素曰】甘、苦，平。陽中之陰。【主治】金瘡止血，逐痛出刺，除風痺内塞，止心煩鼻衄，癰疽惡瘡瘻乳，婦人難産。久服輕身耐老增壽。別録。治風毒，通血脉。甄權。遊風風疹，婦人血經不勻，發背。日華。下乳汁。元素。利小便，出竹木刺。時珍。

【發明】【元素曰】王不留行，下乳引導用之，取其利血脉也。【時珍曰】王不留行能走血分，乃陽明衝任之藥。俗有「穿山甲、王不留，婦人服了乳長流」之語，可見其性行而不住也。按王執中資生經云，一婦人患淋卧久，諸藥不效。其夫夜告予。予按既效方治諸淋，用剪金花十餘葉煎湯，遂令服之。明早來云：病減八分矣。再服而愈。剪金花，一名禁宫花，一名金盞銀臺，一名王不留行是也。【頌曰】張仲景治金瘡，有王不留行散。貞元廣利方治諸風痙，有王不留行湯，皆最效。

【附方】舊一，新八。鼻衄不止。剪金花連莖葉陰乾，濃煎汁温服，立效。指南方。糞後下血。王不留行末，水服一錢。聖濟總録。金瘡亡血。

〔一〕不流行：御覽卷九百九十一王不留行引吴氏本草作「王不流行」。
〔二〕色：原作「葉」。今據證類卷七王不留行改。
〔三〕以：當爲「似」字之誤。
〔四〕濕：此後原有一字闕。今據證類卷七王不留行删。

王不留行散：治身被刀斧傷，亡血。用王不留行十分，八月八日采之；蒴藋細葉十分，七月七日采之；桑東南根白皮十分，三〔一〕月三日采之。川椒三分，甘草十分，黄芩、乾薑、芍藥、厚朴各二分。以前三味燒存性，後六味爲散，合之。每大〔二〕瘡飲服方寸匕，小瘡但粉之。産後亦可服。張仲景金匱要略。**婦人乳少**，因氣鬱者。涌泉散：王不留行、穿山甲炮、龍骨、瞿麥穗、麥門冬等分，爲末。每服一錢，熱酒調下，後食豬蹄羹。仍以木梳梳乳，一日三次。衛生寶鑑方。**頭風白屑**。王不留行、香白芷等分，爲末。乾摻〔三〕，一夜篦去。聖惠方。**癰疽諸瘡**。王不留行湯：治癰疽妬乳，月蝕白秃，及面上久瘡，去蟲止痛。用王不留行、東南桃枝、東引茱萸根皮各五兩，蛇牀子、牡荆子、苦竹葉、蒺藜子各三升，大麻子一升。以水二斗半，煮取一斗，頻頻洗之。千金方。**誤吞鐵石、骨刺不下**，危急者。王不留行、黄蘗等分，爲末，湯浸蒸餅，丸彈子大，青黛爲衣，線穿掛風處。用一丸，冷水化灌之。百一選方。**竹木鍼刺**在肉中不出，疼痛。以王不留行爲末，熟水調〔四〕方寸匕，兼以根傅，即出。梅師方。**疔腫初起**。王不留行子爲末，蟾酥丸黍米大。每服一丸，酒下，汗出即愈。集簡方。

剪春羅綱目

【釋名】剪紅羅。

【集解】【時珍曰】剪春羅二月生苗，高尺餘。柔莖緑葉，葉對生，抱莖。入夏開花，深紅色，花大如錢，凡六出，周回如剪成可愛。結實大如豆，内有細子。人家多種之爲玩。又有剪紅紗花，莖高三尺，葉旋覆，夏秋開花，狀如石竹花而稍大，四圍如剪，鮮紅可愛。結穗亦如石竹，穗中有細子。方書不見用者。計其功，亦應利小便、主癰腫也。

【氣味】甘，寒，無毒。【主治】火帶瘡遶腰生者，采花或葉擣爛，蜜調塗之。爲末亦可。時珍。出證治要訣。

金盞草救荒

【校正】併入宋圖經杏葉草。

【釋名】杏葉草圖經、長春花。【時珍曰】金盞，其花形也。長春，言耐久也。

【集解】【頌曰】杏葉草，一名金盞草，生常州。蔓延籬下，葉葉相對。秋後有子如雞頭實，其中變生一小蟲，脱而能行。中夏采花。【周憲王曰】金盞兒花，苗高四五寸。葉似初生萵苣葉，厚而狹，抱莖而生。莖柔脆。莖頭開花，大如指頭，金黄色，狀如盞子，四時不絶。其葉味酸，煠熟水浸過，油鹽拌食。【時珍曰】

〔一〕三：原作「八」。今據金匱卷下瘡癰腸癰浸淫病脉證並治改。
〔二〕大：原作「火」。今據改同上。
〔三〕摻：原作「糝」。此方未見于今本聖濟總録。今據御藥院方卷八治雜病門改。
〔四〕調：原脱。今據證類卷七王不留行補。

夏月結實在萼内，宛如尺蠖蟲數枚蟠屈之狀，故蘇氏言其化蟲，實非蟲也。

【氣味】酸，寒，無毒。【主治】腸痔下血久不止。蘇頌。

葶藶本經下品

【釋名】丁歷別録、蕇蒿蕇音典、大室本經、大適本經、狗薺別録。【時珍曰】名義不可强解。

【集解】【別録曰】葶藶生藁城平澤及田野，立夏後采實，陰乾。【弘景曰】出彭城者最勝，今近道亦有。母即公薺也，子細黄至苦，用之當熬。【頌曰】今汴東、陝西、河北州郡皆有之。曹州者尤佳。初春生苗葉，高六七寸，似薺。根白色，枝莖俱青。三月開花，微黄。結角，子扁小如黍粒微長，黄色。月令：孟夏之月，靡草死。許慎、鄭玄注皆云，靡草，薺、葶藶之屬是也。一説，葶藶單莖向上，葉端出角，粗且短。又有一種狗芥草，葉近根下作奇〔一〕，生角細長。取時必須分別此二種也。【斅曰】凡使勿用赤鬚子，真相似，只是味微甘苦耳。葶藶子之苦入頂也。【時珍曰】按爾雅云：蕇，葶藶也。郭璞注云：實葉皆似芥，一名狗薺。然則狗芥即是葶藶矣。蓋葶藶有甜苦二種。狗芥味微甘，即甜葶藶也。或云甜葶藶是菥蓂子，攷其功用亦似不然。

子。【修治】【斅曰】凡使葶藶，以糯米相合，置於熼〔二〕上，微焙，待米熟，去米，擣用。

【氣味】辛，寒，無毒。【別録曰】苦，大寒。得酒良。【權曰】酸，有小毒。入藥炒用。【杲曰】沉也。陰中陽也。【張仲景曰】葶藶傅頭瘡，藥氣入腦，殺人。【之才曰】榆皮爲之使，得酒良，惡白僵蠶、石龍芮。【時珍曰】宜大棗。【主治】癥瘕積聚結氣，飲食寒熱，破堅逐邪，通利水道。本經。下膀胱水，伏留熱氣，皮間邪水上出，面目浮腫，身暴中風熱痱癢，利小腹。久服令人虚。別録。療肺壅上氣欬嗽，止喘促，除胸中痰飲。甄權。通月經。時珍。

【發明】【杲曰】葶藶大降氣，與辛酸同用，以導腫氣。本草十劑云：洩可去閉，葶藶、大黄之屬。此二味皆大苦寒，一洩血閉，一洩氣閉。蓋葶藶之苦寒，氣味俱厚，不減大黄，又性過於諸藥，以洩陽分肺中之閉，亦能洩大便，爲體輕象陽故也。【宗奭曰】葶藶有甜、苦二種，其形則一也。經既言味辛苦，即甜者不復更入藥也。大概治體皆以行水走泄爲用，故曰久服令人虚，蓋取苦泄之義，藥性論不當言味酸。【震亨曰】葶藶屬火性急，善逐水。病人稍涉虚者，宜遠之，且殺人甚捷〔三〕，何必久服而後虚也。【好古曰】苦甜二味主治不同。仲景瀉肺湯用苦，餘方或有用甜者，或有不言甜苦者，大抵苦則下泄，甜則少緩，量病人虚

〔一〕奇：外臺卷十上氣欬身面腫滿方作「歧」，義長。

〔二〕熼：錢本作「灶」，依據不明。

〔三〕捷：原作「健」。今據丹溪心法附餘卷首本草衍義補遺葶藶改。

實用之〔一〕，不可不審。本草雖云治同，而甘苦之味安得不異？【時珍曰】甘苦二種，正如牽牛，黑白二色，急緩不同。又如壺盧，甘苦二味，良毒亦異。大抵甜者下泄之性緩，雖泄肺而不傷胃。苦者下泄之性急，既泄肺而易傷胃，故以大棗輔之。然肺中水氣膹滿急者，非此不能除。但水去則止，不可過劑爾。既不久服，何至殺人？淮南子云：大戟去水，葶藶愈脹，用之不節，乃反成病。亦在用之有節耳。

【附方】舊十四，新六。**陽水暴腫**。面赤煩渴，喘急，小便澀，其效如神。甜葶藶一兩半，炒研末，漢防己末二兩，以緑頭鴨血及頭，合搗萬杵，丸梧子大。每服甚者空腹白湯下十丸，輕者五丸，日三四服，五日止，小便利爲驗。一加豬苓末二兩。外臺秘要。**通身腫滿**。苦葶藶炒四兩，爲末，棗肉和丸梧子大。每服十五丸，桑白皮湯下，日三服。此方人不甚信，試之自驗。**水腫尿澀**。梅師方用甜葶藶二兩，炒爲末，以大棗二十枚，水一大升，煎一小〔二〕升，去棗入葶藶末，煎至可丸如梧子大。每飲服六十丸。漸加，以微利爲度。○崔氏方用葶藶三兩，絹包飯上蒸熟，搗萬杵，丸梧子大，不須蜜和。每服五丸，漸加至七丸，以微利爲佳，不可多服，令人不堪。若氣發，服之得利，氣下即止。此方治〔三〕水氣無比，蕭駙馬水腫，服此得瘥。○外科精義治男婦大小頭面手足腫，用苦葶藶炒研，棗肉和丸小豆大。每服十丸，煎麻子湯下，日三服。五七日小便多，則消腫也。忌鹹酸生冷。**大腹水腫**。肘後方用苦葶藶二升炒，爲末。割鶡雄雞血及頭，合搗丸梧子大。每小豆湯下十丸，日三服。○又方：葶藶二升，春酒五升，漬一夜。稍服一合，小便當利。○又方：葶藶一兩，杏仁二十枚，並熬黄色，搗。分十服，小便去當瘥。**腹脹積聚**。葶藶子一升熬，以酒五升浸七日，日服三合。千金方。**肺濕痰喘**。甜葶藶炒爲末，棗肉丸服。摘玄方。**痰飲欬嗽**。含膏〔四〕丸：用曹州葶藶子一兩，紙襯炒令黑，知母一兩，貝母一兩，爲末。棗肉半兩，砂糖一兩半，和丸彈丸大。每以新綿裹一丸，含之嚥津，甚者不過三丸。篋中方。**欬嗽上氣**不得卧，或遍體氣腫，或單面腫，或〔五〕足腫，並主之。葶藶子三升，微火熬研，以絹袋盛，浸清酒五升中，冬七日，夏三日。初服如胡〔六〕桃許大，日三夜一，冬月日二夜二。量其氣力，取微利一二〔七〕爲度。如患急者，不待日滿，亦可絞服。崔知悌方。**肺癰〔八〕喘急**不得卧，葶藶大棗瀉肺湯主之。

〔一〕之：此後原有兩字闕。今據湯液本草卷四葶藶删。
〔二〕小：原脱。今據證類卷十葶藶補。
〔三〕此方治：三字原脱。今據補同上。
〔四〕膏：原作「奇」。今據證類卷十葶藶改。
〔五〕或：原作「鼓」。今據改同上。
〔六〕胡：原脱。今據外臺卷十上氣欬身面腫滿方補。
〔七〕二：原脱。今據證類卷十葶藶補。
〔八〕癰：原作「壅」。今據金匱卷下肺痿肺癰欬嗽上氣病脉證治改。

葶藶炒黄搗末，蜜丸彈丸大。每用大棗二十枚，水三升，煎取二升，乃入葶藶一丸，更煎取一升，頓服。亦主支飲不得息。張[一]仲景金匱玉函方。月水不通。葶藶一升，爲末，蜜丸彈子大。綿裹納陰中二寸，一宿易之。有汁出，止。千金方。卒發顛狂。葶藶一升，搗三千杵，取白犬血和丸麻子大。酒服一丸，三服取瘥。肘後方。頭風疼痛。葶藶子爲末。以湯淋汁沐頭，三四度即愈。肘後方。疳蟲蝕齒。葶藶、雄黄等分，爲末。臘月豬脂和成，以綿裹槐枝蘸點。金匱要略。白秃頭瘡。葶藶末塗之。聖惠方。瘰癧已潰。葶藶二合，豉一升，搗作餅子，如錢大，厚二分，安瘡孔上，作艾炷灸之令温熱，不可破肉，數易之而灸。但不可灸初起之瘡，恐葶藶氣入腦傷人也。永類方。馬汗毒氣入腹。葶藶子一兩炒研，水一升浸湯服，取下惡血。續十全方。

車前本經上品

【釋名】當道本經、芣苡音浮以、馬舄[二]音昔、牛遺並別録、牛舌詩疏、車輪菜救荒、地衣綱目、蝦蟆衣別録。【時珍曰】按爾雅云：芣苡，馬舄。馬舄，車前。陸機詩疏云：此草好生道邊及牛馬跡中，故有車前、當道、馬舄、牛遺之名。舄，足履也。幽州人謂之牛舌。蝦蟆喜藏伏于下，故江東稱爲蝦蟆衣。又韓詩外傳言：直曰車前，瞿曰芣苡，恐亦强説也。瞿乃生于兩旁者。

【集解】【別録曰】車前生真定平澤丘陵阪道中，五月五日采，陰乾。【弘景曰】人家及路邊甚多。韓詩言芣苡是木似李，食其實宜子孫者，謬矣。【恭曰】今出開州者勝。【頌曰】今江湖、淮甸、近汴、北地處處有之。春初生苗，葉布地如匙面，累年者長及尺餘。中抽數莖，作長穗如鼠尾。花甚細密，青色微赤。結實如葶藶，赤黑色。今人五月采苗，七月、八月采實。人家園圃或種之，蜀中尤尚。北人取根日乾，作紫菀賣之，甚誤所用。陸機言嫩苗作茹大滑，今人不復噉之。【時珍曰】王旻山居録有種車前剪苗食法，則昔人常以爲疏矣。今野人猶采食之。

子。【修治】【時珍曰】凡用須以水淘洗去泥沙，晒乾。入湯液，炒過用。入丸散，則以酒浸一夜，蒸熟研爛，作餅晒乾，焙研。

【氣味】甘，寒，無毒。【別録曰】鹹。【權曰】甘，平。【大明曰】常山爲之使。【主治】氣癃止痛，利水道小便，除濕痺。久服輕身耐老。本經。男子傷中，女子淋瀝，不欲食，養肺，强陰益精，令人有子，明目療赤痛。別録。去風毒，肝中風熱，毒風衝眼，赤痛障瞖，腦痛淚出，壓丹石毒，去心胸煩熱。甄權。養肝。蕭炳[三]。治[四]婦人難産。陸機。導小腸熱，止暑濕瀉痢。時珍。

〔一〕張：原作「仲」。今據卷一引據古今醫家書目改。

〔二〕馬舄：證類卷六車前子作「勝舄」。

〔三〕炳：原作「丙」。今據證類卷六車前子改。

〔四〕治：原作「收」。今據改同上。

【發明】【弘景曰】車前子性冷利，仙經亦服餌之，云：令人身輕，能跳越岸谷，不老長生也。【頌曰】車前子入藥最多。駐景丸用車前、菟絲二物，蜜丸食下服，古今以爲奇方也。【好古曰】車前子能利小便而不走氣，與伏苓同功。【時珍曰】按神仙服食經：車前一名地衣，雷之精也。服之形化，八月采之。今車前五月子已老，而云七八月者，地氣有不同爾。唐張籍詩云：「開州午月車前子，作藥人皆道有神。慚愧文君憐病眼，三千里外寄閑人。」觀此亦以五月采開州者爲良，又可見其治目之功。大抵入服食，須佐他藥，如六味地黄丸之用澤瀉可也。若單用則泄太過，恐非久服之物。歐陽公常得暴下病，國醫不能治。夫人買市人藥一帖，進之而愈。力叩其方，則車前子一味爲末，米飲服二錢匕。云此藥利水道而不動氣，水道利則清濁分，而穀藏自止矣。

【附方】舊七，新五。小便血淋作痛。車前子晒乾爲末，每服二錢，車前葉煎湯下。普濟方。石淋作痛。車前子二升，以絹袋盛，水八升，煮取三升，服之，須臾石下。肘後方。老人淋病，身體熱甚。車前子五合，綿裹煮汁，入青粱米四合，煮粥食，常服明目。壽[一]親養老書。孕婦熱淋。車前子五兩，葵根切一升，以水五升，煎取一升半，分三服。以利爲度。梅師方。滑胎易産。車前子爲末。酒服方寸匕。不飲酒者，水調服。詩云「采采芣苢」，能令婦人樂有子也。陸機注云：治婦人産難故也。婦人良方。横産不出。車前子末，酒服二錢。子母秘録。陰冷悶疼，漸入囊内，腫滿殺人。車前子末，飲服方寸匕，日二服。千金方。癮疹入腹，體腫舌强。車前子末粉之，良。千金方。陰下痒痛。車前子煮汁頻洗。外臺秘要。久患内障。車前子、乾地黄、麥門冬等分，爲末。蜜丸如梧子大，服之。累試有效。聖惠方。補虚明目。駐景丸：治肝腎俱虚，眼昏黑花，或生障翳，迎風有淚。久服補肝腎，增目力。車前子、熟地黄酒蒸焙各[二]三兩，兔絲子酒浸五兩，爲末，煉蜜丸梧子大。每温酒下三十丸，日二服。和劑局方。風熱目暗，濇痛。車前子、宣州黄連各一兩，爲末。食後温酒服一錢，日二服。聖惠方。

草及根。【修治】【斅曰】凡使須一窠有九葉，内有蕊，莖可長一尺二寸者。和蕊葉根，去土了，稱一鎰者，力全。使葉勿使蕊莖，剉細，於新瓦上攤乾用。

【氣味】甘，寒，無毒。【土宿真君曰】可伏硫黄，結草砂，伏五礬、粉霜。【主治】金瘡，止血衄鼻，瘀血血瘕，下血，小便赤，止煩下氣，除小蟲。别録。主陰㿗。之才。葉主泄精病，治尿血。能補五臟，明目，利小便，通五淋。甄權。

【發明】【弘景曰】其葉擣汁服。療泄精甚驗。【宗奭曰】陶説大誤矣。此藥甘滑，利小便，泄精氣，有人作菜頻食，小便不禁，幾爲所誤也。

【附方】舊四，新七。小便不通。車前草一斤，水三升，煎取一升半，分三服。一方，入冬瓜汁。一方，入桑葉汁。百一方。初生尿澀不通。車前擣汁，入蜜少許，灌之。全幼心鑑。小便尿血。車前擣汁五合，空心服。外臺秘要。鼻衄不止。生車前葉擣汁，飲之甚善。圖經本草。金瘡血出。

[一] 壽：原作「燾」。今據元代鄒鉉續增壽親養老新書改。
[二] 各：原脱。今據局方卷七治眼目疾補。

車前葉搗傅之。千金方。**熱痢不止**。車前葉搗汁一盞[一]，入蜜一合煎，温服。聖惠方。**産後血滲**入大小腸。車前草汁一升，入蜜一合，和煎一沸，分二服。崔氏方。**濕氣腰痛**。蝦蟆草連根七科，葱白連鬚七科，棗七枚，煮酒一瓶，常服，終身不發。簡便方。**喉痺乳蛾**。蝦蟆衣、鳳尾草擂爛，入霜梅肉、煮酒各少許，再研絞汁，以鵝翎刷患處，隨手吐痰，即消也。趙溍養痾漫筆。**目赤作痛**。車前草自然汁，調朴硝末，卧時塗眼胞上，次早洗去。○小兒目痛，車前草汁，和竹瀝點之。聖濟總録。**目中微翳**。車前葉、枸杞葉等分，手中揉汁出，以桑葉兩重裹之。懸陰處一夜，破桑葉取點，不過三五度。十便良方。

狗舌草唐本草

【集解】【恭曰】狗舌草生渠塹濕地，叢[二]生。葉似車前而無文理，抽莖開花，黄白色。四月、五月采莖，暴乾。

【氣味】苦，寒，有小毒。【主治】蠱疥瘙瘡，殺小蟲。爲末和塗之，即瘥。蘇恭。

馬鞭草別録下品

【校正】併入圖經龍牙草。

【釋名】龍牙草圖經、鳳頸草。【恭曰】穗類鞭鞘，故名馬鞭。【藏器曰】此説未近，乃其節生紫花如馬鞭節耳。【時珍曰】龍牙、鳳頸，皆因穗取名。蘇頌圖經外類重出「龍牙」，今併爲一。又今方士謬立諸草爲各色龍牙之名，甚爲淆亂，不足憑信。

【集解】【弘景曰】村墟陌甚多。莖似細辛，花紫色，微[三]似蓬蒿也。【恭曰】葉似狼牙及茺蔚，抽三四穗，紫花，似車前，穗類鞭鞘，都不似蓬蒿也。【保昇曰】花白色，七月、八月采苗葉，日乾用。【頌曰】今衡[四]山、廬山、江淮州郡皆有之。苗類益母而莖圓，高二三尺。又曰：龍牙草生施州，高二尺以來。春夏有苗葉，至秋冬而枯。采根，洗净用。【時珍曰】馬鞭下地甚多，春月生苗，方莖，葉似益母，對生，夏秋開細紫花，作穗如車前穗，其子如蓬蒿子而細，根白而小。陶言花似蓬蒿，韓言花色白，蘇言莖圓，皆誤矣。

苗葉。【氣味】苦，微寒，無毒。保昇。【大明曰】辛，涼，無毒。【權曰】苦，有毒。伏丹砂、硫黄。【主治】下部䘌瘡。別録。癥瘕血瘕，久瘧，破血殺蟲。擣爛煎取汁，熬如飴，每空心酒服一匕。藏器。治婦人血氣肚脹，月候不匀，通月經。大明。治金瘡，行血活血。震亨。擣塗癰腫及蠼螋尿瘡，男子陰腫。時珍。

〔一〕一盞：原脱。今據證類卷六車前子補。

〔二〕叢：原作「取」。今據證類卷十一狗舌草改。

〔三〕微：證類卷十一馬鞭草此前有「葉」字。然下文時珍曰：「陶言花似蓬蒿」，故時珍所見之本恐原無「葉」字。

〔四〕衡：原作「衝」。今據證類卷十一馬鞭草改。

【附方】舊五，新十。瘧痰寒熱。馬鞭草擣汁五合，酒二合，分二服。千金方。鼓脹煩渴，身乾黑瘦。馬鞭草細剉，曝乾，勿見火。以酒或水同煮，至味出，去滓温服。以六月中旬雷鳴時采者有效。衛生易簡方。大腹水腫。馬鞭草、鼠尾草各十斤，水一石，煮取五斗，去滓，再煎令稠，以粉和丸大豆大。每服二三丸，加至四五丸，神效。肘後方。男子陰腫大如升，核痛，人所不能治者，馬鞭草擣塗之。集驗方。婦人疝痛，名小腸氣。馬鞭草一兩，酒煎滚服，以湯浴身取汗，甚妙。纂要奇方。婦人經閉，結成瘕塊，肋脹大欲死者。馬鞭草根苗五斤，剉細，水五斗，煎至一斗，去滓，熬成膏。每服半匙，食前温〔一〕酒化下，日二服。聖惠方。酒積下血。馬鞭草灰四錢，白芷灰一錢，蒸餅丸梧子大。每米飲下五十丸。摘玄方。魚肉癥瘕。凡食魚鱠及生肉，在胸膈不化，成癥瘕，馬鞭草擣汁，飲一升，即消。千金方。馬喉痺風，躁腫連頰，吐氣〔二〕數者。馬鞭草一握，勿見風，截去兩頭，擣汁飲之，良。千金方。乳癰腫痛。馬鞭草一握，酒一椀，生薑〔三〕一塊，擂汁服，渣傅之。衛生易簡方。白癩風瘡。馬鞭草爲末。每服一錢，食前荆芥、薄荷湯下，日三服。忌鐵器。太平聖惠方。人疥馬疥。馬鞭草不犯鐵器，擣自然汁半盞，飲盡，十日内愈，神效。董炳集驗方。赤白下痢。龍牙草五錢，陳茶一撮，水煎服，神效。醫方摘要。發背癰毒。痛不可忍，龍牙草擣汁飲之，以滓傅患處。集簡方。楊梅惡瘡。馬鞭草煎湯，先熏後洗，氣到便爽，痛腫隨減〔四〕。陳嘉謨本草蒙筌。

根。【氣味】辛、濇，温，無毒。【主治】赤白下痢初起，焙擣羅末，每米飲服一錢匕，無所忌。蘇頌。

蛇含本經下品

【校正】併入圖經紫背龍牙。

【釋名】蛇銜本經、威蛇大明、小龍牙綱目、紫背龍牙。【恭曰】陶氏本草作蛇合，「合」乃「含」字之誤也。含、銜義同。見古本草。【時珍曰】按劉敬叔異苑云：有田父見一蛇被傷，一〔五〕蛇銜一草着瘡上，經日傷蛇乃去。田父因取草治蛇瘡皆驗，遂名曰蛇銜草也。其葉似龍牙而小，背紫色，故俗名小龍牙，又名紫背龍牙。蘇頌圖經重出「紫背龍牙」，今併爲一。

【集解】【别録曰】蛇含出益州山谷，八月采，陰乾。【弘景曰】蛇銜處處有之。有兩種，並生石上，亦生黄土地。當用細葉有黄花者。【頌曰】出益〔六〕州，今近處亦有。生土石上或下濕地，蜀中人家亦種之，辟蛇。一莖五葉或七葉，有兩種。八月采根，陰乾。日華子云：莖葉俱用，五月采之。又曰：紫背龍牙，生蜀中，

〔一〕前温：原脱。今據證類卷十一馬鞭草補。
〔二〕氣：原作「血」。今據改同上。
〔三〕薑：原作「彊」。今據衛生易簡方卷十一吹乳改。
〔四〕減：原字左半漫漶。今據本草蒙筌卷三馬鞭草補正。
〔五〕一：原闕一字。今據江西本補。
〔六〕益：原作「興」。今據證類卷十蛇含改。

春夏生葉，采無時。【時珍曰】此二種，細葉者名蛇銜，大葉者名龍銜。龍銜亦入瘡膏用。【斅曰】蛇銜只用葉晒乾，勿犯火。根莖不用。勿誤用有蘖尖葉者，號竟命草，其味酸澀。誤服令人吐血不止，速服知時子解之。

【氣味】苦，微寒，無毒。【權曰】有毒。【頌曰】紫背龍牙：辛，寒，無毒。【主治】驚癇，寒熱邪氣，除熱，金瘡疽痔，鼠瘻惡〔一〕瘡，頭瘍。本經。療心腹邪氣，腹痛濕痺，養胎，利小兒。別録。治小兒寒熱丹瘮。甄權。止血協風毒〔二〕，癰腫赤眼。汁傅蛇虺蜂毒。大明。紫背龍牙：解一切蛇毒。治咽喉中痛，含嚥之便效。蘇頌。

【發明】【藏器曰】蛇含治蛇咬。今以草納蛇口中，縱傷人亦不能有毒也。種之，亦令無蛇。【頌曰】古今治丹毒瘡腫方通用之。古今録驗治赤瘮，用蛇銜草，擣極爛，傅之即瘥。赤瘮由冷濕搏於肌中，甚即爲熱，乃成赤瘮。天熱則劇〔三〕，冷則減是也。【時珍曰】按葛洪抱朴子云：蛇銜膏連已斷之指。今攷葛洪肘後方載蛇銜膏云：治癰腫瘀血，産後積血，耳目諸病，牛領馬鞍瘡。用蛇銜、大黄、附子、芍藥、大戟、細辛、獨活、黄芩、當歸、莽草、蜀椒各一兩，薤白十四枚。右爲末。以苦酒淹一宿，以豬膏二斤，七星火上煎沸，成膏收之。每温酒服一彈丸，日再服。病在外，摩〔四〕之傅之。在耳，綿裹塞之。在目，點之。若入龍銜藤一兩，則名龍銜膏也。所謂連斷指者，不知即此膏否。

【附方】舊三，新一。産後瀉痢。小龍牙根一握，濃煎服之，甚效，即蛇含是也。斗門方。金瘡出血。蛇含草擣傅之。肘後方。身面惡癬。紫背草入生礬研，傅二三次斷根。直指方。蜈蚣蠍傷。蛇銜挼傅之。○古今録驗。

女青本經下品

【釋名】雀瓢本經。

【集解】【別録曰】女青，蛇銜根也。生朱厓，八月采，陰乾。【弘景曰】若是蛇銜根，不應獨生朱厓。俗用者是草葉，別是一物，未詳〔五〕孰是。術云：帶此屑〔六〕一兩，則疫癘不犯，彌宜識真者。又云：今市人用一種根，形狀如續斷，莖葉至苦，乃云是女青根，出荆州。【恭曰】此草即雀瓢也。生平澤，葉似蘿摩，

〔一〕惡：原脱。今據證類卷十蛇全補。
〔二〕協風毒：證類卷十蛇全作「協風瘮」。
〔三〕劇：原作「據」。今據證類卷十蛇全改。
〔四〕摩：原作「靡」。今據肘後方卷八治百病備急丸散膏諸要方改。
〔五〕詳：原作「許」。今據證類卷十一女青改。
〔六〕屑：原脱。今據補同上。

兩葉〔一〕相對，子似瓢形，大如棗許，故名雀瓢。根似白微。莖葉並臭。其蛇銜都非其類。又別録云：葉嫩時似蘿藦，圓端大莖，實黑，莖葉汁黄白。亦與前説相似。若是蛇銜根，何得苗生益州，根在朱厓，相去萬里餘也。蘿藦葉似女青，故亦名雀瓢。【藏器曰】蘿藦是白環藤，雀瓢是女青，二物相似，不能分别，終非一物也。【機曰】蘿藦以子言，女青以根言，蛇銜以苗言，三者氣味功用大有不同。諸註因其同名雀瓢而疑爲一物。又因其各出州郡，而復疑爲二物。本草明言女青是蛇銜根，豈可以根苗異地而致疑？如靡蕪、芎藭所産不同，亦將分爲二物乎？如赤箭、徐長卿同名鬼督郵，亦將合爲一物耶？【時珍曰】女青有二：一是藤生，乃蘇恭所説似蘿藦者；一種草生，則蛇銜根也。蛇銜有大、小二種：葉細者蛇銜，用苗莖葉；大者爲龍銜，用根。故王燾外臺秘要龍銜膏，用龍銜根煎膏治癰腫金瘡者，即此女青也。陳藏器言女青、蘿藦不能分别，張揖廣雅言女青是葛類，皆指藤生女青，非此女青也。别録明説女青是蛇銜根，一言可據。諸家止因其生朱厓致疑，非矣。方土各有相傳不同爾，況又不知有兩女青乎？又羅浮山記云：山有男青似女青。此則不知是草生、藤生者也。

根。【氣味】辛，平，有毒。【權曰】苦，無毒。蛇銜爲使。【主治】蠱毒，逐邪惡氣，殺鬼温瘧，辟不祥。本經。

【附方】舊二，新一。人卒暴死。擣女青屑一錢，安咽中，以水或送下，立活也。南岳魏夫人内傳。吐利卒死，及大人小兒，卒腹皮青黑赤，不能喘息。即急用女青末納口中，酒送下。子母秘録。辟禳瘟疫。正月上寅日，擣女青末，三角絳囊盛，繫帳中，大吉。肘後方。

鼠尾草別録下品

【釋名】葝音勍、山陵翹吴普、烏草拾遺、水青拾遺。【時珍曰】鼠尾以穗形命名。爾雅云：葝，鼠尾也。可以染皂，故名烏草，又曰水青。蘇頌圖經謂鼠尾一名陵時者，乃陵翹之誤也。

【集解】【別録曰】鼠尾生平澤中，四月采葉，七月采花，陰乾。【弘景曰】田野甚多，人采作滋染皂。【保昇曰】所在下濕地有之。惟黔中人采爲藥。葉如蒿，莖端夏生四五穗，穗若車前，花有赤、白二〔二〕種。【藏器曰】紫花，莖葉俱可染皂用。

花、葉。【氣味】苦，微寒。無毒。【藏器曰】平。【主治】鼠瘻寒熱，下痢膿血不止。白花者主白下，赤花者主赤下。別録。主瘧疾水蠱。時珍。

【發明】【弘景曰】古方療痢多用之。當濃煮令可丸服之，或煎如飴服。今人亦用作飲，或末服亦得。日三服。

〔一〕葉：原脱。今據證類卷十一女青補。

〔二〕二：原脱。今據證類卷十一鼠尾草補。

【附方】舊一，新三。大腹水蠱。方見「馬鞭草」下。久痢休息，時止時作。鼠尾草花搗末，飲服一錢。聖惠方。下血連年。鼠尾草、地榆各〔一〕二兩，水二升，煮一升，頓服。二十年者，不過再服。亦可爲末，飲服之。千金方。反花惡瘡，内生惡肉如飯粒。破之血出，隨生反出于外。鼠尾草根切，同豬脂搗傅。聖濟總録。

狼把〔二〕草 宋開寶〔三〕

【校正】併入拾遺郎耶草。

【釋名】郎耶草。【時珍曰】此即陳藏器本草郎耶草也。閩人呼「爺」爲「郎罷」，則「狼把」當作「郎罷」乃通。又方士言此草即鼠尾草，功用亦近之，但無的據耳。

【集解】【藏器曰】狼把草生山道旁，與秋穗子並可染皂。【又曰】郎耶草生山澤間，高三四尺，葉作雁齒，如鬼針苗。鬼針，即鬼釵也。其葉有椏，如釵脚狀。【禹錫曰】狼把草出近世〔四〕，古方未見用者，惟陳藏器言之而不詳。太宗皇帝〔五〕御書記其主療血痢，甚爲精至。謹用書于本草圖經外類篇首。

【氣味】苦，平，無毒。【主治】黑人髮，令人不老。又云：郎耶草主赤白久痢，小兒大腹痞滿，丹毒寒熱。取根莖煮汁服。藏器。狼把草主丈夫血痢，不療婦人。根治積年疳痢。取草二斤，搗絞取汁一小升，納白麪半雞子許，和勻，空腹頓服。極重者不過三服。或收苗陰乾，擣末，蜜水半盞，服一方寸匕。圖經。可染鬚髮，治積年癬，天陰即痒，搔出黄水者，擣末摻之。時珍。

狗尾草 綱目

【釋名】莠音酉、光明草綱目、阿羅漢草。【時珍曰】莠草秀而不實，故字從秀。穗形象狗尾，故俗名狗尾。其莖治目痛，故方士稱爲光明草、阿羅漢草。

【集解】【時珍曰】原野垣牆多生之。苗葉似粟而小，其穗亦似粟，黄白色而無實。采莖筒盛，以治目病。惡莠之亂苗，即此也。

〔一〕各：原脱。今據千金方卷十五脾臟方熱痢補。
〔二〕把：證類卷十本藥正名作「杷」。時珍改作同音之「把」。下同。
〔三〕開寶：據證類卷了十狼杷草，此藥原出陳藏器拾遺。
〔四〕世：原作「道」。今據證類卷十狼杷草改。
〔五〕太宗皇帝：原作「文宗黄帝」。今據改同上。

莖。【主治】疣目，貫髮穿之，即乾滅也。凡赤眼拳毛倒睫者，翻轉目瞼，以一二莖蘸水戛去惡血，甚良。時珍。

鱧腸唐本草

【釋名】蓮子草唐本、旱蓮草圖經、金陵草圖經、墨煙草綱目、墨頭草綱目、墨菜綱目、猢孫頭必用、豬牙草。【時珍曰】鱧，烏魚也，其腸亦烏。此草柔莖，斷之有墨汁出，故名，俗呼墨菜是也。細實頗如蓮房狀，故得蓮名。

【集解】【恭曰】鱧腸生下濕地，所在坑渠間多有。苗似旋覆。二月、八月采，陰乾。【頌曰】處處有之，南方尤多。此有二種。一種葉似柳而光澤，莖似馬齒莧，高一二尺，開花細而白，其實若小蓮房，蘇恭謂似旋覆者是也。一種苗梗枯瘦，頗似蓮花而黃色，實亦作房而圓，南人謂之連翹者。二種折其苗皆有汁出，須臾而黑，俗謂之旱蓮子，亦謂之金陵草。【時珍曰】旱蓮有二種。一種苗似旋覆而花白細者，是鱧腸。一種花黃紫而結房如蓮房者，乃是小連翹也。爐火家亦用之。見「連翹」條。

草。【氣味】甘、酸，平，無毒。【主治】血痢。鍼灸瘡發[一]，洪血不可止者，傅之立已。汁塗眉髮，生速而繁。唐本。烏髭髮，益腎陰。時珍。止血排膿，通小腸，傅一切瘡并蠶瘑。大明。膏點鼻中，添腦。蕭炳。

【附方】舊一，新九。金陵煎。益髭髮，變白爲黑。金陵草一秤，六月以後收采，揀青嫩無泥土者。不用洗，摘去黄葉，爛擣，新布絞取汁，以紗絹濾過，入通油器鉢盛之，日中煎五日。又取生薑一斤絞汁，白蜜一斤，合和，日中煎。以柳木篦攪勿停手，待如稀餳，藥乃成矣。每旦[二]日及午後各服一匙，以温酒一盞化下。如欲作丸，日中再煎，令可丸，大如梧子，每服三十丸。及時多合爲佳，其效甚速。孫真人千金月令方。烏鬚固齒。攝生妙用方：七月取旱蓮草連根一斤，用無灰酒洗浄，青鹽四兩，淹三宿，同汁入油鍋中，炒存性，研末。日用擦牙，連津嚥之。○又法：旱蓮取汁，同鹽煉乾，研末擦牙。○奉親養老書旱蓮散，烏髭固牙。温尉云：納合相公用此方，年七十鬚髮不白，懇求始得，後遇張經[三]，始傳分兩也。旱蓮草一兩半，麻枯餅三兩，升麻、青鹽各三兩半，訶子連核二十個，皂角三挺，月蠶沙二兩，爲末，薄醋麪糊丸彈子大。晒乾入泥瓶中，火煨令烟出存性，取出研末，日用揩牙。偏正頭痛。鱧腸草汁滴鼻中。聖濟總録。一切眼疾，瞖膜遮障，凉腦，治頭痛，能生髮。五月五日平旦合之。蓮子草一握，藍葉一握，油一斤，同浸，密封四十九日。每卧時，以鐵匙點藥摩頂上，四十九遍，久久甚佳。聖濟總録。繫臂截瘧。旱蓮草搥爛，男左女右，置寸口上，以古文錢壓定，帛繫住，良久起小泡，謂之天灸。其瘧即止，

[一] 發：原字似「廢」。今據證類卷九鱧腸改。
[二] 旦：原脱。今據證類卷九鱧腸補同上。
[三] 張經：據壽親養老新書卷四牢牙烏髭方，下脱「歷朝請」三字。「經歷朝請」乃官職名。

甚效。王執中資生經。小便溺血。金陵草一名墨頭草、車前草各等分，杵取自然汁。每空心服三盃，愈乃止。醫學正傳。腸風臟毒，下血不止。旱蓮子草瓦上焙，研末。每服二錢，米飲下。家藏經驗方。痔漏瘡發。旱蓮草一把，連根鬚洗浄，用石臼擂如泥，以極熱酒一盞衝入，取汁飲之，滓傅患處，重者不過三服即安。太僕少卿王鳴鳳患此，策杖方能移步，服之得瘥。累治有驗。劉松石保壽堂方。疔瘡惡腫。五月五日收旱蓮草陰乾，仍露一夜收。遇疾時嚼一葉貼上，外以消毒膏護之，二三日疔脱。聖濟總録。風牙疼痛。猢猻頭草，入鹽少許，于掌心揉擦即止。集玄方。

連翹本經下品

【校正】併入有名未用本經翹根。

【釋名】連爾雅、異翹爾雅、旱蓮子藥性、蘭華吴普、三廉別録。根名連軺仲景、折[一]根別録。【恭曰】其實似蓮作房，翹出衆草，故名。【宗奭曰】連翹亦不翹出衆草。太山山谷間甚多。其子折之，片片相比如翹，應以此得名耳。【時珍曰】按爾雅[二]云：連，異翹。則是本名連，又名異翹，人因合稱爲連翹矣。連軺亦作連苕，即本經下品翹根是也。唐蘇恭修本草退入「有名未用」中，今併爲一。旱蓮乃小翹，人以爲鱧腸者，故同名。

【集解】【別録曰】連翹生太山山谷。八月采，陰乾。【弘景曰】處處有之。今用莖連花實。【恭曰】此物有兩種：大翹，小翹。大翹生下濕地，葉狹長如水蘇。花黄可愛，着子似椿實之未開者，作房翹出衆草。其小翹生岡原之上，葉花實皆似大翹而小細。山南人並用之，今長安惟用大翹子，不用莖花也。【頌曰】今近汴京及河中、江寧、潤、淄、澤、兖、鼎、岳、利諸州，南康軍皆有之。有大小二種。大翹生下濕地或山岡上，青葉狹長，如榆葉、水蘇輩，莖赤色，高三四尺，獨莖，稍間開花黄色，秋結實似蓮，内作房瓣，根黄如蒿根，八月采房。其小翹生岡原之上，花葉實皆似大翹而細。南方生者，葉狹而小，莖短，纔高一二尺，花亦黄，實房黄黑，内含黑子如粟粒，亦名旱蓮，南人用花葉。今南方醫家説，云連翹有兩種。一種似椿實之未開者，殼小堅而外完，無跗萼，剖之則中解，氣甚芳馥，其實纔乾，振之皆落，不着莖也。一種乃如菡萏，殼柔，外有跗萼抱之而無解脉，亦無香氣，乾之雖久，着莖不脱，此甚相異。此種江南下澤間極多。如椿實者，乃自蜀中來，入用勝似江南者。據本草則亦以[三]蜀中者爲勝，然未見其莖葉也。

【氣味】苦，平，無毒。【元素曰】性凉味苦，氣味俱薄，輕清而浮，升也陽也。手搓用之。【好古曰】陰中陽也。入手足少陽、手陽明經，又入手少陰經。【時珍曰】微苦、辛。【主治】寒熱鼠瘻瘰癧，癰腫惡瘡，癭瘤，結熱，蠱毒。本經。去白蟲。別録。通利五淋，小便不通，除心家客熱。甄權。通小腸，排膿，治瘡癤，止痛，通月經。大明。散諸經血結氣聚，消腫。李杲。瀉心火，除脾胃濕熱，治中

[一] 折：原作「竹」。今據證類卷十一連翹改。

[二] 雅：原脱。今據爾雅註疏卷八釋草補。

[三] 以：原作「常」。錢本作「以」。據證類卷十一連翹引圖經，錢本義長，今從改。

部血證，以爲使。震亨。治耳聾渾渾焞焞。好古。莖葉：主心肺積熱。時珍。

【發明】【元素曰】連翹之用有三：瀉心經客熱，一也；去上〔一〕焦諸熱，二也；爲瘡家聖藥，三也。【杲曰】十二經瘡藥中不可無此，乃結者散之之義。【好古曰】手足少陽之藥，治瘡瘍瘤癭結核有神，與柴胡同功，但分氣血之異爾。與鼠粘子同用治瘡瘍，別有神功。【時珍曰】連翹狀似人心，兩片合成，其中有仁甚香，乃少陰心經、厥陰包絡氣分主藥也。諸痛癢瘡瘍皆屬心火，故爲十二經瘡家聖藥，而兼治手足少陽、手陽明三經氣分之熱也。

【附方】舊一，新二。瘰癧結核。連翹、脂麻等分，爲末，時時食之。簡便方。項邊馬刀。屬少陽經。用連翹二斤，瞿麥一斤，大黄三兩，甘草半兩。每用一兩，以水一盌半，煎七分，食後熱服。十餘日後，灸臨泣穴二七壯，六十日決效。張潔古活法機要。痔瘡腫痛。連翹煎湯熏洗，後以刀上飛過緑礬入麝香貼之。集驗方。

翹根。【氣味】甘，寒、平，有小毒。【普曰】神農、雷公：甘，有毒。李當之：苦。【好古曰】苦，寒。【主治】下熱氣，益陰精，令人面悦好，明目。久服輕身耐老。本經。以作蒸飲酒病人。別録。治傷寒瘀熱欲發黄。時珍。

【發明】【本經曰】翹根生嵩高平澤，二月、八月采。【弘景曰】方藥不用，人無識者。【好古曰】此即連翹根也，能下熱氣。故張仲景治傷寒瘀熱在裏，麻黄連軺赤小豆湯用之。注云：即連翹根也。

【附方】新一。癰疽腫毒。連翹草及根各一升，水一斗六升，煮汁三升服取汗〔二〕。外臺秘要。

陸英本經下品

【釋名】解見下文。

【集解】【別録曰】陸英生熊耳川谷及冤句，立秋采。【恭曰】此即蒴藋也。古方無蒴藋，惟言陸英。後人不識，浪出蒴藋條。此葉似芹及接骨花，三物亦同一類。故芹名水英，此名陸英，接骨名木英樹〔三〕，此三英也。花葉並相似。【志曰】蘇恭以陸英、蒴藋爲一物。今詳陸英味苦寒無毒，蒴藋味酸温有毒。既此不同，難謂一種，蓋其類爾。【宗奭曰】蒴藋與陸英性味及出産皆不同，治療又別，自是二物，斷無疑矣。【頌曰】本草陸英生熊耳川谷及冤句。蒴藋不載所出州土，但云生田野，所在有之。春抽苗，莖有節，節間生枝，葉大似水芹。春夏采葉，秋冬采根、莖。陶、蘇皆以爲一物，馬志以性味不同，疑非一種，亦

〔一〕上：原作「止」。今據本草發揮卷二連翹改。
〔二〕汗：原作「汁」。今據外臺卷二十四癰疽方改。
〔三〕樹：證類卷十一陸英無此字。

不能細別。但爾雅木謂之華，草謂之榮，不榮而實謂之秀，榮而不實謂之英。此物既有英名，當是其花。故本經云，立秋采，正是其花時也。【時珍曰】陶、蘇本草、甄權藥性論，皆言陸英即蒴藋，必有所據。馬志、寇宗奭雖破其說，而無的據。仍當是一物，分根、莖、花、葉用，如蘇頌所云也。

【氣味】苦，寒，無毒。【權曰】陸英一名蒴藋，味苦、辛，有小毒。【主治】骨間諸痺，四肢拘攣疼酸，膝寒痛，陰痿，短氣不足，脚腫。本經。能捋風毒。脚氣上衝，心煩悶絶，水氣虛腫。風瘙皮肌惡痒，煎湯入少酒浴之，妙。甄權。

蒴藋音朔弔○別録下品

【釋名】堇草別録、芨別録、接骨草。

【集解】【別録曰】蒴藋生田野。春夏采葉，秋冬采莖、根。【弘景曰】田野墟村甚多。【恭曰】此陸英也，剩出此條。爾雅云：芨，堇草。郭璞注云：烏頭苗也。檢三堇別名亦無此者。別録言此一名堇草，不知所出處。【宗奭曰】蒴藋花白，子初青如緑豆顆，每朶如盞面大，又平生，有一二百子，十月方熟紅。【時珍曰】每枝五葉。說見「陸英」下。

【氣味】酸，温，有毒。【大明曰】苦，凉，有〔一〕毒。【主治】風瘙癮瘮，身癢濕痺，可作浴湯。別録。浴瘑癩風痺。大明。

【附方】舊十二，新七。手足偏風。蒴藋葉，火燎，厚鋪牀上。趁熱眠於上，冷復易之。冬月取根，舂碎熬熱用。外臺秘要。風濕冷痺。方同上。寒濕腰痛。方同上。脚氣脛腫，骨疼。蒴藋根研碎，和酒、醋共三分，根一〔二〕合蒸熟，封裹腫上，一二日即消。亦治不仁。千金方。渾身水腫，坐卧不得。取蒴藋根去皮，搗汁一合，和酒一合，煖服，當微吐利。梅師方。頭風作痛。蒴藋根二升，酒二升，煮服，汗出止。千金方。頭風旋運，起倒無定。蒴藋、獨活、白石膏各一兩，枳實炒七錢半，每服三錢，酒一盞，煎六分服。聖惠方。產後血運，心悶煩熱。用接骨草，即蒴藋，破如筭子一握，水一升，煎半升，分二服。或小便出血者，服之亦瘥。衛生易簡方。產後惡露不除。續骨木二十兩剉，水一斗，煮三升，分三服，即下。千金方。瘧疾不止。蒴藋一大握，炙令赤色，以水濃煎一盞，欲發前服。斗門方。卒暴癥塊堅如石，作痛欲死。取蒴藋根一小束，洗浄細擘，以酒二升，漬三宿，温服五合至一升，日三服。若欲速用，於熱灰中温出藥味服之。此方無毒，已愈十六人矣，神驗。藥盡再作之。古今録驗。鼈瘕堅硬，腫起如盆，眠卧不得。蒴藋根白皮一握，搗汁和水服。千金方。下部閉塞。蒴藋根一把，搗汁水和，絞去滓。强人每服一升。外臺秘要。一切風瘮。蒴藋煮湯，和少酒塗之，無不瘥。梅師方。小兒赤遊，上下遊行，至心即死。蒴藋煎汁洗之。子母秘録。五色丹毒。蒴藋葉搗傅之。千金方。癰腫惡肉不消者。蒴藋灰、石灰各淋取汁，合煎

〔一〕有：原作「無」。今據證類卷十一蒴藋改。

〔二〕一：原作「下」。今據改同上。

如膏，傅之。能蝕惡肉，亦去痣疵。此藥過十日即不中用也。千金方。手足疣目。蒴藋[一]子揉爛，塗目上。聖惠方。熊羆傷人。蒴藋一大把，以水一升漬，須臾，取汁飲，以滓封之。張文仲備急方。

水英宋圖經

【釋名】魚津草。【頌曰】唐天寶單方圖言：此草原生永陽池澤及河海邊。臨汝人呼爲牛葒草，河北信都人名水節，河内連内黄呼爲水棘，劍南、遂寧等郡名龍移草，淮南諸郡名海荏。嶺南亦有，土地尤宜，莖葉肥大，名海精木，亦名魚津草。【時珍曰】此草不著形狀氣味，無以考證。芹菜亦名水英，不知是此否也。

【氣味】缺。【主治】骨風。蘇頌。

【發明】【頌曰】蜀人采其花合面藥。凡丈夫婦人無故兩脚腫滿，連膝脛中痛，屈申急强者，名骨風。其疾不宜針灸及服藥，惟每日取此草五斤，以水一石，煮三斗，及熱浸脚[二]，并淋膝上，日夜三四度。不經五日即瘥，數用神驗。其藥春取苗，夏采葉及花，秋[三]冬用根。腫甚者，加生椒目三升、水二斗。用畢，即摩粉避風。忌油膩、生菜、豬、魚等物。

藍本經上品

【釋名】【時珍曰】按陸佃埤雅云：月令仲夏令民無刈藍以染。鄭玄言恐傷長養之氣也。然則刈藍先王有禁，制字從監，以此故也。

【集解】【别録曰】藍實生河内平澤，其莖葉可以染青。【弘景曰】此即今染䌝碧所[四]用者，以尖葉者爲勝。【恭曰】藍有三種。一種葉圍徑二寸許，厚三四分者，堪染青，出嶺南，太常名爲木藍子。陶氏所説乃是菘藍，其汁抨爲澱，甚青者。本經所用乃是蓼藍實也，其苗似蓼而味不辛，不堪[五]爲澱，惟作碧色爾。【頌曰】藍處處有之，人家蔬圃作畦種。至三月、四月生苗，高三二尺許，葉似水蓼，花紅白色，實亦若蓼子而大，黑色，五月、六月采實。但可染碧，不堪作澱，此名蓼藍，即醫方所用者也。别有木藍，

〔一〕藋：證類卷十一蒴藋引張文仲，此下有「赤」字。
〔二〕脚：原脱。今據證類卷三十水英補。
〔三〕秋：原脱。今據補同上。
〔四〕所：原作「圻」。今據證類卷七藍實改。
〔五〕不堪：原脱。今據證類卷七藍實補。

出嶺南，不入藥。有菘藍，可爲澱，亦名馬藍。爾雅所謂「葴〔一〕，馬藍」是也。又福〔二〕州一種馬藍，四時俱有，葉類苦藚菜，土人連根采服，治敗血。江寧一種吴藍，二月內生，如蒿，葉青花白，亦解熱毒。此二種雖不類，而俱有藍名，且古方多用吴藍，或恐是此，故并附之。【宗奭曰】藍實即大藍實也。謂之蓼藍者，非是。乃爾雅所謂馬藍者，解諸藥毒不可闕也。實與葉兩用，註不解實，只解葉，爲未盡。【時珍曰】藍凡五種，各有主治，惟藍實專取蓼藍者。蓼藍：葉如蓼，五六月開花，成穗細小，淺紅色，子亦如蓼，歲可三刈，故先王禁之。菘藍：葉如白菘。馬藍：葉如苦藚，即郭璞所謂大葉冬藍，俗中所謂板藍者。二藍花子並如蓼藍。吴藍：長莖如蒿而花白，吴人種之。木藍：長莖如决明，高者三四尺，分枝布葉，葉如槐葉，七月開淡紅花，結角長寸許，纍纍如小豆角，其子亦如馬蹄决明子而微小，迥與諸藍不同，而作澱則一也。別有甘藍，可食，見本條。蘇恭以馬藍爲木藍，蘇頌以菘藍爲馬藍，寇宗奭以藍實爲大葉藍之實，皆非矣。今並開列于下。

藍實。【氣味】苦，寒，無毒。【權曰】甘。【主治】解諸毒。殺蠱蚑疰鬼螫毒。久服頭不白，輕身。本經。○蚑音其，小兒鬼也。填骨髓，明耳目，利五臟，調六腑，通關節，治經絡中結氣，使人健，少睡，益心力。甄權。療毒腫。蘇恭。

藍葉汁 此蓼藍也。【氣味】苦、甘，寒，無毒。【主治】殺百藥毒。解狼毒、射罔毒。別録。【弘景曰】解毒不得生藍汁，以青緤布漬汁亦善。汁塗五心，止煩悶，療蜂螫毒。弘景。斑蝥、芫青、樗雞毒。朱砂、砒石毒。時珍。

馬藍。【主治】婦人敗血。連根焙，擣下篩〔三〕，酒服一錢匕。蘇頌。

吴藍。【氣味】苦、甘，冷，無毒。【主治】寒熱頭痛，赤眼，天行熱狂，丁瘡，遊風熱毒，腫毒風疹，除煩止渴，殺疳，解毒藥毒箭，金瘡血悶，毒刺蟲蛇傷，鼻衄吐血，排膿，産後血運，小兒壯熱。解金石藥毒、狼毒、射罔毒。大明。

【發明】【震亨曰】藍屬水，能使敗血分歸經絡。【時珍曰】諸藍形雖不同，而性味不遠，故能解毒除熱。惟木藍葉力似少劣，藍子則專用蓼藍者也。至于用澱與青布，則是刈藍浸水入石灰澄成者，性味不能不少異，不可與藍汁一概論也。有人病嘔吐，服玉壺諸丸不效，用藍汁入口即定，蓋亦取其殺蟲降火爾。如此之類，不可不知。○【頌曰】藍汁治蟲豸傷。劉禹錫傳信方著其法云：取大藍汁一盌，入雄黄、麝香二物少許，以點咬處，仍細服其汁，神異之極也。張薦員外住劍南，爲〔四〕張延賞判官，忽被斑蜘蛛咬頭上，一宿，咬處有二道赤色，細如箸，繞項上，從胸前下至心。經兩宿，頭面腫疼，大如數升盌，肚漸腫，幾至不救。張公出錢五百千，并薦家財又數百千，募能療者。忽一人應召，云可治。張公甚不信之，欲驗其方。其人云：不惜方，但療人性命爾。遂取大藍汁一盌，

〔一〕葴：原作「箴」。今據爾雅卷八釋草改。

〔二〕福：原作「楊」。今據證類卷七藍實改。

〔三〕篩：原作「節」。證類卷七藍實作「簁」，乃「篩」之異體。今據改。

〔四〕爲：原脱。今據證類卷七藍實補。

以蜘蛛投之，至汁而死。又取藍汁加麝香、雄黄，更以一蛛投入，隨化爲水。張公因甚異之，遂令點于咬處。兩日悉平，作小瘡而愈。

【附方】舊十一，新六。小兒赤痢。搗青藍汁二升，分四服。子母秘録。小兒中蠱，下血欲死。搗青藍汁，頻服之。聖惠方。陰陽易病。傷寒初愈，交合陰陽，必病拘急，手足拳，小腹急熱，頭不能舉，名陰陽易，當汗之，滿四日難治。藍一把，雄鼠屎三七枚，水煎服。取汗。聖惠方。驚癇發熱。乾藍、凝水石等分，爲末，水調傅頭上。〇聖惠方。上氣欬嗽，呷呀息氣，喉中作聲，唾粘。以藍葉水浸搗汁一升，空腹頻服。須臾以杏仁研汁，煮粥食之。一兩日將息，依前法更服，吐痰盡方瘥。梅師方。飛血赤目熱痛。乾藍葉切二升，車前草半兩，淡竹葉切三握，水四升，煎二升，去滓温洗。冷即再煖，以瘥爲度。聖濟總録。腹中鼈癥。藍葉一斤〔一〕，搗，以水三升絞汁，服一升，日二次。千金方。應聲蟲病。腹中有物作聲，隨人語言，名應聲蟲病。用板藍汁一盞，分五服，效。夏子益奇疾方。卒中水毒。搗藍青汁，傅頭身令匝。肘後方。服藥過劑，煩悶，及中毒煩悶欲死。搗藍汁服數升。肘後方。卒自縊死。以藍汁灌之。千金方。毒箭傷人。藍青搗飲并傅之。如無藍，以青布漬汁飲。〇肘後方。唇邊生瘡，連年不瘥。以八月藍葉一斤，搗汁洗之，不過三度瘥。千金方。齒䘌腫痛。紫藍燒灰傅之，日五度。聖惠方。白頭禿瘡。糞藍煎汁頻洗。聖濟録。天泡熱瘡。藍葉搗傅之，良。集簡方。瘡疹不快。板藍根一兩，甘草一分，爲末。每服半錢或一錢，取雄雞冠血三二點，同温酒少許調下。錢氏小兒方。

藍澱 綱目

【釋名】【時珍曰】澱，石殿也，其滓澄殿在下也。亦作淀，俗作靛。南人掘〔二〕地作坑，以藍浸水一宿，入石灰攪至千下，澄去水則青黑色。亦可乾收，用染青碧。其攪刈〔三〕浮沫，掠出陰乾，謂之靛花，即青黛。見下〔四〕。

【氣味】辛、苦，寒，無毒。【主治】解諸毒。傅熱瘡，小兒禿瘡熱腫。藏器。止血殺蟲，治噎膈。時珍。

【發明】【時珍曰】澱乃藍與石灰作成。其氣味與藍稍有不同，而其止血拔毒殺蟲之功，似勝於藍。按廣五行記云：唐永徽中，絳州一僧病噎，不下食數年。臨終命其徒曰：吾死後，可開吾胸喉，視有何物苦我如此。及死，其徒依命，開視胸中，得一物，形似魚而有兩頭，遍體悉似肉鱗，安鉢中，跳躍不已。戲投諸味，雖不見食，悉〔五〕化爲水。又投諸毒物，亦皆銷化。一僧方

〔一〕斤：原作「升」。今據證類卷七藍實改。
〔二〕掘：原作「握」，不通。今從張本改。
〔三〕刈：張本作「起」。然亦可作「刈」，有「取」義。
〔四〕下：原脱。今從錢本補。
〔五〕悉：原作「恐」。江西本等作「皆」。今據御覽卷七百四十一咽痛並噎引廣五行記改。

作藍澱，因以少澱投之，即怖懼奔走，須臾化成水。世傳澱水能治噎疾，蓋本于此。今方士或以染缸〔一〕水飲人治噎膈，皆取其殺蟲也。

【附方】新四。**時行熱毒**，心神煩躁。用藍澱一匙，新汲水一盞服。聖惠方。**小兒熱丹**。藍澱傅之。秘録方。**口鼻急疳**，數日欲死。以藍澱傅之令遍，日十度，夜四度。千金翼。**誤吞水蛭**。青靛調水飲，即瀉出。普濟方。

青黛宋開寶

【釋名】靛花綱目、青蛤粉。【時珍曰】黛，眉色也。劉熙釋名云：滅去眉毛，以此代之，故謂之黛。

【集解】【志曰】青黛從波斯國來。今以太原并廬陵、南康等處，染澱甕上沫紫碧色者用之，與青黛同功。【時珍曰】波斯青黛，亦是外國藍靛花，既不可得，則中國靛花亦可用。或不得已，用青布浸汁代之。貨者復以乾澱充之，然有石灰，入服餌藥中當詳之。

【氣味】鹹，寒，無毒。【權曰】甘，平。【主治】解諸藥毒，小兒諸熱，驚癇發熱，天行頭痛寒熱，並水研服之。亦磨傅熱瘡惡腫，金瘡下血，蛇犬等毒。開寶。解小兒疳熱，殺蟲。甄權。小兒丹熱，和水服之。同雞子白、大黄末，傅瘡癰、蛇虺螫毒。藏器。瀉肝，散五臟鬱火，解熱，消食積。震亨。去熱煩，吐血咯血，斑瘡陰瘡，殺惡蟲。時珍。

【發明】【宗奭曰】青黛乃藍爲之者。有一婦人患臍下腹上，下連二陰，遍生濕瘡，狀如馬爪瘡，他處並無，痒而痛，大小便澀，出黄汁，食亦減，身面微腫。醫作惡瘡治，用鰻鱺魚、松脂、黄丹之藥塗之，熱痛甚。問其人嗜酒食，喜魚蟹發風等物。急令洗其膏藥，以馬齒莧四兩，杵爛，入青黛一兩，再研勻塗之。即時熱減，痛痒皆去。仍以八正散，日三服之，分敗客熱。藥乾即上。如此二日，減三分之一，五日減三分之二，二十日愈。此蓋中下焦蓄風熱毒氣也。若不出，當作腸癰内痔。仍須禁酒色發風物。然不能禁，後果患内痔。

【附方】舊六，新七。**心口熱痛**。薑汁調青黛一錢服之。醫學正傳。**内熱吐血**。青黛二錢，新汲水下。聖惠方。**肺熱咯血**。青餅子：用青黛一兩，杏仁以牡蠣粉炒過一兩，研勻，黄蠟化和，作三十餅子。每服一餅，以乾柿半個夾定，濕紙裹，煨香嚼食，粥飲送下。日三服。華佗中藏經。**小兒驚癇**。青黛量大小，水研服之。生生編。**小兒夜啼**。方同上。**小兒疳痢**。宫氣方歌云：孩兒雜病變成疳，不問强羸女與男。煩熱毛焦鼻口燥，皮膚枯槁四肢癱。腹中時時更下痢，青黄赤白一般般。眼澀面黄鼻孔赤，穀道開張不可看。此方便是青黛散，孩兒百病服之安。**耳疳出汁**。青黛、黄檗末，乾搽。談埜翁方。**爛弦風眼**。青黛、黄連泡湯，日洗。明目方。**産後發狂**。四物湯加青黛，水煎服。摘玄。**傷寒赤斑**。青黛二錢，水研服。活人書。**豌**

〔一〕缸：原字漫漶。江西本、錢本均作「瓨」，乃「缸」之異體。今據補正。

豆瘡毒未成膿者。波斯青黛一棗許，水研服。梅師方。瘰癧未穿。靛花、馬齒莧同擣，日日塗傅，取效。簡便方。諸毒蟲傷。青黛、雄黄等分，研末，新汲水服二錢。古今録驗。

【附録】雀翹。【别録有名未用曰】味鹹。益氣明目。生藍中。葉細黄，莖赤有刺。四月實，鋭黄中黑。五月采，陰乾。一名去母，一名更生。

甘藍拾遺　【校正】自菜部移入此。

【釋名】藍菜千金。

【集解】【藏器曰】此是西土藍也，葉闊可食。【時珍曰】此亦大葉冬藍之類也。案胡洽[一]居士云：河東、隴西羌胡多種食之，漢地少有。其葉長大而厚，煮食甘美。經冬不死，春亦有英。其花黄，生角結子，其功與藍相近也。

【氣味】甘，平，無毒。【主治】久食，大益腎，填髓腦，利五臟六腑，利關節，通經絡中結氣，心下結伏氣，明耳目，健人，少睡。益心力，壯筋骨。作菹經宿色黄，和鹽食，治黄毒。藏器。

子。【主治】人多睡。思邈。

蓼本經中品　【校正】自菜部移入此。

【釋名】【時珍曰】蓼類皆高揚，故字從翏，音料，高飛貌。

【集解】【别録曰】蓼實生雷澤川澤。【弘景曰】此類多人所食，有三種。一是青蓼，人家常用，其葉有圓有尖，以圓者爲勝，所用即此也。一是紫蓼，相似而紫色。一是香蓼，相似而香。並不甚辛，好食。【保昇曰】蓼類甚多。有青蓼、香蓼、水蓼、馬蓼、紫蓼、赤蓼、木蓼七種。紫、赤二蓼，葉小狹而厚；青、香二蓼，葉亦相似而俱薄；馬、水二蓼，葉俱闊大，上有黑點；木蓼一名天蓼，蔓生，葉似柘葉。六蓼花皆紅白，子皆大如胡麻，赤黑而尖扁。惟木蓼花黄白，子皮青滑。諸蓼並冬死，惟香蓼宿根重生，可爲生菜。【頌曰】木蓼亦有大小二種，皆蔓生。陶氏以青蓼入藥，餘亦無用。三茅君傳有作白蓼醬方，藥譜無白蓼，疑即青蓼也。【宗奭曰】蓼實即草部下品水蓼之子也。彼言水蓼是用莖，此言蓼實是用子也。春初以壺盧盛水浸濕，高挂火上，日夜使暖，遂生紅牙，取爲蔬，以備五辛盤。【時珍曰】韓保昇所説甚明。古人種蓼爲蔬，收子入藥。故禮記烹雞豚魚鼈，皆實蓼于其腹中，而和羹膾亦須切蓼也。後世飲食不用，人亦不復栽，惟造酒麴者用其汁耳。今但以平澤所生香蓼、青蓼、紫蓼爲良。

[一] 胡洽：證類二十七甘藍作「壷」。千金方卷二十六藍菜作「胡」。未審是否爲同一人。

實。【氣味】辛，温，無毒。【詵曰】多食吐水，壅氣損陽。

【主治】明目温中，耐風寒，下水氣面浮腫，癰瘍。本經。歸鼻，除腎氣，去癧瘍，止霍亂，治小兒頭瘡。甄權。

【附方】舊一，新三。傷寒勞復。因交後卵腫，或縮入腹痛。蓼子一把，水挼汁，飲一升。肘後方。

霍亂煩渴。蓼子一兩，香薷二兩。每服二錢，水煎服。聖惠。

小兒頭瘡。蓼子爲末，蜜和雞子白同塗之，蟲出不作痕。藥性論。

蝸牛咬毒，毒行偏身者。蓼子煎水浸之，立愈。不可近陰，令弱也。陳藏器本草。

苗葉。【氣味】辛，温，無毒。【思邈曰】黄帝云：食蓼過多，有毒，發心痛。和生魚食，令人脱氣，陰核痛，求死。二月食蓼，傷人胃〔一〕。扁鵲云：久食令人寒熱，損髓、减氣。少精。婦人月事來時食蓼、蒜，喜爲淋。與大麥麪相宜。

【主治】歸舌，除大小腸邪氣，利中益志。別録。乾之釀酒，主風冷，大良。弘景。作生菜食，能入腰脚。煮湯捋脚，治霍亂轉筋。煮汁日飲，治痃癖。擣爛，傅狐尿瘡。藏器。脚暴軟，赤蓼燒灰淋汁浸之，以桑葉蒸罯，立愈。大明。殺蟲伏砒。時珍。

【附方】舊四，新三。蓼汁酒。治胃脘冷，不能飲食，耳目不聰明，四肢有氣，冬卧足冷。八月三日取蓼日乾，如五升大，六十把，水六石，煮取一石，去滓，拌米飯，如造酒法，待熟，日飲之。十日後，目明氣壯也。千金方。

肝虚轉筋，吐瀉。赤蓼莖葉切三合，水一盞，酒三合，煎至四合，分二服。聖惠方

霍亂轉筋。蓼葉一升〔二〕，水三升，煮取汁二升，入香豉一升，更煮一升半，分三服。藥性論。

夏月暍〔三〕死。濃煮蓼汁一盞服。外臺。小兒冷痢。蓼葉擣汁服。千金。

血氣攻心，痛不可忍。蓼根洗剉，浸酒飲。斗門。惡犬咬傷。蓼葉擣泥傅。肘後。

〔一〕胃：證類卷二十八蓼實引孫真人食忌作「腎」。

〔二〕蓼葉一升：證類卷二十八蓼實引藥性論作「取子一把」。

〔三〕暍：原作「喝」。今據證類卷二十八蓼實改。

水蓼唐本草

【釋名】虞蓼爾雅、澤蓼。【志曰】生于淺水澤中，故名水蓼。【時珍曰】按爾雅云：蘠，虞蓼也。山夾水曰虞。

【集解】【恭曰】水蓼生下濕水旁。葉似馬蓼，大于家蓼，莖赤色，水挼食之，勝于蓼子。【宗奭曰】水蓼大概與水葒相似，但枝低耳。今造酒取葉，以水浸汁，和麪作麯，亦取其辛耳。【時珍曰】此乃水際所生之蓼，葉長五六寸，比水葒葉稍狹，比家蓼葉稍大而功用仿佛。故寇氏謂蓼實即水蓼之子者，以此故也。

莖葉。【氣味】辛，無毒。【大明曰】冷。【主治】蛇傷，擣傅之。絞汁服之，止蛇毒入腹心悶。又治脚氣腫痛成瘡，水煮汁漬捋之。唐本。

馬蓼綱目

【釋名】大蓼綱目、墨記草。【時珍曰】凡物大者，皆以馬名之，俗呼大蓼是也。高四五尺，有大小二種。但每葉中間有黑跡，如墨點記，故方士呼爲墨記草。

【集解】【弘景曰】馬蓼生下濕地，莖斑，葉大有黑點。亦有兩三種，其最大者名蘢薣〔一〕，即水葒也。

莖葉。【氣味】辛，温，無毒。【時珍曰】伏丹砂、雌黄。【主治】去腸中蛭蟲，輕身。本經。

葒草別録中品

【校正】併入有名未用別録天蓼。

【釋名】鴻[艹鴶]音纈、蘢古一作鼓、遊龍詩經、石龍別録、天蓼別録、大蓼。【時珍曰】此蓼甚大而花亦繁紅，故曰葒，曰鴻。鴻亦大也。別録有名未用草〔二〕部中有天蓼，云一名石龍，生水中。陳藏器解云：天蓼即水葒，一名遊龍，一名大蓼。據此，則二條乃一指其實，一指莖葉而言也。今併爲一。

【集解】【別録曰】葒生水旁，如馬蓼而大，五月采實。【弘景曰】今生下濕地甚多，極似馬蓼而甚長大。詩稱「隰有遊龍」，郭璞云，即蘢古也。【頌曰】葒即水葒也，似蓼而葉大。赤〔三〕白色，高丈餘，爾雅云：葒，蘢古。其大者蘬，音詭。陸機云：遊龍一名馬蓼。然馬蓼自是一種也。【時珍曰】其莖粗如拇指，

〔一〕薣：原作「莪」。今據證類卷二十八蓼實改。

〔二〕草：底本、内閣本、美国国会本均闕一字。上图本及中研院本或有補写。今從江西本補。

〔三〕赤：據證類卷九葒草引唐本注云：「有毛花紅白」，此前當脱「花」字。

有毛。其葉大如商陸，色〔一〕淺紅，成穗，秋深子成，扁如酸棗仁而小，其色赤黑而肉白，不甚辛，炊煼可食。

實。【氣味】鹹，微寒，無毒。【主治】消渴，去熱，明目，益氣。別録。

【附方】舊一，新一。**瘰癧**。水葒子不以多少，一半微炒，一半生用，同研末。食後好酒調服二錢，日三服。已〔二〕破者亦治。久則效，效則止。○寇宗奭本草衍義。**癖痞腹脹**及堅硬如盃盌者。用水葒花子一升，另研獨顆蒜三十箇去皮，新狗腦一箇，皮硝四兩，石臼搗爛，攤在患處上，用油紙以長帛束之。酉時貼之，次日辰時取之。未效，再貼二三次。倘有膿潰，勿怪。仍看虛實，日逐間服錢氏白餅子、紫霜丸、塌氣丸、消積丸，利之磨之。服至半月，甚者一月，無不瘥矣。以喘滿者爲實，不喘者爲虛。藺氏經驗方。

花。【主治】散血，消積，止痛。時珍。

【附方】新三。**胃脘血氣作痛**。水葒花一大撮，水二鍾，煎一鍾服。百户毛菊莊屢驗方也。董炳避水集驗方。**心氣疞痛**。水葒花爲末，熱酒服二錢。又法：男用酒水各半煎服，女用醋水各半煎服。一婦年三十病此，一服立效。摘玄方。**腹中痞積**。水葒花或子一盌，以水三盌，用桑柴文武火煎成膏，量痞大小攤貼，仍以酒調膏服。忌腥葷油膩之物。○劉松石保壽堂方。

天蓼別録。【時珍曰】此指莖葉也。【氣味】辛，有毒。【主治】惡瘡，去痹氣。別録。**根莖**：除惡瘡腫，水氣脚氣，煮濃汁漬之。蘇恭。

【附方】新一。**生肌肉**。水葒花根煎湯淋洗，仍以其葉晒乾研末，撒瘡上，每日一次。談埜翁試驗方。

毛蓼拾遺

【集解】【藏器曰】毛蓼生山足，似馬蓼，葉上有毛，冬根不死。【時珍曰】此即蓼之生于山麓者，非澤隰之蓼也。

莖葉。【氣味】辛，温，有毒。【主治】癰腫疽瘻瘰癧，杵碎納瘡中，引膿血，生肌，亦作湯洗。兼濯足，治脚氣。藏器。

〔一〕色：此字前當脱「花」字。所據同上。

〔二〕已：原作「以」。今從錢本改。

海根拾遺

【集解】【藏器曰】生會稽海畔山谷，莖赤，葉似〔一〕馬蓼，根似菝葜而小。胡人蒸而用之也。

根。【氣味】苦，小温，無毒。【主治】霍亂中惡心腹痛，鬼氣疰忤飛尸，喉痺蠱毒，癰疽惡腫，赤白遊瘮，蛇咬犬毒。酒及水磨服，并傅之。藏器。

火炭母草宋圖經

【集解】【頌曰】生南〔二〕恩州原野中。莖赤而柔，似細蓼。葉端尖，近梗形方。夏有白花。秋實如椒〔三〕，青黑色，味甘可食。

葉。【氣味】酸，平，有〔四〕毒。【主治】去皮膚風熱，流注骨節，癰腫疼痛。不拘時采。於坩器中搗爛，以鹽酒炒，傅腫痛處。經宿一易之。蘇頌。

三白草唐本草

【釋名】【弘景曰】葉上有三白點，俗因以名。又見下。

【集解】【恭曰】三白草生池澤畔，高尺許。葉似水葒，亦似蕺，又似菝葜。葉上有三黑點，非白也。古人秘之，隱黑爲白爾。根如芹根，黄白色而粗大。【藏器曰】此草初生無白，入夏葉端半白如粉。農人候之蒔田，三葉白則草便秀。故謂之三白。若云三黑點，蘇未識矣。其葉如薯蕷，亦不似水葒。【保昇曰】今出襄州，二月、八月采根用。【時珍曰】三白草生田澤畔，三〔五〕月生苗，高二三尺。莖如蓼，葉如章陸及青葙。四月其顛三葉面上三次變作白色，餘葉仍青不變。俗云：一葉白，食小麥；二葉白，食梅杏；三葉白，食黍子。五月開花成穗，如蓼花狀，而色白微香，結細實。根長白虚軟，有節鬚，狀如泥菖蒲根。造化指南云：五月采花及根，可制雄黄。蘇恭言似水葒，有三黑點者，乃馬蓼，非三白也。藏器所説雖是，但葉亦不似薯蕷。

【氣味】甘、辛，寒，有小毒。【主治】水腫脚氣，利大小便，消痰破癖，除積聚，消丁腫，唐本。搗絞汁服，令人吐逆，

〔一〕似：原作「以」。今據證類卷七海根改。

〔二〕南：原脱。今據證類卷三十外草類 火炭母草補。

〔三〕椒：同上作「菽」。

〔四〕有：同上作「無」。

〔五〕三：原作「八」。今據下文言及本品四月、五月生長情況改。

除瘧及胸膈熱痰，小兒痞滿。藏器。根：療脚氣風毒脛腫，擣酒服，亦甚有驗。又煎湯，洗癬瘡。時珍。

蠶菵〔一〕草拾遺

【集解】【藏器曰】生濕地，如蓼大，莖赤花白，東土亦有之。

【氣味】辛，平，無毒。【主治】諸蟲如蠶類咬人，恐毒入腹，煮服之。亦擣傅諸瘡。藏器。

蛇菵〔二〕草拾遺

【集解】【藏器曰】生平地，葉似苦杖〔三〕而小，節赤，高一二尺，種之辟蛇。又一種草，莖圓似苧〔四〕，亦傅蛇毒。【慎微曰】按百一方云：東關〔五〕有草狀如苧，莖方節赤，挼傅蛇毒如摘却然，名蛇蔄〔六〕草。又有鼠菵草，即後莽草。

【氣味】缺。【主治】蛇虺毒蟲等螫。取根葉擣傅咬處，當下黄水。藏器。

虎杖別録中品

【釋名】苦杖拾遺、大蟲杖藥性、斑杖日華、酸杖。【時珍曰】杖言其莖，虎言其斑也。或云一名杜牛膝者，非也。一種斑杖似蒻頭者，與此同名異物。

【集解】【弘景曰】田野甚多，狀如大馬蓼，莖斑而葉圓。【保昇曰】所在有之。生下濕地，作樹高丈餘，其莖赤根黄。二月、八〔七〕月采根。日乾。【頌曰】今出汾州、越州、滁州，處處有之。三月生苗，莖如竹笋狀，上有赤斑點，初生便分枝丫〔八〕。葉似小杏葉，七月開花，九月結實。南中出者，無花。根皮黑色，

〔一〕菵：本卷目録、中研院本及江西本均作「蔄」。但證類卷九蛇茵草作「茵」，即「菌」之異體。「菵」與「茵」音近，故仍從底本正文「菵」字。

〔二〕菵：底本此字缺筆，諸本所見同前「蛇蔄草」之「蔄」。證類卷十蛇芮草正名此字作「芮」。文中引「百一方」作「茵」，即「菌」之異體，或異寫爲「菵」。本卷目録作「菵」，今據改。

〔三〕杖：原作「枝」。今據證類卷十蛇芮草改。

〔四〕苧：原作「芋」。今據改同上。下一「苧」字同，不另注。

〔五〕東關：原作「關東」。今據證類卷十蛇芮草乙正。

〔六〕蔄：同上作「茵」。作「蔄」當誤。

〔七〕八：原作「三」。今據證類卷十三虎杖改。

〔八〕丫：原作「子」。今據改同上。

破開即黄似柳根。亦有高丈餘者。爾雅云：蒤，虎杖。郭璞注云：似葒草而粗大，有細刺，可以染赤是也。【宗奭曰】此草藥也。蜀本言作木高丈餘者，非矣。大率皆似寒菊，然花、葉、莖、蕊差大爲異。仍莖葉有淡黑斑。六七月旋旋開花，至九月中方已。花片四出，其色如桃花，差大而外微深。陝西山麓水次甚多。【斅曰】凡使勿誤用天藍及斑袖根，二味根形味皆相似也。【機曰】諸註或云似葒、似杏、似寒菊，各不相侔，豈所産有不同耶？【時珍曰】其莖似葒蓼，其葉圓似杏，其枝〔一〕黄似柳，其花狀似菊，色似桃花。合而觀之，未嘗不同也。

根。【修治】【斅曰】采得細剉，却用葉包一夜，晒乾用。

【氣味】微温，【權曰】甘，平，無毒。【宗奭曰】味微苦。今天下暑月多煎根汁爲飲。不得甘草則不堪飲。本文不言味。藥性論云甘，是甘草之味，非虎杖味也。【主治】通利月水，破留血癥結。别録。漬酒服，主暴瘕。弘景。風在骨節間，及血瘀，煮汁〔二〕作酒服之。藏器。治大熱煩躁，止渴，利小便，壓一切熱毒。甄權。治産後血運，惡血不下，心腹脹滿，排膿，主瘡癤撲損瘀血，破風毒結氣。大明。燒灰，貼諸惡瘡。焙研，煉蜜爲丸，陳米飲服，治腸痔下血。蘇頌。研末酒服，治産後瘀血血痛，及墜撲昏悶，有效。時珍。

【發明】【權曰】暑月以根和甘草同煎爲飲，色如琥珀可愛，甚甘美。瓶置井中，令冷澈如冰，時人呼爲冷飲子，啜之且尊於茗，極解暑毒。其汁染米作糜餻益美。搗末浸酒常服，破女子經脉不通。有孕人勿服。【時珍曰】孫真人千金方治女人月經不通，腹内積聚，虚脹雷鳴，四肢沉重，亦治丈夫積聚，有虎杖煎。取高地虎杖根，剉二斛，水二石五斗，煮取一斗半，去滓，入醇酒五升，煎如餳。每服一合，以知爲度。又許學士本事方治男婦諸般淋疾。用苦杖根洗净，剉一合，以水五合，煎一盞，去滓，入乳香、麝香少許服之。鄞縣尉耿夢得内人患沙石淋已十三年。每漩痛楚不可忍，溺器中小便下沙石剥剥有聲。百方不效，偶得此方服之，一夕而愈。乃予目擊者。

【附方】舊三，新三。小便五淋。苦杖爲末，每服二錢，用飯飲下。集驗方。月水不利。虎杖三兩，凌霄花、没藥各〔三〕一兩，爲末，熱酒每服一錢。○又方：治月經不通，腹大如甕，氣短欲死。虎杖一斤，去頭暴乾，切。土瓜根汁、牛膝汁二斗〔四〕，水一斛，浸虎杖一宿，煎取二斗，入二汁同煎如餳。每酒服一合，

〔一〕枝：原作「之」。今從江西本改。
〔二〕汁：原脱。今據證類卷十三虎杖補。
〔三〕各：原脱。今據聖惠方卷七十二治婦人月水不利諸方補。
〔四〕二斗：據聖惠方卷七十二治婦人月水不通腹内癥塊諸方，當作「各二斤」。

日再夜一，宿血當下。聖惠方。時疫流毒攻手足，腫痛欲斷。用虎杖根剉，煮汁漬之。肘後方。腹中暴癥，硬如石，痛如〔一〕刺，不治，百日内死。取虎杖根，勿令影臨水上，可得石餘，洗乾擣末，稌米五升炊飯，納入攪之，好酒五斗漬之，封。候藥消飯浮，可飲一升半。勿食鮭魚及鹽。但取一斗乾者，薄酒浸飲，從少起，日三服，亦佳，癥當下也。此方治癥，大勝諸藥也。外臺秘要。氣奔怪病。人忽遍身皮底混混如波浪聲，痒不可忍，抓之血出不能解，謂之氣奔。以苦杖、人參、青鹽、細辛各一兩，作一服，水煎，細飲盡便愈。夏子益奇疾方。消渴引飲。虎杖燒過、海浮石、烏賊魚骨、丹砂等分，爲末。渴時以麥門冬湯服二錢，日三次。忌酒色、魚、麪、鮓、醬、生冷。衛生家寶方。

蕕拾遺

【校正】併入有名未用別録馬唐。

【釋名】馬唐別録、馬飯別録、羊麻別録、羊粟別録、蔓于爾雅、軒于。【藏器曰】馬食之如糖如飯，故名馬唐、馬飯。【時珍曰】羊亦食之，故曰羊麻、羊粟。其氣痼臭，故謂之蕕。蕕者痼也，朽木臭也。此草莖頗似蕙而臭，故左傳云「一薰一蕕，十年尚猶有臭」是也。孫升談圃以爲香薷者，誤矣。即別録馬唐也，今併爲一。

【集解】【別録曰】馬唐生下濕地，莖有節生根，五月采。【藏器曰】生南方廢稻田中，節節有根，着土如結縷草，堪飼馬。又曰：蕕生水田中，狀如結縷草而葉長，馬食之。

【氣味】甘，寒，無毒。【藏器曰】大寒。【主治】馬唐：調中，明耳目。別録。煎取汁，明目潤肺。又曰：蕕，消水氣濕痺，脚氣，頑痺，虛腫，小腹急，小便赤澀，並合赤小豆煮食，勿與鹽。絞汁服，止消渴。擣葉，傅毒腫。藏器。

萹蓄音編畜○本經下品

【釋名】扁竹弘景、扁辨吴普、扁蔓吴普、粉節草綱目、道生草。【時珍曰】許慎説文作扁筑，與竹同音。節間有粉，多生道旁，故方士呼爲粉節草、道生草。

【集解】【別録曰】萹蓄生東萊山谷，五月采，陰乾。【弘景曰】處處有之，布地而生，花節間白，葉細緑，人呼爲扁竹。【頌曰】春中布地生道旁，苗似瞿麥，葉細緑如竹，赤莖如釵股，節間花出甚細，微青黄色，根如蒿根，四五月采苗，陰乾。蜀圖經云：二月、八月採苗〔二〕，日乾。郭璞注爾雅云：似小藜，赤莖節，

〔一〕如：原脱。今據外臺卷十二暴癥方引肘後補。
〔二〕八月採苗：原脱。今據證類卷十一萹蓄補。

好生道旁，可食，殺蟲是也。或云爾雅王芻即此也。【時珍曰】其葉似落帚葉而不尖，弱莖引蔓，促節。三月開細紅花，如蓼藍花，結細子，爐火家燒灰煉霜用。一種水扁筑，名薄，音督，出説文。

【氣味】苦，平，無毒。【權曰】甘，濇。【主治】浸淫疥瘙疽痔，殺三蟲。本經。療女子陰蝕。别録。煮汁飲小兒，療蚘蟲有驗。甄權。治霍亂黄疸，利小便，小兒魃病。時珍。

【附方】舊六，新三。熱淋濇痛。扁竹煎湯頻飲。生生編。熱黄疸疾。扁竹擣汁，頓服一升。多年者，日再服之。藥性論。霍亂吐利。扁竹入豉汁中，下五味，煮羹食。食醫心鏡。丹石衝眼。服丹石人毒發，衝眼腫痛。扁竹根一握，洗，擣汁服之。食療本草。蚘咬心痛。食療治小兒蚘咬心痛，面青，口中沫出臨死者，取扁竹十斤剉，以水一石，煎至一斗，去滓煎如餳。隔宿勿食，空心服一升，蟲即下也。仍常煮汁作飯食。○海上歌云：心頭急痛不能當，我有仙人海上方。萹蓄醋煎通口嚥，管教時刻便安康。蟲食下部。蟲狀如蝸牛，食下部作痒。取扁竹一把，水二升，煮熟。五歲兒，空腹服三五合。楊氏產乳。痔發腫痛。扁竹擣汁，服一升，一二服未瘥，再服。亦取汁和麪作餺飥煮食，日三次。藥性論。惡瘡痂痒作痛。扁竹擣封，痂落即瘥。肘後方。

藎草音燼○本經下品

【釋名】黄草吴普、菉竹唐本、菉蓐唐本、戾草綱目、盭草音戾、王芻爾雅、鴟脚莎。【時珍曰】此草綠色，可染黄，故曰黄、曰綠也。戾、盭乃北人呼綠字音轉也。古者貢草入染人，故謂之王芻，而進忠者謂之藎臣也。詩云：終朝采綠，不盈一掬。許慎説文云：戾草可以染黄。漢書云：諸侯盭綬[一]。晉灼注云：盭草出瑯琊，似艾可染，因以名綬。皆謂此草也。【禹錫曰】爾雅：菉，王芻。孫炎注云：即綠蓐草也。今呼爲鴟脚莎。詩云「菉竹猗猗」是也。

【集解】【别録曰】藎草生青衣川谷，九月、十月采，可以染作金色。【普曰】生太山山谷。【恭曰】青衣縣名，在益州西。今處處平澤溪澗側皆有。葉似竹而細薄，莖亦圓小。荆襄人煮以染黄，色極鮮好。俗名菉蓐草。

【氣味】苦，平，無毒。【吴氏[二]曰】神農、雷公：苦[三]。【之才曰】畏鼠負。【主治】久欬上氣喘逆，久寒驚悸，痂疥白秃瘍氣，殺皮膚小蟲。本經。治身熱邪氣，小兒身熱。吴普。洗一切惡瘡，有效。大明[四]。

〔一〕綬：原作「綏」。今據漢書卷十九上夏官公卿表改。
〔二〕吴氏：原作「權」。今據御覽卷九百九十七王芻引吴氏本草改。
〔三〕苦：今本御覽卷九百九十七王芻引吴氏本草無此字。
〔四〕大明：證類卷十一藎草末引日華子本草，此主治原出藥性論。

蒺藜本經上品

【釋名】茨爾雅、旁通本經、屈人本經、止行本經、豺〔一〕羽本經、升推。【弘景曰】多生道上及牆上。葉布地，子有刺，狀如菱而小。長安最饒，人行多着木履。今軍家乃鑄鐵作之，以布敵路，名鐵蒺藜。易云「據于蒺藜」，言其兇傷。詩云「牆有茨，不可掃也」，以刺梗穢。方用甚稀。【時珍曰】蒺，疾也；藜，利也；茨，刺也。其刺傷人，甚疾而利也。屈人、止行，皆因其傷人也。

【集解】【別録曰】蒺藜子生馮翊平澤或道旁，七月、八月采實，暴乾。【頌曰】冬月亦采之，黄白色。郭璞注爾雅云，布地蔓生，細葉，子有三角，刺人是也。又一種白蒺藜，今生同州沙苑，牧馬草地最多，而近道亦有之。緑葉細蔓，綿布沙上。七月開花黄紫色，如豌豆花而小，九月結實作莢，子便可采。其實味甘而微腥，褐緑色，與蠶種子相類而差大。又與馬薸子酷相類，但馬薸子微大，不堪入藥，須細辨之。【宗奭曰】蒺藜有二等。一等杜蒺藜，即今之道旁布地而生者，開小黄花，結芒刺。一種白蒺藜，出同州沙苑牧馬處。子如羊内腎，大如黍粒，補腎藥今人多用。風家惟用刺蒺藜也。【時珍曰】蒺藜葉如初生皂莢葉，整齊可愛。刺蒺藜狀如赤根菜子及細菱，三角四刺，實有仁。其白蒺藜結莢長寸許，内子大如脂麻，狀如羊腎而帶緑色，今人謂之沙苑蒺藜。以此分別。

子。【修治】【斅曰】凡使揀净蒸之。從午至酉，日乾，木臼舂令刺盡，用酒拌再蒸，從午至酉，日乾用。【大明曰】入藥不計丸散，並炒去刺用。

【氣味】苦，温，無毒。【別録曰】辛，微温〔二〕。【權曰】甘，有小毒。【志曰】其性宣通，久服不冷而無壅熱，當以性温爲是。【之才曰】烏頭爲之使。【主治】惡血，破癥積聚，喉痺，乳難。久服長肌肉，明目輕身。本經。身體風癢，頭痛，欬逆傷肺，肺痿，止煩下氣。小兒頭瘡，癰腫陰㿉，可作摩粉。別録。治諸風癧瘍，療吐膿，去燥熱。甄權。治奔豚腎氣，肺氣胸膈滿，催生墮胎，益精，療水藏冷，小便多，止遺瀝泄精，溺血腫痛。大明。痔漏陰汗，婦人發乳帶下。蘇頌。治風秘及蚘蟲心腹痛。時珍。

白蒺藜。【氣味】甘，温，無毒。【主治】補腎，治腰痛泄精，虚損勞乏。時珍。

【發明】【頌曰】古方皆用有刺者，治風明目最良。神仙方亦有單服蒺藜法，云不問黑白，但取堅實者，舂去刺用。【時珍曰】古方補腎治風，皆用刺蒺藜。後世補腎多用沙苑蒺藜，或以熬膏和藥，恐其功亦不甚相遠也。刺蒺藜炒黄去刺，磨麪作餅，或蒸食，可以救荒。

【附方】舊九，新八。服食法。蒺藜子一碩，七八月熟時收取，日乾，舂去刺，杵爲末。每服二錢，新汲水調下，日三服，勿令中絶，斷穀長生。服之一年以後，冬不寒，夏不熱。二年，老者復少，髮白復黑，齒落更生。服之三年，身輕長生。神仙秘旨。腰脊引痛。蒺藜子搗末，蜜和丸胡豆大。酒服二丸，

〔一〕豺：原作「休」。今據證類卷七蒺藜改。

〔二〕温：證類卷七蒺藜作「寒」。

日三服。外臺秘要。**通身浮[一]腫**。杜蒺藜日日煎湯洗之。聖惠方。**卒中五尸**。蒺藜子擣末，蜜丸胡豆大。每服二丸，日三服。肘後方。**大便風秘**。蒺藜子炒一兩，豬牙皂莢去皮酥炙五錢，爲末。每服一錢，鹽茶湯下。普濟方。**月經不通**。杜蒺藜、當歸等分，爲末，米飲每服三錢。儒門事親。**催生下衣**。難産，胎在腹中，并包衣不下及胎死者，蒺藜子、貝母各四兩，爲末，米湯服三錢。少頃不下，再服。梅師方。**蚘蟲心痛**，吐清水。七月七日采蒺藜子，陰乾，燒作灰，先食服[二]方寸匕，日三服。外臺秘要。**萬病積聚**。七八月收蒺藜子，水煮熟，曝乾，蜜丸梧子大。每酒服七丸，以知爲度。其汁煎如飴，服之。**三十年失明**。補肝散：用蒺藜子七月七日收，陰乾擣散。食後水服方寸匕，日二。外臺秘要。**牙齒動摇**，疼痛及打動者。土蒺藜去角生研五錢，淡漿水半盌，蘸水入鹽温漱，甚效。或以根燒灰，貼牙即牢固[三]也。御藥院方。**牙齒出血**不止，動摇。白蒺藜末，旦旦擦之。道藏經。**打動牙疼**。蒺藜子或根爲末，日日揩之。瑞竹堂方。**鼻塞出水**，多年不聞香臭。蒺藜二握，當道車碾過，以水一大盞，煮取半盞。仰卧，先滿口含飯，以汁一合灌[四]鼻中。不過再灌，嚏出一兩箇息肉，似赤蛹蟲，即愈。聖惠方。**面上瘢痕**。蒺藜子、山巵子各一合，爲末，醋和，夜塗旦洗。救急方。**白癜風疾**。白蒺藜子六兩，生擣爲末。每湯服二錢，日二服。一月絶根，服至半月，白處見紅點，神效。孫真人食忌。**一切丁腫**。蒺藜子一升，熬擣，以醋和封頭上，拔根。外臺秘要。

花。【主治】陰乾爲末。每温酒服二三錢，治白癜風。宗奭。

苗。【主治】煮湯，洗疥癬風瘡作癢。時珍。

【附方】舊二，新一。**鼻流清涕**。蒺藜苗二握，黄連二兩，水二升，煎一升，少少灌鼻中，取嚏，不過再服。聖惠方。**諸瘡腫毒**。蒺藜蔓洗，三寸截之，取得一斗[五]，以水五升，煮取二升，去滓，納銅器中，又煮取一升，納小器中，煮如飴狀，以塗腫處。千金方。**蠼螋尿瘡**，遶身匝即死。以蒺藜葉擣傅之。無葉用子。備急方。

穀精草宋開寶

【釋名】**戴星草**開寶、**文星草**綱目、**流星草**。【時珍曰】穀田餘氣所生，故曰穀精。【志曰】白花似星，故有戴星諸名。

〔一〕浮：原作「孚」。今據普濟方卷一百九十三水氣遍身腫滿改。

〔二〕燒作灰先食服：原脱。今據外臺卷二十六蟯蟲方補。

〔三〕固：原闕一字。今本御藥院方無此語。今從江西本補。

〔四〕灌：原作「萑」。今據證類卷七蒺藜改。

〔五〕取得一斗：原脱。今據千金翼卷二十三瘡癰上敷貼補。

【集解】【頌曰】處處有之。春生於穀田中，葉、莖俱青，根、花並白色。二月、三月采花用，花白小圓似星。可餧馬令肥，主蟲顙毛焦病。又有一種，莖梗長有節，根微赤，出秦隴間。【時珍曰】此草收穀後，荒田中生之，江湖南北多有。一科叢生，葉似嫩穀秧。抽細莖，高四五寸。莖頭有小白花，點點如亂星。九月采花，陰乾。云二三月采者，誤也。

花。【氣味】辛，温，無毒。【藏器曰】甘，平。【大明曰】可結水銀成砂子。【主治】喉痹，齒風痛，諸瘡疥。開寶。頭風痛，目盲翳膜，痘後生翳，止血。時珍。

【發明】【時珍曰】穀精體輕性浮，能上行陽明分野。凡治目中諸病，加而用之，甚良。明目退翳之功，似在菊花之上也。

【附方】舊一，新七。腦痛眉痛。穀精草二錢，地龍三錢，乳香一錢，爲末。每用半錢，燒煙筒中，隨左右熏鼻。聖濟録。偏正頭痛。集驗方用穀精草一兩爲末，以白麪糊調攤紙花上，貼痛處，乾換。○聖濟方用穀精草末、銅緑各一錢，硝石半分，隨左右㗜鼻。鼻衄不止。穀精草爲末，熟麪湯服二錢。聖惠方。目中翳膜。穀精草、防風等分，爲末，米飲服之，甚驗。明目方。痘後目翳，隱澀淚出，久而不退。用穀精草爲末，以柿或猪肝片蘸食。一方，加蛤粉等分，同入豬肝内煮熟，日食之。又方：見「夜明沙」。邵真人濟急方。小兒雀盲。至晚忽不見物。用羯羊肝一具，不用水洗，竹刀剖開，入穀精草一撮，瓦罐煮熟，日食之，屢效。忌鐵器。如不肯食，炙熟，搗作丸緑豆大。每服三十丸，茶下。○衛生家寶方。小兒中暑〔一〕，吐泄煩渴。穀精草燒存性，用器覆之，放冷爲末。每冷米飲服半錢。保幼大全。

海金沙宋嘉祐

【釋名】竹園荽。【時珍曰】其色黄如細沙也。謂之海者，神異之也。俗名竹園荽，象葉形也。

【集解】【禹錫曰】出黔中郡，湖南亦有。生作小株，高一二尺。七月收其全科，於日中暴之，小乾，以紙襯承，以杖擊之，有細沙落紙上，且暴且擊，以盡爲度。【時珍曰】江、浙、湖、湘、川、陝皆有之，生山林下。莖細如線，引于竹木上，高尺許。其葉細如園荽葉而甚薄，背面皆青，上多皺文。皺處有沙子，狀如蒲黄粉，黄赤色。不開花，細根堅强。其沙及草皆可入藥。方士采其草取汁，煮砂、縮賀。

【氣味】甘，寒，無毒。【主治】通利小腸。得巵子、馬牙硝、蓬沙，療傷寒熱狂，或丸，或散。嘉祐。治濕熱腫滿，小便熱淋、膏淋、血淋、石淋莖痛，解熱毒氣。時珍。

〔一〕暑：原作「著」。今據小兒衛生總微論卷十吐瀉方治改。保幼大全乃小兒衛生總微論之别名。

【發明】【時珍曰】海金沙，小腸、膀胱血分藥也。熱在二經血分者宜之。

【附方】舊一，新五。熱淋急痛。海金沙草陰乾，爲末，煎生甘草湯調服二錢，此陳總領方也。一加滑水〔一〕。夷堅志。小便不通，臍下滿悶。海金沙一兩，臘面〔二〕茶半兩，搗碎，每服三錢，生薑、甘草煎湯下，日二服。亦可末服。圖經本草。膏淋如油。海金沙、滑石各一兩，甘草稍二錢半，爲末。每服二錢，麥門冬煎湯服。日二次。仁存方。血淋痛澀。但利水道，則清濁自分。海金沙末，新汲水或砂糖水服一錢。普濟方。脾濕腫滿，腹脹如鼓，喘不得卧。海金沙散：用海金沙三錢，白术四兩，甘草半兩，黑牽牛頭末一兩半，爲末。每服一錢，煎倒流水調下，得利爲妙。東垣蘭室秘藏。痘瘡變黑。歸腎。用竹園荽草煎酒，傅其身，即發起。直指方。

地楊梅 拾遺

【集解】【藏器曰】生江東濕地，苗如莎〔三〕草，四五月有子，似楊梅也。

【氣味】辛，平，無毒。【主治】赤白痢，取莖、子煎湯服。藏器。

水楊梅 綱目

【釋名】地椒。

【集解】【時珍曰】生水邊，條葉甚多，生子如楊梅狀。庚辛玉册云：地椒，一名水楊梅，多生近道陰濕處，荒田野中亦有之。叢生，苗葉似菊。莖端開黃花，實類椒而不赤。實可結伏三黃、白礬，制丹砂、粉霜。

【氣味】辛，温，無毒。【主治】疔瘡腫毒。時珍。

地蜈蚣草 綱目

【集解】【時珍曰】生村落堘野間。左蔓延右，右蔓延左。其葉密而對生，如蜈蚣形，其穗亦長，俗呼過路蜈蚣。其延上樹者，呼飛天蜈蚣。根、苗皆可用。

【氣味】苦，寒，無毒。【主治】解諸毒及大便不通，搗汁。療癰腫，搗塗，并末服，能消毒排膿。蜈蚣傷者，入鹽少

〔一〕水：據下文仁存方組成，則「水」當爲「石」。

〔二〕面：原作「南」。今據證類卷十一海金沙改。

〔三〕莎：證類卷六地楊梅作「蓑」。卷十六莎草香附子時珍曰：莎，「亦作蓑字」。

許擣塗，或末傅之。時珍。

【附方】新一。一切癰疽及腸癰奶癰，赤腫未破，或已破而膿血不散，發熱疼痛能食者，並宜排膿托裏散。用地蜈蚣、赤芍藥、當歸、甘草等分，爲末。每服二錢，温酒下。和劑局方。

半邊蓮綱目

【集解】【時珍曰】半邊蓮，小草也。生陰濕塍塹邊。就地細梗引蔓，節節而生細葉。秋開小花，淡紅紫色，止有半邊，如蓮花狀，故名。又呼急解索。

【氣味】辛，平，無毒。【主治】蛇蚘[一]傷，擣汁飲，以滓圍塗之。又治寒齁氣喘及瘧疾寒熱，同雄黄各二錢，擣泥，盌内覆之，待色青，以飯丸梧子大。每服九丸，空心鹽湯下。時珍。○壽域方。

紫花地丁綱目

【釋名】箭頭草綱目、獨行虎綱目、羊角子秘韞、米布袋。

【集解】【時珍曰】處處有之。其葉似柳而微細，夏開紫花結角。平地生者起莖，溝壑邊生者起蔓。普濟方云：鄉村籬落生者，夏秋開小白花，如鈴兒倒垂，葉微似木香花之葉。此與紫花者相戾，恐别一種也。

【氣味】苦、辛，寒，無毒。【主治】一切癰疽發背，疔腫瘰癧，無名腫毒惡瘡。時珍。

【附方】新八。黄疸内熱。地丁末，酒服三錢。乾坤秘韞。稻芒粘咽不得出者。箭頭草嚼嚥下。同上方。癰疽惡瘡。紫花地丁連根，同蒼耳葉等分，擣爛，酒一鍾，攪汁服。楊誠經驗方。癰疽發背，無名諸腫，貼之如神。紫花地丁草，三伏時收，以白麪和成，鹽、醋浸一夜，貼之。昔有一尼發背，夢得此方。數日而痊。孫天仁集效方。一切惡瘡。紫花地丁根，日乾，以罐盛，燒烟對瘡熏之，出黄水，取盡愈。衛生易簡方。瘰癧丁瘡，發背諸腫。紫花地丁根去粗皮，同白蒺藜爲末，油和塗神效。乾坤秘韞。丁瘡腫毒。永類[二]方用紫花地丁草擣汁服，危極者亦效。○楊氏方用紫花地丁草、葱頭、生蜜共擣貼之。若瘤瘡，加新黑牛屎。喉痺腫痛。箭頭草葉，入醬少許，研膏，點入取吐。普濟方。

〔一〕蚘：疑爲「虺」之誤。

〔二〕永類：原字漫漶，細辨似作「永類」。核永類鈐方卷七丁腫，確有此方。今據補正。

鬼針草拾遺

【集解】【藏器曰】生池畔，方莖，葉有椏，子作釵脚，著人衣如針。北人謂之鬼針，南人謂之鬼釵。

【氣味】苦，平。無毒。【主治】蜘蛛、蛇咬，杵汁服，併傅。藏器。塗蠍蠆傷。時珍。

【附方】新一。割甲傷肉不愈。鬼針草苗、鼠粘子根擣汁，和臘猪脂塗。千金。

獨用將軍唐本草

【集解】【恭曰】生林野中，節節穿葉心生苗，其葉似楠，無〔一〕時采根、葉用。

【氣味】辛，無毒。【主治】毒腫乳癰，解毒，破惡血。恭。

【附方】新一。下痢噤口。獨將軍草根，有珠如豆者，取珠擣汁三匙，以白酒半杯和服。簡便方。

【附録】留軍待。【恭曰】生劍州山谷，葉似楠而細長。采無時。味辛，温，無毒。主肢節風痛，折傷瘀血，五緩攣痛。

見腫消宋圖經

【集解】【頌曰】生筠州。春生苗葉，莖紫色，高一二尺，葉似桑而光，面青紫赤色，采無時。

【氣味】酸，澀，有微毒。【主治】消癰疽腫及狗咬，擣葉貼之。頌。

【附方】新一。一切腫毒，及傷寒遺毒，發于耳之前後，及項下腫硬。用見腫消草、生白及、生白斂、土大黄、生大薊根、野苧麻根擣成餅，入芒消一錢，和貼留頭，乾即易之。若加金線重樓及山慈姑尤妙。傷寒藴要。

攀倒甑圖經

【集解】【頌曰】生宜州郊野，莖葉如薄荷。一名班杖〔二〕，一名接骨〔三〕。【時珍曰】斑杖名同虎杖，接骨名同蒴藋，不知是一類否。

〔一〕其葉似楠無：原字漫漶。今據證類卷七獨用將軍補正。

〔二〕杖：此下證類卷三十攀倒甑有「絲」字。

〔三〕接骨：同上作「斑骨草」。

【氣味】苦，寒，無毒。【主治】解利風熱，煩渴狂躁，擣汁服，甚效。頌。

水甘草圖經

【集解】【頌曰】生筠州，多在水旁。春生苗，莖青，葉如柳，無花。土人七〔一〕月、八月采。單用，不入衆藥。

【氣味】甘，寒，無毒。【主治】小兒風熱丹毒，同甘草煎飲。頌。

〔一〕七：原作「十」。今據證類卷三十水甘草改。

本草綱目草部目録第十七卷

草之六　毒草類四十七種

〔一〕杲：本條正文附録作「果」。

〔二〕藍：正文本藥正名作「籃」。

羊躑躅本經○山躑躅、羊不喫草附　芫花本經　蕘花本經

醉魚草綱目　莽草本經　茵蕷〔一〕本經

石龍芮本經○即胡椒菜　毛茛拾遺○海薑〔二〕附　牛扁本經○虱〔三〕建草附　蕁麻圖經

格注草唐本　海芋綱目○透山根附　鉤吻本經

右附方舊一百三十四，新四百九十五。

〔一〕蕷：正文本藥正名作「芋」。與證類卷十茵芋同。

〔二〕海薑：「海」原作「每」。今據證類卷十一蔭命改，與正文附録合。正文此藥名後尚有「陰命」一藥。

〔三〕虱：原多首筆作「風」。正文作「虱」，今據證類卷九虱建草改。

本草綱目草部第十七卷

草之六　毒草類四十七種

大黄本經下品

【釋名】黄良本經、將軍當之、火參吴普、膚如吴普。【弘景曰】大黄，其色也。將軍之號，當取其駿快也。【杲曰】推陳致新，如戡定禍亂，以致太平，所以有將軍之號。

【集解】【别録曰】大黄生河西山谷及隴西。二月、八月采根，火乾。【普曰】生蜀郡北部〔一〕或隴西。二月卷生黄赤，其葉四四相當，莖高三尺許。三月花黄，五月實黑，八月采根。根有黄汁，切片陰乾。【弘景曰】今采益州北部汶山及西山者，雖非河西、隴西，好者猶作紫地錦色，味甚苦濇，色至濃黑。西川陰乾者勝。北部日乾，亦有火乾者，皮小焦不如，而耐蛀堪久。此藥至勁利，粗者便不中服。【恭曰】葉、子、莖並似羊蹄，但莖高六七尺而脆，味酸，堪生啖。葉粗長而厚。根細〔二〕者亦似宿羊蹄，大者乃如盌，長二尺。其性濕潤而易蛀壞，火乾乃佳。作時燒石使熱，横寸截，著石上煿之，一日微燥，以繩穿晾乾。今出宕州、凉州、西羌、蜀地者皆佳。幽、并以北者漸細，氣力不及蜀中者。陶言蜀地不及隴西，誤矣。【藏器曰】凡用當分别之。若取和厚〔三〕深沈能攻病者，可用蜀中似牛舌片緊硬者；若取瀉洩駿快、推陳去熱者，當取河西錦文者。【頌曰】今蜀川、河東、陝西州郡皆有之。以蜀川錦文者佳。其次秦隴來者，謂之土番大黄。正月内生青葉，似蓖麻，大者如扇。根如芋，大者如盌，長一二尺。其細根如牛蒡，小者亦如芋。四月開黄花，亦有青紅似蕎麥花者。莖青紫色，形如竹。二、八月采根，去黑皮，切作横片，火乾。蜀大黄乃作緊片如牛舌形，謂之牛舌大黄。二者功用相等。江淮出者曰土大黄，二月開花，結細實。【時珍曰】宋祁益州方物圖言蜀大山中多有之，赤莖大葉，根巨若盌，藥市以大者爲枕，

〔一〕部：原作「郡」。今据御览卷九百九十二大黄改。

〔二〕細：原作「紅」。今據證類卷十大黄改。

〔三〕厚：原作「及」。今據改同上。

紫地錦文也。今人以莊浪出者爲最。莊浪即古涇，原隴西地，與別録相合。

【正誤】【頌曰】鼎州出一種羊蹄大黄，治疥瘙甚效。初生苗葉如羊蹄[一]，累年長大，即葉似商陸而狹尖。四月内抽條出穗，五七莖相合，花葉同色。結實如蕎麥而輕小，五月熟即黄色，呼爲金蕎麥。三月采苗，五月采實，陰乾。九月采根，破之亦有錦文。亦呼爲土大黄。【時珍曰】蘇説即老羊蹄根也。因其似大黄，故謂之羊蹄大黄，實非一類。又一種酸模，乃山大黄也。狀似羊蹄而生山上，所謂土大黄或指此，非羊蹄也。俱見本條。

根。【修治】【雷曰】凡使細切。以文如水旋斑緊重者，剉片蒸之，從巳至未，晒乾，又洒臘水蒸之，從未至亥，如此凡七次。晒乾，却洒淡蜜水再蒸一伏時，其大黄必如烏膏樣，乃晒乾用。【藏器曰】凡用有蒸、有生、有熟，不得一概用之。【承曰】大黄采時，皆以火石煿乾貨賣，更無生者，用之亦不須更多炮炙蒸煮。

【氣味】苦，寒，無毒。【別録曰】大寒。【普曰】神農、雷公：苦，有毒。扁鵲：苦，無毒。李當之：大[二]寒。【元素曰】味苦氣寒，氣味俱厚。沉而降，陰也。用之須酒浸煨熟者，寒因熱用。酒浸入太陽經，酒洗入陽明經，餘經不用酒。【杲曰】大黄苦峻下走，用之于下必生用。若邪氣在上，非酒不至，必用酒浸引上至高之分，驅熱而下。如物在高巔，必射以取之也。若用生者，則遺至高之邪熱，是以愈後或目赤，或喉痺，或頭腫，或膈上熱疾生也。【時珍曰】凡病在氣分，及胃寒血虚，並妊娠産後，並勿輕用。其性苦寒，能傷元氣、耗陰血故也。【之才曰】黄芩爲之使，無所畏。【權曰】忌冷水，惡乾漆。【主治】下瘀血血閉，寒熱，破癥瘕積聚，留飲宿食，蕩滌腸胃，推陳致新，通利水穀，調中化食，安和五臟。本經。平胃下氣，除痰實，腸間結熱，心腹脹滿，女子寒血閉脹，小腹痛，諸老血留結。別録。通女子經候，利水腫，利大小腸，貼熱腫毒，小兒寒熱時疾，煩熱蝕膿。甄權。通宣一切氣，調血脉，利關節，泄壅滯水氣，温瘴熱瘧。大明。瀉諸實熱不通，除下焦濕熱，消宿食，瀉心下痞滿。元素。下痢赤白，裏急腹痛，小便淋瀝，實熱燥結，潮[三]熱譫語，黄疸諸火瘡。時珍。

【發明】【之才曰】得芍藥、黄芩、牡蠣、細辛、伏苓，療驚恚怒，心下悸氣。得消石、紫石英、桃仁，療女子血閉。【宗奭曰】張仲景治心氣不足，吐血衄血，瀉心湯，用大黄、黄芩、黄連。或曰心氣既不足，而不用補心湯，更用瀉心何也？答曰：若心氣獨不足，則當不吐衄也。此乃

〔一〕如羊蹄：原脱。今據證類卷十大黄補。
〔二〕大：御覽卷九百九十二大黄作「小」。
〔三〕潮：原作「朝」。今據傷寒論辨陽明病脉證并治改。

邪熱因不足而客之，故令吐衄。以苦泄其熱，以苦補其心，蓋一舉而兩得之。有是證者，用之無不效。惟在量其虛實而已。【震亨曰】大黃苦寒善泄，仲景用之瀉心湯者，正因少陰經不足，本經之陽亢甚無輔，以致陰血妄行飛越，故用大黃瀉去亢甚之火，使之平和，則血歸經而自安。夫心之陰氣不足，非一日矣，肺與肝俱各受火而病作。故黃芩救肺，黃連救肝。肺者陰之主，肝者心之母、血之合也。肝肺之火既退，則陰血復其舊矣。寇氏不明説而云邪熱客之，何以明仲景之意而開悟後人也？【時珍曰】大黃乃足太陰、手足陽明、手足厥陰五經血分之藥。凡病在五經血分者宜用之。若在氣分用之，是謂誅伐無過矣。瀉心湯治心氣不足吐血衄血者，乃真心之氣不足，而手厥陰心包絡、足厥陰肝、足太陰脾、足陽明胃之邪火有餘也。雖曰瀉心，實瀉四經血中之伏火也。又仲景治心下痞滿按之軟者，用大黃黃連瀉心湯主之。此亦瀉脾胃之濕熱，非瀉心也。病發於陰而反下之，則作痞滿，乃寒傷營血，邪氣乘虛結于上焦。胃之上脘在于心，故曰瀉心，實瀉脾也。素問云「太陰所至爲痞滿」，又云「濁氣在上，則生䐜脹」是矣。病發於陽而反下之，則成結胸，乃熱邪陷入血分，亦在上脘分野。仲景大陷胸湯丸皆用大黃，亦瀉脾胃血分之邪而降其濁氣也。若結胸在氣分，則只用小陷胸湯；痞滿在氣分則用半夏瀉心湯矣。成無己註釋傷寒論，亦不知分別此義。【成無己曰】熱淫所勝，以苦泄之。大黃之苦，以蕩滌瘀熱，下燥結而泄胃强。【頌曰】本草稱大黃推陳致新，其效最神，故古方下積滯多用之，張仲景治傷寒用處尤多。古人用毒藥攻病，必隨人之虛實寒熱而處置，非一切輕用也。梁武帝因發熱欲服大黃，姚僧坦曰：大黃乃是快藥，至尊年高，不可輕用。帝弗從，幾至委頓。梁元帝常有心腹疾。諸醫咸謂宜用平藥，可漸宣通。僧坦曰：脉洪而實，此有宿妨，非用大黃無瘥理。帝從之，遂愈。以此言之。今醫用一毒藥而攻衆病，其偶中，便謂此方神奇。其差誤，則不言用藥之失，可不戒哉？

【附方】舊十四，新三十七。吐血衄血。治心氣不足，吐血衄血者，瀉心湯主之。大黃二兩，黃連、黃芩各一兩，水三升，煮一升，熱服取利。張仲景金匱玉函。吐血刺痛。川大黃一兩，爲散。每服一錢，以生地黃汁一合，水半盞，煎三五沸，無時服。簡要濟衆方。傷寒痞滿。病發於陰，而反下之，心下滿而不痛，按之濡，此爲痞也，大黃黃連瀉心湯主之。大黃二兩，黃連一兩，以麻沸湯二升漬之，須臾絞汁，分作二次溫服。仲景傷寒論。熱病譫狂。川大黃五兩，剉炒微赤，爲散。用臘雪水五升，煎如膏。每服半匙，冷水下。聖惠方。傷寒發黃。方同上。○氣壯者大黃一兩，水二升，漬一宿，平旦煎汁一升，入芒硝一兩，緩服，須臾當利下。傷寒類要。腰脚風氣，作痛。大黃二兩，切如棋子，和少酥炒乾，勿令焦，搗篩。每用二錢，空心以水三大合，入薑三片，煎十餘沸，取湯調服，當下冷膿惡物即痛止。崔元亮海上方。一切壅滯。

經驗後〔一〕方治風熱積壅，化痰涎，治痞悶消食，化氣導血。用大黄四兩，牽牛子半炒半〔二〕生四兩，爲末，煉蜜丸如梧子大。每服十丸，白湯下，並不損人。如要微利，加一二十丸。○衛生寶鑑用皂莢熬膏和丸，名墜痰丸，又名全真丸。金宣宗服之有驗，賜名保安丸。痰爲百病。滚痰丸：治痰爲百病，惟水瀉、胎前産後不可服用。大黄酒浸蒸熟，切晒八兩，生黄芩八兩，沉香半兩。青礞石二兩，以焰硝二兩，同入砂罐固濟，煅紅研末二兩。右各取末，以水和丸梧子大。常服一二十丸，小病五六十丸，緩病七八十丸，急病一百二十丸，温水吞下，即卧勿動。候藥逐上焦痰滯。次日先下糟粕，次下痰涎，未下再服。王隱君歲合四十餘斤，愈疾數萬也。養生主論。男女諸病。無極丸：治婦人經血不通，赤白帶下，崩漏不止，腸風下血，五淋，産後積血，癥瘕腹痛，男子五勞七傷，小兒骨蒸潮熱等證，其效甚速。宜六癸日合之。用錦紋大黄一斤，分作四分。一分用童尿一盌，食鹽二錢，浸一日，切晒。一分用醇酒一盌，浸一日，切晒，再以巴豆仁三十五粒同炒，豆黄，去豆不用。一分用紅花四兩，泡水一盌，浸一日，切晒。一分用當歸四兩，入淡醋一盌，同浸一日，去歸，切晒。爲末，煉蜜丸梧子大。每服五十丸，空心温酒下。取下惡物爲驗，未下再服。此武當高士孫碧雲方也。醫林集要。心腹諸疾。三物備急丸：治心腹諸疾，卒暴百病。用大黄、巴豆、乾薑各一兩，擣篩，蜜和擣一千杵，丸小豆大，每服三丸。凡中惡客〔三〕忤，心腹脹滿，痛如錐刀，氣急口噤，停尸卒死者，以暖水或酒服之，或灌之。未知更服三丸，腹中鳴轉，當吐下便愈。若口已噤者，折齒灌之，入喉即瘥。此乃仲景方，司空裴秀改爲散用，不及丸也。圖經本草。腹中痞塊。大黄十兩爲散，醋三升，蜜兩匙，和煎，丸梧子大。每服三十丸，生薑湯下，吐利爲度。外臺秘要。腹脇積塊。風化石灰末半斤，瓦器炒極熱，稍冷，入大黄末一兩炒熱，入桂心末半兩略炒，下米醋攪成膏，攤布貼之。○又方：大黄二兩，朴硝一兩，爲末，以大蒜同擣膏和貼之。或加阿魏一兩，尤妙。丹溪心法。久患積聚。二便不利，氣〔四〕上搶心，腹脹滿，害食。大黄、白芍各二兩，爲末。水丸梧子大，每湯下四十丸，日三，以知爲度。千金方。脾癖疳積。不拘大人小兒，錦紋大黄三兩爲末，醋一盞，沙鍋内文武火熬成膏，傾瓦上，日晒夜露三日，再研。用舶上硫黄一兩形如琥珀者，官粉一兩，同研勻。十歲以下小兒半錢，大人一錢半，米飲下。忌一切生冷、魚肉，只食白粥半月。如一服不愈，半月之後再服。若不忌口，不如勿服。聖濟總録。小兒無辜。閃癖瘰癧，或頭乾黄聳，或乍痢乍瘥，諸狀多者，大黄煎主之。大黄九兩錦紋新實者，若微朽即不中用，削去皮，擣篩爲散。以好米醋三升，和置瓦盌中，於大鐺内浮湯上，炭火慢煮，候至成膏，可丸，乃貯器中。三歲兒一服七丸，梧子大，日再

〔一〕後：原脱。今據證類卷十大黄補。
〔二〕半：原脱。今據補同上。
〔三〕惡客：原作「客卒」。今據證類卷十大黄改同上。
〔四〕氣：原脱。今據千金方卷十一堅癥積聚補。

服，以下出青赤膿爲度。若不下，或下少，稍稍加丸。若下多，又須減之。病重者七八劑方盡根。大人亦可用之。此藥惟下宿膿，不令兒利也。須禁食毒物，乳母亦禁之。一加木香一兩半。崔知悌方。**小兒諸熱**。大黄煨熟、黄芩各一兩，爲末，煉蜜丸麻子大。每服五丸至十丸，蜜湯下。加黄連，名三黄丸。錢氏小兒方。**骨蒸積熱**，漸漸黄瘦。大黄四分，以童子小便五六合，煎取四合，去滓。空腹分爲二服，如人行五里，再服。廣利方。**赤白濁淋**。好大黄爲末。每服六分，以雞子一個，破頂入藥，攪勻蒸熟，空心食之。不過三服愈。簡便方。**相火秘結**。大黄末一兩，牽牛頭末半兩，每服三錢。有厥冷者，酒服。無厥冷，五心煩，蜜湯服。劉河間保命集。**諸痢初起**。大黄煨熟、當歸各二三錢，壯人各一兩，水煎服，取利。或加檳榔。集簡方。**熱痢裏急**。大黄一兩，浸酒半日，煎服取利。集簡方。**忽喘悶絶**，不能語言，涎流吐逆，牙齒動摇，氣出轉大，絶而復蘇，名傷寒併熱霍亂。大黄、人參各半兩，水二盞，煎一盞，熱服，可安。危氏得效方。**食已即吐**。胸中有火也。大黄一兩，甘草二錢半，水一升，煮半升，温服。仲景金匱玉函方。**婦人血癖作痛**。大黄一兩，酒二升，煮十沸，頓服取利。千金翼。**産後血塊**。大黄末一兩，頭醋半升，熬膏，丸梧子大。每服五丸，温醋化下，良久當下。千金方。**乾血氣痛**。錦紋大黄酒浸晒乾四兩，爲末，好醋一升，熬成膏，丸芡子大。卧時酒化一丸服，大[一]便利一二行，紅漏自下，乃調經仙藥也。或加香附。董氏集驗方。**婦人嫁痛**，小户腫痛也。大黄一兩，酒一升，煮一沸，頓服。千金方。**男子偏墜作痛**。大黄末和醋塗之，乾則易。梅師方。**濕熱眩運**，不可當者。酒炒大黄爲末，茶清服二錢，急則治其標也。丹溪纂要。**小兒腦熱**，常欲閉目。大黄一分，水三合，浸一夜。一歲兒服半合，餘者塗頂上，乾即再上。姚和衆至寶方。**暴赤目痛**。四物湯加大黄，酒煎服之。傳信適用方。**胃火牙痛**。口含冰水一口，以紙撚蘸大黄末，隨左右嗜鼻，立止。儒門事親。**風熱牙痛**。紫金散：治風熱積壅，一切牙痛，去口氣，大有奇效。好大黄瓶内燒存性，爲末，早晚揩牙，漱去。都下一家專貨此藥，兩宫常以數千贖之，其門如市也。千金家藏方。**風蟲牙痛**，齦常出血，漸至崩落，口臭，極效。大黄米泔浸軟、生地黄各旋切一片，合定貼上，一夜即愈，未愈再貼。忌説話，恐引入風。本事方。**口瘡糜爛**。大黄、枯礬等分，爲末，擦之吐涎。聖惠方。**鼻中生瘡**。生大黄、杏仁搗勻，豬脂和塗。〇又方：生大黄、黄連各一錢，麝香少許，爲末，生油調搽。聖惠方。**仙茅毒發**，舌脹出口。方見仙茅下。**傷損瘀血**。三因方雞鳴散：治從高墜下，木石壓傷，及一切傷損，血[二]瘀凝積，痛不可忍，並以此藥推陳致新。大黄酒蒸一兩，杏仁去皮尖[三]三七粒。細研，酒一盌，煎六分，雞鳴時服。

〔一〕大：原作「人」。今從錢本改。
〔二〕血：原脱。今據三因方卷九折傷瘀血證治補。
〔三〕尖：原脱。今據補同上。

至曉取下瘀血，即愈。○和劑[一]方治跌壓瘀血在内脹滿。大黄、當歸等分，炒研。每服四錢，温酒服，取下惡物愈。打撲傷痕，瘀血滚注，或作潮熱者。大黄末，薑汁調塗。一夜黑者紫，二夜紫者白也。瀕湖集簡方。杖瘡腫痛。大黄末，醋調塗之。童尿亦可調。醫方摘玄。金瘡煩痛，大便不利。大黄、黄芩等分，爲末，蜜丸。先食水下十丸，日三服。千金方。凍瘡破爛。大黄末，水調塗之。衛生寶鑑。湯火傷灼。莊浪大黄生研，蜜調塗之。不惟止痛，又且滅瘢。此乃金山寺神人所傳方。洪邁夷堅志。灸瘡飛蝶。因艾灸訖，火痂便退，瘡内鮮肉片飛如蝶形而去，痛不可忍，是火毒也。大黄、朴硝各半兩，爲末，水服取利即愈。張杲醫説。蠼螋咬瘡。大黄末塗之。醫説。火丹赤腫遍身者。大黄磨水，頻刷之。急救方。腫毒初起。大黄、五倍子、黄蘗等分，爲末。新汲水調塗，日四五次。簡便方。癰腫焮熱作痛。大黄末，醋調塗之。燥即易，不過數易即退，甚驗，神方也。肘後方。乳癰腫毒。金[二]黄散：用川大黄、粉草各一兩爲末，好酒熬成膏收之。以絹攤貼瘡上，仰卧。仍先以温酒服一大匙，明日取下惡物。婦人經驗方。大風癩瘡。大黄煨一兩，皂角刺一兩，爲末。每服方寸匕，空心温酒下，取出惡毒物如魚腦狀。未下再服，即取下如亂髮之蟲。取盡，乃服雄黄、花蛇藥，名通天再造散。十便良方。

葉。【氣味】酸，寒，無毒。【主治】置薦下，辟虱蟲。相感志。

商陸本經下品

【釋名】蓫薚音逐湯、當陸開寶、章柳圖經、白昌開寶、馬尾廣雅、夜呼本經。【時珍曰】此物能逐蕩水氣，故曰蓫薚。訛爲商陸，又訛爲當陸，北音訛爲章柳。或云枝枝相值，葉葉相當，故曰當陸。或云多當陸路而生也。

【集解】【别録曰】商陸生咸陽川谷。如人形者有神。【恭曰】此有赤白二種，白者入藥用，赤者見鬼神，甚有毒。【保昇曰】所在有之。葉大如牛舌而厚脆，赤花者根赤，白花者根白。二月、八月采根，日乾。【頌曰】俗名章柳根，多生於人家園圃中。春生苗，高三四尺，青葉如牛舌而長。莖青赤，至柔脆。夏秋開紅紫花，作朶。根如蘿蔔而長，八九月采之。爾雅謂之蓫薚，廣雅謂之馬尾，易經謂之莧陸。【斅曰】一種赤昌，苗葉絶相類，不可服之，有傷筋骨消腎之毒。惟花白年多者，仙人采之作脯，可下酒也。【時珍曰】商陸昔人亦種之爲蔬，取白根及紫色者擘破，作畦栽之，亦可種子。根、苗、莖並可洗蒸食，或用灰汁煮過亦良。服丹砂、乳石人食之尤利。其赤與黄色者有毒，不可食。按周憲[三]王救荒

[一] 劑：原作「濟」。今據該方出局方卷八治瘡腫傷折改。

[二] 金：原作「全」。今據婦人良方卷二十三乳癰方論改。

[三] 憲：據明史周定王橚傳當作「定」。

本草云：章柳幹粗似雞冠花幹，微有綫楞，色微紫赤，極易生植。

根。【修治】【斅曰】取花白者根，銅刀刮去皮，薄切，以東流水浸兩宿，漉出，架甑蒸，以黑豆葉一重，商陸一重，如此蒸之，從午至亥，取出去豆葉，暴乾剉用。無豆葉，以豆代之。

【氣味】辛，平，有毒。【别録曰】酸。【權曰】甘，有大毒。忌犬肉。【大明曰】白者苦冷，得大蒜良。赤者有毒，能伏硇砂、砒石、雌黄，拔錫。【恭曰】赤者但可貼腫，服之傷人，痢血不已殺人，令人見鬼神。【張仲景曰】商陸以水服，殺人。【杲曰】商陸有毒，陽中之陰。其味酸辛，其形類人。其用療水，其效如神。

【主治】水腫疝瘕痺，熨除癰腫，殺鬼精物。本經。療胸中邪氣，水腫痿痺，腹滿洪直，疏五臟，散水氣。别録。瀉十種水病。喉痺不通，薄切醋炒，塗喉外，良。甄權。通大小腸，瀉蠱毒，墮胎，熁腫毒，傅惡瘡。大明。

【發明】【弘景曰】方家不甚用，惟療水腫，切生根，雜鯉魚煮作湯服。道家乃散用之，及煎釀服，皆能去尸蟲，見鬼神。其實子亦入神藥。花名葛花，尤良。【頌曰】古方術家多用之，亦可單服。五月五日采根，竹篕盛，掛屋東北角，陰乾百日，搗篩，井華水調服，云神仙所秘法也。【時珍曰】商陸苦寒，沉也，降也，陰也。其性下行，專於行水。與大戟、甘遂，蓋異性而同功。胃氣虚弱者不可用。方家治腫滿、小便不利者，以赤根搗爛，入麝香三分，貼於臍心，以帛束之，得小便利即腫消。又治濕水以指畫肉上，隨散不成文者。用白商陸、香附子炒乾，出火毒，以酒浸一夜，日乾爲末。每服二錢，米飲下。或以大蒜同商陸煮汁服亦可。其莖葉作蔬食，亦治腫疾。【嘉謨曰】古讚云：「其味酸辛，其形類人。療水貼腫，其效如神。」斯言盡之矣。

【附方】舊九。新六。濕氣脚軟。章柳根切小豆大，煮熟，更以緑豆同煮爲飯。每日食之，以瘥爲度，最效。斗門方。水氣腫滿。外臺秘要用白商陸根去皮，切如豆大一大盞，以水二升，煮一升。更以粟[一]米一大盞，同煮成粥。每日空心食之，取微利，不得雜食。○千金髓用白商陸六兩，取汁半合，和酒半升，看人與服。當利下水，取效。○梅師方用白商陸一升，羊肉六兩，水一斗，煮取六升，去滓，和葱、豉作臛食之。腹中暴癥，有物如石，痛刺啼呼，不治，百日死。多取商陸根搗汁或蒸之，以布藉腹上，安藥，勿[二]覆，冷即易，晝夜勿息。孫真人千金方。痃癖如石，在脇下堅硬。生商陸根汁一升，杏仁一兩，浸去皮，搗如泥，以商陸汁絞杏泥，火煎如餳。每服棗許，空腹熱酒服，以利下惡物爲

〔一〕粟：原作「粒」。今據外臺卷二十水氣方改。
〔二〕勿：千金方卷十一堅癥積聚作「衣物」。

度。聖惠方。產後腹大，堅滿，喘不能臥。白聖散：用章柳根三兩，大戟一兩半，甘遂炒一兩，爲末。每服二三錢，熱湯調下，大便宣利爲度。此乃主水聖藥也。潔古保命集。五尸注痛。腹痛脹急，不得喘息，上攻心胸，旁攻兩脅，痛或磥塊涌起。用商陸根熬，以囊盛，更互熨之，取效。肘後方。小兒痘毒。小兒將痘發熱，失表，忽作腹痛，及膨脹弩氣，乾霍亂，由毒氣與胃氣相搏，欲出不得出也。以商陸根和葱白搗傅臍上，斑止痘出，方免無虞。摘玄方。耳卒熱腫。生商陸，削尖納入，日再易。聖濟録。喉卒攻痛。商陸切根炙熱，隔布熨之，冷即易，立愈。圖經本草。瘰癧喉痺，攻痛。生商陸根搗作餅，置癧上，以艾炷于上灸三四壯，良。外臺秘要。一切毒腫。章陸根和鹽少許，搗傅，日再易之。孫真人千金方。石癰如石，堅硬不作膿者。生章陸根搗擦之，燥即易，取軟爲度。亦治濕漏諸癤。张文仲方。瘡傷水毒。章陸根搗炙，布裹熨之，冷即易之。千金方。

葛花。【主治】人心昏塞，多忘喜誤，取花陰乾百日，搗末，日暮水服方寸匕乃臥，思念所欲事，即於眠中醒悟也。蘇頌。

狼毒本經下品

【釋名】【時珍曰】觀其名，知其毒矣。

【集解】【别録曰】狼毒生秦亭山谷及奉高。二月、八月采根，陰乾。陳而沉水者良。【弘景曰】宕昌亦出之。乃言止有數畝地生，蝮蛇食其根，故爲難得。亦用太山者。今用出漢中及建平。云與防葵同根，但置水中沉者是狼毒，浮者是防葵。俗用亦稀，爲療腹内要藥耳。【恭曰】今出秦州、成州，秦亭原在二州之界。秦隴地寒，元無蝮蛇。此物與防葵都不同類，生處又别，太山、漢中亦不聞有，陶説謬矣。【志曰】狼毒葉似商陸及大黄，莖葉上有毛，根皮黄，肉白。以實重者爲良，輕者爲力劣。秦亭在隴西，奉高是太山下縣。陶云「沉者是狼毒，浮者是防葵」，此不足爲信。假使防葵秋冬采者堅實，得水皆沉；狼毒春夏采者輕虚，得水皆浮。且二物全别，不可比類。此與麻黄、橘皮、半夏、枳實、吴茱萸爲六陳也。【保昇曰】根似玄參，惟浮虚者爲劣也。【頌曰】今陝西州郡及遼、石州亦有之，狀如馬志所説。【時珍曰】狼毒出秦、晉地。今人往往以草蕳茹爲之，誤矣。見蕳茹下也。

根。【氣味】辛，平，有大毒。【大明曰】苦，辛，有毒。【之才曰】大豆爲之使，宜醋炒，惡麥句薑，畏占斯、蜜佗僧也。

【主治】欬逆上氣，破積聚飲食，寒熱水氣，惡瘡鼠瘻疽蝕，鬼精蠱毒，殺飛鳥走獸。本經。除胸下積僻。别録。治痰飲癥瘕，亦殺鼠。大明。合野葛納耳中，治聾。抱朴子。

【附方】舊四，新六。心腹連痛，作脹。用狼毒二兩，附子半兩，搗篩，蜜丸梧子大。一日服一丸，二日二丸，三日三丸止。又從一丸起，至三丸止，以瘥爲度。肘後方。九種〔一〕心痛。一蟲，二蛀，三風，四悸，五食，六飲，七冷，八熱，九氣也。又治連年積冷，流注心胸，及落馬墮車，瘀血中惡等證。九痛丸：用狼毒炙香，吴茱萸湯泡，巴豆去心，炒取霜，乾薑炮，人參各一兩，附子炮去皮三兩，爲末，煉蜜丸梧子大，每空腹温酒下一丸。和劑局方。腹中冷痛，水穀陰結，心下停痰，兩脇痞滿，按之鳴轉，逆害飲食。用狼毒三兩，附子一兩，旋復花三兩，搗末，蜜丸梧子大。每服三丸，食前白湯下，日三服。肘後方。陰疝欲死。丸縮入腹，急痛欲死。狼毒四兩，防風二兩，附子三兩燒，以蜜丸梧子大。每服三丸，日夜三度，白湯下。肘後方。兩脅氣結。方同腹中冷痛方。一切蟲病。川狼毒杵末，每服一錢，用餳一皂子大，沙糖少許，以水化開，卧時空腹服之，次早即下蟲也。集效方。乾濕蟲疥。狼毒不拘多少，搗爛，以豬油、馬油調搽患處。方睡勿以被蒙頭，恐藥氣傷面。此維揚潘氏所傳方。藺氏經驗方。積年疥癩。狼毒一兩，一半生研，一半炒研，輕粉三合，水銀三錢，以茶末少許，於瓦器内，以津液擦化爲末，同以清油浸藥，高一寸，三日，待藥沉油清，遇夜不見燈火，蘸油塗瘡上，仍以口鼻於藥盞上吸氣，取效。永類方。積年乾癬生痂，搔之黄水出，每逢陰雨即痒。用狼毒末塗之。聖惠方。惡疾風瘡。狼毒、秦艽等分，爲末。每服方寸匕，温酒下，日一二服。千金方。

防葵本經上品

【釋名】房苑〔二〕別録、梨蓋本經、利茹吴普。又名爵離、方蓋、農果。【恭曰】根葉似葵花子根，香味似防風，故名防葵。

【集解】【别録曰】防葵生臨淄川谷，及嵩高、太山、少室。三月三日采根，暴乾。【普曰】莖葉如葵，上黑黄。二月生根，根大如桔梗根，中紅白。六月花白，七月、八月實白。三月采根。【恭曰】此物亦稀有，襄陽、望楚、山東及興州西方有之。興州者乃勝南者，爲鄰蜀地也。【頌曰】今惟出襄陽地，他郡不聞也。其葉似葵，每莖三葉，一本十數莖，中發一幹，其端開花，如葱花、景天輩而色白，六月開花即結實。根似防風，香味亦如之，依時采者乃沉水。今乃用枯朽狼毒當之，極爲謬矣。【時珍曰】唐時隴西成州貢之。蘇頌所説詳明可據。

【正誤】【弘景曰】防葵今用建平者。本與狼毒同根，猶如三建，其形亦相似，但置水中不沉爾。而狼毒陳久者亦不能沉矣。【斅曰】凡使防葵，勿誤用狼毒，緣真相似，而驗之有異，效又不同，切〔三〕須審之，恐誤人疾。其防葵在蔡州沙土中生，采得二十日便生蚛，用之惟輕爲妙。【恭曰】

〔一〕種：原作「腫」。今據局方卷三治一切氣「九痛丸」改。

〔二〕房苑：證類卷六防葵引别録作「房慈」。「房苑」見御覽九百九十三房葵引吴氏本草經。

〔三〕同切：原作「能功」。今據證類卷六防葵改。

狼毒與〔一〕防葵都不同類，生處亦别。【藏器曰】二物一是上品，善惡不同，形質又别。陶氏以浮沉爲别，後人因而用之，將以防葵破堅積爲下品之物，與狼毒同功。今古因循，遂無甄别，殊爲謬誤。

根。【修治】【斅曰】凡使，須揀去蚛末，用甘草湯浸一宿，漉出暴乾，用黄精自然汁一二升拌了，土器中炒至汁盡用。

【氣味】辛，寒，無毒。【别録曰】甘、苦。【普曰】神農：辛、寒。桐君、扁鵲：無毒。岐伯、雷公、黄帝：辛、苦，無毒。【權曰】有小毒。

【主治】疝瘕腸洩，膀胱熱結，溺不下，欬逆温瘧〔二〕，癲癇驚邪狂走。久服堅骨髓，益氣輕身。本經。療五臟虚氣，小腹支滿臚脹，口乾，除腎邪，强志。中火者不可服，令人恍惚見鬼。别録。久服主邪氣驚狂。蘇恭。主痃癖氣塊，膀胱宿水，血氣瘤大如盌者，悉能消散。治鬼瘧，百邪鬼魅精怪，通氣。甄權。

【發明】【時珍曰】防葵乃神農上品藥，黄帝、岐伯、桐君、雷公、扁鵲、吴普皆言其無毒。獨别録言中火者服之，令人恍惚見鬼。陳延之小品方云：防葵多服，令人迷惑恍惚如狂。按難經云，重陽者狂，脱陽者見鬼，是豈上品養性所宜乎？是豈寒而無毒者乎？不然，則本經及蘇恭所列者，是防葵功用，而别録所列者，乃似防葵之狼毒功用，非防葵也。狼毒之亂防葵，其來亦遠矣，不可不辨。古方治蛇瘕、鼈瘕大方中，多用防葵，皆是狼毒也。

【附方】舊一，新二。腫滿洪大。防葵研末，温酒服一刀圭，至二三服。身瞤〔三〕及小不仁爲效。肘後方。癲狂邪疾。方同上。傷寒動氣。傷寒汗下後，臍左有動氣。防葵散：用防葵一兩，木香，黄芩、柴胡各半兩。每服半兩，水一盞半，煎八分，温服。雲岐子保命集。

狼牙本經下品

【釋名】牙子本經、狼齒别録、狼子别録、犬牙吴普、抱牙吴普、支蘭李當之。【弘景曰】其牙似獸之齒牙，故有諸名。

【集解】【别録曰】狼牙生淮南川谷及冤句。八月采根，暴乾。中濕腐爛生衣者殺人。【普曰】葉青，根黄赤，六月、七月華，八月實黑，正月、八月采根。【保昇曰】所在有之。苗似蛇莓而厚大，深緑色。根黑若獸之牙。三月、八月采根，日乾。【頌曰】今江東、汴東州郡〔四〕多有之。【時珍曰】

〔一〕與：原闕一字。今據證類卷十一狼毒補。
〔二〕温瘧：原作「濕瘧」。今據證類卷六防葵改。
〔三〕瞤：證類卷六防葵、肘後方卷三治卒發癲狂病方皆作「潤」。然「瞤」亦通。
〔四〕郡：原作「群」。今據證類卷十牙子改。

范子計然云：建康及三辅，色白者善。

根。【氣味】苦，寒，有毒。【别録曰】酸。【普曰】神農、黄帝：苦，有毒。桐君：辛[一]。岐伯、雷公、扁鵲：苦，無毒。【之才曰】蕪荑爲之使。惡地榆、棗肌。【主治】邪氣熱氣，疥瘙，惡瘍，瘡痔，去白蟲。本經。治浮風瘙痒，煎汁洗惡瘡。甄權。殺腹臟一切蟲，止赤白痢，煎服。大明。

【附方】舊六。新四。金瘡出血。狼牙草莖葉，熟搗貼之。肘後方。小便溺血。金粟狼牙草焙乾，入蚌粉、炒槐花、百藥煎，等分爲末。每服三錢，米泔空心調服。亦治酒病。衛生易簡方。寸白諸蟲。狼牙五兩搗末，蜜丸麻子大。隔宿不食，明旦以漿水下一合，服盡即瘥。外臺秘要。蟲瘡瘙癢。六月以前采狼牙葉，以後用根，生㕮咀，以木葉裹之，煻火炮熟，於瘡上熨之，冷即止。楊炎南行方。小兒陰瘡。狼牙草濃煮汁洗之。千金方。婦人陰癢。狼牙二兩，蛇牀子三兩，煎水熱洗。外臺秘要。婦人陰蝕瘡爛者。狼牙湯：用狼牙三兩，水四升，煮取半升，以筯纏綿浸湯瀝洗，日四五遍。張仲景金匱玉函。聤耳出汁。狼牙研末，綿裹，日塞之。聖惠方。毒蛇傷螫。獨莖狼牙[二]根或葉，搗爛，臘豬脂和塗，立瘥。崔氏方。射工中人，有瘡。狼牙，冬取根，夏取葉，搗汁飲四五合，并傅之。千金方。

䕡茹本經下品

【釋名】離婁别録、掘據音結居。白者名草䕡茹。【時珍曰】䕡茹本作藘蕠，其根牽引之貌。掘據，當作拮據，詩云「予手拮據」，手口共作之狀也。

【集解】【别録曰】䕡茹生代郡[三]川谷。五月采根，陰乾。黑頭者良。【普曰】草高四五尺，葉圓黄，四四相當。四月華，五月實黑。根黄，有汁亦黄色。三月采葉，四月、五月采根。【弘景曰】今第一出高麗，色黄。初斷時汁出凝黑如漆，故云漆頭。次出近道，名草䕡茹，色白，皆燒鐵爍頭令黑，以當漆頭[四]，非真也。【頌曰】今河陽、淄、齊州亦有之。二月生苗，葉似大戟而花黄色。根如蘿蔔，皮赤黄，肉白。初斷時，汁出凝黑如漆。三月開淺紅花，亦淡黄色，不着子。陶隱居謂出高麗者，此近之。又有一種草䕡茹，色白。古方兩用之。故姚僧坦治癰疽生惡肉，有白䕡茹散，傅之看肉盡便停止，但傅諸膏藥。若不生肉，又傅黄耆散。惡肉仍不盡者，可以漆頭赤皮䕡茹爲散半錢，和白䕡茹散三錢合傅之。觀

〔一〕辛：御覽卷九百九十三狼牙引吴氏本草經作「鹹」。

〔二〕牙：原作「子」。今據證類卷十牙子改。

〔三〕郡：原作「群」。今據證類卷十一䕡茹改。

〔四〕頭：原脱。今據補同上。

此，則赤白皆可用也。【時珍曰】范子計然云：蘆茹出武都，黄色者善。草䕡茹出建康，白色。今亦處處有之，生山原中。春初生苗，高二三尺。根長大如蘿蔔、蔓菁壯〔一〕，或有岐出者，皮黄赤，肉白色，破之有黄漿汁。莖葉如大戟，而葉長微闊，不甚尖，折之有白汁。抱莖，有短葉相對，團而出尖。葉中出莖，莖中分二三小枝。二三月開細紫花，結實如豆大，一顆三粒相合，生青熟黑，中有白仁如續隨子之狀。今人往往皆呼其根爲狼毒，誤矣。狼毒葉似商陸、大黄輩，根無漿汁。

根。【氣味】辛，寒，有小毒。【别録曰】酸。【普曰】神農：辛。岐伯：酸、鹹，有毒〔二〕。李當之：大寒。【之才曰】甘草爲之使，惡麥〔三〕門冬。

【主治】蝕惡肉敗瘡死肌，殺疥蟲，排膿惡血，除大風熱氣，善忘不寐〔四〕。本經。去熱痺，破癥瘕，除息肉。别録。

【發明】【宗奭曰】治馬疥尤善，服食方用至少。【時珍曰】素問治婦人血枯痛，用烏鰂骨、蘆茹二物丸服，方見「烏鰂魚」下。王冰言蘆茹取其散惡血。又齊書云：郡王子隆年二十，身體過充。徐嗣伯合蘆茹丸服之自消。則蘆茹亦可服食，但要斟酌爾。孟詵必效方：治甲疽生于脚趾邊腫爛，用䕡茹三兩，黄芪二兩，苦酒浸一宿，以豬脂五合合煎，取膏三合。日三塗之，即消。又聖惠方，治頭風旋眩，鴟頭丸中亦用之。

【附方】舊二，新二。緩疽腫痛。䕡茹一兩爲散，温水服二錢匕。聖惠方。傷寒咽痛，毒攻作腫。真〔五〕䕡茹爪甲大，納口中〔六〕，嚼汁嚥之。當微覺爲佳。張文仲備急方。中焦熱痞，善忘不禁。䕡茹三分，甘草炙二兩，消石爲末。每服一錢，雞鳴時温酒下，以知爲度。聖惠方。疥瘡瘙痒。䕡茹末，入輕粉，香油調傅之。多能鄙事。

大戟本經下品

【釋名】邛鉅爾雅、下馬仙綱目。【時珍曰】其根辛苦，戟人咽喉，故名。今俚人呼爲下馬仙，言利人甚速也。郭璞注爾雅云：蕎，邛鉅，即大戟也。

〔一〕壯：當爲「狀」之形訛。

〔二〕有毒：原字缺損。內閣本、美國國會本、中研本同。上圖本經描補。今據御覽卷九百九十一䕡茹引吴氏本草經補正。

〔三〕惡麥：原字缺損。內閣本、美國國會本同。上圖本經描補。今據補同上。

〔四〕寐：證類卷十一䕡茹載本經文作「樂」。

〔五〕真：原作「其」。今據外臺卷二傷寒咽喉痛方引文仲方改。

〔六〕中：原脱。今據補同上。

【集解】【別録曰】大戟生常山。十二月采根，陰乾。【保昇曰】苗似甘遂而高大，葉有白汁，花黄。根似細苦參，皮黄黑，肉黄白。五月采苗，二月、八月采根用。【頌曰】近道多有之。春生紅芽，漸長[一]叢，高一尺以來，葉似初生楊柳小團。三月、四月開黄紫花，團圓似杏花，又似蕪荑。根似細苦參，秋冬采根，陰乾。淮甸出者莖圓，高三四尺，花[二]黄，葉至心亦如百合苗。江南生者葉似芍藥。【時珍曰】大戟生平澤甚多。直莖高二三尺，中空，折之有白漿。葉長狹如柳葉而不團，其稍葉密攢而上。杭州紫大戟爲上，江南土大戟次之。北方綿大戟色白，其根皮柔韌如綿，甚峻利，能傷人。弱者服之，或至吐血，不可不知。

根。【修治】【斆曰】凡使勿用附生者，誤服令人洩氣不禁，即煎薺苨湯解之。采得後，于槐砧上細剉，與海芋葉拌蒸，從巳至申，去芋[三]葉，晒乾用。【時珍曰】凡采得以漿水煮軟，去骨，晒乾用。海芋葉麻而有毒，恐不可用也。

【氣味】苦，寒，有小毒。【別録曰】甘，大寒。【權曰】苦、辛，有大毒。【元素曰】苦，甘，辛，陰中微陽。瀉肺，損真氣。【時珍曰】得棗即不損脾。【之才曰】反甘草，用菖蒲解之。【恭曰】畏昌蒲、蘆葦、鼠屎。【大明曰】赤小豆爲之使，惡薯蕷。【主治】蠱毒，十二水，腹滿急痛，積聚，中風，皮膚疼痛，吐逆。本經。頸腋癰腫，頭痛，發汗，利大小便[四]。別録。瀉毒藥，泄天行黄病温瘧，破癥結。大明。下惡血癖塊，腹内雷鳴，通月水，墮胎孕。甄權。治隱癦風，及風毒脚腫，並煮水，日日熱淋，取愈。蘇頌。

【發明】【成無己曰】大戟、甘遂之苦以泄水者，腎所主也。【好古曰】大戟與甘遂同爲泄水之藥，濕勝者苦燥除之也。【時珍曰】痰涎之爲物，隨氣升降，無處不到。入于心，則迷竅而成癲癇，妄言妄見。入于肺，則塞竅而成欬唾稠粘，喘急背冷。入于肝，則留伏蓄聚而成脅痛乾嘔，寒熱往來。入于經絡，則麻痺疼痛。入于筋骨，則頸項、胸背、腰脇、手足牽引隱痛。陳無擇三因方並以控涎丹主之，殊有奇效。此乃治痰之本。痰之本，水也，濕也。得氣與火則凝滞而爲痰，爲飲，爲涎，爲涕，爲癖。大戟能泄臟腑之水濕，甘遂能行經隧之水濕，白芥子能散皮裏膜外之痰氣。惟善用者，能收奇功也。又錢仲陽謂腎爲真水，有補無瀉，而復云痘瘡變黑歸腎一證，用百祥膏下之以瀉腎。非瀉腎也，瀉其腑則臟自不實。愚按：百祥惟用大戟一味。大戟能行水，故曰瀉其腑則臟自不實，腑者膀胱也。竊謂百祥非獨瀉腑，正實則瀉其子也，腎邪實而瀉其肝也。大戟味苦濇，

〔一〕作：原脱。今據證類卷十大戟補。
〔二〕花：原作「葉」。今據改同上。
〔三〕芋：原作「竽」。今據改同上。
〔四〕便：證類卷十大戟引別録作「腸」。

浸水色青緑，肝膽之藥也。故百祥膏又治嗽而〔一〕吐青緑水。夫青緑者，少陽風木之色也。仲景亦云：心下痞滿，引脅下痛，乾嘔短氣者，十棗湯主之。其中亦有大戟。夫乾嘔脇痛非肝膽之病乎？則百祥之瀉肝膽也，明矣。肝乃東方，宜瀉不宜補。况瀉青、瀉黄皆瀉其子，同一瀉也，何獨腎只瀉腑乎？潔古老人治變黑歸腎證，用宣風散代百祥膏，亦是瀉子之意。蓋毒勝火熾則水益涸，風挾火勢則土受虧。故津血内竭不能化膿，而成青黑乾陷之證。瀉其風火之毒，所以救腎扶脾也。或云脾虚腎旺，故瀉腎扶脾者，非也。腎之真水不可瀉，瀉其陷伏之邪毒爾。

【附方】新一十一。**百祥膏**〔二〕。治嗽而吐青緑水，又治痘瘡歸腎，紫黑乾陷，不發寒者，宜下之。不黑者，慎勿下。紅芽大戟不以多少，陰乾，漿水煮極軟，去骨日乾，復納原汁中煮，汁〔三〕盡，焙爲末，水丸粟米大。每服一二十丸，研赤脂麻湯下。○潔古活法機要棗變百祥丸：治斑瘡變黑，大便秘結。用大戟一兩，棗三枚，水一盌同煮，暴乾，去大戟，以棗肉焙丸服，從少至多，以利爲度。**控涎丹**。治痰涎留在胸膈上下，變爲諸病，或頸項、胸背、腰脅、手足、胯髀隱痛不可忍，筋骨牽引釣痛走易，及皮膚麻痺，似乎癱瘓，不可誤作風氣風毒及瘡疽施治。又治頭痛不可舉，或睡中流涎，或欬唾喘息，或痰迷心竅，並宜此藥。數服痰涎自失，諸疾尋愈。紫大戟、白甘遂、白芥子微炒各一兩，爲末，薑汁打麪糊丸梧子大。每服七丸，或二十丸，以津液嚥下。若取利則服五六十丸。三因方。**水腫喘急**，小便濇及水蠱。大戟炒二兩，乾薑炮半兩，爲散。每服三錢，薑湯下，大小便利爲度。聖濟總録。**水病腫滿**，不問年月淺深。大戟、當歸、橘皮各一兩切，以水二升，煮取七合，頓服。利下水二三升，勿怪。至重者，不過再服便瘥。禁毒食一年，永不復作。此方出張尚客。李絳兵部手集。**水氣腫脹**。大戟一兩，廣木香半兩，爲末。五更酒服一錢半，取下碧水後，以粥補之。忌鹹物。○簡便方用大戟燒存性，研末，每空心酒服一錢匕。**水腫腹大**如鼓，或遍身浮腫。用棗一斗，入鍋内以水浸過，用大戟根苗蓋之，瓦盆合定，煮熟，取棗無時食之，棗盡决愈。○又大戟散：用大戟、白牽牛、木香等分，爲末。每服一錢，以猪腰子一對，批開摻末在内，濕紙煨熟，空心食之。左則塌左，右則塌右。張潔古活法機要。**牙齒摇痛**。大戟咬於痛處，良。生生編。**中風發熱**。大戟、苦參各〔四〕四兩，白酢漿一斗，煮熟洗之，寒乃止。千金方。

〔一〕而：此後原有一字闕。今據本條附方「百祥膏」載「治嗽而吐青緑水」删。

〔二〕百祥膏：小儿药證直訣卷下諸方作「百祥圓」。

〔三〕中煮汁：原脱。今據補同上。

〔四〕各：原脱。今據千金方卷八諸風方「大戟洗方」云「二味等分」補。

澤漆本經下品

【釋名】漆莖本經、貓兒眼睛草綱目、緑葉緑花草綱目、五鳳草。【弘景曰】是大戟苗。生時摘葉有白汁，故名澤漆，亦齧人。○餘見下。

【集解】【别録曰】澤漆，大戟苗也。生太山川澤。三月三日、七月七日，采莖葉，陰乾。【大明曰】此即大戟花也。川澤中有。莖梗小，花黄色，葉似嫩菜，五月采之。【頌曰】今冀州、鼎州、明州及近道皆有之。【時珍曰】别録、陶氏皆言澤漆是大戟苗，日華子又言是大戟花，其苗可食。然大戟苗泄人，不可爲菜。今攷土宿本草及寶藏論諸書，並云澤漆是貓兒眼睛草，一名緑葉緑花草，一名五鳳草。江湖原澤平陸多有之。春生苗，一科分枝成叢，柔莖如馬齒莧，緑葉如苜蓿葉，葉圓而黄緑，頗似貓睛，故名貓兒眼。莖頭凡五葉中分，中抽小莖五枝，每枝開細花青緑色，復有小葉承之，齊整如一，故又名五鳳草、緑葉緑花草。掐莖有白汁粘人，其根白色有硬骨。或以此爲大戟苗者，誤也。五月采汁煮雄黄，伏鍾乳，結草砂。據此，則澤漆是貓兒眼睛草，非大戟苗也。今方家用治水蠱、脚氣有效。尤與神農本文相合。自漢人集别録，誤以爲大戟苗，故諸家襲之爾。用者宜審。

莖葉。【氣味】苦，微寒，無毒。【别録曰】辛。【大明曰】冷，有小毒。【之才曰】小豆爲之使，惡薯蕷。【主治】皮膚熱，大腹水氣，四肢面目浮腫，丈夫陰氣不足。本經。利大小腸，明目輕身。别録。主蠱毒。蘇恭。止瘧疾，消痰退熱。大明。

【發明】【時珍曰】澤漆利水，功類大戟，故人見其莖有白汁，遂誤以爲大戟。然大戟根苗皆有毒泄人，而澤漆根硬不可用，苗亦無毒，可作菜食而利丈夫陰氣，甚不相侔也。

【附方】舊二，新六。肺欬上氣，脉沉者，澤漆湯主之。澤漆三斤，以東流水五斗，煮取一斗五升，去滓。入半夏半升，紫參、白前、生薑各五兩，甘草、黄芩、人參、桂心各三兩，煎取五升。每服五合，日三服。張仲景金匱要略方。心下伏瘕，大如盃，不得食者。澤漆四兩，大黄、葶藶熬各[一]三兩，搗篩，蜜丸梧子大。每服二丸，日三服。葛洪肘後方。十種[二]水氣。澤漆十斤，夏月取嫩莖葉，入酒[三]一斗，研汁約二斗，於銀鍋内，慢火熬如稀餳，入瓶内收。每日空心温酒調下一匙，以愈爲度。聖惠方。水氣蠱病。生鮮貓眼睛草，晒乾爲末，棗肉丸彈子大。每服二丸，白湯化下，日二服。覺腹中暖，小便利爲度。乾坤秘韞。脚氣赤腫，行步脚痛。貓兒眼睛草、鷺鷥藤、蜂窠等分。每服一兩，水五盌，煎三盌，

〔一〕各：原脱。今據肘後方卷四治卒心腹癥堅方補。
〔二〕種：原作「腫」。今據證類卷十澤漆改。
〔三〕酒：原作「水」。今據改同上。

薰洗之。〇衛生易簡方。牙齒疼痛。貓兒眼睛草一搦，研爛，湯泡取汁，含漱吐涎。衛生易簡方。男婦瘰癧。貓兒眼睛草一二綑，井水二桶，五月五日午時，鍋内熬至一桶，去滓澄清，再熬至一盌，瓶收。每以椒、葱、槐枝煎湯洗瘡净，乃搽此膏，數次愈。便民圖纂方。癬瘡有蟲。貓兒眼睛草，晒乾爲末，香油調搽之。衛生易簡方。

甘遂本經下品

【釋名】甘藁別録、陵藁吴普、陵澤別録、甘澤吴普、重澤別録、苦澤吴普、白澤吴普、主田別録、鬼醜吴普。【時珍曰】諸名義多未詳。

【集解】【別録曰】甘遂生中山川谷。二月采根，陰乾。【普曰】八月采。【弘景曰】中山在代郡。第一本出太山、江東。比來用京口者，大不相似。赤皮者勝，白皮者都下亦有，名草甘遂，殊惡，蓋贋僞者也。【恭曰】甘遂苗似澤漆，其根皮赤肉白，作連珠實重者良。草甘遂乃是蚤休，療體全別，苗亦不同，俗名重臺，葉似鬼臼、蓖麻，根皮白色。【大明曰】西京者上，汴、滄、吴者次之，形似和皮甘草[一]。【頌曰】今陝西、江東亦有之。苗似澤漆，莖短小而葉有汁，根皮赤肉白，作連珠，大如指頭。

根。【修治】【斅曰】凡采得去莖，於槐砧上細剉，用生甘草湯、薺苨自然汁二味，攪浸三日，其水如墨汁，乃漉出，用東流水淘六七次，令水清爲度。漉出，于土器中熬脆用之。【時珍曰】今人多以麪煨熟用，以去其毒。

【氣味】苦，寒，有毒。【別録曰】甘，大寒。【普曰】神農、桐君：苦，有毒。岐伯、雷公：甘，有毒。【元素曰】純陽也。【之才曰】瓜蒂爲之使，惡遠志，反甘草。

【主治】大腹疝瘕，腹滿，面目浮腫，留飲宿食，破癥堅積聚，利水穀道。本經。下五水，散膀胱留[二]熱，皮中痞，熱氣腫滿。別録。能瀉十二種水疾，去痰水。甄權。瀉腎經及隧道水濕，脚氣，陰囊腫墜，痰迷癲癇，噎膈痞塞。時珍。

【發明】【宗奭曰】此藥專于行水攻決爲用。【元素曰】味苦氣寒。苦性泄，寒勝熱，直達水氣所結之處，乃泄水之聖藥。水結胸中，非此不能除，故仲景大陷胸湯用之。但有毒不可輕用。【時珍曰】腎主水，凝則爲痰飲，溢則爲腫脹。甘遂能泄腎經濕氣，治痰之本也。不可過服，但中病則止可也。張仲景治心下留飲，與甘草同用，取其相反而立功也。劉河間保命集云：凡水腫服藥未全消者，以甘遂末塗腹，繞臍令滿，内服甘草水，其腫便去。又王璆百一選方云：脚氣上攻，結成腫核，及一切腫毒。用甘遂末，水調傅腫處，即濃煎甘草汁服，其腫即散。二物相反

〔一〕草：此後原衍「節」字。今據證類卷十甘遂删。

〔二〕留：原作「多」。今據證類卷十甘遂改。

而感應如此。清流韓詠病脚疾用此，一服病去七八，再服而愈也。

【附方】舊三，新一十九。水腫腹滿。甘遂炒二錢二分，黑牽牛一兩半，爲末，水煎，時時呷之。普濟方。膜外水氣。甘遂末、大麥麪各半兩，水和作餅，燒熟食之，取利。聖濟總録。身面洪腫。甘遂二錢，生研爲末。以豮豬腎一枚，分爲七臠，入末在内，濕紙包煨令熟，食之，日一服。至四五服，當覺腹鳴，小便利，是其效也。肘後方。腎水流注，腿膝攣急，四肢腫痛。即上方加木香四錢。每用二錢，煨熟，温酒嚼下。當利黄水爲驗。御藥院方傳。正水脹急，大小便〔一〕不利欲死。甘遂五錢，半生半炒，胭脂坯〔二〕子十文，研勻，每以一錢，白麪四兩，水和作棊子大，水煮令浮，淡食之。大小便利後，用平胃散加熟附子，每以二錢煎服。普濟方。小兒疳水。珠子甘遂炒，青橘皮等分，爲末。三歲用一錢，以麥芽湯下，以利爲度。忌酸鹹三五日。名水寶散。總微論。水蠱喘脹。甘遂、大戟各一兩，慢火炙研。每服一字，水半盞，煎三五沸服。不過十服。聖濟録。水腫喘急，大小便不通。十棗丸：用甘遂、大戟、芫花等分，爲末，以棗肉和丸梧子大。每服四十丸，侵晨熱湯下，利去黄水爲度。否則次午再服。三因方。妊娠腫滿，氣急，少腹滿，大小便不利，已服豬苓散不瘥者。用太山赤皮甘遂二兩，搗篩，白蜜和丸梧子大，每服五十丸，得微下，仍服豬苓散，不下再服之。豬苓散見「豬苓」下。小品方。心下留飲，堅滿脉伏，其人欲自利反快。甘遂半夏湯：用甘遂大者三枚，半夏十二個，以水一升，煮半升，去滓。入芍藥五枚，甘草一節，水二升，煮半升，去滓。以蜜半升，同煎八合，頓服取利。○張仲景金匱玉函。脚氣腫痛，腎臟風氣，攻注下部瘡痒。甘遂半兩，木鼈子仁四個，爲末。豬腰子一個，去皮膜，切片，用藥四錢摻在内，濕紙包煨熟，空心食之，米飲下。服後便伸兩足。大便行後，吃白粥二三日爲妙。本事方。二便不通。甘遂末，以生麪糊調傅臍中及丹田内，仍艾三壯，飲甘草湯，以通爲度。又太山赤皮甘遂末一兩，煉蜜和勻，分作四服，日一服取利。聖惠方。小便轉脬。甘遂末一錢，豬苓湯調下，立通。筆峰雜興方。疝氣偏腫。甘遂、茴香等分，爲末，酒服二錢。儒門事親。婦人血結。婦人少腹滿如敦狀，小便微難而不渴，此爲水與血俱結在血室。大黄二兩，甘遂、阿膠各一兩，水一升半，煮半升，頓服，其血當下。張仲景方。膈氣哽噎。甘遂麪煨五錢，南木香一錢，爲末。壯者一錢，弱者五分，水酒調下。怪病奇方。痞證發熱，盜汗，胸背疼痛。甘遂麪包，漿水煮十沸，去麪，以細糠火炒黄爲末。大人三錢，小兒一錢，冷蜜水卧時服。忌油膩魚肉。普濟方。消渴引飲。甘遂麩炒半兩，黄連一兩，爲末，蒸餅丸緑豆大。每薄荷湯下二丸。忌甘草。楊氏家藏方。癲癇心風。遂心丹：治風痰迷心，癲癇，及婦人心風血邪。用甘遂二錢，爲末，以豬心取三管血和藥，入豬心内縛定，紙裹煨熟，取末，入辰砂末一錢，分作

〔一〕便：原脱。今據普濟方卷一百九十一水腫「桃紅散」補。

〔二〕坯：原作「坏」。今據改同上。

四丸。每服一丸，將心煎湯調下。大便下惡物爲效，不下再服。濟生方。馬脾風病。小兒風熱喘促，悶亂不安，謂之馬脾風。甘遂麪包煮一錢半，辰砂水飛二錢半，輕粉一角，爲末。每服一字，漿水少許，滴油一小點，抄藥在上，沉下，去漿灌之。名無價散。全幼心鑑。麻木疼痛。萬靈膏：用甘遂二兩，蓖麻子仁四兩，樟腦一兩，搗作餅貼之。内飲甘草湯。摘玄方。耳卒聾閉。甘遂半寸，綿裹插入兩耳内，口中嚼少甘草，耳卒自然通也。永類方。

續隨子宋開寶

【釋名】千金子開寶、千兩金日華、菩薩豆日華、拒冬開寶、聯步。【頌曰】葉中出葉，數數相續〔一〕而生，故名。冬月始長，故又名拒冬。

【集解】【志曰】續隨子生蜀郡，處處亦有之。苗如大戟。【頌曰】今南中多有，北土産少。苗如大戟，初生一莖，莖端生葉，葉中復出葉〔二〕。花亦類大戟，自葉中抽幹而生，實青有殼。人家園亭中多種以爲飾。秋種冬長，春秀夏〔三〕實。【時珍曰】莖中亦有白汁，可結水銀。

【修治】【時珍曰】凡用去殼，取色白者，以紙包，壓去油，取霜用。

【氣味】辛，温，有毒。【主治】婦人血結月閉，瘀血癥瘕痃癖，除蠱毒鬼疰，心腹痛，冷氣脹滿，利大小腸，下惡滯物。開寶。積聚痰飲，不下食，嘔逆，及腹内諸疾。研碎酒服，不過三顆，當下惡物。蜀本。宣一切宿滯，治肺氣水氣，日服十粒。瀉多，以酸漿水或薄醋粥喫，即止。又塗疥癬瘡。大明。

【發明】【頌曰】續隨下水最速，然有毒損人，不可過多。【時珍曰】續隨與大戟、澤漆、甘遂莖葉相似，主療亦相似，其功皆長于利水。惟在用之得法，亦皆要藥也。

【附方】舊二，新四。小便不通，臍腹脹痛不可忍，諸藥不效者，不過再服。用續隨子去皮一兩，鉛丹半兩，同少蜜搗作團，瓶盛埋陰處，臘月至春末取出，研，蜜丸梧子大。每服二三十丸，木通湯下，化破尤妙。病急亦可旋合。聖濟録。水氣腫脹。聯步一兩，去殼研，壓去油，重研，分作七服。每治一人用一服，丈夫生餅子酒下，婦人荆芥湯。五更服之，當下利，至曉自止，後以厚朴湯補之。頻喫益善，忌鹽、醋一百日，乃不復作。聯步即續隨子也。斗門方。陽水腫脹。續隨子炒去油二兩，大黄一兩，爲末，酒水丸緑豆大。每白湯下五十丸，以去陳莝。摘玄方。

〔一〕葉中出葉，數數相續：證類卷十一續隨子引圖經作「莖端生葉葉中復出數莖相續」。
〔二〕葉：據上注，當作「莖」。
〔三〕夏：原作「秋」。今據改同上。

涎積癥塊。續隨子三十枚，膩粉二錢，青黛炒一錢，研勻，糯米飯丸芡子大。每服一丸，打破，以大棗一枚，燒熟去皮核，同嚼，冷茶送下。半夜後，取下積聚惡物爲效。聖濟録。蛇咬腫悶欲死。用重臺六分，續隨子仁七粒，搗篩爲散。酒服方寸匕。兼唾和少許，塗咬處，立效。崔元亮海上方。黑子疣贅。續隨子熟時塗之，自落。普濟方。

葉及莖中白汁。【主治】剥人面皮，去䵟黵。開寶。傅白癜癧瘍。大明。搗葉，傅蠍螫立止。時珍。

莨菪 音浪蕩○本經下品

【釋名】天仙子圖經、横唐本經、行唐別録。【時珍曰】莨菪，一作蘭蓎。其子服之，令人狂狼放宕，故名。

【集解】【別録曰】莨菪子生海濱川谷及雍州。五月采子。【弘景曰】今處處有之。子形頗似五味核而極小。【保昇曰】所在皆有之。葉似菘藍，莖葉皆有細毛，花白色，子殼作罌狀，結實扁細，若粟米大，青黄色，六月、七月采子，日乾。【頌曰】處處有之。苗莖高二三尺。葉似地黄、王不留行、紅藍等，而闊如三指。四月開花，紫色，莖莢有白毛。五月結實，有殼作罌子狀，如小石榴。房中子至細，青白色，如粟米粒。【斅曰】凡使勿用蒼蓂子，其形相似，只是微赤，服之無效，時人多以雜之。【時珍曰】張仲景金匱要略言：菜中有水莨菪，葉圓而光，有毒，誤食令人狂亂，狀〔一〕如中風，或吐血，以甘草汁解之。

子。【修治】【斅曰】修事莨菪子十兩，以頭醋一鎰，煮乾爲度。却用黄牛乳汁浸一宿，至明日乳汁黑，即是真者。晒乾搗篩用。

【氣味】苦，寒，無〔二〕毒。【別録曰】甘。【權曰】苦、辛，微熱，有大毒。【藏器曰】性温不寒。【大明曰】温，有毒。服之熱發，以緑豆汁、甘草、升麻、犀角並解之。【斅曰】有大毒。誤服之，衝人心，大煩悶，眼生暹火。【頌曰】本經言性寒，後人多云大熱。而史記淳于意傳云：淄川王美人懷子不乳。飲以浪蕩〔三〕藥一撮，以酒飲，旋乳。且不乳豈熱藥所治？又古方主卒顛狂亦多單用莨菪，豈果性寒耶？【主治】齒痛出蟲，肉痺拘急。久服輕身，使人健行，走及奔馬，强志益力，通神見鬼。多食令人狂走。本經。療癲狂風癇，顛倒拘攣。別録。安心定志，聰明耳目，除邪逐風，變白，主痃癖。取子洗晒，隔日空腹，水下一指捻。亦可小便浸令泣盡，暴乾，如上服。勿令子破，破則令人發狂。藏器。炒焦研末，治下部脱肛，止冷痢。主蛀牙痛，咬之蟲出。甄權。燒熏蟲牙，及洗陰汗。大明。

〔一〕狀：原作「壯」。今據金匱卷下果實菜穀禁忌并治改。

〔二〕無：證類卷十莨菪子載別録文作「有」。

〔三〕蕩：原脱。今據證類卷十莨菪子補。

【發明】【弘景曰】入療顛狂方用，然不可過劑。久服自無嫌，通神健行，足爲大益，而仙經不見用。【權曰】以石灰清煮一伏時，掬出，去芽暴乾，以附子、乾薑、陳橘皮、桂心、厚朴爲丸服。去一切冷氣，積年氣痢，甚温暖也。不可生服，傷人見鬼，拾鍼狂亂。【時珍曰】莨菪之功，未見如所説，而其毒有甚焉。煮一二日而芽方生，其爲物可知矣。莨菪、雲實、防葵、赤商陸皆能令人狂惑見鬼者，昔人未有發其義者。蓋此類皆有毒，能使痰迷心竅，蔽其神明，以亂其視聽故耳。唐安禄山誘奚契丹，飲以莨菪酒，醉而坑之。又嘉靖四十三年二月，陝西遊僧武如香，挾妖術至昌黎縣民張柱家，見其妻美。設飯間，呼其全家同坐，將紅散入飯内食之。少頃舉家昏迷，任其奸汚。復將魘法吹入柱耳中。柱發狂惑，見舉家皆是妖鬼，盡行殺死，凡一十六人，並無血迹。官司執柱囚之。十餘日，柱吐痰二椀許，聞其故，乃知所殺者皆其父母、兄嫂、妻子、姊姪也。柱與如香皆論死。世宗肅皇帝命榜示天下。觀此妖藥，亦是莨菪之流爾。方其痰迷之時，視人皆鬼矣。解之之法，可不知乎？

【附方】舊二，新二十。卒發顛狂。莨菪三升爲末，以酒一升漬數日〔一〕，絞去滓，煎令可丸，如小豆三丸，日三服。當覺〔二〕面急，頭中如有蟲行，額及手足有赤色〔三〕處，如此並是瘥候也。未知再服，取盡神良。陳延之小品方。風痺厥痛。天仙子三錢炒，大草烏頭〔四〕、甘草半兩，五靈脂一兩，爲末，糊丸梧子大，以螺青爲衣。每服十丸，男子菖蒲酒下，女子芫花湯下。聖濟録。久嗽不止，有膿血。莨菪子五錢，淘去浮者，煮令芽出，炒研，真酥一雞子大，大棗七枚，同煎令酥盡，取棗日食三枚。○又方：莨菪子三撮，吞之，日五六度。光禄李丞服之神驗。孟詵必效方。年久呷嗽，至三十年者。莨菪子、木香、熏黄等分，爲末。以羊脂塗青紙上，撒末於上，卷作筒，燒烟熏吸之。崔行功纂要方。水腫蠱脹。方見獸部「麢羊」下。積冷痃癖，不思飯食，羸困者。莨菪子三分，水淘去浮者，大棗四十九個，水三升，煮乾，只取棗去皮核。每空心食一箇，米飲下，覺熱即止。聖濟録。水瀉日久。青州乾棗十個去核，入莨菪子填滿札定，燒存性。每粟米飲服一錢。聖惠方。冷疳痢下。莨菪子爲末，臘豬脂和丸，綿裹棗許，導下部。因痢出，更納新者。不過三度瘥。孟詵必效方。赤白下痢，腹痛，腸滑後重。大黄煨半兩，莨菪子炒黑一抄，爲末。每服一錢，米飲下。○普濟方。久痢不止，變種種痢，兼脱肛。莨菪丸：用莨菪子一升，淘去浮者，煮令芽出，晒乾，炒黄黑色，青州棗一升，去皮核，釅醋二升，同煮，搗膏丸梧子大。每服二十丸，食前米飲下。聖惠方。腸風下血。莨菪煎：用莨菪實一升，暴乾搗篩，生薑半斤，取汁，銀鍋中更以無灰酒二升搜之，上火煎如稠餳，即旋投酒。度用酒可及五升即止。慢火煎令可丸，大如梧子，每旦酒飲通下三丸，

〔一〕日：原作「人」。今據證類卷十莨菪子改。
〔二〕覺：原作「見」。今據改同上。
〔三〕色：原作「豆」。今據改同上。
〔四〕烏頭：原缺劑量。普濟方卷一百八十七痹氣作「半兩」。

增至五七丸止。若丸時粘手，則以兔絲粉襯隔之。火候忌緊，藥焦則失力也。初服微熱，勿怪。疾甚者，服過三日，當下利。疾去，利亦止。絶有效。篋中方。脱肛不收。莨菪子炒研〔一〕傅之。聖惠方。風牙蟲牙。瑞竹堂方用天仙子一撮，入小口瓶内燒烟，竹筒引煙，入蟲孔内熏之即死，永不發。○普濟方用莨菪子入瓶内，以熱湯淋下，口含瓶口，令氣熏之。冷更作，盡三合乃止。有涎津吐去，甚效。○備急方用莨菪子數粒〔二〕納孔中，以蠟封之，亦效。牙齒宣落風痛。莨菪子末，綿裹咬之，有汁勿嚥。必效方。風毒咽腫，嚥水不下，及瘰癧咽腫。水服莨菪子末兩錢匕，神良。外臺秘要。乳癰堅硬。新莨菪子半匙，清水一盞，服之。不得嚼破。外臺秘要。石堅硬，不作膿者。莨菪子爲末，醋和，傅瘡頭，根即拔出。千金方。惡瘡似癩，十年不愈者。莨菪子燒研，傅之。千金方。打撲折傷。羊脂調莨菪子末，傅之。千金方。惡犬咬傷。莨菪子〔三〕七枚吞之，日三服。千金方。

根。【氣味】苦、辛，有毒。【主治】邪瘧，疥癬，殺蟲。時珍。

【附方】新六。瘧疾不止。莨菪根燒灰，水服一合，量人强弱用。千金方。惡癬有蟲。莨菪根擣爛，蜜和傅之。○千金翼。趾間肉刺。莨菪根擣汁塗之。○雷公炮炙論序云：脚生肉刺，裩繫菪根。謂繫于裩帶上也。狂犬咬人。莨菪根和鹽擣傅，日三上。外臺秘要。惡刺傷人。莨菪根水煮汁浸之，冷即易，神方也。千金方。箭頭不出。萬聖神應丹：端午前一日，不語，尋見莨菪科，根本枝葉花實全好者。道云：「先生你却在這裏。」道罷，用柴灰自東南起圍了，以木椑子掘取根下周迴土，次日日未出時，依前不語，用钁頭取出，洗净，勿令雞、犬、婦人見，于净室中，以石臼擣如泥，丸彈子大，黄丹爲衣，以紙袋封，懸高處陰乾。遇有箭頭不出者，先以象牙末貼瘡口，後用緋帛袋盛此藥，放臍中，綿兜肚繫了，當便出也。張子和儒門事親方。

雲實本經上品

【釋名】員實別録、雲英別録、天豆吴普、馬豆圖經、羊石子圖經。苗名草雲母唐本、臭草圖經、粘刺綱目。【時珍曰】員亦音雲，其義未詳。豆以子形名。羊石當作羊矢，其子肖之故也。

〔一〕研：原作「砂」。聖惠方卷九十二治小兒脱肛諸方雖載此方，然文字差異甚大。今據普濟方卷四十脱肛所引該方改。

〔二〕粒：原脱。今據外臺卷第二十二齒痛有孔方補。

〔三〕子：原作「寸」。今據千金方卷二十五備急方改。

【集解】【別録曰】雲實生河間川谷。十月采，暴乾。【普曰】莖高四五尺，大莖〔一〕中空，葉如麻，兩兩相值。六月花，八月、九月實，十月采。【弘景曰】處處有之。子細如葶藶子而小黑，其實亦類莨菪，燒之致鬼，未見其法術。【恭曰】雲實大如黍及大麻子等，黄黑似豆，故名天豆。叢生澤旁，高五六尺。葉如細槐，亦如苜蓿。枝間微刺，俗謂苗爲草雲母。陶云似葶藶者，非也。【保昇曰】所在平澤有之。葉似細槐，花黄白色，其莢如豆，其實青黄色，大若麻子。五月、六月采實。【頌曰】葉如槐而狹長，枝上有刺。苗名臭草，又名羊石子草。實名馬豆。三月、四月采苗，十月采實，過時即枯落也。【時珍曰】此草山原甚多，俗名粘刺。赤莖中空，有刺，高者如蔓。其葉如槐。三月開黄花，纍然滿枝。莢長三寸許，狀如肥皂莢。内有子五六粒，正如鵲豆，兩頭微尖，有黄黑斑紋，厚殼白仁，咬之極堅，重有腥氣。

實。【修治】【斅曰】凡采得，粗擣，相對拌渾顆橡實，蒸一日，揀出暴乾。

【氣味】辛，温，無毒。【別録曰】苦。【普曰】神農：辛，小温。黄帝：鹹。雷公：苦。【主治】泄痢腸澼，殺蟲蠱毒，去邪惡結氣，止痛，除寒熱。本經。消渴。別録。治瘧多用。蘇頌。主下䘌膿血。時珍。

【附方】新一。䘌下不止。雲實、女萎各一兩，桂半兩，川烏頭二兩，爲末，蜜丸梧子大。每服五丸，水下。日三服。肘後方。

花。【主治】見鬼精。多食令人狂走。久服輕身通神明。本經。殺精物，下水。燒之致鬼。別録。

【發明】【時珍曰】雲實花既能令人見鬼發狂，豈有久服輕身之理？此古書之訛也。

根。【主治】骨哽及咽喉痛。研汁嚥之。時珍。

蓖麻 蓖音卑○唐本草

【釋名】【頌曰】葉似大麻，子形宛如牛蜱，故名。【時珍曰】蓖亦作螕。螕，牛虱也。其子有麻點，故名蓖麻。

【集解】【恭曰】此人間所種者，葉似大麻葉而甚大，結子如牛蜱。今胡中來者，莖赤，高丈餘，子大如皂莢核，用之益良。【保昇〔二〕曰】今在處有之。夏生苗，葉似葎草而大厚。莖赤有節如甘蔗，高丈餘。秋生細花，隨便結實，殼上有刺，狀類巴豆，青黄斑褐。夏采莖葉，秋采實，冬采根，日乾用。【時珍曰】其莖有赤有白，中空。其葉大如瓠葉，每〔三〕葉凡五尖。夏秋間椏裏抽出花穗，纍纍黄色。每枝結實數十顆，上有刺，

〔一〕莖：原作「葉」。今據御覽卷九百九十二雲實引吴氏本草改。
〔二〕保昇：證類卷十一蓖麻子下文原出圖經。
〔三〕每：原闕一字。今從錢本補。

攢族如蝟毛而軟。凡三四子合成一顆，枯時劈開，狀如巴豆，殼内有子大如豆。殼有斑點，狀如牛蜱。再去斑殼，中有仁，嬌白如續隨子仁，有油，可作印色及油紙。子無刺者良，子有刺者毒。

子。【修治】【斅曰】凡使勿用黑天赤利子，緣在地蔞上生〔一〕，是顆兩頭尖，有毒。其蓖麻子，節節有黄黑斑。凡使以鹽湯煮半日，去皮取子研用。【時珍曰】取蓖麻油法：用蓖麻仁五升搗爛，以水一斗煮之，有沫撇起，待沫盡乃止。去水，以沫煎至點燈不炸、滴水不散爲度。

【氣味】甘、辛，平，有小毒。【時珍曰】凡服蓖麻者，一生不得食炒豆，犯之必脹死。其油能伏丹砂、粉霜。【主治】水癥。以水研二十枚服之，吐惡沫，加至三十枚，三日一服，瘥則止。又主風虚寒熱，身體瘡痒浮腫，尸疰惡氣，榨取油塗之。唐本。研傅瘡痍疥癩。塗手足心，催生。大明。治瘰癧。取子炒熟去皮，每卧時嚼服二三枚，漸加至十數枚，有效。宗奭。主偏風不遂，口眼喎斜，失音口噤，頭風耳聾，舌脹喉痺，齁喘脚氣，毒腫丹瘤，湯火傷，鍼刺入肉，女人胎衣不下，子腸挺出，開通關竅經絡，能止諸痛，消腫追膿拔毒。時珍。

【發明】【震亨曰】蓖麻屬陰，其性善收，能追膿取毒，亦外科要藥。能出有形之滯物，故取胎産胞衣、剩骨膠血者用之。【時珍曰】蓖麻仁甘辛有毒熱，氣味頗近巴豆，亦能利人，故下水氣。其性善走，能開通諸竅經絡，故能治偏風、失音、口噤、口目喎斜、頭風、七竅諸病，不止于出有形之物而已。蓋鵜鶘油能引藥氣入内，蓖麻油能拔病氣出外，故諸膏多用之。一人病偏風，手足不舉。時珍用此油同羊脂、麝香、鯪鯉甲等藥，煎作摩膏，日摩數次，一月餘漸復。兼服搜風化痰養血之劑，三月而愈。一人病手臂一塊腫痛，亦用蓖麻搗膏貼之，一夜而愈。一人病氣鬱偏頭痛，用此同乳香、食鹽搗熁太陽穴，一夜痛止。一婦産後子腸不收，搗仁貼其丹田，一夜而上。此藥外用屢奏奇勛，但内服不可輕率爾。或言搗膏以筯點于鵝馬六畜舌根下，即不能食，或點肛内，即下血死，其毒可知矣。

【附方】舊九，新二十九。半身不遂，失音不語。取蓖麻子油一升，酒一斗，銅鉢盛油，着酒中一日，煮之令熟，細細服之。○外臺秘要。口目喎斜。蓖麻子仁搗膏，左貼右，右貼左，即正。○婦人良方用蓖麻子仁七七粒，研作餅。右喎安在左手心，左喎安在右手心，却以銅盂盛熱水坐藥上，冷即换，五六次即正也。一方：用蓖麻子仁七七粒，巴豆十九粒，麝香五分，作餅如上用。風氣頭痛不可忍者。乳香、蓖麻仁等分，搗餅隨左右貼太陽穴，解髮出氣，甚驗。○德生堂方用蓖麻油紙剪花，貼太陽亦效。○又方：蓖麻仁半兩，棗肉十五枚，搗塗紙上，捲筒插入鼻中，下清涕即止。八種頭風。蓖麻子、剛子各四十九粒去殼，雀腦芎一大塊，搗如泥，糊丸彈子大，線穿掛風處陰乾。用時先將好末茶調

〔一〕生：原脱。今據證類卷十一蓖麻子補。

成膏子塗盞内，後將炭火燒前藥烟起，以盞覆之。待烟盡，以百沸葱湯點盞内茶藥服之。後以綿被裹頭卧，汗出避風。○袖珍方。**鼻窒不通。**蓖麻子仁三百粒，大棗去皮一〔一〕枚，搗匀綿裹塞之。一日一易，三十日聞香臭也。聖濟録。**天柱骨倒。**小兒疳疾及諸病後，天柱骨倒，乃體虚所致，宜生筋散貼之。木鱉子六箇去殼，蓖麻子六十粒去殼，研匀。先包頭，擦項上令熱，以津調藥貼之。鄭氏小兒方。**五種風癇，**不問年月遠近。用蓖麻仁二兩，黄連一兩，銀石器内〔二〕水一盌，文武火煮之。乾即添水，三日兩夜取出，去黄連，只用蓖麻風乾，勿令見日，以竹刀每個切作四段。每服二十段，食後荆芥湯下，日二服。終身忌食豆，犯之必腹脹死。衛生寶鑑。**舌上出血。**蓖麻子油紙撚，燒烟熏鼻中，自止。○摘玄方。**舌脹塞口。**蓖麻仁四十粒，去殼研油塗紙上，作撚燒烟熏之。未退再熏，以愈爲度。有人舌腫出口外，一村人用此法而愈。經驗良方。**急喉痺塞，**牙關緊急不通，用此即破。以蓖麻子仁研爛，紙卷作筒，燒烟熏吸即通。或只取油作撚，尤妙。名聖烟筒。**咽中瘡腫。**杜壬〔三〕方用蓖麻子仁一枚，朴硝一錢，同研，新汲水服之，連進二三服，效。○三因方用蓖麻仁、荆芥穗等分，爲末，蜜丸，綿包噙嚥之。千金〔四〕。**水氣脹滿。**蓖麻子仁研，水解得三合。清旦一頓服盡，日中當下青黄水也。或云壯人止可服五粒。外臺秘要。**脚氣作痛。**蓖麻子七粒，去殼研爛，同蘇合香丸貼足心，痛即止也。外臺秘要。**小便不通。**蓖麻仁三粒，研細，入紙撚内，插入莖中即通。摘玄方。**齁喘咳嗽。**蓖麻子去殼炒熟，揀甜者食之，須多服見效，終身不可食炒豆。衛生易簡方。**催生下胞。**崔元亮海上集驗方：取蓖麻子七粒，去殼研膏，塗脚心。若胎及衣下，便速洗去，不爾，則子腸出，即以此膏塗頂，則腸自入也。○肘後方云：産難，取蓖麻子十四枚，兩手各把七枚，須臾立下也。**子宫脱下。**蓖麻子仁、枯礬等分，爲末，安紙上托入。仍以〔五〕蓖麻子仁十四枚，研膏塗頂心即入。摘玄。**盤腸生産。**塗頂方同上。**催生下胎。**不拘生胎死胎。蓖麻二個，巴豆一個，麝香一分，研貼臍中并足心。○又下生胎：一月一粒，温酒吞下。集簡方。**一切毒腫，**痛不可忍。蓖麻子仁搗傅，即止也。肘後方。**癘風鼻塌，**手指攣曲，節間痛不可忍，漸至斷落。用蓖麻子一兩去皮，黄連一兩剉豆大，以小瓶子入水一升，同浸。春夏二日，秋冬五日後，取蓖麻子一枚擘破，面東以浸藥水吞之。漸加至四五枚，微利不妨。瓶中水盡更添。兩月後喫大蒜、猪肉試之，如不發是效也。若發動再服，直候不發乃止。○杜壬方。**小兒丹瘤。**蓖麻子五個，去皮研，入麪一匙，水調塗之，甚效。修真秘旨。**瘰癧結核。**蓖

〔一〕一：普濟方卷五十六鼻門作「核十五」，義長。
〔二〕銀石器内：原作「石膏」。今據衛生寶鑒卷九風癇改。
〔三〕壬：原作「任」。今據證類卷十一蓖麻子改。
〔四〕千金：本方出三因方卷十六咽喉病證治，前已注明出處，此二字當衍。
〔五〕以：原作「似」。今從江西本改。

麻子炒去皮，每睡時服二三枚，取效。一生不可喫炒豆。阮氏經驗方。瘰癧惡瘡及軟癤。用白膠香一兩，瓦器溶化，去滓，以蓖麻子六十四個，去殼研膏，溶膠投之，攪勻，入油半匙頭，柱[一]點水中試軟硬，添減膠油得所，以緋帛量瘡大小攤貼，一膏可治三五癤也。儒門事親。肺風面瘡，起白屑，或微有赤瘡。用蓖麻子仁四十九粒，白果、膠棗各三粒，瓦松三錢，肥皂一個，搗爲丸。洗面用之良。吴旻扶壽方。面上雀斑。蓖麻子仁、密陀僧、硫黄各一錢，爲末。用羊髓和勻，夜夜傅之。摘玄方。髮黄不黑。蓖麻子仁，香油煎焦，去滓，三日後頻刷之。摘玄方。耳卒聾閉。蓖麻子一百個去殼，與大棗十五枚搗爛，入乳小兒乳汁，和丸作鋌。每以綿裹一枚塞之，覺耳中熱爲度。一日一易，二十日瘥。千金方。湯火灼傷。蓖麻子仁、蛤粉等分，研膏。湯傷以油調，火灼以水調，塗之。古今録驗。鍼刺入肉。蓖麻子去殼研爛，先以帛襯傷處，傅之。頻看，若見刺出，即拔去，恐藥緊弩出好肉。或加白梅肉同研尤好。衛生易簡方。竹木骨哽。蓖麻子仁一兩，凝水石二兩，研勻。每以一捻置舌根噙嚥，自[二]然不見。〇又方：蓖麻油、紅麯等分，研細，沙糖丸皂子大，綿裹含嚥，痰出大良。雞魚骨哽。蓖麻子仁研爛，入百藥煎研，丸彈子大。井花水化下半丸，即下。惡犬咬傷。蓖麻子五十粒去殼，以井花研膏。先以鹽水洗吹痛處，乃貼此膏。袖珍方。

葉。【氣味】有毒。【主治】脚氣風腫不仁，蒸搗裹之，日二三易，即消。又油塗炙熱，熨顖上，止鼻衄，大驗。蘇恭。治痰喘欬嗽。時珍。

【附方】新一。齁喘痰嗽。儒門事親方用九尖蓖麻葉三錢，入飛過白礬二錢，以豬肉四兩薄批，摻藥在内，荷葉裹之，文武火煨熟。細嚼，以白湯送下。名九仙散。〇普濟方治欬嗽涎喘，不問年深日近。用經霜蓖麻葉、經霜桑葉、御米殼蜜炒各一兩，爲末，蜜丸彈子大。每服一丸，白湯化下，日一服。名無憂丸。

【附録】博落迴拾遺。【藏器曰】有大毒。主惡瘡癭根，瘤贅瘜肉，白癜風，蠱毒精魅，溪毒，瘡瘻。和百丈青、雞桑灰等分，爲末傅之。蠱毒精魅當别有法。生江南山谷。莖葉如蓖麻。莖中空，吹之作聲如博落迴。折之有黄汁，藥人立死，不可輕用入口。

常山本經下品　蜀漆同上

【釋名】恒山吴普、互草本經、雞尿草日華、鴨尿草日華。【時珍曰】恒亦常也。恒山乃北岳名，在今定州。常山乃郡名，亦今真定。豈此藥始産于此得名歟？蜀漆乃常山苗，功用相同，今併爲一。

〔一〕柱：原作「至」。今據儒門事親卷十五瘡瘍癰腫改。
〔二〕自：原作「目」。今從江西本改。

【集解】【别録曰】常山生益州川谷及漢中。二月、八月采根，陰乾。又曰，蜀漆生江林山川谷及蜀漢中，常山苗也。五月采葉，陰乾。【弘景曰】常山出宜都、建平。細實黄者，呼爲雞骨常山，用之最勝。蜀漆是常山苗而所出又異者，江林山即益州江陽山名，故是同處爾。彼人采得，縈結作丸，得時燥者佳。【恭曰】常山生山谷間。莖圓有節，高者不過三四尺。葉似茗而狹長，兩兩相當。二月生白花，青萼。五月結實青圓，三子爲房。其草暴燥色青白堪用，若陰乾便黑爛鬱壞矣。【保昇曰】今出金州、房州、梁州中江縣。樹高三四尺，根似荆根，黄色而破。五六月采葉，名蜀漆也。【李含光曰】蜀漆是常山莖，八月、九月采之。【頌曰】今汴西、淮、浙、湖南州郡亦有之，並如上説。而海州出者，葉似楸葉。八月有花，紅白色，子碧色，似山楝子而小。今天台山出一種草，名土常山，苗葉極甘。人用爲飲，甘味如蜜，又名蜜香草，性涼益人，非此常山也。

【修治】【斅曰】采時連根苗收。如用莖葉，臨時去根，以甘草細剉，同水拌濕蒸之。臨時去甘草，取蜀漆細剉，又拌甘草水勻，再蒸，日乾用。其常山，凡用以酒浸一宿，漉出日乾，熬搗用。【時珍曰】近時有酒浸蒸熟或瓦炒熟者，亦不甚吐人。又有醋制者，吐人。

常山。【氣味】苦，寒，有毒。【别録曰】辛，微寒。【普曰】神農、岐伯：苦。桐君：辛，有毒。李當之：大寒。【權曰】苦，有小毒。【炳[一]曰】得甘草，吐瘧。【之才曰】畏玉札。【大明曰】忌葱菜及菘菜。伏砒石。【主治】傷寒寒熱，熱發温瘧鬼毒，胸中痰結吐逆。本經。療鬼蠱往來，水脹，洒洒惡寒，鼠瘻。别録。治諸瘧，吐痰涎，治項下瘤癭。甄權。

蜀漆。【氣味】辛，平，有毒。【别録曰】微温。【權曰】苦，有小毒。【元素曰】辛，純陽。【炳曰】桔梗爲之使。【之才曰】栝樓爲之使。惡貫衆。【主治】瘧及欬逆寒熱，腹中癥堅痞結[二]，積聚邪氣，蠱毒鬼疰。本經。療胸中邪結氣，吐去之。别録。治鬼瘧多時，温瘧寒熱，下肥氣。甄權。破血，洗去腥。與苦酸同用，導膽邪。元素。

【發明】【斅[三]曰】蜀漆春夏用莖葉，秋冬用根。老人久病切忌服之。【頌曰】常山、蜀漆爲治瘧之最要。不可多進，令人吐逆。【震亨曰】常山性暴悍，善驅逐，能傷真氣。病人稍近虚怯，不可用也。外臺乃用三兩作一服，殊昧雷公老人久病切忌之戒。【時珍曰】常山、蜀漆有刼痰截瘧之功，須在發散表邪及提出陽分之後。用之得宜，神妙立見；用失其法，真氣必傷。夫瘧有六經瘧、五臟瘧、痰濕、食積、瘴疫、鬼邪諸瘧，須分陰陽虚實，不可一概論也。常山、蜀漆生用則上行必吐，酒蒸炒熟用則氣稍緩，少用亦不致吐也。得甘草則吐，得大黄則利，得烏梅、鯪鯉

〔一〕炳：原作「柄」。今據證類卷十常山改。

〔二〕結：原脱。今據證類卷十蜀漆補。

〔三〕斅：原作「教」。今從卷一歷代諸家本草雷公炮炙論改。

甲則入肝，得小麥、竹葉則入心，得秫米、麻黄則入肺，得龍骨、附子則入腎，得草果、檳榔則入脾。蓋無痰不作瘧，二物之功，亦在驅逐痰水而已。楊士〔一〕瀛直指方云：常山治瘧，人皆薄之。瘧家多蓄痰涎黄水，或停瀦心下，或結澼脅間，乃生寒熱。法當吐痰逐水，常山豈容不用？水在上焦，則常山能吐之。水在脇下，則常山能破其澼而下其水。但須行血藥品佐助之，必收十全之功。其有純熱發瘧或蘊熱内實之證，投以常山，大便點滴而下，似泄不泄者，須用北大黄爲佐，泄利數行，然後獲愈也。又待制李燾〔二〕云：嶺南瘴氣，寒熱所感，邪氣多在營衛皮肉之間。欲去皮膚毛孔中瘴氣根本，非常山不可。但性吐人，惟以七寶散冷服之，即不吐且驗也。

【附方】舊三，新二十三。**截瘧諸湯。**外臺秘要用常山三兩，漿水三升，浸一宿，煎取一升，欲發前頓服，取吐。○肘後方用常山一兩，秫米一百粒，水六升，煮三升，分三服。先夜未發臨發時服盡。○養生主論王隱者驅瘧湯云：予用此四十年，奇效不能盡述，切勿加減，萬無一吐者。常山酒煮晒乾、知母、貝母、草果各一錢半，水一鍾半，煎半熟，五更熱服。渣以酒浸，發前服。**截瘧諸酒。**肘後方用常山一兩，酒一升，漬二三日，分作三服，平旦一服，少頃再服，臨發又服。或加甘草〔三〕，酒煮服之。○宋俠經心録醇醨湯，治間日瘧。支太醫云：乃桂广州方也，甚驗。恒山一錢二分，大黄二錢半，炙甘草一錢二分。水一盞半，煎減半，曰〔四〕醇，發日五更温服。再以水一盞，煎減半，曰醨，未發時温服。○虞摶醫學正傳治久瘧不止。常山一錢半，檳榔一錢，丁香五分，烏梅一個，酒一盞，浸一宿，五更飲之。一服便止，永不再發，如神。**截瘧諸丸。**千金方恒山丸：治數年不瘥者，兩劑瘥。一月以來者，一劑瘥。恒山三兩，研末，雞子白和丸梧子大，瓦器煮熟，殺腥氣，則取晒乾收之。每服二十丸，竹葉湯下，五更一服，天明一服，發前一服，或吐或否〔五〕即止。○肘後丹砂丸：恒山擣末三兩，真丹一兩研，白蜜和杵百下，丸梧子大。先發時三丸，少頃再服三丸，臨時服三丸，酒下，無不斷者。○曾世榮活幼心書黄丹丸：治大小久瘧。恒山二兩，黄丹半兩，烏梅連核瓦焙一兩，爲末，糯米粉糊丸梧子大。每服三五十丸，涼酒下，隔一夜一服，平旦一服。午後方食。○葛洪肘後方用恒山三兩，知母一兩，甘草半兩，擣末，蜜丸梧子大。先發時服十丸，次服七丸，後服五六丸，以瘥爲度。○和劑局方瞻〔六〕仰丸：治一切瘧。常山四兩，炒存性，草果二兩，炒存

〔一〕士：原作「氏」。今據卷一引據古今醫家書目改。
〔二〕李燾：嶺南衛生方卷上載「李待制瘴瘧論」，末署「大梁李璆西美」，故「李燾」當爲「李璆」之誤。
〔三〕草：原脱。今據肘後方卷三治寒熱諸瘧方補。
〔四〕曰：原脱。下文有「曰醨」，乃解釋「醇醨湯」方名。故張本補「曰」字，今從補。
〔五〕或吐或否：千金方卷十傷寒方下温瘧作「欲吐但吐」。
〔六〕瞻：普濟方卷一百九十七諸瘧門「瞻仰丸」作「瞻」。

性，爲末，薄糊丸梧子大。每卧時冷酒服五十丸，五更再服。忌鵝羊熱物。○又勝金丸：治一切瘧，胸膈停痰，發不愈者。常山八兩，酒浸蒸焙，檳榔二兩生，研末，糊丸梧子大，如上法服。集簡方二聖丸：治諸瘧不拘遠近大小。雞骨恒山、雞心檳榔各一兩，生研，鯪鯉甲煨焦一兩半，爲末，糯粉糊丸緑豆大，黄丹爲衣。每服三五十丸，如上法服。厥陰肝瘧。寒多熱少，喘息如死狀，或少腹滿，小便如癃，不問久近，不吐不泄，如神。恒山一兩，醋浸一夜，瓦器煮乾。每用二錢，水一盞，煎半盞，五更冷服。趙真人濟急方。太陰肺瘧。痰聚胸中，病至令人心寒，寒甚乃熱，熱間善驚，如有所見。恒山三錢，甘草半錢，秫米三十五粒，水二鍾，煎一鍾，發日早分三次服。千金方。少陰腎瘧。凄凄然寒，手足寒，腰脊痛，大便難，目眴眴然。恒山二錢半，豉半兩，烏梅一錢，竹葉一錢半，葱白三根，水一升半，煎一升，發前分三服。千金方。牝瘧獨寒不熱者。蜀漆散：用蜀漆、雲母煅三日夜、龍骨各二錢，爲末。每服半錢，臨發日旦一服，發前一服，酢漿水調下。温瘧又加蜀漆一錢。張仲景金匱要略。牡瘧熱不冷者。蜀漆一錢半，甘草一錢，麻黄二錢，牡蠣粉二錢，水二鍾，先煎麻黄、蜀漆，去沫入藥再煎至一鍾，未發前温服，得吐則止。王燾外臺秘要。温瘧熱多。恒山一錢，小麥三錢，淡竹葉二錢，水煎，五更服，甚良。藥性論。三十年瘧。肘後方治三十年老瘧及積年久瘧。常山、黄連各一兩，酒三升，漬一宿，以瓦釜煮取一升半。發日早服五合，發時再服。熱當吐，冷當利，無不瘥者。○張文仲備急方用恒山一兩半，龍骨五錢，附子炮二錢半，大黄一兩，爲末，雞子黄和丸梧子大。未發時五丸，將發時五丸，白湯下。支太醫云：此方神驗，無不斷者。瘴瘧寒熱。劉長春經驗方常山一寸，草果一枚，熱酒一盌，浸一夜，五更望東服之，蓋卧，酒醒即愈。○談埜翁試驗方用常山、檳榔、甘草各二錢，黑豆一百粒，水煎服之。乃彭司寇所傳。○葛稚川肘後方用常山、黄連、香豉各一兩，附子炮七錢，搗末，蜜丸梧子大。空腹飲服四丸，欲發時三丸。至午後乃食。妊娠瘧疾。酒蒸常山、石膏煅各一錢，烏梅炒五分，甘草四分，水一盞，酒一盞，浸一夜，平旦温服。姚僧坦集驗方。百日兒瘧。水鑑仙人歌曰：瘧是邪風寒熱攻，直須術治免成空。常山刻作人形狀，釘在孩兒生氣宫。如金生人，金生在巳，即釘巳上，木生人釘亥上，火生人釘寅上，水土生人釘申上也。小兒驚忤。暴驚，卒死，中惡。用蜀漆炒二錢，左顧牡蠣一錢二分，漿水煎服，當吐痰而愈。名千金湯。阮氏。胸中痰飲。恒山、甘草各一兩，水五升，煮取一升，去滓，入蜜二合，温服七合，取吐。不吐更服。千金方。

【附録】杜莖山圖經。【頌曰】葉味苦性〔一〕寒，主温瘴寒熱，作止不定，煩渴，頭痛心躁。杵爛，新酒浸，絞汁服，吐出惡涎，甚效。生宜州。苗高四五尺，葉似苦蕒菜。秋有花，紫色。實如枸杞子，大而白。**土紅山**。【頌曰】葉甘，微寒，無毒。主骨節疼痛，勞熱瘴瘧。生南恩州山野中。大者高七八尺，葉似枇杷而小，無毛，秋生白花如粟粒，不實。福州生者作細藤，似芙蓉葉，其葉上青下白，根如葛頭。土人取根，米泔浸一宿，

〔一〕性：原脱。今據證類卷三十杜莖山補。

以清水再浸一宿，炒黄爲末。每服一錢，水一盞，生薑一片，同煎服。亦治勞瘴，甚效。【時珍曰】杜莖山即土恒山，土紅山又杜莖山之類，故並附之。

藜蘆本經下品

【釋名】山葱別録、葱苒同、葱菼音毯。、葱葵普、豐蘆普、憨葱綱目、鹿葱。【時珍曰】黑色曰黎，其蘆有黑皮裹之，故名。根際似葱，俗名葱管藜蘆是矣。北人謂之憨葱，南人謂之鹿葱。

【集解】【別録曰】藜蘆生太山山谷。三月采根，陰乾。【普曰】大葉，小根相連。【弘景曰】近道處處有之。根下極似葱而多毛。用之止剔取根，微炙之。【保昇曰】所在山谷皆有。葉似鬱金、秦艽、蘘荷等，根若龍膽，莖下多毛。夏生冬凋，八月采根。【頌曰】今陝西、山南、東、西州郡皆有之，遼州、均州、解州者尤佳。三月生苗葉，似初出椶心，又似車前，莖似葱白，青紫色，高五六寸，上有黑皮裹莖，似椶皮。有花肉紅色，根似馬腸根，長四五寸許，黄白色。二月、三月采根，陰乾。此有二種。一種水藜蘆，莖葉大同，只是生在近水溪澗石上，根鬚百餘莖，不中藥用。今用者名葱白藜蘆，根鬚甚少，只是三二十莖，生高山者爲佳，均州土俗亦呼爲鹿葱。范子計然云：出河東，黄白者善。

根。【修治】【雷曰】凡采得去頭，用糯米泔汁煮之。從巳至未，晒乾用。

【氣味】辛，寒，有毒。【別録曰】苦，微寒。【普曰】神農、雷公：辛，有毒。岐伯：鹹，有毒。李當之：大寒，大毒。扁鵲：苦，有毒。【之才曰】黄連爲之使。反細辛、芍藥、人參、沙參、紫參、丹參、苦參。惡大黄。【時珍曰】畏葱白。服之吐不止，飲葱湯即止。

【主治】蠱毒，欬逆，洩痢腸澼，頭瘍，疥瘙，惡瘡，殺諸蟲毒，去死肌。本經。療噦逆，喉痺不通，鼻中息肉，馬刀爛瘡。不入湯用。別録。主上氣，去積年膿血泄痢。權。吐上膈風涎，暗風癇病，小兒鰕齁痰疾。頌。末，治馬疥癬。宗奭。

【發明】【頌曰】藜蘆服錢匕一字則惡吐人，又用通頂令人嚏，而別本云治噦逆，其〔一〕效未詳。【時珍曰】噦逆用吐藥，亦反胃用吐法去痰積之義。吐藥不一：常山吐瘧痰，瓜丁吐熱痰，烏附尖吐濕痰，萊菔子吐氣痰，藜蘆則吐風痰者也。按張子和儒門事親云：一婦病風癇。自六七歲〔二〕得驚風後，每一二年一作〔三〕，至五七年，五七作。三十歲至四十歲則日作，或甚至一日十餘作。遂昏癡健忘，求死而已。值歲大飢，采百草食。于野中見草若葱狀，采歸蒸熟飽食。至五更，忽覺心中不安，吐涎如膠，連日不止，約一二斗，汗出如洗，甚昏困。三日後，遂輕健，病去食進，百脉皆和。以所食葱訪人，乃憨葱苗也，即本草藜蘆是矣。圖

〔一〕其：原作「甚」。今據證類卷十藜蘆改。
〔二〕歲：原作「年」。今據儒門事親卷二偶有所遇厥疾獲瘳記改。
〔三〕作：原字缺損。今據補正同上。

經言能吐風病，此亦偶得吐法耳。我朝荆和王妃劉氏，年七十，病中風不省人事，牙關緊閉，群醫束手。先考太醫吏目月池翁診視，藥不能入，自午至子，不獲已，打去一齒，濃煎藜蘆湯灌之。少頃，噫氣一聲，遂吐痰而甦，調理而安。藥弗瞑眩，厥疾弗瘳，誠然。

【附方】舊六，新十三。**諸風痰飲**。藜蘆十分，鬱金一分，爲末。每以一字，温漿水一盞和服，探吐。經驗方。**中風不省**，牙關緊急者。藜蘆一兩去蘆〔一〕頭，濃煎防風湯浴過，焙乾切，炒微褐色，爲末。每服半錢，小兒減半，温水調灌，以吐風涎爲效。未吐再服。簡要濟衆。**中風不語**，喉中如曳鋸聲〔二〕，口中涎沫。取藜蘆一分，天南星一個，去浮皮。于臍上剜一坑，納入陳醋二橡斗，四面火逼黄色，研爲末，生麪丸小豆大。每服三丸，温〔三〕酒下。經驗後方〔四〕。**諸風頭痛**。和州藜蘆一莖，日乾研末，入射香少許，吹鼻。〇又方，通頂散：藜蘆半兩，黄連三分，嗃鼻。聖惠方。**久瘧痰多**，不食，欲吐不吐。藜蘆末半錢，温虀水調下，探吐。保命集。

痰瘧積瘧。藜蘆、皂莢炙各一兩，巴豆二十五枚，熬黄，研末，蜜丸小豆大。每空心服一丸，未發時一丸，臨發時又服一丸。勿用飲食。肘後。**黄疸腫疾**。藜蘆灰中炮，爲末。水服半錢匕，小吐，不過數服效。百一方〔五〕。

胸中結聚，如駭駭不去者。巴豆半兩，去皮心炒，擣如泥，藜蘆炙研一兩，蜜和擣丸麻子大，每吞一二丸。肘後。

身面黑痣。藜蘆灰五兩，水一大盌淋汁，銅器重湯煮成黑膏，以針微刺破，點之，不過三次效。聖惠。

鼻中息肉。藜蘆三分，雄黄一分，爲末，蜜和點之。每日三上自消，勿點兩畔。聖濟。

牙齒蟲痛。藜蘆末，内入孔中，勿吞汁，神效。千金翼。

白秃蟲瘡。藜蘆末，猪脂調塗之。肘後。**頭生蟣虱**。藜蘆末摻之。直指。

頭風白屑，痒甚。藜蘆末，沐頭摻之，緊包二日夜，避風，效。本事方。

反花惡瘡。惡肉反出如米。藜蘆末，猪脂和傅，日三五上。聖濟録。**疥癬蟲瘡**。藜蘆末，生油和塗。斗門方〔六〕。

〔一〕蘆：原作「苗」。今據證類卷十藜蘆改。
〔二〕聲：原脱。今據補同上。
〔三〕温：此下原衍一「温」字。今據删同上。
〔四〕後方：原脱。今據補同上。
〔五〕百一方：原脱。今據證類卷十藜蘆補。
〔六〕斗門方：原脱。今據補同上。

羊疽瘡痒。藜蘆二分，附子八分，爲末傅之，蟲自出也。陶隱居方。

誤吞水蛭。藜蘆炒，爲末。水服一錢，必吐出。德生堂方。

【附録】山慈石。【别録有名未用曰】苦，平，無毒。主女子帶下。生山之陽。正月生葉如藜蘆，莖有衣。一名爰茈。

參果根。【又曰】苦，有毒。主鼠瘻。生百餘根，根有衣裹莖。三月三日采根。一名百連，一名烏蓼，一名鼠莖，一名鹿蒲。

馬腸根宋圖經。【頌曰】苦，辛，寒，有毒。主蠱除風。葉療瘡疥。生秦州。葉似桑。三月采葉，五月、六月采根。

木黎蘆拾遺

【釋名】黄黎蘆綱目、鹿驪。

【集解】【藏器曰】陶弘景注漏蘆云：一名鹿驪。山南人用苗，北人用根。按鹿驪乃木黎蘆，非漏蘆也。乃樹生，如茱萸樹，高二尺，有毒。

【時珍曰】鹿驪，俚人呼爲黄黎蘆，小樹也。葉如櫻桃葉，狹而長，多皺文。四月開細黄花。五月結小長子，如小豆大。

【氣味】苦、辛，温，有毒。【主治】疥癬，殺蟲。藏器。

附子本經下品

【釋名】其母名烏頭。【時珍曰】初種爲烏頭，象烏之頭也。附烏頭而生者爲附子，如子附母也。烏頭如芋魁，附子如芋子，蓋一物也。别有草烏頭、白附子，故俗呼此爲黑附子、川烏頭以别之。諸家不分烏頭有川、草兩種，皆混雜註解，今悉正之。

【集解】【别録曰】附子生犍爲山谷及廣漢。冬月采爲附子，春月采爲烏頭。【弘景曰】烏頭與附子同根。附子八月采，八角者良。烏頭四月采。春時莖初生有腦頭，如烏鳥之頭，故謂之烏頭。有兩岐，其蒂狀如牛角者，名烏喙。取汁煎爲射菵〔一〕。天雄似附子，細而長，乃至三四寸。側子即附子邊角之大者。並是同根，而本經附子出犍爲，天雄出少室，烏頭出朗陵，分生三處，當各有所宜也。今則無别矣。【恭曰】天雄、附子、烏頭，並以蜀道綿州、龍州者佳，俱以八月采造。餘處雖有造得者，力弱，都不相似。江南來者，全不堪用。【大明曰】天雄大而長，少角刺而虛〔二〕。附子大而短，有角平穩而實。烏喙似天雄，烏頭次于附子，側子小於烏頭，連聚生者名爲虎掌，並是天雄一裔，子母之類，氣力乃有殊等，即宿根與嫩者爾。

〔一〕射菵：證類卷十烏頭作「射罔」。

〔二〕虛：原作「實」。今據證類卷十天雄改。

【斅曰】烏頭少有莖苗，身長而烏黑，少有旁尖。烏喙皮上蒼色，有尖頭，大者孕八九箇，周圍底陷，黑如烏鐵。天雄身全矮，無尖，周匝四面有附子，孕十一箇，皮蒼色。側子只是附子旁，有小顆如棗核者。木鼈子是喙、附、烏、雄、側中毗患者，不入藥用。【保昇曰】正者爲烏頭，兩岐者爲烏喙，細長三四寸者爲天雄，根旁如芋散生者爲附子，旁連生者爲側子，五物同出而異名。苗高二尺〔一〕許，葉似石龍芮及艾。【宗奭曰】五者皆一物，但依大小長短以象而名之爾。【頌曰】五者今並出蜀土，都是一種所産，其種出于龍州。冬至前，先將陸田耕五七遍，以豬糞糞之，然後布種，逐月耘耔，至次年八月後方成。其苗高三四尺，莖作四稜，葉如艾，其花紫碧色作穗，其實細小如桑椹狀，黑色。本只種附子一物，至成熟後乃有四物。以長二三寸者爲天雄，割削附子旁尖角爲側子，附子之絶小者亦名側子，元種者爲烏頭。其餘大小者皆爲附子，以八角者爲上。綿州彰明縣多種之，惟赤水一鄉者最佳。然收采時月與本草不同。謹按本草冬采爲附子，春采爲烏頭。博物志言：附子、烏頭、天雄一物也。春秋冬夏采之各異。而廣雅〔二〕云：奚毒，附子也。一歲爲側子，二年爲烏喙，三年爲附子，四年爲烏頭，五年爲天雄。今一年種之，便有此五物。豈今人種蒔之法，用力倍至，故爾繁盛乎？【時珍曰】烏頭有兩種。出彰明者即附子之母，今人謂之川烏頭是也。春末生子，故曰春采爲烏頭。冬則生子已成，故曰冬采爲附子。其天雄、烏喙、側子，皆是生子多者，因象命名；若生子少及獨頭者，即無此數物也。其産江左、山南等處者，乃本經所列烏頭，今人謂之草烏頭者是也，故曰其汁煎爲射罔。陶弘景不知烏頭有二，以附子之烏頭，註射罔〔三〕之烏頭，遂致諸家疑貳，而雷斅之説尤不近理。宋人楊天惠著附子記甚悉，今撮其要，讀之可不辯而明矣。其説云：綿州乃故廣漢地，領縣八，惟彰明出附子。彰明領鄉二十，惟赤水、廉水、昌明、會昌四鄉産附子，而赤水爲多。每歲以上田熟耕作壟，取種於龍安、龍州、齊歸、木門、青堌、小坪諸處。十一月播種，春月生苗。其莖類野艾而澤，其葉類地麻而厚。其花紫瓣黄蕤，長苞而圓。七月采者，謂之早水，拳縮而小，蓋未長成也。九月采者乃佳。其品凡七，本同而末異。其初種之化〔四〕者爲烏頭，附烏頭而旁生者爲附子，又左右附而偶生者爲鬲子，附而長者爲天雄，附而尖者爲天錐，附而上出者爲側子，附而散生者爲漏籃〔五〕子，皆脉絡連貫，如子附母，而附子以貴，故專附名也。凡種一而子六七以上則皆小，種一而子二三則稍大，種一而子特生，則特大。附子之形，以蹲坐正、節角少者爲上，有節多鼠乳者次之，形不正而傷缺風皺者爲下。本草言附子八角者爲良，其角爲側子之説，甚謬矣。附子之色，以花

〔一〕尺：原作「天」。今據證類卷十側子改。
〔二〕雅：原作「志」。今據證類卷十側子之圖經所引改。
〔三〕罔：底本經描補，其餘金陵本均爲一字闕。今從江西本補。
〔四〕化：宋楊天惠彰明附子記原作「小」。
〔五〕籃：原作「藍」。然下文又有作「籃」字者。今據彰明附子記改。下文作「漏藍」者徑改不注。

白者爲上，鐵色者次之，青緑者爲下。天雄、烏頭、天錐，皆以豐實盈握者爲勝。漏籃、側子，則園人以乞役夫，不足數也。謹按此記所載漏籃，即雷斅所謂木鼈子，大明所謂虎掌者也。其鬲子即烏喙也。天錐即天雄之類，醫方亦無此名，功用當相同爾。

【修治】【保昇曰】附子、烏頭、天雄、側子、烏喙，采得，以生熟湯浸半日，勿令滅氣，出以白灰裛之，數易使乾。又法：以米粥及糟麴等淹之。並不及前法。【頌曰】五物收時，一處造釀。其法：先於六月內，造大小麪麴。未采前半月，用大麥煮成粥，以麴造醋，候熟去糟。其醋不用太酸，酸則以水解之。將附子去根鬚，於新甕内淹七日，日攪一遍，撈出以疏篩攤之，令生白衣。乃向慢風日中晒之百十日，以透乾爲度。若猛日則皺而皮不附肉。【時珍曰】按附子記云：此物畏恶〔一〕最多，不能常熟。或種美而苗不茂，或苗秀而根不充，或已釀而腐，或已曝而攣，若有神物陰爲之者。故園人常禱於神，目爲藥妖。其釀法：用醋醅安密室中，淹覆彌月，乃發出眼乾。方出釀時，其大有如拳者，已定輒不盈握，故及一兩者極難得。土人云：但得半兩以上者皆良。蜀人餌者少，惟秦陝、閩、浙人宜之。然秦人纔市其下者，閩、浙纔得其中者，其上品則皆貴人得之矣。○【弘景曰】凡用附子、烏頭、天雄，皆熱灰微炮令拆〔二〕，勿過焦，惟薑附湯生用之。俗方每用附子，須甘草、人參、生薑相配者，正制其毒故也。【斅曰】凡使烏頭，宜文武火中炮令皴拆，擘破用。若用附子，須底平有九角如鐵色，一個重一兩者，即是氣全。勿用雜木火，只以柳木灰火中炮令皴拆，以刀刮去上孕子，并去底尖〔三〕，擘破，於屋下午〔四〕地上掘一土坑安之，一宿取出，焙乾用。若陰制者，即〔五〕生去皮尖底，薄切，以東流水并黑豆浸五日夜，漉出，日中曬乾〔六〕用。【震亨曰】凡烏、附、天雄，須用童子小便浸透煮過，以殺其毒，并助下行之力，入鹽少許尤好。或以小便浸二七日，揀去壞者，以竹刀每箇切作四片，井水淘净，逐日換水，再浸七日，晒乾用。【時珍曰】附子生用則發散，熟用則峻補。生用者須如陰制之法，去皮臍入藥。熟用者以水浸過，炮令發拆，去皮臍，乘熱切片再炒，令内外俱黄，去火毒入藥。又法：每一箇，用甘草二錢，鹽水、薑汁、童尿各半盞，同煮熟，出火毒一夜用之，則毒去也。

【氣味】辛，温，有大毒。【别録曰】甘，大熱。【普曰】神農：辛。岐伯、雷公：甘，有毒。李當之：苦，大温，有大毒。【元素曰】大辛大熱，

〔一〕畏恶：原脱。今據宋楊天惠彰明附子記補。
〔二〕拆：原作「析」。今據證類卷十附子改。
〔三〕尖：原作「火」。今據證類卷十附子改。
〔四〕午：張本作「平」。
〔五〕即：此處原爲三字闕。今據證類卷十附子補一字。
〔六〕乾：原脱。今據補同上。

氣厚味薄，可升可降，陽中之陰，浮中沉，無所不至，爲諸經引用之藥。【好古曰】入手少陽[一]三焦命門之劑，其性走而不守，非若乾薑止而不行。【趙嗣真曰】熟附配麻黄，發中有補，仲景麻黄附子細辛湯、麻黄附子甘草湯是也。生附配乾薑，補中有發，仲景乾薑附子湯、通脉四逆湯是也。【戴原禮曰】附子無乾薑不熱，得甘草則性緩，得桂則補命門。【李燾曰】附子得生薑則能發散，以熱攻熱，又導虚熱下行，以除冷病。【之才曰】地膽爲之使。惡蜈蚣。畏防風、黑豆、甘草、人參、黄耆。【時珍曰】畏緑豆、烏韭、童溲、犀角。忌豉汁。得蜀椒、食鹽，下達命門。

【主治】風寒欬逆邪氣，寒濕踒躄，拘攣膝痛，不能行步，破癥堅積聚血瘕，金瘡。本經。腰脊風寒，脚氣冷[二]弱，心腹冷痛，霍亂轉筋，下痢赤白，温中强陰，堅肌骨，又墮胎，爲百藥長。別録。温暖脾胃，除脾濕腎寒，補下焦之陽虚。元素。除臟腑沉寒，三陽厥逆，濕淫腹痛，胃寒蚘動，治經閉，補虚散壅。李杲。督脉爲病，脊强而厥。好古。治三陰傷寒，陰毒寒疝，中寒中風，痰厥氣厥，柔痓癲癇，小兒慢驚，風濕麻痺，腫滿脚氣，頭風，腎厥頭痛，暴瀉脱陽，久痢脾泄，寒瘧瘴氣，久病嘔噦，反胃噎膈，癰疽不斂，久漏冷瘡。合葱涕，塞耳治聾。時珍。

烏頭即附子母。【主治】諸風，風痺，血痺，半身不遂，除寒冷，温養臟腑，去心下堅痞，感寒腹痛。元素。除寒濕，行經，散風邪，破諸積冷毒。李杲。補命門不足，肝風虚。好古。助陽退陰，功同附子而稍緩。時珍。

【發明】【宗奭曰】補虚寒須用附子，風家即多用天雄，大略如此。其烏頭、烏喙、附子，則量其材而用之。【時珍曰】按王氏究原方云：附子性重滯，温脾逐寒。川烏頭性輕疏，温脾去風。若是寒疾即用附子，風疾即用川烏頭。一云：凡人中風，不可先用風藥及烏、附。若先用氣藥，後用烏、附乃宜也。又凡用烏、附藥，並宜冷服者，熱因寒用也。蓋陰寒在下，虚陽上浮。治之以寒，則陰氣益甚而病增；治之以熱，則拒格而不納。熱藥冷飲，下嗌之後，冷體既消，熱性便發，而病氣隨愈。不違其情而致大益，此反治之妙也。昔張仲景治寒疝内結，用蜜煎烏頭。近效方治喉痺，用蜜炙附子，含之嚥汁。朱丹溪治疝氣，用烏頭、巵子。並熱因寒用也。李東垣治馮翰林姪陰盛格陽傷寒，面赤目赤，煩渴引飲，脉來七八至，但按之則散。用薑附湯加人參，投半斤服之，得汗而愈。此則神聖之妙也。【吴綬曰】附子乃陰證要藥。凡傷寒傳變三陰，及中寒夾陰，雖身大熱而脉沉者，必用之。或厥冷腹痛，脉沉細，甚則唇青囊縮者，急須用之，有退陰回陽之力，起死回生之功。近世陰證傷寒，往往疑似，

〔一〕陽：原作「陰」。今據湯液本草卷中黑附子改。

〔二〕冷：此下原衍一「冷」字。今據證類卷十附子删。

不敢用附子，直待陰極陽竭〔一〕而用之，已遲矣。且夾陰傷寒，内外皆陰，陽氣頓衰。必須急用人參，健脉以益其原，佐以附子，温經散寒。捨此不用，將何以救之？【劉完素曰】俗方治麻痺多用烏附，其氣暴能衝開道路，故氣愈麻。及藥氣盡而正氣行，則麻病愈矣。【張元素曰】附子以白术爲佐，乃除寒濕之聖藥。濕藥宜少加之引經。又益火之原，以消陰翳，則便溺有節，烏、附是也。【虞摶曰】附子禀雄壯之質，有斬關奪將之氣。能引補氣藥行十二經，以追復散失之元陽；引補血藥入血分，以滋養不足之真陰；引發散藥開腠理，以驅逐在表之風寒；引温暖藥達下焦，以祛除在裏之冷濕。【震亨曰】氣虛熱甚者，宜少用附子，以行參、耆。肥人多濕，亦宜少加烏、附行經。仲景八味丸用爲少陰嚮導，後世因以附子爲補藥，誤矣。附子走而不守，取其健悍走下之性，以行地黄之滯，可致遠爾。烏頭、天雄皆氣壯形偉，可爲下部藥之佐。無人表其害人之禍，相習用爲治風之藥及補藥，殺人多矣。【王履曰】仲景八味丸，兼陰火不足者設。錢仲陽六味地黄丸爲陰虛者設。附子乃補陽之藥，非爲行滯也。【好古曰】烏、附非身凉而四肢厥者不可僭用。服附子以補火，必妨涸水。○【時珍曰】烏、附毒藥，非危病不用，而補藥中少加引導，其功甚捷。有人纔服錢匕，即發燥不堪，而昔人補劑用爲常藥，豈古今運氣不同耶？荆府都昌王體瘦而冷，無他病。日以附子煎湯飲，兼嚼硫黄，如此數歲。蘄州衛張百户，平生服鹿茸、附子藥，至八十餘，康健倍常。宋張杲醫説載，趙知府耽酒色，每日煎乾薑熟附湯，吞硫黄金液丹百粒，乃能健啖，否則倦弱不支，壽至九十。他人服一粒即爲害。若此數人，皆其臟腑禀賦之偏，服之有益無害，不可以常理概論也。又瑣碎録言：滑臺風土極寒，民啖附子如啖芋、栗。此則地氣使然爾。

【附方】舊二十六，新八十七。**少陰傷寒**。初得二三日，脉微細，但欲寐，小便色白者，麻黄附子甘草湯微發其汗。麻黄去節二兩，甘草炙二兩，附子炮去皮一枚，水七升，先煮麻黄去沫，納二味，煮取三升，分作三服，取微汗。張仲景傷寒論。**少陰發熱**。少陰病始得，反發熱脉沉者，麻黄附子細辛湯發其汗。麻黄去節二兩，附子炮去皮一枚，細辛二兩，水一斗，先煮麻黄去沫，乃納二味，同煮三升，分三服。同上。**少陰下利**。少陰病，下利清穀，裏寒外熱，手足厥逆，脉微欲絶，身反不惡寒，其人面赤色，或腹痛，或乾嘔，或咽痛，或利止脉不出者，通脉四逆湯。用大附子一個去皮生破八片，甘草炙二兩，乾薑三兩，水三升，煮一升，分温再服，其脉即出者愈。面赤加葱九莖，腹痛加芍藥二兩，嘔加生薑二兩，咽痛加桔梗一兩，利止脉不出，加人參二兩。同上。**陰病惡寒**。傷寒已發汗不解，反惡寒者，虛也，芍藥甘草附子湯補之。芍藥三兩，甘草炙三兩，附子炮去皮一枚，水五升，煮取一升五合，分服。同上。**傷寒發躁**。傷寒下後，又發其汗，晝〔二〕日煩躁不得眠，夜而安静，

〔一〕竭：原作「謁」。今據傷寒藴要全書卷一傷寒或問改。

〔二〕晝：原作「書」。底本經描改。今據傷寒論辨太陽病脉證並治改。

不嘔不渴，無表證，脉沉微，身無大熱者，乾薑附子湯温之。乾薑一兩，生附子一枚。去皮破作八片，水三升，煮取一升，頓服。傷寒論。**陰盛格陽**。傷寒陰盛格陽，其人必躁熱而不欲〔一〕飲水，脉沉手足厥逆者，是此證也。霹靂散：用大附子一枚，燒存性，爲末，蜜水調服。逼散寒氣，然後熱氣上行而汗出，乃愈。孫兆口訣。**熱病吐下及下利，身冷脉微，發躁不止者**。附子炮一枚，去皮臍，分作八片，入鹽一錢，水一升，煎半升，温服，立效。經驗後〔二〕方。**陰毒傷寒**。孫兆口訣云：房後受寒，少腹疼痛，頭疼腰重，手足厥逆，脉息沉細，或作呃逆，並宜退陰散。用川烏頭、乾薑等分，切炒，放冷爲散。每服一錢，水一盞，鹽一撮，煎取半盞，温服，得汗解。○本事方玉女散：治陰毒心腹痛，厥逆惡候。川烏頭去皮臍，冷水浸七日，切晒，紙裹收之。遇有患者，取爲末，一錢入鹽八分，水一盞，煎八分服，壓下陰毒如猪血相似，再進一服。○濟生回陽散：治陰毒傷寒，面青，四肢厥逆，腹痛身冷，一切冷氣。大附子三枚，炮裂去皮臍，爲末。每服三錢，薑汁半盞，冷酒半盞，調服。良久，臍下如火暖爲度。○續傳信方治陰毒傷寒，煩躁迷悶，急者用半兩重附子一個，生破作四片，生薑一大塊作三片，糯米一撮，以水一升，煎六合，温服，暖卧，或汗出，或不出。候心定，則以水解散之類解之，不得與冷水。如渴，更煎滓服。屢用多效。**中風痰厥**。昏不知人，口眼喎斜，并體虛之人患瘧疾寒多者，三生飲。用生川烏頭、生附子，並去皮臍各半兩，生南星一兩，生木香二錢五分。每服五錢，生薑十片，水二盞，煎一盞，温服。和劑局方。**中風氣厥**，痰壅，昏不知人，六脉沉伏。生附子去皮、生南星去皮各一兩〔三〕，生木香半兩。每服四錢，薑九片，水二盞，煎七分，温服之。濟生方。**中風偏廢**。羌活湯：用生附子一個，去皮臍，羌活、烏藥各一兩。每服四錢，生薑三片，水一盞，煎七分服。王氏簡易方。**半身不遂**，遂令癖疰。用附子一兩，以無灰酒一升，浸一七日，隔日飲一合。延年秘録。**風病癱緩**。手足嚲曳，口眼喎斜，語音蹇澀，步履不正，宜神驗烏龍丹主之。川烏頭去皮臍、五靈脂各五兩，爲末。入龍腦、麝香五分，滴水爲丸，如彈子大。每服一丸，先以生薑汁研化，暖酒調服，一日二服。至五七丸，便覺擡得手〔四〕，移得步，十丸可以梳頭也。梅師方。**風寒濕痺**。麻木不仁，或手足不遂。生川烏頭末，每以香白米煮粥一碗，入末四錢，慢熬得所，下薑汁一匙，蜜三大匙，空腹啜之。或入薏苡末二錢。左傳云：風淫末疾〔五〕，謂四末也。脾主四肢，風淫客肝，則侵脾而四肢病也。此湯極有力，予每授人，良驗。許學士本事方。**體虛有風**，外受寒濕，身如在空中。生附子、生天南星各二錢，生薑十片，水一盞半，

〔一〕欲：原脱。今據證類卷十附子補。

〔二〕後：原作「良」。今據改同上。

〔三〕各一兩：原脱。今據嚴氏濟生方諸風門中風論治補。

〔四〕擡得手：原作「手擡」。今據證類卷十烏頭改。

〔五〕疾：原作「痰」。今據本事方卷三風寒濕痹白虎歷節走注諸病改。

慢火煎服。予曾病此，醫博士〔一〕張子發授此方，二服愈。本事方。口眼喎斜。生烏頭、青礬各等分，爲末。每用一字，嗃入鼻内，取涕吐涎，立效無比，名通關散。篋中秘寶方。口卒噤瘖，卒忤停尸。並用附子末，吹入喉中，瘥。千金翼。産後中風。身如角弓反張，口噤不語。川烏頭五兩，剉塊，黑大豆半升，同炒半黑，以酒三升，傾鍋内急攪，以絹濾取酒，微温，服一小盞取汗。若口不開，拗開灌之。未效，加烏雞糞一合炒，納酒中服，以瘥爲度。小品方。諸風血風。烏荊丸：治諸風縱緩，言語蹇澁，偏身麻痛，皮膚瘙痒，及婦人血風，頭痛目眩。腸風臟毒，下血不止者，服之尤效。有痛風攣搐，頤頷不收者，服六七服即瘥也。川烏頭炮去皮臍一兩，荊芥穗二兩，爲末，醋麪糊丸梧子大。温酒或熟水，每服二十丸。和劑方。婦人血風。虚冷，月候不匀，或手脚心煩熱，或頭面浮腫頑麻。用川烏頭一斤，清油四兩，鹽四兩，鐺内同熬，令裂，如桑椹色爲度，去皮臍，五靈脂四兩，爲末，擣匀，蒸餅丸如梧子大。空心温酒、鹽湯下二十丸。亦治丈夫風疾。梅師方。諸風癇疾。生川烏頭去皮二錢半，五靈脂半兩，爲末，猪心血丸梧子大。每薑湯化服一丸。小兒慢驚。搐搦，涎壅，厥逆。川烏頭生去皮臍一兩，全蠍十個去尾，分作三服，水一盞，薑七片，煎服。湯氏嬰孩寶鑑。小兒項軟。乃肝腎虚，風邪襲入。用附子去皮臍、天南星各二錢，爲末，薑汁調攤，貼天柱骨。内服瀉青丸。全幼心鑑。小兒顖陷。綿烏頭、附子，並生去皮臍二錢，雄黄八分，爲末，葱根擣和作餅，貼陷處。全幼心鑑。麻痺疼痛。仙桃丸：治手足麻痺，或癱瘓疼痛，腰膝痺痛，或打撲傷損閃肭，痛不可忍。生川烏不去皮、五靈脂各四兩，威靈仙五兩，洗焙，爲末，酒糊丸梧子大。每服七丸至十丸，鹽湯下，忌茶。此藥常服，其效如神。普濟方。風痺肢痛，營衛不行。川烏頭〔二〕炮，去皮，以大豆同炒至汗出爲度，去豆焙乾，全蠍半錢〔三〕焙，爲末，釅醋熬稠，丸緑豆大。每温酒下七丸，日一服。聖惠方。腰脚冷痺，疼痛，有風。川烏頭三個，生，去皮臍，爲散，醋調塗帛上，貼之。須臾痛止。聖惠方。大風諸痺，痰澼脹滿。大附子半兩者二枚，炮拆，酒漬之，春冬五日，夏秋三日，每服一合，以瘥爲度。聖惠方。脚氣腿腫，久不瘥者。黑附子一個，生，去皮臍，爲散，生薑汁調如膏，塗之。藥乾再塗，腫消爲度。簡要濟衆。十指疼痛，麻木不仁。生附子去皮臍、木香各等分，生薑五片，水煎温服。王氏簡易方。搜風順氣。烏附丸：用川烏頭二十個，香附子半斤，薑汁淹一宿，炒焙爲末，酒糊丸梧子大。每温酒下十丸。肌體肥壯有風疾者，宜常服之。澹寮方。頭風頭痛。外臺秘要用臘月烏頭一升，炒令黄，末之，以

〔一〕博士：原作「傳」。今據本事方卷一中風肝膽筋骨諸風改。
〔二〕川烏頭：下脱劑量。圣惠方卷十九治風痺諸方作「二兩」。
〔三〕錢：同上作「兩」。

絹袋盛，浸三斗酒中，逐日温服。○孫兆口訣用附子炮、石膏煅等分，爲末，入腦、麝少許。每服半錢，茶、酒任下。○修真秘旨〔一〕用附子一個，生，去皮臍，緑豆一合，同入銚子内煮，豆〔二〕熟爲度，去附子，食緑豆，立瘥。每個可煮五次，後爲末服之。**風毒頭痛**。聖惠方治風毒攻注頭目，痛不可忍。大附子一枚，炮去皮，爲末。以生薑一兩，大黑豆一合，炒熟，同酒一盞，煎七分，調附末一錢，温服。○又方：治二三十年頭風不愈者，用大川烏頭生，去皮四兩，天南星炮一兩，爲末。每服二錢，細茶三錢，薄荷七葉，鹽梅一個，水一盞，煎七分，臨卧温服。○朱氏集驗方治頭痛連睛者。生烏頭一錢，白芷四錢，爲末，茶服一字。仍以末嗃鼻。有人用之得效。**風寒頭痛**。十便良方治風寒客于頭中，清涕，項筋急硬，胸中寒痰，嘔吐清水。用大附子或大川烏頭二枚，去皮蒸過，川芎藭、生薑各一兩，焙研，以茶湯調服一錢。或剉片，每用五錢，水煎服。隔三四日一〔三〕服。或加防風一兩。○三因方必效散：治風寒流注，偏正頭痛，年久不愈，最有神效。用大附子一個，生切四片，以薑汁一盞浸炙，再浸再炙，汁盡乃止，高良薑等分，爲末。每服一錢，臘茶清調下，忌熱物少時。**頭風摩散**。沐頭中風，多汗惡風，當先風一日則痛甚。用大附子一個炮，食鹽等分，爲末。以方寸匕摩顖上，令藥力行。或以油調稀亦可，一日三上。張仲景方。**年久頭痛**。川烏頭、天南星等分，爲末。葱汁調塗太陽穴。經驗方。**頭風斧劈難忍**。川烏頭末燒烟熏盌内，温泡服之。集簡方。**痰厥頭痛如破**，厥氣上衝，痰塞胸膈。炮附子三分，釜墨四錢，冷水調服方寸匕，當吐即愈。忌猪肉、冷水。**腎厥頭痛**。指南方用大附子一個，炮熟去皮，生薑半兩，水一升半煎，分三服。○經驗良方韭根丸：治元陽虚，頭痛如破，眼睛如錐刺。大川烏頭去皮微炮，全蠍以糯米炒過去米，等分爲末，韭根汁丸緑豆大。每薄荷茶下十五丸，一日一服。**氣虚頭痛**。氣虚上壅，偏正頭痛，不可忍者。大附子一枚，去皮臍，研末，葱汁麪糊丸緑豆大。每服十丸，茶清下。○僧繼洪澹寮方蠍附丸：元氣虚頭痛，惟此方最合造化之妙。附子助陽扶虚，鍾乳補陽鎮墜，全蠍取其鑽透，葱涎取其通氣。湯使用椒以達下，鹽以引用，使虚氣下歸。對證用之，無不作效。大附子一枚剜心，入全蠍去毒三枚在内，以餘附末同鍾乳粉二錢半，白麪少許，水和作劑，包附煨熟，去皮研末，葱涎和丸梧子大。每椒鹽湯下五十丸。**腎氣上攻**，頭項不能轉移，椒附丸。用大熟附子一枚，爲末。每用二錢，以椒二十粒，用白麪填滿椒口，水一盞半，薑七片，煎七分，去椒入鹽，空心點服。椒氣下達，以引逆氣歸經也。本事方。**鼻淵腦泄**。生附子末，葱涎和如泥，盦涌泉穴。普濟方。**耳鳴不止**，無晝夜者。烏頭燒作灰、菖蒲等分，爲末，綿裹塞之，日再用，取效。楊氏産乳。**耳卒聾閉**。附子醋浸，削尖插之。或更

〔一〕旨：原作「皆」。今據證類卷十附子改。
〔二〕豆：原作「豈」。今據改同上。
〔三〕一：原闕一字。今從江西本補。

於上灸二七壯。本草拾遺。聤耳膿血。生附子爲末，葱涕和，灌耳中。肘後方。喉痺腫塞。附子去皮，炮令拆，以蜜塗上，炙之令蜜入，含之勿嚥汁。已成者即膿出，未成者即消。本草拾遺。久患口瘡。生附子爲末，醋麪調貼足心，男左女右，日再換之。經驗後〔一〕方。風蟲牙痛。普濟方用附子一兩燒灰、枯礬一分，爲末，揩之。○又方：川烏頭、川附子生研，麪糊丸小豆大。每綿包一丸咬之。○删繁方用炮附子末納孔中，乃止。眼暴赤腫，磣痛不得開，淚出不止。削附子赤皮，末，如蠶砂大，着眦中，以定爲度。張文仲備急方。一切冷氣。去風痰，定遍身疼痛，益元氣，强力，固精，益髓，令人少病。川烏頭一斤，用五升大瓷〔二〕鉢子盛，以童子小便浸七〔三〕日，逐日添令溢出，揀去壞者不用。餘以竹刀切作四片，新汲水淘七次，乃浸之，日日換水，日足〔四〕，取焙，爲末，酒煮麪糊丸緑豆大。每服十丸，空心鹽湯下，少粥飯壓之。經驗方。升降諸氣。暖則宣流。熟附子一大個，分作二服，水二盞，煎一盞，入沉汁温服。和劑局方。中寒昏困。薑附湯：治體虚中寒，昏不知人，及臍腹冷痛，霍亂轉筋，一切虚寒之病。生附子一兩去皮臍，乾薑炮一兩，每服三錢，水二鍾，煎一鍾，温服。和劑局方。心腹冷痛。冷熱氣不和。山巵子、川烏頭等分，生研爲末，酒糊丸梧子大。每服十五丸，生薑湯下。小腸氣痛，加炒茴香，葱酒下二十丸。王氏博濟方。心痛疝氣。濕熱因寒鬱而發，用巵子降濕熱，烏頭破寒鬱，烏頭爲巵子所引，其性急速，不留胃中也。川烏頭、山巵子各一錢，爲末。順流水入薑汁一匙，調下。丹溪纂要。寒厥心痛，及小腸膀胱痛不可止者。神砂一粒丹：用熟附子去皮、鬱金、橘紅各一兩，爲末，醋麪糊丸如酸棗大，朱砂爲衣。每服一丸，男子酒下，女人醋湯下。宣明方。寒疝腹痛遶臍，手足厥冷，白汗出，脉弦而緊，用大烏頭煎主之。大烏頭五枚，去臍，水三升，煮取一升，去滓，納蜜二升，煎令水氣盡。强人服七合，弱人服五合，不瘥，明日更服。張仲景金匱玉函方。寒疝身痛，腹痛，手足逆冷不仁，或身痛不能眠，用烏頭桂枝湯主之。烏頭一味，以蜜二斤，煎減半，入桂枝湯五合解之，得一升，初服二合，不知再服，又不知加至五合。其知者如醉狀，得吐爲中病也。金匱玉函。寒疝引脇肋，心、腹皆痛，諸藥不效者。大烏頭五枚，去角四破，以白蜜一斤，煎令透，取焙爲末，别以熟蜜和丸梧子大。每服二十丸，冷鹽湯下，永除。崔氏方。寒疝滑泄，腹痛腸鳴，自汗厥逆。熟附子去皮臍、玄胡索炒各一兩，生木香半兩。每服四錢，水二盞，薑七片，煎七分，温服。濟生方。小腸諸疝。倉卒散〔五〕：治寒疝腹痛，小腸氣、膀胱氣、脾腎諸痛，攣急難忍，汗出厥逆。大附子炒，

〔一〕後：原脱。今據證類卷十附子補。
〔二〕瓷：原作「甆」。今據證類卷十烏頭改。
〔三〕七：同上作「二七」。
〔四〕日足：同上作「七日通前浸二十一日」。
〔五〕倉卒散：下脱出處。該散出蘇沈良方卷八。

去皮臍一枚，山巵子炒焦四兩。每用三錢，水一盞，酒半盞，煎七分，入鹽一捻，温服。○宣明方治陰疝小腹腫痛，加蒺〔一〕藜子等分。○虚者加桂枝等分，薑糊爲丸，酒服五十丸。虚寒腰痛。鹿茸去毛酥炙微黄、附子炮去皮臍各二兩，鹽花三分，爲末，棗肉和丸梧子大。每服三十丸，空心温酒下。○夷堅志云：時康祖大夫病心胸一漏，數竅流汁，已二十年。又苦腰痛，行則傴僂，形神憔悴，醫不能治。通判韓子温爲檢聖惠方，得此方令服。旬餘，腰痛減。久服遂瘥，心漏亦瘥。精力倍常，步履輕捷。此方本治腰而效乃如此。元臟傷冷。經驗方用附子炮，去皮臍，爲末，以水二盞，入藥二錢，鹽、葱、薑、棗同煎，取一盞，空心服。去積冷，暖下元，肥腸益氣，酒食無礙。○梅師方二虎丸：補元臟，進飲食，壯筋骨。用烏頭、附子各〔二〕四兩，釅醋浸三宿，切作片子。掘一小坑，炭火燒赤，以醋三升，同藥傾入坑内，用盆合之。一宿取出，去沙土，入青鹽四兩，同炒赤黄色，爲末，醋打麪糊丸如梧子大。空心冷酒下十五丸。婦人亦宜。胃冷有痰，脾弱嘔吐。生附子、半夏各二錢，薑十片，水二盞，煎七分，空心温服。一方：並炮熟，加木香五分。奇效良方。久冷反胃。經驗方用大附子一個，生薑一斤，剉細同煮，研如麪糊。每米飲化服一錢。○衛生家寶方用薑汁打糊，和附子末爲丸，大黄爲衣。每温水服十丸。○斗門方用長大附子一個，坐于磚上，四面着火漸逼，以生薑自然汁淬之。依前再逼再淬，約薑汁盡半盌乃止，研末。每服一錢，粟米飲下，不過三服瘥。或以猪腰子切片，炙熟蘸食。○方便集用大附子一個，切下頭子，剜一竅，安丁香四十九個在内，仍合定，線紮，入砂銚内，以薑汁浸過，文火熬乾，爲末。每挑少許，置掌心舐喫，日十數次。忌毒物、生冷。脾寒瘧疾。濟生方云：五臟氣虚，陰陽相勝，發爲痎瘧，寒多熱少，或但寒不熱，宜七棗湯主之。用附子一枚，炮七次，鹽湯浸七次，去皮臍，分作二服。水一盌，生薑七片，棗七枚，煎七分，露一宿。發日空心温服，未久再進一服。王璆百一選方云：寒痰宜附子，風痰宜烏頭。若用烏頭，則寒多者火炮七次，熱多者湯泡七次，去皮焙乾，如上法用。烏頭性熱，炮多則熱散也。○又果附湯：用熟附子去皮、草果仁各二錢半，水一盞，薑〔三〕七片，棗一枚，煎七分，發日早温服。○肘後方：臨發時，以醋和附子塗于背上。寒熱瘧疾。附子一枚重五錢者，麪煨，人參、丹砂各一錢，爲末，煉蜜丸梧子大。每服二十丸，未發前連進三服。中病則吐，或身體麻木。未中病，來日再服。龐安常傷寒論。瘴瘧寒熱。冷瘴，寒熱往來，頭痛身疼，嘔痰，或汗多引飲，或自利煩躁，宜薑附湯主之。大附子一枚，四破，每以一片，水一盞，生薑十片，煎七分，温服。李待制云：此方極妙。章傑云：嶺南以啞瘴爲危急，不過一二日而死。醫謂極熱感寒也，用生附子一味治之多愈。得非以熱攻熱而發散寒邪乎？真起

〔一〕蒺：原作「蔟」。今據宣明論方卷二陰疝證改。

〔二〕各：原作「合」。今據證類卷十烏頭改。

〔三〕薑：原作「畺」。今據濟生方諸瘧門「果附湯」改。

死回生之藥也。嶺南衛生方。小便虛閉，兩尺脉沉微，用利小水藥不效者，乃虛寒也。附子一個炮，去皮臍，鹽水浸良久，澤瀉一兩。每服四錢，水一盞半，燈心七莖，煎服即愈。普濟方。腫疾喘滿。大人小兒男女腫因積得，既取積而腫再作，小便不利。若再用利藥性寒，而小便愈不通矣，醫者到此多束手。蓋中焦、下焦氣不升降，爲寒痞隔，故水凝而不通。惟服沉附湯，則小便自通，喘滿自愈。用生附子一個，去皮臍，切片，生薑十片，入沉香一錢，磨水同煎，食前冷飲。附子雖三五十枚亦無害。小兒每服三錢，水煎服。朱氏集驗方。脾虛濕腫。大附子五枚，去皮四破，以赤小豆半升，藏附子于中，慢火煮熟，去豆，焙研末，以薏苡仁粉打糊丸梧子大。每服十丸，蘿蔔湯下。朱氏集驗方。陰水腫滿。烏頭一升，桑白皮五升，水五升，煮一升，去滓，銅器盛之，重湯煎至可丸，丸小豆大。每服三五丸，取小便利爲佳。忌油膩、酒、麪、魚肉。〇又方：大〔一〕附子童便浸三日夜，逐日換尿，以布擦去皮，搗如泥，酒糊和丸小豆大。每服三十丸，煎流氣飲送下。普濟方。大腸冷秘。附子一枚炮，去皮，取中心如棗大，爲末二錢，蜜水空心服之。聖濟總録。老人虛泄不禁。熟附子一兩，赤石脂一兩，爲末，醋糊丸梧子大。米飲下五十丸，楊氏家藏方。冷氣洞泄。生川烏頭一兩，木香半兩，爲末，醋糊丸梧子大。每陳皮湯下二十丸。本事方。臟寒脾泄，及老人中氣不足，久泄不止。肉豆蔻二兩煨熟，大附子去皮臍一兩五錢，爲末，粥丸梧子大。每服八十丸，蓮肉煎湯下。〇十便良方治脾胃虛冷，大腸滑泄，米穀不化，乏力。用大附子十兩連皮，同大棗二升，於石器内以水煮一日，常令水過兩指。取出，每個切作三片，再同煮半日，削去皮，切焙爲末。别以棗肉和丸梧子大。每空心米飲服三四十丸。小兒吐泄，注下，小便少。白龍丸：用熟附子五錢，白石脂煅、龍骨煅各二錢半，爲末，醋麪糊丸黍米大。每米飲，量兒大小服。全幼心鑑。霍亂吐泄不止。附子重七錢者，炮去皮臍，爲末。每服四錢，水二盞，鹽半錢，煎一盞，温服，立止。孫兆秘寶方。水泄久痢。川烏頭二枚，一生用，一以黑豆半合同煮熟，研，丸緑豆大。每服五丸，黄連湯下。普濟方。久痢赤白。獨聖丸：用川烏頭一個，灰火燒烟盡，取出地上，盞蓋良久，研末，酒化蠟丸如大麻子大，每服三丸。赤痢，黄連、甘草、黑豆煎湯，放冷吞下。白痢，甘草、黑豆煎湯，冷吞。如瀉及肚痛，以水吞下。並空心服之。忌熱物。經驗後〔二〕方。久痢休息。熟附子半兩，研末，雞子白二枚，搗和丸梧子大。傾入沸湯，煮數沸，漉出，作兩服，米飲下。聖濟總録。下痢欬逆，脉沈陰寒者，退陰散主之。陳自明云：一人病此不止，服此兩服而愈。方見前「陰毒傷寒」下。下血虛寒：日久腸冷者。熟附子一兩〔三〕去皮、枯白礬一兩，爲末。每服三錢，米飲下。〇又方：熟附子一枚去皮，生薑

〔一〕大：底本經描改，餘金陵諸本作「人」。今據普濟方卷一百九十二水病門改。

〔二〕後：原作「良」。今據證類卷十烏頭改。

〔三〕一兩：原脱。今據聖惠方卷六十治腸风下血诸方補。

三錢半，水煎服。或加黑豆一百粒。並聖惠方。陽虚吐血。生地黄一斤，搗汁，入酒少許，以熟附子一兩半，去皮臍，切片入汁内，石器煮成膏。取附片焙乾，入山藥三兩，研末，以膏和搗丸梧子大。每空心米飲下三十丸。昔葛察判妻苦此疾，百藥皆試，得此而愈，屢發屢效。余居士選奇方。洩數白濁。熟附子爲末，每服二錢，薑三片，水一盞，煎六分，温服。普濟方。虚火背熱。虚火上行，背内熱如火炙者。附子末，津調，塗涌泉穴。摘玄方。經水不調，血臟冷痛，此方平易捷徑。熟附子去皮、當歸等分。每服三錢，水煎服。普濟方。斷産下胎。生附子爲末，酒〔一〕和塗右足心，胎下去之。小品方。折跪損傷。卓氏膏：用大附子四枚，生切，以猪脂一斤，三年苦醋同漬三宿，取脂煎三上三下，日摩傅之。深師方。癰疽腫毒。川烏頭炒、黄蘗炒各一兩，爲末，唾調塗之，留頭，乾則以米泔潤之。同上。癰疽久漏。瘡口冷，膿水不絶，内無惡肉。大附子以水浸透，切作大片，厚三分，安瘡口上，以艾灸之。隔數日一灸，灸至五七次。仍服内托藥，自然肌肉長滿。研末作餅子，亦可。薛己外科心法。癰疽弩肉，如眼不斂，諸藥不治，此法極妙。附子削如棋子大，以唾粘貼上，用艾火灸之。附子焦，復唾濕再灸，令熱氣徹内，即瘥。千金方。癰疽肉突。烏頭五枚，濃醋三升，漬三日，洗之，日夜三四度。古今録驗。丁瘡腫痛。醋和附子末塗之。乾再上。千金翼。久生疥癬。川烏頭生切，以水煎洗，甚驗。聖惠方。手足凍裂。附子去皮爲末，以水、麪調塗之，良。談埜翁試驗方。足釘怪疾。兩足心凸腫，上生黑豆瘡，硬如釘，脛骨生碎孔，髓流出，身發寒顫，惟思飲酒，此是肝腎冷熱相吞。用炮川烏頭末傅之，内服韮子湯，效。夏氏奇疾方。

烏頭附子尖。【主治】爲末，茶服半錢，吐風痰癲癇。時珍。

【發明】【時珍曰】烏、附用尖，亦取其鋭氣直達病所爾，無他義也。保幼大全云：小兒慢脾驚風，四肢厥逆。用附子尖一個，硫黄棗大一個，蠍稍七個，爲末，薑汁、麪糊丸黄米大。每服十丸，米飲下。亦治久瀉尫羸。凡用烏、附，不可執謂性熱。審其手足冷者，輕則用湯，甚則用丸，重則用膏，候手足暖，陽氣回，即爲佳也。按此方乃和劑局方碧霞丹變法也，非真慢脾風不可輒用，故初虞世有金虎碧霞之戒。

【附方】〔二〕舊一，新七。風厥癲癇。凡中風痰厥，癲癇驚風，痰涎上壅，牙關緊急，上視搐搦，並宜碧霞丹主之。烏頭尖、附子尖、蠍稍各七十個，石緑研九度飛過十兩，爲末，麪糊丸芡子大。每用一丸，薄荷汁半盞化下，更服温酒半合，須臾吐出痰涎爲妙。小兒驚癇，加白僵蠶等分。和劑局方。臍風撮口。生川烏尖三個，全足〔三〕蜈蚣半條，酒浸炙，麝香少許，爲末。以少許吹鼻得嚏，乃以薄荷湯灌一字。永類方。木舌腫

〔一〕酒：外臺卷三十四婦人欲斷産方作「苦酒」。

〔二〕附方：原作「主治」。今從錢本改。

〔三〕全足：永類鈐方卷二十小兒臍風撮口噤風「定命散」作「金赤」。

脹。川烏尖、巴豆研細，醋調塗刷。集簡方。牙痛難忍。附子尖、天雄尖、全蠍各七個，生研爲末，點之。永類方。奔豚疝氣作痛，或陰囊腫痛。去鈴丸：用生川烏尖七個，巴豆七枚去皮油，爲末，糕糊丸梧子大，朱砂、麝香爲衣。每服二丸，空心冷酒或冷鹽湯下。三兩日一服，不可多。澹寮方。割甲成瘡，連年不愈。川烏頭尖、黄蘗等分，爲末。洗了貼之，以愈爲度。古今録驗。老幼口瘡。烏頭尖一個，天南星一個，研末，薑汁和，塗足心，男左女右，不過二三次即愈。

天雄本經下品

【釋名】白幕本經。【時珍曰】天雄乃種附子而生出或變出，其形長而不生子，故曰天雄。其長而尖者，謂之天錐，象形也。

【集解】【別録曰】天雄生少室山谷。二月采根，陰乾。【弘景曰】今采用八月中旬。天雄似附子細而長，乃至三四寸許。此與烏頭、附子三種，本出建平，故謂之三建。今宜都佷山者最好，謂爲西建。錢塘間者謂爲東建，氣力小弱，不相似，故曰西冰猶勝東白也。其用灰殺之時有冰强者，不佳。【恭曰】天雄、附子、烏頭，並以蜀道綿州、龍州出者佳。餘處縱有，力弱不相似。陶以三物俱出建平故名之者，非也。烏頭苗名堇，音靳。爾雅云，芨，堇草是也。今訛堇爲建，遂以建平譯[一]之矣。【承曰】天雄諸説悉備。但始種而不生附子、側子，經年獨長大者是也。蜀人種之，尤忌生此，以爲不利，如養蠶而成白殭之意。【時珍曰】天雄有二種。一種是蜀人種附子而生出長者，或種附子而盡變成長者，即如種芋形狀不一之類。一種是他處草烏頭之類，自生成者，故別録註烏喙云，長三寸已上者爲天雄是也。入藥須用蜀産曾經釀制者。或云須重一兩半有象眼者乃佳。餘見「附子」下。

【修治】【斅曰】宜炮皴去皮、尖、底用，或陰制如附子法亦得。【大明曰】凡丸散炮去皮用，飲藥即和皮生使甚佳。【時珍曰】熟用一法：每十兩以酒浸七日。掘土坑，用炭半秤煅赤，去火，以醋二升沃之，候乾，乘熱入天雄在內，小盆合一夜，取出，去臍用之。

【氣味】辛，温，有大毒。【別録曰】甘，大温。【權曰】大熱。宜乾薑制之。○【之才曰】遠志爲之使。惡腐婢。忌豉汁。

【主治】大風，寒濕痹，歷節痛，拘攣緩急，破積聚邪氣，金瘡。强筋骨，輕身健行。本經。療頭面風去來疼痛，心腹結聚，關節重，不能行步，除骨間痛。長陰氣，强志，令人武勇，力作不倦。別録。【禹錫曰】按淮南子云：天雄、雄雞志氣益。注云：取天雄一枚，納雄雞腸中，搗食之，令人勇。治風痰冷痹，軟脚毒風，能止氣喘促急，殺禽蟲毒。甄權。治一切風，一切氣，助陽道，

[一] 譯：證類卷十天雄作「釋」。

暖水臟，補腰膝，益精明目，通九竅，利皮膚，調血脉，四肢不遂，下胸膈水，破痃癖癰結，排膿止痛，續骨，消瘀血，背脊傴僂，霍亂轉筋，發汗，止陰汗。炮含〔一〕，治喉痹。大明。

【發明】【宗奭曰】補虚寒須用附子。風家多用天雄，亦取其大者，以其尖角多，熱性不肯就下，故取其敷散也。【元素曰】非天雄不能補上焦之陽虚。【震亨曰】天雄、烏頭，氣壯形偉，可爲下部之佐。【時珍曰】烏、附、天雄，皆是補下焦命門陽虚之藥，補下所以益上也。若是上焦陽虚，即屬心肺之分，當用參、芪，不當用天雄也。且烏、附、天雄之尖，皆是向下生者，其氣下行。其臍乃向上生苗之處。寇宗奭言其不肯就下，張元素言其補上焦陽虚，皆是誤認尖爲上爾。惟朱震亨以爲下部之佐者得之，而未發出此義。雷斅炮炙論序云：咳逆數數，酒服熟雄。謂以天雄炮研，酒服一錢也。

【附方】新二。三建湯。治元陽素虚，寒邪外攻，手足厥冷，大小便滑數，小便白渾，六脉沉微，除固冷，扶元氣，及傷寒陰毒。用烏頭、附子、天雄並炮裂，去皮臍，等分，㕮咀，每服四錢。水二盞，薑十五片，煎八分，温服。肘後方。男子失精。天雄三兩炮，白术八兩，桂枝六兩，龍骨三兩，爲散。每酒服半錢。張仲景金匱要略。大風惡癩。三月、四月采天雄、烏頭苗及根，去土勿洗，搗汁，漬細粒黑豆，摩去皮不落者，一夜取出，晒乾又浸，如此七次。初吞三枚，漸加至六七枚。禁房室、猪、魚、雞、蒜，犯之即死。

側子 別録下品

【釋名】萴子。【時珍曰】生于附子之側，故名。許慎説文作萴子。

【集解】【弘景曰】此附子邊角之大者，削取之。昔時不用，比來醫家以療脚氣多驗。【恭曰】側子、附子，皆是烏頭下旁出者。以小者爲側子，大者爲附子。今以附子角爲側子，理必不然。若當陽以下，江左、山南、嵩高、齊魯間，附子時復有角如大豆許。夔州以上，劍南所出者，附子之角但如黍粟，豈可充用？比來都下皆用細附子有效，未嘗取角也。【保昇〔二〕曰】今附子邊果有角如大棗核及檳榔以來者，形狀自是一顆，且不小。乃烏頭旁出附子，附子旁出側子，甚明。【時珍曰】側子乃附子旁粘連小者爾，故吴普、陶弘景皆指爲附子角之大者。其又小于側子者，即漏籃子矣。故楊氏附子記言：側子、漏籃，園人皆不重之，以乞役夫。

【修治】同附子。

〔一〕含：原作「食」。今據證類卷十天雄改。

〔二〕昇：原作「升」。今據卷一歷代諸家本草改。

【氣味】辛，大熱，有大毒。【普曰】神農、岐伯：有大毒。八月采。畏惡與附子同。【主治】癰腫，風痺歷節，腰脚疼冷，寒熱鼠瘻。又墮胎。別録。療脚氣，冷風濕痺，大風筋骨攣急。甄權。冷酒調服，治遍身風瘮神妙。雷斆。

【發明】【機曰】烏頭乃原生之腦，得母之氣，守而不移，居乎中者也。側子散生旁側，體無定在，其氣輕揚，宜其發散四肢，充達皮毛，爲治風之藥。天雄長而尖，其氣親上，宜其補上焦之陽虚。木鼈子則餘氣所結，其形摧殘，宜其不入湯服，令人喪目也。【時珍曰】唐元希聲侍郎治癱瘓風，有側子湯，見外臺秘要，藥多不録。

漏籃子綱目

【釋名】木鼈子炮炙論、虎掌日華。【時珍曰】此乃附子之瑣細未成者，小而漏籃，故名。南星之最小者名虎掌，此物類之，故亦同名。大明會典載：四川成都府，歲貢天雄二十對，附子五十對，烏頭五十對，漏籃二十斤。不知何用。

【氣味】苦、辛，有毒。【斆曰】服之令人喪目。【主治】惡痢，冷漏瘡，惡瘡癘風。時珍。

【發明】【時珍曰】按楊士瀛直指方云：凡漏瘡年久者，復其元陽，當用漏籃子輩，加減用之。如不當用而輕用之，又恐熱氣乘虚變移結核，而爲害尤甚也。又按類編云：一人兩足生瘡，臭潰難近。夜宿五夫人祠下，夢神授方：用漏籃子一枚，生研爲末，入膩粉少許，井水調唾〔一〕。依法治之，果愈。蓋此物不堪服餌，止宜入瘡科也。

【附方】新一。一切惡痢雜下及休息痢。百歲丸：用漏籃子一個大者，阿膠、木香、黄連、罌粟殻各半兩，俱炒焦存性，入乳香少許爲末，糊丸梧子大。每一歲一丸，米飲下。羅天益衛生寶鑑。

烏頭本經下品

【校正】併入拾遺獨白草〔二〕。

【釋名】烏喙本經即兩頭尖、草烏頭綱目、土附子日華、奚毒本經、耿子吴普、毒公吴普又名帝秋〔三〕、金鴉綱目。苗名莨〔四〕音艮、

〔一〕唾：醫説卷十瘡引類編作「塗」。
〔二〕獨白草：證類卷八引拾遺作「獨自草」。後漢書卷八十八四夜作「白草」，御覽卷九九四引續漢書。五行志作「獨白草」。據此時珍所改爲正。
〔三〕帝秋：御覽卷九百九十烏頭引吴氏本草作「千秋」。
〔四〕莨：同上引作「莨」。

芨音及、堇音近、獨白草拾遺、鴛鴦菊綱目。汁煎名射罔。【普曰】烏頭，形如烏之頭也。有兩岐相合如烏之喙者，名曰烏喙。喙即烏之口也。【恭曰】烏喙，即烏頭異名也。此有三歧者，然兩歧者少。若烏頭兩歧者名烏喙，則天雄、附子之兩歧者，復何以名之？【時珍曰】此即烏頭之野生于他處者，俗謂之草烏頭，亦曰竹節烏頭，出江北者曰淮烏頭，日華子所謂土附子者是也。烏喙即偶生兩岐者，今俗呼爲兩頭尖，因形而名，其實乃一物也。附子、天雄之偶生兩歧者，亦謂之烏喙，功亦同于天雄，非此烏頭也。蘇恭不知此義，故反疑之。草烏頭取汁，晒爲毒藥，射禽獸，故有射罔之稱。後魏書言遼東塞外秋收烏頭爲毒藥射禽獸，陳藏器所引續漢五行志，言西國生獨白草，煎爲藥，敷箭射人即死者，皆此烏頭，非川烏頭也。菊譜云鴛鴦菊，即烏喙苗也。

【集解】【別録曰】烏頭、烏喙生朗陵山谷。正月、二月采，陰乾。長三寸以上者爲天雄。【普曰】正月始生，葉厚，莖方中空，葉四四相當，與蒿相似。【弘景曰】今采用四月，亦以八月采。搗笮莖汁，日煎爲射罔。獵人以傅箭，射禽獸十步即倒，中人亦死，宜速解之。朗陵屬汝南郡。【大明曰】土附子生去皮搗，濾汁澄清，旋添晒乾取膏，名爲射罔，以作毒箭。【時珍曰】處處有之，根苗花實並與川烏頭相同。但此係野生，又無釀造之法，其根外黑内白，皺而枯燥爲異爾，然毒則甚焉。段成式酉陽雜俎言：雀芋狀如雀頭，置乾地反濕，濕地反乾，飛鳥觸之墮，走獸遇之僵。似亦草烏之類，而毒更甚也。又言：建寧郡烏勾山有牧靡草，烏鵲誤食烏喙中毒，必急食此草以解之。牧靡不知何藥也？

【修治】【時珍曰】草烏頭或生用，或炮用，或以烏大豆同煮熟，去其毒用。

烏頭。【氣味】辛，温，有大毒。【別録曰】甘，大熱，大毒。【普曰】神農、雷公、桐君、黄帝：甘，有毒。【權曰】苦、辛，大熱，有大毒。【大明曰】味薟[一]、辛，熱，有毒。【之才曰】莽草、遠志爲之使。反半夏、栝樓、貝母、白斂、白及。惡藜蘆。【時珍曰】伏丹砂、砒石。忌豉汁。畏飴糖、黑豆、冷水，能解其毒。【主治】中風惡風，洗洗出汗，除寒濕痺，欬逆上氣，破積聚寒熱。其汁煎之名射罔，殺禽獸。本經。消胸上痰冷，食不下，心腹冷痰[二]，臍間痛，不可俛仰，目中痛，不可久視。又墮胎。別録。主惡風憎寒，冷痰包心，腸腹㽲痛，痃癖氣塊，齒痛。益陽事，强志。甄權。治頭風喉痺，癰腫疔毒。時珍。

烏喙，一名兩頭尖。【氣味】辛，微温，有大毒。【普曰】神農、雷公、桐君、黄帝：有毒。【權曰】苦、辛，大熱。〇畏惡同烏頭。【主治】風濕，丈夫腎濕陰囊癢，寒熱歷節，掣引腰痛，不能行步，癰腫膿結。又墮胎。別録。男子腎氣衰弱，陰汗，瘰癧歲月

〔一〕薟：證類卷十烏頭引日華子作「𤺋」。
〔二〕痰：證類卷十烏頭載別録作「疾」。

不消。甄權。主大風頑痺。時珍。

射罔。【氣味】苦，有大毒。【之才曰】温。【大明曰】人中射罔毒，以甘草、藍汁[一]、小豆葉、浮萍、冷水、薺苨，皆可一味禦之。【主治】尸疰癥堅，及頭中風痺。別録。瘻瘡瘡根，結核瘰癧，毒腫及蛇咬。先取塗肉四畔，漸漸近瘡，習習逐病至骨。瘡有熟[二]膿及黄水，塗之。若無膿水，有生血，及新傷破，即不可塗，立殺人。藏器。

【發明】【時珍曰】草烏頭、射罔，乃至毒之藥。非若川烏頭、附子，人所栽種，加以釀制殺其毒性之比。自非風頑急疾，不可輕投。甄權藥性論言其「益陽事」，「治男子腎氣衰弱」者，未可遽然也。此類止能搜風勝濕，開頑痰，治頑瘡，以毒攻毒而已，豈有川烏頭、附子補右腎命門之功哉？吾蘄郝知府自負知醫，因病風癬，服草烏頭、木鼈子藥過多，甫入腹而麻痺，遂至不救，可不慎乎。【機曰】烏喙形如烏嘴，其氣鋒鋭。宜其通經絡，利關節，尋蹊達徑，而直抵病所。煎爲射罔，能殺禽獸。非氣之鋒鋭捷利，能如是乎？【楊清叟曰】凡風寒濕痺，骨内冷痛，及損傷入骨，年久發痛，或一切陰疽腫毒。並宜草烏頭、南星等分，少加肉桂爲末，薑汁、熱酒調塗。未破者能内消，久潰者能去黑爛。二藥性味辛烈，能破惡塊，逐寒熱，遇冷即消，遇熱即潰。

【附方】舊四，新四十八。陰毒傷寒。生草烏頭爲末，以葱頭蘸藥納穀道中，名提盆散。王海藏陰證略例。二便不通。即上方，名霹靂箭。中風癱瘓。手足顫掉，言語蹇澁。左經丸：用草烏頭炮去皮四兩，川烏頭炮去皮二兩，乳香、没藥各一兩，爲末。生烏豆一升，以斑蝥三七個，去頭翅，同煮，豆熟去蝥，取豆焙乾爲末。和匀，以醋麪糊丸梧子大。每服三十丸，温酒下。簡易方。癱瘓頑風，骨節疼痛，下元虚冷，諸風痔漏下血，一切風瘡。草烏頭、川烏頭、兩頭尖各三錢，硫黄、麝香、丁香各一錢，木鼈子五個，爲末。以熟蘄艾揉軟，合成一處，用鈔紙包裹，燒熏病處。名雷丸。孫天仁集效方。諸風不遂。朱氏集驗方用生草烏頭、晚蠶沙等分，爲末。取生地龍搗和，入少醋糊丸梧子大。每服四五丸，白湯下，甚妙。勿多服，恐麻人。名鄂渚小金丹。○經驗濟世方用草烏頭四兩去皮，大豆半升，鹽一兩，同以沙瓶煮三伏時，去豆，將烏頭入木臼搗三百杵，作餅焙乾爲末，酒糊丸梧子大，每空心鹽湯下十丸。名至寳丹。一切頑風。神應丹：用生草烏頭、生天麻各洗，等分，擂爛絞汁傾盆中。砌一小坑，其下燒火，將盆放坑上。每日用竹片攪一次，夜則露之。晒至成膏，作成小錠子。每一錠分作三服，用葱、薑自然汁和好酒熱服。乾坤秘韞。一切風證。不問頭風痛風，黄鴉吊脚風痺。生淮烏頭一斤，生川烏頭一枚，生附子一枚，並爲末。葱一斤，薑一斤，擂如泥，和作餅子。以草鋪盤内，加楮葉於上，安餅於葉上，又鋪草葉蓋之。待出汗黄一日夜，乃晒之，舂爲末，以生薑取汁煮麪糊和丸梧子大。初服三十丸，日二服，服後身痺汗出即愈。避風。乾坤秘韞。破傷風病。壽域方用草烏頭爲末，每以一二分温酒服之，出汗。○儒門事親方

[一] 藍汁：證類卷十烏頭作「藍青」。
[二] 熟：原作「熱」。今據改同上。

用草烏尖、白芷，并生研末。每服半錢，冷酒一盞，入葱白一根，同煎服。少頃以葱白熱粥投之，汗出立愈。**年久麻痺**，或歷節走氣，疼痛不仁，不拘男女。神授散：用草烏頭半斤，去皮爲末。以袋一個，盛豆腐半袋，入烏末在内，再將豆腐填滿壓乾，入鍋中煮一夜，其藥即堅如石，取出晒乾爲末，每服五分。冷風濕氣，以生薑湯下。麻木不仁，以葱白湯下之。活人心統。**風濕痺木**。黑神丸：草烏頭連皮生研、五靈脂等分，爲末，六月六日滴水丸彈子大。四十歲以下分六服，病甚一丸作二服，薄荷湯化下，覺微麻爲度。本事方。**風濕走痛**。黑弩箭丸：用兩頭尖、五靈脂各一兩，乳香、没藥、當歸各〔一〕三錢，爲末，醋糊丸梧子大。每服十丸至三十丸，臨卧温酒下。忌油膩、濕麪。孕婦勿服。瑞竹堂方。**腰脚冷痛**。烏頭三個，去皮臍，研末，醋調貼，須臾痛止。十便良方。**膝風作痛**。草烏、細辛、防風等分，爲末，摻靴襪中，及安護膝内，能除風濕健步。扶壽方。**遠行脚腫**。草烏、細辛、防風等分，爲末，摻鞋底内。如草鞋，以水微濕摻之。用之可行千里，甚妙。經驗方。**脚氣掣痛**，或胯間有核。生草烏頭、大黄、木鼈子作末，薑汁煎茶調貼之。○又法：草烏一味爲末，以薑汁或酒糟同搗貼之。永類方。**濕滯足腫**，早輕晚重。用草烏頭一兩，以生薑一兩同研，交感一宿。蒼术一兩，以葱白一兩同研，交感一宿。各焙乾爲末，酒糊丸梧子大。每服五十丸，酒下。艾元英如宜方。**除風去濕**。治脾胃虚弱，久積冷氣，飲食減少。用草烏頭一斤，蒼术二斤，以去白陳皮半斤，生甘草四兩，黑豆三升，水一石，同煮乾，只揀烏、术晒焙爲末，酒糊丸梧子大，焙乾收之。每空心温酒下二三十丸，覺麻即漸減之。名烏术丸。集簡方。**偏正頭風**。草烏頭四兩，川芎藭四兩，蒼术半斤，生薑四兩，連鬚生葱一把，搗爛，同入瓷瓶，封固埋土中。春五、夏三、秋五、冬七日，取出晒乾。揀去葱、薑，爲末，醋麪糊和丸梧子大。每服九丸，臨卧温酒下，立效。戴古渝經驗方。**久患頭風**。草烏頭尖生用一分，赤小豆三十五粒，麝香一字，爲末。每服半錢，薄荷湯冷服。更隨左右嗃鼻。指南方。**風痰頭痛**。體虚傷風，停聚痰飲，上厥頭痛，或偏或正。草烏頭炮去皮尖半兩，川烏頭生去皮尖一兩，藿香半兩〔二〕，乳香三皂子大，爲末。每服二錢，薄荷薑湯下，食後服。陳言三因方。**女人頭痛**，血風證。草烏頭、巵子等分，爲末。自然葱汁，隨左右調塗太陽及額上，勿過眼，避風。濟生方。**腦洩臭穢**。草烏去皮半兩，蒼术一兩，川芎二兩，並生研末，麪糊丸緑豆大。每服十丸，茶下。忌一切熱物。聖濟總録。**耳鳴耳癢**，如流水及風聲，不治成聾。用生烏頭掘得，乘濕削如棗核大，塞之。日易二次。不過〔三〕三日愈。千金方。**喉痺口噤**不開，欲死。草烏頭、皂莢等分，爲末，入麝香少許。擦牙并嗃鼻内，牙關自開也。○濟生方用草烏尖、石膽等分，爲末。每用一錢，醋煮皂莢汁調稀，掃入腫上，流涎數次，其毒即破也。**虚壅口瘡**，滿口連舌者。草烏一個，南星一個，生薑一大塊，爲末，睡時以醋調塗手心足心。或以草烏頭、吴茱萸等分，爲末，蜜調塗足心。本事方。**疳蝕口鼻**穿透者。草烏頭燒灰，入麝香等分，爲末貼之。**風蟲牙痛**。草烏炒黑一兩，細辛一錢，爲末揩之，吐去涎。○一方：草烏、食鹽同炒黑，摻之。海上方。**寒氣心疝**三十年者。

〔一〕各：原脱。今據瑞竹堂方卷一諸風門「黑弩箭丸」補。
〔二〕半兩：原脱。今據三因方卷十六頭痛證治補。
〔三〕過：原脱。今據千金方卷六耳疾補。

射罔、食茱萸等分，爲末，蜜丸麻子大。每酒下二丸，日三服。劉國英所秘之方。范汪東陽方。寒瘧積瘧。巴豆一枚去心皮，射罔〔一〕如巴豆大，大棗去皮一枚，搗成丸梧子大。清旦、先發時各服一丸，白湯下。肘後方。脾寒厥瘧。先寒後熱，名寒瘧。但寒不熱，面色黑者名厥瘧。寒多熱少，面黄腹痛，名脾瘧。三者並宜服此。賈秠老用之二十年，累試有效。不蛀草烏頭削去皮，沸湯泡二七度，以盞蓋良久，切焙研，稀糊丸梧子大。每服三十丸，薑十片，棗三枚，葱三根，煎湯清早服，以棗壓之。如人行十里許，再一服。絶勿飲湯，便不發也。蘇東坡良方。腹中癥結。害妨飲食，羸瘦。射罔二兩，椒三百粒，搗末，雞子白和丸麻子大。每服一丸，漸至三丸，以愈爲度。肘後方。水泄寒痢。大草烏一兩，以一半生研，一半燒灰，醋糊和丸緑豆大。每服七丸，井華水下。忌生冷魚肉。十便良方。泄痢注下。三神丸：治清濁不分，泄瀉注下，或赤或白，腹臍刺痛，裏急後重。用台烏頭〔二〕三個去皮尖，以一個火炮，一個醋煮，一個燒灰，爲末，醋糊丸緑豆大，每服二十丸。水瀉流水下，赤痢甘草湯下，白痢薑湯下。忌魚腥〔三〕生冷。和劑局方。結陰下血，腹痛。草烏頭，蛤粉炒，去皮臍切一兩，茴香炒三兩。每用三錢，水一盞，入鹽少許，煎八分，去滓，露一夜，五更冷服。聖濟録。老人遺尿不知出者。草烏頭一兩，童便浸七日，去皮，同鹽炒，爲末，酒糊丸緑豆大。每服二十丸，鹽湯下。普濟方。内痔不出。草烏爲末，津調點肛門内，痔即反出，乃用枯痔藥點之。外科集驗方。疔毒初起。草烏頭七個，川烏頭三個，杏仁九個，飛羅麪一兩，爲末。無根水調搽，留口以紙蓋之，乾則以水潤之。唐瑤經驗方。疔毒惡腫。生烏頭切片，醋熬成膏，攤貼。次日根出。

○又方：兩頭尖一兩，巴豆四個，搗貼。疔自拔出。普濟方。疔瘡發背。草烏頭去皮爲末，用葱白連鬚和搗，丸豌豆大，以雄黄爲衣。每服一丸，先將葱一根細嚼，以熱酒送下。或有惡心，嘔三四口，用冷水一口止之。即卧，以被厚蓋，汗出爲度。亦治頭風。乾坤秘韞。惡毒諸瘡，及發背、疔瘡、便毒等證。

二烏膏：用草烏頭、川烏頭，于瓦上以井華水磨汁塗之。如有口，即塗四邊。乾再上。亦可單用草烏磨醋塗之。永類方。大風癬瘡，遍身黑色，肌體麻木，痺痛不常。草烏頭一斤，刮洗去皮極浄，攤乾。以清油四兩，鹽四兩，同入銚内，炒令深黄色。傾出剩油，只留鹽并藥再炒，令黑烟出爲度。取一枚擘破，心内如米一點白者始好，白多再炒。乘熱杵羅爲末，醋麪糊丸梧子大。每服三十丸，空心温酒下。草烏性毒難制，五七日間，以黑豆煮粥食解其毒。繼洪澹寮方。

遍身生瘡，陰囊、兩脚尤甚者。草烏一兩，鹽一兩化水，浸一夜，炒赤爲末。猪腰子一具，去膜煨熟，竹刀切搗，醋糊丸緑豆大。每服三十丸，空心鹽湯下。澹寮方。一切諸瘡未破者。草烏頭爲末，入輕粉少許，臘猪油和搽。普濟方。瘰癧初作，未破，作寒熱。草烏頭半兩，木鼈子二個，以米醋磨細，入搗爛葱頭、蚯蚓糞少許，調匀傅上，以紙條貼，令通氣孔，妙。醫林〔四〕正宗。馬汗入瘡，腫痛，急療之，遲則毒深。以生烏頭末傅瘡口，良久有黄水出，即愈。

〔一〕罔：此後原衍「去皮」二字。今據肘後方卷三治寒熱諸瘧方删。

〔二〕台烏頭：局方卷六治瀉痢「三神丸」作「草烏」。

〔三〕腥：原作「醒」。今從錢本改。

〔四〕林：原作「怺」。今據卷一引據古今醫家書目改。

靈苑方。蛇蝎螫人。射罔傅之，頻易，血出愈。梅師方。中沙虱毒。射罔傅之佳。千金。

白附子別録下品

【釋名】見後「發明」下。

【集解】【別録曰】白附子生蜀郡。三月采。【弘景曰】此物久絶，無復真者。【恭曰】本出高麗，今出凉州以西，蜀郡不復有。生砂磧下濕地，獨莖似鼠尾草，細葉周匝，生於穗間，根形似天雄。【珣曰】徐表南州異物記云〔一〕：生東海、新羅國及遼東。苗與附子相似。【時珍曰】根正如草烏頭之小者，長寸許，乾者皺文有節。

【氣味】辛、甘，大温，有小毒。【保昇曰】甘、辛，温。【大明曰】無毒。【珣曰】小毒。入藥炮用。【杲曰】純陽，引藥勢上行。

【主治】心痛血痺，面上百病，行藥勢。別録。中風失音，一切冷風氣，面皯瘢疵。大明。諸風冷氣，足弱無力，疥癬風瘡，陰下濕癢，頭面痕，入面脂用。李珣。補肝風虚。好古。風痰。震亨。

【發明】【時珍曰】白附子乃陽明經藥，因與附子相似，故得此名，實非附子類也。按楚國先賢傳云：孔休傷頰有瘢。王莽賜玉屑、白附子香，與之消瘢。

【附方】新十二。中風口喎，半身不遂。牽正散：用白附子、白僵蠶、全蝎並等分，生研爲末。每服二錢，熱酒調下。楊氏家藏方。小兒暑風。暑毒入心，痰塞心孔，昏迷搐搦，此乃危急之證，非此丸生料瞑眩之劑不能伐之。三生丸：用白附子、天南星、半夏，並去皮，等分，生研，猪膽汁和丸黍米大。量兒大小，以薄荷湯下。令兒側卧，嘔出痰水即甦。全幼心鑑。風痰眩運，頭痛氣鬱，胸膈不利。白附子炮去皮臍半斤，石膏煅紅半斤，朱砂二兩二錢半，龍腦一錢，爲末，粟米飯丸小豆大。每服三十丸，食後茶、酒任下。御藥院方。偏正頭風。白附子、白芷、猪牙皂角去皮，等分爲末。食〔二〕後茶清服，仰卧少頃。普濟〔三〕方。痰厥頭痛。白附子、天南星、半夏等分，生研爲末，生薑自然汁浸蒸餅丸緑豆大。每服四十丸，食後薑湯下。濟生方。赤白汗斑。白附子、硫黄等分，爲末，薑汁調稀，茄蒂蘸擦，日數次。簡便方。面上皯䵳。白附子爲末，

〔一〕南州異物志：證類卷十一白附子引作「南州記」。

〔二〕食：此前原缺每服劑量。普濟方卷四十五偏正頭痛作「每服二錢」。

〔三〕普濟：下原有「本事」二字。今據普濟方卷四十五偏正頭痛删。

卧時漿水洗面，以白蜜和塗紙上，貼之。久久自落。衛生易簡方。耳出膿水。白附子炮、羌活各〔一〕一兩，爲末。猪、羊腎各一個，每個入末半錢，濕紙包，煨熟，五更食，温酒下。聖濟録。喉痺腫痛。白附子末、枯礬〔二〕等分，研末，塗舌上，有涎吐出。聖惠方。偏墜疝氣。白附子一個，爲末，津調填臍上，以艾灸三壯或五壯，即愈。楊起簡便方。小兒吐逆不定，虚風喘急。白附子、藿香等分，爲末。每米飲下半錢。保幼大全方。慢脾驚風。白附子半兩，天南星半兩，黑附子一錢，並炮去皮，爲末。每服二錢，生薑五片，水煎服。亦治大人風虚，止吐化痰。宣和間，真州李博士用治吴内翰女孫甚效。康州陳侍郎病風虚極昏，吴内翰令服三四服，即愈。楊氏家藏。

虎掌本經下品　天南星宋開寶

【釋名】虎膏綱目、鬼蒟蒻日華。【恭曰】其根四畔有圓牙，看如虎掌，故有此名。【頌曰】天南星即本草虎掌也，小者名由跋。古方多用虎掌，不言天南星。南星近出唐人中風痰毒方中用之，乃後人采用，别立此名爾。【時珍曰】虎掌因葉形似之，非根也。南星因根圓白，形如老人星狀，故名南星，即虎掌也。蘇頌説甚明白。宋開寶不當重出南星條，今併入。

【集解】【别録曰】虎掌生漢中山谷及冤句。二月、八月采，陰乾。【弘景曰】近道亦有。形似半夏，但大而四邊有子如虎掌。今用多破作三四片。方藥不甚用也。【恭曰】此是由跋宿根。其苗一莖，莖頭一葉，枝丫胦〔三〕莖，根大者如拳，小者如雞卵，都似扁柹。四畔有圓牙，看如虎掌。由跋是新根，大如半夏二三倍，四畔無子牙。陶説似半夏，乃由跋也。【保昇曰】莖頭有八九葉，花生莖間。【藏器曰】天南星生安東山谷，葉如荷，獨莖，用根。【頌曰】虎掌今河北州郡有之。初生根如豆大，漸長大似半夏而扁，年久者根圓及寸，大者如雞卵。周匝生圓牙二三枚或五六枚。三四月生苗，高尺餘。獨莖上有葉如爪，五六出分布，尖而圓。一窠生七八莖，時出一莖，作穗直上如鼠尾。中生一葉如匙，裹莖作房，旁開一口，上下尖。中有花，微青褐色。結實如麻子大，熟即白色，自落布地，一子生一窠。九月苗殘取根。今冀州人菜圃中種之，呼爲天南星。又曰：天南星，處處平澤有之。二月生苗，似荷梗，其莖高一尺以來。葉如蒟蒻，兩枝相抱。五月開花似蛇頭，黄色。七月結子作穗似石榴子，紅色。二月、八月采根，似芋而圓扁，與蒟蒻相類，人多誤采，了不可辨。但蒟蒻莖斑花紫，南星根小，柔膩肌細，炮之易裂，爲可辨爾。南星即本經虎掌也。大者四邊皆有牙子，采時削去之。江州一種草，葉大如掌，面青背紫，四畔有牙如虎掌，生三四葉爲一本，冬青，不結花實，治心疼寒熱積氣，

〔一〕各：原脱。今據聖濟總録卷一百一十四耳病門「二聖散」補。
〔二〕礬：原作「半」。今據聖惠方卷三十五治喉痹諸方改。
〔三〕胦：原作「扶」。今據證類卷十虎掌改。

亦與虎掌同名，故附見之。【時珍曰】大者爲虎掌、南星，小者爲由跋，乃一種也。今俗又言大者爲鬼臼，小者爲南星，殊爲謬誤。

【修治】【頌曰】九月采虎掌根，去皮臍，入器中湯浸五七日，日換三四遍，洗去涎，暴乾用。或再火炮裂用。【時珍曰】凡天南星須用一兩以上者佳。治風痰有生用者，須以温湯洗浄，仍以白礬湯，或入皂角汁，浸三日夜，日日換水，暴乾用。若熟用者，須於黄土地掘一小坑，深五六寸，以炭火燒赤，以好酒沃之。安南星於内，瓦盆覆定，灰泥固濟一夜取出用。急用即以濕紙包，於煻灰火中炮裂也。一法：治風熱痰以酒浸一宿，桑柴火蒸之，常洒酒入甑内，令氣猛。一伏時取出，竹刀切開，味不麻舌爲熟。未熟再蒸，至不麻乃止。脾虚多痰，則以生薑渣和黄泥包南星煨熟，去泥焙用。造南星麴法：以薑汁、礬湯，和南星末作小餅子，安籃内，楮葉包蓋，待上黄衣，乃取晒收之。造膽星法：以南星生研末，臘月取黄牯牛膽汁和劑，納入膽中，繫懸風處乾之。年久者彌佳。

【氣味】苦，温，有大毒。【別録曰】微寒。【普曰】虎掌：神農、雷公：苦，有〔一〕毒。岐伯、桐君：辛，有毒。【大明曰】辛烈，平。【杲曰】苦、辛，有毒。陰中之陽，可升可降，乃肺經之本藥。【震亨曰】欲其下行，以黄蘗引之。【之才曰】蜀漆爲之使。惡莽草。【大明曰】畏附子、乾薑、生薑。【時珍曰】得防風則不麻，得牛膽則不燥，得火炮則不毒。生能伏雄黄、丹砂、焰硝。【主治】心痛，寒熱結氣，積聚伏梁，傷筋痿拘緩，利水道。本經。除陰下濕，風眩。別録。主疝瘕腸痛，傷寒時疾，强陰。甄權。天南星：主中風麻痺，除痰下氣，利胸膈，攻堅積，消癰腫，散血墮胎。開寶。金瘡折傷瘀血，擣傅之。藏器。蛇蟲咬，疥癬惡瘡。大明。去上焦痰及眩運。元素。主破傷風，口噤身强。李杲。補肝風虚，治痰，功同半夏。好古。治驚癇，口眼喎斜，喉痺，口舌瘡糜，結核，解顱。時珍。

【發明】【時珍曰】虎掌、天南星，乃手足太陰脾肺之藥。味辛而麻，故能治風散血；氣温而燥，故能勝濕除涎；性緊而毒，故能攻積拔腫而治口喎舌糜。楊士瀛直指方云：諸風口噤，宜用南星，更以人參、石菖蒲佐之。

【附方】舊十，新二十九。中風口噤，目瞑，無門下藥者。開關散：用天南星爲末，入白龍腦等分，五月五日午時合之。每用中指點末，揩齒三二十遍，揩大牙左右，其口自開。又名破棺散。經驗方。諸風口噤。天南星炮剉，大人三錢，小兒三字，生薑五片，蘇葉一錢，水煎減半，入雄猪膽汁少許，温服。仁齋直指方。小兒口噤，牙關不開。譚氏方〔二〕：天南星一枚，煨熟，紙裹斜包，剪一小孔，透氣于口中，牙關自開也。〇一方：用生南星同薑汁擦之，自開。小兒驚風。墜涎散：用天南星一兩重一個，換酒浸七伏時，取出安新瓦上，週迴炭火炙裂，合濕〔三〕地

〔一〕有：御覽卷九百九十虎掌引吳氏本草作「無」。
〔二〕譚氏方：原脱。今據證類卷十一天南星補。
〔三〕濕：原作「显」。今據改同上。

出火毒，爲末，入硃砂一分。每服半錢，荆芥湯調下。每日空心一服，午時一服。經驗方。吐瀉慢驚。天王散：治小兒吐瀉，或誤服冷藥，脾虚生風痰慢驚。天南星一個，重八九錢者，去臍。黄土坑深三寸，炭火五斤，煅赤，入好酒半盞。安南星在内，仍架炭三條在上，候發裂取剉，再炒熟爲末，用五錢。天麻煨熟研末一錢，麝香一字，和匀。三歲小兒用半錢，以生薑、防風煎湯調下。亦治久嗽惡心。錢乙小兒方。風癇痰迷。墜痰丸：用天南星九蒸九晒，爲末，薑汁麵糊丸梧子大。每服二十丸，人參湯下。石菖蒲、麥門冬湯亦可。衛生寶鑑。小兒癇瘖。癇後瘖不能言。以天南星濕紙包煨，爲末。雄猪膽汁調服二字。全幼心鑑。治癇利痰。天南星煨香一兩，朱砂一錢，爲末，猪心血丸梧子大。每防風湯化下一丸。普濟方。口眼喎斜。天南星生研末，自然薑汁調之。左貼右，右貼左。仁存方。角弓反張。南星、半夏等分，爲末。薑汁、竹瀝灌下一錢。仍灸印堂。摘玄方。破傷中風。胡氏奪命散，又名玉真散，治打撲金刃傷，及破傷風傷濕，發病强直如癇狀者。天南星、防風等分，爲末。水調敷瘡，出水爲妙。仍以温酒調服一錢。已死心尚温者，熱童便調灌二錢。鬭毆内傷墜壓者，酒和童便連灌三服即甦。亦可煎服。三因方。破傷風瘡。生南星末，水調塗瘡四圍，水出有效。普濟方。婦人頭風，攻目作痛。天南星一個，掘地坑燒赤，安藥於中，以醋一盞沃之，蓋定勿令透氣，候冷研末。每服一字，以酒調下。重者半錢。千金方。風痰頭痛不可忍。天南星一兩，荆芥葉一兩，爲末，薑汁糊丸梧子大。每食後薑湯下二十丸。○又上清丸：用天南星、茴香等分，生研末，鹽、醋煮麵糊丸。如上法服。並出經效濟世方。風痰頭運，目眩，吐逆，煩懣，飲食不下。玉壺丸：用生南星、生半夏各一兩，天麻半兩，白麵三兩，爲末，水丸梧子大。每服三十丸，以水先煎沸，入藥煮五七沸，漉出放温，以薑湯吞之。惠民和劑局方。腦風流涕。邪風入腦，鼻内結硬，遂流髓涕。大白南星切片，沸湯泡二次，焙乾。每用二錢，棗七個，甘草五分，同煎服。三四服，其硬物自出，腦氣流轉，髓涕自收。以大蒜、蓽茇末作餅，隔紗貼顖前，熨斗熨之。或以香附、蓽茇末頻吹鼻中。直指方。小兒風痰，熱毒壅滯，凉心壓驚。抱龍丸：用牛膽南星一兩，入金錢薄荷十片，丹砂一錢半，龍腦、麝香各一字，研末，煉蜜丸芡子大。每服一丸，竹葉湯化下。全幼心鑑。壯人風痰及中風、中氣初起。星香飲：用南星四錢，木香一錢，水二盞，生薑十四片，煎六分，温服。王碩易簡方。痰迷心竅。壽星丸：治心膽被驚，神不守舍，或痰迷心竅，恍惚健忘〔一〕，妄言妄見。天南星一斤，先掘土坑一尺，以炭火三十斤燒赤，入酒五升，滲乾。乃安南星在内，盆覆定，以灰塞之，勿令走氣。次日取出，爲末。琥珀一兩，朱砂二兩，爲末。生薑汁打麵糊丸梧子大。每服三十丸至五十丸，煎人參、石菖蒲湯下。一日三服。和劑局方。風痰注痛。方見「羊躑躅」下。痰濕臂痛右邊者。南星制、蒼术等分，生薑三片，水煎服之。摘玄方。風痰欬嗽。大天南星一枚，炮裂研末。每服一錢，水一盞，薑三片，煎五分，温服。每日早、午、晚各一服。十全

〔一〕忘：原作「妄」。今據局方卷一治諸風「壽星丸」改。

博救方〔一〕。氣痰欬嗽。玉粉丸：南星麴、半夏麴、陳橘皮各一兩，爲末，自然薑汁打糊丸如梧子大。每服四十丸，薑湯下。寒痰，去橘皮，加官桂。東垣蘭室秘藏。清氣化痰。三仙丸：治中脘氣滯，痰涎煩悶，頭目不清。生南星去皮、半夏各五兩，並湯泡七次，爲末。自然薑汁和作餅，鋪竹篩内，以楮葉包覆，待生黄成麴，晒乾。每用二兩，入香附末一兩，糊丸梧子大。每服四十丸，食後薑湯下。王璆百一選方。温中散滯，消導飲食。天南星炮、高良薑炮各一兩，砂仁二錢半，爲末，薑汁糊丸梧子大。每薑湯下五十丸。和劑方。酒積酒毒。服此即解。天南星丸：用正端天南星一斤。土坑燒赤，沃酒一斗入坑，放南星，盆覆，泥固濟，一夜取出，酒和水洗浄，切片，焙乾，爲末，入朱砂末一兩，薑汁麪糊丸梧子大。每服五十丸，薑湯下。蔡丞相、吕丞相嘗用有驗。楊氏家藏方〔二〕。吐泄不止，四肢厥逆，虚風不省人事，服此則陽回，名回陽散。天南星爲末，每服三錢，京棗三枚，水二鍾，煎八分，温服。未省再服。集效方〔三〕○又方：醋調南星末，貼足心。普濟方。腸風瀉血，諸藥不效。天南星石灰炒焦黄色，爲末，酒糊丸梧子大，每酒下二十丸。普濟方。吐血不止。天南星一兩，剉如豆大，以爐灰汁浸一宿，洗焙研末。每服一錢，以自然銅磨酒調下。勝金方。初生貼顖。頭熱鼻塞者。天南星炮，爲末，水調貼顖上，炙手熨之。危氏得效方。小兒解顱。顖開不合，鼻塞不通。天南星炮去皮，爲末，淡醋調緋帛上，貼顖門，炙手頻熨之，立效。錢乙小兒直訣。解頤脱臼，不能收上。用南星末，薑汁調塗兩頰，一夜即上。醫説。小兒口瘡。白屑如鵝口，不須服藥。以生天南星去皮臍，研末，醋調塗足心，男左女右。閻孝忠集效方。走馬疳蝕，透骨穿腮。生南星一個，當心剜空，入雄黄一塊，麪裹燒，候雄黄作汁，以盞子合定，出火毒，去麪爲末，入麝香少許，拂瘡數日，甚驗。經驗方。風蟲牙痛。南星末塞孔，以霜梅𠲖住，去涎。摘玄方。喉風喉痺。天南星一個，剜心，入白僵蠶七枚，紙包煨熟，研末。薑汁調服一錢，甚者灌之，吐涎愈。名如聖散。博濟方。痰瘤結核。南星膏：治人皮肌頭面上生瘤及結核，大者如拳，小者如栗，或軟或硬，不疼不痒，宜用此藥，不可輒用針灸。生天南星大者一枚，研爛，滴好醋五七點。如無生者，以乾者爲末，醋調。先用針刺令氣透，乃貼之。覺痒則頻貼，取效。嚴子禮濟生方。身面疣子。醋調南星末塗之。簡易方。

由跋本經下品

【釋名】

〔一〕十全博救方：原作「千金博濟方」。今據證類卷十一天南星改。

〔二〕方：原作「丸」。今據卷一引據古今醫家書目改。

〔三〕集效方：原脱。今據證類卷十一天南星補。

【集解】【恭曰】由跋是虎掌新根，大于半夏一二倍，四畔未有子牙，其宿根即虎掌也。【藏器曰】由跋生林下，苗高一尺，似蒟蒻，根如雞卵。【保昇曰】春抽一莖，莖端有八九葉，根圓扁而肉白。【時珍曰】此即天南星之小者，其氣未足，不堪服食，故醫方罕用，惟重八九錢至一兩餘者，氣足乃佳。正如附子之側子不如附子之義也。

【正誤】【弘景曰】由跋本出始興，今人亦種之。狀如烏翣而布地，花紫色，根似附子。苦酒摩塗腫，亦效。○【恭曰】陶氏所説，乃鳶尾根，即鳶頭也。又言虎掌似半夏，是以鳶尾爲由跋，以由跋爲半夏，非惟不識半夏，亦不識鳶尾與由跋也。今南人猶以由跋爲半夏。【時珍曰】陳延之小品方亦以東海鳶頭爲由跋，則其訛誤久矣。

【氣味】辛、苦，温，有毒。【主治】毒腫結熱。本經。

蒟蒻宋開寶

【釋名】蒻頭開寶、鬼芋圖經、鬼頭。

【集解】【志曰】蒻頭出吴、蜀。葉似由跋、半夏，根大如盌，生陰地，雨滴葉下生子。又有斑杖〔一〕，苗相似，至秋有花直出，生赤子，根如蒻頭，毒猛不堪食。虎杖亦名斑杖，與此不同。【頌曰】江南吴中出白蒟蒻，亦曰鬼芋，生平澤極多。人采以爲天南星，了不可辨，市中所收往往是此。但南星肌細膩，而蒟蒻莖斑花紫，南星莖無斑花黄爲異爾。【時珍曰】蒟蒻出蜀中，施州亦有之，呼爲鬼頭，閩中人亦種之。宜樹陰下掘坑積糞，春時生苗，至五月移之。長一二尺，與南星苗相似，但多斑點，宿根亦自生苗。其滴露之説，蓋不然。經二年者，根大如盌及芋魁，其外理白，味亦麻人。秋後采根，須净擦，或擣或片段，以釅灰汁煮十餘沸，以水淘洗，換水更煮五六遍，即成凍子，切片，以苦酒、五味淹食，不以灰汁則不成也。切作細絲，沸湯汋過，五味調食，狀如水母絲。馬志言其苗似半夏，楊慎丹鉛録言蒟醬即此者，皆誤也。王禎農書云：救荒之法，山有粉葛、蒟蒻、橡、栗之利。則此物亦有益于民者也。其斑杖，即天南星之類有斑者。

根。【氣味】辛，寒，有毒。【李廷〔二〕飛曰】性冷，甚不益人，冷氣人少食之。生則戟人喉出血。【主治】癰腫風毒，摩傅腫上。擣碎，以灰汁煮成餅，五味調食，主消渴。開寶。

【發明】【機曰】按三元延壽書云：有人患瘵，百物不忌，見鄰家修蒟蒻，求食之美，遂多食而瘵愈。又有病腮癰者數人，多食之，亦皆愈。

〔一〕杖：原作「杕」。今據證類卷十一蒻頭改。
〔二〕廷：據元史卷一百九十七李鵬飛傳，「廷」當爲「鵬」之誤。

【附録】菩薩草宋圖經。【頌曰】生江、浙州郡。凌冬不凋，秋冬有花直出，赤子如蒻頭。冬月采根用。味苦，無毒。主中諸毒食毒，酒研服之。又諸蟲傷，擣汁飲，并傅之。婦人妊娠欬嗽，擣篩蜜丸服，神效。

半夏本經下品

【釋名】守田本經、水玉本經、地文別録、和姑本經[一]。【時珍曰】禮記月令：五月半夏生。蓋當夏之半也，故名。守田會意，水玉因形。

【集解】【別録曰】半夏生槐里川谷。五月、八月采根，暴乾。【普曰】生微丘或生野中，二月始生葉，三三相偶。白花圓上。【弘景曰】槐里屬扶風。今第一出青州，吴中亦有，以肉白者爲佳，不厭陳久。【恭曰】所在皆有。生平澤中者，名羊眼半夏，圓白爲勝。然江南者大乃徑寸，南人特重之。頃來互用，功狀殊異。其苗似是由跋，誤以爲半夏也。【頌曰】在處有之，以齊州者爲佳。二月生苗一莖，莖端三葉，淺緑色，頗似竹葉，而生[二]江南者似芍藥葉。根下相重，上大下小，皮黄肉白。五月、八月采根，以灰裛二日，湯洗暴乾。蜀圖經云：五月采則虚小，八月采乃實大。其平澤生者甚小，名羊眼半夏。由跋絶類半夏，而苗不同。【斅曰】白傍蕺子真似半夏，只是咬着微酸，不入藥用。

【修治】【弘景曰】凡用，以湯洗十許過，令滑盡。不爾有毒，戟人咽喉。方中有半夏必須用生薑者，以制其毒故也。【斅曰】修事半夏四兩，用白芥子末二兩，釅醋二兩，攪濁，將半夏投中，洗三遍用之。若洗涎不盡，令人氣逆，肝氣怒滿。【時珍曰】今治半夏，惟洗去皮垢，以湯泡浸七日，逐日換湯，眼乾切片，薑汁拌焙入藥。或研爲末，以薑汁入湯浸澄三日，瀝去涎水，晒乾用，謂之半夏粉。或研末以薑汁和作餅子，日乾用，謂之半夏餅。或研末以薑汁、白礬湯和作餅，楮葉包置籃中，待生黄衣，日乾用，謂之半夏麴。白飛霞醫通云：痰分之病，半夏爲主，造而爲麴尤佳。治濕痰，以薑汁、白礬湯和之。治風痰，以薑汁及皂莢煮汁和之。治火痰，以薑汁、竹瀝，或荆瀝和之。治寒痰，以薑汁、礬湯入白芥子末和之，此皆造麴妙法也。

根。【氣味】辛，平，有毒。【別録曰】生微寒，熟温。生令人吐，熟令人下。湯洗盡滑用。【元素曰】味辛、苦，性温，氣味俱薄，沈而降，陰中陽也。【好古曰】辛厚苦輕，陽中陰也。入足[三]陽明、太陰、少陽[四]三經。【之才曰】射干爲之使。惡皂莢。畏雄黄、生薑、乾薑、秦皮、龜甲。

〔一〕本經：據御覽卷九百九十二半夏引吴氏本草，原出處當爲「吴普」。

〔二〕生：證類卷十半夏作「光」，時珍改「生」亦通，然文義已變。

〔三〕足：原作「手」。今據湯液本草卷中半夏改。

〔四〕陽：原作「陰」。今據改同上。

反烏頭。【權曰】柴胡爲之使。忌羊血、海藻、飴糖。【元素曰】熱痰佐以黄芩，風痰佐以南星，寒痰佐以乾薑，痰痞佐以陳皮、白术。多用則瀉脾胃。諸血證及口渴者禁用，爲其燥津液也。孕婦忌之，用生薑則無害。【主治】傷寒寒熱，心下堅，胸脹欬逆，頭眩，咽喉腫痛，腸鳴，下氣止汗。本經。消心腹胸膈痰熱滿結，欬嗽上氣，心下急痛堅痞，時氣嘔逆，消癰腫，療痿黄，悦澤面目，墮胎。別録。消痰，下肺氣，開胃建脾，止嘔吐，去胸中痰滿。生者：摩癰腫，除瘤癭氣。甄權。治吐食反胃，霍亂轉筋，腸腹冷，痰瘧。大明。治寒痰及形寒飲冷傷肺而欬，消胸中痞，膈上痰，除胸寒，和胃氣，燥脾濕，治痰厥頭痛，消腫散結。元素。治眉稜骨痛。震亨。補肝風虚。好古。除腹脹，目不得瞑，白濁夢遺，帶下。時珍。

【發明】【權曰】半夏使也。虚而有痰氣，宜加用之。【頌曰】胃冷嘔噦，方藥之最要。【成無己曰】辛者散也，潤也。半夏之辛，以散逆氣結氣，除煩嘔，發音聲，行水氣而潤腎燥。【好古曰】經云，腎主五液，化爲五濕。自入爲唾，入肝爲泣，入心爲汗，入脾爲痰，入肺爲涕。有痰曰嗽，無痰曰欬。痰者，因欬而動脾之濕也。半夏能泄痰之標，不能泄痰之本。泄本者，泄腎也。欬無形，痰有形。無形則潤，有形則燥，所以爲流濕潤燥也。俗以半夏爲肺藥，非也。止嘔吐爲足陽明，除痰爲足太陰。柴胡爲之使，故小柴胡湯中用之，雖爲止嘔，亦助柴胡、黄芩主往來寒熱，是又爲足少陽、陽明也。【宗奭曰】今人惟知半夏去痰，不言益脾，蓋能分水故也。脾惡濕，濕則濡困，困則不能治水。經云：水勝則瀉。一男子夜數如厠，或教以生薑一兩，半夏、大棗各三十枚，水一升，瓷瓶中慢火燒爲熟水，時呷之，便已也。【趙繼宗曰】丹溪言二陳湯治一身之痰，世醫執之，凡有痰者皆用。夫二陳内有半夏，其性燥烈。若風痰、寒痰、濕痰、食痰則相宜。至于勞痰、失血諸痰，用之反能燥血液而加病，不可不知。【機曰】俗以半夏性燥有毒，多以貝母代之。貝母乃太陰肺經之藥，半夏乃太陰脾經、陽明胃經之藥，何可代也？夫欬嗽吐痰，虚勞吐血，或痰中見血，諸鬱，咽痛喉痺，肺癰肺痿，癰疽，婦人乳難，此皆貝母爲向導，半夏乃禁用之藥。若涎者脾之液，美味膏粱炙煿，皆能生脾胃濕熱，故涎化爲痰，久則痰火上攻，令人昏憒口噤，偏廢僵仆，蹇濇不語，生死旦夕，自非半夏、南星，曷可治乎？若以貝母代之，則翹首待斃矣。【時珍曰】脾無留濕不生痰，故脾爲生痰之源，肺爲貯痰之器。半夏能主痰飲及腹脹者，爲其體滑而味辛性温也。涎滑能潤，辛温能散亦能潤，故行濕而通大便，利竅而泄小便。所謂辛走氣，能化液，辛以潤之是矣。潔古張氏云：半夏、南星治其痰，而欬嗽自愈。丹溪朱氏云：二陳湯能使大便潤而小便長。聊攝成氏云：半夏辛而散，行水氣而潤腎燥。又和劑局方用半硫丸治老人虚秘，皆取其滑潤也。世俗皆以南星、半夏爲性燥，誤矣。濕去則土燥，痰涎不生，非二物之性燥也。古方治咽痛喉痺，吐血下血，多用二物，非禁劑也。二物亦能散血，故破傷打撲皆主之。惟陰虚勞損，則非濕熱之邪，而用利竅行濕之藥，是乃重竭其津液，醫之罪也，豈藥之咎哉！甲乙經用治夜不眠，是果性燥者乎？岐伯云：衛氣行于陽，陽氣滿，不得入于陰，陰氣虚，故目不得瞑。治法：飲以半夏湯一劑，陰陽既通，其卧立至。方用流水千里者八升，揚之萬遍，取清五升，煮之，炊以葦薪，大沸，入秫米一升，半夏五合，煮一升半，飲汁一盃，日三，以知爲度。病新發者，覆盃則卧，汗出則已。久者三飲而已。

【附方】舊十五，新五十三。法制半夏。清痰化飲，壯脾順氣。用大半夏，湯洗七次，焙乾再洗，如此七轉，以濃米泔浸一日夜。每一兩用白礬一兩半，温水化，浸五日。焙乾，以鉛白霜一錢，温水化，又浸七日。以漿水慢火内煮沸，焙乾收之。每嚼一二粒，薑湯送化下。御藥院方。紅半夏法。消風熱，清痰涎，降氣利咽。大半夏湯浸焙制如上法。每一兩入龍腦五分，朱砂爲衣染之。先鋪燈草一重，約一指厚，排半夏于上，再以燈草蓋一指厚。以炒豆焙之，候乾取出。每嚼一兩粒，温水送下。御藥院方。化痰鎮心，祛風利膈。辰砂半夏丸：用半夏一斤，湯泡七次，爲末篩過，以水浸三日，生絹濾去滓，澄清去水，晒乾，一兩，入辰砂一錢，薑汁打糊丸梧子大。每薑湯下七十丸。此周府方也。袖珍方。化痰利氣。三仙丸，方見「虎掌」下。消痰開胃，去胸膈壅滯。斗門方用半夏洗泡，焙乾爲末，自然薑汁和作餅，濕紙裹，煨香。以熟水二盞，同餅二錢，入鹽五分，煎一盞，服之。大壓痰毒及酒食傷，極驗。○經驗〔一〕用半夏、天南星各二兩爲末，水五升，入罎〔二〕内浸一宿，去清水，焙乾重研。每服二錢，水二盞，薑三片，煎服。中焦痰涎。利咽，清頭目，進飲食。半夏泡七次四兩，枯礬一兩爲末，薑汁打糊，或煮棗肉，和丸梧子大。每薑湯下十五丸。寒痰加丁香五錢，熱痰加寒水石煅四兩。名玉液丸。和劑局方。老人風痰。大腑熱，不識人，及肺熱痰實不利。半夏泡七次焙，硝石各〔三〕半兩，爲末，入白麵一兩〔四〕擣匀，水和丸緑豆大。每薑湯下五十丸。普濟。膈壅風痰。半夏半斤，酸漿浸一宿，温湯洗五十〔五〕遍，去惡氣，日乾爲末。漿水搜作餅，日乾，再研爲末。每五兩入生龍腦一錢，以漿水濃脚和丸雞頭子大。紗袋盛，避〔六〕風處陰乾。每服一丸，好茶或薄荷湯嚼下。御藥院方。搜風化痰，定志安神，利頭目。辰砂化痰丸：用半夏麴三兩，天南星炮一兩，辰砂、枯礬各半兩，爲末，薑汁打糊丸梧子大。每服三十丸，食後薑湯送下。和劑局方。痰厥中風。省風湯：用半夏湯泡八兩，甘草炙二兩，防風四兩。每服半兩，薑二十片，水二盞，煎服。奇效良方。風痰頭運，嘔逆目眩，面色青黄，脉弦者。水煮金花丸：用生半夏、生天南星、寒水石煅各一兩，天麻半兩，雄黄二錢，小麥麪三兩爲末，水和成餅，水煮浮起，漉出，擣丸梧子大。每服五十丸，薑湯下，極效。亦治風痰咳嗽，二便不通，風痰頭痛。潔古活法機要方。

〔一〕經驗：據證類卷十半夏，此下當有「後方」二字。
〔二〕罎：原作「曇」。今據證類卷十半夏改。
〔三〕各：原脱。今據普濟方卷二十八肺臟痰毒壅滯補。
〔四〕一兩：原脱。今據補同上。
〔五〕十：證類卷十半夏引御藥院方作「七」。
〔六〕避：同上作「通」。

風痰濕痰。清壺丸：半夏一斤，天南星半兩，各湯泡，晒乾爲末，薑汁和作餅，焙乾，入神麯半兩，白术末四兩，枳實末二兩，薑汁麵糊丸梧子大。每服五十丸，薑湯下。葉氏方。風痰喘逆，兀兀欲吐，眩運欲倒。半夏一兩，雄黄三錢爲末。薑汁浸，蒸餅丸梧子大。每服三十丸，薑湯下。已吐者加檳榔。活法機要。風痰喘急。千緡湯：用半夏湯洗七個，甘草炙、皂莢炒各一寸，薑三片，水一盞，煎七分，温服。和劑局方〔一〕。上焦熱痰，欬嗽。制過半夏一兩，片黄芩末二錢，薑汁打糊丸緑豆大。每服七十丸，淡薑湯食後服。此周〔二〕憲王親製方也。袖珍方。肺熱痰嗽。制半夏、栝樓仁各一兩，爲末，薑汁打糊丸梧子大。每服二三十丸，白湯下。或以栝樓瓤〔三〕煮熟丸。濟生方。熱痰欬嗽，煩熱面赤，口燥心痛，脉洪數者。小黄丸：用半夏、天南星各一兩，黄芩一兩半，爲末，薑汁浸蒸餅丸梧子大。每服五七十丸，食後薑湯下。潔古活法機要。小兒痰熱，欬嗽驚悸。半夏、南星等分，爲末。牛膽汁和，入膽内，懸風處待乾，蒸餅丸緑豆大。每薑湯下三五丸。摘玄方。濕痰欬嗽，面黄體重，嗜卧，驚，兼食不消，脉緩者。白术丸：用半夏、南星各一兩，白术一兩半，爲末，薄糊丸梧子大。每服五七十丸，薑湯下。活法機要。氣痰欬嗽，面白氣促，洒淅惡寒，愁憂不樂，脉濇者。玉粉丸：用半夏、南星各一兩，官桂半兩，爲末，糊丸梧子大。每服五十丸，薑湯下。活法機要。小結胸痛，正在心下，按之則痛，脉浮滑者，小陷胸湯主之。半夏半升，黄連一兩，栝樓實大者一個，水六升，先煮栝樓取〔四〕三升，去滓，内二味煮取二升，分三服。仲景傷寒論。濕痰心痛喘急者。半夏油炒爲末，粥糊丸緑豆大。每服二十丸，薑湯下。丹溪心法。急傷寒病。半夏四錢，生薑七片，酒一盞，煎服。胡洽居士百病方。結痰不出，語音不清，年久者亦宜。玉粉丸：半夏半兩，桂心一字，草烏頭半字，爲末。薑汁浸蒸餅丸芡子大。每服一丸，夜卧含嚥。活法機要。停痰冷飲，嘔逆。橘皮半夏湯：用半夏水煮熟、陳橘皮各一兩。每服四錢，生薑七片，水二盞，煎一盞，温服。和劑局方。停痰留飲，胸膈滿悶，氣短惡心，飲食不下，或吐痰水。伏苓半夏湯：用半夏泡五兩，伏苓三兩。每服四錢，薑七片，水一鍾半，煎七分〔五〕，甚捷徑。和劑局方。支飲作嘔。嘔家本渴，不渴者，心下有支飲也。或似喘不喘，似嘔不嘔，似噦不噦，心下憒憒，並宜小半夏湯。用半夏泡七次，一升，生薑半升，水七升，煮一升五合，分服。張仲景金匱要略。噦逆欲死。半夏生薑湯主之。即上方也。痘瘡噦氣。方同上。嘔噦眩悸，穀不得下。半夏加伏苓湯：半夏一升，生薑半斤，伏苓三兩，切，以水七升，煎一升半，分温服之。金匱要略。目不得眠。見「發

〔一〕和劑局方：此方即蘇沈良方卷五「半夏湯」，又謂之千緡湯。故注出「和劑局方」當誤。
〔二〕憲：據明史藝文志載袖珍方注當作「定」。
〔三〕瓤：底本此字漫漶，今據其他金陵本補正。
〔四〕取：原作「徒」。今據傷寒論辨太陽病脉證並治下改。
〔五〕分：下脱服法。局方卷四治痰飲作「去滓空心服」。

明」下。心下悸忪。半夏麻黄丸：半夏、麻黄等分，爲末，蜜丸小豆大。每服三十丸，日三。金匱要略。傷寒乾啘。半夏熟洗，研末。生薑湯服一錢匕。深〔一〕師方。嘔逆厥逆，内有寒痰。半夏一升洗滑焙研，小麥麪一升，水和作彈丸，水煮熟。初吞四五枚，日三服。稍增至十五枚，旋煮旋吞。覺病減，再作。忌羊肉、餳糖。此乃許仁則方也。外臺秘要。嘔吐反胃。大半夏湯：半夏三升，人參三兩，白蜜一升，水一斗二升和，揚之一百二十遍。煮取三升半，温服一升，日再服。亦治膈間支飲。金匱要略。胃寒噦逆，停痰留飲。藿香半夏湯：用半夏湯泡炒黄二兩，藿香葉一兩，丁皮〔二〕半兩，每服四錢，水一盞，薑七片，煎服。和劑局方。小兒吐瀉，脾胃虚寒。齊州半夏泡七次、陳粟米各一錢半，薑十片，水瓊半，煎八分，温服。錢乙小兒。小兒痰吐，或風壅所致，或欬嗽發熱，飲食即嘔。半夏泡七次半兩，丁香一錢，以半夏末水和包丁香，用麪重包，煨熟，去麪爲末，生薑自然汁和丸麻子大。每服二三十丸，陳皮湯下。活幼口議。妊娠嘔吐。半夏二兩，人參、乾薑各一兩，爲末。薑汁麪糊丸梧子大，每飲服十丸，日三服。仲景金匱要略。霍亂腹脹。半夏、桂等分，爲末。水服方寸匕。肘後方。小兒腹脹。半夏末少許，酒和丸粟米大。每服二丸，薑湯下。不瘥，加之。或以火炮研末，薑汁調貼臍，亦佳。子母秘録。黄疸喘滿，小便自利，不可除熱。半夏、生薑各半斤，水七升，煮一升五合，分再服。有人氣結而死，心下暖，以此少許入口，遂活。張仲景方。伏暑引飲，脾胃不利。消暑丸：用半夏醋煮一斤，伏苓半斤，生甘草半斤，爲末，薑汁麪糊丸梧子大。每服五十丸，熱湯下。和劑局方。老人虚秘，冷秘，及痃癖冷氣。半硫丸：半夏泡炒、生硫黄等分，爲末，自然薑汁煮糊丸如梧子大。每空心温酒下五十丸。和劑局方。失血喘急。吐血下血，崩中帶下，喘急痰嘔，中滿宿瘀。用半夏搥扁，以薑汁和麪包煨黄，研末，米糊丸梧子大。每服三十丸，白湯下。直指方。白濁夢遺。半夏一兩，洗十次，切破，以木猪苓二兩，同炒黄，出火毒，去猪苓，入煅過牡蠣一兩，以山藥糊丸梧子大。每服三十丸，伏苓湯送下。腎氣閉而一身精氣無所管攝，妄行而遺者，宜用此方。蓋半夏有利性，猪苓導水，使腎氣通也。與下元虚憊者不同。許學士本事方。八般頭風。三次見效。半夏末，入百草霜少許，作紙撚燒烟，就鼻内嗃之。口中含水，有涎吐去，再含。衛生寶鑑。少陰咽痛，生瘡，不能言語，聲不出者，苦酒湯主之。半夏七枚打碎，雞子一枚，頭開一竅，去黄，納苦酒令小滿，入半夏在内，以鐶子坐于炭火上，煎三沸，去滓，置盃中，時時嚥之，極驗。未瘥更作。仲景傷寒論。喉痺腫塞。生半夏末嗃鼻内，涎出效。集簡方。骨哽在咽。半夏、白芷等分，爲末。水服方寸匕，當嘔出。忌羊肉。外臺秘要。重舌木舌，脹大塞口。半夏煎醋，含漱之。○又方：半夏二十枚，水煮過，再泡片時，乘熱以酒一升浸之，密封良久，熱漱冷吐之。小兒顖陷。乃冷也。水調半夏末，

〔一〕深：原作「梅」。今據證類卷十半夏改。

〔二〕丁皮：局方卷三治一切氣「藿香半夏散」作「丁香皮」。綱目無「丁香皮」一名。卷三十四丁香下時珍注「丁皮」曰：「即樹皮也似桂皮而厚」。

塗足心。面上黑氣。半夏焙研，米醋調敷。不可見風，不計遍數，從早至晚，如此三日，皂角湯洗下，面瑩如玉也。摘玄方。癩風眉落。生半夏、羊屎燒焦等分，爲末，自然薑汁日調塗。聖濟録。盤腸生産。産時子腸先出，産後不收者，名盤腸産。以半夏末頻搐鼻中，則上也。婦人良方。産後運絶。半夏末，冷水和丸大豆大，納鼻中即愈，此扁鵲法也。肘後方。小兒驚風。生半夏一錢，皂角半錢，爲末。吹少許入鼻，名嚏驚散，即甦。直指方。卒死不寤。半夏末吹鼻中，即活。南岳夫人紫靈魏元君方也。五絶急病。一曰自縊，二曰牆壓，三曰溺水，四曰魘魅，五曰産乳。並以半夏末，納大豆一丸入鼻中。心温者一日可活也。子母秘録。癰疽發背及乳瘡。半夏末，雞子白調塗之。肘後方。吹奶腫痛。半夏一個煨研，酒服立愈。一方：以末，隨左右搐鼻，效。劉長春經驗方。打撲瘀痕。水調半夏末塗之，一宿即没也。永類鈐方。遠行足趼。方同上。集簡方。金刃不出，入骨脉中者。半夏、白斂等分，爲末。酒服方寸匕，日三服。至二十日自出。李筌太白經。飛蟲入耳。生半夏末，麻油調，塗耳門外。本事方。蝎蠆螫人。半夏末，水調塗之，立止。錢相公篋中方。蝎瘻五孔相通者。半夏末，水調塗之，日二。聖惠方。咽喉骨哽。半夏、白芷等分，爲末。水服方寸匕，當嘔出。忌羊肉。外臺秘要〔一〕。

莖涎。【主治】煉取塗髮眉，墮落者即生。雷斆。

蚤休本經下品

【釋名】蚩休別録、螫休日華、紫河車圖經、重臺唐本、重樓金線唐本〔二〕、三層草綱目、七葉一枝花蒙筌、草甘遂唐本、白甘遂。【時珍曰】蟲蛇之毒，得此治之即休，故有蚤休、螫休諸名。重臺、三層，因其葉狀也。金線重樓，因其花狀也。甘遂，因其根狀也。紫河車，因其功用也。

【集解】【別録曰】蚤休生山陽川谷及冤句。【恭曰】今謂重樓金線者是也。一名重臺，南人名草〔三〕甘遂。一莖六七葉，似王孫、鬼臼、蓖麻輩，葉有二三層。根如肥大菖蒲，細肌脆白。【保昇曰】葉似鬼臼、牡蒙，年久者二三重。根如紫參，皮黄肉白。五月采根，日乾。【大明曰】根如尺二蜈蚣，大如肥紫菖蒲。【頌曰】即紫河車也。今河中、河陽、華、鳳、文州及江淮間亦有之。葉似王孫、鬼臼等，作二三層。六月開黄紫花，蕊赤黄色，上有金絲垂下。秋結紅子。根似肥薑，皮赤肉白。四月、五月采之。【宗奭曰】蚤休無旁枝，止一莖挺生，高尺餘，顛有四五葉。葉有歧，似苦杖。中心又起莖，亦如是生葉。惟根入藥用。【時珍

〔一〕半夏……秘要：凡二十四字，與上文「骨哽在咽」條重複。
〔二〕唐本：據證類卷十一蚤休，此別名當出自圖經。
〔三〕草：原爲墨丁。今據證類卷十一蚤休補。

曰】重樓金線處處有之，生于深山陰濕之地。一莖獨上，莖當葉心。葉緑色似芍藥，凡二三層，每一層七葉。莖頭夏月開花，一花七瓣，有金絲蕊，長三四寸。王屋山産者至五七層。根如鬼臼、蒼术狀，外紫中白，有粘、糯二種。外丹家采製三黄、砂、汞。入藥洗切焙用。俗諺云「七葉一枝花，深山是我家。癰疽如遇者，一似手拈拏」，是也。

根。【氣味】苦，微寒，有毒。【大明曰】冷，無毒。伏雄黄、丹砂、蓬砂及鹽。【主治】驚癇，摇頭弄舌，熱氣在腹中。本經。癲疾，癰瘡，除蝕，下三蟲，去蛇毒。别録。生食一升，利水。唐本。治胎風手足搐，能吐泄瘰癧。大明。去瘧疾寒熱。時珍。

【發明】【恭曰】摩醋，傅癰腫蛇毒，甚有效。【時珍曰】紫河車，足厥陰經藥也。凡本經驚癇、瘧疾、瘰癧、癰腫者宜之。而道家有服食法，不知果有益否也。

【附方】新五。服食法。紫河車根以竹刀刮去皮，切作骰子大塊，麪裹入瓷瓶中，水煮候浮漉出，凝冷，入新布袋中，懸風處待乾。每服三丸，五更初面東念呪，井水下，連進三服，即能休粮。若要飲食，先以黑豆煎湯飲之，次以藥丸煮稀粥，漸漸食之。呪曰：「天朗氣清金雞鳴，吾今服藥欲長生。吾今不飢復不渴，賴得神仙草有靈。」小兒胎風，手足搐搦。用蚤休即紫河車爲末。每服半錢，冷水下。衛生易簡方。慢驚發搐，帶有陽證者。白甘遂末即蚤休一錢，栝樓根末二錢，同于慢火上炒焦黄，研勻。每服一字，煎射香、薄荷湯調下。錢乙小兒方。中鼠莽毒。金線重樓根，磨水服，即愈。集簡方。咽喉穀賊。腫痛。用重臺赤色者、川大黄炒、木鼈子仁、馬牙消各〔一〕半兩，半夏泡一分，爲末，蜜丸芡子大，含之。聖惠方。

鬼臼本經下品

【校正】併入圖經璚田草。

【釋名】九臼本經、天臼别録、鬼藥綱目、解毒别録、爵犀本經、馬目毒公本經、害母草圖經、羞天花綱目、术律草綱目、璚田草綱目、獨脚蓮土宿本草、獨荷草土宿、山荷葉綱目、旱荷綱目、八角盤綱目、唐婆鏡。【弘景曰】鬼臼根如射干，白而味甘，九臼相連，有毛者良，故名。【時珍曰】此物有毒，而臼如馬眼，故名馬目毒公。殺蠱解毒，故有犀名。其葉如鏡、如盤、如荷，而新苗生則舊苗死，故有鏡、盤、荷、蓮、害母諸名。蘇東坡詩集云「璚田草俗號唐婆鏡」，即本草鬼臼也。歲生一臼，如黄精根而堅瘦，可以辟穀。宋祁劍南方物贊云：羞天花，蜀地處處有之。依莖綴花，蔽葉自隱，俗名羞天，予改爲羞寒花，即本草鬼臼也。贊云：「冒寒而茂，莖修葉廣。附莖作花，葉蔽其上。」以其自蔽，若有羞狀。○别有羞天草，與此不同，即海芋也。

〔一〕各：原脱。今據聖惠方卷三十五治咽喉生穀賊諸方此前諸藥均爲半兩補。

【集解】【别録曰】鬼臼生九真〔一〕山谷及冤句。二月、八月采根。【弘景曰】鬼臼生山谷中。八月采，陰乾。似射干、术輩，又似鉤吻。有兩種：出錢塘、近道者，味甘，上有叢毛，最勝；出會稽、吴興者，大而味苦，無叢毛，力劣。今馬目毒公狀如黄精根，其臼處似馬眼而柔潤。今方家多用鬼臼而少用毒公，不知此那，復乖越如此。【恭曰】鬼臼生深山巖石之陰。葉如蓖麻、重樓輩。生一莖，莖端一葉，亦有兩岐者。年長一莖，莖枯則爲一臼。假令生來二十年，則有二十臼，豈惟九臼耶？根肉皮鬚並似射干，今俗用多是射干。而江南别送一物，非真者。今荆州當陽縣、硤州遠安縣、襄州荆山縣山中並貢之，亦極難得。【頌曰】今江寧府、滁、舒、商、齊、杭、襄、峽州、荆門軍亦有之，並如蘇恭所説。花生莖間，赤色，三月開後結實。又一説：鬼臼生深山陰地，葉六出或五出，如雁掌。莖端一葉如繖，旦時東向，及暮則西傾，蓋隨日出没也。花紅紫如荔枝，正在葉下，常爲葉所蔽，未常見日。一年生一莖，既枯則爲一臼，及八九年則八九臼矣〔二〕。然一年一臼生而一臼腐，蓋陳新相易也，故俗名害母草。如芋魁、烏頭輩亦然，新苗生則舊苗死，前年之臼〔三〕腐矣。而本草注謂全似射干，今射干體狀雖相似，然臼形淺薄，與鬼臼大異。鬼臼如八九個南星側比相叠，而色理正如射干。用者當使人求苗采之，市中不復有也。【時珍曰】鬼臼根如天南星相叠之狀，故市人道〔四〕謂小者爲南星，大者爲鬼臼，殊爲謬誤。按黄山谷集云：唐婆鏡葉底開花，俗名羞天花，即鬼臼也。歲生一臼，滿十二歲，則可爲藥。今方家乃以鬼燈檠爲鬼臼，誤矣。又鄭樵通志云：鬼臼葉如小荷，形如烏掌，年長一莖，莖枯則根爲一臼，亦名八角盤，以其葉似之也。據此二説，則似是今人所謂獨脚蓮者也。又名山荷葉、獨荷草、旱荷葉、八角鏡。南方處處深山陰密處有之，北方惟龍門山、王〔五〕屋山有之。一莖獨上，莖生葉心而中空。一莖七葉，圓如初生小荷葉，面青背紫，揉其葉作瓜李香。開花在葉下，亦有無花者。其根全似蒼术、紫河車。丹爐家采根制三黄、砂、汞。或云其葉八角者更靈。或云其根與紫河車一樣，但以白色者爲河車，赤色者爲鬼臼，恐亦不然。而庚辛玉册謂蚤休陽草，旱荷陰草，亦有分别。陶弘景以馬目毒公與鬼臼爲二物，殊不知正是一物而有二種也。又唐獨孤滔丹房鏡源云：术律車〔六〕有二種，根皆似南星，赤莖直上，莖端生葉。一種葉凡七瓣，一種葉作數層。葉似蓖麻，面青背紫而有細毛。葉下附莖開一花，狀如鈴鐸倒垂，青白色，黄蕊中空，結黄子。風吹不動，無風自摇。可制砂、汞。按此即鬼臼之二種也。其説形狀甚明。

根。【氣味】辛，温，有毒。【别録曰】微温。【弘景曰】甘，温，有毒。【權曰】苦。【之才曰】畏垣衣。【主治】殺蠱毒，鬼疰精物，辟惡氣不祥，

〔一〕真：原作「具」。今據證類卷十一鬼臼改。

〔二〕矣：原作「失」。今據改同上。

〔三〕臼：證類卷十一鬼臼引圖經作「魁」。

〔四〕道：張本作「通」，義長。

〔五〕王：原作「至」。今從錢本改。

〔六〕車：張本作「草」，義長。

逐邪，解百毒。本經。殺大毒，療欬嗽喉結，風邪煩惑，失魄妄見，去目中膚翳。不入湯。別録。主尸疰，殗殜勞疾，傳尸瘦疾。甄權。下死胎，治邪瘧癧疽，蛇毒，射工毒。時珍。

【發明】【頌曰】古方治五尸鬼疰、百毒惡氣多用之。又曰，今福州人三月采璚田草根葉，焙乾搗末，蜜丸服，治風疾。

【附方】新三。子死腹中，胞破不生，此方累效，救人歲萬數也。鬼臼不拘多少，黄色者，去毛爲細末，不用篩羅，只撚之如粉爲度。每服一錢，無灰酒一盞，同煎八分，通口服，立生如神。名一字神散。婦人良方。射工中人，寒熱發瘡。鬼臼葉一把，苦酒漬，搗取汁。服一升，日二次。千金方。黑黄急病。黑黄，面黑黄，身如土色，不妨食，脉沉，若青脉入口者死。宜烙口中黑脉、百〔一〕會、玉泉、章門、心俞。用生鬼臼搗汁一小盞服。乾者爲末，水服。三十六黄方。

射干本經下品

【釋名】烏扇本經、烏翣別録、烏吹別録、烏蒲本經、鳳翼拾遺、鬼扇土宿、扁竹綱目、仙人掌土宿、紫金牛土宿、野萱花綱目、草薑別録、黄遠吴普。【弘景曰】射干方書多音夜。【頌曰】射干之形，莖梗疏長，正如射之長竿之狀〔二〕，得名由此爾。而陶氏以夜音爲疑，蓋古字音多通呼，若漢官僕射，主射事，而亦音夜，非有別義也。【時珍曰】其葉叢生，横鋪一面，如烏翅及扇之狀，故有烏扇、烏翣、鳳翼、鬼扇、仙人掌諸名。俗呼扁竹，謂其葉扁生而根如竹也。根葉又如蠻薑，故曰草薑。○翣音所甲切，扇也。

【集解】【別録曰】射干生南陽山谷田野。三月三日采根，陰乾。【弘景曰】此是烏翣根，黄色，庭臺多種之。人言其葉是鳶尾，而復有鳶頭，此若相似爾，恐非烏翣也。又別有射干相似而花白莖長，似射人之執竿者，故阮公詩云「射干臨層城」。此不入藥用。【恭曰】鳶尾葉都似射干，而花紫碧色，不抽高莖，根似高良薑而肉白，名鳶頭。【保昇曰】射干高二三尺，花黄實黑。根多鬚，皮黄黑，肉黄赤。所在皆有，二月、八月采根，去皮日乾。【藏器曰】射干、鳶尾二物相似，人多不分。射干即人間所種爲花草名鳳翼者，葉如鳥翅，秋生紅花，赤點。鳶尾亦人間所種，苗低下於射干，狀如鳶尾，夏生紫碧花者是也。【大明曰】射干根潤，形似高良薑大小，赤黄色淡硬，五、六、七、八月采。【頌曰】今在處有之，人家種之。春生苗，高一二尺。葉大類蠻薑而狹長横張，疏如翅羽狀，故名烏翣。葉中抽莖，似萱草莖而强硬。六月開花，黄紅色，瓣上有細文。秋結實作房，中子黑色。一説射干多生山崖之間，其莖雖細小，亦類木。故荀子云「西方有木，名曰射干，莖長四寸，生於高山之上」是也。陶弘景所説花白者，自是射干之類。【震亨曰】根爲射干，葉爲烏翣，紫花者是，紅花者非。【機曰】按諸

〔一〕百：原作「耳」。今據聖惠方卷五十五治三十六種黄證候點烙論並方改。

〔二〕射之長竿之狀：證類卷十射干引圖經述本品莖長「似射人之執竿者」，又述其莖梗疏長「正如長竿狀」。此處糅合之，而誤「射人」爲「射之」。

注則射干非一種，有花白者，花黄者，花紫者，花紅者。丹溪獨取紫花者，必曾試有驗也。【時珍曰】射干即今扁竹也。今人所種，多是紫花者，呼爲紫蝴蝶。其花三四月開，六出，大如萱花。結房大如拇指，頗似泡桐子，一房四隔，一隔十餘子。子大如胡椒而色紫，極硬，咬之不破。七月始枯。陶弘景謂射干、鳶尾是一種。蘇恭、陳藏器謂紫碧花者是鳶尾，紅花者是射干。韓保昇謂黄花者是射干。蘇頌謂花紅黄者是射干，白花者亦其類。朱震亨謂紫花者是射干，紅花者非。各執一説，何以憑依？謹按張揖廣雅云：鳶尾，射干也。易通卦〔一〕驗云：冬至射干生。土宿真君本草云：射干即扁竹，葉扁生，如側手掌形，莖亦如之，青緑色。一種紫花，一種黄花，一種碧花。多生江南、湖、廣、川、浙平陸間。八月取汁，煮雄黄，伏雌黄，制丹砂，能拒火。據此則鳶尾、射干本是一類，但花色不同。正如牡丹、芍藥、菊花之類，其色各異，皆是同屬也。大抵入藥功不相遠。〇【藏器曰】射干之名有三：佛經云〔二〕射干貂獄〔三〕，此是惡獸，似青黄狗，食人，能緣木；阮公云「射干臨層城」者，是樹，殊有高大者；本草射干是草，即今人所種者也。

根。【修治】【斅曰】凡采根，先以米泔水浸一宿，漉出，然後以篁竹葉煮之，從午至亥，日乾用。

【氣味】苦，平，有毒。【别録曰】微温。久服令人虚。【保昇曰】微寒。【權曰】有小毒。【元素曰】苦，陽中陰也。【時珍曰】寒。多服瀉人。【主治】欬逆上氣，喉痺咽痛，不得消息，散結氣，腹中邪逆，食飲大熱。本經。療老血在心脾間，欬唾，言語氣臭，散胸中熱氣。别録。苦酒摩塗毒腫。弘景。治疰氣，消瘀血，通女人月閉。甄權。消痰，破癥結，胸膈滿，腹脹氣喘，痃癖，開胃下食，鎮肝明目。大明。治肺氣喉痺爲佳。宗奭。去胃中癰瘡。元素。利積痰疝毒，消結核。震亨。降實火，利大腸，治瘧母。時珍。

【發明】【震亨曰】射干屬金，有木與火，行太陰、厥陰之積痰，使結核自消甚捷。又治便毒，此足厥陰濕氣，因疲勞而發。取射干三寸，與生薑同煎，食前服，利三兩行，甚效。【時珍曰】射干能降火，故古方治喉痺咽痛爲要藥。孫真人千金方治喉痺有烏翣膏。張仲景金匱玉函方治欬而上氣，喉中作水雞聲，有射干麻黄湯。又治瘧母鱉甲煎丸，亦用烏扇燒過。皆取其降厥陽〔四〕相火也。火降則血散腫消，而痰結自解，癥瘕自除矣。

【附方】舊二，新八。咽喉腫痛。射干花根、山豆根，陰乾爲末，吹之如神。袖珍方。傷寒咽閉，腫痛。用生射干、猪脂各四兩，合煎令焦，去滓，每噙棗許，取瘥。龐安常傷寒論。喉痺不通，漿水不入。外臺秘要用射干一片，含嚥汁，良。〇醫方大成用扁竹新根擂汁嚥之，大腑動即解。

〔一〕通卦：原作「卦通」。今據卷一引據古今經史百家書目乙正。

〔二〕云：原脱。今據證類卷十射干補。

〔三〕獄：原作「⿰扌就」。今據改同上。

〔四〕陽：據前震亨曰射干能行厥陰之積痰，此「陽」當爲「陰」之誤。

或醋研汁噙，引涎出亦妙。○便民方用紫蝴蝶根一錢，黄芩、生甘草、桔梗各五分，爲末，水調頓服，立愈。名奪命散。二便不通，諸藥不效。紫花扁竹根生水邊者佳，研汁一盞服，即通。普濟〔一〕方。水蠱腹大，動摇水聲，皮膚黑。用鬼扇根擣汁，服一盃，水即下。肘後方。陰疝腫刺。發時腫痛如刺。用生射干擣汁與服，取利。亦可丸服。肘後方。乳癰初腫。扁竹〔二〕根如僵蠶者，同萓〔三〕草根爲末，蜜調傅之，神效。永類方。中射工毒，生瘡者。烏翣、升麻各二兩，水三升，煎二升，温服。以滓敷瘡上。姚僧坦集驗方。

鳶尾本經下品

【釋名】烏園本經。根名鳶頭。【時珍曰】並以形命名。烏園當作烏鳶。

【集解】【别録曰】烏鳶生九疑山谷。五月采。【弘景曰】方家言是射干苗，而主療亦異，當别是一種。方用鳶頭，當是其根，療體相似，而本草不題。【恭曰】此草所在有之，人家亦種。葉似射干而闊短，不抽長莖，花紫碧色。根似高良薑，皮黄肉白，嚼〔四〕之戟人咽喉，與射干全别。射干花紅，抽莖長，根黄有臼。【保昇曰】草名鳶尾，根名鳶頭，亦謂之鳶根。葉似射干，布地生。黑根似高良薑而節大，數個相連。九月、十月采根，日乾。【時珍曰】此即射干之苗，非别一種也。肥地者莖長根粗，瘠地者莖短根瘦。其花自有數色。諸家皆是强分。陳延之小品方言，東海鳶頭即由跋者，亦訛也。東海出之故耳。

【氣味】苦，平，有毒。【恭曰】有小毒。【主治】蠱毒邪氣，鬼疰諸毒，破癥瘕積聚，去水，下三蟲。本經。殺鬼魅，療頭眩。别録。

【附方】舊一，新一。飛尸遊蠱着喉中，氣欲絶者。鳶尾根削去皮，納喉中，摩病處，令血出爲佳。陳藏器本草拾遺。鬼魅邪氣。四物鳶頭散：東海鳶頭、黄牙即金牙、莨菪子、防葵各一分〔五〕，爲末，酒服方寸匕。欲令病人見鬼，增防葵一分。欲令知鬼，又增一分，立驗。不可多服。陳延之小品方。

〔一〕濟：原作「齊」。今據該方出普濟方卷三十九大小便不通改。

〔二〕扁竹：永類鈐方卷七乳癰作「萹蓄」，且注云「根如僵蠶葉硬如劍者」。據此「萹蓄」當誤。

〔三〕萓：原作「宣」。今據永類鈐方卷七乳癰改。

〔四〕嚼：原作「爵」。今據證類卷十鳶尾改。

〔五〕各一分：原脱。今據外臺卷十三鬼魅精魅方引小品補。

玉簪 綱目

【釋名】白鶴仙。【時珍曰】並以花象命名。

【集解】【時珍曰】玉簪處處人家栽爲花草。二月生苗成叢，高尺許，柔莖如白菘。其葉大如掌，團而有尖，葉上紋如車前葉，青白色，頗嬌瑩。六七月抽莖，莖上有細葉。中出花朵十數枚，長二三寸，本小末大。未開時，正如白玉搔頭簪形，又如羊肚蘑菇之狀；開時微綻四出，中吐黄蕊，頗香，不結子。其根連生，如鬼臼、射干、生薑輩，有鬚毛。舊莖死則根有一臼，新根生則舊根腐。亦有紫花者，葉微狹。皆鬼臼、射干之屬。

根。【氣味】甘、辛，寒，有毒。【主治】擣汁服，解一切毒，下骨哽，塗癰腫。時珍。

【附方】新五。乳癰初起。内消花，即玉簪花，取根擂酒服，以渣傅之。海上方。婦人斷産。白鶴仙根、白鳳仙子各一錢半，紫葳二錢半，辰砂二錢，擣末，蜜和丸梧子大。産内三十日，以酒半盞服之。不可着牙齒，能損牙齒也。摘玄方。解斑蝥毒。玉簪根擂水服之，即解。趙真人濟急方。下魚骨哽。玉簪花根、山裹紅果根，同擣自然汁，以竹筒灌入咽中，其骨自下。不可着牙齒。臞仙乾坤生意。刮骨取牙。玉簪根乾者一錢，白砒三分，白硇七分，蓬砂二分，威靈仙三分，草烏頭一分半，爲末。以少許點疼處，即自落也。余居士選奇方。

葉。【氣味】同根。【主治】蛇虺螫傷，擣汁和酒服，以渣傅之，中心留孔洩氣。時珍。

鳳仙 綱目

【釋名】急性子救荒、旱珍珠綱目、金鳳花綱目、小桃紅救荒、夾竹桃救荒、海蒳音納、染指甲草救荒、菊婢。【時珍曰】其花頭翅尾足俱具，翹然如鳳狀，故以名之。女人采其花及葉包染指甲。其實狀如小桃，老則迸裂，故有指甲、急性、小桃諸名。宋光宗李后諱鳳，宫中呼爲好女兒花。張宛丘呼爲菊婢。韋居呼爲羽客。

【集解】【時珍曰】鳳仙人家多種之，極易生。二月下子，五月可再種。苗高二三尺，莖有紅白二色，其大如指，中空而脆。葉長而尖，似桃、柳葉而有鋸齒。椏間開花，或黄或白，或紅或紫，或碧或雜色，亦自變易，狀如飛禽，自夏初至秋盡，開謝相續。結實纍然，大如櫻桃，其形微長，色如毛桃，生青熟黄，犯之即自裂。皮卷如拳，苞中有子似蘿蔔子而小，褐色。人采其肥莖汋醃，以充萵笋。嫩葉渫，浸一宿，亦可食。但此草不生蟲蠹，蜂蝶亦不近，恐亦不能無毒也。

子。【氣味】微苦，温，有小毒。【主治】産難，積塊噎膈，下骨哽，透骨通竅。時珍。

【發明】【時珍曰】鳳仙子其性急速，故能透骨軟堅。庖人烹魚肉硬者，投數粒即易軟爛，是其驗也。緣其透骨，最能損齒，與玉簪根同，凡服者不可着齒也。多用亦戟人咽。

【附方】新五。産難催生。鳳仙子二錢，研末。水服，勿近牙。外以蓖麻子隨年數搗塗足心。集簡方。噎食不下。鳳仙花子酒浸三宿，晒乾爲末，酒丸緑豆大。每服八粒，温酒下。不可多用，即急性子也。摘玄方。咽中骨哽欲死者。白鳳仙子研水一大呷，以竹筒灌入咽，其物即軟。不可近牙。或爲末吹之。普濟方。牙齒欲取。金鳳花子研末，入砒少許，點疼牙根，取之。摘玄方。小兒痞積。急性子、水葒花子、大黄各一兩，俱生研末。每味取五錢，外用皮硝一兩拌勻。將白鵓鴿一個，或白鴨亦可，去毛屎，剖腹，勿犯水，以布拭净，將末裝入内，用綫紮定，沙鍋内入水三盌，重重紙封，以小火煮乾，將鴿、鴨翻調焙黄色，冷定。早辰食之，日西時疾軟，三日大便下血，病去矣。忌冷物百日。孫天仁集效方。

花。【氣味】甘，滑，温，無毒。【主治】蛇傷，擂酒服即解。又治腰脇引痛不可忍者，研餅晒乾爲末，空心每酒服三錢，活血消積。時珍。

【附方】新一。風濕卧牀不起。用金鳳花、柏子仁、朴硝、木瓜煎湯洗浴，每日二三次。内服獨活寄生湯。吴旻扶壽精方。

根、葉。【氣味】苦，甘，辛，有小毒。【主治】雞魚骨哽，誤吞銅鐵，杖撲腫痛，散血通經，軟堅透骨。時珍。

【附方】新三。咽喉物哽。金鳳花根嚼爛噙嚥，骨自下，雞骨尤效。即以温水漱口，免損齒也。亦治誤吞銅鐵。危氏得效方。打杖腫痛。鳳仙花葉搗如泥，塗腫破處，乾則又上，一夜血散即愈。冬月收取乾者，研末水和塗之。葉廷器通變要法。馬患諸病。白鳳仙花連根葉熬膏，遇馬有病，抹其眼四角上，即汗出而愈。衛生易簡方。

坐拏草 宋圖經

【集解】【頌曰】生江西及滁州。六月開紫花結實。采其苗入藥，江西甚易得。後因人用有效，今頗貴重。【時珍曰】按一統志云：出吉安永豐縣。

【氣味】辛，熱，有毒。【主治】風痺，壯筋骨，兼治打撲傷損。蘇頌。

【發明】【頌曰】神醫普救方治風藥中已有用者。【時珍曰】危氏得效方麻藥煮酒方中用之。聖濟録治膈上虚熱，咽喉噎塞，小便赤澁，神困多睡，有坐拏丸。用坐拏草、大黄、赤芍藥、木香、升麻、麥門冬、黄芪、木通、酸棗仁、薏苡仁、枳殼等分，爲末。蜜丸梧子大。每服二十丸，麥門冬湯下。

【附録】押不蘆。【時珍曰】按周密癸辛雜志云：漠北回回地方有草名押不蘆。土人以少許磨酒飲，即通身麻痺而死，加以刀斧亦不知。

至三日則以少藥投之即活。御藥院中亦儲之。貪官污吏罪甚者，則服百日丹，皆用此也。昔華陀能刳腸滌胃，豈不有此等藥耶？

曼陀羅花綱目

【釋名】風茄兒綱目、山茄子。【時珍曰】法華經言佛説法時，天雨曼陀羅花。又道家北斗有陀羅星使者，手執此花，故後人因以名花。曼陀羅，梵言雜色也。茄乃因葉形爾。姚伯聲花品呼爲「惡客」。

【集解】【時珍曰】曼陀羅生北土，人家亦栽之。春生夏長，獨莖直上，高四五尺，生不旁引，緑莖碧葉，葉如茄葉。八月開白花，凡六瓣，狀如牽牛花而大，攢花中折[一]，駢葉外包，而朝開夜合。結實圓而有丁拐，中有小子。八月采花，九月采實。

花、子。【氣味】辛，温，有毒。【主治】諸風及寒濕脚氣，煎湯洗之。又主驚癇及脱肛，并入麻藥。時珍。

【發明】【時珍曰】相傳此花笑采釀酒飲，令人笑；舞采釀酒飲，令人舞。予常[二]試之，飲須半酣，更令一人或笑或舞引之，乃驗也。八月采此花，七月采火麻子花，陰乾，等分爲末。熱酒調服三錢，少頃昏昏如醉。割瘡炙火，宜先服此，則不覺苦也。

【附方】新三。面上生瘡。曼陀羅花晒乾研末，少許貼之。衛生易簡方。小兒慢驚。曼陀羅花七朵，重一字，天麻二錢半，全蝎炒十枚，天南星炮、丹砂、乳香各二錢半，爲末。每服半錢，薄荷湯調下。御藥院方。大腸脱肛。曼陀羅子連殼一對，橡斗十六個，同剉，水煎三五沸，入朴硝少許，洗之。儒門事親。

羊躑躅本經下品

【釋名】黄躑躅綱目、黄杜鵑蒙筌、羊不食草拾遺、鬧羊花綱目、驚羊花綱目、老虎花綱目、玉枝别録。【弘景曰】羊食其葉，躑躅而死，故名。鬧，當作惱。惱，亂也。

【集解】【别録曰】羊躑躅生太行山川谷及淮南山。三月采花，陰乾。【弘景曰】近道諸山皆有之。花黄[三]似鹿葱，不可近眼。【恭曰】花亦不似鹿葱，正似旋花色黄者也。【保昇曰】小樹高二尺，葉似桃葉，花黄似瓜花。三月、四月采花，日乾。【頌曰】所在有之。春生苗似鹿葱，

〔一〕折：張本作「拆」，義長。
〔二〕常：錢本作「嘗」。然古代「常」、「嘗」互通，故不改。
〔三〕黄：證類卷十羊躑躅引陶隱居作「苗」。

葉似紅花，莖高三四尺。夏開花似凌霄花、山石榴輩，正黄色，羊食之則死。今嶺南、蜀道山谷遍生，皆深紅色如錦綉。然或云此種不入藥。【時珍曰】韓保昇所説似桃葉者最的。其花五出，蕊瓣皆黄，氣味皆惡。蘇頌所謂深紅色者，即山石榴名紅躑躅者，無毒，與此别類。張揖廣雅謂躑躅一名決光者，誤矣。決光，決明也。按唐李紳文集言：駱谷多山枇杷，毒能殺人，其花明艷，與杜鵑花相似，樵者識之。其説似羊躑躅，未知是否？要亦其類耳。

花。【氣味】辛，温，有大毒。【權曰】惡諸石及麪，不入湯使。伏丹砂、硇砂、雌黄。畏巵子。【主治】賊風在皮膚中淫淫痛，温瘧惡毒，諸痺。本經。邪氣鬼疰蠱毒。别録。

【發明】【頌曰】古之大方多用躑躅。如胡洽治時行赤散，及治五嗽四滿丸之類，并治風諸酒方皆雜用之。又治百病風濕等，魯王酒中亦用躑躅花。今醫方捋脚湯中多用之。南方治蠱毒下血，有躑躅花散，云甚勝。【時珍曰】此物有大毒，曾有人以其根入酒飲，遂至于斃也。和劑局方治中風癱瘓伏虎丹中亦用之，不多服耳。

【附方】新四。風痰注痛。躑躅花、天南星，並生時同搗作餅，甑上蒸四五遍，以稀葛囊盛之。臨時取焙爲末，蒸餅丸梧子大。每服三丸，温酒下。腰脚骨痛，空心服。手臂痛，食後服。大良。續傳信方。痛風走注。黄躑躅根一把，糯米一盞，黑豆半盞，酒、水各一盌，徐徐服。大吐大泄，一服便能動也。醫學集成。風濕痺痛，手足身體收攝不遂，肢節疼痛，言語蹇澀。躑躅花酒拌蒸一炊久，晒乾爲末。每以牛乳一合，酒二合，調服五分。聖惠方。風蟲牙痛。躑躅一錢，草烏頭二錢半，爲末，化蠟丸豆大。綿包一丸咬之，追涎。海上仙方。

【附録】**山躑躅**。【時珍曰】處處山谷有之。高者四五尺，低者一二尺。春生苗葉，淺緑色。枝少而花繁，一枝數萼，二月始開花如羊躑躅，而蒂如石榴花，有紅者、紫者、五出者、千葉者。小兒食其花，味酸無毒。一名紅躑躅，一名山石榴，一名映山紅，一名杜鵑花。其黄色者，即有毒羊躑躅也。**羊不喫草**拾遺。【藏器曰】生蜀川山谷，葉細長，在〔一〕諸草中羊不喫者是也。味苦、辛，温，無毒。主一切風血，補益，攻諸病。煮之，亦浸酒服。【時珍曰】此草似羊躑躅而云無毒，蓋别有此也。

芫花本經下品

【校正】自木部移入此。

【釋名】杜芫别録、赤芫吴普、去水本經、毒魚别録、頭痛花綱目、兒草吴普、敗華吴普。根名黄大戟吴普、蜀桑别録。【時珍曰】

〔一〕在：原作「任」。今據證類卷六羊不喫草改。

芫或作杬，其義未詳。去水言其功，毒魚言其性，大戟言其似也。俗人因其氣惡，呼爲頭痛花。山海經云「首山其草多芫」是也。

【集解】【別録曰】芫花生淮源川谷。三月三日采花，陰乾。【普曰】芫根生邯鄲。二月生葉，青色，加厚則黑。華有紫、赤、白者。三月實落盡，葉乃生。三月采花，五月采葉，八月、九月采根，陰乾。【保昇曰】近道處處有之。苗高二三尺，葉似白前及柳葉，根皮黄似桑根。正月、二月花發，紫碧色，葉未生時收采，日乾。葉生花落，即不堪用也。【頌曰】在處有之。宿根舊枝莖紫，長一二尺。根入土深三五寸，白色，似榆根。春生苗葉，小而尖，似楊柳枝葉。二月開紫花，頗似紫荆而作穗，又似藤花而細。今絳州出者花黄，謂之黄芫花。【時珍曰】顧野王玉篇云：杬木出豫章，煎汁藏果及卵不壞。洪邁容齋隨筆云：今饒州處處有之。莖幹不純是木。小人争鬭者，取葉挼擦皮膚，輒作赤腫如被傷以誣人。至和鹽擦卵，則又染其外若赭色也。

【修治】【弘景曰】用當微熬。不可近眼。【時珍曰】芫花留數年陳久者良，用時以好醋煮十數沸，去醋，以水浸一宿，晒乾用，則毒滅也。或以醋炒者次之。

【氣味】根同。辛，温，有小毒。【別録曰】苦，微温。【普曰】神農、黄帝、雷公：苦，有毒。扁鵲、岐伯：苦。李當之：有大毒，多服令人洩。【之才曰】决明爲之使。反甘草。【主治】欬逆上氣，喉鳴喘，咽腫短氣，蠱毒鬼瘧，疝瘕癰腫，殺蟲魚。本經。消胸中痰水，喜唾，水腫，五水在五臟皮膚及腰痛，下寒毒肉毒。根療疥瘡。可用毒魚。別録。治心腹脹滿，去水氣寒痰，涕唾如膠，通利血脉，治惡瘡風痹濕，一切毒風，四肢攣急，不能行步。甄權。療欬嗽，瘴瘧。大明。治水飲痰澼，脇下痛。時珍。

【發明】【時珍曰】張仲景治傷寒太陽證，表不解，心下有水氣，乾嘔發熱而欬，或喘或利者，小青龍湯主之。若表已解，有時頭痛出汗，不[一]惡寒，心下有水氣，乾嘔，痛引兩脇，或喘或欬者，十棗湯主之。蓋小青龍治未發散表邪，使水氣自毛竅而出，乃内經所謂開鬼門法也。十棗湯驅逐裏邪，使水氣自大小便而洩，乃内經所謂潔净府、去陳莝法也。夫飲有五，皆由内啜水漿，外受濕氣，鬱蓄而爲留飲。流于肺則爲支飲，令人喘欬寒熱，吐沫背寒。流于肺[二]則爲懸飲，令人欬唾，痛引缺盆兩脇。流于心下則爲伏飲，令人胸滿嘔吐，寒熱眩運。流于腸胃則爲痰飲，令人腹鳴吐水，胸脇支滿，或作泄瀉，忽肥忽瘦。流于經絡則爲溢飲，令人沉重注痛，或作水氣胕腫。芫花、大戟、甘遂之性，逐水洩濕，能直達水飲窠囊隱僻之處。但可徐徐用之，取效甚捷。不可過劑，洩人真元也。陳言三因方以十棗湯藥爲末，用棗肉和丸，以治水氣喘急浮腫之證，蓋善變通者也。楊士瀛直指方云：破癖須用芫花，行水後便養胃可也。【好古曰】水者，肺、腎、

[一] 不：原脱。據傷寒論卷四辨太陽病脉證并治「十棗湯」補。

[二] 流于肺：金匱卷中痰飲欬嗽病脉證并治載「懸飲」作「水流于脇下」。

脾三經所主，有五臟六腑十二經之部分。上而頭，中而四肢，下而腰脚。外而皮毛，中而肌肉，內而筋骨。脉有尺寸之殊，浮沉之别，不可輕瀉。當知病在何經何臟，方可用之。若誤投之，則害深矣。芫花與甘草相反，而胡洽居士方治痰癖飲癖，以甘遂、大戟、芫花、大黄、甘草同用。蓋欲其大吐以泄濕，相反而相激也。

【正誤】【慎微曰】三國志云：魏初平中，有青牛先生，常服芫花，年百餘歲，常如五六十人。○【時珍曰】芫花乃下品毒物，豈堪久服？此方外迂怪之言，不足信也。

【附方】舊五，新一十九。卒得欬嗽。芫花一升，水三升，煮汁一升，以棗十四枚，煮汁乾。日食五枚，必愈。肘後方。卒嗽有痰。芫花一兩，炒，水一升，煮四沸，去滓，白糖入半斤。每服棗許。勿食酸鹹物。張文仲備急方。喘嗽失音。暴傷寒冷，喘嗽失音。取芫花連根一虎口，切，暴乾。令病人以薦自裹〔一〕，春令灰飛揚，入其七孔中。當眼淚〔二〕出，口鼻皆辣，待芫根盡乃止。病即愈。古今録驗。乾嘔脇痛。傷寒有時頭痛，心下痞滿，痛引兩脇，乾嘔短氣，汗出不惡寒者，表解裹未和也，十棗湯主之。芫花熬、甘遂、大戟各等分，爲散。以大棗十枚，水一升半，煮取八合，去滓納藥。强人服一錢，羸人半錢，平旦服之，當下利病除。如不除，明旦更服。仲景傷寒論。水腫支飲及癖飲。用十棗湯加大黄、甘草，五物各一兩，大棗十枚同煮，如法服。一方加芒硝一兩。胡洽百病方。天行煩亂。凝雪湯：治天行毒病七八日，熱積胸中，煩亂欲死。用芫花一斤，水三升，煮取一升半，漬故布薄胸上。不過再三薄，熱則除。當温四肢，護厥逆也。千金方。久瘧結癖在腹脇，堅痛者。芫花炒二兩，朱砂五錢，爲末，蜜丸梧子大。每服十丸，棗湯下。直指方。水蠱脹滿。芫花、枳殼等分，以醋煮芫花至爛，乃下枳殼煮爛，搗丸梧子大。每服三十丸，白湯下。普濟方。酒疸尿黄。發黄，心懊痛，足脛滿。芫花、椒目等分，燒末。水服半錢，日二服。肘後方。背腿間痛。一點痛，不可忍者。芫花根末，米醋調傅之。如不住，以帛束之。婦人産後有此，尤宜。袖珍方。諸般氣痛。芫花醋煮半兩，玄胡索炒一兩半，爲末。每服一錢。男子元臟痛，葱酒下。瘧疾，烏梅湯下。婦人血氣痛，當歸酒下。諸氣痛，香附湯下。小腸氣痛，茴香湯下。仁存方。鬼胎癥瘕，經候不通。芫花根三兩剉，炒黄爲末。每服一錢，桃仁煎湯調下。當利惡物而愈。聖惠方。催生去胎。芫花根剥皮，以綿裹，點麝香，套入陰穴三寸，即下。攝生妙用方。産後惡物不下。芫花、當歸等分，炒，爲末。調一錢服。保命集。心痛有蟲。芫花一兩醋炒，雄黄一錢，爲末。每服一字，温醋湯下。乾坤生意。牙痛難忍。諸藥不效。芫花末擦之，令熱痛定，以温水漱之。永類方。白秃頭瘡。芫花末，猪脂和傅之。集效方。癰腫初起。芫花末，和膠塗之。千金方。癰癤已潰。芫花根皮搓作撚，插入，則不生合，令膿易竭也。集簡方。痔瘡乳核。芫根一握，洗净，入木臼搗爛，入少水絞汁，於石器中慢火煎成膏。將絲線於膏内度過，以線繫痔，當微痛。候痔乾落，以紙撚蘸膏納竅内，去根，當永除根也。一方，只搗汁浸線一夜用，不

〔一〕自裹：外臺卷九欬失聲方引古今録驗作「自縈就裹」，義長。

〔二〕淚：原作「冷」。今據證類卷十四芫花改。

得使水。經驗方。瘰癧初起。氣壯人用芫根擂水一盞服，大吐利，即平。黃州陳大用所傳。瀕湖集簡方。便毒初起。芫根擂水服，以渣傅之，得下即消。黃州熊珍所傳。瀕湖集簡方。贅瘤焦法。甘草煎膏，筆粧瘤之四圍，上三次。乃用芫花、大戟、甘遂等分，爲末，醋調。別以筆粧其中，勿近甘草。次日縮小，又以甘草膏粧小暈三次如前，仍上此藥，自然焦縮。危氏得效方。一切菌毒。因蛇蟲毒氣，熏蒸所致。用芫花生研，新汲水服一錢，以利爲度。危氏得效方。

蕘花 音饒○本經下品

【釋名】【時珍曰】蕘者，饒也。其花繁饒也。

【集解】【時珍曰】蕘花生咸陽川谷及河南中牟。六月采花，陰乾。【弘景曰】中牟者，時從河上來，形似芫花而極細，白色。【恭曰】苗似胡荽，莖無刺。花細，黃色，四月、五月收，與芫花全不相似也。【保昇曰】所在有之，以雍州者爲好。生岡原上，苗高二尺許。【宗奭曰】今京洛間甚多。【時珍曰】按蘇頌圖經言：絳州所出〔一〕芫花黃色，謂之黃芫花。其圖小株，花成簇生，恐即此蕘花也。生時色黃，乾則如白，故陶氏言細白也。或言無蕘花，以桃花代之，取其利耳。

【氣味】苦，寒，有毒。【別録曰】辛，微寒，有毒。【主治】傷寒温瘧，下十二水，破積聚大堅癥瘕，蕩滌腸中留癖、飲食、寒熱邪氣，利水道。本經。療痰飲欬嗽。別録。治欬逆上氣，喉中腫滿，疰氣蠱毒，痃癖氣塊。甄權。

【發明】【宗奭曰】張仲景傷寒論以蕘花治利者，取其行水也。水去則利止，其意如此。今用之當斟酌，不可過使與不及也，須有是證乃用之。【好古曰】仲景小青龍湯云：若微利，去麻黃，加蕘花如雞子大，熬令赤色。用之蓋利水也。【時珍曰】蕘花蓋亦芫花之類，氣味主治大略相近。

醉魚草 綱目

【釋名】鬧魚花綱目、魚尾草綱目、樚木。

【集解】【時珍曰】醉魚草南方處處有之。多在塹岸邊，作小株生，高者三四尺。根狀如枸杞。莖似黃荊，有微稜，外有薄黃皮。校〔二〕易繁衍，葉似水楊，對節而生，經冬不凋。七八月開花成穗，紅紫色，儼如芫花一樣。結細子。漁人采花及葉以毒魚，盡圉圉而死，呼爲醉魚兒草。池沼邊不可種之。此花色狀氣味並如芫花，毒魚亦同，但花開不同時爲異爾。按中山經云：熊耳山有草焉，其狀如蘇而赤華，名曰葶薴，可以毒魚。

〔一〕出：原作「上」。今據證類卷十四芫花改。
〔二〕校：張本作「枝」。然「校」通「較」，亦通。

其此草之類與?

花、葉。【氣味】辛、苦，温，有小毒。【主治】痰飲成齁，遇寒便發，取花研末，和米粉作粿，炙熟食之，即效。又治誤食石斑魚子中毒，吐不止，及諸魚骨鯁者，擣汁，和冷水少許嚥之，吐即止，骨即化也。久瘧成癖者，以花填鯽魚腹中，濕紙裹煨熟，空心食之，仍以花和海粉擣貼，便消。時珍。

莽草本經〔一〕下品

【校正】自木部移入此。

【釋名】菵草音罔、芒草山海經、鼠莽。【弘景曰】莽本作菵字，俗訛呼爾。【時珍曰】此物有毒，食之令人迷罔，故名。山人以毒鼠，謂之鼠莽。

【正誤】【別録曰】一名葞，一名春草。【禹錫曰】按爾雅云：葞，春草。孫炎注云：藥草也，俗呼爲菵草。郭璞注云：一名芒草。所見異也。○【時珍曰】葞，音尾，白薇也。薇、葞字音相近爾。別録白薇下云：一名春草。而此又以爲菵草，蓋因孫炎之誤也。今正之。

【集解】【別録曰】莽草生上谷山谷及冤句。五月采葉，陰乾。【弘景曰】今東間處處皆有，葉青辛烈者良。人〔二〕用擣以和陳粟米粉，納水中，魚吞即死浮出，人取食之無妨。【頌曰】今南中州郡及蜀川皆有之。木若石南而葉稀，無花實。五月、七月采葉，陰乾。一説藤生，繞木石間。既謂之草，乃蔓〔三〕生者是也。【宗奭曰】莽草諸家皆謂之草，而本草居木部。今世所用，皆木葉如石南葉，枝梗乾則皺，揉之其臭如椒。【斅曰】凡用葉，勿用尖及攣生者。【時珍曰】范子計然云：莽草出三輔，青色者善。

葉。【修治】【斅曰】凡使，取葉細剉，以生甘草、水蓼二味，同盛入生稀絹袋中，甑中蒸一日，去二件，曬乾用。

【氣味】辛，温，有毒。【普曰】神農：辛。雷公、桐君：苦，有毒。【時珍曰】莽草制雌黄、雄黄而有毒，誤食害人。惟紫河車磨水服，及黑豆煮汁服，可解。豆汁澆其根即爛，性相制也。【主治】風頭，癰腫乳癰，疝瘕，除結氣疥瘙。殺蟲魚。本經。療喉痺不通，乳難。頭風癢，可用沐，勿令入眼。別録。治風疽，疝氣，腫墜凝血，治瘰癧，除濕風，不入湯服。主頭瘡白禿殺蟲。與白斂、赤小豆爲末，雞子白調如糊，熁毒腫，乾更易上。甄權。治皮膚麻痺，煎濃湯淋。風蟲牙痛。大明。

〔一〕經：原作「草」。據本卷分目録及證類卷十四莽草改。
〔二〕人：原作「又」。今據證類卷十四莽草改。
〔三〕蔓：原作「藤」。今據改同上。

【發明】【頌曰】古方治風毒痺厥諸酒，皆用菵草。今醫家取葉煎湯，熱含少頃吐之，治牙齒風蟲及喉痺甚效。【宗奭曰】濃煎湯，淋渫皮膚麻痺。周禮翦[一]氏掌除蠹物，以莽草熏之則死。【時珍曰】古方治小兒傷寒，有莽草湯。又瑣碎録云：思村王氏之子，生七日而兩腎縮入。一醫云：此受寒氣而然也。以硫黄、茱萸、大蒜研塗其腹，以菵草、蛇牀子燒烟，熏其下部而愈也。

【附方】舊四，新五。賊風腫痺。風入五臟恍惚，宜莽草膏主之。莽草一斤，烏頭、附子、躑躅各二兩，切，以水和醋一升，漬一宿。猪脂一斤，煎三上三下，絞去滓。向火，以手摩病上三百度，應手即瘥。若耳鼻疾，可以綿裹塞之。疥癬雜瘡，並宜摩之。肘後方。小兒風癇，掣瘲戴眼，極者日數十發，又治大人賊風。莽草、雷丸各一雞子黄大，化猪脂一斤，煎七沸，去滓，摩痛處，勿近目及陰，日凡三四次。外臺秘要。頭風久痛。莽草煎湯沐之，勿令入目。聖惠方。風蟲牙痛。肘後方用莽草煎湯，熱漱冷吐。○一加山椒皮。○一加獨活。○一加郁李仁。○一加芫花。○一加川椒、細辛各等分。煎湯熱漱冷吐。○聖惠用莽草半兩，皂角三挺去皮子，漢椒七粒，爲末，棗肉丸芥子大。每以一丸塞孔中，吐涎取效。瘰癧結核。菵草一兩爲末，雞子白調塗帛上，貼之。日二易，取效止。聖惠方。癰瘡未潰。方同上，得痛爲良。肘後方[二]。乳腫不消。莽草、小豆等分，爲末，苦酒和，傅之。衛生易簡方。狗咬昏悶。浸椒水調莽草末，傅之。便民圖纂。

茵芋本經下品

【釋名】芫草別録、卑共別録。【時珍曰】茵芋本作因預，未詳其義。芫草與莆芫名同。

【集解】【別録曰】茵蕷生太山川谷。三月三日采葉，陰乾。【弘景曰】好者出彭城，今近道亦有。莖葉狀似莽草而細軟，連細莖采之。方用甚稀，惟合療風酒。【大明曰】出自海鹽。形似石南，樹生，葉厚，五、六、七月采。【頌曰】今雍州、絳州、華州、杭州亦有之。春生苗，高三四尺，莖赤。葉似石榴而短厚，又似石南葉。四月開細白花，五月結實。二[三]月、四月、七月采莖葉，日乾。

莖、葉。【氣味】苦，温，有毒。【別録曰】微温，有毒。【權曰】苦、辛，有小毒。【主治】五臟邪氣，心腹寒熱，羸瘦，如瘧狀，發作有時，諸關節風濕痺痛。本經。療久風濕走四肢，脚弱。別録。治男子女人軟脚毒風，拘急攣痛。甄權。一切冷風，筋骨怯弱羸顫。入藥炙用。大明。

〔一〕翦：原作「煎」。今據周禮秋官司寇改。
〔二〕肘後方：原脱。今據證類卷十四莽草補。
〔三〕二：證類卷十茵芋引圖經作「三」。

【發明】【時珍曰】千金、外臺諸古方，治風癇有茵蕷丸，治風痺有茵蕷酒，治婦人産後中風有茵蕷膏，風濕諸方多用之。茵蕷、石南、莽草皆古人治風妙品，而近世罕知，亦醫家疏缺也。

【附方】舊一，新二。茵蕷酒。治賊風，手足枯痺拘攣。用茵蕷、附子、天雄、烏頭、秦艽、女萎、防風、防己、石南葉、躑躅花、細辛、桂心各一兩，十二味切，以絹袋盛，清酒一斗漬之。冬七、夏三、春秋五日，藥成。每服一合，日二服，以微痺爲度。方出胡治居士百病方。圖經本草。茵芋丸。治風氣積滯成脚氣，發則痛者。茵芋葉、炒薏苡仁各半兩，郁李仁一兩，牽牛子三兩，朱砂〔一〕末半兩。右爲末，煉蜜丸如梧子大。每服二十丸，五更薑棗湯下，取利。未利再服，取快。本事方。産後中風。茵芋五兩，木防己半斤，苦酒九升，漬一宿。豬〔二〕脂四升，煎三上三下，膏成。每炙，熱摩千遍。千金方。

石龍芮本經中品

【校正】併入菜部「水堇」。

【釋名】地椹本經、天豆別録、石能別録、魯果能別録、水堇吳普、音謹，又音芹。苦堇爾雅、堇葵郭璞、胡椒菜救荒、彭根別録。【弘景曰】生于石上，其葉芮芮短小，故名。【恭曰】實如桑椹，故名地椹。【禹錫曰】爾雅云：齧，苦堇也。郭璞云：即堇葵〔三〕也。本草言味甘，而此云苦者，古人語倒，猶甘草謂之大苦也。【時珍曰】芮芮，細皃。其椹之子細芮，故名。地椹以下，皆子名也。水堇以下，皆苗名也。苗作蔬食，味辛而滑，故有椒、葵之名。唐本草菜部「水堇」係重出，今依吳普本草合併爲一。

【集解】【別録曰】石龍芮生太山川澤石邊。五月五日采子，二月、八月采皮，陰乾。【弘景曰】今出近道。子形粗，似蛇牀子而扁，非真好者，人言是蓄〔四〕菜子也。東山石上所生者，其葉芮芮短小，其子狀如葶藶，黄色而味小辛，此乃是真也。【恭曰】今用者，俗名水堇。苗似附子，實如桑椹，生下濕地，五月熟，葉、子皆味辛。山南者粒大如葵子。關中、河北者細如葶藶，氣力劣於山南者。陶以細者爲真，未爲通論。又曰：堇菜野生，非人所種。葉似蕺，花紫色。【藏器曰】爾雅云：芨，堇草。注云：烏頭苗也。蘇恭注天雄亦云：石龍芮葉似堇草，故名水堇。據此，則堇草是烏頭苗，水堇定是石龍芮，更非別草也。【頌曰】今惟出兖州。一叢數莖，莖青紫色，每莖三葉，其葉短小多刻缺，子如葶藶而色黄。蘇

〔一〕朱砂：原作「生研」。今據本事方卷三風寒濕痺白虎歷節走注諸病改。
〔二〕豬：原作「箔」。今據千金方卷三婦人方中「木防己膏」改。
〔三〕堇葵：原作「苦堇」。今據爾雅注疏卷八釋草第十三改。
〔四〕蓄：原作「菑」。今據證類卷八石龍芮引陶隱居改。

恭所説乃水堇，非石龍芮也。兖州所上者，正與本經〔一〕及陶氏説合，爲得其真。【宗奭曰】石龍芮有兩種：水中生者，葉光而末〔二〕圓；陸地生者，葉毛而末鋭。入藥須水生者。陸生者又謂之天灸，而補〔三〕不足，莖冷失精。【時珍曰】蘇恭言水堇即石龍芮，蘇頌非之，非矣。按漢〔四〕吴普本草石龍芮一名水堇，其説甚明。唐本草菜部所出水堇，言其苗也。本經石龍芮，言其子也。寇宗奭所言陸生者，乃是毛堇，有大毒，不可食。水堇即俗稱胡椒菜者，處處有之，多生近水下濕地。高者尺許，其根如薺。二月生苗，叢生。圓莖分枝，一枝三葉。葉青而光滑，有三尖，多細缺。江淮人三四月采苗，瀹過，晒蒸黑色爲蔬。四五月開細黄花，結小實，大如豆，狀如初生桑椹，青緑色。搓散則子甚細，如葶藶子，即石龍芮也。宜半老時采之。范子計然云：石龍芮出三輔，色黄者善。

子根皮同。【氣味】苦，平，無毒。【普曰】神農：苦，平。岐伯：酸。扁鵲：大寒。雷公：鹹，無毒。【之才曰】大戟爲之使，畏茱萸、蛇蜕皮。

【主治】風寒濕痺，心腹邪氣，利關節，止煩滿。久服輕身，明目不老。本經。平腎胃氣，補陰氣不足，失精莖冷。令人皮膚光澤，有子。别録。逐諸風，除心熱燥。大明。

【發明】【時珍曰】石龍芮乃平補之藥，古方多用之。其功與枸杞、覆盆子相埒〔五〕，而世人不知用，何哉？

水堇。【氣味】甘，寒，無毒。【時珍曰】微辛、苦，濇。【主治】擣汁，洗馬毒瘡，并服之。又塗蛇蝎毒及癰腫。唐本。久食除〔六〕心下煩熱。主寒熱鼠瘻，瘰癧生瘡，結核聚氣，下瘀血，止霍亂。又生擣汁半升服，能殺鬼毒，即吐出。孟詵。

【發明】【詵曰】堇葉止霍亂，與香茙同功。香茙即香薷也。

【附方】舊二，新一。結核氣。堇菜日乾爲末，油煎成膏。摩之，日三五度便瘥。孟詵食療。蛇咬傷瘡。生堇杵汁塗之。萬畢術。血疝初起。胡椒菜葉挼按揉之。集簡方。

〔一〕經：原作「草」。今據證類卷八石龍芮改。

〔二〕末：原作「子」。今據改同上。下一「末」字同，不另注。

〔三〕補：證類卷八石龍芮此下有「陰」字。

〔四〕漢：卷一歷代諸家本草吴氏本草載「保昇曰」作「魏」。

〔五〕埒：原作「捋」。今从江西本改。

〔六〕食除：底本二字缺損。今據其他金陵本補正。

毛茛〔一〕音艮○拾遺

【校正】併入「毛建草」。

【釋名】毛建草拾遺、水茛綱目、毛堇音芹、天灸衍義、自灸綱目、猴蒜。【時珍曰】茛乃草烏頭之苗，此草形狀及毒皆似之，故名。肘後方謂之水茛，又名毛建，亦茛字音訛也。俗名毛堇，似水堇而有毛也。山人截瘧，采葉挼貼寸口，一夜作泡如火燎，故呼爲天灸、自灸。

【集解】【藏器曰】陶注鉤吻云：或是毛茛。蘇恭云：毛茛是有毛石龍芮也，有毒，與鉤吻無干。葛洪百一方云：菜中有水茛，葉圓而光，生水旁，有毒，蟹多食之。人誤食之，狂亂如中風狀，或吐血，以甘草汁解之。又曰：毛建草，生江東地，田野澤畔。葉如芥而大，上有毛。花黄色。子如蒺藜。【時珍曰】毛建、毛茛即今毛堇也，下濕處即多。春生苗，高者尺餘，一枝三葉，葉有三尖及細缺。與石龍芮莖葉一樣，但有細毛爲别。四五月開小黄花，五出，甚光艶。結實狀如欲綻青桑椹而有尖峭，與石龍芮子不同。人以爲鵝不食草者，大誤也。方士取汁煮砂伏硫。沈存中筆談所謂石龍芮「有兩種：水生者葉光而末圓，陸生者葉毛而末鋭」，此即葉毛者，宜辨之。

【附録】海薑，陰〔二〕命。【藏器曰】陶注鉤吻云：海薑生海中，赤色，狀如石龍芮，有大毒。又曰：陰命生海中，赤色，着木懸其子，有大毒。今無的識者。

葉及子。【氣味】辛，温，有毒。【主治】惡瘡癰腫，疼痛未潰，搗葉傅之，不得入瘡令肉爛。又患瘧人，以一握微碎，縛於臂上，男左女右，勿令近肉，即便成瘡。和薑搗塗腹，破冷氣。藏器。

牛扁本經下品

【釋名】扁特唐本、扁毒唐本。

【集解】【别録曰】牛扁生桂陽川谷。【弘景曰】今人不復識此。【恭曰】此藥似堇草〔三〕、石龍芮輩，根如秦艽而細，生平澤下濕〔四〕地。田野人名爲牛扁，療牛虱甚效。太常名扁特，或名扁毒。【保昇曰】今出寧州。葉似石龍芮、附子等。二月、八月采根，日乾。【頌曰】今潞州一種名〔五〕便特，六月有花，八月結實。

〔一〕毛茛：證類卷十一十一種陳藏器餘作「毛莨」。以下「茛」在不同版本證類中或作「莨」，不改不注。

〔二〕陰：同上「蔭命」條作「蔭」。

〔三〕堇草：證類卷十一牛扁作「三堇」。

〔四〕濕：原脱。今據證類卷十一牛扁補。

〔五〕名：原脱。今據補同上。

采其根苗，搗末油調，殺蟣虱。主療大都相似，疑即扁特也，但聲近而字訛耳。

【氣味】苦，微寒。無毒。【主治】身皮瘡熱氣，可作浴湯。殺牛虱小蟲，又療牛病。本經。

【附録】虱建草拾遺。【藏器曰】苦，無毒。主蟣虱。挼汁沐頭，虱盡死。人有誤吞虱成病者，搗汁服一小合。亦主諸蟲瘡。生山足濕地，發〔一〕葉似山丹，微赤，高一二尺。又有水竹葉，生水中。葉如竹葉而短小，可生食，亦去蟣虱。

蕁麻 蕁音燖○宋圖經

【釋名】毛蘞。【時珍曰】蕁字本作蘞。杜子美有除蘞草詩，是也。

【集解】【頌曰】蕁麻生江寧府山野中。【時珍曰】川、黔諸處甚多。其莖有刺，高二三尺。葉似花桑，或青或紫，背紫者入藥。上有毛芒可畏，觸人如蜂蠆螫蠚，以人溺濯之即解。有花無實，冒冬不凋。挼投水中，能毒魚。

【氣味】辛、苦，寒，有大毒。吐利人不止。【主治】蛇毒，搗塗之。蘇頌。風瘮初起，以此點之，一夜皆失。時珍。

格注草 唐本草

【集解】【恭曰】出齊魯山澤間，葉似蕨。根紫色，若紫草根，一株有二寸〔二〕許。二月、八月采根，五月、六月采苗，日乾用。

【氣味】辛、苦，温，有大毒。【主治】蠱疰諸毒疼痛等。唐本。

海芋 綱目

【釋名】觀音蓮綱目、羞天草玉册、天荷綱目、隔河仙見下。

【集解】【時珍曰】海芋生蜀中，今亦處處有之。春生苗，高四五尺。大葉如芋葉而有幹。夏秋間抽莖開花，如一瓣蓮花，碧色。花中有蕊，長作穗，如觀音像在圓光之狀，故俗呼爲觀音蓮。方士號爲隔河仙，云可變金。其根似芋魁，大者如升盌，長六七寸，蓋野芋之類也。庚辛玉册云：羞天草，陰草也。生江廣深谷澗邊。其葉極大，可以禦雨，葉背紫色。花如蓮花。根葉皆有大毒。可煅粉霜、硃砂。小者名野芋。宋祁海芋贊云：木幹芋葉，擁腫盤戾。農經弗載，可以治癘。

〔一〕發：證類卷九虱建草作「莖」。

〔二〕寸：原作「十」。今據證類卷十一格注草改。

【氣味】辛，有大毒。【主治】瘧瘴毒腫風癩。伏硇砂。時珍。

【附録】透山根。【時珍曰】按岣嶁神書云：透山根生蜀中山谷。草類蘼蕪，可以點鐵成金。昔有人采藥，誤斫此草，刀忽黄軟成金也。又庚辛玉册云：透山根出武都。取汁點鐵，立成黄金。有大毒，人誤食之，化爲紫水。又有金英草，亦生蜀中。狀如馬齒莧而色紅，摸鐵成金。亦有大毒，入口殺人，須臾爲紫水也。又何薳〔一〕春渚紀聞云：劉均父吏部罷官歸成都。有水銀一篋，過峽篋漏，急取渡旁叢草塞之。久而開視，盡成黄金矣。宋初有軍士在澤州澤中割馬草歸，鐮皆成金。以草燃釜，亦成黄金。又臨安僧法堅言：有客過於潜山中，見一蛇腹脹，齧一草以腹磨之而消。念此草必能消脹，取置篋中。夜宿旅館，聞鄰房有人病腹脹呻吟，以釜煎藥一盃與服。頃之不復聞聲，念已安矣。至旦視之，其人血肉俱化爲水，獨骸骨在牀爾。視其釜，則通體成金矣。觀何氏所載，即是透山根乃〔二〕金英草之類。如此毒草，不可不知，故備載之耳。

鉤吻本經下品

【釋名】野葛本經、毒根吴普、胡蔓草圖經、斷腸草綱目、黄藤綱目、火把花。【弘景曰】言其入口則鉤人喉吻也。或言「吻」當作「挽」字，牽挽人腸而絶之也。【時珍曰】此草雖名野葛，非葛根之野者也，或作治葛。王充論衡云：冶，地名也，在東南。其説甚通。廣人謂之胡蔓草，亦曰斷腸草。入人畜腹内，即粘腸上，半日則黑爛，又名爛腸草。滇人謂之火把花，因其花紅而性熱如火也。岳州謂之黄藤。

【集解】【别録曰】鉤吻生傅高山谷及會稽東野，折之青烟出者名固活。二月、八月采。【普曰】秦鉤吻一名除辛，生南越山及寒石山，或益州。葉如葛，赤莖大如箭而方，根黄色，正月采之。【恭曰】野葛生桂州以南，村墟閭巷間皆有。彼人通名鉤吻，亦謂苗爲鉤吻，根名野葛。蔓生，其葉如柹。其根新采者，皮白骨黄。宿根似地骨，嫩根如漢防己，皮節斷者良。正與白花藤相類，不深别者，頗亦惑之。新者折之無塵氣。經年以後則有塵起，從骨之細孔中出。今折枸杞根亦然。本草言折之青烟起者名固活爲良，亦不達之言也。人誤食其葉者致死，而羊食其苗大肥，物有相伏如此。博物志云「鉤吻蔓生，葉似鳧葵」是也。【時珍曰】嵇含南方草木狀云：野葛蔓生，葉如羅勒，光而厚，一名胡蔓草。人以雜生蔬中毒人，半日輒死。段成式酉陽雜俎云：胡蔓草生邕州、容州之間。叢生。花扁如卮子而稍大，不成朵，色黄白。其葉稍黑。又按嶺南衛生方云：胡蔓草葉如茶，其花黄而小。一葉入口，百竅潰血，人無復生也。時珍又訪之南人云：鉤吻即胡蔓草，今人謂之斷腸草是也。蔓生，葉圓而光。春夏嫩苗毒

〔一〕薳：原作「遠」。今據直齋書録解題卷十一改。

〔二〕乃：江西本、錢本、張本均同。據本項前引庚辛玉册提到「又有金英草」，故此「乃」字或爲「及」字之形訛。

甚，秋冬枯老稍緩。五六月開花似櫸柳花，數十朶作穗。生嶺南者花黄，生滇南者花紅，呼爲火把花。此數説皆與吴普、蘇恭説相合。陶弘景等別生分辨，並正于下。

【正誤】【弘景曰】五符經亦言鉤吻是野葛。覈事而言，似是兩物。野葛是根，狀如牡丹，所生處亦有毒，飛鳥不得集，今人用合膏服之無嫌。鉤吻別是一物，葉似黄精而莖紫，當心抽花，黄色，初生極類黄精，故人采多惑之，遂致死生之反。或云鉤吻是毛茛，參錯不同，未詳云何？【斅曰】凡使黄精勿用鉤吻，真似黄精，只是葉有毛鉤子二個。黄精葉似竹葉。又曰：凡使鉤吻，勿用地精，莖苗相同。鉤吻治人身上惡毒瘡，其地精殺人也。【恭曰】鉤吻蔓生，葉如柿。陶言飛鳥不集者，妄也。黄精直生，葉似柳及龍膽草，殊非比類。毛茛乃有毛石龍芮，與鉤吻何干？【頌曰】江南人説黄精莖苗稍類鉤吻。但鉤吻葉頭極尖〔一〕而根細，與蘇恭所説不同，恐南北之産異也。【禹錫曰】陶説鉤吻似黄精者，當是。蘇説似柿葉者，別是一物也。又言苗名鉤吻，根名野葛者，亦非通論。【時珍曰】神農本草鉤吻「一名野葛」，一句已明。草木狀又名胡蔓草，顯是藤生。吴普、蘇恭所説正合本文。陶氏以藤生爲野葛，又指小草爲鉤吻，復疑是毛茛，乃祖雷斅之説。諸家遂無定見，不辨其蔓生、小草，相去遠也。然陶、雷所説亦是一種有毒小草，但不得指爲鉤吻爾。昔天姥對黄帝言：黄精益壽，鉤吻殺人。乃是以二草善惡比對而言。陶氏不審，疑是相似，遂有此説也。餘見「黄精」下。

【氣味】辛，温，大有〔二〕毒。【普曰】神農：辛。雷公：有毒殺人。【時珍曰】其性大熱。本草毒藥止云有大毒，此獨變文曰大有毒，可見其毒之異常也。【之才曰】半夏爲之使，惡黄芩。【主治】金瘡乳痓，中惡風，欬逆上氣，水腫，殺鬼疰蠱毒。本經。破癥積，除脚膝痺痛，四肢拘攣，惡瘡疥蟲，殺鳥獸。擣汁入膏中，不入湯飲。別録。主喉痺咽塞，聲音變。吴普。

【發明】【藏器曰】鉤吻食葉，飲冷水即死，冷水發其毒也。彼土毒死人懸尸樹上，汁滴地上生菌子，收之名菌藥，烈於野葛也。蕹菜擣汁，解野葛毒。取汁滴野葛苗即萎死。南人先食蕹菜，後食野葛，二物相伏，自然無苦。魏武帝噉〔三〕野葛至尺，先食此菜也。【時珍曰】按李石續博物志云：胡蔓草出二廣。廣人負債急，每食此草而死，以誣人。以急水吞即死急，慢水吞死稍緩。或取毒蛇殺之，覆以此草，澆水生菌，爲毒藥害人。葛洪肘後方云：凡中野葛毒口不可開者，取大竹筒洞節，以頭拄其兩脇及臍中。灌冷水入筒中，數易水。須臾口開，乃可下藥解之。惟多飲甘草汁、人屎汁，白鴨或白鵝斷頭，瀝血入口中，或羊血灌之。嶺南衛生方云：即時取雞卵抱未成雛者，研爛和麻油灌之。吐出毒物乃生，稍遲即死也。

〔一〕尖：原作「大」。今據證類卷六黄精改。

〔二〕大有：證類（大觀及政和元刊本）均作「有大」。證類（政和）明成化以後刊本作「大有」。時珍據後者，故誤以此爲本草變文。

〔三〕噉：原作「敢」。今據證類卷二十九蕹菜改。

本草綱目草部目録第十八卷

草之七　蔓草類七十三種　附十九種

兔〔一〕絲子本經○難火蘭附　五味子本經　蓬虆〔二〕本經　覆盆子別録

懸鉤子拾遺　蛇苺別録　使君子開寶　木鼈子開寶

番木鼈綱目　馬兜鈴開寶○即土青木香　榼藤子〔三〕開寶　預知子開寶

牽牛子別録　旋花本經○即鼓子花　紫葳本經○即凌霄花，骨路支〔四〕附

營實牆蘼本經　月季花綱目　栝樓本經○即天花粉　王瓜本經○即土瓜

葛〔五〕本經　黃環本經○即狼跋子〔六〕　天門冬本經　百部別録○白并附

何首烏別録　萆薢別録　菝葜別録　土伏〔七〕苓綱目

白蘝〔八〕本經　女萎李當之　赭魁本經　鵝抱圖經

伏雞子〔九〕拾遺○仰盆、人肝藤附　千金藤開寶○陳思岌附　九仙子綱目

山豆根開寶　黃藥子開寶　解毒子唐本○即苦藥子。奴會子、藥實根附

〔一〕兔：正文本藥正名作「菟」。

〔二〕虆：正文本藥正名作「藟」。

〔三〕榼藤子：正文此藥後附「合子草」。

〔四〕骨路支：正文紫葳後脱此附藥，補放於本卷之末。

〔五〕葛：本條正文下附「鐵葛」。

〔六〕狼跋子：正文此名作爲藥物正名，與「黃環」并列。

〔七〕伏：正文本藥正名作「茯」。

〔八〕蘝：正文本藥正名作「斂」。

〔九〕伏雞子：正文本藥正名此後有「根」字。

白藥子唐本○陳家白藥〔一〕、會州白藥、衝洞根、突厥白附　威靈仙開寶

茜草本經○血藤附　剪草日華　防己本經　通草本經

通脱木法象○天壽根附　釣藤別録○倒掛藤附　黄藤綱目　白兔藿本經

白花藤唐本　白英本經○即鬼目、排風子　蘿藦唐本　赤地利唐本

紫葛唐本　烏蘞莓唐本○即五葉藤　葎草唐本　羊桃本經

絡石本經　木蓮拾遺○地錦附　扶芳藤拾遺　常春藤拾遺

千歲虆〔二〕別録　忍冬別録○即金銀花　甘藤嘉祐○甜藤、甘露〔三〕附

含水藤〔四〕海藥　天仙藤圖經　紫金藤圖經　南藤開寶○烈節附

清風藤圖經　百稜藤圖經　省藤拾遺　紫藤開寶

落雁木唐本○折傷木、風延母〔五〕、每始王木附　千里及拾遺○即千里光　藤黄拾遺

右附方舊一百三十七，新三百二十八。

附録諸藤一十九種。

〔一〕陳家白藥：正文此藥後附「甘家百藥」一藥。

〔二〕虆：正文此藥正名作「藟」。

〔三〕甜藤甘露：正文作「甘露藤甜藤」。

〔四〕含水藤：正文本藥後附「鼠藤」。

〔五〕風延母：正文作「風延苺」，在「每始王木」之後。

本草綱目草部第十八卷

草之七　蔓草類七十三種，附一十九種

菟絲子本經上品

【釋名】菟縷別録、菟蘽別録、菟蘆本經、兔丘廣雅、赤網〔一〕別録、玉女爾雅、唐蒙爾雅、火焰草綱目、野狐絲綱目、金線草。【禹錫曰】按吕氏春秋云：或謂菟絲，無根也。其根不屬地，伏苓是也。抱朴子云：菟絲之草，下有伏菟之根。無此菟，則絲不得生于上，然實不屬也。伏菟抽則兔絲死。又云：菟絲初生之根，其形似兔。掘取〔二〕割其血以和丹服，立能變化。則菟絲之名因此也。○【弘景曰】舊言下有伏苓，上有菟絲，不必爾也。【頌曰】抱朴所説今未見，豈別一類乎？孫炎釋爾雅云：唐也，蒙也，女蘿也，兔絲也，一物四名，而本草唐蒙爲一名。詩云：蔦與女蘿。毛萇云：女蘿，兔絲也。而本草兔絲無女蘿之名，惟松蘿一名女蘿。豈二物皆是寄生同名，而本草脱漏乎？【震亨曰】兔絲未嘗與伏苓共類，女蘿附松而生，不相關涉，皆承訛而言也。【時珍曰】毛詩注女蘿即兔絲。吴普本草兔絲一名松蘿。陸佃言在木爲女蘿，在草爲兔絲。二物殊別，皆由爾雅釋詩誤以爲一物故也。張揖廣雅云：兔丘，兔絲也。女蘿，松蘿也。陸機詩疏言「兔絲蔓草上，黄赤如金；松蘿蔓松上，生枝正青，無雜蔓」者，皆得之。詳見木部「松蘿」下。又兔絲伏苓説，見「伏苓」下。

【集解】【別録曰】兔絲子生朝鮮川澤田野，蔓延草木之上。九月采實，暴乾。色黄而細者爲赤網〔三〕，色淺而大者爲菟蘽。功用並同。【弘景曰】田野墟落中甚多，皆浮生藍、紵、麻、蒿上。其實仙經、俗方並以爲補藥，須酒浸一宿用，宜丸不宜煮。【大明曰】苗莖似黄絲〔四〕，無根株，多附田中，草被纏死，或生一葉〔五〕開花結子不分明，子如碎黍米粒，八月、九月以前采之。【頌曰】今近道亦有之，以冤句者爲勝。夏生苗，初如細絲，

〔一〕網：原作「綱」。今據證類卷六菟絲子改。

〔二〕掘取：原作「握故」。今據改同上。

〔三〕網：原作「綱」。今據證類卷六菟絲子改。

〔四〕絲：證類卷六菟絲子引大明作「麻線」。

〔五〕葉：同上引大明作「叢如席闊」。

遍地不能自起。得他草梗則纏繞而生，其根漸絶於地而寄空中，或云無根，假氣而生，信然。【時珍曰】按寧獻王庚辛玉册云：火焰草即兔絲子，陽草也。多生荒園古道。其子入地，初生有根，及長延草物，其根自斷。無葉有花，白色微紅，香亦襲人。結實如秕豆而細，色黄，生于梗上尤佳，惟懷孟林中多有之，入藥更良。

子。【修治】【斅曰】凡使勿用天碧草子。真相似，只是味酸澀并粘也。兔絲采得，去殼了，用苦酒浸二日。漉出，以黄精自然汁相對，浸一宿。至明，用微火煎至乾。入臼中，燒熱鐵杵，一去三千餘杵，成粉用之。【時珍曰】凡用以温水淘去沙泥，酒浸一宿，曝乾搗之。不盡者，再浸曝搗，須臾悉細。又法：酒浸四五日，蒸曝四五次，研作餅，焙乾再研末。或云：曝乾時，入紙條數枚同搗，即刻成粉，且省力也。

【氣味】辛、甘，平，無毒。【之才曰】得酒良。薯蕷、松脂爲之使。惡雚菌。【主治】續絶傷，補不足，益氣力，肥健人。本經。養肌强陰，堅筋骨，主莖中寒，精自出，溺有餘瀝，口苦燥渴，寒血爲積。久服明目，輕身延年。别録。治男女虚冷，添精益髓，去腰疼膝冷，消渴熱中。久服去面䵟，悦顔色。甄權。補五勞七傷，治鬼交泄精，尿血，潤心肺〔一〕。大明。補肝臟風虚。好古。

【發明】【斅曰】兔絲子禀中和凝正陽之氣，一莖從樹感枝而成，從中春上陽結實，故偏〔二〕補人衛氣，助人筋脉。【頌曰】抱朴子仙方單服法：取實一斗，酒一斗浸，暴乾再浸，又暴，令酒盡乃止，搗篩。每酒服二錢，日二服。此藥治腰膝去風，兼能明目。久服令人光澤，老變爲少。十日外，飲啖如湯沃雪也。

【附方】舊六。新五。消渴不止。兔絲子煎汁，任意飲之，以止爲度。事林廣記。陽氣虚損。簡便方用兔絲子、熟地黄等分，爲末，酒糊丸梧子大。每服五十丸。氣虚，人參湯下。氣逆，沈香湯下。經驗後〔三〕方用兔絲子二兩〔四〕，酒浸十日，水淘〔五〕，杜仲焙研蜜炙一兩，以薯蕷末酒煮糊丸梧子大。每空心酒下五十丸。白濁遺精。伏兔丸：治思慮太過，心腎虚損，真陽不固，漸有遺瀝，小便白濁，夢寐頻泄。兔絲子五兩，白伏苓三兩，石蓮肉二兩，爲末，酒糊丸梧子大。每服三五十丸，空心鹽湯下。和劑局方。小便淋瀝。兔絲子煮汁飲。范汪方。小便赤濁，

〔一〕肺：原作「疿」。今據證類卷六菟絲子改。
〔二〕偏：原作「扁」。今據改同上。
〔三〕後：原脱。今據證類卷六菟絲子補同上。
〔四〕二兩：原脱。今據補同上。
〔五〕淘：證類卷六菟絲子引經驗後方此後有「焙乾爲末」四字。

心腎不足，精少血燥，口乾煩熱，頭運怔忡。兔絲子、麥門冬等分，爲末，蜜丸梧子大。鹽湯每下七十丸。腰膝疼痛，或頑麻無力。兔絲子洗一兩，牛膝一兩，同入銀器内。酒浸過[一]一寸，五日[二]，暴，爲末。將原酒煮糊丸梧子大。每空心酒服二三十丸。經驗後[三]方。肝傷目暗。兔絲子三兩，酒浸三日，暴乾爲末，雞子白和丸梧子大。空心温酒下三十丸。聖惠方。身面卒腫洪大。用兔絲子一升，酒五升，漬二三宿。每飲一升，日三服。不消再造。肘後方。婦人橫生。兔絲子末，酒服二錢。一加車前子等分。聖惠方。眉鍊癬瘡。兔絲子炒研，油調傅之。山居四要。穀道赤痛。兔絲子熬黄黑，爲末，雞子白和塗之。肘後方。痔如蟲咬。方同上。

苗。【氣味】甘，平，無毒。玉册云：汁伏三黄、硫、汞，結草砂。【主治】研汁塗面，去面䵟。本經。挼碎煎湯，浴小兒，療熱疿[四]。弘景。

【附方】舊二，新一。面瘡粉刺。兔絲子苗絞汁塗之，不過三上。肘後方。小兒頭瘡。兔絲苗煮湯頻洗之。○子母秘録。目中赤痛。野狐漿草擣汁點之。聖惠方。

【附録】難火蘭拾遺。【藏器曰】味酸，温，無毒。主冷氣風痺，開胃下食，去腹脹。久服明目。生巴西[五]胡國。狀似兔絲子而微長。

五味子本經上品

【釋名】荎藸爾雅音知除、玄及別録、會及。【恭曰】五味，皮肉甘、酸，核中辛、苦，都有鹹味，此則五味具也。本經但云味酸，當以木爲五行之先也。

【集解】【別録曰】五味子生齊山山谷及代郡。八月采實，陰乾。【弘景曰】今第一出高麗，多肉而酸甜。次出青州、冀州，味過酸。其核並似豬腎。又有建平者，少肉，核形不相似，味苦，亦良。此藥多膏潤，烈日暴之，乃可擣篩。【恭曰】蔓生木上。其葉似杏而大。子作房如落葵。大如蘡子。出蒲州及藍田山中，今河中府歲貢之。【保昇曰】蔓生。莖赤色，花黄白，子生青熟紫，亦具五色。味甘者佳。【頌曰】今河東、陝西州郡尤多，杭、越間亦有之。春初生苗，引赤蔓於高木，其長六七尺。葉尖圓似杏葉。三四月開黄白花，類蓮花狀。七月成實，叢生莖端，如豌

[一] 過：原脱。今據證類卷六菟絲子補。
[二] 日：原作「分」。今據改同上。
[三] 後：原脱。今據補同上。
[四] 疿：原作「肺」。今據改同上。
[五] 西：原作「中」。今據證類卷六難火蘭改。

豆許大，生青熟紅紫，入藥生曝，不去子。今有數種，大抵相近。雷斅言小顆皮皺泡者，有白撲鹽霜一重，其味酸鹹苦辛甘皆全者爲真也。【時珍曰】五味今有南北之分，南産者色紅，北産者色黑，入滋補藥必用北産者乃良。亦可取根種之，當年就旺。若二月種了〔一〕，次年乃旺，須以架引之。

【修治】【斅曰】凡用以銅刀劈作兩片，用蜜浸蒸，從巳至申，却以漿浸一宿，焙乾用。【時珍曰】入補藥熟用，入嗽藥生用。

【氣味】酸，温，無毒。【好古曰】味酸，微苦、鹹。味厚氣輕，陰中微陽，入手太陰血分、足少陰氣分。【時珍曰】酸鹹入肝而補腎，辛苦入心而補肺，甘入中宫益脾胃。【之才曰】蓯蓉爲之使。惡萎蕤。勝烏頭。【主治】益氣，欬逆上氣，勞傷羸瘦，補不足，强陰，益男子精。本經。養五臟，除熱，生陰中肌。别録。治中下氣，止嘔逆，補虚勞，令人體悦澤。甄權。明目，暖水臟，壯筋骨，治風消食，反胃，霍亂轉筋，痃癖，奔豚冷氣，消水腫心腹氣脹，止渴，除煩熱，解酒毒。大明。生津止渴，治瀉痢，補元氣不足，收耗散之氣，瞳子散大。李杲。治喘欬燥嗽，壯水鎮陽。好古。

【發明】【成無已曰】肺欲收，急食酸以收之，以酸補之。芍藥、五味之酸，以收逆氣而安肺。【杲曰】收肺氣，補氣不足，升也。酸以收逆氣，肺寒氣逆，則宜此與乾薑同治之。又五味子收肺氣，乃火熱必用之藥，故治嗽以之爲君。但有外邪者不可驟用，恐閉其邪氣，必先發散而後用之乃良。有痰者以半夏爲佐，喘者阿膠爲佐，但分兩少不同耳。【宗奭曰】今華州以西至秦州〔二〕多産之。方紅熟時，彼人采得，蒸爛，研濾汁，熬成稀膏，量酸甘入蜜煉匀，待冷收器中。肺虚寒人，作湯時時飲之。作果可以寄遠。本經言其性温，今食之多致虚熱，小兒益甚。藥性論謂其除熱氣，日華子謂其暖水臟，除煩熱，後學至此多惑。今既用治肺虚寒，則更不取其除熱之説。【震亨曰】五味大能收〔三〕肺氣，宜其有補腎之功。收肺氣，非除熱乎？補腎，非暖水臟乎〔四〕？乃火熱嗽必用之藥。寇氏所謂食之多致虚熱者，蓋收補之驟也，何惑之有？又黄昏嗽乃火氣浮入肺中，不宜用凉藥，宜五味子、五〔五〕倍子斂而降之。【思邈曰】五六月宜常服五味子湯，以益肺金之氣，在上則滋源，在下則補腎。其法：以五味子一大合，木臼搗細，瓷瓶中以百沸湯投之，入少蜜，封置火邊良久，湯成任飲。【元素曰】孫真人千金月令言：五月常服五味，以補五臟之氣。遇夏

〔一〕了：内閣本、美國國會本皆同。上圖本、中研院本作「子」。江西本作「子」。皆通，「子」義更長。
〔二〕州：原脱。今據證類卷七五味子補。
〔三〕能收：原字漫漶，金陵諸本或有描補。今從江西本補正。
〔四〕臟乎：原字漫漶。今從補正同上。
〔五〕五：原脱。今據丹溪心法卷二咳嗽補。

月季夏之間，困乏無力，無氣以動。與黄芪、麥門冬，少加〔一〕黄蘗，煎湯服之。使人精神頓加，兩足筋力涌出也。蓋五味子之酸，輔人參，能瀉丙火而補庚金，收斂耗散之氣。【好古曰】張仲景八味丸用此補腎，亦兼述類象形也。【機曰】五味治喘嗽，須分南北。生津止渴，潤肺補腎，勞嗽，宜用北者；風寒在肺，宜用南者。○【慎微曰】抱朴子云：五味者，五行之精，其子有五味。淮南公羨門子服之十六年，面色如玉女，入水不霑，入火不灼。

【附方】新一十一。久欬肺脹。五味二兩，粟殼白餳炒過半兩，爲末，白餳丸彈子大。每服一丸，水煎服。衛生家寶方。久欬不止。丹溪方用五味子五錢，甘草一錢半，五倍子、風化硝各二錢，爲末，乾噙。○攝生方用五味子一兩，真茶四錢，晒研爲末。以甘草五錢煎膏，丸緑豆大。每服三十丸，沸湯下，數日即愈也。痰嗽并喘。五味〔二〕子、白礬等分，爲末。每服三錢，以生猪肺炙熟，蘸末細嚼，白湯下。漢陽庫兵黄六病此，百藥不效。於岳陽遇一道人傳此，兩服，病遂不發。普濟方。陽事不起。新五味子一斤，爲末。酒服方寸匕，日三服。忌猪、魚、蒜、醋。盡一劑，即得力。百日以上，可御十女。四時勿絶，藥功能知。千金方。腎虚遺精。北五味子一斤洗净，水浸，挼去核。再以水洗核，取盡餘味。通置砂鍋中，布濾過，入好冬蜜二斤，炭火慢熬成膏，瓶收五日，出火性。每空心服一二茶匙，百滾湯下。劉松〔三〕石保壽堂方。腎虚白濁，及兩脅并背脊穿痛。五味子一兩，炒赤爲末，醋糊丸梧子大。每醋湯下三十丸。經驗良方。五更腎泄。凡人每至五更即溏泄一二次。經年不止者，名曰腎泄，蓋陰盛而然。脾惡濕，濕則濡而困，困則不能治水。水性下流，則腎水不足。用五味子以强腎水，養五臟；吴茱萸以除脾濕，則泄自止矣。五味去梗二兩，茱萸湯泡七次五錢，同炒香，爲末。每旦陳米飲服二錢。許叔微本事方。女人陰冷。五味子四兩爲末，以口中玉泉和丸兔矢大，頻納陰中，取效。近效方。爛弦風眼。五味子、蔓荆子煎湯，頻洗之。談野翁〔四〕種子方。赤遊風丹：漸漸腫大。五味子焙研，熱酒调〔五〕服一錢自消，神效。保幼大全。

〔一〕加：原作「减生」。今據湯液本草卷四五味子改。

〔二〕味：普濟方卷一百六十三喘門「五礬散」作「倍」。

〔三〕松：原作「公」。卷三十六枸杞地骨皮時珍曰：「兵部尚書劉松石，諱天和，麻城人，所集保壽堂方」，今據改。

〔四〕翁：原作「瓮」。今從錢本改。

〔五〕调：原作「服」。今據小兒衛生總微論卷二十赤游論改。

蓬蘽音累○本經上品　【校正】自果部移入此。

【釋名】覆盆別録、陵蘽別録、陰蘽別録、寒苺會編、割田藨音苞。【時珍曰】蓬蘽與覆盆同類，故別録謂一名覆盆。此種生于丘陵之間，藤葉繁衍，蓬蓬累累，異於覆盆，故曰蓬蘽、陵蘽，即藤也。其實八月始熟，俚人名割田藨。【集解】【別録曰】蓬蘽生荆山平澤及冤句。【弘景曰】蓬蘽是根名，方家不用，乃昌容所服以易顔者也。覆盆是實名。李當之云：是人所食苺子。以津汁爲味，其核微細。今藥中用覆盆小異，未詳孰〔一〕是。【恭曰】覆盆、蓬蘽，乃一物異名，本謂實，非根也。李云苺子者，近之矣。然生處不同，沃地則子大而甘，瘠地則子細而酸。此乃子有酸味，根無酸味。陶以根酸、子甘，列入果部，重出二條，殊爲孟浪。【志曰】蓬蘽乃覆盆之苗莖，覆盆乃蓬蘽之子也。按切韻：苺，音茂，其子覆盆也。蘽者，藤也。則蓬蘽明是藤蔓矣。陶言蓬蘽是根，蘇言是子，一物異名，皆非矣。【頌曰】蓬蘽是覆盆苗，處處有之，秦、吴尤多。苗短不過尺，莖葉皆有刺，花白，子赤黄，如半彈丸大，而下有蒂承之，如柿蒂，小兒多食之。五月采實，其苗葉采無時。江南謂之苺，然其地所生差晚，三月始有苗，八九月花開，十月實，用則同。【士良曰】今觀采取之家説，蓬蘽似蠶苺子，紅色而大，其味酸甘，葉似野薔薇，有刺。覆盆子小，其苗各別。諸家本草不識，故皆説蓬蘽是覆盆子之根。【大明曰】苺子是蓬蘽子也。樹苺是覆盆子也。【宗奭曰】蓬蘽非覆盆也，別是一種，雖枯敗而枝梗不散，今人不見用此。【藏器曰】其類有三種，惟四月熟，狀如覆盆而味甘美者，爲是覆盆子。餘不堪入藥。【機曰】蓬蘽，徽人謂之寒苺。沿塹作叢蔓生，莖小葉密多刺。其實四五十顆作一朶，一朶大如盞面，霜後始紅。蘇頌圖經以此注覆盆，誤矣。江南覆盆亦四五月熟，何嘗差晚耶？覆盆莖粗葉疏，結實大而疏散。不似寒苺，莖細葉密，結實小而成朶。一則夏熟，一則秋熟。豈得同哉！【時珍曰】此類凡五種。予嘗親采，以爾雅所列者校之，始得其的。諸家所説，皆未可信也。一種藤蔓繁衍，莖有倒刺，逐節生葉，葉大如掌，狀類小葵葉，面青背白，厚而有毛，六七月開小白花，就蒂結實，三四十顆成簇，生則青黄，熟則紫黯，微有黑毛，狀如熟椹而扁，冬月苗葉不凋者，俗名割田藨，即本草所謂蓬蘽也。一種蔓小於蓬蘽，亦有鉤刺，一枝五葉，葉小而面背皆青，光薄而無毛，開白花，四五月實成，子亦小於蓬蘽稀疏，生則青黄，熟則烏赤，冬月苗凋者，俗名插田藨，即本草所謂覆盆子。爾雅所謂「茥，缺盆」也。此二者俱可入藥。一種蔓小於蓬蘽，一枝三葉，葉面青，背淡白而微有毛，開小白花，四月實熟，其色紅如櫻桃者，俗名藕田藨，即爾雅所謂藨者也。故郭璞註云：藨即苺也。子似覆盆而大，赤色，酢甜可食。此種不入藥用。一種樹生者，樹高四五尺，葉似櫻桃葉而狹長，四月開小白花，結實與覆盆子一樣，但色紅爲異，俗亦名藨，即爾雅所謂山苺，陳藏器本草

〔一〕孰：原作「熟」。今據證類卷二十三覆盆子改。

所謂懸鉤子者也。詳見本條。一種就地生蔓，長數寸，開黄花，結實如覆盆而鮮紅，不可食者，本草所謂蛇苺也。見本條。如此辨析〔一〕，則蓬虆、覆盆自定矣。李當之、陳士良、陳藏器、寇宗奭、汪機五説近是，而欠明悉。陶弘景以蓬虆爲根，覆盆爲子；馬志、蘇頌以蓬虆爲苗，覆盆爲子；蘇恭以爲一物；大明以樹生者爲覆盆，皆臆説，不可據。

【氣味】酸，平，無毒。【别録曰】鹹。【士良曰】甘、酸，微熱。【主治】安五臟，益精氣，長陰令人堅，强志倍力，有子。久服輕身不老。本經。療暴中風，身熱大驚。别録。益顔色，長髮，耐寒濕。恭。

【發明】見覆盆子下。

【附方】新一。長髮不落。蓬虆子榨油，日塗之。聖惠方。

苗、葉同覆盆。

覆盆子别録上品　【校正】自果部移入此。

【釋名】茥爾雅。音奎、缺盆爾雅、西國草圖經、畢楞伽圖經、大麥苺音母、插田藨音苞、烏藨子綱目。【當之曰】子似覆盆之形，故名之。【宗奭曰】益腎臟，縮小便，服之當覆其溺器，如此取名也。【時珍曰】五月子熟，其色烏赤，故俗名烏藨、大麥苺、插田藨，亦曰栽秧藨。甄權本草一名馬瘻，一名陸荆，殊無義意。

【集解】【别録曰】五月采。【藏器曰】佛説蘇密那花點燈，正言此花也。其類〔二〕有三種，以四月熟，狀如覆盆，味甘美者爲是，餘不堪入藥。今人取茅苺當覆盆，誤矣。【宗奭曰】處處有之，秦州、永興、華州尤多。長條，四五月紅熟，山中人及時采來賣。其味酸甘，外如荔枝，大如櫻桃，軟紅可愛。失時則就枝生蛆，食之多熱。收時五六分熟便可采，烈日曝乾。今人取汁作煎爲果。采時着水則不堪煎。【時珍曰】蓬虆子以八九月熟，故謂之割田藨。覆盆以四五月熟，故謂之插田藨，正與别録五月采相合。二藨熟時色皆烏赤，故能補腎。其四五月熟而色紅者，乃薅田藨也，不入藥用。陳氏所謂以茅苺當覆盆者，蓋指此也。

【正誤】【詵曰】覆盆江東名懸鉤子，大小形狀氣味功力同。北土無懸鉤，南地無覆盆，是土地有前後生，非兩種物也。【時珍曰】南土覆盆極多。懸鉤是樹生，覆盆是藤生，子狀雖同，而覆盆色烏赤，懸鉤色紅赤，功亦不同，今正之。

〔一〕析：原作「折」。今從江西本改。

〔二〕其類：底本經描補作「此花」，餘金陵諸本作「此□」。今據證類卷二十三蓬虆補改。

【修治】【敩曰】覆盆子五月采之。烈日暴乾，不爾易爛。【雷曰】凡使用東流水淘去黄葉并皮蒂，取子以酒拌蒸一宿，以東流水淘兩遍，又晒乾方用。【時珍曰】采得搗作薄餅，晒乾密貯，臨時以酒拌蒸尤妙。

【氣味】甘，平，無毒。【權曰】甘、辛，微熱。

【主治】益氣輕身，令髮不白。別録。補虚續絶，强陰健陽，悦澤肌膚，安和五臟，温中益力，療勞損風虚，補肝明目。並宜擣篩，每旦水服三錢。馬志〔一〕。男子腎精虚竭陰痿，能令堅長。女子食之有子。權。食之令人好顔色，榨汁塗髮不白。藏器。益腎臟，縮小便，取汁同少蜜煎爲稀膏，點服，治肺氣虚寒。宗奭。

【發明】【時珍曰】覆盆、蓬蘽，功用大抵相近，雖是二物，其實一類而二種也。一早熟，一晚熟，兼用無妨，其補益與桑椹同功。若樹莓則不可混采者也。

【附方】新一。陽事不起。覆盆子，酒浸焙研爲末，每旦酒服三錢。集簡方。

葉。【氣味】微酸、鹹，平，無毒。【主治】挼絞取汁，滴目中，去膚赤，出蟲如絲線。藏器。明目止淚，收濕氣。時珍。

【發明】【頌曰】按崔元亮海上集驗方：治目暗不見物，冷淚浸淫不止，及青盲、天行目暗等疾。取西國草，一名畢楞伽，一名覆盆子，日暴乾，搗極細，以薄綿裹之，用飲男乳汁浸，如人行八九里久。用點目中，即仰卧。不過二四日，視物如少年。禁酒、麪、油物。【時珍曰】按洪邁夷堅志云：潭州趙太尉家乳〔二〕母病爛弦疳眼二十年。有老媪云：此中有蟲，吾當除之。入山取草蔓葉，咀嚼，留汁入筒中。還以皂紗蒙眼，滴汁漬下弦。轉盼〔三〕間蟲從紗上出，數日下弦乾。復如法滴上弦，又得蟲數十而愈。後以治人多驗，乃覆盆子葉也，蓋治眼妙品。

【附方】新二。牙疼點眼。用覆盆子嫩葉搗汁，點目眦三四次，有蟲隨眵淚出成塊也。無新葉，乾者煎濃汁亦可。即大麥莓也。摘玄方。臁瘡潰爛。覆盆葉爲末。用酸漿水洗後摻之，日一次，以愈爲度。直指方。

根。【主治】痘後目瞖，取根洗擣，澄粉日乾，蜜和少許，點於瞖丁上，日二三次，自散。百日内治之，久即難療。時珍。○活幼口議。

〔一〕馬志：原作「志馬」。此段引自證類卷二十三覆盆子「今注」。今據卷一歷代諸家本草乙正。

〔二〕家乳：原脱。今據夷堅志再補賣藥媪治眼蟲補。

〔三〕盼：原作「盻」。今據改同上。

懸鈎子拾遺　【校正】自果部移入此。

【釋名】沿鈎子日用、莓爾雅音箭、山莓爾雅、木莓郭璞、樹莓日華。【藏器曰】莖上有刺如懸鈎，故名。

【集解】【藏器曰】生江淮林澤間。莖上有刺。其子如梅〔一〕子酸美，人多食之。【機曰】樹莓枝梗柔軟有刺，頗類金櫻。四五月結實如覆盆子，采之擎蒂而中實，味酸。覆盆則蒂脱而中虚，味甘爲異。【時珍曰】懸鈎樹生，高四五尺。其莖白色，有倒刺。其葉有細齒，青色無毛，背後淡青，頗似櫻桃葉而狹長，又似地棠花葉。四月開小白花。結實色紅，今人亦通呼爲藨子。爾雅云：莓，山莓也。郭璞注云：今之木莓也。實似藨、莓而大，可食。孟詵、大明並以此爲覆盆，誤矣。

【氣味】酸，平，無毒。

【主治】醒酒止渴，除痰，去酒毒。藏器。擣汁服，解射工、沙虱毒。時珍。

莖〔二〕。【主治】燒研水服，主喉中塞。藏器。

根皮。【氣味】苦，平，無毒。【主治】子死腹中不下，破血，婦人赤帶下，久患赤白痢膿血，腹痛，殺蟲〔三〕毒，卒下血。並濃煮汁飲之。藏器。

【附方】新二。血崩不止。木莓根四兩，酒一盞，煎七分。空心温服。臞仙乾坤生意。崩中痢下。治婦人崩中及下痢，日夜數十起欲死者，以此入腹即活。懸鈎根、薔薇根、柿根、菝葜各一斛，剉，入釜中，水淹上四五寸，煮減三之一，去滓取汁，煎至可丸，丸梧子大。每温酒服十丸，日三服。千金翼。

蛇莓別録下品

【釋名】蛇藨音苞、地莓會編、蠶莓。【機曰】近地而生，故曰地莓。【瑞曰】蠶老時熟紅于地，其中空者爲蠶莓；中實極紅者爲蛇殘莓，人不啖之，恐有蛇殘也。

〔一〕梅：原作「莓」。今據證類卷二十三懸鈎根皮改。
〔二〕莖：原作「葉」。今據改同上。
〔三〕蟲：證類卷二十三懸鈎作「蟲」。

【集解】【弘景曰】蛇莓園野多有之。子赤色極似莓子而不堪啖，亦無以此爲藥者。【保昇曰】所在有之，生下濕地。莖頭三葉，花黄子赤，儼若覆盆子，根似敗醬。四月、五月采子，二月、八月采根。【宗奭曰】田野道旁處處有之。附地生葉，如覆盆子，但光潔而小，微有皺紋。花黄，比蒺藜花差大。春末夏初，結紅子如荔枝色。【機曰】蛇莓莖長不盈尺，莖端惟結實一顆，小而光潔，誤食脹人。非若覆盆，苗長大而結實數顆，微有黑毛也。【時珍曰】此物就地引細蔓，節節生根。每枝三葉，葉有齒刻。四五月開小黄花，五出。結實鮮紅，狀似覆盆而面與蒂則不同也。其根甚細，本草用汁，當是取其莖葉并根也。仇遠稗史訛作蛇繆草，言有五葉、七葉者。又言俗傳食之能殺人，亦不然，止發冷涎耳。

汁。【氣味】甘，酸，大寒，有毒。【主治】胸腹大熱不止。別録。傷寒大熱，及溪毒、射工毒，甚良。弘景。通月經，熁〔一〕瘡腫，傅蛇傷。大明。主孩子口噤，以汁灌之。孟詵。傅湯火傷，痛即止。時珍。

【附方】舊二，新一。口中生瘡，天行熱甚者。蛇莓自然汁半升，稍稍嚥之。傷寒類要。傷寒下䘌，生瘡。以蛇莓汁服二合，日三服。仍水漬烏梅令濃，入崖蜜飲之。肘後方。水中毒病。蛇莓根擣末服之，并導下部。亦可飲汁一二升。夏月欲入水，先以少末投中流，更無所畏。又辟射工。家中以器貯水、浴身亦宜投少許。肘後。

使君子 宋開寶

【釋名】留求子。【志曰】俗傳潘州郭使君療小兒多是獨用此物，後醫家因號爲使君子也。【時珍曰】按嵇含南方草木狀謂之留求子，療嬰孺之疾。則自魏、晉已用，但名異耳。

【集解】【志曰】生交、廣等州。形如巵子，稜瓣深而兩頭尖，似訶梨勒而輕。【頌曰】今嶺南州郡皆有之，生山野中及水岸。其莖作藤，如手指大。其葉如兩指頭，長二寸。三月生花淡紅色，久乃深紅，有五瓣。七八月結子如拇指大，長一寸許，大類巵子而有五稜，其殼青黑色，内有仁白色，七月采之。【宗奭曰】其仁味如椰子。醫家亦兼用殼。【時珍曰】原出海南、交阯。今閩之紹武〔二〕，蜀之眉州皆栽種之，亦易生。其藤如葛，繞樹而上。葉青如五加葉。五月開花，一族〔三〕一二十葩，紅色輕盈如海棠。其實長寸許，五瓣合成，有稜，先時半黄，老則紫黑。其中仁長如榧仁，色味如栗。久則油黑，不可用。

〔一〕熁：原作「恊」。今據證類卷十一蛇莓改。
〔二〕紹武：古無此地名，當爲邵武（今屬福建）之誤。
〔三〕族：江西本作「簇」。「族」可通「簇」，按例不改。下同。

【氣味】甘，温，無毒。【主治】小兒五疳，小便白濁，殺蟲，療瀉痢。開寶。健脾胃，除虚熱，治小兒百病瘡癬。時珍。

【發明】【時珍曰】凡殺蟲藥多是苦辛，惟使君子、榧子甘而殺蟲，亦異也。凡大人小兒有蟲病，但每月上旬侵晨空腹食使君子仁數枚，或以殻煎湯嚥下，次日蟲皆死而出也。或云：七生七煨食亦良。忌飲熱茶，犯之即瀉。此物味甘氣温，既能殺蟲，又益脾胃，所以能斂虚熱而止瀉痢，爲小兒諸病要藥。俗醫乃謂殺蟲至盡，無以消食，鄙俚之言也。樹有蠹，屋有蟻，國有盗，福耶禍耶？修養者先去三尸，可類推矣。

【附方】新六。小兒脾疳。使君子、盧會等分，爲末。米飲每服一錢。儒門事親。小兒痞塊，腹大，肌瘦面黄，漸成疳疾。使君子仁三錢，木鼈子仁五錢，爲末，水丸龍眼大。每以一丸，用雞子一箇破頂，入藥在内，飯上蒸熟，空心食之。楊起簡便單方。小兒蛔痛，口流涎沫。使君子仁爲末，米飲五更調服一錢。全幼心鑑。小兒虚腫，頭面陰囊俱浮。用使君子一兩，去殻，蜜五錢炙盡，爲末。每食後米湯服一錢。簡便方。鼻〔一〕皶面瘡。使君子仁，以香油少許，浸三五個。臨卧時細嚼，香油送下，久久自愈。普濟方。蟲牙疼痛。使君子煎湯頻漱。集簡方。

木鼈子宋開寶

【校正】自木部移入此。

【釋名】木蟹。【志曰】其核似鼈、蟹狀，故以爲名。

【集解】【志曰】出朗州及南中，七八月采實。【頌曰】今湖、廣諸州及杭、越、全、岳州皆有之。春生苗，作籐生。葉有五椏，狀如山藥，青色面光。四月生黄花，六月結實，似栝樓而極大〔二〕，生青，熟紅黄色，肉上有軟刺。每一實有核三四十枚，其狀扁而如鼈，八九月采之。嶺南人取嫩實及苗葉作茹蒸食。【宗奭曰】木鼈子蔓歲一枯，但根不死，春旋生苗。葉如蒲萄。其子一頭尖者爲雄。凡植時須雌雄相合，麻纏定。及其生也，則去雄者方結實。【時珍曰】木鼈核形扁礧砢，大如圍棋子。其仁青緑色，入藥去油者。

仁。【氣味】甘，温，無毒。【時珍曰】苦、微甘，有小毒。【主治】折傷，消結腫惡瘡，生肌，止腰痛，除粉刺䵟黯，婦人乳癰，肛門腫痛。開寶。醋摩，消腫〔三〕毒。大明。治疳積痞塊，利大腸瀉痢，痔瘤瘰癧。時珍。

【發明】【機曰】按劉績霏雪録云：木鼈子有毒，不可食。昔蓟門有人生二子，恣食成痞。其父得一方，以木鼈子煮豬肉食之。其幼子當夜、長子明日死。友人馬文誠方書亦載此方。因著此爲戒。【時珍曰】南人取其苗及嫩實食之無恙，則其毒未應至此。或者與豬肉不相得，或犯他物

〔一〕鼻：原作「頭」。今據普濟方卷五十七鼻門改。

〔二〕大：原作「天」。今據證類卷十四木鼈子改。

〔三〕腫：證類卷十四木鼈子載日華子作「酒」。

而然，不可盡咎木鼈也。

【附方】舊一，新十九。酒疸脾黃。木鼈子磨醋，服一二盞，見利效。劉長春濟急方。脚氣腫痛。木鼈子仁，每個作兩邊，麩炒過，切碎再炒，去油盡爲度。每兩入厚桂半兩，爲末。熱酒服二錢，令醉，得汗愈。夢秘授方也。永類方。濕瘡脚腫，行履難者。木鼈子四兩去皮，甘遂半兩，爲末。以豬腰子一個，去膜切片，用藥四錢在中，濕紙包，煨熟，空心米飲送下，服後便申兩脚。如大便行者，只喫白粥二三日爲妙。楊拱[一]醫方摘要。陰疝偏墜，痛甚者。木鼈子一箇磨醋，調黄蘗、芙蓉末傅之，即止。壽域神方。久瘧有母。木鼈子、穿山甲炮等分，爲末。每服三錢，空心温酒下。醫方摘要。腹中痞塊。木鼈子仁五兩，用豶豬腰子二付，批開入在内，簽定，煨熟，同搗爛，入黄連三錢，末[二]，蒸餅和丸緑豆大。每白湯下三十丸。醫方集成。小兒疳疾。木鼈子仁、使君子仁等分，搗泥，米飲丸芥子大。每服五分，米飲下，一日二[三]服。孫天[四]仁集效方。疳病目矇，不見物。用木鼈子仁二錢，胡黄連一錢，爲末，米糊丸龍眼大，入雞子内蒸熟，連雞子食之爲妙。同上。倒睫拳毛。因風入脾經，致使風痒，不住手擦，日久赤爛，拳毛入内。將木鼈子仁搥爛，以絲帛包作條，左患塞右鼻，右患塞左鼻，其毛自分上下，次服蟬蛻藥爲妙。孫天仁集效方。肺虚久嗽。木鼈子、款冬花各一兩，爲末。每用三錢，焚之吸煙。良久吐涎，以茶潤喉。如此五六次，後服補肺藥。一方：用木鼈子一箇，雄黄一錢。聖濟録。小兒鹹齁哮。大木鼈子三四箇，磨水飲，以雪糕壓下，即吐出痰。重者三服效。摘玄方。水瀉不止。木鼈仁五個，母丁香五個，麝香一分，研末，米湯調作膏，納臍中貼之，外以膏藥護住。吴旻扶壽精方。痢疾禁口。木鼈仁六箇研泥，分作二分。用麪燒餅一箇，切作兩半，只用半餅作一竅，納藥在内，乘熱覆在病人臍上，一時，再換半箇熱餅。其痢即止，遂思飲食。邵真人經驗方。腸風瀉血。木鼈子以桑柴燒存性，候冷爲末。每服一錢，煨葱白酒空心服之。名烏金散。普濟方。肛門痔痛。孫用和[五]秘寶方用木鼈仁三枚，砂盆擂如泥，入百沸湯一盌，乘酒[六]先熏後洗，日用三次，仍塗少許。○瀕湖集簡方用木鼈仁帶潤者，雌雄各五箇，乳細作七丸，盌覆濕處，勿令乾。每以一丸，

〔一〕拱：原作「珙」。今據卷一引據古今醫家書目改。

〔二〕錢末：原作「末錢」。今從江西本乙正。

〔三〕日二：原作「二日」。江西本、錢本同。張本作「日二」。此方出於孫天仁三丰張真人神速万應方卷二小兒科，方名「五疳保童丸」。然原方無「一日二服」句。今從張本乙正。

〔四〕天：原作「真」。今據卷一引據古今醫家書目改。

〔五〕和：原脱。今據證類卷十四木鼈子補。

〔六〕乘酒：證類卷十四木鼈子作「以上入盆器内坐上薰之」。張本作「乘熱」，義近。

唾化開，貼痔上，其痛即止，一夜一丸自消也。江夏鐵佛寺蔡和尚病此，痛不可忍，有人傳此而愈。用治數人皆有效。瘰癧經年。木鼈人二箇，去油研，以雞子白和，入瓶内，安甑中蒸熟。食後食之，每日一服，半月效。小兒丹瘤。木鼈子仁研如泥，醋調傅之，一日三五上效。外科精義。耳卒熱腫。木鼈子仁一兩，赤小豆、大黄各半兩，爲末。每以少許生油調塗之。聖惠方。風牙腫痛。木鼈子仁磨醋搽之。普濟方。

番木鼈綱目

【釋名】馬錢子綱目、苦實把豆綱目、火失刻把都。【時珍曰】狀似馬之連錢，故名馬錢。

【集解】【時珍曰】番木鼈生回回國，今西土邛州諸處皆有之。蔓生，夏開黄花。七八月結實如栝樓，生青熟赤，亦如木鼈。其核小於木鼈而色白。彼人言治一百二十種病，每證各有湯引。或云以豆腐制過用之良。或云能毒狗至死。

仁。【氣味】苦，寒，無毒。【主治】傷寒熱病，咽喉痺痛，消痞塊。並含之嚥汁，或磨水噙嚥。時珍。

【附方】新四。喉痺作痛。番木鼈、青木香、山豆根等分，爲末吹之。楊拱醫方摘要。纏喉風腫。番木鼈仁一箇，木香三分，同磨水，調熊膽三分，膽礬五分。以雞毛掃患處，取效。唐瑶經驗方。癍瘡入目。苦實把豆兒即馬錢子半箇，輕粉、水花、銀朱各五分，片腦、麝香、枯礬少許爲末。左目吹右耳，右目吹左耳，日二次。田日華飛鴻集。病欲去胎。苦實把豆兒研膏，納入牝户三四寸。集簡方。

馬兜鈴宋開寶

【校正】併入唐本草獨行根。

【釋名】都淋藤肘後、獨行根唐本、土青木香唐本、雲南根綱目、三百兩銀藥。【宗奭曰】蔓生，附木而上，葉脱時其實尚垂，狀如馬項之鈴，故得名也。【時珍曰】其根吐利人，微有香氣，故有獨行、木香之名。嶺南人用治蠱，隱其名爲三百兩銀藥。肘後方作都淋，蓋誤傳也。

【集解】【志曰】獨行根生古堤城旁，所在平澤叢林中皆有之。山南名爲土青木香，一名兜鈴根。蔓生，葉似蘿藦而圓且澀，花青白色。其子大如桃、李而長，十月以後枯，則頭開四系若囊，其中實薄扁似榆莢。其根扁而長尺許，作葛根氣，亦似漢防己。二月、八月采根。【頌曰】馬兜鈴今關中、河東、河北、江、淮、夔、浙州郡皆有之。春生苗作蔓，繞樹而生。葉如山蕷葉而厚大背白。六月開黄紫花，頗類枸杞花。七月結實如棗大〔一〕，狀似鈴，作四五瓣。其根名雲南根，微似木香，大如小指，赤黄色。七八月采實，暴乾。

實。【修治】【斅曰】凡采得實，去葉及蔓，以生絹袋盛於東屋角畔，待乾劈開，去革膜，只取净子焙用。

〔一〕棗大：原作「大棗」。今據證類卷十一馬兜鈴乙正。

【氣味】苦，寒，無毒。【權曰】平。【時珍曰】微苦、辛。【杲曰】味厚氣薄，陰中微陽，入手太陰經。【主治】肺熱欬嗽，痰結喘促，血痔瘻瘡。開寶。肺氣上急，坐息不得，欬逆連連不止。甄權。清肺氣，補肺，去肺中濕熱。元素。

【發明】【時珍曰】馬兜鈴體輕而虚，熟則懸而四開，有肺之象，故能入肺。氣寒味苦微辛，寒能清肺熱，苦辛能降肺氣。錢乙補肺阿膠散用之，非取其補肺，乃取其清熱降氣也，邪去則肺安矣。其中所用阿膠、糯米，則正補肺之藥也。湯劑中用多亦作吐，故崔氏方用以吐蠱。其不能補肺，又可推矣。

【附方】舊三，新二。水腫腹大，喘急。馬兜鈴煎湯，日服之。千金方。肺氣喘急。馬兜鈴二兩，去殼及膜，酥半兩，入盌内拌匀，慢火炒乾，甘草炙一兩，爲末。每服一錢，水一盞，煎六分，温呷或噙之。簡要濟衆。一切心痛，不拘大小男女。大馬兜鈴一箇，燈上燒存性，爲末。温酒服，立效。摘玄方。解蛇蠱毒。飲食中得之，咽中如有物，嚥不下，吐不出，心下熱悶。兜鈴一兩，煎水服，即吐出。崔行功纂要方。痔瘻腫痛。以馬兜鈴於瓶中燒煙，熏病處，良。日華本草。

獨行根。【氣味】辛、苦，冷，有毒。【大明曰】無毒。【志曰】有毒。不可多服，吐利不止。【主治】鬼疰積聚，諸毒熱腫，蛇毒。水磨爲泥封之，日三四次，立瘥。水煮一二兩，取汁服，吐蠱毒。又搗末水調，塗丁腫，大效。唐本。治血氣。大明。利大腸，治頭風瘙痒禿瘡。時珍。○出精義。

【附方】舊一，新四。五種蠱毒。肘後方云：席辨刺史言，嶺南俚人，多於食中毒，人漸不能食，胸背漸脹，先寒似瘴。用都淋藤十兩，水一斗，酒二升，煮三升，分三服。毒逐小便出。十日慎食毒物。不瘥更服。土人呼爲三百兩銀藥。○又支太醫云：兜鈴根一兩爲末，水煎頓服，當吐蠱出，未盡再服。或爲末，水調服，亦驗。中草蠱毒。此術在西凉[一]之西及嶺南。人中此毒，入咽欲死者。用兜鈴苗一兩，爲末。温水調服一錢，即消化蠱出，神效。聖惠方。腸風漏血。馬兜鈴藤、穀精草、荆三稜，用[二]烏頭炒過，三味各等分，煎水，先熏後洗之。普濟方。丁腫復發。馬兜鈴根搗爛，用蜘蛛網裹傅，少時根出。肘後方。惡蛇所傷。青木香半兩，煎湯飲之。袖珍方。

榼藤子 宋開寶

【校正】自木部移入此。

【釋名】象豆開寶、榼子日華、合子拾遺。【時珍曰】其子象榼形，故名之。

〔一〕凉：原作「良」。今據聖惠方卷五十六治五蠱諸方改。

〔二〕用：原作「川」。今據普濟方卷三十七大腸腑門腸風下血改。

【集解】【藏器曰】按廣州記云：榼藤子生廣南山林間。作藤着樹，如通草藤。其實三年方熟，角如弓袋，子若雞卵，其外紫黑色。其殼用貯丹藥，經年不壞[一]。取其中仁入藥，炙用。【時珍曰】子紫黑色，微光，大一二寸，圓而褊。人多剔去肉作藥瓢，垂于腰間也。

仁。【氣味】澀，甘，平，無毒。【主治】五痔蠱毒，飛尸喉痺。以仁爲粉，微熬，水服一二匕。亦和大豆澡面，去䵟黵。藏器。治小兒脱肛，血痢瀉血，並燒灰服。或以一枚割瓢熬研，空腹熱酒服二錢。不過三服，必效。開寳。解諸藥毒。時珍。○草木狀。

【附方】舊三，新一。喉痺腫痛。榼藤子燒研，酒服一錢。聖惠方。五痔下血。榼藤子燒存性。米飲服二錢，有功。寇氏衍義。腸風下血。華佗中藏經用榼藤子二箇，不蛀皂莢子四十九箇。燒存性，爲末，每服二錢。温酒下，少頃再飲酒一盞，趁口服，極效。○聖惠方用榼藤子三枚厚重者，濕紙七重包，煨熟去殼，取肉爲末。每服一錢，食前黄芪湯下，日一服。

【附録】合子草拾遺。【藏器曰】子及葉有小毒。主蠱毒及蛇咬，搗傅瘡上。蔓生岸旁，葉尖花白，子中有兩片如合子。

預知子宋開寳

【釋名】聖知子日華、聖先子日華、盍合子日華、仙沼子日華。【志曰】相傳取子二枚綴衣領上，遇有蠱毒，則聞其有聲，當預知之，故有諸名。【時珍曰】仙沼，疑是仙棗之訛耳。

【集解】【志曰】預知子有皮殼，其實如皂莢子。【頌曰】舊不著所出州土，今淮、蜀、黔、壁諸州皆有之。作蔓生，依大木上。葉緑，有三角，面深背淺。七月、八月有實作房，生青，熟深紅色，每房有子五七枚，如皂莢子，斑褐色，光潤如飛蛾。今蜀人極貴重之，云亦難得。采無時。其根冬月采之，陰乾。治蠱，其功勝於子也。山民目爲聖無憂。

子仁。【氣味】苦，寒，無毒。【大明曰】温。雙仁者可帶。【主治】殺蟲療蠱，治諸毒。去皮研服，有效。開寳。治一切風，補五勞七傷，其功不可備述。治痃癖氣塊，消宿食，止煩悶，利小便，催生，中惡失音，髮落，天行温疾。塗一切蛇蟲蠶咬，治一切病，每日吞二七粒，不過三千[二]粒，永瘥。大明。

【附方】新三。預知子丸。治心氣不足，精神恍惚，語言錯妄[三]，忪悸煩鬱，憂愁慘戚，喜怒多恐，健忘少睡，夜多異夢，寤即驚魘，或

〔一〕壞：原作「懷」。今據證類卷十四榼藤子改。
〔二〕千：原作「十」。今據證類卷十一預知子改。
〔三〕妄：原作「忘」。今據局方卷五治諸虚「預知子丸」改。

發狂眩暴不知人，並宜服此。預知子去皮、白伏苓、枸杞子、石菖蒲、伏神、柏子仁、人參、地骨皮、遠志、山藥、黄精蒸熟、朱砂水飛，等分，爲末。煉蜜丸芡子大。每嚼一丸，人參湯下。和劑局方。耳卒聾閉。八九月取石榴開一孔，留蓋，入米醋滿中，蓋定，麪裹煻火中煨熟取出，入少仙沼子、黑李子末，取水滴耳中，腦痛勿驚。如此二夜，又點一耳。聖惠方。癘風有蟲，眉落聲變。預知子膏：用預知子、雄黄各二兩，爲末。以乳香二兩，同水一斗，銀鍋煮至五升。入二末熬成膏，瓶盛之。每服一匙，温酒調下。有蟲如馬[一]尾，隨大便而出。聖惠方。

根。【氣味】苦，冷，無毒。【主治】解蠱毒。石臼搗篩，每用三錢，温水服，立已。蘇頌。

牽牛子 別録下品

【釋名】黑丑綱目、草金鈴炮炙論、盆甑草綱目、狗耳草救荒。【弘景曰】此藥始出田野人牽牛謝[二]藥，故以名之。【時珍曰】近人隱其名爲黑丑，白者爲白丑，蓋以丑屬牛也。金鈴象子形，盆甑、狗耳象葉形。段成式酉陽雜俎云，盆甑草蔓如薯蕷，結實後斷之，狀如盆甑是矣。

【集解】【弘景曰】牽牛作藤生花，狀如藊豆，黄色。子作小房，實黑色，形如梂子核。【恭曰】此花似旋花，作碧色，不黄，亦不似藊豆。【頌曰】處處有之。二月種子，三月生苗，作藤蔓繞籬牆，高者或二三丈。其葉青，有三尖角。七月生花，微紅帶碧色，似鼓子花而大。八月結實，外有白皮裹作毬。每毬内有子四五枚，大如蕎麥，有三稜，有黑白二種，九月後收之。【宗奭曰】花朵如鼓子花，但碧色，日出開，日西萎。其核如木猴梨子而色黑，謂子似蕎麥非也。【時珍曰】牽牛有黑白二種。黑者處處野生尤多，其蔓有白毛，斷之有白汁。葉有三尖如楓葉。花不作瓣，如旋花而大。其實有蒂裹之，生青枯白。其核與棠梂子核一樣，但色深黑爾。白者人多種之。其蔓微紅，無毛有柔刺，斷之有濃汁。葉團有斜尖，並如山藥莖葉。其花小于黑牽牛花，淺碧帶紅色。其實蒂長寸許，生青枯白。其核白色，稍粗。人亦采嫩實蜜煎爲果食，呼爲天茄，因其蒂似茄也。

子。【修治】【斅曰】凡采得子，晒乾，水淘去浮者，再晒，拌酒蒸，從巳至未，晒乾收之。臨用舂去黑皮。【時珍曰】今多只碾取頭末，去皮麩不用。亦有半生半熟用者。

【氣味】苦，寒，有毒。【權曰】甘，有小毒。【詵曰】多食稍冷。【杲曰】辛熱雄烈，泄人元氣。【大明曰】味莶。得青木香、乾薑良。【主治】下氣，療脚滿水腫，除風毒，利小便。別録。治痃癖氣塊，利大小便，除虚腫，落胎。甄權。取腰痛，下冷膿，瀉蠱毒藥，并一切氣壅滯。大明。和山茱萸服，去水病。孟詵。除氣分濕熱，三焦壅結。李杲。逐痰消飲，通大腸氣秘風秘，殺蟲，達

[一] 馬：原脱。今據聖惠方卷二十四治大風疾諸方補。

[二] 謝：證類卷十一牽牛子作「易」。

命門。時珍。

【發明】【宗奭曰】牽牛丸服，治大腸風秘壅結。不可久服，亦行脾腎氣故也。【好古曰】牽牛以氣藥引則入氣，以大黄引則入血。利大腸，下水積。色白者瀉氣分濕熱上攻喘滿，破血中之氣。【震亨曰】牽牛屬火善走。黑者屬水，白者屬金。若非病形與證俱實，不脹滿、不大便秘者，不可輕用。驅逐致虚，先哲深戒。【杲曰】牽牛非神農藥也。名醫續注云：味苦寒，能除濕氣，利小便，治下注脚氣。此説氣味主治俱誤矣。何也？凡用牽牛，少則動大便，多則泄下如水，乃瀉氣之藥。其味辛辣，久嚼猛烈雄壯〔一〕，所謂苦寒安在哉？夫濕者，水之别稱，有形者也。若肺先受濕，濕氣不得施化，致大小便不通，則宜用之。蓋牽牛感南方熱火之化所生，火能平金而泄肺，濕去則氣得周流。所謂五臟有邪更相平也。今不問有濕無濕，但傷食或有熱證，俱用牽牛尅化之藥，豈不誤哉？况牽牛止能泄氣中之濕熱，不能除血中之濕熱。濕從下受之，下焦主血，血中之濕，宜苦寒之味，反以辛藥泄之，傷人元氣。且牽牛辛烈，比之諸辛藥泄氣尤甚，其傷人必矣。經云：辛泄氣，辛走氣，辛泄肺，氣病者無多食辛。况飲食失節，勞役所傷，是胃氣不行，心火乘之。腸胃受火邪，名曰熱中。脾胃主血，當血中泄火。以黄芩之苦寒泄火，當歸身之辛温和血，生地黄之苦寒凉血益血，少加紅花之辛温以泄血絡，桃仁之辛温除燥潤腸。仍不可專用，須于補中益氣泄陰火之藥内加而用之。何則？上焦元氣已自虚弱，若反用牽牛大辛熱氣味俱陽之藥，以泄水泄元氣，利其小便，竭其津液，是謂重虚。重則必死，輕則夭人。故張文懿云：牽牛不可耽嗜，脱人元氣。見人有酒食病痞者，多服牽牛丸散，取快一時。藥過仍痞，隨服隨效，效後復痞。以致久服脱人元氣，猶不知悔也。張仲景治七種濕熱，小便不利，無一藥犯牽牛者。仲景豈不知牽牛能泄濕利小便乎。爲濕病之根在下焦，是血分中氣病，不可用辛辣之藥，泄上焦太陰之氣。是血病瀉氣，使氣血俱損也。經云：毋盛盛，毋虚虚，毋絶人長命。此之謂也，用者戒之。白牽牛亦同。【時珍曰】牽牛自宋以後，北人常用取快。及劉守真、張子和出，又倡爲通用下藥。李明之目擊其事，故著此説極力闢之。然東漢時此藥未入本草，故仲景不知。假使知之，必有用法，不應捐棄。况仲景未用之藥亦多矣。執此而論，蓋矯枉過中矣。牽牛治水氣在肺，喘滿腫脹，下焦鬱遏，腰背脹重，及大腸風秘氣秘，卓有殊功。但病在血分，及脾胃虚弱而痞滿者，則不可取快一時及常服，暗傷元氣也。一宗室夫人，年幾六十。平生苦腸結病，旬日一行，甚於生産。服養血潤燥藥則泥膈不快，服硝、黄通利藥則若罔知，如此三十餘年矣。時珍胗其人體肥膏粱〔二〕而多憂鬱，日吐酸痰盌許乃寬，又多火病。此乃三焦之氣壅滯，有升無〔三〕降，津液皆化爲痰飲，不能下滋腸腑，非血燥比也。潤劑留滯，硝、黄徒入血分，不能通氣，俱爲痰阻，故無效也。

〔一〕壯：原作「狀」。今據湯液本草卷四牽牛改。
〔二〕粱：原作「梁」。江西本、錢本同。今從張本改。
〔三〕無：此前原衍一「無」字。今從江西本删。

乃用牽牛末、皂莢膏丸與服，即便通利。自是但覺腸結，一服就順，亦不妨食，且復精爽。蓋牽牛能走氣分，通三焦。氣順則痰逐飲消，上下通快矣。外甥柳喬，素多酒色。病下極脹痛，二便不通，不能坐卧，立哭呻吟者七晝夜。醫用通利藥不效。遣人叩予。予思此乃濕熱之邪在精道，壅脹隧路，病在二陰之間，故前阻小便，後阻大便，病不在大腸、膀胱也。乃用楝實、茴香、穿山甲諸藥，入牽牛加倍，水煎服。一服而減，三服而平。牽牛能達右腎命門，走精隧。人所不知，惟東垣李明之知之。故明之治下焦陽虛天真丹，用牽牛以鹽水炒黑，入佐沉香、杜仲、破故紙、官桂諸藥，深得補瀉兼施之妙。方見醫學發明。又東垣治脾濕太過，通身浮腫，喘不得卧，腹如鼓，海金沙散，亦以牽牛爲君。則東垣未盡棄牽牛不用，但貴施之得道耳。

【附方】舊八，新三十。**搜風通滯。**風氣所攻，臟腑積滯。用牽牛子以童尿浸一宿，長流水上洗半日，生絹袋盛，掛風處令乾。每日鹽湯下三十粒。極能搜風，亦消虛腫。久服令人體清瘦。斗門方。**三焦壅塞。**胸膈不快，頭昏目眩，涕唾痰涎，精神不爽。利膈丸：用牽牛子四兩，半生半炒，不蛀皂莢酥炙二兩，爲末，生薑自然汁煮糊，丸梧子大。每服二十丸，荊芥湯下。王衮博濟方。**一切積氣，**宿食不消。黑牽牛頭爲末四兩，用蘿蔔剜空，安末蓋定，紙封蒸熟取出，入白荳蔻末一錢，搗丸梧子大。每服一二十丸，白湯下。名順氣丸。普濟方。**男婦五積。**五般積氣成聚。用黑牽牛一斤，生搗末八兩，餘滓以新瓦炒香，再搗取四兩，煉蜜丸梧子大。至重者三十五丸，陳橘皮、生薑煎湯，卧時服。半夜未動，再服三十丸，當下積聚之物。尋常行氣，每服十丸甚妙。博濟方。**胸膈食積。**牽牛末一兩，巴豆霜三箇，研末，水丸梧子大。每服二三十丸，食後隨所傷物〔一〕湯下。儒門事親。**氣築奔衝不可忍。**牛榔〔二〕丸：用黑牽牛半兩炒，檳榔〔三〕二錢半，爲末。每服一錢，紫蘇湯下。普濟方。**追蟲取積。**方同上，用酒下。亦消水腫。**腎氣作痛。**黑白牽牛等分，炒，爲末。每服三錢，用豬腰子切，縫入茴香百粒，川椒五十粒，摻牽牛末入内扎定，紙包煨熟。空心食之，酒下。取出惡物效。楊仁齋直指方。**傷寒結胸，**心腹硬痛。用牽牛頭末一錢，白糖化湯調下。鄭氏家傳方。**大便不通。**簡要方用牽牛子半生半熟，爲末。每服二錢，薑湯下。未通，再以茶服。○一方：加大黄等分。○一方：加生檳榔等分。**大腸風秘結濇。**牽牛子微炒，搗頭末一兩，桃仁去皮尖麩炒半兩，爲末，熟蜜丸梧子大。每湯服三十丸。寇氏衍義。**水蠱脹滿。**白牽牛、黑牽牛各取頭末二錢，大麥麪四兩，和作燒餅，卧時烙熟食之，以茶下。降氣爲驗。河間宣明方。**諸水飲病。**張子和云：病水之人，如長川泛溢，非盃杓可取，必以神禹决水之法治之，故名禹功散。用黑牽牛頭末四兩，茴香一兩，炒，爲末。每服一二錢，以生薑自然汁調下，當轉下氣也。

〔一〕物：原脱。今據儒門事親卷十二下劑「進食丸」補。
〔二〕榔：原作「郎」。今據普濟方卷一百九十二水氣引「牛榔丸」改。
〔三〕榔：原作「郎」。今據改同上。

儒門事親。陰水陽水。黑牽牛頭末三兩，大黄末三兩，陳米飯鍋糕一兩，爲末，糊丸梧子大。每服五十丸，薑湯下。欲利服百丸。醫方捷徑。水腫尿濇。牽牛末，每服方寸匕，以小便利爲度。千金方。濕氣中滿，足脛微腫，小便不利，氣急欬嗽。黑牽牛末一兩，厚朴制半兩，爲末。每服二錢，薑湯下。或臨時水丸，每棗湯下三十丸。普濟方。水氣浮腫，氣促，坐卧不得。用牽牛子二兩，微炒擣末。以烏牛尿浸一宿，平旦入葱白一握，煎十餘沸。空心分二服，水從小便中出。聖惠方。脾濕腫滿。方見「海金沙」下。風毒脚氣，捻之没指者。牽牛子擣末，蜜丸小豆大。每服五丸，生薑湯下，取小便利乃止。亦可呑之。其子黑色，正如梂小核。肘後方。小兒腫病，大小便不利。黑牽牛、白牽牛各二兩，炒取頭末，井華水和丸緑豆大。每服二十丸，蘿蔔子煎湯下。聖濟總録。小兒腹脹，水氣流腫，膀胱實熱，小便赤濇。牽牛生研一錢，青皮湯空心下。一加木香減半，丸服。鄭氏小兒方。疳氣浮腫。常服自消。黑牽牛、白牽牛各半生半炒，取末，陳皮、青皮等分，爲末，糊丸緑豆大。每服，三歲兒服二十丸，米湯下。鄭氏小兒方。疳氣耳聾。疳氣攻腎，耳聾陰腫。牽牛末一錢，豬腰子半箇，去膜薄切，摻入内，加少鹽，濕紙包煨，空心食。鄭氏方。小兒雀目。牽牛子末，每以一錢用羊肝一片，同麪作角子二箇，炙熟食，米飲下。普濟方。風熱赤眼。白牽牛末，以葱白煮研丸緑豆大。每服五丸，葱湯下。服訖睡半時。衛生家寶方。面上風刺。黑牽牛酒浸三宿，爲末。先以薑汁擦面，後用藥塗之。摘玄方。面上粉刺，癗子如米粉。黑牽牛末對入面脂藥中，日日洗之。聖惠方。面上雀斑。黑牽牛末，雞子清調，夜傅旦洗。摘玄方。馬脾風病。小兒急驚，肺脹喘滿，胸高氣急，脅縮鼻張。悶亂欬嗽，煩渴，痰潮聲嗄，俗名馬脾風，不急治，死在旦夕。白牽牛半生半炒，黑牽牛半生半炒，大黄煨，檳榔，各取末一錢。每用五分，蜜湯調下。痰盛加輕粉一字。名牛黄奪命散。全幼心鑑。小兒夜啼。黑牽牛[一]末一錢，水調，傅臍上，即止。生生編。臨月滑胎。牽牛子一兩，赤土少許，研末。覺胎轉痛時，白榆皮煎湯下一錢。王衮博濟方。小便血淋。牽牛子二兩，半生半炒，爲末。每服二錢，薑湯下。良久，熱茶服之。經驗良方。腸風瀉血。牽牛五兩，牙皂三兩，水浸三日，去皂，以酒一升煮乾，焙，研末，蜜丸梧子大。每服七丸，空心酒下，日三服。下出黄物，不妨。病減後，日服五丸，米飲下。本事方。痔漏有蟲：黑白牽牛各一兩，炒，爲末，以豬肉四兩，切碎炒熟，蘸末食盡，以白米飯三匙壓之。取下白蟲爲效。○又方：白牽牛頭末四兩，没藥一錢，爲細末。欲服藥時，先日勿夜飯[二]。次早空心，將豬肉四兩炙切片，蘸末細細嚼食。取下膿血爲效。量人加減用。忌酒色油膩三日。儒門事親。漏瘡水溢，乃腎虚也。牽牛末二錢半，入切開豬腎中，竹葉包定煨熟。空心食，温酒送下。借腎入腎，一縱一横，兩得其便。惡水既泄，不復淋瀝。直指方。一切癰

〔一〕牛：原脱。今從江西本補。

〔二〕勿夜飯：原作「勿夜飲」。儒門事親卷十五腸風下血作「不食晚飯」，今據改。

疽發背，無名腫毒，年少氣壯者。用黑白牽牛各一合，布包搥碎，以好醋一盌，熬至八分，露一夜，次日五更温服。以大便出膿血爲妙。名濟世散。張三丰〔一〕仙方。濕熱頭痛。黑牽牛七粒，砂仁一粒，研末，井華水調汁，仰灌鼻中，待涎出即愈。聖濟録。氣滯腰痛。牽牛不拘多少，以新瓦燒赤，安于上，自然一半生一半熟，不得撥動。取末一兩，入硫黄末二錢半，同研勻，分作三分。每分用白麪三匙，水和捍開，切作棋子。五更初以水一盞煮熟，連湯温下，痛即已。未住，隔〔二〕日再作。予常有此疾，每發一服，痛即止。許學士本事方。

旋花本經上品

【釋名】旋葍蘇恭、筋根本經、續筋根圖經、鼓子花圖經、㹠腸草圖經、美草別録、天劍草綱目、纏枝牡丹。【恭曰】旋花即平澤旋葍也。其根似筋，故一名筋根。【炳曰】旋葍當作葍旋，音福鏇，用根入藥。别有旋覆，音璇伏，用〔三〕花入藥。今云旋葍，誤矣。【頌曰】别録言其根主續筋，故南人呼〔四〕爲續筋根。一名㹠腸草，象形也。【宗奭曰】世俗謂之鼓子花，言〔五〕其花形肖也。【時珍曰】其花不作瓣〔六〕狀，如軍中所吹鼓子，故有〔七〕旋花、鼓子之名。一種千葉者，色似粉紅牡丹，俗呼爲纏枝牡丹。

【集解】【别録曰】旋花生豫州平澤。五月采，陰乾。【保昇曰】此旋葍花也。所在川澤皆有。蔓生，葉似薯蕷而狹長。花紅色。根無毛節，蒸煮堪啖，味甘美，名筋根。二月、八月采〔八〕根，日乾。【宗奭曰】今河北、汴西、關陝田野中甚多，最難鋤艾，治之又生。四五月開花。其根寸截，置土灌溉，涉旬苗生。韓保昇説是矣。【時珍曰】旋花田野塍塹皆生，逐節延蔓，葉如波菜葉而小。至秋開花，如白牽牛之花，粉紅色，亦有千葉者。其根白色，大如筋。不結子。○【頌曰】黔南施州出一種旋花，粗莖大葉無花，不作蔓，恐别是一物也。

【正誤】【别録曰】花，一名金沸。【弘景曰】旋花東人呼爲山薑，南人呼爲美草。根似杜若，亦似高良薑。腹中冷痛，煮服甚效。作丸散服，

〔一〕丰：原作「伴」。此方出明孫天仁三丰張真人神速萬應方卷一張三丰仙方，今據改。下同徑改。
〔二〕隔：原作「膈」。今據本事方卷四腎臟風及足膝腰腿脚氣等疾改。
〔三〕用：原闕一字。底本描補。今據證類卷七旋花補。
〔四〕呼：原闕一字。今據補同上。
〔五〕言：原字缺損。今據補正同上。
〔六〕瓣：原作「辦」。今從江西本改。
〔七〕有：原字缺損。今從補正同上。
〔八〕采：原脱。今據證類卷七旋花補。

辟穀止飢。近有人從江南還，用此術與人斷穀，皆得半〔一〕百日不飢不瘦。但志淺嗜深，不能久服爾。其葉似薑。花赤色，味辛，狀如豆蔻，此旋花即其花也。今山東甚多。又註旋覆花曰：別有旋葍根，出河南來，北國亦有，形似芎藭，惟合旋葍膏用之，餘無所入。○【恭曰】旋花乃旋葍花也，陶說乃山薑爾。山薑味辛，都非此類。又因旋覆花名金沸，遂作此花別名，皆誤矣。又云從北國來者根似芎藭，與高良薑全無彷彿，亦誤也。

【氣味】花：甘。根：辛，溫，無毒。【時珍曰】花、根、莖、葉並甘滑微苦，能制雄黃。【主治】面皯黑色，媚好益氣。根：主腹中寒熱邪氣。本經。利小便，久服不飢輕身。續筋骨，合金瘡。別録。擣汁服，主丹毒熱。藏器。補勞損，益精氣。時珍。

【發明】【時珍曰】凡藤蔓之屬，象人之筋，所以多治筋病。旋花根細如筋可啖，故別録言其久服不飢。時珍自京師還，見北土車夫每載之。云暮歸煎湯飲，可補損傷。則益氣續筋之說尤可徵矣。

【附方】舊一。新一。被斫斷筋。旋葍〔二〕根擣汁，瀝瘡中，仍以滓傅之。日三易，半月即斷筋便續。此方出蘇景中療奴有效〔三〕者。王燾外臺秘要。秘精益髓。太乙金鎖丹：用五色龍骨五兩，覆盆子五兩，蓮花蕊四兩，未開者，陰乾，鼓子花三兩，五月五日采之，雞頭子仁一百顆，並爲末。以金櫻子二百枚，去毛，木臼擣爛，水七升，煎濃汁一升，去渣。和藥，杵二千下，丸梧子大。每空心溫鹽酒下三十丸。服之至〔四〕百日，永不泄。如要泄，以冷水調車前末半合服之。忌葵菜。薩謙齋瑞竹堂方。

紫葳〔五〕本經中品

【校正】自木部移入此。

【釋名】凌霄蘇恭、陵苕本經、陵時郭璞、女葳甄權、茇華本經、武威吳普、瞿陵吳普、鬼目吳氏。【時珍曰】俗謂赤艷曰紫葳葳，此花赤艷，故名。附木而上，高數丈，故曰凌霄。

【正誤】【弘景曰】是瞿麥根，方用至少。博物志云：郝晦行太行山北，得紫葳華。必當奇異。今瞿麥處處有之，不應乃在太行山。【恭曰】紫葳、瞿麥皆本經藥，體性既乖，生處亦不相關。爾雅云：苕，一名陵苕。郭璞注云：一名陵時，又名陵霄。此爲真也。【頌曰】孔穎達詩疏亦云：

〔一〕半：證類卷七旋花此後有「年」字。
〔二〕葍：證類卷十旋覆花引外臺作「復」。
〔三〕療奴有效：外臺卷二十九金瘡續筋骨方作「家獠奴用效」。
〔四〕至：此前原衍一「至」字。瑞竹堂方卷七羨補門原作「服百日」。時珍加「之至」二字亦通，然不當再衍一「至」字，故刪。
〔五〕紫葳：本卷目録該藥後當附之「骨路支」被置於卷末。

苕，一名陵時。今本草無陵時之名，惟鼠尾草有之。豈所傳不同，抑陶、蘇之誤耶？【時珍曰】按吴氏本草：紫葳一名瞿陵，陶弘景誤作瞿麥字爾。鼠尾止名陵翹，無陵時，蘇頌亦誤矣。並正之。

【集解】【別録曰】紫葳生西海川谷及山陽。【恭曰】此凌霄花也，連莖葉用。詩云「有苕之華」，云其黄矣。爾雅云：陵苕，黄華。蔈，白華。茇，山中亦有白花者。【頌曰】今處處皆有，多生山中，人家園圃亦或栽之。初作蔓生，依大木，久延至巔。其花黄赤，夏中乃盈。今醫家多采花乾之，入女科藥用。【時珍曰】凌霄野生，蔓纔數尺，得木而上，即高數丈，年久者藤大如杯。春初生枝，一枝數葉，尖長有齒，深青色。自夏至秋開花，一枝十餘朵，大如牽牛花，而頭開五瓣，赭黄色，有細點，秋深更赤。八月結莢如豆莢，長三寸許，其子輕薄如榆仁、馬兜鈴仁。其根長亦如兜鈴根狀，秋後采之，陰乾。

花根同。【氣味】酸，微寒，無毒。【普曰】神農、雷公、岐伯：辛。扁鵲：苦、鹹。黄帝：甘，無毒。【權曰】畏鹵鹹。【時珍曰】花不可近鼻聞，傷腦。花上露入目，令人昏矇。【主治】婦人産乳餘疾，崩中，癥瘕血閉，寒熱羸瘦，養胎。本經。産後奔血不定，淋瀝，主熱風風癇，大小便不利，腸中結實。甄權。酒皶，熱毒風，刺風，婦人血膈遊風，崩中帶下。大明。

莖葉。【氣味】苦，平，無毒。【主治】痿蹷，益氣。別録。熱風身痒，遊風風瘮，瘀血帶下。花及根功同。大明。治喉痺熱痛，凉血生肌。時珍。

【發明】【時珍曰】凌霄花及根，甘酸而寒，莖葉帶苦，手、足厥陰經藥也。行血分，能去血中伏火。故主産乳崩漏諸疾，及血熱生風之證也。

【附方】舊二，新十一。婦人血崩。凌霄花爲末。每酒服二錢，後服四物湯。丹溪纂要。糞後下血。凌霄花浸酒頻飲之。普濟方。消渴飲水。凌霄花一兩，搗碎，水一盞半，煎一盞，分二服。聖濟録。嬰兒不乳。百日内小兒無故口青不飲乳。用凌霄花、大藍[一]葉、芒硝、大黄等分，爲末，以羊髓和丸梧子大。每研一丸，以乳送下，便可喫乳。熱者可服，寒者勿服。昔有人休官後雲遊湖湘，修合此方，救危甚多。普濟方。久近風癇。凌霄花或根葉爲末。每服三錢，温酒下。服畢，解髮不住手梳，口噙冷水，温則吐去，再噙再梳，至二十口乃止。如此四十九日絶根。百無所忌。○方賢奇效方。通身風痒。凌霄花爲末，酒服一錢。醫學正傳。大風癘疾。潔古家珍用凌霄花五錢，地龍焙、僵蠶炒、全蠍炒，各七個，爲末。每服二錢，温酒下。先以藥湯浴過，服此出臭汗爲效。○儒門事親加蟬蜕，五品各九個，作一服。鼻上酒皶。王璆百一選方用凌霄花、山梔子等分，爲末。每茶服二錢，日二服，數日除根。臨川曾子仁用之有效。○楊氏家藏方用凌霄花半兩，硫黄一兩，

[一] 藍：原作「監」。今據普濟方卷三百六十五唇瘡等疾改。

胡桃四個，膩粉一錢，研膏，生絹包揩。走皮趨瘡。滿頰滿頂，浸淫濕爛，延及兩耳，痒而出水，發歇不定，田野名悲羊瘡。用凌霄花并葉煎湯，日日洗之。楊仁齋直指方。婦人陰瘡。紫葳爲末，用鯉魚腦或膽調搽。摘玄方。耳卒聾閉。凌霄葉，杵取自然汁，滴之。斗門方。女經不行：凌霄花爲末，每服二錢，食前温酒下。徐氏胎産方。

營實牆蘼 音眉〇本經上品

【釋名】薔薇別録〔一〕、山棘別録、牛棘本經、牛勒別録、刺花綱目。【時珍曰】此草蔓柔靡，依牆援而生，故名牆蘼。其莖多棘刺勒人，牛喜食之，故有山刺、牛勒諸名。其子成簇而生，如營星然，故謂之營實。

【集解】【別録曰】營實生零陵川谷及蜀郡。八月、九月采，陰乾。【弘景曰】營實即薔薇子也，以白花者爲良。莖葉可煮作飲，其根亦可煮釀酒。【保昇曰】所在有之。蔓生，莖間多刺。其花有百葉，八出六出，或赤或白。子若杜棠子。【時珍曰】薔薇野生林塹間。春抽嫩蕻，小兒掐去皮刺食之。既長則成叢似蔓，而莖硬多刺。小葉尖薄有細齒。四五月開花，四出，黄心，有白色、粉紅二者。結子成族，生青熟紅。其核有白毛，如金櫻子核，八月采之。根采無時。人家栽玩者，莖粗葉大，延長數丈。花亦厚大，有白、黄、紅、紫數色。花最大者名佛見笑，小者名木香，皆香艷可人，不入藥用。南番有薔薇露，云是此花之露水，香馥異常。

營實【氣味】酸，温，無毒。【別録曰】微寒。【主治】癰疽惡瘡，結肉跌筋，敗瘡熱氣，陰蝕不瘳，利關節。本經。久服輕身益氣。別録。治上焦有熱，好瞑。時珍。

【附方】新一。眼熱昏暗。營實、枸杞子、地膚子各二兩，爲末。每服三錢，温酒下。聖惠方。

根。【氣味】苦，濇，冷，無毒。【主治】止洩痢腹痛，五臟客熱，除邪逆氣，疽癩諸惡瘡，金瘡傷撻，生肉復肌。別録。治熱毒風，除邪氣，止赤白痢，腸風瀉血，通結血，治牙齒痛，小兒疳蟲肚痛，癰疽疥癬。大明。頭瘡白禿。甄權。除風熱濕熱，縮小便，止消渴。時珍。

【發明】【時珍曰】營實、薔薇根，能入陽明經，除風熱濕熱，生肌殺蟲，故癰疽瘡癬古方常用，而洩痢、消渴、遺尿、好瞑，亦皆陽明病也。

【附方】舊七，新五。消渴尿多。薔薇根一把，水煎，日服之。千金方。小便失禁。薔薇根煮汁飲，或爲末酒服。野生白花者更良。聖惠方。

〔一〕別録：底本此二字缺損。今據其他金陵本補正。

少小尿床。薔薇根五錢，煎酒夜飲。外臺秘要。小兒疳痢頻數。用生薔薇根洗切，煎濃汁，細飲，以愈爲度。千金方。尸咽痛痒，語聲不出。薔薇根皮、射干各〔一〕一兩，甘草炙半兩，每服二錢，水煎服之。普濟方。口舌糜爛。薔薇根，避風打去土，煮濃汁，温含冷吐。冬用根皮，夏用枝葉。口瘡日久，延及胸中生瘡，三年已上不瘥者皆效。千金方。小兒月蝕。薔薇根四兩，地榆二錢，爲末。先以鹽湯洗過，傅之。全幼心鑑。癧腫瘑毒，潰爛疼痛。用薔薇皮更炙熨之。千金方。筋骨毒痛。因患楊梅瘡服輕粉毒藥成者。野薔薇根白皮洗三斤，水酒十斤，煮一炷香。每日任飲，以愈爲度。○鄧筆峰雜興方用刺薔薇根三錢，五加皮、木瓜、當歸、伏苓各二錢。以酒二盞，煎一盞，日服一次。金瘡腫痛。薔薇根燒灰，每白湯服方寸匕，一日三服。抱朴子。箭刺入肉，膿囊不出。以薔薇根末摻之服。鼠撲十日即穿皮出也。外臺秘要。骨哽不出。薔薇根末，水服方匕，日三。同上。

葉。【主治】下疳瘡。焙研，洗傅之。黄花者更良。攝生方。

月季花綱目

【釋名】月月紅見下、勝春、瘦客、鬭雪紅。

【集解】【時珍曰】處處人家多栽插之，亦薔薇類也。青莖長蔓硬刺，葉小於薔薇而花深紅，千葉厚瓣，逐月開放，不結子也。

【氣味】甘，温，無毒。【主治】活血，消腫，傅毒。時珍。

【附方】新一。瘰癧未破。用月季花頭二錢，沉香五錢，芫花炒三錢，碎剉，入大鯽魚腹中，就以魚腸封固，酒、水各一盞，煮熟食之，即愈。魚須安糞水内遊死者方效。此是家傳方，活人多矣。談埜翁試驗方。

栝樓本經中品

【校正】併入圖經天花粉。

【釋名】果蠃音裸、瓜蔞綱目、天瓜別録、黄瓜別録、地樓本經、澤姑別録。根名白藥圖經、天花粉圖經、瑞雪。【時珍曰】蠃與蓏同。許慎云：木上曰果，地下曰蓏。此物蔓生附木，故得兼名。詩云「果蠃之實，亦施于宇〔二〕」，是矣。栝樓即果蠃二字音轉也，亦作菰䔰，後人又轉爲瓜蔞，愈轉愈失其真矣。古者瓜、姑同音，故有澤姑之名。齊人謂之天瓜，象形也。雷斆炮炙論「以圓者爲栝，長者爲樓」，亦出牽强，但分雌雄可也。其根作粉，潔白如雪，

〔一〕各：原脱。今據普濟方卷六十二咽喉門補。
〔二〕宇：原作「宗」。今據毛詩卷八豳風東山改。

故謂之天花粉。蘇頌圖經重出天花粉，謬矣。今削之。

【集解】【别録曰】栝樓生弘農川谷及山陰地。根入土深者良。生鹵地者有毒。二月、八月采根，曝乾，三十日成。【弘景曰】出近道。藤生，狀如土瓜而葉有叉。入土六七尺，大二三圍者，服食亦用之。實入摩膏用。【恭曰】出陜州者白實，最佳。【頌曰】所在有之。三四月生苗引藤蔓。葉如甜瓜葉而窄，作叉，有細毛。七月開花，似壺蘆花，淺黄色。結實在花下，大如拳，生青，至九月熟，赤黄色。其形有正圓者，有鋭而長者，功用皆同。根亦名白藥，皮黄肉白。【時珍曰】其根直下生，年久者長數尺。秋後掘者結實有粉，夏月掘〔一〕者有筋無粉，不堪用。其實圓長，青時如瓜，黄時如熟柿，山家小兒亦食之。内有扁子，大如絲瓜子，殼色褐，仁色緑，多脂，作青氣。炒乾搗爛，水熬取油，可點燈。

實。【修治】【斅曰】凡使皮、子、莖、根，其效各别。其栝圓黄皮厚蒂小，樓則形長赤皮蒂粗。陰人服樓，陽人服栝，並去殼皮革膜及油。用根亦取大二三圍者，去皮搗爛，以水澄粉用。【時珍曰】栝樓古方全用，後世乃分子瓤各用。

【氣味】苦，寒，無毒。【時珍曰】味甘，不苦。【主治】胸痺，悦澤人面。别録。潤肺燥，降火，治欬嗽，滌痰結，利咽喉，止消渴，利大腸，消癰腫瘡毒。時珍。子：炒用，補虚勞口乾，潤心肺，治吐血，腸風瀉血，赤白痢，手面皺。大明。

【發明】【震亨曰】栝樓實治胸痺者，以其味甘性潤。甘能補肺，潤能降氣。胸中有痰者，乃肺受火逼，失其降下之令。今得甘緩潤下之助則痰自降，宜其爲治嗽之要藥也。且又能洗滌胸膈中垢膩鬱熱，爲治消渴之神藥。【時珍曰】張仲景治胸痺痛引心背，欬唾喘息，及結胸滿痛，皆用栝樓實。乃取其甘寒不犯胃氣，能降上焦之火，使痰氣下降也。成無己不知此意，乃云苦寒以瀉熱。蓋不嘗其味原不苦，而隨文傅會爾。

【附方】舊十二，新二十〔二〕八。痰欬不止。瓜蔞仁一兩，文蛤〔三〕七分爲末，以薑汁澄濃脚丸彈子大，噙之。摘玄方。乾欬無痰。熟瓜蔞搗爛絞汁，入蜜等分，加白礬一錢，熬膏。頻含嚥汁。楊起簡便方。欬嗽有痰。熟瓜蔞十個，明礬二兩，搗和餅陰乾，研末，糊丸梧子大。每薑湯下五七十丸。醫方摘要。痰喘氣急。菰瓤二個，明礬一棗大，同燒存性研末。以熟蘿蔔蘸食，藥盡病除。普濟方。熱欬不止。用濃茶湯一鍾，蜜一鍾，大熟瓜蔞一個去皮，將瓤入茶蜜湯洗去子，以盌盛于飯上蒸，至飯熟取出。時時挑三四匙嚥之。摘玄方。肺熱痰欬，胸膈塞滿。用瓜蔞仁，半夏湯泡七次焙研，各一兩，薑汁打麪糊丸梧子大。每服五十丸，食後薑湯下。嚴用和濟生〔四〕方。肺痿欬血不止。用栝樓

〔一〕掘：原作「握」。今從江西本改。
〔二〕二十：原脱。今據以下實際方數補。
〔三〕蛤：原作「合」。今據丹溪摘玄卷七咳嗽門改。
〔四〕生：原作「先」。今據卷一引據古今醫家書目改。

五十個連瓢瓦〔一〕焙，烏梅肉五十個焙，杏仁去皮尖炒二十一個，爲末。每用一捻，以豬肺一片切薄，摻末入内炙熟，冷嚼嚥之，日二服。聖濟録。酒痰欬嗽。用此救肺。瓜蔞仁、青黛等分，研末，薑汁、蜜丸芡子大。每噙一丸。丹溪心法。飲酒發熱。即上方研膏，日食數匙。一男子年二十病此，服之而愈。摘玄方。飲酒痰澼。兩脅脹滿，時復嘔吐，腹中如水聲。栝樓實去殼焙一兩，神麴炒半兩，爲末。每服二錢，葱白湯下。聖惠方。小兒痰喘，欬嗽，膈熱久不瘥。瓜蔞實一枚，去子爲末，以寒食麪和作餅子，炙黄再研末。每服一錢，温水化下，日三服，效乃止。劉河間宣明方。婦人夜熱，痰嗽，月經不調，形瘦者。用瓜蔞仁一兩，青黛〔二〕、香附童尿浸晒一兩五錢，爲末。蜜調，噙化之。丹溪心法。胸痺痰嗽，胸痛徹背，心腹痞滿，氣不得通，及治痰嗽。大瓜蔞去瓢取子炒熟，和殼研末，麪糊丸梧子大。每米飲下二三十丸，日二服。杜壬方。胸中痺痛引背，喘息欬唾，短氣，寸脉沉遲，關上緊數。用大栝樓實一枚切，薤白半斤，以白酒七斤，煮二升，分再服。加半夏四兩更善。仲景金匱方。清痰利膈，治欬嗽。用肥大栝樓洗取子切焙，半夏四十九個湯洗十次搥焙，等分爲末，用洗栝樓水并瓢同熬成膏，和丸梧子大。每薑湯下三五十丸，良。楊文蔚方。中風喎斜。用瓜蔞絞汁，和大麥麪作餅，炙熱〔三〕熨之。正便止，勿令太過。○聖惠方。熱病頭痛，發熱進退。用大栝樓一枚，取瓢細剉，置瓷盌中，用熱湯一盞沃〔四〕之，蓋定良久，去滓服。聖惠方。時疾發黄，狂悶煩熱，不識人者。大瓜蔞實黄者一枚，以新汲水九合浸淘取汁，入蜜半合，朴消八分，合攪令消〔五〕盡。分再服，便〔六〕瘥。蘇頌圖經本草。小兒黄疸，眼黄脾熱。用青瓜蔞焙研。每服一錢，水半盞，煎七分，卧時服。五更瀉下黄物，立可。名逐黄散。普濟方。酒黄疸疾。方同上。小便不通，腹脹。用瓜蔞焙研。每服二錢，熱酒下。頻服，以通爲度。紹興刘驻云：魏明州病此，御醫用此方治之〔七〕，得效。聖惠方。消渴煩亂。黄栝樓一個，酒一盞，洗去皮子，取瓢煎成膏，入白礬末一兩，丸梧子大。每米飲下十丸。聖惠方。燥渴腸秘。九月、十月熟菰蔞實，取瓢拌乾葛粉，銀石器中慢火炒熟，爲末。

〔一〕瓦：原作「丸」。今據普濟方卷二十七肺痿改。
〔二〕青黛：劑量缺。丹溪心法卷二欬嗽原方三藥均無劑量。時珍僅補前後二藥劑量。
〔三〕熱：原作「熟」。今據聖惠方卷十九治中風口面斜諸方改。
〔四〕沃：原作「沐」。今據證類卷八栝樓根改。
〔五〕合攪令消：原脱。今據證類卷八栝樓根改補。
〔六〕便：此前原有一字闕。今據删同上。
〔七〕紹興……治之：凡十二字，百一選方卷之六第八門原作「紹興劉駐泊汝翼云：魏邸知明州時，宅庫之妻患此疾垂殆，隨行御醫某人治此藥令服，遂愈。」

食後、夜卧各以沸湯點服二錢。寇宗奭衍義。吐血不止。栝樓泥固煅存性研三錢，糯米飲服，日再服。聖濟〔一〕録。腸風下血。栝樓一個燒灰，赤小豆半兩，爲末。每空心酒服一錢。普濟方。久痢五色。大熟瓜蔞一個，煅存性，出火毒，爲末，作一服，温酒服之。胡大卿一僕患痢半年，杭州一道人傳此而愈。本事方。大腸脱肛。生栝樓搗汁，温服之。以猪肉汁洗手挼之令暖，自入。葛洪肘後方。小兒脱肛。唇白齒焦，久則兩頰光，眉赤唇焦，啼哭。黄瓜蔞一個，入白礬五錢在内，固濟煅存性，爲末，糊丸梧子大。每米飲下二十丸。摘玄方。牙齒疼痛。瓜蔞皮、露蜂房燒灰擦牙，以烏桕根、荆柴根、葱根煎湯嗽之。危氏得效方。咽喉腫痛，語聲不出。經進方用栝樓皮、白僵蠶炒、甘草炒各二錢半，爲末。每服三錢半，薑湯下。或以綿裹半錢，含嚥。一日二服。名發聲散。御藥院方。堅齒烏鬚。大栝樓一個，開頂，入青鹽二兩、杏仁去皮尖三七粒，原頂合扎〔二〕定，蚯蚓泥和鹽固濟，炭火煅存性，研末。每日揩牙三次，令熱，百日有驗。如先有白鬚，拔去以藥投之，即生黑者。其治口齒之功，未易具陳。普濟方。面黑令白。栝樓瓤三兩，杏仁一兩，猪胰一具，同研如膏。每夜塗之，令人光潤，冬月不皴。聖濟録。胞衣不下。栝樓實一箇，取子細研，以酒與童子小便各半琖，煎七分，温服。無實，用根亦可。陳良甫婦人良方。乳汁不下。瓜蔞子淘洗，控乾炒香，瓦上㩉〔三〕令白色，爲末〔四〕，酒服一錢匕，合面卧一夜，流出。○姚僧坦集驗方。乳癰初發。大熟栝樓一枚熟搗，以白酒一斗，煮取四升，去滓温服一升，日三服。子母秘録〔五〕。諸癰發背，初起微赤。栝樓搗末，井華水服方寸匕。梅師方。便毒初發。黄瓜蔞一個，黄連五錢，水煎，連服效。李仲南永類方。風瘡疥癩。生栝樓一二個打碎，酒浸一日夜。熱飲。臞仙乾坤秘韞〔六〕。熱遊丹腫。栝樓子仁末二大兩，釅醋調塗。楊氏産乳集驗方。楊梅瘡痘，小如指頂，遍身者。先服敗毒散，後用此解皮膚風熱，不過十服愈。用栝樓皮爲末，每服三錢，燒酒下，日三服。集簡方。

〔一〕濟：原作「惠」。今據該方出聖濟總録卷六十八吐血改。

〔二〕扎：原作「礼」。普濟方卷五十鬚髮黄白「栝蔞散」作「系」。今從錢本改。

〔三〕㩉：原作「翕」。今據證類卷八栝樓根改。

〔四〕爲末：原脱。今據補同上。

〔五〕録：原作「諑」。今據改同上。

〔六〕韞：原作「温」。今據卷一引據古今醫家書目改。

根。【修治】天花粉。【周憲〔一〕王曰】秋冬采根，去皮寸切，水浸〔二〕，逐日换水，四五日取出，搗泥，以絹袋濾〔三〕汁澄粉，晒〔四〕乾用。

【氣味】苦，寒，無毒。【時珍曰】甘、微苦、酸，微寒。【之才曰】枸杞爲之使。惡乾薑。畏牛膝、乾漆。反烏頭。【主治】消渴身熱，煩滿大熱，補虚安中，續絶傷。本經。除腸胃中痼熱，八疸身面黄，唇乾口燥短氣，止小便利，通月水。别録。治熱狂時疾，通小腸，消腫毒，乳癰發背，痔瘻瘡癤，排膿生肌長肉，消撲損瘀血。大明。

【發明】【恭曰】用根作粉，潔白美好，食之大宜虚熱人。【杲曰】栝樓根純陰，解煩渴，行津液。心中枯〔五〕涸者，非此不能除。與辛酸同用，導腫氣。【成無己曰】津液不足則爲渴。栝樓根味苦微寒，潤枯燥而通行津液，是爲渴所宜也。【時珍曰】栝樓根味甘微苦酸。其莖葉味酸。酸能生津，感召之理，故能止渴潤枯。微苦降火，甘不傷胃。昔人只言其苦寒，似未深察。

【附方】舊十二，新十二。消渴飲水。千金方作粉法：取大栝樓根去皮寸切，水浸五日，逐日易水，取出搗研，濾過澄粉，晒乾。每服方寸匕，水化下，日三服。亦可入粥及乳酪中食之。○肘後方用栝樓根薄切炙，取五兩，水五升，煮四升，隨意飲之。○外臺秘要用生栝樓根三十斤，以水一碩，煮取一斗半，去滓，以牛脂〔六〕五合，煎至水盡。用暖酒先食服如雞子大，日三服，最妙。○聖惠方用栝樓根、黄連三兩〔七〕，爲末蜜丸梧子大。每服三十丸，日二。○又玉壺丸：用栝樓根、人參等分，爲末，蜜丸梧子大。每服三十丸，麥門冬湯下。傷寒煩渴引飲。栝樓根三兩，水五升，煮一升，分二服。先以淡竹瀝〔八〕一斗，水二升，

〔一〕憲：據明史周定王橚傳當作「定」。

〔二〕浸：原作「温」。今據救荒本草卷上之後瓜樓根改。

〔三〕袋濾：原作「衣慮」。今據改同上。

〔四〕晒：原作「洒」。今據改同上。

〔五〕枯：原作「沽」。今據本草發揮卷二栝蔞根引「潔古云」改。

〔六〕脂：原作「指」。今據外臺卷十一渴利虚經脉澀成癰膿方改。

〔七〕三兩：聖惠方卷五十三有兩首近似方。其中「治熱渴諸方」引作「各等分」，然以麥門冬煮熟爛研爲丸。「治痟渴諸方」引作三兩，蜜丸，然栝樓根作「黄瓜根」，即王瓜根，與栝樓爲同屬植物。

〔八〕瀝：原作「歷」。今據外臺卷二傷寒煩渴方改。

煮好銀二兩半，冷飲汁，然後服此。外臺秘要〔一〕。百合病渴。栝樓根、牡蠣熬等分〔二〕，爲散。飲服方寸匕。永類方。黑疸危疾。瓜蔞根一斤，搗汁六合，頓服。隨有黄水從小便出。如不出，再服。楊起簡便方。小兒發黄。皮肉面目皆黄。用生栝樓根搗取汁二合，蜜二大匙和勻。暖服，日一服。廣利方。小兒熱病，壯熱頭痛。用栝樓根末，乳汁調服半錢。聖惠方。虚熱欬嗽。天花粉一兩，人參三錢，爲末。每服一錢，米湯下。集簡方。偏疝痛極。劫之立住。用綿袋包暖陰囊。取天花粉五錢，以醇酒一盌浸之，自卯至午，微煎滚，露一夜。次早低凳坐定，兩手按膝，飲下即愈，未效〔三〕再一服。本草蒙筌。小兒囊腫。天花粉一兩，炙甘草一錢半，水煎，入酒服。全幼心鑑。耳卒烘烘。栝樓根削尖，以臘豬脂煎三沸，取塞耳，三日即愈。肘後方。耳聾未久。栝樓根三十斤細切，以水煮汁，如常釀酒，久服甚良。肘後方。産後吹乳，腫硬疼痛，輕則爲妬乳，重則爲乳癰。用栝樓根末一兩，乳香一錢，爲末。温酒每服二錢。李仲南永類方。乳汁不下。栝樓根燒存性，研末，飲服方寸匕。或以五錢，酒水煎服。楊氏産乳。癰腫初起。孟詵食療用栝樓根苦酒熬燥。搗篩，以苦酒和，塗紙上，貼之。○楊文蔚方：用栝樓根、赤小豆等分，爲末，醋調塗之。天泡濕瘡。天花粉、滑石等分，爲末，水調搽之。普濟方。楊梅天泡。天花粉、川芎藭各二〔四〕兩，槐花一兩，爲末，米糊丸梧子大。每空心淡薑湯下七八十丸。簡便方。折傷腫痛。栝樓根搗塗，重布裹之。熱除，痛即止。葛洪肘後方。箭鏃不出。栝樓根搗傅之，日三易，自出。崔元亮海上方。鍼刺入肉。方同上。痘後目障。天花粉、蛇蜕洗焙，等分，爲末。羊子肝批開，入藥在内，米泔水〔五〕煮熟，切食。次女病此，服之旬餘而愈。周密齊東野語。

莖、葉。【氣味】酸，寒，無毒。【主治】中熱傷暑。别録。

王瓜本經中品

【釋名】土瓜本經、鉤𤬪郭璞、老鴉瓜圖經、馬瓟瓜瓟音雹、赤雹子衍義、野甜瓜綱目、師姑草土宿、公公鬚。【頌曰】月令「四月王瓜生」，即此也。均、房間人呼爲老鴉瓜，亦曰菟瓜。按爾雅云：黄，菟瓜。郭璞注云：似土瓜。而土瓜自謂之蔆姑，又名鉤𤬪，則菟瓜别是

〔一〕要：原作「專」。今據證類卷八栝樓根改。

〔二〕分：原闕。今據永類鈐方卷八南陽活人書傷寒集要方補。

〔三〕效：原作「下」。今據本草蒙筌卷二栝蔞實改。

〔四〕二：原作「西」。今經驗奇效單方卷上瘡瘍改。

〔五〕水：原字似「泔」，與前一「泔」字重複。江西本作「汁」。今據齊東野語卷八小兒瘡痘改。

一物也。又曰：芀，菲，亦謂之土瓜。別是一物，非此土瓜也。異類同名甚多，不可不辨。【時珍曰】土瓜其根作土氣，其實〔一〕似瓜也。或云根味如瓜，故名土瓜。王字不知何義。瓜似雹子，熟則色赤，鴉喜食之，故俗名赤雹、老鴉瓜。一葉之下一鬚，故俚人呼爲公公鬚。與地黄苗名婆婆奶，可爲屬對。

【集解】【別録曰】生魯地平澤田野，及人家垣牆間。三月采根，陰乾。【弘景曰】今土瓜生籬院間。子熟時赤如彈丸。其根不入大方，正單行小小爾。鄭玄注月令四月王瓜生，以爲菝葜，殊謬矣。【恭曰】四月生苗延蔓，葉似栝樓葉，但無叉〔二〕缺，有毛刺。五月開黄花。花下結子如彈丸，生青熟赤。根似葛而細多糝，謂之土瓜根。北間者，其實〔三〕纍纍相連，大如棗，皮黄肉白。苗子〔四〕相似〔五〕，根狀不同。若療黄疸破血，南者大勝也。【宗奭曰】王瓜其殼徑寸，長二寸許，上微圓，下尖長，七八月熟，紅赤色。殼中子如螳螂頭者，今人又謂之赤雹子。其根即土瓜根也。於細根上又生淡黄根，三五相連，如大指許。根與子兩用。【時珍曰】王瓜三月生苗，其蔓多鬚，嫩時可茹。其葉圓如馬蹄而有尖，面青背淡，澀而不光。六七月開五出小黄花成簇。結子纍纍，熟時有紅黄二色，皮亦粗澀。根不似葛，但如栝樓根之小者，澄粉甚白膩，須深掘二三尺乃得正根。江西人栽之沃土，取根作蔬食，味如山藥。

根。【氣味】苦，寒，無毒。【權曰】平。【藏器曰】有小毒，能吐下人。取汁制雄、汞。【主治】消渴内痺，瘀血月閉，寒熱酸疼，益氣愈聾。本經。療諸邪氣，熱結鼠瘻，散癰腫留血，婦人帶下不通，下乳汁，止小便數不禁，逐四肢骨節中水，治馬骨刺人瘡。別録。天行熱疾，酒黄病，壯熱心煩悶，熱勞，排膿，消撲損瘀血，破癥癖，落胎。大明。主蠱毒，小兒閃癖，痞滿痰瘧。并取根及葉擣汁，少少服，當吐下。藏器。利大小便，治面黑面瘡。時珍。

【附方】舊五，新七。小兒發黄。土瓜根生擣汁三合與服，不過三次。蘇頌圖經。黄疸變黑，醫所不能治。用土瓜根汁，平旦温服一小升，午刻黄水當從小便出。不出再服。肘後方〔六〕。小便如泔。乃腎虚也。王瓜散：用王瓜根一兩，白石脂二兩，兔絲子酒浸二兩，桂心一兩，牡蠣

〔一〕實：原闕一字。上圖本經描補。今從江西本補。
〔二〕叉：原作「又」。今據證類卷九王瓜改。
〔三〕實：原闕一字。上图本經描補。今據補同上。
〔四〕苗子：底本二字漫漶。内閣本「苗子」二字相對清晰，與證類卷九王瓜引唐本注同，今據補正。
〔五〕似：原作「但」。今據證類卷九王瓜改。
〔六〕肘後方：原脱。今據補同上。

粉一兩，爲末。每服二錢，大麥粥飲下。衛生寶鑑。小便不通。土瓜根擣汁，入少水解之，筒吹入下部。肘後方。大便不通。上方吹入肛門内。二便不通，前後吹之，取通。肘後。乳汁不下。土瓜根爲末。酒服一錢，一日二服。楊氏産乳方。經水不利，帶下，少腹滿，或經一月再見者，土瓜根散主之。土瓜根、芍藥、桂枝、䗪蟲各三兩，爲末。酒服方寸匕，日三服。仲景金匱方。婦人陰㿉。方同上。一切漏疾。土瓜根擣傅之，燥則易。千金方。中諸蠱毒。土瓜根大如指，長三寸，切，以酒半升，漬一宿，服，當吐下。外臺秘要。面上痱瘖。土瓜根擣末，漿水和匀，入夜别以漿水洗面塗藥，旦復洗之。百日光彩射人，夫妻不相識也。曾用有效。肘後方。耳聾灸法。濕土瓜根，削半寸塞耳内，以艾灸七壯，每旬一灸，愈乃止。聖濟録。

子。【氣味】酸、苦，平，無毒。【主治】生用：潤心肺，治黄病。炒用：治肺痿吐血，腸風瀉血，赤白痢。大明。主蠱毒。甄權。反胃吐食。時珍。

【附方】新八。消渴飲水。雹瓜去皮。每食後嚼二三兩，五七度瘥。聖惠方。傳尸勞瘵。赤雹兒，俗名王瓜，焙爲末。每酒服一錢。十藥神書。反胃吐食。馬雹兒燈上燒存性一錢，入好棗肉、平胃散末二錢，酒服，食即可下。即野甜瓜，北方多有之。丹溪纂要。痰熱頭風。懸栝樓一個，赤雹兒七個焙，大力子即牛蒡子焙四兩，爲末。每食後茶或酒服三錢。忌動風發熱之物。筋骨痛攣。馬雹兒子炒開口，爲末。酒服一錢，日二服。集簡方。赤目痛澁不可忍。小圓瓜蔞，籬上大如彈丸、紅色、皮上有刺者，九月、十月采，日乾，槐花炒、赤芍藥等分，爲末。每服二錢，臨卧温酒下。衛生家寶方。瘀血作痛。赤雹兒燒存性，研末。無灰酒空心服二錢。集簡方。大腸下血。王瓜一兩燒存性，地黄二兩，黄連半兩，爲末，蜜丸梧子大。米飲下三十丸。指南方。

葛本經中品

【校正】併入開寶葛粉。

【釋名】雞齊本經、鹿藿别録、黄斤别録。【時珍曰】葛從曷，諧聲也。鹿食九草，此其一種，故曰鹿藿。黄斤未詳。

【集解】【别録曰】葛根生汶山山谷，五月采根，暴乾。【弘景曰】即今之葛根，人皆蒸食之。當取入土深大者，破而日乾之。南康、廬陵間最勝，多肉而少筋，甘美，但爲藥不及耳。【恭曰】葛雖除毒，其根入土五六寸已上者，名葛脰，脰者頸也。服之令人吐，以有微毒也。本經葛穀，即是其實也。【頌曰】今處處有之，江浙尤[一]多。春生苗，引藤蔓，長一二丈，紫色。葉頗似楸[二]葉而小，色青。七月着花，粉紫色，似豌豆花，

〔一〕尤：原作「猶」。今據證類卷八葛根改。本條下同此誤徑改，不注。

〔二〕楸：原作「秋」。今據改同上。

不結實。根形大如手臂，紫黑色，五月五日午時采根，暴乾，以入土深者爲佳，今人多作粉食。【宗奭曰】澧、鼎之間，冬月取生葛，擣爛入水中，揉出粉，澄成垜，入沸湯中良久，色如膠，其體甚韌，以蜜拌食，捺〔一〕入生薑少許尤妙。又切入茶中待賓，雖甘而無益。又將生葛根煮熟，作果實賣。吉州、南安亦然。【時珍曰】葛有野生，有家種。其蔓延長，取治可作絺綌。其根外紫内白，長者七八尺。其葉有三尖，如楓葉而長，面青背淡。其花成穗，纍纍相綴，紅紫色。其莢如小黄豆莢，亦有毛。其子緑色，扁扁如鹽梅子核，生嚼腥氣，八九月采之。本經所謂葛穀是也。唐蘇恭亦言葛穀是實，而宋蘇頌謂葛花不結實，誤矣。其花晒乾亦可煠食。

葛根。【氣味】甘、辛，平，無毒。【别録曰】生根汁：大寒。【好古曰】氣平味甘，升也，陽也，陽明經行經的藥也。

【主治】消渴，身大熱，嘔吐，諸痺，起陰氣，解諸毒。本經。療傷寒中風頭痛，解肌發表出汗，開腠理，療金瘡，止脇風痛。别録。治天行上氣嘔逆，開胃下食，解酒毒。甄權。治胸膈煩熱發狂，止血痢，通小腸，排膿破血。傅蛇蟲〔二〕齧，罯毒箭傷。大明。殺野葛、巴豆、百藥毒。之才。生者：墮胎。蒸食：消酒毒，可斷穀不飢。作粉尤妙。藏器。作粉：止渴，利大小便，解酒，去煩熱，壓丹石，傅小兒熱瘡。擣汁飲，治小兒熱痞。開寶。猘狗傷，擣汁飲，并末傅之。蘇恭。散鬱火。時珍。

【發明】【弘景曰】生葛擣汁飲，解温病發熱。五月五日日〔三〕中時，取根爲屑，療金瘡斷血爲要藥，亦療瘧及瘡，至良。【頌曰】張仲景治傷寒有葛根湯，以其主大熱，解肌、發腠理故也。【元素曰】升陽生津，脾虚作渴者，非此不除。勿多用，恐傷胃氣。張仲景治太陽陽明合病，桂枝湯内加麻黄、葛根，又有葛根黄芩黄連解肌湯，是用此以斷太陽入陽明之路，非即太陽藥也。頭顱痛如破，乃陽明中風，可用葛根葱白湯，爲陽明仙藥。若太陽初病，未入陽明而頭痛者，不可便服升麻、葛根發之，是反引邪氣入陽明，爲引賊破家也。【震亨曰】凡癍痘已見紅點，不可用葛根升麻湯，恐表虚反增斑爛也。【杲曰】乾葛其氣輕浮，鼓舞胃氣上行，生津液，又解肌熱，治脾胃虚弱泄瀉聖藥也。【徐用誠曰】葛根氣味俱薄，輕而上行，浮而微降，陽中陰也。其用有四：止渴一也，解酒二也，發散表邪三也，發瘡疹難出四也。【時珍曰】本草十劑云：輕可去實，麻黄、葛根之屬。蓋麻黄乃太陽經藥，兼入肺經，肺主皮毛；葛根乃陽明經藥，兼入脾經，脾主肌肉。所以二味藥皆輕揚發散，而所入迥然不同也。

【附方】舊十五，新八。數種傷寒。庸人不能分别，今取一藥兼治。天行時氣，初覺頭痛，内熱脉洪者。葛根四兩，水二升，入豉一升，

〔一〕捺：原作「捺」，爲「捺」之異體。衍義卷九葛根作「搽」。「搽」音擦，義同「擦」，摩擦；又音撒，義同「撒」，撒布。後者義長。

〔二〕蟲：原作「蠱」。今據證類卷八葛根引日華子改同上。

〔三〕日：原脱。今據證類卷八葛根補。

煮取半升服。擣生根〔一〕汁尤佳。傷寒類要。時氣頭痛，壯熱。生葛根洗淨，擣汁一大盞，豉一合，煎六分，去滓分服，汗出即瘥。未汗再服。若心熱，加梔子仁十枚。聖惠方。傷寒頭痛，二三日發熱者。葛根五兩，香豉一升，以童子小便八升，煎取二升，分三服。食葱粥取汗。梅師方。妊娠熱病。葛根汁二升，分三服。傷寒類要。預防熱病、急黄、賊風。葛粉二升，生地黄一升，香豉半升，爲散。每食後米飲服方寸匕，日三服。有病五服。龐安常傷寒論。辟瘴不染。生葛擣汁一小盞服，去熱毒氣也。聖惠方。煩躁熱渴。葛粉四兩，先以水浸粟米半升，一夜漉出，拌勻，煮熟，以糜飲和食〔二〕。食醫心鏡。小兒熱渴久不止。葛根半兩，水煎服。聖惠方。乾嘔不息。葛根擣汁服一升，瘥。肘後方。小兒嘔吐，壯熱食癇。葛粉二錢，水二合，調勻。傾入錫鑼中，重湯盪〔三〕熟，以糜飲和食。昝殷食醫心鏡。心熱吐血，不止。生葛擣汁半升，頓服，立瘥。廣利方。衄血不止。生葛擣汁服，三服即止。聖惠方。熱毒下血，因食熱物發者。生葛根二斤，擣汁一升，入藕汁〔四〕一升，和服。梅師方。傷筋出血。葛根擣汁飲。乾者煎服。仍熬屑傅之。外臺秘要。臂腰疼痛。生葛根嚼之嚥汁，取效乃止。肘後方。金創中風，痓强欲死。生葛根四大兩，以水三升，煮取一升，去滓分服。口噤者灌之。若乾者，擣末調三指撮。仍以此及竹瀝多服，取效。貞元廣利方。服藥過劑，苦煩。生葛汁飲之。乾者煎汁服。肘後方。酒醉不醒。生葛汁，飲二升便愈。千金方。諸藥中毒，發狂煩悶，吐下欲死。葛根煮汁服。肘後方。解中鴆毒，氣欲絶者。葛粉三合，水三盞，調服。口噤者灌之。聖惠方。虎傷人瘡。生葛煮濃汁洗之。仍擣末，水服方寸匕，日夜五六服。梅師方。

葛穀。【氣味】甘，平，無毒。【主治】下痢十歲已上。本經。解酒毒。時珍。

葛花。【氣味】同穀。【主治】消酒。别録。【弘景曰】同小豆花乾末酒服，飲酒不醉也。腸風下血。時珍。

葉。【主治】金瘡止血，挼傅之。别録。

蔓。【主治】卒喉痺。燒研，水服方寸匕。蘇恭。消癰腫。時珍。

【附方】新三。婦人吹乳。葛蔓燒灰，酒服二錢，三服效。衛生易簡方。癧子初起。葛蔓燒灰，水調傅之，即消。千金方。小兒口噤，

〔一〕擣生根：原作「生薑」。今據證類卷八葛根改。
〔二〕以糜飲和食：證類卷八葛根引聖惠方作「食之」。
〔三〕盪：證類卷八葛根作「煮」。
〔四〕汁：原脱。今據補同上。

病在咽中，如麻豆許，令兒吐沫，不能乳食。葛蔓燒灰一字，和乳汁點之，即瘥。聖惠方。

【附録】鐵葛拾遺。【藏器曰】根：味甘，温，無毒。主一切風，血氣羸弱，令人性健。久服，治風緩偏風。生山南峽中。葉似枸杞，根如葛，黑色。

黄環本經下品　狼跋子别録下品

【釋名】凌泉本經、大就本經、就葛唐本、生芻吴普、根韭吴普。實名狼跋子别録、度穀唐本。【時珍曰】此物葉黄而圓，故名黄環，如蘿摩呼白環之義。亦是葛類，故名就葛。跋乃狼足名，其莢似之，故曰狼跋子。

【集解】【别録曰】黄環生蜀郡山谷。三月采根，陰乾。【普曰】蜀黄環一名生芻。二月生苗，正赤，高二尺。葉黄圓端大，經日〔一〕葉有汁黄白。五月實圓。三月采根，黄色從理，如車輻解。【弘景曰】似防己，亦作車輻理解。蜀都賦云「青珠黄環」，即此。或云是大戟花，定非矣。用甚稀，市人尠有識者。又曰：狼跋子出交廣，形扁扁。制擣以雜米投〔二〕水中，魚無大小皆浮出而死。【恭曰】黄環惟襄陽大有，餘處雖有亦稀。巴西人謂之就葛，今園庭亦種之。作藤生，大者莖徑六七寸。根亦葛類，陶云似防己者近之。取葛根誤食之，吐利不止，土漿解之。此真黄環也。今太常收劍南來者，乃雞屎葛根，非黄環也。其花紫色，其子名狼跋子，角生似皂莢。交廣送入太常者，正是黄環子也。花實與葛同時。【時珍曰】吴普所説甚詳，而唐宋本草不收，何也？范子計然云：黄環出魏郡，以黄色者爲善。

黄環根也。【氣味】苦，平，有毒。【普曰】神農、黄帝：有毒。桐君、扁鵲：苦。【權曰】大寒，有小毒。【之才曰】鳶尾爲之使。惡伏苓、防己、乾薑。【主治】蠱毒鬼疰鬼魅，邪氣在臟中，除欬逆寒熱。本經。治上氣急及百邪。甄權。治痰嗽，消水腫，利小便。時珍。

【附方】新一。水腫。黄環根晒乾。每服五錢，水煎服，小便利爲效。儒門事親。

狼跋子。【氣味】苦，寒，有小毒。【主治】惡瘡蝸疥。殺蟲魚。别録。苦酒摩，塗瘡疥效。弘景。

天門冬本經上品

【釋名】虋冬音門、顛勒本經、顛棘爾雅、天棘綱目、萬歲藤。【禹錫曰】按爾雅云：蘠蘼，虋冬。注云：門冬也，一名滿冬。抱朴子云：

〔一〕經日：御覽卷九百九十三蜀黄環作「一經」。

〔二〕米投：原作「木技」。今據證類卷十一狼跋子改。

一名顛棘，或名地門冬，或名筵門冬。在東岳名淫羊藿，在中岳名天門冬，在西岳名管〔一〕松，在北岳名無不愈，在南岳名百部，在京陸山阜名顛勒〔二〕，在越人名浣草。雖處處有之，其名不同，其實一也。别有百部草，其根有百許如一而苗小異，其苗似菝葜，惟可治欬，不中服食，須分别之。【時珍曰】草之茂者爲虋，俗作門。此草蔓茂，而功同麥門冬，故曰天門冬，或曰天棘。爾雅云：髦，顛棘也。因其細葉如髦，有細棘也。顛、天，音相近也。按救荒本草云：俗名萬歲藤，又名婆蘿樹。其形與治肺之功頗同百部，故亦名百部也。蘠蘼乃營實苗，而爾雅指爲門冬，蓋古書錯簡也。

【集解】【别録曰】天門冬生奉高山谷。二月、三月、七月、八月采根，暴乾。【弘景曰】奉高，泰山下縣名也。今處處有之，以高地大根味甘者爲好。桐君藥録云：蔓生，葉有刺，五月花白，十月實黑，根數十枚。張華博物志云：天門冬莖間有逆刺。若葉滑者，名絺體〔三〕，一名顛棘。挼根入湯，可以浣縑，素白如絨，紵類也。今越人名爲浣草，勝於用灰。此非門冬，乃相似爾。按此説與桐君之説相亂。今人所采皆是有刺者，本名顛勒，亦粗相似，用此浣衣則净，不復更有門冬。恐門冬自一種，或即是浣草耶？又有百部，根亦相類，但苗異爾。【恭曰】此有二種，一種苗有刺而濇，一種無刺而滑，皆是門冬。俗云顛棘、浣草者，形貌詺之。雖作數名，終是一物。二根浣垢俱净，門冬、浣草，互名也。詺，音命，目之也。【頌曰】處處有之。春生藤蔓，大如釵股，高至丈餘。葉如茴香，極尖細而疏滑，有逆刺。亦有澀而無刺者，其葉如絲杉而細散，皆名天門冬。夏生細白花，亦有黄色及紫色者。秋結黑子，在其根枝旁。入伏後無花，暗結子。其根白或黄紫色，大如手指，圓實而長二三寸，大者爲勝，一科一二十枚同撮，頗與百部根相類。洛中出者，大葉粗幹，殊不相類。嶺南者無花，餘無他異。【禹錫曰】抱朴子言：生高地，根短味甜氣香者爲上。生水側下地，葉似細蕴而微黄，根長而味多苦氣臭者次之，若以服食，令人下氣，爲益又遲也。入山便可蒸煮，啖之斷穀。或爲散，仍取汁作酒服散尤〔四〕佳。【時珍曰】生苗時，亦可以沃地栽種。子亦堪種，但晚成耳。

根。【修治】【弘景曰】門冬采得蒸，剥去皮食之，甚甘美，止飢。雖暴乾，猶〔五〕脂潤難擣，必須暴於日中或火烘之。今人呼苗爲棘刺，煮作飲宜人，而終非真棘刺也。【頌曰】二、三、七、八月采根，蒸，剥去皮，四破去心，暴乾用。【斅曰】采得去皮心，用柳木甑及柳木柴蒸一伏時，洒酒令遍，更添火蒸。作小架去地二尺，攤于上，暴乾用。【氣味】苦，平，無毒。【别録曰】甘，大寒。【好古曰】氣寒，味微苦而辛。氣薄味厚，

〔一〕管：原作「菅」。今據證類卷六天門冬引抱朴子改。

〔二〕勒：證類卷六天門冬引圖經作「棘」。

〔三〕絺體：時珍所據政和證類作此。證類（元刊）卷六天門冬作「絺休」。御覽卷九百八十九天門冬引博物志作「郄休」。故「休」字義長。

〔四〕尤：原作「猶」。今據證類卷六天門冬引抱朴子改。

〔五〕猶：原作「尤」。今據同上引陶隱居改。

陽中之陰。入手太陰、足少陰經氣分之藥。【之才曰】垣衣、地黄、貝母爲之使。畏曾青。【損之曰】服天門冬，禁食鯉魚。誤食中毒者，浮萍汁解之。搗汁，制雄黄、硇砂。【主治】諸暴風濕偏痺，强骨髓，殺三蟲，去伏尸。久服輕身益氣，延年不飢。本經。保定肺氣，去寒熱，養肌膚，利小便，冷而能補。別録。肺氣欬逆，喘息促急，肺痿[一]生癰吐膿，除熱，通腎氣，止消渴，去熱中風，治濕疥，宜久服。煮食之，令人肌體滑澤白净，除身上一切惡氣不潔之疾。甄權。鎮心，潤五臟，補五勞七傷，吐血，治嗽消痰，去風熱煩悶。大明。主心病，嗌乾心痛，渴而欲飲，痿蹷嗜卧，足下熱而痛。好古。潤燥滋陰，清金降火。時珍。陽事不起，宜常服之。思邈。

【發明】【權曰】天門冬冷而能補，患人五虚而熱者，宜加用之。和地黄爲使，服之耐[二]老頭不白。【宗奭曰】治肺熱之功爲多。其味苦，專泄而不專收，寒多人禁服之。【元素曰】苦以泄滯血，甘以助元氣，及治血妄行，此天門冬之功也。保定肺氣，治血熱侵肺，上氣喘促，宜加人參、黄芪爲主，用之神效。【嘉謨曰】天、麥門冬並入手太陰，驅煩解渴，止欬消痰。而麥門冬兼行手少陰，清心降火，使肺不犯邪，故止欬立效。天門冬復走[三]足少陰，滋腎助元，全其母氣，故清痰殊功。蓋腎主津液，燥則凝而爲痰，得潤劑則化，所謂治痰之本也。【好古曰】入[四]手太陰、足少陰經。營衛枯涸，宜以濕劑潤之。天門冬、人參、五味、枸杞子同爲生脉之劑，此上焦獨取寸口之意。【趙繼宗曰】五藥雖爲生脉之劑，然生地黄、貝母爲天門冬之使，地黄、車前爲麥門冬之使，茯苓爲人參之使。若有君無使，是獨行無功也。故張三丰與胡濙尚書長生不老方，用天門冬三斤，地黄一斤，乃有君而有使也。【禹錫曰】抱朴子言：入山便可以天門冬蒸煮啖之，取足以斷穀。若有力可餌之。或作散，酒服。或搗汁作液，膏服。至百日丁壯兼倍，駃于术及黄精也。二百日强筋髓，駐顔色。與煉成松脂同蜜丸服，尤善。杜紫微服之，御八十妾，一百四十歲，日行三百里。【慎微曰】列仙傳云：赤須子食天門冬，齒落更生，細髮復出。太原甘始服天門冬，在人間三百餘年。聖化經云：以天門冬、茯苓等分，爲末，日服方寸匕。則不畏寒，大寒時單衣汗出也。【時珍曰】天門冬清金降火，益水之上源，故能下通腎氣，入滋補方合群藥用之有效。若脾胃虚寒人，單餌既久，必病腸滑，反成痼疾。此物性寒而潤，能利大腸故也。

【附方】舊三，新十四。服食法。孫真人枕中記云：八九月采天門冬根，暴乾爲末。每服方寸匕，日三服。無問山中人間，久服補中益氣，治虚勞絶傷，

〔一〕痿：原作「萎」。今據證類卷六天門冬改。
〔二〕耐：原作「柰」。今據改同上。
〔三〕走：原脱。今據本草蒙筌卷一天門冬補。
〔四〕入：原脱。今據湯液本草卷四天門冬補。

年老衰損，偏枯不隨，風濕不仁，冷痺，惡瘡癰疽。癩疾鼻柱敗爛者，服之皮脱蟲出。釀酒服，去癥病積聚，風痰顛狂，三蟲伏尸，除濕痺，輕身益氣，令人不飢。百日，還年耐老。釀酒初熟微酸，久停則香美，諸酒不及也。忌鯉魚。○臞仙神隱云：用乾天門冬十斤，杏仁一斤，搗末，蜜漬。每服方寸匕。名仙人粮。**辟穀不飢**。天門冬二斤，熟地黄一斤，爲末，煉蜜丸彈子大。每温酒化三丸，日三服。居山遠行，辟穀良。服至十日，身輕目明。二十日，百病愈，顔色如花。三十日，髮白更黑，齒落重生。五十日，行及奔馬。百日，延年。○又法：天門冬搗汁，微火煎取五斗，入白蜜一斗，胡麻炒末二升，合煎至可丸，即止火。下大豆黄末，和作餅，徑三寸，厚半寸。一服一餅，一日三服，百日已上有益。○又法：天門冬末一升，松脂末一升，蠟蜜一升和煎，丸如梧子大。每日早午晚各服三十丸。**天門冬酒**。補五臟，調六腑，令人無病。天門冬三十斤，去心搗碎，以水二石，煮汁一石，糯米一斗，細麴十斤，如常炊釀，酒熟，日飲三盃。**天門冬膏**。去積聚風痰，補肺，療欬嗽失血，潤五臟，殺三蟲伏尸，除瘟疫。輕身益氣，令人不飢〔一〕。以天門冬流水泡過，去皮心，搗爛取汁，砂鍋文武炭火煮，勿令大沸。以十斤爲率，熬至三斤，却入蜜四兩，熬至滴水不散。瓶盛，埋土中一七，去火毒。每日早晚白湯調服一匙。若動大便，以酒服之。醫方摘要。**肺痿欬嗽**，吐涎沫，心中温温，咽燥而不渴。生天門冬搗汁一斗，酒一斗，飴一升，紫苑四合，銅器煎至可丸。每服杏仁大一丸，日三服。肘後方。**陰虚火動**，有痰，不堪用燥劑者。天門冬一斤，水浸洗，去心，取肉十二兩，石臼搗爛，五味子水洗，去核，取肉四兩，晒乾，不見火，共搗丸梧子大。每服二十丸，茶下。日三服。簡便方。**滋陰養血**，温補下元。三才丸：用天門冬去心，生地黄各〔二〕二兩，二味用柳甑箄，以酒洒之，九蒸九晒，待乾秤之。人參一兩，共〔三〕爲末，蒸棗肉搗和丸梧子大。每服三十丸，食前温酒下，日三服。潔古活法機要。**虚勞體痛**。天門冬末，酒服方寸匕，日三。忌鯉魚。千金方。**肺勞風熱**。止渴去熱。天門冬去皮心，煮食。或暴乾爲末，蜜丸服，尤〔四〕佳。亦可洗面。孟詵食療。**婦人骨蒸**，煩熱寢汗，口乾引飲，氣喘。天門冬十兩，麥門冬八兩，並去心爲末，以生地黄三斤，取汁熬膏，和丸梧子大。每服五十丸，以逍遥散去甘草，煎湯下。活法機要。**風顛發作**則吐，耳如蟬鳴，引脇牽痛。天門冬去心皮，暴搗爲末。酒服方寸匕，日三服，久服食。外臺秘要。**小腸偏墜**。天門冬三錢，烏藥五錢，以水煎服。吴球活人心統。**面黑令白**。天門冬暴乾，同蜜搗作丸，日用洗面。聖濟總録。**口瘡連年**不愈者。天門冬、麥門冬並去心，玄參等分，爲末，煉蜜丸彈子大。每噙一丸。乃僧居寮所傳方也。齊德之外科精義。**諸般癰腫**。新掘天門冬三五兩，洗淨，沙盆擂細，以好酒濾汁，頓服。未效再服，必愈。此祖傳經驗方也。虞摶醫學正傳。

〔一〕飢：原作「肌」。今據醫方摘要卷八養老「天門冬膏」改。
〔二〕各：原脱。今據御藥院方卷六補虚損門「三才丸」補。
〔三〕共：原脱。今據補同上。
〔四〕尤：原作「猶」。今據證類卷六天門冬改。

百部別録中品

【釋名】婆婦草日華、野天門冬綱目。【時珍曰】其根多者百十連屬，如部伍然，故以名之。

【集解】【弘景曰】山野處處有之。其根數十相連，似天門冬而苦强，但苗異爾。博物志云：九真一種草似百部，但長大爾。懸火上令乾，夜取四五寸切短，含嚥汁，主暴嗽甚良，名爲嗽藥。疑此即百部也。其土肥潤，是以長大也。【藏器曰】天門冬根有十餘莖，圓短實潤，味甘。百部多者五六十莖，長尖内虚，味苦不同，苗蔓亦別。今人以門冬當百部，説不明也。【頌曰】今江、湖、淮、陝、齊、魯州郡皆有之。春生苗，作藤蔓。葉大而尖長，頗似竹葉，面青色而光。根下一撮十五六枚，黄白色，二、三、八月采，暴乾用。【時珍曰】百部亦有細葉如茴香者，其莖青，肥嫩時亦可煮食。其根長者近尺，新時亦肥實，但乾則虚瘦無脂潤爾。生時擘開，去心暴之。鄭樵通志言葉如薯蕷者，謬矣。

根。【修治】【斅曰】凡采得以竹刀劈，去心皮，花作數十條，懸簷下風乾。却用酒浸一宿，漉出焙乾，剉用。或一窠八十三條者，號曰地仙苗。若脩事餌之，可千歲也。【氣味】甘，微温，無毒。【權曰】甘，無毒。【大明曰】苦，無毒。【恭曰】微寒，有小毒。【時珍曰】苦、微甘，無毒。【主治】欬嗽上氣，火炙酒漬飲之。別録。治肺熱，潤肺。甄權。治傳尸骨蒸勞，治疳，殺蚘蟲、寸白、蟯蟲，及一切樹木蛀蟲，燼之即死。殺虱及蠅蠓。大明。【弘景曰】作湯洗牛犬，去虱。火炙酒浸空腹飲，治疥癬，去蟲蠶蛟毒。藏器。

【發明】【時珍曰】百部亦天門冬之類，故皆治肺病殺蟲。但百部氣温而不寒，寒嗽宜之；天門冬性寒而不熱，熱嗽宜之。此爲異耳。

【附方】舊五，新五。暴欬嗽。張文仲方：用百部根漬酒。每温服一升，日三服。○葛洪方：用百部、生薑各擣汁等分，煎服二合。○續十全方用百部藤根擣自然汁，和蜜等分，沸湯煎膏噙嚥。○普濟方治卒欬不止，用百部根懸火上炙乾，每含嚥汁，勿令人知。小兒寒嗽。百部丸：用百部炒，麻黄去節，各七錢半，爲末。杏仁去皮尖炒，仍以水略煮三五沸，研泥。入熟蜜和丸皂子大。每服二三丸，温水下。錢乙小兒方。三十年嗽。百部根二十斤，擣取汁，煎如飴。服方寸匕，日三服。深師加蜜二斤。外臺加飴一斤。千金方。遍身黄腫。掘新鮮百條根，洗擣，罨臍上。以糯米飯半升，拌水酒半合，揉軟蓋在藥上，以帛包住。待一二日後，口内作酒氣，則水從小便中出，腫自消也。百條根一名野天門冬，一名百奶，狀如葱頭，其苗葉柔細，一根下有百餘個數。楊氏經驗方。誤吞銅錢。百部根四兩，酒一升，漬一宿，温服一升，日再服。外臺秘要。百蟲入耳。百部炒研，生油調一字于耳門上。聖濟録。熏衣去虱。百部、秦艽爲末，入竹籠燒烟熏之，自落。亦可煮湯洗衣。經驗方。

【附録】白并。【別録曰】味苦，無毒。主肺欬上氣，行五藏，令百病不起。一名王富[一]，一名箭簳。生山陵。葉如小竹，根黄皮白。三月、

〔一〕王富：證類卷三十有名未用草木類「白并」作「玉蕭」。

四月采根，暴乾。【時珍曰】此物氣味主治俱近百部，故附之。

何首烏宋開寶

【釋名】交藤本傳、夜合本傳、地精本傳、陳知白開寶、馬肝石綱目、桃柳藤日華、九真藤綱目、赤葛斗門、瘡帚綱目、紅内消。

【大明曰】其藥本草無名，因何首烏見藤夜交，便即采食有功，因以采人爲名爾。【時珍曰】漢武時，有馬肝石能烏人髮，故後人隱此名，亦曰馬肝石。赤者能消腫毒，外科呼爲瘡帚、紅内消。斗門方云：取根若獲九數者，服之乃仙。故名九真藤。

【集解】【頌曰】何首烏本出順州南河縣，今在處有之，嶺外、江南諸州皆有，以西洛、嵩山及河南柘城縣者爲勝。春生苗，蔓延竹木牆壁間，莖紫色。葉葉相對如薯蕷而不光澤。夏秋開黄白花如葛勒花。結子有稜，似蕎麥而雜小，纔如粟大。秋冬取根，大者如拳，各有五稜瓣，似小甜瓜。有赤白二種：赤者雄，白者雌。一云：春采根，秋采花。九蒸九暴乃可服。此藥本名交藤，因何首烏服而得名也。唐元和七年，僧文象遇茅山老人，遂傳此事。李翱乃著何首烏傳。云：何首烏者，順州南河縣人。祖名能嗣，父〔一〕名延秀。能嗣本名田兒，生而閹弱，年五十八，無妻子，常慕道術，隨師在山。一日醉卧山野，忽見有藤二株，相去三尺餘，苗蔓相交，久而方解，解了又交。田兒驚訝其異，至旦遂掘其根歸。問諸人，無識者。後有山老忽來，示之，荅曰：子既無嗣，其藤乃異，此恐是神仙之藥，何不服之？遂杵爲末，空心酒服一錢。七日而思人道，數月似强健。因此常服，又加至二錢。經年舊疾皆痊，髮烏容少。十年之内，即生數男，乃改名能嗣。又與其子延秀服，皆壽百六十歲。延秀生首烏。首烏服藥，亦生數子，年百三十歲，髮猶黑。有李安期者，與首烏鄉里親善，竊得方服，其壽亦長，遂叙其事傳之云。何首烏，味甘，性温，無毒。茯苓爲使。治五痔腰膝之病，冷氣心痛，積年勞瘦痰癖，風虚敗劣，長筋力，益精髓，壯氣駐顔，黑髮延年。婦人惡血痿黄，産後諸疾，赤白帶下，毒氣入腹，久痢不止，其功不可具述。一名野苗，二名交藤，三名夜合，四名地精，五名何首烏。本出處〔二〕州，江南諸道皆有。苗如木藁，葉有光澤，形如桃柳，其背偏，皆單生不相對。有雌雄。雄者苗色黄白，雌者黄赤。根遠不過三尺，夜則苗蔓相交，或隱化不見。春末、夏中、秋初三時，候晴明日兼雌雄采之。乘潤以布帛拭去泥土〔三〕，勿損皮，烈日暴乾，密器貯之，每月再暴。用時去皮爲末，酒下最良。遇有疾，即用茯苓湯下爲使。凡服用偶日，二、四、六、八日，服訖，以衣覆汗出，導引尤良。忌猪肉血、羊血、無鱗魚，觸藥無力。其根形大如拳連珠，其有形如鳥獸山岳之狀者，珍也。掘得去皮生喫，得味甘甜，

〔一〕父：原作「又」。今據證類卷十一何首烏改。

〔二〕處：證類卷十一何首烏引博濟方作「虔」。

〔三〕土：原作「生」。今據證類卷十一何首烏改。

可休粮。讚曰：神效助〔一〕道，著在仙書。雌雄相交，夜合晝〔二〕疏。服之去穀，日居月諸。返老還少，變安病軀。有緣者遇，最爾自如。明州刺史李遠附録云：何首烏以出南河縣及嶺南恩州、韶州、潮州、賀州、廣州、潘州、四會縣〔三〕者爲上。邕州、桂州、康州、春州、高州、勤〔四〕州、循州、晋興縣〔五〕出者次之。真仙草也。五十年者如拳大，號山奴，服之一年，髮髭青黑。一百年者如盌大，號山哥，服之一年，顔色紅悦。一百五十年者如盆大，號山伯，服之一年，齒落更生。二百年者如斗栲栳大，號山翁，服之一年，顔如童子，行及奔馬。三百年者如三斗栲栳大，號山精，純陽之體，久服成地仙也。【時珍曰】凡諸名山、深山産者，即大而佳也。

根。【修治】【志曰】春夏秋采其根，雌雄並用。乘濕以布拭去土，暴乾。臨時以苦竹刀切，米泔浸經宿，暴乾，木杵臼擣之。忌鐵器。【慎微曰】方用新采者，去皮，銅刀切薄片，入甑内，以瓷鍋蒸之。旋以熱水從上淋下，勿令滿溢，直候無氣息，乃取出暴乾用。【時珍曰】近時治法：用何首烏赤白各一斤，竹刀刮去粗皮，米泔浸一夜，切片。用黑豆三斗，每次用三升三合三勺，以水泡過。砂鍋内鋪豆一層，首烏一層，重重鋪盡，蒸之。豆熟，取出去豆，將何首烏晒乾，再以豆蒸。如此九蒸九晒乃用。

【氣味】苦、濇，微温，無毒。【時珍曰】茯苓爲之使。忌諸血、無鱗魚、蘿蔔、蒜、葱、鐵器，同于地黄。能伏硃砂。【主治】瘰癧，消癰腫，療頭面風瘡，治五痔，止心痛，益血氣，黑髭髮，悦顔色。久服長筋骨，益精髓，延年不老。亦治婦人産後及帶下諸疾。開寶。久服令人有子，治腹臟一切宿疾，冷氣腸風。大明。瀉肝風。好古。

【發明】【時珍曰】何首烏，足厥陰、少陰藥也。白者入氣分，赤者入血分。腎主閉藏，肝主疏泄。此物氣温，味苦濇。苦補腎，温補肝，能收斂精氣。所以能養血益肝，固精益腎，健筋骨，烏髭髮，爲滋補良藥。不寒不燥，功在地黄、天門冬諸藥之上。氣血太和，則風虚癰腫瘰癧諸疾可知矣。此藥流傳雖久，服者尚寡。嘉靖初，邵應節真人以七寶美髯丹方上進。世宗肅皇帝服餌有效，連生皇嗣。於是何首烏之方天下大行矣。宋懷州知州李治〔六〕與一武臣同官。怪其年七十餘而輕健，面如渥丹，能飲食。叩其術，則服何首烏丸也。乃傳其方。後治得病，盛暑中

〔一〕助：原作「勝」。今據證類卷十一何首烏改。

〔二〕晝：原作「書」。今據改同上。

〔三〕四會縣：同上此三字跟在「廣州」之後。

〔四〕勤：原作「勒」。今據證類卷十一何首烏改。

〔五〕晋興縣：同上此三字跟在「邕州」之後。

〔六〕李治：普濟方卷一百十六諸風雜治「何首烏丸」引作「李括」。

半體無汗已二年，竊自憂之。造丸服至年餘，汗遂浹體。其活血治風之功，大有補益。其方用赤白何首烏各半斤，米泔浸三夜，竹刀刮去皮，切焙，石臼爲末，煉蜜丸梧子大。每空心温酒下五十丸。亦可末服。

【附方】舊四，新十二。七寶美髯丹。烏鬚髮，壯筋骨，固精氣，續嗣延年。用赤白何首烏各一斤，米泔水浸三四日，瓷片刮去皮，用淘浄黑豆二升，以砂鍋木甑，鋪豆及首烏，重重鋪盡蒸之。豆熟，取出去豆，暴乾，换豆再蒸，如此九次，暴乾爲末。赤白茯苓各一斤，去皮研末，以水淘去筋膜及浮者，取沉者撚塊，以人乳十盌浸勻，晒乾研末。牛膝八兩去苗，酒浸一日，同何首烏第七次蒸之，至第九次止，晒乾。當歸八兩，酒浸晒。枸杞子八兩，酒浸晒。兔絲子八兩，酒浸生芽，研爛晒。補骨脂四兩，以黑脂麻炒香。並忌鐵器，石臼爲末，煉蜜和丸彈子大，一百五十丸。每日三丸。侵晨温酒下，午時薑湯下，卧時鹽湯下。其餘並丸梧子大，每日空心酒服一百丸，久服極驗。忌見前。積善堂方。服食滋補。和劑局方何首烏丸：專壯筋骨，長精髓，補血氣。久服黑鬚髮，堅陽道，令人多子，輕身延年。月計不足，歲計有餘。用何首烏三斤，銅刀切片，乾者以米泔水浸軟切之。牛膝去苗一斤，切。以黑豆一斗，淘浄。用木甑鋪豆一層，鋪藥一層，重重鋪盡，瓦鍋蒸至豆熟。取出去豆暴乾，換豆又蒸，如此三次。爲末，蒸棗肉和丸梧子大。每服三五十丸，空心温酒下。忌見前。〇鄭巖山中丞方：只作赤白何首烏各半斤，去粗皮陰乾，石臼杵末。每旦無灰酒服二錢。〇積善堂方用赤白何首烏各半，極大者，八月采，以竹刀削去皮，切片，用米泔水浸一宿，晒乾。以壯婦男兒乳汁拌晒三度，候乾，木臼舂爲末。以密雲棗肉和杵，爲丸如梧子大。每服二十丸，每十日加十丸，至百丸止，空心温酒、鹽湯任下。一方不用人乳。〇筆峰雜興方用何首烏雌雄各半斤，分作四分。一分用當歸汁浸，一分生地黄汁浸，一分旱蓮汁浸，一分人乳浸。三日取出，各暴乾，瓦焙，石臼爲末，蒸棗肉和丸梧子大。每服四十丸，空心百沸湯下。禁忌見前。骨軟風疾，腰膝疼，行步不得，遍身瘙痒。用何首烏大而有花紋者，同牛膝各一斤，以好酒一升，浸七宿，暴乾，木臼杵末，棗肉和丸梧子大。每一服三五十丸，空心酒下。經驗方。寬筋治損。何首烏十斤，生黑豆半斤，同煎熟，皂莢一斤燒存性，牽牛十兩炒取頭末，薄荷十兩，木香、牛膝各五兩，川烏頭炮二兩，爲末，酒糊丸梧子大。每服三十丸，茶湯下。永類方。皮裏作痛，不問何處。用何首烏末，薑汁調成膏塗之，以帛裹住，火炙鞋底熨之。經驗方。自汗不止。何首烏末，津調，封臍中。集簡方。腸風臟毒，下血不止。何首烏二兩，爲末。食前米飲服二錢。聖惠方。小兒龜背。龜尿調紅内消，點背上骨節，久久自安。破傷血出。何首烏末，傅之，即止，神效。筆峰雜興方。瘰癧結核，或破或不破，下至胸前者皆治之。用九真藤，一名赤葛，即何首烏。其葉如杏，其根如雞卵，亦類瘰子。取根洗浄，日日生嚼，并取葉搗塗之，數服即止。其藥久服，延年黑髮，用之神效。斗門方。癰疽毒瘡。紅内消不限多少，瓶中文武火熬煎，臨熟入好無灰酒相等，再煎數沸，時時飲之。其滓焙研爲末，酒煮麪糊丸梧子大。空心温酒下三十丸，疾退宜常服之。

即赤何首烏也，建昌產者良。陳自明外科精要。大風癘疾。何首烏大而有花文者一斤，米泔浸一七，九蒸九晒，胡麻四兩，九蒸九晒，爲末。每酒服二錢，日二。聖惠。疥癬滿身，不可治者。何首烏、艾葉等分，水煎濃湯洗浴。甚能解痛，生肌肉。王衮博濟方。

莖、葉。【主治】風瘡疥癬作痒，煎湯洗浴，甚效。時珍。

萆薢 別録中品

【釋名】赤節別録、百枝吳普、竹木炮炙論、白菝葜。【時珍曰】萆薢名義未詳。日華本草言時人呼爲白菝葜，象形也。赤節、百枝，與狗脊同名。

【集解】【別録曰】萆薢生真定山谷。二月、八月采根，暴乾。【弘景曰】今處處有之。根似菝葜而小異，根大，不甚有角節，色小淺。【恭曰】此有二種，莖有刺者根白實，無刺者根虛軟，軟者爲勝。蔓生，葉似薯蕷。【頌曰】今河、陝、汴東、荆、蜀諸郡皆有之。作蔓生，苗葉俱青。葉作三叉，似山薯，又似緑豆葉。花有黄、紅、白數種，亦有無花結白子者。根黄白色，多節，三指許大。春秋采根，暴乾。今成德軍所產者，根亦如山薯而體硬。其苗引蔓，葉似蕎麥，子三稜，不拘時月采根，利刀切片，暴乾用。【時珍曰】萆薢蔓生，葉似菝葜而大如盌，其根長硬，大者如商陸而堅。今人皆以土茯苓爲萆薢，誤矣。莖、葉、根、苗皆不同。吳普本草又以萆薢爲狗脊，亦誤矣。詳「狗脊」下。宋史以懷慶萆薢充貢。

根。【氣味】苦，平，無毒。【別録曰】甘。【之才曰】薏苡爲之使。畏葵根、大黄、柴胡、前胡。【主治】腰脊痛强，骨節風寒濕周痺，惡瘡不瘳，熱氣。本經。傷中恚怒，陰痿失溺，老人五緩，關節老血。別録。冷風𤸷痺，腰脚癱緩不遂，手足驚掣，男子臂腰痛，久冷，腎間有膀胱宿水。甄權。頭旋癇疾，補水臟，堅筋骨，益精明目，中風失音。大明。補肝虛。好古。治白濁莖中痛，痔瘻壞瘡。時珍。

【發明】【時珍曰】萆薢，足陽明、厥陰經藥也。厥陰主筋屬風，陽明主肉屬濕。萆薢之功，長于去風濕。所以能治緩弱𤸷痺、遺濁惡瘡諸病之屬風濕者。萆薢、菝葜、土茯苓三物，形雖不同，而主治之功不相遠，豈亦一類數種乎？雷斅炮炙論序云：囊皺漩多，夜煎竹木。竹木，萆薢也。漩多白濁，皆是濕氣下流。萆薢能除陽明之濕而固下焦，故能去濁分清。楊倓家藏方治真元不足，下焦虛寒，小便頻數，白濁如膏，有萆薢分清飲，正此意也。又楊子建萬全護命方云：凡人小便頻數，不計度數，便時莖内痛不可忍者，此疾必先大腑秘熱不通，水液只就小腸，大腑愈加乾竭，甚則渾身熱，心躁思涼水，如此即重證也。此疾本因貪酒色，積有熱毒腐物瘀血之類，隨虛水入于小腸，故便時作痛也。不飲酒者，必平生過食辛熱葷膩之物，又因色傷而然。此乃小便頻數而痛，與淋證澀而痛者不同也。宜用萆薢一兩，水浸少時，以鹽半兩同炒，去鹽爲末。

每服二錢，水一盞，煎八分，和滓服之，使水道轉入大腸。仍以葱湯頻洗穀道，令氣得通，則小便數及痛自減也。

【附方】舊二，新三。腰脚痺軟，行履不隱者。萆薢二十四分，杜仲八分，搗篩。每旦温酒服三錢匕，禁牛肉。唐德宗貞元廣利方。小便頻數。川萆薢一斤，爲末，酒糊丸梧子大。每鹽酒下七十丸。集玄方。白濁頻數，漩面如油，澄下如膏，乃真元不足，下焦虚寒。萆薢分清飲：用萆薢、石菖蒲、益智仁、烏藥等分。每服四錢，水一盞，入鹽一捻，煎七分，食前温服，日一服，效乃止。腸風痔漏。如聖散：用萆薢、貫衆去土，等分爲末。每服二錢，温酒空心服之。孫尚藥傳家秘寳方。頭痛發汗。萆薢、旋覆花、虎頭骨酥炙，等分爲散。欲發時，以温酒服二錢，暖卧取汗，立瘥。聖濟録。

菝葜上蒲八切，下棄八切○别録中品

【釋名】菝菰同葜、金剛根日華、鐵菱角綱目、王瓜草日華。【時珍曰】菝菰猶𥎞𥏂也。𥎞𥏂，短也。此草莖蔓强堅短小，故名菝菰。而江浙人謂之菝葜[一]根，亦曰金剛根，楚人謂之鐵菱角，皆狀其堅而有尖刺也。鄭樵通志云：其葉頗近王瓜，故名王瓜草。

【集解】【别録曰】生山野。二月、八月采根，暴乾。【弘景曰】此有三種，大略根苗並相類。菝葜莖紫而短小[二]，多刺，小減萆薢而色深，人用作飲。【恭曰】陶云三種，乃狗脊、菝葜、萆薢相類，非也。萆薢有刺者，葉粗相類，根不相類。萆薢細長而白色，菝葜根作塊結，黄赤色，殊非狗脊之流。【頌曰】今近道及江浙州郡多有之。苗莖成蔓，長二三尺，有刺。其葉如冬青、烏藥葉而差大。秋生黄花，結黑子如櫻桃大。其根作塊，人呼金剛根。【時珍曰】菝葜山野中甚多。其莖似蔓而堅强，植生有刺。其葉團大，狀如馬蹄，光澤似柿葉，不類冬青。秋開黄花，結紅子。其根甚硬，有硬鬚如刺。其葉煎飲酸濇。野人采其根葉，入染家用，名鐵菱角。吴普本草以菝葜爲狗脊，非矣。詳見「狗脊」下。

根。【氣味】甘、酸，平、温，無毒。【主治】腰背寒痛，風痺，益血氣，止小便利。别録。治時疾瘟瘴。大明。補肝經風虚。好古。治消渴，血崩，下痢。時珍。

【發明】【時珍曰】菝葜，足厥陰、少陰藥。氣温味酸，性濇而收，與萆薢仿佛。孫真人元旦所飲辟邪屠蘇酒中亦用之。【頌曰】取根浸赤汁，煮粉食，辟瘴。

【附方】新五。小便滑數。金剛骨爲末。每服三錢，温酒下，睡時。儒門事親方。沙石淋疾，重者，取去根本。用菝葜二兩，爲末。

〔一〕葜：原作重复符号「匕」。今從錢本改。

〔二〕小：原作「少」。今據證類卷八菝葜改。

每米飲服二錢，後以地椒煎湯浴腰腹，須臾即通也。聖濟録。消渴不止。拔穀即菝葜，㕮咀半兩，水三盞，烏梅一個，煎一盞，温服。普濟方。下痢赤白。金剛根、蠟茶等分，爲末。白梅肉搗丸芡子大。每服五七丸，小兒三丸，白痢甘草湯下，赤痢烏梅湯下。衛生易簡方。風毒脚弱，痹滿上氣，田舍貧家用此最良。菝葜洗剉一斛，以水三斛，煮取九斗，漬麴去滓，取一斛漬飯〔一〕，如常釀酒。任意日飲之。肘後方。

土茯苓 綱目

【校正】併入拾遺草〔二〕禹餘粮。

【釋名】土萆薢綱目、刺猪苓圖經、山猪糞綱目、草〔三〕禹餘粮拾遺、仙遺粮綱目、冷飯糰綱目、硬飯綱目、山地栗綱目。【時珍曰】按陶弘景注石部「禹餘粮」云：南中平澤有一種藤生，葉如菝葜，根作塊有節，似菝葜而色赤，味〔四〕如薯蕷，亦名禹餘粮。言昔禹行山乏食，采此充粮而棄其餘，故有此名。觀陶氏此説，即今土茯苓也。故今尚有仙遺粮、冷飯團之名，亦其遺意。陳藏器本草草禹餘粮，蘇頌圖經猪苓下刺猪苓，皆此物也，今皆併之。茯苓、猪苓、山地栗，皆象形也。俗又名過岡龍，謬稱也。

【集解】【藏器曰】草禹餘粮生海畔山谷。根如盞連綴，半在土上，皮如茯苓，肉赤味澀。人取以當穀食，不飢。【頌曰】施州一種刺猪苓，蔓生。春夏采根，削皮焙乾。彼土人用傅瘡毒，殊效。【時珍曰】土茯苓，楚、蜀山箐中甚多，蔓生如蓴，莖有細點。其葉不對，狀頗類大竹葉而質厚滑，如瑞香葉而長五六寸。其根狀如菝葜而圓，其大若雞鴨子，連綴而生，遠者離尺許，近或數寸，其肉軟，可生啖。有赤白二種，入藥用白者良。按東山經云：鼓證〔五〕之山有草焉，名曰榮莫〔六〕，其葉如柳，其本如雞卵，食之已風。恐即此也。昔人不知用此。近時弘治、正德間，因楊梅瘡盛行，率用輕粉藥取效，毒留筋骨，潰爛終身，至人用此，遂爲要藥。諸醫無從考證，往往指爲萆薢及菝葜。然其根苗迥然不同，宜參考之。但其功用亦頗相近，蓋亦萆薢、菝葜之類也。

根。【氣味】甘、淡，平，無毒。【時珍曰】忌茶茗。【主治】食之當穀不飢，調中止洩，健行不睡。藏器。健脾胃，强筋骨，

〔一〕飯：原作「飲」。今據肘後方卷三治風毒脚弱痹滿上氣方改。
〔二〕草：原脱。今據下文補。
〔三〕草：原作「萆」。今據證類卷十一草禹餘粮改。
〔四〕味：證類卷三禹餘粮作「形」。
〔五〕證：山海經中山經作「鐙」。
〔六〕莫：同上作「草」。

去風濕，利關節，止泄瀉，治拘攣骨痛，惡瘡癰腫。解汞〔一〕粉、銀朱毒。時珍。

【發明】【機曰】近有好淫之人，多病楊梅毒瘡，藥用輕粉，愈而復發，久則肢體拘攣，變爲癰漏，延綿歲月，竟致廢篤。惟剉土萆薢三兩，或加皂莢、牽牛各一錢，水六盌，煎三盌，分三服，不數劑，多瘥。蓋此疾始由毒氣干於陽明而發，加以輕粉燥烈，久而水衰，肝挾相火來凌脾土。土屬濕，主肌肉，濕熱鬱蓄于肌腠，故發爲癰腫，甚則拘攣，内經所謂濕氣害人皮肉筋骨是也。土萆薢甘淡而平，能去脾濕，濕去則營衛從而筋脉柔，肌肉實而拘攣癰漏愈矣。初病服之不效者，火盛而濕未鬱也。此藥長于去濕，不能去熱，病久則熱衰氣耗而濕鬱爲多故也。【時珍曰】楊梅瘡古方不載，亦無病者。近時起于嶺表，傳及四方。蓋嶺表風土卑炎，嵐瘴熏蒸，飲啖辛熱，男女淫猥。濕熱之邪積畜〔二〕既深，發爲毒瘡，遂致互相傳染，自南而北，遍及海宇，然皆淫邪之人病之。其類有數種，治之則一也。其證多屬厥陰、陽明二經而兼乎他經。邪之所在，則先發出。如兼少陰、太陰則發于咽喉〔三〕，兼太陽、少陽則發于頭耳之類。蓋相火寄于厥陰，肌肉屬于陽〔四〕明故也。醫用輕粉、銀朱劫劑，五七日即愈。蓋水銀性走而不守，加以鹽、礬升爲輕粉、銀朱，其性燥烈，善逐痰涎。涎乃脾之液，此物入胃，氣歸陽明，故涎被劫，隨火上升，從喉頰〔五〕齒縫而出，故瘡即乾痿而愈。若服之過劑，及用不得法，則毒氣竄入經絡筋骨之間，莫之能出。痰涎既〔六〕去，血液耗涸，筋失所養，營衛不從，變爲筋骨攣痛，發爲癰毒〔七〕疳漏。久則生蟲爲癬，手足皴裂，遂成廢痼。惟土茯苓氣平味甘而淡，爲陽明本藥。能健脾胃，去風濕。脾胃健則營衛從，風濕去則筋骨利，故諸證多愈，此亦得古人未言之妙也。今醫家有搜風解毒湯治楊梅瘡，不犯輕粉。病深者月餘，淺者半月即愈。服輕粉藥筋骨攣痛、癱瘓不能動履者，服之亦效。其方用土茯苓一兩，薏苡仁、金銀花、防風、木瓜、木通、白鮮皮各五分，皂莢子四分，氣虚加人參七分，血虚加當歸七分，水二大盌煎飲，一日三服。惟忌飲茶及牛、羊、雞、鵝、魚肉、燒酒、法麪、房勞。蓋秘方也。

【附方】新六。楊梅毒瘡。鄧筆峰雜興方用冷飯團四兩，皂角子七個，水煎代茶飲。淺者二七，深者四七，見效。○一方：冷飯團一兩，五加皮、皂角子、苦參各三錢，金銀花一錢，用好酒煎。日一服。小兒楊梅。瘡起于口内，延及遍身。以土萆薢末，乳汁調服。月餘自愈。外科發揮。骨攣癰漏。薛己外科發揮云：服輕粉致傷脾胃氣血，筋骨疼痛，久而潰爛成癰，連年累月，至于終身成廢疾者。土萆薢一兩，有熱加芩、

〔一〕汞：原作「永」。今從錢本改。
〔二〕積畜：底本二字經描補。餘金陵諸本亦有描補迹象。今從江西本補正。
〔三〕喉：原作「佷」。今從錢本改。
〔四〕陽：原作「楊」。今從江西本改。
〔五〕頰：原作「煩」。今從改同上。
〔六〕痰涎既：三字漫漶。今從補正同上。
〔七〕癰毒：底本二字描補。餘金陵諸本清晰可辨，今據補正。

連，氣虚加四君子湯，血虚加四物湯，水煎代茶。月餘即安。○朱氏集驗方用過山龍四兩即硬飯，加四物湯一兩，皂角子七個，川椒四十九粒，燈心七根，水煎日飲。瘰癧潰爛。冷飯團切片或爲末，水煎服或入粥内食之。須多食爲妙。江西所出色白者良。忌鐵器、發物。陸氏積德堂方。

白斂本經下品

【釋名】白草本經、白根別録、兔核別録、貓兒卵綱目、崑崙別録。【宗奭曰】白斂，服餌方少用，惟斂瘡方多用之，故名白斂。【時珍曰】兔核、貓兒卵，皆象形也。崑崙，言其皮黑也。

【集解】【別録曰】白斂生衡山山谷。二月、八月采根，暴乾。【弘景曰】近道處處有之。作藤生，根如白芷，破片竹穿，日乾。【恭曰】根似天門冬，一株下有十許根，皮赤黑，肉白如芍藥，不似白芷。蔓生，枝端有五葉，所在有之。【頌曰】今江淮及荆、襄、懷、孟、商、齊諸州皆有之。二月生苗，多在林中作蔓，赤莖，葉如小桑。五月開花，七月結實。根如雞鴨卵而長，三五枚同一窠，皮黑肉白。一種赤斂，花實功用皆同，但表裏俱赤爾。

根。【氣味】苦，平，無毒。【別録曰】甘，微寒。【權曰】有毒。【之才曰】代赭爲之使。反烏頭。【主治】癰腫疽瘡，散結氣，止痛除熱，目中赤，小兒驚癇，温瘧，女子陰中腫痛，帶下赤白。本經。殺火毒。別録。治發背瘰癧，面上疱瘡，腸風痔漏，血痢，刀箭瘡，撲損，生肌止痛。大明。解狼毒毒。時珍。

【發明】【弘景曰】生取根搗，傅癰腫，有效。【頌曰】今醫治風及金瘡、面藥方多用之。往往與白及相須而用。

【附方】舊三，新十。發背初起。水調白斂末，塗之。肘後方。丁瘡初起。方同上。聖惠方。一切癰腫。權曰：白斂、赤小豆、菵草爲末，雞子白調塗之。○陶隱居方用白斂二分，藜蘆一分，爲末。酒和貼之，日三上。面鼻酒皶。白斂、白石脂、杏仁各半兩，爲末，雞子清調塗，旦洗。御藥院方。面生粉刺。白斂二分，杏仁半分，雞屎白一分，爲末，蜜和雜水拭面。肘後方。凍耳成瘡。白斂、黄蘗等分，爲末，生油調搽。談埜翁方。湯火灼爛。白斂末傅之。外臺。諸物哽咽。白斂、白芷等分，爲末。水服二錢。聖惠方。鐵刺諸哽及竹木哽在咽中。白斂、半夏泡，等分爲末。酒服半錢，日二服。聖惠方。刺在肉中。方同上。胎孕不下。白斂、生半夏等分爲末，滴水丸梧子大。每榆皮湯下五十丸。保命集。風痺筋急，腫痛，展[一]轉易常處。白斂二分，熟附子一分，爲末。每酒服半刀圭，日二服。以身中熱行爲候，十日便覺。

[一] 展：原作「屈」。今據千金方卷八風痹「白斂散」改。

忌猪肉、冷水。千金。諸瘡不斂。白斂、赤斂、黄蘗各三錢炒研，輕粉一錢，用葱白、漿水洗净，傅之。瑞竹堂方。

女萎李當之本草

【集解】【恭曰】女萎葉似白斂，蔓生，花白子細。荆襄之間名爲女萎，亦名蔓楚。用苗不用根。與萎蕤全别，今太常謬以爲白頭翁者是也。

【時珍曰】諸家誤以女萎解葳蕤，正誤見「葳蕤」下。

【修治】【斅曰】凡采得陰乾。去頭并白蕊，於槐砧上剉，拌豆淋酒蒸之。從巳至未出，曬乾。【氣味】辛，温，無毒。【主治】止下痢，消食。當之。風寒洒洒，霍亂洩痢腸鳴，遊氣上下無常，驚癇，寒熱百病，出汗。唐本。

【附方】新三。久痢脱肛。女萎切一升，燒熏之。楊氏産乳方。䘌下不止。女萎、雲實各一兩，川烏頭二兩，桂心五錢，爲末，蜜丸梧子大。每服五丸，水下，一日三服。肘後方。身體癧瘍斑駁。女葳膏：用魯國女葳、白芷各一分，附子一枚，雞舌香、木香各二分，爲末，臘猪脂七合，和煎，入麝香一錢。以浮石磨破，日擦之。古今録驗。

赭魁本經下品

【釋名】【時珍曰】其根如魁，有汁如赭，故名。魁乃酒器名。

【集解】【别録曰】生山谷中。二月采。【弘景曰】狀如小芋，肉白皮黄，近道亦有。【恭曰】赭魁大者如斗，小者如升。蔓生草木上，葉似杜衡。陶所説乃土卵也。土卵不堪藥用，梁漢人蒸食之，名黄獨，非赭魁也。【保昇曰】苗蔓延生，葉似蘿藦，根若菝葜，皮紫黑，肉黄赤，大者輪囷如升，小者如拳，所在有之。【時珍曰】赭魁，閩人用入染青缸中，云易上色。沈括筆談云：本草所謂赭魁，皆未詳審。今南中極多，膚黑肌赤，似何首烏。切破中有赤理如檳榔，有汁赤如赭，彼人以染皮製靴。閩人謂之餘粮。本草石部「禹餘粮」陶氏所引，乃此物也。謹按：沈氏所説赭魁甚明，但謂是禹餘粮者，非矣。禹餘粮乃今之土茯苓，可食，故得粮名。赭魁不可食，豈得稱粮耶？土卵即土芋也，見菜部。

根。【氣味】甘，平，無毒。【恭曰】有小毒。【主治】心腹積聚，除三蟲。本經。

鵝抱宋圖經

【集解】【頌曰】生宜州山林下，附石而生，作蔓，葉[一]似大豆。其根形似萊菔，大者如三升器，小者如拳。二月、八月采根，切片陰乾用。【氣味】苦，寒，無毒。【主治】風熱上壅，咽喉腫痛，及解蠻箭藥毒，搗末酒服有效。亦消風熱結毒，酒摩塗之，立愈。蘇頌。

伏雞子根拾遺

【釋名】承露仙。

【集解】【藏器曰】生四明天台山。蔓延生，葉圓薄似錢，根似烏形者良。【氣味】苦，寒，無毒。【主治】解百藥毒，諸熱煩悶，急黃，天行黃疸，瘧瘴中惡，寒熱頭痛，疸瘡。馬黄牛瘡。水磨服之，新者尤佳。亦傅癰腫，與陳家白藥同功。藏器。

【附録】仰盆拾遺。【藏器曰】味辛，温，有小毒。水磨服少許，治蠱，飛尸喉痺，亦磨傅皮膚惡腫。生東陽山谷。苗似承露仙，根圓如仰盆狀，大如雞卵。人肝藤拾遺。【藏器曰】主解諸藥毒，遊風，手脚軟痺。並生研服之，塗之。生嶺南山石間。引蔓而生，葉有三椏，花紫色。與伏雞子同名承露仙，而伏雞子葉圓。【時珍曰】以根三兩，磨汁或煎濃汁服。並解蠱毒。

千金藤宋開寶

【校正】自木部移入此。

【集解】【藏器曰】千金藤有數種，南北名模不同，大略主療相似，或是皆近于藤也。生北地者，根大如指，色似漆。生南土者，黄赤如細辛。舒、廬間有一種藤似木蓼，又有烏虎藤，繞樹生，冬青，亦名千金藤。江西林間有草生葉，頭有瘿子，似鶴膝，葉如柳，亦名千金藤。又一種似荷葉，只大如錢許，亦呼爲千金藤，又名古藤，主痢及小兒大腹。千金者，以貴爲名。豈俱一物，亦狀異而名同耶？若取的稱，未知孰是。又嶺南有陳思岌，亦名千金藤。【氣味】缺。【主治】一切血毒諸氣，霍亂中惡，天行虚勞瘧瘴，痰嗽不利，癰腫大毒，藥石發，癲癎，悉主之。藏器。

【附録】陳思岌拾遺。【藏器曰】出嶺南山野。蔓生如小豆，根及葉辛香。一名石黄香，一名千金藤。其根味辛，平，無毒。解諸藥毒熱毒，丹毒癰腫，天行壯熱，喉痺蠱毒，並磨汁服之。亦磨塗瘡[二]腫。【珣曰】味苦，平。浸酒服，治風，補益輕身。

[一] 葉：原脱。今據證類卷三十鵝抱補。
[二] 瘡：原作「蒼」。今據證類卷六陳思岌改。

九仙子綱目

【釋名】仙女嬌。

【集解】【時珍曰】九仙子，出均州太和山。一根連綴九枚，大者如雞子，小者如半夏，白色。二月生苗，蔓高六七尺，莖細而光。葉如烏桕葉而短扁不團。每葉椏生子枝，或一或二，裊裊下垂。六七月開碎青黄色花，隨即結實。碎子叢簇，如穀精草子狀。九月采根。【氣味】苦，凉，無毒。【主治】咽痛喉痺，散血。以新汲水或醋磨汁含嚥，甚良。時珍。

山豆根宋開寶

【釋名】解毒綱目、黄結綱目、中藥。【頌曰】其蔓如大豆，因以爲名。

【集解】【頌曰】山豆根，生劍南及宜州、果州山谷，今廣西亦有，以忠州、萬州者爲佳。苗蔓如豆，葉青，經冬不凋，八月采根。廣南者如小槐，高尺餘，石鼠食其根。故嶺南人捕鼠，取腸胃暴乾，解毒攻熱，甚效。

【氣味】甘，寒，無毒。【時珍曰】按沈括筆談云：山豆根味極苦，本草言味甘，大誤矣。【主治】解諸藥毒，止痛，消瘡腫毒，發熱欬嗽，治人及馬急黄，殺小蟲。開寶。含之嚥汁，解咽喉腫毒，極妙。蘇頌。研末湯服五分，治腹脹喘滿。酒服三錢，治女人血氣腹脹，又下寸白諸蟲。丸服，止下痢。磨汁服，止卒患熱厥，心腹痛，五種痔痛。研汁塗諸熱腫禿瘡，蛇狗蜘蛛傷。時珍。

【附方】舊十，新三。**解中蠱毒**。密取山豆根和水研服少許，未定再服。已禁聲者亦愈。**五般急黄**。山豆根末，水服二錢。若帶蠱氣，以酒下。**霍亂吐利**。山豆根末，橘皮湯下三錢。**赤白下痢**。山豆根末，蜜丸梧子大。每服二十丸，空腹白湯下，三服自止。已上並備急方。**水蠱腹大有聲而皮色黑者**。山豆根末，酒服二錢。聖惠方。**卒患腹痛**。山豆根，水研半盞服，入口即定。**頭風熱痛**。山豆根末，油調，塗兩太陽。**頭上白屑**。山豆根末，浸油，日塗之。**牙齦腫痛**。山豆根一片，含于痛所。已上並備急方。**喉中發癰**。山豆根磨醋噙之，追涎即愈。勢重不能言者，頻以雞翎掃入喉中，引涎出，就能言語。永類方。**麩豆諸瘡，煩熱甚者**。水研山豆根汁，服少許。經驗方。**疥癬蟲瘡**。山豆根末，臘猪脂調塗。備急方。**喉風急證，牙關緊閉，水穀不下**。山豆根、白藥等分，水煎噙之，嚥下，二三口即愈。楊清叟外科。

黃藥子宋開寶

【校正】自木部移入此。

【釋名】木藥子綱目、大苦綱目、赤藥圖經、紅藥子。【時珍曰】按沈括筆談云：本草甘草注，引郭璞注爾雅云「蘦，大苦者」，云即甘草也。蔓生，葉似薄荷而色青黃，莖赤有節，節有枝相當。此乃黃藥也，其味極苦，故曰大苦，非甘草也。

【集解】【頌曰】黃藥原出嶺南，今夔、峽〔一〕州郡及明、越、秦〔二〕、隴山中亦有之，以忠州、萬州者爲勝。藤生，高三四尺，根及莖似小桑，十月采根。秦州出者謂之紅藥子，施州謂之赤藥，葉似蕎麥，枝梗赤色，七月開白花，其根濕時紅赤色，暴乾即黃。本經有藥實根，云生蜀郡山谷。蘇恭云：即藥子也，用其核仁。疑即黃藥之實。但言葉似杏，其花紅白色，子肉味酸，此爲不同。【時珍曰】黃藥子今處處人栽之。其莖高二三尺，柔而有節，似藤實非藤也。葉大如拳，長三寸許，亦不似桑。其根長者尺許，大者圍二三寸，外褐內黃，亦有黃赤色者，肉色頗似羊蹄根。人皆擣其根入染藍缸中，云易變色也。唐蘇恭言藥實根即藥子，宋蘇頌遂以爲黃藥之實。然今黃藥冬枯春生，開碎花無實。蘇恭所謂藥子，亦不專指黃藥。則蘇頌所以言，亦未可憑信也。

根。【氣味】苦，平，無毒。【大明曰】涼。治馬心肺熱疾。【主治】諸惡腫瘡瘻，喉痺，蛇犬咬毒。研水服之，亦含亦塗。開寶。

涼血降火，消癭解毒。時珍。

【發明】【頌曰】孫思邈千金月令方：療忽生癭疾一二年者，以萬州黃藥子半斤，須緊重者爲上。如輕虛，即是他州者，力慢，須用加倍。取無灰酒一斗，投藥入中，固濟瓶口。以糠火燒一復時，待酒冷乃開。時時飲一盃，不令絕酒氣。經三五日後，常把鏡自照，覺消即停飲，不爾便令人項細也。劉禹錫傳信方亦著其效，云得之邕州從事張岧。岧目擊有效，復試其驗如神。其方並同，惟小有異處，是燒酒候香出外，瓶頭有津出即止，不待一宿，火不得太〔三〕猛耳。

【附方】舊三，新三。**項下癭氣。**黃藥子一斤洗剉，酒一斗浸之。每日早晚常服一盞。忌一切毒物，及戒怒。仍以線逐日度之，乃知其效也。斗門方。**吐血不止。**藥子一兩，水煎服。聖惠方。**咯血吐血。**百一選方用蒲黃、黃藥子等分，爲末，掌中舐之。○王衮博濟方用黃藥子、漢防己各一兩，爲末。每服一錢，小麥湯食後調服，一日二服。**鼻衄不止。**黃藥子爲末。每服二錢，煎淡膠湯下。良久，以新水調麪一匙頭服之。

〔一〕峽：原作「陜」。今據證類卷十四黃藥根改。

〔二〕秦：原作「泰」。今據改同上。

〔三〕得太：原作「可得」。今據證類卷十四黃藥根改。

兵部手集方只以新汲水磨汁一盌，頓服。簡要濟衆方。産後血運。惡物冲心，四肢冰冷，脣青腹脹，昏迷。紅藥子一兩，頭紅花一錢，水二盞，婦人油釵二隻，同煎一盞服。大小便俱利，血自下也。禹講師經驗方。天泡水瘡。黄藥子末，搽之。集簡方。

解毒子唐本草〔一〕

【釋名】地不容唐本、苦藥子圖經。

【集解】【恭曰】地不容生川西山谷，采無時，鄉人呼爲解毒子也。【頌曰】出戎州。蔓生，葉青如杏葉而大，厚硬，凌冬不凋，無花實。根黄白色，外皮微粗褐，纍纍相連，如藥實而圓大，采無時。又開州興元府出苦藥子，大抵與黄藥相類，春采根，暴乾，亦入馬藥用。【時珍曰】四川志云：苦藥子出忠州。性寒，解一切毒。川蜀諸處皆有。即解毒子也。或云邛州苦藥子即黄藥子，方言稱呼不同耳，理亦近之。

根。【氣味】苦，大寒，無毒。【主治】解蠱毒，止煩熱，辟瘴癘，利喉閉及痰毒。唐本。治五臟邪氣，清肺壓熱。蘇頌。消痰降火，利咽喉，退目赤。時珍。

【附方】新二。咽喉腫痛，水漿不下。苦藥〔二〕、山豆根、甘草、消石各一分，射干、柑皮、升麻各半兩，爲末，蜜丸，噙之。聖惠方。眉棱骨痛，熱毒攻眼，頭痛眉痛，壯熱不止。解毒子、木香、川大黄各三分，爲末，漿水調膏攤貼，乾即易之。普濟方。

【附録】奴會子海藥。【珣曰】味辛，平，無毒。主小兒無辜冷疳，虚渴脱肛，骨立瘦損，脾胃不磨。刘五娘方用爲煎服。生西國諸戎，大小如苦藥子。藥實根。【本經曰】味辛，温，無毒。主邪氣，諸痺疼酸，續絶傷，補骨髓。一名連木。【别録曰】生蜀郡山谷。采無時。【恭曰】此藥子也，當今盛用，胡名那疏〔三〕，出通州、渝州。其子味辛，平，無毒。主破血止痢消腫，除蠱疰蛇毒。樹生，葉似杏，花紅白色，子肉味酸，止用其仁。本經誤載「根」字。【時珍曰】此藥子雖似黄藥、苦藥子，而稍有不同。二藥子不結子，此則樹之子也。葛洪肘後方云：婆羅門名那疏樹子，中國人名藥子。去皮取中仁，細研服，治諸病也。

〔一〕唐本草：此藥見證類卷七五種唐本餘。唐本餘與唐本草非同書。

〔二〕苦藥：聖惠方卷三十五治咽喉生穀賊諸方「射干圓」作「黄藥」。

〔三〕那疏：此名證類諸本或作「那綻」、「那約」等。本條下文引葛洪肘後方作「那疏」。今本肘後方卷八治百病備急丸散膏諸要方作「船疏」。莫衷一是。

白藥子唐本草

【集解】【恭曰】白藥子出原州。三月生苗，葉似苦苣。四月抽赤莖，長似壺盧蔓。六月開白花。八月結子，亦名瓜蔞。九月葉落枝折，采根洗切，日乾。根皮黄色，名白藥子。【頌曰】今夔、施、合州、江西、嶺南亦有之。江西出者，葉似烏桕，子如緑豆，至六月變成赤色，治馬熱方用之。

根。【氣味】辛，温，無毒。【權曰】苦、冷。【主治】金瘡生肌。唐本。消腫毒喉痹，消痰止[一]嗽，治渴并吐血。大明。治喉中熱塞不通，咽中常痛腫。甄權。解野葛、生金、巴豆藥毒。刀斧折傷，乾末傅之。能止血、痛。馬志。散血降火，消痰解毒。時珍。

【附方】舊四，新八。天行熱病。白藥爲末，漿水一盞，冷調二錢服，仰卧少頃，心悶或腹鳴疞痛，當吐利數行。如不止，喫冷粥一盌止之。聖濟録。心痛解熱。白藥根、野猪尾二味，洗去粗皮焙乾等分，搗篩。酒服一錢，甚效。黔[二]人用之。蘇頌圖經。風熱上壅，咽喉不利。白藥三兩，黑牽牛半兩，同炒香，去牽牛一半，爲末，防風末三兩，和匀。每茶服一錢。聖惠方。喉中熱塞，腫痛，散血消痰。白藥、朴消等分，爲末。吹之，日四五次。直指方。咽喉腫痛。白藥末一兩，龍腦一分，蜜和丸芡子大。每含嚥一丸。聖惠方。吐血不止。白藥燒存性，糯米飲服三錢。聖惠方。衄血不止。紅棗、白藥各燒存性，等分爲末，糯米飲服。或煎湯洗鼻，頻頻縮藥令入。經驗良方。胎熱不安。鐵罩散：用白藥子一兩，白芷半兩，爲末。每服二錢，紫蘇湯下。心煩熱，入砂糖少許。聖惠方。一切疳眼，赤爛生瞖。白藥子一兩，甘草半兩，爲末。猪肝一具，批開摻末五錢，煮熟食之。直指方。小兒疳瀉，吐利。方同上。諸骨哽咽。白藥煎米醋細嚥。在上即吐出，在下即下出。普濟方。癰腫不散。生白藥根搗貼，乾則易之。無生者，研末水和貼。圖經。

【附録】陳家白藥拾遺。【藏器曰】味苦，寒，無毒。主解諸藥毒，水研服之。入腹與毒相攻，必吐出。未盡更服。亦去心胸煩熱，天行瘟瘴。出蒼梧陳家，故有「陳家」之號。明山有之。蔓及根並似土瓜，葉如錢，根似防己，緊小者良，人亦采食之。與婆羅門白藥及赤藥，功用並相似。【時珍曰】按劉恂嶺表録云：陳家白藥善解毒，諸藥皆不及之，救人甚多。封州、康州有種之者。廣府每歲充土貢。按此藥當時充貢，今無復有。或有之，古今名謂不同耳。甘家白藥拾遺。【藏器曰】味苦，大寒，有小毒。解諸藥毒，水研服，即吐出。未盡再吐。與陳家白藥功相似。二物性冷，與霍亂下利人相反。出龔州以南，生陰處，葉似車前，

〔一〕止：原作「上」。今據證類卷十四白藥改。
〔二〕黔：證類卷九白藥載圖經作「施州」。

根如半夏〔一〕，其汁飲之如蜜，因人而名。嶺南多毒物，亦多解毒物，豈天資之乎？**會州白藥**拾遺。【藏器曰】主金瘡，生膚止血，碎末傅之。出會州，葉如白斂。**衝洞根**拾遺。【藏器曰】味苦，平，無毒。主熱毒，蛇犬蟲癰瘡等毒。出嶺南恩州。取根，陰乾。功用同陳家白藥，而苗蔓不相似。【珣曰】苗蔓如土瓜，根亦相似。味辛，温。主一切〔二〕毒氣及蛇傷，取根磨水服之，諸毒悉皆吐出也。**突厥白**宋開寶。【藏器曰】味苦。主金瘡，生血止血，補腰續筋。出突厥國。色白如灰，乃云石灰共〔三〕諸藥合成者。【志曰】今所用者，出潞州。其根黄白色，狀似伏苓而虚軟。苗高三四尺，春夏葉如薄荷，花似牽牛而紫，上有白稜。二月、八月采根，暴乾。

威靈仙宋開寶

【釋名】【時珍曰】威，言其性猛也。靈仙，言其功神也。

【集解】【志曰】出商州上洛山及華山并平澤，以不聞水聲者良。生先于衆草，方莖，數葉相對。冬月丙丁戊己日采根用。【恭曰】九月末至十二月，采根陰乾。餘月並不堪采。【頌曰】今陝西及河東、河北、汴東、江、湖州郡皆有之。初生作蔓，莖如釵股〔四〕，四稜。葉如柳葉，作層，每層六七葉，如車輪，有六層至七層者。七月内生花六出，淺紫或碧白色，作穗似莆臺子，亦有似菊花頭者。實青色。根稠密多鬚似穀，每年朽敗。九月采根。【時珍曰】其根每年旁引，年深轉茂。一根叢鬚數百條，長者二尺許。初時黄黑色，乾則深黑，俗稱鐵脚威靈仙以此。別有數種，根鬚一樣，但色或黄或白，皆不可用。

根。【氣味】苦，温，無毒。【元素曰】味甘純陽，入太陽經。【杲曰】可升可降，陰中陽也。【時珍曰】味微辛、鹹，不苦。忌茗、麪湯。【主治】諸風，宣通五臟，去腹内冷滯，心膈痰水，久積癥瘕，痃癖氣塊，膀胱宿膿惡水，腰膝冷疼，療折傷。久服無有温疾瘧。開寶。推新舊積滯，消胸中痰唾，散皮膚大腸風邪。李杲。

【發明】【頌曰】唐貞元中，嵩陽子周君巢作威靈仙傳云：威靈仙去衆風，通十二經脉，朝服暮效。疏宣五臟冷膿宿水變病，微利，不瀉人。服此四肢輕健，手足微暖，並得清凉。先時，商州有人病手足不遂，不履地者數十年。良醫殫技莫能療。所親置之道旁以求救者。遇一新羅僧見之，告曰：此疾一藥可活，但

〔一〕半夏：證類（元刊）卷六甘家白藥此下無「其汁飲之如蜜」六字。此乃時珍所據證類底本錯入此六字。

〔二〕一切：原作「平完」。今據證類卷十四衝洞根改。

〔三〕共：原脱。今據證類卷十四突厥白補。

〔四〕如釵股：三字漫漶。今據證類卷十一威靈仙補正。

不知此土有否？因爲之入山求索，果得，乃威靈仙也。使服之，數日能步履。其後山人鄧思齊知之，遂傳其事。此藥治丈夫婦人中風不語，手足不遂，口眼喎斜，言語蹇滯，筋骨節風，繞臍風，胎風，頭風，暗風，心風，風狂，大風，皮膚風痒，白癜風，熱毒風瘡，頭旋目眩，手足頑痺，腰膝疼痛，久立不得，曾經損墜，臂腰痛，腎臟風壅，傷寒瘴氣，憎寒壯熱，頭痛流涕，黄疸黑疸，頭面浮腫，腹内宿滯，心頭痰水，膀胱宿膿，口中涎水，冷熱氣壅，肚腹脹滿，好喫茶滓，心痛，注氣，膈氣，冷氣攻衝，脾肺諸氣，痰熱欬嗽，氣急，坐卧不安，氣衝眼赤，攻耳成膿，陰汗盜汗，大小腸秘，服此立通，氣痢痔疾，瘰癧疥癬，婦人月水不來，動經多日，氣血衝心，産後秘塞，孩子無辜，並皆治之。其法：采得根，陰乾月餘，擣末。温酒調一錢匕，空腹服之。如人本性殺藥，可加及六錢。利過兩行則減之，病除乃停服。其性甚善，不觸諸藥，但惡茶及麪湯，以甘草、巵子代飲可也。又以一味洗，焙爲末，以好酒和令微濕〔一〕，入在竹筒内緊塞，九蒸九暴。如乾，添酒洒之。以白蜜和丸梧子大。每服二十至三十丸，温酒下。崔元亮海上集驗方著其詳如此。【恭曰】腰腎脚膝積聚，腸内諸冷病，積年不瘥者，服之無不立效。【宗奭曰】其性快，多服疏人五臟真氣。【震亨曰】威靈仙屬木，治痛風之要藥也，在上下者皆宜，服之尤效。其性好走，亦可横行，故崔元亮言其去衆風，通十二經脉，朝服暮效。凡采得聞流水聲者，知其性好走也，須不聞水聲者乃佳。【時珍曰】威靈仙氣温，味微辛鹹。辛泄氣，鹹泄水。故風濕痰飲之病，氣壯者服之有捷效。其性大抵疏利，久服恐損真氣，氣弱者亦不可服之。

【附方】舊四，新一十六。脚氣入腹，脹悶喘急。用威靈仙末，每服二錢，酒下。痛減一分，則藥亦減一分。簡便方。腰脚諸痛。千金方用威靈仙末空心温酒服一錢。逐日以微利爲度。○經驗方用威靈仙一斤，洗乾，好酒浸七日，爲末，麪糊丸梧子大。以浸藥酒，每服二十丸。

腎臟風壅，腰膝沉重。威靈仙末，蜜丸梧子大。温酒服八十丸。平明微利惡物如青膿膠〔二〕，即是風毒積滯。如未利，再服一百丸。取下後，食粥補之。一月仍常服温補藥。孫兆方名放杖丸。集驗方。

筋骨毒痛。因患楊梅瘡，服輕粉毒藥，年久不愈者。威靈仙三斤，水酒十瓶，封煮一炷香，出火毒。逐日飲之，以愈爲度。集簡方。破傷風病。威靈仙半兩，獨頭蒜一個，香油一錢，同擣爛，熱酒衝服。汗出即愈。衛生易簡方。

手足麻痺，時發疼痛，或打撲傷損，痛不可忍，或癱瘓等證。威靈仙炒五兩，生川烏頭、五靈脂各四兩，爲末，醋糊丸梧子大。每服七丸，用鹽湯下。忌茶。普濟方。

男婦氣痛，不拘久近。威靈仙五兩，生韭根二錢半，烏藥五分，好酒一盞，雞子一個，灰火煨一宿，五更視雞子殼軟爲度。去渣温服，以

〔一〕濕：原字似「湿」又似「温」。今據證類（元刊）確認爲「濕」。

〔二〕青膿膠：證類（大觀）卷十一威靈仙引集驗方作「青濃桃膠」，義長。

乾物壓之，側睡向塊邊。渣再煎，次日服。覺塊刺痛，是其驗也。摘玄方。

噎塞膈氣。威靈仙一把，醋、蜜各半盌，煎五分，服之。吐出宿痰，愈。唐瑶經驗方。

停痰宿飲。喘欬嘔逆，全不入食。威靈仙焙，半夏薑汁浸焙，爲末，用皂角水熬膏，丸緑豆大。每服七丸至十丸，薑湯下，一日三服，一月爲驗。忌茶、麪。腹中痞積。威靈仙、楮桃兒各一兩，爲末。每温酒服三錢。名化鐵丸。普濟。

大腸冷積。威靈仙末，蜜丸梧子大。一更時生薑湯下十丸至二十丸。經驗良〔一〕方。

腸風瀉血久者。威靈仙、雞冠花各二兩，米醋二升，煮乾，炒爲末，以雞子白和作小餅，炙乾再研。每服二錢，陳米飲下，日二服。聖濟。

痔瘡腫痛。威靈仙三兩，水一斗，煎湯，先熏後洗，冷再温之。外科精義。

諸骨哽咽。威靈仙一兩二錢，砂仁一兩，沙糖一盞，水二鍾，煎一鍾〔二〕。温服。○乾坤生意用威靈仙米醋浸二日，晒，研末，醋糊丸梧子大。每服二三丸，半茶半湯下。如欲吐，以銅青末半匙，入油一二點，茶服，探吐。○聖濟録治雞鵝骨哽，赤莖威靈仙五錢，井華水煎服，即軟如綿吞下也，甚效。飛絲纏陰，腫痛欲斷。以威靈仙搗汁，浸洗。一人病此得效。李樓怪證方。痘瘡黑陷。鐵脚威靈仙炒研一錢，腦子一分，温水調服，取下瘡痂爲效。意同百祥丸。儒〔三〕門事親。

茜草本經上品

【校正】併入有名未用別録苗根。

【釋名】蒨音茜、茅蒐音搜、茹藘音如閭、地血別録、染緋草蜀本、血見愁土宿、風車草土宿、過山龍補遺、牛蔓。【時珍曰】按陸佃云：許氏説文言蒐乃人血所化，則草鬼爲蒐，以此也。陶隱居本草言東方有而少，不如西方多，則西草爲茜，又以此也。陸機云：齊人謂之茜，徐人謂之牛蔓。又草之盛者爲蒨，牽引爲茹，連覆爲藘，則蒨、茹藘之名，又取此義也。人血所化之説，恐亦俗傳耳。土宿真君本草云：四補草，其根茜草也。一名西天王草，一名四岳近陽草，一名鐵塔草、風車兒草。【藏器曰】有名未用苗根即茜根也。茜、苗二字相似，傳寫之誤爾。宜併之。

【集解】【別録曰】茜根生喬山山谷。二月、三月采根，暴乾。又曰：苗根生山陰谷中，蔓草木上，莖有刺，實如椒。【弘景曰】此即今染絳

〔一〕良：證類卷十一威靈仙無此字。

〔二〕鍾：原作「中」。江西本同。今從錢本改。

〔三〕儒：原作「需」。今據卷一引據古今醫家書目改。

茜草也。東間諸處乃有而少，不如西多。詩云「茹藘在阪」者，是也。【保昇曰】染緋草，葉似棗葉，頭尖下闊，莖葉俱澀，四五葉對生節間，蔓延草木上。根紫赤色，所在皆有，八月采。【頌曰】今圃人亦作畦〔一〕種蒔。故史記云「千畝巵、茜，其人與千户侯」等，言其利厚也。【時珍曰】茜草十二月生苗，蔓延數尺。方莖中空有筋，外有細刺，數寸一節。每節五葉，葉如烏藥葉而糙澀，面青背緑。七八月開花，結實如小椒大，中有細子。

根。【脩治】【斆〔二〕曰】凡使，用銅刀於槐砧上剉，日乾，勿犯鉛、鐵器。勿用赤柳草根，真相似，只是味酸濇。誤服令人患内障眼，速服甘草水解〔三〕之，即毒氣散。【氣味】苦，寒，無毒。【權曰】甘。【大明曰】酸。入藥炒用。【震亨曰】熱。【元素曰】微酸、鹹，温。陰中之陰。【别録曰】苗根：鹹，平，無毒。【之才曰】畏鼠姑。汁，制雄黄。【主治】寒濕風痹，黄疸，補中。本經。止血，内崩下血，膀胱不足，踒跌，蠱毒。久服益精氣，輕身。可以染絳。又苗根：主痹及熱中，傷跌折。别録。治六極傷心肺，吐血瀉血。甄權。止鼻洪尿血，産後血運，月經不止，帶下，撲損淤血，泄精，痔瘻瘡癤，排膿。酒煎服。大明。通經脉，治骨節風痛，活血行血。時珍。

【發明】【藏器曰】茜草主蠱毒，煮汁服。周禮：庶氏掌除蠱毒，以嘉草攻之。嘉草者，蘘荷與茜也，主蠱爲最。【震亨曰】俗人治痛風，用草藥取速效。如石絲爲君，過山龍等佐之。皆性熱而燥，不能養陰，却能燥濕病之淺者。濕痰得燥而開，淤血得熱而行，故亦暫效。若病深而血少者，則愈劫愈虚而病愈深矣。【時珍曰】茜根赤色而氣温，味微酸而帶鹹。色赤入營，氣温行滯，味酸入肝而鹹走血，手足厥陰血分之藥也，專于行血活血。俗方用治女子經水不通，以一兩煎酒服之，一日即通，甚效。名醫别録言其久服益精氣輕身，日華子言其泄精，殊不相合，恐未可憑。

【附方】舊三，新八。吐血不定。茜根一兩搗末。每服二錢，水煎冷服。亦可水和二錢服。周應簡要濟衆方。吐血躁渴及解毒。用茜根、雄黑豆去皮、甘草炙，等分爲末，井水丸彈子大。每温水化服一丸。聖濟録。鼻血不止。茜根、艾葉各一兩，烏梅肉二錢半，爲末，煉蜜丸梧子大。每烏梅湯下五十丸。本事方。五旬行經。婦人五十後，經水不止者，作敗血論。用茜根一名過山薑一兩，阿膠、側柏葉、炙黄芩各五錢，生地黄一兩，小兒胎髮一枚燒灰，分作六帖。每帖水一盞半，煎七分，入髮灰服之。唐瑶經驗方。女子經閉。方見前「發明」。心痹〔四〕心煩内熱。茜根煮汁服。傷寒類要。解中蠱毒，吐下血如猪肝。茜草根、蘘荷葉各三分，水四升，煮二升，服即愈。自當呼蠱主姓名也。陳延之小品方。

〔一〕畦：原字漫漶似墨丁。今據證類卷七茜根補正。
〔二〕斆：原作「斈」。今據卷一歷代諸家本草引雷公炮炙論改。下同此誤，徑改不注。
〔三〕解：原作「止」。今據改同上。
〔四〕痹：證類卷七茜根載傷寒類要作「痺」。

黑髭烏髮。茜草一斤，生地黄三斤，取汁。以水五大盌，煎茜絞汁，將滓再煎三度。以汁同地黄汁，微火煎如膏，以瓶盛之。每日空心温酒服半匙，一月髭髮如漆也。忌蘿蔔、五辛。聖濟録。螻蛄漏瘡。茜根燒灰、千年石灰等分爲末。油調傅之。儒門事親方。脱肛不收。茜根、石榴皮各一握，酒一盞，煎七分，温服。聖惠方。預解瘡疹。時行瘡疹正發，服此則可無患。茜根煎汁，入少酒飲之。奇效良方。

【附録】血藤宋圖經。【頌曰】生信州。葉如蔢蕳葉，根如大拇指，其色黄。彼人五月采用，攻血治氣塊。【時珍曰】按虞摶云，血藤即過山龍，理亦相近，未知的否。姑附之。

剪草日華

【集解】【藏器曰】剪草生山澤間，葉如茗而細，江東用之。【頌曰】生潤州。二月、三月采，暴乾用。【時珍曰】按許叔微本事方言：剪草狀如茜草，又如細辛。婺、台二州皆有之，惟婺州者可用。其説殊詳，今遍詢訪無識者。或云即茜草也，未有的據。

根。【氣味】苦，凉，無毒。【頌曰】平。【主治】諸惡瘡，疥癬風瘙，瘻蝕有蟲，浸酒服。大明。主一切失血。時珍。

【發明】【元素曰】上部血，須用剪草、牡丹皮、天門冬、麥門冬。【時珍曰】許學士本事方云：剪草治勞瘵吐血損肺及血妄行，名曰神傳膏。其法：每用一斤净洗，晒爲末，入生蜜二斤和爲膏，以器盛之，不得犯鐵器，一日一蒸，九蒸九暴乃止。病人五更起，面東坐，不得語言，以匙抄藥四匙食之。良久，以稀粟米飲壓之。藥只冷服，米飲亦勿大熱，或吐或否〔一〕不妨。如久病肺損咯血，只一服愈。尋常嗽血妄行，每服一匙可也。有一貴婦病瘵，得此方，九日藥成。前一夕，病者夢人戒令翌日勿亂服藥。次日將服藥，屋上土墜器中，不可用。再合成，將服，爲籍〔二〕覆器，又不得食。再合未就，而夫人卒矣。此藥之異有如此。若小小血妄行，只一啜而愈也。此藥絶妙若此而世失傳，惜哉。

【附方】新二。風蟲牙痛。剪草、細辛、藁本等分，煎水熱漱，少頃自止。中藏經。風瘡瘙痒。滑肌散：治風邪客于肌中，渾身瘙痒，致生瘡疥，及脾肺風毒攻衝，生瘡乾濕，日久不瘥。用剪草七兩不見火，輕粉一錢，爲末，摻之。乾者麻油調摻。和劑局方。

防己本經中品

【釋名】解離本經、石解。【時珍曰】按東垣李杲云：防己如險健之人，幸灾樂禍，能首爲亂階，若善用之，亦可禦敵。其名或取此義。解離，因其紋解也。

〔一〕下：原作「否」。今據證類卷九蒴草改。

〔二〕籍：本事方卷五衄血癆瘵吐血咯血「神傳膏」作「貓」。

【集解】【别録曰】防己生漢中川谷。二月、八月采根，陰乾。【當之曰】其莖如葛蔓延。其根外白内黄如桔梗，内有黑紋如車輻解者良。【弘景曰】今出宜都、建平。大而青白色、虚軟者好，黑點冰〔一〕强者不佳。服食亦須之。【頌曰】今黔中亦有之。但漢中出者，破之文作車輻解，黄實而香，莖梗甚嫩，苗葉小類牽牛。折其莖，一頭吹之，氣從中貫，如木通然。他處者青白虚軟，又有腥氣，皮皺，上有丁足子，名木防己。蘇恭言木防己不任用。而古方張仲景治傷寒有增減木防己湯，及防己地黄湯、五物防己湯、黄芪六物等湯。孫思邈治遺尿小便澀，亦有三物木防己湯。

【藏器曰】如陶所説，漢、木二防己，即是根苗爲名。

【修治】【斅曰】凡使勿用木條，色黄，腥，皮皺，上有丁足子，不堪用。惟要心有花文黄色者，細剉，以車前草根相對蒸半日，晒乾取用。【時珍曰】今人多去皮剉，酒洗，晒乾用。【氣味】辛，平，無毒。【别録曰】苦，温。【普曰】神農：辛。黄帝、岐伯、桐君：苦，無毒。李當之：大寒。【權曰】苦，有小毒。【元素曰】大苦，辛，寒。陰也，泄也。【之才曰】殷孽爲之使。殺雄黄毒。惡細辛。畏萆薢、女菀、鹵鹹。伏消石。【主治】風寒温瘧，熱氣諸癎，除邪，利大小便。本經。療水腫風腫，去膀胱熱，傷寒熱邪氣，中風手脚攣急，通腠理，利九竅，止洩，散癰腫惡結，諸瘑疥癬蟲瘡。别録。治濕風，口面喎斜，手足拘痛，散留痰，肺氣喘嗽。甄權。治中下濕熱腫，洩脚氣，行十二經。元素。木防己：主治男子肢節中風，毒風不語，散結氣擁腫，温瘧，風水腫，去膀胱熱。甄權。

【發明】【弘景曰】防己是療風水要藥。【藏器曰】治風用木防己，治水用漢防己。【元素曰】去下焦濕腫及痛，并泄膀胱火邪，必用漢防己、草龍膽爲君，黄蘗、知母、甘草佐之。防己乃太陽本經藥也。【杲曰】本草十劑云：通可去滯，通草、防己之屬是也。夫防己大苦寒，能瀉血中濕熱，通其滯塞，亦能瀉大便，補陰瀉陽，助秋冬、瀉春夏之藥也。比之於人，則險而健者也。幸灾樂禍，能首爲亂階。然善用之，亦可敵兇突險。此瞑眩之藥也，故聖人存而不廢。大抵聞其臭則可惡，下咽則令人身心煩亂，飲食減少。至于十二經有濕熱壅塞不通，及下注脚氣，除膀胱積熱而庇其基本，非此藥不可，真行經之仙藥，無可代之者。若夫飲食勞倦，陰虚生内熱，元氣穀食已虧，以防己泄大便，則重亡其血，此不可用一也。如人大渴引飲，是熱在上焦肺經氣分，宜滲泄，而防己乃下焦血分藥，此不可用二也。外傷風寒，邪傳肺經，氣分濕熱，而小便黄赤，乃至不通，此上焦氣病，禁用血藥，此不可用三也。大抵上焦濕熱者皆不可用。下焦濕熱流入十二經，致二陰不通者，然後審而用之。

【附方】舊三，新九。皮水胕腫，按之没指，不惡風，水氣在皮膚中，四肢聶聶動者，防己伏苓湯主之。防己、黄芪、桂枝各三兩，伏苓六兩，甘草二兩，每服一兩，水一升，煎半升服，日二服。張仲景方。風水惡風，汗出身重，脉浮，防己黄芪湯主之。防己一兩，黄芪二兩二錢半，白

〔一〕冰：原作「木」。今據證類卷九防己改。

术七錢半，炙甘草半兩，剉散。每服五錢，生薑四片，棗一枚，水一盞半，煎八分，温服。良久再服。腹痛加芍藥。仲景方。風濕相搏，關節沉痛，微腫惡風。方同上。小便淋濇。三物木防己湯：用木防己、防風、葵子各二兩，㕮咀，水五升，煮二升半，分三服。千金方。膈間支飲，其人喘滿，心下痞堅，面黎黑，其脉沉緊，得之數十日，醫吐下之不愈，木防己湯主之。虛者即愈，實者三日復發[一]，復與之不愈，去石膏，加伏苓、芒消主之。用木防己三兩，人參四兩，桂枝二兩，石膏雞子大十二枚，水六升，煮一升，分服。張仲景方。傷寒喘急。防己、人參等分，爲末。桑白湯服二錢，不拘老小。古今録驗。肺痿喘嗽。漢防己末二錢，漿水一琖，煎七分，細呷。儒門事親。肺痿咯血，多痰者。漢防己、葶藶等分，爲末。糯米飲每服一錢。古今録驗。鼻衄不止。生防己末，新汲水服二錢，仍以少許嗃之。聖惠。霍亂吐利。防己、白芷等分，爲末。新汲水服二錢。聖惠。目睛暴痛。防己酒浸三次，爲末。每一服二錢，温酒下。摘玄方。解雄黄毒。防己煎汁服之。肘後方[二]。

實。【主治】脱肛。焙，研，煎飲代茶。肘後。

通草本經中品

【釋名】木通士良、附支本經、丁翁吴普、萬年藤甄權。子名燕覆。【時珍曰】有細細孔，兩頭皆通。故名通草，即今所謂木通也。今之通草，乃古之通脱木也。宋本草混注爲一，名實相亂，今分出之。

【集解】【别録曰】通草生石城山谷及山陽。正月、二月采枝，陰乾。【弘景曰】今出近道。遶樹藤生，汁白。莖有細孔，兩頭皆通。含一頭吹之，則氣出彼頭者良。或云即葍藤莖也。【恭曰】此物大者徑三寸，每節有二三枝，枝頭有五葉。子長三四寸，核黑瓤白，食之甘美。南人謂爲燕覆子。或名烏[三]覆子。遇七八月采之。【藏器曰】江東人呼爲畜葍子，江西人呼爲拏子，如筭袋。瓤黄子黑，食之去皮。蘇云色白者，乃猴葍也。【頌曰】今澤、潞、漢中、江淮、湖南州郡亦有之。藤生，蔓大如指，其莖幹大者徑三寸。一枝五葉，頗類石韋，又似芍藥。三葉相對。夏秋開紫花，亦有白花者。結實如小木瓜，食之甘美，即陳士良本草所謂桴棪子也。其枝今人謂之木通，而俗間所謂通草乃通脱木也。古方所用通草，皆今之木通，其通脱木稀有用者。或以木通爲葡萄苗者，非矣。按張氏燕吴行紀載：揚州甘泉東院兩廊前有通草，其形如椿，少葉，子垂梢際，如苦楝。與今所説不同，或别一物也。【時珍曰】今之木通，有紫、白二色，紫者皮厚味辛，白者皮薄味淡。本經言味辛，别録言味甘，是二者皆能通利也。

[一] 復發：原脱。今據金匱卷中痰飲欬嗽病脉證并治補。
[二] 肘後方：原脱。今據證類卷九防己補。
[三] 烏：原作「鳥」。今據證類卷八通草改。

【氣味】辛，平，無毒。【别録曰】甘。【權曰】微寒。【普曰】神農、黄帝：辛。雷公：苦。【杲曰】味甘而淡，氣平味薄。降也，陽中陰也。

【主治】除脾胃寒熱，通利九竅、血脉、關節，令人不忘。去惡蟲。本經。療脾疸，常欲眠，心煩，噦出音聲，治耳聾，散癰腫諸結不消，及金瘡惡瘡，鼠瘻踒折。齆鼻息肉，墮胎，去三蟲。别録。治五淋，利小便，開關格，治人多睡，主水腫浮大。甄權。利諸經脉寒熱不通之氣。詵。理風熱，小便數急疼，小腹虚滿，宜煎湯并葱飲之有效。士良。安心除煩，止渴退熱，明耳目，治鼻塞，通小腸，下水，破積聚血塊，排膿，治瘡癤，止痛，催生下胞，女人血閉，月候不匀，天行時疾，頭痛目眩，羸劣乳結，及下乳。大明。利大小便，令人心寛，下氣。藏器。主諸瘻瘡，喉痺咽痛，濃煎含嚥。珣。通經利竅，導小腸火。杲。

【發明】【杲曰】本草十劑，通可去滯，通草、防己之屬是也。夫防己大苦寒，能瀉血中濕熱之滯，又通大便。通草甘淡，能助西方秋氣下降，利小便，專瀉氣滯也。肺受熱邪，津液氣化之原絶，則寒水斷流。膀胱受濕熱，癃閉約縮，小便不通，宜此治之。其症胸中煩熱，口燥舌乾，咽乾，大渴引飲，小便淋瀝，或閉塞不通，脛痠脚熱，並宜通草主之。凡氣味與之同者，伏苓、澤瀉、燈草、猪苓、琥珀、瞿麥、車前子之類，皆可以滲[一]濕利小便，泄其滯氣也。又曰：木通下行，泄小腸火，利小便，與琥珀同功，無他藥可比。【時珍曰】木通，手厥陰心包絡、手足太陽小腸膀胱之藥也。故上能通心清肺，治頭痛，利九竅；下能泄濕熱，利小便，通大腸，治遍身拘痛。本經及别録皆不言及利小便治淋之功，甄權、日華子輩始發揚之。蓋其能泄丙丁之火，則肺不受邪，能通水道。水源既清，則津液自化，而諸經之濕與熱，皆由小便泄去。故古方導赤散用之，亦瀉南補北、扶西抑東之意。楊仁齋直指方言：人遍身胸腹隱熱，疼痛拘急，足冷，皆是伏熱傷血。血屬于心，宜木通以通心竅，則經絡流行也。

【附方】舊二，新一。心熱尿赤，面赤唇乾，咬牙口渴。導赤散：用木通、生地黄、炙甘草等分，入水竹葉七片，水煎服。錢氏方。婦人血氣。木通濃煎三五盞，飲之即通。孟詵本草。金瘡踒折。通草煮汁，釀酒，日飲。鼠瘻不消。方同上。

根。【主治】項下癭瘤。甄權。

子。【氣味】甘，寒，無毒。【詵曰】平。南人多食之，北人不知其功。【主治】厚腸胃，令人能食，下三焦惡氣，續五臟斷絶氣，使語聲足氣，通十二經脉。和核食之。孟詵。除三焦客熱，胃口熱閉，反[二]胃不下食。士良。止渴，利小便。時珍。

[一] 滲：原作「參」。今從江西本改。

[二] 反：原脱。今據證類卷八通草補。

通脱木法象

【釋名】通草綱目、活莌音奪、離南。【頌曰】爾雅：離南，活莌，即通脱也。山海經名寇脱。又名倚商〔一〕。【杲曰】陰竅濇而不利，水腫閉而不行，用之立通，因有通草之名。與木通同功。【嘉謨曰】白瓤中藏，脱木得之，故名通脱。

【集解】【藏器曰】通脱木生山側。葉似萞麻。其莖空心，中有白瓤，輕白可愛，女人取以飾物，俗名通草。【頌曰】郭璞言：生江南，高丈許，大葉似荷而肥，莖中瓤正白。今園圃亦有種蒔者，或作蜜煎充果，食之甘美。【時珍曰】蔓生山中，莖大者圍數寸。

【氣味】甘，淡，寒，無毒。【杲曰】甘，平。降也，陽中陰也。【主治】利陰竅，治五淋，除水腫癃閉，瀉肺。李杲。解諸毒蟲痛。蘇頌。明目退熱，下乳催生。汪機。

【發明】【杲曰】通草瀉肺利小便，甘平以緩陰血也。與燈草同功。宜生用之。【時珍曰】通草色白而氣寒，味淡而體輕，故入太陰肺經，引熱下降而利小便；入陽明胃經，通氣上達而下乳汁。其氣寒，降也；其味淡，升也。

【附方】新一。洗頭風痛。新通草瓦上燒存性，研末二錢，熱酒下。牙關緊者，斡〔二〕口灌之。王璆百一選方。

花上粉。【主治】諸蟲瘻惡瘡痔疾，納之。藏器。療瘰癧，及胸中伏氣攻胃咽。蘇頌。

【附録】天壽根圖經。【頌曰】出台州，每歲土貢。其性凉，治胸膈煩熱，土人常用有效。

釣藤別録下品

【校正】自木部移入此。

【釋名】【弘景曰】出建平。亦作弔藤。療小兒，不入餘方。【時珍曰】其刺曲如釣鉤，故名。或作弔，從簡耳。

【集解】【恭曰】釣藤出梁州。葉細長，其莖間有刺若釣鉤。【頌曰】今秦中興元府有之。三月采。【宗奭曰】湖南、湖北、江南、江西山中皆有之。藤長八九尺或一二丈，大如拇〔三〕指，其中空。小人用致酒甕中，盗取酒，以氣吸之，涓涓不斷。【時珍曰】狀如葡萄藤而有鉤，紫色。古方多用皮，後世多用鉤，取其力鋭爾。

【氣味】甘，微寒，無毒。【保昇曰】苦。【權曰】甘，平。【時珍曰】初微甘，後微苦，平。

〔一〕商：原作「啇」。今據證類卷八通草改。下同此誤，徑改不注。

〔二〕斡：原作「幹」。今據百一選方卷九第十二門「治洗頭風」改。

〔三〕拇：原作「苺」。衍義卷十五釣藤無「大如苺指」四字。今從張本改。

【主治】小兒寒熱，十二驚癇。別録。小兒驚啼，瘈瘲熱擁，客忤胎風。權。大人頭旋目眩，平肝風，除心熱，小兒內釣腹痛，發斑疹。時珍。

【發明】【時珍曰】鈎藤，手足厥陰藥也。足厥陰主風，手厥陰主火。驚癇眩運，皆肝風相火之病。鈎藤通心包，平肝木，風静火息則諸證自除。或云：入數寸于小麥中蒸熟，喂馬易肥。

【附方】新三。小兒驚熱。鈎藤一兩，消石半兩，甘草炙一分，爲散。每服半錢，温水服，日三服。名延齡散。聖濟録。

卒得癇疾。鈎藤、甘草炙各二錢。水五合，煎二合。每服棗許，日五、夜三度。聖惠方。

斑疹不快。鈎藤鈎子、紫草茸等分，爲末。每服一字或半錢，温酒服。錢氏方。

【附録】倒掛藤拾遺。【藏器曰】味苦，無毒。主一切老血及産後諸疾，結痛，血上欲死，煮汁服之。生深山，有逆刺如懸鈎，倒掛于樹，葉尖而長。

黄藤綱目

【集解】【時珍曰】黄藤生嶺南，狀若防己。俚人常服此藤，縱飲食有毒，亦自然不發，席辨刺史云甚有效。

【氣味】甘、苦，平，無毒。【主治】飲食中毒，利小便，煮汁頻服即解。時珍。

白兔藿本經上品

【釋名】白葛普。

【集解】【別録曰】生交州山谷。【弘景曰】此藥解毒，莫之與敵，而人不復用，不聞識者。【恭曰】荆襄山谷大[一]有之。蔓生，山南人謂之白葛。苗似蘿藦，葉圓厚，莖有白毛，與衆草異，用藿療毒有效。而交廣又有白花藤，亦解毒，用根不用苗。【保昇曰】蔓生，葉圓若蓴。今襄州北、汝州南岡上有。五月、六月采苗，日乾。

【氣味】苦，平，無毒。【主治】蛇虺、蜂蠆、猘狗、菜肉、蠱毒，鬼疰風疰，諸

[一] 大：底本經描改似「今」，餘金陵諸本作「人」。今據證類卷七白兔藿改。

大毒不可入口者，皆消除之。又去血，可末着痛上，立消〔一〕。毒入腹者，煮汁飲即解。本經。風邪熱極，煮汁飲。擣末，傅諸毒妙。李珣。

白花藤唐本草

【集解】【恭曰】生嶺南交州、廣州平澤。苗似野葛，葉似女貞，莖葉俱無毛而白花。其根似葛，而骨柔〔二〕皮厚肉白，大療毒，用根不用苗。【保昇曰】蔓生，白花，葉有細毛，根似牡丹，骨柔皮白而厚，凌冬不凋。【斆曰】凡使勿用菜花藤，真相似，只是味酸澀。白花藤味甘。采得去根細剉，陰乾用。

【氣味】苦，寒，無毒。【主治】解諸藥、菜、肉中毒。漬酒，主虚勞風熱。唐本。

【發明】【時珍曰】蘇言用根，雷言用苗，都可用爾。按葛洪肘後方云：席辨刺史在嶺南日久，言俚人皆因飲食入毒，多不即覺，漸不能食，或心中漸脹，先寒似瘴。急含白銀，一宿變色者即是也。銀青是藍藥，銀黄赤是菌藥。菌，音混，草名也。但取白花藤四兩，出嶲州者爲上，不得取近野葛生者，洗切，同乾藍實四兩，水七升，煮取半，空腹頓服。少悶勿怪，其毒即解。

白英本經上品

【校正】併入別録鬼目。

【釋名】縠菜別録、白草同上、白幕拾遺、排風同上。子名鬼目。【時珍曰】白英謂其花色，縠菜象其葉文，排風言其功用，鬼目象其子形。別録有名未〔三〕用復出鬼目，雖苗子不同，實一物也。故併之。

【集解】【別録曰】白英生益州山谷。春采葉，夏采莖，秋采花，冬采根。【又曰】鬼目一名來甘。實赤如五味，十月采。【弘景曰】鬼目俗人呼爲白草子是矣。又曰白英方藥不復用。此有斛菜，生水中，可蒸食，非是此類。有白草，作羹飲，甚療勞，而不用根花。益州乃有苦菜，土人專食之，充健無病，疑或是此。【恭曰】白英，鬼目草也。蔓生，葉似王瓜，小長而五椏，實圓，若龍葵子，生青，熟紫黑。東人謂之白草。陶

〔一〕消：原作「清」。今據證類卷七白兔藿改。
〔二〕柔：原作「桑」。今據證類卷七白花藤改。
〔三〕未：原作「采」。今據證類卷三十有名未用鬼目改。

云白草，似識之，而不力辨。【藏器曰】白英，鬼目菜也。蔓生，三月延長。爾雅名苻〔一〕。郭璞云：似葛，葉有毛，子赤色如耳璫珠。若云子熟〔二〕黑，誤矣。江東夏月取其莖葉煮粥食，極解熱毒。【時珍曰】此俗名排風子是也。正月生苗，白色，可食。秋開小白花。子如龍葵子，熟時紫赤色。吳志云：孫皓時有鬼目菜，緣棗樹，長丈餘，葉廣四寸，厚三分，人皆異之。即此物也。又羊蹄草一名鬼目。嶺南有木果亦名鬼目，葉似楮，子大如鴨子，七八月熟，黄色，味酸可食。皆與此同名異物也。

根、苗。【氣味】甘，寒，無毒。

【主治】寒熱八疸，消渴，補中益氣。久服輕身延年。本經。葉：作羹飲，甚療勞。弘景。煩熱，風瘮丹毒，瘴瘧寒熱，小兒結熱，煮汁飲之。藏器。

鬼目子也。【氣味】酸，平，無毒。【主治】明目。別録。

【附方】新一。目赤頭旋，眼花面腫，風熱上攻。用排風子焙、甘草炙、菊花焙各一兩，爲末。每服二錢，卧時温水下。聖濟録。

蘿藦唐本草

【校正】併入拾遺斫合子。

【釋名】雚音貫、芄蘭詩疏、白環藤拾遺。實名雀瓢陸機、斫合子拾遺、羊婆奶綱目、婆婆鍼線包。【藏器曰】漢高帝用子傅軍士金瘡，故名斫合子。【時珍曰】白環，即芄字之訛也。其實嫩時有漿，裂時如瓢，故有雀瓢、羊婆奶之稱。其中一子有一條白絨，長二寸許，故俗呼婆婆鍼線包，又名婆婆鍼袋兒也。

【集解】【弘景曰】蘿藦作藤生，摘之有白乳汁，人家多種之，葉厚而大。可生啖，亦蒸煮食之。諺云：去家千里，勿食蘿藦、枸杞。言其補益精氣，强盛陰道，與枸杞葉同也。【恭曰】按陸機詩疏云：蘿藦，一名芄蘭，幽州謂之雀瓢。然雀瓢是女青別名也。蘿藦葉似女青，故亦名雀瓢。女青葉似蘿藦，兩葉相對。子似瓢形，大如棗許，故名雀瓢。根似白薇，莖葉並臭。生平澤。別録云：葉嫩時似蘿藦，圓端，大莖，實黑。【藏器曰】蘿藦，東人呼爲白環，藤生籬落間，折之有白汁，一名雀瓢。其女青終非白環，二物相似，不能分別。【又曰】斫合子作藤生，蔓延籬落間。至秋霜合，子如柳絮。一名雞腸，一名薰桑。【時珍曰】斫合子即蘿藦子也。三月生苗，蔓延籬垣，極易繁衍。其根白軟。其葉長而後大前尖。根與莖葉斷之皆有白乳如構汁。六七月開小長花，如鈴狀，紫白色。結實長二三寸，大如馬兜鈴，一頭尖。其殼青軟，中有白絨及漿。霜後枯裂則子飛，其

〔一〕苻：原作「荷」。今據證類卷六白英改。
〔二〕熟：原脱。今據補同上。

子輕薄，亦如兜鈴子。商人取其絨作坐褥代綿，云甚輕暖。詩云：芄蘭之支，童子佩觿。芄蘭之葉，童子佩韘。觿，音畦，解結角錐也。此物實尖，垂于支間似之。韘，音涉，張弓指彄也。此葉後彎似之，故以比興也。一種莖葉及花皆似蘿藦，但氣臭根紫，結子圓大如豆，生青熟赤爲異，此則蘇恭所謂女青似蘿藦，陳藏器所謂二物相似者也。蘇恭言其根似白微，子似瓢形，則誤矣。當從陳説。此乃藤生女青，與蛇銜根之女青，名同物異，宜互攷之。

子葉同。【氣味】甘、辛，温，無毒。【時珍曰】甘、微辛。

【主治】虚勞，補益精氣，强陰道。葉煮食，功同子。唐本。擣子，傅金瘡，生膚止血。擣葉，傅腫毒。藏器。取汁，傅丹毒赤腫，及蛇蟲毒，即消。蜘蛛傷，頻治不愈者，擣封二三度，能爛絲毒，即化作膿也。時珍。

【附方】新二。補益虚損，極益房勞。用蘿藦四兩，枸杞根皮、五味子、柏子仁、酸棗仁、乾地黄各三兩，爲末。每服方寸匕，酒下，日三服。千金方。損傷血出，痛不可忍。用籬上婆婆鍼袋兒，擂水服，渣罨瘡口，立效。袖〔一〕珍。

赤地利唐本草

【校正】併入拾遺五毒草。

【釋名】赤薜荔綱目、五毒草拾遺、五蕺拾遺、蛇罔拾遺、山蕎麥圖經。【時珍曰】並未詳。

【集解】【恭曰】所在山谷有之。蔓生，葉似蘿藦。根皮赤黑，肉黄赤。二月、八月采根，日乾。【頌曰】所在皆有，今惟華山出〔二〕之。春夏生苗，作蔓繞草木上，莖赤。葉青，似蕎麥葉。七月開白花，亦如蕎麥。結子青色。根若菝葜，皮紫赤，肉黄赤。八月采根，晒乾收。【藏器曰】五毒草生江東平地。花葉並如蕎麥。根緊硬似狗脊。亦名蛇罔，名同物異。【時珍曰】五毒草即赤地利，今併爲一。

根。【修治】【斆曰】凡采得細剉，用藍葉并根，同入生絹袋盛之，蒸一伏時，去藍晒用。

【氣味】苦，平，無毒。【藏器曰】酸，平。伏丹砂。【主治】赤白冷熱諸痢，斷血破血，帶下赤白，生肌肉。唐本。主癰疽惡瘡毒腫，赤白遊瘮，蟲蠶蛇犬咬，並醋摩傅之。亦擣莖葉傅之。恐毒入腹，煮汁飲。藏器。

【發明】【時珍曰】唐張文仲備急方，治青赤黄白等痢，鹿茸丸方中用之。則其功長于凉血解毒，可知矣。

〔一〕袖：原作「神」。今從錢本改。

〔二〕出：原作「上」。今據證類卷十一赤地利改。

【附方】舊一。小兒熱瘡。身面皆有，如火燒者。赤地利末，粉之。外臺秘要〔一〕。火瘡滅瘢。赤地利末，油調塗。聖惠。

紫葛唐本草

【集解】【恭曰】生〔二〕山谷中。苗似葡萄，長丈許。根紫色，大者徑二三寸。【保昇曰】所在皆有，今出雍州。葉似蘡薁，其根皮肉俱紫色。三、八月采根皮，日乾。【大明曰】紫葛有二種，此是藤生者。【頌曰】今惟江寧府及台州上〔三〕之。春生冬枯，似葡萄而紫色。

根皮。【氣味】甘，苦，寒，無毒。【大明曰】苦、滑，冷。燒灰，制消石。【主治】癰腫惡瘡，擣末醋和封之。恭。主癱緩攣急，并熱毒風，通小腸。大明。生肌散血。時珍。

【附方】舊二。産後煩渴。血氣上冲也。紫葛三兩，水二升，煎一升，去滓呷之。金瘡傷損。生肌破血。用紫葛二兩，順流水三盞，煎一盞半，分三服。酒煎亦妙。並經效方。

烏蘞苺唐本草

【釋名】五葉苺弘景、蘢草同、拔爾雅、蘢葛同、赤葛綱目、五爪龍同、赤潑藤。【時珍曰】五葉如白蘞，故曰烏蘞，俗名五爪龍。江東呼龍尾，亦曰虎葛。曰龍、曰葛，並取蔓形。赤潑與〔四〕赤葛及拔音相近。

【集解】【弘景曰】五葉苺生籬牆〔五〕間，作藤。擣根傅癰癤有效。【恭曰】蔓生平澤，葉似白蘞，四月、五月采之。【保昇曰】莖端五葉，開花青白色，所在有之，夏采苗用。【時珍曰】塍塹間甚多。其藤柔而有棱，一枝一鬚，凡五葉。葉長而光，有疏齒，面青背淡。七八月結苞成簇，青白色。花大如粟，黃色四出。結實大如龍葵子，生青熟紫，内有細子。其根白色，大者如指，長一二尺，擣之多涎滑。傅滋醫學集成謂即紫葛，楊起簡便方謂即老鵶眼睛草，斗門方謂即何首烏，並誤矣。

【氣味】酸、苦，寒，無毒。

〔一〕外臺秘要：原脫。今據證類卷十一赤地利補。
〔二〕生：原作「主」。今據證類卷十一紫葛改。
〔三〕上：證類卷十一紫葛作「有」字。
〔四〕與：原字缺損。今從江西本補正。
〔五〕牆：原作「援」。今據證類卷十一烏蘞苺改。

【主治】癰瘍瘡腫，蟲咬，擣根傳之。弘景。風毒熱腫遊丹，擣傳并飲汁。恭。涼血解毒，利小便。根擂酒服，消癧腫，神效。時珍。

【附方】新五。小便尿血。五葉藤陰乾爲末。每服二錢，白湯下。衛生易簡方。喉痺腫痛。五爪龍草、車前草、馬蘭菊各一握，擣汁，徐嚥。祖傳方也。醫學正傳。項下熱腫。俗名蝦蟆瘟。五葉藤擣，傅之。丹溪纂要。一切腫毒，發背乳癰，便毒惡瘡初起者。並用五葉藤或根一握，生薑一塊，擣爛，入好酒一盌，絞汁，熱服取汗。以渣傅之，即散。一用大蒜代薑，亦可。壽域神方。跌撲損傷。五爪龍擣汁，和童尿、熱酒服之。取汗。簡便方。

葎草 唐本草

【校正】併入有名未用勒草。

【釋名】勒草別録、葛勒蔓蜀圖經、來莓草別本。【時珍曰】此草莖有細刺，善勒人膚，故名勒草。訛爲葎草，又訛爲來莓，皆方音也。別録勒草即此。今併爲一。

【集解】【恭曰】葎草生故墟道旁。葉似蓖麻而小且薄，蔓生，有細刺。亦名葛葎蔓。古方亦時用之。【保昇曰】野處多有之。葉似大麻，花黄白色，子若大麻子。俗名葛勒蔓。夏采莖葉，暴乾用。【別録曰】勒草生山谷，如栝樓。【時珍曰】二月生苗，莖有細刺勒人。葉對節生，一葉五尖。微似蓖麻而有細齒。八九月開細紫花成簇。結子狀如黄麻子。

【氣味】甘、苦，寒，無毒。【主治】勒草：主瘀血，止精溢[一]盛氣。別録。葎草：主五淋，利小便，止水痢，除瘧虚熱渴。煮汁或生擣汁服。恭。生汁一合服，治傷寒汗後虚熱。宗奭。療膏淋，久痢，疥癩。頌。潤三焦，消五穀，益五臟，除九蟲，辟温疫，傅蛇蠍傷。時珍。

【附方】舊三，新六。小便石淋。葛葎掘出根，挽斷，以盃于坎中承取汁。服一升，石當出。不出更服。范汪方。小便膏淋。葎草擣生汁三升，酢二合，合和頓服，當尿下白汁。尿血淋瀝。同上。産婦汗血，污衣赤色。方同上。久痢成疳。葛勒蔓末以管吹入肛門中，不過數次，如神。新久瘧疾。用葛葎草一握，一名勒蔓，去兩頭，秋冬用乾者，恒山末等分，以淡漿水二大盞，浸藥，星月下露一宿，五更煎一盞，分二服。當吐痰愈。遍體癩瘡。葎草一擔，以水二石，煮取一石，漬之。不過三作愈。並韋宙獨行方。烏癩風瘡。葛葎草三秤切洗，益母草一秤切，以水二石五斗，煮取一石五斗，去滓。入瓮中浸浴，一時方出，坐密室中。又暖湯浴一時，乃出。暖卧取汗，勿令見風。明日又浴。

〔一〕溢：原作「益」。今據證類卷三十勒草改。

如浴時瘙痒不可忍，切勿搔動，少頃漸定。後隔三日一作，以愈爲度。聖濟録。

羊桃本經下品

【釋名】鬼桃本經、羊腸同、萇楚爾雅、銚芅音姚弋，或作御弋、細子。並未詳。

【集解】【别録曰】羊桃生山林川谷及田野。二月采，陰乾。【弘景曰】山野多有。甚〔一〕似家桃，又非山桃。花甚赤。子小細而苦，不堪食。詩云「隰有萇楚」，即此。方藥不復用。【保昇曰】生平澤中，處處有之。苗長而弱，不能爲樹。葉花皆似桃，子細如棗核，今人呼爲細子。其根似牡丹。郭璞云：羊桃葉似桃，其花白色，子如小麥，亦似桃形。陸機詩疏云：葉長而狹，花紫赤色，其枝莖弱，過一尺引蔓于草上。今人以爲汲灌，重而善没，不如楊柳也。近下根，刀切其皮，着熱灰中脱之，可韜筆管也。【時珍曰】羊桃莖大如指，似樹而弱如蔓，春長嫩條柔軟。葉大如掌，上緑下白，有毛，狀似苧麻而團。其條浸水有涎滑。

莖、根。【氣味】苦，寒，有毒。【藏器曰】甘，無毒。【主治】熛熱，身暴赤色，除小兒熱，風水積聚，惡瘍。本經。去五臟五水，大腹，利小便，益氣，可作浴湯。别録。煮汁，洗風痒及諸瘡腫，極效。恭。根：浸酒服，治風熱羸老。藏器。

【附方】舊一，新三。傷寒變䘌，四支煩疼，不食多睡。羊桃十斤擣熟，浸熱湯三斗，日正午時，入坐一炊久。不過三次愈。千金。傷寒毒攻，手足腫痛。羊桃煮汁，入少鹽豉〔二〕漬之。肘後。水氣鼓脹，大小便濇。羊桃根、桑白皮、木通、大戟炒各半斤剉，水一斗，煮五升，熬如稀餳。每空心茶服一匙。二便利，食粥補之。聖惠。蜘蛛咬毒〔三〕。羊桃葉擣，傅之，立愈。備急方。

絡石本經上品

【釋名】石鯪吴普作鯪石、石龍藤别録、懸石同、耐冬恭、雲花普、雲英普、雲丹普、石血恭、雲珠别録。又名略石、領石、明石、石磋。【恭曰】俗名耐冬。以其包絡石木而生，故名絡石。山南人謂之石血，療産後血結，大良也。

【集解】【别録曰】絡石生太山川谷，或石山之陰，或高山巖石上。或生人間。正〔四〕月采。【弘景曰】不識此藥，方法無用者。或云是石類，既生人間，則非石，

〔一〕甚：原作「勝」。今據證類卷十一羊桃改。
〔二〕豉：原脱。今據補同上。
〔三〕咬毒：底本二字漫漶。内閣本及美國國會本清晰，今據補正。
〔四〕正：原字缺損似「王」。今據證類卷七絡石補正。

猶如石斛，繫石爲名耳。【恭曰】此物生陰濕處。冬夏常青，實黑而圓，其莖蔓延繞樹石側，若在石間者，葉細厚而圓短。繞樹生者，葉大而薄。人家亦種之爲飾。【保昇曰】所在有之，生木石間，凌冬不凋，葉似細橘葉。莖節着處，即生根鬚，包絡石旁。花白子黑。六月、七月采莖葉，日乾。【藏器曰】在石者良，在木者隨木性有功，與薜荔相似。更有石血、地錦等十餘種藤，並是其類。大略皆主風血，暖腰脚，變白不老。蘇恭言石血即絡石，殊誤矣。絡石葉圓正青。石血葉尖，一頭赤色。【時珍曰】絡石貼石而生。其蔓折之有白汁。其葉小于指頭，厚實木强，面青背淡，澀而不光。有尖葉、圓葉二種，功用相同，蓋一物也。蘇恭所説不誤，但欠詳耳。

莖、葉。【修治】【雷曰】凡采得，用粗布揩去毛了，以熟甘草水浸一伏時，切晒用。

【氣味】苦，温，無毒。【別録曰】微寒。【普曰】神農：苦，小温。雷公：苦，平，無毒。扁鵲、桐君：甘，無毒。【當之曰】大寒。藥中君也。采無時。【時珍曰】味甘、微酸，不苦。【之才曰】杜仲、牡丹爲之使。惡鐵落。畏貝母、昌蒲。殺殷孽毒。

【主治】風熱死肌癰傷，口乾舌焦，癰腫不消，喉舌腫閉，水漿不下。本經。大驚入腹，除邪氣，養腎，主腰髖痛，堅筋骨，利關節。久服輕身明目，潤澤好顔色，不老延年，通神。別録。主一切風，變白宜老。藏器。蝮蛇瘡毒，心悶，服汁并洗之。刀斧傷瘡，傅之立瘥。恭。

【發明】【時珍曰】絡石性質耐久，氣味平和。神農列之上品，李當之稱爲藥中之君。其功主筋骨關節風熱癰腫，變白耐老。而醫家鮮知用者，豈以其近賤而忽之耶？服之當浸酒耳。仁存堂方云：小便白濁，緣心腎不濟，或由酒色，遂至已甚，謂之上淫。蓋有虚熱而腎不足，故土邪干〔一〕水。史載之言夏則土燥水濁，冬則土堅水清，即此理也。醫者往往峻補，其疾反甚。惟服博金散，則水火既〔二〕濟，源潔而流清矣。用絡石、人參、伏苓各二兩，龍骨煅一兩，爲末。每服二錢，空心米飲下，日二服。

【附方】舊二，新二。小便白濁：方見上。

喉痺腫塞，喘息不通，須臾欲絶，神驗。方用絡石草一兩，水一升，煎一大盞，細細呷之。少頃即通。外臺秘要。癰疽焮痛。止痛靈寶散：用鬼繫腰，生竹籬陰濕石岸間，絡石而生者好，絡木者無用，其藤柔細，兩葉相對，形生三角，用莖葉一兩，洗晒，勿見火，皂莢刺一兩，新瓦炒黄，甘草節半兩，大瓜蔞一個，取仁炒香，乳香、没藥各三錢。每服二錢，水一盞，酒半盞，慢火煎至一盞，温服。外科精要。

〔一〕邪干：原二字缺損且不規範。今從江西本補正。

〔二〕既：原字漫漶。今從補正同上。

木蓮拾遺

【釋名】薜荔拾遺、木饅頭綱目、鬼饅頭。【時珍曰】木蓮、饅頭，象其實形也。薜荔音壁利，未詳。山海經作草荔。

【集解】【藏器曰】薜荔夤緣樹木，三五十年漸大，枝葉繁茂。葉圓〔一〕長二三寸，厚若石韋。生子似蓮房，打破有白汁，停久如漆。中有細子，一年一熟。子亦入藥，采無時。【頌曰】薜荔、絡石極相類，莖葉粗大如藤狀。木蓮更大于絡石，其實若蓮房。【時珍曰】木蓮延樹木垣牆而生，四時不凋，厚葉堅强，大于絡石。不花而實，實大如盃，微似蓮蓬而稍長，正如無花果之生者。六七月實內空而紅。八月後則滿腹細子，大如稗子，一子一鬚。其味微濇，其殼虛輕，烏鳥童兒皆食之。

葉。【氣味】酸，平，無毒。

【主治】背癰，乾末服之，下利即愈。頌。主風血，暖腰脚，變白不衰。器。治血淋痛濇。藤葉一握，甘草炙一分，日煎服之。時珍。

【發明】【慎微〔二〕曰】圖經言薜荔治背瘡。近見宜興縣一老舉人，年七十餘，患發背。村中無醫藥。急取薜荔葉爛研絞汁，和蜜飲數升，以滓傅之。後用他藥傅帖遂愈。其功實在薜荔，乃知圖經之言不妄。

藤汁。【主治】白癜風，癧瘍風，惡瘡疥癬，塗之。大明。

木蓮。【氣味】甘，平，濇，無毒。【時珍曰】嶺南人言：食之發瘴。【主治】壯陽道，尤勝。頌。固精消腫，散毒止血，下乳，治久痢，腸痔，心痛，陰癩。時珍。

【附方】新八。驚悸遺精。木饅頭炒、白牽牛等分，爲末。每服二錢，用米飲調下。乾坤秘韞。

陰癀囊腫。木蓮即木饅頭，燒研，酒服二錢。○又方：木饅頭子、小茴香等分，爲末。每空心酒服二錢，取效。集簡。酒痢腸風。黑散子：治風入臟，或食毒積熱，大便鮮血，疼痛肛出，或久患酒痢。木饅頭燒存性、椶櫚皮燒存性、烏梅去核、粉草炙等分，爲末。每服二錢，水一盞，煎服。惠民和劑局方。腸風血下，大便更濇。木饅頭燒、枳殼炒，等分爲末。每服二錢，槐花酒下。楊倓家藏方。大腸脱下。木饅頭連皮子切炒、茯苓、猪苓等分，爲末。每服二錢，米飲下。亦治夢遺，名鎖陽丹。普濟方。一切癰疽初起，不問發於何處。用木蓮四十九個，揩去毛，研細，酒解開，

〔一〕圓：原脱。今據證類卷七絡石補。

〔二〕慎微：證類卷七絡石墨蓋子下文以「背癰」爲題，不以書名爲題，文內有「晟頃寓宜興縣」一句，可知乃宋艾晟所添。時珍不明，誤作慎微所引。

温服。功與忍冬草相上下。陳自明外科精要。乳汁不通。木蓮二個，猪前蹄一個，爛煮食之，并飲汁盡，一日即通。無子婦人食之亦有乳也。集簡方。

【附録】地錦拾遺。【藏器曰】味甘，温，無毒。主破老血，産後血結，婦人瘦損，不能飲食，腹中有塊，淋瀝不盡，赤白帶下，天行心悶。並煎服之，亦浸酒。生淮南林下，葉如鴨掌，藤蔓着地，節處有根，亦緣樹石，冬月不死。山人産後用之。一名地噤。【時珍曰】別有地錦草，與此不同。見草之六。

扶芳藤拾遺

【釋名】滂藤。

【集解】【藏器曰】生吴郡。藤苗小時如絡石，蔓延樹木。山人取楓樹上者用，亦如桑上寄生之意。忌采塚墓間者。隋朝稠禪師作青飲進煬帝止渴者，即此。

莖、葉。【氣味】苦，小温，無毒。【主治】一切血，一切氣，一切冷，大主風血腰脚，去百病。久服延年，變白不老。剉細，浸酒飲。藏器。

常春藤拾遺

【釋名】土鼓藤拾遺、龍鱗薜荔日華。【藏器曰】小兒取其藤於地打作鼓聲，故名土鼓。李邕改爲常春藤。

【集解】【藏器曰】生林薄間，作蔓繞草木上。其葉頭尖。結子正圓，熟時如珠，碧色。

【氣味】莖、葉：苦。子：甘，温，無毒。【主治】風血羸老，腹内諸冷血閉，强腰脚，變白。煮服、浸酒皆宜。藏器。凡一切癰疽腫毒初起，取莖葉一握，研汁和酒温服，利下惡物，去其根本。時珍。○外科精要。

【附方】新二。丁瘡黑凹。用髮繩劄住。將尖葉薜荔搗汁，和蜜一盞服之。外以葱、蜜搗傅四圍。聖惠方。衄血不止。龍鱗薜荔研水飲之。聖濟録。

千歲蘽別録上品　【校正】併入有名未用別録蘽根。

【釋名】蘽蕪別録、苣瓜拾遺。【藏器曰】此藤冬只凋葉，大者盤薄，故曰千歲蘽。

【集解】【別録曰】千歲蘽生太山山谷。【弘景曰】藤生，如葡萄，葉似鬼桃，蔓延木上，汁白。今俗人方藥都不識用，仙經數處〔一〕須之。【藏器曰】蔓似葛，葉下白，其子赤，條中有白汁。陸機草木疏云：一名苣瓜。連蔓而生，蔓白，子赤可食，酢而不美。幽州人謂之推蘽。毛詩云「葛蘽」，注云「似葛之草」。蘇恭謂爲蘡薁，深是妄言。【頌曰】處處有之。藤生，蔓延木上，葉如葡萄而小。四月摘其莖，汁白而味甘。五月開花。七月結實。八月采子，青黑微赤。冬惟凋葉。春夏間取汁用。陶、陳二氏所説得之。〇【宗奭曰】唐開元末，訪隱民姜撫，年幾百歲。召至集賢院，言服常春藤使白髮還黑，長生可致。藤生太湖終南。帝遣使多取，以賜老臣。詔天下使自求之。擢撫銀青光禄大夫，號冲和先生。又言終南山有旱藕，餌之延年，狀類葛粉。帝取之作湯餅，賜大臣。右驍騎將軍甘守誠云：常春藤乃千歲蘽也。旱藕乃牡蒙也。方家久不用，故撫易名以神之。民以酒漬藤飲之，多暴死，乃止。撫内慙，乃請求藥牢山，遂逃去。今書此以備世疑。【時珍曰】按千歲蘽，原無常春之名。惟陳藏器本草土鼓藤下言：李邕名爲常春藤，浸酒服，嬴老變白。則撫所用乃土鼓藤也。其葉與千歲蘽不同，或名同耳。

【正誤】見果部「蘡薁」下。

【氣味】甘，平，無毒。【主治】補五臟，益氣，續筋骨，長肌肉，去諸痺。久服輕身不飢，耐老，通神明。別録。

蘽根。【主治】緩筋，令不痛。別録。

忍冬別録上品

【釋名】金銀藤綱目、鴛鴦藤綱目、鷺鷥藤綱目、老翁鬚綱目、左纏藤綱目、金釵股綱目、通靈草土宿、蜜桶藤。【弘景曰】處處有之。藤生，凌冬不凋，故名忍冬。【時珍曰】其花長瓣垂鬚，黄白相半，而藤左纏，故有金銀、鴛鴦以下諸名。金釵股，貴其功也。土宿真君云：蜜桶藤，陰草也。取汁能伏硫制汞，故有通靈之稱。

【集解】【別録曰】忍冬，十二月采，陰乾。【恭曰】藤生，繞覆草木上。莖苗紫赤色，宿蔓有薄皮膜之，其嫩蔓有毛。葉似胡豆，亦上下有毛。花白蕊紫。今人或以絡石當之，非矣。【時珍曰】忍冬在處處有之。附樹延蔓，莖微紫色，對節生葉。葉似薜荔而青，有澁毛。三四月開花，長寸許，

〔一〕數處：原字漫漶。今據證類卷七千歲蘽補正。

一蒂兩花二瓣，一大一小，如半邊狀，長蕊。花初開者，蕊瓣俱色白，經二三日，則色變黃。新舊相參，黄白相映，故呼金銀花，氣甚芬芳。四月采花，陰乾。藤葉不拘時采，陰乾。

【氣味】甘，温，無毒。【權曰】辛。【藏器曰】小寒。云温者非也。【主治】寒熱身腫。久服輕身，長年益壽。別録。治腹脹滿，能止氣下澼。甄權。熱毒血痢水痢，濃煎服。藏器。治飛尸遁尸，風尸沉尸，尸注鬼擊，一切風濕氣，及諸腫毒癰疽，疥癬，楊梅諸惡瘡，散熱解毒。時珍。

【發明】【弘景曰】忍冬，煮汁釀酒飲，補虚療風。此既長年益壽，可常采服，而仙經少用。凡易得之草，人多不肯爲之，更求難得者，貴遠賤近，庸人之情也。【時珍曰】忍冬莖葉及花，功用皆同。昔人稱其治風除脹，解痢逐尸爲要藥，而後世不復知用。後世稱其消腫散毒治瘡爲要藥，而昔人並未言及。乃知古今之理，萬變不同，未可一轍論也。按陳自明外科精要云：忍冬酒治癰疽發背，初發便當服此，其效甚奇，勝于紅内消。洪内翰邁、沈内翰括諸方，所載甚詳。如瘍醫丹陽僧、江西僧鑒清、金陵王琪、王尉子駿〔一〕、海州劉秀才純臣等，所載療癰疽發背經效奇方，皆是此物。故張相公云，誰知至賤之中，乃有殊常之效。正此類也。

【附方】舊一，新十七。忍冬酒。治癰疽發背，不問發在何處，發眉發頤，或頭或項，或背或腰，或脇或乳，或手足，皆有奇效。鄉落之間，僻陋之所，貧乏之中，藥材難得，但虔心服之，俟其疽破，仍以神異膏貼之，其效甚妙。用忍冬藤生取一把，以葉入砂盆研爛，入生餅子酒少許，稀稠得所，塗于四圍，中留一口洩氣。其藤只用五兩，木槌槌損，不可犯鐵，大甘草節生用一兩，同入沙瓶内，以水二盌，文武火慢煎至一盌，入無灰好酒一大盌，再煎十數沸，去滓分爲三服，一日一夜喫盡。病勢重者，一日二劑。服至大小腸通利則藥力到。沈内翰云：如無生者，只用乾者，然力終不及生者效速。陳自明外科精要。忍冬圓。治消渴愈後，預防發癰疽，先宜服此。用忍冬草根莖花葉皆可，不拘多少，入瓶内，以無灰好酒浸，以糠火煨一宿，取出晒乾，入甘草少許，碾爲細末。以浸藥酒打麪糊丸梧子大。每服五十丸至百丸，湯酒任下。此藥不特治癰疽，大能止渴。外科精要。五痔諸瘻。方同上。一切腫毒，不問已潰未潰，或初起發熱。用金銀花俗名甜藤，采花連莖葉自然汁半盌，煎八分，服之，以渣傅上。敗毒托裏，散氣和血，其功獨勝。萬表積善堂方。丁瘡便毒。方同上。喉痺乳蛾。方同上。敷腫拔毒。金銀藤大者燒存性、葉焙乾爲末各三錢，大黄焙爲末四錢。凡腫毒初發，以水酒調搽四圍，留心洩氣。楊誠經驗方。癰疽托裏。治癰疽發背，腸癰奶癰，無名腫毒，焮痛實熱〔二〕，狀類傷寒，不問老幼虚實服之，未成者内消，已成者即潰。忍冬葉、黄芪各五兩，當歸一兩，甘草八錢。爲細末，

〔一〕駿：蘇沈良方卷七治癰疽方作「駁」。

〔二〕焮痛實熱：局方卷八治瘡腫傷折「神效托裏散」作「焮作疼痛憎寒壯熱」。

每服二錢，酒一盞半，煎一盞，隨病上下服，日再服，以渣傅之。和劑局方。惡瘡不愈。左纏藤一把〔一〕擣爛，入雄黃五分，水二升，瓦罐煎之。以紙封七重，穿一孔，待氣出，以瘡對孔熏之三時久，大出黃水後，用生肌藥取效。選奇方。輕粉毒癰。方同上。瘡久成漏。忍冬草浸酒，日日常飲之。戴原禮要訣。熱毒血痢。忍冬藤濃煎飲。聖惠方。五種尸注。飛尸者，遊走皮膚，洞穿臟腑，每發刺痛，變動不常也。遁尸者，附骨入肉，攻鑿血脉，每發不可見死尸，聞哀哭便作也。風尸者，淫躍四末，不知痛之所在，每發恍惚，得風雪便作也。沉尸者，纏結臟腑，冲引心脇，每發絞切，遇寒冷便作也。尸注者，舉身沉重，精神錯雜，常覺昏廢，每節氣至則大作也。並是身中尸鬼，引接外邪。宜用忍冬莖葉剉數斛，煮取濃汁煎稠。每服雞子大許，温酒化下，一日二三服。肘後方。鬼擊身青，作痛。用金銀花一兩，水煎飲之。李樓怪病奇方。脚氣作痛，筋骨引痛。鷺鷥藤即金銀花爲末。每服二錢，熱酒調下。衛生易簡方。中野菌毒。急采鴛鴦藤啖之，即今忍冬草也。洪邁夷堅志。口舌生瘡。赤梗蜜桶藤、高脚地銅盤、馬蹄香等分，以酒擣汁，雞毛刷上，取涎出即愈。普濟方。忍冬膏。治諸般腫痛，金刃傷瘡，惡瘡。用金銀藤四兩，吸鐵石三錢，香油一斤，熬枯去滓，入黃丹八兩，待熬至滴水不散，如常攤用。乾坤秘韞。

甘藤宋嘉祐

【校正】自木部移入此。

【釋名】甜藤嘉祐、感藤。【時珍曰】甘、感音相近也。又有甜藤、甘露藤，皆此類，並附之。忍冬一名甜藤，與此不同。

【集解】【藏器曰】生江南山谷。其藤大如雞卵，狀如木防己。斫斷吹之，氣出一頭。其汁甘美如蜜。

汁。【氣味】甘，平，無毒。【主治】調中益氣，通血氣，解諸熱，止渴。藏器。除煩悶，利五臟，治腎鈞氣。其葉研傅蛇蟲咬。大明。解熱痢及膝腫。時珍。

【附録】甘露藤嘉祐。【藏器曰】生嶺南。藤蔓如筯。人服之得肥，一名肥藤。味甘，温，無毒。主風血氣諸病。久服，調中温補，令人肥健，好顏色。【大明曰】止消渴，潤五臟，除腹内諸冷。甜藤拾遺。【藏器曰】生江南山林下。蔓如葛。味甘，寒，無毒。主熱煩，解毒，調中氣，令人肥健。擣汁和米粉作糗餌食，甜美，止洩。又治剥馬血毒入肉，及狂犬，牛馬熱黃。傅蛇咬瘡。又有小葉尖長，氣辛臭者，擣傅小兒腹中閃癖。

含水藤海藥

【校正】自木部移入此。併入拾遺大瓠藤。

【釋名】大瓠藤。

【集解】【珣曰】按劉欣期交州記云：含水藤生嶺南及北海邊山谷。狀若葛，葉似枸杞。多在路旁，行人乏水處便喫此藤，故以爲名。【藏

〔一〕把：原作「抱」。今從江西本改。

器曰】越南、朱厓、儋耳無水處，皆種大瓠藤，取汁用之。藤狀如瓠，斷之水出，飲之清美。【時珍曰】顧微廣州記云：水藤去地一丈，斷之更生，根至地水不絶。山行口渴，斷取汁飲之。陳氏所謂大瓠藤，蓋即此物也。

藤中水。【氣味】甘，平，無毒。【藏器曰】寒。【主治】解煩渴心躁。瘴癘，丹石發動，亦宜服之。李珣。止渴，潤五臟，去濕痺，天行時氣，利小便。其葉搗傅中水爛瘡皮皸。藏器。治人體有損痛，沐髮令長。時珍。○廣州記。

【附録】鼠藤拾遺。【珣曰】顧微廣州記云：鼠愛食此藤，故名。其咬處人取爲藥。【藏器曰】生南海海畔山谷。作藤繞樹，莖葉滑净似枸杞，花白，有節心虛，苗頭有毛。彼人食之如甘蔗。味甘，温，無毒。主丈夫五勞七傷，陰痿，益陽道，小便數白，腰脚痛冷，除風氣，壯筋骨，補衰老，好顔色。濃煮服之，取微汗。亦浸酒服。性温，稍令人悶，無苦也。

天仙藤宋圖經

【集解】【頌曰】生江淮及浙東山中。春生苗，蔓延[一]作藤，葉似葛葉，圓而小，有白毛，四時不凋。根有鬚。夏月采取根苗。南人多用之。

【氣味】苦，温，無毒。【主治】解風勞。同麻黄，治傷寒，發汗。同大黄，墮胎氣。蘇頌。流氣活血，治心腹痛。時珍。

【附方】新六。疝氣作痛。天仙藤一兩，好酒一盌，煮至半盌，服之神效。孫天仁集效方。痰注臂痛。天仙藤、白术、羌活、白芷稍各三錢，片子薑黄六錢，半夏制五錢。每服五錢，薑五片，水煎服。仍間服千金五套丸。楊仁齋直指方。妊娠水腫。始自兩足，漸至喘悶似水，足趾出水，謂之子氣。乃婦人素有風氣，或衝任有血風，不可作水妄投湯藥，宜天仙藤散主之。天仙藤洗微炒、香附子炒、陳皮、甘草、烏藥等分爲末。每服三錢，水一大盞，薑三片，木瓜三片，紫蘇三葉，煎至七分，空心服，一日三服。小便利，氣脉通，腫漸消，不須多服。此乃淮南名醫陳景初秘方也，得于李伯時家。陳自明婦人良方。產後腹痛，兒枕痛。天仙藤五兩，炒焦爲末。每服二錢，用[二]炒生薑汁、童子小便和細酒調服。經驗婦人方。一切血氣，腹痛。即上方，用温酒調服。肺熱鼻瘡。桐油入黄連末，用天仙藤燒熱油傅之。摘玄方。

紫金藤宋圖經

【釋名】山甘草。

〔一〕延：原脱。今據證類卷三十天仙藤補。

〔二〕二錢用：原脱。今據婦人良方卷二十産後兒枕心腹刺痛方引經驗婦人方補。

【集解】【頌曰】生福州山中。春初單生葉青色，至冬凋落。其藤似枯條，采皮晒乾。

【氣味】缺。【主治】丈夫腎氣。蘇頌。消損傷淤血。搗傅惡瘡腫毒。時珍。

【附方】新二。紫金藤丸。補腎臟，暖丹田，興陽道，減小便，填精髓，駐顏色，潤肌肉，治元氣虛，面目黎黑，口乾舌澀，夢想虛驚，耳鳴目淚，腰胯沉重，百節酸疼，項筋緊急，背胛勞倦，陰汗盗汗，及婦人子宫久冷，月水不調，或多或少，赤白帶下，並宜服之。用紫金藤十六兩〔一〕，巴戟天去心三兩，吴茱萸、高良薑、肉桂、青鹽各二兩，爲末，酒糊丸梧子大。每温酒下二十丸，日三服。和劑方。死胎不下。紫金藤、葵根各七錢，土牛膝三兩，土當歸四錢，肉桂二錢，麝香三分，爲末。米糊丸梧子大，硃砂爲衣。每服五十丸，乳香湯下。極驗。葛静觀方。

南藤宋開寶

【校正】自木部移入此。併入有名未用别録丁公寄、圖經石南藤。

【釋名】石南藤圖經、丁公藤開寶、丁公寄别録、丁父别録、風藤。【志曰】生依南樹，故號南藤。【藏器曰】丁公寄即丁公藤也。始因丁公用有效〔二〕，因以得名。

【集解】【别録曰】丁公寄生石間，蔓延木上，葉細，大枝赤莖，母大如磧黄，有汁，七月七日采。【頌曰】南藤，即丁公藤也。生南山山谷，今泉州、榮州有之。生依南木，莖如馬鞭，有節紫褐色，葉如杏葉而尖。采無時。又曰：天台石南藤，四時不凋。土人采葉治腰痛。【時珍曰】今江南、湖南諸大山有之，細藤圓膩，紫緑色，一節一葉。葉深緑色，似杏葉而微短厚。其莖貼樹處，有小紫瘤疣，中有小孔。四時不凋，莖葉皆臭而極辣。白花蛇食其葉。

【氣味】辛，温，無毒。【别録曰】甘。【主治】金瘡痛。延年。别録。主風血，補衰老，起陽，强腰脚，除痺，變白，逐冷氣，排風邪。煮汁服，冬月浸酒服。藏器。煮汁服，治上氣欬嗽。時珍。

【發明】【志曰】按南史云：解叔謙，雁門人。母有疾，夜禱，聞空中語云：得丁公藤治之即瘥。訪醫及本草皆無此藥。至宜都山中，見一翁伐木，云是丁公藤，療風。乃拜泣求。翁并示以漬酒法。受畢，失翁所在。母服之遂愈也。【時珍曰】近俗醫治諸風，以南藤和諸藥熬膏市之，號南藤膏。白花蛇喜食其葉，故治諸風猶〔三〕捷。

〔一〕十六兩：原脱。今據局方卷五「巴戟圓」補。

〔二〕效：原作「劾」。江西本同。證類卷十四南藤無此語。今從錢本改。

〔三〕猶：江西本、錢本、張本均同。據文義，或爲「尤」之误。

【附録】烈節宋圖經。【頌曰】生榮州，多在林箐中。春生蔓苗，莖葉俱似丁公藤而纖細，無花實。九月采莖，暴乾。味辛，温，無毒。主肢節風冷，筋脉急痛。作湯浴之佳。【時珍曰】楊倓家藏經驗方有烈節酒，治歷節風痛。用烈節、松節、牛膝、熟地黄、當歸各一兩，爲粗末，絹袋盛之，以無灰酒二百盞，浸三日。每用一盞，入生酒一盞，温服。表弟武東叔，年二十餘，患此痛不可忍。涪城馬東之，以此治之而安。

清風藤宋圖經

【釋名】青藤綱目、尋風藤綱目。

【集解】【頌曰】生台州天台山中。其苗蔓延木上，四時常青。土人采莖用。

【氣味】缺。【主治】風疾。蘇頌。治風濕流注，歷節鶴膝，麻痺瘙痒，損傷瘡腫，入酒藥中用。時珍。

【附方】新二。風濕痺痛。青藤根三兩，防己一兩，㕮咀，入酒一瓶，煮飲。普濟方。一切諸風。青藤膏：用青藤，出太平荻港上者，二三月采之。不拘多少，入釜内，微火熬七日夜成膏，收入瓷器内。用時先備梳三五把，量人虚實，以酒服一茶匙畢，將患人身上拍一掌，其後遍身發痒，不可當，急以梳梳之。要痒止，即飲冷水一口便解，風病皆愈也。避風數日良。集簡方。

百稜藤宋圖經

【釋名】百靈藤綱目。

【集解】【頌曰】生台州山中。春生苗蔓，延木上，無花葉。冬采皮入藥，土人用。

【氣味】缺。【主治】盗汗。蘇頌。治一切風痛風瘡。以五斤剉，水三斗，煮汁五升，熬膏。每酒服一匙，日三服。時珍。

【附方】新三。頭風腦痛。百靈藤十斤，水一石，煎汁三斗，入糯米三斗作飯。候冷，拌神麴炒末九兩，同入甕中，如常釀酒。經三五日，更炊一斗糯米飯〔一〕，冷投之，待熟澄清。每温飲一小盞，服後渾身汗出爲效。聖惠方。一切風痺，不拘久近。百靈藤五斤，水三斗，煎一斗，濾汁再煎至三升。入牛膝、附子、仙靈脾、赤箭、何首烏、乳香、鹿角膠各二兩爲末同煎。别入白蜜五合，熬如餳狀，瓷瓶收之。每服一匙，温酒下，一日二服。忌毒物、滑物。聖惠方。大風瘡疾。百靈藤四兩，水一斗，煮三升，去滓，入粳米四合煮粥。於密室中浴畢乃食，暖〔二〕卧取汗。汗後，皮膚起如麩片。每隔日一作，五六十日後漸愈，

〔一〕一斗糯米飯：原脱「一斗」「飯」三字。今據聖惠方卷二十五治一切風通用浸酒藥諸方補。

〔二〕暖：原作「援」。今從錢本改。

毛髮即生。聖惠方。

省藤 拾遺　【校正】自木部移入此。

【釋名】赤藤綱目、紅藤綱目。

【集解】【藏器曰】生南地深山。皮赤，大如指，堪縛物，片片自解也。

【氣味】苦，平，無毒。【主治】蚘蟲，煮汁服之。齒痛，打碎含之。煮粥飼狗，去瘑。藏器。治諸風，通五淋，殺蟲。時珍。

【發明】【時珍曰】赤藤善殺蟲，利小便。洪邁夷堅志云：趙子山苦寸白蟲病。醫令戒酒而素性耽之。一日寓居邵武天王寺，夜半醉歸，口渴甚，見廡間甕水，映月瑩然，即連酌飲之，其甘如飴。迨曉蟲出盈席，心腹頓寬，宿疾遂愈。皆驚異之，視所飲水，乃寺僕織草履，浸紅藤根水也。

【附方】新一。五淋澀痛。赤藤即做草鞋者、白伏苓、苧麻根等分，爲末。百沸湯下，每服一錢，如神。究原〔一〕方。

紫藤 宋開寶

【集解】【藏器曰】藤皮着樹，從心重重有皮。四月生紫花可愛，長安人亦種飾庭池〔二〕，江東呼爲招豆藤。其子作角，角中仁熬香着酒中，令酒不敗。敗酒中用之亦正。其花挼碎，拭酒、醋白腐壞。

【氣味】甘，微温，有小毒。【主治】作煎如糖服，下水癊病。藏器。

落雁木 海藥　【校正】自木部移入此。

【釋名】【珣曰】藤蘿高丈餘，雁過皆綴其中，或云雁銜至代州雁门而生，以此爲名。

【集解】【珣曰】按徐表南州記云：落雁木生南海山野中。蔓生，四邊如刀削。代州雁門亦有之，蜀中雅州亦有。【頌曰】雅州出者，苗作蔓，纏繞大木，苗葉形色大都似茶，無花實。彼人四月采苗，入藥用。

莖、葉。【氣味】甘，平，温，無毒。【主治】風痛傷折，脚氣腫，腹滿虚脹。以枌木皮同煮汁洗之，立效。又婦人陰瘡浮泡，

〔一〕原：原作「厚」。今據卷一引據古今醫家書目改。

〔二〕池：原作「也」。今據證類卷十三紫藤改。

以椿木皮同煮汁洗之。李珣。産後血氣痛，并折傷内損諸疾，煮汁服。蘇頌。

【附録】折傷木唐本草。【恭曰】生資州山谷。藤繞樹木上，葉似莽草葉而光厚。八月、九月采莖，日乾。味甘、鹹，平，無毒。主傷折，筋骨疼痛，散血補血，産後血悶，止痛。酒水各半，煮濃汁飲。每始王木唐本草。【恭曰】生資州。藤繞樹木上，葉似蘿藦葉。二月、八月采莖，陰乾。味苦，平，無毒。主傷折跌筋骨，生肌破血止痛。以酒水各半，煮濃汁飲之。風延苺[一]拾遺。【藏器曰】生南海山野中，他處無有也。蔓繞草木上，細葉。南都賦云「風衍蔓延于衡皋」，是也。味苦，寒，無毒。主小兒發熱發强，驚癇寒熱，熱淋，利小便，解煩明目，並煮服之。【珣曰】主三消五淋，下痰，小兒赤白毒痢，蛇毒瘴溪毒，一切瘡腫，並宜煎服。

千里及拾遺

【校正】併入圖經千里光。

【集解】【藏器曰】千里及，藤生道旁籬落間，葉細而厚。宣、湖間有之。【頌曰】千里急，生天台山中。春生苗，秋有花。土人采花、葉入眼[二]藥。又筠州有千里光，生淺山及路旁。葉似菊而長，背有毛。枝幹圓而青。春生苗，秋有黄花，不結實。采莖葉入眼藥，名黄花演。蓋一物也。

【氣味】苦，平，有小毒。【頌曰】苦、甘，寒，無毒。【主治】天下疫氣結黄，瘴瘧蠱毒，煮汁服，取吐下。亦擣傅蛇犬咬。藏器。同甘草煮汁飲，退熱明目，不入衆藥。蘇頌。同小青煎服，治赤痢腹痛。時珍。

【附方】新一。爛弦風眼。九[三]里光草，以笋殼葉包，煨熟，捻汁滴入目中。經驗良方。

藤黄海藥

【校正】自木部移入此。

【釋名】樹名海藤。【珣曰】按郭義恭廣志云：出岳、鄂等州諸山崖[四]。樹名海藤。花有蕊，散落石上，彼人收之，謂之沙黄。就樹采者輕妙，謂之臈黄。今人訛爲銅黄，銅、藤音謬也。此與石淚采之無異。畫家及丹竈家時用之。【時珍曰】今畫家所用藤黄皆經煎煉成者，舐之麻人。按周達觀真臘記云：國有畫黄，乃樹脂，番人以刀斫樹枝滴下，次年收之。似與郭氏説微不同，不知即一物否也。

【氣味】酸、濇，有毒。【主治】蚛牙蛀齒，點之便落。李珣。

〔一〕苺：本卷分目録作「母」，證類卷八風延母亦作「母」。疑時珍有意改之。

〔二〕眼：原作「服」。今據證類卷三十千里急改。

〔三〕九：錢本改作「千」，然未必妥。

〔四〕崖：原作「厓」。今據證類卷十二藤黄改。

附録諸藤一十九種

地龍藤拾遺。【藏器曰】生天目山。繞樹蟠屈如龍，故名。吳中亦有而小異。味苦，無毒。主風血羸老，腹内腰脚諸冷，食不調，不作肌膚。浸酒服之。

龍手藤【藏器曰】出安荔浦石上向陽者。葉如龍手。采無時。味甘，温，無毒。主偏風口喎，手足癱緩，補虛益陽，去冷氣風痺，以醇酒浸，近火令温，空心服之，取微汗。**牛領藤**【藏器曰】生嶺南高山。形褊如牛領。取之陰乾。味甘，温，無毒。主腹内冷，腰膝痛弱，小便白數，陽道乏，煮汁或浸酒服。**牛奶藤**【藏器曰】生深山，大如樹，牛好食之，其中有粉。味甘，温，無毒，主救荒，令人不飢。其根食之，令人髮落。**鬼膊藤**【藏器曰】生江南林澗邊。葉如梨葉，子如樝子。藤：味苦，温，無毒。浸酒服，去風血。同葉擣，傅癰腫。**斑珠藤**。【藏器曰】生山谷中，不凋。子如珠而斑，冬月取之。味甘，温，無毒。浸酒服，主風血羸瘦，婦人諸疾。**息王藤**。【藏器曰】生嶺南山谷。冬月不凋。味苦，温，無毒。主産後腹痛，血露不盡。濃煮汁服。**萬一藤**。【藏器曰】生嶺南。蔓如小豆。一名萬吉。主蛇咬。杵末，水和傅之。**曼遊藤**。【藏器曰】生犍为牙〔一〕門山谷。狀如寄生着大樹。葉如柳，春花色紫，蜀人謂之沉藹藤。味甘，温，無毒。久服長生延年，去久嗽，治癖。**百丈青**。【藏器曰】生江南林澤。藤蔓緊硬。葉如薯蕷，對生。味苦，平，無毒，解諸毒物，天行瘴瘧疫毒。並煮汁服，亦生擣汁服。其根令人下痢。**温藤**。【藏器曰】生江南山谷，着樹不凋。莖葉味甘，温，無毒。浸酒服，主風血積冷。**藍藤**。【藏器曰】生新羅國。根如細辛。味辛，温，無毒。主冷氣咳欬嗽。煮汁服。**瓜藤**宋圖經。【頌曰】生施州。四時有葉無花。采皮無時。味甘，凉，無毒。主諸熱毒惡瘡。同刺猪苓洗，去粗皮，焙乾，等分，擣羅，用甘草水調貼之。**金棱藤**。【頌曰】生施州。四時有葉無花，采無時。味辛，温，無毒。主筋骨疼痛。與續筋根、馬接脚同洗，去粗皮，焙乾，等分爲末。酒服二錢。無所忌。**含春藤**。【頌曰】生台州。其苗延木，冬夏常青。采葉，治諸風有效。**獨用藤**。【頌曰】生施州。四時有葉無花，葉上有倒刺。采皮無時。味苦、辛，熱，無毒。主心氣痛。和小赤藥〔二〕頭葉焙，等分，研末。酒服一錢。**祁婆藤**。【頌曰】生天台山中。蔓延木上。四時常有。土人采葉，治諸風，有效。**野猪尾**。【頌曰】生施州。藤纏大木，四時有葉無花。味苦，濇，凉，無毒。主心氣痛，解熱毒。同百〔三〕藥頭等分，焙研爲末。每酒服二錢。**石合草**。【頌曰】生施州。藤纏木上，四時有葉無花。土人采葉。味甘，凉，無毒。主一切惡瘡，斂瘡口。焙研，温水調貼。

骨路支拾遺。【藏器曰】味辛，平，無毒。主上氣浮腫，水氣嘔逆，婦人崩中，餘血癥瘕，殺三蟲。生崑崙國。苗似凌霄藤，根如青木香。安南亦有之，名飛藤。〇此條原附録紫葳之後，鈔書遺落，附于此也。

〔一〕牙：原字缺損。今據證類卷十二曼遊藤補。
〔二〕藥：原脱。今據證類卷三十獨用藤補。
〔三〕百：大觀證類卷三十一野豬尾作「白」。又證類卷九白藥載圖經提及相同之白藥與野豬尾治方，故「白」字義長。

本草綱目草部目録第十九卷

草之八　水草類二十二種

澤瀉本經〇酸惡附　蔛草唐本　羊蹄本經　酸模日華〇牛舌〔一〕、癵舌、蛇舌〔二〕附

龍舌草綱目　菖〔三〕蒲本經　白菖別録　香蒲蒲黄本經

菰別録　水萍〔四〕本經　蘋吴普　萍蓬草拾遺〇即水粟

苔〔五〕唐本　蓴別録　水藻綱目　海藻本經

海藴拾遺　海帶嘉祐　昆布別録　越王餘算〔六〕拾遺

石帆日華　水松綱目

〔一〕牛舌：正文本藥正名作「牛舌實」。

〔二〕蛇舌：正文酸模條下無此附録。

〔三〕菖：正文本藥正名作「昌」。

〔四〕水萍：正文此前尚有「苦草」一味。

〔五〕苔：正文作「苔菜」。

〔六〕越王餘算：正文此藥後附「沙箸」。

本草綱目草部第十九卷

草之八　水草類二十二種

澤瀉本經上品

【釋名】水瀉本經、鵠瀉本經、及瀉別録、藚音俞、芒芋本經、禹孫。【珍曰】去水曰瀉，如澤水之瀉也。禹能治水，故曰禹孫。餘未詳。

【集解】【別録曰】澤瀉生汝南池澤。五月采葉，八月采根，九月采實，陰乾。【弘景曰】汝南郡屬豫州。今近道亦有，不堪用。惟用漢中、南鄭、青州、代州者，形大而長，尾間必有兩岐爲好。此物易朽蠹，常須密藏之。叢生淺水中，葉狹而長。【恭曰】今汝南不復采，惟〔一〕以涇州、華州者爲善。【頌曰】今山東、河、陝、江淮亦有之，漢中者爲佳。春生苗，多在淺水中。葉似牛舌，獨莖而長。秋時開白花，作叢似穀精草。秋末采根暴乾。

根。【修治】【斅曰】不計多少，細剉，酒浸一宿，取出暴乾，任用。

【氣味】甘，寒，無毒。【別録曰】鹹。【權曰】苦。【元素曰】甘，平，沉而降，陰也。【杲曰】甘、鹹，寒，降，陰也。【好古曰】陰中微陽。入足太陽、少陰經。【扁鵲曰】多服，病人眼。【之才曰】畏海蛤、文蛤。【主治】風寒濕痺，乳難，養五臟，益氣力，肥健，消水。久服耳目聰明，不饑延年，輕身面生光，能行水上。本經。補虛損五勞，除〔二〕五臟痞滿，起陰氣，止洩精，消渴，淋瀝，逐膀胱三焦停水。別録。主腎虛精自出，治五淋，宣通水道。甄權。主頭旋耳虛鳴，筋骨攣縮，通小腸，止尿血，主難産，補女人血海，令人有子。大明。入腎經，去舊水，養新水，利小便，消腫脹，滲洩止渴。元素。去脬中留垢，心下水痞。李杲。滲濕熱，行痰飲，止嘔吐瀉痢，疝痛脚氣。時珍。

【發明】【頌曰】素問治酒風身熱汗出用澤瀉、朮，深師方治支飲亦用澤瀉、朮，但煮法小別爾。張仲景治雜病，心下有支飲苦冒，有澤瀉湯，治傷寒有大小澤瀉湯、五苓散輩，皆用澤瀉，行利停水，爲最要藥。【元素曰】澤瀉乃除濕之聖藥，入腎經，治小便淋瀝，去陰間汗。無此疾服之，令人目盲。【宗奭曰】澤瀉之功長於行水。張仲景治水蓄渴煩，小便不利，或吐或瀉，五苓散主之，方用澤瀉，故知其長於行水。本草引扁鵲云多服病人眼。誠爲行去其水也。凡服

〔一〕惟：原作「性」。今據證類卷六澤瀉改。

〔二〕五勞除：原脱。今據補同上。

澤瀉散人，未有不小便多者。小便既多，腎氣焉得復實？今人止洩精，多不敢用之。仲景八味丸用之者，亦不過引接桂、附等，歸就腎經，別無他意。【好古曰】本經云久服明目，扁鵲云多服昏目，何也？易老云：去脬中留垢，以其味鹹能瀉伏水故也。瀉伏水，去留垢，故明目；小便利，腎氣虚，故昏目。【王履曰】寇宗奭之説，王好古韙之。切〔一〕謂八味丸以地黄爲君，餘藥佐之，非止補血，兼補氣也，所謂陽旺則能生陰血也。地黄、山茱萸、伏苓、牡丹皮皆腎經之藥，附子、官桂乃右腎命門之藥，皆不待澤瀉之接引而後至也。則八味丸之用此，蓋取其瀉腎邪，養五臟，益氣力，起陰氣，補虚損五勞之功而已。雖能瀉腎，從于諸補藥群衆之中，則亦不能瀉矣。【時珍曰】澤瀉氣平，味甘而淡。淡能滲洩，氣味俱薄，所以利水而洩下。脾胃有濕熱，則頭重而目昏耳鳴。澤瀉滲去其濕，則熱亦隨去，而土氣得令，清氣上行，天氣明爽，故澤瀉有養五臟、益氣力、治頭旋、聰明耳目之功。若久服，則降令太過，清氣不升，真陰潛耗，安得不目昏耶？仲景地黄丸用伏苓、澤瀉者，乃取其瀉膀胱之邪氣，非引接也。古人用補藥必兼瀉邪，邪去則補藥得力，一闢一闔，此乃玄妙。後世不知此理，專一于補，所以久服必致偏勝之害也。

【正誤】【弘景曰】仙經服食斷穀皆用之。亦云身輕，能步行水上。【頌曰】仙方亦單服澤瀉一物，擣篩取末，水調，日分服六兩，百日體輕而健行。【時珍曰】神農書列澤瀉于上品，復云久服輕身，面生光，能行水上。典術云：澤瀉久服，令人身輕，日行五百里，走水上。一名澤芝。陶、蘇皆以爲信然。愚切疑之。澤瀉行水瀉腎，久服且不可，又安有此神功耶？其謬可知。

【附方】舊一，新五。

酒風汗出。方見「麋銜」下。

水濕腫脹。白术、澤瀉各一兩，爲末，或爲丸。每服三錢，伏苓湯下。保命集。

冒暑霍亂。小便不利，頭運引飲。三白散：用澤瀉、白术、白伏苓各三錢，水一盞，薑五片，燈心十莖，煎八分，温服。局方〔二〕。

支飲苦冒。仲景澤瀉湯：用澤瀉五兩，术二兩，水二升，煮一升，分二服。○深師方：先以水二升，煮二物，取一升，又以水一升煮澤瀉取五合，合此〔三〕二汁分再服。病甚欲眩者，服之必瘥。

腎臟風瘡。澤瀉，皂莢水煮爛，焙研，煉蜜丸如梧子大。空心温酒下十五丸至二十丸。經驗方。

瘧後怪症，口鼻中氣出，盤旋不散，凝如黑蓋色，過十日漸至肩，與肉相連，堅勝金石，無由飲食。煎澤瀉湯，日飲三盞，連服五日愈。夏子益奇疾方。

〔一〕切：張本作「竊」。「切」通「竊」，按例不改不注。下同。
〔二〕局方：原脱。此方出局方卷二治傷寒，今據補書名。
〔三〕合此：原脱。今據外臺卷八支飲方引深師方補。

葉。【氣味】鹹，平，無毒。【主治】大風，乳汁不出，産難，强陰氣。久服輕身。別録。壯水臟，通血脉。大明。

實。【氣味】甘，平，無毒。【主治】風痺消渴，益腎氣，强陰，補不足，除邪濕。久服面生光，令人無子。別録。

【發明】【時珍曰】別録言澤瀉葉及實，强陰氣，久服令人無子。而日華子言澤瀉催生，補女人血海，令人有子，似有不同。既云强陰，何以令人無子？既能催生，何以令人有子？蓋澤瀉[一]同補藥能逐下焦濕熱邪垢，邪氣既去，陰强海浄，謂之有子可也。若久服則腎氣大洩，血海反寒，謂之無子可也。所以讀書不可執一。

【附録】酸惡。【別録有名未用曰】主惡瘡，去白蟲。生水旁，狀如澤瀉。

蔛草唐本草

【釋名】蔛菜恭、蔛榮。

【集解】【恭曰】蔛菜所在有之，生水旁。葉似澤瀉而小。花青白色。亦堪蒸啖，江南人用蒸魚食甚美。五六月采莖葉[二]，暴乾用。

【氣味】甘，寒，無毒。【主治】暴熱喘息，小兒丹腫。恭。

羊蹄本經下品

【釋名】蓄別録[三]、秃菜弘景、敗毒菜綱目、牛舌菜同、羊蹄大黄庚辛玉册、鬼目本經、東方宿同、連蟲陸同、水黄芹俗。子名金蕎麥。【弘景曰】今人呼爲秃菜，即蓄字音訛也。【時珍曰】羊蹄以根名，牛舌以葉形，名秃菜以治秃瘡名也。詩小雅云：言采其蓫。陸機注云：蓫即蓄字，今之羊蹄也。幽州人謂之蓫。根似長蘆菔而莖赤。亦可瀹爲茹，滑美。鄭樵通志指蓫爲爾雅之菲及蕢者，誤矣。金蕎麥以相似名。

【集解】【別録曰】羊蹄生陳留川澤。【保昇曰】所在有之，生下濕地。春生苗，高者三四尺。葉狹長，頗似萵苣而色深。莖節間紫赤。開青白花成穗，結子三棱，夏中即枯。根似牛蒡而堅實。【宗奭曰】葉如菜中波棱，但無岐而色差青白，葉厚，花與子亦相似。葉可潔擦鍮石。子

〔一〕澤瀉：原字漫漶。今從江西本補正。
〔二〕葉：原脱。今據證類卷九蔛草補。
〔三〕別録：原作「經」。今據證類卷十一羊蹄改。

名金蕎麥，燒煉家用以制鉛、汞。【時珍曰】近水及濕地極多。葉長尺餘，似牛舌之形，不似波棱。入夏起薹，開花結子，花葉一色。夏至即枯，秋深即生，凌冬不死。根長近尺，赤黄色，如大黄、胡蘿蔔形。

根。【氣味】苦，寒，無毒。【恭曰】辛、苦，有小毒。【時珍曰】能制三黄、砒石、丹砂、水銀。

【主治】頭秃疥瘙，除熱，女子陰蝕。本經。浸淫疽痔，殺蟲。別録。療蠱毒。恭。治癬，殺一切蟲。醋磨，貼腫毒。大明。

擣汁二三匙，入水半盞煎之，空腹温服，治産後風秘殊驗。宗奭。

【發明】【震亨曰】羊蹄根屬水，走血分。【頌曰】新采者，磨醋塗癬速效。亦煎作丸服。采根不限多少，擣絞汁一大升，白蜜半升，同熬如稠餳，更用防風末六兩，搜和令可丸，丸如梧子大。用栝樓、甘草煎酒下三二十丸，日二三服。

【附方】舊六，新七。大便卒結。羊蹄根一兩，水一大盞，煎六分，温服。聖惠方。

腸風下血。敗毒菜根洗切，用連皮老薑各半盞，同炒赤，以無灰酒淬之，盌蓋少頃，去滓，任意飲。永類方。

喉痺不語。羊蹄獨根者，勿見風日及婦人雞犬，以三[一]年醋研如泥，生布拭喉外令赤，塗之。千金方。

面上紫塊如錢大，或滿面俱有。野大黄四兩取汁，穿山甲十片燒存性，川椒末五錢，生薑四兩取汁和研，生絹包擦。如乾，入醋潤濕。數次如初，累效。陸氏積德堂方。

癧瘍風駁。羊蹄草根，于生鐵上磨好醋，旋旋刮塗。入[二]流黄少許，更妙。日日用之。聖惠。

汗斑癜風。羊蹄根二兩，獨科掃帚頭一兩，枯礬五錢，輕粉一錢，生薑半兩，同杵如泥。以湯澡浴，用手抓患處起粗皮。以布包藥，著力擦之。暖卧取汗，即愈也。乃鹽山劉氏方，比用流黄者更妙。藺氏經驗方。

頭風白屑。羊蹄草根杵，同羊膽汁塗之，永除。聖惠方。

頭上白秃。獨根羊蹄，勿見婦女、雞犬、風日，以陳醋研如泥，生布擦赤傅之，日一次。肘後方。

癬久不瘥。簡要濟衆方用羊蹄根杵，絞汁，入輕粉少許，和如膏，塗之。三五次即愈。○永類方治癬經年者，敗毒菜根獨生者，即羊蹄根，擣三錢，入川百藥煎二錢，白梅肉擂匀，以井華水一盞，濾汁澄清。天明空心服之。不宜食熱物。其滓抓破擦之。三次即愈。○千金方治細癬，

〔一〕三：原字缺損似「一」。今據證類卷十一羊蹄補正。

〔二〕入：原脱。今據聖惠方卷二十四治癧瘍風諸方補。

用羊蹄根五升，桑柴灰汁〔一〕煮三五沸，取汁洗之。仍以羊蹄汁和礬末塗之。

漏瘤濕癬。浸淫日廣，痒不可忍，愈後復發，出黄水。羊蹄根擣，和大醋，洗净，塗上一時，以冷水洗之，日一次。千金翼〔二〕。

疥瘡有蟲。羊蹄根擣，和猪脂，入鹽少許，日塗之。外臺秘要。

葉。【氣味】甘，滑，寒，無毒。

【主治】小兒疳蟲，殺胡夷魚、鮭魚、檀胡魚毒。作菜多食，滑大腑。大明。【時珍曰】胡夷、鮭魚皆河豚名。檀胡未詳。作菜，止痒。不宜多食，令人下氣。詵。連根爛蒸一盌食，治腸痔瀉血甚效。時珍。

【附方】舊一。縣癰舌腫，咽生息肉。羊蹄草煮汁，熱含，冷即吐之。聖惠。

實。【氣味】苦，濇，平，無毒。【主治】赤白雜痢。恭。婦人血氣。時珍。

酸模日華

【釋名】山羊蹄綱目、山大黄拾遺、薞蕪爾雅、酸母綱目、蓚同、當藥。【時珍曰】薞蕪乃酸模之音轉，酸模又酸母之轉，皆以味而名，與三葉酸母草同名。掌禹錫以薞蕪爲蔓菁菜，誤矣。

【集解】【弘景曰】一種極似羊蹄而味醋，呼爲酸模，亦療疥也。【大明曰】所在有之，生山岡上。狀似羊蹄葉而小黄。莖葉俱細。節間生子，若茺蔚子。【藏器曰】即是山大黄，一名當藥。其葉酸美，人亦采食其英。爾雅：須，薞蕪。郭璞注云：似羊蹄而稍細，味酸可食。一名蓚也。【時珍曰】平地亦有。根葉花形並同羊蹄，但葉小味酸爲異。其根赤黄色。連根葉取汁煉霜，可制雄、汞。

【氣味】酸，寒，無毒。【時珍曰】葉酸，根微苦〔三〕。

【主治】暴熱腹脹，生擣汁服，當下利。殺皮膚小蟲。藏器。治疥。弘景。療痢乃佳。保昇。去汗斑，同紫萍擣擦，數日即没。時珍。

【附方】新。瘭疽毒瘡。肉中忽生黯子如粟豆，大者如梅李，或赤或黑，或青或白，其中有核，核有深根應心。腫泡紫黑色，能爛筋骨，

〔一〕汁：原脱。今據千金方卷二十三疥癬補。

〔二〕千金翼：原脱。今據證類卷十一羊蹄補。

〔三〕蓚……根微苦：凡五十四字，金陵諸本或漫漶不清。今從江西本補。

毒入臟腑殺人。宜灸黯上百壯。以酸模葉薄其四面，防其長也。内服葵根汁，其毒自愈。千金方。

【附録】牛舌實。【别録有名未用曰】味鹹，温，無毒。主輕身益氣。生水中澤旁。實〔一〕大葉長尺，五月采實。一名豕首〔二〕。【器曰】今東土人呼田水中大葉如牛耳者，爲牛耳菜。【時珍曰】今人呼羊蹄爲牛舌菜，恐羊蹄是根，此是其實。否則是羊蹄之生水中者也。麢舌。【别録曰】味辛，微温，無毒。主霍亂腹痛，吐逆心煩。生水中，五月采之。【弘景曰】生小小水中。今人五月五日采，乾，以治霍亂，甚良〔三〕。

龍舌草綱目

【集解】【時珍曰】龍舌生南方池澤湖泊中。葉如大葉菘菜及芣苢狀。根生水底，抽莖出水，開白花。根似胡蘿蔔根而香，杵汁〔四〕能耎鵝鴨卵，方家用煮丹砂，煅白礬，制三黄。

【氣味】甘，鹹，寒，無毒。【主治】癰疽，湯火灼傷，擣塗之。時珍。

【附方】新一。乳癰腫毒。龍舌草、忍冬藤研爛，蜜和傅之。多能鄙事。

菖蒲本經上品

【釋名】昌陽别録、堯韭普、水劍草。【時珍曰】菖蒲，乃蒲類之昌盛者，故曰菖蒲。又吕氏春秋云：冬至後五十七日，菖始生。菖者，百草之先生者，於是始耕。則菖蒲、昌陽又取此義也。典術云：堯時天降精于庭爲韭，感百陰之氣爲菖蒲，故曰堯韭。方士隱爲水劍，因葉形也。

【集解】【别録曰】菖蒲生上洛池澤及蜀郡嚴道。一寸九節者良，露根不可用。五月、十二月采根，陰乾。【弘景曰】上洛郡屬〔五〕梁州，嚴道縣在蜀郡，今乃處處有。生石磧上，概節爲好。在下濕地，大根者名昌陽，不堪服食。真菖蒲葉有脊，一如劍刃，四月、五月亦作小釐花也。東間溪澤又有名溪蓀者，根形氣色極似石上菖蒲，而葉正如蒲，無脊。俗人多呼此爲石上菖蒲者，謬矣。此止主欬逆，斷蚤虱，不入服食用。詩詠多云蘭蓀，正〔六〕謂此也。【大明曰】菖蒲，

〔一〕實：原脱。今據證類卷三十牛舌實補。
〔二〕豕首：證類卷三十牛舌實作「豕尸」。「豕」即「豕」之異體。
〔三〕良：據本卷分目録，此下當脱「蛇舌」一藥。
〔四〕杵汁：本頁書影多處漫漶補寫。今從江西本核實，不再逐一出注。
〔五〕屬：原作「蜀」。今據證類卷六昌蒲改。
〔六〕正：原作「芷」。今據改同上。

石澗所生堅小，一寸九節者上，出宣州。二月、八月采。【頌曰】處處有之，而池州、戎州者佳。春生青葉，長一二尺許，其莖中心有脊，狀如劍。無〔一〕花實。今以五月五日收之。其根盤屈有節，狀如馬鞭大。一根旁引三四根，旁根節尤密，亦有一寸十二節者。采之初虚軟，曝乾方堅實。折之中心色微赤，嚼之辛香少滓。人多植於乾燥沙石土中，臘月移之尤易活。黔、蜀蠻人常將隨行，以治卒患心痛。其生蠻谷中者尤佳。人家移種者亦堪用，但乾後辛香堅實不及蠻人持來者。此皆醫方所用石菖蒲也。又有水菖蒲，生溪澗水澤中，不堪入藥。今藥肆所貨，多以二種相雜，尤難辨也。【承曰】今陽羨山中水石間者，其葉逆水而生，根鬚絡石，略無少泥土，根葉極緊細，一寸不啻九節，入藥極佳。二浙人家以瓦石器種之，旦暮易水則茂，水濁及有泥滓則萎。近方多用石菖蒲，必此類也。其池澤所生，肥大節疏粗慢，恐不可入藥。唯可作果盤，氣味不烈而和淡爾。【時珍曰】菖蒲凡五種。生於池澤，蒲葉，肥根，高二三尺者，泥菖蒲，白菖也。生於溪澗，蒲葉，瘦根，高二三尺者，水菖蒲，溪蓀也。生於水石之間，葉有劍脊，瘦根密節，高尺餘者，石菖蒲也。人家以砂栽之一年，至春剪洗，愈剪愈細，高四五寸，葉如韭，根如匙柄粗者，亦石菖蒲也。甚則根長二三分，葉長寸許，謂之錢蒲是矣。服食入藥須用二種石菖蒲，餘皆不堪。此草新舊相代，四時常青。羅浮山記言：山中菖蒲一寸二十節。抱朴子言：服食以一寸九節紫花者尤善。蘇頌言：無花實。然今菖蒲，二三月間抽莖開細黄花成穗，而昔人言菖蒲難得見花，非無花也。應劭風俗通云：菖蒲放花，人得食之長年。是矣。

根。【修治】【斅曰】凡使，勿用泥菖、夏菖二件，如竹根鞭，形黑氣穢味腥。惟石上生者，根條嫩黄，緊硬節稠，一寸九節者，是真也。采得以銅刀刮去黄黑硬節皮一重，以嫩桑枝條相拌蒸熟，暴乾剉用。【時珍曰】服食須如上法制。若常用，但去毛微炒耳。

【氣味】辛，温，無毒。【權曰】苦、辛，平。【之才曰】秦皮、秦艽爲之使。惡地膽、麻黄。【大明曰】忌飴糖、羊肉。勿犯鐵器，令人吐逆。【主治】風寒濕痺，欬逆上氣，開心孔，補五臟，通九竅，明耳目，出音聲。主耳聾癰瘡，温腸胃，止小便利。久服輕身，不忘不迷惑，延年。益心智，高志不老。本經。四肢濕痺，不得屈伸，小兒温瘧，身積熱不解，可作浴湯。別録。治耳鳴，頭風淚下，鬼氣，殺諸蟲，惡瘡疥瘙。甄權。除風下氣，丈夫水臟、女人血海冷敗，多忘，除煩悶，止心腹痛。霍亂轉筋，及耳痛者，作末炒，乘熱裹署甚驗。大明。心積伏梁。好古。治中惡卒死，客忤癲癇，下血崩中，安胎漏，散癰腫。擣汁服，解巴豆、大戟毒。時珍。

【發明】【頌曰】古方有單服菖蒲法。蜀人治心腹冷氣搊痛者，取一二寸搥碎，同吴茱萸煎湯飲之。亦將隨行，卒患心痛，嚼一二寸，熱湯或酒送下，亦效。

〔一〕 一二……無：凡十四字，金陵諸本除中研院本外均缺損漫漶，今據中研院本，兼參證類卷六昌蒲補。

【時珍曰】國初周顛仙對太祖〔一〕高皇帝常嚼菖蒲飲水。問其故，云服之無腹痛之疾。高皇御製碑中載之。菖蒲氣温味辛，乃手少陰、足厥陰之藥。心氣不足者用之，虚則補其母也。肝苦急以辛補之是矣。道藏經有菖蒲傳一卷，其語粗陋。今略節其要云：菖蒲者，水草之精英，神仙之靈藥也。其法采緊小似魚鱗者一斤，以水及米泔浸各一宿，刮去皮切，暴乾擣篩，以糯米粥和匀，更入熟蜜搜和，丸如梧子大，稀葛袋盛，置當風處令乾。每旦酒、飲任下三十丸，臨卧更服三十丸。服至一月，消食。二月，痰除。服至五年，骨髓充，顔色澤，白髮黑，落齒更生。其藥以五德配五行：葉青，花赤，節白，心黄，根黑。能治一切諸風，手足頑痺，癱緩不遂，五勞七傷，填血補腦，堅骨髓，長精神，潤五臟，裨六腑，開胃口，和血脉，益口齒，明耳目，澤皮膚，去寒熱，除三尸九蟲，天行時疾，瘴疫瘦病，瀉痢痔漏，婦人帶下，産後血運。並以酒服。河内葉敬母中風，服之一年而百病愈。寇天師服之得道，至今廟前猶生菖蒲。鄭魚、曾原等皆以服此得道也。又按葛洪抱朴子云：韓衆服菖蒲十三年，身上生毛，冬袒不寒，日記萬言。商丘子不娶，惟食菖蒲根，不飢不老，不知所終。神仙傳云：咸陽王典食菖蒲得長生。安期生采一寸九節菖蒲服，仙去。又按臞仙神隱書云：石菖蒲置一盆於几上，夜間觀書則收烟無害目之患。或置星露之下，至旦取葉尖露水洗目，大能明視，久則白晝見星。端午日以酒服，尤妙。蘇東坡云：凡草生石上，必須微土以附其根。惟石菖蒲濯去泥土，漬以清水，置盆中，可数十年不枯。節葉堅瘦，根鬚連絡，蒼然於几案間，久更可喜。其延年輕〔二〕身之功，既非昌陽可比。至於忍寒淡泊，不待泥土而生，又豈昌陽所能仿佛哉！【楊士瀛曰】下痢禁口，雖是脾虚，亦熱氣閉隔心胸所致。俗用木香失之温，用山藥失之閉。惟參苓白术散加石菖蒲，粳米飲調下。或用參、苓、石蓮肉，少入菖蒲服。胸次一開，自然思食。

【附方】舊九，新一十八。**服食法**。甲子日，取菖蒲一寸九節者，陰乾百日，爲末。每酒服方寸匕，日三服。久服耳目聰明，益智不忘。千金方。**健忘益智**。七月七日取菖蒲爲末，酒服方寸匕，飲酒不醉，好事者服而驗之。久服聰明。忌鐵器。千金方。**三十六風**。有不治者，服之悉效。菖蒲薄切日乾三斤，盛以絹袋，玄水一斛，即清酒也，懸浸之，密封一百日，視之如菜緑色，以一斗熟黍米納中，封十四日，取出日飲。夏禹神仙經。**癲癇風疾**。九節菖蒲不聞雞犬聲者，去毛，木臼擣末。以黑豮豬心一箇批開，砂礶煮湯，調服三錢，日一服。醫學正傳。**尸厥魘死**。尸厥之病，卒死脉猶動，聽其耳目中如微語聲，股間暖者是也。魘死之病，卧忽不寤。勿以火照，但痛囓其踵及足拇趾甲際，唾其面即甦。仍以菖蒲末吹鼻中，桂末納舌下，并以菖蒲根汁灌之。肘後方。**卒中客忤**。菖蒲生〔三〕根擣汁灌〔四〕之，立止。肘後方。**除一切惡**。端午日切菖蒲漬酒飲之。或加雄黄少許。洞天保生録。**喉痺腫痛**。菖蒲根嚼汁，燒鐵秤錘淬酒一盃，飲之。聖濟總録。**霍亂脹痛**。生菖蒲剉四兩，水和擣汁，分温四服。聖惠方。**諸積鼓脹**。食積氣積血積之類。石菖蒲八兩

〔一〕祖：原作「阻」。今從江西本改。
〔二〕輕：原作「終」。今據東坡養生集卷二方藥石菖蒲贊改。
〔三〕生：原脱。今據證類卷六昌蒲補。
〔四〕灌：原作「含」。今據改同上。

剉，班蝥四兩去翅〔一〕足，同炒黄，去斑蝥不用。以布袋盛，拽去蝥末，爲末，醋糊丸梧子大。每服三五十丸，温白湯下。治腫脹尤妙。或入香附末二錢。奇效方。

肺損吐血。九節菖蒲末、白麪等分。每服三錢，新汲水下，一日一服。聖濟録。**解一切毒**。石菖蒲、白礬等分爲末，新汲水下。事林廣記。**赤白帶下**。石菖蒲、破故紙等分，炒爲末。每服二錢，更以菖蒲浸酒調服，日一。婦人良方。**胎動半産**。卒動不安，或腰痛胎轉搶心，下血不止，或日月未足而欲産。並以菖蒲根搗汁一二升服之。千金方。**産後崩中**，下血不止。菖蒲一兩半，酒二盞，煎取一盞，去滓分三服，食前温服。千金方。**耳卒聾閉**。菖蒲根一寸，巴豆一粒去心，同搗作七丸。綿裹一丸，塞耳，日一换。一方不用巴豆，用蓖麻仁。肘後方。**病後耳聾**。生菖蒲汁滴之。聖惠方。**蚤虱入耳**。菖蒲末炒熱，袋盛，枕之即愈。聖濟録。**諸般赤眼**，攀睛雲翳。菖蒲擂自然汁，文武火熬作膏，日點之效。聖濟録。**眼瞼挑鍼**。獨生菖蒲根同鹽研，傅。壽域神方。**飛絲入目**。石菖蒲搥碎。左目塞右鼻，右目塞左鼻。百發百中。危氏得效方。**頭瘡不瘥**。菖蒲末，油調傅之，日三、夜二次。法天生意。**癰疽發背**。生菖蒲搗貼之。瘡乾者，爲末，水調塗之。孫用和秘寶方。**露岐**〔二〕**便毒**。生菖蒲根搗傅之。證〔三〕治要訣。**熱毒濕瘡**。宗奭曰：有人遍身生瘡，痛而不痒，手足尤甚，粘着衣被，曉夕不得睡。有人教以菖蒲三斗，日乾爲末，布席上卧之，仍以衣被覆之。既不粘衣，又復得睡，不五七日，其瘡如失。後以治人，應手神驗。本草衍義〔四〕。**風癬有蟲**。菖蒲末五斤，酒三升〔五〕漬，釜中蒸之，使味出。先絶酒一日，每服一升或半升。千金方。**陰汗濕痒**。石菖蒲、蛇牀子等分，爲末。日搽二三次。濟急仙方。

葉。【主治】洗疥、大風瘡。時珍。

白昌別録 有名未用

【釋名】水昌蒲別録、水宿別録、莖蒲別録、昌陽拾遺、溪孫〔六〕拾遺、蘭孫〔七〕弘景。【時珍曰】此即今池澤所生昌蒲，葉無劍脊，根肥白而節疏慢，故謂之白昌。古人以根爲葅食，謂之昌本，亦曰昌歜，文王好食之。其生溪澗者，名溪蓀。

〔一〕翅：原字缺損。今據奇效良方卷四十一脹滿門補正。
〔二〕露岐：證治要訣卷之十一瘡毒門作「露痍」。
〔三〕證：此後原衍一「治」字。今據卷一引據古今醫家書目删。
〔四〕本草衍義：原作「衍義本草」。今據卷一歷代諸家本草乙正。
〔五〕三升：原脱。今據千金方卷二十三疥癬補。
〔六〕溪孫：下文「集解」及證類卷三十白昌均作「溪蓀」。
〔七〕蘭孫：同上均作「蘭蓀」。

【集解】【別録曰】白昌十月采。【藏器曰】即今之溪蓀也。一名昌陽。生水畔。人亦呼爲菖蒲，與石上昌蒲都別。根大而臭，色正白。【頌曰】水昌蒲生溪澗水澤中甚多，失水則枯。葉似石昌，但中心無脊。其根乾後，輕虚多滓，不堪入藥。【時珍曰】此有二種。一種根大而肥白節疏者，白昌也，俗謂之泥昌蒲。一種根瘦而赤節稍密者，溪蓀也，俗謂之水昌蒲。葉俱無劍脊。溪蓀氣味勝似白昌，並可殺蟲，不堪服食。

【氣味】甘，無毒。【別録曰】甘、辛，温。汁制雄黄、雌黄、砒石。【主治】食諸蟲。別録。主風濕欬逆，去蟲，斷蚤虱。弘景。研末，油調，塗疥瘙。蘇頌。

香蒲本經上品　蒲黄本經上品

【釋名】甘蒲蘇恭、醮石吴普。花上黄粉名蒲黄。【恭曰】香蒲即甘蒲，可作薦者。春初生，取白爲葅，亦堪蒸食。山南人謂之香蒲，以菖蒲爲臭蒲也。蒲黄即此蒲之花也。

【集解】【別録曰】香蒲生南海池澤。蒲黄生河東池澤，四月采之。【頌曰】香蒲，蒲黄苗也。處處有之，以泰〔一〕州者爲良。春初生嫩葉，出水時紅白色茸茸然。取其中心入地白蒻，大如匕柄者，生啖之甘脆。又以醋浸，如食筍，大美。周禮謂之蒲葅，今人罕有食之者。至夏抽梗於叢葉中，花抱梗端，如武士棒杵，故俚俗謂之蒲槌，亦曰蒲蕚花〔二〕。其蒲黄，即花中蕊屑也，細若金粉，當欲開時便取之。市廛以蜜搜作果食貨賣。【時珍曰】蒲叢生水際，似莞而褊。有脊而柔，二三月苗。采其嫩根，瀹過作鮓，一宿可食。亦可煠食、蒸食及晒乾磨粉作餅食。詩云「其蔌伊何，惟筍及蒲」是矣。八九月收葉以爲席，亦可作扇，軟滑而温。

【正誤】【弘景曰】香蒲方藥不復用，人無采者，南海人亦不復識。江南貢菁茅，一名香茅，以供宗廟縮酒。或云是薫草，又云是燕麥，此蒲亦相類耳。○【恭曰】陶氏所引菁茅，乃三脊茅也。香茅、燕麥〔三〕、薫草，野俗皆識，都非香蒲類也。

蒲蒻，一名蒲筍食物、蒲兒根野菜譜。

【氣味】甘，平，無毒。【時珍曰】寒。【主治】五臟心下邪氣，口中爛臭，堅齒明目聰耳。久服輕身耐老。本經。去熱燥，利小便。甯原。生啖止消渴。汪穎。補中益氣，和血脉。正要。擣汁服，治妊婦勞熱煩躁，胎動下血。時珍。○出産乳。

〔一〕泰：原作「秦」。今據證類卷七蒲黄改。
〔二〕蒲蕚花：同上作「蒲蘳」。
〔三〕麥：原作「香」。今據證類卷七香蒲改。

【附方】舊二。妬乳乳癰。蒲黄草根擣封之，并煎汁飲及食之。昝殷産寶。熱毒下痢。蒲根二兩，粟米二合，水煎服，日二次。聖濟總録。

蒲黄本經上品。【修治】【斅曰】凡使勿用松黄并黄蒿。其二件全似，只是味跙及吐人。真蒲黄須隔三重紙焙令色黄，蒸半日，却再焙乾用之妙。【大明曰】破血消腫者生用之，補血止血者須炒用。

【氣味】甘，平，無毒。【主治】心腹膀胱寒熱，利小便，止血，消瘀血。久服輕身益氣力，延年神仙。本經。治痢血，鼻衄吐血，尿血瀉血，利水道，通經脉，止女子崩中。甄權。婦人帶下，月候不匀，血氣心腹痛，妊婦下血墜胎，血運血癥，兒枕氣〔一〕痛，顛撲血悶，排膿，瘡癤，遊風腫毒，下乳汁，止洩精。大明。凉血活血，止心腹諸痛。時珍。

【發明】【弘景曰】蒲黄即蒲釐，花上黄粉也。甚療血。仙經亦用之。【宗奭曰】汴人初得，羅去滓，以水調爲膏，擘爲塊。人多食之，以解心臟虚熱，小兒尤嗜之。過月則燥，色味皆淡，須蜜水和。不可多食，令人自利，極能虚人。【時珍曰】蒲黄，手、足厥陰血分藥也，故能治血治痛。生則能行，熟則能止。與五靈脂同用，能治一切心腹諸痛，詳見禽部「寒號蟲」下。按許叔微本事方云：有士人妻舌忽脹滿口，不能出聲。一老叟教以蒲黄頻摻，比曉乃愈。又芝隱方云：宋度宗欲賞花，一夜忽舌腫滿口。蔡御醫用蒲黄、乾薑末等分，乾搽而愈。據此二説，則蒲黄之凉血活血可證矣。蓋舌乃心之外候，而手厥陰相火乃心之臣使，得乾薑是陰陽相濟也。

【附方】舊十四，新十一。舌脹滿口。方見上。重舌生瘡。蒲黄末傅之。不過三上瘥。千金方。肺熱衄血。蒲黄、青黛各一錢，新汲水服之。或去青黛，入油髮灰等分，生地黄汁調下。簡便單方。吐血唾血。蒲黄末二兩，每日温酒或冷水服三錢，妙。簡要濟衆方。老幼吐血。蒲黄末，每服半錢，生地黄汁調下，量人加減。或入髮灰等分。聖濟總録。小便出血。方同上。小便轉胞。以布包蒲黄裹腰腎，令頭致地，數次取通。肘後方。金瘡出血，悶絶。蒲黄半兩，熱酒灌下。危氏方。瘀血内漏。蒲黄末二兩，每服方寸匕，水調下，服盡止。肘後方。腸痔出血。蒲黄末方寸匕，水服之，日三服。肘後方。小兒嬭痔。蒲黄空心温酒服方寸匕，日三。塞上方。脱肛不收。蒲黄和豬脂傅，日三五度。子母秘録。胎動欲産，日月未足者。蒲黄二錢，井花水服。集一方〔二〕。産婦催生。蒲黄、地龍洗焙、陳橘皮等分，爲末，另收。臨時各抄一錢，新汲水調服，立産。此常親用，甚妙。唐慎微方〔三〕。胞衣不下。蒲黄二錢，井水服之。集驗方。産後下血，羸瘦迨死。蒲黄二兩，水二升，煎八合，頓服。産寶方。産後血瘀。蒲黄三兩，水三升，煎一升，頓服。梅師方。兒枕血瘕。蒲黄三錢，米飲服。産寶。産後煩悶。蒲黄方寸匕，東流水服，極良。産寶。墜傷撲損，瘀血在内，煩悶者。蒲黄末，

〔一〕氣：證類卷七蒲黄載日華子作「急」。張本同。

〔二〕集一方：據證類卷七蒲黄，此方同出子母秘録。時珍曰「集一方」乃集于同一方之义，亦通。

〔三〕唐慎微方：此即證類卷七蒲黄題作「催生」之方。按例當爲艾晟所增。

空心温酒服三錢。塞上方。關節疼痛。蒲黄八兩，熟附子一兩，爲末。每服一錢，凉水下，日一。肘後方。陰下濕癢。蒲黄末，傅三四度，瘥。千金方。聤耳出膿。蒲黄末摻之。聖惠。口耳大衄。蒲黄、阿膠炙各半兩。每用二錢，水一盞，生地黄汁一合，煎至六分，温服。急以帛繫兩乳，止乃已。聖惠方。耳中出血。蒲黄炒黑研末，摻入。簡便方。

蒲黄滓。【大明曰】蒲黄中篩出赤滓，名曰蒲萼也。【主治】炒用澀腸，止瀉血、血痢甚妙。大明。

菰別録下品

【釋名】茭草説文、蔣草。【時珍曰】按許氏説文菰本作苽，從瓜諧聲也。有米謂之彫菰，已見穀部「菰米」下。江南人呼菰爲茭，以其根交結也。「蔣」義未詳。

【集解】【保昇曰】菰根生水中，葉如蔗、荻，久則根盤而厚。夏月生菌堪啖，名菰菜。三年者，中心生白臺如藕狀，似小兒臂而白軟，中有黑脉堪啖者，名菰首也。【藏器曰】菰首小者，擘之内有黑灰如墨者，名烏鬱，人亦食之。晉張翰思吴中蓴、菰，即此也。【頌曰】菰根，江湖陂澤中皆有之。生水中，葉如蒲、葦輩，刈以秣馬甚肥。春末生白茅如筍，即菰菜也，又謂之茭白，生熟皆可啖，甜美。其中心如小兒臂者，名菰手。作菰首者，非矣。爾雅云：出隧蘧蔬。註云：生菰草中，狀似土菌，江東人啖之，甜滑。即此也。故南方人至今謂菌爲菰，亦緣此義。其根亦如蘆根，冷利更甚。二浙下澤處，菰草最多。其根相結而生，久則并土浮於水上，彼人謂之菰葑。刈去其葉，便可耕蒔，又〔一〕名葑田。其苗有莖梗〔二〕者，謂之菰蔣草。至秋結實，乃彫胡米也。歲飢人以當糧。【宗奭曰】菰乃蒲類。河朔邊人止以飼馬作薦。八月開花如葦。結青子，合粟爲粥食，甚濟飢。杜甫所謂「波漂菰米連雲黑」者，是也。

菰筍，一名茭筍日用、茭白圖經、菰菜同。

【氣味】甘，冷，滑，無毒。【詵曰】滑中，不可多食。【頌曰】菰之各類皆極冷，不可過食，甚不益人，惟服金石人相宜耳。【主治】利五臟邪氣，酒皶面赤，白癩癧瘍，目赤。熱毒風氣，卒心痛，可鹽、醋煮食之。孟詵。去煩熱，止渴，除目黄，利大小便，止熱痢〔三〕。雜鯽魚爲羹食，開胃口，解酒毒，壓丹石毒發。藏器。

〔一〕又：原闕一字，底本經描補。今從錢本補。
〔二〕梗：原作「硬」。今據證類卷十一菰根改。
〔三〕痢：原作「麻」。今據改同上。

菰手，一名菰菜日用、茭白通志、茭粑俗名、蘧蔬音毬〔一〕⿰毛叟。

【氣味】甘，冷，滑，無毒。【大明曰】微毒。【詵曰】性滑，發冷氣，令人下焦寒，傷陽道。禁〔二〕蜜食，發痼疾。服巴豆人不可食。【主治】心胸中浮熱風氣，滋人齒。孟詵。煮食，止渴及小兒水痢。藏器。

菰根。【氣味】甘，大寒，無毒。【頌曰】菰根亦如蘆根，冷利更甚。【主治】腸胃痛熱，消渴，止小便利。擣汁飲之。別録。燒灰，和雞子白，塗火燒瘡。藏器。

【附方】舊二。小兒風瘡，久不愈者。用菰蔣節燒研，傅之。子母秘録。毒蛇傷齧。菰蔣草根燒灰，傅之。外臺秘要。

葉。【主治】利五臟。大明。

菰米見穀部。

苦草綱目

【集解】【時珍曰】生湖澤中，長二三尺，狀如茅、蒲之類。

【氣味】【主治】婦人白帶，煎湯服。又主好嗜乾茶不已，面黃無力，爲末，和炒脂麻不時乾嚼之。時珍。

水萍本經中品

【釋名〔三〕】【別録曰】水萍生雷澤池澤。三月采，暴乾。【弘景曰】此是水中大萍，非今浮萍子。藥録〔四〕云「五月有花白色」，即非今溝渠所生者。楚王渡江所得，乃斯實也。【藏器曰】水萍有三種。大者曰蘋，葉圓，闊寸許。小萍子是溝渠間者。本經云水萍，應是小者。【頌曰】爾雅云：萍，蓱。其大者蘋。蘇恭言有三種：大者曰蘋，中者曰荇，小者即水上浮萍。今醫家鮮用大蘋，惟用浮萍。【時珍曰】本草所用水萍，乃小浮萍，非大蘋也。陶、蘇俱以大蘋註之，誤矣。萍之與蘋，音雖相近，字脚不同，形亦迥別，今釐正之，互見「蘋」下。浮萍處處池澤止水中甚多，季春始生。或云楊花所化。一葉經宿即生數葉，葉下有微鬚，即其根也。一種背面皆緑者。一種面青背紫赤若血者，謂之紫萍，入藥爲良，七月采之。淮南萬畢

〔一〕毬：據證類卷十一菰根引張揖似當作「氍」。
〔二〕禁：原作「襟」。今從江西本改。
〔三〕釋名：此後的內容當屬「集解」。
〔四〕録：原作「對」。今據證類卷九水萍改。

術云：老血化爲紫萍。恐自有此種，不盡然也。小雅「呦呦鹿鳴，食野之苹」者，乃蒿屬。陸佃指爲此萍，誤矣。

【修治】【時珍曰】紫背浮萍，七月采之，揀净，以竹篩攤晒，下置水一盆映之，即易乾也。

【氣味】辛，寒，無毒。【別録曰】酸。【主治】暴熱身癢，下水氣，勝酒，長鬚髮，止消渴。久服輕身。本經。下氣。以沐浴，生毛髮。別録。治熱毒、風熱、熱狂，熁腫毒、湯火傷、風瘮。大明。擣汁服，主水腫，利小便。爲末酒服方寸匕，治人中毒。爲膏傅面皯。藏器。主風濕麻痺，脚氣，打撲傷損，目赤翳膜，口舌生瘡，吐血衄血，癜風丹毒。時珍。

【發明】【震亨曰】浮萍發汗，勝於麻黄。【頌曰】俗醫用治時行熱病，亦堪發汗，甚有功。其方用浮萍一兩，四月十五日采之，麻黄去根節，桂心，附子炮裂去臍[一]皮，各半兩，四物擣細篩。每服一錢，以水一中盞，生薑半分，煎至六分，和滓熱服，汗出乃瘥。又治惡疾癘瘡遍身者，濃煮汁浴半日，多效。此方甚奇古也。【時珍曰】浮萍其性輕浮，入肺經，達皮膚，所以能發揚邪汗也。世傳宋時東京開河，掘得石碑，梵書大篆一詩，無能曉者。真人林靈素逐字辨譯，乃是治中風方，名去風丹也。詩云：「天生靈草無根幹，不在山間不在岸。始因飛絮逐東風，汎梗青青飄水面。神仙一味去沉疴，采時須在七月半。選甚癱風與大風，些小微風都不算。豆淋酒化服三丸，鐵鏷[二]頭上也出汗。」其法：以紫色浮萍晒乾爲細末，煉蜜和丸彈子大。每服一粒，以豆淋酒化下。治左癱右瘓，三十六種風，偏正頭風，口眼喎斜，大風癩風，一切無名風及脚氣，并打撲傷折，及胎孕有傷。服過百粒，即爲全人。此方後人易名紫萍一粒丹。

【附方】舊七，新十八。夾驚傷寒。紫背浮萍一錢，犀角屑半錢，釣藤鉤三七箇，爲末。每服半錢，蜜水調下，連進三服，出汗爲度。聖濟録。消渴飲水，日至一石者。浮萍擣汁服之。〇又方：用乾浮萍、栝蔞根等分，爲末，人乳汁和丸梧子大。空腹飲服二十丸。三年者，數日愈。千金方。小便不利，膀胱水氣流滯。浮萍日乾爲末。飲服方寸匕，日二服。千金翼。水氣洪腫，小便不利。浮萍日乾爲末。每服方寸匕，白湯下，日二服。聖惠方。霍亂心煩。蘆根炙一兩半，水萍焙、人參、枇杷葉炙各一兩。每服五錢，入薤白四寸，水煎温服。聖惠方。吐血不止。紫背浮萍焙半兩，黄芪炙二錢半，爲末。每服一錢，薑蜜水調下。聖濟總録。鼻衄不止。浮萍末，吹之。聖惠方。中水毒病。手足指冷至膝肘，即是。以浮萍日乾爲末。飲服方寸匕良。姚僧坦集驗方。大腸脱肛。水聖散：用紫浮萍爲末，乾貼之。危氏得效方。身上虚癢。浮萍末一錢，以黄芩一錢，同四物湯煎湯調下。丹溪纂要。風熱癮瘮。浮萍蒸過焙乾，牛蒡子酒煮晒乾炒，各一兩，爲末。每薄荷湯服一二錢，日二次。古今録驗。風熱丹毒。浮萍擣汁，遍塗之。子母秘録。汗斑癜風。端午日收紫背浮萍晒乾。每以四兩煎水浴，并以萍擦之。或入漢防己二錢亦可。袖珍方。少年面皰。外臺用浮萍日挼盦之，并飲汁少許。〇普濟方用紫背萍

[一] 臍：原作「濟」。今據證類卷九水萍引圖經改。
[二] 鏷：證類卷九水萍引「高供奉」作「幞」。

四兩，防己〔一〕一兩，煎濃汁洗之。仍以萍於斑䵟上熱擦，日三五次。物雖微末，其功甚大，不可小看。普濟方〔二〕。**粉滓面䵟**。溝渠小萍爲末。日傅之。聖惠方〔三〕。**大風癘疾**。浮萍草三月采，淘三五次，窨三五日，焙爲末，不得見日。每服三錢，食前温酒下。常持觀音聖號。忌豬、魚、雞、蒜。〇又方：七月七日取紫背浮萍日乾爲末，半升，入好消風散五兩。每服五錢，水煎頻飲，仍以煎湯洗浴之。十便〔四〕良方。**瘢瘡入目**。浮萍陰乾爲末，以生羊子肝半個，同水半盞煮熟，搗爛絞汁，調末服。甚者不過一服，已傷者十服見效〔五〕。危氏得效方。**弩肉攀睛**。青萍少許，研爛，入片腦少許，貼眼上，效。危氏得效方。**毒腫初起**。水中萍子草搗傅之。肘後方。**發背初起**，腫焮赤熱。浮萍搗，和雞子清貼之。聖惠方。**楊梅瘡癬**。水萍煎汁，浸洗半日。數日一作。集簡方。**燒烟去蚊**。五月取浮萍陰乾用之。孫真人方。

蘋 吴普本草

【釋名】芣菜拾遺、四葉菜卮言、田字草。【時珍曰】蘋本作薲。左傳蘋蘩藴藻之菜，可薦於鬼神，可羞於王公。則薲有「賓之」之義，故字從賓。其草四葉相合，中折十字，故俗呼爲四葉菜、田字草、破銅錢，皆象形也。諸家本草皆以蘋註水萍，蓋由蘋、萍二字，音相近也。按韻書，蘋在真韻，蒲真切；萍在庚韻，薄〔六〕經切。切脚不同，爲物亦異。今依吴普本草别出於此。

【集解】【普曰】水萍一名水廉，生池澤水上。葉圓小，一莖一葉，根入水底，五月花白。三月采，日乾之。【弘景曰】水中大萍，五月有花白色，非溝渠所生之萍。乃楚王渡江所得，即斯實也。【恭曰】萍有三種。大者名蘋，中者名荇，葉皆相似而圓。其小者，即水上浮萍也。【藏器曰】蘋葉圓，闊寸許。葉下有一點如水沫。一名芣菜。曝乾可入藥用。小萍是溝渠間者。【禹錫曰】按爾雅云：萍，蓱也。其大者曰蘋。又詩云：于以采蘋，于澗之濱。陸機注云：其粗大者謂之蘋，小者爲萍。季春始生。可糝蒸爲茹，又可以苦酒淹之按酒。今醫家少用此蘋，惟用小萍耳。【時珍曰】蘋乃四葉菜也。葉浮水面，根連水底。其莖細於蓴、莕。其葉大如指頂，面青背紫，有細紋，頗似馬蹄决明之葉，四葉合成，中折十字。夏秋開小白花，故稱白蘋。其葉攢簇如萍，故爾雅謂大者爲蘋也。

〔一〕防己：普濟方卷五十二澡豆「洗斑洗䵟方」引作「防風」。
〔二〕普濟方：與本方前出處重復。
〔三〕聖惠方：錯誤出處。方見證類卷九水萍引陳藏器本草。
〔四〕便：原作「更」。今據卷一引據古今醫家書目改。
〔五〕效：下原衍「六」字。按例當爲一字空，今删。
〔六〕薄：江西本同。錢本作「蒲」。

呂氏春秋云：菜之美者，有昆崙之蘋，即此。韓詩外傳謂：浮者爲藻〔一〕，沉者爲蘋。臞仙謂：白花者爲蘋，黄花者爲莕，即金蓮也。蘇恭謂：大者爲蘋，小者爲莕。楊慎巵言謂：四葉菜爲莕。陶弘景謂楚王所得者爲蘋。皆無一定之言。蓋未深加體審，惟據紙上猜度而已。時珍一一采視，頗得其真云。其葉徑一二寸，有一缺而形圓如馬蹄者，蓴也。似蓴而稍尖長者，莕也。其花並有黄白二色。葉徑四五寸如小荷葉而黄花，結實如小角黍者，萍蓬草也。楚王所得萍實，乃此萍之實也。四葉合成一葉，如田字形者，蘋也。如此分別，自然明白。又項氏言：白蘋生水中，青蘋生陸地。按今之田字草，有水陸二種。陸生者多在稻田沮洳之處，其葉四片合一，與白蘋一樣。但莖生地上，高三四寸，不可食。方士取以煅硫結砂煮汞，謂之水田翁。項氏所謂青蘋，蓋即此也。或以青蘋爲水草，誤矣。

【氣味】甘，寒，滑，無毒。【主治】暴熱，下水氣，利小便。吴普。擣塗熱瘡。擣汁飲，治蛇傷毒入腹内。曝乾，栝樓等分爲末，人乳和丸服，止消渴。藏器。食之已勞。山海經。

萍蓬草拾遺

【釋名】水粟綱目、水栗子。【時珍曰】陳藏器拾遺萍蓬草，即今水粟也。其子如粟，如蓬子也，俗呼水粟包。又云水栗子，言其根味也。或作水笠。

【集解】【藏器曰】萍蓬草生南方池澤。葉大似荇。花亦黄，未開時狀如筭袋。其根如藕，飢年可以當穀。【時珍曰】水粟三月出水。莖大如指，葉似荇葉而大，徑四五寸，初生如荷葉。六七月開黄花，結實狀如角黍，長二寸許，内有細子一包，如罌粟。澤農采之，洗擦去皮，蒸曝，舂取米，作粥飯食之。其根大如栗，亦如雞頭子根，儉年人亦食之，作藕香，味如栗子。昔楚王渡江得萍實，大如斗，赤如日，食之甜如蜜者，蓋此類也。若水萍，安得有實耶？三四月采莖葉取汁，煮硫黄能拒火。又段公路北户録有睡蓮，亦此類也。其葉如荇而大。其花布葉數重，當夏晝開花，夜縮入水，晝復出也。

子。【氣味】甘，澀，平，無毒。【主治】助脾厚腸，令人不饑。時珍。

根。【氣味】甘，寒，無毒。【主治】煮食，補虚，益氣力。久食不饑，厚腸胃。藏器。

莕菜唐本草

【釋名】鳧葵唐本、水葵馬融傳、水鏡草土宿本草、靨子菜野菜譜、金蓮子、接余。【時珍曰】按爾雅云：莕，接余也。其葉苻。則鳧葵當作苻葵，古文通用耳。或云，鳧喜食之，故稱鳧葵，亦通。其性滑如葵，其葉頗似杏，故曰葵，曰莕。詩經作荇，俗呼荇絲菜。池人謂

〔一〕藻：此與經典釋文卷五采蘋引韓詩、一切經音義卷七十五引韓詩同。然爾雅翼卷六蘋、詩考補遺等引韓詩作「薻」。後世或考「薻」字義長。

之荇公鬚，淮人謂之靨子菜，江東謂之金蓮子。許氏説文謂之䔢，音戀。楚詞謂之屏風，云「紫莖屏風文緑波」，是矣。

【集解】【恭曰】鳧葵即荇菜也。生水中。【頌曰】處處池澤有之。葉似蓴而莖澀，根甚長，花黄色。郭璞註爾雅云：叢生水中。葉圓在莖端，長短隨水深淺。江東人食之。陸機詩疏云：荇莖白，而葉紫赤色，正圓，徑寸餘，浮在水上。根在水底，大如釵股，上青下白，可以按酒。用苦酒浸其白莖，肥美。今人不食，醫方亦鮮用之。【時珍曰】荇與蓴，一類二種也。並根連水底，葉浮水上。其葉似馬蹄而圓者，蓴也；葉似蓴而微尖長者，荇也。夏月俱開黄花，亦有白花者。結實大如棠梨，中有細子。按寧獻王庚辛玉册云：鳧葵，黄花者是荇菜，白花者是白蘋，即水鏡草。一種泡子名水鼈。雖有數種，其用一也。其莖、葉、根、花，並可伏硫，煮砂，制礬。此以花色分別蘋、荇，似亦未穩。詳見蘋下。

【正誤】【恭曰】鳧葵，南人名豬蓴，堪食，有名未用條中載也。【志曰】鳧葵即荇菜，葉似蓴，根極長。江南人多食之。今云是豬蓴，誤矣。今以春夏細長肥滑者爲絲蓴，至冬粗短者爲豬蓴，亦呼爲龜蓴，與鳧葵殊不相似也。而有名未用類即無鳧葵、豬蓴之名，蓋後人刪去也。【時珍曰】杨慎〔一〕卮言以四葉菜爲荇者，亦非也。四葉菜乃蘋也。

【氣味】甘，冷，無毒。【主治】消渴，去熱淋〔二〕，利小便。唐本。擣汁服，療寒熱。開寶。擣傅諸腫毒，火丹游腫。時珍。

【附方】新四。一切癰疽及痔瘻。用荇絲菜或根，馬蹄草莖或子，即蓴也，各取半碗，同苧麻根五寸去皮，以石器擣爛，傅毒四圍。春、夏、秋日換四五次，冬換二三次，換時以虀水洗之，甚效。保生餘録。穀道生瘡。荇葉擣爛，綿裹納之下部，日三次。范汪方。毒蛇螫傷，牙入肉中，痛不可堪者。勿令人知，私以荇葉覆其上穿，以物包之，一時折牙自出也。肘後方。點眼去瞖。荇絲菜根一錢半，擣爛，即葉如馬蹄開黄花者，川楝子十五個，膽礬七分，石决明五錢，皂莢一兩，海螵蛸二錢，各爲末，同菜根以水一鍾浸二宿，去滓。一日點數次，七日見效也。孫氏集效方。

蓴別録下品

【釋名】茆卯、柳二音、水葵詩疏、露葵綱目、馬蹄草。【時珍曰】蓴字本作蒓，從純。純乃絲名，其莖似之故也。齊民要術云：蒓性純而易生。種以淺深爲候，水深則莖肥而葉少，水淺則莖瘦而葉多。其性逐水而滑，故謂之蒓菜，并得葵名。顔之推家訓云：蔡朗父諱純，改蒓爲露葵。北人不知，以緑葵爲之。詩云「薄采其茆」，即蒓也。或諱其名，謂之錦帶。

【集解】【保昇曰】蓴葉似鳧葵，浮在水上。采莖堪啖。花黄白色，子紫色。三月至八月，莖細如釵股，黄赤色，短長隨水深淺，名爲絲蓴，

〔一〕慎：原作「傎」。據卷三藥對歲物藥品時珍引「楊慎卮言」改。

〔二〕淋：原脱。今據證類卷九鳧葵改。

味甘體軟。九月至十月漸粗硬。十一月萌在泥中，粗短，名瑰蓴，味苦體澀。人惟取汁作羹，猶勝雜菜。【時珍曰】蓴生南方湖澤中，惟吴、越人善食之。葉如荇菜而差圓，形似馬蹄。其莖紫色，大如筯，柔滑可羹。夏月開黄花。結實青紫色，大如棠梨，中有細子。春夏嫩莖未葉者名稚蓴，稚者小也。葉稍舒長者名絲蓴，其莖如絲也。至秋老則名葵蓴，或作豬蓴，言可飼豬也。又訛爲瑰蓴、龜蓴焉。餘見「鳧葵」下。

【氣味】甘，寒，無毒。【藏器曰】蓴雖水草，而性熱擁。【詵曰】蓴雖冷補，熱食及多食亦擁氣不下，甚損人胃及齒，令人顔色惡，損毛髮。和醋食，令人骨痿。【李廷〔一〕飛曰】多食性滑發痔。七月有蟲着上，食之令人霍亂。【主治】消渴熱痺。別録。和鯽魚作羹食，下氣止嘔。多食壓丹石。補大小腸虚氣，不宜過多。孟詵。治熱疸，厚腸胃，安下焦，逐水，解百藥毒并蠱氣。大明。

【發明】【弘景曰】蓴性冷而補，下氣。雜鱧魚作羹食亦逐水而性滑，服食家不可多用。【恭曰】蓴久食大宜人。合鮒魚作羹食，主胃弱不〔二〕下食者，至效。又宜老人，應入上品。故張翰臨秋風，思吴中之鱸〔三〕魚蓴羹也。【藏器曰】蓴體滑，常食發氣，令關節急，嗜睡。脚氣論中令人食之，此誤極深也。温病後脾弱不能磨化，食者多死。予所居近湖，湖中有蓴、藕。年中疫甚，飢人取蓴食之，雖病瘥者亦死。至秋大旱，人多血痢，湖中水竭，掘藕食之，闔境無他。蓴、藕之功，於斯見矣。

【附方】新三。一切癰疽。馬蹄草即蓴菜，春夏用莖，冬月用子，就於根側尋取，搗爛傅之。未成即消，已成即毒散。用菜〔四〕亦可。保生餘録。頭上惡瘡。以黄泥包豆豉煨熟，取出爲末，以蓴菜油調傅之。保幼大全。數種疔瘡。馬蹄草又名缺盆草、大青葉、臭紫草各等分，擂爛，以酒一碗浸之，去滓温服，三服立愈。經驗良方。

水藻 綱目

【釋名】【時珍曰】藻乃水草之有文者，潔浄如澡浴，故謂之藻。

【集解】【頌曰】藻生水中，處處有之。周南詩云：于以采藻，于沼于沚，于彼行潦，是也。陸機註云：藻生水底，有二種。一種〔五〕葉如雞蘇，莖如筯，長四五尺。一種葉如蓬蒿，莖如釵股，謂之聚藻。二藻皆可食，熟挼去腥氣，米麪糝蒸爲茹，甚滑美。荆、揚人飢荒以當穀食。【藏器曰】

〔一〕廷：據元史卷一百九十七李鵬飛傳，「廷」當爲「鵬」之誤。
〔二〕不：原作「鱸」。今據證類卷二十九蓴改。
〔三〕鱸：原脱。今據補同上。
〔四〕菜：據保生餘録外科瘡腫「治癰疽方」作「帶葉連根」，故云「菜」可也。
〔五〕一種：原脱。今據證類卷九海藻補。

馬藻生水中，如馬齒相連。【時珍曰】藻有二種，水中甚多。水藻，葉長二三寸，兩兩對生，即馬藻也。聚藻，葉細如絲及魚鰓狀，節節連生，即水藴也，俗名鰓草，又名牛尾蘊是矣。爾雅云：莙，牛藻也。郭璞注云：細葉蓬茸，如絲可愛，一節長數寸，長者二三十節，即蘊也。二藻皆可食，入藥以馬藻爲勝。左傳云「蘋蘩蘊藻」之菜，即此。

【氣味】甘，大寒，滑，無毒。【主治】去暴熱熱痢，止渴，擣汁服之。小兒赤白遊瘮，火焱熱瘡，擣爛封之。藏器。

【發明】【思邈曰】凡天下極冷，無過藻菜。但有患熱毒腫并丹毒者，取渠中藻菜，切擣傅之，厚三分，乾即易，其效無比。

海藻本經中品

【釋名】薚音單，出爾雅，別録作藫、落首本經、海蘿爾雅注。

【集解】【別録曰】海藻生東海池澤，七月七日采，暴乾。【弘景曰】生海島上，黑色如亂髮而大少許，葉大都似藻葉。【藏器曰】此有二種。馬尾藻生淺水中，如短馬尾細，黑色，用之當浸去鹹味。大葉藻生深海中及〔一〕新羅國，葉如水藻而大。海人以繩繫腰没水取之。五月以後有大魚傷人，不可取也。爾雅云，綸似綸，組似組，東海有之。正爲二藻也。【頌曰】此即水藻生於海中者，今登、萊諸州有之。陶隱居引爾雅綸、組註昆布，謂昆布似組，青苔、紫菜似綸。而陳藏器以綸、組爲二藻。陶説似近之。【時珍曰】海藻近海諸地采取，亦作海菜，乃立名目，貨之四方云。

【修治】【斅曰】凡使須用生烏豆，并紫背天葵，三件同蒸伏時，日乾用。【時珍曰】近人但洗净鹹味，焙乾用。

【氣味】苦、鹹，寒，無毒。【權曰】鹹，有小毒。【之才曰】反甘草。【時珍曰】按東垣李氏治瘰癧馬刀散腫潰堅湯，海藻、甘草兩用之。蓋以堅積之病，非平和之藥所能取捷，必令反奪以成其功也。【主治】癭瘤結氣，散頸下硬核痛，癰腫，癥瘕堅氣，腹中上下雷鳴，下十二水腫。本經。療皮間積聚，暴癀，瘤氣，結熱，利小便。別録。辟百邪鬼魅，治氣急心下滿，疝氣下墜，疼痛卵腫，去腹中幽幽作聲。甄權。治奔豚氣脚氣，水氣浮腫，宿食不消，五膈痰壅。李珣。

【發明】【元素曰】海藻氣味俱厚，純陰，沉也。治癭瘤馬刀諸瘡，堅而不潰者。經云：鹹能軟堅。營氣不從，外爲浮腫。隨各引經藥治之，腫無不消。【成無己曰】鹹味涌泄。故海藻之鹹，以泄水氣也。【詵曰】海藻起男子陰，消男子癀疾，宜常食之。南方人多食，北方人效之，倍生諸疾，更不宜矣。【時珍曰】海藻鹹能潤下，寒能洩熱引水，故能消癭瘤、結核、陰癀之堅聚，而除浮腫、脚氣、留飲、痰氣之濕熱，使邪氣自小便出也。

〔一〕及：原脱。今據證類卷九海藻補。

【附方】舊二，新二。海藻酒。治癭氣。用海藻一斤，絹袋盛之，以清酒二升浸之，春夏二日，秋冬三日。每服兩合，日三。酒盡再作。其滓曝乾爲末。每服方寸匕，日三服。不過兩劑即瘥。范汪方。癭氣初起。海藻一兩，黄連二兩，爲末。時時舐嚥。先斷一切厚味。丹溪方。項下瘰癧，如梅李狀。宜連服前方海藻酒消之。肘後方。蛇盤瘰癧，頭項交接者。海藻菜以蕎麪炒過，白殭蠶炒，等分爲末，以白梅泡湯和丸梧子大。每服六十丸，米飲下，必泄出毒氣。危氏得效方。

海藴温、緼、醖三音○拾遺　　【校正】自草部移入此。

【釋名】【時珍曰】緼，亂絲也。其葉似之，故名。

【氣味】鹹，寒，無毒。【主治】癭瘤結氣在喉間，下水。藏器。主水陰。蘇頌。

海帶宋嘉祐

【集解】【禹錫曰】海帶出東海水中石上，似海藻而粗，柔韌而長。今登州人乾之以束器物。醫家用以下水，勝於海藻、昆布。

【氣味】鹹，寒，無毒。【主治】催生，治婦人病，及療風下水。嘉祐。治水病癭瘤，功同海藻。時珍。

昆布别録中品

【釋名】綸布。【時珍曰】按吴普本草，綸布一名昆布，則爾雅所謂「綸似綸」，東海有之者，即昆布也。綸，音關，青絲綬也，訛而爲昆耳。陶弘景〔一〕以「綸」爲青苔、紫菜輩，謂「組」爲昆布。陳藏器又謂「綸」、「組」是二種藻。不同如此。

【集解】【别録曰】昆布生東海。【弘景曰】今惟出高麗。繩把索之如卷麻，作黄黑色，柔韌可食。爾雅云：綸似綸，組似組，東海有之。今青苔、紫菜皆似綸，而昆布亦似組，恐即是也。【藏器曰】昆布生南海，葉如手大，似薄葦，紫赤色。其細葉者，海藻也。【珣曰】其草順流而生。出新羅者葉細，黄黑色。胡人搓之爲索，陰乾，從舶上來中國。【時珍曰】昆布生登、萊〔二〕者，搓如繩索之狀。出閩、浙者，大葉似菜。蓋海中諸菜性味相近，主療一致。雖稍有不同，亦無大異也。

〔一〕弘景：原作「景弘」。今從江西本乙正。

〔二〕萊：原作「來」。沿海地名無「來州」，有萊州。今從江西本改。

【修治】【斅曰】凡使昆布，每一斤，用甑箅大小十箇，同剉細，以東流水煮之，從巳至亥，待鹹味去，乃晒焙用。

【氣味】鹹，寒，滑，無毒。【普曰】酸，鹹，寒，無毒。【權曰】温，有小毒。【主治】十二種水腫，癭瘤聚結氣，瘻瘡。別録。破積聚。思邈。治陰㿉腫，含之嚥汁。藏器。利水道，去面腫，治惡瘡鼠瘻。甄權。

【發明】【杲曰】鹹能軟堅，故癭堅如石者非此不除，此海藻同功。【詵曰】昆布下氣，久服瘦人，無此疾者不可食。海島之人愛食之，爲無好菜，只食此物，服久相習，病亦不生，遂傳説其功於北人。北人食之皆生病，是水土不宜〔一〕耳。凡是海中菜，皆損人，不可多食。

【附方】舊四。昆布臛。治膀胱結氣，急宜下氣。用高麗昆布一斤，白米泔浸一宿，洗去鹹味。以水一斛，煮熟劈細。入葱白一握，寸斷之。更煮極爛，乃下鹽、酢、糝、薑、橘、椒末調和食之。仍宜食粱米、粳米飯。極能下氣。無所忌。海藻亦可依此法作之。廣濟方。癭氣結核，癗癗腫硬。以昆布一兩，洗去鹹，晒乾爲散。每以一錢綿裹，好醋中浸過，含之嚥汁，味盡再易之。聖惠方。項下五癭。方同上。項下卒腫，其囊漸大，欲成癭者。昆布、海藻等分，爲末，蜜丸杏核大。時時含之，嚥汁。外臺。

越王餘算 拾遺〔二〕

【釋名、集解】【珣〔三〕曰】越王餘算生南海水中，如竹算子，長尺許。劉敬叔異苑云：昔晉安越王渡南海，將黑角白骨作算籌，其有餘者，棄於水中而生此。故葉白者似骨，黑者似角，遂以名之。相傳可食。

【附録】沙箸。【時珍曰】按劉恂嶺表録異有沙箸，似是餘算之類，今附於此。云海岸沙中生沙箸，春吐苗，其心若〔四〕骨，白而且勁，可爲酒籌。凡欲采者，須輕步向前拔之。不然，聞行聲遽縮入沙中，不可得也。

【氣味】鹹，温，無毒。【主治】水腫，浮氣結聚，宿滯不消，腹中虚鳴，並煮服之。李珣。

石帆 日華

【集解】【弘景曰】石帆狀如柏，水松狀如松。【藏器曰】石帆生海底，高尺餘。根如漆色，至稍上漸軟，作交羅紋。【大明曰】石帆紫色，

〔一〕宜：原作「直」。今據證類卷九昆布改。

〔二〕拾遺：原作海藥。據證類卷七一十種陳藏器餘越王餘筭及本卷分目録改。

〔三〕珣：據同上當作「藏器」。

〔四〕若：原作「茗」。今據四庫全書輯本嶺表録異卷下沙箸改。

梗大者如筯，見風漸硬，色如漆，人以飾作珊瑚裝。【頌曰】左思吴都賦：草則石帆、水松。劉淵林註云：石帆生海嶼石上，草類也。無葉，高尺許，其花離樓相貫連。若死則浮水中，人於海邊得之，稀有見其生者。

【氣味】甜、鹹，平，無毒。【主治】石淋。弘景。煮汁服，主婦人血結月閉。藏器。

水松〔一〕綱目

【集解】【弘景曰】水松狀如松□□□食〔二〕。【頌曰】出南海及交趾，生海水中。

【氣味】甘、鹹，寒，無毒。【主治】溪毒。弘景。水腫，催生。藏器。

〔一〕水松：此藥金陵諸本惟中研院本有，系補版。製錦堂本亦有配補，其内容與錢本同。

〔二〕□□□食：中研院本所闕三字，首字尚存上半。江西本三字全闕。湖北本補入「又可煮」三字。萬曆末翻刻本補入「采之可」三字。張朝璘本補入「海人採」三字。劉衡如推測當爲「丰茸可」三字。「丰」字與中研院本殘存半字上部相合。

本草綱目草部目録第二十卷

草之九　石草類一十九種

石斛本經　骨碎補開寶　石韋本經　金星草嘉祐
石長生本經○紅茂草附　石莧圖經○石垂附　景天本經
佛甲草圖經　虎耳草綱目　石胡荽四聲　螺厴草拾遺○即鏡面草
酢漿草唐本○酸草、三葉附　地錦嘉祐○即血見愁○金瘡小草附
離鬲草拾遺　仙人草拾遺　仙人掌草圖經
崖椶圖經○半天回、野蘭〔一〕、雞翁藤〔二〕附　紫背金盤圖經　白龍鬚綱目
右附方舊十，新四十七。

〔一〕野蘭：正文本藥正名作「野蘭根」。
〔二〕雞翁藤：正文此藥在「半天回」之前。

本草綱目草部第二十卷

草之九　石草類一十九種

石斛本經上品

【釋名】石蓫別録、金釵綱目、禁生本經、林蘭同、杜蘭別録。【時珍曰】石斛名義未詳。其莖狀如金釵之股，故古有金釵石斛之稱。今蜀人栽之，呼爲金釵花。盛弘之荆州記云，耒陽龍石山多石斛，精好如金釵，是矣。林蘭、杜蘭，與木部木蘭同名，恐誤。

【集解】【別録曰】石斛生六安山谷水旁石上。七月、八月采莖，陰乾。【弘景曰】今用石斛出始興。生石上，細實，以桑灰湯〔一〕沃之，色如金，形如蚱蜢髀者佳。近道亦有，次于宣城者。其生櫟木上者，名木斛。其莖至虚，長大而色淺。不入丸散，惟可爲酒漬煮之用。俗方最以補虚，療脚膝。【恭曰】今荆襄及漢中、江左又有二種。一種似大麥，累累相連，頭生一葉而性冷，名麥斛。一種莖大如雀髀，葉在莖頭，名雀髀斛。其他斛如竹，而節間生葉也。作乾石斛法：以酒洗蒸暴成，不用灰湯。或言生者漬酒，勝于乾者。【頌曰】今荆州、光州、壽州、廬州、江州、温州、台州亦有之，以廣南者爲佳。多在山谷中。五月生苗，莖似小竹節，節間出碎葉。七月開花，十月結實。其根細長，黄色。惟生石上者爲勝。【宗奭曰】石斛細若小草，長三四寸，柔韌，折之如肉而實。今人多以木斛混之，亦不能明。木斛中虚如禾草〔二〕，長尺餘，但色深黄光澤耳。【時珍曰】石斛叢生石上。其根紏〔三〕結甚繁，乾則白軟。其莖葉生皆青色，乾則黄色。開紅花。節上自生根鬚。人亦折下，以砂石栽之，或以物盛挂屋下，頻澆以水，經年不死，俗稱爲千年潤。石斛短而中實，木斛長而中虚，甚易分別。處處有之，以蜀中者爲勝。

【修治】【斅〔四〕曰】凡使，去根頭，用酒浸一宿，暴乾，以酥拌蒸之，從巳至酉，徐徐焙乾，用入補藥乃效。

【氣味】甘，平，無毒。【普曰】神農：甘，平。扁鵲：酸。李當之：寒。【時珍曰】甘、淡、微鹹。【之才曰】陸英爲之使。惡凝水石、巴豆。畏雷丸、僵蠶。【主治】傷中，除痺下氣，補五臟虚勞羸瘦，强陰益精。久服厚腸胃。本經。補内絶不足，平胃氣，長肌肉，

〔一〕湯：原脱。今據證類卷六石斛補。
〔二〕禾草：原作「木」。今據證類卷六石斛改。
〔三〕紏：諸本皆同。人衛本、華夏本均徑改「纠」。「紏」，絲黄色，見集韻，非「糾」之異寫。
〔四〕斅：原作「效」。今據卷一歷代諸家本草引雷公炮炙論改。

逐皮膚邪熱痱氣，脚膝疼冷痺弱，定志除驚。輕身延年。別録。益氣除熱，治男子腰脚軟弱，健陽，逐皮肌風痺，骨中久冷，補腎益力。權。壯筋骨，煖水臟，益智清氣。日華。治發熱自汗，癰疽排膿内塞。時珍。

【發明】【斅曰】石斛鎖涎，濇丈夫元氣。酒浸酥蒸，服滿一鎰，永不骨痛也。【宗奭曰】石斛治胃中虚熱有功。【時珍曰】石斛氣平，味甘、淡、微鹹，陰中之陽，降也。乃足太陰脾、足少陰右腎之藥。深師云：囊濕精少，小便餘瀝者，宜加之。一法：每以二錢入生薑一片，水煎代茶飲，甚清肺補脾也。

【附方】新二。睫毛倒入。川石斛、川芎藭等分，爲末。口[一]内含水，隨左右搐鼻，日二次。袖[二]珍方。飛蟲入耳：石斛數條，去根如筒子，一邊紝入耳中，四畔[三]以蠟封閉，用火燒石斛，盡則止。熏右耳，則蟲從左出。未出[四]更作。聖濟。

骨碎補宋開寶

【釋名】猴薑拾遺、胡猻薑志、石毛薑日華、石菴蕳。【藏器曰】骨碎補本名猴薑。開元皇帝以其主傷折，補骨碎，故命此名。或作骨碎布，訛矣。江西人呼爲胡孫薑，象形也。【時珍曰】菴蕳主折傷破血。此物功同，故有菴蕳之名。

【集解】【志曰】骨碎補生江南。根寄樹石上，有毛。葉如菴蕳。【藏器曰】嶺南虔、吉州亦有之。葉似石韋而一根，餘葉生于木。【大明曰】是樹上寄生草，根似薑而細長。【頌曰】今淮、浙、陝西、夔路州郡皆有之。生木或石上。多在背陰處，引根成條，上有黄赤毛及短葉附之。又抽大葉成枝，葉面青緑色，有青黄點，背青白色，有赤紫點。春生葉，至冬乾黄。無花實。采根入藥。【宗奭曰】此苗不似薑，亦不似菴蕳。每一[五]大葉兩旁，小葉叉牙，兩兩相對，葉長有尖瓣也。【時珍曰】其根扁長，略似薑形。其葉有椏缺，頗似貫衆葉。謂葉如菴蕳者殊謬，如石韋者亦差。

根【修治】【斅曰】凡采得，用銅刀刮去黄赤毛，細切，蜜拌潤，甑蒸一日，晒乾用。急用只焙乾，不蒸亦得也。

〔一〕末口：原字缺損。今據魁本袖珍方大全卷三眼目補正。
〔二〕袖：原字缺損。今據補正同上。
〔三〕四畔：原字缺損。今據聖濟總録卷一百一十五百蟲入耳補正。
〔四〕未出：原字缺損。今據補正同上。
〔五〕一：原闕一字。底本描補。今據證類卷十一骨碎補補。

【氣味】苦，温，無毒。【大明曰】平。【主治】破血止血，補傷折。開寶。主骨中毒氣，風血疼痛，五勞六極，足〔一〕手不收，上熱下冷。權。惡疾，蝕爛肉，殺蟲。大明。研末，豬腎夾煨，空心食，治耳鳴，及腎虚久泄，牙疼。時珍。

【發明】【頌曰】骨碎補入婦人血氣藥。蜀人治閃折筋骨傷損，取根擣篩，煮黄米粥和裹傷處，有效。【時珍曰】骨碎補足少陰藥也。故能入骨，治牙，及久泄痢。昔有魏刺史子久泄，諸醫不效，垂殆。予用此藥末入豬腎中煨熟與食，頓住。蓋腎主大小便，久泄屬腎虚，不可專從脾胃也。雷公炮炙論用此方治耳鳴，耳亦腎之竅也。案戴原禮症治要訣云：痢后下虚，不善調養，或遠行，或房勞，或外感，致兩足痿軟，或痛或痺，遂成痢風。宜用獨活寄生湯吞虎骨四斤丸，仍以骨碎補三分之一，同研取汁，酒解服之。外用杜牛膝〔二〕、杉木節、萆薢、白芷、南星煎湯，頻頻熏洗。此亦從腎虚骨痿而治也。

【附方】舊二，新三。虚氣攻牙，齒痛血出，或痒痛。骨碎補二兩，銅刀細剉，瓦鍋慢火炒黑，爲末。如常揩齒，良久吐之，嚥下亦可。劉松石云：此法出靈苑方，不獨治牙痛，極能堅骨固牙，益精髓，去骨中毒氣疼痛。牙動將落者，數擦立住〔三〕，再不復動，經用有神。風蟲牙痛。骨碎補、乳香等分，爲末糊丸，塞孔中。名金針丸。聖濟總録。耳鳴耳閉。骨碎〔四〕補削作細條，火炮，乘熱塞之。蘇氏圖經。病後髪落。胡孫薑、野薔薇嫩枝煎汁，刷之。腸風失血。胡孫薑燒存性五錢，酒或米飲服。仁存方。

石韋本經中品

【釋名】石韉音蔗、石皮别録、石蘭。【弘景曰】蔓延石上，生葉如皮，故名石韋。【時珍曰】柔皮曰韋，韉〔五〕亦皮也。

【集解】【别録曰】石韋生華陰山谷石上，不聞水聲及人聲者良。二月采葉，陰乾。【弘景曰】處處有之。出建平者，葉長大而厚。【恭曰】此物叢生石旁陰處，亦不作蔓。其生古瓦屋上者名瓦韋，療淋亦好。【頌曰】今晉、絳、滁、海、福州、江寧皆有之。叢生石上，葉如柳，背有毛

〔一〕足：證類卷十一骨碎補作「口」。
〔二〕杜牛膝：藥名。證治要訣卷八大小腑門痢作「杜仲牛膝」，故此「杜牛膝」乃脱字所致誤名。
〔三〕住：底本原字漫漶。今據美國國會本補正。
〔四〕骨碎：二字漫漶。今據證類卷十一骨碎補引圖經補正。
〔五〕韉：底本原字漫漶。今據美國國會本補正。

而斑點如皮。福州別有一種石皮，三月有毛〔一〕，采葉〔二〕作浴湯，治風。【時珍曰】多生陰厓險罅處。其葉長者近尺，闊寸餘，柔韌如皮，背有黃毛。亦有金星者，名金星草，並凌冬不凋。又一種如杏葉者，亦生石上，其性相同。

【修治】【別録曰】凡用去黃毛。毛〔三〕射人肺，令人欬，不可療。【大明曰】入藥去梗，須微炙用。一法：以羊脂炒乾用。

【氣味】苦，平，無毒。【別録曰】甘。【權曰】微寒。【之才曰】滑石、杏仁、射干爲之使。得菖蒲良。制丹砂、礬石。

【主治】勞熱邪氣，五癃閉不通，利小便水道。本經。止煩下氣，通膀胱滿，補五勞，安五臟，去惡風，益精氣。別録。治淋瀝遺溺。日華。炒末，冷酒調服，治發背。頌。主崩漏金瘡，清肺氣。時珍。

【附方】新五。小便淋痛。石韋、滑石等分，爲末。每飲服刀圭，最駛〔四〕。聖惠。小便轉脬。石韋去毛、車前子各二錢半，水二琖，煎一琖，食前服。指迷方。崩中漏下。石韋爲末。每服三錢，溫酒服，甚效。便前有血。石皮〔五〕爲末。茄子枝煎湯下二錢。普濟方。氣熱欬嗽。石韋、檳榔等分，爲末。薑湯服二錢。聖濟録。

金星草宋嘉祐

【釋名】金釧草圖經、鳳尾草綱目、七星草。【時珍曰】即石韋之有金星者。圖經重出七星草，併入。

【集解】【禹錫曰】金星草，西南州郡多有之，以戎州者爲上。喜生背陰石上淨處，及竹箐中少日色處，或生大木下，及背陰古瓦屋上。初出深綠色，葉長一二尺，至深冬背生黃星點子，兩兩相對，色如金，因得金星之名。無花實，凌冬不凋。其根盤屈如竹根而細，折之有筋，如豬馬鬉。五月和根采之，風乾用。【頌曰】七星草生江州山谷石上。葉如柳而長，作蔓延，長二三尺。其葉堅硬，背上有黃點如七星。采無時。

【氣味】苦，寒，無毒。【頌曰】微酸。【崔昉曰】制三黃、砂、汞、礬石。

〔一〕毛：證類卷八石韋引圖經作「花」。
〔二〕葉：原脱。今據證類卷八石韋補。
〔三〕毛：原脱。今據補同上。
〔四〕駛：聖惠方卷五十八治石淋諸方云「頻下砂石」，故「駛」當爲「駃」之形誤。「駃」同「快」。
〔五〕石皮：據證類卷二十三安石榴引孫其人方，此藥爲「石榴皮」。普濟方卷三十八臟毒下血轉引此方亦用「石榴皮」。

【主治】發背癰瘡，結核。解流黄丹石毒，連根半斤，酒五升，銀器煎服，先服石藥悉下。亦可作末，冷水服方寸匕。塗瘡腫殊效。根浸油塗頭，大生毛髮。嘉祐。烏髭髮。頌。解熱，通五淋，凉血。時珍。

【發明】【頌曰】但是瘡毒，皆可服之。然性至冷，服后下利，須補治乃平復。老年不可輒服。【宗奭曰】丹石毒發于背及一切癰腫。以其根葉二錢半，酒一大盞，煎服，取下黑汁。不惟下所服石藥，兼毒去瘡愈也。如不飲酒，則爲末，以新汲水服，以知爲度。【時珍曰】此藥大抵治金石發毒者。若憂鬱氣血凝滯而發毒者，非所宜也。

【附方】舊一，新二。五毒發背。金星草和根淨洗，慢火焙乾。每四兩入生甘草一錢，擣末，分作四服。每服用酒一升，煎二三沸，更以温酒三二升相和，入缾器内封固，時時飲之。忌生冷油肥毒物。經驗方。熱毒下血。金星草、陳乾薑各三兩，爲末。每服一錢，新汲水下。本事方。脚膝爛瘡。金星草背上星，刮下傅之，即乾。集簡方。

石長生本經下品

【釋名】丹草本經、丹沙草。【時珍曰】四時不凋，故曰長生。

【集解】【别録曰】石長生，生咸陽山谷。【弘景曰】俗中時有采者，方藥不復用。近道亦有，是細細草葉，花紫色。南中多生石巖下，葉似蕨而細如龍須草[一]，黑如光漆，高尺餘，不與餘草雜也。【恭曰】苗高尺許，五六月采莖葉用。今市人用齡筋草爲之，葉似青葙，莖細勁紫色，今太常用者是也。【時珍曰】宋祁益部方物記：長生草生山陰蕨地，修莖茸葉，色似檜而澤，經冬不凋。

【氣味】鹹，微寒，有毒。【普曰】神農：苦。雷公：辛。桐君：甘。【權曰】酸，有小毒。【主治】寒熱，惡瘡大熱，辟鬼氣不祥。本經。下三蟲。别録。治疥癬，逐諸風，治百邪魅。權。

【附録】紅茂草圖經。【頌曰】味苦，大凉，無毒。主癰疽瘡腫。焙研爲末，冷水調貼。一名地没藥，一名長生草。生施州，四季枝葉繁，故有長生之名。春采根葉。【時珍曰】案庚辛玉册云：通泉草，一名長生草，多生古道丘壟荒蕪之地。葉似地丁，中心抽一莖，開黄白花如雪，又似麥飯，摘下經年不槀。根入地至泉，故名通泉。俗呼秃瘡花。此草有長生之名，不知與石長生及紅茂草亦一類否？故並附之。

[一] 草：原脱。今據證類卷十一石長生引陶隱居補。

石莧宋圖經

【集解】【頌曰】生筠州，多附河岸沙石上。春生苗，莖青，高一尺以來，葉如水柳而短。八九月土人采之。

【氣味】辛，苦，有小毒。【主治】同甘草煎服，主齁䶎，又吐風涎。頌。

【附録】石垂。【頌曰】生福州山中。三月花，四月采子，生擣爲末，丸服，治蠱毒。

景天本經上品

【釋名】慎火本經、戒火同、救火別録、據火同、護火綱目、辟火同、火母別録。【弘景曰】衆藥之名，景天爲麗。人皆盆盛養于屋上，云可辟火，故曰慎火。方用亦希。

【集解】【別録曰】景天生太山川谷。四月四日、七月七日采，陰乾。【頌曰】今南北皆有之。人家種于中庭，或盆置屋上。春生苗，葉似馬齒莧而大，作層而上，莖極脆弱。夏中開紅紫碎花，秋後枯死。亦有宿根者。苗、葉、花並可用。【宗奭曰】極易種，折枝置土中，澆溉旬日便生也。【時珍曰】景天，人多栽于石山上。二月生苗，脆莖，微帶赤黄色，高一二尺，折之有汁。葉淡緑色，光澤柔厚，狀似長匙頭及胡豆葉而不尖。夏開小白花，結實如連翹而小，中有黑子如粟粒。其葉味微甘苦，煠熟水淘可食。

【正誤】【弘景曰】廣州城外有一樹，大三四圍，名慎火樹。【志曰】嶺表人言並無此説。蓋録書者篡入謬言，非陶氏語也。

【氣味】苦，平，無毒。【別録曰】酸。【大明曰】寒，有小毒。可煅朱砂。

【主治】大熱火瘡，身熱煩，邪惡氣。本經。諸蠱毒，痂疕，寒熱風痺，諸不足。別録。療金瘡止血。煎水浴小兒，去煩熱驚氣。弘景。風疹惡痒，小兒丹毒及發熱。權。熱狂赤眼，頭痛，寒熱遊風，女人帶下。日華。

花。【主治】女人漏下赤白。輕身明目。本經。

【附方】舊五，新二。驚風煩熱。慎火草煎水浴之。普濟方。

小兒中風。汗出中風，一日頭項腰熱，二日手足不屈。用慎火草乾者半兩，麻黄、丹參、白术各〔一〕二錢半，爲末。每服半錢，漿水調服。三四歲服一錢。聖濟録。

〔一〕各：原脱。今據聖濟總録卷一百七十四小兒中風「慎火草散」補。

嬰孺風疹在皮膚不出，及瘡毒。取慎火苗葉五大兩，和鹽三大兩，同研絞汁。以熱手摩塗，日再上之。圖經。

熱毒丹瘡。千金用慎火草擣汁拭之。日夜拭一二十徧。一方：入苦酒擣泥塗之。○楊氏產乳治烟火丹毒，從兩股兩脇起，赤如火。景天草、真珠末一兩，擣如泥。塗之，乾則易。漆瘡作痒。挼慎火草塗之。外臺。

眼生花瞖，澀痛難開。景天擣汁，日點三五次。聖惠。

產後陰脱。慎火草一斤陰乾，酒五升，煮汁一升，分四服。子母秘録。

佛甲草宋圖經

【集解】【頌曰】佛甲草生筠州。多附石向陽而生，似馬齒莧而細小且長，有花黄色，不結實，四季皆有。【時珍曰】二月生苗成叢，高四五寸，脆莖細葉，柔澤如馬齒莧，尖長而小。夏開黄花，經霜則枯。人多栽于石山瓦牆上，呼爲佛指甲。救荒本草言高一二尺，葉甚大者，乃景天，非此也。

【氣味】甘，寒，微毒。【主治】湯火灼瘡，研貼之。頌。

虎耳草綱目

【釋名】石荷葉見下。

【集解】【時珍曰】虎耳生陰濕處，人亦栽于石山上。莖高五六寸，有細毛，一莖一葉，如荷蓋狀。人呼爲石荷葉，葉大如錢，狀似初生小葵葉及虎之耳形。夏開小花，淡紅色。

【氣味】微苦、辛，寒，有小毒。【獨孤滔曰】汁煮砂子。

【主治】瘟疫，擂酒服。生用吐利人，熟用則止吐利。又治聤耳，擣汁滴之。痔瘡腫痛者，陰乾，燒烟桶中熏之。時珍。

石胡荽四聲本草

【校正】自菜部移入此。

【釋名】天胡荽綱目、野園荽同、鵝不食草食性、雞腸草詳見下名。

【集解】【時珍曰】石胡荽生石縫及陰濕處小草也。高二三寸，冬月生苗，細莖小葉，形狀宛如嫩胡荽。其氣辛薰不堪食，鵝亦不食之。夏開細花，黄色，結細子。極易繁衍，僻地則鋪滿也。案孫思邈千金方云：一種小草，生近水渠中濕處，狀類胡荽，名天胡荽，亦名雞腸草。即此草也。與繁縷之雞腸名同物異。

【氣味】辛，寒，無毒。【時珍曰】辛，温。汁制砒石、雄黃。

【主治】通鼻氣，利九竅，吐風痰。炳。去目瞖，挼塞鼻中，瞖膜自落。藏器。療痔病。詵。解毒，明目，散目赤腫雲瞖，耳聾，頭痛腦酸，治痰瘧齁鮯，鼻窒不通，塞鼻瘜自落，又散瘡腫。時珍。

【發明】【時珍曰】鵝不食草，氣温而升，味辛而散，陽也，能通于天。頭與肺皆天也。故能上達頭腦，而治頂痛目病，通鼻氣而落瘜肉。内達肺經而治齁鮯痰瘧，散瘡腫。其除瞖之功尤顯神妙。人謂陳藏器本草惟務廣博〔一〕，鄙俚之言也。若此藥之類，表出殊功，可謂務博已乎？案倪维〔二〕德原機啓微集云：治目瞖嗃鼻碧雲散，用鵝不食草解毒爲君，青黛去熱爲佐，川芎之辛破留除邪爲使，升透之藥也。大抵如開鍋蓋法，常欲邪毒不閉，令有出路。然力小而鋭，宜常嗃以聚其力。凡目中諸病，皆可用之。生挼更神。王璽集要詩云：赤眼之餘瞖忽生，草中鵝不食爲名。塞于鼻〔三〕内頻頻换，三日之間復舊明。

【附方】新七。寒痰齁喘。野園荽研汁，和酒服，即住。集簡方。

嗃鼻去瞖。碧雲散：治目赤腫脹，羞明昏暗，隱澀疼痛，眵淚風痒，鼻塞，頭痛腦酸，外瞖扳睛諸病。鵝不食草晒乾二錢，青黛、川芎各一錢，爲細末。噙水一口，每以米許嗃入鼻内，淚出爲度。一方去青黛。倪氏啓微集。

貼目取瞖。鵝不食草擣汁熬膏一兩，爐甘石火煅童便淬三次三錢，上等瓷器末一錢半，熊膽二錢，硇砂少許，爲極細末，和作膏。貼在瞖上，一夜取下。用黄連、黄檗煎湯洗淨，看如有，再貼。孫天仁集效方。

塞耳治瞖詩。見「發明」。

牙疼嗃鼻。鵝不食草綿裹懷乾爲末。含水一口，隨左右嗃之。亦可挼塞。聖濟録。

一切腫毒。野園荽一把，穿山甲燒存性七分，當歸尾三錢，擂爛，入酒一盌，絞汁服。以渣傅之。集簡方。

濕毒脛瘡。磚縫中生出野園荽，夏月采取，晒收爲末。每以五錢，汞粉五分，桐油調作隔紙膏，周圍縫定。以茶洗淨，縛上膏藥，黄水出，五六日愈。此吴竹卿方也。簡便方。

脾寒瘧疾。石胡荽一把，杵汁半盌，入酒半盌，和服，甚效。集簡方。

〔一〕博：原作「搏」。張本作「博」，義長，今從改。下一「博」字同，不另注。

〔二〕维：原作「惟」，今據原機啟微原書卷首題名改。

〔三〕鼻：醫林集要卷十一眼目門作「耳」。下文「附方」有「塞耳治瞖」，下注「詩見發明」，故當以「耳」爲正。

痔瘡腫痛。石胡荽擣，貼之。同上。

螺厴草拾遺

【釋名】鏡面草。【時珍曰】皆象形也。

【集解】【藏器曰】蔓生石上，葉狀似螺厴，微帶赤色而光如鏡，背有少毛，小草也。

【氣味】辛。【主治】癰腫風疹，脚氣腫，擣爛傅之。亦煮湯洗腫處。藏器。治小便出血，吐血衄血，齲齒痛。時珍。

【發明】【時珍曰】案陳日華經驗方云：年二十六，忽病小便后出鮮血數點而不疼，如是一月，飲酒則甚。市醫张康以草藥汁一器，入少蜜少進，兩服而愈。求其方，乃鏡面草也。

【附方】新七。吐血衄血。鏡面草水洗，擂酒服。朱氏集驗方。

牙齒蟲痛。乾坤生意用鏡面草不拘多少，以水缸下泥同擣成膏，入香油二三點，研勻。貼于疼處腮上。○楊氏家藏方用鏡面草半握，入麻油二點，鹽半捻，挼碎。左疼塞右耳，右疼塞左耳。以薄泥餅貼耳門閉其氣，仍仄卧。泥耳一二時，去泥取草放水中，看有蟲浮出，久者黑，次者褐，新者白。須于午前用之。徐克安一乳婢，苦此不能食，用之，出數蟲而安。

小兒頭瘡。鏡面草日乾爲末，和輕粉、麻油傅之，立效。楊氏家藏方。

手指腫毒。又指惡瘡，消毒止痛。鏡面草擣爛，傅之。壽域神方。

蛇纏惡瘡。鏡面草入鹽杵爛，傅之妙。解鼠莽毒。鏡面草自然汁、清油各一盃和服，即下毒三五次。以肉粥補之，不可遲。張杲醫説。

酢漿草唐本草

【校正】併入圖經赤孫施。

【釋名】酸漿圖經、三葉酸綱目、三角酸綱目、酸母綱目、醋母蘇恭、酸箕李當之、鳩酸蘇恭、雀兒酸綱目、雀林草綱目、小酸茅蘇恭、赤孫施圖經。【時珍曰】此小草三葉酸也，其味如醋。與燈籠草之酸漿，名同物異。唐慎微本草以此草之方收入彼下，誤矣。閩人鄭樵通志言「福人謂之孫施」，則蘇頌圖經赤孫施生福州，葉如浮萍者，即此也。孫施亦酸箕之訛耳，今併爲一。

【集解】【恭曰】酢漿生道旁陰濕處，叢生。莖頭有三葉，葉如細萍。四月、五月采，陰乾。【保昇曰】葉似水萍，兩葉並大葉同枝，黄花黑實。【頌曰】南中下濕地及人家園圃中多有之，北地亦或有生者。初生嫩時，小兒喜食之。南人用揩鍮石器，令白如銀。【時珍曰】苗高一二寸，叢生布地，極易繁衍。一枝三葉，一葉兩片，至晚自合帖，整整如一。四月開小黄花，結小角，長一二分，内有細子。冬亦不凋。方士采制砂、汞、硇、礬、砒石。蘇頌。

【氣味】酸，寒，無毒。【主治】殺諸小蟲。惡瘡瘑瘻，搗傅之。食之解熱渴。唐本。主小便諸淋，赤白帶下。同地錢、地龍，治沙石淋。煎湯洗痔痛、脱肛甚效。搗塗湯火蛇蠍傷。時珍。赤孫施：治婦人血結，用一搦洗，細研[一]，煖酒服之。蘇頌。

【附方】舊一，新七。小便血淋。酸草搗汁，煎五苓散服之。俗名醋啾啾是也。王璆百一選方。諸淋赤痛。三葉酸漿草洗，研取自然汁一合，酒一合和匀。空心温服，立通。沈存中靈苑方。二便不通。酸草一大把，車前草一握，搗汁，入砂糖一錢，調服一盞。不通再服。摘玄方。赤白帶下。三葉酸草，陰乾爲末。空心温酒服三錢匕。千金方。痔瘡出血。雀林草一大握，水二升，煮一升服。日三次，見效。外臺秘要。癬瘡作痒。雀兒草即酸母草，擦之，數次愈。永類方。蛇虺螫傷。酸草搗傅。崔氏方。牙齒腫痛。酸漿草一把洗淨，川椒四十九粒去目，同搗爛，絹片裹定如箭大，切成豆粒大。每以一塊塞痛處，即止。節齋醫論。

【附録】酸草。【别録有名未用曰】主輕身延年。生名山醴泉上陰厓。莖有五葉青澤，根赤黄。可以消玉。一名醜草。【弘景曰】李當之云是今酸箕草，布地生者，處處有之。然恐非也。三葉。【别録有名未用曰】味辛。主寒熱，蛇蜂螫人。生田中，莖小黑白，高三尺，根黑。三月采，陰乾。一名三石，一名當田，一名赴魚。

地錦宋嘉祐

【校正】併入有名未用别録地朕。

【釋名】地朕吴普、地噤拾遺、夜光吴普、承夜吴普、草血竭綱目、血見愁綱目、血風草綱目、馬螘草綱目、雀兒卧單綱目、醬瓣草玉册、猢猻頭草。【别録曰】地朕，三月采之。【藏器曰】地朕，一名地錦，一名地噤。蔓延着地，葉光净，露下有光。【時珍曰】赤莖布地，故曰地錦。專治血病，故俗稱爲血竭、血見愁。馬螘、雀兒喜聚之，故有馬螘、雀單之名。醬瓣、猢猻頭，象花葉形也。

【集解】【禹錫曰】地錦草生近道田野，出滁州者尤良。莖葉細弱，蔓延于地。莖赤，葉青紫色，夏中茂盛。六月開紅花，結細實。取苗子用之。絡石註有地錦，是藤蔓之類，與此同名異物。【時珍曰】田野寺院及階砌間皆有之小草也。就地而生，赤莖黄花黑實，狀如蒺藜之朵，斷莖有汁。方士秋月采，煮雌雄、丹砂、硫黄。

[一] 細研：原脱。今據證類卷三十赤孫施補。

【氣味】辛，平，無毒。【别録曰】地朕：苦，平，無毒。【主治】地朕：主心氣，女子陰疝血結。別録。地錦：通流血脉，亦可治氣。嘉祐。主癰腫惡瘡，金刅[一]撲損出血，血痢下血崩中，能散血止血，利小便。時珍。

【附方】舊一，新十一。臟毒赤白。地錦草洗，暴乾爲末。米飲服一錢，立止。經驗方。血痢不止。地錦草晒研。每服二錢，空心米飲下。乾坤生意。大腸瀉血。血見愁少許，薑汁和擣，米飲服之。戴原禮證治要訣。婦人血崩。草血竭嫩者蒸熟，以油、鹽、薑淹食之，飲酒一二盃送下。或陰乾爲末，薑酒調服一二錢，一服即止。生于磚縫井砌間，少在地上也。危亦林得效方。小便血淋。血風草，井水擂服，三度即愈。劉長春經驗方。金瘡出血。不止。血見愁草研爛塗之。危氏得效方。惡瘡見血。方同上。瘡瘍刺骨。草血竭擣罨之，自出。本草權度。癰腫背瘡。血見愁一兩，酸漿草半兩焙，當歸二錢半焙，乳香、没藥各一錢二分半，爲末。每服七錢，熱酒調下。如有生者，擂酒熱服，以渣傅之亦效。血見愁惟雄瘡用之，雌瘡不作。楊清叟外科方。風瘡疥癩。血見愁草同滿江紅草擣末，傅之。乾坤秘韞。趾間雞眼，割破出血。以血見愁草擣傅之，妙。乾坤秘韞。脾勞黄疸。如聖丸：用草血竭、羊羶草、桔梗、蒼术各一兩，甘草五錢，爲末。先以陳醋二盌入鍋，下皂礬四兩，煎熬良久，下藥末，再入白麪不拘多少，和成一塊，丸如小豆大。每服三五十丸，空腹醋湯下，一日二服。數日面色復舊也。乾坤秘韞。

【附録】金瘡小草拾遺。【藏器曰】味甘，平，無毒。主金瘡，止血長肌，斷鼻中衄血，取葉挼傅。亦煮汁服，斷血瘀及卒下血。又預和石灰杵爲丸，日乾，臨時刮傅之。生江南村落田野間下濕地，高一二寸許，如薺而葉短。春夏間有淺紫花，長一粳米許。

離鬲草拾遺

【集解】【藏器曰】生人家階庭濕處，高二三寸，苗葉似羃䍥[二]。江東有之，北土無也。

【氣味】辛，寒，有小毒。【主治】瘰癧丹毒，小兒無辜寒熱，大腹痞滿，痰飲膈上熱。生研汁服一合，當吐出宿物。去瘧爲上。藏器。

仙人草拾遺

【集解】【藏器曰】生階庭間，高二三寸，葉細有雁齒，似離鬲草。北地不生。

〔一〕刅：張本作「刃」。「刅」，音義均同「創」，非「刃」也。

〔二〕羃䍥：原作「幕罨」。今據證類卷八離鬲草改。

【氣味】缺。【主治】小兒酢瘡，頭小而硬者，煮湯浴，并擣傅。丹毒入腹者必危，可飲冷藥，及用此洗之。又挼汁滴目，明目去瞖。藏器。

仙人掌草宋圖經

【集解】【頌曰】生合州、筠州，多于石上貼壁而生。如人掌形，故以名之。葉細而長，春生，至冬猶有。四時采之。

【氣味】苦、濇，寒，無毒。【主治】腸痔瀉血，與甘草浸酒服。蘇頌。焙末油調，摻小兒白禿瘡。時珍。

崖椶宋圖經

【集解】【頌曰】生施州石崖上。苗高一尺以來，其狀如椶，四季有葉無花。土人采根去粗皮，入藥。

【氣味】甘、辛，温，無毒。【主治】婦人血氣，并五勞七傷。以根同半天回、雞翁藤、野蘭根四味，洗焙爲末。每服二錢，温酒下。丈夫無所忌，婦人忌雞、魚、濕麪。蘇頌。

【附録】雞翁藤。【頌曰】生施州。蔓延大木上，有葉無花。味辛，性温，無毒。采無時。

半天回。【頌曰】生施州。春生苗，高二尺以來，赤斑色，至冬苗枯。土人夏月采根，味苦、濇，性温，無毒。

野蘭根。【頌曰】生施州。叢生，高二尺以來，四時有葉無花。其根味微苦，性温，無毒。采無時。方並見上。

紫背金盤宋圖經

【集解】【頌曰】生施州。苗高一尺以來，葉背紫，無花。土人采根用。【時珍曰】湖湘水石處皆有之，名金盤藤。似醋筒草而葉小，背微紫。軟莖引蔓似黄絲，搓之即斷，無汁可見。方士用以制汞。他處少有。○醋筒草：葉似木芙蓉而偏，莖空而脆，味酸，開白花。廣人以鹽醋淹食之。

【氣味】辛、濇，熱，無毒。【主治】婦人血氣痛，洗焙研末，酒服半錢。孕婦勿服，能消胎氣。忌雞、魚、羊血、濕麪。蘇頌。

白龍鬚綱目

【集解】【時珍曰】劉松石保壽堂方云：白龍鬚生近水旁有石處，寄生搜風樹節，乃樹之餘精也。細如椶絲，直起無枝葉，最難得真者。一種萬纏草，生于白線樹根，細絲相類，但有枝莖，梢粗爲異。誤用不效。愚案：所云二樹名皆隱語，無從攷證。

【氣味】缺。平，無毒。【主治】男子婦人風濕腰腿疼痛，左癱右瘓，口目喎斜，及産後氣血流散，脛骨痛，頭目昏暗，腰腿痛不可忍，並宜之。惟虚勞癱痿不可服。研末，每服一錢，氣弱者七分，無灰酒下。密室隨左右貼牀卧，待汗出自乾，勿多蓋被，三日勿下牀見風。一方：得疾淺者，用末三錢，瓷瓶煮酒一壺。每日先服桔梗湯少頃，飲酒二盞。早一服，晚一服。保壽堂方。

【發明】【時珍曰】保壽方云：成化十二年，盧玄真道士六十七歲，六月偶得癱瘓，服白花蛇丸，牙齒盡落。三年扶病入山，得此方，服百日，復舊，壽至百歲乃卒。凡男婦風濕腰腿痛，先服小續命湯及滲濕湯后，乃服此。凡女人産后腰腿腫痛，先服四物湯二服，次日服此。若癱瘓年久，痰老氣微者，服前藥出汗，三日之后，則日服龍鬚末一分，好酒下。隔一日服二分，又隔一日服三分，又隔一日服四分，又隔一日服五分。又隔一日，復從一分起，如前法，周而復始。至月餘，其病漸愈。謂之升陽降氣，調髓蒸骨，追風逐邪，排血安神。忌房事、魚、鵝、雞、羊、韭、蒜、蝦、蟹，及寒冷動風之物。又不可過飲酒及麪食，只宜米粥蔬菜。

【附方】新一。諸風癱瘓，筋骨不收。用白龍鬚根皮一兩，鬧羊花即老虎花七分，好燒酒三斤，封固，煮一炷香，埋土中一夜。能飲者三盃，不能飲者一盃，卧時服。服至三五盃見效。但知痛者可治。坦仙皆效方。

本草綱目草部目録第二十一卷

草之十　苔類一十六種

陟釐別録　乾苔食療　井中苔〔一〕別録　船底苔食療

石蕊拾遺　地衣〔二〕日華○即仰天皮　垣衣別録　屋遊別録

昨葉何草唐本○即瓦松○紫衣附　烏韭本經○百蕊草附　土馬騣嘉祐

卷柏本經○地柏、含生草附　玉柏別録　石松拾遺　桑花日華○艾納附

馬勃別録

右附方舊三，新三十三。

草之十一　雜草九種，有名未用一百五十三種

雜草：拾遺四種，嘉祐二種，綱目三種。

百草　百草花　井口邊草　樹孔中草

產死婦人冢〔三〕上草　燕蓐草　雞窠草

豬窠草　牛齝草

神農本經　屈草　別羇

〔一〕井中苔：正文本藥正名作「井中苔及萍藍」。

〔二〕地衣：正文本藥正名作「地衣草」。

〔三〕冢：正文本藥正名作「塚」。

名醫別録

離婁〔一〕草　神護草　黄護草
雀醫草　木甘草　益决草
九熟草　兑草　異草　灌草
葩草　莘草　英草〔二〕　封華
隩〔三〕華　節華　讓實　羊實
桑莖實　可聚實　滿陰實　馬顛
馬逢　兔棗　鹿良　雞涅
犀洛　雀梅　燕齒　土齒
金莖　白背　青雌　白辛
赤舉　赤涅　赤赫　黄秫
黄辯　紫給　紫藍　糞藍
巴朱　柒〔四〕紫　文石　路石
曠石　敗石　石劇　石芸
竹付　秘惡　盧精　唐夷
知杖　河煎　區余　王明
師系〔五〕　并苦　索干　良達

〔一〕婁：正文本藥正名作「樓」。
〔二〕英草：正文本藥正名此後有「華」字。
〔三〕隩：原作「㥀」。今據證類卷三十隩華改。
〔四〕柒：原作「柴」。今據證類卷三十柒紫改。
〔五〕系：原作「絲」。今據證類卷三十師系改，与正文合。

弋[一]共　船虹　姑活　白女腸
白扇根　黃白支　父陛根　疥拍腹
五母麻　五色符　救赦人者　常吏之生
載　慶　腂　芥

本草拾遺

鴆鳥漿　七仙草[二]　吉祥草
雞脚草　兔肝草　斷罐草
千金鑩　土[三]落草　倚[四]待草　藥王草
筋子根　盧藥　無風獨搖草

海藥本草

宜南草

開寶本草

陀得花

圖經外類

建水草　百藥祖　催風使
刺虎　石逍遥　黃寮郎
黃花了　百兩金　地茄子[五]　田母草
田麻　芥心草　苦芥子　布里草
茆質汗　胡堇草　小兒群　獨脚仙
撮石合草　露筋草

本草綱目

九龍草　荔枝草　水銀草

〔一〕弋：原作「戈」。今據證類卷三十弋共改。
〔二〕七仙草：正文脱此條目。此藥見證類卷六七仙草
〔三〕土：此前原有一字闕。今據證類卷八土落草删。
〔四〕倚：此後原有一字闕。今據證類卷六倚待草删。
〔五〕地茄子：原作「地芥草」。今據證類卷三十地茄子改，与正文合。

透骨草
蛇眼草
鵝項草
蛇魚草
九里香草
白延草
環腸草
劄耳草〔一〕
銅鼓草
鼈藺草
野芗草
纖霞草
牛脂芳〔二〕
鴨脚青
天仙蓮
雙頭蓮
豬藍子
天芥菜
佛掌花
郭公刺
籩箕柴
碎米柴
羊屎柴
山枇杷柴
三角風
葉下紅
滿江紅
隔山消
石見穿
醉醒草〔三〕
墓頭回
羊茅
阿兒只〔四〕
阿息兒
奴哥撒兒

〔一〕劄耳草：正文此後有「耳環草」。
〔二〕芳：正文此藥名作「芀」。
〔三〕醉醒草：正文同。據開元天寶遺事當作「醒醉草」。參正文該藥名注。
〔四〕阿兒只：正文同。據西使記當作「阿只兒」。參正文該藥名注。

本草綱目草部第二十一卷

草之十　苔類一十六種

陟釐別録中品

【釋名】側梨恭、水苔開寶、石髮同、石衣廣雅、水衣説文、水綿綱目、藫音覃。【恭曰】藥對云：河中側梨。側梨、陟釐，聲相近也。王子年拾遺記：晉武帝賜張華側理紙，乃水苔爲之，後人訛陟釐爲側理耳。此乃水中粗苔，作紙青緑〔一〕色，名苔紙，青〔二〕濇。范東陽方云：水中石上生者，如毛，緑色。石髮之名以此。【時珍曰】郭璞曰：藫，水草也。一名石髮。江東食之。案石髮有二：生水中者爲陟釐，生陸地者爲烏韭。

【集解】【別録曰】陟釐生江南池澤。【弘景曰】此即南人用作紙者，惟合斷下藥用之。【志曰】此即石髮也。色類苔而粗澀爲異。水苔性冷，浮水中。陟釐性温，生水中石上。【宗奭曰】陟釐，今人乾之，治爲苔脯，堪啗。青苔亦可作脯食，皆利人。汴京市中甚多。【頌曰】石髮乾之作菜，以齏臛啗之尤美。苔之類有井〔三〕中苔、垣衣、昔邪、屋遊，大抵主療略同。陸龜蒙苔賦云：高〔四〕有瓦松〔五〕，卑有澤葵。散巖竇者曰石髮，補空田者曰垣衣。在屋曰昔邪，在藥曰陟釐。是矣。澤葵，鳧葵也。雖異類而皆感瓦石之氣而生，故推類而云耳。【時珍曰】陟釐有水中石上生者，蒙茸如髮。有水污無石而自生者，纏牽如絲綿之狀，俗名水綿。其性味皆同。述異記言：苔錢謂之澤葵，與鳧葵同名異物。蘇氏指爲鳧葵者，誤矣。苔賦所述，猶未詳盡。蓋苔衣之類有五：在水曰陟釐，在石曰石濡，在瓦曰屋遊，在牆曰垣衣，在地曰地衣。其蒙翠而長數寸者亦有五：在石曰烏韭，在屋曰瓦松，在牆曰土馬騣，在山曰卷柏，在水曰藫也。

【氣味】甘，大温，無毒。

〔一〕緑：證類卷九陟釐作「黄」。
〔二〕青：同上作「體」。
〔三〕臛啗……有井：凡十字，原字漫漶。今據證類卷九海藻補正。
〔四〕陸……高：凡七字，原字漫漶。今據補正同上。
〔五〕松：原作「苔」。今據改同上。

【主治】心腹大寒，温中消穀，强胃氣，止洩痢。別録。擣汁服，治天行病心悶。日華。作脯食，止渴疾，禁食鹽。宗奭。擣塗丹毒赤遊。時珍。

乾苔食療

【集解】【藏器曰】乾苔，海族之流也。【時珍曰】此海苔也。彼人乾之爲脯。海水鹹，故與陟釐不同。張華博物志云：石髮生海中者，長尺餘，大小如韭葉，以肉雜蒸食極美。張勃吴録云：江蘺生海水中，正青似亂髮，乃海苔之類也。蘇恭以此爲水苔者不同。水苔不甚鹹。

【氣味】鹹，寒，無毒。【大明曰】温。【弘景曰】柔苔寒，乾苔熱。【詵曰】苔脯食多，發瘡疥，令人痿黄少血色。【瑞曰】有飲嗽人不可食。【主治】癭瘤結氣。弘景。治痔殺蟲，及霍亂嘔吐不止，煮汁服。孟詵。心腹煩悶者，冷水研如泥，飲之即止。藏器。下一切丹石，殺〔一〕諸藥毒。納木孔中，殺蠹。日華。消茶積。瑞。燒末吹鼻，止衄血。湯浸擣傅手背腫痛。時珍。

【發明】【時珍曰】洪氏夷堅志云：河南一寺僧盡患癭疾。有洛陽僧共寮，每食取苔脯同飡。經數月，僧項贅皆消。乃知海物皆能除是疾也。

井中苔及萍藍別録中品

【集解】【弘景曰】廢井中多生苔、萍，及磚土間多生雜草菜〔二〕。藍既解毒，在井中者尤佳，非別一物也。

【氣味】甘，大寒，無毒。【主治】漆瘡熱瘡水腫。井中藍：殺野葛、巴豆諸毒。別録。療湯火傷灼瘡。弘景。

船底苔食療

【氣味】甘，冷，無毒。

【主治】鼻洪、吐血、淋疾，同炙甘草、豉汁濃煎湯呷之。孟詵。解天行熱病伏熱，頭目不清，神志昏塞，及諸大毒。以五兩，和酥餅末一兩半，麪糊丸梧子大。每温酒下五十丸。時珍。

【發明】【時珍曰】案方賢奇效方云：水之精氣漬船板木中，累見風日，久則變爲青色。蓋因太陽晒之，中感陰陽之氣。故服之能分陰陽，去邪熱，調臟腑。物之氣味所宜也。

〔一〕殺：原脱。今據證類卷九乾苔補。

〔二〕菜：原字殘損。今據證類卷九井中苔及萍補正。

【附方】舊二。小便五淋。船底苔一團，雞子大，水煮飲。陳藏器。乳石發動，小便淋瀝，心神悶亂。船底青苔半雞子大，煎汁温服，日三四次。聖惠方。

石蕊拾遺

【校正】併入有名未用別録石濡。

【釋名】石濡別録、石芥同、雲茶綱目、蒙頂茶。【時珍曰】其狀如花蕊，其味如茶，故名。石芥乃茶字之誤。

【集解】【藏器曰】石蕊生太山石上，如花蕊，爲丸散服之。今時無復有比也。王隱晉書：庚褒〔一〕入林慮山，食木實，餌石蕊，遂得長年。即此也。又曰：石濡生石之陰，如屋遊、垣衣之類，得雨即展，故名石濡。早春青翠，端開四葉。山人名石芥。【時珍曰】別録石濡具其功用，不言形狀。陳藏器言是屋遊之類，復出石蕊一條，功同石濡。蓋不知其即一物也。此物惟諸高山石上者爲良。今人謂之蒙頂茶，生兖州蒙山石上，乃煙霧熏染，日久結成，蓋苔衣類也。彼人春初刮取曝乾餽人，謂之雲茶。其狀白色輕薄如花蕊，其氣香如蕈，其味甘濇如茗。不可煎飲，止宜咀嚼及浸湯啜，清凉有味。庚褒入山餌此，以代茗而已。長年之道，未必盡緣此物也。

【氣味】甘，温，無毒。【時珍曰】甘、濇，凉。【主治】石濡：明目益精氣。令人不饑渴，輕身延年。別録。石蕊：主長年不飢。藏器。生津潤咽，解熱化痰。時珍。

地衣草日華

【校正】併入拾遺土部仰天皮。

【釋名】仰天皮拾遺、掬天皮綱目。

【集解】【大明曰】此乃陰濕地被日晒起苔蘚也。【藏器曰】即濕地上苔衣如草狀者耳。

【氣味】苦，冷，微毒。【藏器曰】平，無毒。【主治】卒心痛，中惡，以人垢膩爲丸，服七粒。又主馬反花瘡，生油調傅。大明。明目。藏器。研末，新汲水服之，治中暑。時珍。

【附録】新三。身面丹腫如蛇狀者。以雨滴階上苔痕，水化〔二〕塗蛇頭上，即愈。危氏得效方。雀目夜昏。七月七日、九月九日取地衣草，陰乾爲末。酒服方寸匕，日三服，一月愈。崔知悌方。陰上粟瘡。取停水濕處乾卷皮，爲末。傅之，神效。外臺秘要。

〔一〕庚褒：原作「唐褒」。今據晉書卷八十八庚袞傳改「唐」爲「庚」。本節下一「唐」字同此誤，徑改不注。「庚褒」即庚袞，字叔褒。

〔二〕化：原作「花」。今據得效方卷十頭痛怪疾改。

垣衣 別録中品

【釋名】垣嬴別録、天韭別録、鼠韭別録、昔邪別録。

【集解】【別録曰】垣衣生古垣牆陰或屋上。三月三日采，陰乾。【恭曰】此即古牆北陰青苔衣也。其生石上者名昔邪，一名烏韭。生屋上者名屋遊，形並相似，爲療略同。江南少牆[一]，故陶弘景云「方不復用，俗中少見」也。【時珍曰】此乃磚牆城垣上苔衣也。生屋瓦上者即爲屋遊。

【氣味】酸，冷，無毒。【主治】黄疸心煩，欬逆血氣，暴熱在腸胃，暴風口噤，金瘡内塞，酒漬服之。久服補中益氣，長肌肉，好顔色。別録。擣汁服，止衄血。燒灰油和，傅湯火傷。時珍。

屋遊 別録下品

【釋名】瓦衣綱目、瓦苔嘉祐、瓦蘚綱目、博邪。

【集解】【別録曰】屋遊生屋上陰處。八月、九月采。【弘景曰】此古瓦屋上苔衣也。剥取用之。【時珍曰】其長數寸者，即爲瓦松也。

【氣味】甘，寒，無毒。【主治】浮熱在皮膚，往來寒熱，利小腸膀胱氣。別録。止消渴。之才。小兒癇熱，時氣煩悶。開寶。煎水入鹽漱口，治熱毒牙齦宣露。研末，新汲水調服二錢，止鼻衄。時珍。

【發明】【時珍曰】別録主治之證，與本經烏韭文相同。蓋一類，性氣不甚遼遠也。

【附方】新一。犬咬。舊屋瓦上刮下青苔屑，按之即止。經驗方。

昨葉何草 唐本草

【釋名】瓦松唐本、瓦花綱目、向天草綱目。赤者名鐵脚婆羅門草綱目、天王鐵塔草。【時珍曰】其名殊不可解。【頌曰】瓦松如松子作層，故名。

【集解】【恭曰】昨葉何草生上黨屋上，如蓬。初生高尺餘，遠望如松栽。【志曰】處處有之。生年久瓦屋上。六月、七月采苗，日乾。

【氣味】酸，平，無毒。【時珍曰】按庚辛玉册云：向天草即瓦松，陰草也。生[二]屋瓦上及深山石縫中。莖如漆，圓鋭，葉背有白毛。有大毒。

〔一〕牆：原作「濇」。今據證類卷九垣衣改。

〔二〕生：原作「主」。今據證類卷十一昨葉荷草改。

燒灰淋汁沐髮，髮即落。誤入目，令人瞽。擣汁能結草砂，伏雌、雄、砂、汞〔一〕、白礬。其説與本草無毒及生眉髮之説相反，不可不知。【主治】口中乾痛，水穀血痢，止血。唐本。生眉髮膏爲要藥。馬志。行女子經絡。蘇頌。大腸下血，燒灰，水服一錢。又塗諸瘡不斂。時珍。

【附方】舊一，新九。小便沙淋。瓦松即屋上無根草，煎濃湯乘熱熏洗小腹，約兩時即通。經驗良方。通經破血。舊屋陰處瓦花活者五兩熬膏，當歸鬚、乾漆一兩燒煙盡，當門子二錢，爲末，棗肉和丸梧子大。每服七十丸，紅花湯下。摘玄方。染烏髭髮。乾瓦松一斤半，生麻油二斤，同煎令焦，爲末。另以生麻油浸塗，甚妙。聖濟録。頭風白屑。瓦松暴乾，燒灰淋汁熱洗，不過六七次。聖惠方。牙齦腫痛。瓦花、白礬等分，水煎。漱之立效。摘玄方。唇裂生瘡。瓦花、生薑，入鹽少許，擣塗。摘玄方。湯火灼傷。瓦松、生柏葉同擣傅。乾者爲末。醫方摘要。灸瘡不斂。瓦松陰乾爲末。先以槐枝、葱白湯洗，後糝之，立效。濟生秘覽。惡瘡不斂。方同上。風狗咬傷。瓦松、雄黄研貼，即不發。生生編。

【附録】紫衣拾遺。【藏器曰】味苦，無毒。主黄疸，暴熱目黄，沉重，下水癊，亦止熱痢，煮服之。作灰淋汁，沐頭長髮。此古木錦花也，石瓦皆有之，堪染褐。

烏韭本經下品

【校正】移入有名未用别録鬼䴡。

【釋名】石髮唐本、石衣日華、石苔唐本、石花綱目、石馬騣綱目、鬼䴡與麗同。【弘景曰】垣衣亦名烏韭而爲療異，非此種類也。【時珍曰】别録主療之證與垣衣相同，則其爲一類，通名烏韭，亦無害也。但石髮與陟釐同名，則有水陸之性，稍有不同耳。

【集解】【别録曰】烏韭生山谷石上。又曰：鬼䴡生石上。挼之日乾，爲沐。【恭曰】石苔也，又名石髮。生巖石之陰不見日處，與卷柏相類。【藏器曰】生大石及木間陰處，青翠茸茸者，似苔而非苔也。【大明曰】此即石衣也。長者可四五寸。

【氣味】甘，寒，無毒。【大明曰】冷，有毒。垣衣爲之使。【主治】皮膚往來寒熱，利小腸膀胱氣。本經。療黄疸，金瘡内塞，補中益氣。别録。燒灰沐頭，長髮令黑。大明。

【附方】新三。腰脚風冷。石花浸酒，飲之。聖惠方。婦人血崩。石花、細茶焙爲末，舊漆碟燒存性，各一匙。以盌盛酒，放鍋内煮一滚，

〔一〕汞：原作「木」。今據卷九水銀引土宿真君云「瓦松……能制汞」改。

乃入藥末，露一宿。侵晨連藥再煮一滚，温服。董炳避水方。湯火傷灼。石苔焙研，傅之。海上方。

【附録】百蕊草[一]宋圖經。【頌曰】生河中府、秦州、劍州。根黄白色，形如瓦松，莖葉俱青，有如松葉，無花。三月生苗，四月長及五六寸許。四時采根，晒用。下乳汁，順血脉，調氣甚佳。【時珍曰】烏韭是瓦松之生于石上者。百蕊草是瓦松之生于地下者也。

土馬騣宋嘉祐

【集解】【禹錫曰】所在背陰古牆垣上有之，歲多雨則茂盛。或以爲垣衣，非也。垣衣生垣牆之側。此生垣牆之上，比垣衣更長，故謂之馬騣，苔之類也。【時珍曰】垣衣乃磚牆上苔衣也，此乃土牆上烏韭也。

【氣味】甘、酸，寒，無毒。【主治】骨熱敗煩，熱毒壅衄鼻。嘉祐。沐髮令長黑，通大小便。時珍。

【附方】新五。九竅出血。牆頭苔挼塞之。海上方。鼻衄不止。寸金散：用牆上土馬騣二錢半，石州黄藥子五錢，爲末。新水服二錢，再服立止。衛生寶鑑。二便不通。土馬騣水淘净，瓦煿過，切。每服二錢，水一盞，煎服。普濟方。耳上濕瘡。土馬騣、井中苔等分，爲末。燈盞内油和塗之。聖濟録。少年髮白。土馬騣、石馬騣、五倍子、半夏各一兩，生薑二兩，胡桃十箇，膽礬半兩爲末，擣作一塊。每以絹袋盛一彈子，用熱酒入少許，浸汁洗髮。一月神效。聖濟録。

卷柏本經上品

【釋名】萬歲別録、長生不死草綱目、豹足吴普、求股別録、交時別録。【時珍曰】卷柏、豹足，象形也。萬歲、長生，言其耐久也。

【集解】【別録曰】卷柏生常山山谷石間。五月、七月采，陰乾。【弘景曰】今出近道。叢生石土上，細葉似柏，屈藏如雞足，青黄色。用之去下近沙石處。【禹錫曰】出建康。范子計然曰：出三辅。【頌曰】今關陝及沂、兖諸州亦有之。宿根紫色多鬚。春生苗，似柏葉而細，拳攣如雞足，高三五寸。無花、子，多生石上。

【修治】【時珍曰】凡用，以鹽水煮半日，再以井水煮半日，晒乾焙用。

【氣味】辛，平，無毒。【別録曰】甘，温。【普曰】神農：辛，平。桐君、雷公：甘，微寒。【主治】五臟邪氣，女子陰中寒熱痛，癥瘕血閉，絶子。久服輕身和顔色。本經。止欬逆，治脱肛，散淋結，頭中風眩，痿蹷。强陰益精，令人好容顔。別録。通

[一] 百蕊草：證類卷三十經外草類載圖經以此名爲異名，正名「百乳草」。

月經，治尸疰鬼疰腹痛，百邪鬼魅啼泣。甄權。鎮心，除面皯頭風，暖水臟。生用破血，炙用止血。大明。

【附方】新二。大腸下血。卷柏、側柏、棕櫚等分，燒存性爲末。每服三錢，酒下。亦可飯丸服。仁存方。遠年下血。卷柏、地榆焙，等分。每用一兩，水一盌，煎數十沸，通口服。百一選方。

【附録】**地柏**宋圖經。【頌曰】主臟毒下血。與黄芪等分爲末，米飲每服二錢。蜀人甚神此方。其草生蜀中山谷，河中府亦有之。根黄，狀如絲，莖細，上有黄點子，無花葉。三月生，長四五寸許。四月采，暴乾用。蜀中九月采，市多貨之。【時珍曰】此亦卷柏之生於地上者耳。**含生草**拾遺。【藏器曰】生靺鞨國。葉如卷柏而大。性平，無毒。主婦人難産，含之嚥汁，即生。

玉柏別録 有名未用

【釋名】玉遂別録。【藏器曰】舊作玉伯，乃傳寫之誤。

【集解】【別録曰】生石上，如松，高五六寸，紫花。用莖葉。【時珍曰】此即石松之小者也。人皆采置盆中養，數年不死，呼爲千年柏、萬年松。

【氣味】酸，温，無毒。【主治】輕身，益氣，止渴。別録。

石松拾遺

【集解】【藏器曰】生天台山石上。似松，高一二尺。山人取根莖用。【時珍曰】此即玉柏之長者也。名山皆有之。

【氣味】苦、辛，温，無毒。【主治】久患風痺，脚膝疼冷，皮膚不仁，氣力衰弱。久服去風血風瘙，好顔色，變白不老。浸酒飲，良。藏器。

桑花日華

【釋名】桑蘚綱目、桑錢。

【集解】【大明曰】生桑樹上白蘚，如地錢花樣。刀刮取炒用。不是桑椹花也。

【氣味】苦，暖，無毒。【主治】健脾澀腸，止鼻洪吐血，腸風，崩中帶下。大明。治熱欬。時珍。

【附方】新一。大便後血。桑樹上白蘚花，水煎服，或末服。亦止吐血。聖惠方。

【附録】**艾納**。【時珍曰】艾納生老松樹上緑苔衣也。一名松衣。和合諸香燒之，烟清而聚不散。別有艾納香，與此不同。又嶺南海島中，檳榔木上有苔，如松之艾納。單爇極臭，用合泥香，則能發香，如甲香也。霏雪録云：金華山中多樹衣，僧家以爲蔬，味極美。

馬勃別録下品

【釋名】馬疕音屁、馬⿱穴氣⿱穴氣音庀、灰菰綱目、牛屎菰。

【集解】【別録曰】馬勃生園中久腐處。【弘景曰】俗呼馬⿱穴氣勃是也。紫色虚軟，狀如狗肺〔一〕，彈之粉出。【宗奭曰】生濕地及腐木上，夏秋采之。有大如斗者，小亦如升杓。韓退之所謂牛溲、馬勃，俱收並畜者，是也。

【修治】【時珍曰】凡用以生布張開，將馬勃於上摩擦，下以盤承，取末用。

【氣味】辛，平，無毒。【主治】惡瘡馬疥。別録。傅諸瘡甚良。弘景。去膜，以蜜拌揉，少以水調呷，治喉痹咽疼。宗奭。

清肺散血，解熱毒。時珍。

【發明】【時珍曰】馬勃輕虚，上焦肺經藥也。故能清肺熱欬嗽、喉痹、衄血、失音諸病。李東垣治大頭病，咽喉不利，普濟消毒飲亦用之。

【附方】新九。咽喉腫痛，嚥物不得。馬勃一分，蛇退皮一條燒末。綿裹一錢，含嚥立瘥。聖惠方。走馬喉痹。馬屁勃即灰菰、焰硝各〔二〕一兩，爲末。每吹一字，吐涎血即愈。經驗良方。聲失不出。馬⿱穴氣勃、馬牙硝等分，研末，沙糖和丸芡子大，噙之。摘玄方。久嗽不止。馬勃爲末，蜜丸梧子大〔三〕。每服二十丸，白湯下，即愈。普濟方。魚骨鯁〔四〕咽。馬勃末，蜜丸彈子大。噙嚥。聖濟録。積熱吐血。馬屁包爲末，砂糖丸如彈子大。每服半丸，冷水化下。袖珍方。妊娠吐衄不止。馬勃末，濃米飲服半錢。聖惠方。斑瘡入眼。馬屁勃、蛇皮各五錢，皂角子十四箇，爲末，入罐内，鹽泥固濟，燒存性，研。每温酒服一錢。閻孝忠集效方。臁〔五〕瘡不斂。葱鹽湯洗凈拭乾，以馬屁勃末傅之，即愈。仇遠稗史。

〔一〕肺：原作「肝」。今據證類卷十一馬勃改。

〔二〕各：原脱。今據普濟方卷六十喉痹引經驗良方補。

〔三〕大：原脱。今據普濟方卷一百五十九久嗽「馬屁勃丸」補。

〔四〕鯁：原作「硬」。今據普濟方卷六十四骨鯁改。

〔五〕臁：原作「膁」。按字書，「膁」与「臁」非同字，然古醫籍「臁瘡」常借用「膁」字，今統作「臁」。

草之十一　雜草九種　有名未用一百五十三種

【時珍曰】諸草尾瑣或無從考證，不可附屬，并本經及别録有名未用諸草難遺者，通彙於此以備考。

雜草

百草拾遺。【藏器曰】五月五日采一百種草，陰乾燒灰，和石灰爲團，煅研，傅金瘡止血，亦傅犬咬。又〔一〕燒灰和井華水作團，煅白，以釅醋和作餅，腋下夾之，乾即易，當抽一身盡痛悶，瘡出即止，以小便洗之，不過三度愈。【時珍曰】按千金方治洞注下痢，以五月五日百草灰吹入下部。又治瘰癧已破，五月五日采一切雜草，煮汁洗之。

百草花拾遺。【藏器曰】主治百病，長生神仙，亦煮汁釀酒服。按異類云：鳳剛者，漁陽人。常采百花水漬，泥封埋百日，煎爲丸。卒死者，納口中即活也。剛服藥百餘歲，入地肺山。

井口邊草拾遺。【藏器曰】小兒夜啼，私着席下，勿令母知。【思邈曰】五月五日取井中倒生草，燒研水服，勿令知，即惡酒不飲，或飲亦不醉也。

樹孔中草綱目。【時珍曰】主小兒腹痛夜啼，暗着户上即止。出聖惠方。

産死婦人塚上草拾遺。【藏器曰】小兒醋瘡。取之勿回顧，作湯浴之，不過三度瘥。

燕蓐草宋嘉祐。【藏器曰】即燕窠中草也，無毒。主眠中遺尿，燒黑研末，水進方寸匕。亦止噦啘。【時珍曰】千金方治丈夫婦人無故尿血。用胡燕窠中草，燒末，酒服半錢匕。聖惠方：消渴飲水。燕窠中草燒灰一兩，牡蠣煅二兩，白羊肺一具，切晒研末。每新汲水調下〔二〕三錢。又一切瘡痕不滅，用燕蓐草燒灰、鷹屎白等分，人乳和塗，日三五次。又浸淫瘡出黃水，燒灰傅之。

雞窠草宋嘉祐。【大明曰】小兒夜啼，安席下，勿令母知。【藏器曰】小兒白秃瘡，和白頭翁花燒灰，臘月猪脂和傅之。瘡先〔三〕以醋泔洗净。【時珍曰】千金方治産後遺尿，燒末，酒服一錢。又不自秘方治天絲入目，燒灰淋汁，洗之。

〔一〕又：據證類卷十百草灰，此下當脱「主腋臭」之主治。
〔二〕調下：原脱。今據聖惠方卷五十三治痟渴諸方補。
〔三〕瘡先：原脱。今據證類卷十一雞窠中草補。

豬窠草〔一〕。【大明曰】小兒夜啼，密〔二〕安席下，勿令母知。

牛齝草。見獸部牛下。

神農本經已下有名未用

屈草。【本經曰】味苦，微寒，無毒。主胸脇下痛，邪氣，腸間寒熱，陰痺。久服輕身益氣耐老。【別録曰】生漢中川澤。五月采。

別羇。【本經曰】味苦，微温，無毒。主風寒濕痺，身重，四肢疼酸，寒邪〔三〕歷節痛。【別録曰】一名別枝。生藍田川谷。二月、八月采。【弘景曰】方家時有用處，今亦絶矣。

名醫別録　七十八種

離樓草。【別録曰】味鹹，平，無毒。主益氣力，多子，輕身長年。生常山。七月、八月采實。

神護草。【別録曰】生常山北。八月采。可使獨守，叱咄人，寇盗不敢入門。【時珍曰】物類志謂之護門草，一名靈草。彼人以置門上，人衣過，草必叱之。王筠詩云：霜被守宫槐，風驚護門草。即此也。而不著其形狀，惜哉。

黄護草。【別録曰】無毒。主痺，益氣，令人嗜食。生隴西。

雀醫草。【別録曰】味苦，無毒。主輕身益氣，洗爛瘡，療風水。一名白氣。春生，秋花白，冬實黑。

木甘草。【別録曰】主療癰腫盛熱，煮洗之。生木間，三月生，大葉如蛇狀〔四〕，四四相值。但折枝種之便生。五月花白，實核赤。三月三日采之。

益決草。【別録曰】味辛，温，無毒。主欬逆〔五〕肺傷。生山陰。根如細辛。

九熟草。【別録曰】味甘，温，無毒。主出汗，止洩，療悶。一名烏粟〔六〕，一名雀粟。生人家庭中，葉如棗，一歲九熟。七月采。

〔一〕豬窠草：此條見證類卷十八豚卵引日華子。
〔二〕密：原作「蜜」。今從江西本改。證類卷十八豚卵引日華子無此字。
〔三〕邪：原脱。今據證類卷三十別羇補。
〔四〕狀：政和證類同。新修本草、千金翼等作「牀」。未詳孰是。
〔五〕逆：原脱。今據證類卷三十益決草補。
〔六〕烏粟：原作「鳥粟」。今據證類卷三十九熟草改。

兑草。【别録曰】味酸，平，無毒。主輕身益氣長年。冬生蔓草木上，葉黄有毛。

異草。【别録曰】味甘，無毒。主痿痺寒熱，去黑子。生籬木上，葉如葵，莖旁有角，汁白。

灌草。【别録曰】一名鼠肝。葉滑青〔一〕白。主癰腫。

芑草。【别録曰】味辛，無毒。主傷金瘡。○芑，音起。

莘草。【别録曰】味甘，無毒。主盛傷痺腫。生山澤，如蒲黄，葉如芥。

英草華。【别録曰】味辛，平，無毒。主痺氣，强陰，療女〔二〕勞疸，解煩，堅筋骨。療風頭，可作沐藥。生蔓木上。一名鹿英。九月采，陰乾。

封華。【别録曰】味甘，有毒。主疥瘡，養肌，去惡肉。夏至日采。

䧃華〔三〕音腆。【别録曰】味甘，無毒。主上氣，解煩，堅筋骨。

節華。【别録曰】味苦，無毒。主傷中，痿痺，溢腫。皮：主脾中客熱氣。一名山節，一名達節，一名通漆。十月采，暴乾。

讓實。【别録曰】味酸。主喉痺，止洩痢。十月采，陰乾。

羊實。【别録曰】味苦，寒。主頭禿惡瘡，疥瘙痂癬。生蜀郡。

桑莖實。【别録曰】味酸，温，無毒。主乳孕餘病，輕身益氣。一名草王。葉如荏，方莖大葉。生園中。十月采。

可聚實。【别録曰】味甘，温，無毒。主輕身益氣，明目。一名長壽。生山野道中，穗如麥，葉如艾。五月采。

滿〔四〕陰實。【别録曰】味酸，平，無毒。主益氣，除熱止渴，利小便，長年。生深山及園中，莖如芥，葉小，實如櫻桃，七月成。【普曰】蔓如瓜。

馬顛。【别録曰】味甘，有毒。療浮腫。不可多食。

馬逢。【别録曰】味辛，無毒。主癬蟲。

兔棗。【别録曰】味酸，無毒。主輕身益氣。生丹陽陵地，高尺許，實如棗。

鹿良。【别録曰】味鹹，臭。主小兒驚癇、賁豚、瘛瘲，大人痓。五月采。

〔一〕青：原作「清」。今據證類卷三十灌草改。

〔二〕女：證類卷三十英草華作「面」。

〔三〕䧃華：原作「㥏華」。今據證類卷三十䧃華改。

〔四〕滿：原作「蒲」。御覽卷九九三引吴氏本草作「蒱」。今據證類卷三十滿陰實改。

雞涅。【別録曰】味甘，平，無毒。主明目，目〔一〕中寒風，諸不足，水腫邪氣，補中，止洩痢，療女子白沃。一名陰洛。生雞山，采無時。

犀洛。【別録曰】味甘，無毒。主癃疾。一名星洛，一名泥洛。

雀梅。【別録曰】味酸，寒，有毒。主蝕惡瘡。一名千雀。生海水石谷間。【弘景曰】葉與實俱如麥李。

燕齒。【別録曰】主小兒癇，寒熱。五月五日采。

土齒。【別録曰】味甘，平，無毒。主輕身益氣長年。生山陵地中，狀如馬牙。

金莖。【別録曰】味苦，平，無毒。主金瘡内漏。一名葉金草。生澤中高處。

白背。【別録曰】味苦，平，無毒。主寒熱，洗惡瘡疥。生山陵，根似紫葳，葉如燕盧。采無時。

青雌。【別録曰】味苦。主惡瘡秃敗瘡火氣，殺三蟲。一名蟲損，一名孟推。生方山山谷。

白辛。【別録曰】味辛，有毒。主寒熱。一名脱尾，一名羊草。生楚山，三月采根，白而香。

赤舉。【別録曰】味甘，無毒。主腹痛。一名羊飴，一名陵渴。生山陰。二月花鋭蔓草上，五月實黑中有核。三月三日采葉，陰乾。

赤涅。【別録曰】味甘，無毒。主疰，崩中，止血益氣。生蜀郡山石陰地濕處，采無時。

赤赫。【別録曰】味苦，寒，有毒。主痂瘍惡敗瘡，除三蟲邪氣。生益州川谷，二月、八月采。

黄秫。【別録曰】味苦，無毒。主心煩，止汗出。生如桐根。

黄辯。【別録曰】味甘，平，無毒。主心腹疝瘕，口瘡，臍傷。一名經辯。

紫給。【別録曰】味鹹。主毒風頭，洩注〔二〕。一名野葵。生高陵下地。三月三日采根，根如烏頭。

紫藍。【別録曰】味鹹，無毒。主食肉得毒，能消除之。

糞藍。【別録曰】味苦。主身痒瘡、白秃、漆瘡，洗之。生房陵。

巴朱。【別録曰】味甘，無毒。主寒，止血、帶下。生雒陽。

柒〔三〕紫。【別録曰】味苦。主小腹痛，利小腹，破積聚，長肌肉。久服輕身長年。生冤句，二月、七月采。

〔一〕目：原脱。今據證類卷三十雞涅補。

〔二〕注：原作「汪」。今據證類卷三十紫給改。

〔三〕柒：原作「柴」。今據證類卷三十柒紫改。

文石。【别録曰】味甘。主寒熱心煩。一名黍石。生東郡山澤中水下，五色，有汁潤澤。

路石。【别録曰】味甘、酸，無毒。主心腹，止汗生肌，酒痂，益氣耐寒，實骨髓。一名陵石。生草石上，天雨獨乾，日出獨濡。花黄，莖赤黑。三歲一實，赤如麻子。五月、十月采莖葉，陰乾。

曠石。【别録曰】味甘，平，無毒。主益氣養神，除熱止渴。生江南，如石草。

敗石。【别録曰】味苦，無毒。主渴、痺。

石劇。【别録曰】味甘，無毒。止渴，消[一]中。

石芸。【别録曰】味甘，無毒。主目痛淋露，寒熱溢血。一名螫烈，一名顧啄[二]。三月、五月采莖葉，陰乾。

竹付。【别録曰】味甘，無毒。止痛除血。

秘惡。【别録曰】味酸，無毒。主療肝邪氣。一名杜逢。

盧精。【别録曰】味平。治蠱毒。生益州。

唐夷。【别録曰】味苦，無毒。主療踒折。

知杖。【别録曰】味甘，無毒。療疝。

河煎。【别録曰】味酸。主結氣癰在喉頸者。生海中。八月、九月采。

區余。【别録曰】味辛，無毒。主心腹熱癃。

王明。【别録曰】味苦。主身熱邪氣。小兒身熱，以浴之。生山谷。一名王草。

師系。【别録曰】味甘，無毒。主癰腫惡瘡，煮洗之。一名臣堯，一名巨骨，一名鬼芭。生平澤，八月采。

并苦。【别録曰】主欬逆上氣，益肺氣，安五臟。一名蜮[三]熏，一名玉荆。三月采，陰乾。蜮，音或。

索干。【别録曰】味苦，無毒。主易耳。一名馬耳。

〔一〕渴消：原作「消渴」。今據證類卷三十石劇乙正。

〔二〕啄：大觀證類卷三十一石芸作「喙」。

〔三〕蜮：原作「蟚」。今據證類卷三十并苦改。下同徑改。

良達。【別録曰】主齒痛，止渴輕身。生山陰，莖蔓延，大如葵，子滑[一]小。

弋[二]共。【別録曰】味苦，寒，無毒。主驚氣傷寒，腹痛羸瘦，皮中有邪氣，手足寒無色。生益州山谷。惡蜚蠊。

船虹。【別録曰】味酸，無毒。主下氣，止煩满[三]。可作浴[四]湯。藥色黄，生[五]蜀郡，立秋取。

姑活[六]。【別録曰】味甘，温，無毒。主大風邪氣，濕痺寒痛。久服，輕身益氣耐老。一名冬葵子。生河東。【弘景曰】藥無用者，乃有固活丸，即是野葛之名。冬葵亦非菜之冬葵子也。【恭曰】別本一名雞精。

白女腸。【別録曰】味辛，温，無毒。主洩痢腸澼，療心痛，破疝瘕。生深山谷，葉如藍，實赤。赤女腸亦同。

白扇根。【別録曰】味苦，寒，無毒。主瘧，皮膚寒熱，出汗。令人變。

黄白支。【別録曰】生山陵，三月、四月采根，暴乾。

父陛根。【別録曰】味辛，有毒。以熨癰腫膚脹。一名膏魚，一名梓藻。

疥拍腹。【別録曰】味辛，温，無毒。主輕身療痺。五月采，陰乾。

五母麻。【別録曰】味苦，有毒。主痿痺不便，下痢。一名鹿麻，一名歸澤麻，一名天麻，一名若草。生田野，五月采。【時珍曰】茺蔚之白花者，亦名天麻草。

五色符。【別録曰】味苦，微温。主欬逆，五臟邪氣，調中益氣，明目殺蝨。青符、白符、赤符、黑符、黄符，各隨色補其臟。白符一名女木，生巴郡[七]山谷。

救赦人者。【別録曰】味甘，有毒。主疝痺，通氣，諸不足。生人家宫室。五月、十月采，暴乾。

〔一〕滑：原闕一字。今據證類卷三十良達補。
〔二〕弋：原作「戈」。今據證類卷三十弋共改。
〔三〕满：原作「渴」。今據證類卷三十船虹改。
〔四〕浴：原作「谷」。今據改同上。
〔五〕生：原作「主」。今據改同上。
〔六〕活：原作「沽」。今據證類卷三十姑活改。
〔七〕郡：原脱。今據證類卷三十五色符補。

常吏之生蜀本「吏」作「更」。【别録曰】味苦，平，無毒。主明目。實有刺，大如稻米〔一〕。

載。【别録曰】味酸，無毒。主諸惡氣。

慶。【别録曰】味苦，無毒。主欬嗽。

腂音户瓦切。【别録曰】味甘，無毒。主益氣延年。生山谷中，白順理，十月采。

芥。【别録曰】味苦，寒，無毒。主消渴，止血，婦人疾〔二〕，除痺。一名梨。葉如大青。

本草拾遺　一十三種

鴆鳥漿。【藏器曰】生江南林木下。高一二尺，葉陰紫色，冬不凋，有赤子如珠。味甘，温，無毒。能解諸毒，故名。山人浸酒服，主風血羸老。【頌曰】鴆鳥威生信州山野中。春生青葉，九月有花如蓬蒿菜，花淡黄色，不結實。療〔三〕癰腫癧毒。采無時〔四〕。

吉祥草。【藏器曰】生西國，胡人將來也。味甘，温，無毒。主明目强記，補心力。【時珍曰】今人種一種草，葉如漳蘭，四時青翠，夏開紫花成穗，易繁，亦名吉祥草，非此吉祥也。

雞脚草。【藏器曰】生澤畔。赤莖對葉，如百合苗。味苦，平，無毒。主赤白久痢成痔。

兔肝草。【藏器曰】初生細葉軟似兔肝。一名雞肝。味甘，平，無毒。主金瘡，止血生肉，解丹石發熱。

斷罐草。【藏器曰】主丁瘡。合白牙堇菜、半夏、地骨皮、青苔、蜂窠、小兒髮、緋帛等分，五月五日燒灰。每湯服一錢，拔根也。○堇，音畜，羊蹄根也。

千金鑩。【藏器曰】生江南。高二三尺。主蛇蠍蟲咬毒。搗傅瘡上，生肌止痛。

土落草。【藏器曰】生嶺南山谷。葉細長。味甘，温，無毒。主腹冷氣痛痃癖。酒煎服，亦搗汁温服。

倚待草。【藏器曰】生桂州如安山谷。葉圓，高二三尺。八月采。味甘，温，無毒。主血氣虚勞，腰膝疼弱，風緩羸瘦，無顔色，絶傷無子，

〔一〕米：原作「梁」。今據證類卷三十常吏之生改。
〔二〕疾：原作「痰」。今據證類卷三十芥改。
〔三〕療：此前原衍一「實」字。今據證類卷三十鴆鳥威刪。
〔四〕時：據本卷分目録，此下當脱七仙草一藥。

婦人老血。浸酒服。逐病極速，故名倚待。

藥王草。【藏器曰】苗莖青色，葉〔一〕摘之有乳〔二〕汁。味甘，平，無毒。解一切毒，止鼻衄吐血，袪煩躁。

筋子根。【藏器曰】生四明山。苗高尺餘，葉圓厚光潤，冬不凋，根大如指。亦名根子。味苦，温，無毒。主心腹痛，不問冷熱遠近，惡鬼氣注刺痛，霍亂，蠱毒，暴下血。酒飲磨服。【頌曰】根子生威州山中。味苦、辛，温。主心中結塊，久積氣攻臍下痛。

廅藥。【藏器曰】生胡國。似乾茅，黄赤色。味鹹，温，無毒。主折傷内損血瘀，生膚止痛，治五臟，除邪氣，補虚損，産後血病。水煮服之，亦搗傅傷處。【時珍曰】外臺秘要治墮馬内損，取廅藥末一兩，牛乳一琖，煎服。

無風獨摇草拾遺。【珣曰】生大秦国及嶺南。五月五日采。諸山野亦往往有之。頭若彈子，尾若鳥尾，兩片開合，見人自動，故曰獨摇。性温，平，無毒。主頭面〔三〕遊風，遍身癢，煮汁淋洗。【藏器曰】帶之令夫婦〔四〕相愛。【時珍曰】羌活、天麻、鬼臼、薇銜〔五〕四者，皆名無風獨摇草，而物不同也。段成式酉陽雜俎言：雅州出舞草。三葉，如决明，一葉在莖端，兩葉居莖之半相對。人近之歌謳及抵掌，則葉動如舞。按此即虞美人草，亦無風獨摇之類也。又按山海經云：姑媱之山，帝女死焉，化爲䔄。其葉相重，花黄，實〔六〕如兔絲，服之媚人。郭璞注云：一名荒夫草。此説與陳藏器佩之相愛之語相似，豈即一物與？

唐海藥本草　一種

宜南草。【珣曰】生廣南山谷。有莢長二尺許，内有薄片似紙，大小如蟬翼。主邪。小男女以緋絹袋盛，佩之臂上，辟惡止驚。此草生南方，故名。與萱草之宜男不同。

〔一〕葉：原脱。今據證類卷六藥王補。

〔二〕乳：原脱。今據補同上。

〔三〕面：原作「骨」。今據證類卷六無風獨摇草改。

〔四〕婦：原脱。今據補同上。

〔五〕薇銜：原作「蘼御」。今據證類卷十五薇銜改。

〔六〕實：原作「寶」。今從江西本改。

宋開寶本草　一種

陀得花。【志曰】味甘，温，無毒。主一切風血，浸酒服。生西國，胡人將來。胡人采此花以釀酒，呼爲三勒漿。

宋圖經外類　二十種

建水草。【頌曰】生福州。枝葉似桑，四時常有。土人取葉焙乾研末，温酒服，治走注風痛。

百藥祖。【頌曰】生天台山中。冬夏常青。土人采葉，治風有效。

催風使。【頌曰】生天台山中。冬夏常青。土人采葉，治風有效。【時珍曰】五加皮亦名催風使。

刺虎。【頌曰】生睦州。凌冬不凋。采根、葉、枝入藥。味甘。主一切腫痛風疾。剉焙爲末，酒服一錢。【時珍曰】壽域方：治丹瘤，用虎刺，即壽星草，搗汁塗之。又伏牛花，一名隔虎刺。

石逍遥。【頌曰】生常州。冬夏常有，無花實。味苦，微寒，無毒。主癱瘓諸風，手足不遂。爲末，煉蜜丸梧子大。酒服二十丸，日二服，百日瘥。久服，益氣輕身。初服時微有頭痛，無害。

黄寮郎。【頌曰】生天台山中。冬夏常青。土人采根，治風有效。【時珍曰】按醫學正傳云：黄寮郎俗名倒摘刺，治喉痛。用根擂汁，入少酒，滴之即愈。又醫學集成云：牙痛者，取倒摘刺刀上燒之，取煙煤，綿蘸塞痛處，即止。

黄花了。【頌曰】生信州。春生青葉，三月開花，似辣菜花，黄色，秋中結實，采無時。治咽喉口齒病效。

百兩金。【頌曰】生戎州、河中府、雲安軍。苗高二三尺，有幹如木，凌冬不凋。葉似荔枝，初生背面俱青，秋後背紫面青。初秋開花，青碧色。結實如豆大，生青熟赤。無時采根，去心用。味苦，性平，無毒。治壅熱，咽喉腫痛，含一寸嚥汁。其河中出者，根赤如蔓菁，莖細青色，四月開碎黄花，似星宿花。五月采根，長及一寸，晒乾用，治風涎。

地茄子。【頌曰】生商州。三月開花結子，五六月采，陰乾。味微辛，温，有小毒。主中風，痰涎麻痹，下熱毒氣，破堅積，利膈，消癰腫瘡癤，散血墮胎。

田母草。【頌曰】生臨江軍，無花實。三月采根。性凉，主煩熱及小兒風熱，尤效。

田麻。【頌曰】生信州田野及溝澗旁。春夏生青葉，七〔一〕八月中生小莢。冬月采葉，治癰癤腫毒。

芥心草。【頌曰】生淄州。引蔓白色，根黃色。四月采苗葉，搗末，治瘡疥甚效。

苦芥子。【頌曰】生秦州。苗長一尺餘，莖青，葉如柳，開白花似榆莢〔二〕。其子黑色，味苦，大寒，無毒。明目，治血風煩躁。

布里草。【頌曰】生南恩州原野中。莖高三四尺，葉似李而大，至夏不花而實，食之瀉人。采根皮焙爲末。味苦〔三〕，寒，有小毒。治瘡疥，殺蟲。

茆質汗。【頌曰】生信州。葉青花白。七月采根。治風腫，行血，有效。

胡堇草。【頌曰】生密州東武山田中，科〔四〕葉似小堇菜。花紫色，似翹軺花。一枝七葉，花出兩三莖。春采苗。味辛，滑，無毒。主五臟營衛肌肉皮膚中瘀〔五〕血，止痛散血。搗汁，塗金瘡。凡打撲損傷筋骨，惡癰腫，用同松枝、乳香、亂髮灰、花桑柴炭同搗，丸彈子大。每酒服一丸，其痛立止。

小兒群。【頌曰】生施州。叢高一尺以來，春夏生苗葉，無花，冬枯。其根味辛，性涼，無毒。同左纏草即旋〔六〕花根焙乾，等分爲末，每酒服一錢，治淋疾，無忌。

獨脚仙。【頌曰】生福州，山林旁陰泉處多有之。春生苗，葉圓，上青〔七〕下紫，脚長三四寸，秋冬葉落。夏連根葉采，焙爲末，酒煎半錢服，治婦人血塊。

撮石合草。【頌曰】生眉州平田中。莖高二尺以來，葉似穀〔八〕葉。十二月萌芽，二月有花，不結實。其苗味甘，無毒〔九〕。療金瘡。

〔一〕七：原脱。今據證類卷三十田麻補。

〔二〕莢：原作「葉」。今據證類卷三十苦芥子改。

〔三〕苦：原作「甘」。今據證類卷三十布里草改。

〔四〕科：原作「枝」。今據證類卷三十胡堇草改。下文「一枝七葉」之「枝」同誤，徑改。

〔五〕膚中瘀：原作「中痂」。今據證類卷三十胡堇草補「膚」字，改「痂」字。

〔六〕旋：原作「葵」。今據證類卷三十小兒群改。

〔七〕上青：原作「上清」，二字壓縮。今據證類卷三十獨脚仙改。

〔八〕穀：原作「榖」。今據證類卷三十撮石合草改。

〔九〕毒：此下證類卷三十撮石合草原有「二月采」三字。

露筋草。【頌曰】生施州。株高三尺以來，春生苗，隨即開花，結子碧緑色，四時不凋。其根味辛、澁，性凉，無毒。主蜘蛛、蜈蚣傷。焙研，以白礬水調貼之。

本草綱目　三十八種

九龍草。【時珍曰】生平澤。生紅子，狀如楊梅。其苗解諸毒，治喉痛，搗汁灌之。折傷骨筋者，搗罨患處。蛇虺傷者，搗汁，入雄黄二錢服，其痛立止。又楊清叟外科云：喉風重舌，牙關緊閉者，取九龍草，一名金釵草，單枝上者爲妙。只用根，不用皮，打碎，綿裹筯上，擦牙關即開。乃插深喉中，取出痰涎。乃以火炙熱，帶鹽點之，即愈。

荔枝草。【時珍曰】衛生易簡方治蛇咬犬傷及破傷風，取草一握，約三兩，以酒二盌，煎一盌，服，取汗出效。

水銀草。【時珍曰】衛生易簡方治眼昏，每服三錢，入木賊少許，水一琖，煎八分服。

透骨草。【時珍曰】治筋骨一切風濕，疼痛攣縮〔一〕，寒濕脚風。孫氏集效方治癘風，遍身瘡癬，用透骨草、苦參、大黄、雄黄各五錢，研末煎湯，于密室中席圍，先熏至汗出如雨，淋洗之。普濟方治反胃吐食，透骨草、獨科蒼耳、生牡蠣各一錢，薑三片，水煎服。楊誠經驗方治一切腫毒初起，用透骨草、漏蘆、防風、地榆等分，煎湯，綿蘸乘熱不住盪之。一二三日即消。

蛇眼草。【時珍曰】生古井及年久陰下處。形如淡竹葉，背後皆是紅圈，如蛇眼狀。唐瑶〔二〕經驗方：治蛇咬。搗爛，傅患處。

鵝項草。【時珍曰】臞仙壽域方治咽喉生瘡，取花，同白芷、椒根皮研末，吹瘡口，即效。

蛇魚草。【時珍曰】戴原禮證治要訣云：治金瘡血出不止，搗傅之。

九里香草。【時珍曰】傅滋醫學集成治肚癰，搗碎，浸酒服。

白筵草。【時珍曰】香草也，蟲最畏之。孫真人千金方治諸蟲瘡疥癩，取根葉煎水，隔日一洗。

環腸草。【時珍曰】張子和儒門事親方治蠱脹，晒乾煎水，日服，以小便利爲度。

劉耳草。【時珍曰】王執中資生經治氣聾方中用之。

〔一〕縮：原作「宿」。今從江西本改。
〔二〕瑶：原作「珤」。今據卷一引據古今醫家書目改。

耳環草〔一〕。【時珍曰】危亦林得效方治五痔，挼軟納患處，即效。一名碧蟬兒花。

銅鼓草。【時珍曰】范成大虞衡志云：出廣西。其實如瓜。治瘍毒。

蠶繭草。【時珍曰】摘玄方治腫脹，用半斤，同冬瓜皮半斤，紫蘇根葉半斤，生薑皮三兩，煎湯熏洗，暖卧取汗。洗三次，小便清長，自然脹退。

野芝草。【時珍曰】摘玄方治痞滿，用五斤，以一半安烏盆内，置雞子十箇在草上，以草一半蓋之，米醋浸三宿，雞子殼軟，乃取于飯上蒸熟頓食之，塊漸消也，經驗。

纖霞草。【時珍曰】陳巽經驗方：元臟虚冷，氣攻臍腹痛。用硇砂一兩，生烏頭去皮二兩，纖霞草二兩爲末。以小沙罐固濟，慢火燒赤，以此草拌硇入内，不蓋口，頂火一秤煅之。爐冷取出，同烏頭末，蒸餅丸梧子大。每服三丸，醋湯下。

牛脂芳〔二〕。【時珍曰】經驗〔三〕良方治七孔出血，爲粗末，每服一勺，瓦器煎服。以紗合〔四〕頭項，并紮小指根。

鴨脚青。【時珍曰】普濟方治疔瘡如連珠者，同蕉蘇〔五〕研爛，糖水拌，刷之。

天仙蓮。【時珍曰】衛生易簡方治惡毒瘡癤，擣葉，傅之。

雙頭蓮。【時珍曰】一名催生草。主婦人産難，左手把之即生。又主腫脹，利小便。衛生易簡方治大人小兒牙疳，擣爛，貼之。

豬藍子。【時珍曰】衛生易簡方治耳内有膿，名通耳。用子爲末，筒吹入，不過二三次愈。

天芥菜。【時珍曰】生平野，小葉如芥狀，味苦。一名雞痾粘。主蛇傷，同金沸草，入鹽擣傅之。王璽醫林集要治腋下生腫毒，以鹽、醋同擣，傅之，散腫止痛，膿已成者亦安。亦治一切腫毒。

佛掌花。【時珍曰】普濟方治疔瘡如櫻桃者，用根，同生薑、蜜研汁服之。外以天茄葉貼之。

郭公〔六〕**刺**。【時珍曰】一名光骨刺。取葉擣細，油調，傅天泡瘡。虞摶醫學正傳治哮喘，取根剉，水煎服，即止。

〔一〕耳環草：本卷分目録無此名。該藥即卷十六鴨跖草，乃重出於此。

〔二〕牛脂芳：普濟方卷一百九十九竅四肢指歧間出血作「牛脂，又名牛菔芳」。

〔三〕驗：同上作「效」。

〔四〕合：同上作「蓋」。

〔五〕蕉蘇：普濟方卷二百七十四諸疔瘡作「蕪蘇」。證類卷二十八蘇載圖經之「魚蘇」，或即此藥。

〔六〕公：醫學正傳卷二哮喘此下有「苺」字。

篗箕柴。【時珍曰】生山中。王永輔惠济方治癧瘡，取皮煎湯服。須臾痒不可忍，以手爬破，出毒氣即愈。

碎米柴。【時珍曰】主癰疽發背。取葉，入傅藥用。

羊屎柴。【時珍曰】一名牛屎柴。生山野，葉類鶴虱，四月開白花，亦有紅花者。結子如羊屎狀，名鐵草子。根可毒魚。夏用苗葉，冬用根。主癰疽發背，搗爛傅之，能合瘡口，散膿血。乾者爲末，漿水調傅。又治下血如傾水，取生根一斤，生白酒二斗，煮一斗，空心隨量飲。

山枇杷柴。【時珍曰】危亦林得效方治湯火傷，取皮焙，研末，蜜調傅之。

三角風。【時珍曰】一名三角尖。取石上者尤良。主風濕流注疼痛及癰疽腫毒。

葉下紅。【時珍曰】主飛絲入目，腫痛。同鹽少許，絹包滴汁入目。仍以塞鼻，左塞右，右塞左。

滿江紅。【時珍曰】主癰疽，入膏用。

隔山消。【時珍曰】出太和山。白色。主腹脹積滯。孫天仁集效方治氣膈噎食轉食，用隔山消二兩，雞肫皮一兩，牛膽南星、朱砂各一兩，急性子二錢，爲末，煉蜜丸小豆大。每服一錢，淡薑湯下。

石見穿。【時珍曰】主骨痛，大風癰腫。

醒醉草〔一〕。【時珍曰】天寶遺事：玄宗于興慶池邊植之。叢生，葉紫而心殷。醉客摘草嗅之，立醒，故名。

墓頭回。【時珍曰】董炳集驗方治崩中，赤白帶下，用一把，酒、水各半盞，童尿半盞，新紅花一捻，煎七分，卧時温服。日近者一服，久則三服，愈，其效如神。一僧用此治蔡大尹内人，有效。

羊茅。【時珍曰】羊喜食之，故名〔二〕。普濟方治喉痺腫痛，搗汁，嚥之。

阿只兒〔三〕。【時珍曰】劉郁西域〔四〕記云：出西域。狀如苦參。主打撲傷損，婦人損胎。用豆許嚥之，自消。又治馬鼠瘡。

阿息兒。【時珍曰】西域記云：出西域。狀如地骨皮。治婦人産後衣不下，又治金瘡膿不出。嚼爛塗之，即出。

奴哥撒兒。【時珍曰】西域記云：出西域。狀如桔梗。治金瘡及腸與筋斷者。嚼爛傅之，自續也。

〔一〕醒醉草：原作「醉醒草」。分目録同。今據開元天寶遺事卷二醒醉草乙正。

〔二〕名：原作「平」。今從錢本改。

〔三〕阿只兒：原作「阿兒只」。分目録同。今據西使記改。

〔四〕域：劉郁原著作「使」。下同，不注。

科学出版社 中医药出版分社
联系电话：010－64019031 010－64037449
E－mail:med－prof@mail.sciencep.com

(R－0035.01)

ISBN 978-7-5088-5571-4

定價：696.00圓（全2册）